REHABILITATION
PRAGUE SCHOOL

Dedicated to Professor Vaclav Vojta

Pavel Kolář et al.

임상재활치료학
Clinical Rehabilitation

DYNAMIC NEUROMUSCULAR STABILIZATION

DNS

Motor Control for Life

www.rehabps.com

Sponsors:

ČEZ Foundation
Movement without Help Foundation
2nd Medical Faculty, Charles University, Prague, Czech Republic

Pavel Kolář et al.

임상재활치료학

Clinical Rehabilitation

박일봉 외 옮김

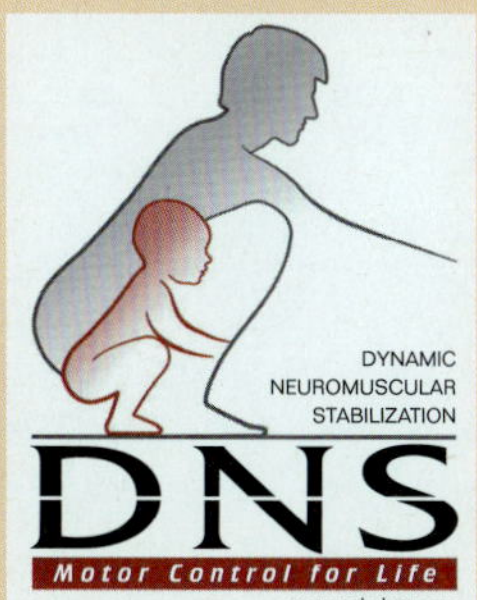

영 문 출 판 사

■ 옮긴이

박일봉 PT, Phd.
- 현, (사)대한재활기능운동협회-카르페 협회장
- 현, 부산외국어대학교 스포츠재활학과 주임교수
- 현, (주)스마트핏, (주)애니필라 CEO.

임병권 PT, MS.
- 전, 미국 텍사스주 탈레톤 주립대학교(TSU) Athletic Performance센터 코치
- 현, 부산외국어대학교 스포츠건강융합 박사과정
- DNS Exercise 1, Foot Course 이수.
- (사)대한재활기능운동협회-카르페 교육이사(CFSC, PES)

마혁빈 PT, CPT.
- 현, 서울 설 정형외과 도수재활치료실장
- 현, 척추안정화연구소 교육이사
- 현, 대한트레이닝협회(KTA) 교육이사
- DNS A, B, Scoliosis, Pilates Course 이수

정미향 PT, MS.
- 현, (주)스마트핏운동센터 메트로자이점 점장
- Dns A, B, Scoliosis, Pilates 이수

김동우 PT, MS.
- 현, 부산외국어대학교 스포츠건강융합 박사과정
- 현, (사)대한재활기능운동협회-카르페 교육이사(CES)
- DNS A, B, C, Scoliosis, Foot, Janda Course 이수

김강훈 PT, MS.
- 현, 동의과학대 물리치료과 겸임교수
- 현, 동주대학교 물리치료과 겸임교수
- 현, 대한재활필라테스학회 기획이사

김진웅 PT, CES.
- NASM(미국스포츠의학회) CPT, CES, PES 과정 이수
- 현, 러시아 크로스테이핑 치료 세미나 프랙티컬 강사.

Clinical Rehabilitation by Pavel Kolář PT, PhD

The original English language work has been published by: Alena Kobesová, K Vápence 16,159 00 Praha 5 Czech Republic
www.rehabps.com

임상재활치료학

2019년 9월 23일 초판인쇄
2019년 9월 30일 초판발행

지은이 : Pavel Kolář
옮긴이 : 박 일 봉 외
발행인 : 박 병 조
발행처 : 도서출판 영문출판사
등 록 : 1987년 12월 21일 제2-419호
주 소 : 서울시 강남구 삼성동 69-1
전 화 : (02) 514-5590, 776-5590
팩 스 : (02) 756-8943
E-mail : yeongmunsa@empas.com
홈페이지 : www.ymsbook.net
정 가 : 75,000 원
ISBN 978-89-7224-465-3 93510

※ 파본은 교환해 드립니다.

저자 목록 / LIST OF AUTHORS

MAIN AUTHOR AND EDITOR

Pavel Kolář, PT, PhD
Professor
Department of Rehabilitation and Sports Medicine
2nd School of Medicine, Charles University
and University Hospital Motol, Prague

AUTHORS

Petr Bitnar, MPT
Department of Rehabilitation and Sports Medicine
2nd School of Medicine, Charles University
and University Hospital Motol, Prague

Olga Dyrhonová, MD
Department of Rehabilitation and Sports Medicine
2nd School of Medicine, Charles University
and University Hospital Motol, Prague

Ondřej Horáček, MD, PhD
Department of Rehabilitation and Sports Medicine
2nd School of Medicine, Charles University
University Hospital Motol, Prague

Jiří Kříž, MD, PhD
Department of Rehabilitation and Sports Medicine
2nd School of Medicine, Charles University
and University Hospital Motol, Prague

Milena Adámková, MPT
Department of Psychology
College of Education
University of J.E. Purkinje, Usti nad Labem

Lenka Babková, MPT
Department of Rehabilitation and Sports Medicine
2nd School of Medicine, Charles University
and University Hospital Motol, Prague

Jan Calta, MD
Department of Rehabilitation Medicine
University Hospital Kralovske Vinohrady, Prague

Věra Cikánková
Rheumatology Institute, Prague

Ondřej Čakrt, MPT
Department of Rehabilitation and Sports Medicine
2nd School of Medicine, Charles University
and University Hospital Motol, Prague

Zdeněk Čech, MPT
Department of Rehabilitation and Sports Medicine
2nd School of Medicine, Charles University
and University Hospital Motol, Prague

Rudolf Černý, MD
Department of Neurology
2nd School of Medicine, Charles University
and University Hospital Motol, Prague

Jiří Čumpelík, MPT, PhD
National Theater, Prague;
Music and Dance Academy of the Performing Arts
(HAMU), Prague

Barbora Danielová, MD
Department of Rehabilitation
Malvazinky, Prague

Miroslav Dobeš, MPT, PhD
DJK Physical Therapy
Ostrava-Vitkovice

Rastislav Druga, MD, DSc
Professor
Department of Anatomy
2nd School of Medicine, Charles University,
Prague

Alice Hamáčková, MPT
S-E-T Clinic, Hradec Kralove

Běla Hátlová, PhD
Associate Professor
Department of Psychology
College of Education
University of J.E. Purkinje, Usti nad Labem

Martina Hoskovcová, MD
Department of Neurology
1st School of Medicine, Charles University
and General University Hospital, Prague

Vítězslav Hradil, MD
Rehabilitation Department
Hospital Beroun
Jessenia, Inc.

Zdeněk Hříbal, MD
Department of Imaging Methods
2nd School of Medicine, Charles University
and University Hospital Motol, Prague

Veronika Hyšperská, MD
Spinal Unit
Department of Rehabilitation and Sports Medicine
2nd School of Medicine, Charles University
and University Hospital Motol, Prague

Kateřina Chamoutová, PhD
Department of Psychology
College of Business and Economics
Czech Agricultural University, Prague

Jaroslav Jeřábek, MD
Associate Professor
Department of Neurology
2nd School of Medicine, Charles University
and University Hospital Motol, Prague

Martina Ježková, MPT
Department of Rehabilitation and Sports Medicine
2nd School of Medicine, Charles University
and University Hospital Motol, Prague

Jan Kálal, MD
Associate Professor
Department of Rehabilitation and Sports Medicine
2nd School of Medicine, Charles University
and University Hospital Motol, Prague

Zdeněk Kalvach, MD
Prague

Petr Knotek, PhD
Center for Treatment and Research of Pain Conditions
Department of Clinical Psychology
University Hospital Motol, Prague

Alena Kobesová, MD, PhD
Department of Rehabilitation and Sports Medicine
2nd School of Medicine, Charles University
and University Hospital Motol, Prague

Vladimír Komárek, MD
Professor
Department of Pediatric Neurology
2nd School of Medicine, Charles University
and University Hospital Motol, Prague

Irena Koudelková, MD
Department of Rehabilitation and Physical Medicine
Hospital Na Frantisku, Prague

Jiří Kozák, MD, PhD
Center for Treatment and Research of Pain Conditions
University Hospital Motol, Prague

Josef Kraus, MD
Associate Professor
Department of Pediatric Neurology
2nd School of Medicine, Charles University
and University Hospital Motol, Prague

Petr Krawczyk, MD
Private Medical Facility
Technical Orthopedics Ostrava – PROTEOR, Inc.
Department of Rehabilitation
School of Health Studies, Ostrava University, Ostrava

Veronika Kubů, MPT
Department of Rehabilitation and Sports Medicine
2nd School of Medicine, Charles University
and University Hospital Motol, Prague

Martin Kynčl, MD
Department of Imaging Methods
2nd School of Medicine, Charles University
and University Hospital Motol, Prague

Magdaléna Lepšíková, MPT
Department of Rehabilitation and Sports Medicine
2nd School of Medicine, Charles University
and University Hospital Motol, Prague

Karel Lewit, MD, DSc
Professor
Department of Rehabilitation and Sports Medicine
2nd School of Medicine, Charles University
and University Hospital Motol, Prague

Miloš Máček, MD, DSc
Professor
Department of Rehabilitation and Sports Medicine
2nd School of Medicine, Charles University
and University Hospital Motol, Prague

Michaela Málková, MPT
Department of Rehabilitation and Sports Medicine
2nd School of Medicine, Charles University
and University Hospital Motol, Prague

Hana Marčišová, MPT
Department of Rehabilitation and Sports Medicine
2nd School of Medicine, Charles University
and University Hospital Motol, Prague

Miloš Matouš, MD
Department of Rehabilitation and Sports Medicine
2nd School of Medicine, Charles University
and University Hospital Motol, Prague

Jan Mužík
Fokus Praha

Dagmar Pavlů, MPT
Associate Professor
Department of Physical Therapy
College of Physical Education and Sports, Charles University, Prague

Ondřej Pěč, MD
ESET, Psychotherapeutic and Psychosomatic Clinic, Prague

Jiří Radvanský, MD
Associate Professor
Department of Rehabilitation and Sports Medicine
2nd School of Medicine, Charles University
and University Hospital Motol, Prague

Alena Schejbalová, MD, PhD
Department of Orthopedics – Pediatric and Adult Orthopedics and Traumatology
2nd School of Medicine, Charles University
and University Hospital Motol, Prague

Veronika Schönová, PT
Department of Rehabilitation and Sports Medicine
2nd School of Medicine, Charles University
and University Hospital Motol, Prague

Bronislav Schreier, MPT
Department of Rehabilitation and Sports Medicine
2nd School of Medicine, Charles University
and University Hospital Motol, Prague

David Smékal, PhD
Department of Physical Therapy
School of Physical Culture, Palacky University, Olomouc

Libuše Smolíková, MPT, PhD
Department of Rehabilitation and Sports Medicine
2nd School of Medicine, Charles University
and University Hospital Motol, Prague

Ondřej Suchánek
Prague

Marcela Šafářová, MPT, PhD
Department of Rehabilitation and Sports Medicine
2nd School of Medicine, Charles University
and University Hospital Motol, Prague

Jan Štulík, MD, PhD
Professor
Department of Surgery
IIIrd Surgical Department
1st School of Medicine, Charles University
and University Hospital Motol, Prague

Jan Šulc, MD, FCCP
Department of Rehabilitation and Sports Medicine
2nd School of Medicine, Charles University
and University Hospital Motol, Prague
Department of Pediatrics
2nd School of Medicine, Charles University
and University Hospital Motol, Prague

Martin Švehlík, MD
Department of Orthopedics – Pediatric and Adult Orthopedics and Traumatology
2nd School of Medicine, Charles University
and University Hospital Motol, Prague

Michaela Tomanová, MD
Rehabilitation Institute, Brandys nad Orlici

Ctirad Tomis, MPT
S-E-T Clinic, Hradec Kralove

Dagmar Tomisová, MPT
S-E-T Clinic, Hradec Kralove

Michal Truc, MPT
Department of Rehabilitation and Sports Medicine
2nd School of Medicine, Charles University
and University Hospital Motol, Prague

Lenka Vachková, MD
Psychiatric Clinic
Brno-Cernovice

Hana Váchová
Department of Rehabilitation and Sports Medicine
2nd School of Medicine, Charles University
and University Hospital Motol, Prague

Petra Valouchová, MPT, PhD
Department of Rehabilitation and Sports Medicine
2nd School of Medicine, Charles University
and University Hospital Motol, Prague

Ivan Vařeka, MD, PhD
Department of Physical Therapy
School of Physical Culture, Palacky University,
Olomouc

Marie Vávrová
Prague

Michaela Veverková, MPT
Department of Rehabilitation Medicine
3rd School of Medicine, Charles University
and University Hospital Kralovske Vinohrady,
Prague;
Department of Physiatry, Balneology and
Rehabilitation Medicine
IPVZ, Prague

Martina Votavová
Rheumatology Institute, Prague

Martin Wald, MD
Department of Surgery
2nd School of Medicine, Charles University
and University Hospital Motol, Prague

Ivana Wurstová, MD
Balneology Center Velke Losiny

Milan Zedka, MD, PhD
Department of Pediatric Neurology
2nd School of Medicine, Charles University
and University Hospital Motol, Prague

Irena Zounková, MPT
Department of Rehabilitation and Sports Medicine
2nd School of Medicine, Charles University
and University Hospital Motol, Prague

Alena Zumrová, MD, PhD
Department of Pediatric Neurology
2nd School of Medicine, Charles University
and University Hospital Motol, Prague

목차 / Contents

I 일반적 부분 (General Section)

도입부

치료적 재활 – 진단 및 치료적 접근법

재활치료

기능적 결함 회복에 중점을 둔 치료적 재활

A. 진단 절차

II 신경학적 증후군학

III 신경계 발달과 검사

1.2 관절 시스템의 운동학과 임상 검사 159

1.2.1 척추의 신체운동학, 골반 및 흉추 운동의 운동 163

스페셜 부분 / SPECIAL SECTION

스페셜 부분 / SPECIAL SECTION

3 선별된 내과질환 및 기타 질병을 위한 재활 치료 661

일반적 부분 / GENERAL SECTION

역자 서문

내가 처음 DNS 코스를 접했을 때가 4년전 이었다. 말레이시아에서 A코스를 경험하며 느꼈던 첫 느낌은 조금은 지루하고, 뜬구름 잡는 교육처럼 느껴졌다. 하지만 그 이후 현장에서 환자들에게 조금씩 DNS 컨셉을 적용할 때마다 치료의 효과가 나타나는걸 보면서 DNS 컨셉에 대해 더 공부하고 싶은 욕구가 일어났다. 그 후 나는 미국, 일본 등지에서 DNS의 다른 여러 교육과정들을 접하면서 재활치료분야의 상아탑이라고 할 수 있는 프라하스쿨(Prague School)의 진면목을 확인할 수 있었고, 또한 물리치료사라면 당연히 알고 있을 보이타(Vojta), 얀다(Janda), 르윗(Lewit) 선생님과 같은 대가들이 있었던 프라하스쿨의 교육들을 배우게 되면서 재활치료의 다른 안목을 가질 수 있게 되었다. 비단 물리치료계를 넘어 재활 및 정형의학적인 부분에서도 이들의 영향력은 임상에서 중요한 역할을 했음은 의심할 여지가 없을 것이다. 체육학, 물리치료학, 의학을 순차적으로 공부하며 학위와 자격을 갖추고 있었던 나에게는 아주 신선한 충격처럼 이 이론과 컨셉은 그렇게 다가왔다.

이 책은 전반적인 임상재활을 다루고는 있지만, 특히 운동재활치료에 더욱 초점을 맞추고 있다. 특히 현재(2019년) 대한민국에서 물리치료사라면 대부분 알고 있을 DNS 이론과 재활방법이 유일하게 소개되고 있는 서적이라고 할 수 있다. 이 책을 통해 DNS 컨셉을 이해하고 임상에서 잘 적용되기를 희망해본다.

원서가 영어로 되어 있기는 하지만, 이 책의 저자들은 비영어권의 사람들이 다수이기에 저자들의 표현이 오롯이 영어로 잘 표현되어 있지 못한 어색한 표현들이 다수 있었고, 그래서 번역과정에서 어떤 부분에서는 한글로의 표현이 다소 어색한 것도 사실 존재한다. 하지만 무려 800페이지의 이 책을 좀 더 디테일하게 번역하기 위해 모두 물리치료사 출신들로 구성된 우리 역자들도 많은 노력을 기울였음을 독자들이 알아줬으면 하는 바람도 있다. 더욱이 역자들을 섭외할 때 현장에서 DNS의 교육을 잘 이해하고 그것을 현장에서 직접 적용하고 있는 치료사들로 구성하였던 나의 노력이 조금이라도 이 책에 반영되었길 바라는 마음도 한켠에 존재한다.

현대인들의 도시생활은 사람을 더욱 약하고, 무기력하게 만들고 있다. 아무리 몸에 좋은 음식이라 한들, 또한 효능 좋은 약이라고 한들, 움직임이 본능인 인간(Human)은 움직임이 없으면 쉽게 병에 걸리고, 결국 죽음에 이를 것이다. 우리의 움직임은 즐거움을 위해 필요할 수도 있겠지만, 아마도 현대나 미래에는 살기위한 움직임이 더 절실해질 것이라고 본 역자는 생각된다. 이런 측면에서 이 책이 시사하는 바는 클 것이라고 판단된다. 수많은 서적들에서 재활운동 및 치료적 운동이 소개되고 있기는 하지만, 호흡에서부터 전문적인 움직임에 이르기까지, 발달학에 기초에 두고 디테일하게 그 과정이 잘 정리되어 있는 본 서적은 가히 '최고의 임상재활운동치료 서적'이라고 표현하고 싶다. 이렇게 다소 과하게 표현할 만큼 본 서적을 소개하는 이유는 본 서적이 가진 가치를 더욱 잘 알고 있는 본 역자의 유일한 표현방법이라고 이해해 주시기 바랄뿐이다.

이 책의 번역을 믿고 맡겨준 영문출판사의 박병조 대표님께 감사의 인사를 전하며, 본 책이 출판되기 직전까지 꼼꼼히 번역을 맡아준 형제 같은 우리 번역자들 임병권, 김동우, 김강훈, 마혁빈, 정미향, 김진웅 선생님들에게도 깊은 감사의 인사를 드리고 싶다.

마지막으로 이 책이 환자들을 위해 임상에서 더욱 쓸모있고, 가치 있게 펼쳐지길 바라며,

2019년 7월 여름, 센텀시티에서
역자대표 박 일 봉

서문 / FOREWORD

본 책을 작업하기 시작하는데 있어 가장 주된 동기는, 재활과 연관된 대중들이 재활에 대해 가지는 지식을 개정하고 재활 분야가 가지는 참된 목표에 관한 틀을 제공하기 위한 노력이었다. 우리의 전문 분야는 때때로 마사지 치료나 정형외과적 시술 후에 이루어지는 운동 정도로 오해되며, 치료적인 중재(방식)로 사용되는 수준으로만 국한되는 경우도 있다. 필자의 경우, 재활은 대체 치료의 일종이거나 그와 연관된 것이라는 의견을 접한 적도 있다. 또 다른 중요한 동기로, 현재 레지던트 기간을 수행 중인 외과의들과 물리치료를 전공한 대학원생들은 물론, 자신의 전문 분야에 재활치료법을 도입하고자 하는 다른 임상전문의들을 위한 자료가 부족하다는 현실을 들 수 있다.

개인적으로, 재활 치료 접근법들은 어떠한 유행이나 학파(지압요법, 뼈병증, 근골격계 치료의학)가 아닌, 임상생리학과 신경물리학 분야의 폭넓고 일반적인 기초를 바탕으로 해야 한다는 입장이다. 또한, 진단적, 치료적 방법으로서의 재활뿐만 아니라, 부상 혹은 질병으로 인한 결과들에 따른 행동적, 사회적 변화들의 범위를 제한하기 위한 시도로서의 재활 또한 높게 평가될 필요가 있다. 즉, 재활은 전적으로 의학적인 분야가 아닌, 이 경계들을 모두 넘나들며 사회와 학문, 노동 영역들을 아우르는 분야로 인지되어야 하는 것이다. 종합(통합) 재활은 질병이나 부상, 선천적 결함으로 인해 건강이 다양한 수준으로 절충된 자들, 그리고 최대한의 독립성을 확보하기 위해 특별한 도움을 필요로 하는 자들에게 적용된다. 장애를 가진 자의 경우, 특정 활동들을 수행하는 데 있어서는 스스로 극복할 수 없는 한계를 인지하지만, 스스로 할 수 있다는 느낌과 건강함을 느끼면서 수행할 수 있는 활동들도 많다. 이 한계점들을 제거하고 해결하는 것이야말로 재활에 있어 특히 더 중요한 과제들 중 하나이다. 그러므로, 재활의 개념은 치료 과정은 물론, 부차적인 재활 과정 또한 보완할 수 있어야 한다.

이러한 관점에서 볼 때, 재활은 한 권의 책으로는 부족할 정도로 매우 폭넓은 분야이며, 유사하게, 한 명의 전문가가 다룰 수 없을 정도로 광범위한 주제이다. 여러 전문가들의 협동적인 노력을 바탕으로 해야만 성공이 이루어질 수 있을 것이다.

본 책은 재활의 교육적, 사회적, 직업적 영역들보다 치료적인 요소에 중점을 두며 보다 많은 분량을 할애한다. 재활의 진단적, 치료적 접근법들이 주로 동작 체계에 중점을 두는 만큼, 재활은 실질적으로 모든 임상 분야(신경학, 정형외과학, 내과, 면역학, 정신의학 등)를 아우르는 분야이다. 동작 기능은 이 모든 임상 분야에서 중요한 역할을 한다. 신체활동과 그의 반복되는 동작이 다양한 체계들을 기능 변화를 통해 이루어지는 신체활동과 그의 반복되는 동작들이 그 강도와 빈도, 형태적 양상을 통해 해당 체계들에 영향을 미치기 때문이다. 재활이 여러 의학 분야들을 아우를 수 밖에 없는 또 다른 이유로 전신으로부터의 구심성 감각 자극들이 항상 그 자체의 감각 양상(시각, 청각, 고유감각, 피부 등) 은 물론, 통합 운동 기능 내에서도 처리된다는 사실을 들 수 있다. 우리의 눈과 호흡근, 혀 등은 그들이 지배적인 역할을 하도록 정해져 있는 기능들을 수행하는 것뿐만 아니라, 자세 및 이동 기능들에도 관여한다. 이는 힘을 최대치로 끌어 올려야 하거나 높은 정확도를 요하는 동작들로 이루어지는 운동 활동들에서 잘 관찰된다. 적절한 힘으로 공을 치기 위해 팔다리를 이용하여 동작을 수행하는 테니스 선수를 예로 들어 보도록 하자. 팔다리는 얼굴의 표정과 연결되기 때문에, 선수가 동작을 수행함과 동시에 혀와 눈의 움직임이 공을 타격하는 것과 같은 방향으로 이루어지고, 가로(횡경)막의 활동에 의해 호흡 양상이 바뀌며(앓는 소리, 발살바호흡) 몸통의 안정성이 촉진되며, 반대쪽 팔다리가 반대의 (상호적) 위치로 옮겨 가는 등의 변화가 일어난다. 이는 선수의 의지와 관계없이 전반적으로 이루어지는 동작 양상으로서 각 감각 양상들을 연결하기 때문에 대부분의 의학 분야들과도 연관된다 할 수 있다. 자세적 이동 기능들 내에서 이루어지는 이 양상 통합의 원칙은 CNS 발달의 한 요소이며, 그 또한 이 원칙을 기반으로 확립된 것이다. 중요한 점은, 앞서 설명한 통합 작용이 척수나 뇌줄기보다 더 높은 수준에서 발생한다는 사실이다. 이는 척수와 뇌의 반사학을 충분히 정당화하지 못해 실제 임상 환경에서는 대안적인 설명들로 대체되고 있는 다양한 대체 접근법의 효과들에 대한 가설을 제시하기도 한다. 이 중심 프로그램들은 뇌줄기보다 높게 조직되어 있으며, 기능병리학들이 왜 미리 정해진 순서들로 연계되는 것인지, 신체의 한 지점을 찌름으로써 그로부터 완전히 떨어져 있는 부위(**내장 부분 포함**)에 기능적인 결과가 초래될 수 있는 것인지, 왜 신체 내부의 기능 장애가 그에 상응하는 분절에서의 반사작용뿐만 아니라 꽤 멀리 떨어진 구역들과 다양한 구심성 양상들 (**피부의 통각과민 구역들, 피부그림증의 변화, 근육의 유발점, 관절 제한 등**) 로 나타나는 것인지, 왜 호흡 기능이 눈의 움직임을 통해 영향을 받을 수 있는 것인지 (**눈의 움직임은 자동적으로 호흡 양상의 변화를 야기한다**), 그리고 왜 호흡 양상이 손의 위치 변화에 따라 달라지는 것인지, 그리고 다른 많은 현상들에 대해서도 설명할 수 있다. 자세이동기능들의 조절 체계는 재활 접근법들을 이해하는데 있어 전적으로 새로운 접근법을 제시한다.

자세이동기능들 내에서 조직된 증상학을 중점으로 하는 임상진단은 치료적 재활만의 요소가 아닌, 다른 임상 전문 분야들의 요소로서도 간주되어야 한다.

본 책의 일반적 부분(General Section)과 Special Sections의 구성은 각 임상 전문 분야와 관련되는 동작 체계의 기능을 바탕으로 한다. 즉, 진단이 아닌, 질병의 기능적 징후들을 기반으로 삼은 것이다. 본 책의 General Section은 신경계과 근육뼈대, 내과 체계들의 기능 장애와 그들의 임상 및 실험실 검사 상의 기능 증상학과 증후군학에 대한 내용을 포함한다. 본문에는 많은 치료적 접근법들 또한 제시되어 있는데, 이는 증상학과 증후군학에 기초를 둔 치료법이 지배적이라는 사실을 의미한다. 본 책의 Special Section에서는 신경학과 정형외과, 내과, 종양학, 부인과학, 정신의학과 같은 각 임상 전문 분야들을 배경으로 재활치료를 제시한다.

필자는 작업치료와 온천학, 치료적 중재들 (**양상**) 이 마땅히 받아야 할 수준에 훨씬 미치지 못하는 수준으로만 이 치료 접근법들을 다루었는데, 이는 그들의 가치를 과소평가해서가 아니라, 이미 다른 학자들에 의해서도 충분히 설명되고 소개되었기 때문이다.

본 책의 General Section 임상적 접근법들에서는, 전 세계적으로 "프라하 학파"로 알려진 트렌드를 포괄적으로 다루어 설명하고 있다.

재활 분야에서는, Henner 교수의 Neurology Clinic에서 이 학파의 근원을 찾을 수 있다. 신경학에 대한 Henner 교수의 개념은 매우 광범위하기 때문에 신경학적 증상학 내의 동작 체계 질환들 및 혈관 질환들까지 포함한다. 재활치료는 J. Karpisek과 함께 신경학적 질환들에 대한 최초의 재활 교재를 집필하고 1965년, 국제 회의를 조직하였던 K. Obrda에 의해 증진된 것이다. 이론에서는 F. Vele와 O, Stary가 중요한 역할을 하였다. Stary와 K. Lewit는 통증을 수반하는 동작 체계의 기능적 결함의 중요성을 보여주었다. 이와 같은 측면에서, 우리는 척추의 기능 영상학의 창시자인 J. Jirout 교수의 큰 기여도를 기억할 필요가 있다. V. Janda 교수 덕분에, 기초 동작 양상들이 가지는 중요성이 점차적으로 이해될 수 있었으며, "동작 체계의 기능적 병리학"이라는 용어 또한 확립될 수 있었다. 이는 관절의 움직임의 한계(**관절 제한**)를 야기하기도 하는 근육의 유발점에 대한 상세한 지식을 제공해준 D.G. Simons와 J.G. Travell과의 개인적인 만남과 과학적인 연구들의 영향으로 인해 더욱 더 강화될 수 있었다. 동작 체계의 기능을 이해하기 위해, 동작 체계 전체라는 맥락 속에서 유발점이나 관절 제한과 같은 기능 장애들을 이해할 필요가 있다(**기능장애 연쇄의 법칙**). 운동 기술들의 조절 기능에 대한 보다 나은 지식이야 말로 이 이해를 얻는데 있어 핵심적인 역할을 할 것이다. 동작 재교육 시 이루어지는 새로운 치료적 재활 접근법은 인간의 운동 발달에 대한 지식의 활용을 기반으로 한다.

이 새로운 트렌드는 운동 발달 기간 동안 성숙되는 CNS의 조절 과정에서 얻은 발견들로 현재의 실증적, 물리적 접근법들의 질을 높여준다. 이 접근법에 있어 중요한 역할을 가지는 또 한 사람으로 Dr. Vaclav Vojta를 들 수 있으며, 우리는 그의 업적에 대해 계속해서 설명하고자 하고 있다. Henner파 출신인 Vojta 교수의 개념적인 해석은 현대 임상 재활계의 내재적인 요소이다. 안타깝게도, Vojta 방법의 적응과 적용 유형에 대한 의견 불일치로 인해, 발달적 운동학에 대한 접근법의 신경생리학적 원칙은 아직도 그 가치를 완전히 인정받지 못하고 있다. 그러나 Vojta 접근법의 진정한 기초를 이해하는 평론가들은 많지 않다. 가장 본질적이면서도 실질적인 것은, 동작 장애 재활이 활용되는 방식은 물론, 현재 가장 두드러지는 물리 기계적 관점들과 결합된 신경과학적 발견들에 따라 발달 운동학의 개념이 신경생리학적 관점과 결합된다는 사실이다.

본 책에서는 치료 효과를 좌우하는 보다 확실한 일반적 원칙들을 존중하고 강조하고자 하였다. 그러나, 일부 원칙들의 경우, 글을 통해 그 정보를 전달하기에는 많은 한계가 있다. 한 예로 종합적인 환자 전망에 대한 원칙을 들 수 있다. 인간의 삶이 생물학적, 심리학적, 사회심리학적, 생태학적, 그리고 물질주의적으로 경제적인 조건 하에서 이루어진다는 사실을 진단적, 치료 및 예방적 접근법에 주입되어야 한다. 질병이나 부상 역시 별개의 개념으로서가 아닌, 이와 같은 관계들의 정황 속에서 통합되어 간주되어야 한다. 이 관계들이 부상 및 질병의 치료 과정들과 재활에 큰 영향을 미치기 때문이다.

필자는 단 한 가지 방법만을 지지하기 보다는, 환자의 개인적인 필요를 바탕으로 다양한 재활 접근법들을 지지하는 책을 쓰고자 하였다. 여기서 문제는, 동작 장애에 대한 명백한 치료 접근법에 대해선 감안하지 않았다는 점이다. 치료 접근법들 또한 환자들과(경우에 따라 심지어) 치료사의 개성에 따라 수정되어야 하기 때문이다. 이와 같은 정황 속에서, 무엇이 어떻게 수행되어야 하는지에 대한 틀을 제시하는 획일적인 기초를 가지는 프로토콜은 시행될 수 없다고 할 수 있다. 이 접근법들은 하나의 선택법으로서, 특정 개인을 위해 접근법을 최선으로 수정하고 효율적으로 진행하는 법에 대한 개별적인 해결책들을 찾을 수 있는 방법을 제시한다.

재활 치료의 결과에 상당한 영향을 미치는 일부 원칙들을 글을 통해 표현하기란 거의 불가능하다. 예를 들어, 고객과 전문가 간의 관계나 업무 성과 계약으로 대체될 수 없는 환자와 재활 전문가 간의 신뢰 관계를 포함하기 때문이다. 효율적인 소통과 카리스마 있는 접근법, 도발적인 매력, 그리고 감각적 자각들에 의한 개인의 경험 등의 중요성을 또 다른 예로 들 수 있다.

이처럼 선택할 수 있는 사항들이 한정적임에도 불구하고, 필자는 본 책이 재활이라는 폭넓은 분야가 가져야 할 올바른 방향성을 잡는 것을 도울 수 있으리라 믿으며, 본 책이 쓰여진 목적이 충족되는 데에서 도움이 되리라 믿는 바이다.

Pavel Kolar

감사의 말

본 책이 세상에 나오기까지 수많은 논평들과, 교정 작업을 위한 지속적인 노력 등, 많은 도움을 주신 Galen 출판사의 모든 직원 분들께 감사의 말을 전하고자 합니다. 또한, 몇몇 장들의 집필과 편집, 구성을 기꺼이 도와준 내 동료들에게도 감사한다고 전하고 싶습니다. 특히, Pertre Bitnar, MPT, Dr. OPlga Dyrhonova, Dr. Ondrej Horacek, Ph.D., Dr. Kiri Kriz에게 깊은 감사를 전하는 바입니다. 본 책을 검토해준 Dr. Miroslav Kucera와 Dr. Karel Lewit, Dr. Jan Petrasek에게도 그들의 뛰어난 통찰력과 검토 작업에 감사의 말을 전하는 바입니다. 본 책의 그림 자료들을 담당해준 Mr. Kiri Hlavacek에게도 끊임없는 그림 추가 및 교정 작업들을 묵묵히 참아준 것에 대해 감사하다는 말을 전하고 싶습니다. 마지막으로, 지난 2년간, 모든 시간을 컴퓨터 앞에 앉아 보냈던 제 모습을 묵묵히 바라봐주고 지지해주었던 제 가족에게 감사의 말을 전하는 바입니다.

I.

일반적 부분

GENERAL SECTION

도입부

치료적 재활 - 진단 및 치료적 접근법

재활 관리

기능적 결함 보완을 목표로 하는 치료적 재활

A. 진단적 접근법

1. 움직임 시스템 기능을 겨냥한 평가 방법들
2. 내장운동 관계들과 자율신경계
3. 정신적 기능과 통증
4. 실험실에서 이루어지는 기능적 방법들을 통한 평가
5. 일상 활동의 한계 및 운동 개입 수준 점검

B. 치료적 접근법

1. 물리치료 방법 및 개념
2. 물리적 요법 (모달리티)
3. 온천학
4. 작업치료

도입부 / INTRODUCTORY SECTION

재활이라는 용어는 세계 1차 대전 중 미국에서 가장 먼저 사용되기 시작하였다. 당시, 부상을 입어 심각한 문제들을 겪고 있는 상태로 전쟁에서 복귀한 병사들이 많았고, 그들이 다시 능동적인 삶을 되찾을 수 있도록 돕기 위한 노력이 이루어졌다. 1918년, 군인들의 재활에 관한 법인 Soldiers Rehabilitation Act(군인재활법)이 정립된 것도 이와 같은 이유에서였다. 그리고 그로부터 2년 후, 모든 국민들을 포괄하는 Civilian Rehabilitation Act(민간인재활법)이 정립되었다.

체코 공화국에서는 Jedlicka 교수가 세계 1차 대전에서 복귀한 병사들을 위한 치료관리법을 추구하였다. 그러나 미국과 달리, 이 관리법은 재활이라는 이름으로 불리지 않았으며, 어떠한 법적 제도로도 시행되지 않았다.

유럽의 경우, 세계 2차 대전 직후에서야 재활이 증진되기 시작하였다. 1940년대 가장 큰 사건은 회색질척수염의 발병이었는데, 호주인 간호사였던 E. Kenny가 이 질병의 급성 및 통증단계에서 말기까지를 관리하는 재활 과정에 실질적인 영향을 미쳤다. 당시, 그녀가 선택했던 방법들은 새로운 방법들로서 호주에서 꽤 논란이 되고 있는 것들이었다. 이들은 기능적 접근법에 있어서 체코 공화국의 재활 분야에 큰 중요한 영향을 미쳤다. 추후, 회색질척수염에 대한 재활법은 Dr. Grantisek Vele가 진료 활동을 했던 Janske Lazne 치료 센터의 주요 중점이 되었고, 체코 공화국의 치료적 재활의 발달에 상당히 기여하였다. 작업치료학교가 설립된 것도 같은 시기였다.

따라서, 신경 재활의 최초 개념들은 회색질척수염에 중점을 두었고, 이로 인해 Ivan Lesny 교수의 지도하에 Charles University의 신경학부에 소아재활학과가 설립되게 된 것이다. 역사적인 관점으로 볼 때, 발달 운동학의 창시자인 Vaclav Vojta 교수를 언급하지 않을 수 없다. 그는 자신의 방법을 위한 길을 닦았고, 같은 시설 내 학교를 위한 상황 또한 조성하였다. 원래 그의 신경자극법은 주로 뇌성마비 환자들을 위해 개발된 것이었으나, 훨씬 더 폭넓게 적용되기 시작하였다.

세계 2차 대전 이후 Kamil Henner 교수의 지도 하에, 신경학과가 설립되었을 때, 최초의 독립적인 재활학과를 이끌어갈 대표로 Dr. Karel Obrda가 위임되었다. 그는 동료였던 Dr. K. Karpisek의 도움을 받아, 오늘날 "고전"이라 불리는 최초의 신경재활 교재를 집필하였다.

Dr. B. Karpin은 세계 1차 대전이 끝난 바로 직후, 영국 Stoke Mendeville의 Dr. G. Gutmann의 모델을 바탕으로 Kladruby에 대형 재활기관을 설립하였다. 이 재활기관은 팔다리마비 환자들에게 재활 서비스를 제공하였다.

프라하–Krc에서 외과장 Z. Budinova는 반신마비 환자들을 위한 과를 설립하여 급성 단계에서 시작할 수 있는 철저한 재활치료를 목표로 중요한 작업을 주도하였다. 그러나 추후 이 과는 더 이상 존재하지 않게 되었다.

1960년대, 독립적 재활 협회 설립에 대한 의문이 제기되었다. 재활의 핵심이 학제간 전문성에 있다는 사실을 감안하면, 재활 협회를 신경학회의 일부로 설립하는 것이 현명한 방법인 것으로 간주되었고, 신경학회 또한 이에 동의할 만했다. 그리하여 K. Obrda 교수와 K. Lewit 교수는 물리치료와 재활 협회를 공동으로 설립하자는 제안을 제시한 K. Prerobsky가 이끄는 재활의학 협회로 돌아섰다. 그들은 이 협회 내 도수치료부도 형성하고자 하였었다. 그러나 그 제안은 거절되었으며 1964년, J. E. Purkinje의 체코슬로바키아 의과 협회(Czechoslovak Medical Association)가 협회 내 체코슬로바키아 재활 협회(Czechoslovak Rehabilitation Association)의 형성을 허락하였다. 재활과 재활전문의 연합들의 합병은 1992년 이루어졌으며, 현재 재활과 물리의학 협회는 J. E. Purkinje의 체코 의과 협회 내에서 제 기능을 수행하고 있다.

1965년 Dr. K. Obrda가 조직한 국제 재활 회의가 프라하에서 열렸다.

원래는 신경학과의 일부였던 외과의를 위한 평생교육원 또한 재활의 추가적인 발달에 있어 중요한 역할을 하였다. 신경학부장이었던 Z. Macek 교수는 재활 교육 담당자 자리에 Vladimir Janda 교수를 임명하였다.

Janda 교수는 그가 가진 광범위한 학문적, 과학적 기술들을 바탕으로 체코슬로바키아 재활계에서 주력적인 인물로 자리잡았다. 1960년대, 그의 지도하에 최초의 재활부가 Vinohrady 소재 Teaching Hospital의 외과의와 약사들을 위한 평생교육기관의 연속으로서 설립되었다.

재활의 목적이 주로 신체 장애를 가진 자들의 사회적인 통합을 추구하고 있는 다른 국가들과 달리, 체코 공화국에서는 재활이 사실상 예방 치료로 자리잡고 있다. Charels University 의과의 재활의학부와 Jan Pfeiffer 교수야말로 체코 공화국이 가진 이 개념의 선구자들이자 주요 지지자들이라 할 수 있다.

재활의 개념과 정의 / REHABILITATION CONCEPT AND DEFINITION

재활이란, 역사적으로 폭넓은 의미로 사용되어온 용어로서 개인의 사회로의 통합을 목표로 하는 사회의 협력적이고 지속적인 노력을 담고 있다. 그리고 그 노력의 과정에는 의료적, 학문적, 직업적, 사회적, 기술적, 문화적, 법적, 경제적, 조직적, 정치적 쟁점들이 포함되어 있다.

현재, 신체 장애를 가진 자의 재활은 종합재활로 일컬어지며, 개인이 가지는 영구적인 또는 장기적인 신체 장애에 따른 직접 · 간접적 결과들을 최소화함으로써 그들의 최적의 사회통합을 목표로 가지는 상호 연결된 협력적이고 특정적인 과정으로 정의된다.

세계보건기구(WHO)에 따른 재활의 정의

1969년, WHO는 재활을 "가장 높은 수준의 기능적 능력 회복과 훈련을 위해 의학적, 사회적, 교육적, 직업적 수단들을 결합하여 협동적으로 활용하는 것"이라 정의한다.

이 정의는 재활을 치료와 사회적, 학문적, 또는 직업적 영역으로 구분되어야 하는 개념이 아닌, 주어진 수단들을 필요에 따라 협력적으로 활용하는 것으로 설명한다.

1981년, WHO는 이 정의를 확장시켜 "재활은 장애 및 그에 따른 불편함이 야기하는 압박들을 줄이기 위한 모든 수단들을 포함하며, 관련 개인의 사회통합을 도모한다"고 설명하였다.

물리의학과 재활

재활과 물리의학이란, 직업적(교육적), 사회적 재활에 특히 중점을 두며 환자들의 건강상태 향상을 통한 그들의 능동적 사회생활 회복과 사회통합을 목표로 건강장애를 가진 자들의 치료 재활을 다루는 전문분야를 말한다. 재활과 물리의학은 사실상 학제적이라 할 수 있는 독립적인 과학적 의학 전문분야로서, 그 개념이 개발된 것은 2001년이었으며, 상정된 개념으로 수정된 것은 2005년이었다.

종합재활 대상군

종합재활 대상군은 나이와 상관없이 선천적인 결함이나 질환, 부상으로 인해 특정 활동이나 사회통합에 있어 한계점을 가지거나 키워가고 있는 자들로 이루어진다. 이들은 건강문제로 인해 독립성이나 교육에 있어 최적의 수준에 달하지 못하거나 제한을 받는 경우와, 질병으로 인해 일하는 능력이 제한된 자들이다. 이들은 체코 공화국의 영주권을 가지거나 영주권의 수준을 바탕으로 거주하는 자들이다. 종합재활 각 영역의 유효 범위 및 조건은 당사자의 건강 수준 및 심각도에 따라 상응하는 법 및 규율에 따라 결정된다.

재활 서비스 제공 현황

재활은 활용되는 수단들 및 재활 행위의 유형을 바탕으로 다음과 같이 분류될 수 있다.

- 치료적 (의료적) 재활
- 사회적 재활
- 학교 체계 내 재활
- 직업적 재활

이와 같은 재활의 분류는 오직 교육적인 목적으로만 이루어진다. 실제 현장에서는, 주어진 모든 수단들을 필요에 따라 항상 결합하고 상호적으로 연관시키며 협동적으로 활용하기 때문에 적용되는 재활의 형식을 개별적인 영역으로 나눌 수 없다.

치료적 (의료적) 재활 / TREATMENT (MEDICAL) REHABILITATION

치료적 재활은 건강관리의 필수적인 부분으로서 개인의 기능적 잠재력을 최대 수준으로 이끌어 올리기 위한 조건 확립을 지향하는 재활적, 진단적, 치료적, 조직적 조치들의 집합체를 포함한다.

재활 치료는 온천 센터를 비롯한 치료 기관들에서 입원환자 관리 및 외래환자 관리, 전문 관리의 형태로 제공될 수 있다. 재활은 심각한 입원환자의 의료가 이루어지는 중환자실(ICU)을 비롯한 모든 임상 전문 영역에서 이루어져야 한다.

치료적 재활이 시기 적절하게 이루어질 경우, 극심한 부상 및 질환을 겪은 환자들의 최대 3분의 1이 치료적 재활만을 제공받고 종합 재활 체계(사회적, 직업적, 교육적)까지는 시작하지 않는다. 그들은 원래의 생활 및 직업 환경, 즉, 원래 삶의 질적 수준으로 복귀하게 된다.

환자의 상태가 너무 복잡하여 그를 위한 재활 방법들이 의료적 치료의 대다수로 구성될 경우, (병원 내에 재활부가 존재한다면) 환자를 입원환자 급성 치료부에서 입원환자 재활부로 옮기도록 한다. 입원환자 담당부에서 조기 재활치료를 수행한다면, 다른 재활 영역들의 지속과 함께 이루어지는 치료적 재활과 같이 기존의 부서에서는 제공하지 못했던 추가적인 치료를 받을 수 있을 것이다. 재활과 그 접근법들(단기적 · 장기적 재활 계획)은 필요에 따라 재활 외과의와 간호사, 물리치료사, 작업치료사, 심리학자, 사회복지사, 언어치료사, 그리고 특수교육교사 등으로 구성된 팀에 의해 제공된다.

치료적 재활 절차의 대부분이 공중 위생 보험 대상이다. 그러나 그에 대한 완전한 통계 자료는 확보된 바 없으며, 치료적 재활 비용에 관한 부분적인 통계 자료만이 존재한다.

치료적 재활은 단기적 · 장기적 재활 목표에 따라 계획된다.

단기적인 치료적 재활 계획은 환자의 건강상태나 심각도, 질병의 진행 수준에 따라 치료 기간이 결정되는 시간 제한적인 조건에서 구체적인 치료 접근법들 및 그들의 협력을 확립한다. 치료 기간은 3개월 또는 특정 시설에서 지정한 치료 기간을 초과하지 않는 것이 일반적이다.

장기적인 치료적 재활 계획은 치료적 재활 과정을 성공적으로 완수하기 위해 필요한 추가적인 의료 접근법들을 확립한다. 또한, 종합재활의 다른 구성요소들로 환자를 이행시키기 위한 조건들을 확립하기도 한다. 앞서 언급한 구성원들로 이루어진 재활 팀 회의가 단기적인 치료 계획을 확립하며, 객관적인 검진 및 진행 상태, 그리고 장기적인 예후 확인과 관련되는 다른 모든 결과들을 바탕으로 결론을 내린다.

치료적 재활의 주요 결점들은 그 편협한 중점 (주로 양상들에만 지속적인 중점을 둔다)과 종종 불충분한 수준으로 이루어지는 치료 범위, 구성 요소들 간의 상호연계성 부족에서 특히 잘 나타난다. 입원환자의 조기 치료적 재활은 다소 늦게 시작되는 경우가 아주 많으며, 입원환자 담당부서의 부재로 인해 임상적 임상 부서 급성 입원환자 관리 환경에서 이루어지는 물리치료를 통해 조기 치료적 재활이 수행되는 경우가 대부분이다. 또한, 치료적 재활이 시설 안(침상 후속 치료)에서는 물론 외래환자들에게는 치료 재활이 충분히 이루어지지 않는다.

이러한 이유들을 바탕으로, 단계적 모델의 엄격한 적용이 보다 효율적인 재활과정의 조직화로 이어질 것이다. 독일에서 신경학적 질병을 가진 환자들에게 성공적으로 적용한 바 있는 이 단계적 모델은 급성기부터 통합 단계까지의 재활 치료를 모두 포괄한다. 단계적 모델(가장 큰 장점이기도 한)은 재활 치료의 빠른 시작(질병의 급성 단계부터 이미 재활을 시작)을 보장하기 때문에 재활 과정의 적절한 질적 수준과 연속성 또한 보장한다. 게다가, 각 재활 영역들은 물론, 각 시설들 간에 필요로 하는 상당 수준의 상호연계성을 확보할 수 있다. 비록 최근까지도 B 단계가 완전히 다뤄지지 않았음에도, 체코 공화국에서는 이 단계적 모델이 척수 부상 환자들에게 제대로 기능을 발휘하고 있다고 보고하고 있다(아래 설명 참조). 척수 치료실이 생성되면서, 척수 환자를 위한 치료 관리에 상당한 양적 변화가 일어났다. 머리 뇌 및 뇌혈관 사고를 맞은 환자들에게는 이 모델이 충분히 활용되지 못하고 있다.

치료적 재활의 단계적 모델

- A **단계** – 질병의 급성 단계인 이 단계는 중환자실을 비롯하여 심각한 입원 환자들에게 나타난다.
- B **단계** – 조기 재활 단계(이 단계에서는 필요에 따라 집중치료가 이루어져야 할 수 있다. 이 단계가 잘 조직된 치료 사례로 체코 공화국의 척수 치료실을 들 수 있다).
- C **단계** – 환자와의 협력이 이루어져야 하는 재활 단계이다. (체코 공화국에서는, 급성 재활 단계 및 재활 치료 센터에서 이 단계의 치료가 제공된다.) 이 단계는 조기 재활 단계(초기 후 재활)로 정의된다. 이 단계에서는 환자가 다른 치료와 재활 치료를 함께 필요로 한다. 그러나 집중 치료나 인공 호흡 장치는 더 이상

필요로 하지 않는 상태이다. 신경재활 치료의 다음 단계인 만큼, 일상적인 활동들에서 가장 높은 수준의 독립성을 확립하는데 초점을 둔다.

- **D 단계** – C 단계가 끝난 후 진행되는 재활 단계(이 단계의 주된 목표에는 치료 감소와 사회통합이 포함된다. 기능적 결함들이 어느 정도 남았는지를 확인해야 하는 단계이다). 정신적 결함들이 치료 목표들 중 최우선이 된다.
- **E 단계** – 집중치료 및 직업재활이 끝난 후에 진행되는 재활 단계(이 단계에서는, 지금까지 이루어낸 상태의 유지 및 부차적인 합병증 예방에 주안으로 하는 다양한 형태의 예방법이 사용된다).
- **F 단계** – 환자의 상태를 장기적으로 유지할 수 있는 접근법이 시행되는 재활 단계(이 단계는 대뇌겉질상실 증후군 환자와 같이 다른 모든 치료 노력에도 불구하고 계속해서 극심한 수준의 기능적 결함들을 나타내는 환자들에게 적용된다).

단계적 재활 모델의 관점에서 활용되는 접근법들은 기본적인 2개의 영역으로 분류될 수 있으며, 각 영역은 저마다의 방법들을 가진다. 이 접근법들은 다음 사항들에 중점을 둔다.

- 기능적 결함에 영향을 미친다.
- 기능적 결함으로 인한 영향을 제거한다.

기능적 결함을 겨냥한 접근법

재활 치료를 통해 환자가 최대한 회복할 수 있도록 돕고 초기 및 후기 합병증들을 예방하는 것을 목표로 하며, 신경가소성과 신경조직의 재생 능력을 활용한다. 기능적 결함을 최대한 줄이기 위해 사용되는 주요 수단들은 다음과 같다.

- 물리치료
- 언어치료
- 신경심리학
- 작업치료

기능적 결함이 주는 영향을 제거하기 위한 접근법

기능적 결함들이 환자 개인이나 환자의 사회적 지원, 최대한의 독립성 확보, 또는 고용 및 가족과 함께 하는 생활 등에 미치는 영향들을 제거하고자 하는 접근법들이 포함된다. 이와 같은 접근법들이 이루어지기 위해선, 방해될 만한 장벽이 없는 생활 환경이나 질적인 부분의 보장, 보조 서비스 등을 비롯한 여러 가지 조건들이 보장되어야 한다.

치료적 재활 과정은 시간적인 제약을 받는다. 치료적 재활 과정의 완료는 환자의 기능적 잠재력의 활동성을 확인하고 결정하는 진행 중간의 평가 및 최종 평가 결과들을 기반으로 한다. 치료 재활의 수행 및 성공에 필요한 가장 중요한 전제 조건으로 환자의 능동적인 협력을 들 수 있다. 질병의 원인을 알 수 없거나 원인에 대한 치료가 한정적인 경우, 관련 전문분야들이 기능적 능력들을 유지하고 질병의 진행 속도를 늦추거나 현재 상태의 악화를 예방하는데 그 목적을 두기도 한다.

치료적 재활 관련 전공들

물리적 치료

물리치료–(그리스어로 자연의 힘을 의미하는 *fysis*와 서비스로서 제공되는 치료를 의미하는 *therapeia*가 어원이다.) 치료가 병리학적 상태에 미치는 영향에 대한 다양한 에너지(움직임 에너지 포함)를 활용하는 치료적 접근법에 다른 치료 관리법으로서, 구체적인 진단적 접근법과 해당 부위의 결점들과 다른 장기 조직의 결점들에 영향을 미치는 방법들에 따른 분석 및 동작 체계에 주로 초점을 맞춘다. 기본적인 방법들에는 운동요법적 방법들이 포함된다. 이는 체계적인 치료 전공으로서 약물요법과 외과수술, 식이요법 및 심리치료와 유사한 모든 의학 분야에서 활용되고 있다.

작업치료

작업치료는 치료 전공 분야로, 많은 진단 결과들에 대한 학제적인 종합 치료 접근법에 있어 필수적인 부분이다.

재활공학

환자가 보다 완전한 사회통합을 이루면서, 일상적으로 필요한 부분이 최대한으로 만족되는 가장 가치 있고 만족스러운 삶의 방식을 살아갈 수 있도록 돕고자 하는 목표로 기술적 보조를 제공하는 학제적 기술분야를 말한다. 재활공학이란, 모든 의료적 상해 및 서로 관계되는 정황들에 기술적 도구들을 적용시키는데 필요한 개별적인 사항들을 다루는 재활공학 분야 내에서 통합되는 용어이다.

물리의학

재활의학 또는 물리의학은 물리적인 자극을 연구하여 예방과 진단, 치료행위에 활용하는 의과 분야이다. 사용되는 물리적 자극에는 동작, 기계적, 온천, 화학적, 전자, 빛, 또는 청각 에너지 및 그들의 결합이 포함된다.

물리적 매체 (모달리티)

물리적 매체들은 치료를 위해 물리적인 자극을 활용한다. 이는 약물요법과 외과수술, 식이요법 및 심리치료와 유사한 체계적인 치료 분야로서 모든 의학 전공 분야들에서 활용된다.

온천학

온천학은 특정 지역의 천연자원들을 물리적 자극으로서 주로 활용하는 것으로 특징화되는 전문 분야이다.

온천요법

온천요법은 천연자원으로부터의 물리적 자극을 스파 치료에 사용한다. 천연 약용 및 광천수, 펠로이드(Peloids), 온천가스, 기후적 · 기상학적 요소들이 이에 포함된다.

근육뼈대의학(근골격 의학)

구조적 질병들과 연계되어 또는 개별적으로 발생하는 동작 체계내 기능적 한계들의 진단 및 치료를 다루는 의학 분야로서, 근육뼈대의학만의 진단적, 치료적 접근법들을 사용하며, 기능적 한계 및 움직임 시스템의 영향과 함께 나타나는 모든 질병들에 대한 차별적인 진단을 보장한다.

환자 재활 단계에서, 심리학(신경심리학인 경우가 대부분)과 언어 치료의 범주에 드는 치료적 접근법들은 간과되지 않아야 한다.

사회적 재활 / SOCIAL REHABILITATION

사회적 재활 장기적 또는 영구적 건강 장애를 가진 환자들이 가장 높은 수준의 사회통합을 이룰 수 있도록 그들의 건강상태를 고려하여, 그들이 최대한의 독립성 및 자기관리를 확보하기 위해 필요한 기술들에 대한 훈련에 임하는 단계이다.

1989년 이후, 체코 공화국에서는 법적 환경에 대한 필요성이 여전히 존재함에도 불구하고 사회적 재활 부문에 있어 상당한 발달이 이루어졌다. 이와 같은 발달에 기여한 것은 특히 장애를 가진 자들로 이루어진 시민단체들과 특정 의료시설들(전문 치료 기관들), 그리고 센터를 운영하기 시작한 재단들 등, 다양한 장애를 가진 자들이 기본적인 자기관리법이나 독립성, 성향 등을 배울 수 있는 비연방, 비영리 조직들이었다. 이 기관들은 장애를 가진 자들을 위해 전문 상담 서비스를 제공하기도 하였다. 장애를 가진 환자들을 위한 사회적 재활은 외래환자에게 제공되는 것이 일반적이나, 환자가 집중적인 관리를 필요로 하는 경우에는 입원식으로 제공될 수도 있다.

학교 기반 재활 도구들 / TOOLS OF SCHOOL – BASED REHABILITATION

장애 아동 및 학생들의 교육은 다양한 보조 수단들을 통해 이루어진다. 이는 장애가 없는 아동 및 학생들의 교육에 대해 주어진 조직적인 방식이나 교육적 틀에서 벗어난다. 보조적인 방식을 통해 장애를 가진 학생들이 교육에 수행하거나 접근하는데 있어 가질 불편함이 줄어들도록 도울 수 있다.

교육과정의 차별화와 개별화를 참작하는 새로운 커리큘럼은 장애를 가진 학생들의 교육적 필요를 고려할 수 있다. 새로운 커리큘럼의 목표는 아이들의 개인적인 요구와 능력들을 존중하고 그들의 독립성과 사회생활 속 모든 일반적인 활동들에 참여할 수 있도록 격려해줌으로써 최고의 교육수준을 성취할 수 있도록 하는데 있다.

현재, 장애를 가진 자를 위한 교육 영역에는 미취학 아동과 학령기 아동, 고등학생들은 물론, 보다 높은 수준의 전문화된 교육 학생들을 위한 특별한 교육적 필요들도 충족시킬 만큼 충분한 조건이 갖추어져 있다. 장애우의 교육은 그들의 교육적 필요와 여러 가지 다양한 조직적 형태들에 대한 그들의 선호도도 고려하여 이루어진다. 장애를 가진 아동이나 학생들을 위한 사립학교나 별도의 학급들이 마련되어 있다. 주로, 장애를 가진 학생들을 전문학교로 통합시키려는 경향이 있다.

직업적 재활 도구들
/ TOOLS OF VOCATIONAL REHABILITATION

직업적 재활은 장애를 가진 자의 적합한 고용 상태의 획득 및 유지를 위한 것으로, 주로 고용업체를 통해 제공된다. 직업적 재활은 고용시장에서 장애를 가진 자에게 주어지는 기회를 늘이기 위한 능동적인 고용 전략 수단의 역할을 한다. 장애를 가진 자를 직업적 재활 과정에 포함시키는 것은 당사자의 건강상태와 직업 적합도, 교육적 성취도, 습득 기술 및 고용시장환경의 상태에 따라 결정된다.

직업적 재활을 시작하기 위한 조건들 중 한 가지로, 담당 외과의로부터 직업적 재활 추천을 받은 장애 또는 일시적인 장애를 가진 환자를 직장으로 통합시킬지 여부에 대한 평가가 이루어진다. 이를 완수하기 위해선 고용업체들이 직업적 재활 센터와 협력해야 한다. 이때, 서면 동의서에 따라 치료적 재활 센터와 협력할 다른 법률 또는 물리학 관계자를 지명할 수도 있다. 앞서 언급한 기관들은 의료시설들의 일부이다.

각 고용업체 내에 개설되어 있는 전문부서로부터 보고 내용을 바탕으로 각 지원자에게 맞는 직업적 재활계획이 설계된다. 본질적으로, 이 재활계획은 직업적인 배치를 위해 정해진 접근법을 완수하기 위한 시간표라고 할 수 있다. 미래의 직업이나 일, 전문화된 자격 재취득 과정, 고용 처리 및 유지, 직업 전환, 업무 성과나 다른 생계 활동들을 위해 필요한 적절한 조건 확립 등과 같이 고용 또는 다른 생계 활동을 위한 이론 및 실습 준비와 상담활동들이 각 개인에게 할당될 수 있다.

재활의 예방적 효과
/ PREVENTATIVE ROLE OF REHABILITATION

재활은 많은 질병들을 예방하는데 있어서도 중요한 역할을 한다(1차 예방). 재활의 목표는 일시적으로나 장기적으로 또는 영구적으로 신체적인, 정신적인, 심리적인 장애를 가진 모든 능동적인 사람들, 그리고 그 건강장애나 그에 따른 결과들을 극복할 수 없는 사람들, 또는 장애로 인한 위험에 처해 있는 사람들로서 특별한 환경으로부터의 도움을 필요로 하는 모든 능동적인 자들을 능동적으로 만드는 데 있다. 이 경우엔, 재활이 질병이나 부상, 선천적 결함으로 인한 결과들의 2차 및 3차 예방의 역할을 한다.

재활 과정 내 예방은 1차와 2차, 3차로 이루어진다 (표 1).

1. **1차 단계** – 발병을 예방한다.
2. **2차 단계** – 병이 진행된 상태이므로, 초기질병의 2차적인 효과들(부작용)의 예방에 초점을 맞춘다.
3. **3차 단계** – 손상이 진행된 상태이므로 경제적, 사회적, 기술적 준비(불편함)로는 경감시킬 수 없는 보다 더 또는 덜 영구적인 결과들(장애)을 초래된다.

표 1. 재활 과정 내 예방 단계들

예방 단계	특 징	예방조치가 이루어지는 환경	예 시
1차	질병 및 부상의 발생 예방	1차 예방의 정치적 · 사회적 포럼	교통사고 예방을 위한 속도제한
2차	질병 또는 부상 자체로 인한 결과들 및 합병증의 예방	급성 치료 및 조기 재활 환경	뇌 손상으로 인한 머리뼈안 고혈압 예방, 심근경색증 후 뇌혈관사고 예방, 움직임 부족 및 결합조직의 질환 등과 연관되는 문제들의 예방, 구축 예방
3차	활동 제한 및 사회로의 개입 제한과 같이, 질병 또는 부상이 개인의 삶에 미치는 결과들의 예방	급성 후기 및 유지 재활 환경	뇌 손상으로 인한 행동 문제들의 치료, 피할 수 있는 재정적 문제들의 예방 및 부상 또는 질환으로 인한 비고용 상태의 문제해결

재활의 기초적인 원리들 / FUNDAMENTAL PRINCIPLES OF REHABILITATION

신체장애가 있는 사람이 정상적인 사회 · 경제적 부분에서 원할한 생활을 하지 못하게 만드는 원인이 되는 장벽들을 극복하거나 제거하는 것이야말로 종합재활체계의 주요 목표라 할 수 있다.

재활의 종합성이란, 주로 각 영역들(**치료적 재활, 사회적 재활, 학교 체계 내 재활 및 직업적 재활**)의 정시성과 연속성을 의미한다. 재활을 완전하게 제공하는 것은 장애우 당사자들뿐만 아니라, 사회 전체에 있어서도 매우 중요한 일이다. 재활에서 사용할 수 있는 모든 수단들의 효율적인 활용과 필요한 기술들의 연습을 통해 다른 사람의 조력에 대한 장애우의 의존성을 낮출 수 있으며, 직업 현장에 충분히 함께 할 수 있게 되는 경우도 많은 것으로 미루어 볼 때, 이는 장애우의 경제적인 독립성을 키우는 것은 물론, 그들의 사회적 개입도를 촉진시키는 효과도 있다 할 수 있다.

재활은 다음을 포함한 모든 영역들에 있어서 보편적인 주요 원칙들에 따라 제공되어야 한다.

- **정시성** - 재활을 빨리 시작하는 것이야 말로 그 목적을 성공적으로 달성하기 위한 기본적인 전제조건이 되며, 장애우가 자신의 상황과 사회통합에 대해 고심할 때 필요한 적극성과 동기부여의 밑거름이 된다.
- **종합성과 연속성, 상호협력** - 효율적인 재활의 기본이 되는 속성들이다. 이들 중 어느 한 가지라도 결여될 경우, 기능적인 면에서 체계적이 못하고, 재정적으로 목표하지 않았던 또는 중복적인 지출이 일어날 수 있다.
- **이용 가능성** - 재활 체계는 재활에 대한 최대한 많은 정보가 이용될 수 있도록 해야 하며, 재활을 필요로 하는 개인에게 맞춰 중재 및 제공 역할을 수행하여야 한다.
- **개별적 접근법** - 재활의 제공 및 수행되는 재활 절차는 장애를 가진 사람들이 개인 특정적으로 필요로 하는 부분들에 충분히 부합하여야 한다.
- **학제적 평가** - 특정 경우들, 특히 심각한 장애를 가진 경우에는, 상응하는 재활 절차들을 확립하는데 있어 중요한 수단으로 적용되는 학제적 평가 결과에 따라 가장 적절한 개별적 접근법을 결정해야 한다.
- **상호협력** - 재활 과정이 진행되는 동안, 모든 재활 제공자들은 밀접하게 연합하여야 한다.

재활에 관여되는 모든 서비스들과 절차들을 포괄하는 복합체로 이루어진 효율적인 조직의 요소 중 한 가지로 장애를 가진 사람들(**부상이나 질병, 선천적 또는 후천적 결함을 겪은 사람들**)을 모든 정상적인 사회 및 경제 활동들에 가장 빠르고 폭넓게 개입시키는 것을 들 수 있다. 이와 동시에, 그들의 독립성과 업무적 통합이 가장 강조된다.

유럽의 물리 & 재활의학백서

이 백서는 유럽에서의 물리 & 재활의학의 입지를 요약 설명하는 책으로서, 전공과 그 기능들, 전문의들의 자격과 다른 의과 학문들 및 동종 건강 직업들과의 관계를 정의한다. 이 백서는, 국가별로 다른 실무가 이행되고 있는 정황 속에서도 물리 & 재활의학은 과학적인 발견을 기반으로 하는 올바른 기준들을 엄격히 준수하는 자격 높은 전문의들에 의해 수행될 수 있는 유럽의 전공 분야로서 비춰지고 있음을 확실히 보여준다. 따라서, 물리 & 재활의학 전문의들에게 필요한 교육과 기술들에 대해서도 상세히 설명되어 있다. 그 외에, 정치학자들과 의료인들, 외과의들 및 비의료계 전문가들에게 물리 & 재활의학의 기능과 기전을 보다 쉽게 종합할 수 있는 특화된 재활의 근본적인 원칙들이 제시되어 있다. 마지막으로, 그들이 신체적인 장애를 가진 사람들이 사회로 완전히 통합되는 과정을 돕는 방법에 대해서도 소개한다.

이 백서는 UEMS(Union Européenne des Médicins Spécialists) 물리 & 재활의학부가 준비한 것으로, 이를 집필한 학자들에는 부서장과 전문직 위원회 의장, 유럽 재활의학 학교 회장 등이 있다. 이 백서는 재활이라는 특수 분야를 전체로서 대표하는 4개의 조직인 재활의학부와 유럽특수외과의연합, 유럽 재활의학 학교, 그리고 참여만으로 백서의 신뢰도를 높여준 유럽재활의학회로부터 승인되었다.

이 백서의 내용은 해당 부서의 웹사이트인 www.euro-prm.org 또는 UEMS의 일반 사무국, 또는 재활의학저널의 웹사이트(www.medical journal.se/jrm)에서 확인할 수 있다.

개별적인 재활 환경설정 / INDIVIDUAL TYPES OF REHABILITATION SETTINGS

외래환자식으로 제공되는 재활

외래환자의 치료는 물리의학 재활 클리닉이나 외래환자 재활부서에 의해 제공된다. 그 외 다른 독립적인 시설들로는 진료소의 전공분야와 의료인의 자격을 바탕으로 물리치료를 제공하는 개인사업자들을 들 수 있다. 이 진료소들은 외과의의 소개, 그리고 외과의와 진행 중인 상호의사소통을 바탕으로 기능한다.

외래환자의 종일 재활치료는 주간재활시설에서 제공하며, 두 가지 재활 환경 모두(외래환자 또는 입원환자식)에서 또는 독립적으로 기능할 수 있다. 주간재활시설은 입원의 필요성은 없지만 정기적인 의료 치료를 필요로 하는 건상 상태의 환자들이 재활을 받기 위해 사용되는 곳이다. 단기 입원과 함께 의료적 치료 서비스도 제공한다.

재활 센터란, 기능 능력 평가와 심리 평가 및 사회적 문의를 비롯한 치료적 재활 서비스를 제공하며 100,000명 이상의 환자들을 관리하는 외래환자식 시설들로, 다른 모든 재활 요소들도 다루는 것을 궁극적인 목표로 가지는 시설들이다. 이 센터들은 (그 원인이 무엇이든) 건강적 결함 또는 장애를 가지며 재활을 필요로 하는 모든 환자들에게 관리 서비스를 제공한다. 재활 센터들은 영구적인 장애를 가진 자들을 위해 종합 재활의 다른 요소들의 연속성 또한 보장한다. 입원환자식 재활 시설의 일부로서 센터를 설립할 수도 있다.

모든 외래환자식 시설들은 환자의 자택에서도 재활 서비스를 제공하며 협력한다.

입원환자식으로 제공되는 재활

입원환자식으로 제공되는 치료적 재활은 급성 입원환자식과 아급성 (재활) 입원환자식으로 나눌 수 있다.

급성 입원환자 치료식 재활 환경

급성 입원환자 치료식 재활 환경은 병원을 배경으로 이루어진다. 주로 병원 내에서 집중적인 급성 치료를 받은 직후로서, 필요로 하는 치료의 대부분이 재활적 접근법인 환자들에게 조기 재활을 제공한다. 입원환자 재활부서는 환자가 자신의 병실이나 다른 부서의 병실들, 또는 외래환자식으로 재활 치료를 받을 수 있도록 보장해준다.

다음은 재활이 제공되는 곳 중 일부를 설명한 것이다.

- **재활 클리닉.** 의과대학부속병원 내에서 재활을 제공하며, 재활에 대한 이론 및 실무 교육, 분야 내 방법론적 리더십과 분야 내 연구를 제공한다. 재활 클리닉은 의과대학부속병원과 의과대학에 소속된다.
- **집중치료병원의 입원환자 재활부서.** 수용인원 100,000명당 30개의 침대를 갖추도록 권장된다.

아급성 입원환자식 재활 시설들

아급성 입원환자식 재활 시설들은 치료 프로그램 중 재활적 접근법이 가장 주를 이루는 환자들에게 장기적인 아급성 치료를 제공한다. 해당 환자들은 병환 상태에 상관없이 임상 전공별 치료 기간에 능동적으로 협력하게 된다. 수용인원 100,000명당 200개의 침대를 갖추도록 권장된다. 다음은 아급성 입원환자식 재활 시설들로 분류되는 시설들이다.

특수 치료 시설

특수 치료 시설이란, 장기적 (3개월 이상) 또는 영구적 기능력 제한(기능력 손실)을 경험했으나 의학적으로 모두 안정적인 건강 상태를 나타내는 환자들의 장기적인 재활(최대 3개월 가량)을 위한 입원환자 아급성 치료의 복합체에 포함되는 치료적 재활 시설(특수 치료 기관 또는 병원 내 부서)이다. 아급성 재활 장기 시설은 수용인원 100,000명당 70개 정도의 침대를 갖추는 것으로 추산되며 다음 두 가지 유형으로 분류된다.

- **일반 재활을 위한 특수 치료 기관**은 타 부서로부터 온 환자들의 기관 내 재활 치료를 위한 치료 시설이다. 특수 치료 기관은, 기관 내에서 특정적으로 구비를 갖춰져 있는 한정적인 진단 사례들만을 위해 존재하는 치료 시설이다.
- **온천 특수 치료 기관.** 온천 재활 치료의 경우, 성인 및 아동을 포함한 수용인원 100,000명당 130개의 침대를 갖추도록 권장된다. 앞서 언급한 시설들과 달리, 본 시설들은 특정 전문 분야와 관련 있는 전통적인 치료 접근법들 또는 천연 의료 자원들도 사용한다.

고용 교육 및 분야 관리

재활 분야에 대한 관리는 재활의학 특수협회를 통해 이루어진다. 외과의들은 5년간의 준비 기간을 끝마친 후, 재활의학 전문인으로서의 자격을 갖추게 된다. 물리치료사와 작업치료사들은 3년 간의 학사 과정과 부차적인 2년 간의 석사 과정을 거친 후, 졸업하게 된다. 현재로선 대학원 교육만이 존재하고 있는 상태이다. 그러나 물리치료사 및 작업치료사들 중에는 고등학교 또는 직업대학교를 졸업한 다음, 현재의 조건을 갖추기 전부터 재활 분야에서 경력을 쌓아온 경우도 있다.

기능적 능력과 장애, 건강의 분류 / CLASSIFICATION OF FUNCTIONAL CAPABILITY, DISABILITY AND HEALTH

많은 유형의 질병 및 부상들이 있지만, 진단을 내리기 어렵지 않은 경우가 대부분이다. 그러나 확정된 진단에 수반되는 제한 및 결과들은 큰 문제를 제기한다. 질병 또는 부상 후 상태들에는 많은 다양한 결과들이 초래된다. 그러나 이와 같은 결과들이 진단에 의해 초래될 수도 있다.

예를 들어, 뇌혈관사고로 인해 가동성 결함이 일시적으로 약하게 나타날 수도 있으나 영구적으로 심각하게 나타날 수도 있다. 그리고 이와 비슷한 상황이 다른 진단(다발경화증, 뇌손상 등)에서도 일어날 수 있다. 이와 같은 문제를 극복하기 위해 국제질병분류(ICD)와 같은 분류법을 개발하여, 병인학과 병리학, 징후를 분류를 통해 이어짐으로써 연속성을 이루도록 하였다.

손상과 장애, 핸디캡 – 용어 설명

기능적 능력의 분류 결정에 있어, 질병–손상–장애–핸디캡의 사슬 전개가 필수적인 단계가 된다.

질병은 손상을 통해 형태학적으로, 그리고 기능적으로 그 존재를 나타낸다. 손상(건강)이란, 해부학적 구조 또는 심리적 · 생리적 기능의 손상 또는 이상을 말한다. 물론, 손상은 영구적일 수도 있고 일시적일 수도 있다. 어느 정도의 범위까지는 손상이 개인의 활동을 제한하기 시작한다. 손상으로 인해 특정 일상활동 또는 일반적인 활동을 수행하지 못하게 된다. 즉, 손상을 경험한 개인의 실행력과 활동력이 감소하여 제한되는 것이다. 이를 **장애**라 일컫는다. 실행력의 경우, 그 자체의 토대나 기간, 수준이 줄어들 수 있다. 따라서, 건강의 손상 상태에 따라 결정되는 한계는 그 범위 내에서 움직이거나 방향을 잡을 수 있는 능력에 관한 외부 환경에 반영된다 할 수 있다. 이 한계에 따른 사회적인 결과들은 당사자가 속해있는 사회와 그 사회 및 외부 환경이 장애를 가진 자(들)을 기꺼이 수용할 수 있는 수준이 어느 정도이냐에 따라 다르게 결정된다. 그들의 기능이 사회 내에 미치는 효과는 **핸디캡**, 또는 약점(사회적 약점)이라 알려져 있다. 그러나 최근, 국제분류에서는 이 용어를 **참여**라는 용어로 대체하였다. 참여는 개인이 자신의 한계와 활동, 의학적 문제들 및 다른 요소들에 따른 다양한 상황들 속에 어떻게 얼마나 잘 통합되는지를 보여준다. 참여 역시, 그 자체의 토대와 기간, 또는 수준에 의해 제한될 수 있다.

손상과 장애, 핸디캡의 국제분류모델(ICIDH)

앞서 언급된 용어들은 손상과 장애, 핸디캡의 국제분류모델에서 사용된 것들이다. ICIDH의 초판은 1980년, "질병의 결과에 관한 분류 설명서"라는 부제목으로 출판되었다. 이는 WHO의 국제질병분류(질병 및 관련 건강 문제들에 대한 통계학적 국제분류, 현재 그 10번째 개정판[ICD-10]이 사용되고 있다)의 연속이라 볼 수 있다. 전체적인 문제를 이해하기 위해 앞서 언급된 기초 용어 세 가지(손상과 장애, 핸디캡)가 정의되었고, 이는 질병 또는 부상 확인의 연속이라 할 수 있다. 이와 같은 방식으로, 가장 먼저 사용된 버전은 1980년에 그 초안이 작성되었다.

출판된 분류법은 전 세계적으로 상당한 주목을 받았다. 그러나 분류법에 사용된 용어들에 대한 비평이 이루어졌고, 그 중에서도 특히 장애 또는 핸디캡을 가진 개인들의 문제를 다루는 조직들에 의한 비평이 많았다. 재활이라는 용어는 지나치게 의료적인 관점을 가진다는 점에서 비판되었다. 또한, 장애를 가진 당사자들이 사용 용어들에 우호적이지 않았다. 예를 들어, 시간이 지날수록 장애라는 용어가 가지는 경멸적인 의미가 더욱 커져갔다. 이는, 질병을 의미하는 용어들이 호칭으로 사용될 수도 있다는 점(불구, 멍청이, 바보 등)에서 비롯된 오래된 의미론적인 문제 때문이었다. 많은 비판에도 불구하고, 이 분류법은 건강 장애를 평가하는 건강복지제도나 관련 장애 또는 사회적 안전성 요구, 사회 복지 제도, 고용 획득 조원 등 다양한 목적을 위해 여러 유럽연방국가들(예: 프랑스, 독일 스웨덴)에서 사용되었다.

1997년도에 출판된 손상과 활동, 참여의 국제분류 개정판(ICIDH-2)은 전 세계 전문가로부터의 제안들과 중립적인 용어로 변화하는 현 추세를 바탕으로 한 것이었다. 장애라는 용어가 활동으로 대체되었고, 핸디캡이라는 용어는 참여로 대체되었다. 보다 세부적으로 평가를 이룰 수 있는 새로운 차원의 환경인(촉진적 또는 제한적인) 사회적 환경이 확립되었다. 1999년, 새로운 개정판(ICIDH-2 Beta-2 DRAFT) 인 국제분류법이 출판되었다. 이에는 WHO에 따라 새롭게 정리된 재활의 정의가 수록되었다. "재활은 신체적, 심리적, 사회적, 업무적 활동력 향상 및 유지, 그리고 악화 예방을 지향하고, 개인이 자신의 잠재력을 최대한으로 발휘하고 최대한의 독립성을 확보할 수 있도록 돕기 위한 조직적 절차들 및 서비스들을 포함한다."

그 후, 2000년 12월, WHO는 최종 개정판의 바로 전 초안의 완전서인 기능력과 장애, 건강의 국제분류법을 제시하였다. 2001년 4월까지 최종 개정판에 대한 작업이 이루어졌으며, 이는 "기능력과 장애, 건강의 국제분류법"(ICF) 이라는 제목으로 불렸다. 2001년 5월, 제네바에서 열린 세계보건총회에서 이 최종 개정판에 대한 논의가 이루어졌고, WHO 가입국들이 이를 최종 개정판으로 인정하게 되었다. 2000년, 플로렌스에서, 유럽연합 또한 WHO의 의견에 동의하여 이 분류법을 재활영역에서 정치적으로 수용하였다. 기능과 장애, 건강의 국제분류법은 재활을 수행하는데 있어 근본적이고 이상적이며 가장 선두적인 도구로 자리잡게 되었다. 각 개정판이 공개될 때마다 제목의 변화가 일어났던 것이야 말로 가장 객관적이고 명확한 개념, 그리고 각 용어들에 대한 가장 명료한 정의를 찾고자 했던 힘든 노력의 결과라 할 수 있다. ICF 역시 영숫자 체제를 사용하고 있다. 그러나 소문자로 주요 용어들을 나타내고 있다는 점에서 ICD와 대조된다 할 수 있다. 또한, ICF는 번호순으로 최대 4자리 숫자까지 활용하며 각 값들을 잘 형성된 정의와 함께 세세하게 제시한다. 체코 공화국의 경우, 첫 개정판은 재활저널의 부록으로서 번역되어 공개되었으며, 두 번째 개정판은 1998년, 최종 개정판은 2008년에 출판되었다. 분류법의 용어는 국제연합기구에 의해 허용된 것으로서 "장애를 가진 자들의 기회 평등화를 위한 표준 법칙들"로 통합되었다. 한편, "장애를 가진 자들의 기회 평등화를 위한 표준 법칙들"은 1993년 12월 20일, 국제연합기구 총회의 48번째 회기에서 승인되었다. 손상과 장애, 핸디캡의 국제분류법은 각 국가 의회들에서 국제적으로 받아들여지는 인권 통합에 적절한 도구를 제공한다 할 수 있다.

ICIDH-2, ICF는 사회 안전이나 의료 관리 및 운영, 지역적 · 국가적 · 국제적 수준의 유행병학 등 다양하게 적용시킬 수 있는 폭넓은 스펙트럼에 유용하다. ICIDH-2, ICF는 사회적인 지원 및 보조 영역에 대한 의존성과 사회적 장벽들을 줄이거나 제거함으로써 참여 향상과 건강 보조, 예방을 비롯한 의료부문에 적용될 수 있는 정보들의 틀을 제공하는 역할을 하며, 평가를 위한 의료체계의 연구는 물론, 체제 형성을 위해서도 활용될 수 있다.

앞서 언급된 분류법은 의료 서비스와 프로그램을 국지적, 공동체적, 지역적, 국가적 수준으로 이해하고 있다. 다음은 이들이 개인의 신체적, 심리적, 사회적 상황에 따른 중재를 결정하고 조력을 제공하는 방법들이다.

- 질병 예방 기간 중 건강 및 서비스 지원
- 1차 및 급성 치료
- 재활
- 장기 치료 및 서비스

서비스는 단기적 또는 장기적, 주기적, 일회성으로 제공되며 그에 대한 재정적 지원은 국공립이나 사립기관들로부터 이루어진다. 지역 공동체와 가정, 학교, 직장, 병원, 진료소 및 건강장애를 가진 자들을 위한 거주 시설 등 다양한 시설들에서 서비스가 제공된다.

기능력과 장애, 건강의 국제분류법은 건강에 관한 다양한 건강 및 질환 문제에 대한 광범위한 정보를 등록 및 정리하기 위해 개발된 것이다. 이는 재활을 이행하는데 있어 근원적인 개념이자 가장 중요한 도구가 되었다. 분류법은 요소와 영역, 정성자에 따라 정리되어 있다.

요소

1. **신체 기능:** 소문자 b로 표시된다. 심리적 기능들을 비롯한 신체 체계의 생리적 기능들을 말한다.
2. **신체 구조:** 소문자 s로 표시된다. 장기나 사지 및 그에 속하는 부분들과 같은 해부학적 신체 부위들이 이에 해당한다.

신체 기능 또는 신체 구조가 비정형적이고 눈에 띄는 편차 또는 손상을 나타낸다면, 해당 기능 또는 구조에 대해 손상이라는 용어 또는 구절이 사용된다.

3. **활동 및 참여:** 활동과 참여는 소문자 d로 함께 표시된다. 활동이 제한되거나 참여가 제한되는 경우를 장애라 일컫기 때문이다. 활동이란, 과제를 수행하는 것 또는 개인의 활동을 말한다. 참여란 주어진 활동이 삶 또는 사회적 상황에 포함되는 것을 말한다. 활동은 그 자체의 한계점들을 가진다. 개인이 활동을 수행하는데 있어 가지는 문제들에 의해 제한될 수 있기 때문이다. 그러나 그렇다고 해서 당사자를 장애를 가진 자로 볼 순 없다. 장애를 가진 자라기보단, 주어진 영역에서 건강(건강상태)이 제한된 경우인 것으로 볼 수 있다(아래 설명 참조). 참여는 제한될 수 있다. 또는, 개인이 일상 속 상황들에 참여하는데 있어 종종 한계를 경험하는 경우가 있을 수 있다. "핸디캡"은 더 이상 사용하지 않는 용어가 되었다.

   예를 들어, 평가 받은 자 XY는 특정 영역 내에 주어진 상황 속에서 한계를 느낀다. 이때, 분류법은 당사자를 평가하지 않는다 그들의 건강상태를 바탕으로, 개인이 아닌 다양한 상황을 평가하는 것이다. 분류법의 의도는, 당사자의 가치를 떨어뜨릴 수 있는 도식적 범주들이 고정되지 않도록 하는데 있다. 모든 사람들이 어떠한 영역들에서는 다양한 건강 문제를 나타내지만, 또 다른 영역들에서는 전혀 문제를 나타내지 않거나 오히려 평균 이상의 수준을 나타낼 수 있다. 즉, 분류법은 질병에 대한 평가라기보단, 건강에 대한 평가라 할 수 있는 것이다.

4. **환경적 요인:** 환경적 요인들은 소문자 e(environmental, 환경)로 표시되며, 신체적, 사회적 요인들과 사람들의 태도, 사람들이 거주하는 위치 등을 포함한다. 환경적 요인들은 촉진적이거나 제한적일 수 있다.

5. **개인적 요인:** 개인적 요인들에는 개인의 기능적 능력, 손상과는 별개인 개인적인 특성들과 개인이 손상을 극복할 수 있는 가능성에 영향을 미치는 내적 요인들이 포함된다. 이 요인들은 개인의 특징들을 나타낸다. 아직 이 요소들에 대해 완전히 다루어진 바가 없는 만큼, 이에 대한 보다 많은 과학적 연구들이 수행될 필요가 있다.

영역

영역이란, 해부학적 구조나 생리적 기능, 행동, 과제(활동 및 참여), 삶의 영역들과 연관되는 것으로 정의되는 단위들을 말한다. 이는(b3-목소리와 언어 기능, d1-학습 및 지식 적용, s7-움직임과 관련 있는 구조들 등과 같은) 요소들 간의, 그리고 각 요소들 내의 단위들에 의해 형성된다.

정성자

정성자는 개인의 가치와 요소, 영역의 범위와 질을 명시하며, 그들의 수준은 모든 요소들에 대해 동일하게 나타난다. 정성자들은 각 코드마다 한 가지 기간과 함께 하나 이상의 숫자로 부호화된다.

첫 번째 정성자는 개입의 심각도를 결정한다. 각 기간이 끝날 때마다 0에서 4까지의 숫자가 제시되고, 이는 개입 효과에 따라 자격을 부여한다.

- 0 – 문제 없음 (없음, 편안함), 0–4%
- 1 – 약간의 문제 (적음, 약간, 낮음), 5–24%
- 2 – 중간 정도 (조금, 감당할 수 있음), 25–49%
- 3 – 극심한 문제 (높음, 극도), 50–95%
- 4 – 완전한 문제 (총체적), 96–100%

영역들에 따라 손상 없음, 약간 저하된 활동력 또는 극심한 참여 제한과 같은 등급으로 개입 수준이 제시된다. 환경적 요인 e가 포함될 경우, 환경이 촉진적(장벽 전혀 없음)인지 제한적(장벽 있음) 인지에 따라 + 또는 – 가 장벽의 수준을 나타내는 값들에 포함된다.

특정 구조 s의 손상도를 부호화할 경우, 두 번째 정성자와 세 번째 정성자도 함께 표시되어야 한다.

두 번째 정성자는 신체 구조 변화의 특징 및 범위를 결정한다.

- 0 – 구조물에 변화 없음
- 1 – 완전한 부재
- 2 – 부분적인 손상
- 3 – 부분 추가 (무언가가 더 추가됨)
- 4 – 부적절한 크기
- 5 – 비연속성
- 6 – 위치적 편차(위치, 정렬상태)
- 7 – 체액의 축적을 비롯한 신체 구조의 양적 변화
- 8 – 기타
- 9 – 명시되지 않음

세 번째 정성자는 국소 해부적이며 위치를 결정하는 역할을 한다. 세 번째 정성자 역시 더 많은 숫자들을 가질 수 있다. 예를 들어, 왼쪽으로 멀리 떨어진 경우, 27이라 표기할 수 있다.

- 0 – 하나 이상의 장기
- 1 – 오른쪽
- 2 – 왼쪽
- 3 – 양쪽
- 4 – 앞쪽
- 5 – 뒤쪽
- 6 – 중심쪽
- 7 – 먼쪽
- 8 – 기타
- 9 – 명시되지 않음 (적용 불가능)

국소해부적 측정에는 세부적인 정보가 때때로 결여될 수 있다. 이 경우는 세밀한 부호화를 통해 각 구조물을 상대적으로 작은 해부학적 분절들 또는 형태들로 분류하는 네 번째 부호를 사용하여야 한다.

분류법 전체를 세부적인 **부호화의 4단계**에 따라 사용할 수 있다.

각 요소들은 반드시 그에 상응하는 소문자 b나 s, d, e로 시작된다. 그리고 주어진 요소를 설명하는 부분의 숫자만이 그 뒤를 따를 수 있다. 예로, s7은 움직임과 연관되는 구조물을, e2는 노화에 따라 전개되는 환경적 변화들 그리고 자연 환경을, b1은 정신적 기능들을, s2는 눈과 귀, 그리고 상응하는 구조물 등을 나타낸다. 또한, 첫 번째 단계의 용어도 사용될 수 있으며, 항상 정성자 숫자가 그 뒤(기간 뒤)를 따른다. 예를 들어, b1.0는 정신적 기능이 정상이며 아무런 문제가 없음을 나타낸다.

기타, 십진법 분류법에 따른 보다 더 상세한 평가는 세 개의 숫자들로 이루어진다.

예시 : 정신적 기능 b1은 그보다 낮은 인지력 기능 b110, b134 수면 기능, 심리사회적 기능 등보다 더 우수하다. 이와 같은 정황에서는 두 번째 단위도 사용될 수 있다. 이에는 하나 또는 그 이상의 정성자 숫자들이 뒤따른다.

십진법 분류법에서는 네 자리 숫자로 나타나는 분류법이 보다 세부적인 수준이라 할 수 있다.

예시 : b1142는 개인의 지향성을, e1251은 소통을 위한 보조 제품 및 기술을 의미한다.

세 번째 단위는 모든 값에서 관찰되는 것은 아니다. 사용자는 세부적인 평가 후에 세 번째 단위를 결정할 수 있다. 정성자의 값은 반드시 맨 마지막에 위치해야 한다.

네 번째 단위도 표기될 수 있다. 네 번째 단위에는 다섯 개의 숫자들이 포함되며, 이는 특정 값에 대해서만 전개된다.

참고문헌(REFERENCES)

Calta J. Obor FBLR po pěti letech změn v českém zdravotnictví. Rehab Fyz Med 1994; 1: 33–36 a 2: 68–75.

Calta J, Kadlec M. Postavení rehabilitace v rámci zdravotní péče koncem 20. století. Eurorehab 1993; 3(2): 86–92.

Calta J, Machálek Z, Vacek J. Základy fyzikální terapie pro praxi. Praha: REFOR 1994.

Jankovský J. Ucelená rehabilitace dětí s tělesným a kombinovaným postižením. Praha: Triton 2001.

MKF – Mezinárodní klasifikace funkčních schopností, disability a zdraví. Praha: Grada Publishing 2008.

Obrda K, Karpíšek J. Rehabilitace nervově nemocných. Praha: Avicenum 1968.

Pfeiffer J. Ergoterapie II. Učebnice pro zdravotnické školy. Praha: Avicenum 1990.

Reed KL, Sanderson N. Concepts of Occupational Therapy. 3rd ed. Baltimore: Williams and Wilkins 1992.

Turner A, Foster M, Johnson SE. Occupational Therapy and Physical Dysfunction: Principles, Skills and Practice. 4th ed. New York: Churchill Livingstone 1996.

Votava J, et al. Ucelená rehabilitace osob se zdravotním postižením. Praha: Karolinum 2005.

Votava J, et al. Základy rehabilitace. Praha: Karolinum 1997.

Welter FL, Schönle PW. Neurologische Rehabilitation. Stuttgart: Gustav Fischer 1997.

WHO International Classification of Functioning and Disability ICIDH-2. Beta-2 draft, 1999.

WHO International Classification of Functioning, Disability and Health (ICF). Geneva: WHO 2001; 322: 1115–1117.

WHO International Classification of Functioning, Disability and Health, Prefinal Draft Full Version, December 2000.

WHO International Classification of Impairments, Activities and Participations. A manual of Dimensions of Disablement and Functioning. ICIDH-2. Beta-1 Draft for Field Trials, June 1997.

치료적 재활 – 진단 및 치료적 접근법
TREATMENT REHABILITATION – DIAGNOSTIC AND THERAPEUTIC APPROACHES

치료적 재활은 질병의 증상학에 중점을 둔다. 다양한 치료적 접근법들의 기반이 되는 것은 진단 결과가 아니라, 동작 양상의 변화와 근 긴장도, 균형력 장애, 근력 약화, 조정력 감소, 입체감각인식 저하, 느린비틀림 동작 등과 같은 질병의 기능적 징후들이다. 물리치료와 작업치료, 언어치료, 신경심리학, 보철학은 기능적 결함들에 영향을 미치는데 중점을 두는 주요 전문 영역들로서, 초기 및 후기 합병증을 예방하는 한편으로 의학적으로 환자가 최대한의 향상을 이룰 수 있도록 하는데 그 목표를 둔다. 치료적 재활은 가능한 빨리 시작되어야 한다(예: 질병의 급성기). 급성 단계의 환자에게는 정시적이고 유연한 치료의 시작이 매우 중요하게 작용한다.

치료적 관점에서 볼 때, 치료의 개념들은 다음 두 가지 주요 분야로 분류될 수 있다.

1. **재활적 치료** – 환자가 질병을 앓는 동안 영향을 미친 이차 합병증(폐렴, 욕창, 구축, 이종 뼈형성 [heterotypic ossifications])의 보철학에 초점을 두는 치료이다.

2. **기능적(주로 운동) 결함의 회복에 중점을 둔 치료적 재활** – 신경심리학적 원칙들을 바탕으로 다양한 물리치료적 접근법들을 적용한다. 이 접근법들은 다양한 촉진 및 억제 기법의 형태를 사용한다. 기타 방법들로 작업치료와 언어치료, 신경심리 및 재활공학을 들 수 있다.

재활치료 / REHABILITATIVE CARE

재활치료의 중점은 이차 합병증을 최대한 예방하는 데 있다. 이차적인 변화들의 예방에 중점을 두는 물리치료의 부재 시, 매우 부정적인 치료 결과가 초래될 수 있으며, 환자들이 일차 질환보다 이차 합병증에 따른 결과들로 인해 더 힘들어하는 경우들이 종종 발생한다. 이차 합병증을 예방하기 위한 노력으로, 개인을 위한 기능력 기반의 치료 프로토콜의 시작 시점을 종종 늦추곤 한다. 주요 치료적 접근법에는 환자의 자세 재배치, 점진적인 수직화, 가동화 등이 포함된다.

재배치(REPOSITIONING)

재배치 징후

여러 가지 이유로 가동성의 제한 및 완전한 손실을 나타내거나 특정 신체 부위의 감각 감퇴를 나타내는 환자들에게는 집중적인 재배치가 꾸준히 수행된다. 동작 손실이 종종 수반되곤 하는 감각 기능의 결여는, 침대 위 환자의 자세를 바꿔주지 않고 부동 상태로 수 시간 방치할 경우 더 악화될 수 있다. 단순히 자세를 바꿔주는 것만으로 감각 기능의 회복을 돕는 다양한 자극을 일으킬 수 있으며, 이는 운동 기능의 회복을 돕는 부차적인 효과도 가진다. 올바른 재배치는 환자의 기능력 회복에 필수적인 영향력을 미친다. 재배치는 능동적 움직임이 완전히 손실된 분절들이나 가동성이 부분적으로 제한되어 한 가지 자세만을 유지하려는 경향을 나타내는 분절들, 또는 특정 분절의 자세가 병리학적 증상인 것으로 간주되는 경우에 중점을 둔다.

재배치는 정밀하게 정해진 자세들(재배치 유형 참조)로 수행된다. 재배치는 피부에 가해지는 압력을 경감시키는 것과 여러 신체 부위들의 혈액순환 향상에 도움이 된다. 즉, 재배치는 욕창 치료 및 예방 작용을 한다고 할 수 있다.

또한, 근육 위축증과 구축, 관절 변형을 예방하고 통증을 제거하며 심리상태도 안정시킨다. 재배치를 물리치료의 주된 중점으로만 간주하지 말고, 환자 치료에 관여하는 모든 부서들이 올바른 재배치 전략에 함께해야 할 것이다.

재배치의 원칙

모든 분절들이 통증 없이 편안할 수 있는 자세, 그리고 잔류 동작이 가능할 수 있는 자세가 확보되어야 한다. 재배치를 할 때엔, 정밀하게 정해진 절차들을 엄수하는 것이 중요하다. 2–3시간에 한 번씩(야간 포함) 환자의 자세를 바로 잡아 조절해주어야 한다. 뼈가 돌출된 부위 위 피하 지방 세포조직이나 근육의 얇은 막과 같이 재배치 시 위험에 노출될 수 있는 부위들(예: 뒤통수, 어깨뼈가시, 엉치뼈, 앞위 엉덩뼈가시, 큰돌기, 발목, 팔꿈치)을 잘 살펴보아야 한다. 습하지 않은 침대에 환자를 눕히도록 해야 하며, 영구적인 방광 카테터나 방광연결술 및 IV 라인(정맥요법)의 위치 또한 반드시 확인해야 한다. 다른 관련 부서의 담당자가 환자의 자세를 전환하는데 도움이 될 수 있도록 전표(transfer sheet)를 작성하여 이용한다. 롤 보드(roll-board)를 사용하면 환자를 샤워 베드나 재활 테이블로 이동시킬 때 편리하다. 환자의 자세를 정기적으로 바꿔주지 않으면, 아무리 욕창 예방을 위해 특별히 설계된 최신형 매트리스를 사용해도 욕창의 형성을 막을 수 없다.

재배치의 목표

지향되는 목표에 따라 재배치의 유형이 결정된다. 올바른 재배치의 주된 목표는 다음과 같다.

- 근 긴장도 조절 (관리)
- 구축 예방
- 폐렴 예방
- 욕창 예방
- 순환 기능 향상
- 말초신경의 손상 예방
- 각성도와 주의력 향상
- 관절의 변형 예방
- 머리 속 압력 경감

근 긴장도 조절

신체 여러 부위들의 근 긴장도 규모와 배열에 직접적인 영향을 주는 자세들이 있다. 특정 자세들을 통해 근 긴장도를 높이거나 감소시킬 수 있으며, 경직양상의 전개에 영향을 미칠 수 있다(그림 1). 경직도를 완화시키는 바람직한 자세 및 움직임을 선택하는 것 외에, 통증이나 낮은 병실 온도, 과도한 소음, 밝은 빛, 그리고 가장 중요한 감정적인 요소들 등과 같이 근 긴장도 증가에 기여할만한 모든 요소들을 제거하는 것도 중요하다.

구축 예방

환자를 여러 시간 동안 같은 자세로 방치해 두는 것은 관절 동작의 통증 수반과 구축을 초래할 수 있다. 신경학적 질환, 특히 경직과 연관되는 질환을 앓고 있는 환자들일수록 구축이 발생하기 쉬우므로, 경직 방지 양상에 따라 재배치를 수행할 필요가 있다. 즉, 근수축이 일어나는 방향의 반대쪽으로 환자의 자세를 바꿔주어야 하는 것이다. 추가적인 자세 배치 장치들이 사용되어야 하는 경우들도 있다.

폐렴 예방

올바른 재배치와 폐 관련 물리치료 기법들은 기도에 점액이 축적되거나 울체되지 않도록 방지하여 감염이 일어나지 않도록 예방하는 역할을 한다. 점액 울체는 많은 병원체들에게 있어 영양 공급원과 같은 존재로, 점액마개 뒤에 무산소 미생물들이 생겨날 위험도 증가에 기여한다. 점액의 동원과 가래배출은 감염 발생과 무기폐의 형성을 방지한다.

욕창 예방

재배치는 피부에 가해지는 압력을 경감시키고 각 신체 부위별 혈액순환을 증진시키는 효과가 있다. 즉, 욕창을 예방하거나 치료하는 기능이 있다고 할 수 있다. 재배치될 자세는 위험에 노출되는 신체 부위(엉치뼈, 돌기, 발꿈치, 발목, 장딴지, 무릎, 뒤통수뼈, 팔꿈치)에 따라 결정된다. 욕창의 발생을 예방하기 위해 특별히 설계된 특수 매트리스와 물침대를 사용할 수 있다.

욕창 치료 역시 특정 신체 부위에 가해지는 압력을 줄이는데 주로 중점을 둔다. 경우에 따라, 욕창에 대한 외과적 관리가 필요할 수 있다(그림 2).

순환기능의 향상

운동 기능장애 경우, 혈관운동장애가 함께 나타날 수 있다. 순환기능을 향상시키는 모든 치료의 형태들(예: 올바

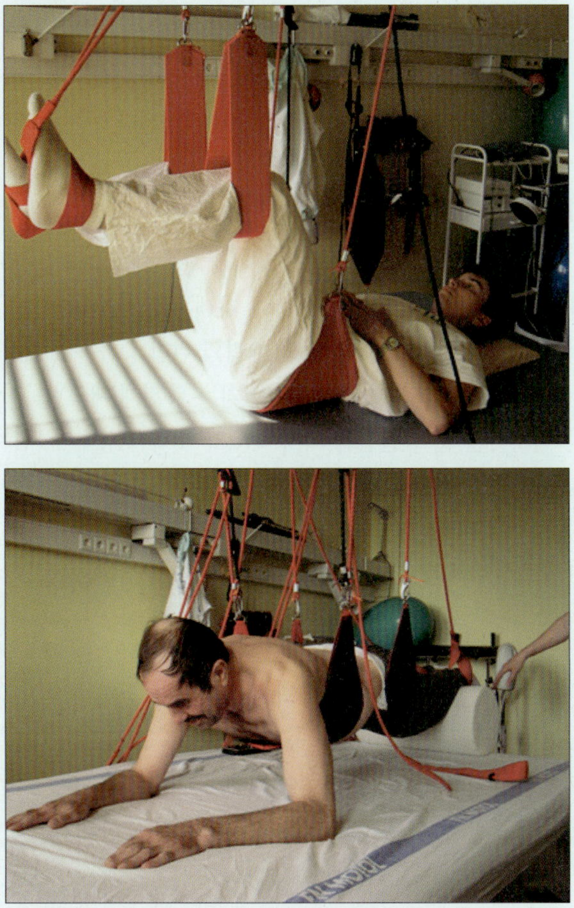

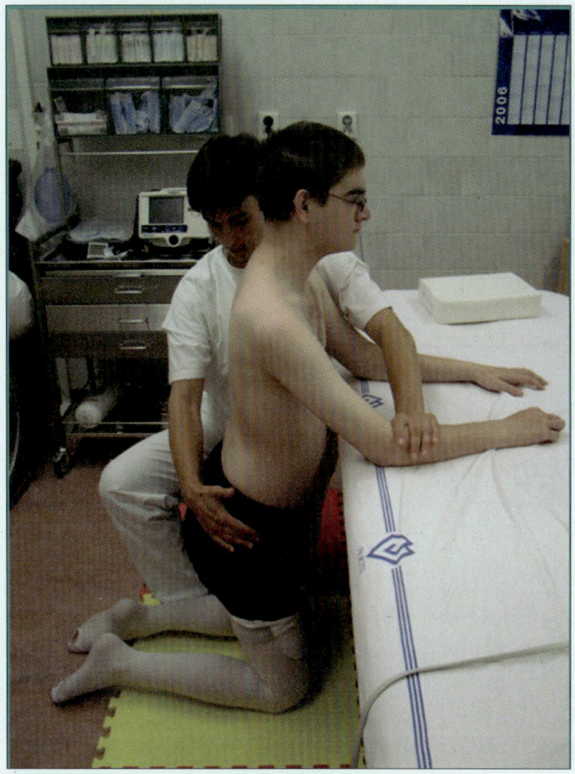

그림 1. 이전 자세 상태와 핵심 관절 부위들의 탈중심화 유지 등을 감안하여 결정된 다양한 자세들을 통해 근 긴장도의 배열에 영향을 줄 수 있다.

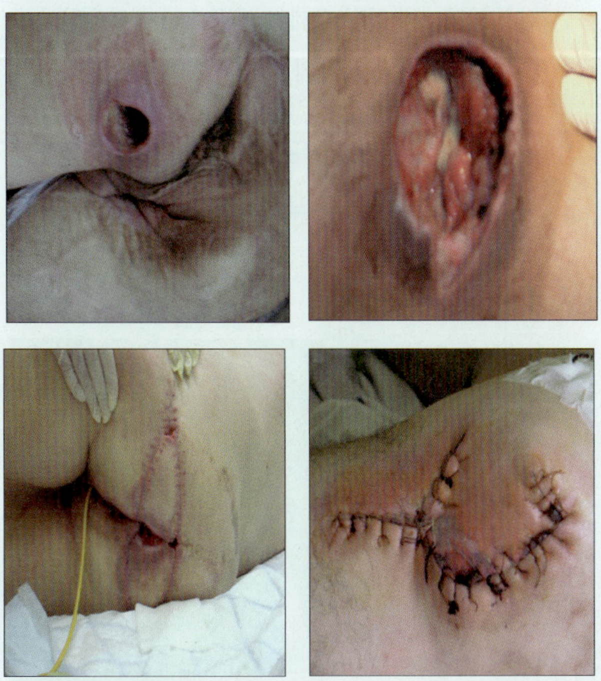

그림 2. 욕창이 발생한 모습과 그에 대한 외과적 중재가 수행된 후의 모습.

른 재배치를 자주 수행하는 것, 수동운동, 환자를 최대한으로 동원시키는 것, 상체를 서서히 일으켜 세우는 것)이 색전증과 혈전증, 부종, 욕창의 위험을 감소시키고 상처 치유를 증진시키는 효과를 가진다.

말초신경의 손상 예방

신체부위의 압박은 말초신경이 손상되는 가장 흔한 이유들 중 하나로 손꼽힌다. 재배치를 통해 신경이 신체부위의 무게에 눌려 압박되지 않도록 예방할 수 있다.

각성도와 주의력 향상

각성도와 주의력 향상은 능동적인 치료 형태를 가능하게 하는 만큼, 재활의 주된 목표라 할 수 있다.

뇌혈관사고(CVA)를 겪은 환자의 환측을 향해 말을 시킴으로서 환자의 청각과 시각을 자극하는 방법을 한 예로 들 수 있다. 환자에게 좌반신 불완전마비가 오면, 환자의 오른쪽 귀에 대고 말을 함으로써 좌반구를 활성화시키는 것

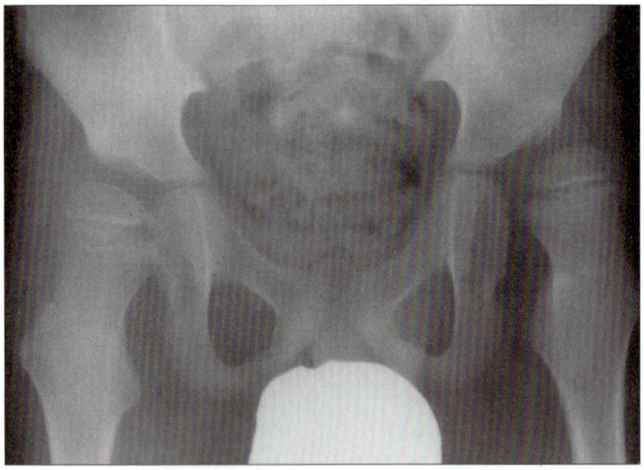

그림 3. 뇌성마비 아동의 엉덩관절 불완전탈구.

이다.

환자가 근력에 아무런 이상이 없음에도 팔다리를 자신의 신체에 속하지 않는 이질적인 것 또는 무용한 것으로 느끼는 운동무시증후군에도 재배치가 효과가 있을 수 있다. 이 경우, 해당 부위에 대한 환자의 인식을 높이고 (물리적/신체도식으로부터 "밀려 나감"), 무시되는 부위에 대한 의식적인 인식에 환자를 집중시키는 것이 목표가 된다.

관절의 변형 예방

관절변형은 발꿈치바깥들린휜발과 척주옆굽음증의 엉덩관절 불완전탈구 또는 탈구에서 쉽게 관찰되는 근조직 경직으로 인해 발생한다(그림 3). 주로 정형용 보조장치들 또는 보조기 사용과 함께 이루어지는 의도적인 재배치를 통해 변형 현상의 발생률을 낮출 수 있다.

머리 속 압력 경감

머리 속 압력 수준이 높은 환자들에게는 환자 등이 바닥을 향하도록 눕힌 상태에서 고개가 신체의 축과 정렬을 이루도록 한 다음, 상체 위치를 약간(약 30°) 높이는 자세가 선호된다. 이때, 환자의 머리는 신체의 나머지 부분보다 약간 더 높이 위치해야 하며 어느 쪽으로도 치우치지 않은 상태로 유지되어야 한다. 환자에게 허리천자가 시행된 경우, 최소 12시간 동안은 환자가 반듯하게 누운 자세를 유지해야 하는 것으로 기록된다. 그러나(허리천자에 따른 부정적인 부작용으로서 나타나는) 두통 증상들이 모두 환자의 반듯이 누운 자세 유지 여부와 관련이 있지는 않은 것으로 확인되었다.

재배치 유형

환자의 재배치 자세들은 위험에 노출되는 모든 부위들과 관절의 생리학적 위치를 고려하여 결정된다.

바로 누운 자세

바로 누운 자세는 일반적으로 가장 편하게 유지되는 자세이다. 그러나 다른 한편으로, 이 자세는 환자의 발뒤꿈치와 엉치뼈 부위의 욕창 형성 및 폐렴의 위험 증가를 초래하기도 한다. 머리의 아랫부분에 받치는 충전재(패드)를 잘못 위치시킨 것이 원인이 되어 목뼈가 젖혀진 상태가 되는 경우가 종종 있는데, 이로 인해 두통과 안면 통증이 나타나기도 한다. 따라서, 머리의 위치뿐만 아니라 어깨 부위의 자세도 올바르게 확보하는 것이 중요하다(그림 4).

- 고개는 약간 굽혀진 상태로 둔다.
- 어깨 관절의 경우, 안쪽과 바깥쪽의 회전과 벌림 자세를 강조하도록 한다.
- 팔꿈치 관절은 폄 동작을 수행할 때마다 조금씩 굽혀질 수 있도록 자세를 잡는다. (젖힘 상태가 되지 않도록 주의한다.)
- 아래팔은 양팔이 교대로 엎침과 뒤침 상태를 이루도록 자세를 잡는다. (뇌혈관사고를 겪은 환자의 경우, 뒤침 자세보다 엎침 자세가 더 중요하게 적용된다.)
- 양손은 생리학적 자세와 기능적 자세로 번갈아 가며 위치 시킨다.
- 다리 밑에 베개를 받쳐 엉덩관절과 무릎관절이 약간 굽혀진 상태가 되도록 한다.
- 감압 부츠를 착용하여 발뒤꿈치에 아무런 무게가 실리지 않도록 한다.

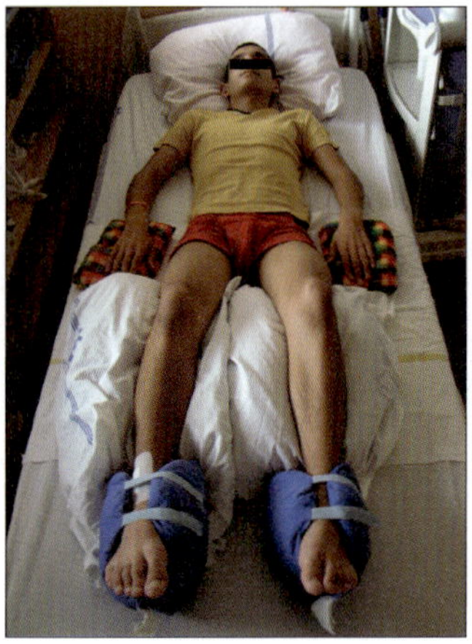

그림 4. 바로 누운 자세.

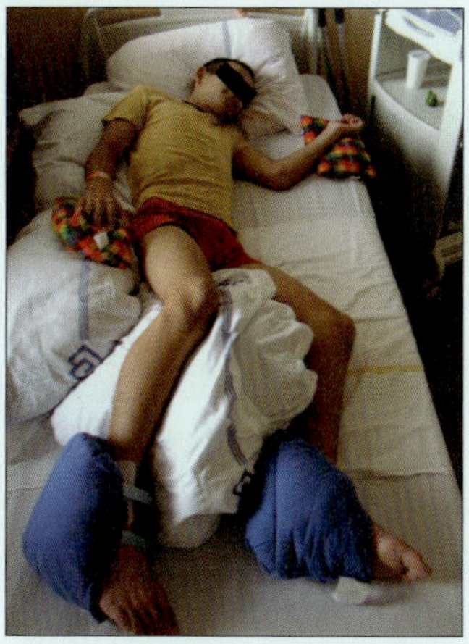

그림 5. 부분적으로 바로 누운 자세.

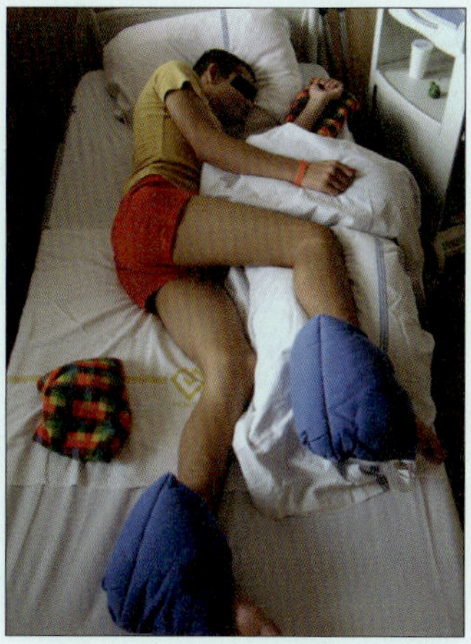

그림 6. 옆으로 누운 자세.

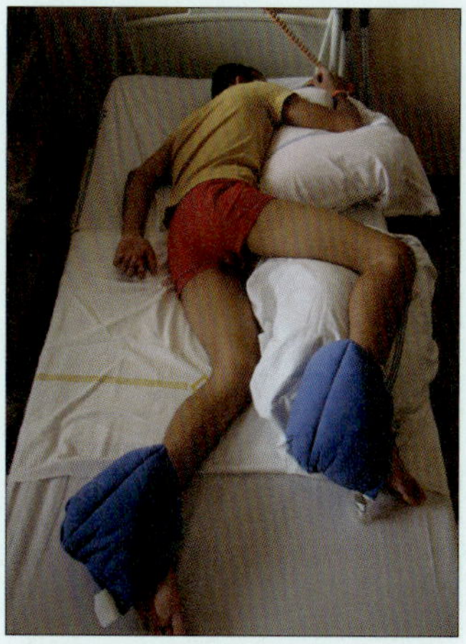

그림 7. 부분적으로 엎드린 자세.

부분적으로 바로 누운 자세

이 자세는 옆으로 누운 자세와 바로 누운 자세의 중간 자세로, 바닥에 닿는 쪽 어깨가 압박되지 않도록 주의하여야 한다. 몸통을 뒤쪽으로 살짝 튼 다음, 그 아래를 베개로 빈틈없이 받친다(그림 5).

- **바닥에 닿는 쪽 팔** – 어깨를 벌려 바깥쪽으로 회전시킨 상태에서 팔꿈치는 약간 굽히고 아래팔은 뒤침 상태, 손은 생리학적 자세와 기능적 자세를 번갈아 가며 위치시킨다.
- **반대쪽 팔** – 몸 위에 얹거나 살짝 뒤쪽에 위치시켜 몸을 지탱한다. 어깨는 중앙에 위치시키고 팔꿈치는 약간 굽힌 상태에서 아래팔은 엎침 상태, 손은 생리학적 자세와 기능적 자세를 번갈아 가며 위치시킨다.
- **바닥에 닿는 쪽 다리** – 엉덩관절은 살짝 굽혀 바깥쪽으로 회전한 상태에 두고, 무릎은 60° 굽힌 다음, 양 발은 중립에 위치시킨다.
- **반대쪽 다리** – 역시 마찬가지로 엉덩관절을 살짝 굽혀 안쪽으로 약간 회전된 상태에 두고, 무릎을 60° 굽힌 다음, 무릎과 발목 사이에 베개를 받친다.

옆으로 누운 자세

이 자세는 환자의 몸통이 매트와 수직을 이루고 머리는 신체의 중앙성과 일직선을 이루는 상태가 되도록 눕는 자세이다. 옆으로 누운 자세는 엉치 부위의 욕창 형성을 예방하고 경직을 완화시킨다. 이 자세는 위팔에서 폐까지의 점액 배출에 영향을 미치기도 한다. 따라서, 자세를 바꾸기 전이나 바꾼 직후에는 항상 흡인을 수행해야 한다(그림 6).

- **바닥에 닿는 쪽 팔** – 어깨를 90° 로 굽힌 상태에서 팔꿈치를 약간 굽히고, 아래팔은 뒤침 자세, 손은 생리학적 자세와 기능적 자세를 번갈아 가며 위치시킨다.
- **반대쪽 팔** – 베개 위에 편안하게 얹는다. 어깨를 약간 굽혀 모은 상태에서 팔꿈치를 약간 굽히고, 아래팔은 엎침 자세, 손은 생리학적 자세와 기능적 자세를 번갈아 가며 위치시킨다.
- **바닥에 닿는 쪽 다리** – 엉덩관절과 무릎을 약간 굽힌다.
- **반대쪽 다리** – 베개로 받친 다음, 엉덩관절을 90°로 굽혀 바깥쪽으로 회전시킨 다음, 무릎은 90°로 굽히고 양발은 중립에 위치시킨다.

부분적으로 엎드린 자세

이 자세는 옆으로 누운 자세와 엎드려 누운 자세의 중간 자세로서 베개를 이용하여 가슴을 받치고, 머리를 살짝 돌려 작은 베개로 받쳐놓은 자세이다(**그림 7**).

- **바닥에 닿는 쪽 팔** – 어깨를 벌려 안쪽으로 회전시킨 상태에서 팔꿈치를 펴고, 손은 생리적 자세와 기능적 자세를 번갈아 가며 위치시킨다.
- **반대쪽 팔** – 몸통 아래에 받쳐져 있는 베개를 껴안아 어깨를 벌리고 굽힌 상태에서 팔꿈치를 약간 굽히고, 아래팔은 엎침 자세, 손은 생리학적 자세와 기능적 자세를 번갈아 가며 위치시킨다.

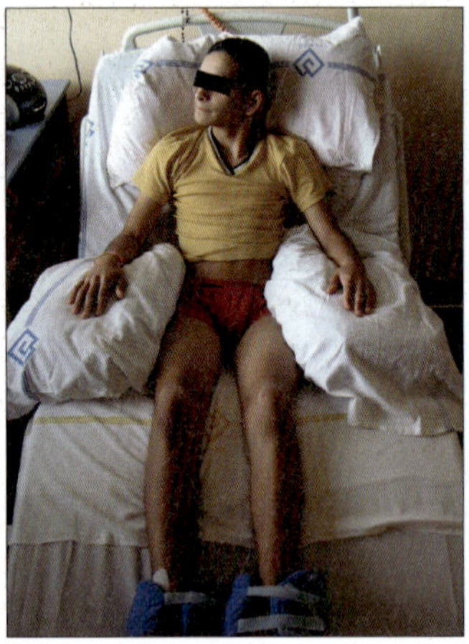

그림 8.
부분적으로 비스듬한 자세.

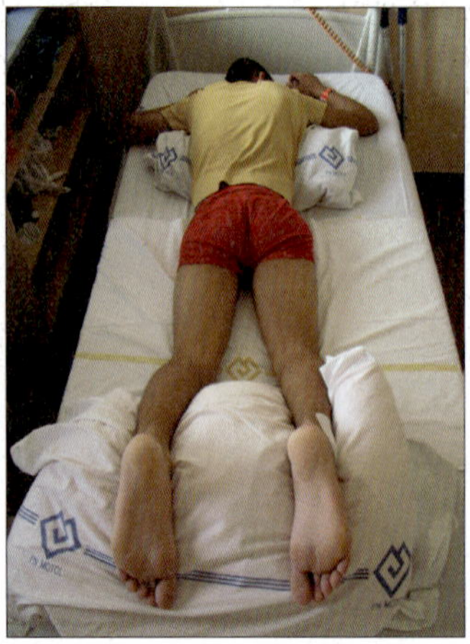

그림 9.
엎드린 자세에서 정강뼈 아래에 충전재를 받친 모습.

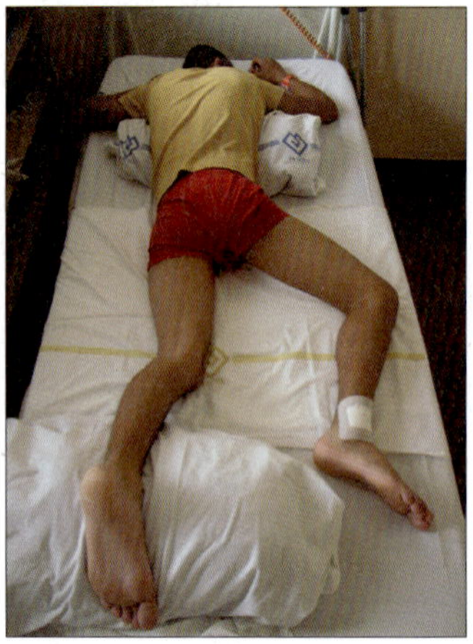

그림 10.
엎드린 자세에서 하체를 계단식으로 위치시킨 모습.

- 바닥에 닿는 쪽 다리 - 엉덩관절을 펴고 무릎을 약간 굽힌다.
- 반대쪽 다리 - 베개로 받친 상태에서 엉덩관절을 90°로 굽혀 바깥쪽으로 회전시킨 다음, 무릎을 90°로 굽히고 양 발을 중립에 위치시킨다.

부분적으로 비스듬한 자세

엉덩관절을 30-40°로 굽힌 상태로 몸통을 굽힌다. 부분적으로 비스듬한 자세는 침대 위(**그림 8**) 또는 뒤쪽으로 기울여진 등받이와 머리 받침대, 높은 발 받침대, 그리고 종아리 보호대가 갖추어져 있는 휠체어에서 확보될 수 있다. 아주 잠깐 동안만이라도 침대 밖에 있을 수 있는 것은 환자에게 있어 가치 있는 일이다. 이는 환자에게 동기를 부여해주고 격려하는데 도움이 되기도 한다. 환자를 휠체어에 앉히고자 할 경우엔, 환자 개인의 필요가 충족될 수 있도록 맞춤형 휠체어를 준비하여야 한다. 처음 며칠간은 환자가 침대 밖에서 머무를 수 있는 시간이 아주 잠깐에 불과하다(약 1시간). 그러나 이 시간이 점점 늘어나 능동적 착석 연습이 시작될 수 있게 된다.

- 머리와 목을 반드시 베개로 받쳐 어깨의 뒷부분 또한 지지될 수 있도록 한다. 아래팔과 팔꿈치 아래에 베개를 받침으로써 목과 어깨 통증을 예방할 수 있다.
- 어깨를 약간 굽힌 상태에서 약간 벌려 바깥쪽으로 회전된 상태가 되게 한다.
- 팔꿈치를 90° 각도로 굽힌다.
- 손목과 손을 중앙에 위치시킨다.
- 몸통을 30-45° 정도 굽힌 상태에서, 몸을 점점 더 굽힌다.

엎드린 자세

엎드린 자세는 환자가 환기기(Ventilator)에 의존하지 않는 상태에서만 시작될 수 있다. 기관절개술은 금기사항이 아니다. 모든 환자들이 최소 하루에 한 번씩은 엎드린 자세를 선택하는 것이 좋다(**그림 9**).

- 머리를 옆쪽으로 돌려 눕힌다.
- 가슴을 베개로 받친다.
- 배와 골반에 아무 것도 걸리지 않도록 한다.
- 정강이와 발을 베개로 받쳐 발목을 중립에 위치시켰을 때 발가락이 매트에 닿지 않도록 한다.
- 다른 방법으로 마치 계단을 오를 때처럼 한쪽 다리가 반대쪽과 다른 높이에 위치하도록 하는 자세도 선택할 수 있다(**그림 10**).

수직화 / VERTICALIZATION

환자가(머리 속 압력과 심폐능력에 있어) 보다 꼿꼿한 자세를 감당할 수 있는 경우, 올곧은(수직) 자세로의 점진적인 전환을 시작할 수 있다. 우선, 상반신의 자세부터 높인 다음, 경사대(**그림 11**)에서 또는 기립대를 사용하여 점진적인 수직화를 시작한다(**그림 12**). 환자의 몸을 경사대/기립대에 단단히 묶어 고정시킨 다음, 심장박동수와

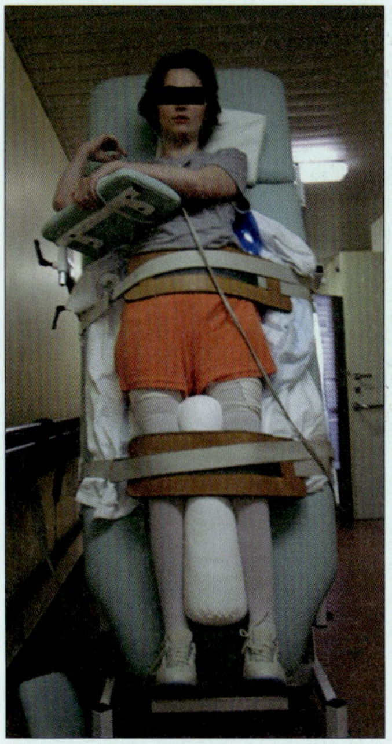

그림 11. 경사대 위에서 수행되는 수직화.

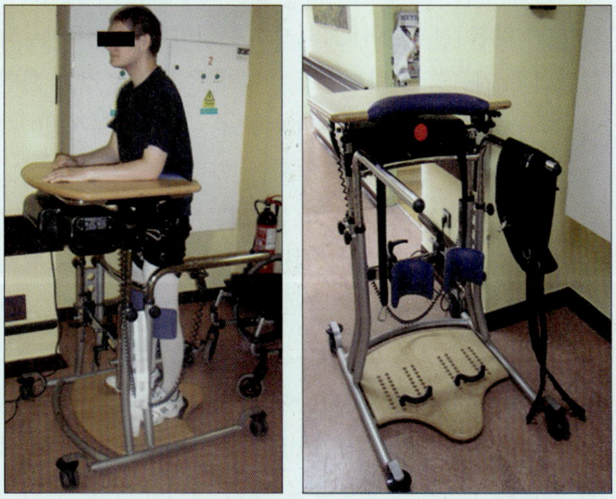

그림 12. Wind 기립대를 이용한 수직화.

혈압 모니터링이 이루어지고 있는 상태에서 환자를 꼿꼿한 자세로 일으켜 세운다. 완전한 기립 자세가 될 때까지 수직화 수준을 높인다. 수직화를 빨리 수행하는 것은 안뜰신경자극과 그물체의 상행성 망상 활성제의 활성화뿐 아니라(폐렴, 욕창, 구축 등의), 예방적 이유에 있어서도 중요하다. 가로막 작용은 환기기능을 향상시키고 점액 배출을 돕는데, 이는 기립 상태에서 보다 쉽게 이루어진다는 점이 중요하다.

환자 가동화 / PATIENT MOBILIZATION

부동화 상태의 장기화는 질병의 진전을 실질적으로 가속화할 수 있다. 동작 활성화의 주된 목표는 유리연골과 인대 및 관절주머니의 퇴행성 변화, 근위축, 골다공증, 딴곳뼈되기(이소성골화)의 형성을 예방하는데 있다. 심장과 폐의 긴장 상태 악화의 위험을 막기 위해, 환자의 조기 가동화를 가능한 빨리 시작하여야 한다.

가동화 목표(Mobilization goals)

근위축 예방

부동화(움직임이 없는) 상태에서는 특히 폄근육군에서 근위축이 일어나기 쉬우며, 한달 이내에 최대 60%까지의 근손실이 일어날 수 있다. 근위축의 발생 수준의 근긴장에 따라 다르게 나타난다. 경직 상태의 짧은 근육들일수록 빠르게 위축된다. 부동화 상태가 끝난 후부터는 근육군의 회복이 가능해진다. 그러나 회복에는 보통 2-4배 정도 더 많은 시간이 소요된다.

골다공증 예방

움직임으로 인한 부하가 가해지지 않을 경우, 단 몇 주만에 골다공증이 생겨난다. 척수부상 환자들에 대한 임상적 연구들을 통해, 수직화를 통해 매일 한 시간씩 축하중을 신체에 적용시킴으로써 골다공증 발병 위험을 줄일 수 있다는 결과가 확인된 바 있다. 중추성 병변을 가진 환자들일수록 낙상의 위험이 높다는 사실을 감안할 때, 골다공증은 골절을 초래하는 위험 요소이자 심각한 합병증이라 할 수 있다. 그러므로, 조기 가동화와 재배치를 통해 골다공증을 예방하는 것이 중요하다.

연골과 인대, 관절주머니의 퇴행성 변화 예방

환자의 조기 가동화는 연골의 퇴행성 변화 경감에 상당한 효과를 가진다. 부동화 상태가 단기간 지속된 후엔(3-4주), 유리연골의 윤활액 감소 및 아교섬유의 구조 붕괴가 일어난다. 게다가, 인대가 단축되는 현상도 일어나는데, 이는 구축 형성과 상관관계를 가진다. 관절주머니들은 각각의 특징적인 관절 양상에 따라 단축된다.

딴곳뼈되기(이소성골화) 예방

딴곳뼈되기(이소성골화)는 환자 움직임과 자기만족감을 상당 수준만큼 제한할 수 있기 때문에 재활 과정에선 심각한 합병증으로 간주된다. 따라서, 본 글에서는 이 문제가 각별히 주목되고 있다.

신경성 딴곳뼈되기(이소성골화)(NHO)란, 신경학적 결손을 가진 환자들의 몸쪽과 말초관절들을 둘러싼 물렁조직들에 딴곳뼈가 형성되는 것을 말한다(그림 13). NHO는 뇌나 척수부상, 또는 화상 및 다양한 정형외과적 부상 후에 형성되는 것이 가장 일반적이다. NHO의 평균 발병률은, 관련 질병 사례에서 10-20%, 혼수상태의 장기화 사례에서는 70-80%, 척수부상사례에서는 30% 정도로 나타났다. 척수부상의 경우, 항상 환부의 아래쪽 부위에서 딴곳뼈되기(이소성골화)가 발생한다. 전체 사례 중 70-97% 정도가 엉덩이 부위에서 발생한 것이다. 무릎과 팔꿈치, 어깨 부위에서는 NHO가 거의 발생하지 않았다. NHO는 부상을 입은 시점으로부터 2개월 이내에 형성되는 경우가 많지만, 수년이 지난 후에야 형성되는 경우도 있다.

NHO의 병인은 다원적이다. 많은 인자들 중 하나로 관절을 둘러싸는 물렁조직들의 외상을 들 수 있다. 이는 NHO의 형성에 있어 중요한 최초 인자가 될 수 있다. 물렁조직의 외상으로 인해 작은 근육들이 파열되어 출혈이 일어나고 물렁조직 염증이 발생하게 된다. 이와 같은 변화들은 관련 조직의 염증 반응을 유발하고, 항염증 매개체의 방출이 수반적으로 이루어진다. 그 외 NHO의 형성에 기여하는 다른 요인들로 국부 감염이나 정맥혈전증, 욕창 등을 들 수 있다. 이는 모두 세포조직의 손상과 염증반응의 진행을 야기하는 요인들이다. 염증 반응이 일어나는 동안, 세포삼출물의 침윤에 이어 섬유모세포 증식이 일어나고, 섬유모세포들이 무정형 뼈바탕질을 생성하는 뼈모세포로 변형되는 현상이 일어난다.

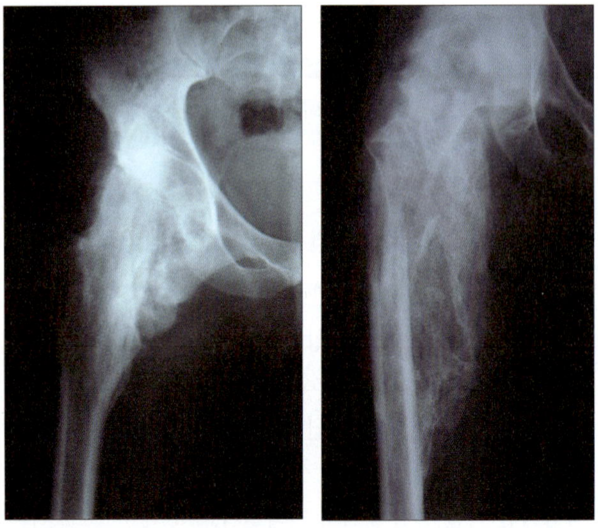

그림 13. 엉덩관절과 특정 부위에 딴곳뼈되기(이소성골화)가 형성된 모습 (x-레이 사진).

검사를 통해 딴곳뼈의 형성 여부를 확인하고, 그와 동시에 무기질침착 절차의 속도를 확립하는 것이 중요하다. 임상 검진 외에도, 실험실 및 이미징 기법들(laboratory and inaging method)을 활용할 수 있다.

임상적 결과 화면은 특히 출혈 및 고온 현상이 관찰되는 물렁조직 부종을 둘러싸는 관절 부위의 동작 한계 범위나, 감각이 남아 있는 환자의 통증에 대한 내용들로 가득 차 있다. NHO가 성장함에 따라 경직 상태도 악화된다. 딴곳뼈되기(이소성골화)의 발병 범위가 넓을수록 신경혈관다발들의 압력에 영향을 미쳐 깊은 정맥혈전증이 초래될 수 있다.

실험실 검사를 통해 혈청 알칼리성 인산염 분해효소의 수치를 측정할 수 있다. 이 수치는 뼈모세포의 활동을 나타낸다. 빠를 경우, NHO의 징후가 나타나기 7주 전부터 알칼리성 인산염 분해효소의 수치가 증가하는 것을 확인할 수 있다. 그러나 그에 대해 수행되는 검사가 특정적이지 않으며, 골절로 인한 외과적 시술 후 등과 같은 경우에도 알칼리성 인산염 분해효소의 수치가 상승할 수 있다.

인용된 또 다른 NHO 지표로 크레아틴 인산화효소(CPK)를 들 수 있다. 근육조직이 외상을 입은 후, 또는 감염 상태에 있는 동안 CPK 수치가 상승할 수 있다.

급성기의 단백질(CRP, IL-1) 수치 향상은 장기 조직의 감염 수준과 상관관계를 가진다. 즉, NHO가 나타남으로써 단백질 수치들이 향상될 수 있는 것이다. 그러나 이에 대한 검사들 역시 특정성이 떨어진다는 점을 인지할 필요가 있다. 유용한 이미징 기법들로 초음파촬영술과 뼈대 섬광조영술, 방사선촬영술, 컴퓨터 단층촬영술, 자기공명영상 등을 들 수 있다. NHO의 초기 진단에는 초음파촬영술과 뼈대 섬광조영술이 권장된다.

주요 NHO 치료법(NHO 형성 예방)

- **재활 치료:** NHO 형성 위험을 증가시키는 합병증 예방을 목표로 한다. 이 치료 유형에는 욕창과 깊은 정맥혈전증 예방과 요로감염 발병률을 감소시키기 위한 노력이 포함된다. 올바른 자세 재배치가 중요하다.

- **물리치료:** 부적절한 물리치료법으로 인해, 물렁조직들에 외상이 초래될 수 있다. 정상적인 관절동작범위의 ⅔ 수준을 최소한으로 정하여, 수동적인 범위 내에서 해당 부위들을 운동시켜야 한다. 이때, 주변 관절들은 그들의 최대 동작범위 내에서 동원될 것이다. 치료 시 지나친 주의로 인해 움직임의 한계가 초래되지 않도록 한다. 질병의 급성기를 넘긴 후에는, 최대 동작범위까지 움직임을 수행할 수 있다.

  물리치료는 하루에 수 차례씩 단기적으로 이루어져야 한다. 환자의 자세 재배치가 NHO 형성 예방에 있어 중요한 역할을 한다.

부차적인 NHO 치료

부차적인 치료는 이미 형성된 NHO의 관리에 중점을 둔다. 약물치료, 또는 방사선치료는 물리치료를 보다 적절히 수행할 수 있게 한다. 골화가 이미 진행되면, 개인의 삶의 질이 심각하게 저하되며, 외과적 중재가 고려된다. 약물치료적 관점에서, 비스포스포네이트(bisphosphonate)와 비스테로이드성 소염제, 이 기본적인 두 가지 유형의 약물들이 사용된다. 뼈되기(골화)에 대한 방사선 치료 역시 NHO 초기 단계에서 주요 치료법의 일부로서(5.5 Gy 총 유효용량), 또는 외과적 절제술 후의 부가적인 치료법으로 사용된다. 방사선 치료로 인한 합병증으로 방사선 유발 육종은 물론, 상처 및 뼈의 회복 지연, 뼈괴사 등을 들 수 있다.

외과적 중재의 필요성을 나타내는 징후들에는 일상 활동의 상당한 제약, 환자의 운동성 감소, 뼈되기(골화)로 인한 합병증 욕창, 신경혈관성 합병증 등이 포함된다. 보통, 뼈되기(골화)가 완전히 성숙된 상태일 때, 즉, 뼈되기(골화)가 형성된 이후 12-24개월 후에 외과적 중재를 수행하는 것이 보통이다. 뼈되기(골화)를 단순히 제거하는 방법이 가장 많이 사용되며, TEP 삽입이 수행되는 경우는 극히 드물다.

가동화 유형(Types of Mobilization)

환자의 가동화는 가장 중요한 재활 목표들 중 하나이다. 이는 다음 세 가지 단계로 나눠질 수 있다.

- 수동운동
- 능동적인 동작 보조 운동(도움을 받는 운동)
- 능동적인 운동

수동운동

수동운동의 수행은 신체의 경직을 늦추고 관절의 동작 범위가 최대 수준으로 유지되는 것을 돕고, 구축의 형성을

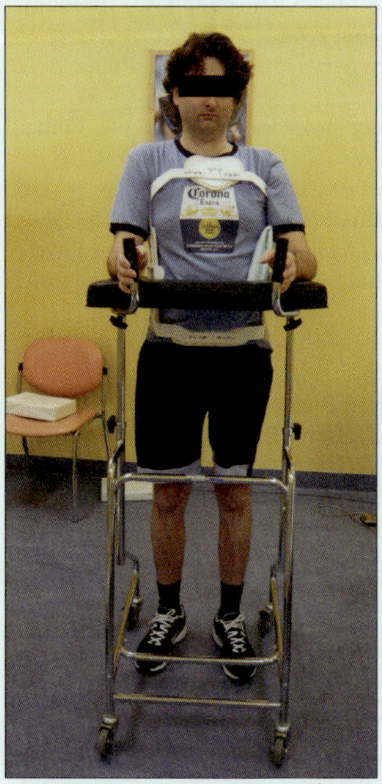

그림 14. 체간장구와 플랫폼 워커를 착용한 상태로 기립.

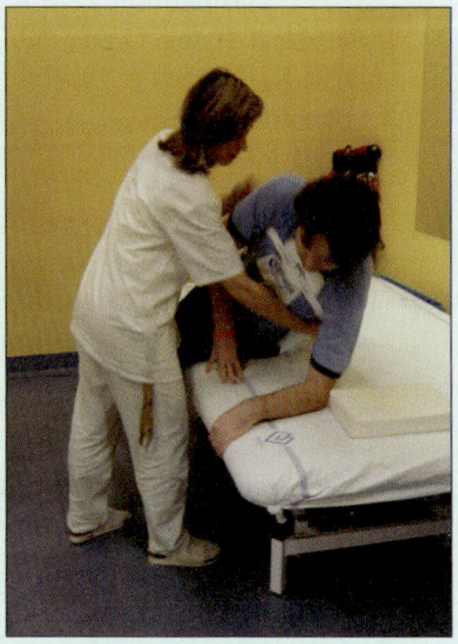

그림 15. 옆으로 누운 자세에서 앉은 자세로 전환.

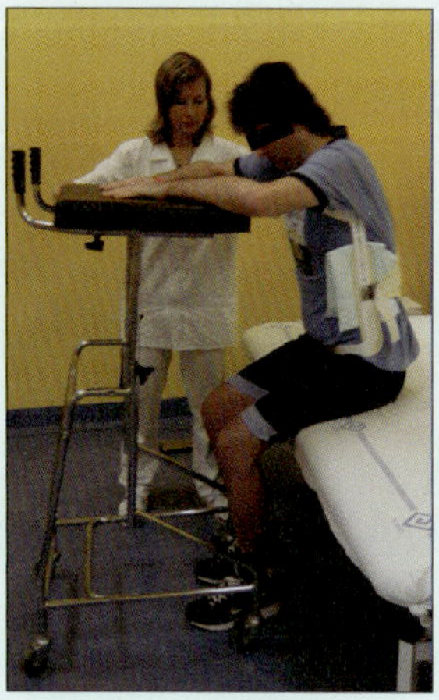

그림 16. 플랫폼 워커를 착용한 상태로 앉은 자세에서 기립 자세로 전환.

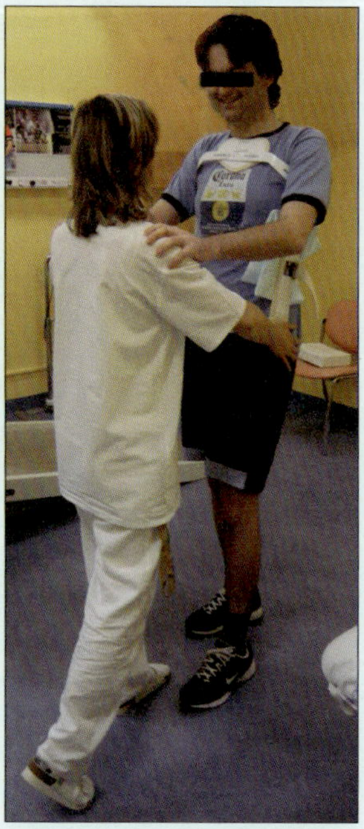

그림 17. 보조 보행-골반 촉진.

예방한다. 수동운동은 딴곳뼈되기(이소성골화)들의 형성을 예방하는 역할을 한다. 조기 수동운동의 목표 또한 "기억 속 동작 수준 보존"에 있다.

능동적인 동작 보조 운동

동작 보조 운동은 환자가 타인으로부터 약간의 도움을 받아 수행하는 능동적인 운동으로 생각된다. 완전히 독립적으로는 움직이지 못하는 환자들에게 또는 환자가 독립적인 동작을 수행하기 위해 지나친 노력을 가함으로써 이른바 "연합반응"이 유발되는 경직 상태가 나타나는 경우에 이 동작 보조 운동이 수행된다. 이는, 재활치료에서 환자의 동작 능력을 최대한으로 활용하며 가동화시킬 때 가장 흔히 사용되는 방법으로서, 환자가 최고의 자존감을 성취하도록 하는 것을 목표로 한다.

처음에는, 팔다리나 몸통을 이용한 간단한 단일동작들만을 수행한다. 그런 다음, 치료사의 보조를 받아 침대 위에서 움직이거나 구르기, 앉기, 일어서기, 걸음하기 등과 같은 일상 속 평범한 활동들을 연습할 수 있다. 보조되는 도움의 범위 및 유형은 환자가 보조된 동작을 수행해낼 수 있는 수준에 따라 선택될 수 있다. 근긴장과 각 관절의 동작범위, 동작의 능숙도, 통증, 부적합한 연합운동 등에 대한 모니터링이 이루어질 수 있다.

기능적 훈련의 일부로 간주될 수 있는 이동 훈련 중에는, 환자에게 동작의 모든 단계에 능동적으로 참여하는 법을 가르치는 것이 치료사의 책임이다.

기능적 훈련 중 환자가 연습할 수 있는 항목들은 다음과 같다.

- 침상에서의 동작(침대의 어느 한쪽 또는 위와 아래쪽을 향하는 동작)
- 양 옆쪽으로 구르기(반신불완전마비 환자 경우, 마비가 온 쪽과 그렇지 않은 쪽으로 구르는 연습을 한다.)
- 옆으로 누운 자세에서 팔로 몸을 지탱하며 측면으로 앉은 자세로 전환(아래팔로 한쪽을 잡아 몸을 지탱한다.)
- 다리가 바닥에 닿도록 침대의 가장자리에 앉기
- 앉은 상태에서 균형력 훈련
- 앉은 상태에서 중심이동 연습(한쪽 편에서 다른 한쪽 편으로의 중심이동과 골반 앞뒤로 이동 연습)
- 앉은 자세에서 기립 자세로의 전환 훈련
- 기립 자세 훈련
- 수평면에서의 보행 훈련
- 이마면에서의 보행 훈련
- 시상면에서의 보행 훈련 (앞쪽, 뒤쪽)
- 계단식 훈련 (오르기, 내려오기)

능동적인 운동

능동적 운동에서 환자는 물리치료사의 감독과 지휘 하에 모든 운동들을 수행하게 된다. 이때, 물리치료사는 필요에 따라 치료의 강도를 결정하고 기능적 목표에 따라 중재 유형을 선택한다. 기능적 목표는 컨디셔닝과 균형 기능, 동작 범위의 증가, 근력 등에 영향을 미친다.

참고문헌(REFERENCES)

Calta J. Obor FBLR po pěti letech změn v českém zdravotnictví. Rehab Fyz Med 1994; 1: 33–36 a 2: 68–75.

Calta J, Kadlec M. Postavení rehabilitace v rámci zdravotní péče koncem 20. století. Eurorehab 1993; 3(2): 86–92.

Calta J, Machálek Z, Vacek J. Základy fyzikální terapie pro praxi. Praha: REFOR 1994.

Jankovský J. Ucelená rehabilitace dětí s tělesným a kombinovaným postižením. Praha: Triton 2001.

MKF – Mezinárodní klasifikace funkčních schopností, disability a zdraví. Praha: Grada Publishing 2008.

Obrda K, Karpíšek J. Rehabilitace nervově nemocných. Praha: Avicenum 1968.

Pfeiffer J. Ergoterapie II. Učebnice pro zdravotnické školy. Praha: Avicenum 1990.

Reed KL, Sanderson N. Concepts of Occupational Therapy. 3rd ed. Baltimore: Williams and Wilkins 1992.

Turner A, Foster M, Johnson SE. Occupational Therapy and Physical Dysfunction: Principles, Skills and Practice. 4th ed. New York: Churchill Livingstone 1996.

Votava J, et al. Ucelená rehabilitace osob se zdravotním postižením. Praha: Karolinum 2005.

Votava J, et al. Základy rehabilitace. Praha: Karolinum 1997.

Welter FL, Schönle PW. Neurologische Rehabilitation. Stuttgart: Gustav Fischer 1997.

WHO International Classification of Functioning and Disability ICIDH-2. Beta-2 draft, 1999.

WHO International Classification of Functioning, Disability and Health (ICF). Geneva: WHO 2001; 322: 1115–1117.

WHO International Classification of Functioning, Disability and Health, Prefinal Draft Full Version, December 2000.

WHO International Classification of Impairments, Activities and Participations. A manual of Dimensions of Disablement and Functioning. ICIDH-2. Beta-1 Draft for Field Trials, June 1997.

기능적 결함 회복에 중점을 둔 치료적 재활 / TREATMENT REHABILITATION FOCUSED ON RESTORATION OF A FUNCTIONAL DEFICIT

치료적 재활에는 개인이 가지는 기능적 능력의 최대를 확인하기 위해 사용되는 재활적, 진단적, 치료적, 조직적 조치들이 포함된다. **움직임 시스템 기능이상**, 그리고 특수한 진단법들을 통해 얻은 그에 대한 분석, 그에 영향을 미치거나 제거하기 위해 고안된 재활적 접근법들이 주목 대상이다.

움직임 시스템 검사에는, 시각적 관찰(양상)과 촉지 평가(촉진), 청각적 평가(청진), 신체와 각 부위들에 대한 측정(인체측정학적 평가) 외에 특수 수기(maneuver) 및 테스트들이 활용된다. 임상 약리학적 검사법들이 활용되는 경우도 있다. 병력에 대한 정보가 획득된 후엔, 임상적 이미징 및 실험실 시험을 통해 임상 검진이 완료된다. 재활 절차들을 결정하기 위해 가장 일반적으로 사용되는 실험실 검사들에는 운동학적 분석(인체의 위치를 공간과 시간적으로 설명)과 운동 분석(동작 중 인체에 작용하는 힘을 설명), 근전도 분석(동작과 결합되는 근육의 활동을 설명), 신경학적 보조 검사(EMG, PEMG, EEG, 유발전위 – SEP, VEP, AEP, MEP), 방사선학 검사(기능적 검사들은 주로 재활 목적을 위해 사용된다), 폐기능 검사와 에르고미터(심폐운동) 검사 등이 있다. 앞서 설명한 절차가 물리치료(징후학/치료) 진단의 결정과 장·단기적 물리치료계획의 확립을 이끌어낸다. 물리치료에서는 일상 활동 속 한계점들이 강조되는 진단이 매우 중요하다. 평가 결과는 물리치료의 사회통합과 직업, 학교 환경 등과 같은 측면들에 대한 토대 역할을 한다.

치료적 재활은 움직임 시스템의 기능이상을 완화시킬 수 있는 치료적 접근법들을 활용함으로써 다른 장기 시스템의 기능이상에도 영향을 미치고자 한다.

물리치료는 치료적 재활에 있어 주요한 분야이다. 물리치료는 임상적 신경생리학의 기반을 주로 바탕으로 하는 물리적 치료 개념들과 다양한 도수법들을 활용한다. 치료적 재활에 사용되는 또 다른 방법들에는 물리적 치료와 온천요법이 있다. 물리적 치료는 물리적인 자극을 치료에 이용하는 것이고, 온천요법은 천연치유자원들의 활용과 그들이 인체에 미치는 효과들을 이용하는 것이다.

환자의 기능적 결함에 영향을 주기 위해 작업치료 또한 활용된다. 언어치료와 신경생리학은 표현 기능에 대한 검사와 치료를 중점으로 한다.

치료 중, 치료가 가장 큰 영향력을 미치는 대상은 움직임 시스템이다. 그러나 치료는 정신의학적 질병들을 비롯한 내적, 신경학적, 그리고 그 외 기타 질병들에도 간접적인 효과를 가진다.

치료적 재활 방법들에 대한 기능적 강조

치료적 재활 방법들은 주로 기능력에 목표를 두는데, 이는 부분적으로 그들의 효율성을 확인시켜 주는 역할을 하기도 한다. 여기서, 주로 움직임 시스템에 대한 보조를 통해 동작을 하는 불완전마비 환자의 경우에는, 활동을 통해 기능력이 향상될 수 있는 수준이 어느 정도인지에 대한 의문점이 제기된다. 해당하는 재활 접근법들에 대한 설명은 내적, 신경학적, 정형외과적, 류머티즘학적 질환들에 대한 설명과 함께 제시된다.

통증과 움직임 시스템의 기능이상

움직임 시스템은 생체의 가장 흔한 통증원이다. 이는 곧, 통증이 움직임 시스템 기능이상을 알리는 가장 일반적인 징후라는 의미이기도 하다. 움직임 시스템이 가장 일반적인 통증원인 이유는 명백하다. 움직임 시스템이 신체에서 가장 큰 체계이자 우리의 의지를 행동으로 옮기는 효과기이기 때문이다. 움직임 시스템에는 통증을 유발하는 것 외에 "방어"의 수단은 전혀 존재하지 않는다.

움직임 시스템의 기능적 손상

기능적 손상은 (과도한) 하중에 의해 종종 야기된다.

하중은 병원체의 긴장도를 증가시키는데, 이는 세포

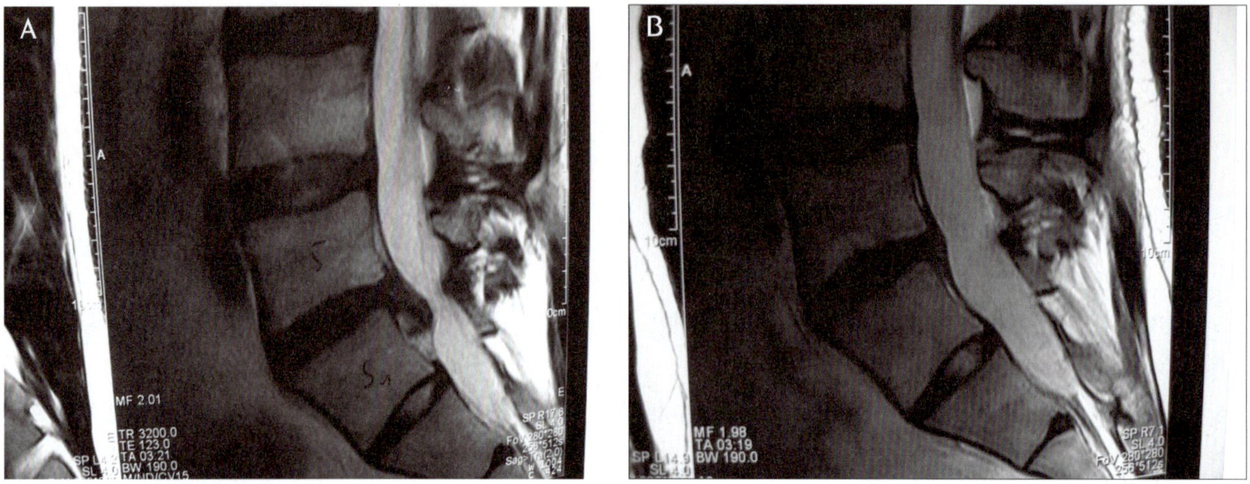

그림 1. 원반탈출 환자의 재활적 치료 전후 모습(시상면). **A** – L5-S1 탈출추간판의 MRI, **B** – 동일한 환자의 재활적 치료 후 MRI.

조직(특히, 근육조직)의 긴장도 증가나 움직임에 대한 저항력 증가, 통증유발점(TrPs)과 같이 내재적으로 강한 긴장도와 통증을 나타내는 임상적 징후들과 상응한다. 통증이나 통증을 수반한 기능이상 외에 다른 염증이나 외상, 형태학적 발견, 또는 총 물리적 압력이 전혀 관찰되지 않는 경우, 이 통증 또는 통증을 수반한 기능이상은 진단되지 않기 때문에 그에 대한 특정한 치료법이 없으며, 보다 정확하게는 그에 대한 재활법도 없는 "비특이성"이라 일컬어진다.

감별 진단의 목표는 병리학적(구조적) 과정에 따른 통증과 기능적 손상(기능적 병리학)에 따른 통증을 구분하는 것, 그리고 좀 더 빈번하게는 주어진 환자에게서 나타나는 통증 증상들에는 병리학적 또는 기능적 결함이 더 적절한지를 결정하는데 있다. 보다 흔하게 관찰되곤 하는 것은 기능적 결함이나, 보다 심각하게 관찰되는 것은 병리학적(형태학적) 손상이다. 이는 감별 진단을 위한 신중한 접근법의 적용이 필요한 이유이다.

구조적 병리학적 손상은 전형적인 진행 양상을 가진다. 재발의 경우, 진행건 간의 시간적 간격이 단축되고, 진행건들 간의 기간조차 아무런 문제 없는 상태가 되지는 않는다. 또한, 손상 위치가 변하지 않는다. 정확한 임상 검사를 통해 장애의 원인이 되는 기관을 확인할 수 있다.

기능적 병리학적 손상은 만성적, 간헐적 양상으로 나타나며, 간격 구간들에는 아무런 문제가 나타나지 않는다. 재발된 진행건 같은 경우, 시간이 지날수록 움직임 시스템의 다른 영역들에도 문제들이 일어나는 체계적인 특징을 나타낸다. 이는 본질적인 사실로서 기능적 한계의 원인에 대한 신중한 확인을 더욱 필요하게 만든다 할 수 있다.

분명하게 위치되어 있어 진단을 통해 그 위치와 기질을 판명해낼 수 있는 구조적 손상들과 달리, 기능적 한계들은 특정 구조물에 의해 정의될 수 없으며 오직 그 증상에 의해서만 파악될 수 있다. 기능적 한계의 증상들로는 통증유발점과 움직임의 한계(막힌 상태), 물렁조직들의 변화(물렁조직들, 특히 근막의 움직임 변화), 정적이거나 동적 움직임 양상의 결핍, 그리고 발한이나 조직의 온도, 피부그림증 등과 같은 교감계의 변화 등을 예로 들 수 있다. 이와 같은 변화들은 아주 빨리 진행되기도 하며, 적절한 치료만 이루어지면 아주 빠르게 사라진다(그만큼 빠르게 재발하기도 한다).

기능이상 탐지를 통해 증상은 가장 잘 확인할 수 있지만, 진단 자체가 판명되는 것은 아니다. 움직임 시스템의 기능은 단 하나의 구조물이 아닌(근육이나 관절, 근막), 신경계가 제어하는(다양한 수준의) 많은 구조물들의 협동에 의해 수행될 수 있다.

몇몇 증상들(물렁조직들의 수축, 동작범위의 제한 등)은 과학문헌 속에서 종종 "**기계적 기능장애**"로 분류되곤 한다. 여기서, 도수치료법 옹호자들은 기계적 기능(움직임)이 제한되었다 말할 것이다. 그러나 신경계를 가지는 유기체는 이처럼 단순한 설명을 용인하지 못할 것이다. 각 기계적 주입이 신경계에 의해 처리되어 하나의 정보가 되는 것이기 때문이다. 항상 결과는 기능적 손상이 되고, 이는 기계적 기능장애가 관찰되는 영역에만 국한되지 않는다.

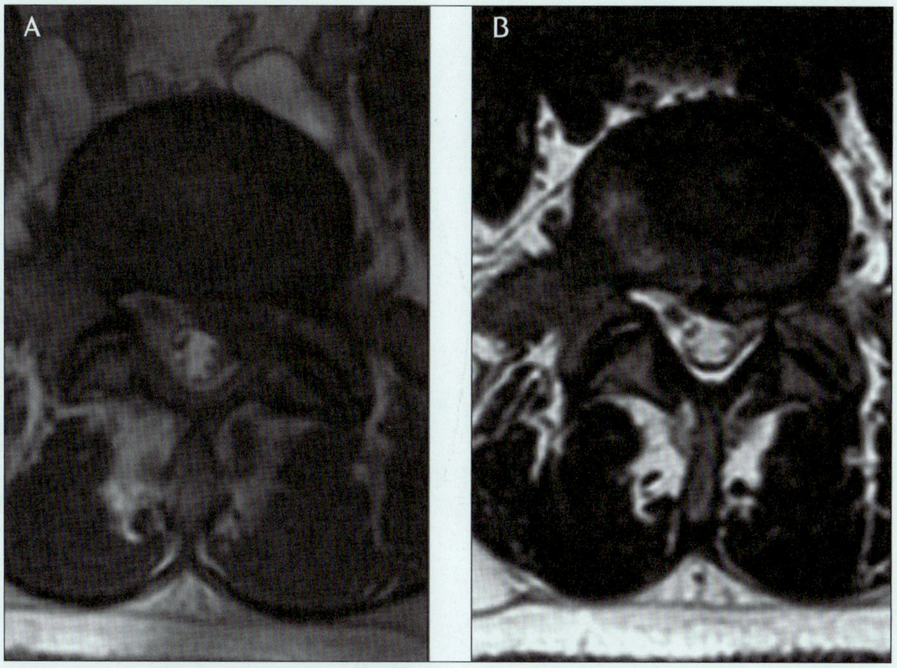

그림 2. 원반탈출 환자의 재활적 치료 전후 모습(수평면). **A**– 허리뼈의 L5–S1 분절에 심각한 탈출추간판이 관찰되는 환자의 수평단면 MRI, **B**– 동일한 환자가 특정 지향적 재활 치료를 받은 3개월 후의 모습을 담은 MRI.

기능은 구조물만큼 중요하다. 따라서, 병리학적 생리학이 존재한다면, 기능적 생리학 또한 반드시 인지되어야 한다.

기능적 손상은 주로 "반사적인" 변화로 이루어진다는 개념조차 문제의 성질을 정확하게 잡아내지 못하고 있다.

실제로 이들은 움직임 시스템의 상당량이 참여하는 프로그램들이다. 뇌는 움직임 시스템과 같은 일련의 프로그램들과 함께 작용하는 모든 정보 및 제어 체계들이 도달할 수 없는 모델이라 할 수 있다. 뇌는 기능을 학습하여 그를 기억 속에 저장한 다음, 필요에 따라 그들을 다시 불러내거나 변경할 수 있기 때문이다.

움직임 시스템 전체 중 상당 부분을 망라하는 하나의 **프로그램으로서의 기능**은 효과적인 접근법을 필요로 한다. 전체에서 특정 양상들, 또는 **연쇄 반응**들을 찾아내는 것이 중요하다. 이는 연쇄되는 반응 속에서 핵심이 되는 연결성을 찾아 보다 합리적인 치료가 가능하게 하는데 도움이 될 것이다. 연쇄 반응 중 가장 중요한 사슬의 원인은 자세 운동 기능들 및 그들의 제어이다.

기능력 손상은 구조적 손상과 함께 나타나거나 그에 의해 야기되는 경우가 많다. 따라서, 치료 및 예후에 주어진 요소의 적절성에 관한 질문의 답이 중요하다 할 수 있다.

새로운 이미징 기법들을 통해 근육뼈대체계의 통증 및 동작 기능이상의 원인들을 점차적으로 확인해내고 있다. 그리고 현대의 진단법들 덕분에, 동작 기능장애의 병인학과 발병기전의 개념 또한 계속해서 진화하고 있다. 그러나 이처럼 상당한 진전에도 불구하고 증상과 병리학적 변화, 이미징 결과들 간의 관계에 대한 이해 불충분으로 인해, 많은 수의 환자들에 대한 정확한 진단을 내리는 것이 여전히 불가능한 현실이다.

진단 이미징 결과들은 주관적인 지적이 뒤따르지 않는 광대한 구조적 결과들을 종종 확인하곤 한다. 이는, 움직임 시스템이 기능적 반응의 영향권 하에서 **적응력**을 가지기 때문이다. 다양한 기법들로 검진 받은 많은 수의 사람들이 구조적 변화(**추간판 탈출증, 반월판 또는 앞십자인대 병변들, 척추관 협착증, 척추전방전위증** 등)를 나타내는데, 이 변화들은 추후 급성 또는 만성 문제들을 야기하지 않기 때문에 관련성이 낮은 것으로 확인된다. 운동기능장애의 적응 과정들은 해당 부위와 연결되어 있을 뿐만 아니라, 체계 전체에서도 일어난다. 움직임 시스템은 제 기능을 제대로 수행하는 동안, 상당한 **자기 교정 능력**을 추가적으로 갖게 된다(**그림 1, 2**).

치료적 재활 방법들의 대부분이 기능에 중점을 둔다. 이는, 임상적 환경에서 환자의 통증 호소가 실제 구조적 변화

보다 기능적 변화와 훨씬 더 많이 관련되는 것으로 확인되는 경우가 많다는 사실과 밀접하게 연관된다. **일반적으로, 구조적인 변화들**(염증 제외)**은, 그로 인한 기능적 변화가 초래된 이후에만 임상적으로 확인된다.**

치료 원칙

일반적으로, 가장 흔한 통증 수반 장애들을 검사할 때엔, 임상적 결과들에 대한 분석이 이루어지기 전의 최초 검사 시, 환자가 탈의한 상태일 때 평가를 수행할 필요가 있다. 병리학적 사슬(들)의 핵심적인 연결성을 먼저 확인한 다음, 물리치료사가 추후 검사 및 치료적 접근법을 선택하도록 한다.

참고문헌(REFERENCES)

Band 1. Die Halswirbelsäule, Teil 3. Stuttgart/New York: Gustav Fischer 1990.

Kolář P. Senzomotorická podstata posturálních funkcí jako základ pro nové přístupy ve fyzioterapii. Rehabil Fyz Lék 1998; 5: 8–13.

Kolář P. Systematizace svalových dysbalancí z pohledu vývojové kineziologie. Rehabil Fyz Lék 2001; 8: 139–151.

Kolář P. Význam vývojové kineziologie pro manuální medicínu. Rehabil Fyz Lék 1996; 4: 152–155.

Lewit K. Manipulační léčba v myoskeletální medicíně. 5. vyd. Praha: Sdělovací technika ve spolupráci s ČLS JEP 2003.

Lewit K. Rehabilitace bolestivých poruch pohybové soustavy. Rehabil Fyz Lék 2001; 8(1): 4–17 a 139–151.

Lewit K. The Functional Approach. J Orthop Med 1994; 16(3): 73–74.

Richardson C, Jull G, Hodges P, et al. Therapeutic Exercise for Spinal Segmental Stabilization in Low Back Pain. Edinburgh: Churchill Livingstone 1999.

Travell JG, Simons DG. Myofascial Pain and Dysfunction. The Trigger Point Manual. 2nd ed. Baltimore: Williams and Wilkins 1999.

A 진단 절차 / DIAGNOSTIC PROCEDURES

올바르게 선택되고 통제되는 치료 접근법의 근본적인 전제 조건으로 임상결과들에 대한 평가를 들 수 있다.

임상 검사 다음으로, 물리치료사들은 개인의 기능을 평가할 수 있는 방법들(근전도[EMG], 자세측정, 유발전위 등)로부터 얻은 결과들에 의지한다. 재활 방법들로 치료될 수 있는 질병들 또는 다른 수단들에 의해 보상될 수 있는 질병의 증상학이 물리치료 평가의 주된 중점이다. 이러한 맥락에서, 평가의 중점 사항은 다음과 같다.

1. **이동계(locomotor system)의 기능**
   1.1 신경근육계
   1.2 관절 체계
   1.3 물렁조직(피부, 근막 등)
2. **자율신경계 및 내부 장기들의 기능이상**
3. **인지적 기능 및 통증**
4. **기능 특정적 실험실 및 이미징 기법들**
5. **동작 장애와 일상활동 제한에 대한 검사 및 평가**

1 움직임 시스템의 기능에 중점을 둔 평가 접근법 ASSESSMENT APPROACHES FOCUSED ON THE FUNCTION OF THE MOVEMENT SYSTEM

임상 평가의 기본사항들 / FUNDAMENTALS OF A CLINICAL ASSESSMENT

실제의 움직임 시스템 전문 평가에 대한 설명에 앞서, 이전 기록(병력)과 촉진, 관찰(관측), 청진 검사, 인체측정학적 평가 등을 비롯한 기본적 · 일반적 검사 부문들의 개요를 먼저 살펴볼 필요가 있다.

환자의 과거 기록(병력)

환자와의 면담을 통해 직접 획득하는 이전 사례에 대한 타당한 기록은 임상평가에 있어 필수적인 부분이다. 진단과 치료 절차 결정에 대한 진단적 선택 부문이 큰 발전을 이룸에 따라, 환자의 과거 기록이 비필수적인 요소가 되어가고 있다. 그러나 그와 동시에, 문헌에서는 환자의 최대 50%까지만 올바른 진단을 확립받는다고 언급한다. 획득된 정보는 움직임 시스템에 나타나는 통증 원인을 확인하는데 있어 특히 더 의미를 가진다. 환자의 병력은 질환의 첫 발병 당시 상황(물건을 들어올릴 때, 갑작스러운 움직임, 점진적인 증상 발병 등) 확인을 목표로 한다. 부상 또한 중요하게 적용된다. 환자들은 부상을 그저 즉각적인 통증 반응을 일으키는 정도의 수준으로만 생각한다. "작은" 부상들이나 미세 부상들, 과거의 부상들이 과소평가되고 있는 것이다. 우리는 환자와의 면담을 통해 그의 가족, 가족 구성원들과의 관계, 고용 상태, 생활 환경, 구성 장벽 등에 대한 사회적인 정보들도 얻을 수 있다. 가능한 많은 정보를 얻을 수 있는 질문들을 제시하여야 한다. 그러나 주도적인 질문은 하지 않아야 한다. 경우에 따라, 치료 기간 중 환자의 과거 사례에 대한 타당한 질문들을 제시하거나 환자의 친인척에게 연락을 하게 되는 경우조차 있을 수 있다. 때때로, 과거 기록에 대해 발견된 모든 결과들에 대한 평가에 수일의 시간이 소요되기도 한다.

환자와의 면담 중 수집된 데이터는 항상 임상 평가의 환경에서 평가되고 판단된다.

완전한 과거 기록(병력)의 요소들

환자의 개인사(개인 병력)

환자의 개인사에 대한 정보 수집은 환자가 경험한 적 있는 질환들과 현재 주치의나 전문의의 지도 하에 치료를 받고 있는 질환에 대한 정보 수집으로 이루어진다.

개인사의 일부에는 부상 및 수술 경험에 대한 정보 또한 포함된다.

가족력(가족 병력)

가족력에는 가까운 친척이나 혈연들에 대한 정보가 포함된다.

부모님이나 형제자매의 부상 경험에 대한 질문들이 제시된다. 환자가 어린 경우, 형제자매가 몇 명인지를 확인한다.

직업과 사회 경력

우선, 직업적 경력 면담을 통해 환자에게 담당했던 업무와 작업 환경에 대해 최대한 자세히 말해줄 것을 요청한다. 환자의 직업이 틀에 박힌 업무 또는 다양한 업무를 담당하는 일이었는지, 업무 시 가장 자주 취했던 자세, 착석 상태 또는 기립 상태에서 업무를 주로 수행했는지, 업무 시 가장 자주 반복해서 수행했던 동작들이 무엇인지에 대해 파악하는 것이 중요하다. 육체적으로 고된 업무를 수행한 환자들에게는 물건을 들어올리는 동작이 주로 수행되었는지 또는 정적인 자세나 부자연스러운 자세로 업무가 수행되었는지 여부 등에 대한 질문이 주어진다. 우리는 업무 수행 시 부담스러웠던 동작들은 물론, 작업환경의 채광 및 온도 조건에 대해서도 질문한다. 작업 상황에 대한 만족도와 이직에 대한 고려 여부에 대한 질문, 그리고 그에 대한 대답의 이유도 질문된다.

가족 관계와 배우자/연인과의 관계는 특히 더 중요한 정보이다. 환자의 연인과의 관계와 가족, 자녀 수, 재정적인 상황, 물질적 보안 상태, 가족에 대한 정보가 모두 수집된다. 친밀한 관계(성생활)에서 오는 만족도에 대한 정보를 구하는 것도 권장할 만한 방법이다. 또한, 환자의 여가 활동, 특히 스포츠 활동의 참여 여부도 중요한 정보라 할 수 있다. 스포츠 활동에는 다양한 부상의 위험이 존재하며, 오랜 기립 상태 유지로 인한 근육뼈대 체계의 긴장도 상승이 원인이 되어 만성 건강문제들이 초래되는 경우가 있기 때문이다.

알레르기 여부(알레르기 병력)

알레르기에 대한 정보를 수집하는데 있어 가장 중요한 부분이 약물과 조영제에 대한 알레르기 여부이다. 피부 반응이나 호흡곤란, 또는 아나필락시스 쇼크와 같은 알레르기 반응의 유형에 대한 정보들도 주의를 기울여야 한다.

약리학적 이력(약리학적 병력)

약리학 관련 정보를 수집할 때엔, 환자가 장기간 복용해온 약물이 가장 적절한 대상이 된다. 해당 약물명과 복용량, 정기적인 복용인지 또는 필요에 따라 유동적으로 복용하는 것이었는 지에 대한 여부, 그리고 최근 복용량에 변화가 있었는지, 누가 약물을 처방했는지에 대한 정보를 얻는 것이 중요하다.

현질환 이력(현질환 병력)

다음은 환자의 현질환에 대한 지난 기록에서 가장 많이 확인되는 데이터를 설명한 것이다.

통증(Pain)

움직임 시스템은 인체의 가장 흔한 통증원이다. 이는 곧, 통증이 움직임 시스템 기능이상을 알리는 가장 일반적인 징후라는 의미이기도 하다.

환자에게 통증이 어떻게 시작되었는지, 갑작스럽게 나타났는지 점진적으로 나타났는지, 또는 처음 발생한 것인지 재발한 것인지를 묻는다.

재발 통증인 경우, 가장 먼저 통증을 느꼈던 당시의 상황과 재발률, 통증 지속 기간, 통증 재발 간격, 통증이 수반되지 않는 기간의 단축 여부에 대해 질문한다.

덧붙여, 통증이 나타나는 시점이 움직임의 초기 단계인지, 부하 상태인지 또는 그 후인지, 밤에 쉬고 있을 때인지, 그리고 통증이 수면에 지장을 주는지 여부에 대해서도 질문이 이루어진다. 통증의 유형(날카로운 통증, 둔한 통증, 지속적인 통증, 급성 통증)과 통증의 양상에 대해서도 질문한다. 통증이 완화되는 특정 자세들과 상황적 조건(열기, 냉기)에 대해서도 물어보도록 한다.

방사통(Radicular Pain)

급성기 통증은 날카롭고 강하게 나타나며, 움직이거

나 뱃속이 압박될수록(기침, 재채기, 수막공간의 압박) 더 악화된다.

다음은 정확한(신경) 방사통을 의미하는 사항들이다:

a) 전형적인 피부절단 신경근 양상으로 나타나는 통증 양상, 저림
b) 감각의 변화 – 감각 약화
c) 자신의 사지가 "마치 내 몸에 속하지 않는 이질적인 것처럼 느껴지고 의지대로 잘 움직여지지 않는다"는 환자의 보고.

휴식은 완화 효과를 제공하고, 환자는 통증이 수반되지 않는 자세를 찾도록 한다.

가성 방사통(Pseudoradicular Pain)(연관통)

연관통증은 방사통과 유사한 특징을 가진다. 통증 양상이 전형적인 피부 절단 양상으로 나타나지 않고, 말단부(주변부)를 향하는 통증 양상이 없다.

척주관 협착증(Pain with Spinal Canal Stenosis)

등허리 쪽 통증으로서 양쪽 다리로까지 전달되며, 뿌리 특성들을 나타내지 않는다. 특정 거리만큼의 걸음이 수행되는 동안 발생하는 통증으로서, 환자로 하여금 걸음을 멈추고 통증을 누그러뜨릴 수 있는 자세(상체를 앞으로 굽힌 자세, 앉은 자세, 미니 스쿼트 자세)를 바로 취하도록 만드는 통증이다. 통증이 진정된 후에는 환자가 걸음을 이어나갈 수 있다. 이와 같은 통증 유형을 **신경성 간헐 절뚝거림**이라 일컫는다.

환자가 합병증에 따른 저해 없이 감당해낼 수 있는 거리를 **절뚝거림 간격**이라 한다. 자전거를 탄 상태에서는 환자에게서 아무런 통증도 나타나지 않는다.

염증에 수반되는 통증

쉬고 있는 상태, 특히 밤 시간대에 통증이 나타나며, 통증이 환자의 수면을 방해할 수 있다.

체온 상승이나 피로도 증가 여부, 그리고 증상이 나타나기 이전 일반적인 염증 질환이 발병하지 않았는지 여부에 대한 질문이 이루어진다. 구강 내 염증과 속귀 감염, 호흡기 감염, 그리고 뱃속 장기들의 감염이 나타날 수 있는 국소 부위들에 대한 검진이 수행된다.

강직성 척추염에 수반되는 통증

강직성 척추염의 경우, 통증이 20세를 전후로 하는 젊은 연령대에 시작되며, 젊은 나이에 통증의 시작을 경험한 환자는 다시는 통증에서 벗어날 수 없다는 것이 특징이다. 또 다른 특징적인 증상으로, 수면 상태에 있다가도 특정 시간마다 깨어나는 것을 들 수 있다. 조금 걸은 후에 다시 잠자리에 몸을 눕힐 수 있기 때문에 아침에 가까운 시간에 잠을 깨는 경우가 많다. 통증이 수반되는 안구감염(홍채섬모체염) 및 힘줄 통증에 대한 질문도 추가로 제시된다.

근육병증 또는 신경염에 수반되는 통증

환자가 근력의 약화와 함께 근육통을 호소한다.

골다공증에 수반되는 통증

골다공증 자체는 통증을 유발하지 않는다. 통증은 병리학적 골절이 발생한 후에 나타나는 경우가 가장 많다. 골다공증에 대한 질문과 함께 폐경과 부인과학적 과정들, 호르몬 보충 및 코티코스테로이드 사용에 관한 것도 함께 질문된다.

종양에 수반되는 통증

질병의 단계에 따라 통증이 나타난다. 많이 진전된 단계일수록 통증이 광범위하고 지속적이며 심지어 더 강렬하게 나타난다. 활동 상태와 휴식 상태 모두에서 통증이 나타날 수 있고, 통증이 환자의 수면을 방해하기도 하며, 특정자세를 통해 통증을 완화시키거나 일반적인 통증약(진통제)에도 반응하지 않는다.

기능적 손상에 수반되는 통증

이동움직임 시스템은 생체의 가장 흔한 통증원이다. 이 통증의 발병은 주로 기능의 손상 또는 이른바 기능적 손상에 따른 것이다. 우리는 기능적 한계들이 나타날 때, 통증원에 대한 구조적인 기반(예: 퇴행성 관절 질환, 척추사이원반 손상 등)을 찾기보다는 움직임 시스템의 기능 변화에 주목하는 것이 일반적이다. 보통, 움직임 시스템의 기능 변화는 근긴장 변화 또는 관절의 동작범위 감소 등의 형태로 나타난다. 가장 흔히 관찰되는 근육 긴장도의 기능적 손상 유형은 근 긴장도 증가나 근육긴장항진증이며, 같은 사례에서 통각의 가장 큰 근원은 국부적인 미세연축 또는

통증유발점이다.

수많은 사례들 중에서도, 기기조작을 기반으로 한 후속 조치를 통해 객관적으로 입증해 보일 수 있을 만한 병리학적 발견들이 없었다. 이는 기능적 손상에 수반되는 통증이 비특이적으로 일컬어지는 이유이기도 하다. **비특이성**이란, 기관의 병리학적 변화들이 제외된 후의 진단이 이루어지지 않은 통증을 의미한다. 실제 이에 해당하는 환자들의 기록에는 상당히 많은 임상적 결과들이 제시되어 있다. 그러나 이 환자들과 같은 경우, 조절 기능들은 저해되는 경향이 있는 것으로 나타난다.

기능적 손상은 전형적인 병력 및 임상적 증상들을 나타내는데, 기능력의 손상은 곧 구조적 손상으로 이어질 수 있는 만큼("기능이 기관을 형성"하기 때문) 이를 결코 간과하거나 경시하지 않도록 해야 한다.

기능적 손상과 통증은 특징적인 만성 간헐적 양상을 가진다(급성기가 아닌 경우). 환자에 대한 정보를 얻는 과정에서, 환자가 어려움을 나타낸 기간들과 그들이 아무런 증상 없이 지낸 기간들을 알아내는 것이 중요하다. 또한, 통증이 나타나는 빈도와 통증의 지속 시간, 완화 기간, 마지막 통증이 어떻게 시작되었는지, 상태가 개선되고 있는지 악화되고 있는지 여부에 대해서도 자세한 정보를 얻도록 한다. 수집된 데이터를 바탕으로, 상태의 진척률을 계산한다. 여성 환자들의 경우, 부인과 검진 시 허리뼈와 골반의 기능적 결함을 시사하는 것으로 나타나곤 하는 생리통, 그리고 특히 등허리 쪽에 나타나는 통증 여부를 주기적으로 확인하도록 한다.

또한, 기능적 손상들은 체계적인 성향의 통증들을 전개하는 것이 일반적이다. 이는 만성 간헐적 양상의 질환일수록 움직임 시스템의 특정 부분들이 교대로 영향을 받음을 의미한다. 따라서 진료 시 허리뼈 통증을 호소하는 환자가 다른 신체부위에는 통증을 호소하지 않는지 확인하는 것이 항상 중요하다. 그마저도 기능적 손상의 "단순한" 신호일 수 있기 때문이다.

기능적 손상은 외상 후에도 나타날 수 있다. 국부적 부상이 완전히 치유된 후에도(원상복구) 통증이 지속되면, 이미 기능적 손상이 일어났기 때문일 가능성이 높다. 뒤쪽으로부터 예상치 못한 가격이 가해졌을 때, 처음에는 (환자에게) 사소한 것으로 느껴지지만 결국은 기능력에 장기적인 영향을 미치는 머리와 목뼈의 가속–감속 외상(채찍질 손상)을 한 예로 들 수 있다. 어깨부상이 회복된 후에도 동작범위의 한계가 극복되지 못한 채로 유지되는 경우 또한 이에 해당된다.

우리는 환자의 정보를 수집하는 과정에서 환자의 증상을 악화 및 경감시키는 요인 확인을 특히 더 중요시한다. 근본적으로, 우리는 "무엇"이 환자의 문제를 야기했는지에 대해선 질문하지 않는다. 그러한 질문이 주어졌을 때, 환자가 개인적으로 믿는(또는 개인적으로 들어본 적이 있는) 다른 이론들을 문제의 원인으로 거론하며 대답하는 경향이 있기 때문이다. 환자는 증상이 발생한 상황(예: 아침에 일어날 때, 컴퓨터 앞에 장시간 앉아 있을 때, 오래 서 있을 때, 오래 걸을 때 등), 자신이 쉬고 있는 상태에서 통증이 발생했는지 여부, 동작을 수행하거나 긴장 상태에 들어설 때 통증이 악화되는지 여부에 대한 설명만을 하도록 해야 한다. 보행 시 통증이 악화될 경우, 환자가 걸음을 중단하고 소위 말하는 증상–경감 자세를 취해야 할 필요가 있는지를 인지해야 한다. 이때, 루트(root) 절뚝거림은 간과하지 않도록 한다. 계단을 오를 때 수반되는 통증은 엉덩관절의 기능장애가 원인일 가능성이 높으며, 계단을 내려갈 때 수반되는 통증은 무릎관절의 기능장애가 원인일 가능성이 높다.

나아가 통증의 위치, 즉, 환자가 어느 쪽에서 더 큰 통증을 느끼는지를 질문할 수 있다. 기능적 손상들은 비대칭적인 경우가 많으며, 같은 쪽의 신경(손상들의 사슬, 통증유발점들과 폐색들의 사슬이 만연함)을 결코 정확히 "따르지" 않는다.

움직임 시스템의 통증에는 **자율신경증상들**이 수반되는 경우가 많은데, 이는 기능적 손상들일수록 특히 더 많이 수반된다. 그리고 특히 두통과 어지럼증과 함께 발작 경향을 나타내기도 한다. 환자의 메스꺼움 증상을 확인하는 것 또한 중요하다.

흉추(등뼈)의 통증은 내장기관 장애의 통증과 유사한 성격을 가지고 있어 심장병을 포함하는 진단적 우려를 이끌어내는데, 특히 상지에 방사선을 쬐어 가슴 왼쪽에 통증이 느껴지거나 척추 밑에 통증이 느껴지면 더욱 그러하다. 즉, 진행정도의 기간에 대해 질문을 던져야 할 것이다. 척추질환의 진행건은 협심증(가슴조임증)의 진행건에 비해 훨씬 더 길게 나타나며, 빠른 보행이나 등반과는 독립적으로 나타나지만 특정 자세에는 의존적인 경우가 많다. 덧붙여, 척추질환의 통증은 니트로글리세린에 반응하지 않는다.

환자에 대한 정보를 얻을 때엔 환자의 심리적 상태를 평가하는 것이 중요하다. 통증은 항상 심리적인 반응을 일으키며, 움직임 시스템은 우리의 마음의 효과기이다. 심리적인 부담 상태에 있는 환자는 심리적으로 편안한 상태에 있는 환자와 다른 자세와 움직임을 나타낸다. 그리고 이는 이동움직임 시스템의 기능 또는 기능장애에 직접적으로 반영된다. 마음, 특히 감정들 역시 자율신경계에 영향을 미친다. 심리적 요소는 중추조절과 근긴장, 자율적 반응에 변화를 줌으로써 기능적 손상의 형성 과정에 상당한 영향을 미친다.

기타 자각증상들

불완전 손상(불완전마비) vs. 근육 약화

병태생리학적 관점에서는 중추불완전마비와 말초불완전마비의 구분이 필요하지만, 환자의 이력(병력)적인 측면에서는 중요하지 않다. 환자에 대한 정보를 수집하는데 있어선, 약점의 근원에 대한 정보가 가장 중요하다. 갑작스러운 약화 증상은 부상 또는 뇌혈관사고의 결과로서 가장 많이 발생한다. 점진적으로 진행되는 근육 약화는 퇴행성 신경학적 질병들(운동신경세포질환, 말이집탈락병) 또는 신경구조물의 압박(뿌리증후군, 종양)과 함께 나타난다. 환자에게 피로도와 무기력함, 사지 실조에 대해서도 질문하여야 한다. 손에 쥐고 있던 물건을 떨어뜨린 경험(팔)과 발을 헛디디거나 넘어진 경험(다리)에 대해 물어볼 수 있다. 추가로, 감각과 고유 감각에 나타나는 변화도 살펴보아야 한다. 조임근의 기능장애(실금) 여부에 대해 의도적으로 질문을 하여야 한다. 뇌신경에 병변이 있는 환자들은 시각장애(겹쳐 보임 현상, 시야상실), 미각과 후각 상실, 삼킴 장애를 호소한다.

경축

근육의 경축은 **경직**(spasticity)과 관련된다. 경축은 파킨슨병의 임상 결과와 연관되며, 떨림 증상을 수반한다. **파킨슨병** 초기 징후들에는 척추 통증과 침분비 과다, 발한, 낙상, 그리고 말하기와 글짓기, 보행의 어려움이 있다.

어지럼증

환자에 대한 정보 수집 과정에서, 환자는 자신의 균형력에 영향을 미쳐 낙상을 초래하는 모든 증상들, 즉, "어지럼증"이나 고소공포증, 실신 증상 등에 대해 밝힌다.

어지럼증을 호소하는 환자는 철저한 교차검진을 통해 자신이 느끼는 어지럼증이 정확히 무엇인지를 반드시 확인해야 한다. 그들의 초기 반응으로 "머리가 빙빙 돈다"는 느낌이 나타나는 경향이 있다. 돌아가는 것에는 시계방향과 시계반대방향, 단 두 가지 양상만이 존재한다는 점을 감안하여 후속조치를 따르도록 한다. 덧붙여, 머리가 도는 느낌이 그네의 움직임과 비슷한 느낌인지 또는 한쪽 방향을 향해 무언가가 잡아 당기는 느낌인지를 묻고, 어지럼증에 메스꺼움이나 구토 증상이 수반되지는 않는지도 질문하도록 한다. 환자의 어지럼증이 전신 자세의 변화에 의한 것인지, 몸통에 상대적인 머리 위치의 변화에 의한 것인지도 확인한다. 어지럼증은 다리 부분의 약화와 불안정함, 또는 취기의 느낌과 비슷하게 나타날 수 있다.

실조(협응력 결핍)

실조는 소뇌증후군에 속한다. 하체와 몸통의 협응력에 영향을 미치는 옛소뇌증후군은 기립과 보행 능력에 지장을 준다. 시각적인 조절로 이 기능장애에 영향을 줄 순 있지만, 그 효과가 비교적 적은 수준에 그친다.

실조의 또 다른 원인으로 깊은 감각 기능장애를 들 수 있다. 소뇌 기능장애와 달리, 감각 기능장애에 있어선 시각적 조절이 중요한 역할을 한다. 그러므로, 환자가 어두운 곳에서 어떻게 움직이는지에 대해 물어볼 필요가 있다. 현재, 신경병증이 실조를 야기하는 가장 흔한 원인인 것으로 간주되고 있는 만큼, 환자의 팔다리 통증 및 둔화, 저림 증상에 대해서도 질문하도록 한다.

관찰(관측) / OBSERVATION (ASPECTION)

시각적 평가는 환자의 상태를 알기에 유용한 발견들을 짧은 시간 내에 얻을 수 있도록 해주며, 환자의 성격과 질병에 대한 복잡한 그림을 그려내는데도 도움이 된다.

대기실에 있는 환자의 자연스러운 모습과 아직 교정되지 않은 동작양상을 관찰하는 것만으로 이미 시각적 평가가 시작되는 것이라 할 수 있다. 이러한 방식으로, 환자의 자세와 걸음걸이, 통증 행동 등 가치 있는 정보들을 얻을 수 있다. 검진 시 환자가 자신의 주관적인 불평들에 대해 설명하고 개별적인 과제들을 수행하는 동안, 환자의 표정과 안구의 움직임, 선천적인 행동들을 관찰한 다음, 공식적인 검진 상황이 아닐 때의 환자의 행동과 비교한다.

관찰은 주어진 동작 기능양상의 주요 징후들을 중점으로 이루어진다.

촉진(PALPATION)

시각은 관찰(관측) 에 사용되며 망막 속 수용체에 의해 조정되는 반면, 청각은 청진 시 활용되며 속귀 수용체들(코르티 기관)에 의해 조정된다. 촉진은 비교를 불허할 정도로 어렵다. 눈에 보이는 것은 사진 및 필름으로 촬영하여 남길 수 있고, 귀에 들리는 것은 녹음하여 남길 수 있다. 다시 말해 보고 들은 것은 "객관화" 할 수 있다. 그러나 촉각으로 느끼는 것은 오직 구어적으로만 (경우에 따라 비언어적으로 전달될 수도 있다.) 전달될 수 있으며, 이는 항상 어느 정도씩은 주관적으로 편향된 과정으로서 이루어진다.

촉진 시, 손(손가락)은 대상에 닿는 순간 그 대상의 저항력이나 거침, 부드러움, 유연성, 탄성, 수분 또는 온도를 감지한다. 즉, 촉진하는 손은 촉진되는 대상이 가진 아주 다양한 특성들의 더 다양한 수용체들에 맞닥뜨리는 것이다. 촉진할 때엔 대상의 물리적인 특성들에만 집중하는 것이 사실이나, 그렇다고 해서 오직 압력만을 측정할 수 있는 단단한 장치가 손가락을 대신하게 할 수는 없는 일이다. 촉진자의 손은 절대 압력만을 감지하지 않는다. 촉진자의 손은 모든 것을 "만진다." 이것은 "인지"를 얻기 위해 복잡한 움직임을 일으킨다는 의미이다. 촉진 시 가하는 압력을 증가시킨다고 해서 세포조직이 뚫리는 일이 생기진 않는다. 하나의 세포층을 다른 세포층의 위치로 옮기는데 그칠 뿐이다. 즉, 촉진의 기계적 측면에만 관심이 있을 경우, 촉각과 압력, 움직임, 위치에 대한 수용체들로부터 정보를 제공받게 되는 것이다. 아직까지는 이를 "객관화" 시킬 도구의 발명이 불가능하다. 그러나 다른 중요한 요소가 존재한다.

우리가 환자의 신체에 손을 얹을 때마다, 환자는 반응을 하고 촉진 치료사는 그 반응을 기록한다. 두 체계들(개인들) 간에는 복제 불가능한 피드백이 형성된다. 치료사마다 다르게 촉진을 수행하고 환자마다 다르게 반응하기 때문이다. 이는 통증유발점(TrPs)을 촉진할 때 가장 잘 드러난다. 촉진을 수행하는 손에 존재하는 수용체들의 개수를 감안할 때, 촉진을 통해 얻어지는 정보는 다른 장치를 사용하여 수행되는 검진을 통해 얻은 것들보다 가치 있는 정보라 할 수 있다. 환자로부터의 **피드백**이 이루어진다는 점 또한, 촉진을 통해 얻는 정보의 가치를 높여준다 할 수 있다. 치료사가 쌓아왔을 경험도 중요한 변수이다. 촉진을 통해, 물렁조직 내 긴장도가 증가한 부분이나 근육의 통증유발점의 위치를 찾을 수 있다. 그리고 그 과정에서 정확이 어느 부위와 무엇 때문에 환자가 통증을 느끼는지를 알 수 있게 된다. 실제로 이는 다른 어떤 도구로도 대신 얻어낼 수 없는 성과이다.

인간의 오랜 역사를 말해주는 존재인 언어는, 만약 우리가 무언가를 알아 듣는다면, 그것을 이해한 것임을 우리에게 가르쳐준다. 만약 믿을만한 증거가 있다면, 그것은 우리가 "확실"한 것이다. 만약 우리가 무언가를 통치한다면, 우리는 그것을 "통달"한 것이다. 그러나 현대과학에 따르면, 촉진은 복제가 불가능한 것이며, 그렇기 때문에 주관적이라 할 수 있으며, 그에 따른 결론들 또한 비과학적인 것이라 한다. 결과적으로, 우리가 매일 세포조직에 느껴지던 긴장이 스스로 정상화되고 통증유발점들이 사라질 때마다 통증이 가라 앉은 것임을 확신한다 해도, 긴장도와 근육의 통증유발점, 통증 변화에 대한 우리의 진술들은 미심쩍은 것인 셈이다.

촉진에는, 압력을 적게 가할수록 더 잘 느낄 수 있다는 근본적인 기술적 규칙이 있다. 촉진 시 너무 강한 압력을 가하면, 촉진 대상이 아닌 촉진자 자신의 손가락이 느껴지기 때문이다. 움직임 시스템에서 기능장애가 발생한 특정 부위의 물렁조직과 관절들의 움직임이 감소하는 경향이 나타나는 것을 말하는 **장벽 현상**은 촉진진단법 결과들을 보다 정확하게 비교하는 역할을 한다. 해부학적 장벽에 도달하기 전에, 검진된(늘어난) 물렁조직이 먼저 아주 약간의 압력에 반응하여 조금의 저항력을 보인다. 이 때를 바로 검진자가 기능적 장벽을 "건드렸을 때"로 볼 수 있다. 다음 검진은 장벽에 조금 더 큰 압력을 가하는 것으로 이루어지며(검진자가 장벽을 벗어나지는 않는다), 장벽에 유연성(탄력성) 이 있다면 생리학적 상태로 진단한다. 그러나

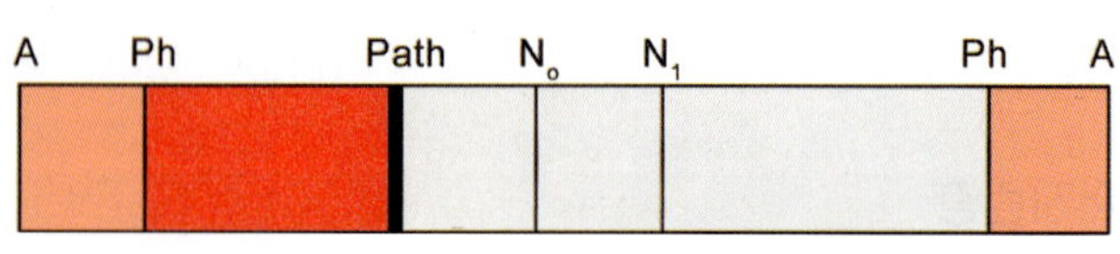

그림 1-1 장벽 현상을 나타낸 도표.

장벽 부근에서 긴장이 느껴지지 않는다면(물렁조직이 튀어 오르지 않을 시), 해당 분절에서 기능장애를 나타내는 병리학적 상태의 장벽으로 진단한다. 병리학적 장벽들일수록 빨리 발견되며, 이 장벽은 동작을 특히 더 양적으로 제한한다. 이는 장벽 현상을 나타낸 그림 1.1에 잘 나타나 있다.

이 도식은 관절의 움직임에 대한 장벽의 모습을 나타낸 것이나, 모든 운동성 구조물들에 적용되는 것이라 할 수 있다. "A"는 임상적으로는 절대 도달할 수 없는 **해부학적 장벽**을 의미하며, "Ph"는 우리에게 가장 의미 있다 할 수 있는 **생리학적 장벽**을 나타낸다. 이는 약하게 나타나는 최초의 저항력을 마주하게 되는 중립 지점으로부터의 동작범위를 가리킨다. 이 최초의 저항력은 일관적으로 유지되던 최소한의 힘(대기)이 초월될 때 나타난다. "P"는 정상적인 동작범위를 결정하는 **병리학적 장벽**을 뜻한다. 병리학적 장벽이 최소한으로 튀어 오르도록 저항력이 급격히 증가한다. "N0"는 중립점을 뜻하는데, 병리학적 장벽이 존재할 시엔 이를 "N1"로 표시한다.

주요한 촉진 기법

피부 당기기(Skin Drag)

피부의 표면적인 통각과민 구역(HAZ)을 검진할 때엔, 피부를 당기는 방법으로 평가를 시작하는 것이 유리하다. HAZ 부근의 피부에는 땀이 더 많이 나기 때문에 약간의 접촉만으로도 큰 마찰이 일어난다. 이 기법은 가볍고 빠를 뿐 아니라, 해부학적 변화가 일어나는 전체 영역도 쉽게 찾을 수 있게 해준다.

다음에 설명된 기법들과 함께 장벽 현상을 적용시킬 수 있다.

조직 늘이기(Tissue Stretch)

조직 늘이기는 치료부위의 피부에 기초하여 선정되어 수행되는 기법이다. 예를 들어, 손가락 두 개, 즉, 두 손가락 끝의 사이 또는 교차된 양쪽 손바닥 사이로 기법을 수행한다. 약간의 당김력이나 과도한 긴장력이 장벽에 가해질 때마다 장벽이 탄력적인 반응을 보인다. 병리학적 장벽들을 촉진할 경우, 과다긴장 상태에 놓인 조직이 매우 빨리 즉각적으로 느껴지며 강한 저항력과 마주하게 된다. 장벽에 도달했다면, 과다긴장 상태에서 기다리기에 충분하다. 잠깐의 잠복기가 지나고 긴장 풀림 현상이 일어나면, 치료사는 생리학적 장벽이 느껴지는 한계점까지 촉진을 수행한다(그림 1.2, 또는 그림 1.1 참조).

접힌 상태의 물렁조직 늘이기

접혀 있는 상태의 피부에 늘이기 기법을 수행하면, 피하조직 또는 근육도 영향을 받곤 한다. 접힌 상태의 물렁조직 늘이기는 두 개의 손가락(양쪽 엄지) 사이에서 수행되는 것이 가장 일반적이며, 근육이 큰 경우에는 양손바닥을 이용하여 압박이 가해지지 않는 범위 내에서 조직을 늘인다(그림 1.3). 약간의 당김력만으로도 장벽에 도달할 수

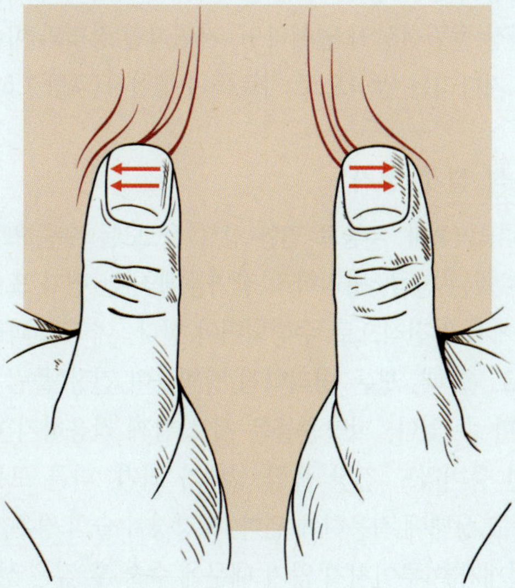

그림 1-2 조직 늘이기.

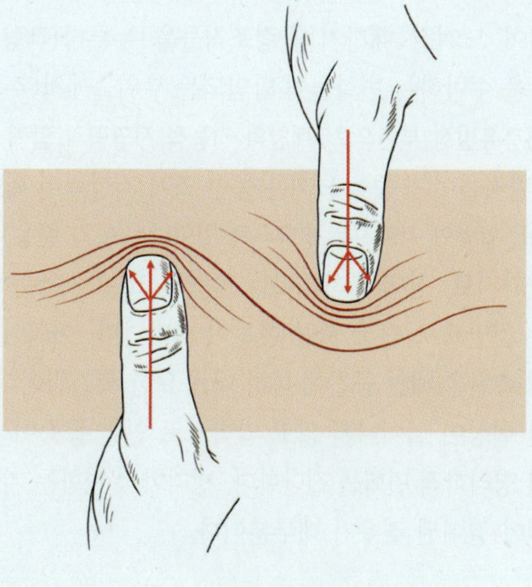

그림 1-3 접힌 상태의 물렁조직 늘이기.

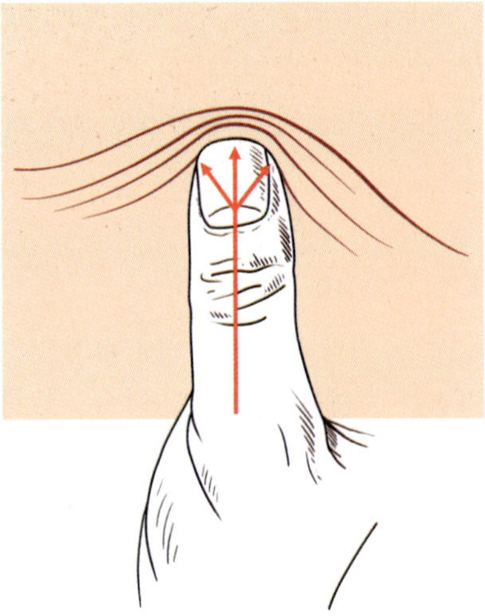

그림 1-4 설명: 의도적인 압력 이용.

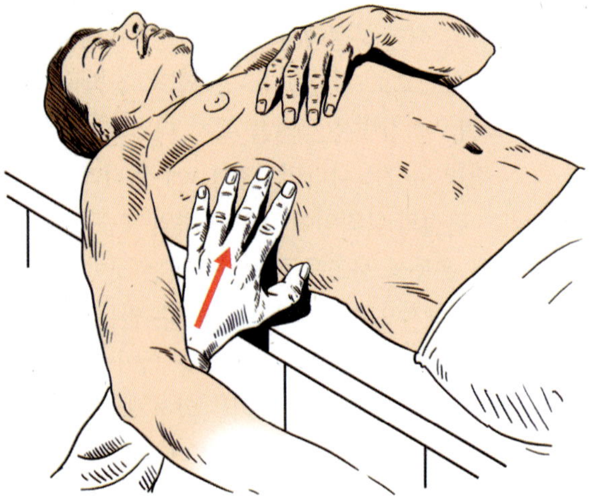

그림 1-5 늘어난 근막의 이동 평가.

있으며, 정상적인 조건 하에서는 장벽이 약간 탄력적인 반응을 나타낸다. 접힌 부분의 피부가 두꺼운 것은 병리학적 변화에 의한 것이며, 이에 늘이기(stretch) 기법을 수행하면 병리학적 장벽에 금방 도달하게 된다. 잠시 후, 병리학적 장벽에서 긴장 풀림 현상이 발생하는데, 이때, 장벽이 완전히 정상화될 때까지 기다리는 것이 중요하다. 장벽의 정상화를 기다리지 못했을 경우, 늘이기 기법을 다시 수행해야 한다.

순수 압력만을 사용하는 기법

손가락 하나 또는 엄지 손가락을 이용하여 최소한의 저항력이 느껴질 때까지 물렁조직들을 누른다(그림 1.4). 통증을 수반하는 변화들이 확인되는 부위들에서(주로 근육의 통증유발점 부근으로, 배안의 기능적 저항력과 함께 나타난다) 환자들이 통증을 느끼는 동안 조기 저항력이 확인된다(특히, 압박이 가해지는 방향으로 일어나는 튕김 반응). 역시 마찬가지로, 장벽에 가해지는 압력의 크기를 단순히 유지하는 것만으로 긴장 풀림 현상이 나타난다. 이와 같은 종류의 촉진은 배안 공간에 특히 더 중요한 촉진법이다. 긴장 풀림 현상이 일어나지 않고 압박으로 인한 통증이 지속된다면 병리학적 변화를 진단한다. 병리학적 변화는 기능적인 원인이 결여된 경우가 대부분이다.

근막 늘이기(Fascial Stretch)

근막 늘이기는 깊은 근막을 뼈 쪽으로 이동시키는 기법으로, 특히 환자의 등 부분에서는 상하 방향으로, 그리고 가슴과 목, 팔다리에서는 세로축을 중심으로 수행된다.

두피는 씹기근육들을 머리관절들이 있는 부위로 기능적으로 연결하는 매우 중요한 근막 요소이다. 이 촉진 기법은 앞서 설명한 방법들과 유사하게 수행된다. 평가가 이루어지는 방향을 따라 최소한의 힘이 장벽에 도달하고(긴장 전), 장벽이 튕김 반응을 나타낸다. 기능적 손상이 있는 경우, (대칭적으로 위치하는 구조물들에 비해) 물렁조직의 이동이 상당 수준 제한된다. 물렁조직을 병리학적 장벽까지 늘여 긴장 풀림현상이 일어나면, 자연적인 장벽과 마주할 때까지 기다리는 방식으로 치료를 수행한다(그림 1.5).

능동적 절개 평가

상처들(특히, 수술로 인한 상처)은 모든 수준으로 침투할 수 있는 만큼, 병리학적 장벽들에 대한 평가 또한 모든 수준에서 점진적으로 수행되어야 한다. 여러 결과들을 바탕으로 볼 때, 모든 병리학적 장벽들이 긴장 풀림 상태에 도달할 수 있다. 피막층들은 서로 함께 작용하기 때문에, 단 한 층이라도 긴장 풀림 상태가 되면, 다른 모든 층들 또한 그 상태에 적응하게 된다. 복강경 수술의 경우, 피상적인 절개가 이루어지지 않기 때문에 수술 후 깊은 상처들을 진단하기가 더욱 어렵다.

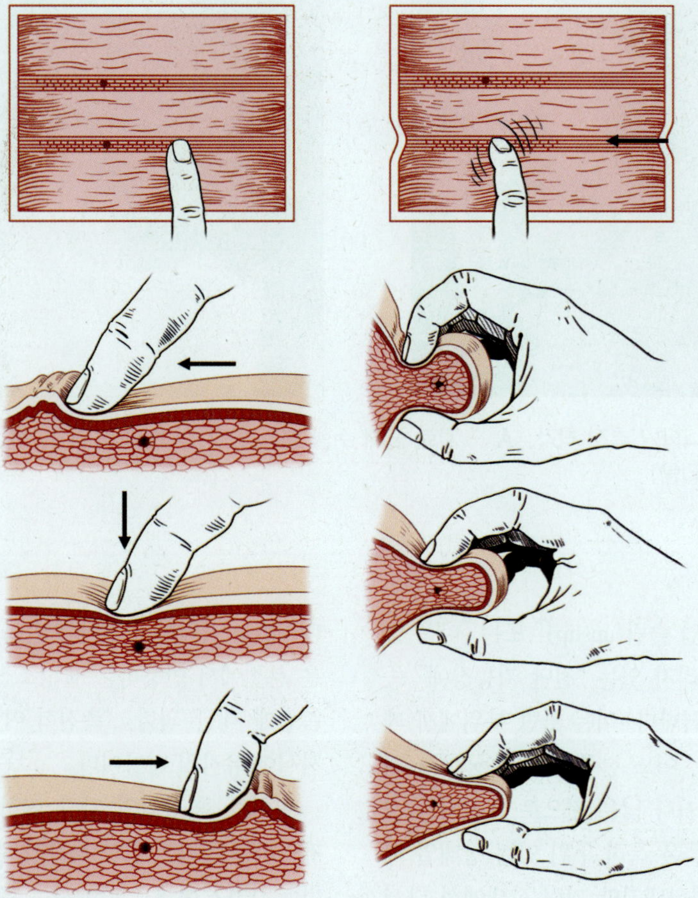

그림 1-6 Travell과 Simons의 통증유발점 촉진법.

근육의 통증유발점 평가

평가 시, 단단하게 뭉쳐 있는 근육들은 "두드림(타법)"으로 촉진하는 것이 중요하다(그림 1.6). 두 손가락만으로 근육이 잡힌다면, 이제 근육이 두 손가락 사이로 미끄러지도록 할 수 있다. 척추세움근과 같이 두 개의 손가락으로 근육이 잡히지 않을 경우엔, 근육 전체를 두드리는 **"타진"** 법을 수행한다. 이는 표피상의 근육에 적용되는 방법으로, 근육을 두드림으로써 수축을 시작시키는 원리이다. 깊은 근육 층들의 경우(예: 어깨밑근과 허리근, 엉덩근, 날개근), 강한 저항력 또는 약간의 접촉 후에 밀려오는 급격한 통증으로 통증유발점을 찾을 수 있다.

관절의 움직임 평가

장벽 현상이란, P.E. Kimberly가 관절 특정적으로 설명할 때 처음 언급한 것이다. 장벽 현상은 **관절 제한**을 진단하는데 있어 근본적으로 중요한 부분이며, 관절놀이는 물론 실질적인 기능적 운동과도 관련된다. 관절 놀이는 수동적으로만 유도될 수 있는 관절의 운동으로 정의될 수 있다. 관절의 표면들이 서로 접근해 있거나 떨어진 동작들을 예로 들 수 있다. 두 경우 모두, 수동 운동으로 인한 최초의 저항력이 가해지는 순간, 장벽이 촉진된다. 이때, 저항력은 꽤 탄력적이거나 부드럽게 일어난다. 그러나 폐색 상태에 도달하면, 저항력이 빠르게 전개되어 탄력성이 떨어지게 된다. 결과적으로, 긴장 풀림 현상과 장벽의 정상화가 일어난다. 관절의 긴장 풀림 현상은 근육적인 현상으로만 나타나며, 관절의 폐색은 그 자체로 근육의 통증유발점들과 밀접하게 연관된다.

촉진 착각

촉진의 중요성이 강조되고 또 강조되는 한, 분별력과 무오류성이 결여될 리 없다. 잘 모르는 것, 그리고 그와 동시에, 흔한 것에 집중하는 것이 중요하다. 바로, **촉진 착각**

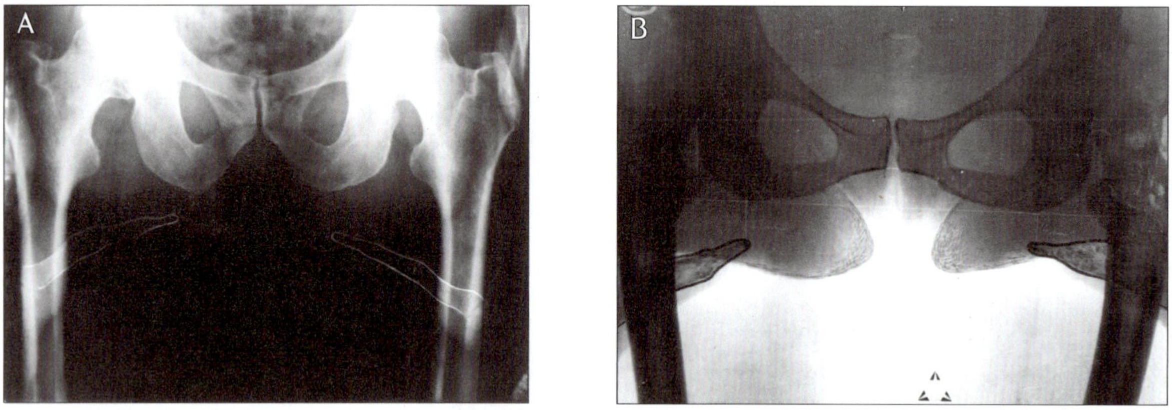

그림 1-7 X-레이 상에 나타난 촉진 착각. **A** - 치료 중재 수행 전, 검진자의 손가락 위치, **B** - 중재 후 검진자의 손가락 위치(구조물의 위치 변화는 없음).

이다. P.E. Greenman은 "업 슬립(upslip)" 또는 "다운 슬립(downslip)"이라고도 알려져 있는 "전단 기능장애" 증후군에 대해 가장 많이 언급한다. 이는 골반 부위에서 꽤 흔히 진단되는 증상으로서, 어느 한쪽 결합과 궁둥뼈 결절이 다른 한쪽보다 더 높거나 낮은 것으로 촉진되는 경우를 말한다. 궁둥뼈 결절들은 특히 누워 있는 상태일 때 몇 cm 정도씩의 격차를 나타내지만 기립 상태에선 다시 대등해진다. 앞서 언급된 구조물들에는 거의 영향을 미치지 않는 다양한 도수법을 통해서도 궁둥뼈 결절들을 교정할 수 있다.

그러나 촉진법으로는 이 점이 제대로 인지되지 않는다. 치료적 도수법이 수행된 후의 X-레이 사진을 나타낸 그림 1.7을 살펴보면, 검진된 구조물들의 정렬 상태에는 변화가 없지만 그를 촉진하는 손가락의 위치가 바뀐 것을 확인할 수 있다.

촉진 착각이란, 아마추어와 지압요법사들이 조정 또는 복구/재조정이라 부르는 것에 상응하는 매우 흔히 일어나는 현상이다. 성공적인 중재 후에는 뼈 구조물 주변을 둘러싸는 물렁조직들의 긴장 상태가 대칭을 이루기 때문에 촉진 결과 또한 균형적으로 나타나게 된다. 통증이 수반되는 기능적 장애는 해당 분절의 물렁조직들에 영향을 미쳐 촉진 착각을 야기한다. 렌즈의 사용으로 해결되곤 하는 시각적 착각인 착시는 한 과학분야의 기초가 되었다. 그리고 두께가 일정치 않은 스폰지를 성냥갑의 모서리에 위치시킴으로써 항상 해결할 수 있는 촉진 착각 역시 그와 비슷한 역할을 한다 할 수 있다. 그러므로, 촉진 시 "근긴장"에 대해선 이야기하지 않아야 한다. 왜냐하면 근육은 항상 같은 분절에서 반응하는 물렁조직들로 덮여있기 때문이다. 촉진에 대한 과학, "촉진학"이 아직 실재하지 않는다는 사실이 유감일 따름이다.

이처럼, 환자와의 가장 밀접한 접촉을 통해 피드백을 제공하는 촉진은 임상 평가의 복합적인 정점이라 할 수 있다. 그러나 현대 의학에서는 촉진이 결여되는 경우가 많다. 신경계의 기능을 모방한 도구들(**주로 근대의 컴퓨터들**)은 곧잘 신뢰하면서, 그들의 원조인 인간의 뇌에 대해선 인정하지 않는 것은 모순이다(그림 1.8).

청진(AUSCULTATION)

청진은 치료적 재활에서 활발히 사용되지는 않는 검진 기법이다. 사실, 청진은 관절 평가와 관절 이완 기법들, 그리고 내부 장기들의 기능에 대한 치료 시에만 사용되고 있다. 청진은 호흡치료에 있어 핵심 진단법들 중 하나이다.

관절체계 평가 시, 관절 움직임을 듣기 위해 청진법이 사용된다. 비빔소리나 다른 쨍그랑 소리가 들린다면, 이는 관절에 어떤 결함이 존재함을 의미한다. 주로, 관절의 비빔소리는 관절염이 있는 경우나 관절 윤활액 결핍, 그리고 심지어 만성 염증이 있는 경우에 나타나곤 한다. 관절계가 좀 더 심각하게 불안정한 상태에서는 덜커덕 소리나 딱 소리가 날 수 있다. 딱 소리 현상은 동작을 수행하는 관절을 둘러싼 근육힘줄 이음부의 기능장애에 의한 것이며(**짧은 관절 사이 구조물들인 인대나 힘줄, 근육의 당김력 변화**), 심지어 관절의 작은 불완전탈구에까지 탈중심이 크게 일어날

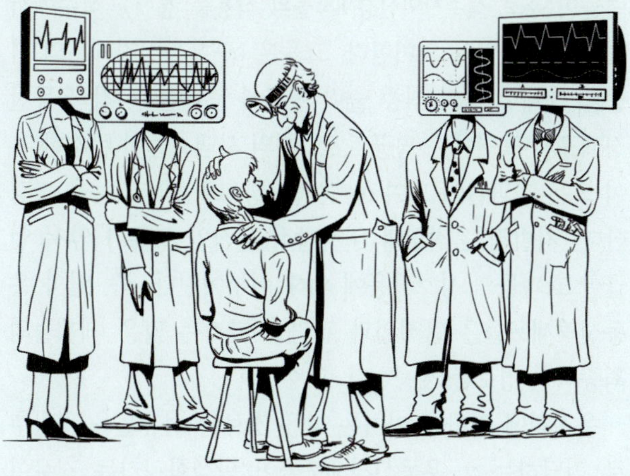

그림 1-8 과연 우리는 여전히 의사일까?

수 있다. 딱 소리는 뼈융기(예: 돌기) 위 힘줄의 "점프"에 의해 발생하는 것으로서, 어깨관절이나 엉덩관절에서 가장 흔하게 나타나며, 방아쇠손가락(digitus saltans) 진단 시에도 나타날 수 있다.

특히, 도수법과 부분적인 가동술로 이루어지는 **관절 이완 기법들**도 소위 말하는 딱 소리 현상(공간형성 현상)을 수반한다. 아직까지 이 현상에 대한 완벽한 설명이 제시된 바는 없지만, 한 가지 분명한 점은 관절의 갑작스러운 움직임과 관절 표면들의 상호적인 분리로 인해 이 현상이 일어난다는 점이다. 아주 많은 사례에서,(치료법이 성공적으로 수행되는 동안) 주변 근육들, 또는 조금 멀리 떨어져 있지만 기능장애 관절과 "사슬처럼 연결되어 있는" 근육들이 이완됨에 따라 딱 소리 현상이 발생하는 것으로 관찰된다.

배안의 **내부 장기들**에 대한 치료법에도 피드백을 위해 청진법이 사용된다. 연동하는 소리들은 배안에 있는 공간을 가진 기관들(주로 위나 큰 장)의 특정 부분에서 자동운동이 일어나고 있음을 의미한다. 자동운동은 공간을 가진 기관들이 가지는 기본 기능인 만큼, 올바른 치료 계획 확립을 위해 청진법이 치료의 목표 및 효과에 대한 피드백을 제공하기 위해 사용하는 근본적인 방법들 중 하나가 된다. 내부 장기들을 검진할 때 들리는 자동운동 소리인 "딱딱거리는" 소리는 장기의 반응성과 자율신경계의 상태에 대한 정보를 제공한다.

폐 재활 환자, 특히, 호흡물리치료를 하는 모습에서 많이 볼 수 있듯이, 청진법은 호흡계의 검사 및 치료에 가장 많이 사용된다. 호흡계를 평가할 때 들리는 쌕쌕거림, 끽 소리, 거품 소리를 비롯한 여러 소리들은 우리가 장애의 유형과 위치, 심각도를 알 수 있는 수단이 된다(예: 쌕쌕거리는 소리는 기도폐쇄를 의미하며, 거품 소리는 점액량과 위치를 알려주고, "눈밭을 밟는 듯한 소리"는 폐렴 여부를 알려준다). 환자의 기침소리도 감별 진단에 사용할 수 있다. 기침 소리에도 여러 종류가 있는데, 크게 "객담을 수반하는 젖은 기침"과 "객담을 수반하지 않는 마른 기침"으로 분류된다.

청진법을 통해 기도의 지름 변화와 점액의 이동에 대한 정보를 얻을 수 있다. 청진법은 호흡 도구들(조동, 아카펠라 등)을 사용할 때 함께 수행되기도 한다. 이 경우, 수반되어 나타나는 소리 현상을 바탕으로 해당 호흡도구가 올바르게 사용되고 있는지 여부를 판단할 수 있다.

참고문헌(REFERENCES)

Andersson GBJ. The Epidemiology of Spinal Disorders. In: Frymoyer JW, et al. The Adult Spine: Principles and Practice. 2nd ed. Philadelphia: Lippincot-Raven Publishers 1997; 93–142.

Bednařík J. Akutní bolesti v lumbosakrální oblasti pro praktické lékaře z pohledu neurologa. Česká neurologická společnost, ČLS JEP 2005.

Castro WHM, Jerosch J, Grossman TW. Examination and Diagnosis of Musculoskeletal Disorders. Stuttgart/New York: Thieme 2001.

Ernst A, Meyer-Holz J, Weller E. Manuelle Medizin an der Halswirbelsäule Chiropraktik und Therapie. Stuttgart/New York: Thieme 1998.

Greenman PE. Clinical Aspects of Sacroiliac Function in Walking. J Man Med 1990; 5: 125.

Greenman PE, Tait B. Structural Diagnosis in Chronic Back Pain. J Man Med 1988; 3: 114.

Hrbek J. Neurologie 3. Praha: SPN 1982.

Kimberly PE. Bewegung – Bewegungseinschrankung und Anschlag. Man Med 1980; 18: 53–55.

Magee DJ. Orthopedic Physical Assessment. 5th ed. St. Louis: Saunders Elsevier 2008.

Mečíř P. Radikulární a pseudoradikulární bolesti dolních končetin – praktické zkušenosti z diagnostiky a léčby. Medicína pro praxi 2006; 5: 236–240.

Vondráček V. Úvahy psychologicko-psychiatrické Praha: Avicenum 1975.

Zeman M, et al. Chirurgická propedeutika. Praha: Grada Publishing 2000.

1.1 신경근의 기능과 그것에 대한 임상 검사 / NEUROMUSCULAR FUNCTIONS AND THEIR CLINICAL EXAMINATION

물리적 움직임은 근육 활동의 결과이다. 근육계는 유기체의 신진대사에 있어서도 중요한 존재이며, 중추신경계(CNS)의 정보 및 적용 요소로서 중요한 역할을 한다. CNS는 근육계를 통제하고, 근육계는 CNS를 통해 관절계와 내부 장기계, 피부와 기능적으로 연계된다. 근육의 기능을 통제 과정과 관련 지어 이해하는 것은 치료적 재활에 있어 필수적이라 할 수 있다.

모든 근육이 근육의 기능을 추론해낼 수 있는 해부학적 단위이다.

근육의 이는 곳과 닿는 곳에 따라 근육의 기능이 결정되고, 그로 인해 관절의 움직임이 보장된다. 예를 들어, 위팔두갈래근은 아래팔 뒤침근이자 팔꿈치 및 어깨 굽힘근 역할을 한다.(몇 가지의 경우를 제외한) 대부분의 CNS 활동이 근육의 작용에 따른 결과로서 나타난다는 점은 기능적 진단과 치료에 있어 보다 중요하게 적용되는 사실이다. 근육은 해부학적 단위로서 기능적 단위가 될 필요가 없으며, 기능적 단위가 아닌 경우가 보통이다. 근육 활동의 결과로 물리적인 움직임이 일어나는 것은 사실이나, 근력이나 이는 곳 및 닿는 곳 위치만을 바탕으로 각 근육의 기능을 판단할 수 없다. 오히려 역학적 법칙만으로 그 기능을 판단할 수 있다. 근육의 기능, 그리고 그 기능의 장애와 그에 따른 영향을 이해하기 위해선, CNS의 조직에 대해 먼저 이해해야 한다. 근육을 고전 운동학의 측면(즉, 굽힘근과 폄근, 돌림근, 작용근, 대항[길항]근, 협동근 등의 관점)에서 부분적으로 정의할 필요가 있다. **고전 운동학**은 해부학적 단위로서의 근육을 기능에 대한 핵심 정의로 제시한다. 한편, **기능적 운동학**의 관점에서는 근육을 사실상 CNS의 "거울"이라 본다. 총체적인 근육의 협동과 근긴장도, 긴장분포도가 근육이 가지는 기능에 대한 증거라 보기 때문이다. 근육계는 중추계(뇌, 척수)와 주변부(피부, 피부밑 조직, 관절 등)로부터의 효과들이 내적 효과와 외적 효과들로 합쳐지는 교차점에 위치한다. 최종적으로, 근육이 수축하는 동안 모든 신경 작용들이 α-운동신경세포를 통해 수행된다. 이는 곧, 높은 CNS 중추들은 물론 고유감각수용체들과 내수용기들, 외수용기들 등으로부터 비롯된 영향력들이(주로 척수사이신경세포들의 작용을 통해) 척수에서 협동하는 것임을 의미한다. 그들은 α-운동신경세포의 기능을 통해 그들의 최종 출력 형태에 도달한다. 각 운동신경세포의 표면에는 평균 5,500개의 시냅스들이 존재한다. 이 모든 효과들이 모여 α-운동신경세포들의 기능을 결정한다. 자발적 움직임과 비자발적 움직임 모두가 앞서 언급한 효과들의 상호작용에 의해 이루어진다. 즉, 알파 운동신경세포들은 움직임과 관련을 가지는 많은 체계들의 최종적인 경로를 제공한다 할 수 있다.

움직임에 영향을 미치는 다음 경로는 섬유들을 근방추로 전달하는 γ-운동신경세포들이 활성화시키는 경로이다. 그들의 자극은 근방추들의 흥분성을 증가시켜, 근방추 내에 형성되는 각성 범위를 증대시킨다. 이 자극들은 α-운동신경세포 시냅스들의 반사적 경로를 통해 작용하며, 다른 시냅스 자극들과 협력을 이루어 수축에 기여하거나 직접적인 수축을 일으킨다. 운동신경세포들에 적용되는 이 간접적인 효과들은 근방추를 자극하는 말초신경들의 섬유들에 의해 중재되는 것이며, γ-고리라 불린다. **감마 체계**는 바닥핵과 뇌피질에서 비롯되는 소뇌의 조절 효과들을 중재하는 그물체에 의해(주로 촉진 구역을 하강시킴으로써) 통제된다.

근육의 기능을 CNS 기능 발휘의 일부로 이해할 수도 있다. 단, 이는 근육을 움직임 시스템의 주요 효과기관이 아닌, **운동단위**로 간주하는 경우이다.

운동단위란, 운동신경세포들과 그에 연결된 근섬유들로 구성되는 하나의 복합체를 말한다. 근방추들과 직접적으로 연결되는 운동신경세포는 가지돌기를 따라 척수의 신경사이망에 일제히 부합한다. 이때, 중추와 주변부로부터의 신호들을 운반하는 경로들과 운동신경세포의 직접적인 접촉이 이루어진다. 이 신호들은 운동신경세포의 촉진 또는 억제 시냅스를 향한다. 즉, 운동단위는 주변부와 다른 척수분절들, CNS의 높은 단계들로 모이는 신경자극들의 주요 협동 중심점인 셈이다. 그러므로, 근육의 기능에 대한 이해 또한 이와 같은 맥락에서 이루어져야 할 필요가 있다. 기능적으로, 근육은 하나의 격리된 단위가 아닌, 신경의 연속체로서 그리고 신경계의 일부로서 지각된다. 특정 운동신경세포에서 집중되는 자극들에 대한 운동단위 기능의 의존성을 감안할 때, 구심신호가 동작 기능의 종료에 있어 꽤 중요한 것으로 볼 수 있다. 감각계(고유감각과 외수용, 안뜰기관 등)에 다양한 형태로 작용하는 효과들은 운동기능장애들의 반사적 치료법에 사용되는 물리 치료 기법들의 주점이 된다.

협응성 움직임이 구심신호 없이는 수행될 수 없는 만큼, 구심신호는 상당히 중요한 의미를 가진다 할 수 있다. 예를 들어, 매독성 척수장애(척수매독) 환자의 경우, 기능력을 가지는 척수운동신경세포들을 완전한 양만큼 보유할 수 있으며, 걸음을 수행하기에 충분한 근력을 가지고 있음에도 보행 중 협응성 움직임을 수행하지 못한다. 유사하게, 임상적으로는 장딴지근의 탈신경이 관찰되지 않음에도 뒤쪽 S1 신경뿌리의 병변으로 인해 장딴지근의 근력이 줄어드는 경우를 또 다른 예로 들 수 있다. 척수경로들 중 상향 경로들의 수가 하향 경로들보다 훨씬 많다는 사실 또한, 앞서 언급한 가정을 뒷받침한다 할 수 있다.

앞서 살펴본 기능적 관계들 외에, 운동신경세포들과 근섬유들 사이에는 밀접한 구조적 관계도 존재한다. 근섬유를 자극하는 운동신경세포는 유도 과정의 근원으로서의 역할뿐만 아니라, 근섬유들의 수축성 구조를 유지하는 물질들의 생산자 역할 또한 가진다. 신경세포의 축삭형질 내에 다양한 성분들의 흐름이 존재한다는 것은 물론, 이 성분들이 주변부로 전달되는 과정(연동운동과 유사) 역시 확인된 바 있다. 이와 같은 발견들은 신경과 근섬유들 간의 기능적 연관관계와 구조적 연관관계를 보여준다. 신경의 분열은 근육 또는 운동신경세포의 분열로 이어져 근위축증과 운동 기능의 중단을 초래한다. 근육을 장기간 사용하지 않으면, 불사용위축이 발생한다.

동작단위는 근섬유의 개수에 따라 다르다. 운동세포들마다 다른 양의 근섬유들을 통제한다. 안구의 움직임을 담당하는 근육들이 가장 적은 수의 근섬유들을, 몸통의 큰 근육들과 팔다리의 몸쪽 근육들은 가장 많은 수(최대 2,000개)의 근섬유들을 통제한다. 안구 근육들이 가장 정밀한 작업을 수행한다는 점으로 미루어볼 때, 이는 동작의 치밀함과 정확함에 상응한다 할 수 있다.

운동단위는 근섬유의 개수 외에, 기능에 따라서도 차이를 나타낸다. 여기서 우리는, 동작단위들을 위상성과 긴장성으로 구분할 수 있다. 긴장성 운동세포들은 보다 오랜 연축과 이완을 결정한다. 긴장성 운동신경세포의 축삭을 위상성 근섬유들로 이동시키는 것만으로(조금의 시간이 흐른 후) 근섬유들의 기능은 물론 구성까지 긴장성으로 변화시킬 수 있다. 이는 신경계와 근육계, 그리고 구조와 기능 간의 밀접한 관련성을 강조하는 흥미로운 사실이라 할 수 있다.

반사적인 상황 속 근육의 작용

근육은 조절 체계의 일부로서, 보다 복합적인 반사작용에 관여한다. 지금부터는 반사적인 관계가 아닌, 프로그램들에 대해 이야기하도록 하겠다. 정보의 유도와 처리가 하나의 복합체로 결합되며 본질적으로 지금까지도 생리학적 스키마(schema)로서 인정되지 않고 있는 만큼, 지금부터는 반사적인 관계가 아닌, 프로그램들에 대해 이야기하도록 하겠다. 즉, 수용체와 작용체 간의 분명한 관계를 의미하고자 할 때 반사라는 용어가 사용될 것이다. 이 새로운 개념 속에서 이 관계는, 더 이상 하나의 고리가 아닌, 중추적인 프로그램인 **움직임 정형화** 및 **운동양상**으로 정의된다. 근육들은 서로 통합하여 이루는 상호결합 외에, 별개적으로도 작용할 수 있다. 각 운동단위들의 독립적으로 제어되는 활동은 연습을 통해서도 가능하게 만들 수 있다. 이는, 근육의 검사 및 도수가 필요한 이유이기도 하다. 운동 프로그램이라는 개념 하에서 반사작용과 운동양상, 움직임 정형화에 대해 살펴보도록 하자.

운동양상

동작이 나타나는 양상 또한 의지적 동사와 함께 유전적으로 정해지는 요소들에 의해 결정된다. 이 유전적인 요소들은 여러 세대들에 걸쳐 같은 양상으로 나타나는 일관적인 예비적 경로들을 따라 작용한다. 이는 움직임 시스템에서 가장 단순한 형태의 반사작용들, 그리고 가장 복잡한 형태의 운동양상들로 분류된다. 물리치료에서는 손상된 운동 기능의 촉진과(역으로) 억제를 위해 운동양상들을 자극하는 방법을 사용한다. 운동양상들은 진단상에서도 중요한 의미를 가진다.

즉, 운동양상이란, 정확히 정의된 자극들에 대해 CNS가 나타내는 "표준화된" 동작 반응들로 이해할 수 있다. 운동양상은 자극/흥분된 수용체들에 대해 미리 정해져 나타나는 동작 반응들이다. 운동양상이 안정인자로서 작용하는 반면,(학습된 동작과 자동적인 동작, 아래 설명 참조) 움직임 정형화는 억제되지 않고 가변적이며 각 수행 운동에 따라 제어되는 인자들로서 작용한다. 운동양상들에는 척수와 뿌리 위치에서 나타나는 단순한 반사작용들뿐만 아니라, 보다 높은 수준으로 제어되며 CNS가 성숙하는 내내 수행되는 복잡한 감각운동 기능적 관계들도 포함된다.

R. Magnus는 동물에서 낮은 반사 반응들을 발견하였으며, G. Schaltebrand는 그와 유사한 현상들을 어린이들로 구성된 소집단에서 관찰한다. 그는 다 자란 동물들에게서 나타나는 몇몇 반사작용들이 신생아들에게서 흔히 관찰된다는 결과를 제시한다. 그는, 원래는 적색핵(적핵)에 의해 중재되는 이 반사작용들이 CNS의 해부학적 성숙 과정 내내 억제되고 있다고 지적한다. 그 결과, 나이가 들수록 그 반사작용들이 사라지는 것이다.

그 외에도 Milani-Comparetti와 Gidoni(1967), Fiorentino(1973), Capute 외(1978), Vojta(1974), Bobath(1980)을 비롯한 많은 학자들이 신생아일수록 기능적 수준에 따른 계층적 조직의 반사적 기능들을 많이 나타낸다는 개념에 대해 설명한다. **반사작용은 협응성 움직임의 복합체가 부가한 기초 단위인 것으로 보여진다.** CNS의 성숙은 반사작용들의 억제를 야기한다. 이 반사작용들은 혈관사고나 뇌외상과 같이 보다 높은 수준의 CNS 중추들이 활동성을 잃은 상태에서도 나타날 수 있다. 중추 마비 상태에서는(분화적 운동), 독립적인 동작들에 기능장애가 나타나고, 원하는 활동을 수행하고자 할 때마다 근긴장이상발작이라는 증상이 나타난다. 원하는 동작을 수행하고자 하는 노력이 발휘되면, 원시 반사학(비대칭적인 긴장성 목반사, 대칭적인 긴장성 목반사, 트리플렉션 등) 의 양상들로 보이는 운동양상들 나타나 선택적인 동작을 차단한다. 이러한 반사작용들의 억제를 목표로, 보다 높은 수준의 중추 기능들을 자극하거나(Vojta법, NDT법, 대뇌기능 훈련 - 의식적인 노력을 필요로 하는 운동 등) 대뇌 운동을 수행하도록 하여야 한다.

이는, 발달 초기 단계에 나타나는 반사작용들이 뇌가 성숙해감에 따라 억제되고 적재되는 것은 사실이나 완전히 사라지지는 않음을 의미한다. 대뇌피질 기능의 점진적 효과(의지적 활동)는 아동 발달기에 시작되며 이는 척수와 겉질밑 반응들의 징후를 억누른다는 신경생리학적 계층적인 개념은 McCraw(1945)와 Paine(1960), Cohen과 Taft(1967), Zelazo(1976), Gallahue(1982), Ernst(1983) 등 다른 많은 학자들의 실험 작업들에도 반영되었다.

이 생리학적 계층의 개념을 믿지 않는 학자들도 있다. 신생아는 반사적 기전이 아니라는 생각에 동의한 학자들로 Eccles(1977) 와 Prechtl(1967), Towen(1976) 등을 들 수 있다.

어린이의 CNS는 충분히 성숙한 상태이며 출생 후에도 복잡하기 때문에, 단순히 반사와 작용만을 근거로 하여서는 그 기능들을 설명할 수 없는 것이 사실이다. 보다 높은 중추기능들이 성숙해감에 따라 이 반사작용들을 나타내는 낮은 기능들이 억제된다는 주장은 수많은 임상적 경험들과 실험 작업들을 통해 확인된 사실이다. 때때로 반사적 반응들의 단순한 형태로 불리기도 하는 **"원시반사"**는 CNS 발달과 연관된 별개의 체계가 아닌, 보다 높은 제어 중추들의 발달적 정황에 포함되는 체계로 보아야 한다. 임상적으로, CNS의 성숙은 자세활동이나 자세반응을 통해 또는 입체감각인식의 발달을 통해 관찰될 수 있다. 어린아이가 공동활성화의 발달 또는 대항(길항)근들의 협응적 활성화와 연관된 자세반응을 처음 나타내기 시작할 때를 한 예로 들 수 있다(신생아가 엎드린 상태에서 고개를 들어올리거나 똑바로 누운 상태에서 다리를 들어올리기 시작하는 생후 4-6개월의 시기에 주로 관찰된다). 그러나 그와 동시에, 두덩위 반사와 교차 폄 반사, 보행 자동증 등과 같은 척수 반응들은 사라진다. 다시 말해, 적재되거나 억제되는 것이다(제3장, 신경운동발달과 확인에서 더 자세히 설명하도록 하겠다).

출생 당시에는 관찰되다가 특정 운동발달 단계에 들어서면서 사라지는 반사반응들도 있지만(예: 갈란트 반사, 교차 폄 반사, 보행 자동증, 두덩 위 반사), 병리학적 조건(예: 비대칭적/대칭적 긴장성 목반사) 하에서만 나타나는 반응들도 있다. 이와 같은 반사반응들은 추후 나타나며 일생 중 다시 유도될 수도 있다(예: 시각얼굴반사).

"원시반사" 검사는 아동 운동발달검사의 필수적인 부분이다. 이 반사반응들의 유도 또는 보다 정확하게 말해서 그들의 유도가 결여되는 것은, 중추신경계의 성숙과 병리학적으로 정상적인 상태임을 의미한다. 신경학적 재활 평가의 한 부분으로서 반사반응들에 대한 검사가 이루어진다.

우리의 동작은 척수나 뇌 줄기에서 이루어지는 단순한 반사반응들 외에, 보다 높은 통제 수준(오래된 피질 부분)에서 성립되는 복잡한 **감각운동 기능 관계들**에 의해서도 제어된다. 이 운동양상들은 신체 자세의 발달(형태학적 발달 포함)과 기본적인 이동 기능들(걷기, 움켜잡기, 그리고 팔다리의 지지 기능)의 발달도 제어한다.

움직임 정형화

움직임 정형화는 제어된 반사반응들과 제어되지 않은 반사반응들에 대해 일시적으로 변함없는 체계를 나타낸다. 이는 **운동 학습에 기초하여 일어나는 것이다**(정형적으로 반복된 자극). 연습된(훈련된) 동작 또는 외적으로 자극된 상동은 신경적 절차들의 내적 상동의 발달을 초래한다. 목표되는 동작(위상성 운동), 그리고 특히 자세의 안정화(동작의 안정화)가 자동화된다. 움직임 정형화(동작과 그에 필요한 자세)는 CNS로 하여금 보다 복잡하고 빈번하게 반복되는 상황 속에서 보다 쉽게 기능할 수 있게 해주는 것이라 추정할 수 있다. 주기적으로 반복되는 동작들은 의식하지 않아도 자동으로 수행되는데, 이로 인해 우리는 우리도 모르는 사이에 다른 근육들은 매일 과도하게 사용하면서 특정 근육들은 사용 불충분 상태로 방치하게 된다. 바로, 몇몇 근육들이 하루 종일(때때로 수면 상태에서조차) 비자발적인 등척 수축을 일으키는 것이다. 이로 인해 특정 신체 부위가 만성적인 과잉노력 상태가 됨으로써 구조적인 변화까지 일어날 수 있다.

신경근 기능장애의 임상 징후 및 검사

신경근계 기능장애들의 임상 징후들은 매우 광범위하게 나타난다. 왜냐하면, 근육의 기능 또는 그 반응을 통해, 근기능에 대한 평가는 물론, 앞서 언급한 것과 같이 기능적 결함들을 제어할 수도 있기 때문이다. 이 징후들은 기능장애가 제어 고리의 어느 부분에 위치하느냐에 따라 다르게 나타난다. 운동기능장애와 함께 피질 기능장애가 확인될 경우, 상징기능들(친교적 기능과 지식적 기능, 실용적 기능)도 저해된다.

검사를 위해, 일상 활동들에 대한 평가를 포함하는 촉진과 관측(관찰), 기능적 테스트들이 수행된다(제5장, 운동 손상 범위 및 일상활동에서의 한계 평가 참조).

근육계에 대한 임상적 평가는 전신 기능(관절, 뼈, 물렁 조직, 내부 장기)에 대한 평가와 뗄래야 뗄 수 없는 관계나 마찬가지이다. 그러므로, 근기능 또는 신경근계의 기능적 병리학에 대한 분석을 위해 이들 간의 연결성을 구분할 필요가 있다(제1장, 임상 평가의 기초인 움직임 시스템의 기능에 중점을 둔 평가적 접근법 참조).

임상 검사에선, 기능적 · 신경학적 증상학과 증후군학이 중점이 된다. 아동을 대상으로 하는 경우, 잠재적인 신경학적 장애 검사 체계 내에서 운동기능들에 대한 검사를 수행한다.

I 기능적 · 신경학적 증상학

1.1.1 자세 기능
1.1.2 근긴장
1.1.3 감각 기능
1.1.4 반사반응
1.1.5 비자발적 동작들
1.1.6 근력, 또는 근력 감소

II 기능적 · 신경학적 증상학

1.1.7 주요 근육 병변들
1.1.8 신경근적 이행 결함
1.1.9 말초신경 손상
1.1.10 척수 증상학
1.1.11 소뇌 증상학
1.1.12 피라미드바깥길 (추체외로) 증후군
1.1.13 시상 증후군
1.1.14 뇌줄기 증후군
1.1.15 수막 자극 증후군, 두개내압상승과 과다긴장, 혈관 증후군
1.1.16 피질 증후군 – 운동과 상징

III 신경운동발달과 검사

- 운동 프로그램을 통한 임상 평가
- 신경운동발달 검사
- 유아기 운동발달
- 학년기전 정신운동발달
- 학년기전과 학년기의 중추 협응력 결핍
- 중추 협응력 손상을 위한 물리치료

I 기능적 · 신경학적 증상학
FUNCTIONAL AND NEUROLOGIC SYMPTOMATOLOGY

1.1.1 자세기능 검사

자세평가는 환자의 과잉노력 또는 부상 경향에 대한 가정에 영향을 주고, 구조물과 운동기능 간의 관계를 시각화한다. 올바른 자세는 근긴장(근육의 균형 또는 불균형)에 반영되며, 심리상태를 비롯한 중추 제어 기전들과 인대의 상태, 해부학적 관계들도 모두 자세에 반영된다. 자세는 유기체의 병리학적 상태에 대한 반응 또한 반영한다.

각 분절들의 자세, 근긴장과 긴장 분포도가 관심 대상이 된다. 생리학적 상황에서는 근육(특히 얕은 근육들)의 자세긴장이 최소화될 수 있도록 각 동작 분절들이 집중화된다. 모든(전체적으로 또는 국부적으로) 과도한 근긴장 상태는 중요한 결과적 가치를 가진다. 높은 정지자세긴장도가 합병증(내적 기능장애 포함)을 초래하지 않는 것은 실질적으로 불가능한 일이다. 기립 상태에서의 근긴장도 또한 환자의 전반적인 이완능력을 말해준다. 자세 평가 시, **자세형성 중추 프로그램**에서 유도된 이른바 **"이상적인 자세"**를 바탕으로 관찰이 수행된다. 이상적인 자세를 정의하기 위해선, 생체역학적 기능과 신경생리학적 기능들을 기반으로 삼아야 한다. 생체역학적 기능은 하중의 성질을 설명하는 역할을 하며, 신경생리학적 기능은 안정근과 자세근의 기능을(심지어 동작 중에도) 통합하여 관절계에 최적의 하중이 가해질 수 있도록 하는 근육의 제어 과정을 설명하는 역할을 한다. 그들 간의 상호연관성 역시 자세발달의 일부이다. 이상적인 자세를 결정하는 것은 중추 프로그램이다. 따라서, 이동 기능들과 정적인 상태의 자세 평가를 개체발생적인 맥락으로 이해할 필요가 있다. 자세의 발달은 자세를 결정하는 해부학적 발달과 동기화 된다는 사실이 이를 뒷받침한다.

자세(POSTURE)

자세기능 - 정상

자세기능을 평가하거나 기능장애의 심각도를 결정하는 과정에서 주로 제기되는 문제로 기준 값의 부재를 들 수 있다. 기준 값이 없는 이유는 기준을 정의하고자 한 학자들의 관점들이 다양했기 때문이다. Brügger이 자세(체위)를 평가하고 가르치는 법은 Pilates의 방법과 다르다. B. Frejka (표 1.1.1-1)와 F. P. Kendall(표 1.1.1-2), M. Lomicek와 M. Jaros, 또는 T. Kaperczyk, B. Mensendieck, 그리고 그 외에 같은 주제를 광범위하게 추구한 많은 학자들의 작업들을 통해 이상적인 자세에 대한 각기 다른 기준들을 확인할 수 있다. Grantisek Vele은 사람마다 올바른 자세적 정렬 상태가 다르기 때문에, 올바른 자세에 대한 한 가지 기준을 확립하는 것은 불가능하다고 논한다. 대부분의 학자들이 기립 자세의 기능들만을 판단하고 있는데,

표 1.1.1-1 Frekja가 제시한 이상적인 기립 정렬 자세(Chvatalova, 1991, Srdecny, 1982)

분절	위치, 자세
다리	두 다리를 자유롭게 포갠 다음, 양 발이 평행을 이루도록 한 상태에서 발가락이 땅에 닿도록 한다. 발의 몸 쪽 부분에 아무런 하중이 실리지 않도록 바깥쪽으로 살짝 벌린다. 정강이는 앞쪽으로 당기고, 무릎과 엉덩이에 힘을 싣지 않은 채로 위로 당겨 올린다. 이때, 무릎이 지나치게 펴지 않는다.
골반	이마면에서 대칭을 확립하고 시상면에서는 충분한 경사도를 확립한 다음, 볼기근이 둥글고 단단하며 길게 늘어나 긴장 상태가 되도록 한다.
몸통과 팔	배를 위쪽으로 잡아 당긴다. 이마면에서는 척추가 굽혀지지 않은 상태가 되도록 하고, 시상면에서는 약간의 굽힘과 정립 자세가 이루어지도록 한다. 어깨뼈가 대칭을 이루며 몸통에 완전히 접하도록 한다. 어깨는 긴장을 풀고 넓게 벌려 뒤 아래쪽에 자유롭게 위치시킨다. 양팔은 오목한 마름모꼴을 따라 몸통 옆에 편안하게 위치시키고, 허리선이 대칭을 이루도록 한다.
머리와 목	턱과 목이 알맞은 각도를 이루어 바깥귀길(외이도)과 눈을 연결하는 선이 수평이 되도록 하고, 고개를 위로 당긴다.

표 1.1.1-2 Kendall 이 제시한 이상적인 기립 정렬 자세 (Kendall, McCreary, Provance, 1993)

분절	위치, 자세
머리	중립
목뼈	앞쪽으로 볼록하도록 약간 숙인 상태
어깨뼈	가슴 벽에 닿은 상태
가슴뼈	뒤쪽으로 볼록하도록 약간 숙인 상태
허리뼈	앞쪽으로 볼록하도록 약간 숙인 상태
골반	중립 – 앞위쪽 엉덩뼈가시가 두덩결합과 같은 수직면에 위치하도록 한다.
엉덩관절	중립
무릎관절	중립
발목관절	중립 – 두 정강이가 양 발과 수직을 이루도록 한다.

이 역시 불충분한 것으로 간주될 수 있다.

"이상적인 자세"를 정의하기 위해선, 각자의 접근법에 따라, 생체역학적, 해부학적, 신경생리학적 기능들, 그리고 이 기능들 간의 상호연관성을 운동 또는 형태학적 발달의 정황을 바탕으로 확인하여야 한다. 자세 기능들을 확인하였으면, 체형에 따른 인체 측정학적 특성들의 영향력에 대해서도 논할 수 있다. 그러나 체형이 자세에 미치는 효과에 대한 추정을 확인하는 연구가 아직 존재하지 않는다. 한편, 이를 통계학적으로 확인하고자 한 시도 역시 성공적으로 이루어진 바 없다.

자세발달(Development of Posture)

해부학적 · 생체역학적 원칙들과 신경생리학적 원칙의 연관관계는 형태학적 개체발생, 즉, 자세적인 관점에 있어 가장 두드러지게 나타난다. 이 원칙들은 상호적으로 제어되므로 별개의 개념으로 다뤄질 수 없다.

운동 개체생성의 주요 원칙들 중 하나로 자세, 또는 근육의 협응성 활동을 통한 증강으로 올바른 관절의 위치를 확보하는 능력의 발달과 걸음과 지지 기능의 발달을 들 수 있다. 척추가 뒤쪽으로 굽혀진 상태가 되도록 몸의 축을 확립하는 것, 그리고 골반과 가슴의 정렬을 확립하는 것(이에 따라 가슴 모양이 변화한다.)의 발달은 모두 자세 개체생성의 운동발달 첫 단계에서 이루어진다. 이는 척추 폄근들과 목 굽힘근들 간의 균형 안정된 협력과 배안 압력(가로[횡경]막과 배근육, 골반바닥[기저]근육들 간의 상호작용)을 통해 이루어진다(그림 1.1.1-1). 다음으로 목표 위상성 동작인 이동 능력의 발달이 이루어진다. 이는 곧 걸음(움켜잡기) 또는 지지(밀어내기) 기능들이 이중적 징후로 발달함을 의미한다.

1. **같은 쪽 양상**(구르기) – 같은 쪽의 팔과 다리를 뻗어 밀어낸다(그림 1.1.1-2).
2. **반대쪽 양상**(기어 다니기) – 다른 쪽의 팔과 다리를 뻗어 밀어낸다(그림 1.1.1-3).

걸음과 지지 기능들은 척추와 골반, 가슴을 안정화시키는 능력에 따라 결정되기 때문에, 안정화 기능의 발달에 따라 의도적인 팔다리 동작을 수행할 수 있게 된다. 이를 보장하는 것은 대항(길항)근조직들의 협응성이다.

이는 시간이 경과할수록 발달하는 기능들이다. 생후 3개월이 되면, 똑바로 누운 상태에서 몸통의 옆쪽에 두고 있던 팔을 뻗어 내미는 양상이 나타난다. 생후 4.5개월이 되면, 몸의 중앙선까지 팔다리를 뻗을 수 있게 되며, 생후 5-6개월이 되면 중앙선을 넘어선 범위까지 팔다리를 뻗을 수 있게 된다. 반대쪽 팔다리가 지지대 역할을 하거나 밀어내는 기능을 담당하게 된다. 엎드린 상태에서 내미는 동작과 지지하는 동작이 나타나는 것은 생후 4개월 이후이다.

자세를 확보하는 능동적인 능력은 기초 자세 발달들(엎드려 팔꿈치로 체중을 지탱하는 자세, 비스듬하게 앉은 자세, 네발로 기는 자세 등) 외에도 아이가 동작을 이루는 동안 확보되는 체위 또는 각 관절들로부터 비롯될 수도 있다.

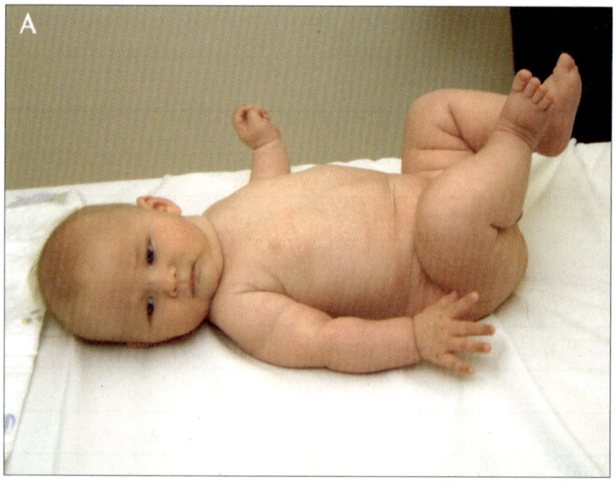

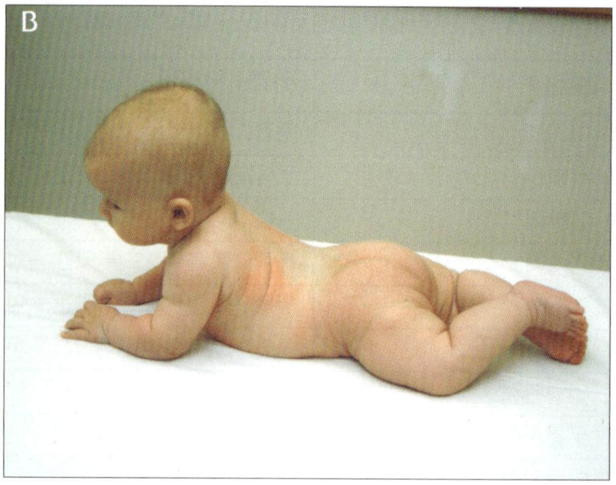

그림 1.1.1-1 생후 4개월이 되면 축방향 장기들이 시상면에서 안정화를 확보할 수 있을 만큼 성장을 이룬다. A – 똑바로 누운 자세, B – 엎드린 자세. 대칭적으로 팔꿈치의 위관절융기와 두덩결합이 체중을 지지하는 역할을 한다.

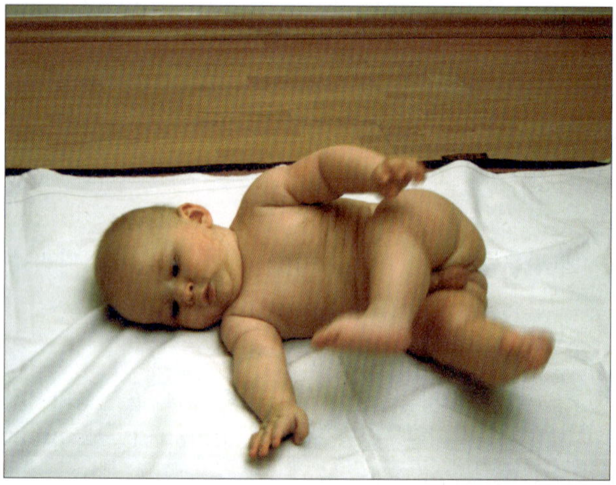

그림 1.1.1-2 구르기는 같은 쪽 운동양상이다.

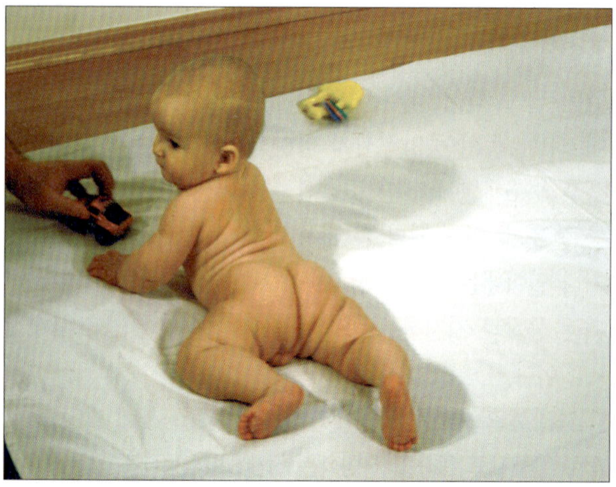

그림 1.1.1-3 팔다리 내밀기는 반대쪽 운동 양상이다. 이때, 반대쪽 팔다리가 체중을 지지한다.

입과 안면 운동 측면은 이동 복합체 전체로 통합된다. 눈과 혀 모두가 앞을 향하도록 한 상태에서 팔을 앞으로 내미는 동작이 이루어진다.

아동의 생리학적 발달기 중 근육 대항 기능이 나타나기 시작하면, 관절을 **중립 위치**(**중심화된 위치**)에 유지시킬 수 있게 되면서 균형력이 관찰되기 시작한다. 이는 중추신경계가 건강한 상태에서만 이루어진다. 물론, 이상적인 자세를 말하는 것이다. 자세발달적 기능장애의 경우, 관절의 기능적 위치에서 앞쪽으로 기울여진 골반이나 머리가 앞으로 나와 있는 자세, 들숨가슴자세 등의 결함이 항상 나타난다.

자세 및 이동 반사 모델

척추와 가슴, 골반 안정화와 팔다리의 걸음 및 지지 기능의 발달적 모델은 **중추신경계에서 비롯되는 프로그램**을 형성한다("원시반사"와 유사한 선천적 운동 양상. 보다 높은 수준의 중추들의 제어 기능). 이 체계는 통증 유발 구역이라 불리는 자극을 통해 반사적으로 발생하는 것이라 할 수 있다. 유도된 이동 동작은 CNS의 생리학적 발달기에 관찰되는 운동양상들에 상응한다. 통증 유발 구역들을 눌러 자극하는 구심 작용을 통해, CNS 내 등허리와 골반의 안정성은 물론, 입과 안면 기능들(팔을 앞으로 내밀 때 눈과 혀도 앞쪽으로 이동한다) 을 비롯한 걸음 및 지지 기능들도 촉진할 수 있다(그림 1.1.1-4). 근육들이 협동하여 안정적인 대항 기능을 수행할 때, 이 반사적으로 유도

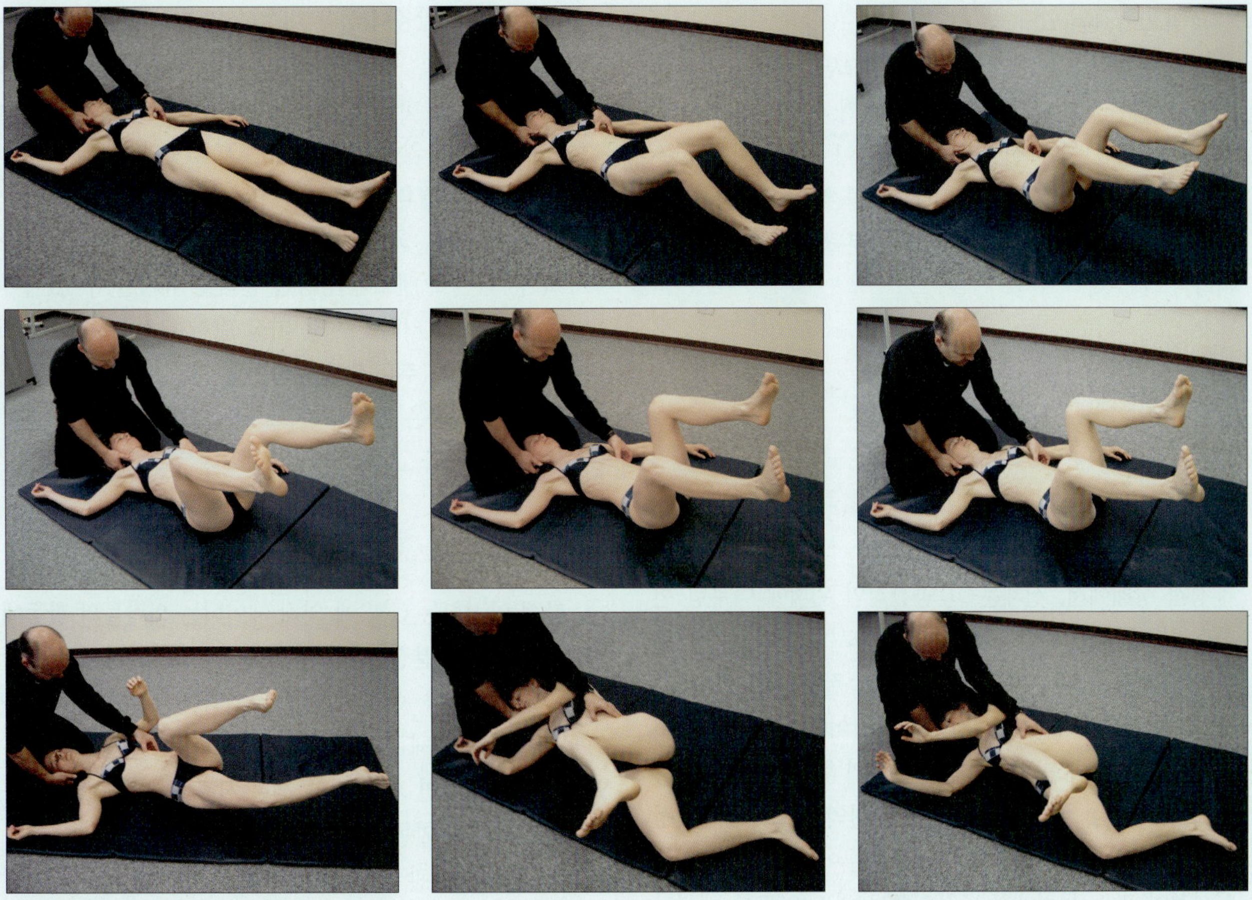

그림 1.1.1-4 반사 자극 시 관찰되는 구르기 동작 순서.

된 반응(자세 이동 발달기에 관찰되는 것과 유사한 동작 기능들)들이 나타나며 이동(걸음과 지지) 시 관절의 위치가 중립(중심화된 위치)에 유지될 수 있게 된다. 이는 생체역학적 측면에서 하중이 관절들에 생리학적으로 적용되는 것을 의미한다. 이 반사 **이동의 총괄적 양상**은 반복적으로 유도될 수 있으며, 항상 같은 협응력과 동작 목표와 함께 나타난다. 여기서, 생체역학적 원칙들과 생리학적 원칙들의 상호연관성이 다시 한 번 확인된다 할 수 있다. 자세 근기능들(운동 발달적 양상 – 척추와 가슴, 골반의 안정화 기능과 의도적인 팔다리 동작)은 생리학적 자세 발달기에 발달하며, 또는 반사자극에 의해 활성화되는데, 이들이 바로 검사 결과를 비교할 대상인 **이상적인 자세 모델**(자세 안정화) 이자 이동 동작인 것이다. 평가 대상의 자세와 이상적인 자세 모델, 그리고 그들의 발병학적 결과들과의 편차가 자세평가의 중점이 된다.

자세라는 용어의 한계

많은 학자들이 바른 자세(균형 잡기) 기능들, 또는 기립 자세나 앉은 자세에서만 수행되는 평가들에 집중하고 있다. 그러나 사실, 자세라는 용어가 가지는 의미는 훨씬 더 광범위하다.

자세란, 일상 속에서 가장 큰 영향력을 가지는 것으로 나타나는 중력의 작용과 같은 **외력들에 대항하여 신체의 동작 분절들을 능동적으로 고정시키는** 개념으로 이해된다. 자세란, 일반적으로 제시되는 것처럼 두 다리를 이용하여 똑바로 서거나 앉음만을 의미하는 것이 아니라, **모든 체위의 일부분**(예를 들어, 신생아가 엎드려 누운 상태에서 고개를 똑바로 들어 올리는 자세 또는 똑바로 누운 자세에서 두 다리를 중력의 작용 방향과 반대로 들어올리는 자세), 그리고 무엇보다, 모든 동작들을 의미한다. **자세는 동작에 필요한 가장 주된 요소이며, 동작 또한 자세에 필요한 가장 주된 요소이다.** R. Magnus는 "자세는 동작에 따르는 그림자"

라고 표현하기도 한다.

어떠한 동작이든 단계별로 나누어보면, 자세를 유도할 수 있는 잠깐의 순간, 즉, “고정 단계”가 존재하는 것을 확인할 수 있다. 이는 실질적인 움직임이 이루어지고 있는 동안 “무동작 상태”에 놓이는 관절들의 위치와 관련 있다.

다음은 자세 기능적인 측면에서 구분될 수 있는 세 가지이다.

- 자세 안정성
- 자세 안정화
- 자세 반응성

자세 안정성(Postural Stability)

정적 상태에서, 신체는 그 공간적인 위치에 아무런 변화도 일으키지 않는다. 그러나, 사실 모든 정적인 자세(똑바로 선 자세, 앉은 자세 등)가 동적인 절차들로 이루어진다. 자세를 유지하는 것은 정적인 현상이라기보단, 동작에 반드시 필요한 개념인 움직임 시스템의 휘발성에 “저항”하는 과정이라 할 수 있다. 즉, 단 한 번의 시도가 아닌, **정적인 자세의 지속적인 “확립”**으로 이루어지는 것이다. 무의식적인 또는 무절제한 낙상이 발생하지 않도록 체위를 유지하는 능력을 자세 안정성이라 한다.

안정성은 생체역학적 요인들과 신경생리학적 요인들 모두의 영향을 받는다. 지지 기능을 수행하는 영역이 생체역학적 요인들에 속한다.

모든 동작에서 무게 중심은 지지 기반에 반영되어야 한다(그러나 기저면에는 반영될 필요 없다)는 점을 정적 자세에서 안정성을 유지하기 위해 필요한 기본 조건이라 할 수 있다. 여기서 **기저면**(base of support)은 신체와 직접적인 접촉을 이루는 표면 부분을 말하며, **지지 기반**(support base)는 지지하는 영역 또는 영역의 가장 먼 가장자리에 의해 경계되는 영역 전체를 말한다(“지지 영역들과 그 사이에 존재하는 모든 부분”). 즉, 지지 기반이 기저면보다 더 넓은 것이 일반적이다.

안정성은 지지 기반의 크기와 체중에 직접비례하며, 지지 기반 위 가장 높은 무게중심, 무게중심을 지지 기반에 투영한 지점부터 지지 기반 중심점까지의 거리, 그리고 지지 기반이 수평면과 이루는 각에는 간접 비례한다. 한편, 이동이 이루어질 때, 무게 중심의 벡터(vector)는 지지 기반을 직접적으로 가리킬 필요 없지만, 외부 중력과 가속도, 마찰력, 반응력 등을 비롯한 외력들의 합성 벡터는 반드시 지지 기반을 향해야 한다.

만약, 정적인 하중 상태에서 중력의 벡터가 지지 기반으로 투영되지 않는다면(앞서 언급하였듯이, 반드시 지지 기반을 가리킬 필요는 없다), 이 원칙은 위반된 것이다. 이와 같은 경우, 균형을 유지하기 위해선 인대와 근육들이 모두 회전 모멘트나 상당한 근력을 유지할 수 있어야 한다. 불균형한 기립 자세를 가장 먼저 교정하는 것은 보다 높은 근활동(추후 해당 근육들에 근육긴장항진증이 수반된다)이며, 다음은 통증, 그리고 그보다 더 나중에는 변형 양상이 나타난다.

자세 안정화(Postural Stabilization)

자세 안정화는 CNS에 의해 제어되는 **외력들의 활동에 대항하여 신체 분절들을 능동적(근육)으로 고정시키는** 개념으로 이해된다. 이 근육 활동은 외력(특히, 중력)의 작용에 대항하여 신체 분절들의 위치를 고정한다(능동적인 분절 고정). 정적인 상태(기립, 앉은 자세 등)에서는 작용근과 반작용근의 활동(동시활성화 활동)에 의한 근육의 협응성 활동을 통해 관절의 긴장도가 조절된다. 주어진 자세에서 중력에 저항하는 것 또한 이 활동에 의해 이루어진다. 신체 분절을 긴장시킴으로써 올곧은 자세를 확보하거나 신체의 이동을 수행할 수 있다(나무 막대기와 사슬, 또는 판자와 그물을 세우는 실험 관찰 결과와 유사한 작용). 자세 안정화를 책임지는 근육의 협응성 활동이 없다면, 인체의 뼈대가 무너지고 말 것이다. 자세 안정화는 중력에 대항하여 작용하는 것 외에도, 모든 동작들, 심지어 다리의 움직임 만으로 이루어지는 동작에도 관여한다.

자세 반응성(Postural Reactibility)

힘든 활동 수행(예: 무거운 물건 들어올리기 및 옮기기, 저항력이 적용되는 상태와 그렇지 않은 상태에서의 사지 운동, 밀어내기/튀어 오르기 운동, 공 던지기 등)을 위해 신체 분절이 움직일 때마다, 그에 따른 저항력을 극복할 수 있는 근수축이 이루어져야 한다. 이는 인체에서 지렛대 역할을 하는 분절 체계 내의 힘 모멘트로 이동하여 움직임 시스템 전체에 반응 근력을 유도해낸다. 이 **반응 안정화 기능**을 자세 반응성이라 한다. 이 힘의 생물학적 목적은 각 동작 분절들(관절)의 견고함을 증가시켜 가장 안정적인 고정점을

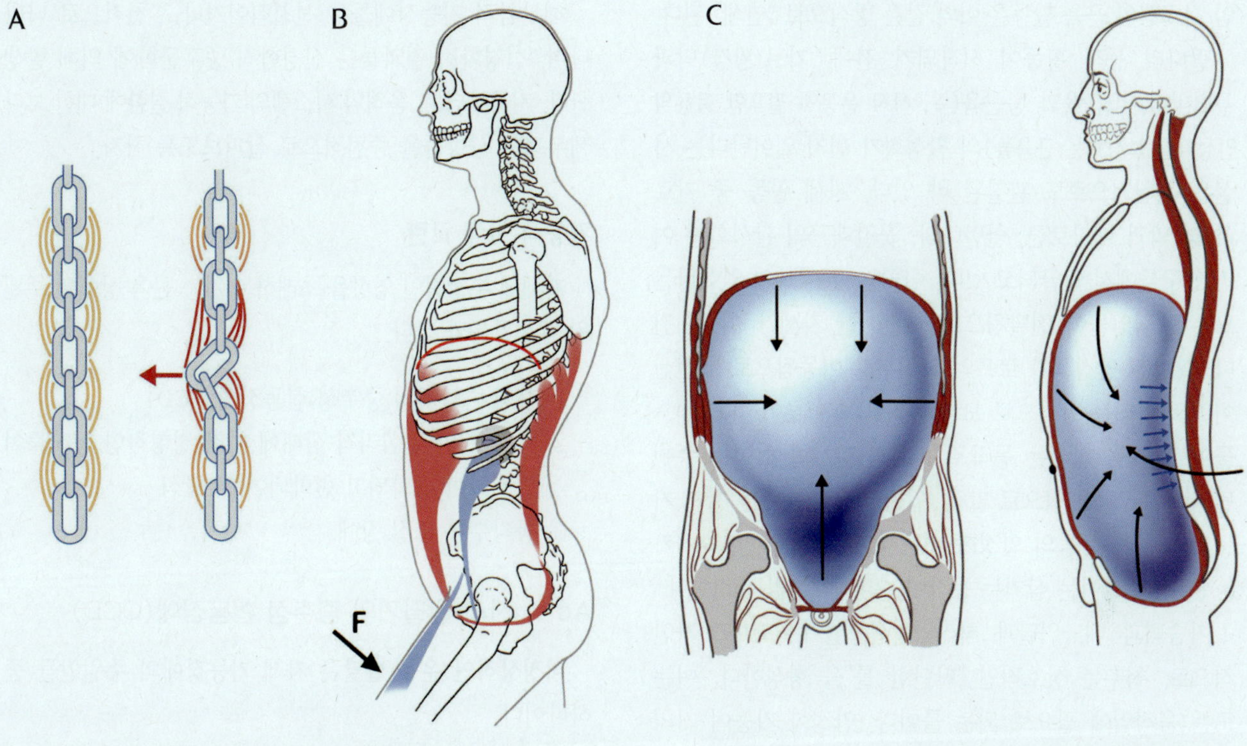

그림 1.1.1-5A 팔다리의 근육계가 활성화되는 동안 이루어지는 척추의 안정화. A – 근육 활동이 이루어지는 동안, 분절이 중립에서 벗어나는 현상이 발생하지 않는다(사슬 모델에서 관찰됨). B – 다리(또는 팔) 동작이 이루어지는 동안, 척추를 안정화시키는 근육계가 활성화된다(F – 힘). C – 생리학적 상황에서 일어나는 자체(autochthonal) 근육계와 가로(횡경)막, 골반 근육들, 배근육들 간의 근육 상호작용.

얻고, 관절 분절들로 하여금 외력으로부터의 영향력들을 극복할 수 있게 하는데 있다. 즉, **고정점**(punctum fixum)이란, 근육 삽입부들 중 하나가 긴장 상태에 놓였고, 그로 인해 근육의 다른 삽입부들이 관절의 동작을 수행할 수 있음을 의미하는 것이다. 우리는 이를 **운동점**(punctum mobile)이라 부른다. 연결된 분절들의 긴장상태는(어느 정도 수준까지는) 변화될 수 있으며, 여러 해부학적 분절들을 하나의 단위로 함께 결합하는 것도 가능하다. 작용근과 대항(길항)근 및 다른 근조직들의 협응성 활동을 통해, 연결된 결합체에게 필요로 되는 수준의 긴장상태를 갖출 수 있다. 확실히, 팔다리의 도움과 함께 몸통의 움직임이 이루어지기 위해선, 팔다리에 위치하는 관절들에게 어느 정도의 자유가 보장되어야 한다. 한편, 가슴은 상대적으로 단단한 단위를 이루어야 하는 만큼, 여러 분절들의 느슨한 결합으로는 형성될 수 없다. 이 역시 사슬과 유사한 원리를 가진다. 한쪽 고리 끝에 연결되어 있는 줄을 잡아 당기면, 사슬 전체가 비틀리게 되어 있다(그림 1.1.1-5A).

목적 없는 동작(팔다리 동작 포함)은 **근육 삽입부의 안정화**, 즉, 삽입 부위 관절 분절들의 긴장도 확보 없이도 수행될 수 있다. 예를 들어, 엉덩관절 굽힘근인 넙다리곧은근과 엉덩허리근, 넙다리빗근의 삽입부인 척추와 골반이 안정화되지 않은 상태에서는 엉덩관절 굽힘 동작이 불가능하다(그림 1.1.1-5B). 분절(이 경우, 엉덩관절)이 움직일 때, 척추 폄근과 그들의 대항(길항)근들이 결합을 이룬다. 일반적으로 알려져 있는 것처럼, 배근육들도 이 대항(길항)근들에 포함된다. 그러나 이 대항(길항)근 작용의 주를 이루는 것은, 배안 근육들(배근육, 가로[횡경]막, 골반바닥)이 규제하는 복강내압이다. 척추폄근과 복강내압 간의 상호작용은 허리뼈와 골반 부위에 고정 지점을 형성한다(그림 1.1.1-5C). 생리학적 조건에 따라, 엉덩관절 굽힘근들이 작용 중에 있는 동안 허리뼈 관절들은 중심화된 위치에 놓이게 된다. 이는, 엉덩관절 굽힘 동작이 이루어지는 동안에는 삽입 부위에서 아무런 동작이나 탈중심이 일어나지 않아야 함을 의미한다. 안정화 분절 내 근육 활동은 삽입부와 연결되는 다른 근육들의 활동도 일으키는데, 이는 다른 관절 분절들의 안정화를 확보시킨다. 움직임 시스템의 근육 활동은 이와 같은 방식으로 "연쇄" 된다.

팔다리 동작 활동이 시작되기 전에, 가로(횡경)막과 골반바닥, 배근육과 등근육(즉, 사지 운동에 필요한 몸통의 안정화를 보장하는 근육들)의 활성화가 먼저 일어난다는 사실은 실험적으로도 관찰된 바 있다. 자세 활동 중 가로(횡경)막과 배가로근, 골반바닥, 뭇갈래근의 활성화는 여러 연구들에서 언급되고 있다. 이처럼, 분절에서 일어나는 모든 움직임들이 전달됨으로써 완전한 자세가 이루어진다. 확립된 안정화가 로프의 삽입부로 이동됨으로써 전신이 안정화되는 방식으로 모든 동작들이 이루어진다. 예를 들어, 음식을 삼키는 동작조차 혀의 안정화 없이는 수행될 수 없다. 구체적으로 말해, 입천장에 대항하는 지지 기능과 다른 근육들의 안정화 기능(특히, 목뿔을 안정화시키는 근육들) 없이는 삼키는 동작이 수행될 수 없는 것이다.

가슴벽과 배, 위팔과 허리엉치신경얼기, 그리고 자연적으로, 척추는 상호적인 "단단한 틀"을 형성한다. 이는 모든 움직임에 필요로 되는 틀이다. 안정화 기능이 거의 모든 동작들에 통합된다는 사실은 내력(예: 근육계를 통해 관절에 작용하여 분절들이 이상적 안정화 수준을 이룰 수 있도록 하는 힘)의 활동이 질적으로, 그리고 양적으로(정형적이며 상당한 반복 양) 가지는 중요성을 더욱 강조한다. 내력은 분절의 비생리학적 하중을 유도한다는 가정 하에, 형태학적 변화들(뼈곁돌기, 관절염 변화 등)과 같은 장애들의 시작도 시간 문제에 불과하다 할 수 있다. 의도적인 동작은 자유롭게 제어되는 반면, 반응 안정화 기능은 자동적으로 그리고 무의식적으로 발생한다는 점도 중요한 사실이다(자세 안정화와 자세 반응성 평가에 대한 설명은 아래를 참고한다).

자세 교란(Postural Disturbances)

자세 부조화는 다음과 같은 결함들에 의해 발생한다.

- **해부학적** - 앞방향 넙다리, 엉치뼈 형성이상, 부상 후 형태학적 변화(예: 척추압박골절 후)
- **신경학적** - 소뇌, 혈관, 피라미드바깥길(추체외로) 등
- **기능적** - 동작이나 정적인 자세에서 이루어지는 자세 근육들의 안정화 기능 손상. 체위에 상당한 영향을 미치는 근육 긴장 분포도 손상 검사 및 평가과정에서 가장 흔히 관찰된다.

해부학적 기능장애들은 선천적이거나 후천적으로 나타나며, 신경학적 결과들은 신경학적 증후군학에 의해 발생한다. 지금부터는, 움직임 시스템의 기능적 결함에 대한 보다 세부적인 사항들을 중점적으로 살펴보도록 하자.

기능적 자세 교란

자세에 부정적인 영향을 초래하는 기능 근육 장애의 주된 원인은 다음과 같다.

1. 자세 발달기의 중추성 협동장애(CCD)
2. 주로 개인의 심리적 상태에 따라 정형적인 동작들이 발전하여 강화되고 변화되어 온 방식
3. 통각수용 조절 장애

Ad 1. 자세 발달기의 중추성 협동장애(CCD)

비정상적인 운동 발달은 자세 기능장애의 주원인들 중 하나이다.

연대적 나이에 비해 생물학적 나이가 어린 경우(동작의 양적 요소)의 자세 발달은 장애로 볼 필요 없다. 자세기능의 질적인 부분에서 기능장애가 초래되는 것이라 할 수 있다. 예를 들어, 어린 아이가 고개를 든 다음, 등을 돌려 배가 바닥에 닿도록 하거나 네 발로 기는 자세를 취하는 것은 심리적인 이유가 아닌, 상응하는 나이에 따라 관찰되는 자연스러운 양상이다. 전형적인 편위로, 생후 3개월 이내에 엎드린 상태에서 고개를 들어올리는 동작을 수행하는 동안, 체중을 지탱하는 팔의 지지 기능에 장애가 발견되는 경우를 들 수 있다. 이 경우에는, 양팔을 모은 상태를 유지하며 아래팔로 체중을 지지하는 기능이 결여되어 있기 때문에, 어깨뼈가 약간 올라간 상태로 양쪽 어깨들이 앞을 향해 나와 있는 모습이 관찰된다. 이 자세를 보완하는 것이 목 폄 동작과 앞쪽으로 기울어진 골반이다. 이는, 앞톱니근과 배근육들, 가로막(횡경막) 간의 상호작용이 확립되지 않았음을 의미한다. 이와 같은 분절의 자세가 척추에서도 관찰된다. 이에 해당되는 아동들을 "날개 달린 아이"라 일컫는다(그림 1.1.1-6).

그 외 CCD의 일반적인 증상으로는, 생후 6주가 지난 후까지 머리를 들어올리지 못하며, 골반이 앞방향을 향해 있는 상태에서 몸을 뒤집는 동안 폄 동작 양상을 나타내는 경우 등을 들 수 있다. 이와 같은 자세 교란들이 고정되어 추후 자세적 행동의 기저를 이루게 된다. 이 기능적(이

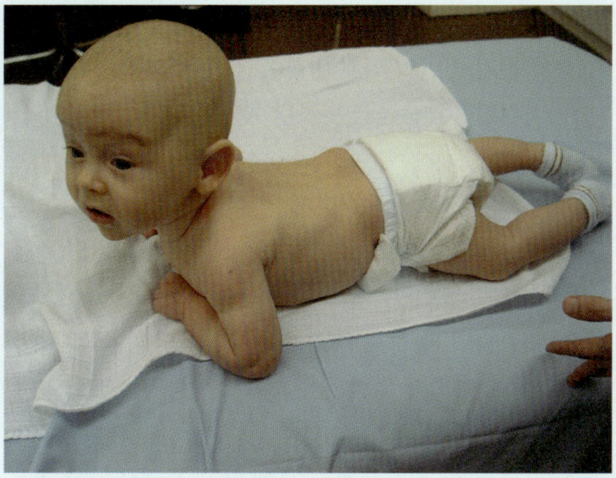

그림 1.1.1-6 중추성 협동 장애.

경우, 체위적) 교란들은 만성 운동기능장애들의 발병학적 요소들에서 가장 흔히 나타난다.

Ad 2. 주로 개인의 심리적 상태에 따라 정형적인 동작들이 발전하여 강화되고 변화되어온 방식

운동 학습 시에는 체위적으로 올바르고 안정적인 동작을 발전시키는 것이 중요하다. 해당 동작을 수행하고 체위적으로 안정화시키는 근육들만이 관여되는 동작으로의 효율적인 발달이 이루어져야 한다. 이와 같은 이상적인 가정들 하에, 동작은 관절이 올바른 위치(중심화된 위치 또는 중립)를 확보한 상태에서 이루어진다. 그리고 관절과 인대 구조물들에는 적절한 하중이 적용되는 것이다. 이 원칙은, 뇌가 생리학적 발달을 이루었다는 전제 하에, 자세 발달기와 반사 이동(즉, **"이상적인 자세양상"**) 중에 관찰될 수 있다. 호흡의 정형화를 예로 들 수 있다. 생리학적으로, 호흡이 이루어지는 동안 가슴의 아랫부분은 팽창하고 복장뼈는 앞뒤 방향으로 움직인다. 이와 같은 조건 하에 이루어지는 호흡에는 부가적인 호흡근들의 도움 없이 가로(횡경)막과 척추사이근육들만이 관여된다. 그러나 실제로는, 부가적인 호흡근(가슴근과 목갈비근)이 주된 기능을 다 수행하는 정형성이 존속하는 경우가 거의 대부분이다. 이 부가 근육들을 안정화시키기 위해 뒤통수밑근과 같은 다른 근육들이 추가적으로 활성화된다. 이와 같이, 호흡 동작과의 기계적인 연관성을 가지지 않는 근육들이 호흡과 관련을 가지게 된다. 상응하는 동작이 이루어지는 동안 활성화되는 근육들 간에 강한 연대가 형성되고, 결국은, 관여되는 모든 근육들이 하나의 기능적 단위를 이루게 된다. 그런 이후부터는, 개인이 이 근육들을 하나의 전체로서 지속적으로 활성화시킬 수 있게 되고, 이로 인해 물렁조직들과 관절 구조물들에 의도되지 않은 하중이 적용되기 시작한다.

한쪽 방향으로만 수행되거나 잘못 수행되는 동작에 따른 하중. 주로 직업적인 이유는 근육의 긴장도 변화 유도와 그에 따른 잘못된 자세 행동 습관의 원인들 중 하나이다. 이로 인해 근육의 긴장과 근육 억제가 발생하게 된다. 이는 아주 어린 시절부터 한쪽으로만 하중을 싣기 시작하였거나 잘못된 방향으로 훈련을 반복한 운동선수들에게서 흔히 관찰된다. 문화적 · 심미적 요소들 또한 자세에 두드러지는 영향력을 미친다. 여성들이 배가 나온 모습을 부끄럽게 생각하여 배를 집어 넣거나, 세련된 모습을 위해 하이힐을 신는 것을 예로 들 수 있다. 체코 공화국의 경우, 학생 시절부터 어깨뼈를 모으고 가슴은 편 상태에서 배를 안으로 당긴 자세를 유지하도록 교육을 받는다. 그러나 우리는 이 자세야말로 중추 프로그램에 의해 정의되는 "이상적인" 자세에 전적으로 모순되는 것이라 보는 입장이다.

덧붙여, 두려움이나 염려, 공격성과 같은 심리적 상태 역시 자세 행동에 결코 무시할 수 없는 영향력을 미친다. 자세의 기능들이 반드시 의지적인 제어를 받는 것은 아니지만(숨기는데 한계가 있다), 자세를 바탕으로 개인의 심리 상태를 알아낼 수 있다. 심리적으로 부담스러운 상황에서는, 근육 긴장도와 개인의 동작 양상들에 변화가 일어나는데, 주로 둘레계통의 영향을 통해 이루어진다. 이는 같은 자세를 다양한 감정적 상황에서 관찰한 결과, 잘 확인된 사실이다. 개인이 집중할 때나 긴장했을 때, 또는 슬플 때, 근육의 긴장도에 어떤 변화가 일어나고, 또 그로 인해 자세는 어떻게 변하는지를 관찰할 수 있다. 근육 불균형 상태에 따른 비생리학적 근육긴장항진증은 부담이 되는 상황이 장기화될 때 주로 나타난다. 근육긴장항진증의 특징은 다음과 같다.

- 해당 부위로 한정되며, 근조직에는 미치지 않는다.
- 과다긴장상태에서 정상긴장상태로의 변이가 쉽다. (촉진법으로는 감지하기 어렵다.)
- 주로 목 근육과 어깨이음뼈, 그리고 허리엉치신경얼기와 골반 부위에 집중된다.

- 정형화된 호흡 방법으로 근육 긴장도의 변화를 의미하는 징후가 나타난다. (호흡이 갈비 쪽에서 이루어지며, 부가적 근육들이 더 많이 관여하고 날숨이 충분히 일어나지 않는다).
- 증식성 징후들이 나타난다(발한, 피부묘화, 먼쪽 부속기들의 온도 저하).

Ad 3. 통각수용 조절 장애

자세 기능 변화의 다음 원인은 통각수용 자극과 그에 따른 반응과 관련이 있다. 유기체 내에 병리학적 상황이 전개됨에 따라 통각수용 정보가 형성된다. 손상 정보는 상태에 대한 단순한 해석이 아니라, 방어 기전의 "유발점"의 역할을 한다. 그에 대한 반응으로, 구조물의 피해 예방을 위한 목적 또는 최소한 부상의 최소화를 위한 목적으로 가지는 활동들이 전개된다. 운동계 자체의 통각 부분은 반사작용 재계획 부분에 위치하고 있어 운동 정보의 출력에 영향을 미친다. **응급 구조 프로그램**이 형성된다. 자기조절 절차를 구성하는 요소들인 근육긴장항진과 억제와 같은 근기능의 변화가 자동적으로 이루어진다. 이처럼 주변부(반사)와 연관된 긴장성의 변화는 근육무리 전체나 단일 근육, 또는 흔히 나타나는 통증유발점과 같이 근육의 일부분에 영향을 미친다.

한쪽 방향으로만 과도하게 하중이 실리는 것은 자세 기능의 변화를 야기하는 모든 원인들에 의한 결과라 할 수 있다. 이 상태가 장기화되면 형태학적 손상까지 초래될 수 있다(후천적 척추전방전위증, 관절의 퇴행성 변화 등).

앞서 언급한 이유들로 인해, 임상 검사는 형태학적 또는 신경학적 발견들뿐만 아니라, 자세 기능의 수준에 중점을 두는 기능적 발견들 또한 겨냥해야 할 것이다.

아동의 자세 기능에 대한 검사 원칙

어린 아이들의 자세 기능을 검사할 때엔, 어떤 편위를 능동적으로 치료하거나 교정할 것인지, 그리고 치료 없이도 연령대가 높아짐에 따라 사라지게 될 생리학적 발달 편위로 분류하여야 하는 것은 무엇인지를 결정하기가 어렵다. 어린 아이들의 경우, 정상과 비정상의 구분이 어려운데, 기능적 발견들은 물론 구조적 발견들도 이에 해당된다.

다음은 전형적인 "생리학적" 발달 편위의 예를 나타낸 것이다.

- 불균등한 다리 성장
- 아동기 골반의 위치 변화 – 골반은 앞방향을 향하고 허리척주앞굽음증이 보다 확연히 나타난다.
- 11세–14세에 해당하는 아동들이 다리를 곧게 뻗어 길게 앉은 상태일 때, 손이 발가락에 닿지 않는 증상. 이는 인체측정학적 관계가 원인이 되며, 성장기에 발생한다.
- 외반슬과 평발. 아동이 정상적 발달을 이룰 경우, 6–7세 정도가 되면 자연스럽게 사라지는 증상이다.
- 자세 내반슬
- 앞방향 넙다리. 무릎의 안쪽 회전과 팔의 엎침이 전형적인 증상이다.
- 무릎관절 젖힘 등

이와 같은 이유로, 아동을 대상으로 검사를 수행할 때에는 특정한 변경 사항이 적용되지 않은 성인 또는 청소년 대상 검사 및 평가과정을 그대로 사용하는 것은 적합하지 않다고 할 수 있다. 어린 아이들에게서는 몇 가지 비일관적인 양상들이 관찰되거나(당연한 이야기이지만) 단계적 발달이 비례적으로 발생하지 않는 것이 정상이다. 이 불균형은 특히 성장급증기에 두드러지게 나타나는데, 이 시기에는 신체에 훈련 부하를 가하는 구조물의 유형을 밀접하게 관찰하는 것이 중요하다.

기능적 해부학적 관계들을 평가할 때엔 가족력 발단자의 연령을 고려할 필요가 있다. 이들은 성장이 멈춘 직후까지 계속해서 고려해야 할 척도들이다. 다양한 세포조직들의 점진적인 성숙과 각 분절들의 불균형한 성장은 지식 부족 또는 부정확한 평가가 부정확한 진단 및 치료의 도입을 야기하여 결국 무의미하게 또는 해롭게 끝나기 쉽게 만드는 원인들이다. 아동 및 청소년들의 생리학적 하중의 범위와(특히) 내용적인 측면에서 불균형과 불안정성, 점진적인 발달을 고려하는 것이 특히 더 중요하다. 아동들을 대상으로 하는 경우, 생리학적 발달과 심리적 발달에 나타나는 개인 간의 차이를 반드시 고려하여야 한다. 월력(연대적) 나이가 같은 아이들에게서 각기 다른 형태학적 · 기능적 징후들이 관찰될 수 있다. 임의로 설정된 예상 수준과 구체적인 생물학적 연령에 상응하는 실제 수준 사이에는 차이가 존재한다.

기립 자세(STANDING)

기립 상태에서 자세 검사를 수행할 때엔, 근육 긴장성과 긴장 분포도의 범위, 각 분절들 간의 위치 균형에 먼저 집중한다.

잘못된 자세의 경우, 관절 표면에 작용하는 압력이 균형적으로 분배되지 않아 기능에 부정적인 영향을 미친다.

신경학적 발달 또는 기능적 발달(비정상적인 자세 발달, 자세에 영향을 미치는 문화적 · 심미적 요인들 등) 중 나타나는 해부학적 불균형(엉치형성이상, 앞방향 넙다리, 또는 쇼이에르만병 발병 후에 나타나는 외반증, 척추뒤굽음 등)은 안정성 교란과 합병증을 초래한다.

신체 부위별 검사

척추(Spine)

척추 검사에서는 이마면(그림 1.1.1-7)과 시상면(그림 1.1.1-8)에 적용되는 척추의 대칭성이 주된 집중 대상이 된다. 서 있는 자세(또는 보행 중)에서 시상면에 나타나는 최적의 대칭 또는 완전한 대칭의 원칙은 무게중심이 지지면의 바닥 부분에 투영되는 것이다. 편안하게 서 있는 자세는 최소한의 근육활동과 운동계의 정적 · 동적 구조물들에 대한 최적의 하중으로 특징지어진다.

불안정으로 인해 야기될 수 있는 상황들에는 여러 가지가 있다. 한 분절의 굽이 변화가 척추 전체의 반응을 유도한다. **중력선**인 수직 **추선(plumb line)**으로 굽혀진 척추의 대칭을 가장 잘 확인할 수 있다(1.2.1장 척추와 골반, 가슴 운동학과 전체적인 해부학적 척도들 참조).

세로축은 임의로 결정되는 것인 만큼, 무게중심의 실질적인 투영을 전혀 나타내지 않는다. 무게중심 위치는 개별화되며 자세는 물론, 개인의 습관과도 연관된다. 생리학적 상황에서, 중력선은 넙다리뼈머리의 중심을 뒤로 지나 다리를 향한다. 실제로, 건강한 사람의 중력선은 주로 엉치뼈의 뒤쪽 가장자리에 매우 가까운 위치인 T9 정도에 위치하는 몸통의 무게중심 부근에서 발견된다. 무게중심이 이 위치에서 벗어날 경우, 균형적 결함이 야기된다. 균형을 유지하기 위해선, 폄근과 굽힘근계의 동시 활성화가 이

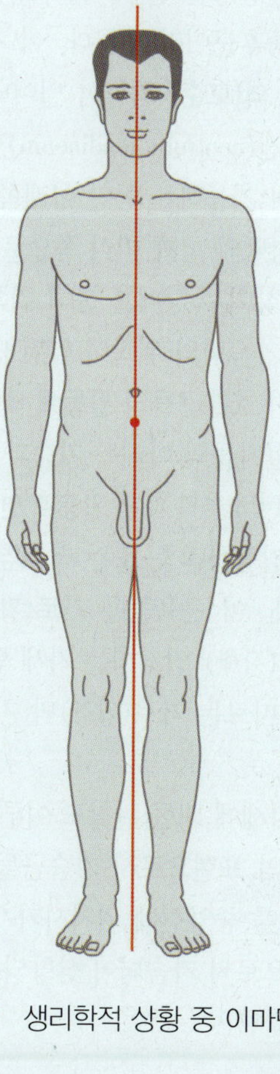

그림 1.1.1-7 생리학적 상황 중 이마면의 세로축.

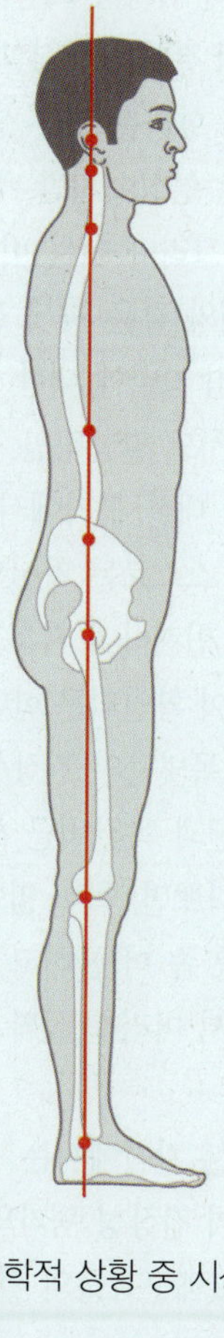

그림 1.1.1-8 생리학적 상황 중 시상면의 세로축.

루어져야 한다. 한쪽 편에는 척주 폄근들(주로 깊은 폄근)이 위치하고 다른 편에는 깊은 목 굽힘근과 복압을 형성하고 규제하는 근육들(가로[횡경]막, 배근육과 골반바닥[기저]근육)이 위치한다. 불균형한 기립 자세를 가장 먼저 교정하는 것은 보다 높은 근활동이며(추후 해당 근육들에 근육긴장항진증이 수반된다), 다음으로 통증이 나타난 다음, 변형이 형성된다. 근육 과다 활동은 기립 자세뿐만 아니라 다른 어떤 동작(예: 무거운 물체를 들어올릴 때)에도 필요하다. 균형성 결핍은 구조적으로 그리고 중추적(감각 자세 양상)으로 교정되는데, 이로 인해 환자들은 자세 교정 절차를 부자연스럽게 느끼고, 올바른 자세를 취한 상태에서도 스스로가 똑바로 서 있지 않은 듯한 느낌을 가진다.

뒤쪽에서 관찰을 수행할 때엔, 돌출된 갈비뼈의 후각과 가슴벽 아래의 반대쪽 오목면으로 특징지어지는 가슴 회전과 같이, 이마면에 나타나는 척추 편위가 집중 대상이 된다. 이마면 대칭 평가는 척추옆굽음증 확인에 중요하다.

머리와 목 위치에 대한 평가도 이루어져야 한다. 이때엔 앞방향경사 위치가 주된 집중 대상이 된다. 환자가 바로 앞에 놓인 물체를 관찰하는 동안 머리 뒤쪽이 한쪽으로 평평해지고 머리의 위치가 회전되는 양상이 관찰될 경우, 머리 위치 발달의 결함을 의심할 수 있다. 머리의 위치가 항상 같은 방향을 향하는 것은 생리학적으로 신생아의 발달기에만 관찰되는 양상이지만, 실제로 더 오래 지속되어 나타날 수 있다. 그러나 이는 비정상적인 자세 발달을 이끈다. 아동기에 이와 같은 자세 결함을 가졌던 자들은, 나중이 되어서도 감각 자극에 대한 평가, 고유감각과 혈관 정보에 대한 평가에서도 결함적인 결과를 나타낸다. 고유감각과 혈관 정보에 대한 평가에서는, 항상 머리를 비스듬하게 드는 환자가 스스로는 자신의 머리가 똑바른 자세를 유지하고 있다고 인지하며 지각을 비롯한 시야 범위의 한계를 나타내는 것이 확인되곤 한다.

위쪽 등세모근과 목빗근의 긴장성과 대칭도 관찰 대상이다. 그리고, 목빗근과 목갈비근 사이의 균형도 중점 대상이 된다. 자세가 나쁘면, 목이 얇아지고 눈에 띄게 굽은 상태가 된다. 목뼈를 좀 더 굽히고 경추두개의 전환 지점은 좀 더 편 상태에서 머리를 살짝 앞쪽으로 내미는 자세가 된다.

앞쪽에서 수행되는 관찰에서는, 대칭을 이루어야 하는 근육계인 배근육들이 긴장성 평가의 중점이 된다. 전형적인 기능장애로 위쪽 배근육들의 활동이 증가하며 배벽이

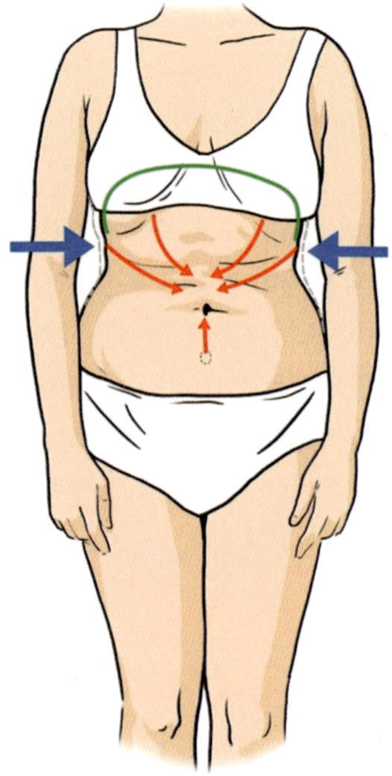

그림 1.1.1-9 배근육계 근육들의 긴장 불균형. 배벽 모양이 모래시계를 닮아 있다.

안쪽으로 당겨지는 증상을 들 수 있다(그림 1.1.1-9). 이 자세를 모래시계 증후군이라 부른다. 이 경우, 자세 반응 시 **가로(횡경)막의 역(모순) 기능**이 일어나 가로(횡경)막의 고정점이 중심건(centrum tendineum)에 위치하게 되고, 가로(횡경)막이 기능하는 동안 아래쪽 갈비뼈들이 안쪽으로 당겨져 복장뼈와 함께 머리 쪽으로 이동한다. 머리 쪽을 향한 이동 양상이 복장뼈를 통해 위쪽 갈비뼈로까지 전달되는데, 이는 가슴벽의 위쪽이 앞뒤 방향으로 팽창하게 만드는 부가적인 호흡근들의 활동에 의해 고조된다. 이 경우에 해당하는 환자들의 아래쪽 가슴과 위쪽 허리뼈 부근(가로[횡경]막 허리부분의 주요 활동과 연관되는 부위) 에서는 척추옆 근육긴장항진증 또는 척추옆 근육들의 긴장항진증이 관찰된다. 이 근육들은 가로(횡경)막의 삽입만을 안정화한다. 이(자세) 안정화는 자세 안정화와 비생리학적 호흡 유형에 따르는 가로(횡경)막 기능의 약화를 통해 확인할 수 있다.

그 외에, 어깨 자세에 대한 관찰도 이루어진다. 어깨 내밈 현상은 우세성의 표현으로서 가슴근들의 단축을 의미하기도 한다. 어깨를 중앙선에 위치시키기 위해 모음근들을 사용하고자 함으로써 가슴벽이 상향되는 것이다.

골반(Pelvis)

골반은 자세의 생리학적 균형 유지에 있어 필수적인 역할을 한다. 골반의 위치는 몸통은 물론 팔다리로부터의 편위를 반영한다. 골반 정렬에 나타나는 편위들은 앞-뒤 방향(앞방향경사, 뒤굽음)으로 나타날 수 있으며, 또는 골반이 가쪽을 향해 비스듬하게 이동되어 있거나 회전 상태 또는 비틀린 상태가 될 수 있다.

골반의 앞방향경사와 뒤굽음은 가장 일반적으로 나타나는 교란 양상이다. 앞-뒤 방향상 골반의 위치는 배근육과 골반바닥(기저)근육, 가로(횡경)막과 같이 복내압력에 영향을 미치는 근육들과 척추옆근육들 간의 균형에 따라 결정된다. 궁둥다리근육과 엉덩관절 굽힘근들(엉덩근, 넙다리곧은근, 넙다리빗근, 넙다리근막긴장근)과 같이 골반에 부착되어 다리에 영향을 미치는 근육들의 균형이 특히 중요하게 작용한다. 뒤쪽 엉덩뼈가시와 두덩뼈가지가 이루는 정상적인 앞-뒤 각도의 값은 30°이다. 골반의 각도가 잘못 확립되어 있는 경우(특히, 골반의 앞방향경사), 들숨과 자세 안정화를 위해 가로(횡경)막이 수축함으로써 유도되는 높은 복내압력에 대한 골반바닥(기저)근육들의 반응이 일어나지 않는다. 그 결과, 척추옆 근육계의 활동도가 높아지게 된다.

골반의 생리학적 기울기, 또는 그 결함이 주가 되어 골반 기울기(PT), 골반과 엉치뼈 기울기의 경사도, 엉치뼈 정렬(pente sacree)과 골반노뼈각(PRA)(골반앞굽음각)을 결정짓는다. 이 용어들에 대한 보다 자세하고 밀접한 설명은 1.2.1장 척추와 골반, 가슴 운동학과 국부적인 해부학적 척도들을 참조하도록 한다.

골반의 기울기 값이 클수록, 실질적으로 더 큰 전단력들이 허리뼈의 아래쪽 분절들에서 생겨날 것으로 예상된다. 골반이 63° 이상의 가파른 위치를 가질 경우(골반 입사각, PT - 엉치뼈 턱의 중앙을 지나는 세로축과 넙다리뼈 머리가 이루는 각도를 나타낸다), 보상성 허리뼈 과다앞굽음증이 초래된다. 엉덩관절 굽힘근들이 단축됨에 따라, 허리뼈 분절들에 한해 깊은 과다앞굽음증이 이차적으로 나타나게 된다. 아동기 또는 어린 나이에 형성되는 과다앞굽음증에는 척추뒤굽음증이 짧지만 두드러지게 나타난다. 주된 이유들 중 한 가지로, 배근육들과 가로(횡경)막, 골반바닥 관절의 작용으로 확보되는 허리뼈의 앞쪽 안정화 기능장애를 들 수 있다. 이 상승작용의 불충분한 기능성으로 인해, 허리뼈가 가슴뼈 중앙까지 뻗어 나가는 허리뼈과다앞굽음증이 나타나면서 골반의 앞방향경사가 부차적인 결과로 나타나기 쉬워진다. 이 정렬은 항상 어깨 안정근의 약화를 수반한다. 골반뒤굽음(PI <43°) 역시 척추가 편평해지는 "편평등(flat back)"과 함께 부정적인 부차 효과들이 야기되는 불안정한 상황을 의미한다. 이는 척추관 협착증에 대한 보상 기전으로서 나타나기도 한다.

가쪽으로 기울어진 골반은 다리 길이(기능적, 해부학적)의 비대칭을 원인으로 한 가장 흔한 결과이다. 다리 길이의 편차로 인해 기울어진 골반의 위치를 안정화시키기 위한 보상 전략으로 골반이 가쪽으로 약간 이동하게 되는 것이다.

골반의 가쪽 이동은 허리뼈 아래쪽 분절들의 추간판 병변에 대한 보상 기전으로서 이루어지는 경우가 많다.

골반 비틀림은 엉치엉덩뼈 이동 또는 SI 폐쇄와 연관된다.(항상 엉덩근육과 엉덩관절 바깥회전근들의 긴장성 증가와 연관되는) 이 기능장애는 일차로 확립되는 결함이라기보단, 이차적으로 나타나는 경우가 대부분이다. 철저한 기능 감별진단을 필요로 한다.

골반 회전은 종종 비대칭적 발달과 연계되는 증상으로서, 그 원인에 대한 설명이 항상 뒷받침되지는 않는다.

외벌어짐(outflare), 또는 내벌어짐(inflare)은 골반 정렬에 있어 중요한 병리학적 결함이다.

이 결함은 한쪽 면(주로 오른쪽)의 위아래 엉덩뼈가시(ASIS)가 편평해져 배꼽으로부터 멀어질 때(외벌어짐) 나타난다. 이때, 다른 쪽(주로 왼쪽) 면은 더 볼록하게 돌출되며 배꼽과 가까이 위치하게 된다(내벌어짐).

가슴(Thorax)

가슴의 올바른 정렬 상태는 근육이 균형을 확보하여 신체가 자세를 확립하거나 동작을 수행하는 동안 작용하는 부정적인 힘을 제거하기 위해 필수적인 요소이다(그림 1.1.1-10). 가슴의 모양과 정렬 상태를 자세 기능들과 연관지어 집중하여 살펴본 생체역학적 연구들의 수는 결코 많지 않다. 가슴의 역할은 주로 호흡에 관하여 연구되곤 한다. 가슴은 근육의 대칭적인 활성화를 통해 가로(횡경)막의 복장근 삽입부와 뒤쪽 갈비가로막각 사이의 앞-뒤축이 거의 수평에 가까워질 수 있는 위치를 확보한다.

가슴의 위쪽과 아래쪽 안정근들, 즉, 한쪽 면의 가슴근들과 다른 면의 배근육들은 불균형을 이룬다.

이러한 측면에서 가장 일반적으로 나타나는 결함으로

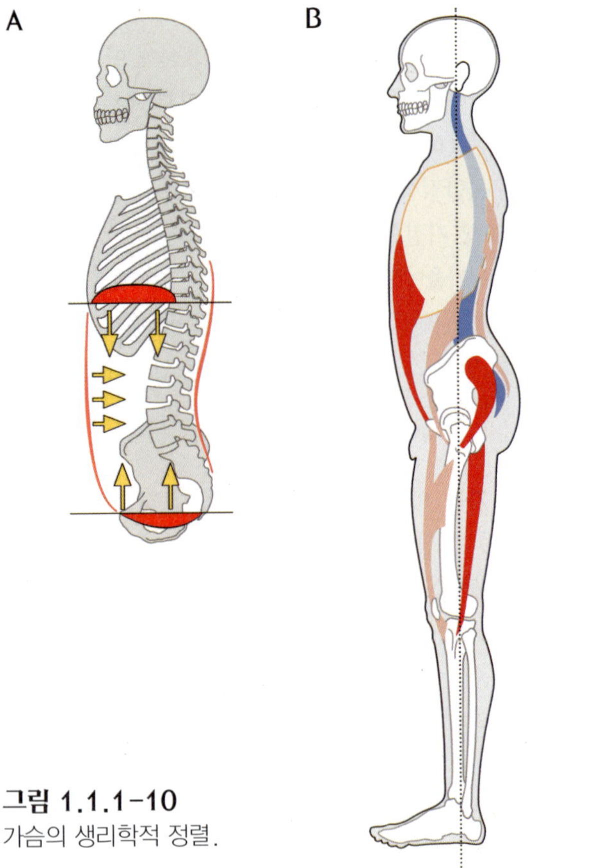

그림 1.1.1-10
가슴의 생리학적 정렬.

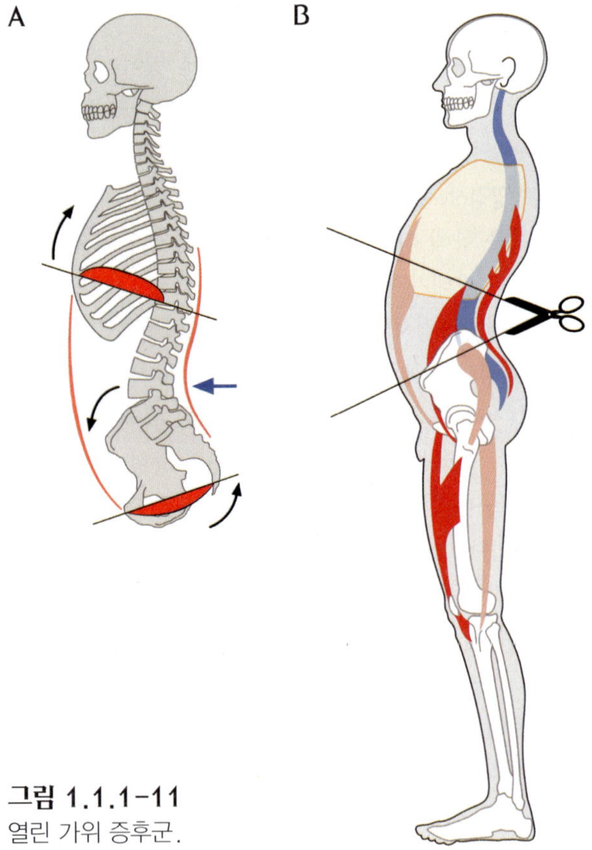

그림 1.1.1-11
열린 가위 증후군.

갈비척추 관절들의 동작 기능장애의 영향을 받은 가슴의 들숨 자세를 들 수 있다. 이 기능장애에 대한 보상작용으로 호흡 시 관찰되는 척추 운동이 일어난다. 들숨 시엔 척추가 펴지고 날숨 시엔 척추가 굽혀진다. 허리뼈를 곧게 편 상태에서는 가슴 전체가 자동적으로 들숨 위치를 갖추게 된다. 가슴의 들숨 자세가 골반의 앞방향경사와 함께 나타나는 모습을 열린 가위 증후군이라 한다(그림 1.1.1-11). 가슴 부위에 작용하는 힘들의 균형을 바로 잡기 위해선, 가슴이 골반 위에 "위치시키는 것" 또한 중요하다 할 수 있다. 가장 흔한 결함으로, 시상면에서 일어나는 잘못된 척추 굽이가 원인이 되어 가슴이 앞쪽으로 이동하는 증상인 **가슴의 앞쪽 이동**을 들 수 있다(그림 1.1.1-12). 잘못된 척추 굽이와 함께 가슴척주후만의 끝부분이 허리엉치 이음부의 뒤쪽을 향하고 있는 모습도 관찰될 수 있다(그림 1.1.1-13). 척추의 생리학적 안정화 기능에는 척추의 모양이 중요한 작용을 한다. 척추의 모양에 흔히 나타나는 편위들은 갈비뼈의 각도와 주로 연관된다.

좁은 가슴(무력가슴)은 갈비뼈들의 매달림이 두드러지고 갈비사이 공간들이 좁은 상태에서 가슴의 앞-뒤 방향이 편평하게 나타나는 가슴이다. 무력가슴은 숨을 들이마실 때와 내쉴 때의 가슴 둘레에 상당한 차이가 있다는 사실로 특징지어진다. 이는, 상당한 호흡운동과 상대적으로 우수한 환기 효율성을 의미한다. 무력가슴에 반대되는 것이 장벽가슴이다. **장벽가슴**은 수평 방향으로 이동하는 갈비뼈들과 갈비사이 공간이 넓은 것이 일반적이다. 이 경우, 가슴이 들숨 자세를 지속하며 낮은 환기 효율성을 가지는 것으로 나타난다. 이는 종종 비정상적인 자세 발달과 관련을 가지며, 해부학적으로 안정화 기능에도 부정적인 영향을 미친다. 모양상으로 나타나는 가장 두드러지는 편위로 **아래쪽 갈비뼈들이 척추와 이루는 후각의 위치**를 들 수 있다. 과도하게 배쪽에 가까운 위치, 즉 척추의 앞에 위치할 경우, 척추 폄근과 복내압력 간의 기능이 균형을 이루지 못하게 된다. 이와 같은 형태적 결함에는 척추옆근육들의 활동 과다와 척추발생적 합병증(추간판성 포함)에 대한 확연한 감수성 수반된다.

가슴 모양은 가로(횡경)막의 위치와 모양과 연관된다.

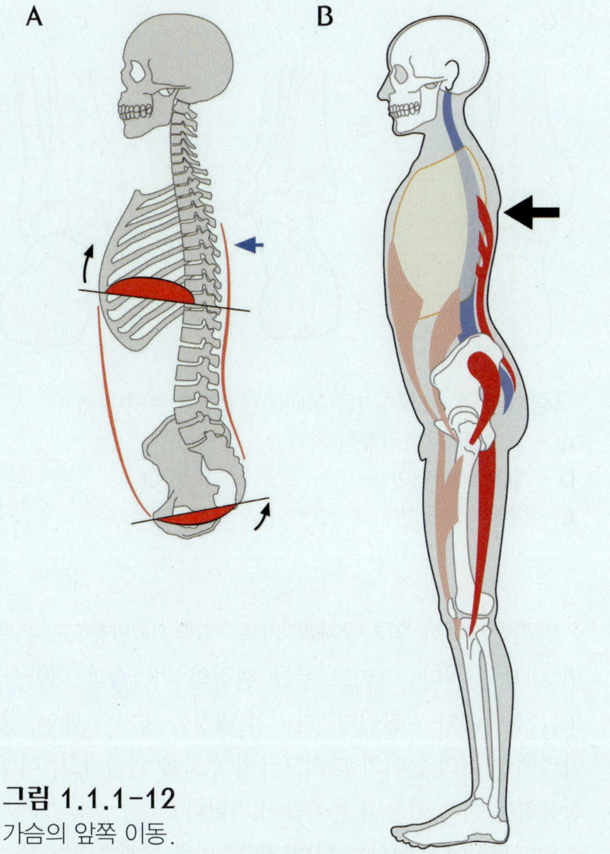

그림 1.1.1-12
가슴의 앞쪽 이동.

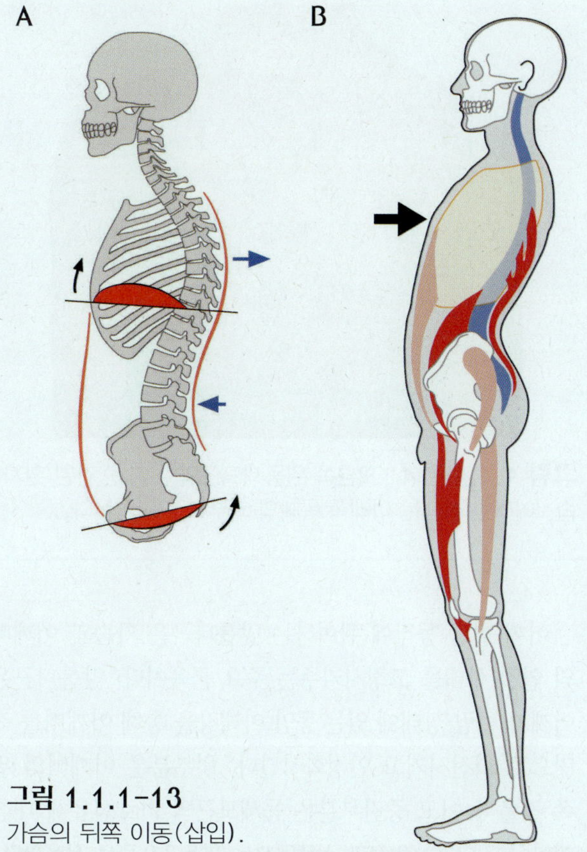

그림 1.1.1-13
가슴의 뒤쪽 이동(삽입).

장벽가슴은 좀 더 높은 곳에 위치하며 아치형도 덜 두드러지게 나타난다. 이와 같은 위치는 가로(횡경)막의 자세 전위 약화와 관련을 가진다. 측정적 · 기능적 평가를 위해, 숨을 들이마실 때와 내쉴 때 가슴의 둘레를 측정한다(유두가 위치하는 높이. 여성의 경우, 유두보다 약간 높은 위치에서 측정). 두 측정 값들의 산술평균을 가슴의 평균둘레라 한다. 들숨과 날숨 시 둘레 값들의 격차는 산출된 평균 둘레 값의 10% 이내여야 한다.

그 외에, 가슴벽의 비대칭과 한쪽융기, 회전도가 평가되며, 새가슴 또는 오목(빈) 가슴 변형 또한 주목의 대상이 되어야 한다.

어깨뼈

어깨뼈 정렬 상태의 편위와 연관되는 기능장애는 꽤 다양한 주제이기 때문에, 그들 중 일부만을 중점적으로 살펴보도록 할 것이다. 어깨뼈 정렬의 경우, **척추(안쪽) 가장자리의 위치와 어깨뼈 아래각의 위치**부터 측정하는 것이 중요하다. 어깨뼈의 안쪽 가장자리는 척추와 평행을 이루며 위치한다. 어깨뼈가 바깥쪽으로 회전하는 현상은 어깨모음근들과 위등세모근, 큰가슴근의 융기와 아래쪽 어깨안정근들, 특히 앞톱니근의 약화를 의미하는 징후라 할 수 있다. 어깨뼈 근육계의 안정화 활동은, 가슴 기능의 고정점(고정단)을 형성하는 가로(횡경)막과 배근육들 간의 상호작용, 그리고 가슴의 위치에 따라 이루어진다. 가슴이 들숨자세에 있는 상태에서는 이 안정화 기능이 이루어질 수 없다.

어깨뼈 근육들을 척추 쪽으로 당기는 것, 또는 모음 자세는 등 굽은 자세 교정을 위해 종종 권고되는 방법이지만, 어깨뼈를 중립에 위치시키는 방법은 아니다. 이 자세는 어깨모음근들의 광범위한 등척 활동들에 의해 척추에 상당한 부담을 가하는 자세이다. 앞톱니근들 보다 어깨모음근들이 더 우세할 경우, 가슴뼈가 편평해진다.

목 부분에 대해서는, 등세모근의 위쪽과 중간 부분의 긴장감이 중점 대상이 된다. 이 근육들의 긴장성 상승은 위쪽 가슴뼈의 회전 기능을 제한하여 아래쪽 목뼈에 가해지는 응력을 높이는 역할을 한다(그림 1.1.1-14).

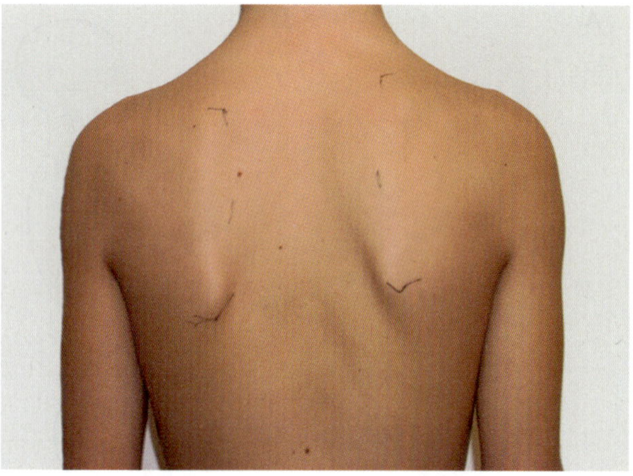

그림 1.1.1-14 오른쪽 위등세모근의 톤이 증가된 환자 모습. 이러한 상태는 아래쪽 목뼈의 과부하로 이어진다.

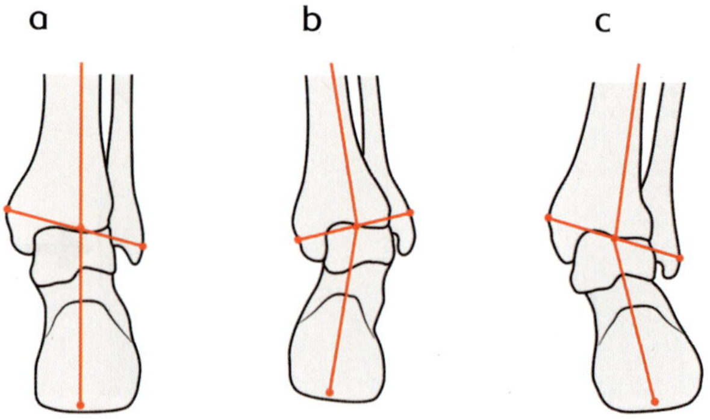

그림 1.1.1-15 기립 상태에서 발꿈치뼈의 위치.
a – 균형 잡힌 생리학적 자세.
b – 발꿈치뼈 내반.
c – 발꿈치뼈 외반.

어깨 벌림 동작에 관여하는 앞톱니근은 가슴과 어깨뼈의 연결 상태를 고정시켜주는 주요 근육이다. 앞톱니근은 어깨가 벌림 상태에 있는 동안 아래각을 통해 어깨뼈를 측면으로 회전시키고 안정화시킨다. 윗부분은 어깨뼈의 위쪽 각을 높이고 중간부분은 등세모근의 가로섬유에 대한 대항근(길항근)(안정화 상태에서는 협동근으로서 작용한다)이며, 아랫부분은 벌림 자세를 가능하게 한다. 이 근육의 안정화 기능이 손상될 경우, 어깨뼈가 위쪽 각이 안쪽 가장자리(척추 가장자리)를 따라 척추로부터 튀어나오면서 안쪽으로 회전하게 되고, 수평면 위의 벌림 동작이 지체되는 현상도 나타난다. 안정화 작용에 나타나는 이 기능장애를 나타내는 징후로 어깨뼈 돌출되어 있는 **날개어깨뼈**를 들 수 있다. 어깨뼈의 어긋남(날개어깨뼈) 교정은 가슴의 안정화 기능을 변화시키는 것으로부터 시작되어야 한다.

다리

다리의 경우, 한편으로는 각 다리에 대한 평가로, 다른 한편으로는 두 다리 간의 차이 비교를 위한 평가가 수행된다.

다리 평가에서는 평발(편평발) 또는 높은 발바닥 활(오목발)의 여부가 중점 대상이 된다. 발꿈치뼈의 정렬 상태와 가쪽 휨과 안쪽 휨을 확인한다(그림 1.1.1-15). 전체적인 그림을 보기 위해선, 정렬 상태 외에 발꿈치뼈의 배열 상태도 확인하여야 한다. 더 많은 부담을 적용받는 쪽 발일수록 더 이차적인 배열(구 모양을 가지고 있다)을 나타내며, 환자의 발과 매트의 접촉면이 넓게 나타난다.

망치발가락과 엄지발가락 가쪽 휨(무지외반증)도 주목의 대상이 된다. 그리고 무릎 관절의 외반슬과 내반슬, 또는 전반슬이 관찰된다. 다리의 대칭을 평가할 때엔, 종아리뼈 머리의 높이와 다리오금의 주름을 관찰하고, 이에 상응하는 큰 돌기들의 높이를 평가한다.

엉덩관절에 있어서는 허벅다리의 안쪽 윤곽을 평가하는 것이 중요하다. 허벅다리의 먼쪽보다 안쪽이 더 튀어나와 튀어 나와 있다면, 이는 하나의 관절로 된(짧은) 엉덩관절 모음근들의 단축과 이중 관절로 된(긴) 엉덩관절 모음근들의 상대적인 근력 약화를 의미한다고 할 수 있다.

V. Janda에 따르면, 이는 두 가지 임상 상황에 전형적으로 나타난다고 한다. 바로, 엉덩관절 병변과 몸쪽으로 걷는(안짱다리, X자 변형) 보행 유형이다. 이는 걸음을 걷는 동안 엉덩관절에 특정 수준의 과부하가 가해질 수 있다.

우리는 엉덩관절과 함께 넙다리의 전향적인 안쪽 또는 바깥쪽 회전에도 주목해야 한다. 좁은 척추관(일차적으로도 나타나지만 주로 이차적으로 나타남)에 대한 보상 결과로서 종종 나타나는 뒤넙다리근육(Hamstring)의 긴장성 증가는 기립 상태에서 관찰되는 무릎관절의 미미한 굽힘 증상을 수반한다.

아래다리에서는 앞정강근 배열을 관찰한다. 이때, 앞정강근의 몸쪽 부분에 나타나는 약간의 위축증 또는 긴장성 감소(근긴장 저하)는 L5의 뿌리 증후군의 징후이다.

전방에서 볼 때엔 넙다리네갈래근의 배열과 무릎뼈의 정렬 상태에 중점을 둔다. 그리고 휴지근(resting muscle)들의 긴장성과 각각의 근육들이 균형을 이루고 있는지도

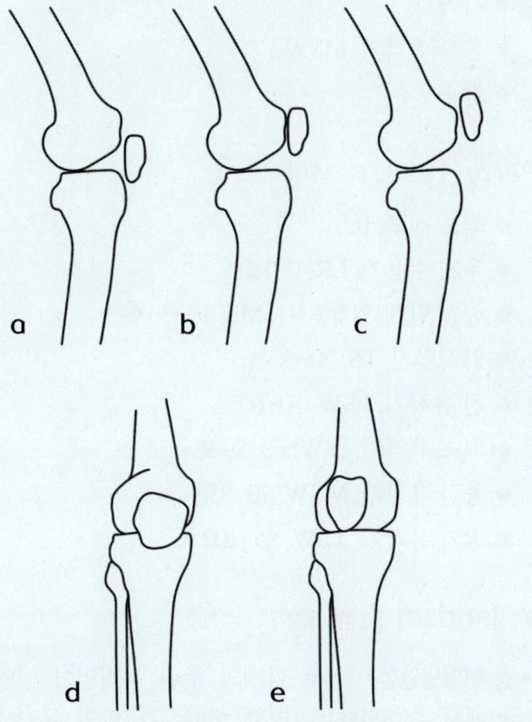

그림 1.1.1-16 무릎관절과 무릎에서 볼 수 있는 다양한 정렬 상태들. **a** – 슬개하위증. **b** – 정상적인 무릎뼈. **c** – 슬개고위증. **d** – "사시" 무릎뼈. **e** – 개구리 무릎뼈.

관심을 가져야 한다. 간단히 말해, 일반적으로 안쪽넓은근 위축, 또는 넙다리곧은근 융기는 무릎관절의 정형학적 기능장애들의 발병 소인을 제시하거나 그 결과들에 의해 야기된다. 넙다리네갈래근의 긴장성 증가 또한 기립 자세에선 비생리학적인 것으로 간주된다.

생리학적 상황에서, 양쪽 무릎은 무릎뼈가 옆쪽으로 치우치지 않고 바로 앞쪽을 향하는 상태에서 약 13–18°(정상적인 Q각) 안쪽을 향한다(외반). 환자가 테이블 위에 올라가 가장자리 부분에서 무릎을 굽힌 채 앉아 있는 상태에서, 그의 무릎뼈의 아래각이 정강넙다리관절의 고랑과 비슷해져야 한다.

무릎뼈가 안쪽으로 위치하거나 식용 개구리나 생선, 메뚜기의 눈과 같은 모양을 나타낼 경우, "사시"라 부른다. 안쪽 또는 가쪽으로 기울어진 무릎뼈는 관절 표면의 비정상적인 마모를 초래하고 무릎넙다리 부정주행 증후군의 원인이 될 수 있다. 무릎뼈가 머리 쪽으로 위치하는 경우를 슬개고위증이라 하며, 꼬리 쪽을 향하는 경우를 슬개하위증이라 한다. 넙다리 안쪽 회전 또는 정강이 가쪽 회전은 무릎뼈의 안쪽 전위를 야기할 수 있다(그림 1.1.1-16).

변경된 기립 자세 검사

일반적인 기립 자세 검사 절차를 따르며, 다음 변경 사항들을 평가한다.

- **편안한 기립 자세와 양발을 모으고 눈을 감은 상태의 기립 자세의 평가**(Romberg II, III). 불안정한 기립 자세는 구심성 신경정보 전달에 미세한 결함이 존재함을 나타내는 지표 역할을 한다. 그리고 S1 신경의 손상 증후군인 발가락 장난, 또는 발가락의 약화와 연관되곤 한다.
- **편한 쪽 다리로만 서 있는 자세 평가**(트렌델렌버그 검사)는 체중을 지탱하는 쪽 다리의 엉덩관절 벌림근들에 의해 확보되는 골반 안정화에 대한 정보를 제공한다. 환자에게 한쪽 발로만 땅을 짚고, 다른 쪽 다리는 무릎과 엉덩관절을 굽히도록 지시한다. 다리를 굽힌쪽 골반이 떨어지면 양성반응이다.

신경학적 장애의 기립 평가

기립 자세는 말초 및 중추 안뜰기관, 소뇌(특히, 구소뇌 부분)의 영향을 받으며, 하지로부터 구심성 신경정보의 영향을 또한 받는다. 이 체계들 중 어느 한 곳에서라도 결함이 발생하면, 똑바로 선 자세의 기능장애로서 반영되어 나타날 수 있다.

우리는 가능한 편위가 항상 한쪽 방향으로 나타나는지, 그리고 머리 위치와 관계가 있는지 눈을 뜬 상태와 감은 상태에서의 차이점에 대해서 평가해야 한다. 눈을 감은 상태에서 기립 자세가 상당히 불안해지며 거의 낙하 수준으로 수직 편위가 이루어지는 것이 **롬베르크 징후**(Romberg sign)라 알려져 있다(고유감각의 결함 시 나타나며, 소뇌의 기능장애 시에는 나타나지 않는다). 소뇌의 편위는 뒤쪽 방향으로 관찰되며 한쪽 면을 향하는 경향도 함께 약하게 나타난다. 이는 보다 심각한 문제를 의미하는 징후이다. 평형 능력에 존재하는 보다 미세한 결함들을 확인하기 위해, 지지 기저면의 면적을 점점 좁혀가는 방식(발끝서기 또한 한발서기 조건)으로 롬베르크 기립 II 검사를 수행한다. 양팔을 휘젓는 동작이나 떨어지는 양상 외에도,(말초안뜰증후군과 함께 확인되는) 머리 위치에 따른 편위 가능성을 확인하기 위해 기립 상태에서 머리를 오른쪽과 왼쪽으로 회전하는 동작이 수행되도록 해야 한다. 급성 안뜰결함이 나타나거나 같은 방향의 안진이 관찰될 경우, 기립 자세의 편위는 안진의 반응보다 빠르게 반대 방향으로 나타난다. 기립 자세의 편위는 눈을 감은 상태에서 더욱 강조되며, 머리의 회전 상태에 따라 그 방향을 바꾼다. 안뜰핵이 있는 부분이 혈액 공급의 변화에 가장 민감하기 때문에 다른 신경학적 증후군을 수반하지 않고 나타나는 중추(이른바 뇌줄기) 안뜰 장애의 경우, 양 방향 모두에서의 편위들이 번갈아 확인된다. 다른 신경학적 증후군과 함께 나타나는 심각한 뇌줄기 증후군의 경우, 같은 방향으로 안뜰 편위가 나타날 수 있지만, 양측 다리뇌 안진 역시 발견될 수 있다.

보행(GAIT)

보행은 개체발생 중 생겨나는 기본적인 이동 정형성으로서, 각 개인들에게 계통발생적으로 주어지는 원칙적 특성들을 기반으로 한다. 걸음은 운동계 또는 신경계의 손상이 드러나곤 하는 복잡한 동작기능이다.

보행 관찰(관측)은 질적 보행 분석의 가장 단순한 형태라 할 수 있다. 관찰을 통해 수행되는 올바른 보행 평가에 필요한 기본적인 전제 조건으로 걸음 단계들과 각 단계들에 따른 신체 동작 분절들의 운동학에 대한 지식을 들 수 있다(그림 1.1.1-17).

보행 주기의 단계들

Vaughan(1992)의 용어

- 발뒤꿈치 닿기, HS
- 발바닥 닿기, FF
- 중간 단계, MS
- 발뒤꿈치 들어올림, TO
- 가속기
- 중간 유각기, MSW
- 감속

Perry(1992)의 용어

- 최초 접촉, IC
- 무게 수용기, LR, 0-10 %
- 중간 단계(입각중기), MS, 10-30 %
- 입각말기, TS, 30-50 %
- 전 유각기, PSW, 50-60 %
- 최초 유각기, ISW, 60-79 %
- 중간 유각기, MSW, 70-85 %
- 말기 유각기, TSW, 85-100 %

V. Janda의 보행 유형

- **몸쪽(엉덩관절)** – 두 다리의 주된 움직임이 엉덩관절들에서 수행된다. 그리고 이때, 각 발의 풀림상태가 최소한으로만 이루어진다. 주요 활동 근육으로는, 과다하중 및 단축의 경향을 나타내는 엉덩관절 굽힘근들을 들 수 있다.
- **먼쪽** – 이 유형에는 보행의 마지막 입각기에서 발바닥쪽굽힘의 증가와 발의 명확한 풀림상태가 포함된다. 발의 발바닥굽힘근들과 발가락들이 주요 활동 근육무리들이며, 엉덩관절의 움직임이 최소한으로만 이루어진다. 이 보행 유형에 해당하는 사람은 무게중심이 수직 방향으로 눈에 띄게 이동하는 양상을 나타낸다.
- **종아리** – 이 보행 유형은 보다 두드러지는 무릎 굽힘과 엉덩관절 안쪽 회전, 발 뒤집힘으로 특징지어진다.

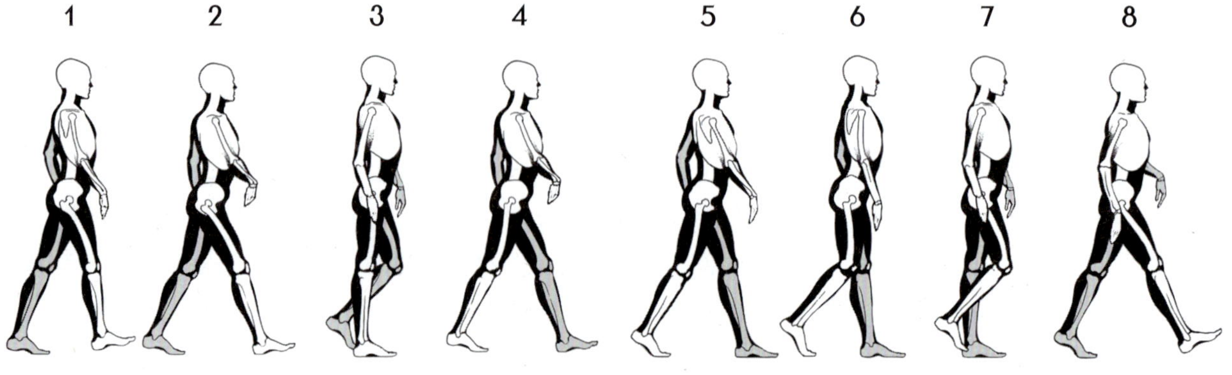

그림 1.1.1-17 오른쪽 다리의 각 보행 단계들. 1 – 오른쪽 다리의 최초 발꿈치 딛기, 2 – 무게 수용기(체중지지단계), 3 – 입각중기, 4 – 입각말기, 5 – 전 유각기, 6 – 최초 유각기, 7 – 중간 유각기, 8 – 말기 유각기.

각 개인에 따라 크게 다르게 나타나는 해부학적 형태학적 구조의 다양성과 개체발생적 발달의 개성을 고려할 때, 이 보행 유형들은 오직 방향을 잡는 수준에 그친다 할 수 있다. 임상적 환경에서는 보다 폭넓은 보행의 정도 및 정형의 다양성을 접할 수 있다.

임상적 환경에서의 보행 검사

정상적인 보행 관찰

환자는 수영복이나 속옷만을 착용하고 맨발 상태로 임상적 평가에 임한다. 앞과 뒤, 옆 방향에서 보행을 관찰한다. 아래부터 위쪽까지 각 신체부위들에 대한 관찰이 수행된다. 처음에는 발의 접촉 유형(발이 지면에 닿을 때의 소리 포함)과 발의 풀림상태 및 발등의 동역학에 주목한다. 걸음의 길이와 너비뿐 아니라 대칭성도 평가한다(그림 1.1.1.-18). 입각기의 마지막(전 유각기)에서는 무릎펴기운동이 엉덩관절의 폄각만큼 수행되는지가 중점 대상이 된다. 엉덩관절 펴기 운동 수행에 어려움이 따를 경우, 그에 대한 보상 전략으로 골반앞방향경사와 골반회전, 허리척주앞굽음증이 두드러질 수 있다. 엉덩관절 펴기움직임의 제한을 야기하는 원인으로 엉덩관절 폄근들(큰볼기근)의 약화나 단축, 또는 엉덩관절 굽힘근들의 반사적 변화들을 들 수 있다. 덧붙여,(이상적인 경우) 허리엉치와 등허리 이음부가 바로 위에서 서로 위치하는 상호적인 정렬 상태를 이루고 있는 것을 관찰할 수 있다.

뒤쪽에서는 척추와 골반의 움직임이 관찰된다. 보행 시 회전을 이루는 척추는 심하게 굽거나 심각한 척주앞굽음증을 나타내지 않아야 한다. 몸통이 한쪽 면을 향해 분명하게 굽는 현상은 엉덩관절 벌림근들의 약화에 대한 보상 기전이다. 아래쪽 허리뼈(등허리뼈)의 앞굽음증은, 깊은 배근육계와 가로(횡경)막, 골반바닥의 완벽하지 못한 동시 활성화로 인해 척추옆근육들의 활동과다가 초래될 수 있음을 의미한다.

한쪽 다리로만 서 있는 보행 입각기의 경사와 가쪽 이동, 가로면의 골반회전에 따라 척추의 움직임들을 평가한다. 보행 중, 골반이 옆쪽으로 약간 이동하게 되는데, 그 이동방향이 항상 체중을 지지하는 쪽 다리의 방향이다. 한쪽 다리로 입각 상태에 있는 동안, 골반이 나타내는 생리학적 하강은 흔들리는 다리쪽을 향해 5° 정도로 나타난다. 골반 벌림근들이 약할수록 골반이 크게 떨어진다.

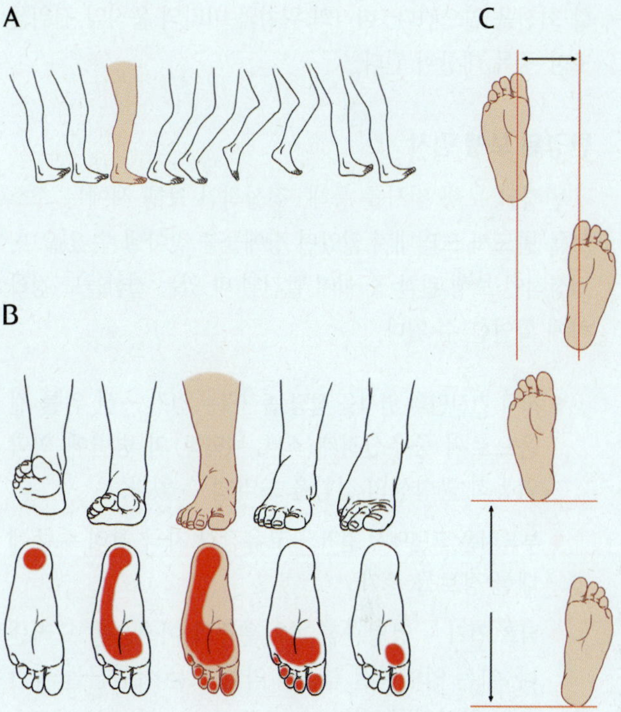

그림 1.1.1-18 보행 주기- 입각기 및 유각기, 걸음의 길이와 너비. A- 입각기(보행 주기의 60% 구성)는 발뒤꿈치로 바닥을 디딤으로써 시작되고 엄지발가락이 지면에서 떨어짐으로써 끝난다. 유각기(보행 주기의 40% 구성)는 엄지발가락이 지면에서 떨어짐으로써 시작되고 발뒤꿈치가 바닥을 디딤으로 끝난다. 100%=한 번의 보행주기. 같은 발에서 두 번의 발뒤꿈치 딛기가 일어나기까지의 기간. B- 보행주기의 입각기 중 발바닥에 하중이 실리는 접촉면(붉은 색으로 표시). 왼쪽부터 발뒤꿈치 딛기와 무게수용기, 중립 단계, 말기 입각기, 뒤꿈치 들어올림의 순서이다. C- 걸음 너비를 뒤쪽에서 검사한다. 주로 엉덩관절들의 중심 사이의 거리보다 더 좁은 것이 일반적이다. 걸음의 길이는 측면에서 평가되며, 이는 발바닥 길이의 약 2-3배 길이에 상응한다.

모든 배근육들의 대칭적 활동 관여 양상에 대한 평가와 보행 중 배곧은근의 과다활성화 여부에 대한 관찰은 전방에서 이루어진다. 어깨의 위치와 가슴 위쪽의 회전, 그리고 그에 따른 팔의 동시 움직임 양상 모두가 가슴 부위에서 중점적으로 관찰된다. 어깨복합체는, 내밈이나 뒤당김 없이, 어깨뼈들이 중립에 위치하고 있는 상태에서 자유롭게 하강되어야 한다. 팔의 움직임들이 어깨관절로부터 비롯되고 자연스러운 척추 회전의 연속으로 이루어지는 것이 이상적이다. 보행 중 이루어지는 어깨관절 움직임의 범위는 약 45°이다. 골반이 회전한다는 전제 하에, 어깨복합체와 가슴은 항상 T7 구역의 회전 꼭지를 중심으로 역방향 회전을 일으킨다. 머리의 위치와 머리의 움직임 전위들 또한 주목 대상이 된다.

변경된 보행 검사

변경된 보행 검사를 통해, 정상적인 보행 시에는 스스로를 반드시 드러내지 않았던 장애들을 찾아낼 수 있으며, 정상적인 보행 관찰 중 이미 발견된 바 있는 결함들도 정확하게 확인할 수 있다.

- 지지 기저면의 면적을 점점 좁혀가는 걷기 – 선 위를 걸음으로써 중추신경계(소뇌, 바닥핵)의 병변에 의한 역동적 균형성의 결함을 드러낼 수 있다.
- 부드러운 표면에서 걷기 – 고유감각 자극 처리 수준에 대한 정보를 준다.
- 뒤로 걷기 – 엉덩관절 폐기운동의 어려움을 드러낸다. 이는 엉덩관절 폄근의 약화 또는 굽힘근들의 단축이 원인일 수 있다.
- 두 팔을 올린 상태로 편평한 판자를 운반하며 걷기 – 정상적인 보행 양상에서 관찰되었던 골반의 가쪽 불안정성(엉덩관절 벌림근들의 약화)을 확인한다.
- 동시적인 인지적 과제(숫자 세기, 노래하기, 가장 가까운 친척들 이름말하기)를 수행하며 걷기 – 보행에 대한 의식적인 제어를 제거함으로써 보통은 탐지해내지 못하는 편위들이 스스로 징후를 나타내게 한다.
- 다양한 속도로 걷기 – 속도가 높을수록 보행 편위가 두드러지게 나타날 수 있다.
- 외부의 지원(보조 장치)과 함께 걷기 – 보조기와 붕대법, 정형외과학적 신발을 착용한 상태로 걷기 – 보철 장비들을 사용할 경우, 보행의 질적 수준에 변화가 일어나는지를 평가할 수 있다.

실험실 환경에서의 보행 검사

- **운동학적 분석**은 신체 분절들의 공간적 위치와 방향의 변화, 그리고 신체 분절들의 선형 · 각형 속도 및 가속에 상응하는 분절들 간에 형성되는 각도의 변화에 대한 분석을 말한다. 운동학적 측정은 2D(2차원)와 3D(3차원) 공간에서 수행될 수 있다. 3차원적 측정에서는 2개 이상의 비디오 카메라를 이용한 움직이는 물체 스캐닝을 필요로 한다.
- **운동학적 분석**은 보행 입각기 중 발바닥에 작용하는 반응력 벡터들의 규모와 방향을 측정하는 텐소메트릭(tensometric) 플랫폼들을 활용한다.
- **압력 측정**은 발바닥에 하중이 가해지는 동안 압력의 배열을 측정하는 접촉 카펫을 사용한다.

신경학적 관점에서의 보행 기능장애 유형학

보행은 척추와 뇌줄기, 소뇌, 바닥핵, 시상, 대뇌피질이 개연되는 복합적인 통제 기전의 결과이다. 실질적으로 운동계의 모든 고유감각수용체들과 외부수용체들에 의한 피드백이 형성되며, 내부수용체들 또한 활성화된다(예: 호흡 제어에 관여되는 수용체들). 한쪽 다리의 완전한 극소의 움직임조차 주축계의 안정화 근육계에서 즉각적인 반응을 유도한다. 정상적인 보행 주기는 앞에서 언급된 모든 조절 시스템들의 통합 활동에 의존한다. 소뇌와 바닥핵의 조절 시스템들은 보행 조절에 있어 상당히 중요한 의미를 가진다. 바닥핵과 소뇌의 일부 영역들은 자동 동작 정형을 통합시키는 체계들인 것으로 고려된다(예: 보행 시 나타나는 팔의 연합운동). 소뇌의 조절 시스템들은 넓은 구심성 흥분 영역으로부터의 정보를 처리한다. 소뇌가 가지는 이 기능은 근육 활동을 최적화하여 그 효율의 극대화와 정확도를 확립하고자 하는 목표를 가진 컴퓨터와 같은 역할로서 그려질 수 있다. 소뇌의 활동은 동작이 시작되기 전부터 나타난다. 대뇌피질이 걸음의 제어 및 조절에 관여한다는 사실은 시각적인 직립반사(동물들이 눈을 뜬 상태에서는 일어설 수 있지만, 목 근육계의 신경제거와 미로의 안뜰수용체들을 제거한 후에는 눈을 감은 채로는 서지 못한다)의 존재를 증명한다 할 수 있다. 이 시각적 직립반사는 인간에게 있어 매우 중요한 작용이며, 동물에게 있어선 그보다 더 중요한 작용이라 할 수 있다.

걷기 기능장애는 특정 조절 시스템들의 기능 손실 및 제한으로 인해 발생한다. 중추 마비에서 나타나는 걷기 기능장애들이 항상 근육의 긴장성 증가 및 통제 불가에 의해 야기되는 것은 아니다. 지각 또는 균형력 결핍에 의해 야기되는 경우가 거의 대부분이다.

경직형 보행(Spastic Gait)

경직형 보행은 근육의 긴장 억제작용을 하는 하향 신경로의 병변에 의해 야기된다. 경직형 보행은(발을 편평하게 만드는 것이 불가능하기 때문에, 또는 무릎관절의 젖힘 양상으로 인해) 발끝만을 지면에 접촉시키는 모습을 특징지어지곤 한다. 휜발증(첨족)이 이에 대한 원인이다. 선택적인 동작이 결여되기 때문에, 각 관절들의 충분한 차별화 없이 발꿈치 딛기와 지지 기능이 전체로서(일괄적으로) 일어난다.

필요한 만큼의 무릎 굽힘 없이 골반 회전만이 유각기에 일어난다. 중추 운동신경세포 내 병변들에 따른 경직에는 눈에 띄는 수준의 약화가 종종 수반되며, 이는 보행 시에 관찰되기도 한다.

기능장애의 범위와 국소화를 바탕으로, 다음과 같은 걷기 유형들을 구분할 수 있다.

- **하반신불완전마비의 경직형 보행** - 양쪽 다리 모두가 환부이다. 이 걷기 양상은(예를 들어) 뼈속질바깥 종양들이나 다발성 경화증과 함께 관찰되곤 한다.
- **반신불완전마비의 경직형 보행** - 환부에 해당하는 쪽 팔의 협응성 움직임들이 사라진다. 팔꿈치가 엎침 및 굽힘 상태가 되며, 팔이 약화되어 있다. 다리 역시 제한적인 무릎 및 발목 굽힘력을 나타내며, 발바닥굽힘 및 안쪽들림 양상도 나타낸다. 보행 중, 환자가 환부의 팔다리를 원을 그리면서 움직이고 발의 가쪽 가장자리를 바닥에 질질 끄는 모습이 관찰된다. 반신불완전마미 보행은 뇌혈관사고 또는 뇌 부상 등을 겪은 환자들에게서 나타난다.
- **양지마비 또는 삼지마비의 경직형 보행**(영아 뇌성마비) - 아동이 무릎을 붙인 상태로, 때로는 가위처럼 최대한 멀리 떨어뜨린 상태로(이는 엉덩관절 모음근 구축의 징후이다) 발가락을 지면에 내디디며 보행하고 신체 축을 중심으로 몸통을 회전하며 이동한다. 골반과 엉덩관절이 일제히 움직인다.

척추운동고리장애의 이완형 보행

척추운동고리들에는 근육과 힘줄, 관절에서 수용체들을 가지는 원심성전도로와 구심성전도로, 그리고 척주의 신경세포들을 의미하는 중심부가 포함된다. 걷기 기능장애는 척추 고리의 손상 위치 및 범위에 따라 다르게 나타난다. 주된 이유들로는 압력과 부상, 염증성 질환(여러 신경염, 회색질척수염) 또는 유해독성을 들 수 있다.

손상 범위와 위치를 바탕으로 다음을 구분할 수 있다.

다리의 허리엉치신경얼기에도 손상을 입히는 단불완전마비 또는 하반신불완전마비. 다리의 먼쪽 부분이 영향을 받는 경우가 가장 많다. 임상적으로, 이 결함은 두 다리를 땅에 질질 끄는 양상, 발처짐, 그리고 짧은 보폭으로 관찰된다. 도움이나 목발 없이 보행하는 것은 실질적으로 불가능한 일이다.

수탉 보행이라 불리기도 하는 종아리 보행이 종아리 신경의 손상과 함께 나타난다. 환자가 걷는 동안 두 다리를 높게 들어올리는 동작을 취한다. 이는 발목 발등굽힘을 수행할 수 없기 때문에 발가락을 땅에 먼저 내디딘 다음, 발꿈치를 딛기 때문이다.

실조성 보행(Ataxic Gait)

뒤쪽 척수로 또는 소뇌의 손상으로 인해 근육의 협응력이 영향을 받음으로써 진행된다. 실조성보행에는 소모증보행과 소뇌성보행이 있다.

- **소모증보행** - 뒤쪽 척수신경뿌리와 척수로가 손상된 상태이다(실조성, 신경성빈혈증후군). 각 신체 분절들에 대한 위치 정보들을 제공하는 주변부와 근육, 뼈, 관절들로부터의 감소된 또는 손실된 고유감각적 신호전달(뒤쪽 척수로의 병변으로 인한 결과)은 기능적 장애의 병리학적 토대가 된다. 위치감각의 상실은 환자의 균형력 저하, 한쪽 사지에서 다른 쪽 사지로의 무게중심 이동 불가능, 잦은 낙상 등과 같은 결과들을 야기한다. 움직임과 협응성의 장애는 낙상에 대한 두려움을 악화시킨다.
- **소뇌성보행** - 부상이 소뇌에 초래한 결과들이다. 보폭이 큰 것이 특징이며, 양팔의 동시 동작들이 많아지고 몸통이 뒤를 향하는 등 환자가 마치 “술에 취한” 듯한 모습으로 걸음을 걷는다. 때때로, 보행이 불가능하기도 하다. 이 증상들은 소뇌가 관여하여 규제하는 피드백 정보를 평가하는 기전들의 기능장애가 원인이다.

파킨슨병 보행(Parkinsonian Gait)

운동 자동화 통합 체계들의 교란으로 인해 보행 장애가 나타난다. 파킨슨병 보행은 창백핵의 손상과 함께 일어난다. 이는 다리를 질질 끌어대는 짧은 걸음거리와 느린 걸음걸이(운동완반증)로 특징지어진다. 또한, 양팔의 동시

동작이 제한되거나 사라진다. 보행이 수행되는 동안, 팔다리를 포함한 전신이 약간의 굽힘 양상을 갖춘다. 보행을 시작하는데 어려움을 겪으며 예상치 못한 장애물 앞에서 보행을 멈추는 모습이 관찰된다. 신체 전체가 약간 굽어 있는 상태인 만큼, 무게중심이 앞쪽으로 이동함에 따라 앞쪽으로 넘어지는 경향이 더욱 높아지게 된다. 대항(길항)근이 군들 간에 올바른 협응성이 존재하지 않으며, 부드러운 의지적 동작이 결여된다. 보행 시, 피질로부터 보다 많은 조절시스템이 필요하기 때문에 피로도가 증가한다.

운동과다 보행(Hyperkinetic Gait)

운동과다 보행은 가로무늬 체계의 손상과 함께 나타난다. 보행에 무의지적 동작들이 수반된다. 이는 무도병과 아테토시스와 함께 특히 두드러지게 나타난다.

안뜰보행(Vestibular Gait)

안뜰보행은 안뜰기관들의 손상과 함께 나타난다. 똑바로 걷는 능력의 부재와 낙상하려는 경향으로 특징지어진다. 안뜰보행은 감마(γ) 섬유들을 통해 손상된 안뜰기관들로부터 전달된 근방추들의 교란에 따른 결과라 할 수 있다. 이는 근육의 긴장성과 균형, 협응성의 기능장애를 초래한다. 안뜰보행은 속귀 병변들의 구심성 신호전달 장애에 의해, 또는 뇌줄기의 안뜰핵이나 안뜰신경의 손상에 의해서나 핵상 병변에 의해 나타날 수 있다.

오리("duck") 보행

이 보행은 발을 디딜 때마다 체중을 지지하는 다리 위쪽으로 몸통을 이동시키는 것이 특징적이다. 몸통의 이동은 보행 시 또는 한쪽 다리로만 체중을 지지하며 서 있을 때, 엉덩관절 벌림근들의 골반 안정화 기능장애에 의해 야기된다. 따라서 이 기능장애에는 트렌델렌버스 검사가 적절하다. 오리보행은 엉덩관절 손상 또는 엉덩관절 벌림근들의 신경성 손상으로 야기되는 주요 근육들의 마비를 의미하는 징후이다(엉덩관절 벌림근들의 약화가 L5 뿌리증후군의 징후로 나타나는 경우도 있다).

히스테리성(기능적) 보행

히스테리성 보행은 유기체의 손상 없이 나타나는 증상들의 각색되고 무작위적으로 나타나는 것으로 특징지어진다. 환자가 좁은 기저(선 따라 걷기)로 걷거나 가위 같은 다리 모양으로 걷는다. 항상 안전한 것으로 예측되는 방향으로 조심스럽게 넘어지기 때문에 부상을 입지는 않는다. 이 보행 유형은 히스테리의 한 증상이다.

진통보행(Antalgic Gait)

진통보행은(예를 들어) 허리엉치 부위, 엉덩관절 또는 무릎관절들과 같은 부위의 통증과 함께 나타난다. 진통보행의 유형은 문제의 원인이 무엇인지를 안내해주는 역할을 한다.

자세 안정화와 자세 반응성 검사

자세(안정화) 근육의 부전을 평가할 때엔, 도수 근육 검사를 기반으로 하는 근육 평가만으로는 충분하지 못하다. 근육의 해부학적 기능을 바탕으로 하는 검사인 도수근력검사(MMT)를 수행하는 동안, 근육이 최대 값에 도달할 순 있겠지만 구체적인 자세로의 개입은 충분히 이루어지지 못할 것이다. 따라서, 자세(안정화) 근육의 기능은 근육의 참여도를 평가하는 검사들을 통해 평가되어야 하며, 안정화 상태에서 근육이 가지는 기능 또한 고려해야 한다.

평가사항은 다음과 같다.

- 안정화 상태에서 관절이 그 중립적인 정렬상태를 유지하는가 또는 벗어나는가
- 안정화 상태에서 깊은 근육들과 얕은 근육들이 어느 정도 범위까지 개입되는가, 그리고 그 활동이 필요한 힘의 수준에 상응하는가 또는 과잉되는가
- 안정화 상태에서 지나친 근육 과다 활성화가 발생하는가, 또는 해당 동작과 기계적인 연관을 가지지 않는 근육들이 활성화되는가, 즉, 안정화 활동이 어느 정도 수준까지 다른 분절들에 적용되는가
- 안정화 근육의 개입과 그들의 활성화 시기(연속)의 대칭성 또는 비대칭성

이 평가는 팔다리 움직임의 기본적인 뼈대 역할을 하는 골반과 몸통, 척추의 안정화를 확보하는 **근육 협응성의 평가**를 기반으로 한다.

척추 폄근들은 척추와 몸통 안정화(강화) 상태에 항상 개입되어 있다. 처음에는, 깊은 폄근들이 관여되고 얕은 근육들은 보다 큰 힘이 필요로 될 때에만 관여된다.

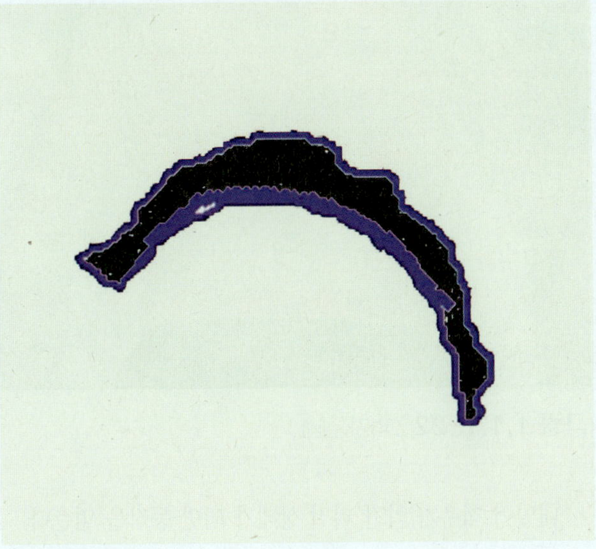

그림 1.1.1-19 자세기능을 수행하는 동안 가로(횡경)막이 머리 쪽으로 이동하는 것은 호흡 활동이 일어나지 않는 상태에서조차에서도 관찰된다. 위쪽 푸른색 선은 가로(횡경)막의 날숨 자세를 시상면에서 나타낸 것이고, 아래쪽 푸른색 선은 수반되는 호흡 활동 저항력에 대항하기 위한 팔을 활성화시킨 후, 관찰되는 가로(횡경)막의 위치를 나타낸 것이다.

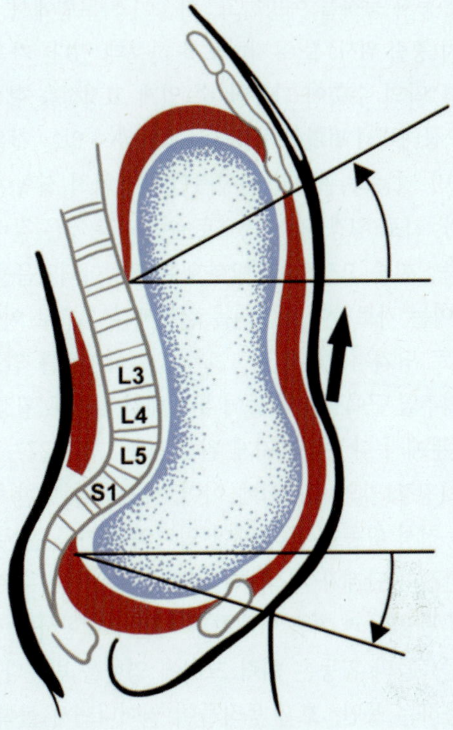

그림 1.1.1-20 열린 가위 증후군의 도식화.

그들의 기능을 균형화하는 것은, 가로(횡경)막과 배근육계, 골반바닥(기저)근육들 간의 상호작용과 깊은 목 굽힘근들에 의해 형성되는 굽힘근의 상승작용이다. 척추가 안정화 상태일 때 가로(횡경)막은 수축된 상태이며 그 윤곽은 편평해진 상태가 된다(반구형 모양이 하강한다). 이는 호흡 패턴에서 독립적으로 발생한다. 가로(횡경)막의 수축, 또는 편평화는 호흡이 없는 상태에서도 일어난다(그림 1.1.1-19). 편평화된 가로(횡경)막은 배안의 장기들에 압력을 가하고, 이는 점탄성 기둥으로서 작용하며 배안 압력을 가중시킨다. 흉곽의 아래쪽 구멍과 배안이 확장된다. 기능적 · 생체역학적 관점에서 볼 때, 가로막(횡경막)의 앞-뒤축(각각 고정점 역할을 한다)의 위치가 중요하다 할 수 있다. 이는 복장근 부착부과 갈비가로막각의 각도 사이의 축이다. 이 축의 위치는 수축 시 가슴의 최초 위치로부터 결정된다. 생리학적 상황에서는 이 축이 거의 수평으로 위치하게 된다(그림 1.1.1-10). 안정화 상태에서 시상면에 위치하는 가로(횡경)막 축의 기울어진 위치와 흉곽 아래쪽 구멍의 불충분한 확장은 척추 폄근들의 활동량 증가 또는 과다 활동과 관련을 가진다(그림 1.1.1-20, 그림 1.1.1-21). 가로(횡경)막이 활성화되어 있는 동안 흉곽의 꼬리쪽 위치를 유지하기 위해선, 배근육들(흉곽의 아래쪽 안정근들)의 활동과 가슴근들과 목갈비근, 복장빗장꼭지돌기근(흉곽의 위쪽 안정근들)의 활동 간의 균형이 반드시 확립되어야 한다. 골반바닥의 동시통합된 활동은 배안 압력의 변화에 기여한다. 따라서 골반의 경사도도 합력 벡터에 있어 중요하다고 할 수 있다. 외력의 영향력이 작용하는 동안, 배근육들은 흉곽의 아래쪽 안정근으로서 기능한다. 배근육의 역할은 안정화 상태에서 머리쪽을 향하는

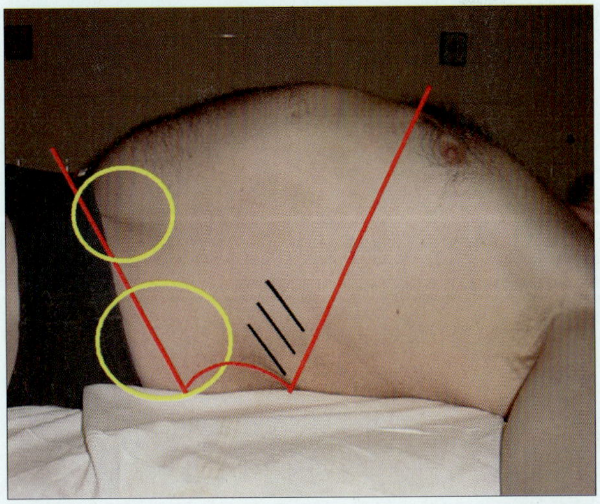

그림 1.1.1-21 만성 척추발생 문제를 앓고 있는 환자의 열린 가위 증후군.

흉곽의 동시 동작을 예방하고, 가슴이 가로면에서 일관적인 위치(**중립 위치**)를 유지하도록 하는데 있다. 가슴은 가로(**횡경**)막의 수축이 가능할 수 있게 고정점을 형성한다. 활성화 상태에서 편평화가 충분히 일어나지 않는 것은 가로(**횡경**)막 기능과 관련된 전형적인 병리학적 상황이라 할 수 있다. 가로(**횡경**)막이 역으로 수축되는 것은 갈비뼈 부분이 중심힘줄(**고정점**)의 방향으로 활성화되었음을 의미한다. 이는 가로막이 삽입되는 갈비뼈 부분으로 이어지며 안쪽으로 당겨져 들어간다. 그 결과, 삽입부를 안정화시키는 척추옆 근육들의 활동이 뚜렷해지며 가로(**횡경**)막이 허리부분에서 더 편평해지게 된다(그림 1.2.1-27).

가로(**횡경**)막의 편평화에 이어, 배근육들 또한 구심성 또는 등척성 활동을 통해 배안 압력의 증가를 돕는다. 이로써 안정화 단계가 시작된다. 가로(**횡경**)막의 수축 수준(**바닥의 편평화**)과 가슴 아래쪽과 배안에 대항하여 작용하는 배근육들의 활동은 외력 크기에 영향을 받는다. 외력이 작용하는 동안, 호흡 동작들이 일어나면서 볼록한 윤곽이 편평해지는데, 이는 기저부분의 긴장도가 상승하였음을 의미한다. 작용 단계에서는 가로(**횡경**)막과 배근육들 간의 협응이 절대적으로 중요한 역할을 한다. 긴장성이 높아진 상태에서, 배근육들은 가로(**횡경**)막의 호흡 수축을 편심 방향으로 당긴다. 이 협동 작용에 교란이 일어날 경우, 흉곽의 위쪽 안정근들이 호흡에 관여하게 됨으로써 척추의 앞쪽 안정화가 충분히 확립되지 못하게 되고 척추 폄근들은 과부하 상태가 된다.

외부 자극에 참여하는 척추와 가슴 근육들의 참여가 저해될 경우, 불균등한 부하와 자세의 불안정이 발생한다. 교란된 기능은, 정형적인 과부하의 영향권 하에서, 문제의 근원 및 해부학적 발견의 병인학적 요인이 된다.

운동 결함을 가진 많은 환자들에게 안정근 가능의 특징적인 편위가 관찰된다. 그 특정적인 편위를 살펴봄으로써 자세활동에 대한 평가를 수행할 수 있을 것이다.

펴기 검사 (그림 1.1.1-22)

시작 자세: 환자는 엎드린 자세를 취한다. 팔 자세의 변형을 적용하여 2번의 검사를 수행한다.

a) 팔을 신체의 중립에 위치시킨다.

b) 팔을 굽혀 손으로 지지한다.

검사 수행: 환자가 매트에서 머리를 올린 다음, 앞으로 내밀어 척추가 약간 펴진 상태가 되면 동작을 멈춘다.

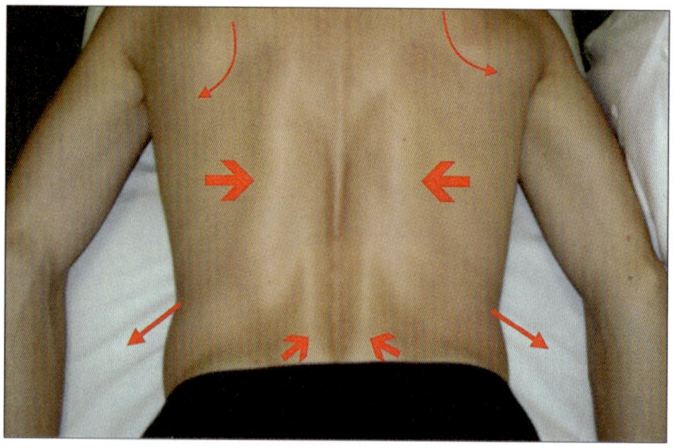

그림 1.1.1-22 펴기 검사.

다음 사항들이 관찰된다.

- 동작에 관여하는 등과 배근육들의 가쪽 근육무리의 협동
- 뒤넙다리근육과 종아리세갈래근의 개입
- 어깨뼈의 위치와 동시 동작
- 골반 반응

생리학적 협동: 폄 동작을 수행할 때, 척추 폄근들에 이어 배근육들의 가쪽 근육무리도 활성화된다. 척추 폄근들과 배근육들의 가쪽 근육무리 간의 균형, 그리고 뒤넙다리근육들의 활동이 평가된다. 골반은 중립 위치에 머무른 상태로 앞방향으로 이동하지 않고 두덩결합의 높이에서 지지 역할이 이루어진다.

안정화 저해 징후: 폄 동작이 수행되는 동안, 아래쪽 가슴과 위쪽 허리뼈 부근이 최대 수준으로 활성화되며 척추옆 근육계의 활성화가 두드러지게 나타난다. 배근육들의 가쪽 근육무리는 활성화되지 않는다.(**또는 최소한의 수준으로만 활성화된다.**) 이와 같은 현상을 의미하는 징후로 배근육들의 가쪽 근육무리에서도 주로 아래쪽 부위에서 관찰되는 볼록한 모양을 들 수 있다. 배가로근에서 시작되는 얇은 널힘줄(건막) 부위에 당김력이 작용하여 볼록한 모양이 된다. 골반이 앞쪽을 향하는 앞방향경사 양상을 보이며, 지지력이 배꼽으로 옮겨간다. 이는 허리뼈 통증을 가진 환자들에게서 특징적으로 나타나는 징후이다(**척추분리증 또는 후천성 척추전방전위증이 나타내는 전형적인 징후**). 어깨 모음근의 활동이 증가하면 어깨의 아래 각들이 바깥

쪽으로 회전한다. 뒤넙다리근육들의 활동 과다는 병리학적으로 중요한 징후이며, 심지어 종아리세갈래근의 활동과 연계되는 경우도 있다. 이는 정상적인 조건하에서는 최소한으로만 활성화되는 근육들로서, 환자가 척추를 편 상태에서 이완시킬 수 있는 근육들이다. 아래쪽 허리뼈에서 병리학적 발견들이 확인되는 경우, 자극되는 쪽 뒤넙다리근육들의 반사 활동과 조기 활동이 나타난다(투사 양상). 뒤넙다리근육들의 중간 부분 및 장딴지 중간부분에서의 활동 증가는 S1 부위의 자극을 의미한다. L5 신경뿌리가 개입된 상태에서는, 넙다리 근육들의 가쪽 부분에서 활동 증가가 관찰되는 것이 일반적이다. 폄 동작 수행 시, 신경뿌리가 개입된 쪽의 큰볼기근의 수축 정도가 증가하는 것으로 관찰된다.

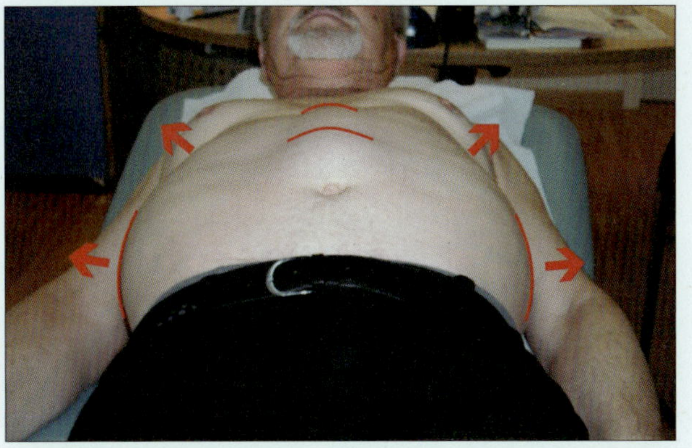

그림 1.1.1-23 몸통 굽히기 검사.

몸통 굽히기 검사 (그림 1.1.1-23)

시작 자세: 환자는 똑바로 누운 자세를 취한다.

- **검사 수행:** 환자가 목을 몸통까지 천천히 굽힌다. 아래쪽 거짓갈비뼈들이 빗장중간선에 놓이게 되고, 동시 동작을 평가한다.
- **다음 사항들이 관찰된다:** 굽힘 동작 수행 중 흉곽의 작용이 관찰된다.
- **올바른 동원 양상:** 목 굽힘 동작이 수행되는 동안, 배근육들이 활성화되고 흉곽은 꼬리 위치를 유지한다. 몸통 굽힘 동작이 수행되는 동안에는 배근육들의 활성화가 균형을 이룬다.

안정화 저해 징후:

- 고개를 굽히게 되면, 가슴과 빗장뼈들의 머리 쪽 방향으로 움직임이 발생한다. 이때, 가슴은 호흡의 흡기에 해당하는 정렬상태에 위치하게 된다. 이러한 변위는 등허리 접합부의 증가된 폄 때문이다.
- 척추 안정화가 충분히 확립되어 있지 않다는 가정하에, 몸통 굽힘 동작이 수행되는 동안 배근육들의 가쪽 근육무리의 모양이 볼록해지고 갈비뼈 가쪽으로 이동하는 현상이 관찰된다. 그리고 가슴이 흡기자세의 모양을 유지한다.
- 굽힘 각 >20°인 경우, 두 가지 병리학적 진단이 가능하다.
  - 배근육들의 가쪽 근육무리가 볼록한 모양을 띠고 (종종 그와 동시에) 배곧은근분리(복직근이개)가 존재할 가능성이 있다.
  - 배곧은근의 윗부분과 배근육들의 가쪽 근육무리가 활성화된다. 이는 엉덩관절의 넙다리뼈머리 위에 위치하는 고샅관(서혜관)의 함입(오목함)에 의해 분명히 나타난다. 이 정형성은 가로(횡경)막의 역기능에 상응한다(고정점이 중심건에 위치한다).

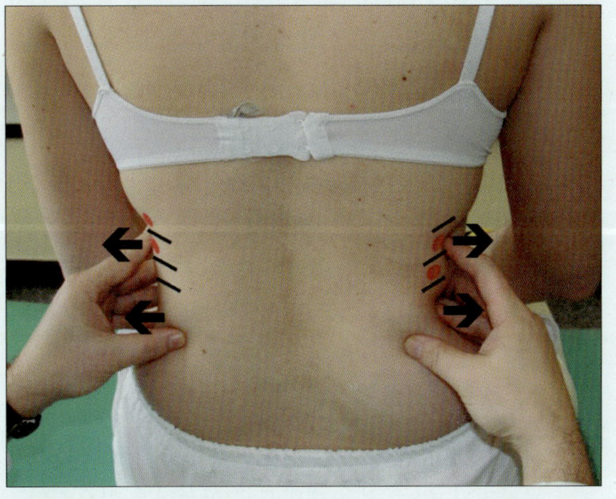

그림 1.1.1-24 가로(횡경)막 검사.

가로(횡경)막 검사 (그림 1.1.1-24)

시작 자세: 환자는 척추를 곧게 펴고 앉는다. 가슴은 머리 쪽 또는 날숨 자세가 되게 한다.

- **검사 수행:** 아래쪽 갈비뼈들의 아랫부분을 촉진한다. 이때, 그 부분의 배근육들을 살짝 거스르는 느낌으로

촉진을 수행한다. 촉진을 통해 아래쪽 갈비뼈들의 정렬 상태와 작용을 동시에 확인한다. 환자에게 가슴의 머리 쪽 정렬상태를 유지하면서, 아래가슴을 팽창시킴으로써(가로[횡경]막의 허리부분(척추/다리 부분)과 가슴 부분(갈비사이 부분)을 연결하는 앞-뒤축이 거의 수평으로 위치되도록 역저항력을 생성시키도록 지시한다. 척추는 검사가 진행되는 내내 올곧은 자세로 유지되어야 하며 척추를 가슴 부분으로 굽히지 않도록 한다.

- **다음 사항들이 관찰된다:** 환자가 배근육 및 골반바닥을 단단히 조임으로써 가로(횡경)막을 활성화시킬 수 있는 방법이 관찰된다. 활성화가 진행되는 동안, 근육 활성화의 대칭 또는 비대칭 양상이 관찰된다.
- **올바른 양상:** 환자 가슴 아랫부분과 배안을 치료사의 촉진 손가락 쪽으로 밀어내도록 한다. 가슴 아랫부분이 가쪽과 뒤쪽으로 팽창하고, 갈비사이 공간들이 확장한다. 아래쪽 갈비뼈들이 가로면에서 가지는 위치는 활성화에 따라 변하지 않는다. 따라서, 갈비뼈(머리쪽이 아닌)의 가쪽 움직임이 일어난다.

불충분한 활성화의 징후들:

- 환자가 저항력에 대항하여 근육들을 활성화시키지 못하거나, 아주 적은 힘만으로 활성화를 일으킨다.
- 활성화가 진행되는 동안 갈비뼈들이 머리 쪽으로 이동한다. 환자가 갈비뼈의 꼬리 또는 날숨 위치를 유지하지 못한다.
- 활성화가 진행되는 동안 가쪽 가슴 팽창이 발생하지 않는다. 그로 인해 가슴 사이 공간의 팽창이 충분이 일어나지 않아, 척추 아래쪽 분절들의 안정화도 확립되지 못한다.

엉덩관절 펴기 검사 (그림 1.1.1-25)

시작 자세: 환자는 엎드려 누운 상태에서 양팔을 몸 옆쪽에 나란히 둔다.

- **검사 수행:** 환자가 저항력이 미치는 방향으로 엉덩관절을 편다. 이 동작은 최대한의 힘으로 수행되지 않는다.
- **다음 사항들이 관찰된다:** 궁둥다리와 볼기, 척추 폄근들과 가쪽 배근육들에 의한 엉덩관절 폄 동작에 대한 근육 활동의 기여한다.
- **안정화 저해 징후:** 볼기근들과 배근육의 가쪽 근육무리들이 개입되지 않는다. 허리척주앞굽음증이 심해지고 골반이 앞방향경사 수준으로 기운다. 가슴허리 이음부와 가슴뼈가 척추 뒤쪽으로 굽어지며, 척추 폄근들이 가슴허리 이음부에서 최대한으로 과다 활성화된다. 지지력 역시 머리 쪽으로 이동한다. 갈비뼈 아래 척추옆 근육들의 가쪽 부위가 오목하게 들어가고, 배근육들의 가쪽 근육무리는 볼록하게 나온다.

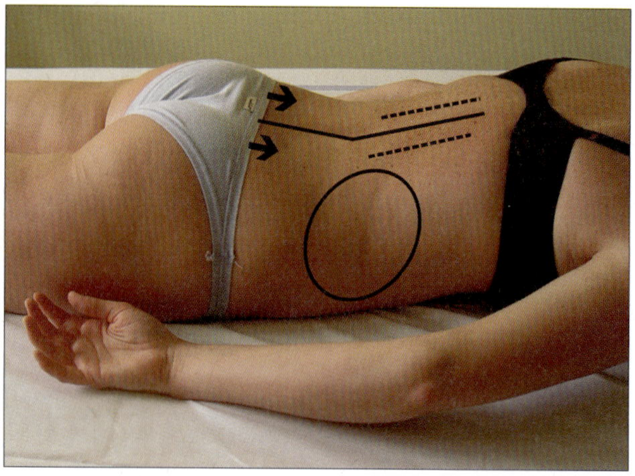

그림 1.1.1-25 엉덩관절 펴기 검사.

엉덩관절 굽히기 검사

앉은 자세(그림 1.1.1-26)

시작 자세: 환자는 테이블의 가장자리에 앉는다. 양팔은 힘을 뺀 상태로 테이블 위에 얹고, 검사가 진행되는 동안 팔에 체중을 실으며 기대지 않다. 검사자는 환자의 넙다리에 자신의 팔을 기대고 엉덩관절 굽힘에 대한 저항력을 가한다. 엉덩관절의 넙다리뼈머리 위에 위치하는 고샅관 아래의 샅굴부위가 촉진된다.

검사 수행:

1. 환자는 저항력에 대항해 다리를 번갈아 가며 굽힌다.
2. 환자는 저항력이 가해지지 않는 상태에서 오직 중력의 작용만을 받으며 엉덩관절들을 번갈아 가며 천천히 굽힌다.
3. 환자는 배안압력을 증가시킴으로써 골반안을 확장시킨다.

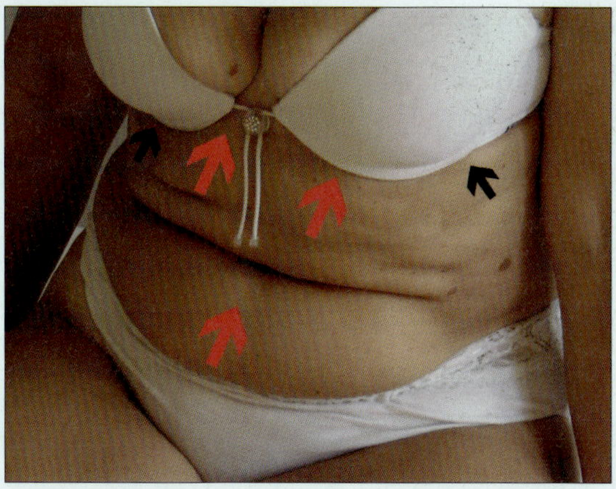

그림 1.1.1-26 엉덩관절 굽히기 검사-앉은 자세.

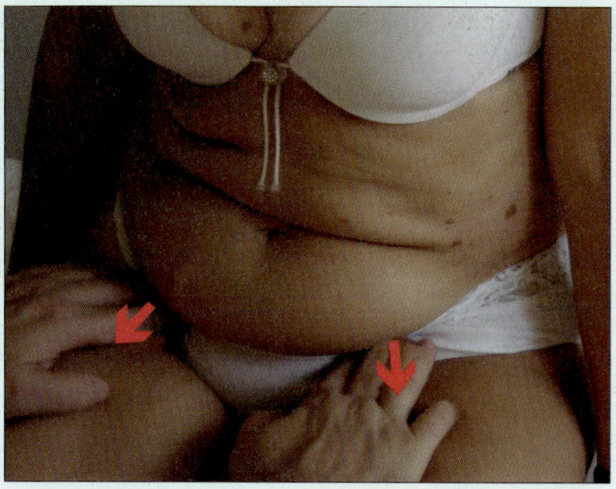

그림 1.1.1-27 배안압력 검사.

다음 사항들이 관찰된다:

- 배안 샅굴부위의 원형 변화
- 척추와 골반의 동시 동작
- 배근육들의 협응성 활동

불충분 징후들:

- 저항력에 대항한 엉덩관절 굽힘 동작이 이루어지는 동안, 샅굴부위의 촉진에 대항하는 원형 변화나 압력이 전혀 일어나지 않는다. 이는, 안정화를 위해 척추폄근들이 과다활동 상태에 놓여 있으며 촉진 부위 위 배근육들의 활동이 불충분함을 의미한다.
- 위앞엉덩뼈 또는 골반이 허리네모근의 활성화에 의해 앞방향경사로 기울거나 머리 쪽으로 이동한다.
- 가슴허리 이음부에서 가쪽 이동 또는 약간의 신장 양상이 관찰된다. 가슴은 배쪽과 머리 쪽으로 이동한다.
- 배근육들의 위쪽 부분이 과다 활성화되고 배꼽이 가쪽으로 치우친다.

바로 누운 자세

시작 자세: 환자는 똑바로 눕는 자세를 취한다.

- **검사 수행:** 갈비뼈 가쪽에 가해지는 불필요한 압력들을 통해 날숨이 수행되는 동안, 환자 가슴은 꼬리 쪽 정렬 상태에 위치한다. 이 도수법은 환자가 배벽 긴장을 푼 상태에서 수행하는 것이 중요하다. 이 자세에서, 환자가 저항력에 대항한 엉덩관절을 굽히는 동작을 수행한다. 환자들이 저항력에 대항하여 발휘하는 힘의 크기는 도수근력검사의 4등급 정도에 상응하는 수준이다.

다음 사항들이 관찰된다:

- 배근육들의 활동과 흉곽의 위쪽으로 정지되는 근육들의 활동의 협동
- 가슴 안정화
- 올바른 정형성
- 굽힘 동작 수행 시, 환자는 배벽을 활성화 시킨다.
- 가슴은 꼬리 위치를 유지하며 흡기 자세가 되지 않는다.
- 저항력에 대항한 굽힘 동작 수행 시, 가슴근들(그리고 다른 근육들도)이 활성화되지 않는다.

불충분 징후들:

- 엉덩관절 굽힘근들이 활성화되는 동안, 가슴은 호흡 자세를 확보하게 된다. 복장뼈가 머리 쪽과 배꼽 쪽으로 이동한다.
- 배근육들이 위치하는 부위에서, 배곧은근의 위쪽 부위와 배의 바깥쪽이 활성화됨으로써 배꼽이 머리 쪽으로 약간 이동하게 된다. 폄근들의 활성화가 두드러지게 나타난다.
- 배근육들의 가쪽 근육무리가 다리 굽힘 동작에 개입되지 않는다.
- 안정화 상태에서 가슴근들이 활성화 된다. 흉곽의 위쪽으로 정지되는 근육들에서도 활동이 관찰된다.

배안압력(IAP) 검사 (그림 1.1.1-27)

시작 자세: 환자는 테이블 가장자리에 앉는다. 양팔은 힘을 뺀 상태로 테이블 위에 얹고, 검사가 진행되는 동안 팔에 체중을 실으며 기대지 않다. 엉덩관절의 넙다리뼈머리와 엉덩뼈의 앞위쪽으로부터 안쪽을 향해 샅굴부위의 촉진이 이루어진다.

- **검사 수행:** 환자는 치료사의 압력/저항력에 대항하여 배벽을 활성화시킨다.
- **다음 사항들이 관찰된다:** 배안압력의 증가에 대한 배벽의 반응.
- **올바른 동원 양상:** 가로(횡경)막이 활성화된 상태에서, 첫 번째 배벽이 아랫부분에서 부풀어지면서 배근육들의 활성화가 이어진다.
- **불충분 징후들:** 저항력에 대항하는 압력이 약화된다. 활성화 상태에서는 배곧은근의 윗부분과 바깥빗근이 가장 두드러진다. 배벽의 상단부가 오목해지고 배꼽이 머리 쪽으로 이동한다. 아랫배가 부풀어지는 모습 없이 촉진 부위의 근육들이 활성화될 경우, 병리학적 증상으로 간주된다.

호흡양상 검사

호흡양상평가는 척추의 안정화 기능 평가에 있어 매우 중요하고 "민감한" 관문이다. 가로(횡경)막의 활성화와 배근육들과의 협응성, 기능적 관계에 대한 평가가 가능하다. 운동학적 관점에서 볼 때, 호흡은 가로(횡경)막 호흡과 갈비 사이 호흡으로 구분될 수 있다.

- **시작 자세:** 똑바로 누운 자세나 앉은 자세, 기립 자세 등 다양한 자세에서 검사를 수행할 수 있다. 아래가슴과 보조근 중 하나를 촉진한다.
- **다음 사항들이 관찰된다:** 가슴과 갈비뼈의 운동이 각각 관찰된다.

가로(횡경)막 호흡

가로(횡경)막 호흡(그림 1.2.1-8)은 호흡 시, 가로막이 활성화(편평화)됨으로써 내부 장기들이 꼬리 쪽으로 밀리게 된다(예: 신장 경우, 들숨을 쉴 때엔 꼬리 쪽으로, 날숨을 쉴 때엔 머리 쪽을 향해 몇 센티미터씩 이동한다). 아래쪽 가슴안과 배안이 균등하게 팽창한다. 생리학적 가로(횡경)막 호흡 시, 가슴의 아래쪽 구멍이 배안을 따라 팽창한다. 복장뼈는 배쪽으로 이동한다. 갈비뼈를 촉진하는 동안, 갈비뼈 사이 공간들이 확장되고 가슴 아랫부분의 너비와 앞-뒤 치수가 확장된다. 복장뼈가 가로면에서 가지는 위치는 바뀌지 않는다. 부가적인 호흡근들(예: 가자미근, 가슴근, 위세모근)이 이완 상태가 된다.

갈비 사이 호흡(위쪽 호흡 양상)

갈비 사이 호흡(그림 1.2.1-9)이 수행되는 동안, 복장뼈는 상하로 이동하고 가슴은 최소한으로 팽창한다. 갈비 사이 공간들은 확장되지 않는다. 부가적인 근육들이 들숨 작용에 개입된다.

호흡 양상의 질과 제어는 척추의 안정화 기능에 중점을 둔 임상 검사 결과들과 상관관계를 가진다. 환자가 가로(횡경)막 호흡을 완수하지 못한다면, 이는 가로(횡경)막과 배근육들 간의 협응성 불충분 또는 저해를 의미한다. 주로 배벽(특히, 상단)의 이완 불능이 원인이다.

사지를 쓰는(곰) 자세 검사 (그림 1.1.1-28)

- **시작 자세:** 환자는 손바닥과 발의 앞부분(발허리뼈머리 1-5)으로 체중을 지지하여 선다, 이때, 양발의 간격을 어깨너비와 일치시키도록 한다.
  - **다음 사항들이 관찰된다:** 원하는 자세에 대해 수정되지 않은 체중 지지 방식과 각 분절들의 정렬 상태. 생리학적으로, 손목과 팔꿈치, 어깨, 어깨뼈는 중심화된 위치를 가진다. 이를 바탕으로, 손바닥 전체를 매트 전체에 균등하게 완전히 접촉시켜 체중을 지지할 수 있도록 한다. 어깨뼈가 꼬리 위치에 놓이고 가슴에서 안정화가 확보되며 척추는 올곧게 펴진 상태, 머리는

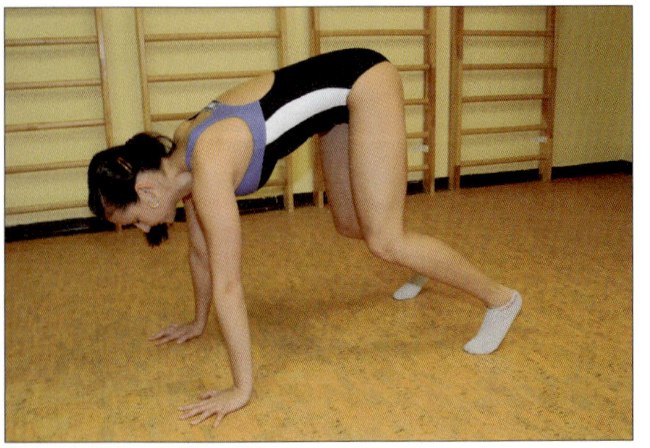

그림 1.1.1-28 사지를 쓰는 곰 자세 검사.

척추와 일직선을 이루는 위치를 가진다. 발목과 무릎, 엉덩관절들은 하나의 축을 따라 중심화된 위치에 놓인다. 이때, 무릎의 중앙은 발의 중앙을 향한다. 즉, 세 번째 발가락 위에 위치하는 것이다. 발허리뼈머리 1-3에 체중이 골고루 분산되어 지지대 역할을 한다.

불충분 징후들:

- 허리뼈와 가슴뼈의 척주후만증상과 목뼈의 기울기 증가한다. (환자가 척추를 곧게 펴지 못한다.)
- 어깨뼈의 가쪽과 아래쪽 가장자리들의 위치가 가슴우리로부터 떨어져 있다.
- 어깨뼈가 상향되어 있다.
- 어깨뼈의 아래 각들이 바깥쪽으로 회전되어 있다.
- 양쪽 어깨가 안쪽으로 회전되어 있다.
- 손의 무게중심이 두덩 부분 쪽으로 이동한다.
- 넙다리뼈들이 안쪽으로 회전되어 있다.
- 무릎 정렬이 발 중앙에서 바깥쪽으로 벗어나 있다.
- 지지대 역할을 하는 발 앞부분에 무게가 균등하게 실려 있지 않다.

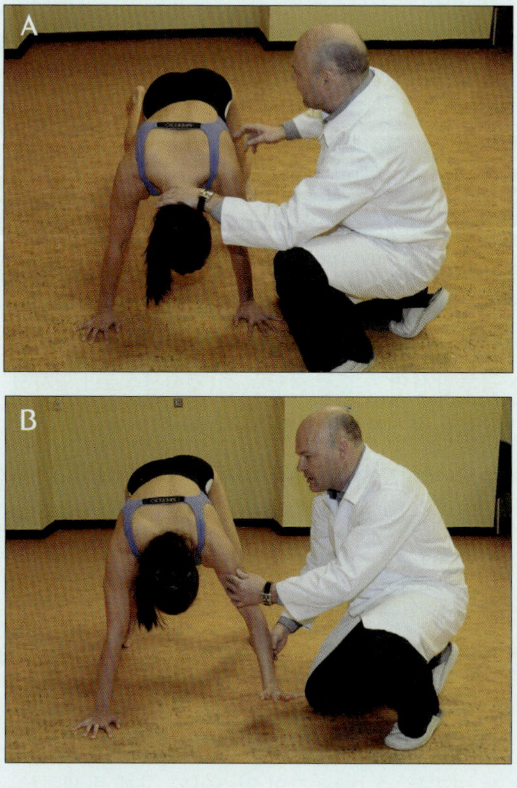

그림 1.1.1-29 사지를 쓰는 곰 자세 검사. A – 다리에 무게를 싣지 않은 자세. B – 팔에 무게를 싣지 않은 자세.

몸 전체가 팔 쪽으로 기대는 경향이 있을수록 불충분 상태를 보다 명확하게 의미한다고 할 수 있다.

다양한 수행법

팔다리에 싣는 체중을 점차적으로 줄여나가는 양상이 관찰될 수 있다(그림 1.1.1-29).

올바른 방법 수행 시, 팔이나 다리의 무게를 덜어내는 방법은 독립적으로 나타나는 것으로서 골반의 동시 동작이나 척추 정렬 상태의 변화, 또는 지지대 역할을 하는 팔 · 다리의 위치 변화는 발생하지 않는다.

다음은 척추의 안정화 체계의 기능이 불충분할 때 관찰될 수 있는 사항들이다.

- 가슴허리 이음부의 가쪽 굽힘
- 허리뼈와 가슴뼈의 척주후만증상과 목뼈의 기울기 증가
- 지지대 역할을 하는 팔다리 분절들의 정렬상태 변화
- 지지대 역할을 하는 사지의 변화
- 골반의 동시 동작 발생 – 체중이 실리지 않은 쪽 팔다리의 상향 및 회전

딥 스쿼트 검사 (그림 1.1.1-30)

시작 자세: 개인은 양발을 어깨너비로 벌려 선다.

- **검사 수행:** 환자는 선 상태에서 천천히 깊게 스쿼트를 수행한다. 이때, 어깨와 무릎이 양발의 앞부분을 잇는 선을 넘지 않아야 한다.
- **올바른 양상:** 스쿼트 수행 시, 척추는 올곧은 상태를 유지해야 한다. 즉, 척추후만증 또는 척주앞굽음증의 증상이 우세하게 일어나지 않음을 의미한다.

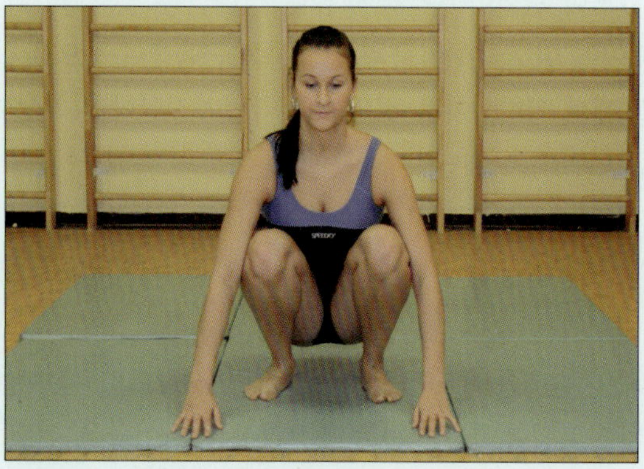

그림 1.1.1-30 딥 스쿼트.

허리엉치 이음부가 중심화된 위치, 즉, 골반이 앞방향경사나 뒤굽음 상태로 기울지 않은 상태로 유지된다. 스쿼트 수행 중, 무릎의 중앙부는 세 번째 발허리의 세로축 위를 향하도록 한다. 발과 발가락의 아랫부분 전체에 체중이 균등하게 분배되어 실려야 한다.

불충분의 징후:

- 불충분 징후가 두드러질수록 개인이 앞서 언급된 조건들 하에서 딥 스쿼트 자세를 수행할 수 없음을 의미한다.
- 동작 수행 중, 척주의 후만증 또는 앞굽음증이 강하게 나타난다
- 골반이 앞방향경사와 뒤굽음 상태로 기운다
- 목뼈가 펴지는 양상이 일어나면서 목 폄근들의 긴장성을 증가시킨다
- 어깨가 올라가며 위세모근의 긴장성을 증가시킨다.
- 무릎관절의 중심들이 세 번째 발허리로부터 안쪽을 가리킨다.
- 무게중심이 발의 안쪽 가장자리로 옮겨간다.

1.1.2 근육 긴장성 검사

근기능 장애 평가 시, 근육의 긴장성이 아주 중요하다(그럼에도, 그에 대한 정의가 확립된 바가 없고, 그 평가 역시 매우 복잡하며, 다소 주관적이다).

근육의 긴장성은 모든 움직임에 필요한 조건이다.

임상적인 관점에서 볼 때, 근육 긴장성은 저항력의 강도로서 그리고 관절의 수동적인 동작 범위로서 가장 많이 평가되는 항목이다. 단, 검사 대상이 되는 관절이 이완 상태에 있으며 관절이 손상되지 않은 상태라는 전제조건이 충족되어야 한다. 이는 근육 긴장성을 **근육을 수동으로 길게 늘일 때의 저항성**이라 정의한 미국전기진단학회(AAEM)와도 일관되는 개념이다. 근질도 촉진을 통해 평가될 수 있다(예: 근육이 약한지 또는 압력에 대한 저항력을 발휘하는지). 근육 긴장성에 대한 평가를 수행할 때엔, 양쪽 모두를 비교하는 것이 매우 중요하다. 최소한의 근육 긴장성 증가는, 반대쪽과 다르지 않을 경우, 정상으로 간주된다. 그러나 그럼에도 불구하고, 그 양쪽의 차이들은 어떤 중요한 의미도 나타내지 못한다. 일부 스포츠(테니스나 양궁 등)에서 흔히 관찰되듯이 한쪽 팔다리나 신체의 한쪽 측면만을 주도적으로 사용하는 것이 그에 대한 유일한 이유로 적용되기 때문이다.

근육 긴장성에 대한 검사를 통해, 촉진을 이용한 평가는 결과 값을 가지지 못하며 그 결함들은 임상적인 단위로서 간주될 수 없다(과긴장 증후군과 저긴장 증후군). 촉진 외에, 근육의 긴장성을 보다 객관적으로 반영하는 자세 및 기능적 움직임, 반사작용들에 대한 평가에도 중점을 둔다. 근육의 긴장성은 두 가지 유형으로 구분될 수 있다.

- **근육의 수축성 조직들**에 의한 근긴장성
- 근육의 타고난 **결합조직 요소**에 의한 긴장성

근육 긴장성의 반사적 조절

근육의 긴장성은 복잡한 조절기전의 결과이다. 조절 고리들은 척수와 뇌줄기, 그물체, 소뇌, 바닥핵, 시상과 대뇌피질을 지난다. 이 반사 작용들 속에서 고유감각수용체들과 외수용체들, 그리고 내수용체들이 활성화된다.

근육의 긴장성은 척추 α–와 γ–운동신경세포들에 의한 중추감각신경계와 말초감각신경계의 활성화를 통해 결정된다. 근육 긴장성 조절 유형 중 **분절별 조절법**이 가장 간단한 방법이다. 이는 여러 되먹임 고리들의 기능 결합을 통해 보장된다. 정상적인 조건 하에서는 중요하게 작용하는 근육 긴장성의 가시끝 조절이 α–운동신경세포들과 γ–운동신경세포들, 척추사이신경세포들에 작용하는 운동신경로에 의해 조정된다. **소뇌**는 근육 긴장성의 유지에 있어 중요한 조절 중추 역할을 한다. 수많은 전달물질들이 근육 긴장성 조절에 개입하는데, 그 중에서도 가장 중요한 물질들은 다음과 같다.

- **글루탐산염** – 흥분전달물질(겉질척수로와 일차적 척추 Ia 들신경섬유에 방출된다.)
- **유도 아미노산(GABA)** – 시냅스이전억제를 조절하며 척주뒷뿔의 가쪽 사이신경세포들에서 나타난다. 시냅스이전 억제는 근육과 피부로부터의 들신호 전달을 감소시킨다.
- **카테콜아민과 세로토닌** – 척추의 반사반응들을 조절하는 내림경로들의 일부이다.

조절 고리들 중 어느 것의 감소와도 함께 발생하는 근육 긴장성 교란은 들신호에 대한 반응들이다.

근육의 긴장성을 조절하는 경로들은 의도적 동작과 무의도적 동작에 영향을 미치는 경로들과 유사하다. 근육 긴장성 결함들은 동작 기능들에 대한 검사(예: 이동성, 아동의 자세반응 평가, 개별 동작 검사 또는 체위 평가) 중에 관찰되곤 한다.

근육 긴장성의 결합조직 요소

결합조직은 근육을 증강시킴과 동시에 근육이 가지는 운동성의 경계들을 정의한다. 결합조직의 탄성은 조직의 길이와 탄성을 유지해주는 율동적인 하중에 의해 유지된다. 근육의 결합조직 버팀질 수축을 통해, 섬유들이 필요로 하는 자유 범위는 물론, 근육을 통한 혈관 흐름에도 한계가 발생한다. 이와 같은 이유로, 근육이 최대한의 활동을 이루어내지 못하고, 근육의 작용력 또한 상당 수준 저하된다. 수축 부위의 긴장성 증가를 **근육연축**이라 하고, 결합조직의 수축까지 함께 이루어지면 **근육구축**이라 한다. 근육 긴장성 결함들은 관절의 생체역학을 항상 바꾸기 때문에 중추신경계의 제어기능에 필요한 관절들로부터의 들신호 전달도 바꿔버린다. 이와 유사하게, 관절 체계 역시 결합조직 체계의 결함에 의한 영향을 받는다. 이에는 **단축**(수축)과 **이완성 증가**(관절의 과운동을 통해 임상적으로 분명히 나타난다)가 포함된다. 이 두 가지 결함들 모두 관절에 대한 기계적 요구를 증가시키고, 그로부터의 고유감각들길(구심성) 또한 증가시킨다. 그리고 이는 해당 근육들의 긴장성 변화가 일어나는 기반으로 작용한다.

근육 긴장성 결함들을 야기하는 가장 주된 원인은 특정 전문 분야에서 자주 관찰되는 편측 하중이다(예: 컴퓨터 작업 중의 정적인 하중 또는 잘못된 훈련 및 비보상 훈련). 이로 인해 근육 경화와 근육 억제가 진행된다. 근육 경화는 결합조직 버팀질의 변화를 바탕으로 발생한다. 형태학적·세포 단위의 재형성, 즉, 근육 단축이 기반이 되는 탄성의 변화도 이에 포함된다. 이는 근력의 변화를 야기한다. 첫 번째 단계에서는 근육이 꽤 강한 상태이지만, 수축 요소들에 미치는 압력의 영향으로 인해 다음 단계에서는 근육이 약화되면서 근력 저하가 이루어진다.

근육 긴장성 결함 (Deficits in Muscle Tone)

근육 긴장성의 결함들은 CNS 기능장애 중에서도 가장 전형적인 징후들 중 하나로서 다양한 요인들에 의해 야기되고 영향을 받는다. 이 장애는 경직과 경축이라 불리는 긴장성 증가의 형태 또는 근육긴장저하라 불리는 근육 긴장성 감소의 형태(주변부의 들신경섬유와 날신경섬유 손상 시, 그리고 소뇌 부상 시 전형적으로 나타남)로서 징후를 보인다.

근육의 긴장성, 또는 자세와 움직임은 통각수용적 들신경 전달을 야기하는 결함들에 따라 변화하기도 한다. 이는 움직임에 의해 유도되는 추가적인 자극에 대한 방어이며, 그와 동시에 치유를 위한 필수조건이기도 하다. 이 경우, 긴장성 증가로 인해 해당 부위가 움직이지 못하는 고정상태가 될 수 있다.

근육의 긴장성은 심리학적 부담과도 밀접한 관계를 가진다. 다양한 감정적 상황에 따라 체위와 움직임의 빈도가 변화한다는 사실이 실험적으로 확인된 바 있다. 한 방향으로만 적용되는 하중 또는 근육 과부하는 종종 근육 긴장성 결함의 원인이 되곤 한다.

따라서, 근육 긴장성은 CNS 기능의 "언어" 또는 "거울"이라 할 수 있다. 근육 긴장성의 변화를 통해, 내적 효과들(거의 대부분이 유기체 내에서 진행 중인 병리학적 상황들) 뿐만 아니라 외적 효과들(예: 스트레스를 주는 장기적인 요인)도 반영하는 CNS의 상태가 여러 요인들 중에서도 특히 더 표면적으로 드러나게 된다.

근육의 긴장성은 정적 기능의 징후이면서도, 항상 그것 자신을 동적으로 드러낸다.

긴장성 결함 = 자세 결함 (자세 반응성 포함) 과 이동성 결함

이와 같은 정황 속에서, 자세와 이동은 단순히 서 있는 것과 걷는 것을 의미하는 개념만을 가진다 할 수 없다. 근육 긴장성은 임상적 환경에서 매우 흔히 사용되는 용어이다. 그러나 측정 가능한 단위로서 정의 가능한 것이 아닌 만큼, 그에 대한 평가는 단순하지 않다. 현재로선, 근육의 긴장성을 측정할 수 있는 객관적인 측정 도구가 존재하지 않고 있으며, 다양한 기능적 상황들을 객관화하는 것 또한 거의 불가능하다 할 수 있다. 우리가 평가 과정에서 얻은 결과들은 촉진법을 통한 발견들이었다. 촉진법은 그 중요성이 과소평가된 방법이긴 하나, 철저히 주관적인 요소인 것도 사실이다. 근육 긴장성과 동작 기능 간의 유사성

을 감안하면, 동작 기능들에 대한 평가를 활용할 필요성이 있다 할 수 있다. 동작 기능들에 대한 평가에서는 근육의 긴장성을 보다 잘 객관화할 수 있고, 그와 동시에 그가 유해한 요소인지 여부를 알아낼 수도 있다. 예를 들어, 척수 부상을 입었거나 뇌성마비를 앓고 있는 환자들에게 있어, 치료적으로 경직 상태를 교정하는 것이 반드시 적절한 방법이라 할 순 없다. 왜냐하면, 몇몇 특정한 경우, 환자의 경직 상태가 기능적 동작에 이로운 작용을 하기 때문이다. (보툴리눔 독소 또는 수술을 통한) 경직 상태를 이완시킴으로써 운동계의 보상작용상실을 야기할 수 있다.

근육 긴장성 결함들은 다양한 원인들과 연관을 가지는 만큼 근육긴장항진증과 연축, 구축, 통증유발점, 압통점, 경직, 경축, 근육긴장병증, 근육긴장저하, 또는 무긴장증 등 다양한 형태로 나타난다.

근육긴장항진증과 연축(Hypertonia and Spasm)

근육긴장항진증은 근육 긴장성의 증가, 주로 근육 긴장성의 반사적 요소의 증가로 이해된다. 특정한 경우, 생리학적으로 근육긴장항진증이 나타날 수 있다. 근육긴장항진증은 연축과 구분될 필요가 있다. 연축은 통각 또는 다른 병리학적 과정들(예: 감염)에 의해 유도되는 반사적인 근수축을 말한다.

구축(Contracture)

구축이란, 고정된 근육 단축의 모든 경우들을 의미한다. 구축은 근육 긴장성의 결합조직적 요소의 변화를 포함하는데, 이는 구축이 근육의 **섬유증 재형성**임을 의미한다.

관절굳음과 달리, 근육의 저항력이 탄성을 가짐과 동시에 긴장성이 증가한다.

근조직의 국부적인 긴장항진적 변화

근육의 통증유발점은 통증 결함에 나타나는 가장 광범위한 기능적 변화들로서, 통증의 원인이 되기도 한다. 이 변화들은 근육 전체나 근육무리가 아닌, 가로무늬근육의 특정 부분 또는 근섬유들의 한 다발에만 영향을 미친다. 촉진 시, 이 근섬유들은 뻣뻣한 근육 다발 내에 일정하지 않게 존재하는 아픈 지점으로 나타난다. 이 현상을 설명하기 위해 힘줄근육증과 근육 건증, 근경화증, 섬유염 등 다양한 용어들이 사용되고 있다. 그러나 최근 들어서는 근막 통증유발점(MTrP), 근육 통증유발점, 또는 짧게 통증유발점(TrPs)이라는 용어가 가장 많이 사용되고 있다.

특정한 경우, 통증유발점(TrPs)들은 자발적인 근막 통증을 일으킬 수 있다. 근막 통증 증후군은 가장 흔한 근육통 질환이다. 수많은 연구들에서 통증유발점들이 주로 근막 통증을 유도하는 국부적인 병리학적 현상으로서 간주되고 있다. 그러나 통증유발점들을 보다 넓은 맥락에서 생각해볼 필요가 있다. 통각수용기 들신호 전달에 대한 CNS의 반응 기전에 나타나는 이 변화들이 가지는 중요한 의미들이 임상적으로 확인되고 있기 때문이다. 통증유발점들은 운동성 또는 병리학적 상황 속 방어적인 안정화의 한계를 야기하는 보상 기능에서도 중요한 의미를 가진다.

통증유발점 - 임상적 특징

평가 과정에서, 전형적인 근막 통증유발점은 단단하게 경직된 근다발(근육 긴장띠)에 명확하게 존재하는 통증 결절로서 촉진을 통해 확인된다. 촉진용 손가락으로 근섬유들을 빠르게 쳐서 자극을 줌으로써 근육의 국부적인 단일 수축(경련반응)을 유도할 수 있다("가장 중요한 촉진 기법들"의 그림 1-6 참조). 때때로, 환자는 적용된 촉진 압력에 적합하지 않은 과한 동작반응을 보이는 경우가 있다(점프반응).

통증유발점 부위들의 압박은 국부적인 통증 외에 **연관통증**, 그리고 자극 지점으로부터 다양한 거리만큼 떨어진 지점에서 징후를 나타내는 부가적인 비정상적 감각·자율 증상들을 유발한다. **연관구역** 또는 **대상구역**의 위치가 피부분절 또는 신경이 자극을 잘 받는 위치(예: 어깨밑근의 통증유발점들은 손목 부위의 "팔찌 유형"의 통증으로 징후를 나타낸다)에 반드시 상응해야 하는 것은 아니다. 통증유발점 부위에 촉진 압력을 가하여 통증을 유도하면, 환자들은 그를 자신들을 괴롭혔던 "바로 그 통증"으로 인지하곤 한다(통증 인지).

임상적 징후들의 관점에서 볼 때, 통증유발점에는 활성 통증유발점과 잠재 통증유발점, 두 가지 유형이 있다. 활성 유발점은 자생적인 근막 통증 또는 동작에 수반되는 통증이 특징적이며, 잠재 유발점은 압박이 가해졌을 때에만 나타나는 통증 또는 불편함으로 징후를 보인다.

근육 내 통증유발점의 존재가 해당 **관절-근육 단위 내 근육의 역학에 나타나는 변화와 부합**한다는 점은 신체 운동학적 관점에서 꽤 중요한 사실이다. 수축된 근 섬유들이 이룬 경직된 근다발은 특정 방향을 향하는 관절의 동작 범위를 제한한다. 근육이 활성화 상태에 있는 동안, 이 섬유들은 우선적으로 그리고 비효율적으로 수축을 일으키며, 근육의 대응 부위 또한 특정적인 근력 약화를 일제히 나타낸다.

통증유발점 부위의 조직학적 발견

촉진법을 통해 통증유발점의 구조(**통증유발점을 형성하는 경직된 근다발 및 결절**)를 형성하는 것으로 확인되는 요소들은 조직학적 발견들과 부합한다. 이들은 몇몇 근섬유들이 통증유발점 위치에 수축성 결절들을 보유하고 있음을 보여준다. 이 결절은 상당 수준으로 수축된 근육원섬유마디들로 구성된다. 같은 위치에서 관찰되는 Z-모양의 선들이 바짝 압박됨으로써 근섬유의 단면이 증가한다. 반면, 결절 밖에 위치하는 같은 근섬유의 근육원섬유마디들은 곧게 뻗어 있는 상태이기 때문에 Z-선들이 정상적인 섬유들로부터 보다 멀리 떨어져 있게 되며 근섬유의 단면 또한 축소된다. 이는 긴장끈에 대한 촉진적 인식과 부합하는 발견이다(그림 1.1.2-1).

통증유발점의 국소화

통증유발점들은 J.G Travell 과 D.G. Simons가 그려낸 전형적인 국소화 지도에 따라 각 근육들에서 발견된다. 모든 통증유발점은 전치된 통증에 맞게 일반적인 연관구역에 존재한다.

전형적인 근막 통증유발점은 경직된 근다발을 형성하는 근섬유 길이의 중앙 지점쯤에서 가장 많이 발견된다. 섬유다발의 삽입 부분이 당김력 증가로 인해 긴장 상태가 되어 국부적인 기계적 과부하의 근원이 된다. 이 긴장성은 국부적 통각수용기들을 흥분시키는 물질들을 방출한다. 그 결과로서 부착부 병증의 발병 또는 삽입형 통증유발점이 초래된다. "**통증유발점 복합체**"는 하나의 경직된 근섬유 다발 내에 형성되며, 하나의 중심 통증유발점과 보통 두 개의 삽입형 통증유발점으로 구성된다.

근조직 내 통증유발점의 형성 기반

현재, 근방추 바깥 근섬유들의 신경근판의 수준에서 일어나는 신경근 기능장애가 통증유발점 발병 기전의 근본적인 이상점인 것으로 간주된다. 이 신경근 기능장애는 휴

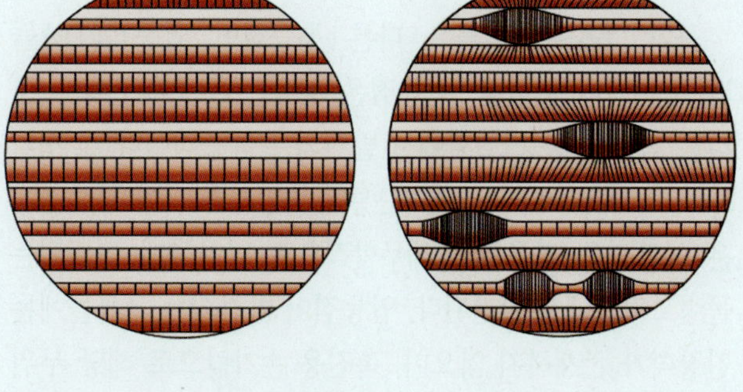

그림 1.1.2-1 통증유발점의 조직학적 스키마. 중심 통증유발점이 수축된 결절들에 의해 형성된다. 나머지 근원섬유마디는 두드러지게 길게 늘어난 상태이다.

지 상태에 있는 일정수의 신경근판에서 이루어지는 지속적인 아세틸콜린 과다 방출과도 연관된다. 이는 근육원섬유마디들의 지속적인 국부적 수축(**수축된 결절**)을 야기한다. 일관된 단축 과정 전체가 에너지 공급에 대한 수요를 증가시킨다. 또한, 국부적인 수축이 해당 구역의 혈관들을 압박하여 영양분 및 산소 공급 저하를 야기한다. 공급 저하로 인해 높아진 에너지 수료는 에너지 위기를 초래하고, 이로 인해 구역 내 자율신경과 감각신경들을 흥분시키는 물질들이 방출된다. 이 신경활동성 물질들은 결국 신경근판으로부터의 아세틸콜린 과다 방출에 기여하게 되고, 이로써 "악순환"이 이루어지게 된다.

모델이 통증유발점들이 가지는 모든 핵심적 특성들에 대해 잘 설명하고 있으나, 유발점의 형성을 초래하는 신경근판 변화들의 일차 원인들이 무엇인지는 명확하게 알 수 없다.

몇몇 연구 결과들은 자율신경계의 강한 영향력, 그 중에서도 특히 교감계가 신경근판의 아세틸콜린 비정상 분비 조절에 미치는 영향력을 지적한다. 그 실질적인 영향은 통증유발점에 필요한 전구물질인 긴장항진 근육다발의 혈류역학적 변화에도 기인하는 것으로 나타난다.

Travell에 따르면, 통증유발점들은 물리적, 감정적, 또는 화학적 특징을 가지는 외상에 대한 신체 반응들의 축적에 의해 형성되는 것이라고 한다. 이는 임상적 경험들을 완전히 지지하는 추정이라 할 수 있다. 임상적 경험들이, 엄밀히 정의된 정황에서, 통증유발점들의 분포도가 통각수용적 자극원의 위치와 연관됨을 제시하기 때문이다.

통증유발점 vs. 압통점

근막 통증유발점들은 다른 통증점인 압통점(TP)들과 구분되어야 한다. 압통점은 섬유근통 증후군이라 불리는 침투성 통증 질환에서 발견되는 통증점이다(본 책의 Special Section, 3.8.5 섬유근통 증후군 참조). 이 통증점들은 근조직을 비롯하여 해부학적으로 다양하게 정의되는 물렁조직들에서 발견된다. 압통점이 발견되는 근육들에는 긴장띠가 존재하지 않으며, 촉진용 손가락으로 해당 부위를 쳐도 국부적인 경련반응이 유도되지 않는다. 압통점을 압박할 경우, 국부적인 통증만 유도될 뿐, 전이 통증은 유도되지 않는다.

섬유근통에 나타나는 근육 압통점의 근본적인 원인은 근조직의 변화라기 보단, CNS와 생체역학적 변화에 있는 것으로 보인다. 따라서, 근막 통증유발점들의 치료에 사용되는 치료적 접근법들은 섬유근통의 압통점 치료에는 효과적이지 않다. 섬유근통과 근막 통증유발점이 공존하는 경우가 많다는 사실도 상황을 다소 복잡하게 만드는 요인이라 할 수 있다.

국부적인 경련 반응

국부적인 경련 반응은 통증유발점의 임상 진단을 정당화하는데 있어 가장 가치 있는 징후로 여겨진다. 촉진으로 확인되는 아픈 결절을 포함하는 경직된 근섬유들의 띠가 평가를 통해 발견된다. 이미 알다시피, 이 부분을 살짝 치면 경직된 근육띠가 빠르고 일시적인 수축의 형태로 국부적인 반응을 유도할 수 있다. 이는 통증유발점을 확인시켜 주는 명확한 증거가 된다. 이 반응은 통증유발점(위의 피부를) 때리거나 통증유발점에 바늘을 삽입하는 등과 같은 다른 기계적 자극의 형태로도 유도될 수 있다.

촉진을 통해 국부적인 근육 연축을 유도해내는 방법도 통증유발점을 덮고 있는 지방조직이나 근육들에 의해 어려워질 수 있다. 그러므로 신뢰할 만한 통증유발점 임상 진단법은 다른 무엇보다도 높은 수준의 도수기술과 충분한 촉진 경험 및 검사자 훈련 경험을 필요로 한다 할 수 있다. 통증유발점에 주사 바늘을 삽입하는 것은 통증이 따르는 만큼 진찰에 의해 사용되는 방법은 아니다. 따라서 치료의 한 형태로서 이용할 수 있는 방법이다. 임상 경험들에 따르면, 치료적으로 효과적인 방법을 따를 시, 바늘을 삽입함으로써 근육의 단일수축을 유도해낼 수 있다. 이때, 환자들이 따끔한 통증을 경험하곤 하는데, 이는 통증유발점 부위의 감각 통각수용체들을 자극함으로써 국부적인 근육의 단일수축이 형성됨을 의미한다. 이 수용체들로부터 척수로 이어지는 강한 감각적 자극들은 α-운동신경세포들의 반응을 일으켜 신경근판을 따라 아세토콜린의 과다 분비 현상을 나타낸다. 그 결과, 활동 과잉 운동 단위들의 단일수축이 야기된다.

동물과 인간의 국부적인 근육의 단일수축에 대한 연구들은, 이 반응이 가시끝 효과에 의존적이지 않은 국부적 척추 반응임을 가리키는 결과들을 확인한다.

자생적 근막 통증원으로서의 통증유발점

잠재 통증유발점들은 주목할만한 병리학적 이력도 증상도 없는 많은 사람들에게서 주로 발견된다. 당사자들은 자신에게 통증유발점이 있다는 사실에 대해 인지하지 못한 상태로서, 촉진을 통해 유발점이 확인되는 것에 대해 놀라는 반응을 보이곤 한다. 또한, 통증유발점에 기인할 수 있는 작은 운동 기능적 결함들의 경우, 환자가 알지 못한 채 넘어가거나 또는 단순히 참고 넘기는 경우들도 있다.

잠재 통증유발점들의 존재 또는 형성은 다양하게 설명될 수 있다. 가장 자주 언급되는 가능 원인으로 근육이나 신경에 가해지는 반복적인 기계적 미세외상을 들 수 있다. 그러나 이는 실험적으로든 임상적으로든 확인된 바 없는 사실들에 부합하는 이야기다. 통증유발점의 이완상태 기반 또는 반응상태 기반의 형성이 통각적 자극에 따른 결과라면, 그 원인을 찾기가 쉬워진다(예: 나쁜 자세의 경우, 인대의 긴장성이 중요한 통각 원인이 될 수 있다).

근육의 과부하와 단축된 위치 유지, 그리고 특히 이 두 요인들의 결합은 잠재 통증유발점의 활동 증가를 야기하여 그를 **활성 통증유발점**으로 전환시킬 수 있다. 그러나 임상적 경험은, 되돌릴 수 없는 변화가 이미 일어난 상태가 아닌 이상, 부담 없는 정상적인 동작 활동을 통해 활성 통증유발점의 활동을 경감시킬 수 있음을 제기한다. 몇몇 연구 결과들이 제시하였듯이, 통증유발점이 현저하게 활성화된 상태에서, 근육원섬유마디들의 국부적인 수축과 관련되는 구조적 변화들은 수축성 요소들의 수준에서 발생하며, 이는 결국 근원섬유들의 통합 교란과 그것에 따른 염증 반응을 야기한다.

활성 통증유발점을 가진 환자는 분산화되어 나타나는 특징이 있어 위치를 파악하기가 힘든 자생적 통증을 감지한다. 때때로, 환자는 이상감각이나 감각저하, 또는 통증이상의 다른 비정상적인 감각적 징후들을 감지한다. 이 증상들은 다양한 질병들의 증상과 유사하게 나타날 수 있다(예: 심장 문제, 충수염). 그러므로, 고급 감별진단에 따라 치료의 적합성이 결정된다 할 수 있다.

도구를 사용하는 통증유발점 검사법

특수바늘근전도검사

특정한 근전도검사법을 통해, 통증유발점에서 "활성위치(active loci)"로 구분되는 부분들과 관계가 있는 특징적인 자생적 전기활동을 확인하기 위해 단극 또는 동심 바늘 전극을 사용할 수 있다. 기능적으로 교란된 신경근판들이 자생적 활동의 근원인 것으로 확인된 바 있다. 이는 신경근판(끝판 구역)에서 근육다발이 발생 구역과 교차되는 부위들에서 대표적인(중심) 근막 통증유발점이 발견된다는 사실과도 부합한다(그림 1.1.2-2).

초음파촬영을 통한 진단

초음파 영상법은 국부적인 근육 단일수축을 시각화하기 위해 사용된다. 이는 임상적 진단에 있어 유용한 보충 수단이다. 그러나 아직까지는 이를 다른 용도로 사용해도 될만한지에 대한 의문이 제기된다.

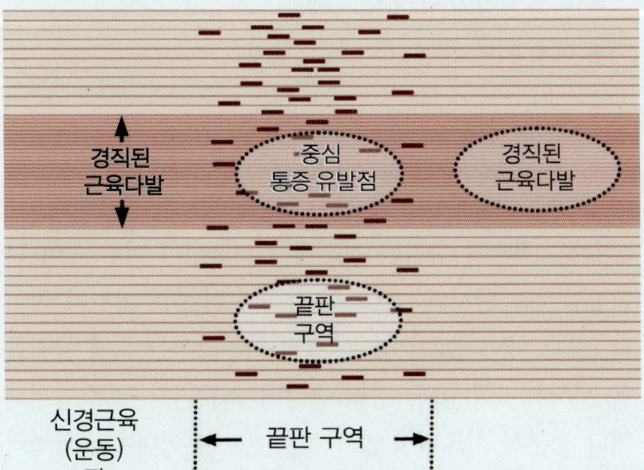

그림 1.1.2-2 중심 통증유발점은 항상 경직된 근육다발과 끝판 구역이 교차하는 지점에 위치한다. 대다수 근육들의 끝판 구역이 근섬유 길이의 중앙에 위치한다.

피부분절 근전도검사

근육 내 통증유발점의 존재는 근육의 정상적인 기능을 교란시킨다. 피부분절 근전도검사는 과민성과 잠재 이완, 피로도 증가 등, 부상 근육이 견딜 수 있는 하중 감소 및 과부하를 야기하는 요소들을 보여준다.

몇몇 연구들은 통증유발점들은 스스로가 위치하는 근육의 운동 기능에 영향을 미치는 것은 물론, CNS의 반응을 통해 다른 근육들의 기능에 징후를 나타낼 수 있음을 보여주었다. 그에 따른 결과로 전이된 근연축, 또는 반대로, 일부 근육들이 억제됨에 따라 이 기능적 결함들이 연쇄되어 운동계 전체로 확산되는 것을 들 수 있다.

통각 측정

압박으로 유도된 통증 역치값을 통증 역치값 측정기로 확인할 수 있다. 통증유발점이 있는 부위의 피부를 통각 측정기로 압박하여 세 개의 압력역치값을 측정할 수 있다.

- 국부적인 통증 유발을 위해 필요한 압력
- 전이 통증을 유발하기 위해 필요한 압력
- 견딜 수 없는 수준의 통증을 유발하기 위해 필요한 압력

다음은 몇몇 통각 측정 연구들이 탐구한 세 가지 유형의 압력 역치값이다:

1) 항상 통증유발점 영역 내에 위치
2) 수축된 근육 긴장띠 구역의 범위 내에 위치
3) 정상 조직의 통증유발점 이외 구역

이 결과들은 통증유발점이 보다 활성화된 상태일수록, 국부적 통증이나 전이 통증, 또는 참을 수 없는 통증을 유도해내기 위해 필요한 압력의 크기가 줄어듦을 의미한다. 국부적인 통증과 전이 통증 역치값들의 경우, 잠재 유발점보다 활성 유발점에서 더 적은 차이를 나타낸다. 잠재 통증유발점의 경우, 이 차이가 정상 근조직에서보다 훨씬 더 큰 것으로 나타난다.

비록 유도된 통증의 근원이나 성질에 대해 이 방법이 이야기해주는 바는 거의 없으나, 관련 연구 노력들 그리고 치료 후에 나타나는 변화들을 객관화하는데 기여할 수 있을 것으로 기대된다.

체열측정

체열측정은 피부의 온도를 여러 깊이(mm)에서 측정할 수 있는 방법이다. 체열측정을 통해, 통증유발점들과 관련되는 피부의 반사반응 변화들을 시각화할 수 있다. 피부 온도의 변화들은 피부 순환의 변화와 부합한다. 일반적으로, 교감계의 활동이 그 변화들의 내인적 원인으로 작용한다. 따라서, 본질적으로, 피부 온도 변화에 대한 체열측정적 기록을 피부의 발한 및 저항력의 변화들과 비교할 수 있다.

온도기록도에 나타나는 상대적으로 따뜻한 신체 부위의 발견만으로는 통증유발점을 확인하기에 충분하지 않다. 통증유발점과 관련하여, 피부 온도에 나타나는 이와 유사한 변화들이 신경뿌리병증이나 관절기능장애, 부착부병(enthesopathy)의 경우에서도 관찰되기 때문이다. 또한, 그러한 변화들이 국부적인 피부밑 염증으로 인한 결과일 수도 있기 때문이다. 통증유발점은 온도 측정적으로 활성화되어 있지 않기 때문에, 온도기록 검사 역시 통증유발점을 확인하지 못한다.

미세투석법 - 국부적인 생체역학적 환경

미세투석법을 통해, 활성 통증유발점이 위치하는 부위들에서 브라디키닌과 CGRP, P물질, TNF-α, IL-1β, 세로토닌, 노르에피네프린의 수치가 잠재된 통증유발점 및(유발점이 없는) 정상 조직들에서보다 국부적으로 더 높게 나타나는 것으로 확인되었다. 이 성분들의 수치는 통증유발점의 활성화 수준에 상응한다.

자기공명탄성초음파영상법 (Magnetic Resonance Elastography)

자기공명탄성초음파영상법(MRE)은 기존의 자기공명법을 개선한 것으로서, 조직들의 각기 다른 경직도를 확인하여 수량화할 수 있는 방법이다. 통증유발점에는 주변 조직에 비해 눈에 띄게 경직된 상태인 근육 긴장띠가 존재하는 만큼, 이 방법은 통증유발점 평가에 유용하게 사용될 수 있을 것이다. Chena 외(2007) 의 연구에서, 위세모근섬유들에 위치하는 통증유발점의 MRE는 해당 근육다발의 경직도가 주변 조직보다 50% 정도 더 높다는 결과가 확인된 바 있다.

경직(Spasticity)

경직은 뇌성마비나 CVA, 머리뇌외상, 척수외상, 그리고 뇌와 척수의 퇴행성 염증 질환과 같은 신경학적 장애에서 나타나는 증상들이다. 이 질병들이 발병한 경우, CNS의 다양한 구조물들이 부상을 경험한다. 경직을 경축이나 근육연축과 같이 근육의 긴장성 증가를 일으키는 다른 증상들과 구분하여 다뤄야 할 필요가 있다.

경직은 수동 운동 속도에 따른 긴장성 스트레칭 반사의 증가와, 스트레칭 반사의 과잉민감성에 따른 힘줄 반사의 증가로 정의된다. 근육이 빠르게 신장될수록 근육의 저항력이 더 커지며("속도 의존적") 대항(길항)근의 근육긴장항진증이 두드러지게 나타난다. 증가되었던 저항력이 정점에 달하는 시점에 스트레칭 속도가 빨라질수록 근육의 경직이 심해질 수 있다는(closing knife) 현상이 일어날 수(또는 일어나지 않을 수) 있다. 경직 상태에서는 근육 긴장성 증가 외에 반사항진과 경직된 굽힘 및 폄 상승효과들이 나타난다(Babinski, Mister, Vitek, Rossolimo 등).

다음은 경직의 주요 징후들을 나타낸 것이다.

- 근력 및 의도적인 운동기술능력들의 저하
- 의도적인 · 협응성 운동기술의 결함
- 선택적 운동기술들의 결함. 즉, 움직임이 단독적으로 나타나고 이에 의해 원시반사학의 양상으로 근긴장 이상 현상이 발생한다.
- 반사작용 증가
- 비정상적인 팔다리 자세
- 연합운동
- 클로누스(clonus)

경직된 상태에선 근육 긴장성의 분포도가 중요하다.

특히, 척추가 경직된 경우에는 긴장성이 너무 높아 근고유감각적 반사와 클로누스의 유도가 이루어지지 않는다. 중추 마비치료의 경우, 경직도를 낮추는 특정 물질들을 서서히 도입한다. 경직 증상이 치료되지 않고 방치되거나 충분히 치료되지 않을 경우, 몇 년 이내에 결합조직의 구축으로 발달한다. 어린 아이의 경우, 관절과 뼈 변형이 일어나 정형외과적 중재를 필요로 하는 경우가 많다. 단연코, 경직이 모든 사람들에게 약물학적 또는 외과적 중재를 필요로 하지는 않는다.

아직까지는 경직 기전에 대한 명백한 이해가 확립되어 있지 않으며, 경직에 대한 여러 가지 이론들이 존재한다.

γ-운동신경세포들의 활성도 증가 이론

이 이론에 따르면, 경직은 뇌 기능을 억제하므로 증상이 나타난다. 이 이론은 스트레칭 반사의 증가를 초래한다.

불균형 이론(Imbalance Theory)

피질에 병변이 있는 경우, 긴장성 흥분 내림경로들이 우세하게 되고, 그에 따라 근육 긴장성 증가를 야기하는 척추 α-운동신경세포들의 흥분성이 증가한다.

시냅스 진입 재구성 이론

내림경로를 따라 뇌에서 척수로 향하는 자극들은 억제 효과를 가진다. CNS 수준에 결함들이 존재할 경우, 그에 따른 경직 증상으로 인해 억제 효과가 상실된다. 특정 섬유들이 교란될 경우, 그들의 종말부(ending)가 퇴화하고 신경세포들 또는 시냅스들에 시냅스이전 종말이 결여된다. 따라서 운동신경세포와 척수 부위의 사이신경세포들에 존재하는 일부 시냅스들은 점유되지 않는다. 보존된 신경섬유들이 가지를 뻗어 나가는 특정 퇴화 현상이 발생하여 비점유 상태인 시냅스들을 점유하기 시작하는 것으로 여겨진다. 이는 며칠 또는 몇 주의 시간이 지난 후에 반사능력들이 회복되고 그들의 반응력이 높아지는 이유를 설명한다 할 수 있다.

"싹튀움(sprouting)"설

CNS 병변에 의해 야기되는 내림경로의 단절(축삭) 은 α-운동신경세포 시냅스 영역들을 빈 공간으로 만들고, 이는 추후 분절 흥분 들신경들에 의해 점유된다. 이 이론에 따르면, 근육의 긴장성 증가는 균형 상태가 흥분 상태로 전환됨에 따라 발생한다고 한다. 그러나 최근 수행된 몇몇 연구들은 이 이론이 옳지 않음을 밝히고자 하고 있다.

다양한 병리 생리학적 기전들을 바탕으로 경직을 다음 세 가지 요소들로 구분할 수 있다.

- 들신경
- 날신경
- 근육의 긴장성

들신경 요소

경직의 들신경 요소의 분포는 척추와 주변부 구조물들(근방추, 뒷뿔 및 배쪽뿔)의 통합성에 따라 결정되며, 날신경 요소들과 달리 뒤쪽 뿔들의 교란에 의해 사라진다. 들신경 요소들의 경직 증상들에는 중추 흥분성 증가와 굽힘근 연축의 촉진, 그리고 그와는 반대되는 폄근들의 억제 등이 있다.

날신경 요소

경직의 날신경 요소의 분포는 들신경 섬유들을 통해 일어나는 자극들(긴장성, 속도, 통각)에 의존적이지 않다. 이 요소는 뒷뿔의 교란에 의해 사라지지 않는다. 날신경 요소의 증상들에는 경직형 근육긴장이상들과 목표하지 않은 영역들에서의 동작 발생(병리학적 따름운동), 동시 수축 현상, 상호 억제력 결핍, 그리고 날신경, 과도한 운동 및 활동 등이 있다.

근육의 긴장성

근육의 긴장성에는 신경적인 요소(특히, 긴장성과 위상성 스트레칭 반사)와 생체역학적 요소가 포함된다. 생체역학적 요소는 휴지근 상태의 긴장성의 기반이 되며, 근육의 수축성 및 결합조직 요소들은 힘줄과 관절, 인대들에 의해서도 형성된다.

지금까지 알려진 결과들을 바탕으로, 경직은 뇌의 억제 기능들의 결함으로 인한 결과라 할 수 있다. γ-운동신경세포들의 흥분성이 증가하며 다양한 수준으로 경직성이 나타나게 되고, 이는 근방추의 민감도를 변화시키고 비교적 약한 수준으로 α-운동신경세포들에게 직접적인 영향을 미친다. 따라서 경직은 다양한 유형으로 나타난다기 보단, 빠른 스트레칭에 대한 반응으로서 보다 동적으로 나타날 수 있으며, 지속적으로 나타남으로써 근육의 스트레칭 상태에 대한 저항력을 제공하기도 한다. α-경직은 피질에서 비롯(압박되는 영역의 영향으로부터 자유로움) 되는 반면, γ-경직은 척수에서 비롯(하강하는 그물체로부터 자유로움) 된다고 설명하는 이론도 있다.

임상적으로, 경직은 운동피질 또는 안쪽 피막(내부피막)의 부상 여부, 그리고 완전한 척수 병변인지 불완전한 척수 병변인지에 따라 구분된다. 운동 피질이나 내부피막에 병변이 있으면(예: CVA), 뇌줄기에서 억제 구조물들이 발휘하는 영향력의 부분적인 손실이 일어난다. 피라미드

경로의 병변과 억제 기능 저하의 결과로서, **반중력 자세를 나타내는 경직성 반신불완전마비**가 확산되고, 이러한 형태의 경직성에서 굽힘 연축은 보통 일어나지 않는다. 그러나 불완전한 척수 병변에서는 상황이 달라진다. 이 경우, 겉질척수로가 전개되며, 뒤쪽 그물척수로의 병변은 척추의 스트레칭 반사에 대한 억제 효과의 약화 또는 손실을 야기한다. 그러나(그물척수 및 혈관척수로에 의한) 촉진 효과가 계속된다. 이는 곧 무중력 근육들의 개입이 지배적인 현저한 경직 상태의 발달을 야기한다. 하반신불완전 마비환자들의 다리가 **펴지는 유형**으로 나타나는 것이 무중력 근육들의 영향에 의한 것이다. 경직 양상이 이와 같은 경우, 폄근과 굽힘근의 상승작용이 일어난다. 이때, 폄 연축이 보다 빈번하게 일어난다. 척수 병변이 심각한 수준이거나 완전한 경우, 척수의 가시끝 구조물들의 효과가 완전히 상실되는 현상이 일어난다. 병변이 불완전한 경우에는 경직이 뚜렷하게 나타나지 않는다. 이와 같은 경우, 굽힘 연축이 빈번하게 일어나며 **굽힘 유형** 경직이 전형적인 하반신완전마비가 나타날 수 있다.

경직에는 다른 여러 형태들이 있지만, 그 중에서도 운동경로의 병변들에서 다른 많은 신경학적 징후들을 발견할 수 있다. 특히, 중추마비가 전개되며(약화, 근고유감각 증가, 피라미드 징후들), 피로도 증가는 물론, 근육긴장이상증(수직 자세 또는 걷기 자세에서 사지에 긴장이상 징후들이 나타남, 나중에는 민첩성 손실, 지연된 운동 개시도 나타난다.)과 같이 보다 복잡한 증상들도 발생할 수 있다. 팔과 다리 모두에서 특정 근육무리들의 개입으로 주로 이루어지는 특정 경직 유형들이 확인된다.

팔다리에 나타나는 다양한 경직 유형

팔에 나타나는 경직들의 유형:

- 위팔의 모음근 경직(환자가 환복을 힘들어 하며 어깨 통증을 호소한다.)
- 팔꿈치 굽힘근 경직(팔꿈치가 굽혀진 상태라 환복 및 개인의 위생에 방해가 된다.)
- 아래팔의 엎침 경직(팔을 뒤로 얹는 것을 어려워하며 손으로 물체를 움켜쥐지 못한다.)
- 손의 굽힘 경직(손목굴증후군이 종종 나타난다.)
- 손가락에 힘이 들어간 경직된 손 (물체를 움켜쥐는 것이 불가능하다.)
- "수내근 플러스 자세"(손허리손가락[MCP] 굽힘과 몸쪽 손가락뼈사이[PIP] 관절들의 폄, 손가락과 손을 이용한 정교한 동작들과 물건을 움켜쥐는 동작이 불가능하다.)
- 엄지 손가락이 모음 및 굽힘 상태인 손의 경직 (손과 손가락을 이용한 움켜쥐기 동작을 방해한다).

다리에 나타나는 경직들의 유형:

- 부분 꿈치바깥들린휜발을 야기하는 다리 근육들의 경직(환자가 보행 시 발가락에 무게 중심을 두며, 이동이 어렵다.)
- 부분적 외반 양상의 전개를 야기하는 아래다리 근육들의 경직(발의 변형이 관찰되고 외반슬이 발달한다.)
- 가로무늬 엄지 발가락이라 불리는 긴엄지발가락 폄근의 경직(환자가 신발 착용을 어려워 한다.)
- 무릎관절의 폄 경직(환자가 좁은 보폭으로 빨리 걷는다.)
- 무릎 관절의 폄 경직(좁은 보폭으로 걷는 것이 어렵고 환자가 반대쪽 무릎과 엉덩관절 굽힘으로 보상되어야 한다.)
- 엉덩관절의 굽힘 경직(환자가 걷거나 서 있는 것을 어려워하고, 위생에 문제가 야기되면, 무릎 관절의 굽힘 변형이 야기된다.)

병리학적 상승작용

경직이 관찰되는 환자의 경우, 선택적 동작들(구분되는 동작)이 교란되고 원하는 활동을 수행하는 중 긴장이상 발작이 발생하곤 한다. 이는 원하는 동작을 수행하기 위한 노력을 발휘하는 동안, 단독적인 동작 대신 동작 양상들이 발생함을 의미한다. 동작 양상은 원시반사학적 양상(예: 비대칭적 긴장성 목 반사 – ATNR, 대칭적 긴장성 목 반사 – STNR, 삼지굽힘)에서 관찰되는 상호작용에 부합하며 선택적 운동성을 차단한다.

경직 평가

근육 긴장성 결함 또는 경직도 평가에는 Ashworth Scale 또는 그를 수정한 버전, 이 두 가지가 사용된다. 이 척도는 경직된 근육들이 수동운동 중 나타내는 저항력을 바탕으로 경직 수준을 등급 매긴다. Ashworth Scale과 그 수정 버전 간의 차이는 각 등급의 개수에 있다. 각 등급들은 동작 중 나타나는 근육의 특징들과 부합한다. 수정된 Ashworth Scale은 보다 구체적이며 등급의 수가 하나 더 많다.

Ashworth Scale

등급 및 임상적 설명:

1 – 근육 긴장성의 증가 변화가 없다.

2 – 환부를 수동적으로 움직였을 때 약간의 긴장성 증가가 일어난다.

3 – 근육의 긴장성이 비교적 뚜렷하게 나타나지만 수동적으로 운동이 수행될 수 있다.

4 – 근육의 긴장성이 상당 수준으로 증가하며, 수동적으로 운동이 어렵다.

5 – 해당 사지가 굽힘 또는 폄 자세에서 뻣뻣한 상태이다.

Ashworth Scale 수정 버전

등급 및 임상적 설명:

0 – 근육 긴장성의 증가 변화가 없다.

1 – 근육 긴장성에 약간의 증가가 나타나며(잡았다 풀어주기 징후) 동작범위의 끝부분에서 최소한의 저항력이 작용한다.

1+ – 근육 긴장성이 약간 증가하며(잡기 징후) 동작범위의 남은 부분 전체에 걸쳐 최소한의 저항력이 작용한다.

2 – 동작 시 근육의 긴장성 증가가 보다 뚜렷하게 나타나며, 해당 신체부위를 쉽게 움직일 수 있다.

3 – 근육 긴장성이 상당히 증가하고 수동적 운동이 어렵다.

4 – 해당 신체부위가 특정 자세에서 유난히 뻣뻣한 상태가 되고 수동적 운동이 불가능하다.

Ashworth Scale이 가지는 가장 큰 단점으로 그 주관성을 들 수 있다. 그리고 아직 그 유효성을 입증받은 바 없는 평가이다. 또 다른 문제점은 이 평가법이 능동적인 운동이 아닌 수동적 운동적 요소를 판단한다는 사실에 있다. 경직은 항상 운동 형태로 그 징후를 나타내기 때문에, Ashworth Scale의 수동적 운동보다 능동운동이 더 평가에 도움이 될 수 있다. 따라서, 근육의 긴장성(그리고 환자의 상태 평가)에 대한 객관적인 평가에 있어, 자세와 동작(예: 총 운동 기술 및 일상활동들에 대한 평가), 반사 반응(예: 신생아 검사에서 관찰되는 고유감각적 · 외수용적 반사 작용들, 자세 반응)을 평가하는 방법들이 보다 더 가치 있는 것으로 간주된다. 이 방법들은 목표되는 운동 행동을 평가하며, 근육의 결함을 도수법으로 판단하지 않고 의도적인 기능이 수행되는 중에 판단한다.

Oswestry Scale

이 숫자적 평가도구는 근육 긴장성의 등급과 분포도, 단독 동작의 질을 평가한다. 이 도구는 아래를 향하는 뇌줄기와 척추 반사반응들, 자세가 근육의 긴장성에 미치는 영향력을 고려한다.

Koman Scale

이 도구는 어린 아이들의 다리 경직도를 평가한다("외과의 평가 척도"). 이 도구는 보툴리눔 독소 A(BTX-A)가 뇌성마비의 경직 증상에 미치는 효과를 평가한다(표 1.1.2-1).

문헌 자료에는 Bohannon과 Smithe의 도구를 비롯한 다른 몇 가지 수정 버전의 도구들도 소개되어 있다. 나아가 "연축 빈도 측정"을 통해 "연축 빈도"가 평가된다. 또한, 경직에 수반되는 통증을 전체 통증 측정도에 따라 수량화하여 나타낼 수 있다. 때때로, 이 측정 도구들을 함께 활용하여 보다 많은 척도들을 평가하기도 한다.

경축(Rigidity)

경축 시 관찰되는 근육의 긴장성 증가는 부드러운 금속으로 만들어진 파이프를 굽힐 때 관찰되는 저항력(이른바 납관 현상)과 유사하다. 능동운동과 수동운동에 대한 평가 시에는 **동작 범위 전체에 걸친 저항력**이 확인된다. 환자가 근육이 경직되는 것을 느끼는 것이다. 검사 시 관찰되는 운동은 천천히 수행되어야 하며, 결코 단속성(짧고 급작스러운 동작들)으로 실행해서는 안된다. 이 검사는 팔꿈치뿐만 아니라, 가급적이면 손목과 어깨, 발목, 무릎에 대해서도 적용된다. 환자의 사지(예: 손목이나 발목관절)를 수동적 운동 시키는 동안, 폄 상태에 놓인 굽힘근들이 반사적으로 수축함으로써 형성되는 간헐적 저항력이 촉진된다(톱니바퀴 현상). 또한, 수동적인 근육 단축법에 따라, 새로운 자세에서 팔다리 분절을 안정화시키는 힘줄들의 역할이 촉진된다. 이들은 보다 높은 또는 **기본적인 자세 반사(EPR)**라 불리는 징후들이다.

경축은 반대쪽 사지의 움직임(Froment 도수법)에 의해 강조되며 수면 상태에서는 약해진다.

표 1.1.2-1 Koman의 영아 다리 경직도 평가 척도 (외과의 평가 척도)

증상		점수
I.	**미니 스쿼트 제한**	
	심함(엉덩관절, 무릎, 발목) > 20°	1
	중간(엉덩관절, 무릎, 발목) 5–20°	2
	약함(엉덩관절, 무릎, 발목) < 5°	3
II.	**말굽 모양 발**(Pes equines)	
	고정된 구축 상태로 일관	0
	동적 구축 상태로 일관	1
	발꿈치를 매트에 붙인 상태	2
	발꿈치-발 보행 양상	3
III.	**발 정렬**	
	내반증	0
	외반증	1
	때때로 중립	2
	중립	3
IV.	**무릎 정렬**	
	전반슬(>5°)	0
	전반슬(0–5°)	1
	중립(정상)	2
V.	**보행 속도**	
	느림	0
	빠름	1
VI.	**보행 유형**	
	발가락 – 발가락	1
	때때로 발꿈치 – 발가락	2
	발꿈치 – 발가락	3

근육긴장병증(Paratonia)

수막 자극과 유사하게, 양 방향으로 그리고 대칭적으로 이루어지는 근육 긴장성의 일반적인 증가를 근육긴장병증이라 한다. 수동적 운동(스트레칭) 중 일어나는 저항력은 동작 속도와 함께 증가하며, 동작 범위 전체에 걸쳐 존속한다. 이는 동작 중 특정 지점에서 급작스러운 억제 양상을 나타내는("접는 칼 형상") 경직과 구분되는 점이라 할 수 있다. 근육긴장병증은 주로 의식 수준에서 일어나는 양적 결함을 수반하는 **분산형 반구장애**의 징후이다. 대사성 뇌병증들이 수반되는 것이 일반적이다.

근육긴장병증에서는 외수용적 자극에 대한 팔다리의 정형적인 반응들(굽힘 또는 폄)이 흔히 나타나며, 통증(통증학적) 자극들에 대해 반응들이 특히 더 흔하게 나타난다. 외적 자극이 없는 휴지 상태에서 근육긴장병증의 징후들이 나타나는 경우가 있다.

근육긴장병증은 대뇌제거 증후군의 일부로서 다음과 같은 기초 단계들로 구성된다.

1. **피질제거 경축** – 팔 굽힘근이 나타내는 비정상적인 긴장성 반응(한쪽 방향으로 일어날 수 있음)이 일반적이다.
2. **대뇌제거 경축** – 팔다리 폄근들의 긴장성 폄 반응 증가가 특징적이다. 척추 옆 근육들, 특히 목 근육의 긴장성이 증가하며 활모양강직을 초래한다 (극심한 젖힘).
3. **혼합 대뇌제거 경축** – 팔의 자세를 결정하는 폄근, 그리고 양 다리 또는 한쪽 다리의 마비나 굽힘(엉덩관절 벌림) 이 특징적이다.
4. **자세 반응이 없는 일반적인 긴장없음증** – 숨뇌의 세 번째 다리뇌의 그물체에 병변이 생기면서 야기된다.

근긴장저하증(Hypotonia)

근긴장저하란, 근육의 긴장성이 감소하는 것을 의미한다. 촉진을 통해 근육의 질감(부드러운 근육)과 근육이 발휘할 수 있는 저항력이 감소하였음이 평가된다. 근긴장저하는 자세 안정성과 반응성에서도 관찰된다. 작용 외력이 있을 때, 근육이 자세의 안정화를 이루는 동안 충분히 활성화되지 않음으로써 체위와 관절 하중이 변화하게 된다.

근긴장성(부분적인 경우 포함)은 자세에 반영된다.

근긴장저하의 원인에는 여러 가지가 있으며, 이는 척추 반사고리나 가시끝 근육 긴장성 제어고리의 일부에 기능장애를 야기할 수 있다.

다음은 가장 일반적인 근긴장저하의 원인들을 나타낸 것이다.

1. **말초신경의 교란** 또는 그 날섬유(운동) 또는 들섬유(고유감각)의 교란. 근긴장저하는 말초신경 분포구역에 가장 높은 수준(마비)으로 그 징후를 나타낸다.
2. **척수의 배쪽** 또는 뒤쪽 뿌리의 교란. 상응하는 분절에 그 징후를 나타낸다. 예를 들어, L5–S1 신경근의 부분적인 손상과 함께 장딴지근육계에 근긴장

저하가 진행된다.

3. **척수의 배쪽뿔 병변.** 이는 특히 팔다리의 먼쪽 부분에 상당 수준의 근긴장저하의 징후로서 나타날 것이다. 이 유형에 해당하는 전형적인 질병으로 급성회백수염을 들 수 있다.
4. **척수 뒤척수로의 손상.** 근긴장저하는 고유감각적 들신경 전달의 교란과 함께 발생한다. 이는 척수매독과 신경성 빈혈 증후군, 그리고 일부 퇴행성 질환과 함께 발견된다.
5. **소뇌 병변.** 손상이 심한 만큼 좌반신이나 우반신, 또는 양쪽 모두의 비활동성이 강하게 나타난다. 이는 말초신경병변 등에 의한 근육의 긴장저하와는 다른 유형의 근긴장저하증이다. 뒤쪽 오목이나 소뇌 허혈 또는 출혈, 외상, 소뇌의 염증 등이 있는 부위에 생겨나는 종양들을 이유로 들 수 있다. 근긴장저하증을 임상적으로 확인하기 위해선, Ressaut 검사와 몸통 흔들기 검사(환자가 편하게 서 있는 상태에서 검사자가 환자의 어깨를 잡고 몸통을 양 옆쪽으로 흔든다. 팔의 흔들림과 그 폭을 관찰한다. 병변이 위치하는 쪽에서 더 두드러지는 반응이 나타날 것이다) 무릎과 세갈래근의 시계추 같은 반사반응에 대한 같은 검사들이 적합하다.
6. 휴지 상태의 긴장도를 떨어뜨리는 **줄무늬 병변.** 조가비핵이 손상을 입음에 따라 근육 긴장성이 증가하는 무도병 증후군이 진행된다. 꼬리핵의 부상으로 인해, 일부 근육의 긴장성이 증가하는 느린비틀림운동 증후군이 발생한다.
7. **마루 영역의 중심뒤이랑 병변.** 가장 흔한 원인으로 뇌의 마루 영역의 중심뒤이랑 부분에 갑작스럽게 생기는 국소 허혈을 들 수 있다.
8. **반사 원인 및 과소활동.** 과소활동은 통각적 자극이나 한 방향 자세 하중과 함께 나타난다. 그러나 일부 근육들은 과소활동 또는(심지어) 근위축증에서도 반사 억제 양상을 나타낸다. 이와 같은 경우를 기능적 거짓불완전마비라 칭한다.

근육 긴장도 교란 및 자세 배치

자세 기능을 주제로 한 많은 임상적, 실험적 연구들이 특정 근육들이 억제 징후들(근육긴장저하, 약화, 과잉활성화)에 대한 두드러지는 경향을 가지며, 반대로 근육긴장항진증과 근육 단축에 대한 경향을 나타내는 근육도 있다는 결과를 제시한다. 일부 근육들은 자세적으로 억제에 기울어 있는 반면, 다른 근육들은 근육긴장저하나 단축, 심지어 구축에 치우쳐 있다는 사실은 아주 오래 전부터 알려져 왔던 사실이다. 그러나 이 근육 불균형의 소인들이 대칭적으로 정리된 것은 Vladimir Janda의 등장 후였다. Janda는 근육 긴장성 결함들이 나타내는 아주 특징적인 배치 양상을 상 · 하부 교차 증후군과 층(레이어)증후군이라는 명칭으로 설명한다. 특정 근육에서는 근육긴장항진증이나 구축이 초래되지만 다른 특정 근육에서는 억제 및 점진적인 위축이 초래되는 양상을 보이는 병리학적 상황들이 많다. 중추신경계의 기질성 장애 또한 이 중 하나라 할 수 있다. 예를 들어, 영아소아마비의 급성기에서는 연축되려는 성향을 나타내는 근육들이, 만성 회색질척수염에서 구축을 형성하는 가장 일반적인 근육들, 그리고 영아소아마비(경직성)에서 경직성 구축을 일으키는 성향이 있는 근육들과 일치한다. 반면, 그들의 대항(길항)근으로서 작용하는 근육들은 억제 상태가 된다. CNS 병변들이 있는 경우에는 구축 또는 억제의 성향을 보이던 근육들이 자세 불량과 같은 자세적 기능장애들이 있는 경우에서는 긴장항진 또는 억제의 성향을 보인다. 피로감이나 통증이 수반되는 경우, 같은 근육들에서 억제 반응과 긴장항진 반응들이 함께 관찰되곤 한다. 이와 같은 현상은 **자세근육기능의 계통발생적, 개체발생적 발달**, 또한 해당 근육 자체의 계통발생적 발달로 정당화될 수 있다.

억제의 성향을 가지는 근육들은(자세 유지를 위한 관점에서) 자세 기능을 담당하는 근육으로서 구축의 성향을 가지는 근육들보다(계통발생적, 또는 개체발생적 관점에서 볼 때) 더 젊은 근육이라 할 수 있다. 그리고 이 근육들은 그 자세적 기능을 수행하는 과정에서 발달학적으로 보다 젊은 뼈대에 묶이게 되는데, 이는 발달을 촉진시키는 역할을 한다. 그리고 이로써 운동계의 신생(그리고 신생인만큼 약하기도 한) 단위가 형성되는 것이다.

상부 교차 증후군(Upper Crossed Syndrome)

위쪽등세모근섬유들과 어깨뼈올림근, 복장빗장꼭지돌기근과 큰가슴근의 단축으로 특징지어지는 근육의 불균형이 팔이음뼈에서 관찰될 수 있다. 이때, 깊은 목굽힘근과 아래어깨안정근들은 억제된다.

이는 머리가 앞쪽으로 나온 거북목과 같은 자세로 인해 목뼈에 야기될 수 있는 다음 두 가지 상황을 초래한다.

1. C4의 꼭지와 함께 위쪽 목앞굽음증이 심해지고 T4에서 굽은 자세가 관찰된다. 그 결과, 머리목이음부인 C4–5와 T4 척추 분절들에서 과잉이 일어난다.
2. 척추 전체의 앞굽음증상이 심해지고, 위쪽 가슴뼈가 편평해짐에 따라(**임상적으로는 앞굽음증상으로 간주한다**), 머리목이음부와 C4–5, T4–5 분절들에서 과잉 노력이 이루어지게 된다. 이 분절들에서 나타나는 기능장애는 목교감얼기에 자극을 초래한다. C4–5 분절에서 일어나는 변화들은 겨드랑신경을 통해 어깨관절 부위의 합병증을 야기하며, 호흡기전들은 가로막신경을 통해 영향을 받게 된다. T4–5 분절의 기능장애는 vertebrocardiac(**척추심장**) 증후군과 연관된다.

팔이음뼈 부위의 아래어깨안정근들이 약화됨에 따라 어깨뼈의 정렬 상태가 변화하여 오목위팔관절의 수직화가 야기되며, 어깨내밈 양상이 나타난다. 이 기능장애는 가시위근의 과부하를 야기하여 퇴행하게 만든다. 이때, 어깨올림근 역시 과부하에 기여한다.

하부 교차 증후군(Lower Crossed Syndrome)

이 증후군은 허리엉치분절들에 위치하는 넙다리곧은근과 넙다리근막긴장근, 엉덩허리근, 척추세움근 단축으로 특징지어진다. 볼기근계와 배근육계는 억제된다.

그 결과, 허리엉치 이음부의 앞굽음증상이 심해지며 골반이 앞 방향으로(**앞방향경사**) 기울게 된다. 그로 인해 보행 중 엉덩관절이 충분히 펴지지 않게 되는 현상이 관찰된다. 이는 골반의 앞방향경사를 더욱 가중시킨다. 이는 허리엉치 이음부의 젖힘과 엉덩관절에 가해지는 하중의 불균등함을 야기하여 그에 따른 부차적인 변화들이 일어나게 된다. 동시에, 척추사이 추간판의 뒤쪽 가장자리들이 과부하 상태가 된다. 이 정렬 상태로 인해 관절이 자극을 받음에 따라, 척추옆근들의 구축이 진행된다. 하부 교차 증후군이 있는 경우, **보행 시 가슴허리 이음부가 안정화 구역**이 된다. 그로 인해 허리엉덩 이음부는 불안정해진다. 이 상태는 불안정한 교차 상태를 의미한다. 근육의 불균형을 전체적인 하나의 단위로서 관리하기 위한 치료적 방법이 수행되어야 한다.

층(레이어-layer) 증후군

근육긴장항진 또는 비대가 근육긴장저하 또는 무활동적으로 바뀌는 증상이 레이어증후군에 포함된다. 등쪽에서는 비대성 넙다리근과 과다긴장성 넙다리근의 교체가 이루어진 다음, 긴장항진성 볼기근들과 척추세움근의 허리엉덩 분절들, 그 뒤로는 가슴허리이음부의 긴장항진 척추세움근, 그리고 약화된 어깨사이근들, 마지막으로 비대성 위쪽등세모근들의 교체가 이루어진다.

배쪽에서는 배근육의 긴장성이 약화되고 큰가슴근과 복장빗장꼭지돌기근의 긴장성 증가가 관찰될 수 있다. 덧붙여, 엉덩허리근과 넙다리곧은근의 근육긴장항진증도 관찰될 수 있다.

단축된 근육들의 평가

근육 단축이란, 휴지 상태인 근육의 길이가 다양한 이유들로 인해 단축된 상태를 설명하는 용어이다. 수동 스트레칭에도 근육의 단축 상태로 인해 관절의 움직임이 최대 동작범위만큼 이루어지지 못한다. 이 상태에는 신경전도 활동이 수반되지 않기 때문에, 활성 근육수축이나 신경계의 활동 증가를 기반으로 하지 않는다. 따라서, 검사를 통해 확인된 근육 수축은 반사적으로 진행되며 급성 허리통증이나 관절부상, 신경 감염 등을 수반하는 구축이나 연축과 상호 교환할 수 없다. 단축된 근육무리에 대한 평가를 수행하는 과정에서 반드시 표준화된 접근법을 유지하여야 한다. 검사가 진행되는 동안, 관절의 수동운동 범위는 고립된 근육무리들을 목표로 삼을 수 있는 위치와 방향에서 측정되어야 한다. 주로 평가되는 근육들에는 종아리세갈래근과 엉덩관절굽힘근, 무릎굽힘근, 엉덩관절모음근, 허리네모근, 척추옆근, 큰가슴근, 위쪽등세모근, 어깨뼈올림근, 팔꿈치굽힘근, 씹기 근육과 목갈비근이 있다.

1.1.3 감각기능 검사

감각기능과 운동기능들은 서로 매우 밀접하게 연관되어 있다. 올바른 감각은 모든 움직임과 운동지지기능의 기반과도 같은 역할을 한다. 이처럼 감각기능은 재활에 있어 매우 중요한 의미를 가지는 요소이며, 정기적인 검사 항목으로 평가되어야 한다.

수용체들은 다양한 수준의 자극들을 받는다. 피부에서는 촉각 수용체들(마이스너 소체와 파치니 소체)와 압력 수용체들(머켈 원반과 루피니 소체)이 발견된다. 자유신경종말들은 일반적인 온도자극과, 화학적 자극과 열 자극, 기계적 자극을 비롯하여 잠재적으로 해로운 자극들도 감지한다. 깊은 수용체들(고유감각수용체들)에는 근육 뻗침을 감지하는 근방추들과 근육의 수축 및 근육긴장성 변화를 알아채는 골지힘줄기관들, 위상성 관절운동을 감지하는 파시니 소체, 그리고 관절의 위치에 나타나는 극도의 변화 및 극심한 변형 또는 감염에 민감한 여러 통각수용체들(통증 수용체들)이 포함된다. 자극들은 이 수용체로부터 다양한 유형의 신경섬유들(섬유 α, δ, C)을 통해 이동한다. 모든 말초감각신경세포들은 척수뒤뿌리의 신경절들(입과 안면 부위에서는 머리신경들의 감각 신경절)에 몸체를 숨긴다. 일차 감각신경세포들이 뒤뿔을 통해 척추로 들어간다.

척수 내 기본 감각신경로 세 가지는 다음과 같다.

- **뒤쪽섬유속계통**은 압력과 진동, 운동감각(분절의 움직임 지각), 관절의 위치감각(분절의 위치 지각)을 중재하는 빠르게 전도하며 수초가 많은 말이집신경섬유들을 포함한다. 뒤쪽 섬유속 역시 입체감각인식(시각적 제어 없이 촉각을 통해 대상의 다양한 특성들을 인식)에 관여하는 촉각적 지각을 위해 섬유들을 포함한다. 뒤쪽 섬유속의 섬유들은 목뼈와 숨뇌의 이음부에 위치하는 널판다발핵(얇은핵)과 쐐기다발핵(쐐기핵)을 지나지 않고 척수의 안으로 흘러 들어간다. 신경로의 이차 부분이 이 곳에서 전개되고 안쪽섬유띠(내측섬유속)를 통해 이동하며 반대쪽 시상에서 끝나는 만큼, 이 핵들도 반대측으로 향한다.
- **척수시상계**는 느리게 전도하며 수초가 적은 민말이집신경섬유들로 구성된다. 이 민말이집신경섬유들은 총 피부지각과 촉각, 통증, 온도 자극과 같이 주로 깊은 압력 수용체들과 표피 수용체들로부터의 정보들을 중재한다. 뒤뿔 신경세포들이 이동한 후, 이 신경로의 섬유들은 수질(또는 몇 분절 아래위의 수준) 수준에서 반대측을 향해 계속해서 이동하고, 앞 옆쪽 척수시상로로서 시상까지 오른다.
- **척수그물계층**은 척수시상계보다 발달학적으로 더 오래된 구조물로서, 통각 신호를 비롯한 다양한 감각 신호들을 전도한다. 다른 역할들도 많지만, 겉질밑 수준에서 운동제어에 관여하고 상행성 그물체활성화계(ARAS)를 촉진하며, 무지끈하고 분산적인 만성 통증을 전도 및 처리한다.
- 시상으로부터, 모든 감각신경로의 마지막 부분은 시상겉질계로서 계속되며 중심뒤피질(두정엽의 중심뒤이랑, 브로카 영역 1, 2, 3)에서 끝이 난다.

감각계 검사 중 결함이 확인될 경우, 부정적인 또는 긍정적인 징후들과 증상들이 확인될 수 있을 것이다.

부정적인 현상 :

- **감각저하:** 다양한 수준으로 떨어진 자극지각
- **마비:** 특정 유형의 감각의 완전한 손실

감각 손실과 같은 부정적인 증상학은 상대적으로 늦게 나타나는 감각계 기능장애의 징후이다. 병리학적 진행이 시작될 때에, 민감한 신경섬유들과 신경로의 자극(또는 과민)이 발생한다. 이 자극은 긍정적인 증상들로서 징후를 나타낸다. 즉, 긍정적인 증상들은 보다 민감하며, 감각결핍을 나타내는 지표로서의 역할을 하는 경우가 많다.

긍정적인 현상 :

- **감각과민증**이란, 특정 자극에 대한 민감도 증가를 의미한다.
- **감각이상**은 감각 정보가 부적절하게 감지되고 통증이 감지되지 않을 때 발생한다. 감각이상은 자발적으로 발생하거나, 유도된 자극 없이 발생. 또는 환자가 올바르게 인지하지 못한 자극에 의해 유도될 수 있다. 환자는 감각이상에 대해 타는 듯한 느낌이나 저림, 또는 무감각하다고 설명하곤 한다.
- **이상감각** 또한 비정상적인 감각 인지로서, 자발적으로 발생하거나 정상적인 비통증 자극을 환자가 불쾌하거나 곧 통증을 수반하게 될 것으로 감지함에 따라 나타나는 반응으로서 일어난다.
- **통각과민**은 자극의 특정 성질(촉각, 온도, 통증)에 대한 감각 역치값의 증가로 특징지어진다. 그러나 자극이 역치값을 넘어서면, 환자가 그를 불쾌하게 받아들이거나 심지어 통증을 수반하는 것으로 받아들일 수도 있다.

- **무해자극통증**은 비통증 자극에 의해 통증이 유도됨을 의미한다.
- **자생적 통증**은 명백한 징후 없이 진행되며, 이는 말초 또는 중추 감각계통 개입(신경병적 통증인 경우가 가장 많다)의 징후이기도 하다.

감각 검사(SENSORY TESTING)

감각계 결함은 환자의 이력(병력)을 통해 상당 수준으로 탐지해낼 수 있다. 환자는 그들이 가지는 문제들의 위치와 원인에 대한 가설을 세울 수 있을 만큼의 정확도로 자신의 감각 증상들의 특징과 시작에 대해 설명하곤 한다(자동적인 인구통계학). 보통, 환자는 저림이나 바늘과 핀으로 찌르는 듯한 저린 느낌, 통증과 같은 긍정적인 감각 증상들을 자발적으로 설명한다. 그러나 그들은 그 증상들에 수반되는 다른 결함들(예: 운동기능)이나 감각 손실에 대해선 인지하지 못한다. 예를 들어, 탈출추간판의 경우, 환자가 해당 피부분절의 감각결함 및 전격통증에 대해 설명하면서도, 해당 신경뿌리에서 비롯되는 근육들의 약화에 대해선 검사 전까지 인지하지 못하는 것이다. 모든 유형의 지각 양상들이 같은 강도로 주관적으로 인지되는 것은 아니다. 통증과 저림, 촉각 결함은 빠르게 인지된다. 반면, 고유감각(진동)의 결함의 경우, 환자가 시각적 요소가 제거된 상태(어두운 곳)에서 서 있거나 보행하는 동안 교란 징후들이 나타나는 감각 실조를 통해 이 교란에 대한 결과를 인지한다 하더라도 임상 검사가 수행되지 않는 한 오랜 시간 인지되지 못할 수 있다.

감각은 주관적으로 지각되는 부분이기 때문에, 평가 시 환자의 협력이 중요하게 작용한다. 평가 또한(환자에 의해 평가되는) 주관적이기 때문에 환자의 응답의 일관성에 따라 일정 범위까지만 그 유효성을 입증받을 수 있다. 검사의 성질과 환자가 지각해야 하는 것에 대한 설명이 사전에 미리 이루어져야 하며, 실제 검사는 시각적인 요소 없이 수행되어야 한다. 환자가 자극을 충분히 인지하고 있는지를 평가하기 위해, 부합하는 부위들의 등쪽과 배쪽, 먼쪽과 몸쪽 분절 또는 다른 위치에서 인지되는 같은 감각에 대한 비교가 이루어진다. 결함의 위치와 유형, 심각도를 가능한 정확하게 확인한 다음, 후천적인 감각결함의 분포도를 해부학적 분포도와 비교한다. 말초신경손상이 의심되는 경우, 감각결함이 해당 신경의 영향을 받는 부위에 상응하여야 한다. 뿌리병변들의 경우, 상응하는 피부분절에서 결함이 확인되어야 한다. 뇌줄기 또는 뇌 병변들의 경우, 상응하는 신체 부위에서 결함의 징후가 나타나야 한다. 신체의 한편에서만 나타나는 유기적 성질의 감각결함의 경우, 감각 역치값이 정확하게 중앙선에 위치하지 않고 환부를 향해 2-3cm 정도 이동된 모습을 보인다. 이는 양쪽 편으로부터 분포되어 나온 신경들이 생리학적으로 겹치기 때문이다. 환자가 중앙선에서 직접적인 감각결함을 호소한다면, 이는 비정상적인 것이므로 전환 또는 정신성 감각결함을 의심하여야 한다. 반복적으로 검사를 수행하고 환자들의 반응을 비교하여 일관성을 확인할 필요가 있다.

각기 다른 감각 양상 검사

촉각(Touch)

촉진 또는 촉각 감각에 최적인 검사법은 나일론모노필라멘트(Semmes-Weinstein 모노필라멘트) 검사이다(그림 1.1.3-1). 이는 정해진 무게와 두께, 긴장성을 가지기 때문에 구부리기 위해 필요한 힘의 표준 값 또한 정해져 있는 필라멘트이다. 필라멘트가 구부러질 정도로 충분히 검사 부위에 대고 누른다. 다양한 무게의 상업용 필라멘트들을 구매하는 것도 가능하며, 가장 일반적으로 사용되는 것은 10g 필라멘트이다. 예를 들어, 검사부위가 발바닥이라면, 환자가 눈을 감고 있는 동안 여러 부위들을 단계적으로 촉진한다. 환자는 촉진이 느껴질 때마다 보고를 하게 되고, 환자가 인지한 접촉 횟수를 바탕으로 결과 값을 분수로 계산하여 나타낸다(예: 6/8). 이는 양적 평가의 한 유형으로서 특정적인 진단(예: 당뇨병성 여러신경병증 환자의 발바닥 및 발등)을 받은 환자들이 해당 부위에서 느끼는 감각들의 비교를 위해 사용될 수 있다. 그 결과들 역시, 같은 유형의 치료 시 또는 그 후에 각 환자들에 대해 비교될 수 있다.

온도(Temperature)

온도감각은 열 자극에 반응하는 자유신경종말들과 수용체들에 의해 중재된다. 물이 채워진 두 개의 시험관들을 사용하여 검사를 수행한다.

차가운 자극 인지는 10℃ 이상의 온도로 검사되고, 따뜻한 자극 인지는 45℃ 이하의 온도로 검사된다. 이때, 자극에 통증이 수반되는 것을 예방하기 위해 주어진 온도보다

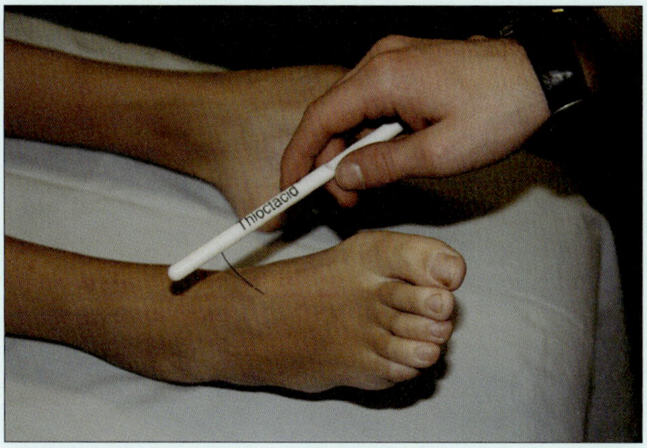

그림 1.1.3-1 Semmes-Weinstein 모노필라멘트를 이용한 감각 검사.

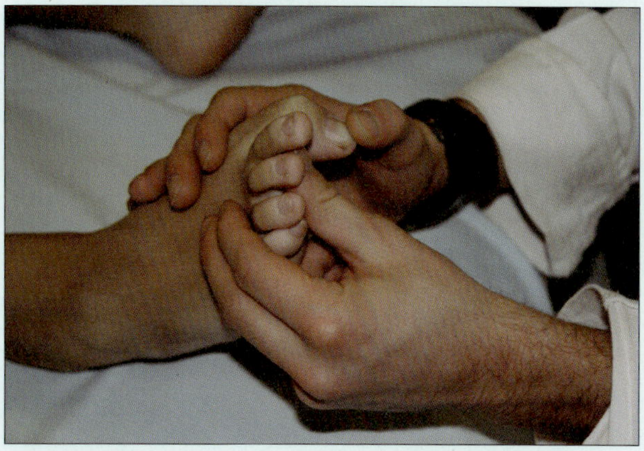

그림 1.1.3-2 관절의 위치감각에 대한 임상검사.

낮거나 높지 않은 온도를 설정하여 검사를 진행한다. 검사자는 물을 채워 넣은 두 시험관의 온도차가 환자로 하여금 따뜻함과 차가움을 구분하기에 충분한지, 그리고 불쾌한 자극으로 적용되지 않을 수준인지를 자신의 피부로 먼저 확인한다. 검사 부위에 두 시험관들을 번갈아 가며 위치시키고, 환자에게 따뜻하고 차가운 자극을 구분할 수 있는지를 질문한다. 온도 평가는 다른 감각 유형 검사보다 더 많은 시간이 소요되기 때문에 환자가 서두르지 않도록 해야 한다. 자극을 잠깐 동안만 적용할 경우, 환자로부터 얻은 정보의 정확도가 떨어지게 된다. 검사를 시작하기에 앞서, 환자는 온도가 제어된 환경에서 실온에 적응하여야 한다. 평가에 앞서 환자가 잠깐 동안 검사 부위를 드러내고(노출) 있도록 권장된다. 보다 정확한 검사를 위한 특별한 thermosound도 이용 가능하다.

통증(Pain)

뾰족한 물체로 통증을 평가할 수 있다. 물론, 환자가 다치지 않는 범위 내에서 평가가 이루어져야 한다. 따끔한 자극과 둔통을 번갈아 가며 적용함으로써 환자가 통증과 촉각적 자극을 구분할 수 있는지를 평가한다. 환자가 통증으로 느끼는 자극의 강도를 수량화하기 위한 목적으로, 통증계를 사용하여 보다 정확한 검사를 수행할 수 있다. thermosound를 사용함으로써, 온도 감각에 대한 통증 역치값을 측정할 수 있다. 10℃ 미만 45℃ 이상의 온도가 적용되고 다형적인 통각수용체들이 자극될 때, 통증에 대한 지각이 이루어진다.

관절의 위치감각(Joint Position Sense)

관절의 위치감각은 분절의 위치를 수동적으로 바꿈으로써 검사될 수 있다(그림 1.1.3-2). 환자가 두 눈을 감고 있는 동안, 수동적으로 검사분절을 특정 위치로 움직인 다음, 환자에게 그 위치를 기억하도록 지시한다. 그런 다음, 환자가 여전히 눈을 감고 있는 상태에서 분절의 위치를 바꾸고는, 환자에게 기억하도록 지시되었던 원래의 위치로 분절을 다시 돌리도록 요청한다. 또는, 반대쪽 팔이나 다리를 같은 위치로 가져오도록 요청할 수도 있다.

운동감각(Kinesthesia)

운동감각은 사지의 가장 먼쪽인 발가락에서 주로 평가된다. 환자가 눈을 감고 있는 동안, 검사자가 분절을 특정 방향으로 천천히 옮긴 다음, 환자에게 조금 전 동작의 방향에 대해 설명하도록 요청한다.

진동 지각(Perception of Vibration)

진동감각은 율동적 진도 자극을 지각하는 능력이다. 이는 C128 Hz 등급의 소리굽쇠로 검사된다(그림 1.1.3-3). 진동하는 소리굽쇠를 최대한 뼈에 가깝도록 위치시킨다. 즉, 피부밑과 물렁조직들(손가락뼈사이관절이나 발목, 무릎, ASIS, 또는 노뼈의 붓돌기)의 두께가 최소한이 되도록 소리굽쇠를 위치시킨다. 이는 환자가 진동을 느끼기까지 걸리는 시간, 또는 진동을 느끼지 못하는지 여부를 평가한다. 검사 진행 시, 환자는 눈을 감고, 느껴지던 진동이 멈추는 순간이 언제인지를 보고하게 된다. 환자에게 맞는 등급의

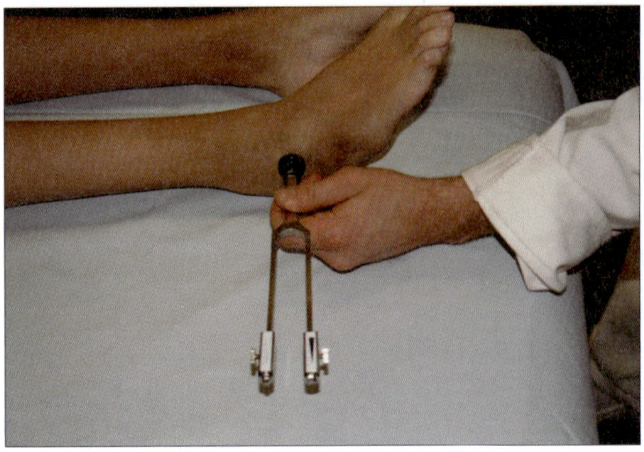

그림 1.1.3-3 소리굽쇠를 이용한 진동검사.

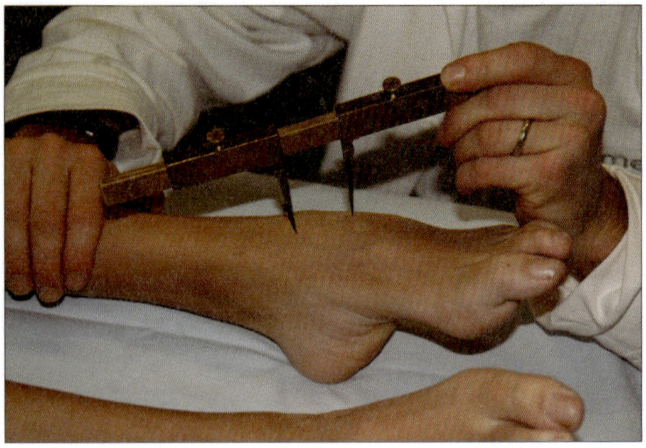

그림 1.1.3-4 두 지점 구별 검사.

소리굽쇠를 사용함으로써, 진동을 느끼기까지의 시간을 8단계의 척도에 따라 6/8과 같이 비율 값으로 나타낸다. 분자의 수가 클수록 진동을 지각한 시간이 더 길며 결국 감각능력이 더 우수함을 의미한다(이상적인 값은 8/8이다). 연령이 높아질수록 진동을 감지하는 생리학적 능력이 퇴화된다(특히, 다리의 먼쪽 부분). 진동감각저하는 진동을 감지하는 능력이 감소하는 것을 의미하며, 진동감각결여는 진동감각의 완전한 상실을 의미한다.

진동감각의 교란은 여러 말초신경들의 동시적인 개입, 또는 뒤쪽 신경로의 병변을 의미하는 여러신경병증에서 가장 흔하게 이루어지며, 시상이나 안쪽섬유띠(내측모대)에 병변이 있는 경우에서는 교란 양상이 비교적 덜 관찰되는 편이다. 진동감지와 관철의 위치, 운동감각은 동시에 손상되는 경우가 많다. 심부감각이라는 것은, 근육과 근막, 힘줄, 관절, 뼈막, 뼈에 위치하는 수용체들로부터 전달된 모든 고유감각적 정보들에 의해 구성된다. **심부감각**은 뒤척수로를 통해 수행되며 동작 분절의 움직임에 대한 아주 중요한 피드백, 또는 제어고리를 보장한다.

이는 제어된 동작 및 유연한 협응성 동작에 필요한 전제조건적인 정보이다. 임상 검사 시, 팔의 고유감각결함은 눈을 감은 상태에서 어깨 굽힘 동작을 수행할 때 관찰되는 불수의적 동작으로 나타난다. **감각실조**(넓은 기저면을 가지는 불안정한 기립 자세 및 보행이 시각적 제어를 제거함으로써 눈에 띄게 악화되는 것)가 양성 롬베르그 징후와 함께 나타날 때, 심부감각의 결함이 다리에서 보다 많이 빠르게 발견된다. 고유감각결함 정도가 심한 만큼 실조 또한 심각하게 나타나기 때문에 특히 어두운 곳이나 지면이 고르지 못한 상태에서 자리에 서 있거나 걷는 것이 불가능해지게 된다.

두 지점 구별(Two-point Discrimination)

두 지점 구별이란, 동시에 적용되는 2개의 촉각적 자극을 다른 하나로부터 구분하는 능력을 말한다(그림 1.1.3-4). 두 개의 뭉툭한 꼭지점을 가지는 Weber 촉각기를 사용한다. 두 개의 지점들이 검사 부위에 동시에 접촉하게 되며, 두 지점 간의 간격은 조절할 수 있다. 피부에 접촉한 두 지점을 서로 구분할 수 있는 가장 좁은 거리의 값은 신체 부위들에 따라 극단적인 차이를 나타낸다. 그 값이 가장 적은 부위는 혀(1mm)와 입술 및 손가락 끝(3-4mm)이며, 그 값이 가장 큰 부위는 등으로서 생리학적으로 몇 센티미터의 범위에 까지 달하게 된다(4-7cm). 이는 해당 수용체들의 밀도와도 부합한다. 두 지점 구별 평가법은 환자의 집중력이 상당히 중요하게 작용하는 방법이기 때문에, 측정을 반복할 때마다 결과 값이 다르게 확인될 수 있다.

국소인지력, 도서감각(Topognosis, Graphesthesia)

국소인지력이란, 피부에 가해지는 촉각적 또는 아픈 자극을 인지하는 능력을 말한다. 주로 도서감각, 자극의 방향을 감지함으로써 피부에 그려지는 숫자나 글자를 읽는 방법으로 검사된다.

입체감각인식(Stereognosis)

시각적인 제어가 불가능한 상태에서 피부(손바닥)에 닿는 특정 물체의 특징(크기와 온도, 경도, 모양, 무게)을 인지하는 능력을 검사한다. 입체감각인식에 결함이 있는 경우, 수용체와 일차 감각로의 기능 결함으로 인해 물체의 특징들을 인지하지 못하는 **입체감각장애**가 발생할 수 있다. 겉질의 수준에서 지각력 결함이 일어나는 **입체감각실인증**을 입체감각장애와 혼동하지 않도록 주의해야 한다. 이는 오른쪽 두정엽이 관여하는 무시증후군의 일부로 나타나는 것이 일반적이다.

임상적 감각 증후군(Clinical Sensory Syndromes)

다양한 형태의 감각결함은 수용체 자체의 교란 또는 말초신경과 뒤쪽 척수신경뿌리, 척수오름로, 핵, 시상, 시상겉질로, 그리고 감각겉질 자체의 일차 감각로의 일부분의 교란에 의해 확인될 수 있다. 확인된 결함 양상은 결함의 위치와 원인을 확인하는데 있어서도 상당한 도움이 된다.

다음은 감각결함들이 주로 진행되는 병리학적 조건들을 나타낸 것이다.

말초신경의 개입(Peripheral Nerve Involvement)

일반적으로, 상응하는 신경분포 영역의 모든 유형의 수용체들이 감각결함을 가진다.

여러신경병증(Polyneuropathy)

여러신경병증의 경우, 긴 말초신경섬유들이 가장 먼저 영향을 받기 때문에 다리의 먼쪽 분절들에서 첫 징후들이 관찰된 다음, 팔 부분에서도 징후들이 나타난다. 통증 인식과 온도, 자율신경장애와 연관되는 얇고 수초가 적은 말이집신경섬유들과 두꺼운 말이집신경섬유들(진동과 고유감각의 결함, 심각한 감각실조) 중 병리학적 과정에 주로 개입한 섬유가 무엇이냐에 따라 "양말"과 "장갑"이라 불리는 감각결함의 분포양상이 모든 수용체들 또는 일부 수용체들에서 관찰된다.

뿌리병변(Root Lesion)

뿌리병변은 신경의 뿌리를 압박하는 탈출추간판과 함께 나타나는 것이 가장 일반적이다. 평가 시, 상응하는 피부분절(뿌리부분)의 분절성 결함이 관찰된다. 팔다리의 피부분절적 분포는 수직형으로 나타나지만 몸통에서는 수평형으로 나타난다. 동시에, 상응하는 근육분절의 약화와 반사반응의 결함, 신경뿌리의 통증도 흔히 관찰된다.

완전한(가로) 척수부상

완전한 척수 병변의 경우, 병변 이하의 수준에서(모든 종류의 수용체들에 대해) 완전한 감각지각의 손실이 관찰된다. 마비된 부위의 위쪽 경계에서는 좁은 감각과민 영역이 존재하게 된다. 동시에, 운동기능의 변화와 영양변화, 반사반응의 결함, 실조 및 다른 결함들도 나타날 수 있다.

불완전한 척수부상

가쪽 반쪽절단에 의해 야기되는 불안전한 척수 병변과 함께 브라운세커드 증후군(Brown-Sequard syndrome)이 진행된다. 부상 시, 부상이 일어난 측의 모든 감각수용체들이 마비되고 반대쪽의 통증 및 온도 감각들이 영향을 받게 된다. 그러나 이는 꼬리 쪽으로 약 두 분절 정도 떨어진 부위에서 시작되며 심부감각(펄레인 마비, 운동감각의 결함) 같은 측의 병변 아래에서 영향을 받는다. 촉각은 큰 영향을 받지 않는데, 이는 촉각적 정보들을 전달하는 감각로가 같은 쪽과 반대 쪽 모두를 향하기 때문이다. 또한, 특정 신경로들의 선별적인 손상 또한 부분적인 척수 병변들과 함께 관찰된다. 예를 들어, 피부표면상의 촉각과 통증, 온도 감각들은 보존되는 반면, 고유감각과 진동 감각들은 영향을 받는 **뒤척수로 증후군**들이 이에 포함된다. 반면, 척수시상로의 결함만이 온도와 통증 감각들(척수공동해리)을 포함하는데, 이 경우 심부감각은 온전한 상태가 된다.

뇌줄기 장애(Brain Stem Disorders)

대개, 뇌줄기의 아래쪽 영역(허혈)에 일어나는 병리학적 과정에 따라 신체 반대쪽의 온도와 통증 감각들이 영향을 받는다. 병변이 위쪽 뇌줄기에 위치할 경우, 반대쪽의 온도와 통증 감각들은 물론, 심부감각 또한 영향을 받게 된다.

시상증후군(Thalamic Syndrome)

시상증후군은 신체 반대편 감각의 모든 특성들의 결함으로써 그 징후를 나타내며, 시상 통증과 함께 나타나곤 한다. 시상 통증은 경색증 또는 종양에 의해 나타나는 경우가 대부분이며, 그 통증을 완화시키기가 어렵다.

속섬유막(internae capsulae) 증후군

속섬유막증후군은 속섬유 영역의 뇌혈관사고 중 발생하는 경우가 가장 많다. 다른 구조물들 중에서도 시상겉질로가 손상을 입게 되고, 이는 반대편 감각의 모든 특성들의 결함으로서 나타난다(이른바 hemitype이라 한다).

두정엽 병변(Parietal Lobe Lesion)

두정엽 병변들(마찬가지로 심혈관 사고가 주된 원인이다)은 반대편의 관절 위치, 운동감각, 국소인지력, 입체감각 인식과 같은 감별적 감각들의 결함에 대한 주요 원인이다. 오른쪽 두정엽이 개입됨에 따라 무시증후군이 발생하며 동시적으로 감각의 손실이 일어난다. 이 때, 감각 손실과 함께 불완전마비가 함께 나타나는 경우가 많다.

1.1.4 반사반응 평가 (Assessment of Reflexes)

반사반응 평가는 운동 제어기능들의 검사에게 있어 불가분한 존재이다. 일반적으로, 반사반응은 자극에 대한 불수운동반응으로 설명될 수 있다. 임상적 환경에서, 고유감각적 반사반응들은 근육신전반응 또는 힘줄뼈막반응으로 알려져 있다. 그러나 이는 올바른 표현이 아니다. 왜냐하면 자극을 가함으로써 반사반응을 유도할 수 있는 부위인 힘줄이나 뼈막에 아무런 수용체나 자율신경종말이 위치하지 않기 때문이다. 근육신전반응들은 위쪽 운동신경세포들에 병변(중추신경세포들)이 있을 시 증가한다. 검사된 척수분절 또는 뇌줄기 영역의 반사고리를 포함하는 말초 병변들, 그리고 뒤척수로와 새소뇌의 병변과 같이 근육 긴장성의 감소가 야기되는 조건 하에서는 근육신전반응들이 줄어든다. 근육이상증의 경우, 반사반응들이 줄어들거나 심지어 전혀 나타나지 않기도 한다. 피부를 자극함으로써 상당히 많은 반사반응들(외수용성 반사반응들)이 유도된다. 피부는 촉각과 온기, 한기, 통증에 반응한다. 반사반응들은 반드시 다른 발견 결과들과의 상관관계 속에서 평가되어야 하며, 결코 단독으로 평가되지 않는다. 반사작용들 유도 또는 그의 결여는 체위적 상황과도 관련 있다. 다시 말해, 반사 반응들에 대한 검사가 이루어질 때, 대상자의 자세 역시 중요함을 의미한다. 예를 들어, 반사작용들을 유도할 수 있기 위해서는 근육계의 흥분성의 범위가 중요하다. 이 범위는 근육무리의 장기적인 등척수축 등을 통해 확장시킬 수 있다. 검사 시, 흥분성이 낮은 반사반응들의 촉진에 이용될 수도 있다. 두 손바닥을 서로 밀어냄으로써 또는 그 반대로 서로 깍지를 낀 손가락들을 세게 잡아 당김으로써 팔에 적용되는 압력이 다리의 반사반응 유도 수준을 증가시키는 것으로 알려져 있다. 이를 활용하면 검사자가 원하는 반사반응을 보다 쉽게 유도할 수 있을 것이다. 이를 **젠트라시크 수기**(Jendrassik maneuver)라 한다.

근육신전반응(MYOTATIC REFLEXES)

팔 근육 신전반응

두갈래근 반사

팔오금의 두갈래근 힘줄을 두드림으로써 아래팔 굽힘 반응을 유도할 수 있다. 이 반사반응은 C5 척수 분절에 상응한다.

위팔노근반사

노뼈의 먼쪽 부분의 가장자리를 두드림으로써 팔꿈치 엎침 및 굽힘 반응을 유도할 수 있다. 이 반사반응은 C6 척수 분절에 상응한다.

세갈래근 반사

위팔세갈래근의 삽입부를 두드림으로써 팔꿈치 폄 반응을 유도할 수 있다 – C7 분절.

손가락굽힘근반사

손목의 바닥 면에 있는 굽힘근 힘줄들을 두드림으로써 손가락 굽힘 반응을 유도할 수 잇다. 이 반사고리를 C8을 지난다.

위팔노근(붓노근) 반사

노뼈의 붓돌기를 두드림으로써 아래팔이 약간 굽혀지는 반응을 유도할 수 있다. 팔꿈지 굽힘을 반응으로 얻을 수 있으며, 이 반사고리는 C5와 C6를 지난다.

다리근육 신전반응

무릎반사

무릎인대(슬개인대)를 두드림으로써 넙다리네갈래근의 수축을 통해 다리 폄 반응을 유도할 수 있다. 무릎반사는 L4의 순수한 분절적 반응으로서 다른 신경뿌리증후군과 함께 변하지 않는다. 이와 같은 이유로, 이 반사반응을 L2-L4 분절에 의한 것으로 설명하던 기존의 방식을 약간 수정할 필요가 있다 할 수 있다.

아킬레스힘줄반사

아킬레스힘줄을 두드림으로써 발바닥 굽힘 반응을 유도할 수 있다. 이 역시 S1의 순수한 분절적 반응으로서 L5-S2 분절들과 관련이 없다. L5 신경뿌리증구훈이 나타나도 이 반사반응은 변화를 나타내지 않는다.

뒤정강넙다리반사 (TFP)

환자가 똑바로 누워 다리를 약간 굽힌 상태에서, 검사자가가 손가락으로 반막모양근과 반힘줄모양근들의 힘줄을 두드린다. 그에 대한 반응으로, 힘줄들의 활성화가 촉진된다 - L4-S2 분절들.

뒤종아리넙다리반사 (PFP)

뒤종아리넙다리반사 검사법은 TFP와 같은 방법으로 수행된다. 그러나 PFP의 경우, 넙다리두갈래근 힘줄들을 두드린다 - L5-S2 분절들.

모음근반사

환자가 똑바로 누워 다리를 살짝 굽혀 바깥쪽으로 벌린다(약 30°). 넙다리안쪽융기를 두드림으로써 허벅다리의 모음 반응을 유도할 수 있다 - L3-4분절, 그리고 부분적으로는 L2분절. 반사항진의 경우, 양쪽 다리에서 동시에 반응이 관찰된다.

외수용성 반사 (EXTEROCEPTIVE REFLEXES)

운동기능을 평가할 때, 몇 가지 중요한 피부반사반응들을 피부 수용체들의 자극을 통해 유도해야 한다. 배근육의 수축을 야기하기 위해 배벽을 부드럽게 긁음으로써 **생리학적 배근육반사반응**들을 유도할 수 있다. 자극의 위치에 따라 명치(T7-8)와 복부(T9-10), 아래배(T11-12) 반사들을 평가할 수 있다. 생리학적으로, 배벽이 약한 사람들에게서는 피부 배근육반사들이 약하게 나타나거나 아예 나타나지 않는다. 피부 반사반응을 유도하기 보다 힘든 경우들은 비만 환자들에게서 관찰된다. 피라미드로 병변들과 함께 반사반응들이 종종 사라지곤 하며, 다발경화증(다발성경화증)에서는 반사반응이 전혀 나타나지 않는 경우가 흔하다. 무정위 운동증의 경우에는 반응 유도가 더 잘 이루어진다. 생리학적으로, 생성가능한 피부 반사반응들의 대부분이 방어기능을 가진다.

발바닥에 아픈 자극을 가하면, 다리의 **방어적 트리플렉션**이 일어난다. 발목과 무릎, 엉덩관절들을 굽히는 근육들이 동시에 활성화된다. 덧붙여, 반대쪽 다리가 강도 낮은 반응을 나타내며 폄 반응은 활성화되고 굽힘 반응은 억제된다. 통각수용성 자극을 운반하며 “굽힘반사반응 들신경”(FRA)으로 불리는 얇은 섬유들을 통해 들신경 전달이 이루어진다.

다음은 그 외에 검사 수행 시 활용할 수 있는 작용들을 나타낸 것이다.

- **고환올림근반사**(L1-L2 분절) - 허벅다리 위쪽의 안쪽면을 긁거나, 위로 들어올린 쪽 무릎의 위 모음근의 먼쪽을 잡아 비틂으로써 유도할 수 있다.
- **항문반사**(S2-S4 분절) - 뾰족한 물체로 항문이나 회음부의 피부를 자극함으로써 항문 조임근의 수축을 유도할 수 있다. 이는 특히 실금 또는 척수 개입 환자들을 대상으로 수행되는 검사이다.

재활에서는 외수용성 피부 들신경 전달을 의도적인 운동기능 효과를 위해 이용한다. 이는 근육의 활성화를 촉진시키는 중요한 방법이다. 과거에는 운동을 촉진시키기 위해 방어적 트리플렉션 및 다른 피부 방어적 반사반응들을 유도하곤 한다. 현재, 병리학적 방어적 반사반응들의 이용은 권장되지 않는 방법이다.

예를 들어, 붓질 동작이나 치는 동작, 두드리는 동작과 같이 근육 긴장성에 영향을 주는 촉각적 자극들(**통증이 수반되지 않음**)이 촉진 및 억제에 사용된다. 피부 들신경 전달을 통한 촉진의 단점으로, 작용하는 자극에 대한 적응이 어렵다는 점, 그리고 그로 인해 효과가 상대적으로 짧다는 점을 들 수 있다.

특발근육반사(IDIOMUSCULAR RESPONSE)

특발근육반사는 근육조직의 직접적인 기계적 자극에 의해 일어나는 생리학적 현상이다. 특발근육반사는 근육의 힘살(예: 두갈래근, 궁둥다리근)에 바로 망치를 두드리는 방법으로 평가된다. 두드리는 자극이 가해지는 동안, 수축과 이완 속도를 평가한다. 특발근육반사는 경련성 체질이거나 톰센병(Tomsen's)과 비정상근긴장증 환자들에게서 더 많이 확인되며, 근육이 이완되기까지 몇 초 정도의 시간이 소요된다. 가로무늬근육말이 들이 형성된 경우엔 반응이 증가하고, 탈신경인 말초신경성 병변들이 있는 경우엔 반응이 오래 지속된다. 반면, 근육병증과 심각한 근육위축증이 있는 경우에는 반응이 감소하거나 사라진다. 피부반사와 마찬가지로, 특발근육반사 역시 비만인 경우일수록 유도해내기 어려워진다.

복장안 반사반응(복장뼈를 침으로 팔이 약간 굽혀지는 모음 반응 또는 어깨뼈봉우리를 침으로 유도되는 한쪽 팔꿈치)과 같은 병리학적 반사반응들의 출현으로, 근육 반응들의 증가와 그들의 반사유전적 구역들의 확장이 이루어진다.

병리학적 반사(PATHOLOGICAL REFLEXES)

팔과 다리 부위에 유도되는 병리학적 반사반응들은 위쪽(중추) 운동신경세포 병변들이 있는 경우에서 양성으로 나타나는 경향이 있다. 경직성을 나타내기 때문에 경직 현상이라 불린다. 고유감각수용체들이나 피부 수용체들의 자극을 통해 유도될 수 있다.

팔에 유도되는 병리학적 반사반응들

팔에 유도되는 특정 반사반응들은 피라미드 부상과 연관될 뿐 아니라, 보다 광범위한 겉질-겉질밑 영역에도 관여하는 의도적 현상에 속한다.

많은 학자들에 따르면, 이 반사반응들은 말 그대로의 의미를 따서 병리학적인 것으로 간주할 것이 아니라, 손가락굽힘근들의 반사항진에 따른 결과로 간주해야 한다고 한다. 이 반사반응들은 늘림 반사반응들의 유도도 동시에 증가해야만 유도될 수 있으며, 그들의 강도 또한 반사항진의 강도와 상관관계를 가진다. 그러므로 이 반사반응들의 중요성은 다리에 나타나는 반사반응들의 중요성만큼 큰 의미를 가지지는 않는다고 할 수 있다.

Juster 징후

손목으로부터 새끼두덩을 지나 손가락 아랫부분이자 손허리뼈의 윗부분에 해당하는 손바닥 부위를 뾰족한 물체로 자극한다. 병리학적 반응으로 모음 반응과 펼쳐진 엄지의 맞섬 반응이 일어난다(그림 1.1.4-1).

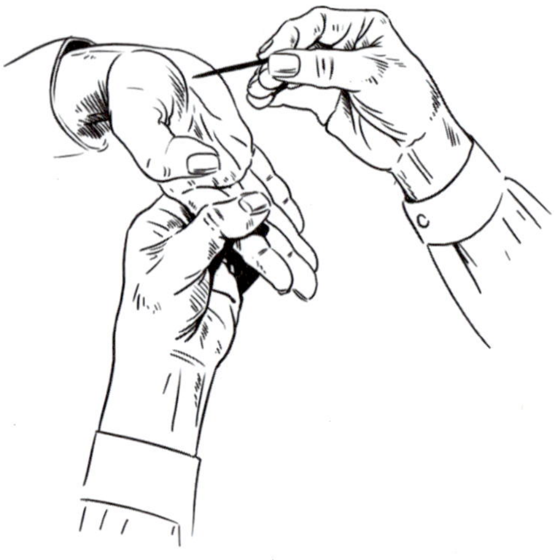

그림 1.1.4-1 설명: Jester 반사.

Hoffmann 징후

세 번째 손가락의 등쪽 부분을 침으로써 엄지 굽힘과 약간의 맞섬 반응이 유도된다.

Trömner 징후

먼쪽 손가락뼈의 배쪽에 위치하는 근육의 힘줄을 거쳐 세 번째 손가락을 두드린다. 엄지를 포함한 모든 손가락들의 굽힘 반응이 일어난다.

Mayer 징후

검사자가 엄지를 사용하여 세 번째 손가락의 첫 번째 손가락뼈를 최대한으로 굽힌다. 엄지의 맞섬 반응과 모음 반응이 일어난다.

Janisevski 잡기반사

물체를 환자의 손 안에 위치시킨 상태에서 관찰을 수행한다. 물체를 제거하려는 시도와 동시에 반사적인 잡기 반응이 관찰된다.

손바닥-턱 반사(Vitek 현상)

이 반사반응은 엄지를 약간 틀어줌으로써 앞의 반사 작용과 같은 방식으로 턱근육계의 수축을 유도하는 방식으로 유도된다.

다리에 유도되는 병리학적 반사반응들

폄 경직 현상과 굽힘 경직 현상, 이 두 가지 기본적인 경직 현상이 인지된다.

폄 경직 과정

이 모든 반사반응들에 대한 반응은 엄지발가락의 긴장성 폄 반응으로서 나타난다.

바빈스키 반사

발바닥에 발꿈치의 가쪽부터 엄지발가락이 있는 방향까지를 날카로운 물체로 자극함으로써 바빈스키 반사를 유도할 수 있다(그림 1.1.4-2). 건강한 사람들에게선 엄지발가락의 움직임이 발바닥을 향해 이루어지는 반면, CNS 부상자들에게선 엄지발가락 폄 현상이 일어난다. 바빈스키 반사는 피라미드로에 아직 말이집이 형성되어 있지 않아 피라미드로가 척추반응에 미치는 영향력이 완전히 드러날 수 없다. 이 반사반응은 생후 첫 1년 이내에 사라지며, 추후에는 병리학적 징후로만 나타난다.

Roche 반사(현상)

발뒤꿈치부터 발의 바깥쪽을 따라 새끼발가락까지 뾰족한 물체로 자극한다.

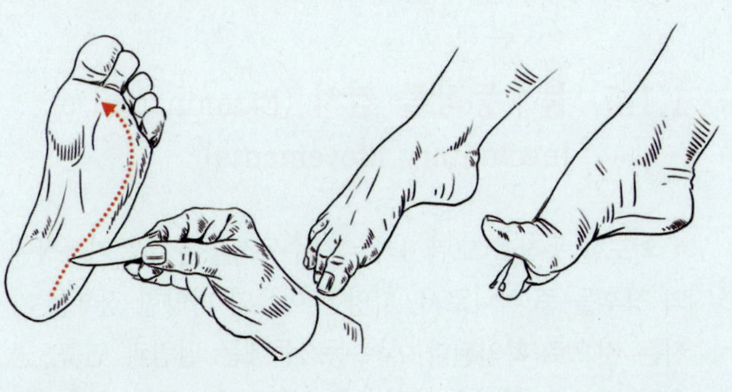

그림 1.1.4-2 날카로운 물체로 빨간색 화살표의 방향에 따라 발바닥을 자극하여 유도하는 바빈스키 반사. 생리학적인 발바닥 굽힘 현상이 아닌, 병리학적인 엄지발가락 폄 현상이 반응으로 나타난다.

Bissadud 반사

바빈스키 반사반응이 일어나는 동안, 넙다리근막긴장근의 간대성 수축이 관찰된다.

Sicard의 징후

발바닥에 작용하는 자극이 없는 상태에서도 계속해서 엄지발가락이 펴진 상태를 유지한다.

Vitek의 브릿지(Bridge) 현상

환자는 똑바로 누운 자세에서 발꿈치와 어깨뼈에 체중을 싣고 골반을 들어올린다. 이때도, 마찬가지로 엄지발가락이 펴진 상태가 된다.

Chaddock 반사

발목 가쪽의 피부를 뾰족한 물체로 자극한다. 이번에도 역시, 엄지발가락 폄 반응이 일어난다.

Oppenheim 징후

검사자가 자신의 손을 환자의 정강이 앞부분에 압력을 가하며 민다.

Gordon 징후

종아리 근육에 압력을 적용해서 엄지발가락의 반응을 관찰한다.

굽힘 경직 과정

다음에 나타난 모든 검사들에 대해 동일한 병리학적 반응이 나타난다. 부채모양으로 나타나는 발허리발가락 관절의 발가락 굽힘 반응이 모든 검사에서 관찰된다. 이때, 손가락뼈사이 관절들은 주로 펴져 있는 상태에 있다.

Rossolimo 반사

발가락의 바닥을 치거나 발허리뼈 머리부분을 반사 망치로 두드려서 병리학적 반응을 발생시킬 수 있다(그림 1.1.4-3).

Zukovsky-Kornilov 현상

반사 망치로 발바닥의 중앙을 쳐서 반응을 유발한다(그림 1.1.4-4).

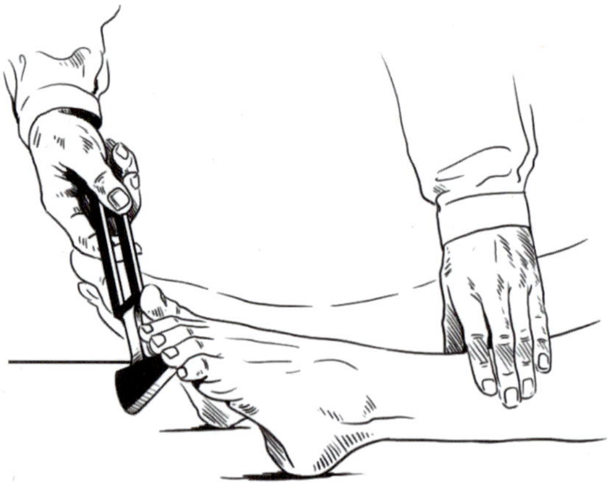

그림 1.1.4-3 Rossolimo 반사.

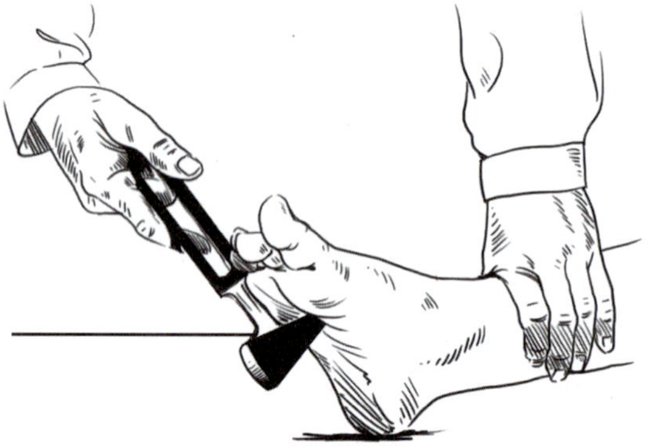

그림 1.1.4-4 Zukovsky-Kornilov 현상.

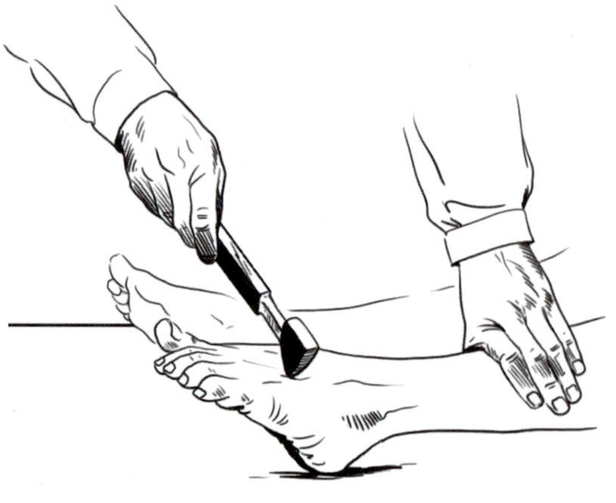

그림 1.1.4-5 Mendel-Bechtewrew 현상.

Mendel-Bechterew 현상

발등의 입방뼈(입방골)를 쳐서 반응을 얻는다(그림 1.1.4-5).

Weingrow 현상

발꿈치의 중앙을 쳐서 유도한다.

클로누스(Clonus)(간대성 경련)

반사항진과 경직을 중점으로 하는 또 다른 검사법으로 무릎뼈와 발의 간대성 경련를 유도하는 방법을 들 수 있다. 때때로, 경직 증상이 있는 환자들에게서 **발 클로누스**가 자발적으로 일어난다. 환자가 똑바로 누워 엉덩관절과 무릎관절을 굽힌 자세에서 검사가 수행된다. **무릎뼈 클로누스** 검사는 다리를 곧게 편 상태에서 수행된다. 갑작스러운 동작으로 무릎뼈를 아래쪽으로 밀어냄으로써 네갈래근의 뻗침과 간대성 수축을 유도한다. 클로누스가 멈출 경우, 이를 거짓 클로누스라고 한다.

안쪽두덩뼈 반사

두 다리를 굽혀 바깥쪽으로 벌린 상태에서 두덩결합을 반사 망치로 두드려 안쪽두덩뼈 반사를 유도한다. 이 반사는 두 가지 반응을 나타낸다. 위쪽 반응은 배곧은근의 수축에 의해 특징지어지고(T9-12), 아래쪽 반응은 다리 모음근들의 수축으로서 나타난다. CNS 불완전마비인 경우, 이 반사반응의 해리가 관찰된다. 위쪽 반응이 약해지거나 완전히 사라지게되고, 아래쪽 반응은 반사항진의 형태로 더욱 강하게 나타나게 된다. 반신불완전마비의 경우, 해리가 한쪽에서만 이루어질 수 있다.

1.1.5 불수동작들 검사 (Examination of Involuntary Movements)

의도한 동작을 교란시키는 불수동작들은 운동기능장애의 징후들 중 하나로서, 다양한 이유와 다양한 징후를 가지는 것으로 확인된다. 불수동작들에는 떨림과 연축, 근육간 대경련, 근섬유 단일수축과 근육다발수축, 척수자동증, 무도병운동과 느린비틀림운동, 탄도학적 운동과다증, 틱 등이 있다.

떨림(TREMOR)

떨림은 특정 신체부위의 불수동작이다.

안정떨림은 의도적인 수축 없이 쉬고 있는 상태에서 관찰된다. 의식적으로 동작을 시작하면 사라지거나 줄어든다. 수면 상태에서는 나타나지 않으며, 4–8 Hz의 느린떨림에 속한다. "동전 세기(counding coins)"라는 특징을 가지는 손에서 주로 관찰된다. 그 외에 목근육과 입술, 혀, 턱에서도 관찰된다.

정지떨림은 근육들이 안정화 기능을 수행하는 동안 관찰된다. 안정떨림과 마찬가지로 바닥핵 장애와 함께 진행된다.

의도성 떨림은 동작과 연관되며 동작 완수와 함께 떨림 강도가 높아진다. 약 10Hz의 주파수를 가지며, 피드백 기전의 실패로 인한 소뇌 기능장애의 징후로서 나타난다.

기능적 떨림은 신경증과 연관되며 고주파수와 비정규성이 그 특징이다. 눈꺼풀과 쫙 펼친 손가락에서 종종 확인되곤 한다. 기능적 떨림은 눈으로 관찰하는 것보다 손으로 촉진하기가 더 쉽다.

본태떨림은 선천적인 장애로서 파킨슨병의 떨림과 같은 특성을 가진다. 환자들이 경화나 기본적인 자세반사반응의 증가, 또는 운동저하증과 같은 다른 징후들을 나타내지 않는다는 점이 파킨슨병과의 유일한 차이점이다.

이 떨림 증상들은 갑상샘항진증과 에틸떨림, 추위로 인한 떨림과 같은 생리학적인 떨림과 구분되어야 한다.

연축(SPASMS)

연축은 가로무늬근육 또는 부드러운 근육들의 불수의적 수축을 말한다. 국부적 연축과 전신 연축이 있으며, 보다 오랜 시간 연축 상태를 유지하는 **긴장성 연축**과 비연속성 연축으로 나타나는 **클로누스(간대성) 연축**이 있다. 국부적인 근육 연축에는 과도한 하중이 작용되는 근육들로 국한되는 강한 연축이 포함된다. 과다하중 근육들에는 종종 연축 증상이 수반되곤 한다. 예를 들어, 서경에는 글을 쓰는 데 사용되는 근육들은 물론, 팔이음뼈의 운동이상도 수반된다. 근막반신연축, 입벌림장애, 눈꺼풀연축, 혀연축, 인두연축, 수막증후군이 있는 등근육과 배근육들의 연축, 급산통 또한 국부적 근육 연축으로 간주된다. 파상풍에 따른 연축 또한 국부적 연축으로 간주된다. 부갑상샘 불충분과 칼슘 부족으로이 원인이 된다. 가로(횡경)막의 단발적인 연축을 딸꾹질(홀역증)이라 부른다.

전신 연축은 뇌 종양이나 허혈 병변 및 출혈성 병변, 수술이나 감염 후 수막대뇌의 상처 등 다양한 이유로 인해 운동신경세포들이 자극됨으로써 나타난다. 뇌전증의 경우, 전신 긴장성 클로누스 연축들에 무의식이 수반되어 나타난다.

근육간대경련(MYOCLONUS)

근육간대경력은 짧게 지속되는 간대성 경련이다. 이는 가벼운 운동 시 관찰되는 이따금씩의 운동 효과로 각 근육들 또는 팔다리와 몸통 부위에 영향을 미치며, 불수의적인 무도병운동과 유사하다. 근육간대경련은 부상을 입은 구조물이 줄무늬(선조체)와 시상, 소뇌 중 어느 쪽인지에 따라 다양한 형태로 관찰된다. 줄무늬체가 개입되는 경우, 근육간대경련이 안면 근육과 눈(안진), 인두와 후두에서조차 관찰된다. 치아핵(치상핵)이나 반대편의 올리브핵(nucleus olivarius)이 개입되는 경우, 입천장인두근들과 심지어 안면 근육계 및 후두 근육계에서조차 연관 근육간대경련이 관찰된다. 치아핵 또는 반대편의 올리브핵에 병변이 있는 경우, 오직 한 쪽면에서만 근육간대경련이 관찰된다.

근섬유단일연축과 근육다발연축 (FIBRILLAR AND FASCICULAR TWITCHES)

근섬유단일연축과 근육다발연축들은 움직임을 일으키지 않는 수축들이다. 근육의 탈신경과 함께 세동이 발생한다. 신경이 손상을 입고 2–3주 정도가 지난 후에 관찰된다. 세동의 발병기전은 탈분극이 이루어지는 동안 방출된 아세틸콜린에 대한 근섬유 시냅스뒤막의 흥분성 증가로 설명될 수 있다. 세동은 점진적인(그러나 완전하지는 않은) 탈신경을 의미하고, 세동의 멈춤은 탈신경의 추가적인 진행을 의미한다.

근육섬유다발수축 또한 말초신경성 병변의 징후이다. 근육섬유다발수축의 진행은 척수의 배쪽 뿔의 운동신경세포들의 기능장애와 연관되며, 대부분이 말초적으로 나타나는 위축증과 달리, 보다 몸쪽에서 발견되며 얼기에서 가장 많이 발견된다.

무도병운동과 느린비틀림운동 (CHOREIC AND ATHETOID HYPERKINESES)

무도병은 조가비핵의 부상과 함께 진행된다. 꼬리핵(nucleus caudatus)의 개입은 느린비틀림 증후군과 연관된다. 대부분의 피라미드바깥길(추체외로) 운동과다증들과 마찬가지로, 수면 상태에서는 증상이 사라진다.

느린비틀림운동(Athetosis)

불수의적이고 느리며 회전형, 물결형, 그리고 뱀과 같은 움직임을 나타낸다. 이에 몸통 비틀림이 수반되는 경우를 몸통 근육긴장이상증이라 한다.

무도병운동(Chorea)

안정적인 상태에서 주로 등척성 근육 활동과 함께 관찰되는 불수의적 동작들이다. 무도병운동은 느린비틀림운동과 달리 불수의적 동작들이 보다 빈번하게 나타난다.

틱(TICS)

틱은 신경증 환자들의 피라미드바깥길(추체외로) 체계의 손상과 함께 진행된다. 신경증 환자들에게서 나타나는 틱 증상은 강박성격을 가진다. 작은 근육무리에서 개별적으로 또는 여러 무리에서 동시다발적으로 관찰되는 것이 가장 일반적이다.

틱을 멈추려는 노력은 불쾌한 기분이나 염려를 자아내며, 종종 틱의 강도 증가를 야기하기도 한다. 마찬가지로, 틱의 강도 또한 각성과 함께 높아진다.

1.1.6 근력 검사 (Examination of Muscle Strength)

근력약화(MUSCLE WEAKNESS)

근력약화는 많은 원인들에 의해 시작되며 기질성과 기능성, 두 가지로 나눌 수 있다. 근력약화를 초래하는 기질성 원인들 중 가장 흔한 원인으로 의도적 동작의 운동신경로(예: 겉질척수로)의 결함과 말초운동신경세포, 신경근 이음부 및 뼈대근육의 결함들을 들 수 있다. 근력감소를 징후로 나타내는 불완전반신마비는 때때로 동작범위의 부분적인 제한과 함께 진행된다. 완전한 능동적인 동작상실은 완전마비(마비)라 한다. 불완전반신마비는 각 운동분절들에 대한 총 평가를 통해 관찰된다.

불완전마비근육검사는 근육의 수축 지구력을 평가함으로써 수행되는 것이 가장 일반적이다. 환자에게 눈을 감고 양쪽 팔다리를 특정 위치에 둘 것을 지시한다. 예를 들어, 똑바로 눕거나 엎드려 누운 상태에서 두 팔을 앞으로 굽혀 몸의 앞쪽에 두고 다리는 아래다리를 90°로 굽히도록 지시할 수 있다. 불완전마비는 사지의 위치가 아래쪽을 향하는 징후가 나타나는데, 팔에서 이 징후가 나타나는 것을 Mingazzini 징후라 한다(그림 1.1.6-1). 다리에서 이 징후가 나타나는 것은 Barre 징후라 하는데, 이는 Barre 징후 I(그림 1.1.6-2)과 Barre 징후 II(그림 1.1.6-3)의 변형을 가진다. 불완전마비는 양쪽 사지를 동시에 특정 위치로 들어올렸을 때 어느 한쪽의 동작이 더디게 수행되는 모습으로 나타난다. 이와 같은 징후들은 피라미드로 부상에 따른 결과인 것으로 보인다. 미세동작기술들

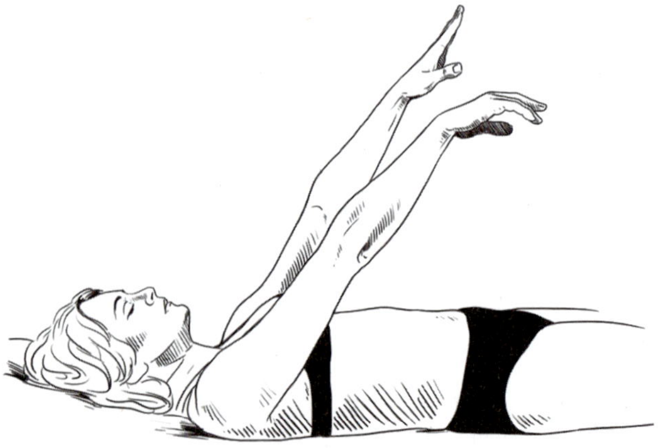

그림 1.1.6-1 Mingazzini 징후.

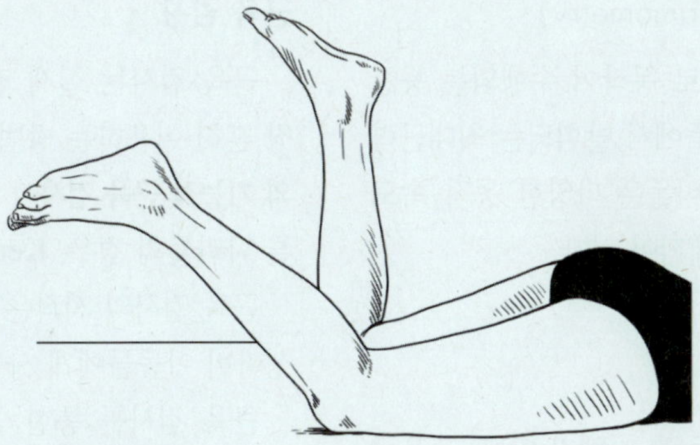

그림 1.1.6-2 양성 Barre 징후 I – 불완전마비가 온 쪽의 굽힌 다리가 낮게 위치한다.

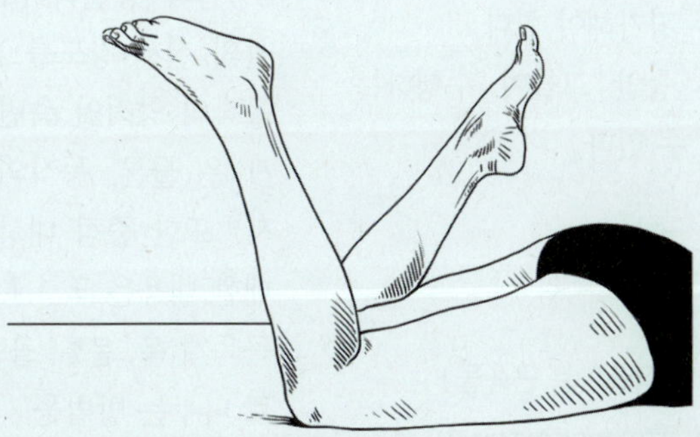

그림 1.1.6-3 양성 Barre 징후 II – 불완전마비가 온쪽 무릎의 굽힘각이 더 크다.

에 대해선 아주 민감한 손가락 기민성 검사가 이루어진다. 이 평가법은 각 손가락들과 엄지를 번갈아가며 두드리는 방법으로 수행된다.

반사 작용들은 근력약화의 기능적 원인들이 된다. 불완전마비는 통각수용적 자극과 연관되는 반응들에 따른 기능적 억제로 인해 진행되는 경우가 많다. 반사적 근육 억제를 기능적 거짓 불완전마비라 일컫는다. 근력약화는 과소활동의 결과로 진행되기도 한다.

근력(MUSCLE STRENGTH)

근력 평가

근력 평가법을 설명할 때에는 **동력측정법**(dynamometry)이라는 용어가 사용된다. 기본적인 근력평가 방법 두 가지로 등척성 측정법과 등속성 측정법을 들 수 있다. 이는 실험실 환경에서 가장 일반적으로 사용되는 측정법이고, 임상적으로는 휴대용 장력계와 소형 측정기들을 사용하는 **근육 검사**(muscle testing) 및 단순한 측정법들이 이용된다. 단 하나의 근육만을 정확하게 임상적으로 평가할 수 없는 경우가 많은 만큼, 도구를 이용한 근력 검사법과 단순한 근육 검사 모두 올바르게 평가를 수행하기가 어렵다 할 수 있다. 그러나 특정 동작을 수행하는데 관여하는 모든 근육들이 평가될 필요가 있다.

또한 이 평가법은 근육 협응성에 대해 다루지 않는다.

등척성 측정법(Isometric Dynamometry)

등척성 측정법은 등척성 근수축 측정을 기반으로 한다. 등척성 근수축 시, 근육의 길이 변화 없이 긴장성만이 증가한다. 실제 진료 환경에서는 큰 근육무리들의 근력은 물론, 각 근육무리들의 근력 또한 스캔할 수 있는 압전 장력계를 사용한다. 측정을 위해, 휴대용 장력계 또는 의자나 다른 장비들에 장착된 특별한 장력측정유닛(special tension-metric unit)이 사용된다.

등속성 측정법(Isokinetic Dynamometry)

등속성 측정법은 일정한 속도로 동작이 수행되는 동안 동작범위 전체에 걸쳐 근육무리들에서 발휘되는 최대근력 평가를 기반으로 한다. 최신 장비들은 다양한 동작 속도에서 근육을 검사할 수 있게 설계되어 있다.

근력 평가

근력을 검사할 때엔, 각 근육들 그 자체가 아닌, 근육군(근육군 속 근육들의 대다수가 같은 기능을 수행하기 위해 협동한다.)에 의해 수행되는 **활동 운동**을 항상 평가하도록 한다. 예를 들어, 어깨 굽힘 동작을 평가할 때엔 위팔두갈래근 외에, 어깨 굽힘근들도 모두 평가해야 한다.

근육들은 동작이 이루어지는 동안 그들이 수행하는 기능별로 다음과 같이 나뉘어 질 수 있다.

- 작용근(동작에 참여하는 주요 근육들)
- 협동근(부차적인 근육들)
- 대항근(길항근)(수행 운동에 반작용하는 근육들)
- 안정근(주요 근육들의 기시 및 삽입부의 안정성을 확보하는 근육들)

예시:

엉덩허리근은 엉덩관절 굽힘 동작의 주요 근육이다. 부가적 근육들에는 넙다리곧은근과 넙다리빗근, 넙다리긴막근장근 등이 있다.

엉덩관절만이 수축하여 굽힘 동작을 수행하고, 그와 동시에 골반앞방향경사나 척주앞굽음증이 발생하는 일이 없도록 하기 위해, 안정성을 담당하는 근육계의 활동이 필요하다. 이 경우, 배근육들과 허리세움근들 간의 상호작용이 그 역할을 하게 된다. 넙다리두갈래근과 반힘줄근, 반막모양근, 큰볼기근과 같은 엉덩관절 폄근들이 엉덩관절 굽힘근들의 대항(길항)근이 된다.

근육들을 작용근과 대항(길항)근, 협동근, 그리고 안정근들로 분류할 때, 동작이 어디로부터 발생하는 것인지를 인지할 필요가 있다. 위에서 제시한 예시에서는, 똑바로 누운 자세에서는 의심할 여지도 없이 엉덩허리근이 주요 엉덩관절 굽힘근이 되고, 앉은 자세에서는 넙다리곧은근이 주요 엉덩관절 굽힘근이 된다.

근육 검사

근육 검사는 실제 진료 환경에서 근력 평가를 위해 가장 흔히 이용하는 방법이다. 체코 공화국에서는 **V. Janda의 기능적 근육 검사**가 가장 광범위하게 사용되고 있다. 다른 나라들의 경우, Kendall 외의 검사들이 많이 사용된다.

근육 검사의 시작은 20세기 근력 평가법을 1940년대 뇌성마비 아동들에게 사용한 R. Lovett와 연관된다.

근육 검사를 통한 근력 검사법은 역동적인 발달을 거쳐 왔으며, 평가의 원칙들은 여전히 유지되고 있다. 동작 분절이 중력에 대항하여 저항력을 극복할 수 있는 능력이 근본적인 원칙이다. Janda에 따르면, 이는 근력의 3등급과 동일하다고 한다. 근력의 평가는 각 근육무리들의 실제 강도를 확인하는 분석적인 방법이다. 여기서, 동작의 양적인 측면(동작이 동작범위 전체 내에서 수행되는지)은 물론, 동작의 질적인 측면(동작이 어떻게 수행되는지) 또한 중점 대상이 된다. 기본적인 근력 등급 측정에 대한 내용은 **표** 1.1.6-1에 잘 나타나 있다. Janda는 몸통 근육계(목, 몸통, 골반)와 사지의 근력을 여섯 단계(0-6)로 나누는 방법을 사용한다.

표정근 및 **씹기 근육들**의 평가에는, V. Janda에 따른 근육 검사법을 사용한다. 이 검사법은 환자가 똑바로 누운 상태에서 각 동작의 범위를 평가하는 방법이다. 예를 들어, 눈둘레근(안륜근)을 검사할 때엔 환자에게 최대한 눈을 감도록 지시하고, 이마근을 평가할 때엔 눈썹을 들어올리도록 지시한다. 입과 안면 부위 근육들을 검사할 때엔, 수행되는 동작을 향해 절대 저항력을 가하지 않도록 한다. 오직 동작의 범위만을 관찰하도록 하며, 가능할 시엔 환부를 반대쪽과 비교하도록 한다. 여섯 개의 등급(0-6)이 인지된다. 5등급은 수축이 정상적으로 일어나며 다른쪽과 비교했을 때 비대칭이 관찰되지 않음을 의미한다. 4등급은 약간의 비대칭이 관찰되는 정도, 3등급은 동작이 전체 동작범위의 거의 절반 정도 수준으로 수행되는 것, 2등급은 환자가 전체 동작범위의 4분의 1정도만을 활용한다는 것, 1등급은 동작을 시도함에 따라 근육에 눈에 띄는 단일 연축이 일어남을 의미하며, 마지막으로 0등급은 동작의 시도에 따른 수축이 일어나지 않음을 의미한다.

근육 검사의 원칙

다음은 Vladimir Janda가 근력검사 시 지켜야 할 원칙으로서 권장한 사항들이다.

표 1.1.6-1 근력평가항목들(Kendall 외 1971에 의해 수정되고 보완됨)

검사	Janda (등급)	Lovett (단어)	Lovett (기호)	Kendall (%)	신경학자 (척도)
중력과 최대 저항력에 대항하여 분절을 이동한 다음 위치에 고정시킨다.	5	정상	N(정상)	100	++++
	5 -	정상	N -	95	
중력과 중간/평균 저항력에 대항하여 분절을 이동한 다음 위치에 고정시킨다.	4 +	좋음 +	G +	90	
	4	좋음	G(좋음)	80	+++
중력과 최소 저항력에 대항하여 분절을 이동한 다음 위치에 고정시킨다.	4 -	좋음 -	G -	70	
	3 +	적당함 +	F +	60	
중력에 대항하여 분절을 이동한 다음 위치에 고정시킨다.	3	적당한	F(적당)	50	++
중력에 대항하여 분절을 이동한 다음, 중력에 대항하여 분절을 최종 위치에 고정시키지 않는다.	3 -	적당함	F -	40	
중력이 제거된 위치에서 동작범위 전체에 걸쳐 분절을 이동한다.	2 +	나쁨 +	P +	30	
	2	나쁨	P(나쁨)	20	+
분절의 움직임 없이 가시적인 또는 촉진되는 단일 연축들	2 -	나쁨 -	P -	10	
	1	연축	T(추적)	5	
수축 징후 없음	0	없음	0	0	0

- 가능한 동작범위 전체를 검사한다.
- 느리고 일관적인 속도로("등속성적으로") 그리고 또한 "등척성"으로(가능하면 같은 크기의 힘으로) 동작범위 전체 내에서 동작을 수행한다.
- 분명하게 안정화시킨 뒤 실시한다. 그리고 안정화가 확보된 상태에선 검사 근육의 힘살이나 힘줄을 압박하지 않는다.
- 동작범위 전체에 걸쳐 동작 방향과 수직을 이루는 방향의 저항력을 가한다. 저항력을 2개의 관절에 걸쳐 적용하지 않도록 한다.
- 환자에게 익숙한 방식으로 동작을 수행하도록 요청하여 그 모습을 질적으로 평가한 후, 환자에게 동작의 수행법을 가르치거나 환자와 함께 동작을 연습하도록 한다.

주관적인 평가에 따른 오류들이 근육검사의 방해 요인으로 작용한다. 이 방법을 수행할 때에는, 올바른 검사 수행법의 원칙들을 준수하고 단 한 명의 검사자가 환자를 평가하도록 할 필요가 있다. 검사가 수행되는 내내 표준적인 환경을 유지하도록 권장되기도 한다. 근 지구력에 대한 불충분한 정보 또한 잠재적인 결점이라 할 수 있다.

어떠한 이유에서든, 말초신경의 개입은 근육검사 수행에 대한 주요 조치가 된다.

근력평가에 사용되는 기능적 검사

근력을 평가하기 위해 이른바 기능적 검사들을 사용할 수 있다. 근육검사와 달리, 기능적검사는 각 근육무리가 아닌, 옷입기나 식사, 개인위생, 이동, 움직임 등과 같이 일상활동에서 사용되는 기술들을 수행하는 능력을 검사한다.

가장 흔히 사용되는 검사법들 중 일부로 BI(Barthel Index)와 FIM(기능적 독립성 측정 지수)을 들 수 있다.

예를 들어, CVA 환자들의 기능력과 자급자족을 평가한다. 특정 진단 상황에서의 기능적 개입을 평가하기 위해 특정적으로 개발된 검사법들이 있다. 대동작기능평가(GMFM)로 영아뇌성마비 환자의 근육활동을 평가할 수 있다. 근육병증이나 다발경화증을 가진 환자들을 위한 특별한 검사법들이 고안되었고, 척수부상을 가진 환자들을 위해 척수손상 환자 독립성지수가 개발되었다.

II 신경학적 증후군학
NEUROLOGIC SYNDROMOLOGY

앞서 제 1장에서는 각 증상들(반사반응, 불수동작들, 근육 긴장성의 교란 등)과 그들의 평가법에 대해 설명한다.

다음 장에서는 각 증후군들과 그들에 임상적 징후들에 대해 중점을 두고자 한다. "신경학의 치료적 재활" 장에서는 재활 치료법에 대해 주로 설명할 것이다. 각 증후군들의 임상적 징후들은 장애 위치들과 부합하며, 그 위치에 따라 제시되고 설명될 것이다.

다음 장애가 진행될 수 있는 수준들을 나타낸 것이다.

- 근육
- 신경근 이음부
- 말초신경
- 척수
- 뇌줄기
- 소뇌
- 시상
- 바닥핵
- 뇌실
- 대뇌피질

감별 진단의 관점에서 볼 때, 수막의 개입과 함께 그리고 머리뼈안 저혈압 및 고혈압과 함께 진행되는 임상 징후들을 포함하는 것 또한 중요하다 할 수 있다.

1.1.7 주요 근육성 병변 (Primary Myogenic Lesion)

일반적으로, 주요 원인이 근육성 병변인 결함들을 근육병증이라 부른다. 근육병증 장애는 근육 감소를 통해 스스로의 존재를 증상학적으로 나타내며, 감각적 결함은 초래하지 않는다. 감각 결함이 존재할 경우에는 신경병증과 같은 다른 질병분류적 단위를 고려할 필요가 있다.

때때로(그러나 극히 드물게) 근육성 병변들이 근육 통증인 근육통을 수반하는 경우도 있다.

근육병증 약화

근력약화가 일어나는 근육의 위치(국소해부학)를 바탕으로, 많은 양상의 근육병 증후군들을 구분할 수 있다.

대부분의 근육병들이 주로 몸쪽 근육계(얼기)를 포함하며, 먼쪽 근육계는 상대적으로 잘 포함하지 않는다. 때때로 안면 근육계(얼굴어깨위팔 형태) 또는 눈바깥 근육들(사립체근육병증, 눈인두디스트로피, oculopharyngeal dystrophy)이 영향을 받는다. 질병이 조금 발달한 단계에서는 인두의 근육들(삼킴장애)이 영향을 받는다. 또한, 부차적으로 근육병 환자들의 조기 사망률의 가장 흔한 원인인 호흡근 및 심장근들도 영향을 받는다.

다음은 근기능과 근력 결함에 대한 임상적 검사 시 가장 흔히 관찰되는 사항들이다.

- **오리 보행**은 엉덩관절 안정근들의 약화를 바탕으로 진행된다.
- 앉거나 누운 자세에서 일어서는 **자세 전환 문제**. 환자가 자세를 전환하여 자리에서 일어나고자 할 때, 양팔로 허벅다리나 가구를 잡아 이른바 "걷기"를 수행한다. 근육병 "걷기"는 Gower 징후라고도 알려져 있으며, 특히 아이에게서 잘 나타나는 질환의 최초 징후들 중 한 가지이다(그림 1.1.7-1).
- **심각한 척추앞굽음증(과다앞굽음증)**은 배근육계 및 축성 근육계의 약화와 골반얼기 부위의 체위적으로 오래된 근육계의 단축(특히, 엉덩관절 굽힘근들)으로 인해 진행된다.
- **팔이음뼈(몸쪽) 근육계의 결함**. 주로 어깨날개뼈(익상견갑)과 어깨 배열(어깨가 "조금" 내밀어진 상태), 사지의 움직임 제한(특히, 수평선 위의 범위) 등의 양상으로 나타난다.
- **표정근육계의 장애**(얼굴어깨위팔 형태와 근육긴장이상증에서 지배적임)가 표정감소 및 표정변화(예: 슬픔 표정을 "테이퍼[tapir]" 입으로 표현)로 나타난다. 예를 들어, 환자가 휘파람을 불거나 눈을 완전히 감지 못하는 등의 증상을 나타낸다.

질병 진행을 부분적으로 분류·확인하기 위해서 **근육 검사나 기능적 검사**를 활용할 수 있다(Trendelenburg 검사, 누운 자세에서 일어선 자세, 일어선 자세에서 의자에 앉는 자세와 같은 자세전환 검사, 변형된 보행 검사 등).

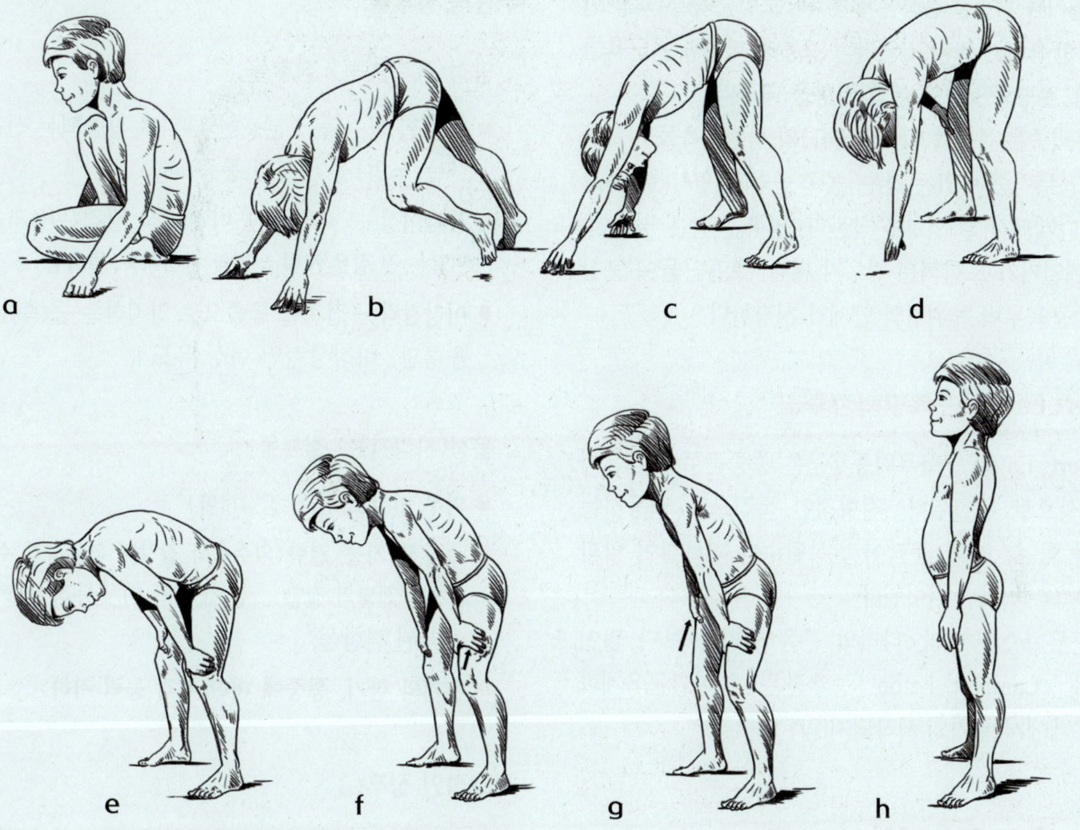

그림 1.1.7-1 등반이라고도 불리는 Gower 징후.

근육병증의 가성비대 및 근육수축

가성비대라 불리는 일부 근육병증 증후군들(디스트로핀병증)은 일반적으로 장딴지 근육계에서 주로 나타난다. 관찰(관측) 시, 가성비대는 기존의 근육 비대와 같은 징후로서 나타난다. 그러나 촉진 시, 근육 힘살들의 모양과 크기(축소)가 변하는 고무 같은 일관성과 근육의 윤곽 변화를 나타내는 가성비대 근육계의 모습이 확인된다. 가성비대는 근섬유들의 비대가 아닌, 그들의 감소와 지방 결합조직으로의 교체가 원인이 된다.

근육성 병변의 경우, 근육의 점진적인 섬유화가 발생하고 구축들이 진행되면서 근육 단축을 영구적(고정적) 상태로 이끈다. 아킬레스힘줄의 구축은 발가락 걷기를 초래하고, 굽힘 구축은 체위를 변화시키고 동작범위를 제한하며, 척추 구축 및 축성 근육계의 약화는 옆굽음증 발달을 야기한다.

1.1.8 신경근이음부 결함 (Deficits at the Neuromuscular Junction)

중증근무력증(아세틸콜린 수용체들의 자가면역 파괴를 바탕으로 하는 시냅스뒤 기능장애로 인해 발달한다.)과 **Lambart-Eaton 근무력 증후군**(시냅스전 석회경로들의 자가면역 염증)은 신경근 이음부에 나타나는 전형적인 결함들의 일부이다.

임상적으로, 관찰할 때마다 **근력약화 수준이 변동**을 거듭하는데, 그 폭이 물리적 노력(아주 간발적이라 할지라도) 후에 더욱 악화되며, 휴식 후에는 감소된다.

중증근무력증(Myasthenia Gravis)

가장 일반적으로 중증근무력증은 눈바깥근육들의 결함으로서 징후를 나타내기 시작한다. 눈바깥근육들의 결함은 처짐과 흐린 시야로 나타난다. 중증근무력증은 씹기 근육들(씹기와 턱관절 움직임 결함)과 모방근육들(표정 변화 – 피곤한 표정), 그리고 언어적 소통에 개입하는 근육들(중얼거림, 불명료한 언어)에도 영향을 미친다.

근육무력증은 목근육계(고개 떨굼)와 삼킴근육들도 포함한다. 근육무력증이 있는 경우, 몸쪽 근육계(얼기)는 비교적 늦은 단계에서 덜 영향을 받는다. 영향을 받는 경우엔, 주로 어깨얼기가 포함되는 경우가 많다. 호흡근들이 포함될 경우, 근육무력증 위기의 단계가 시작한다.

Lambert-Eaton 근육무력증후군

Lambert–Eaton 근육무력증후군은 중증근무력증과 비슷한 양상으로 관찰된다. 전형적인 특징으로 변동하는 피로도를 들 수 있다. 동작이 반복될수록 피로감이 악화되고, 휴식을 취하면 나아진다.

중증근무력증과 달리, 다리의 근육 얼기가 보다 많이 개입된다. Lambert–Eaton 증후군은 눈바깥근육계나 안면근육계에서는 거의 시작되지 않는다.

1.1.9 말초신경 결함 (Peripheral Nerve Deficits)

말초신경들은 여러 신경병증들과 포착병변들 또는 외상들에 의해 가장 흔히 영향을 받는다.

말초신경 개입에 대한 임상적 검사를 진행하는 동안, 주관적인 증상들과 객관적인 발견 결과들이 평가된다.

이 발견들을 전기진단법으로 확인하여야 한다.

말초신경 결함의 검사에는 감각과 운동 요소들에 나타나는 결함의 범위 확인이 포함된다.

말초신경의 감각섬유 결함 검사

말초신경의 운동신경들보다 감각신경들이 더 영향을 받는 경향이 있다. 따라서 감각섬유의 결함이 운동상실을 선행하는 사례들이 많다. 그러나 감각들신경 전달에 손실이 있는 경우엔 운동기능에도 동시적인 결함이 발생하는 경우가 많다는 점이 강조될 필요가 있다.

주관적 징후들:

양성(흥분가능) 징후들:

- 개입된 신경들이 분포한 부위로 집중되는 신경통(타는 느낌)을 비롯한 **통증**(algia).
- **감각이상** – 자생적인 비정상적 감각(바늘과 핀으로 찌르는 것 같은 저린 느낌과 간지러움, 얼얼함)
- **이상감각** – 접촉을 통증으로 인지하는 등(촉각과 압박을 통한) 비정상적인 현상 유도

음성(사라지는) 징후들:

- **피부 민감도 감소**(감각저하)
- **촉각적 기능 결함**(외수용적 감각과 고유감각 수용체적 들신경 전달의 결함). 손가락의 미세동작기술들에서 유래된 결함들.
- **온기와 한기, 통증에 대한 지각 능력 저하**

객관적인 징후:

다음은 감각 결함을 평가할 때 관찰되는 객관적 평가 사항들이다.

- **감각과민증** – 이전 검사(신경학적 주사, 솔 등을 이용한 검사)에서 확인된 증상으로 감각 부문의 지각능력이 비정상적으로 높아지는 것
- **감각저하부터 무감각까지** – 말초신경 결함의 범위와 유형에 따른 촉각적 지각능력의 저하
- **진동감각저하** – 진동지각능력의 저하 (눈금 매겨진 소리굽쇠로 평가)
- **관절의 위치 및 운동감각 변화** – 관절의 고유감각 수용적 섬유들을 평가한다. 고유감각의 결함은 기립 및 보행 중 불안정함으로 나타나며, 이는 안정성 측정 검사를 통해 객관적으로 평가될 수 있다.

말초신경 운동섬유들의 결함 검사

주관적 징후:

결함 위치(몸쪽 vs. 먼쪽 근육)와 개입 수준(불완전마비 vs. 마비)에 따른 주관적인 느낌. 환자가 다음 사항들을 종종 호소하곤 한다.

- 움직임의 어려움, 동작범위 축소 또는 동작 완수 불가능
- 근력 저하 및 상실
- 운동실조
- 근육 피로도 증가
- 일상 활동들의 제한
- 불안정성 및 낙상의 위험 증가 (예: 발을 떨어뜨리거나 걸려 넘어지는 것)

객관적인 징후:

다음은 운동결함의 객관적인 검사 중 관찰될 수 있는 사항들이다.

- **반사저하증 또는 무반사**(힘줄 반사반응, 피부 반사반응 등의 감소 및 부재)
- 개입 수준과 유형(근육긴장저하 또는 긴장 없음)에 따른 **다양한 수준의 긴장성 결함들**
- **근력 감소 또는 완전한 상실.** 근육검사 또는 기능적 검사(발가락, 발꿈치로 서기 등)를 통해 평가될 수 있다.
- **무활력 또는 위축증**(신경 개입의 범위 및 유형에 따른). 인체측정학적 검사를 통해 부분적으로 확인 가능하다.
- **동작범위의 제한**
- **근섬유다발수축 및 세동.** 근섬유다발수축은 부분적인 탈신경의 징후이다. 여러 근육다발들에 나타나는 아주 작은 수축 현상들로서 해당 근육의 위에 위치하는 피부에서 관찰된다. 세동은 완전한 근육 탈신경의 징후로서 육안으로는 확인되지 않으며, 근전도 검사를 통해 확인 가능하다. 신경근 이음부의 아세틸콜린의 자생적 방출에 의해 야기된다.

말초신경이 개입된 많은 경우에서, **자율신경계**의 섬유들의 개입 또한 확인되곤 한다(예: 당뇨병성 다발신경병증 또는 목과 골반 부위의 외상). 조직 혈류의 변화(혈관운동 요소의 결함), 영양가치(건조한, "종이 같은"), 발한(땀샘 운동성 요소의 결함)가 발생할 수 있다.

1.1.10 척수 증후군학 (Spinal Cord Syndromology)

점진적인 척수가로병변 (GRADUAL TRANSVERSE SPINAL CORD LESION)

척주관의 척수에 가해지는 점진적인 압력과 함께 발생하고, 공간 점유성 돌기(종양, 탈출추간판)와 가장 많이 발생한다. 퇴행성 척추 질환들에서는 비교적 덜 확인된다.

개입 수준에 따라 자극 또는 억제 징후들로서 나타나는 감각계 결함들로 시작되는 것이 일반적이다. 운동 및 자율기능의 여러 심각한 결함들이 점진적으로 발달한다.

급진적인 가로척수병변 (SUDDEN TRANSVERSE SPINAL CORD LESION)

급작스럽게 진행되며, 척주골절이나 불완전탈구 후 사고의 결과로서 나타나는 것이 가장 일반적이며, 척주에 그대로 가해지는 파편들의 압력(일차)과 부차적인 출혈 및 염증(이차)으로 나타난다.

임상적으로는 운동과 감각 및 자율 기능들의 결함으로써 그 징후를 나타낸다. 거짓불완전마비 척수병변으로 시작하여 척수쇼크가 진정되면 경직성 병변으로 진행한다.

거짓불완전마비 척수병변 (PSEUDOPARETIC SPINAL CORD LESION)

이는 척수부상환자들의 척수쇼크 단계에서 발견되며, 척수기능의 억제로 특징지어진다.

임상적으로, 근육의 긴장성 감소 및 상실, 근력상실, 힘줄 반사반응의 감소 또는 상실로서 특징화된다.

경직성 척수병변 (SPASTIC SPINAL CORD LESION)

척수쇼크가 진정된 후 척수부상환자들에게서 진행된다.

반사항진과 경직, 피라미드 과민성 돌기, 지속적으로 또는 다양하게 나타나는 운동결함들, 그리고 감각과 자율기능의 결함들로 그 징후를 나타낸다.

혼합된 척수병변 (MIXED SPINAL CORD LESION)

목뼈 또는 허리뼈 팽대 부위에 척수가 개입된 환자들에게서 진행된다.

임상적으로는 중추운동신경로와 척수 배쪽뿔의 척주운동신경세포의 교란들의 결합으로서 나타난다.

척수원뿔증후군 (CONUS MEDULLARIS SYNDROME)

척추분절 S3–5의 병변과 함께 발생한다.

- 골반바닥(기저)근육들과 발의 작은 근육들을 제외하고는 근력이 눈에 띄게 감소하지 않는다.
- 말초부위와 생식기 주위에 감각상실이 일어나고, 안쪽허벅다리가 대칭적으로 개입된다.
- 조임근 결함(소변정체 또는 실금 및 변실금)과 성적 기능장애 또한 나타난다.
- 망울해면체근(구해면체근)과 항문 반사가 나타나지 않는다.

말총증후군 (CAUDA EQUINA SYNDROME)

- 척수원뿔로부터 먼쪽 병변들에게서 발견된다.
- 전형적으로, 병변이 비대칭적이며 각 신경뿌리들의 개입에 따라 다리근력이 감소하고 근육의 긴장성이 감소한다.
- 항문주위와 생식기 주위 부위를 비롯하여, 개입된 신경뿌리에 상응하는 피부분절들 내 모든 종류의 수용체들에 대한 감각이 저하된다.
- 요실금이나 소변정체, 변실금, 그리고 성기능 장애가 나타난다.
- 망울해변체근(구해면체근)과 항문 반사가 나타나지 않는다.

뒤척수증후군 (POSTERIOR CORD SYNDROME)

- 심부감각 및 감별감각의 광범위한 결함과 척주실조가 나타나며, 표면감각에서는 장애가 나타나지 않는다.
- 근육 긴장성 저하 및 힘줄반사의 저하 또는 완전한 상실이 일어날 수 있다.

브라운-세카르증후군 (BROWN-SEQUARD SYNDROME)

- 척수의 절반에만 병변이 나타나는 것이 특징적이다.
- 병변이 나타나는 쪽에서 중추불완전마비와 심부결함이 꼬리쪽으로 진행되며, 신경뿌리 통증이 병변 수준에서 나타날 수 있다.
- 병변이 나타나지 않는 쪽에서 통증 및 온도감각의 광범위한 결함이 나타난다.

척수내증후군(INTRAMEDULLARY SYNDROME)

- 병변 수준에서 말초운동결함이 나타난다. 병변 이하의 수준에서 경직성 불완전마비가 진행된다.
- 목척수가 개입된 경우, 다리보다 팔의 운동개입이 더 큰 경우가 많다.

1.1.11 소뇌 증후군 (Cerebellar Syndromology)

소뇌 증후군은 주로 근육 긴장성 조절 및 운동 협응성의 장애로서 그 징후를 나타낸다. 피라미드로의 결함과 반대로, 소뇌병변은 한쪽에서만 나타난다.

사람의 소뇌 증후군은 다음 기본적인 징후들이 특징적으로 나타난다.

무기력(FLACCIDITY)

소뇌 병변들의 경우, 근육긴장저하가 무기력으로 나타난다. 근육이 수동적으로도 동작에 대한 충분한 저항력을 발휘하지 않으며, 관절의 동작범위가 증가한다(관절의 과 가동성). 무릎 관절에서 젖힘 현상이 일어나며, 엉덩관절의 회전 및 벌림 동작이 보다 크게 나타난다(Patrick 검사). Ressaut 검사와 몸통 연속성 검사를 통해 수동성을 평가할 수 있다. 몸통 연속성 검사는, 환자의 어깨를 여러 방향으로 회전시켜 팔의 수동운동을 시작시키는 방식으로 이루어진다. 팔이 몸통 주변에서 움직이는 범위와 횟수를 기록한다. 근육의 긴장성 저하로 인해, 힘줄반사가 보다 큰 운동성을 나타내고 시계추의 성질을 가진다.

이는, 힘줄반사가 하나의 자극에 대해 더 많은 반응들을 보일 수 있음을 의미한다.

측정과대증(HYPERMETRIA)

측정과대증이란, 동작범위를 판단하는 능력, 또는 정확하고 목적성 있는 동작 능력의 결함을 말한다. 동작의 협응력과 그 중단이 어려운 증상이다. 환자에게 검지손가락을 코끝에 얹거나(제1장 신경학의 치료적 재활 스페셜 부분 그림 1.13.2-1 참조) 눈을 뜬 채로 반대쪽 귓볼의 바깥쪽 가장자리를 검지손가락으로 만진 다음 눈을 감도록 지시한다. 하체에 대해선, 미리 정해진 신체부위(즉, 반대쪽 무릎 또는 발목)에 발꿈치를 접촉시킨 상태에서 평가한다(제 1 장 신경학의 치료적 재활 스페셜 부분 그림 1.13.2-2 참조). 소뇌 병변이 있는 환자는 목표를 "벗어날 것"이다. 동작범위에 대한 판단 또한 다른 신경학적 증후군들에 의해 교란될 수 있다. 피라미드바깥길(추체외로)증후군의 경우, 동작이 느려지고 불분명해지며, 검사되는 신체분절이 원하는 목표에 도달하지조차 못하는 경우가 때때로 발생하는 측정과소증이 나타난다. 감각계 결함(특히 고유감각수용적 결함들 – "심부 감각") 및 중추 또는 말초 불완전마비에서도 운동범위에 대한 부정확한 판단이 확인된다.

협응운동불능증(ASYNERGY)

협응운동불능증은 근육협응력 결함의 일종이다. 소위 말하는 **큰 협응운동불능증**은 기립 또는 보행 중 나타나는 협응력 결함으로서 그 징후를 나타낸다. 즉, 주로 축성근육들의 협응력 결함에 의한 것이다. **작은 협응운동불능증**은 보다 작은 근육무리들의 상호작용 결함으로서 그 징후를 나타낸다. 이는 양팔을 가슴 앞에 겹쳐 둔 상태에서 누운 자세에서 앉은 자세로 전환하는 방식으로 검사된다. 환자가 결함이 확인되는 쪽 다리를 과도하게 들어올리는 모습이 관찰된다(제 1 장 신경학의 치료적 재활 스페셜 부분, 그림 1.13.2-4 참조).

상반운동반복(DIADOCHOKINESIA)

검사 시, 빠른 교대운동 동작들이 관찰된다. 정상적인 조건에서는 율동적이며 부드럽고 대칭적인 양상으로 수행된다. 예를 들어, 혀를 양 옆쪽으로 움직이거나 밖으로 내미는 빠른 교대운동을 검사할 수 있다. 전형적인 검사방법은 손의 엎침 동작과 뒤침 동작을 번갈아 수행하는 방법이다(제1장 신경학의 치료적 재활 스페셜 부분, 그림 1.13.2-3 참조). 소뇌 기능장애 환자들은 좋은 협응력과 사지의 동시적인 동작 동기화로 이를 수행하지 못하며(예: 한 손이 반대 손보다 느리게 움직인다.) 동작들이 율동적으로 수행되지 않는다. 빠른 반복적인 교대운동의 결함을 연속반복운동불능증(상반운동반복장애)이라 한다.

그 외 소뇌 징후들

- **의도성 떨림** – 특히 동작 끝부분에서 약 10 Hz 주파수로 나타나는 떨림.
- **기본적인 반사반응(EPR)의 반사저하증 또는 무반사** – 이 결함은 새로 확립된 자세에서 분절의 고정/안정화를 확립하지 못하는 것, 즉, 균일한 동작을 보장하지 못함으로써 그 징후를 나타낸다.
- **안진 및 어지럼증** – 소뇌 개입으로 인한 직접적인 징후들은 아니다. 주로 CVA에 따른 결과로서 안뜰신경로 또는 핵에 나타나는 동시적 결함과 함께 간접적으로 진행된다.

K. Henner 교수는 **기능과다 소뇌 증후군**을 피라미드바깥길(추체외로) 파킨슨 증후군과 비슷한 반대 징후들을 나타내는 것으로 설명한다. 임상적으로 극히 드물게 나타나는 경우이다.

1.1.12 피라미드바깥길(추체외로) 증후군 (Extrapyramidal Syndrome)

피라미드바깥길(추체외로) 또는 파킨슨병, 또는 과다긴장-운동감소 증후군이라고도 알려져 있는 증후군은 운동감소와 경직, 떨림, 자세 불안정을 전형적인 징후로 나타낸다. 다음은 관찰(관측) 시 환자가 나타낼 수 있는 징후들을 나타낸 것이다.

- 표정 감소
- 가면 같은 표정
- 몸통과 사지를 굽힌 자세(제 1장 신경학의 치료적 재활 스페셜 부분 그림 1.15.2-1 참조)
- 운동감소증

- 넓은 보폭으로 작게 발을 끌며 걷는 걸음과 팔의 동반운동 저하 및 부재. 환자가 계속해서 걸을 수 없는 동안, 특히, 방향을 바꿔야할 때, "얼어버린" 듯한 모습이 종종 관찰되곤 한다.
- 휴식 시 떨림
- 작은 자연스러운 동작 레퍼토리
- 비효율적인 호흡 전략들
- 자율신경계의 결함 - 다한증, 과다침분비, 기름진 얼굴(facies oleosa)

그 외 다른 징후들로는 음의 높낮이 없이 느리고 단조로운 말투(실율증)를 들 수 있으며, 특정 단어들을 계속해서 반복하는 것 또한 자주 관찰되는 징후이다.

경직은 기본적인 반사반응(EPR)의 증가와 연관된 근육 긴장성 증가로서 나타나는 징후이다.

동작운동은 음절저하 및 서행성으로 판단되며, 원하는 동작이 느리게 이루어지거나 그 목표에 전혀 도달하지 못한다.

율동적 동작에 대한 평가 시, 동작의 서행성과 박자의 부재가 눈에 띄게 관찰되며, 마지막까지 동작을 따라하지 못한다. 따라서 상반운동반복장애(연속반복운동 불능증)는 동작들이 의도된 목표에서 지나치게 "벗어나는" 다른 소뇌 기능장애와는 다른 특징을 가진다 할 수 있다.

미동 또는 작아지는 글씨체 또한 전형적인 증상이다. 환자가 동작 방해 없이 그림(예: 나선형 또는 무한성의 상징)을 그리지 못한다.

1.1.13 시상증후군 (Thalamic Syndrome)

임상 징후들은 항상 반대편에서 나타난다. 다음은 모두가 동시에 나타나지는 않는 전형적인 나타나는 여섯 가지 징후들을 나타낸 것이다.

- 반쪽감각저하증 - 실행증으로 그 징후를 나타내는 심부감각과 입체감각인식에서 대부분 결함이 나타난다.
- 반실조
- 반신불완전마비 - 주로 약한 수준
- 한쪽통증 - 몸의 한쪽 반신에 강하며 심지어 견딜 수 없을 정도로 나타나는 통증으로, 의학적 치료로 제어하기 어렵다.
- 무도병과 느린비틀림운동과다증
- 같은쪽 반대쪽 반맹 (가쪽 무릎체 - 외측슬상체의 개입)

시상 개입의 증상들과 함께, 의식 결함 없이 근육 긴장성의 급작스러운 상실로 나타나는 간질발작이나 발작수면(허탈발작)이 의식수준의 결함으로서 나타날 수 있다.

1.1.14 뇌줄기증후군 (Brain Stem Syndromes)

뇌줄기 손상 평가는 주로 모든 위치들에 대한 두드러지는 특징들을 나타내는 임상 징후들을 기반으로 이루어진다. 그 중 중요한 것은 병변의 수준과 부상 위치, 즉, 가쪽과 안쪽 중 어느 쪽의 뇌줄기 구조물들이 개입되었는지이다. 특정한 증상들과 함께 교대 또는 교차 증후근들이 나타난다. 병변이 있는 측에서 특정 뇌신경의 핵 또는 뇌내다발결함, 주시불완전마비(병변이 있는 쪽에서 수평방향으로), Honer 증후군 또는 소뇌 징후들이 관찰된다. 반대쪽에서는 반신불완전마비 또는 반감각소실로 특징지어지는 신경로결함이 관찰된다. 각 증후군들은 발견한 학자들의 이름을 따서 명명된 것들이다. 예를 들어, Claude **(표피) 증후군**(반대쪽 실조 및 떨림이 수반되는 뇌신경 III의 같은쪽 병변) 또는 Benedikt**(표피 및 배쪽) 증후군**(반대쪽의 실조, 떨림, 반대쪽 반신불완전마비가 수반되는 뇌신경 III의 같은쪽 병변)을 예로 들 수 있다.

뇌줄기 증후군들은 혈관적 병인학과 함께 나타나는 경우가 많은 만큼, 현재로선 이 전형적인 증후군학이 크게 존중받고 있지는 않다. 사실, 증상들은 각 동맥들의 개입과 부합하며 앞서 설명된 형태로는 잘 관찰되지 않는다. 발견학자와 동명으로 이름 짓는 관습 또한 점차 사라지고 있으며, 동맥 증후군들이 토대 역할을 하고 있다.

동맥 증후군은 다음과 같이 분류될 수 있다.

- **안쪽 증후군** - 뇌바닥동맥(뇌저동맥) 가지들의 개입과 함께 진행되며 뇌줄기의 안쪽부분을 제공한다.
- **가쪽 증후군** - 주로 소뇌 동맥들과 그들의 가지들의 개입과 함께 진행된다.

안쪽 증후군(MEDIAL SYNDROMES)

숨뇌

동맥 개입: 뇌바닥동맥의 정중 옆 가지

임상 징후: 반대쪽의 반신불완전마비, 동측 뇌신경 XII 병변, 고유감각과 감별감각 결함.

아래쪽 다리뇌

동맥 개입: 뇌바닥동맥의 정중 옆 가지

임상 징후: 반대쪽 반신불완전마비, 동측 수평형 주시불완전마비, 고유감각과 감별감각 결함.

위쪽 다리뇌

동맥 개입: 뇌바닥동맥의 정중 옆 가지

임상 징후: 반대쪽 반신불완전마비(CNS 유형 모방불완전마비), 앞쪽 신경핵사이눈근육마비[이중으로 나타나는 이미지 중 하나의 떨림(동요 시)을 수반하는 수평형 또는 수직형 복시].

아래쪽 중간뇌

동맥 개입: 뇌바닥동맥의 정중 옆 가지

임상 징후: 반대쪽 반신불완전마비, 반대쪽에서 나타나는 신체 절반의 고유감각 및 감별감각 결함, 같은쪽에 나타나는 Horner 증후군, 반대쪽에 나타나는 뇌신경 IV의 병변, 앞쪽 신경핵사이눈근육마비, 같은 쪽 또는 반대쪽 실조.

안쪽 중간뇌

동맥 개입: 뇌바닥동맥의 정중 옆 가지

임상 징후: 반대쪽 반신불완전마비, 반대쪽에서 나타나는 신체 절반의 고유감각 및 감별감각 결함, 뇌신경 III 병변, 앞쪽 신경핵사이눈근육마비, 같은쪽 또는 반대쪽 실조.

가쪽 증후군(LATERAL SYNDROMES)

숨뇌

동맥 개입: 척추동맥(추골동맥), 앞아래소뇌동맥(전하소뇌동맥)

임상 징후: Wallenberg 증후군–언어장애, 발성장애 및 물렁입천장의 불완전마비, 얼굴 절반의 통증 및 온도감각 결함, 미각 저하 또는 혀 절반의 미각소실, Horner 증후군, 반실조, 딸꾹질(홀역증)

위쪽 다리뇌

동맥 개입: 위소뇌동맥(상소뇌동맥)

임상 징후: 모방불완전마비, 반대쪽 반신불완전마비, 동측 수평형 주시불완전마비, 고유감각과 감별감각의 결함.

아래쪽 다리뇌

동맥 개입: 앞아래소뇌정맥(AICA)

임상 징후: 같은쪽 얼굴 절반의 모든 감각유형들의 결함과 반대쪽 반신의 온도 및 통증 감각 결함들, 반실조, Horner 증후군 및 같은쪽 씹기 근육들의 약화.

아래쪽 중간뇌

동맥 개입: 위소뇌동맥

임상 징후: 반대쪽 얼굴과 몸의 반신에 나타나는 온도 및 통증감각 결함들, 같은쪽 Horner 증후군.

안쪽 중간뇌

동맥 개입: 위소뇌동맥

임상 징후: 반대쪽 얼굴과 몸의 반신에 나타나는 온도 및 통증감각 결함들, 같은쪽 Horner 증후군.

위쪽 중간뇌

동맥 개입: 위소뇌동맥

임상 징후: 수직형 주시불완전마비(특히 머리 방향), 동공 무반사, 눈모음과 불응성 안진, 위쪽 눈꺼풀 뒤당김.

1.1.15 수막 자극 증후군, 머리뼈안 압력 상승과 과다긴장, 혈관 증후군

이 모든 증후군들에 대한 재활치료가 금지되어 있다! 특히, 그 발병에 있어서만은 보편적이기에 급성 척추발생 증후군의 징후들과 비슷한 징후들을 가지므로, 감별진단만을 목적으로 주관적인 징후들과 객관적인 징후들을 제시한다. 이는 올바른 진단 확인의 지연과 부적합한 치료 전략의 선택을 초래할 수 있다.

수막자극의 증후군(SYNDROME OF MENINGEAL IRRITATION)

이는 두통과 구토, 서맥, 보다 높은 신경기능의 변화, 의식의 결함, 모든 자극(빛, 소리, 통증 등)에 대한 과민성과 같은 뇌수막과 뇌신경 뿌리들의 자극에 의해 야기되는 징후들의 집합이다.

CNS 수막들의 긴장성 도수법들

수막증후군에 긍정적으로 효과 있는 긴장성 도수법들의 특징:

- 수막 자극으로 인해 머리를 숙이는 동작이 어렵거나 통증을 수반한다.
- 케르니그(Kernig) 징후(똑바로 누운 자세 또는 앉은 자세에서 평가된다) – 다리를 곧게 뻗어 들어올릴 때 허리 통증과 무릎관절의 굽힘 반응을 야기한다. 앉은자세에서는,환자가무릎과엉덩관절을기점으로 다리를 굽힌다.
- 브루진스키(Brudzinski) 징후 – 환자의 머리를 수동으로 숙일 때 무릎과 엉덩관절 굽힘 반응이 일어난다.
- Amos 도수법 – 환자가 자리에 앉아 양 팔에 무게중심을 싣는다.

머리뼈안 저혈압 증후군(INTRACRANIAL HYPOTENSION SYNDROME)

임상적으로, 머리뼈안 저혈압의 일반적인 징후로 자세에 따른 증상 변화를 들 수 있다. 서 있는 상태에서는 증상들이 악화되는 반면, 누워 있는 자세에서는 증상의 강도가 약해지거나 사라지는 것으로 관찰된다. 주관적인 증상들에는 두통(cephalea), 어지럼증, 메스꺼움 등이 있다.

심리적인 증상들에는 우울감 등이 포함되는데, 섬망과 같은 증상들도 나타날 수 있다. 머리뼈안 저혈압에는 의식의 결함이 수반될 수 있다. 이 증상들은 시상하부의 병변에 따른 증상들과도 부합한다. 이와 같은 맥락에서, 고열과 다한증, 요붕증 등도 나타날 수 있다. **허리천자** 이후에 발생하는 것이 보통이며, 원상태로의 회복이 가능하다.

머리압력증가증후군(INCREASED CRANIAL PRESSURE SYNDROME)

증상들은 머리뼈안 종양의 성장이나 대뇌척수액의 상대적인 또는 절대적인 증가, 경막밑혈증 등의 요인들에 의해 나타날 수 있다. 주요 주관적 증상으로는 두통을 들 수 있다. 두통은 머리의 위치 변화에 의해 야기된다. 누워 있거나 Valsalva 수기법(기침, 재채기, 방광 압력 등)과 연관되는 모든 활동들이 통증을 증가시킨다. 목동맥들을 압박함으로써 통증을 줄일 수 있다. 그 외 다른 주관적인 증상들에는 메스꺼움과 어지럼증, 흐린 시야, 그리고 심실 기능의 결함(기억력이나 자발성 문제) 등이 있다. 객관적인 임상적 징후들로는 통증을 수반하는 강제적인 머리 자세로 인해 얇은 목근육계의 긴장성 증가와 혈압 증가와 같은 증상들이 초기에 (혈압은 점차적으로 떨어진다) 나타나는 경우를 들 수 있다. 그 외 다른 징후들에는 서맥과 소변감소가 있다. 신경학적 국소 징후들(예: 소뇌 증후군, 중추 불완전마비)은 일반적인 질환들과 더 관련을 가진다.

심실 증후군(VENTRICULAR SYNDROMES)

척수액의 분비와 순환, 흡수는 뇌에서 이루어진다. 이 기능들 중 한 가지에라도 영향이 미칠 경우, 머리뼈안 압력 증후군이나 수막 증후군의 증가 또는 감소와 같은 다양한 임상적 증상들이 진행될 수 있다. 국소적인 심실 증후군들은 병리학적 과정들이 발생하는 심실 및 앞서 언급한 과정에 의해 차단된 심실로 부분에 따라 구분된다. 국소적인 심실 증후군들을 일으키는 가장 흔한 이유로 종양을 들 수 있다.

제 3심실의 종양들은 지각능력의 결함과 양귀쪽반맹, 내분비 및 심혈관 결함들로 그 징후를 나타낸다. 제 4심실의 종양들은 진통성 머리 자세로 인한 비틀거림이나 낙상, 목 근육계의 긴장성 연축(활모양강직)과 발작성으로 나타나는 두통(cephalea) 등으로써 그 징후를 나타낸다.

1.1.16 피질증후군과 검사 (Cortical Syndromes and their Examination)

피질의 기능들은 피질의 통합활동의 결과라 할 수 있다. 각 피질들의 투영 영역들이 뚜렷하게 구분되어 있는 것은 아니지만, 특정 범위 내에서만 기능적으로 겹치는 부분을 가진다. 신피질은 대뇌피질의 가장 넓은 부분(약 95%)을 형성하며, 계통발생론적으로 가장 어린 부분이다. 피질의 나머지 부분을 형성하는 것은 부등피질로서, 이는 고피질과 원시피질로 나눠진다. 신피질은 여섯 개의 층으로 이루어지는 반면, 부등피질은 세 개의 층으로만 구성된다. "후각뇌"(후조, 후구, 삼각, 갈고리이랑)라고도 알려져 있는 고피질은 측두엽의 원시피질(코르누암모니, 치상회, 지지물)과 함께 둘레계통에 속한다.

신경로들은 같은 반구(등척성)의 각 피질 부분들을 연결하는 연합로이자, 좌반구와 우반구의 피질 구역들을 연결하는 맞교차로, 그리고 섬유들을 대뇌피질에서 피질밑 구조물로(바닥핵, 시상, 뇌줄기, 척수) 이끌거나 말초수용체들로부터 대뇌피질로 이끄는 송출로 나눠진다.

대뇌피질부상의 징후는 다음과 다르다.

1. 상응하는 피질의 기능과 관련 증상들(아래 참조)
2. 특정 상징적 체계의 결함.

특정 기능들(시작, 청각, 동작 등)을 보장하는 피질들(기능적 피질 영역)은 인간뿐만 아니라 다른 포유류들의 피질에도 보편적으로 존재하는 부분이다. 그러나 인간의 경우, 다른 포유류들(영장류 포함)과 달리 발달된 교감적, 지식적, 실용적 기능들을 가진다.

- **교감적 기능** - 말하기와 글쓰기, 숫자 세기, 구술과 문자의 형태를 통한 소통, 추상적인 생각 등
- **지식적 기능** - 시각과 청각, 촉각으로 물체들을 인지하는 능력
- **실용적 기능** - 복잡한 일상활동들을 수행하거나 활동들을 창안해내는 능력

상징적 기능 결함의 수준 및 유형은 오른손잡이와 왼손잡이를 결정하는 반구 우세의 존재와 부합한다. 이들은 주로 우세한 반구와 연관되는 교감적 기능들로 구성된다(오른손잡이인 사람들은 좌반구, 왼손잡이인 사람들은 우반구). 그러나 이와 같은 의존성은 지적 기능들에 대해서는 그만큼 중요하지 않으며, 실용적 기능들도 세 가지 기능 중 우세한 반구에 대한 의존성이 가장 낮은 기능이다. 이와 같은 우세는 오른손잡이인 사람들에게서 더 발달되었다. 왼손잡이인 사람들의 경우, 일부 결함들(예: 교감)은 좌반구의 병변과 함께 나타나기도 하기 때문이다.

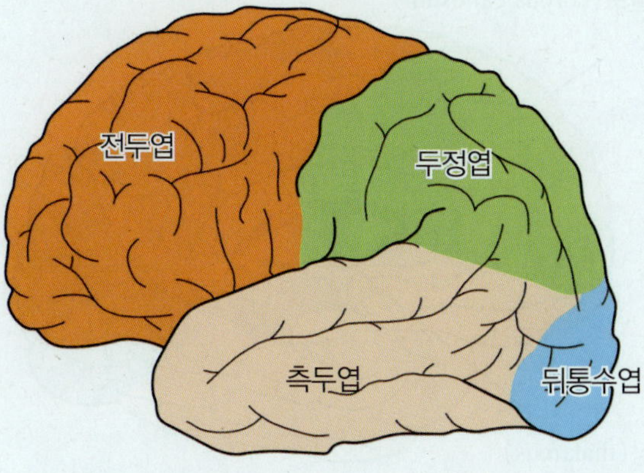

그림 1.1.16-1 대뇌피질과 엽들을 옆에서 본 모습.

피질 기능들 중 일부 결함들은 심리적인 원인을 가지는 결함들과 유사하게 나타나기 때문에, 그들 간의 구분이 어려운 경우가 있다. 피질 기능의 교란은 환자 주변 사람들에 의해서 또는 임상 검사를 통해 관찰되기도 한다. 그러나 보다 미묘하고 전적으로 주관적인 성질을 가지는 징후들도 있다. 환자의 자가보고와 목표 질문을 던지는 능력만이 검사에 사용되는 유일한 도구들이라 할 수 있다. 이 징후들과 증상들에 대한 올바른 인식과 심리적인 결함들과의 구분이 올바른 진단을 보다 빠르게 확립할 수 있도록 도와줄 것이다.

반구들은 각기 다른 기능을 담당하는 국소적인 엽으로 나눠진다(그림 1.1.16-1, 그림 1.1.16-2).

- 전두엽
- 두정엽
- 뒤통수엽
- 측두엽
- 둘레계통

기능적 결함에 따른 특정 징후를 바탕으로 피질 병변의 잠재적인 위치를 확인할 수 있다. 기억촉진 데이터와 질병

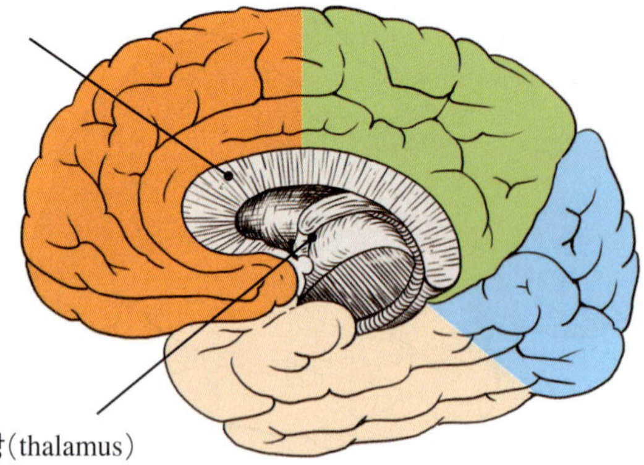

그림 1.1.16-2 뇌의 안쪽.

진행 양상 및 실험실 결과들을 바탕으로 병변의 원인을 찾는 것도 가능하다.

전두엽(FRONTAL LOBE)

인간의 뇌에서 가장 발달한 부분인 전두엽(**이마엽**)의 표면은 반구 전체 표면의 32%를 차지한다. 중심고랑(**롤란도 중심구**)이 두정엽과 가쪽고랑(**측열구**)으로부터 전두엽을 구분한다.

전두엽에는 몇 가지 중요한 기능적 피질 영역들이 위치한다. 일차운동피질(MI)은 뒷부분에서, 전운동피질(PM)은 앞 눈꺼플과 Broca 언어영역에서 발견된다. 큰 이마옆 앞 영역은 전두엽의 앞부분에 위치한다.

일차운동피질(MI)

일차운동피질(primary motor cortex)은 **영역** 4에 **상응하는** 크기를 가진다. 상당히 낮은 강도의 전기만으로도 이 영역에서 움직임을 유도해낼 수 있는 만큼의 전기 자극을 가할 수 있다. MI 영역에 전기자극을 가하면, 근육이 수축하고 그에 따라 신체의 반대쪽에서 동작 반응이 일어난다. 영역이 부위별 대응 연결형으로 조직되어 있기 때문이다(**신체운동뇌도**). 신체 특정 부위들의 근육을 제어하는 신경세포들이 이 곳에서 발견된다. 한 근육의 척수운동신경세포들을 제어하는 MI 영역의 신경세포들은 꽤 넓은 피질 영역에 분포하고 있다. 예를 들어, 손과 아래팔 근육들을 담당하는 피질 영역에는 손과 아래팔에 있는 다양한 관절들의 동작을 제어하는 신경세포들이 섞여 있다. 동작의 구분이 이루어지는 것은 근육이 아닌 운동 영역들이다.

피질 기전에서 근육은 기능적 단위로 간주되지 않는다. 근육이 아닌 하나의 관절에서 이루어지는 움직임이 기능적 단위가 된다. 피질 소인에서 각 근육무리가 위치하는 영역의 크기는 근육 또는 근육무리의 크기가 아닌, 그들의 풍부함 및 정확함과 부합한다. 이와 같은 이유로 손과 혀 근육이 피질 영역에서 가장 큰 영역을 차지하는 것이다. 반면, 몸통과 다리 근육계를 담당하는 피질 영역은 작다.

신체 반대쪽의 단순한 동작들은 중심앞이랑(gyrus praecentralis)의 단기적이며 표면적인 자극과 함께 발생한다. 보다 복잡하고 협동적인 동작들은 더 긴 시간(500ms) 동안 작용되는 뼈겉질내 자극과 함께 발생한다. 자극이 강하면 강할수록 신체와 얼굴 반대쪽에 긴장-강대성 연축이 일어난다. 이를 “Jackson 간질”이라 부른다. Jackson 간질이 일어나는 동안 환자는 의식이 있는 상태를 유지한다.

중심앞이랑에 병변이 있을 시, **반대쪽 팔다리 한쪽에 불완전마비**가 나타나는 경우가 많다. 불완전마비는 사실상 얼굴이나 위팔, 먼쪽에서 발생한다. 양성 종양(**대뇌낫**)과 같이 환부가 중앙선 가까이에 위치할 경우, 감각적 결함이 전혀 없음에도 다리에 거짓불완전마비 증상이 나타나게 된다.

일차운동피질은 SI(**영역** 1, 2, 3a, 3b) 피질 영역들과 전운동피질(**영역** 6) 및 영역 5로부터 섬유들을 받는다. 이 영역은 시상(**가쪽배쪽핵**)을 통해 소뇌의 영향을 받게 된다. **섬유들의 약 30-40%가** 피질모터(cortico-motor) 운동신경세포와의 유일한 연결원인 4영역 4로부터 **피라미드로로 투사**된다.

전운동피질 (Premotor Cortex)

전운동피질(PM. SMA)는 **영역** 6에 상응하는 크기를 가진다. 반구의 볼록한 부분의 영역 4 앞에 위치하고 있으나 안쪽 부분까지 닿을 수 있다. 반구의 볼록한 부분에 있는 영역 6의 일부는 전운동 영역(PM)으로 표시되며, 안쪽에 위치하는 부분은 보조운동영역 MII로 알려져 있다. 이 두 전운동영역들 모두 부위별 대응연결형으로 조직되어 있으나, 그 분포영역(zoning)이 MI 영역에 비해 뚜렷하지 못하다.

전운동영역은 피질의 시각영역(**영역** 18, 19)과 두정엽(**영역** 7)으로부터 들신경섬유들을 받으며, 바닥핵의 영향을 받는다. 구심성 연결들은 MI와 상당한 차이를 가진다. 구심성 연결은 **거의 아무런 근섬유도 피라미드로 안으로**

투사하지 않는다. 그러나 뇌줄기(적색과 그물체)와 다리뇌핵(교핵)에서 강한 투영이 확인된 바 있다.

전운동과 보조운동영역들은 양방향으로 연결되어 있다. 일차운동영역과 전운동영역들은 바깥핵이 가지는 여러 고리들의 일부이다(피질-줄무늬체-팔라듐-시상-피질). **운동프로그램은 전운동영역들에서 발달하고 변경된다.**

전기자극에 대한 이 영역의 반응은 같은 쪽 또는 반대 쪽 팔다리의 느린 긴장성 동작으로서 나타난다. 이 동작들은 협응성을 가지는 것일 수 있다. 동작을 시작하기에 앞서, 전운동영역들이 MI 영역보다 더 빠르게 활동을 보여주기 때문이다.

전운동 피질이 많은 운동신경세포들을 가지는 것으로 확인된 바 있다. 그들의 활동 변화들은 시각적인 자극을 기반으로 하며, 동작의 시작에 앞서 관찰된다. 시각에 따른 동작들의 제어에선 PM 피질이 중요한 역할을 하는 것으로 간주된다.

운동 영역 4의 병변은 반대 쪽 CNS 불완전마비(정확히 말하면 거짓불완전마비)를 초래한다. 이때, 팔다리 중 한쪽 또는 한 부분만이, 아니면 얼굴 근육계만이 영향을 받을 수 있다. 전운동영역(영어 6)과 보조운동영역들이 개입됨으로써 불완전마비의 심각도가 낮아지긴 하지만, 영역 4가 개입될 때와 반대로 경직이 수반된다. 불완전사지마비는 양측이 모두 개입하여 뇌신경들의 운동성이 영향을 받으면서(거짓숨뇌불완전마비) 발생한다. 일부 임상적 발견들은 PM이 얼기를 비롯한 팔다리의 몸쪽 근육들의 활동을 조절하는 것임을 제시하고 있다. 보조운동영역의 국한 병변들은 운동감소증을 야기할 수 있으며, 심할 경우엔 운동불능증까지 초래할 수 있다.

전운동영역(PM, SMA)은 MI 영역보다 더 빨리 활성화된다. 이를 바탕으로, 전운동영역이 일차운동피질영역보다 우세한 것으로 간주할 수 있다.

전두안구영역(Frontal Eye Field)

전두안구영역은 Brodmann **영역** 8에 상응한다. 시야 또는 전두회피영역이라 불리기도 한다. 이 영역이 자극되면 눈과 머리가 반대쪽으로 향한다. 반면, 이 영역에 기능장애가 발생하면, 눈이 환부를 향하게 되고 반대 쪽을 향하는 의도적인 안구동작 불완전마비가 나타난다. 구심성 연결은 시각피질로부터 이루어진다(영역 17, 18, 19와 뒤안쪽시상핵(nucleus mediodorsalis). 날신경투사는 위쪽 둔덕과 그물체 안인 덮개앞구역에서 종료된다. 따라서, **시선운동반응의 빠른 요소**는 이 피질영역에서 생겨나는 것이다.

브로카(Broca) 언어영역

언어에 대한 브로카 운동중추는 아래이마이랑의 뒤쪽 3분의 1 영역에 위치하며 **영역 44와 45**에 상응한다. 오른손잡이인 사람들의 경우, 이 언어영역이 좌반구에 위치한다. 이 영역은 언어에 필요한 운동신경세포들을 제어하는 중심앞 피질과 매우 인접해 있다. 이 영역은 언어의 **음성**(표현) 요소와 **문자 표현**의 중추 역할을 한다. 이 영역은 입술과 혀, 후두, 인두와 베르니케(Wernicke) 영역을 제어하는 피질영역들과 해부학적으로, 그리고 기능적으로 서로 연결되어 있다. 우성 반구의 이 피질영역에 병변이 생기면 **교감적 기능**의 결함들, 즉, 운동(표현) 실어증이 나타난다. 언어 수준이 하나의 음절들 또는 적은 양의 단어들로 줄어들어 유창하지 못한 모습을 보인다. 문법이나 문장 구성에 있어서의 실수들도 나타난다. 겉질밑 구조물들에 영향을 주는 보다 광범위한 병변들의 경우, 환자가 전혀 말을 하지 못하게 된다. 이때, 환자는 자신의 결함 상태에 대해 인지하는 못하는 것이 일반적이다.

기능적 뇌 평가는 브로카 중추가 단어 생성 및 단어 검색, 의미 분석에 중점을 두는 많은 과제들과 함께 활성화된다는 사실을 보여준다.

이마엽앞피질(Prefrontal Cortex)

전두엽의 앞쪽 부분(영영 9-12와 45-47) 은 이마엽앞피질이라는 이름으로 알려져 있다. 이 영역은 영장류들, 그 중에서도 특히 인간의 뇌에서 많이 발달되어 있는 영역이다.

이 피질영역은 반구의 모든 엽들, 편도와 시상(뒤안쪽핵)으로부터 강한 연합과 맞교차연결을 받는다. 원심성 연결은 바닥핵(꼬리핵)과 시상(뒤안쪽핵, 뒤쪽시상핵), 뇌줄기(위쪽 둔덕, 그물체)로 이어진다.

기능적으로, 이마엽앞피질은 안와구역과 안쪽구역, 가쪽구역으로 나뉘어진다. 안와구역과 안쪽구역은 **감정적 행동**을 제어하는 체계의 일부이다. 전두엽의 볼록한 부분에 위치하는 가쪽 부분은 **인지적 기능들**의 제어를 담당한다.

행동과 언어, 추론의 개별 요소들이 주된 순서가 이에 포함된다. 가쪽 부분들 역시 행동과 계획의 각 요소들에 대한 기억 기전을 포함한다. 마지막으로, 계획된 의도적 동작들의 시작 및 심리적 기능의 실행적 제어가 포함된다.

이마엽앞피질영역에 부상이 생길 경우, 운동결함들을 확인하기가 더욱 어려워진다. 환자가 동작의 시작 및 자발성 결여로 인해 검사에 무관심하고 물체들을 조종하고자 하는 강박감을 나타내며 특정 동작들을 계속해서 반복하는 모습을 보인다. 운동적인 측면에서 볼 때, 굽힘근과 폄근(근육긴장병증)의 긴장성 증가 또한 하나의 징후로 볼 수 있다.

이마엽앞피질영역에 부상이 생길 경우, 가장 먼저 심리적, 감정 문제들이 일어난다. 신경심리학적 검사의 도움을 통해 이마엽앞피질 영역에 나타나는 학습 지체와 상징적 기능의 특정 결함들을 구분할 수 있다. 결함의 심각도는 영향을 받은 영역에 따라 다르게 나타난다. 비우세 전두엽의 극부분(윤리적 기능이라 불리는 영역)이 개입될 경우, 최소한의 효과만이 나타난다. 극부분의 양측 결함은 성격장애, 시작과 자발성 결여, 주변에 대한 무관심 등을 야기한다. 환자가 관심 또는 의지를 잃게 된다. 이마엽앞피질의 결함은 기억과 지적 능력에 영향을 미친다. 결국 치매로 이어지는 경우도 있다. 심리적 결함에 한해, 스스로나 자신의 질병에 대한 판단력 결여로 인해, 개인의 장애에 대해 부적절한 농담을 던지는 것으로 자신의 상태를 나타내고자 하는 경향이 지배적으로 나타날 수 있다. 이를 농담증(moria)이라 한다. 마치 악의로 행해진 것 같이 보이는 부적절한 반응, 심지어 저속하기까지 한 반응들을 간저증후군(Ganser syndrome)이라 한다. 표현의 적절성에 대한 감각 결여는 개인의 위생 및 외모 방치와 배변관리(실금)에 대한 관심 결여로 나타난다. 결국, 앞쪽 혼수(coma frontale) 상태로 이어져 졸림증 또는 혼수 상태와 같은 징후들이 나타나게 된다.

운동피질 전두엽 부상 징후들

전두엽피질 운동영역들 부상이 나타내는 전형적인 임상징후로 원시적인 반사반응들(심사숙고 현상, deliberation Phenomena)을 들 수 있다. 이들은 축성 · 축엽 현상으로 알려져 있기도 하다.

축성 현상

- **비안검 반사** – 코나 미간 부분의 기저를 두드려 유도한다. 이 반사반응은 생리학적 상황에서 나타난다. 병리학적으로 과도한 반사반응은 긴장성 눈꺼풀 닫힘 및 반사반응 유도 영역 확장의 형태로 관찰된다.
- **입술 반사** – 윗입술 또는 아랫입술을 두드려 유도한다.
- **빨기 반사** – 입술을 만져 유도한다. 그에 대한 반응으로, 입술이 무언가를 빠는 위치로 움직인다. 이 반사반응을 유도하는 동안, 씹기 및 때리기 동작들이 나타날 수 있다.

축엽 현상

- **잡기 반사(Janisevski 반사)** – 손가락(또는 물체)를 환자의 손 위에 올려 유도한다. 이때, 환자는 반사적으로 주먹을 쥔다. 환자의 손에 쥐어주는 물체가 단단할수록 주먹을 쥐는 힘도 더 강해진다.
- **손바닥턱(손바닥턱끝) 반사** – 엄지두덩영역을 긁어 유도한다. 반응으로 같은 쪽 턱에 위치하는 턱근육(이턱근)이 연축되는 반응이 나타난다.
- **엄지턱반사** – 엄지의 먼쪽 가락뼈를 수동으로 비틀어 유도한다. 손바닥턱끝 반사와 유사한 반응이 나타난다.

심사숙고 현상들은 장애의 후기 단계를 나타내는 지표로서 주로 작용하곤 한다.

전두 실조는 이마피질의 운동결함 징후들 중 하나이다. 이는 걷기능력 결함으로써 그 징후를 나타내며, 때에 따라 서 있는 자세에서 결함을 나타내기도 한다. 앞쪽 영역에 병변이 있으면 되먹임 고리의 통합 상실(보행 실행증)로 인해 걷기능력에 교란이 일어난다. 환자의 걸음이 짧은 걸음과 넓은 기저면, 전반적으로 굽어 있는 자세 등으로 특징된다. 때때로, 환자가 제 자리에 서 있지 못하며 넘어질 때까지 뒤쪽으로 작게 걸음을 디디는 보행 역진행이 관찰될 수 있다.

전두엽에 결함이 생기면, 거짓 소뇌 징후들(측정과대증, 상반운동반복장애)이 신체 반대측에 나타날 수 있다.

우세 반구의 보조운동영역과 전두운동피질의 다른 부분들의 결함은 반대 쪽 팔다리의 불완전마비를 "모방"하는 **운동무시증후군**을 야기할 수 있다. 이 결함이 나타날 시, 방어적 운동반사반응들은 물론, 감각과 연관되는 다른 반사반응들 모두가 통각수용적 자극에 영향을 받아 변경되지 않는다. 그러나 의도적인 동작은 눈에 띄게 제한된다.

덧붙어, 앞쪽 영역에 병변들이 생기면, 양쪽 팔다리의 **실행증**과 실어증이 발생할 수 있다. 뇌들보(뇌량) 앞부분의 백색질로 인해, 이른바 "통제불능손(alien hand)"이 초래될 수 있다. 환자가 자신의 손을 자신의 신체 부위의 일부로 여기지 않게 되는 것이다(다른 이의 것으로 인지).

전두피질 병변으로 인한 다른 장애들

안쪽전두(띠) 증후군은 현저한 무감동 또는 무운동함구증으로 특징지어진다. 이 영역과 상호연계되어 있는 바닥핵의 결함도 이와 유사한 증후군들을 일으킬 수 있다.

전두엽 기저의 병변들은 한 방향 또는 양방향 후각저하증 및 후각상실증과 함께 나타난다.

전두엽 기저에 종양이 생길 경우, 시신경유두의 위축이 일어나거나 반대 쪽에 점거성 유두가 발생할 수 있다. 이 압력은 후각에도 영향을 미칠 수 있다.

전두엽 결함 평가 검사

다음은 이마엽앞 영역들에 나타나는 생리학적 교란들을 검사하기 위해 사용되는 검사법들이다.

"대조 프로그램"

환자로 하여금 그들에게 제시된 활동들을 따라 하도록 지시한다. 예를 들어, "저처럼 손을 펼쳐서 손바닥을 보여주세요. 제가 손가락을 하나 굽히면, 당신은 두 개의 손가락을 굽히세요. 그리고 나중에 제가 그 손가락을 펼치면, 당신은 두 개의 손가락을 펼치세요"와 같은 지시를 내릴 수 있다. 전두엽에 병변이 있는 환자는 반응 억제에 어려움을 나타내며 자신에게 제시된 동작을 거울처럼 따라 하는 모습을 보인다(동작모방증).

Go/No-Go 검사

이 검사법은 "대조 프로그램"과 같은 원칙을 기반으로 한다. 환자에게 제시된 동작을 따라 하도록 지시한다. 단, 이 때엔 단순한 모방이 아니라, 몇 가지 특성들을 바꾸도록 한다. 예를 들어, "제가 손가락 하나를 드는 게 보이면, 당신은 손가락 두 개를 들어 올리세요. 그렇지만 만약 제가 손가락 두 개를 들어 올리면, 당신은 아무 것도 하지 마세요"와 같이 환자에게 지시할 수 있다. 이번에도 역시, 환자가 동작을 거울처럼 따라 하는 경향을 나타낸다.

Luria 검사

이 검사법은 세 가지 순차적인 손짓으로 이루어진다.

- 한쪽 손의 손바닥으로 다른 손을 친다.
- 주먹으로 손바닥을 친다.
- 펼친 손의 가쪽으로 반대 쪽 손바닥을 친다.

환자 목표는 검사자를 따라 이 동작들을 가능한 빨리 따라 해낸 다음, 혼자 같은 순서대로 동작들을 수행하는 것이 된다. 환자는 정해진 순서대로 필요한 동작을 수행하는데 어려움을 나타낸다. 환자가 반복적인 동작을 수행하며 인내한다.

언어 유창성 검사

환자에게 특정 글자로 시작하는 단어를 1분 안에 최대한 많이 말하도록 지시한다. 환자가 적절한 명사를 사용하지 못하고 단어의 단계를 짓지 못하는 모습을 보인다. 전두엽에 병변이 있는 환자는 2~3개의 단어들을 빠르게 말한 다음, 어떻게 계속 이어나가야 할지를 알지 못하는 모습을 보인다. 긴 침묵이 이어지거나, 과제 수행을 전혀 이어나가지 않는다. 검사 결과에 대해 분석할 때엔, 환자의 학력 등과 같은 요소들을 감안하도록 한다.

고집증 검사

고집증은 전두엽 부상 환자들이 나타내는 일반적인 양상으로서, 이 환자들은 무언가에 애착을 가지는 경향을 보인다. 이는 환자로 하여금 둥근 활과 사각형의 윤곽을 번갈아 가며 그리도록 지시하는 것과 같은 방법으로 평가될 수 있다. 서로 다른 모양들을 번갈아 가며 그리는 능력 부족이 고집증의 징후로서 나타난다. 환자는 이 과제를 완수하지 못한다.

측두엽(TEMPORAL LOBE)

측두엽(관자엽)은 뒤통수엽으로부터 부드럽게 가로지르며, 실비우스틈새(Sylvian fissure)를 기점으로 전두엽과 두정엽과 분리된다. 측두엽은 여러 중요한 피질들의 숙주와 같은 존재이다. **일차청각피질**(영역 41)과 연관 영역들(영역 42와 22)은 위관자이랑에서 확인된다. **안뜰피질**들 중 하나 또한 이 이랑에 위치한다.

측두엽은 청각기능의 중추이다. 일차청각피질(청각로의 투사영역)의 양쪽 손상은 소위 말하는 **겉질난청**을 야기한다. 그러나 이는 희귀한 경우들에서만 일어난다. 한쪽에 나타나는 병변들은 청각적 지각의 강도를 낮추며, 이분 듣기(dichotomic hearing)를 통한 객관적인 평가가 가능하다. 측두엽 손상으로 인한 최초 징후들 중 한 가지로, 소리(유리가 깨지는 소리, 아이가 우는 소리 등)를 단어로 알리거나 표현하는 능력 부족을 징후로 나타내는 **청각인식불능증**, 또는 멜로디나 리듬 등을 인지하고 재생하는 능력 상실을 의미하는 음치증을 들 수 있다. 이는 흔히 나타나는 결함들은 아니다.

위관자이랑의 자극 또는 병변은 안뜰결함의 발달을 야기할 수 있다. 이는 주로 어지럼증과 **안뜰실조**를 징후로 나타낸다.

측두엽의 시각연합영역들은 아래와 안쪽 관자이랑과 뒤통수관자이랑에 위치한다(영역 20과 21). 이 영역들은 얼굴과 모양, 색상 및 물체가 가지는 다른 피상적인 특징들의 인지에 중점을 두는 과제들을 통해 활성화된다.

영역 22의 뒷부분(아마도 영역 39와 40과 겹치는 부분)에는 Wernicke 언어영역이 위치한다. Wernicke 영역에 결함이 생길 경우, 지각 또는 **감각실어증**(Wernicke 실어증)이 발생한다. 지각적 언어 결함은 말을 이해하지 못하는 능력을 말한다. 이에 해당하는 환자는 자신이 들은 단어들을 따라하지 못한다. 그들의 언어는 능수능란하지만 지적이지 않다. 아무런 연관관계 없이 소리들을 의미 없는 단어로 만들어버린다(Gibberish).

피질영역들은 측두엽의 안쪽 면과 둘레계통의 일부(해마곁이랑, 해마)에 위치한다. 해마의 기능은 정보를 단기기억에서 장기기억으로 옮기는 것이다. 해마는 기억 형성에 관여하는 핵심 구조물들 중 하나이다. 해마의 결함이나 주변 구조물들(내후각영역, 연합피질)과 해마의 연결 교란은 **기억결함**을 초래한다. 해마곁이랑(갈고리이랑)의 앞부분에 결함이나 자극이 발생할 경우, 몽롱상태가 나타난다. 환자는 자신이 과거에 이미 특정 상황을 경험했다고 느끼며 그를 매우 친숙한 상황이라 생각한다. 그들이 처음으로 보고 들은 대상들이 익숙하게 느껴지는 것이다. 이는 관찰되고 듣고 경험되는(환상 illusions du déjà vu, entendu, vécu) 환상들이다. 다른 한편으로, 환자들이 익숙한 대상들은 인지하지 못한다. 그들은 그들이 보는 모든 것을 처음 접하는 것이라 인지한다(환상 illusions du jamais vu). 또한, 이상후각 증세들이 나타날 수 있다.

행동적 결함에는 분노, 화, 공격성이 포함된다. 이들은 두려움 및 불안감과 같은 느낌들과 함께 측두뇌전증 에피소드들의 요소이다. 이 감정적 상태들은 피질안쪽 편도핵을 자극함으로써 실험적으로 유도될 수 있다. 부분적인(사분역인) 같은 쪽 시야 결함은 측두엽을 깊게 지나는 시각부챗살(부챗살 시각/시각줄무늬경로)이 개입됨으로써 발생한다. 측두엽의 병변은 시간인지결핍 또한 야기할 수 있다.

뒤통수엽(OCCIPITAL LOBE)

일차시각피질(영역 17, 새발톱고랑과 그 주변부)과 시각연합영역들(영역 18과 19)은 뒤통수엽(후두엽)의 피질에 위치하며 반구의 볼록한 부분까지 닿을 수 있다. 영역 17은 시각로의 최종 목적지이다. 시각신호들에 대한 일차 분석이 이 곳에서 이루어진다. 이 시각영역들을 자극함으로써 다양한 시각적 지각(거짓)과 플리커(섬광시, phosphene), 그리고 심지어 환자가 사람이나 완전한 풍경, 다양한 장면 등을 보는 시각적 환각까지 나타날 수 있다. 시각적 환상 또는 환각은 약제학적 매체(메스칼린, 아트로핀, L-도파, 항우울제, LSD)에 의해서도 유도될 수 있다.

부정적인 징후들로는 암점(scotomas) 또는 반대 쪽의 같은 쪽 반맹을 들 수 있다. 언어우외반구에 병변이 생길 경우, 반맹에 실독증 또는 환자가 대상들을 시각적으로 인식하지 못하는 **시각적 식불능증**이 수반되어 나타날 수 있다. 그러나 청각이나 촉각 등을 통해 대상을 인지할 수 있다. **피질맹**(겉질 시각상실) 또한 부정적인 징후이다. 이 경우, 피질맹이 눈운동안진의 부재와 함께 나타나지만 광화학 반응은 완전히 보존된 상태가 된다.

두정엽(PARIETAL LOBE)

해부학적으로 두정엽(마루엽)은 롤란도틈새에 의해 정두엽과 구분되며, 실비우스틈새를 통해 측두엽과 구분된다. 뒤통수엽으로부터는 뚜렷하게 구분되지 않고 마치 두 엽들이 부드럽게 합병하는 것처럼 보인다. **체감각피질**(S I, 중심뒤이랑)은 두정엽의 앞부분으로서, 영역 1, 2, 3a, 3b로 나눠진다. 이 영역은, 시상(배쪽 뒤가쪽 핵, 배쪽 뒤안쪽 핵)과의 강한 연결을 통해, 피부수용체들과 반대쪽 고유감각수용체들로부터의 체감각 신호들을 공급받는다. 시상핵으로부터의 들신경 전달은 체감각적으로, 그리고 해부학적으로 중심앞피질(감각호문쿨루스)와 흡사하다. 수용체의 밀집도가 가장 높은 진피 구역들(입술, 혀, 엄지, 손바닥)이 가장 넓은 S I영역을 나타낸다.

두정엽의 뒤쪽 부분은 영어 5와 영역 7로 이루어진다. 영역 5는 체감각 연합영역이며 영역 7은 다형연합영역이다. 영역 39와 40은 두정엽의 아래쪽 부분에서 발견되며, Wernicke의 피질영역의 일부로 간주된다. 두정엽의 중추들이 성장할 때, 개인의 신체지각능력(몸감각)과 주변과의 관계에 대한 지각능력이 형성된다.

일차 체감각피질과 일차 체감각연합영역들의 결함은 **감각식별의 결함**으로 이어진다.

두정엽과 연관되는 결함들의 대다수가 **교감**(건망실어증과 실독증, 실서증, 계산불능증) 결핍과 **지적** 그리고 **실용적** 결핍의 범주에 속한다.

교감 기능의 결함 (Deficits in Phatic Functions)

- **건망실어증** – 환자가 뚜렷한 어휘력 결핍을 나타낸다. 특정 단어들을 기억해내지 못하여 그들을 설명한다. "바지"라는 말 대신 "입는 것"이라고 말하는 것을 예로 들 수 있다.
- **계산불능증** – 독단적인 결함으로서 그 징후를 나타낸다. 환자가 추가되는 숫자들을 계속해서 더하는 수학과제를 수행함에 대해 빠른 피로감을 호소하는 경우를 예로 들 수 있다. 환자가 첫 몇 개의 항목은 올바르게 계산하지만, 갈수록 이전의 결과를 기억하는 것을 더 어려워하는 모습을 보인다.
- **실독증** – 읽기능력의 결함을 말하며, 실서증(아래 참조)이 수반되곤 한다. 결함의 심각도가 낮은 환자의 경우, 우리가 피로한 상태에서 집중하지 않고 읽기를 수행할 때와 같이 글의 내용을 이해하지 못한다. 좀 더 심각한 경우에서는 환자가 주어진 글을 읽지 못한다. 몇몇 단어들은 음절 또는 철자로 읽히기도 한다. 아동의 읽기장애가 이 결함의 전조징후로 작용하는 경우가 많다. 읽기장애 아동은 b–d나 p–q 등과 같이 비슷하게 생겼거나 반대되는 모양의 글자들을 서로 구분하지 못한다.
- **실서증** – 글쓰기 능력 결함을 말한다. 받아쓰기 중, 마침표나 쉼표, 글자 하나 정도씩을 생략하는 것과 같은 작은 실수들을 하는 모습이 가장 많이 관찰된다. 보다 심각한 경우, 환자가 비교적 덜 사용되는 단어의 철자들 전체를 생각하는 모습을 보이고 한다. 극심한 경우에는, 환자가 가장 일반적으로 사용되는 단어들, 자신이 사는 동네의 이름이나 자기 자신의 서명을 적지 못하는 모습을 보이곤 한다. 이와 같은 징후들은 관념실행증(ideomotor apraxia)의 징후들과 비슷하다.

지적 기능의 결함

두정엽(특히 두정엽의 뒤쪽 부분)은 그물체와 둘레계통, 그리고 시각 및 청각 피질들과 상호적으로 연결되어 있다. 이 중요한 상호연결은 두정엽으로 하여금 **인기적 기능들의 통합 체계**로서의 역할을 할 수 있게끔 해준다.

다양한 종류의 인식불능증들이 두정엽과 관련되는 지적 기능들의 결함에 속한다.

- **자기신체부위인식불능증**(autotopagnosia) – 환자가 자신의 신체 부위를 인지하지 못한다.
- **질병인식불능증** – 자기 자신의 결함에 대해 인지하는 능력의 결함으로서 나타난다.
- **자기신체인식불능증**(asomatognosia) – 환자가 자신의 신체부위 전체를 인지하지 못한다.
- **입체인식불능증** –(시각적 제어 없이) 피부 및 고유감각수용체들을 통해 표면의 유형이나 모양을 인지하지 못한다.
- **반쪽감각저하증** – 신체 한쪽 면의 촉각 결함을 말한다. 신체의 한 면 전체가 영향을 받는 것이 아니므로 가벼운 결함이라 할 수 있다. 그러나 반쪽감각저하증에 반신불완전마비와 같은쪽반맹이 수반될 경우, 심각한 결함이 될 수 있다. 두정엽 병변을 나타내는 징후들 중 우세반구(모이랑, 각회)에만 나타나는 징후로 오른쪽과 왼쪽을 구분하지 못하는 것을 들 수 있다. 동시에, 환자는 손가락의 이름을 말하거나 구분하지 못하는 모습을 보이기도 한다. 이와 같은 계산불능증과 쓰기언어불능증(agraphia) 결함을 게르스트만 증후군(Gerstmann's syndrome)이라 한다.

- **상징언어상실증** – 환자가 통증의 성질(예: 날카로운 통증, 타는 듯한 통증)을 구분하지 못하나, 이 자극들에 대해 감정적으로나 근육 운동적으로 반응하지 않는 증후군을 말한다. 지적 결함들은 색상 인지와 소리 지각, 얼굴 및 물체 인지(환자가 대상을 보았음에도 그를 인지하지 못한다), 동작 인지(동작맹, akinetopsia), 그리고 마지막이지만 중요한 촉각적 기능들(입체 감각인식)에서 나타날 수 있다.

실용적 기능의 결함

병변을 나타내는 또 다른 중요한 징후로 학습된 과제수행능력 결함인 실행증을 들 수 있다. 환자가 이전에는 거의 자동적으로 수행하곤 했던 특정 활동들 또는 여러 활동들을 수행하지 못하는 모습을 보인다. 동시에, 환자가 아무런 운동한계를 가지지 않게 됨으로써 혼란스러움을 지각하거나 행동적으로 교란되는 당연한 결과가 초래된다.

그 결과, 환자가 정신적 질환을 가진 것으로서 기재되곤 한다.

- **운동실행증** – 운동실행증의 경우, 계획능력은 온전하지만 실행능력이 온전치 못한 상태가 된다. 예를 들어, 환자에게 열쇠로 문을 여는 것과 같은 특정 과제가 제시되었을 때, 자신이 무엇을 해야 하는지는 알지만 목적 없이 과제 수행에 접근하는 모습을 보인다.
- **관념운동실행증** – 운동계획이 없는 것을 말한다. 동작들이(운동실행증과 달리) 어설프며 환자가 과제를 완수하지 못한다. 환자가 도구를 가지고 있음에도 그것을 사용하는 법을 알지 못한다(예를 들어, 문을 열고 싶을 때 열쇠의 반대쪽 끝을 삽입하려고 하거나 머리를 빗지 못한다).
- **관념실행증** – 환자가 마치 단 한번도 그러한 종류의 과제에 대해 들어본 적이 없고, 누군가가 그것을 수행하는 것도 본 적이 거의 없는 것처럼 자신에게 주어진 과제가 무엇인지 이해하지 못하며, 결국 주어진 명령의 어떠한 부분도 수행해내지 못한다.

PET 연구들이 의도적인 동작은 물론, 수동운동이나 체감각적 자극을 이용한 중앙뒤이랑의 활동을 보여주었다는 사실은 재활계에 중요하게 작용한다. 이는 동작 기능들이 인지적 기능들에 상당한 영향을 미칠 수 있음을 강하게 보여준다 할 수 있다.

둘레계통(LIMBIC SYSTEM)

둘레계통은 피질영역들과 겉질밑 구조물들의 복합적인 집합이라 할 수 있다. 둘레피질영역들은 반구의 안쪽 측면에 위치한다. 이에는 띠이랑(대상회)와 해마곁이랑(갈고리이랑), 해마, 후각피질영역들이 포함된다. 이 영역들 중 일부는 발달학적으로 오래된 피질체들(예: 후각피질영역 또는 해마)에 속한다. 둘레계통의 일부인 겉질밑 구조물들에는 편도체핵, 사이막영역의 핵, 줄무늬체의 배쪽 부분(중격의 지핵, nucleus accumbens), 시상 및 시상하부의 특정 핵들이 있다. 일부 학자들은 둘레계통 내의 일부 뇌줄기 구조물들과 이마엽앞 피질을 이에 포함시키기도 한다.

종종 회로를 형성하는 구조물들의 풍부한 들신경 및 날신경의 연결을 둘레계통의 특징으로 들 수 있다. 해마와 연합피질들의 양방성 연결은 둘레계통 기능에 있어 중요하다. 해마의 들신경 연결들은 소위 말하는 파페즈 회로(Papez circuit)의 일부이다. 파페츠 회로는 해마 – 천장 – 시상하부의 유두핵 – 유두시상다발 – 앞시상핵 – 띠이랑 – 해마곁이랑 – 해마로 구성된다. 또 언급할 만한 회로로는 편도회로(편도–시상–이마엽앞–편도)와 내후각회로피질 – 해마 – 내후각피질을 들 수 있다.

둘레계통은 내장 및 영양 활동을 통제하고, 감정적 행동과 감정적 운동기술을 제어하며 기억기전에 있어 중요한 역할을 수행한다. 최근 들어서는 면역과정과 관련이 있는 것으로 언급되어 오고 있다. 둘레계통이 시상과 자율신경계보다 우세하다.

둘레계통의 **기억기능들**은 해마에 저장된다. 해마의 작용은 단기 기억 및 중기 기억을 장기 기억으로 변형시키는데 있다(기억 합병). 해마가 손상을 입을 경우, 단기 기억력 결함이 발생한다(특히, 서술기억 – 사실과 사건, 단어 및 숫자들에 대한 기억). 해마 안에는 주변 환경의 변화에 반응하는 신경세포들도 위치한다. 해마는 저산소증에 각별히 더 민감하다. 저산소증 상태는 해마신경세포들의 파괴를 이끈다. 해마는 간질 쇼크가 진행되는 동안 특히 더 의미 깊게 관여하는 구조물들 중 하나이기도 하다(측두엽 간질).

편도를 자극함으로써 불안감이나 두려움, 공격성과 같은 느낌을 불러 일으킬 수 있다. 편도의 파괴는 전반적인 무행동과 공격력 감소, 그리고 감정적 반응 감소 또는 상실로서 그 징후를 나타낸다.

따라서 해마의 개입은 기억력 결함과 편도 교란, 감정적 경험의 경함 등을 야기한다.

이마엽앞의 특정 영역들(예: 안와회)과 띠이랑의 앞부분은 호흡과 혈압, 꿈틀운동 및 다른 자율기능들에 개입된다. 이 영역들은 다른 둘레구조물들과의 광범위한 연결들을 아우르며, 그들의 전기 자극은 자율기능들에 영향을 준다.

1 둘레계통은 운동 프로그램들의 생성 및 시작의 조력자 역할을 한다. 그리고 운동 프로그램들과 그들의 상황에 애착-감정적 요소들(공격성이나 두려움, 행복 등을 수반하는 운동들)을 추가한다. 둘레계통은 동작의 시작 및 계획에도 참여한다. 이는 유기체의 필요에 의해 촉진되고 내적 환경의 변화들에 의해 영향을 받는 운동 활동이다.

해리 증후군(Dissociation syndromes)

해리 증후군은 반구의 단절로 인해 발생하는 결함들을 포함한다.

징후들 중 하나로 쓰기언어불능증을 수반하지 않는 실독증을 들 수 있다. 이 결함은 일차시각중추와 반대쪽 언어중추 간의 연결 교란과 함께 발생한다.

뇌들보 전체의 교란이 일어나면, 왼쪽에 위치하는 물체들의 이름을 기억해내지 못하거나, 시야의 왼편에 제시되는 글을 읽지 못하며, 왼손으로 과제를 수행해내지 못하게 된다(왼팔 실행증).

피질 가소성의 관점에서의 운동기능 검사

동작 동화 또는 운동적응은 대뇌피질의 가소성에 상당히 의존한다.

운동의 협응성과 그 적응 수준, 즉, 운동의 변경 가능성은 여러 요인들에 의존한다. 그 중에서 가장 중요한 요인은 의심할 여지없이 운동계 CNS 요소의 특징들과 정형적인 동작들 및 그들의 자세안심이 개발되며 개발 및 강화, 변경되었던 방법일 것이다. 동작양상이 형성될 때엔, 진정으로 **경제적인 양상**을 발달시키는 것이 중요하다. 즉, 역학적으로 동작에 참여하거나 촉진시키는 근육들만이 활성화되는 것을 의미한다. 이는 관절과 인대 구조물들에 최적의 하중이 가해지게 한다. 부가적인 호흡근들이 개입되어 이 부가근들을 안정화시키기 위해 추가적인 근육들의 활성화를 필요로 하는 부가적인 호흡을 한 예로 들 수 있다. 이와 유사하게, 척추의 안정화를 보장하는 양상 또한 잘못 발달되는 경우가 많다. 개인이 이 양상을 자유롭게 바꿀 수 있는지 또는 이 양상이 아무런 변경 가능성 없이 단단히 고정되어 버린 것인지가 중요한 고려사항이 된다.

조정되고 프로그램된 동작을 수행하고 고정된 자세적 기능들을 수정하며 다양한 자세적 상황 하에서 동작을 수행하는 능력 또한 CNS **구조물들의 특성**에 의존적이다. 끊임없이 새로워지는 자세 변화의 형성 및 고정은 먼저 발달된 변화의 소실 없이 제어 구조물들의 특성에 의존적이다. 이 능력은 예를 들어, 통증을 수반하는 동작 증후군의 재발 및 부상 후 근육뼈대 상황에서 실패한 동작의 재교육을 이해하는데 있어 중요한 역할을 한다.

일반적으로, 그 가소성에 의해 설명되는 CNS 요소들의 특성의 경우, 임상적으로는 **선별적 동작수행능력**(동작 감별) 또는 추가적인 동시 동작 없이 부가적인 근육들을 최소한으로 개입시키며(동시운동증, synkineses 없이) 동작을 수행하는 능력으로 나타난다. 그러나 이는 **이완능력** 없이는 불가능하다. 이에 해당되는 장애가 나타내는 가장 흔한 징후는 컴퓨터 앞에서 작업하는 모습에서 곧잘 관찰되곤 한다. 컴퓨터 마우스를 사용하기 위해선 손목의 긴장을 풀고 다른 근육들 또한 최대한의 이완상태에 확보되어 잇는 상태에서 동작을 수행해야 한다. 이는 동작이 다른 관절로 이동될 때(예: 손목을 굽힌 상태에서 어깨로부터 동작 발생), 그리고 위등세모근이나 어깨뼈올림근, 큰가슴근, 또는 이완되어야 하는 근육들에 의해 동작의 안정화가 최대한으로 수행될 때 관찰되곤 한다. 또한, 시선을 모니터 화면에서 다른 물체로 옮기는 것에도 보상적인 머리 동작(눈의 단독 운동이 아니다)이 이루어지며 다시 한 번 지나치게 많은 수의 근육들이 동작에 관여하게 된다. 개인은 동작들을 분리할 수 없다. 즉, 동작 시 각 분절들을 개별적으로 나누어 작용시킬 수 없는 것이다. 덧붙여 그들에게는 대체동작들이 결여되어 있다. 대체동작들의 기능장애 상태는 고정되어 변화를 주기 어려운 상태가 된다. 이러한 유형의 기능 장애는 운동선수들을 비롯하여 동측하중을 견뎌야 하는 모든 직업군들에게서 문제를 야기한다. 선별적 운동의 기능장애 및 이완불능은 **실인증** 및 **입체감각인식**(피부 및 고유감각수용적 들신경 전달을 통해 위치와 동작, 자극을 구분하는 능력)의 수준에서 면밀히 연결되어 있다. 주어진 기능은 **자신의 신체에 대한 개인의 이미지**와 밀접한 상관관계를 가진다. 자신의 신체에 대한 뚜렷한 이미지는 각 개인마다 크게 다르게 나타난다. 이 이미지가 불완전할 수록 병리학적으로 보상적인 조건들의 불충분을 의미한다 할 수 있다. 공간적 신체지각능력에 결함(**실인증 및 입체감각인식 결함**)이 있는 환자들은 정형외과적 또는 척추 수술에도 잘 적응하지 못한다. 수술적 절차들이 실패한 환자들의 대부분이 이 경우에 해당되는 만큼, 이 기능들에 대한 진단이 매우 중요하다 할 수 있다.

다음은 검사 시 강조되는 기능들이다.

선별적 동작 검사

독단적 동작 검사

독단적 동작수행능력을 평가한다. 환자가 바로 누운 상태에서 엉덩관절 및 무릎을 기점으로 다리를 굽힌다. 환자에게 엉덩관절을 이용하여 아주 작게 원을 그리는 동작을 수행하도록 지시한다. 환자가 이 동작을 동시운동증 및 근활동의 과도한 조사(**예: 골반의 동시동작이나 반대쪽 팔다리 근육들의 활성화 없이**) 없이 수행할 수 있는지 여부와 상관없이 평가가 이루어진다(그림 1.1.16-3). 안구의 독단적 운동 능력, 즉, 머리의 움직임과 별개로 안구의 움직임을 수행하는 능력도 평가된다(그림 1.1.16-4). 이와 유사하게, 혀의 독단적인 움직임이 평가된다.

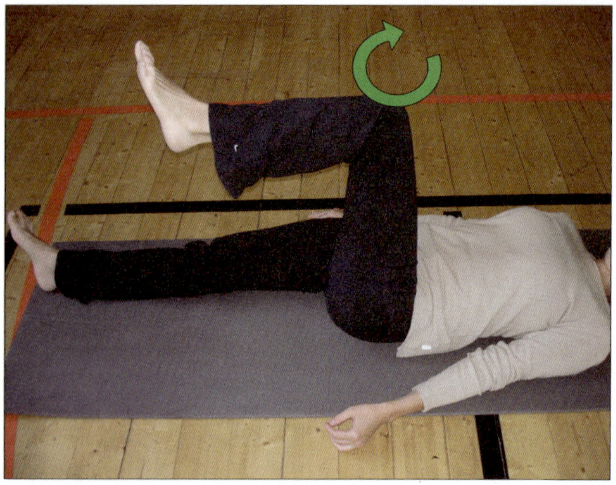

그림 1.1.16-3 고관절에서 고립된 회전운동의 평가. 골반에서 움직임이 없는 하지 운동의 능력이 관찰된다.

이완기능들 검사

이완능력을 검사할 때, 치료사는 환자의 팔을 수동운동시키며 근육의 이완범위를 관찰한다. 이완능력이 떨어질수록, 수동운동에 따른 저항력이 팔에서 느껴진다. 이 평가 과정에서는 수동운동이 모든 방향으로 수행된다. 검사의 민감도를 높이기 위해, 자세적으로 보다 어려운 위치에서 검사를 수행할 수 있다. 예를 들어, 팔 이완능력에 대한 평가가 이루어지는 동안 환자에게 동측 미니스쿼트를 수행하도록 함으로써 자세적으로 보다 어려운 위치에 따라 요구되는 근육들의 동원 없이 해당 분절만을 분리할 수 있다(그림 1.1.16-5).

두 기능들 모두 실인증 및 입체감각인식의 수준에서 면밀히 연결되어 있다. **실인증**은 자신의 신체 존재에 대한 일반적인 느낌을 의미한다. 이는 개인과 공간 간의 관계를 결정하는 신체지각능력이다. **입체감각인식 기능**은 개인의 신체도식에 관한 공간지각과(**시각적 요소 없이 이루**

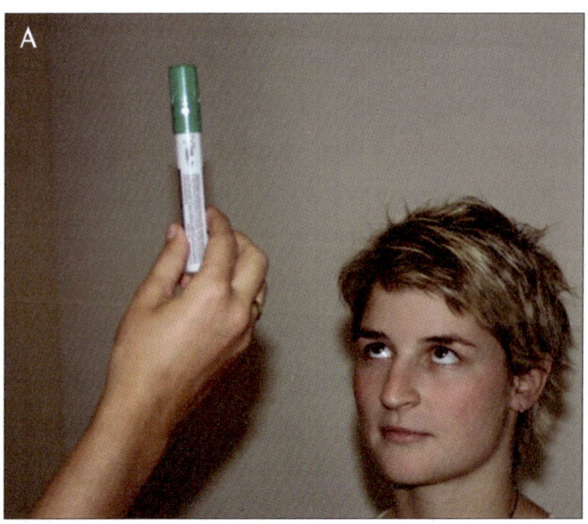

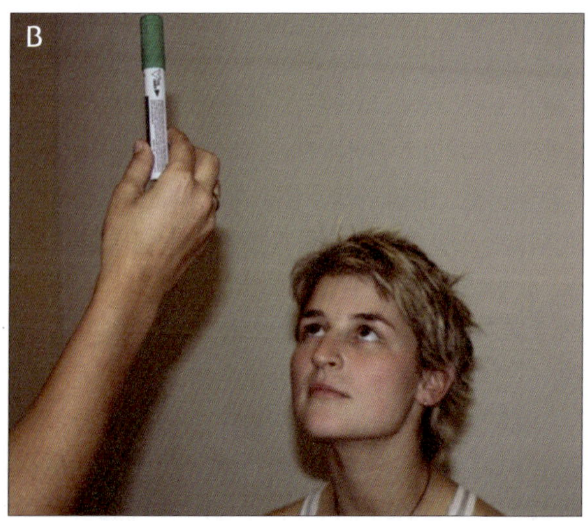

그림 1.1.16-4 고립된 안구 운동의 검사. 머리 움직임 **(A)** 및 머리 움직임 *(B)*이 없는 눈으로 움직이는 물체를 따라간다.

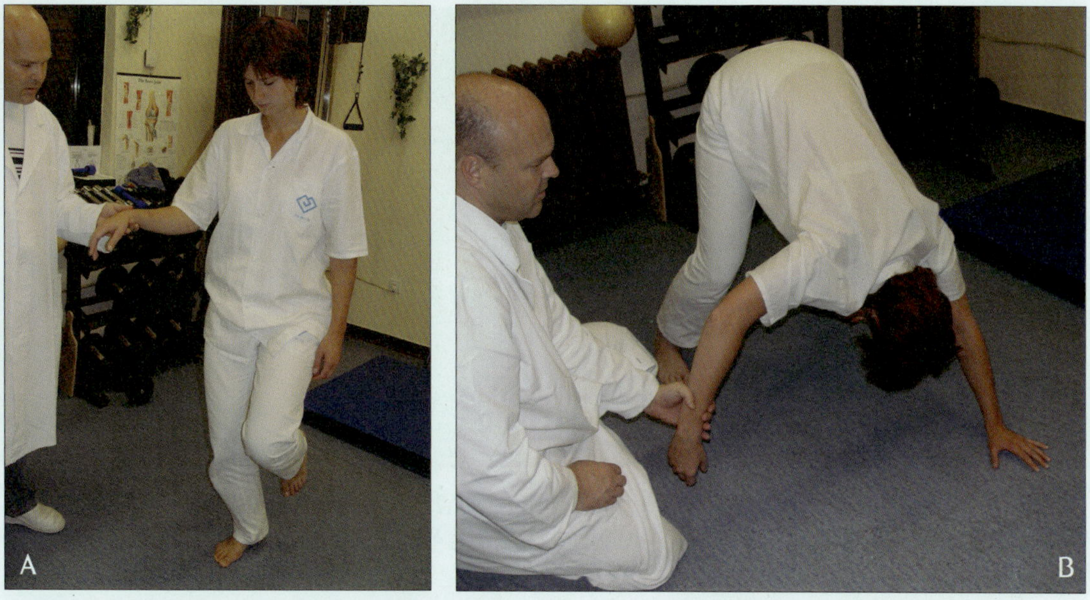

그림 1.1.16-5 어려운 자세로 수행되는 팔 이완능력검사. A – 한 발로 선 자세, B – 체중을 사지에 실은 자세.

어지는) 외부 공간과의 접촉으로서 특징지어진다. 접촉을 통해 주변을 인지하는 능력은 목적성 동작 수행에 필요한 전제조건이다. 이 기능 없이는 목적성 동작도 존재할 수 없다. 연합 피질들(특히 마루뒤통수 영역)의 기능이 크게 교란되기 때문이다. 인식불능증과 실행증에서도 이와 유사한 모습이 관찰된다.

이 능력들은 심부감각 및 식별감각에 의해 평가된 감각 기능의 특성과 밀접한 관계를 가진다(그림 1.1.3-4 참고).

운동 기능장애들에 대한 치료 프로그램을 올바르게 선택하기 위해, 이 기능들과 그들의 결과에 대한 분석이 임상 평가에서 항상 수행되는 부분이 되어야 한다.

임상 검사들의 사례

환자에게 두 손을 사용하여 그들의 신체지각도를 보여주도록 요청한 다음, 환자의 생각이 실제랑 얼마나 큰 차이를 나타내는지 평가한다. 예를 들어, 환자에게 눈을 감고 두 팔을 들어 올려 손이 가슴 깊이를 그리도록 지시하거나, 팔을 앞으로 들어 올려 두 손이 머리 정도까지 위치한 상태에서 어깨 폭만큼 벌리도록 지시할 수 있다(그림 1.1.16-6).

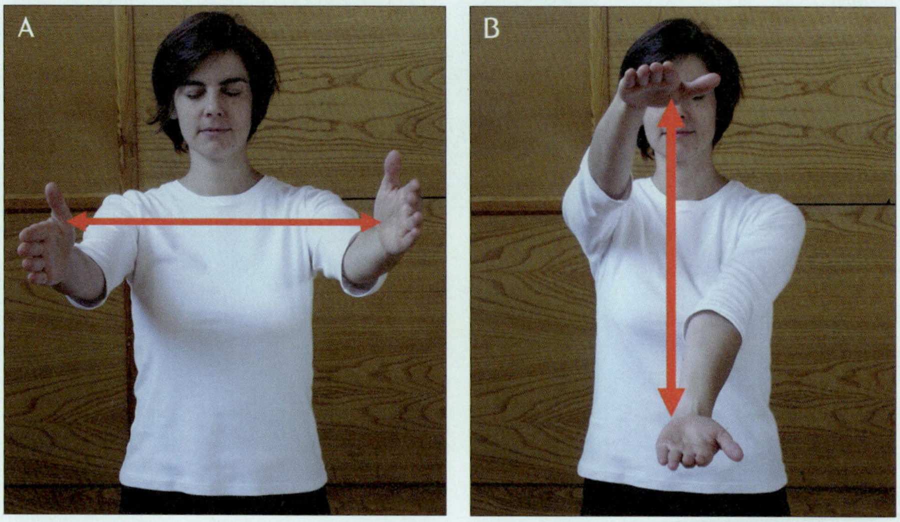

그림 1.1.16-6 실인증 평가 – 환자가 시각적 피드백이 없는 상태에서 자신의 팔을 수평(A)과 수직(B) 축으로 벌려 골반의 대칭적 너비를 알려주는 모습.

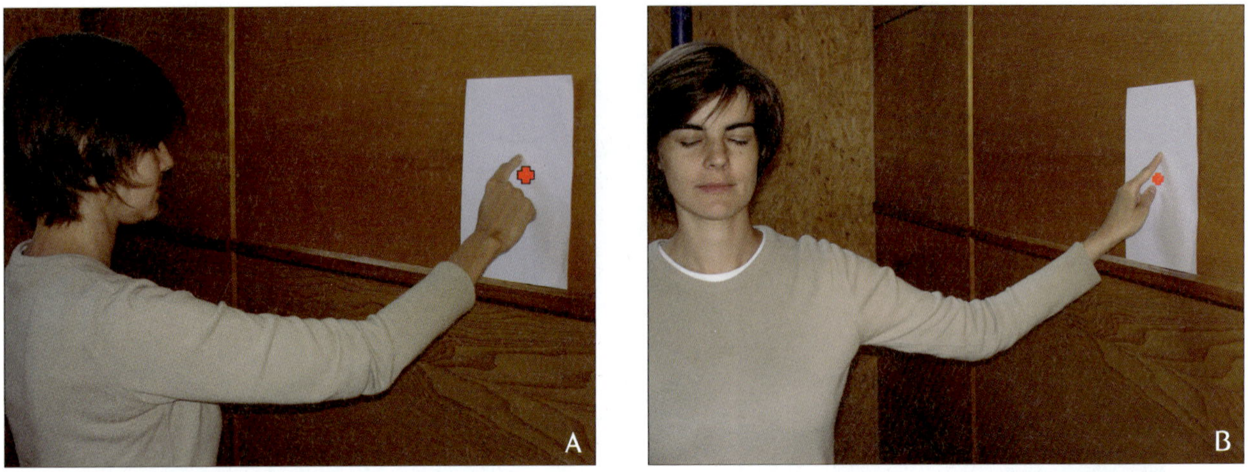

그림 1.1.16-7 고유감각 검사 - 검사 판을 마주보고 선 상태(A)와 옆으로 선 상태(B)인 환자의 팔을 특정 위치로 수동적으로 이동시킨 다음, 팔의 긴장을 푼다. 그런 다음, 이번에는 환자가 능동적으로 이전의 위치를 가리킨다. 벽의 mm 눈금 지를 사용하여, 원래의 위치와 최종 위치 간의 격차를 평가한다.

환자가 자신의 신체적 위치를 고유감각을 통해 어떻게 확인하고 있는지를 검사한다. 환자가 눈을 감은 상태에서 치료사가 그의 팔을 특정 위치로 옮긴 다음 환자에게 그 위치를 기억하도록 지시한다. 그런 다음, 팔의 위치를 변경하고, 환자에게 원래 위치를 다시 확보하도록 지시한다. 두 위치 간의 격차를 평가한다(그림 1.1.16-7).

환자의 읽기 능력, 또는 외부 환경과의 접촉을 인지하는 능력이 평가된다. 선택된 신체 부위(발바닥, 등 등)에 글자나 숫자를 적은 다음, 환자에게 그를 식별하도록 지시한다. 자극을 구분하는 능력 수준인 **도서감각**이 평가된다.

환자의 일반적인 감각자극 평가능력을 검사하는 다음 검사는 **Petrie가 수정한 검사 방법**이다(그림 1.1.16-8). 두 개의 나무 블록들(각각 검사용과 평가용)을 검사에 사용한다. 검사용 블록은 너비와 길이가 동일한 정육면체 모양이며, 평가용 블록은 갈수록 점점 기울어지는 피라미드형 모양으로 이루어진다. 환자는 한 손으로 정육면체 블록을 30초 간 만져 본 다음, 이와 부합하는 너비를 피라미드형 블록에서 찾는다. 피라미드형 블록은 반응의 정상범위를 보여주기 위해 표시된 오차 범위를 가진다. 환자에게는 최소 세 번의 기회가 주어진다. 환자가 반복해서 이 오차범위 내의 면적을 제시한다면 그들은 기능장애를 나타내지 않는 것으로 판단한다. 환자가 보다 큰 면적을 제시한다면 과대평가 환자들의 그룹에 속하는 것이며, 보다 작은 면적을 제시한다면 과소평가 환자들의 그룹에 속한다 할 수 있다.

앞서 설명된 검사들을 다양하게 수정하고 변경하여 수행할 수 있다. 피질 가소성과 실인증 및 입체감각인식 기능들의 연합 영역에 결함을 가지는 환자의 경우, 자세와 움직임에 대한 최대한의 지각력에 중점을 둔 간단한 운동을 통합시킬 수 있다.

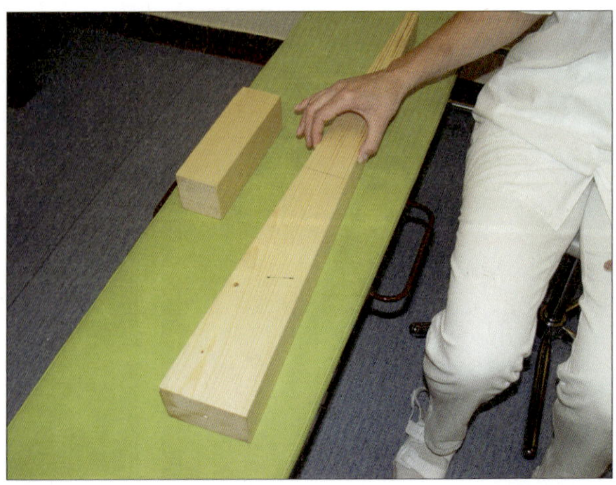

그림 1.1.16-8 Petrie 검사법.

III 신경계 발달과 검사 NEUROMOTOR DEVELOPMENT AND ITS EXAMINATION

운동 프로그램을 통한 임상 시험 (CLINICAL EXAMINATION VIA MOTOR PROGRAMS)

소아, 특히 어린 나이의 중추 신경계 기능 검사는 주로 근육 긴장도 평가에 초점을 맞추고 있다. 소아들의 운동 부족 진단의 측면에서 보면 검사를 하는 것은 중요하다. 그러나 기능적인 치료 접근을 확립하거나 운동 기능 장애의 발병과 원인을 이해하기에 충분한 정보를 제공하지 못한다. 자세와 운동 기능(locomotor function)에 더 많은 관심을 기울일 필요가 있으며, 따라서 반응을 더 하도록 긴장도 결핍을 반영하는 운동 프로그램에 관심을 기울여야 한다.

신생아 단계에서 자세 발달의 운동 패턴

신생아 단계에서 자세(의학적 자세)와 개별적 관절과 뼈의 해부학은 현저하게 미성숙된다. 예를 들어, 가슴은 드럼통 모양이며, 옆쪽 방향보다 전후 방향으로 운동 패턴이 만들어진다. 후방 늑골 각도는 척추 축의 앞쪽에 있으며 척추에는 전만 곡성이 없다. 경골 고평부는 기울어져 있고 대퇴골의 물리적 및 비틀림 각은 형성되어 있지 않다. 발뒤꿈치뼈의 종축이 복사뼈의 종축으로부터 바깥방향으로 벗어나고, 발뒤꿈치가 복사뼈 아래로 이동하지 않기 때문에 발 뒤꿈치가 입면부에 위치한다. 해부학적인 미성숙함은 다른 신체 부위에서 비슷하게 형성될 수 있다.

이 단계에서 중추 신경계는 매우 미숙하며 몇 년이 걸릴 것이다(대략 5~6 세가 될 때까지). 모든 운동 기능(대-소 운동 기능) 따라 점진적으로 성숙되기 앞서 감각 입력에 의존하는 **중추신경계**(CNS)(수초형성[myelinzation], 시냅스생성[synaptogenesis], reorganization 등)의 성숙 과정에서 자세는 발달을 하고 정확하게 정의되어 있고 거기에는 목적이 있는 운동 행동이 발생한다. 이것은 주어진 양(주어진 연령의 소아가 수행하는 모든 기술), 또한 운동의 질(운동이 어떻게 실행되는지)에서도 나타난다.

아이는 다음 단계를 보여준다:

- 팔로 받치고 머리를 지면 위로 든다(6주).
- 누워있는 동안 하체를 올리거나 구부린다(6주).
- 중간에서 작은 장난감을 움켜쥔다(5개월).
- 누운 자세에서 엎드린 자세로 만든다(6개월).
- 손과 무릎을 사용하여 네 발로 긴다(4개월) (8.5개월) 등

소아의 움직임 표현은 그들의 성숙함 또는 중추신경계의 발달 연령에 해당하며, 또한 중추신경계의 성숙함이 생리학적 또는 병리학적 방향으로 발달되고 있는지의 여부도 관찰할 수 있다.

자세 및 운동(posture and locomotion)과 관련된 자세는 자세 발생기에 발생한다. **자세 근육 기능**(자세 확보)은 척추, 고관절, 몸통 등의 **형태학적 발달에 영향을** 미친다. 생명이 시작되면서부터 근육들의 상호작용은 일부분, 부분적 그리고 기능적으로 연결된 전반적인 해부학적 매개 변수의 발달에 영향을 미친다(1.2.1 장의 척추, 골반 및 몸통의 키네지올로지 참조, 척추 기능에 영향을 주는 해부학적 매개 변수)(그림 1). 이 기능에서, **생체 역학적 원리와 신경 생리학적 원리 사이의 상호 연결이 정확하다.** 발달 중에는 두 원칙이 모두 상호 의존적이므로 별도로 볼 수 없다. 이들의 상호 연관성은 운동 장애의 원인 및 발생원리에 기여한다. 선별된 재활 기술의 기본 원리로 사용된다.

성장판에 작용하는 근육 활동의 불균형으로 인해 이 관계는 중추신경계 기능이상으로 가장 잘 나타난다. 자세 기능의 결손이 있을 뿐만 아니라 관절에서 생체 역학적 결과가 있는 해부학적 결손도 있다(예: 골반 경사, 어깨 견인, 날개 모양의 견갑골).

신경운동 발달 검사 (SCREENING OF NEUROMOTOR DEVELOPMENT)

중추 조절 장애(Central Coordination Disturbance; CCD)

신생아 단계와 영아 단계에서 중추신경계 발달(운동 패턴) 중 운동 행동에 대한 지각과 가변성이 운동 기능 평가에 사용된다. 신경운동 발달 검사는 중추신경계 기능장애 아동의 조기 발견을 위한 기본 단계이다. 자발적인 운동 행동 및 위치 반응의 **비정상적인 모델**을 나타내는 소아들도 포함된다. 중추 조절 장애(central coordintion disturbance)

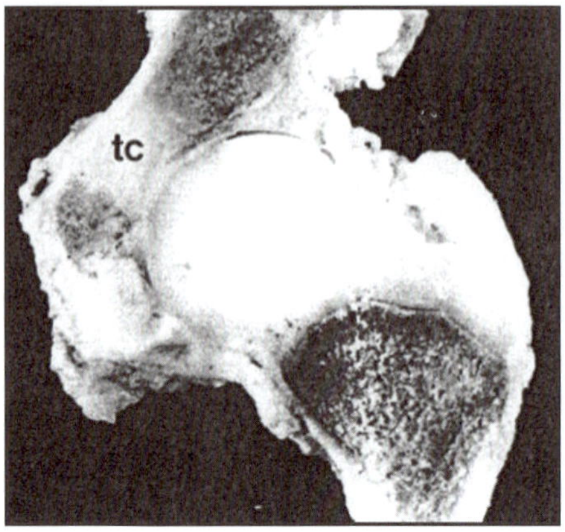

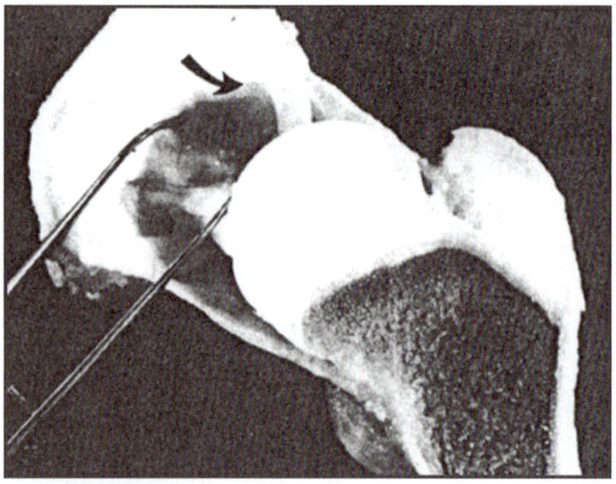

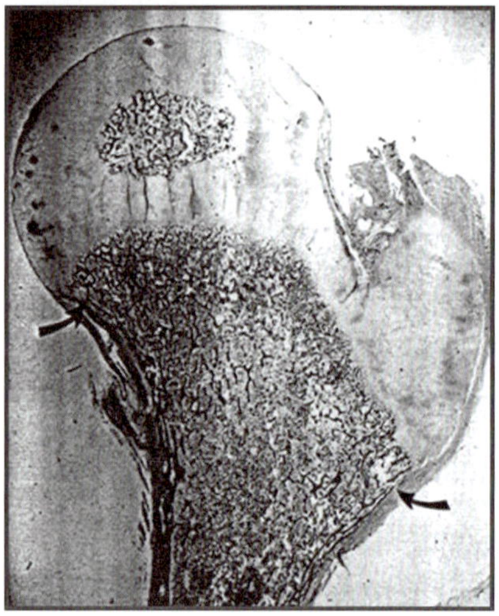

그림. 1 태어난 후 처음으로 대퇴경부의 발달을 시작한다. 자세발달의 각 단계에 연결된 자세 운동 기능은 해부학적 발달에 관여하고 있다.
[published with agreement of Mgr.Blanka Vlckova and Mgr. Miroslav Kutin, RL–Corpus, olmouc]. [Mgr. Blanka Vlckova와 Mgr. Miroslav Kutin, RL–Corpus, olmouc].

도 임상 범주에 속한다. 관여 정도에 따라 CCD는 다음과 같은 그룹으로 분류된다: 매우 경미하고 경미, 조금 심각 그리고 심각. CCD는 환자가 중추신경 결손(**자주 유아 뇌성 마비를 유발하는**)을 일으킬 것이라는 것을 의미하지 않는다고 언급할 필요가 있다. 이것은 CCD가 확인된 아동의 극히 일부에서만 관찰된다. CCD의 조기 진단과 반사요법의 시작은 다른 병리학의 예방에도 중요하다. 그리고 중추신경계 병변의 경우, 중추신경계 기능장애 영향을 최소화한다. CCD는 주로 스스로 자발적인 교정인 것으로 본다. 그러나 경험에 의하면 CCD를 가지고 있는 사람은 대 운동편차를 나타내지 않았고, 늦은 나이에 운동 적응의 결과와 손실과 함께 여러 형태의 자세 기능장애(**신체 상태의 결함**)를 종종 나타낸다. 따라서, 환자가 영아 뇌성마비의 임상적 증상을 보이지 않는 경우에도 치료적인 시도가 중요하다. 체코의 블라디미르 얀다(Bradimir Janda) 박사는 신체 자세가 기능이상을 나타내는 환자들을 관찰하여 **성인의 중추신경계 조절 기능장애**의 문제를 제기한다.

- 작은 신경학적 결손의 징후는 미세하게 협착으로 밝혀졌으며 협응(Coordination)이 부족하여 운동 실조증으로 드러났다.
- 감각에 약간의 손실, 특히 고유수용감각에서 나타남
- 스트레스와 불균형의 적응력 감소 또는 "조절되지 않은" 행동(정서)에 대한 적응력 감소

생후 첫 해의 유아 검사의 발달 운동학 평가 방법

자세발달의 평가는 중추조절장애를 결정하기 위한 주요 수단으로 사용된다. **보이타**(Vojta)**의 자세발달 검사**는 신생아 및 영아의 위험 또는 정신 운동 지연에 대한 의심을 대용한다. 다른 국가들에서 공통적으로 사용되는 접근법은 Touwen와 Life의 품목들과 함께 Dubowitz & Dubowitz, Prechtl에 바탕을 두고 있고 또한 Griffiths라는 발달 등급도 발달검사로 불린다.

Prechtl와 동료들은 다양한 신경 뇌병변이 있는 신생아

들의 자연스러운 운동 활동을 관찰하는 것을 기초로 하는 새로운 접근법을 통해 신경 검사를 실행한다. 생성된 다양한 운동(motor) 활동(자발적 움직임)은 변하지 않지만 자질은 변한다. 움직임에는 우아함, 부드러움 및 복잡성이 부족하다. 자발적인 움직임의 전체 스펙트럼에서, **일반적인 움직임**(GM)은 복잡성과 발생 빈도 때문에 사용된다. 일반적인 움직임은 Prechtl 방법의 "정상적인" 움직임에 따라서 순서, 속도 및 진폭의 가변성에 의해 정의되는 평가된다. 평가의 일반적인 움직임 특징에서 비정상적인 징후의 전체 범위가 설명된다. 여기에는

- 운동 저하증(Hypokinesis)
- 좋지 못한 일반적인 움직임
- 비정상적이거나 불안정한 움직임
- 혼란스럽거나 경련성이 동반된 일사불란한(CS) 전체적인 운동이 포함된다.

좋지 못한 움직임은 감소된 순서를 나타내며 복잡성을 놓치고 있다. 경련성이 동반된 일사불란한 움직임은 유동성과 부드러움이 결손된 것처럼 나타나 일반적인 움직임이다. 그것들은 단단하고 상/하지와 몸통 근육이 수축하고 동시에 거의 같이 긴장이 풀린다.

가만히 못 있는 움직임(가만히 못 있는, 불안정하고 못 견디는 움직임)은 일반적 움직임(GM)의 한 예이다. 소아의 경우, 이러한 움직임은 생후 3~5개월까지 관찰된다. 그들은 목, 몸통과 사지의 일련된 움직임과 작은 원의 지속적인 연속으로 나타난다. 생후 6~20주 GM(일반적인 움직임)에서 가만히 못 있는 움직임의 비정상적이고 결핍된 움직임은 미래의 신경 기능장애를 예측하는 데 매우 중요한 요소로 생각된다. 병리학적인 관점에서, 그들은 경련하거나 완전히 결핍되게 나타나며 아주 과도하게 진폭과 속도를 나타낸다. 향후에 경직성 또는 운동이상증을 가진 소아의 경우 전형적인 GM의 부족이 생후 첫 주부터 관찰된다.

GM에서 이상이 있을 때 생후 6주에서 20주에서 지속된 것이라고 증명한다. 단기적인 비정상은 일시적인 경우에만 식별이 된다. 경련성이 동반된 일사불란한 일반적인 움직임이 사라지지 않는다면, 이러한 결손은 두드러지게 나타난다. 일반적인 움직임의 감소는 다수의 소아들의 정상적인 예후를 초래한다(83%). 가만히 못 있는 움직임이 없는 소아들에서 경미한 운동신경 마비와 함께 뇌성마비가 일어난다. 생후 1주 후 CS 특성을 가진 GM 지속성은 심각한 형태의 경직성 양지부전마비가 있음을 암시한다. 명확하게 말해서, 일관적으로 우세된 CS GM은 소아 뇌성 마비를 예측한다. 그것이 빨리 나타날수록, 그 증상은 시간이 지날수록 더 심해진다. 경미한 결핍은 일시적으로 가만히 못 있는 움직임이 없는 CS GM으로 발생한다.

내부에서 발생된 운동 다음으로, 기능적 또는 **목적 지향적인 평가와 동기 부여 움직임**이 주요 초점이다. 생리학적인 발달에 의한 편차 평가는 다음과 같은 평가를 통해 진행된다.

- 자세 활동(Postural activity)
- 자세 반응(Postural reactivity)
- 초기의 반사 요법(Primitive reflexology)

자세 활동(Postural Activity)

자세 활동 평가의 초점은 다음과 같다.

- 기립근 및 항중력 기능(지탱함, 몸 자세, 머리 조절기 등 – 운동 기능을 뒷받침한다.)
- 목적이 있는 움직임이 있는 운동(목적을 가진 움켜잡기와 그 특성, 운동[locomotion]의 유형 등 – 의도된 운동기능)

자세 활동의 발달은 엄격하게 신체운동학적으로 정의된다. 개별 단계에서의 자세 활동에 대한 지식, 평가는 연대순 발달에 의한 편차에 집중될 뿐만 아니라 움직임 활동이 관찰되는 특성에서도 초점을 둔다. CNS이 관여하는 소아들은 자세 활동의 지연을 보이지 않을 수도 있지만, 편차가 없는 움직임은 관찰되지 않는다. 예를 들어, 소아는 몸통의 충분한 지지를 주는 상지 없이도 경추의 과신전과 같이 머리를 들어올린다(그림 2A,B).

개별단계의 발달에서의 자세 활동(0-15개월)

신생아 단계 (그림 3, 4)

신생아 단계에서는 신생아가 깨어 있는 시간 동안 비대칭적인 신체 자세를 보여준다. 엎드린 자세에서는, 무게중심이 흉골과 배꼽 부분에서 나타난다. **지지 기반이 존재하**

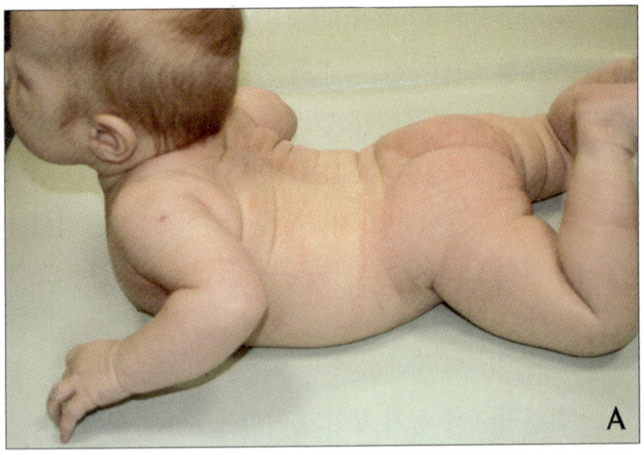
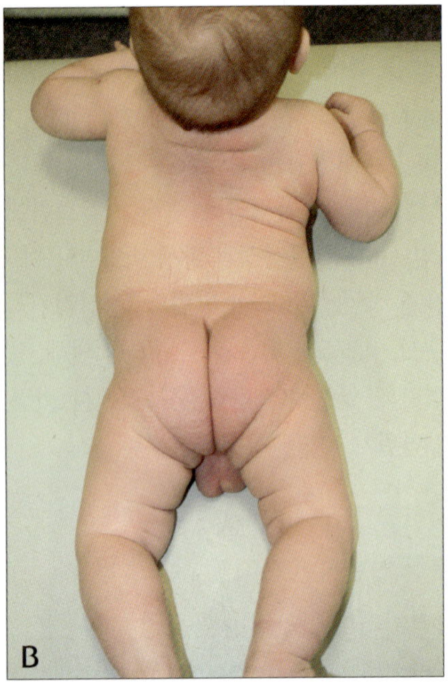

그림. 2 측면에서 본 중앙 협응력 장애가 있는 소아(**A**), 상단 보기(**B**). 이 소아는 상지 지지가 부정확하게 발달하여, 자세는 경추 과신전 및 골반 경사로 유지된다. 그 소아는 안정화 기능이 결핍된 상태에서 나타난다. 즉, 아이가 머리를 들고 있을 때, 그들이 구르기 시작할 때, 그들이 물체에 뻗기 시작할 때, 그들이 앉아 있거나 엄지 손가락 반대편에 부딪쳤을 때, 우리는 소아의 운동 발달과 생리학적 발달 정도 사이의 관계를 평가할 수 있다.

는 것이 아니라 누워있는 여러 가지의 표면 종류에서 실행된다.(**받침대[지지]는 차별화되지 않고 어떤 지지의 관점도 사용하지 않다.**) 신생아는 얼굴에서 가슴을 통해 배꼽 부분으로 뻗어있는 신체의 절반은 누워 있다. 상지와 하지는 굽힘이 되지만 지지 기능을 수행할 수 없다. 동일한 비대칭 정렬이 누운 자세에서 되고 있다. 주어진 시간 동안 신생아는 **시신경 고정**을 갖고 있지 않지만 짧은 시간 동안 눈을 마주치게 할 수 있어야 한다. 신생아와 우리가 보여주는 물체 사이에 짧은 시각적 상호작용이 일어나야 한다.

머리가 한쪽으로 쏠려 있다. 이것은 **머리를 사용하는 유난히 좋아하는 자세**로 알려져 있다. 이 위치는 6주째까지는 생리적이지만 영구적이어서는 안된다. 누운 자세에서 고개를 반대쪽으로 돌리거나 적어도 중간선으로 돌아져야 한다. 이는 신생아의 눈을 검사자의 손바닥으로 가려서 평가할 수 있다(그림 5). 고개를 돌리는 것으로 인해, 신생아는 머리 위치를 바꿀 뿐만 아니라, 빛을 따라 머리와 몸 전체를 함께 회전시킨다. 머리나 눈의 고립된 움직임은 나중에 발생한다. 만약 신생아가 이 능력을 보여주지 않는다면, 우리는 병리학적 위험 인자로 간주되는 고정된 예측을 말한다. 이 테스트를 실행하는 동안 신생아가 돌기 위해 자신만의 필요와 노력을 관찰해보는 것이 필요하다.

정신 발달에 대한 정상적인 예측은 그들이 고개를 돌리는 강한 동기 부여를 보여 주는 것으로 예상된다. 특히, 기대어 앉은 자세에서의 경추를 관찰한다. 다시 말해,

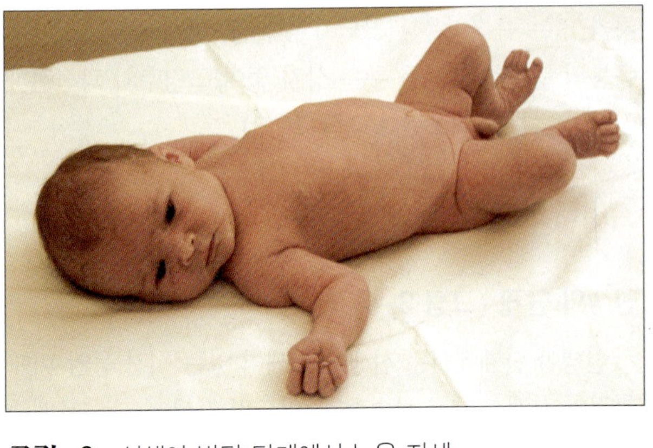

그림. 3 신생아 발달 단계에서 누운 자세.

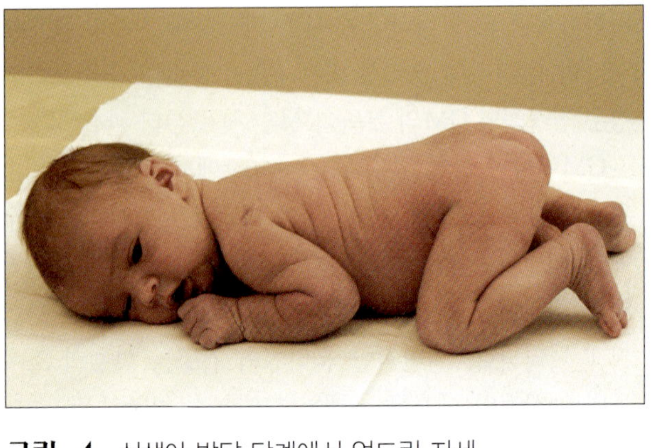

그림. 4 신생아 발달 단계에서 엎드린 자세.

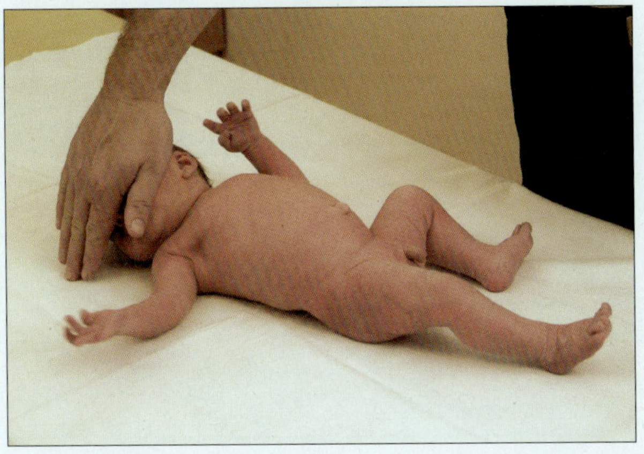

그림. 5 눈을 가림으로써 고개가 반대쪽으로 돌아가는 것을 유발한다.

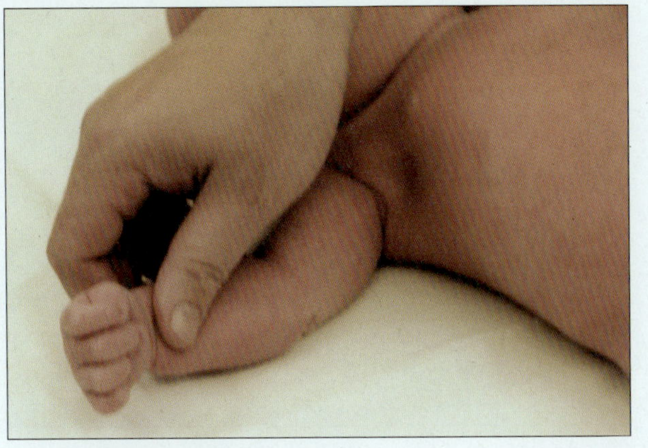

그림. 6 신생아 발달 단계에서의 손 위치.

이것은 일시적이고 과도기적 상태로 될 필요가 있다. 고정되어 기대고 있는 자세는 병리학적인 그림을 나타내는 신호이다. 엉덩이와 무릎을 구부리고 엎드려 있는 자세에서 하지는 90°까지 외전되어야 한다. 보다 광범위한 외전은 긴장감퇴를 암시하는 비정상적인 자세 발달의 신호를 나타낸다.

자세의 특정적인 운동학적 맥락 :

- 머리 – 장지 관절 굴곡, 척골 굴곡, 손목 구부림, 엄지가 손에 가깝게 닿아 있음(그림 6)
- 팔꿈치 – 굴곡 및 회내(엎침)(그림 7)
- 어깨 – 내뻗음, 안쪽회전(그림 7 참조)
- 어깨뼈 – 상승(그림 7 참조)
- 척추 – 후만 자세(그림 4 참조)
- 골반 – 경사(그림 4 참조)
- 고관절 – 굴곡, 외전, 외회전(그림 4 참조)
- 무릎 – 굴곡
- 발 – 발바닥 굽힘(그림 4 참조)

신생아 단계에서는, 특정한 형태의 자세가 강직성 근육 지배를 시작한다.

이 발달 단계의 소아는 평형기능을 가지고 있지 않다. 이것은 **공동 활성화 능력이 존재하지 않는다는 것**을 의미한다. 즉, 길항근 사이에서 동기화된 활동 능력이 안된다.

미숙한 행동에서의 이 발달 기간은 척수 또는 뇌간 제어 수준에서 조직화 된 **"특정 기본 반사"**가 발생하는 특징이 있다. 유도된 반사는 예를 들어 교차 신전 반사, 두덩위 반사, 발꿈치 반사, 하체의 발기 반응, 스테핑 장애, 인형의 눈징후, Babinski 바빈스키 반사 등을 의미한다.

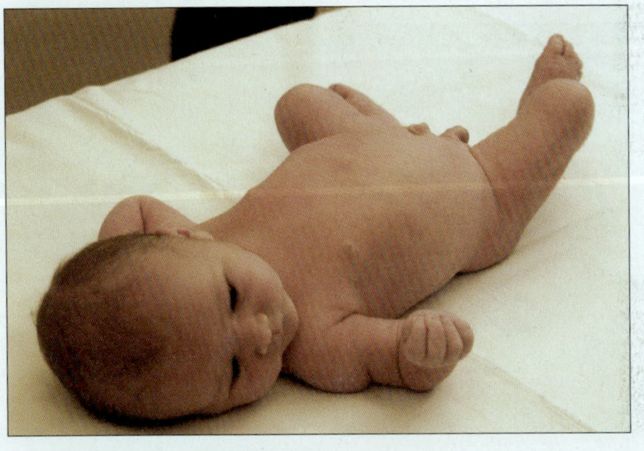

그림. 7 신생아 발달 단계의 상지 자세.

생후 4~6주

생후 4~6주 사이에, 시각적인 고정은 소아들의 목표 방향으로 감안하여 대개 발생한다(그림 8). 유아는 중력에 맞서 고개를 들어올리기 시작한다. 고개는 기저면 바깥쪽을 들어 올리게 하고 팔은 바닥에서 지지된다(그림 9).

신체 지지는 이 시기에 감소하는 치골 결합과 골반경사 앞 꼬리뼈 방향으로 움직이기 시작한다. 처음에, 머리를 들어올리는 것은 고립된 움직임이 아니라, 전반적인 자세의 변화에 의해 일어나는 것이다. 몸통이 매트에서 들어올릴 수 있도록 **상지의 받침대 기능**이 일어나고 신체 위치가 달라진다. 신체에서 이러한 전체적인 변화는 자동적으로 일어난다. 이것은 심리학적 발달에 달려 있고,

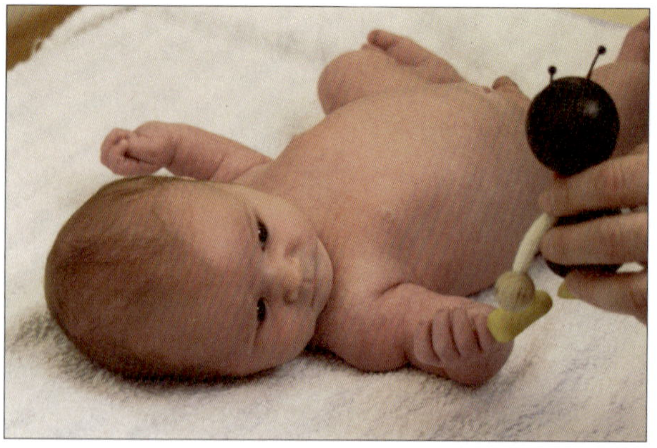

그림. 8 생후 6주에서, 건강한 소아는 자세 기능의 변화에 대응하는 시각적인 고정을 보여준다. 손 외전이 나타나고 엄지 손가락이 더 이상 손바닥에 가깝게 있지 않다.

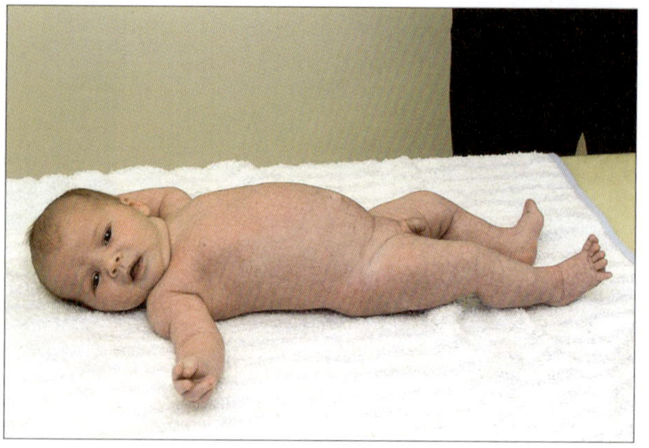

그림. 10 측면에서 본 펜싱 자세 위치.

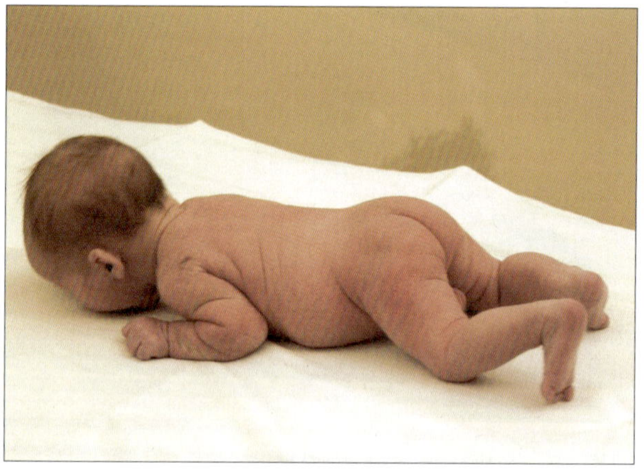

그림. 9 유아는 그들의 팔을 지지하기 시작하고 고개는 중앙 위치로 취하기 시작하고, 좋아함을 마구 표현한다.

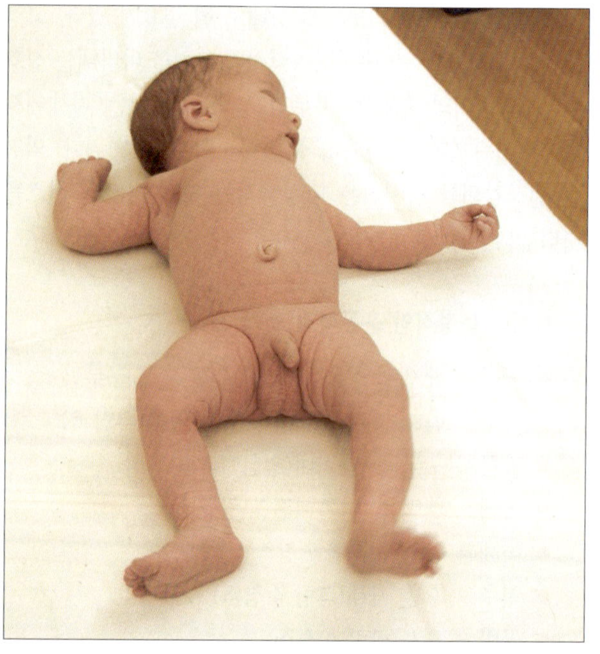

그림. 11 위에서 본 펜싱 자세의 위치.

운동 개체발생학의 일정한 부분이다.

누운 자세에서 유아는 짧은 시간 동안 매트 위에서 하지를 들어올릴 수 있다. 머리의 편애 위치가 사라진다(엎드린 자세나 누운 자세, 유아는 대칭을 얻게 됨). 누운 자세에서, **펜싱 선수의 자세**가 나타난다(그림 10, 11).

머리는 한쪽으로 돌아가고, 얼굴 옆면의 상/하지는 어깨 외전과 바깥쪽 회전 아래쪽은 어깨 외전과 외부 회전(약 90°)에 있다. 팔꿈치 신전, 팔 외전, 손은 벌려져 있고 엄지가 손 가까이에 있지 않다. 대측성 말단에서는 굽힘 아니면 약간의 굽힘이 일어난다. 이 소아는 시각적 고정을 보여 준다. 비록 이 위치는 비대칭형 강직성 목 반사(ATNR)의 패턴과 유사하지만, 동일하지는 않다. 이러한 반사 현상과는 대조적으로 신생아는 어깨 바깥쪽 회전, 팔 외전과 손을 편 상태에서 엄지를 조금 손바닥 바깥쪽으로 외전한다. 이처럼 운동학적 그림에서는 완전히 다르게 나타난다. 전체 자세 패턴은 ATNR와 대조적으로 시각적 조절에서도 시작된다. ATNR과 대조적으로, CNS의 상위 제어 시스템이 자세에 관여하고, 따라서 이 나이의 ATNR은 병으로 간주된다.

발달 단계에서 특정적 징후로 4주에서 6주 사이는 아래와 같이 나타난다.

- 원시 반사의 중단(예: 지지 반응, 걸음 장애), 따라서 척수 운동 패턴은 더 높은 수준의 통제로 대체된다.

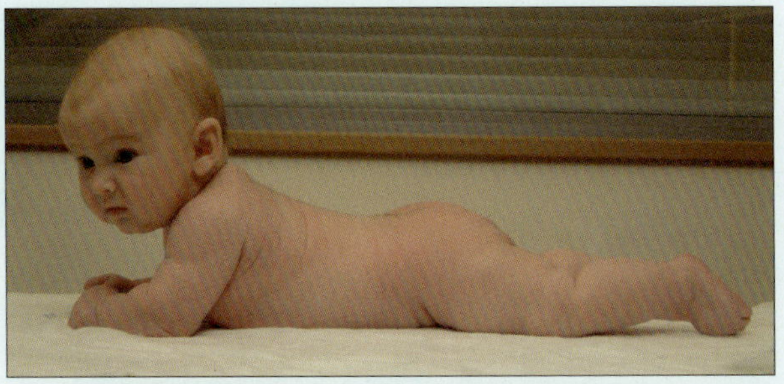

그림. 12 임신 6개월이 시작된 아기의 자세기능.

- 공동활성화가 나타난다. 대칭적인 방법은 활성화를 통해 분명해지는 것이 가능하며, 이는 길항근군의 동기화된 활성화 능력을 의미한다. 그리고 그것들의 상호작용적인 촉진-억제 협동활동이 일어난다.
- 단계적으로 나타나는 근육의 자세 활동이 나타난다. 신체의 자세를 보장하는 안정화 기능은 근육이나 관절이 수축되거나 이완된 근육을 포함한다(그들은 전거근, 고관절 외전근, 어깨 바깥쪽회전근, 팔뚝 뒤침근 등에서 약함을 더 보인다).
- 펜싱 선수의 자세 패턴이 일어난다.

첫 번째 임신 3개월과 두 번째 임신 3개월

첫 번째로 지지층(base of support)이 완성된다. Prone(엎드린 자세)**에서 지지층**은 양 팔꿈치를 사용하여 형성된다.

누운 자세에서 지지대는 목덜미(맨위목덜미선, linea-nuchae), 안쪽 견갑골 각도 및 엉덩근의 바깥쪽 사분면에 의해 형성된다(그림 12와 그림 15 참고).

자세 모델(Model of Posture)

축 골격은 전체적으로 자생적인 근육계의 폄근(후두에서 천골)과 축 방향 굽힘근의 균형 있는 공동 활성화에 의해 나타난다. 여기에는 목 앞쪽과 흉추 위쪽 부분(경장근과 두장근 등) 굽힘근 및 복강 내의 압력이 포함된다. 자세 기능 중에서, 복강 내의 압력은 횡격막, 복부 근육, 골반 바닥 근육에 의해 유지된다. 호흡 기능 외에 자세 기능에 횡경막을 포함시키는 것이 척추의 발달에 핵심이다. 이것은 그 이후의 자세에서 나타나는 전체적인 패턴에서 나타나는 필수적인 패턴이다. 말초 관절에서, 길항근 사이의 균형 잡힌 활동이 설정된다. 길항근 근육 사이의 균형 기능을 통해 척추와 말초 관절은 가장 유리한 정적 관절 하중을 허용하는 위치에 놓이다. 관절은 기능적으로 중앙에 집중된다. 영향을 받는 소아의 경우, 관절은 근육의 불균형으로 인해 기능적으로 분산되어 있다. **이 운동 발달 단계는 또한 환자의 전체 등을 따라 입체지각능력**(Stereognosis) **발달**과 관련이 있다. 유아의 등이 외수용적이거나 고유감각적으로 자극이 되면, 유아는 이 자극에 반응할 것이다. 이것은 아이의 등에 작은 장난감을 놓고 평가할 수 있다. 이전의 발달 단계와는 대조적으로, 아이는 그들의 등에 놓여진 물체를 감지하고, 그들의 주의를 기울이고, 위치를 바꾸기 위해 노력한다. 이러한 반응은 반사 반응이 아니라 자발적인 반응이다. 이 기능이 나타남에 따라 **갈란트**(Galant) **반사가 소멸된다**(그림 13). 이 발달 단계에서는 움직임이 없다.

옆쪽에서 손을 쥘 수 있는 능력이 나타나고 손은 척골 굴곡으로 나타난다. 이 능력은 소지구(새끼손가락 밑동의 볼록한 부분)에서 입체지각 발달과 관련이 있다. 물체가 소지구 부위에 접촉하는 경우 반사 반응이 일어나지 않거나 약한 상태가 된다. **물체를 파악하기** 위한 노력(예: 유아가 중앙에서 어떤 물건을 잡을 때)을 하기 위해 **일반적인** 엄지손가락/발가락이 발달하여 아기가 입을 벌리고 발가락을 구부리는 것을 의미한다(그림 14).

누운 자세에서 유아는 생식기와 사타구니를 만질 수 있다(그림 15). 4 개월 때, 발과 발의 조화가 이루어지며, 발은 발가락이 서로 닿아 있다.

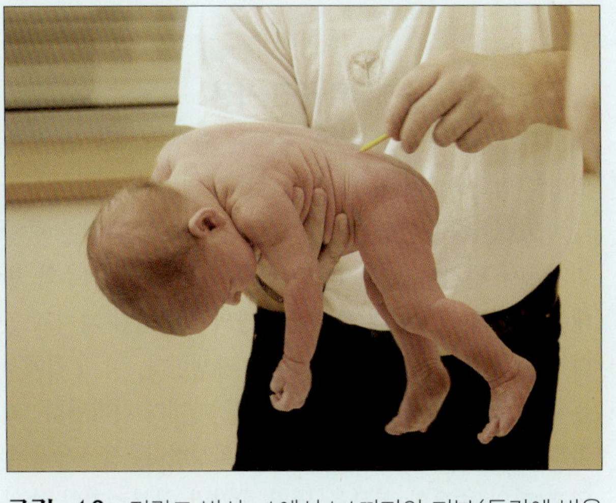

그림. 13 갈란트 반사. 1에서 L1까지의 피부(통각에 반응하지 않는) 자극으로 몸통과 골반의 외측 굴곡이 유발된다.

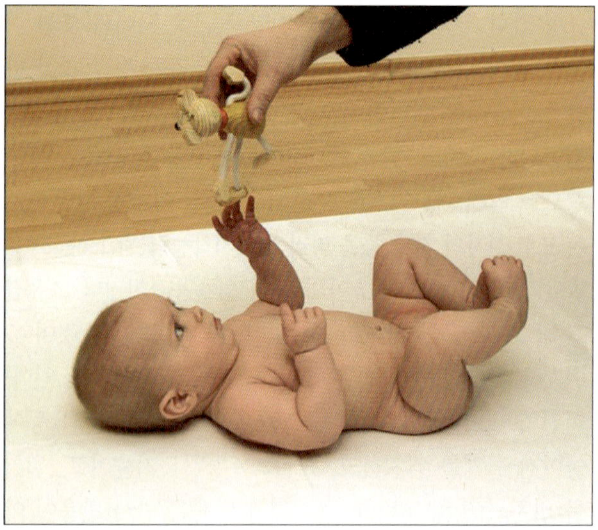

그림. 14 유아는 물체를 파악할 수 없지만 몸 전체에 반응한다: 입 벌림, 발의 움켜잡기 반응[일반적으로 움켜잡기].

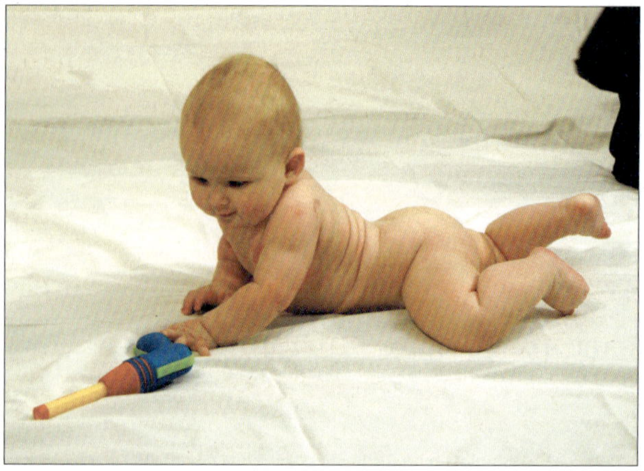

그림. 16 엎드린 자세에서 움켜잡기.

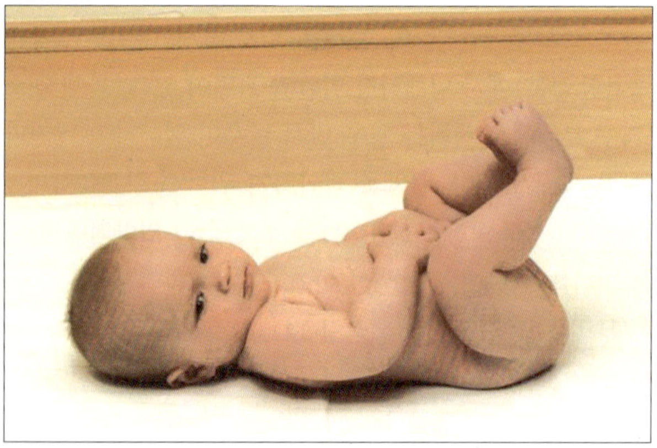

그림. 15 두 번째 3개월이 시작되었을 때, 유아는 발가락 사이를 접촉하고 사타구니까지 뻗을 수 있다.

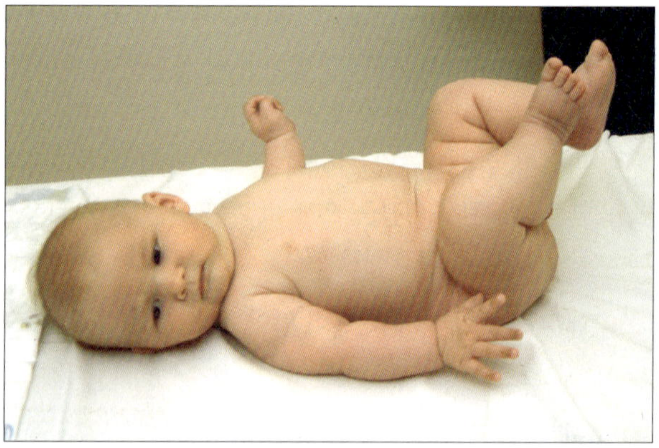

그림. 17 비대칭적인 몸통으로 구르기하기 위해 폄.

두 번째 임신 3개월의 중간 지점

생후 2개월의 중간 쯤에, 유아는 쉽게 물체를 잡을 수 있다(그림 16). 머리, 상지 그리고 어깨는 중력에 대항한다. 건강한 중추신경계에서, 축기관과 주변 관절은 중앙 위치에서 발견되고 지지대는 **한쪽 전방 장골 척추와 반대쪽의 대퇴 상두편에 삼각형 모양의 팔꿈치**를 가지고 있다. 낮은 상지의 구체적인 패턴이 발생한다. 이 모델에서는 손을 잡고 손을 방사하는 방사상 마개가 나타난다. 이것은 손을 이용한 입체지각능력를 완성한다. 정상적인 손의 닫힘의 중요한 부분은 엄지 손가락 구부리기와 손가락 외전이다. 엎드린 자세의 경우 상지 또는 가중된 상지의 근육 당김이 지지대를 지지 지점으로 유도하는 경우에만 가능한다. 상지는 손의 근위부 측면에서 지지된다(그림 24 참조). 4.5–5개월의 누워있는 위치에서, **비대칭적인 몸통 폄**이 나타나 수도 있다(그림 17). 어깨 쪽으로의 지지를 이동하는 것은 다시 원위부 방향의 근육 당김과 함께 발생한다. 이 자세는 똑바로 선 중축 골격으로 회전한다.

반듯이 누운 자세에서 **움켜잡기**는 **정중선에 의해** 달성할 수 있다(그림 18).

지지대는 근육 활동에 의해 동시에 안정화되는 등허리(thoraco-lumbar) 연결지점으로 전달된다.

유아는 매트 위에서 골반을 들어 올릴 수 있고 무릎을 만질 수 있다(그림 19).

발 안쪽 측면 사이와 대조적인 발의 협응력으로 나타난다(그림 20).

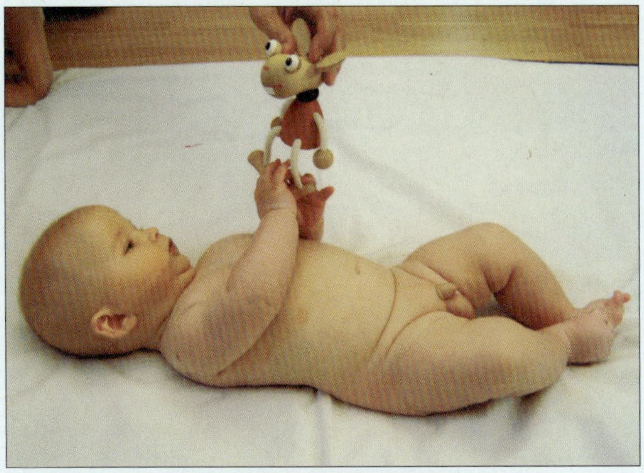

그림. 18 중앙선으로부터 움켜잡기.

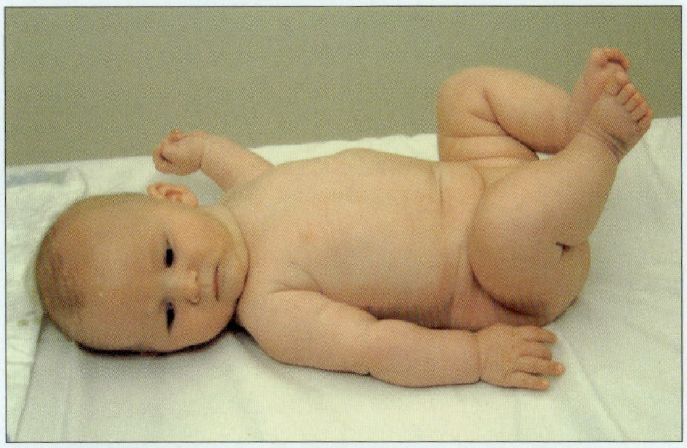

그림. 20 발의 내 측면과 접촉하는 발과 발의 협응.

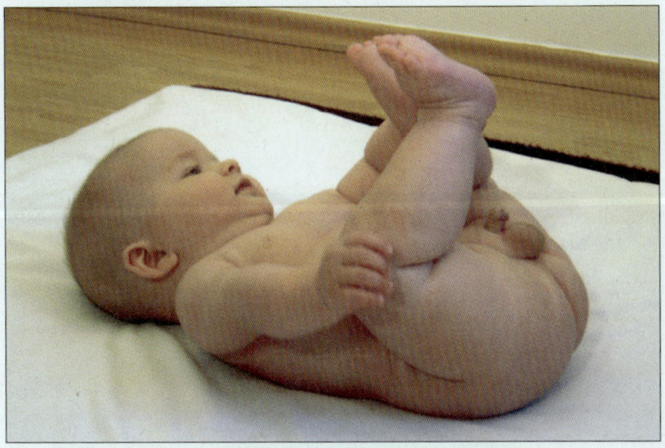

그림. 19 두 번째 임신 3개월에서 유아가 매트 위에 있는 골반을 들어 올리고 무릎을 만질 수 있다.

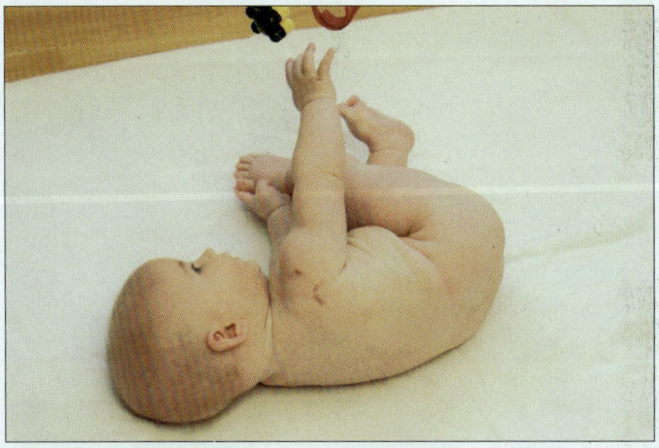

그림. 21 측면에서 자세는 정중선을 가로질러 움켜잡는 것과 동시에 일어난다.

생후 5-6개월

5~6개월에 누운자세에서 엎드린 자세로 굴러서 엎드린 자세에서 움켜잡을 수 있다. 5개월 동안 중앙선을 지나 움켜 잡는 것은 유아가 측면으로 구르는 것과 동시에 일어난다(그림 21).

생후 6개월 동안 유아는 **누워있는 자세에서 엎드린 자세로 이미 굴릴 수** 있다(그림 22). 구르는 것은 중앙선을 가로지르는 움켜잡는 것과 관련이 되어 있다. 움켜잡고 있는 상지는 앞으로 나아갈 수 있는 발걸음을 떼는 하지쪽에 있다. 구르는 동작에서 지지 및 발걸음을 떼는 발이 같은면 또는 동측에 있다. 엎드린 자세에서 누운자세로 굴리는 것은 7개월이 될 때까지 발달되지 않다. 엎드린 자세에서 누워 있는 자세와 마찬가지로, 앞으로 나아가는 발걸음과 지지하는 기능이 차별화되기 시작하지만, 엎드린 자세에서 유아는 여전히 이동/보행 운동을 할 수 없다.

생후 5개월에서 엎드린 자세에서 움켜잡는 전형적인 자세 패턴은 팔꿈치로 지지하여 받침에 대한 지지를 위해 상지로 움켜잡는 쪽 대퇴사두근과 대퇴 내측부 정지(Insertion) 영역을 사용한다(그림 23). 엎드린 자세에서 유아는 손의 근위부 측면과 허벅지의 앞쪽 측면에서 자신을 지지한다(그림 24). 6개월 끝에서 힘 굽힘 각도는 네발기기 자세로 전환하기 위한 전제 조건으로 110°~120°이다. 6개월이 지난 후에, 소아는 대퇴부와 대퇴골의 원위부 측면에서, 전체 손바닥과 대퇴골 측면에서 지지를 받다(그림. 25). 하지에서는 지지는 무릎 높이에 있다(그림. 26). 누워있는 자세에서 유아는 골반을 들어올릴 수 있고 양손으로 발을 만질 수 있다(**손의 협응과 대조되는 발**)(그림. 27).

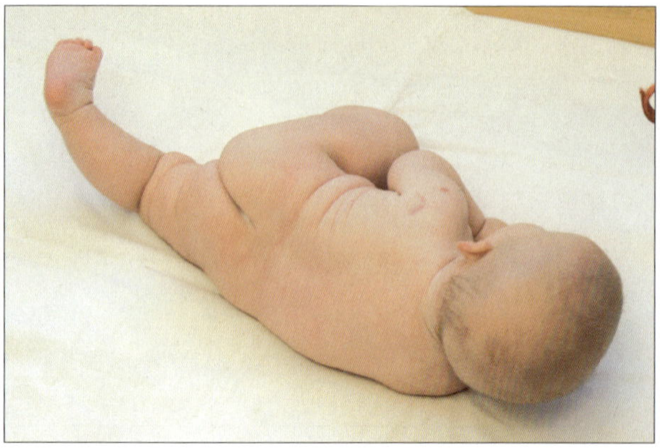

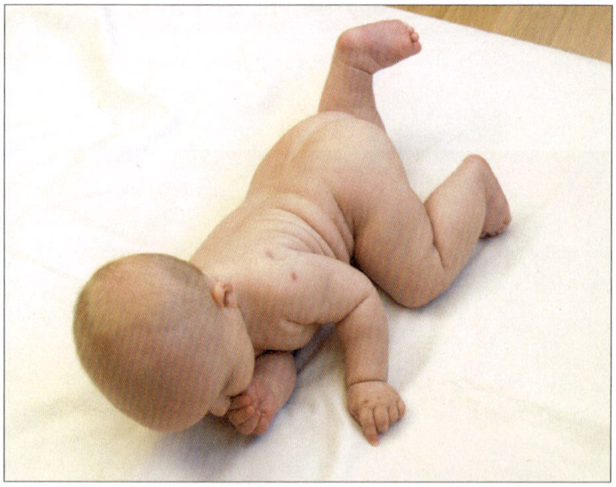

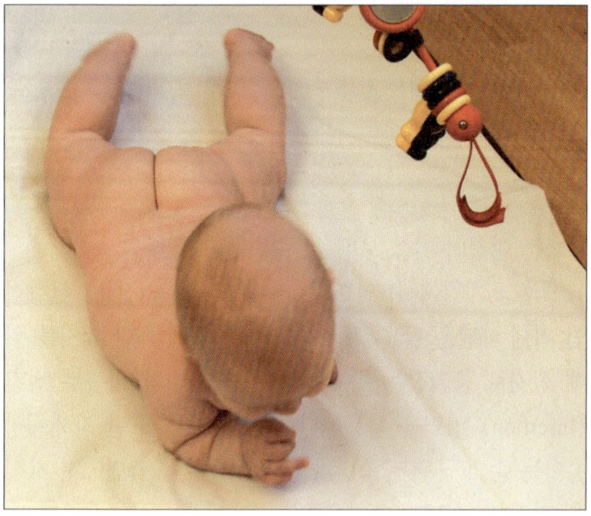

그림. 22 일련의 사진들은 신생아가 누워있기에서 굴러서 엎드리기까지의 과정을 기록한 것이다.

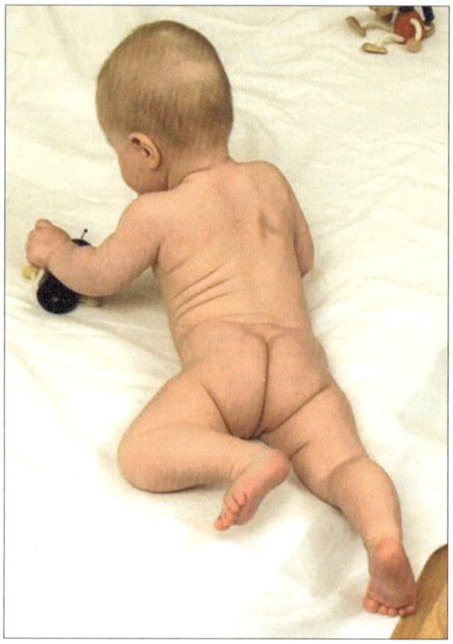

그림. 23 5개월에 움켜잡고 엎드려 있는 자세에서의 자세 패턴.

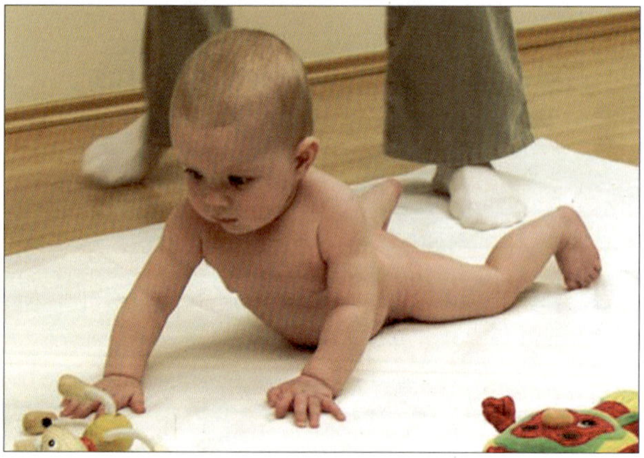

그림. 24 생후 5개월에서 손의 근위부 측면과 허벅지 앞쪽 측면에 대한 지지를 하며 누운 자세로 있다.

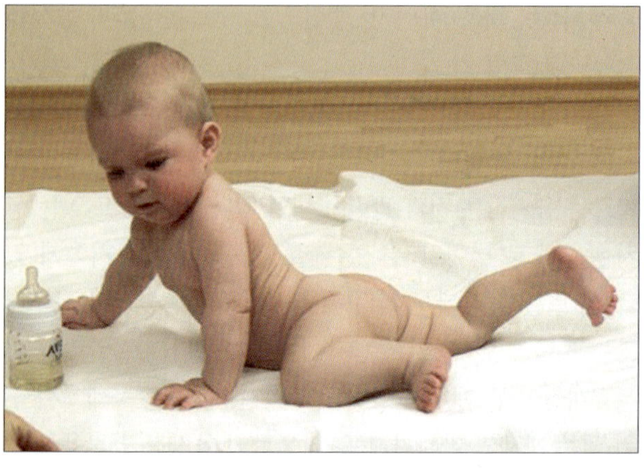

그림. 25 생후 6개월에서 엎드린 자세로 움켜잡는 자세 패턴.

지지는 어깨뼈 아래쪽 각도의 높이에 있다. 발의 협응과 대조하여 발은 발 양쪽 면에 접촉되어 있다(그림. 28)

앞으로 나아가는 발걸음 발달은 근육의 작용하는 힘 방향 차별화로 이어진다. 지지하는 신체에서 움직임은 지지하

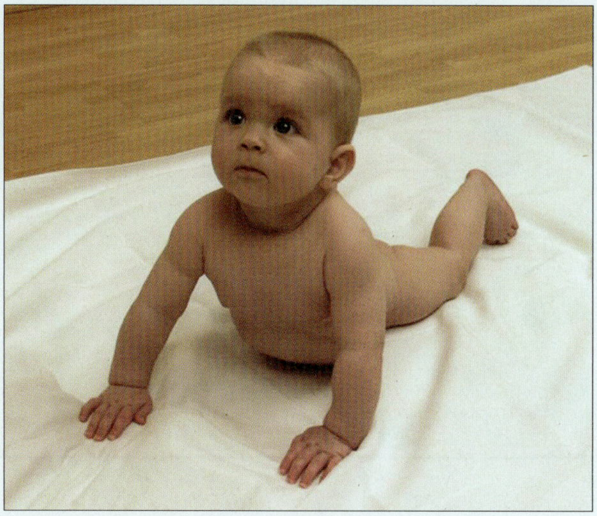

그림. 26 생후 6개월에서 손바닥과 무릎의 앞쪽 측면으로 지지한다.

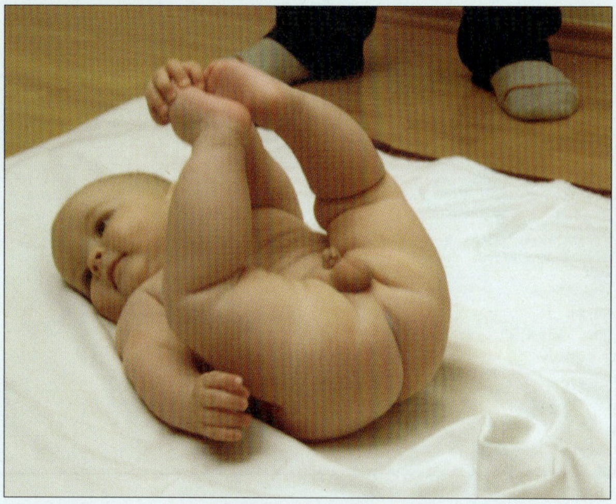

그림. 28 손의 협응과 대조한 생후 6개월의 발. 발바닥 전체가 닿고 유아는 골반을 들어 올린다.

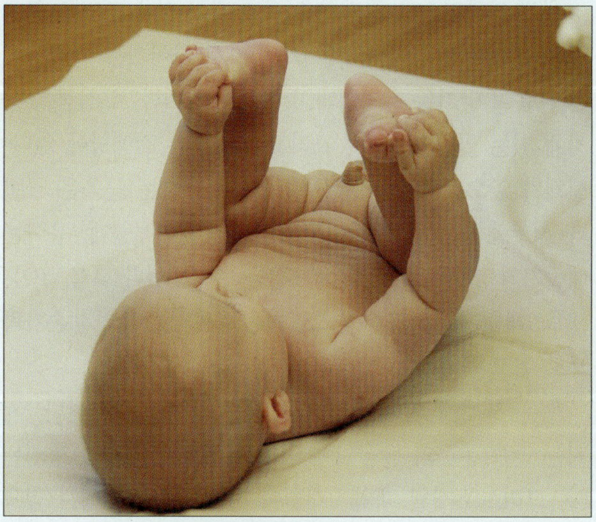

그림. 27 손의 협응와 대조한 생후 6개월의 발.

는 방향으로 원위부 부분에서 이끌어올려(근육 기능은 항중력[Anti-gravity] 역할을 하며) 발걸음이 앞으로 나아가는 쪽으로 근육 기능이 근위부 부분의 움직임을 만든다.

생체역학적 관점에서, 앞으로 나아가는 발걸음의 사지는 열린 운동 체인과 사지를 지지하는 닫힌 운동 체인을 보인다.

두 **사각근 체인**이 기능을 발휘한다. 첫 번째 사각근 사슬은 지지하는 상지의 방향으로 골반을 회전시킨다. 이 수축은 배바깥빗근의 뒤쪽(occipital side)과 복횡근을 통해 배안쪽빗근의 안면쪽에서 발생한다. 등쪽 근육 조직은 길항적 시너지를 형성한다. 두 번째 사각근 체인은 얼굴과 후두 쪽에서 대흉근과 소흉근이 함께 시너지 효과를 발휘한다. 그리고 몸통의 위쪽 절반과 바로선 어깨 자세에서 회전을 만들어낸다.

누운 자세에서 엎드린 자세로 굴리는 동안 한쪽 하지가 지지하게 되고 다른 한쪽 말단이 발걸음을 한다.

유사한 상황이 상지에서도 발생한다.

앞으로 나아가는 발걸음과 지지하는 **상호 패턴**은 엎드린 자세뿐만 아니라 누운자세에서도 발생한다.

즉, 다음과 같다.

- 근위부 관절의 지지 또는 밀어내는(push-off) 것은 내부 회전, 내전 및 신전(폄)을 실행한다. 반면에, 신체가 앞으로 나아가는 발걸음은 외회전, 외전 및 굽힘을 실행한다. 상지의 앞으로 나아가는 발걸음은 외전을 하고 지지하고 있는 사지는 회내를 실행한다. 지지하는 사지는 반대로 움직임을 하는 동안 앞으로 내딛는 발걸음의 무릎은 굴곡과 외회전을 한다. 그 움직임은 항상 반대이다.
- 지지하고 있는 사지에서 근육 당김은 원위쪽으로 향하게 된다. 근육의 고정점은 말단부에서 발견되고 움직임점은 근위부에서 발견된다. 앞으로 나아가는 발걸음에서는 반대편에 있고 고정점는 근위부이고, 운동점은 원위부이다. 근육 당김의 차이는 주어진 발달 단계에서 이러한 방식으로 나타난다.
- 지지하고 있는 사지에서, 소켓(예: 관절와)의 움직임은 공(예를 들어, 상완골의 머리부분) 또는 말단부

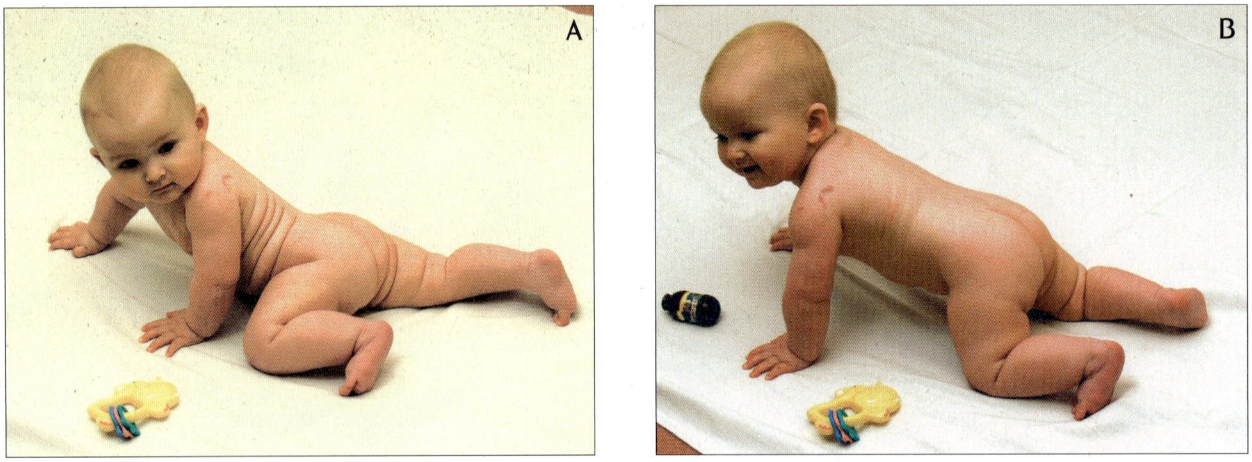

그림. 29A,B. 생후 7개월에서의 네 발로 자세를 취하는 자세.

부분에서의 근위부 부분과 관련하여 발생한다. 신체가 앞으로 나아가는 발걸음에서 앞에서 원위부 부분이 근위부 부분과 관련하여 이동하는 경우 반대쪽에서 발생한다.

생후 7-9개월

유아의 경우, 7개월에서 **첫 번째 형태의 이동/보행 움직임이 엎드린 자세**에서 나타난다. 유아가 네발에 대한 자세를 취한다. 사지는 직립 자세를 취하고 앞으로 나아가는 발걸음을 한다. 모두 네 발을 사용하여 자세를 만드는 것은 6개월된 유아가 움켜잡기 위해 사용하는 자세에 의해서 손바닥, 내측 대퇴골과와 반대쪽 하지에서의 대퇴부 앞쪽을 지지한다(그림 29A,B). 기립력(지지)과 사지가 앞으로 나아가는 발걸음은 대측성으로 위치하고 있다. 만약 왼쪽 상지가 앞으로 나아가는 발걸음을 하고 오른쪽이 지탱하고 있다면, 그리고 왼쪽 하지는 지지하고 오른쪽은 앞으로 나아가는 발걸음을 한다. 지지하는 하지에서 골반은 대퇴골(공과 관련된 소켓)에서 움직인다. 엉덩이의 외전근, 내전근, 외회전근 및 굴곡근은 골반과 몸통을 세우고 고정반경점 발견되는 지지 방향(내측 대퇴골과)으로 당긴다. 골반은 뒤쪽 근육과 복강내압에 의해 안정화된다. 이 상호작용이 일반적으로 불충분한 복강내압으로 방해가 되면, 유아는 골반 전경 정렬과 경추 신전 증가로 스스로 자신을 위치시킨다. 사지를 지지하는 데서, 어깨뼈나 몸통은 상완골을 통해 움직인다.

생체 역학적으로 최적의 위치에 대한 전제 조건은 균형 있는 어깨뼈 안정이다. 사지가 앞으로 나아가는 발걸음에서,근육이 당기는 움직임과 방향은 반대이다. 고정점은 사지에 있는 골반과 척추, 그리고 운동점은 점액낭에 있다. 신체가 앞으로 나아가는 발걸음을 사용하는 근육은 골반과 척추에 고정점을 가지고 있다. 생후 8개월에, 유아는 네발기기 자세로 장난감을 잡을 수가 있다(그림 30). 생후9개월에는 **손과 무릎으로 기는 자세**와 반대 엄지 **손가락으로 쥐고 움켜잡는 방식**이 나타난다(그림 31).

누운 자세에 의해서 옆으로 앉는 자세가 나타난다. 지지는 안쪽 둔근과 팔꿈치에 의해서(생후 7개월 째) 형성된다. 그리고 8개월 때와 9개월이 시작되는 시점에서 옆으로 앉기는 손바닥을 사용하여 상지를 지지하는 동작이 발달한다(그림 32). 유아는 움켜잡기를 위해 옆으로 앉기를 하고 또한 변화된 이동/보행 움직임 자세를 취한다. 유아는 똑바로 세운자세에서 옆으로 앉는 자세를 통해 네발기기 자세를 만든다(그림 33).

또한, 유아는 이 위치를 사용하여 앉아 있는 자세와 네발기기 자세 사이를 이동한다. 이러한 이동/보행 움직임은 동측성 패턴의 전환을 대측성으로 변환한다. 발달단계에서 옆으로 앉기, 엄지손가락 대립과 펜치 잡기가 나타난다. 똑바로 선 앉은 자세에서 유아는 다양한 높이의 어깨 굽힘으로 장난감을 잡을 수 있다. 8개월에서 100에 가깝고 9개월 말 시점에서 각도는 적어도 120이 된다(그림 34,35).

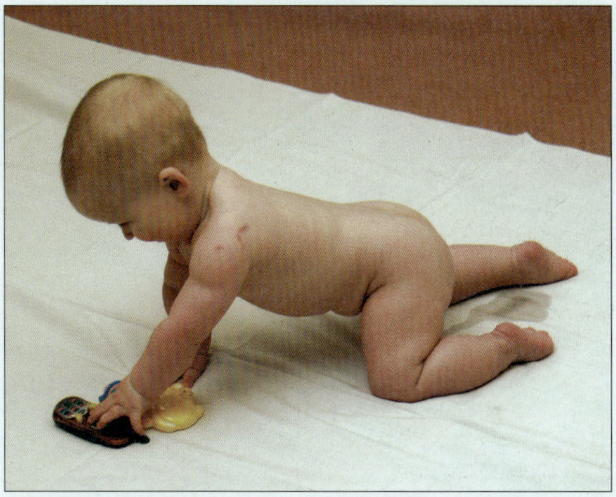

그림. 30 네발기기 자세에서 움켜잡기.

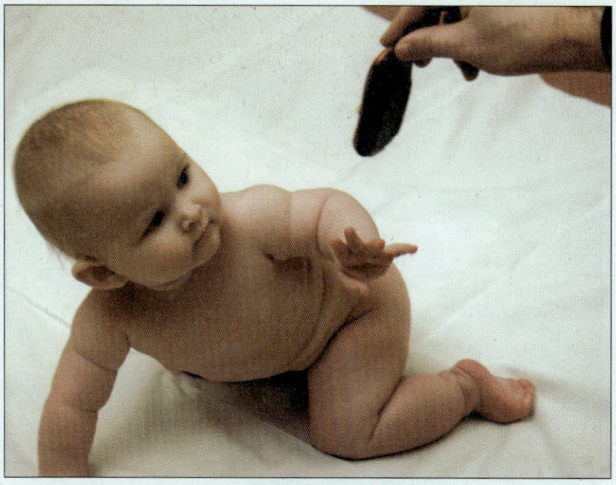

그림. 31 엄지 손가락을 사용하여 움켜잡기.

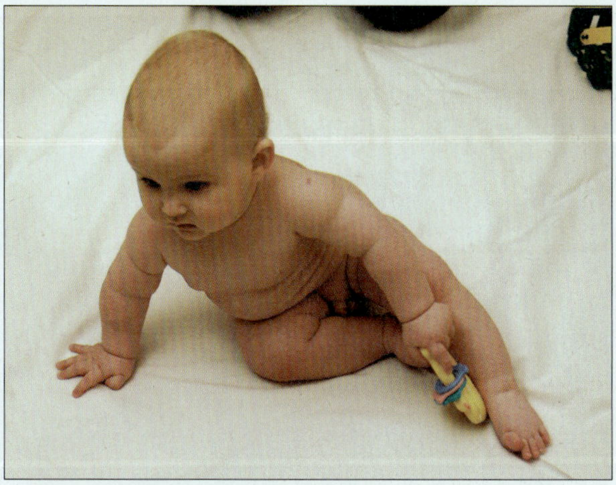

그림. 32 옆으로 앉기.

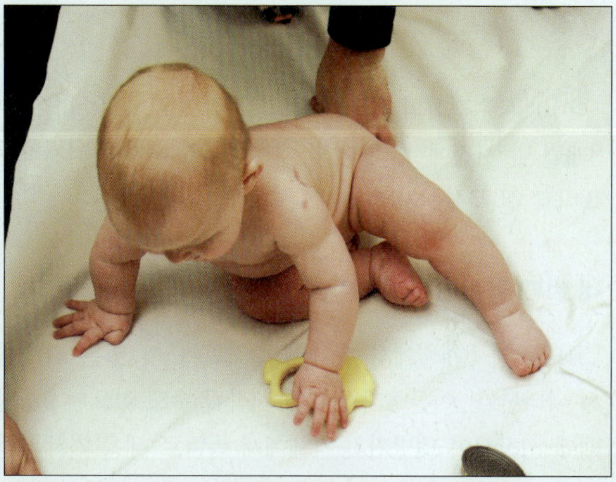

그림. 33 옆으로 앉기에서 네발기기 자세로 전환.

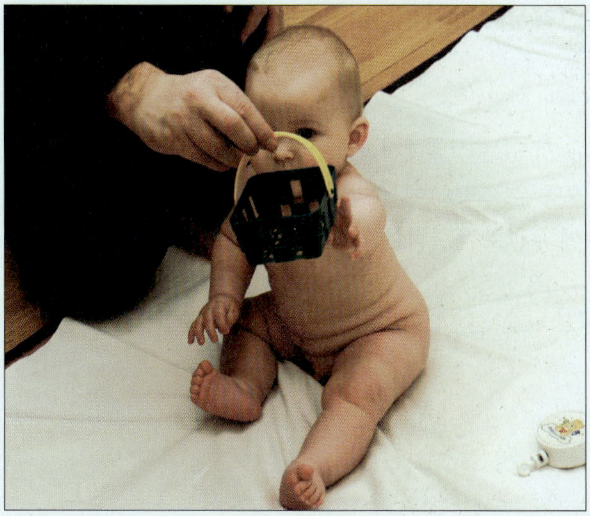

그림. 34 8개월에서 상지를 사용하여 움켜쥐고 있는 자세.

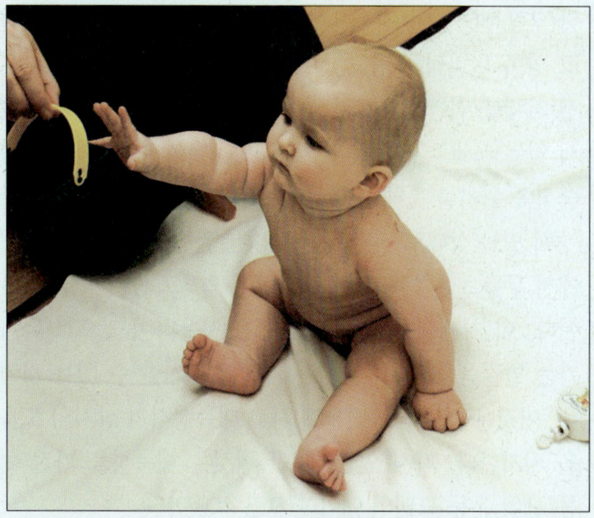

그림. 35 9개월에서 상지를 사용하여 움켜쥐고 있는 자세.

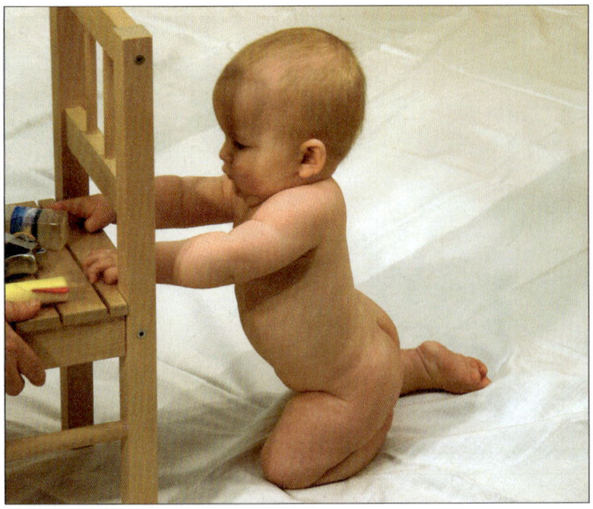

그림. 36 대측성으로 사지를 지지하여 똑바로 선 무릎서기 자세.

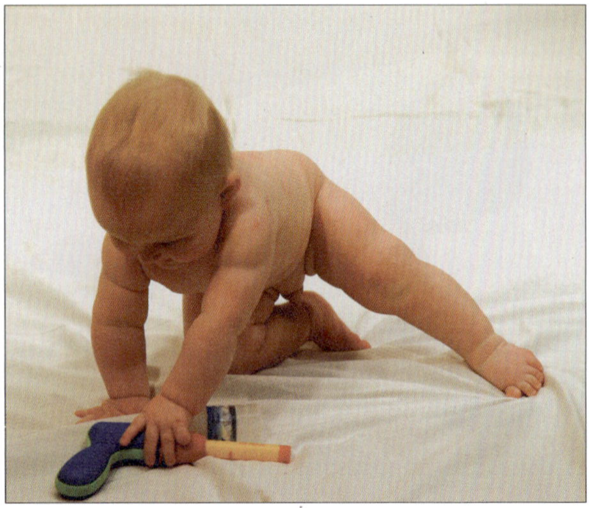

그림. 37 네발기기 자세를 통해 다리로 발걸음을 옮긴다. - "삼각 자세"

이것은 수직화의 시작을 서 있는 것으로 알려준다. 8개월 말 시점에서, 대칭 및 대측성으로 사지를 지지하는 똑바로 선 무릎서기 자세가 나타난다(그림 36).

네 번째 임신 3개월에서부터

네 번째 3개월에서 유아의 수직화는 서 있는 자세에서 나타난다. 이른 8개월 때에 시작될 수도 있으며 9개월 때에 시작하여 네발기기 자세에서 똑바로 세운 자세처럼 앞으로 나아간다.

첫 번째로, 한쪽 다리가 발을 내딛고 펴면서(**삼각대 자세**) (그림 37) 발로 지지하면서 점차 굽힘 상태로 이동한다(그림 38). 이 자세에서는 유아가 손바닥으로 지지하고 양쪽 발바닥의 몸 중심부 쪽을 지지하는 동안 똑바로 선 자세를 취한다.쪼그려 앉는 강도를 높게 하는 것을 통해 서 있는 자세로 전환된다(그림 39). 유아의 손과 발의 몸 중심쪽 위치를 통해 옆으로 앉는 자세를 달성할 수 있다.

서 있는 상태로 전환하는 또 다른 방법은 네발기기 자세에서 무릎으로 똑바로 선 자세(**종종 옆으로 앉는 방법 통해**)이다. 이 자세에서, 유아가 한발을 사용하여 앞으로 나아가는 발걸음을 하고 서 있는 자세를 유지할 수 있는 것인데, 이것은 기립력을 만들게 하고 대측성적인 상지의 도움을 지지한다. 다시 언급하지만 이것은 대측성을 가진 이동/보행 운동 모델의 예이다(그림 40).

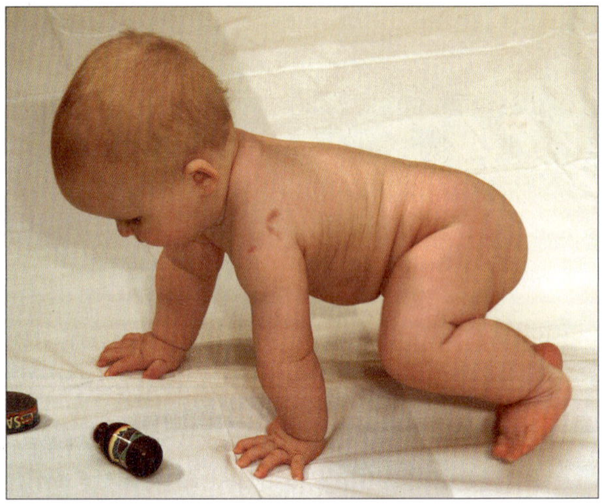

그림. 38 앞으로 나가는 발걸음을 발로 지지하는 자세.

서 있는 상태에서, 첫 번째 보행은 관상면(**동측성 이동/보행 운동 모델**)에서 발달한다(그림 41). 12-14개월 사이에 두발로 독립적인 이동/보행 운동이 한다(그림 42).

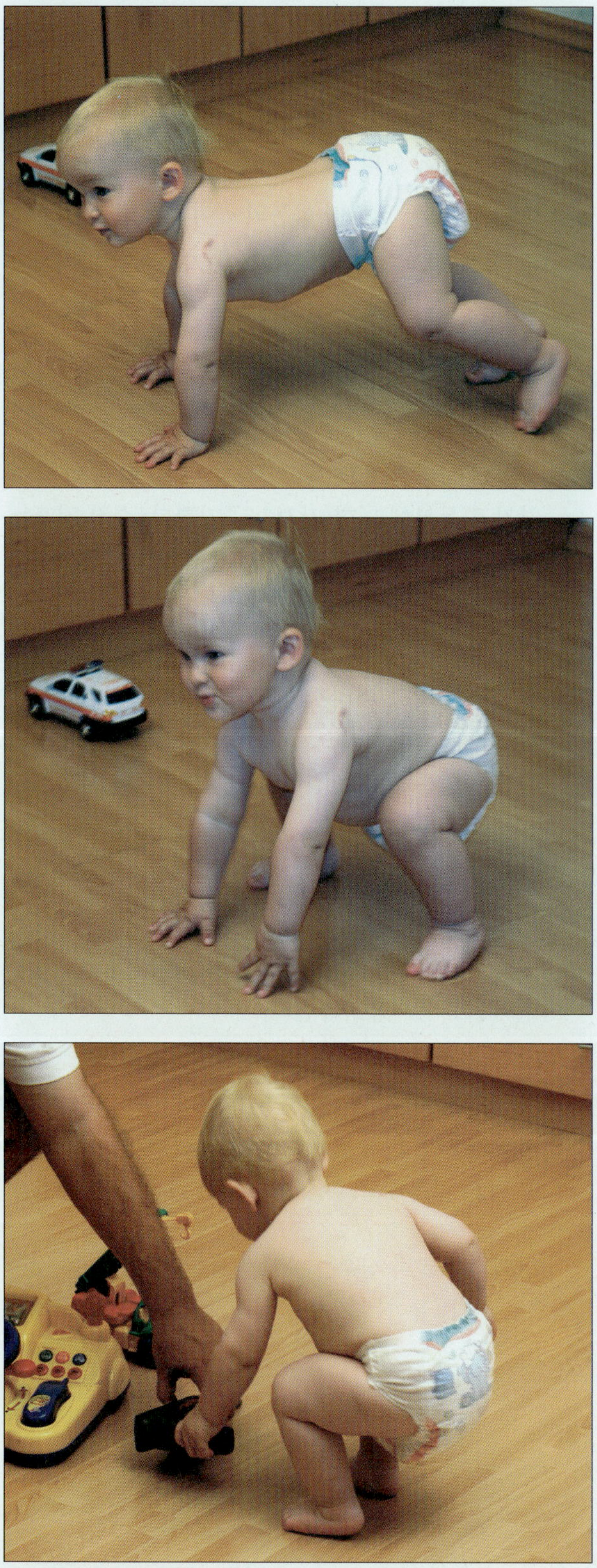

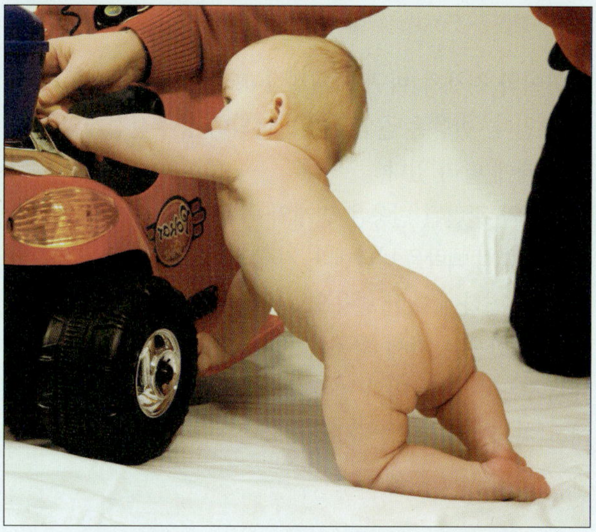

그림. 40 대측성 이동/보행 운동 패턴을 무릎으로 똑바로 선 상태에 의해서 서 있는 상태로의 수직화.

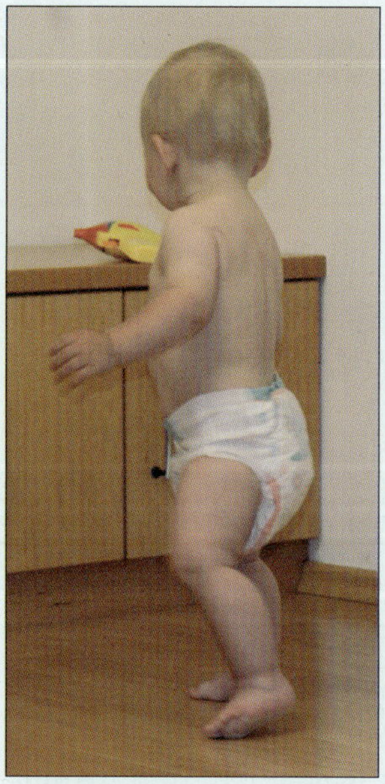

그림. 41
전두엽 – 동측 이동/보행 운동 모델에서의 보행.

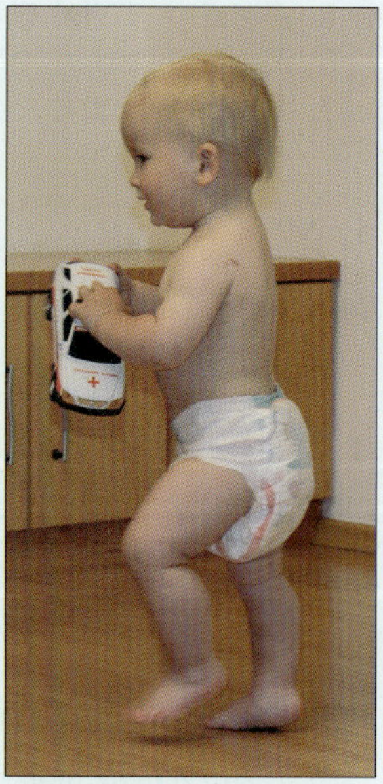

그림. 42
두 발로 걷는 보행.

그림. 39 깊은 쪼그려 앉기를 통해 발을 딛고 일어서는 네발기기 자세에 의한 변환.

자세 반응(Postural Reactivity)

아이의 자세가 바뀌면 체계적이고 전신적인 운동 반응을 보인다. 반응은 끊임없이 반복되며 중추신경계의 성숙한 상태에 달려 있다.

위치와 관련된 반응은 별개의 근육 기능을 가진 명확한 운동 과학적 맥락을 나타낸다. 자세의 이동/보행 운동 기능과 그 자세 변화에 대한 반응으로부터 추론할 수 있다.

위치 반응은 자세 활동의 발달 정도에 해당한다. 검사에서 7가지 표준 위치 반응이 검사된다. 검사 중 영아에 대한 자세가 요구되는 것을 고려할 때, 위치 반응은 다음과 같은 순서로 수행된다.

1. 견인력 검사
2. 란다 우 반응
3. 축 방향 현가 장치
4. 보이타의 경사 반응
5. 콜린스 수평 현가 장치
6. Peiper와 Isbert 수직 받침
7. 콜리스 수직 받침

1. 견인력 검사

관리 : 누운 자세에서, 유아는 팔뚝의 원위부 부분을 당김으로써 45°의 앉은 자세를 만든다.

1 단계 : 1-6 주

- 머리가 뒤로 가 있고, 목 굽힘근이 활성화되어 있지 않다(그림 43A).
- 출생전후기 - 하체가 굽혀지고 약간 외전이 발생한다.
- 신생아 단계 후반기 - 하체가 약한 굽힘 상태에 있다.

굴곡 시너지가 이 위치에서 발생하고 두 번째 3분기말이 끝난다.

2 단계 : 7주 - 두 번째 삼분기말이 끝나는 시점

- 머리 굽힘으로 몸통 굽힘과 하퇴 굽힘: 90°까지 모든 관절에서 굴힘 시너지 효과; 발목은 중립이고 중간 위치에 있다.
- 세 번째 개월 - 머리가 몸통의 높이까지 당겨진다.
- 두 번째 삼분기가 끝나면 턱이 가슴으로 당겨지고 허벅지는 복부에서 굽힘되며 유아는 상지를 약간 당긴다(그림 43B에서 45).

3 단계 : 7-9 개월

- 굽힘의 시너지 효과(목, 하지); 상지와 함께 더 많이 당기고 둔부에 대한 지지가 증가한다. 수직 징후는 무릎 관절의 굽힘이 후퇴할 때 나타난다(그림 46).

4 단계 : 9-14 개월

- 유아가 당기고 머리가 몸통과 같이 유지하고 있으며, 하지가 외전되고 펴지면서 매트에서 의지한다. 몸통 굽힘은 요추 관절에서 발생한다(그림 47).

2. 란다우 반응

관리: 유아는 공중에 검사자의 손이 배에 얹어 놓은 엎드린 자세로 있다. 유아는 평온하고 객관적인 평가를 얻기 위해 울고 있지 않아야 한다.

1 단계: 1-6 주

- 머리와 골반은 수평으로 약간 굽히고, 몸통과 상지는 약간 구부리고, 하지는 정적인 굽힘을 받는다.

이 단계의 자발적 징후는 유아가 흉골에 위치하는 것을 특징으로 한다. 유아는 자신을 적극적으로 지지하지 않는

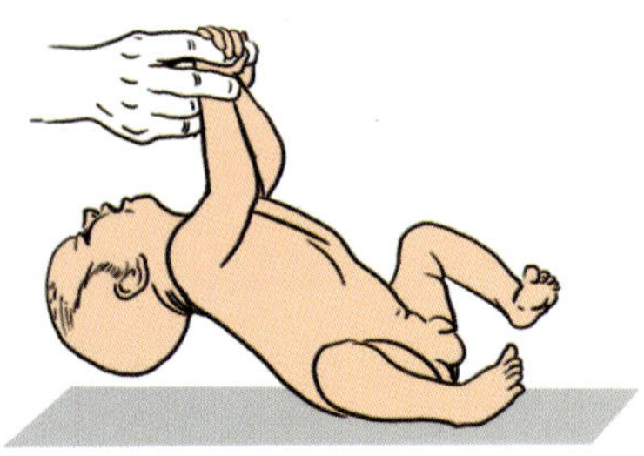

그림. 43A 견인력 검사 : 1 단계 - 신생아 발달 단계.

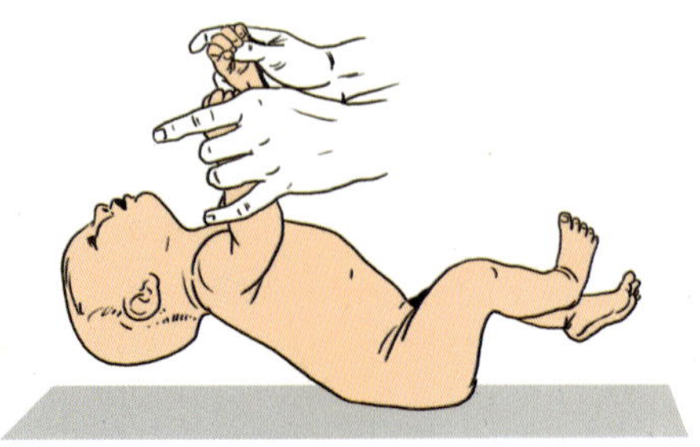

그림. 43B 견인력 검사 : 2 단계 생후 7주.

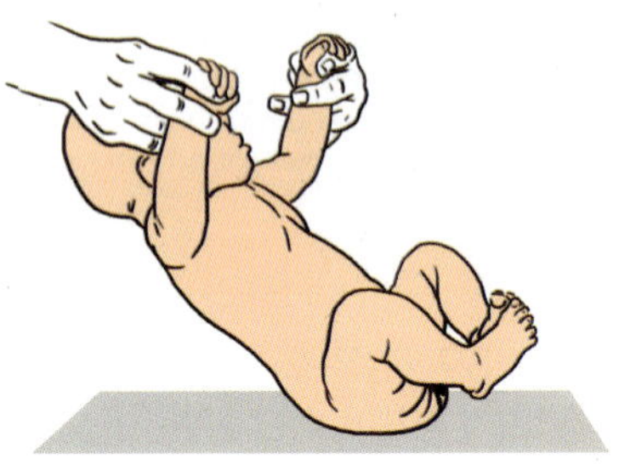

그림. 44 견인력 검사 : 2 단계 - 생후 3 개월.

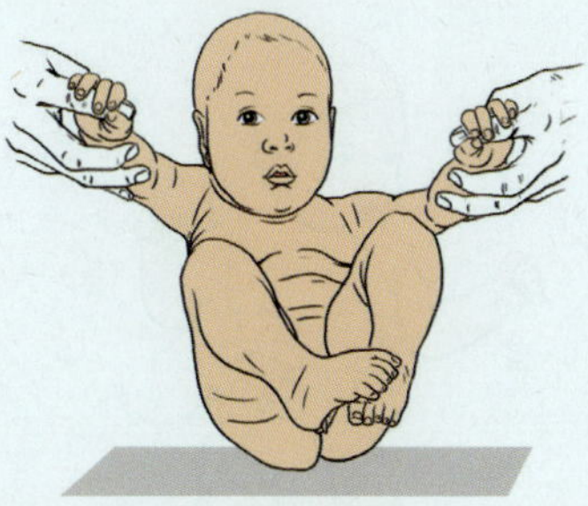

그림. 45 견인력 검사 : 2 단계 - 생후 6 개월.

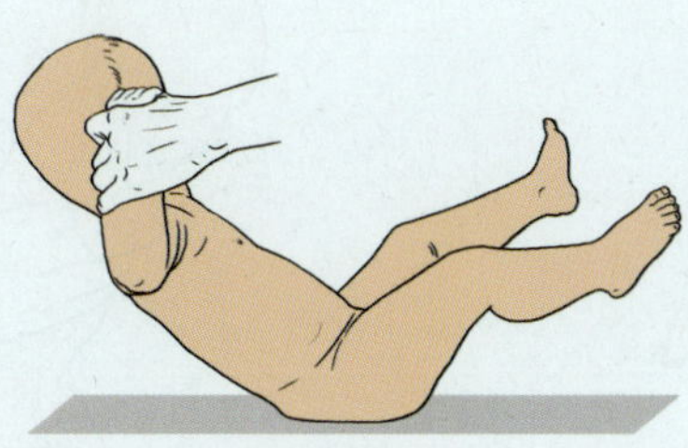

그림. 46 견인력 검사 : 3 단계 - 생후 7 개월.

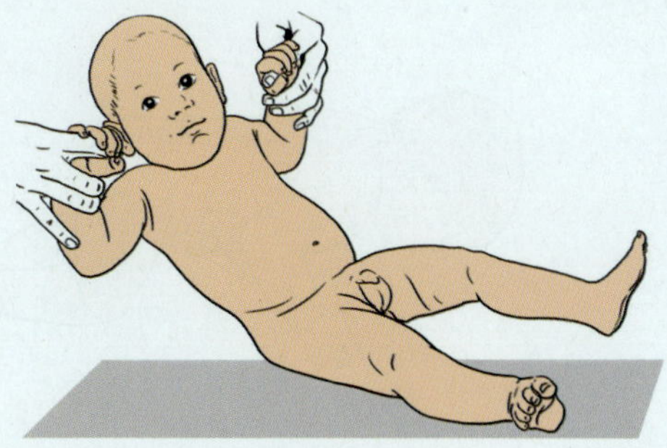

그림. 47 견인력 검사 : 4 단계 - 생후 9 개월.

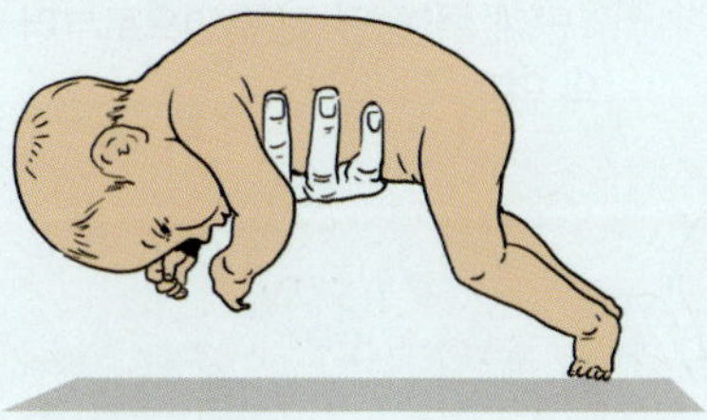

그림. 48 란다우(Landau) 반응 : 1 단계 - 신생주기.

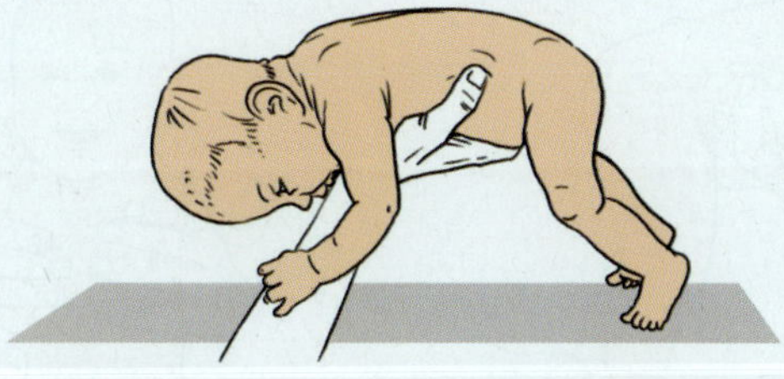

그림. 49 란다우(Landau) 반응 : 2 단계.

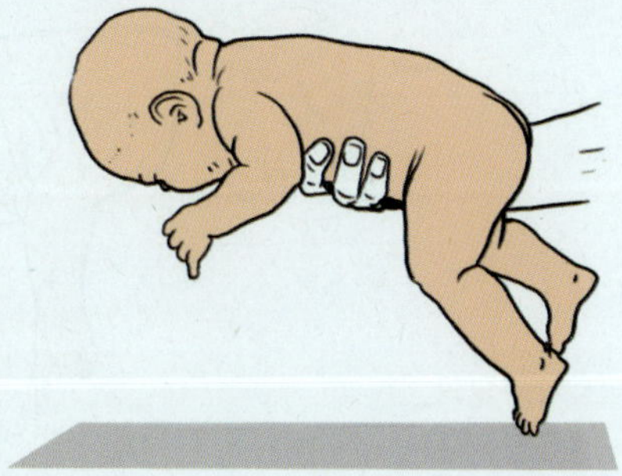

다(그림 48).

2 단계 : 7주-3 개월

- 흉추 중간 부분에서의 대칭적으로 나타나는 목 신전은 발달한다. 경추 신천은 일어나지 않아야 한다.
- 약간의 굴곡은 수평면 밑에서 골반과 함께 사지를 지탱한다.

유아가 엎드려서 자발적으로 움직이는 자세를 관찰할 때, 엎드린 상태에서 팔꿈치로 바닥을 짚는 자세가 이 단계의 끝에 나타난다(그림 49).

3 단계 : 4-6 개월

- 요추에서 신전이 일어나고, 하지가 바른 각도로 굽힘이 되고, 팔은 팔꿈치에서 자연스럽게 굽힘을 한다.

이 단계에서 자발적인 이동은 손으로 엎드린 자세이다(특히, 생후 6 개월 째) (그림 50).

4 단계 : 8 개월

- 목과 몸통이 신전된다.
- 상/하지는 의욕적으로 신전된 자세를 취한다.

자발적인 운동 능력은 지지함으로써 서 있는 자세를 입증하게 한다(그림 51).

3. 겨드랑이에 받쳐줌 (고정)

관리 : 유아는 몸통에 의해 잡혀 있고 손의 외측면이 장골능선의 경계선에 잡고 검사자에서 의해 공중으로 들어 올려진다. 검사자의 손가락은 척추에 인접한 근육이나 승모근을 자극하면 안 된다. 하지 반응이 관찰된다.

1 단계 a) 단계 : 생후 0-3 개월

- 하체는 힘이 없는 굽힘 상태이다(그림 52). 이 시작 단계에서, 자발적 발현은 하지 굽힘과 신전되는 자세 사이에서 번갈아가며 나타나는 유아를 가리킨다, 이 단계(3 개월)가 끝날 때, 누워있는 자세에서 고관절, 무릎 및 발목 굽힘이 90°에서 유지된다.

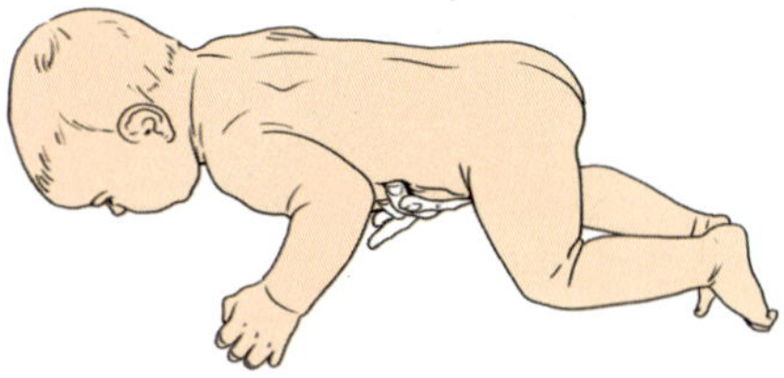

그림. 50 란다우(Landau) 반응 : 3 단계.

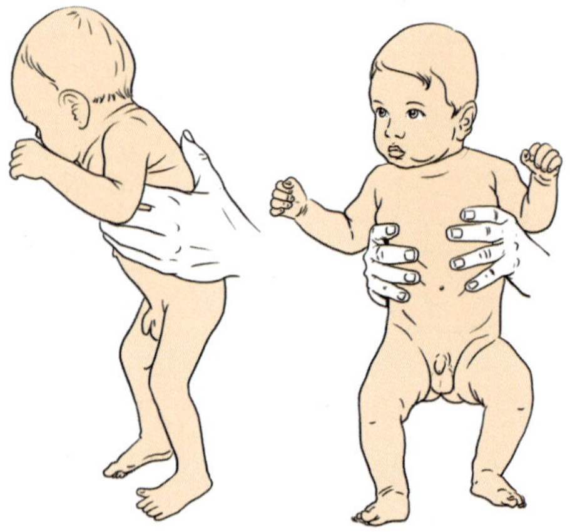

그림. 52 겨드랑이 걸기 : 1단계 a) 정면 및 측면으로부터의 면.

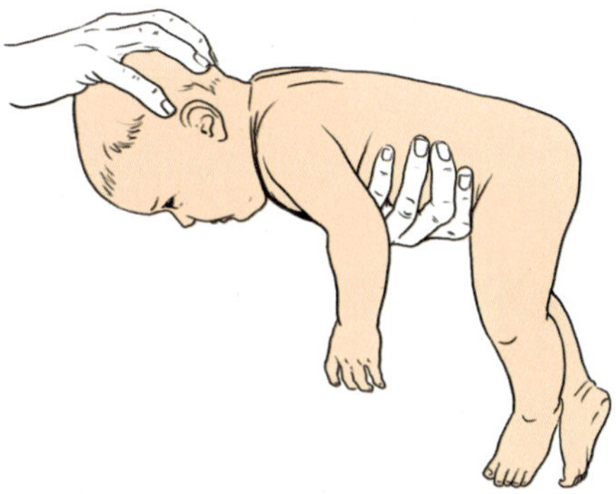

그림. 51 란다우(Lnadau) 반응 : 4 단계.

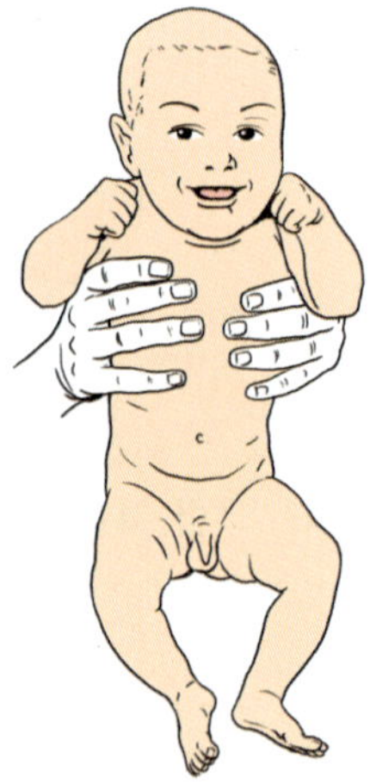

그림. 53 겨드랑이 걸기 : 1 단계 b) 면-고관절의 상 굴곡.

1 단계 b) 단계 : 생후 4-7 개월

- 하지는 배쪽을 향한 활발한 굽힘을 나타내며, 이는 두 번째 삼 분기로 전환하는 특징을 보인다 (그림 53).
- 생후 4개월까지 엉덩이 관절 굽힘은 90°까지 되며, 생후 7개월까지 엉덩이 관절의 최대 굽힘이 관찰된다. 생후 8개월 때는, 이러한 굽힘 시너지는 사라진다 (그림 54).

엉덩이 관절에 있는 최대 굽힘은 엄지 발가락을 입에 넣고 엄지 손가락을 빠는 것으로 증명되고 이 레벨에 대한 즉흥적인 운동 기술의 발현을 나타낸다.

2 단계: 생후 8개월에서 시작

- 하지는 의지적인 신전에 도달하고, 발목 관절은 중립적이고 중간위치에 있다. 이 위치에서 유아는 "스윙 테스트"를 할 수 있으며, 양쪽 하반신의 대칭 진폭은 동일한 방향에서 동시에 관찰된다(그림 55).

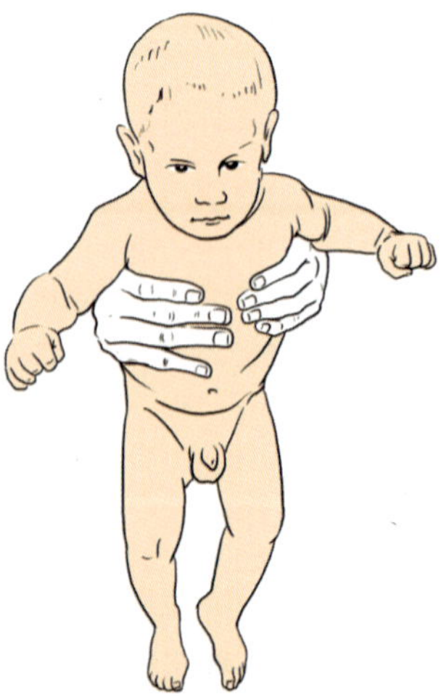

그림. 54 겨드랑이에 받침(고정) :1 단계 b) 단계 - 하지의 굽힘이 되는 시너지 효과가 없어짐.

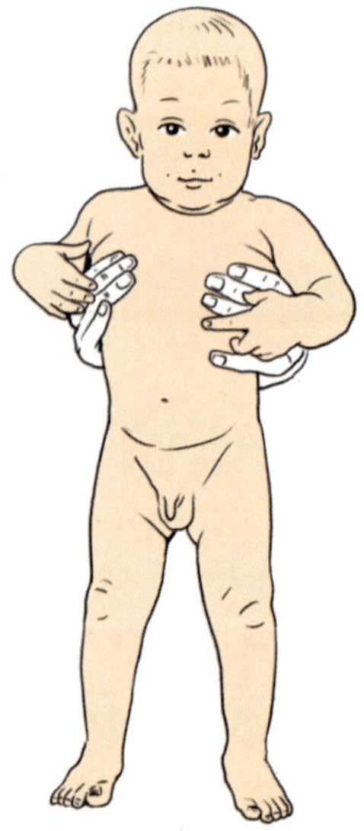

그림. 55 겨드랑이에 받침(고정) : 2 단계.

A

4. 보이타(Vojta)의 기울기 반응

관리 : 검사관이 유아 등의 수직적 걸기를 통해, 유아는 수평 위치로 빠르게 기울인다. 기울기 전에 유아의 손은 수동적으로 벌린다. 모든 상/하지의 반응이 관찰되지만, 가장 중요한 평가 값은 상/하지에서 신체 상부 부분에 있다. 보이타(Vojta)의 반응은 5 단계로 이루어지며, 그 중 2개의 단계는 변화된다.

1 단계 : 생후 1-10 주(그림 56)

- 양팔 - 모로 반응, 손바닥은 벌려져 있음
- 양쪽 팔을 껴안는 반응으로 있고, 아래 팔의 움직임은 더 적게 발생한다(그림 57)
- 하지 위 - 고관절과 무릎 관절 굴곡, 발등굽힘, 팬 모양과 같은 발가락으로 발을 엎침
- 하지 밑 - 엉덩이 및 무릎 신전, 발목 굽힘, 발의 외전 및 발가락 굴곡

1차 변화하는 발달 단계 : 생후 11-20주

- 상지의 모로 반응이 약해지고, 팔이 외전되고, 손바닥을 벌린다(그림 58).
- 1차 변화하는 발달단계 끝시점에서 팔은 자유롭게 굽힘을 한다.
- 하지 - 양측 고관절과 무릎의 약간 굽힘, 위쪽 다리의 발가락 위치 감소

2 단계 : 생후 5-6개월 끝시점

- 모든 사지에는 자유로운 굽힘을 보인다(그림 59).
- 손바닥을 벌린다.
- 하지는 일찍이 차별화된 자세를 잃어 가고 있다.
- 발-발등굽힘과 외전, 발가락은 중립 자세 또는 굽힘 상태

두 번째 변화하는 발달 단계 : 생후 7-9 개월 말

- 상지 - 어깨에서 조금의 굽힘과 내회전, 그리고 팔은 약간 전방으로 굽힘
- 하지 - 다리는 전방 굽힘, 고관절과 무릎 굽힘은 약해지고, 발목 관절은 중립 위치에 있으며 발 및 발가락도 중립 위치에 있다(그림 60).

이 단계가 끝나면 자발적 운동 기술로는 이런 자세 사이에서 앉기, 옆으로 앉아서 팔로 지지하는 자세, 네발기기 자세 및 변화하여 발달된 이동/보행 단계가 포함된다. 동측 및 대측성 이동/보행 운동 패턴은 이러한 방식으로 상호 연결된다.

3 단계 : 9 개월 말 -14 개월

- 양 말단은 근위 관절의 외전, 외전 및 외회전 상태
- 몸통은 수평 위치에 있고 직립하고 머리는 수직 위치를 유지하는 경향이 있으며, 이는 회전할 때 선회 방향과 반대 방향으로 기울어 짐을 의미한다(수직축 표시 임).
- 하지는 엉덩이 굽힘과 외전에 있으며 상지는 어깨 내전과 외회전 상태에 있다.
- 발-발등굽힘(그림 61)

이 단계의 자발적인 운동 기능은 가구를 따라 이동을 하거나 천천히 이동할 때 보행을 하거나 옆으로 앉아 있는 자세를 취하는 동안은 상지 자세에 해당한다. 하지 자세에서 90°의 발목 굽힘을 가질 때 서 있을 때 하지 기능에 해당한다.

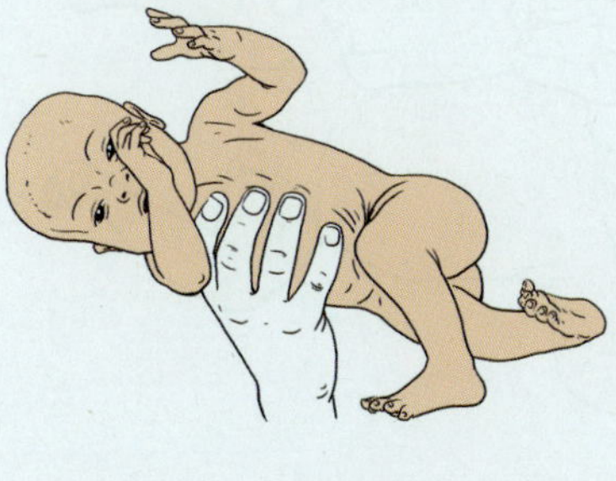

그림. 56 보이타의 측면 기울기 : 1 단계.

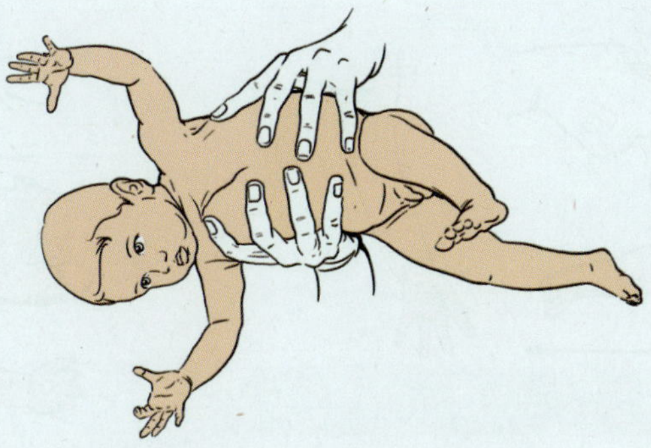

그림. 57 보이타의 측면 기울기 : 1 단계 - 팔로 안는 움직임.

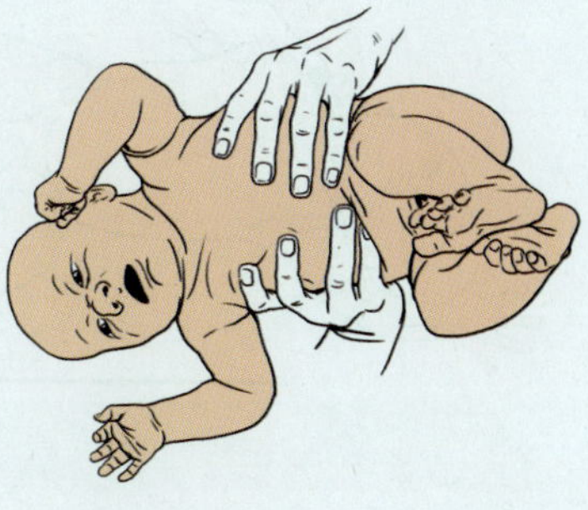

그림. 58 보이타의 측면 기울기 : 1차로 변화하는 발달 단계.

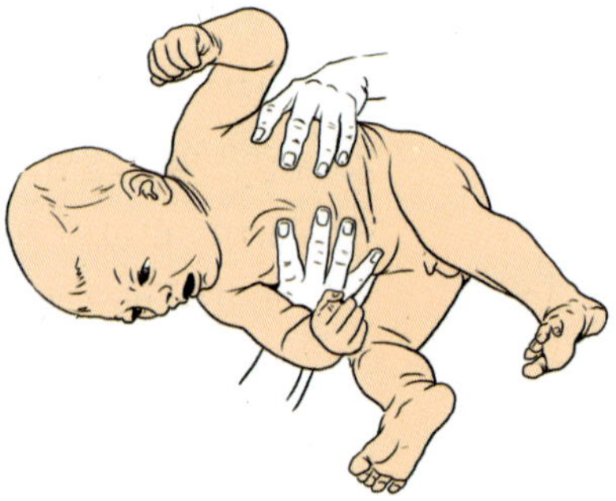

그림. 60 보이타의 측면 기울기 2 번째 변화하는 발달 단계.

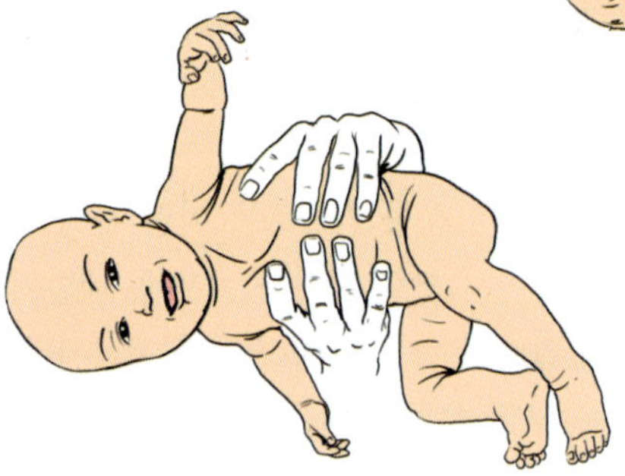

그림. 59 보이타의 측면 기울기 : 2 단계.

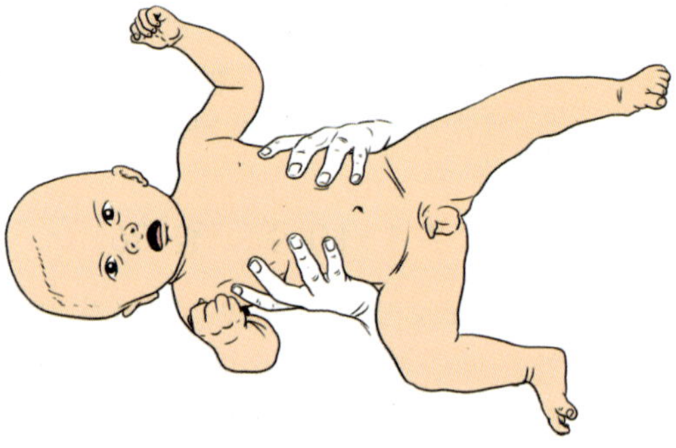

그림. 61 보이타의 측면 기울기 : 3 단계.

5. Collis 수평으로 받침(고정)

관리 : 유아는 팔에 의해서 올려지고 동측 하지에서 유아의 상지 길이와 탁자 높이가 같은 수평자세로부터 올려진다. 자유로운 사지와 머리의 반응을 평가한다. 반응은 3가지 기본 단계를 갖는다.

1 단계 a) 단계 : 0-6주

- 상지 : 생후 6주 - 모로 반사(그림 62)
- 하체는 고관절 내전과 고관절 및 무릎 관절 90° 굴곡을 나타나게 하며 발목은 벗어나지 않는 중간 위치에 있다.

1 단계 b) 단계 : 생후 7-12주

- 상지 : 생후 7주와 8주에, 열린 손과 함께 팔 외전으로 이루어져 있고 3개월 째에는 추가적인 팔꿈치 굽힘이 관찰되고 팔의 중간 위치와 주먹을 만드는 신호가 보이기 시작한다(그림 63). 3개월에서 상지가 쉽게 굽힘이 되고, 전완부에 약간의 외전이 나타난다.
- 하지는 첫 번째 a 단계와 같은 방법으로 반응한다.
- 머리는 중력에 대항하여 들고 있다.

2 단계 : 생후 4개월이 시작되는 시기부터 6개월

- 상지 : 생후 4개월 말에서 팔이 내전(그림 64)을 하고 손목이 신전되는 부분에서 척골 쪽에서 손이 점차적으로 열림

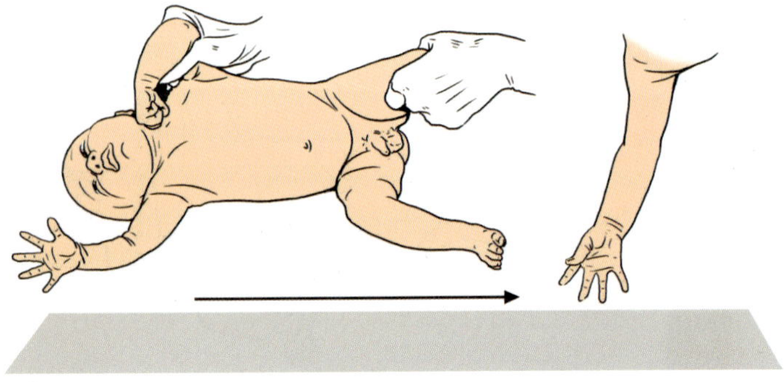

그림. 62 콜리스 수평 받침 : 첫 번째 a) 단계.

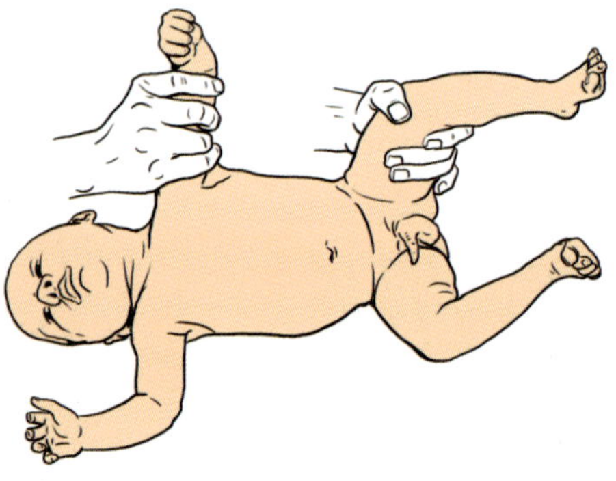

그림. 63 콜리스 수평 받침 : 첫 번째 b) 단계.

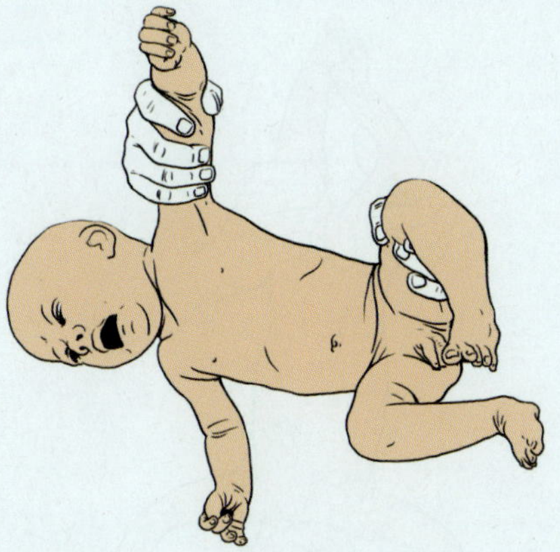

그림. 64 콜리스 수평 받침 : 두 번째 단계.

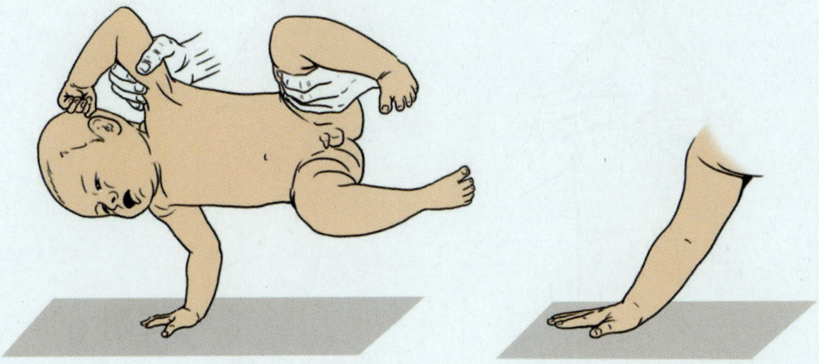

그림. 65 콜리스 수평 받침 : 2번 째 단계– 손바닥 열기와 손가락 폄.

- 생후 5개월 말에서 손바닥이 3번째 손가락까지 벌리는게 관찰된다. 생후 6개월 말에 손바닥 전체가 열리고 모든 손가락이 펴지는 것이 관찰된다(그림 65).
- 하체: 모든 관절의 굴힙, 무릎은 천천히 매트 쪽으로 향하기 시작하여 점차 내전 각도에서 외전 각도로 바뀐다.

이 단계의 자발적인 운동 기술(skill)은 상지 및 하지의 차이점에 의한 발달과 상응한다.

내전의 존재는 항상 손목의 신전과 손가락 이완과 관련이 있으며, 파악 반사가 줄어들고 유아가 요골 쪽 움켜잡기를 할 때 팔에 대한 지지가 나타난다.

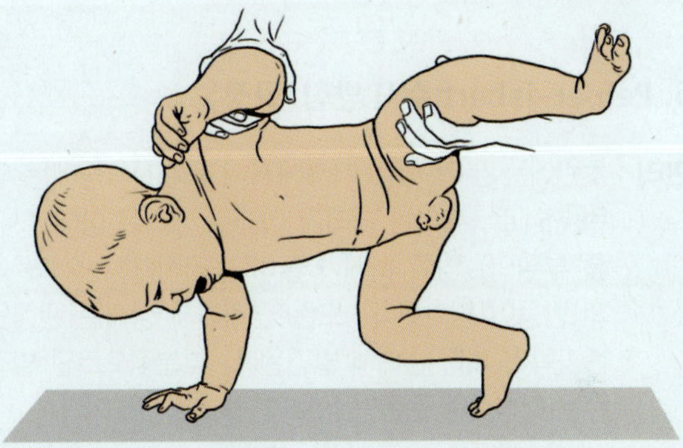

그림. 66 콜리스 수평 받침 : 세 번째 단계.

3 단계 : 생후 7 개월 초부터 10 개월 말까지

- 상체는 열린 손바닥에 지지된다.
- 하체 밑단부가 똑바로 선 직립 기능이 발달하고 고관절 굴곡이 90°로 유지되며 무릎 폄이 증가한다(그림 66). 고관절 외전이 시작되고 8 개월 말에서 하체가 발바닥 전체를 통해 지지된다(그림 67).

이 단계에서의 자발적인 움직임은 옆으로 앉은 모델의 상/하체 지지와 일치한다. 유아는 혼자 앉을 수 있고 나중에 무릎을 꿇은 채로 가구를 지지하여 서는 자세로부터 앞으로 걸어갈 수 있다.

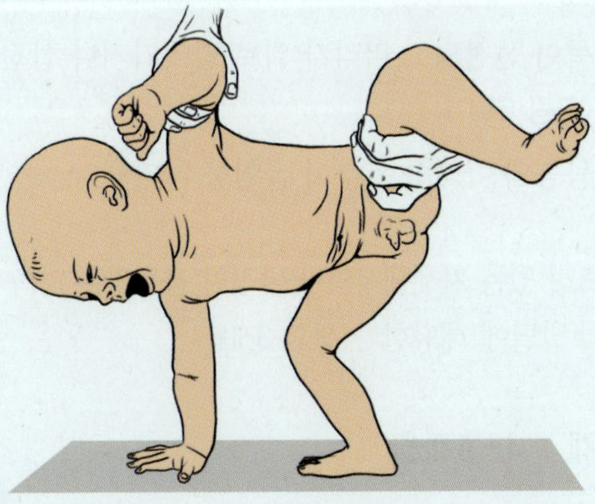

그림. 67 콜리스 수평 받침 : 3번째 단계 하체의 외전 움직임과 매트에 발바닥을 지지.

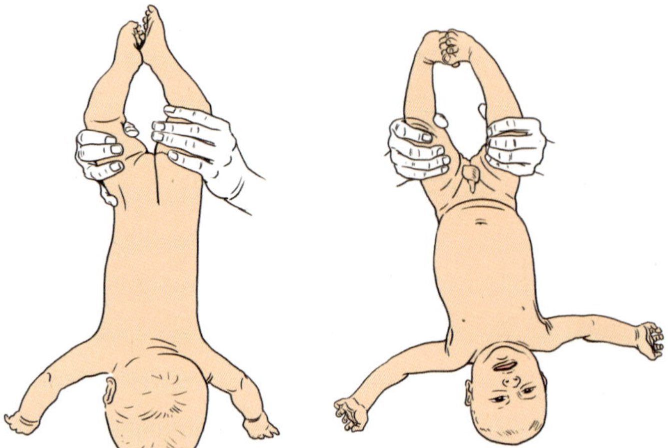

그림. 68 Peiper-isbert 수직 받침 : 1 단계.

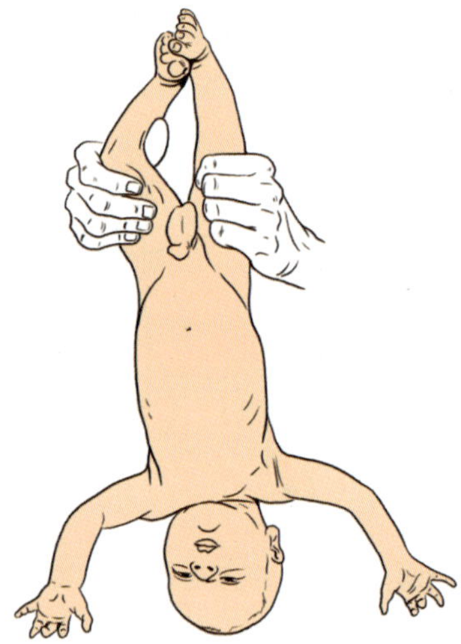

그림. 69 Peiper-isbert 수직 받침: 2 단계.

6. Peiper-Isbert 수직 받침(고정)

관리 : 초반에는 누워 있는 자세에서, 그리고 나중에는 엎드린 자세로, 유아는 머리가 아래로 내려온 상태에서(무릎 부위의) 양쪽 하체가 들어 올려진다. 상지와 몸통의 반응이 평가된다. 모든 단계에서 상지는 관상면과 손가락이 펴진 손에서 발견된다. 부분적으로만 벌려진 손은 이상적인 운동 반응보다 적다는 신호이다.

1 단계 : 1 주 - 3 개월 말

- 생후 6주 - 모로 반사; 다음 6주 후 - 손 외전 (종축 축에 90°)
- 목이 신전되고 머리가 뒤로 넘어가거나 신전 (그림 68)
- 몸통의 아래쪽 부분이 굽힘을 나타낸다.

엎드려 있는 자세에서의 자발적인 움직임은 양측 팔꿈치 지지의 발달에 해당한다(생후 3개월).

2 단계 : 4-6개월

- 상지 : 팔이 반쯤 펴지고, 팔과 몸통 각도는 135°, 손바닥이 펴지고, 목과 몸통은 등허리 부분까지 대칭적인 신전으로 되어 있으며, 약간 골반 굽힘이 나타남 (그림 69). 손의 지지는 이 단계의 마지막에 관찰된 해당 자발적인 운동 기술과 상응한다.

3 단계 : 생후 7-9 개월

- 팔이 올라가고(160° 이상) 손바닥이 열림
- 대칭적인 머리와 몸통 폄이 엉치허리 부분으로 나타난다(그림 70).
- 옆으로 앉은 자세 위치의 발달은 자발적인 운동 발달에서 관찰된다.

4 단계 : 생후 9개월부터

- 유아는 능동적으로 치료사를 잡거나 끌어당기려고 노력하고 있다(그림 71).
- 팔은 관상면에서 발견되고, 관상면 편차는 비정상이다.

이 단계에서 이 발달 단계에 해당하는 자발적인 운동 기술은 가구를 지지하여 무릎을 꿇고 서는 자세에 의해서 앞으로 나아가는 단계이다.

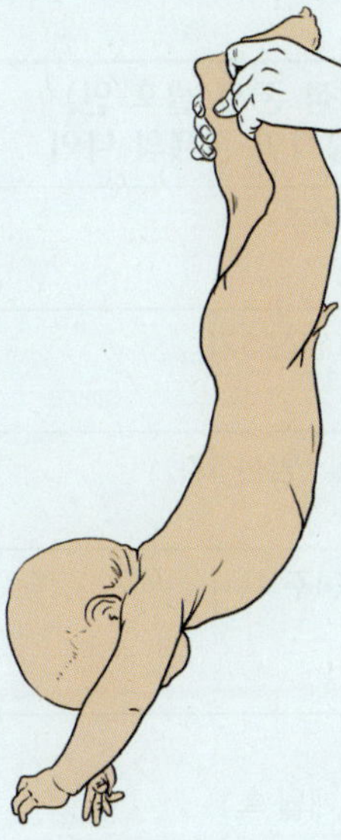

그림. 70 Peiper-Isbert 수직 받침 : 3 단계.

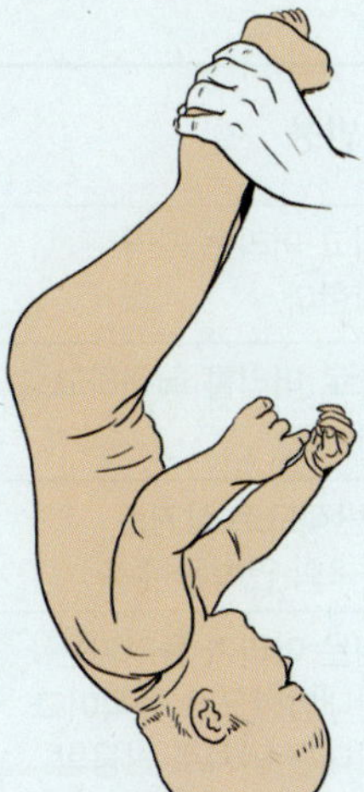

그림. 71 Peiper-Isbert 수직 받침 : 4단계.

7. 콜리스 수직 받침(고정)

관리 : 누워 있는 자세에서, 유아는 머리를 숙인 자세에서 한쪽 무릎으로 부드럽게 들어 올린다. 원하는 대로 움직이는 하지의 반응을 평가한다. 원하는 대로 움직이는 하지가 굽힘으로 움직여야 한다.

1 단계 : 생후 1주차 - 6 개월 말

- 자유롭게 매달린 하체 : 둔부, 무릎 및 발목이 최대 굴곡 상태(그림 72).

2 단계 : 7 개월

- 하체 : 둔부 및 무릎 굴곡은 점차적으로 더 긴장 상태로 이완되고 있다(그림 73, 74)
- 상지의 반응은 Peiper-Isbert 반응과 유사하다.

자발적인 운동 발달에서, 유아는 앉은 상태에 도달하고 둔부 지역을 견딜 수 있다. 나중에 이 반응은 신전된 하체로 앉아 있는 자세와 동일하다.

원시 반사(Primitive Reflexology)

중추신경계의 고위중추(higher center) 미성숙함에 따라 낮은 수준의 통제(척추 및 뇌간)에 통합된 운동 반응(반사 작용)을 유도할 수 있다. 기본 반사의 유도는 제한된 시간 동안 가능하다. 병리학적 상황에서, 그것의 반응을 끌어내는 것은 연장된다.

표 1. 이 반사는 즉시 사라지지 않지만 점차적으로는 사라진다. 따라서 확실한 중단 시간은 괄호 안에 표시된다.

원시 반사 신경에 반응하는 동안 관찰되는 패턴은 원하는 활동 대신 또는 중추신경계 장애(dystonic attacks) 환자의 두려운 반응 중에 발생한다. 우리의 목표는 비정상적인 반응을 억제하는 것이다. 일부 개념(예: Brunnström의 방법)에서는 특히 초기 개입 단계에서 촉진을 위해 활용된다.

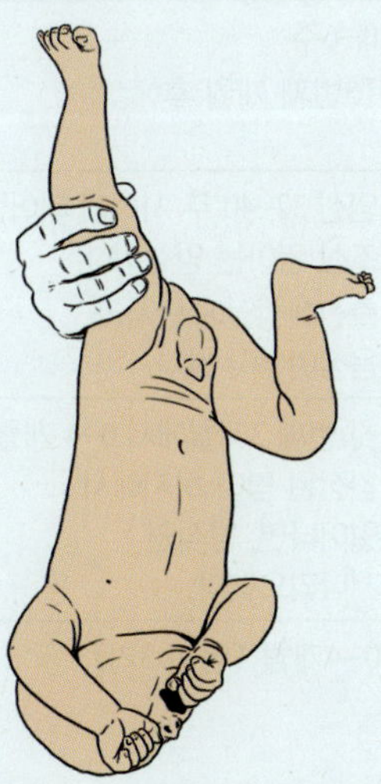

그림. 72 Collis 수직 받침: 1 단계.

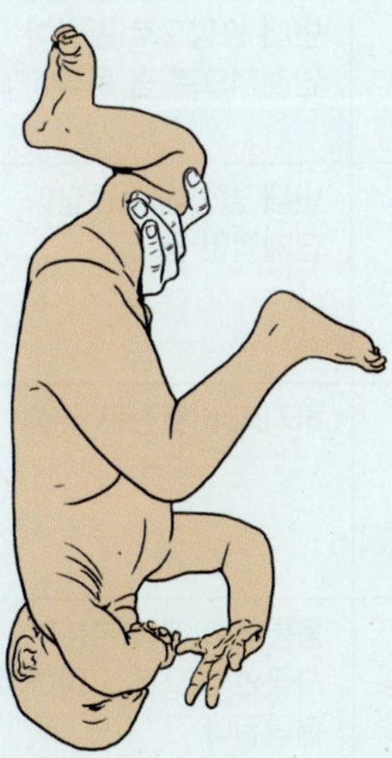

그림. 73 Collis 수직 받침: 2 단계.

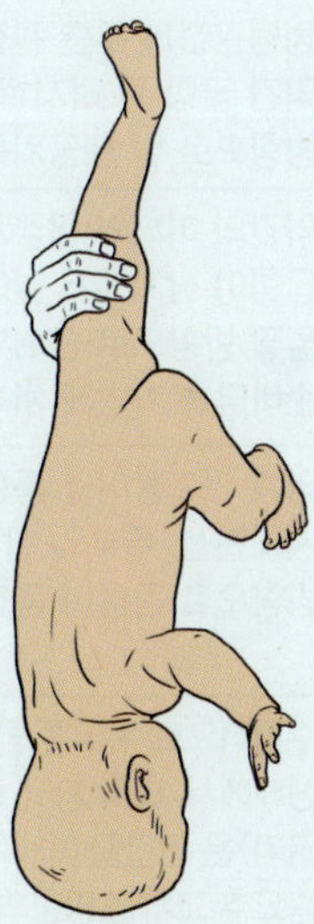

그림. 74 Collis 수직 받침: 무단의 무릎을 2차 완만하게 이완시켜 연장.

표 1. 원시반사의 개요

반사		자극	움직임 반응	병리학적 존재(괄호 안)와 정상적인 존재의 나이
바브킨 반사 (손바닥턱 반사)		손바닥에 압력을 줌	입이 열리고 머리는 자극 쪽으로 향한다.	0–4주 (6주)
설근반사 (Searching 반사)		얼굴, 턱, 입가의 아래쪽 절반에 촉각 자극을 준다.	자극 쪽으로 머리를 회전하고, 입을 연다.	0–3주 (임신 3기)
빨기반사		젖꼭지 또는 유아의 손에 의해 촉각, 구강 내에서 자극됨	빨기 (일반적으로 삼키는 근육의 6–8회 연속된 수축)	0–3개월 (임신 3기)
인형눈반사		천천히 수동으로 머리를 좌우로 돌림	눈 움직임은 머리가 돌아가는 방향의 반대방향으로 움직이고 안구의 반대편 편차로 반응함.	0–4주 (6주)
걸음걸이 자동증 (Stepping Automatism)		유아의 몸통이 수직적 위치. 몸통이 측면으로 약간 기울어지면서 동시에 발바닥 측면의 압력이 단단하고 부드럽고 차가운 매트 안으로 들어감	하지의 상호간 굽힘과 폄 – "걸음걸이"	0–4주 (3번째 개월 후)
원시적인 직립반응 (적극적으로 받침)	상지	수직적 자세, 상체에 수동적인 체중이동	상체에 지지되는 폄 움직임	병리학적 문제가 관찰되었을 때 제안
	하지	수직적 자세, 수동적인 유아의 발 위치	하지에 지지	0–4주 (3번째 개월 후)
두덩위반사		누운 자세에서 치골결합에 약간의 압박을 줌	엉덩관절은 약간 굽힘 아니면 펴짐, 내전과 내회전; 펴진 무릎; 발목은 발바닥쪽굽힘; 발은 첨족, 발가락은 팬모양 같은 위치	0–4주 (3번째 개월 후)
교차신전반사		누운 자세에서 고관절의 수동적 굽힘과 한쪽 다리에서 무릎관절의 수동적 굽힘	반대편 하지: 엉덩관절은 약간 굽힘이거나 폄, 내회전과 내전; 무릎은 폄; 발목은 발등쪽굽힘, 발가락은 팬모양처럼 위치	0–6주 (3번째 개월 후)
발꿈치반사		엉덩관절과 무릎 관절에서 약간 굽힘 된 하지 쪽 방향으로 발 뒤꿈치를 두드림	반대 방향으로 손발이 단계적으로 폄 동작 ("a kick")	0–6주 (3번째 개월 후)
근위부 손바닥반사		약간의 어깨와 팔꿈치가 굽힘이 상지에서 일어나므로 앞팔 방향으로 근위부 손바닥을 가볍게 치기	반대 방향에서 손발이 단계적인 폄	임신 32–40 주 사이에 태어난 조산 영아는 양성이다. 출산예정일에 반사가 음성이어야 한다.
들어올림 반응		양쪽 겨드랑이를 통한 서스펜션. 두부와 미골부 방향으로 몸통이 움직임	하지의 비활성된 굽힘	첫 번째 3개월에서 0–4 개월. 긴장된 폄이 하지에서 일어나면, 병적인 시나리오이다.
갈란트반사		수평적으로 복부를 받쳐주는 상태에서, 촉각 자극 (손가락 긁기)은 견갑골 아래쪽에서부터 흉요추 교차점 방향의 꼬리 방향으로 척추의 주변부로 척추 돌기를 따라 자극.	몸통의 아래쪽 부분이 자극면 쪽으로 오목하게 편향된다.	0–4개월 (임신 3기)

표 1. 원시적반사의 개요 *(이전 페이지에서부터 연결)*

반사		자극	움직임 반응	병리학적 존재(괄호 안)와 정상적인 존재의 나이
파악반사	손	척골 쪽에 손바닥의 촉각 자극	2번째에서 5번째 손가락 굽힘	0–3개월; 척골 측면에서 손은 지지하는 발달과 움켜잡는 손 기능이 사라진다. 요골 쪽에서는 6개월까지 사라진다 (없어진다).
	다리	다리는 중간 위치에 두고 발가락허리뼈 관절 아래로 패드를 두고 약간의 압력을 준다.	모든 발가락 굽힘	0–9개월. 발로 움켜잡는 기능과 지지하는 발달이 없어진다.**
청각얼굴반사		신생아나 영아 귀 양쪽에 손바닥을 치기어나 쾅 소리를 낸다.	자극 강도에 따라서 깜빡거리거나 몸 전체를 움츠린다.	10일부터 생 마감까지
시각얼굴반사		유아의 얼굴에서 멀어졌다가 빠르게 가까이 다가간다.	깜빡거림. "보호"하는 차원에서 눈꺼풀을 감는다.	3번째 개월 후부터 시작
비대칭 긴장성목반사		수동적이고 한 쪽을 향해 머리를 고립되게 회전한다.	얼굴 측 횡방향으로 내회전과 내전이 근위부 관절에서 이러나고 중간 관절에서 신전, 발은 발바닥쪽굽힘과 내번이 발가락이 펴짐으로 나타난다. 손은 척골 편차에서 손가락이 주먹을 향하고, 엄지손가락은 내전이 일어난다. 후두부 측 횡방향으로는 같은 위치에서 팔꿈치와 무릎을 포함한 중간 관절을 제외하고 굽힘이 일어난다.	항상 병리학적 (비정상적)
대칭성 긴장목반사		수동적으로 목 굽힘과 폄이 일어난다.	목 굽힘: 상지는 내밈과 내회전 그리고 신전이 일어나고 팔꿈치와 손목은 굽힘이 일어나고, 손은 주먹을 쥐고 엄지손가락은 내전이 일어난다. 하지는 폄과 내회전 그리고 엉덩관절에서 내전이 일어나고 무릎은 신전과 발은 발바닥쪽굽힘과 내번 그리고 발가락은 폄이 일어난다. 목 폄: 그 위치에서는 팔굼치와 무릎 관절이 변화한다. 팔꿈치는 폄이 무릎은 굽힘이 일어난다.	항상 병리학적 (비정상적)
모로반사		역치자극 이상(예: 부적절한 빛과 소음, 갑자기 머리가 뒤로 떨어짐, 갑작스럽게 지지 상실 등)	상지에서 신전과 외전이 일어난 후 빠르게 굽힘과 내전이 따라온다. 하지는 짧은 정체기 후에 굽힘이 일어난다.	0–3개월

*이 반사는 운동이상증 증상을 감소하고 만약에 두 번째 3개월에서 심해지면 경련성을 포함한다고 암시한다.

** 만약 이 반사가 두 번째와 세 번째 3개월에서 감소된 증상을 보이면 뇌성마비 증상을 암시한다.
만약 이 반사가 두 번째와 세 번째 3개월에서 증가되면 운동이상증 증상을 암시한다.

자세 활동, 자세 반응 및 원발성 반사 요법 사이의 기능적 관계

자발적인 운동 발달(자세 활동, 자세의 반응성)과 원시반사와 관계가 있고 그것의 기능적 연결은 여기에서 정의된다. 자세 활동, 재활동성 및 원시반사 작용은 자세를 보장하는 중추신경계 기능이다.

그 과정의 예시를 들어 보았다. 누워있는 자세에서, 유아가 팔과 동측 하지를 수평 자세(collis horizontal suspension)로 들어 올리면, 이 운동 반응에 기초하여, 유아의 자발적인 운동 기술 발표(자세 운동)와 이끌어 낼 수 있는 반사작용, 또는 어떤 운동이 이미 중단되었는지를 추론하는 것이 가능하다. 예를 들어, 유아가 자유로운 하지의 굽힘과 자유로운 상지의 외전 및 열린 손(모로 반사와 다른 반응)으로 반응하는 경우이다. 이는 유아가 발을 다룰 때 이미 팔뚝 지지대로 매트에서 머리를 들 수 있으며 엄지 손가락이 손바닥 밖의 위치에 도달하고 있음을 의미한다.

유아가 신생아 단계보다 작은 골반 경사 및 고관절 굽힘 정도를 보이는 경우, 이 유아는 신생아 발달 단계와 관련된 반사 신경을 유도할 수 없다. 예를 들어, 지지하는 반응, 걸음걸이 자동능, 교차신전반사 또는 두덩위 반사 그러나 갈란트(Galant) 반사와 상지 및 하 사지 파악 반사는 계속해서 이끌어 낼 수 있다. 만약 유아가 콜리스 수평 받침을 하는 동안 모든 손가락 폄을 동반하고 모든 손을 편 상태에서 자유롭게 상지를 움직이는 지지 기능을 보여준다면, 자발적인 운동 발달에서, 이 유아는 요골쪽의 움켜잡기를 수행하고, 엎드린 자세를 하는 동안 손가락을 외전하여 손을 지지할 수 있으며, 좋은 협응력로 누운 자세에서 엎드린 자세로 바꿀 수 있지만 상지의 움켜 잡기 반사나 갈란트(Galant) 반사는 유발될 수 없다.

병리학적으로 보면 비정상적인 자세 운동, 재활동 및 원시 반사의 역학 모델 간의 상호 관계가 입증된다. 실제 중증도가 나타난 참여도와 자발적인 운동 발달, 자세적 반응성 및 원시반사 영역의 결핍 정도에 따른 직접적인 상관관계이다.

이른 유아기를 위한 정신운동(심동) 발달

이것은 2~6세 사이의 기간이다. 이 기간 동안, 주어진 활동에 더 적합한 활동(정형화된 개념)의 안정화뿐만 아니라 조절된 운동 능력이 증가한다. 근력과 심지어 중요하게도, 특정한 수준의 조절 능력이 특정 운동 기술(motor skill)을 발휘하는데 필요하다. 일부 연구는 성숙한 패턴 조절능력 7세까지 관찰되지 않는다는 것을 보여준다.

건강한 소아들은 육체적인 성장을 하고 게임에 대한 그들의 동기는 증가한다. 그들은 더 독립적으로 성장하고 환경에서 자신의 기능에 대한 감각을 얻는다.

2-3살

이 유아기는 새로운 목적을 가진 운동을 배울 더 큰 성향을 보여준다. 움직임 표현은 새로운 것을 탐구하고자 하는 바람에 의해 조화를 이룬다. 동시에, 합리적으로 움직임을 하고 움직임과의 관계를 발전시키는 법을 배우게 된다. 이 유아기는 그들의 움직임 활동의 결과를 예측하고 환경의 역학적 변화를 예측하며 유익한 결과를 얻을 수 있다.

유아기는 움직임과 예상되는 결과가 가능하도록 자세를 미리 지정할 수 있다. 이 기간 동안 자세제어와 안정성이 증가된다. 정적 및 동적 균형이 증가하고 소아들이 "생산 된" 힘(force)을 숙달한다. 상호 역량 또한 향상된다.

소아들의 환경을 모방하는 능력은 이 기간 동안의 특징이다. 교육과 치료는 부모와 치료사의 능력을 이용하는 것이 중요하다.

자세

3세 때 요추 과전만증과 돌출된 배가 사라지고 신생아 자세에 대한 "길항적인" 자세를 할 수 있다. 여기에는 팔이 수직으로 거상된 바로 선 자세와 어깨 외회전 및 내림, 팔꿈치 폄, 전완 외전, 요골 쪽 손목 요측 변위 및 손가락 폄과 함께 외전하는 움직임이 포함된다. 하지의 힘(force)과 안정성이 점차 증가하고 서 있는 자세가 더 똑바로 세운 자세가 된다. 유아는 작은 쪼그려앉기 동작으로 오래 머물 수 있다. 시간이 지남에 따라 서 있는 기저면이 좁아진다. 발에서는 세로 아치가 형성되어 하지에서 더 발달된 체중 부하를 허용한다.

대근육 운동 스킬(Gross Motor Skills)

생후 두 번째에서 세 번째 해 동안 스킬은 다음과 같은 총 운동 능력으로 얻는다. 상호보완적인 걸음 계단 오르기, 세발자전거 타기, 정글짐 오르기, 아침에 달리기, 계단에서 뛰어 내리기, 짧거나 긴 점프, 한 발로 짧게 서기, 낮은 균형으로 평균대에 서기, 자주 쓰는 발로 깡충뛰기(Hopping), 그리고 다리로 펴는 동작으로 볼 차기를 할 때 상호보완적인 걸음걸이가 나온다.

보행(Ambulation)

생후 2년이 되면, 걸음걸이 패턴은 더 발달되고 발꿈치 딛기, 중심선에서 무릎굽힘 그리고 발목과 무릎의 메커니즘이 동시에 나타난다. 소아는 일관성 없이 엄지발가락의 긴장을 푼다. 걸음걸이는 팔을 움직이거나 에너지를 필요로 한다. 걸음걸이의 속도와 리듬은 여전히 변하고 있다.

3 세 때까지, 미성숙한 걸음걸이는 다음과 같은 지표로 특징 지어진다.

- 불균형적인 걸음 길이
- 유각기에는 고관절 굽힘, 외전 그리고 외회전과 무릎 굽힘이 두드러지게 나타난다.
- 기립 단계의 초기 기간은 발의 평평한 접촉 대 발뒤꿈치 접촉, 무릎 과신전 및 발의 회내전으로 인한 체중 전달이 특징이다.
- 불충분한 골반경사와 회전이 나타난다.

생후 3살 때 회전이 나타나는데 골반이음구조 부분에서 근육 조절이 증가하고 서 있는 단계에서 균형과 발걸음을 떼는 움직임이 개선된다. 걸음걸이 길이, 높이 및 너비는 이미 대칭이며 엄지 발가락은 매트에서 긴장이 풀리지만 에너지 소비의 가변성은 지속된다. 증가된 에너지는 12세까지 나타난다.

달리기

생후 3년 말에, 소아는 달리는 능력을 얻는다. 많은 소아들이 정형화된 걸음걸이 패턴을 얻기 전에 달리기 시작한다. 달리기는 신체가 매트와 접촉하지 않는 짧은 양다리들림기로서 걷는 것과 구별된다. 양다리 들림기를 조절할 수 있는 능력은 유아기가 끝나갈 무렵의 자연적인 신호이다. 소년이 양다리들림기에 도달한 평균 연령은 3.04세이고, 평균 신장은 96.9 cm이며, 체중은 14.8 kg이다. 소녀의 경우 평균 연령은 3.03세, 신장은 96.8 cm, 체중은 14.1 kg이다. 모든 조건은 소아가 38개월이나 키가 100 cm일 때 유각기를 하지 못하면 지체로 간주된다. 체중의 평가와 함께, 범위가 낮은 곳이 어디에 있는지 명확하지 않다.

등반, 계단 오르기

15세의 소아는 처음에는 도움으로 계단을 올라갈 수 있다. 소아가 의존적으로 계단을 오르내릴 때, 그들은 한 발을 올라가는 발과 같은 계단에 둔다. 계단을 내려갈 때, 2세 소아들은 모두 네발로 오른다. 2.5세에서 3세가 시작되는 시점에서 아이들은 계단을 독립적으로 그리고 상호 보완적으로 오르기 시작한다. 계단에서 독립적인 상호 보완적으로 내려오는 것은 3세부터 35세에서 나타나기 시작한다.

점핑

소아들은 2세 이전에 이미 가장 단순한 형태로 뛰어 다니려고 노력 중이며 한쪽 또는 양쪽 다리를 항상 지지한다.점프 평가는 발달 단계에 대한 좋은 정보를 제공한다. 소아는 약 22개월쯤에 30cm 높이에서 점프하여 내려온다.이 기술은 양발을 동시에 뛰어서 한 점프보다 단을 내려가는 느린 패턴과 더 흡사하다. 이른 점프는 아주 조금의 작은 쪼그려 앉기를 준비하는 것이 특징이며, 팔은 수비 자세로 높게 움직이며 머리는 굽힘 상태로 유지된다. 대부분의 소아는 원래 점프를 길게 하고 싶더라도 높게 점프하여 시작한다. 높은 점프로 하체는 완전히 확장되지 않고 몸체 아래로 구부러져 있다. 상지는 점프에 도움이 되지 않으며 몸 뒤에 약간 보내는 경향이 있다. 착지는 하체로 한다.

소근육 운동 기술(Fine Motor Skills)

2세에서 3세 소아는 다음과 같은 운동(motor) 능력을 얻는다: 스위치 돌리기, 항아리 뚜껑 조이기, 소아 가위로 자르기, 큰 단추를 떼어 내기, 구슬 끈 연결하기.

소아는 표시된 후에 원이나 부정확한 십자가를 모방할 수 있다. 훌륭한 운동 능력과 조작 능력의 중요성은 어른들의 얼굴 표정을 흉내내고, 공놀이를 하고, 그림을 그리며, 가위로 자르고 글쓰기를 하는 이런 상상력을 사용하면서 블록 및 유사한 재료를 사용하는 소아의 욕구에서 관찰될 수 있다. 공을 잡을 때 관찰할 수 있는 움직임 패턴의 변화는 향상된 조절 및 움직임의 분리(dissociation)를 보여 주며, 마찬가지로 접근하는 공의 속도와 방향을 예측

하는 능력 향상된다. 2세와 3세 사이에서, 소아는 상대적으로 큰 공이 팔에 떨어질 때까지 기다리는 동안 팔꿈치를 편 상태에서 앞으로 굽히면서 상체를 이용하여 잡는 경향을 보인다. 그 후에 팔꿈치를 구부리고 앞팔을 외전하기 시작하고 어깨 움직임이 지속되고 적응하면서 팔꿈치 각도에 따라 공을 잡는다. 점차적으로, 소아는 팔꿈치를 몸통 옆에서 완화시키지만 그럼에도 불구하고 앞 팔을 이용하여 공을 잡는다.

손의 운동 기술(motor skill)은 지지하는 체제로부터 팔을 자유롭게 사용하고 눈과 손의 협응력을 향상시킴으로 결정된다.

18개월이 지난 후에는 선호하는 손이 나타나고, 움켜쥐기가 강하고 소아는 손바닥 전체를 사용하여 다른 손가락(**후크 그립, 옆으로 움켜잡음/꼬집기**)에 대해 안정된 엄지를 유지하면서 움켜 잡는다. 2세에서 3세 사이에 보다 정확한 그립이 발달된다. 엄지 손가락 반대편(**원통형으로 잡는 방식, 동그란 구형으로 잡는 방식, 3점 및 2점으로 움켜잡는 방식**)이 더 많이 사용하는 것이 특징이다. 소아는 정적인 삼각대 움켜잡기라고 하는 것을 사용하는데 예를 들어 손은 테이블에서 손목과 측면에 의해 지지되고 연필은 엄지 손가락과 요골 쪽의 두 손가락, 검지손가락과 가운데 손가락으로 잡는다.

다르게 보여지는 손의 능력은 처음에는 수직적인 움직임과 3세 때 수평적인 움직임으로 나타난다.

움직임 형태

유아는 자고 있지 않거나 먹지 않을 때 활동적인 운동에 70-80%의 시간을 보낸다. 유아는 움직임으로서 활동을 하면서 그리고 그 반대도로 그 능력을 발휘한다. 3세 이후로부터 **조화로운 능력**이 급격히 발달한다. 취학 전 연령에서 여러 가지 뛰기를 실행할 수 있는 능력이 나타난다.

적절한 움직임 활동으로는 상호 교환을 자주 나누고 민첩성(**협응력을 동반한**) 활동을 동반 한 등장성 근육수축을 기반으로 한 빠른 움직임 활동이 있다. 움직임 활동은 소아가 주의를 끌면서 이끌어 낼 수 있다. 다른 소아들과 함께 격려하는 것이 좋다.

이미 이 나이에, 소아들은 저하된 움직임, 과한 움직임 그리고 정상적인 움직임의 필요성에 따라 차별화될 수 있다. 걷는 법을 가르치는 것만으로는 충분하지 않지만, 던지기, 장애물 등반 등 다양한 활동을 하는 것이 바람직하다.

유아기에는 알려지지 않은 것에 대한 두려움이 나타나는 것이 특징이다. 이러한 두려움은 운동(motor) 학습 중 발달 지연 또는 신경 장애가 있는 소아에게 특히 제한적 요소이다. 교육, 교육학 및 치료적인 과정은 각 소아에게 두려움을 없애기 위해 적응이 되어야 한다. 그러한 상황에서 수정된 과정만이 보다 발전된 운동 능력을 배울 수 있다.

4-6세

취학 연령기의 기간은 다음과 같은 생리적으로 나타나는 것이 특징이다. 신경섬유 수초 형성의 피라미드관이 완료되고, 소뇌 기능이 발달(**균형 능력, 작은 운동 기술, 언어능력**)되고, 피질 기능이 발달된다. 이 단계에서 또 다른 매우 중요한 측면은 인식하는 발달과 감각 정보를 해석하는 발달이다. 신체감각(**체성감각**)은 움직임 인식, 오류 감지 및 수정을 하는 것에 아주 중요하다. 만지기와 시야는 운동 제어와 공간 관계의 개념에서 중요한 역할을 한다.

이 기간은 민첩성과 운동 협응의 발달이 특징적으로 나타난다. 움직임 패턴의 질적 및 양적 발달이 이어진다. 온몸에 연결된 움직임이 없는 사지의 독립적인 움직임에 의해 보여지는 향상된 여러 복합동작이 나타난다. 순환적인 움직임 및 비순환적인 움직임의 활발한 협응력이 향상된다. 이완된 인대를 형성하는 체계로 인해 넓은 범위의 관절 가동성은 이 단계에서 특징적으로 나타난다. 정신운동 발달의 개별 단계는 **표** 2에 설명되어 있다.

미취학 소아와 학령기 소아에게 나타나는 가장 중요한 협응력 장애

체코에서는 중앙 협응력 장애라는 용어가 유아기에 걷기 시작하기 전에 운동 성능에 일정한 편차를 보이는 아동에게 사용된다. 발달 장애가 유아 및 취학 전 연령대에 지속되면 우리는 작은 협응장애(Minor Coordination Disturbance; MCD)에 대해 이야기한다. P. Watter(1996)에 따르면, 이 용어는 공유된 특성이 명백한 정신적 또는 육체적 개입 없이 운동 기능의 손상이라는 다른 종류의 그룹에 사용된다.

명백한 정신적 또는 신체적 개입 없이 MCD를 가진 소아가 정보의 중앙 처리, 기억 및 저장에 문제가 있음을 보여주고 취약한 계간 통합을 증명할 수 있다는 지지를 얻고

표 2. 정신학적 운동 발달 단계 (Brunet, Lezine 1951; Bogdanowicz and Kisiel 1999; Zebrovska 1986)

발달 단계: 2-3세

대근육 운동 발달
- 달리기가 안정적, 발가락으로 걷기, 상호보완적이지 않는 계단이용, 공 차기, 선에서 걷기, 상호적인 계단이용, 한 다리로 서 있기, 한 발로 뛰기
- 한 발로 뛰기, 마칭 동작, 음악 연주
- 선 넘어 지면에서 5cm 이상 점프

미세한 운동 기술 및 시각 운동 (눈 - 손) 협응 발달
- 물건을 다루거나 물건의 구조와 기능에 적응함이 발달. 손을 자주 사용하는 것이 명백히 보인다.
- 6–8개 블럭을 쌓는다.
- 짧은 선이나 점을 그리는 것을 흉내낸다.
- 퍼즐을 가지고 형태대로 놓는다.
- 컵에서 다른 컵으로 물을 붇는다.
- 윤곽선의 영역을 그린다.
- 큰 구슬로 줄과 줄에 연결한다.
- 장난감 기차나 다리를 모방하여 만들 줄 안다.

인지 발달
- 이름을 만들고 상징적인 것을 가지고 활동하는 기간. 이기적인 생각 – 유아는 누군가의 의견이나 아이디어를 받아들이지 못한다. 즉, 어느 물질의 "개수(숫자)"나 "종류"의 뜻을 이해하지 못한다.
- 그림에 신체 부분을 부여준다.
- 다양한 물건이나 장난감 그리고 동물이 있는 수집장의 그림을 보여 줄 수 있다.
- 숫자 2개를 반복해서 말하고, 짧은 말을 기억할 줄 알고, 집으로 향한 길을 알기 시작하고, "하나"에 대한 뜻을 이해할 줄 안다. 연속해서 활동을 중단할 줄 안다.
- 간단하게 활동이 있는 그림을 이해한다.

언어능력/대화의 발달
- 300 단어 정도 사용한다.
- 2–3개 단어를 사용하여 문장을 만들고 나중에서 5개 단어를 사용하여 문장을 만든다.
- 어미변화나 다른 활용을 할 줄 안다.
- 3인칭 단수를 자신에 대해 말할 때 사용할 줄 안다(그들의 이름 사용).
- 짧은 시를 외울 줄 알고 "나"를 사용하고 전형적인 질문인 "이게 뭐야?"를 한다.

사회성 발달
- 주제 놀이 단계. 역할 놀이 시작. 다른 유아들 향에 공격성도 보일 줄 안다.
- 2–3명 다른 유아들과 작은 그룹으로 게임 참여 시작
- 칭찬과 꾸짖음에 민감
- 어른들과 접촉 시 부정적이고 반항적임을 보인다.

독립적인 행동 발달
- 포크사용
- 포장된 사탕 벗김
- 빨대로 마신다
- 옷을 입고 벗고, 지퍼 올리고 풀고 같은 간단한 동작실행

발달 단계: 3-4세

대근육 운동 발달
- 눈을 감고도 걸음걸이 자세로 균형을 잡고 유지할 수 있고 눈을 뜨고 한발로 설 수 있다.
- 목표를 향해 공을 찬다.
- 난간을 잡지 않고도 계단을 오르락 내리락 상호적으로 할 수 있다.
- 낮은 계단에서 점프할 수 있다.
- 뛸 수 있고 지면에서 25–30cm 높이의 장애물을 뛰어 넘을 수 있다.
- 밀고, 세발 자전거를 탈 수 있고 (어른의 감독필요), 수영이나 스케이트, 자전거타기를 배우기 시작할 수 있다.

미세한 운동 기술 및 시각 운동 (눈 - 손) 협응 발달
- 우세한 손과 우세하지 않은 손을 같이 쓴다.
- 2–3차원적으로 빌딩을 세울 수 있다.
- 동그라미를 그린다.
- 반죽된 재료로 원을 만들 수 있다.
- 우세한 손을 사용한다.
- 가위로 종이를 자를 수 있다.
- 뚜껑을 연다.
- 계획된 움직임과 계획되어진 이름을 만들 수 있다.

어떤 중요성에 대한 의식 발달
- 의욕이 없는 주의나 집중을 짧게 한다 그리고 그룹활동을 15분 정도만 한다.
- 3개 숫자를 반복해서 말하고 6개에서 12개 음절로 만들 수 있다.
- 기억에 의해서 짧은 이야기를 반복해서 한다.
- 두 부분의 그림을 같이 놓고 분별할 수 있고 설명하고 각 사물에 이름을 달 줄 안다.
- "위, 안, 안쪽에, 뒤에, 위에, 밑에, 앞에, 반대, 위, 아래" 같은 단어들을 이해한다.
- 같은 물건을 고를 수 있다.
- 주관적인 가치를 지닌 중요하지 않은 특성에 주목한다.

언어능력/대화의 발달
- 1,000개~2,000개 정도의 단어를 기억한다.
- 실행하는 활동에 대해서 지적할 수 있다.
- 많은 표현을 사용하여 문장을 만들 수 있고, 조음은 아직 구별할 수 없다.
- 주로 개별 지시 사항에 대해 반응하고 전체 그룹에 대한 지시 사항에 대해서는 덜 대응한다.

사회성 발달
- 게임 참여에 계속적으로 개선이 된다.
- 감정적으로 불안정하다
- 다양한 두려운 상황에 표현을 많이 한다. 예로, 익숙하지 않은 환경에 엄마와 떨어져 있을 때.
- 이기적이고 자기중심적인 태도를 보인다.

독립적인 행동 발달
- 먹고 혼자서 씻고 혼자서 입고 벗고, 감독이 필요하며 도움을 요청할 때 받아준다.
- 조금 도와주면서 장난감을 정리한다.
- 단추를 잠그고 풀고, 속옷을 입고 벗는다.
- 감독 하에 양치질한다

표. 2 *(이전 페이지에서부터 연결됨)*

발달 단계: 4-5세

대근육 운동 발달
- 경사진면을 돌아다닌다.
- 한 발로 뛰기를 5회 연속으로 할 수 있다.
- 사다리에 오를 수 있다.
- 볼을 확실히 받고 던질 수 있다.
- 발가락으로 짧게 설 수 있고 균형을 유지할 수 있다.
- 한 발로 5미터 거리를 연속으로 뛰기를 할 수 있다. (5살)
- 발끝으로 3미터 거리를 걸을 수 있다. (5세)
- 난간을 잡지 않고 계단을 올라 갈 수 있다.
- 민첩성을 요하는 스포츠 활동을 할 수 있다(스케이트, 스키, 수영)
- 15초 정도 한 발로 설 수 있다(4세).

미세한 운동 기술 및 시각 운동 (눈 - 손) 협응 발달
- 1 미터에 떨어진 거리에서 날라오는 물체를 칠 수 있고, 3–5 미터 떨어진 바구니에 공을 넣을 수 있고 날라서 공을 잡을 수 있다.
- 블럭을 사용하여 3차원적인 빌딩 블럭을 쌓을 수 있다 (다리, 터널, 계단)
- 부분적으로 풀을 붙일 수 있다.
- 간단한 도식안을 그릴 수 있다.
- 삼각형, 사각형, 십자가, 복잡한 무늬를 보고 그릴 수 있고 간단한 형태를 자를 수 있다.

어떤 중요성에 대한 의식 발달
- 삼각형 면을 맞출 수 있고 4개로 분리된 그림을 맞출 수 있다.
- 기본적인 색깔을 안다.
- 중요한 특징을 가진 물건을 언제나 구분하지는 않는다.
- 보지 않고 들으면서 책을 읽는 것처럼 할 수 있고, 게임을 계획할 수 있다.
- 의지적이거나 의지적이 아니라도 20분 정도 주의집중을 할 수 있다.
- 외형적인 특징이나 기능만 보고도 3가지 이름을 기억할 수 있다.
- 인과관계를 이해하고, 그림에 흠을 찾을 수 있고 결론을 낼 수 있다.
- 매일 쓰는 물건이 무엇으로 만들어 졌는지 안다.

언어능력/대화의 발달
- 현재, 과거, 미래에 관련되어 말한다.
- 써야 되는 말과 안 써야 되는 말을 구분할 수 있다.
- 많은 질문을 한다.

사회성 발달
- 무서움 반응이 적다.
- 충동적이고 자기중심적, 불안정
- 또래들과 즐길 수 있고, 2–5명 그룹에서 사람이 바뀌어도 긴 시간 동안 놀 수 있다.
- 경쟁적인 게임에도 참여할 수 있다.
- 배운 규칙에 의해 견딜 수 있다.
- 다른 사람을 위해 본인의 개인 만족을 버리고 배려하고 이해할 수 있지만 언제나 그렇진 않다.

독립적인 행동 발달
- 입고 벗고 그리고 스스로 씻고 할 수 있다.
- 스스로 밖에서 놀 수 있고 어른들 감독이 필요하지 않다.
- 신발 끈을 묶고 단추를 잠글 수 있다.
- 식기류를 바로 쓸 수 있다.
- 손상되기 쉬운 물건을 가지고 칼을 이용하여 자를 수 있다.
- 감독 없이 양치질을 할 수 있다.

발달 단계: 5-7세

대근육 운동 발달
- 눈을 감고 무릎을 굽힌 상태에서 다른 한발 로 서서 균형을 유지할 수 있다.
- 한 발로 발가락을 이용하여 균형을 유지할 수 있다.
- 15 cm 높이의 경사진면을 가로 질러 걸을 수 있다.
- 잡지 않고 의자에서 바로 점프할 수 있다.
- 두 발을 같이 20cm 높이의 줄을 뛰어 넘을 수 있다.
- 줄넘기를 시도 할 수 있다.
- 빠르게 달리고, 움직임에 협응이 나타난다. 몸통을 앞으로 가져갈 수 있고 무릎 높이기
- 스케이트 타기, 스키 타기, 자전거 타기

미세한 운동 기술 및 시각 운동 (눈 - 손) 협응 발달
- 편측성 사용 (우세한 손)
- 발달된 움직임 조절
- 플라스틱 블럭을 사용하여 연결하고 더 복잡한 형태의 블럭을 만들 수 있다.
- 그림 그리기는 더 성숙되고 풍부한 내용을 가지고 있으며, 안정적인 계획을 세우고 더 정확하게 만들고, 더 감각적이다. 비율은 항상 유지되지 않는다.
- 회전을 보면서 그리고, 글자를 적는 것처럼 만들 수 있고 간단한 형태로 구성된 기하학적 모양을 그릴 수 있다.
- 풀로 붙일 수 있고 3차원 평면으로 만들 수 있다.

어떤 중요성에 대한 의식 발달
- 요약적인 사고 발달이 시작되는 시기
- 항상은 아니지만 필수적인 특성을 구별할 수 있다.
- 물건을 비슷하게 설명할 수 있고 비교할 수 있다 – 구체적이고 기능적인 수준으로 일반화
- 인과관계를 이해한다.
- 그림의 흠을 찾을 수 있고 이야기를 만들 수 있다.
- 어떤 일을 풀 때, 시도와 실패의 방법에 더 익숙해 진다.
- "더 작게, 더 크게" "그 것보다 크게, 그 것보다 작게"라는 말을 이해한다.
- 다양한 숫자를 세트로 나누고 비교하며 10까지 세고 이해한다.
- 간단한 문자를 읽는다.
- 계획하고 관찰을 조절 할 수 있다. 예로 퍼즐을 분석할 때.
- 색깔의 이름과 구별을 할 수 있다.
- 스스로 신체의 오른쪽과 왼쪽은 보여 줄 수 있다.
- 주위에 있는 물체를 그림으로 그릴 수 있다.
- 더 긴 시간 동안 집중할 수 있다. (30분 정도)
- 하나의 자극보다 더 주의집중을 할 수 있다.

사회성 발달
- 감정을 더 조절할 수 있다.
- 안정적인 테마를 가진 게임을 할 수 있고 상징을 사용하고 규칙을 가진 보드게임을 할 수 있다.
- 다른 사람과 경쟁한다.
- 그룹에 명령을 따르고 이해한다.
- 목적과 금지되는 것을 따를 수 있다.

독립적인 행동 발달
- 입고 벗고 완전히 스스로 할 수 있다.
- 위생법을 따를 수 있다.
- 스스로 잠을 청할 수 있다.
- 접시 위에 음식을 자를 수 있다.

있다. 이 모든 것이 운동(Motor) 능력에 영향을 준다.

많은 저자들은 서투른 소아들이 더 긴 반응 시간을 가지고 있으며 다른 아이들보다 더 느린 개별 작업을 수행한다고 지적한다. 서투른 소아들은 다른 이들과 비교할 때 좋지 않은 타이밍과 개별적인 움직임의 순서를 보여준다. 그리고 이것은 시간을 유지(해석)하는 중앙 메커니즘의 문제, 즉 시간을 엄수하는 것이라고 결론 지었다.

MCD를 가진 소아들은 종종 주어진 정보의 인식 문제를 보여 주며, 이러한 소아는 피부에 접촉을 느낄 수는 있지만 그것을 찾을 수 없거나 그것에 다른 정서적인 내용을 부여한다. 이러한 소아들에게, 어떤 자극에 대한 반응은 부적절한 운동 반응 패턴이나 운동 또는 충동을 억제할 수 없는 것을 특징으로 할 수 있다.

신경 발달 검사의 모니터링 영역

긴장, 반사 신경, 불명확한 근육 간헐성 경련 (Pseudoclonus), 연합반응

대부분의 소아에서 근긴장이 감소하는 반면, 나머지 소아는 정상, 증가 또는 변화하는 근긴장을 보인다. 긴장도 반사는 매우 낮은 근긴장을 가진 아이들에서도 종종 정상적이다. 근긴장이 높으면 1개 또는 2개의 반사운동(jerk)(pseudoclonus)이 관찰된다.

MCD 소아에서는 관련된 반응과 근육의 반사적 연합운동(synkines)은 주로 증가된 노력과 관련하여 나타날 수 있다. 그러한 아동들에서, 최소한의 노력조차도 관련된 반응들이 일어나기에 충분하고, 이것은 원하지 않는 움직임의 부적절한 억압 또는 억제 때문이다. 이런 아이들에서는 운동의 분화가 없으며 선택적 운동의 수준이 감소한다.

원시 반사 및 미성숙 운동 패턴

예를 들어, 비대칭 긴장성 목반사(ATNR)의 엄지 발가락 흔적에 대칭 긴장 목반사(STNR) 또는 대칭 미로긴장반사(TLR)는 이러한 유형의 반사 및 패턴에 속한다. 그들은 수동적이거나 능동적인(보조적인) 움직임을 통해 쉽게 적용할 수 있다.

소아가 3년 이상의 흔적을 보인 경우, 이러한 패턴은 종종 MCD에서 지속된다. 신생아 단계에서 전형적으로 사용되는 것보다 더 진보된 위치에서 검사를 받는다. 신근 반발은 약간 굴곡된 무릎으로 누운자세에서 검사해야 하며 엄지 발가락 아래쪽에 압력을 가한다. 양성 반응은 발의 하반신 확장과 발바닥 굴곡(자극의 압력에 대항)에 의해 입증된다. 그것은 또한 아킬레스 건의 단축을 일으킬 수 있다. 서 있을 때 신근 반발은 ATNR의 흔적과 결합될 수 있다. MCD를 가진 많은 수의 소아들에게서 이 반사는 아래로 내려갈 때 이끌어 낼 수 없지만, 아이가 걷기 시작하면 강한 추력이 기능적으로 명백해질 수 있다.

ATNR 징후를 평가할 때 네발기기 자세가 더 적합하며 MCD 소아에서 항상 사용해야 한다. 이러한 반사가 완전히 통합되지 않은 상태에서 머리 쪽이 한쪽으로 돌리면 뒤쪽 후두부 쪽 팔꿈치 굴곡이 발생하며 같은 쪽 몸통의 측면 굴곡이 수반된다. 반사의 신근 부분은 종종 얼굴 쪽에 팔꿈치의 과신장으로 존재한다. 이 하지 자세의 경우는 누운자세와 같은 방식으로는 반응하지 않으며, 종종 몸통의 굽힘이 수반되는 골반 안정성의 상실이 있다. 이 반응은 너무 강해서 아이가 네발 자세를 유지할 수 없게 된다.

따라서 STNR 징후는 동일한 위치에서 4배로 평가해야 한다. MCD가 있는 소아의 경우 두개골 굴곡을 동반한 팔꿈치 굴곡이 빈번하고 골반 안정성이 떨어진다. 소아과 신경계 환자에서 고전적 검사로 관찰할 수 있는 완전한 고관절 폄이 아니다. 경부 신전은 엉덩이와 무릎 굴곡과 함께 팔꿈치 신전을 유발하고 발 뒤꿈치에 앉아있는 경향이 있다.

ATNR과 STNR 부분 징후는 서 있고 앉은 상태 모두에 존재할 수 있으며 신근 반발로, 그들은 자세 안정성의 강화를 위해 소아가 사용할 수 있다. 이러한 반사는 MCD의 진단과 밀접하게 관련되어 있지 않지만 MCD를 가진 아동은 기능적 안정성을 달성하기 위해 일시적으로 보상으로 사용한다.

미로긴장반사는 앉은 자세에서부터 자세가 바뀌는 동안 자세를 측정해야 한다. MCD를 가진 많은 소아들은 이 검사 중에 단계적으로 조절하는 것만 표시한다. 검사를 하는 동안 근력 약화 또는 근력 약화로 인한 것과 그렇지 않은 것을 구별해야 한다. 예를 들어, 이 검사 중 머리 조절에 문제가 있는 소아의 경우, 낮은 근긴장, 근력 약화 및 TLR의 지속됨을 구별할 필요가 있다.

자세 반응

체중 이동, 적극적 지지, 직립자세, 방어 및 평형 반응은 자세 반응 유형이다.

정상적인 자세 응답은 빠르고 자동이며 편안하다. MCD 소아에서는 언제나 넘어지려고 할 때 반응이 너무 빠르거나 운동반사가 나타나기도 한다. 스펙트럼의 다른 끝에서는 소아는 매우 천천히 그리고 어색함, 약한 방향 및 비효율적인 움직임으로 반응할 수 있다.

체중 이동이 좌우로 진행되는 동안 체중부하 끝단에 과도한 압력이 가해진다. 이것은 중력에 대한 위치를 유지할 수 있는 긍정적인 지지 반응을 자극한다. 동시에, 체중부하가 아닌 하지가 그것의 수축을 잃어 버린다.

건강한 소아의 경우, 이 반응은 적응 단계를 거치므로 운동 범위 전체에서 말단의 일정한 양의 동적 제어가 가능하다. 이것은 무릎이나 팔꿈치가 완전히 벗어나면 지지 말단이 붕괴되는 것을 방지한다. MCD 소아에서는 체중 이동 중에 적극적인 지지와 반응이 과도하거나 동기화되지 않을 수 있으며 경우에 따라 결석할 수 있다.

직립 반응을 조사하는 동안, 블록 간 반응의 지속성은 대개 몸통 부분 사이의 회전보다 더 잘 보인다. 불충분함을 유지하면서 보행 패턴과 달리기 스타일에 영향을 줄 수 있으며 몸통 축을 중심으로 몸통을 회전시키는 능력이 저하될 수 있다. 똑바로 머리 반응을 보이면 MCD를 가진 소아는 근긴장과 비대칭 반응의 심한 변화를 보여준다.

MCD 소아에서 **방어 반응과 평형 반응**을 평가할 때 체중 감량 장애, 긍정적인 지지와 평형 반응 사이에 연관성이 있다.

감각운동 측면(sensorimotor aspect)

감각운동 측면은 촉각 감각, 고유감각, 전정 시스템, 안구운동 시스템, 운동계획 실행, 길항운동반복(diadochokiness), 정중선 교차, 청각 순서 및 협응을 포함한다.

촉각 문제가 있는 소아는 다양한 수준의 자극, 만짐 또는 잡기를 정확하게 해석할 수 없다. 겉으로는 공격적으로 나타난다. 접촉함으로서 움직임 활동이 증가하고 방어 반응이 촉진된다. 때로는 개별적인 촉각 자극이 반응을 유도하지는 않지만 시간과 공간적 합계는 운동뿐만 아니라 행동에서도 바람직하지 않고 과장된 반응을 이끌어 낼 수 있다. 촉각 입력의 CNS 평가에서, 과민성 또는 대조적으로, 촉각 입력(감각 저하)의 장애가 관찰된다.

피부 과민 반응의 징후는 다음과 같다:

- 주로 수용기(얼굴, 머리, 어깨)가 풍부하게 공급되는 영역에서 접촉을 피함.
- 머리 빗질을 안 좋아한다.
- 옷입는 중에 피부에 닿는 것을 용납하지 않는다.
- 맨발로 걷기를 싫어한다.
- 손톱자르는 것에 저항한다. (유치원 및 취학연령)
- 뒤에서 접근하는 것을 좋아하지 않다.
  위협으로 인식되기 때문에
- 다른 아이들과의 신체 접촉을 좋아하지 않다. 그들은 스스로 만지기를 좋아하지만 다른 사람은 만지지 않는다.
- 색깔 연필을 다르게 잡아 먹음 종종 어떤 음식에 대한 편협함을 드러낸다. "나는 이것을 하는 것을 좋아하지 않는다."
- 느슨한 옷, 긴 소매를 좋아한다.
- 젖은 물질, 놀이터, 모래로 지문 채취를 좋아하지 않는다.
- 과자를 선호한다.
- 과민 반응은 몸 전체에 있을 필요는 없지만 특정 부위에만 있을 수 있다.

피부 감각의 징후는 다음과 같다:

- 아이는 얼굴 전체에 퍼지는 음식을 신경 쓰지 않다.
- 아이는 장난감을 자주 끊다. (자극이 없어서)
- 매우 단단히 종이에 컬러 연필을 누르시오.
- 종종 자신을 상처를 준다(자초).
- 피부에 그려진 모양을 구분하지 않다.
- 아이는 강한 자극이 필요하다.
- 아이는 체간의 근위 근음이 줄어들지만 근원적으로 증가한다.

고유감각의 불충분한 통합에 대한 문제는 MCD 소아에서 가장 빈번한다. 그것들은 국부적인(즉, 손가락의 운동 감퇴 감소) 또는 신체 전체에 걸친(즉, 신체 도식의 인식에서의 적자) 테스트를 통해 운동 계획과 운동 기억을 별도로 평가해야 한다. 시각적 시연(시각적 인식) 또는 언어적 지침(메모리 발자국)을 기반으로 요청된 위치를 수행하는지 여부가 평가된다. 운동을 이해하고 육체적으로 수행할 수 있지만 요청이 있을 때 의식적으로 시연할 수는 없다. 따라서 MCD를 가진 아이들은 보여지는 움직임을 계획하거나 조직할 수 없다. 비슷하게 구두 명령에 대한 응답으로 계획을 세울 수도 없다. 주어진 업무를 수행하는 데 필요한 시련 동안, 이것은 좌절을 이끌어 낼 수 있다. 이 아이들은 자신이 해야 할 일을 알고 있고 과거에는 그러한 일을 수행했음을 알고 있었지만 요청에 따라 수행할 수는 없었다. 열악한 기억으로 인해 운동 계획에 대한 문제가 두드러진다.

이러한 맥락에서, **운동 장애**(motor dyspraxia)는 운동 계획을 가지고 있을 때 평가되지만 실행은 혼란스럽다. 소아는 주어진 운동 작업을 떨리는 방식으로, 정확하지 않게, 때로는 목적이 없는 방식으로 수행한다. 이 아이들 중 많은 사람들은 운동 중에 정적인 신체 자세를 유지하기가 어렵고 회복하기가 어렵다. 아이의 감수성 감각은 때로는 한 방향으로 떨어지는 것으로 나타난다. 게다가, **이상운동 장애**(ideomotor dyspraxia)는 평가되고 운동 계획이 없다는 특징이 있다. 움직임은 능숙하지만, 소아는 요청된 과제를 수행할 수 없다. **이상적인 장애**(ideational dyspraxia)가 있는 경우, 소아는 자신이 해야 할 일을 이해하지 못한다.

MCD를 가진 많은 소아에서, 머리의 **전정** 반응은 부족하거나 부분적이고 가끔 있다. 그것은 또한 시각적 직립 반응보다 덜 기능적이다. 응답은 비대칭이다. 서투른 아이들의 경우, 머리는 종종 중력의 방향으로 떨어진다.

중력 불안정의 증상과 전정기관의 과민성과 함께, 아이는 등반을 피하고, 흔들리면서 스윙을 하며, 회전목마처럼 계속 가며, 극도의 두려움을 보여준다. 점프를 피하거나 계단 협상에 오랜 시간이 걸린다.

이 소아는 두려움과 신체 위치의 갑작스런 변화를 피하고, 누군가가 떨어지게 만들까봐 무서워하고 자신의 주변을 지속적으로 점검하면서 자신이 놀아 나갈 것을 두려워 한다. 테스트를 통해, 소아는 예기치 않게 움직이기 시작하고 검사관에게 매달린다. 반면에, 눈과 전정 시스템의 동시적 결손은 읽고 계산하는 것에 의해 전정 기관 감각이 약한 소아에서 주로 관찰되며, 회전 안진증의 지속 기간은 더 짧아지는 경우가 종종 있다. 눈꺼풀의 근육은 원심성 자극을 충분히 받지 못한다. 눈꺼풀이 없거나 매우 약한 보상 운동은 일반적인 징후이다. 자세 반응은 덜 발달하고 자주 지연이 된다.

MCD를 가진 소아는 회전 운동에 대한 보조 반응이 빈번하며 자세조절 상실 또는 방향 상실, 식물인간 상태의 반응 증가가 발생할 수 있다. 이러한 유형의 반응은 종종 비대칭이거나 불규칙, 과장되거나 완전히 부재로 나타난다.

또한, **안구 운동계 시스템**은 기능 저하를 나타낸다. MDC를 가진 소아는 움직이는 물체와 시각 집중을 둘 다 균형 있게 할 수 없으며, 느리게 하거나(관찰된 물체와의 시각적 접촉을 상실) 또는 비대칭으로 된다. 그들은 운동의 한 부분에서는 잘 실행할 수 있지만 매우 빨리 피로감을 느낄 수 있다. MCD를 가진 소아의 사지증은 다른 그룹보다 자주 발생하지 않는다. 이 소아들의 상당수는 눈이 움직이는 동안 머리를 지속적으로 유지하는 데 어려움이 있다. 선택적 안구 움직임을 잃지 않으려고 소아는 머리와 눈을 함께 움직인다.

시지각 발달에 있는 결손은 MCD를 가진 소아들에서 관찰된다. 특히, 이러한 결손은 시각기능(주변의 시각 경로)의 발달, 집중하는 능력 및 통합하는 기능(다른 감각 기관과 정보의 통합)에서 보여진다.

다음은 아이들의 시각적 인식의 생리적 발달로 간주된다:

0-1 개월

- 생후 0-1개월 눈은 머리와 몸과 함께 회전한다.
- 눈맞춤을 조금 한다.
- 수평면에서만 시각적으로 반응한다.

1-3 개월

- 생후 1~3 개월에서는 고정된 눈맞춤이 이미 나오고 있다.

2-3 개월

- 생후 2~3개월 눈맞춤은 일정하다.
- 수직적으로 "원을 따라" 관찰하고
- 장난감의 움직임에 관심을 보이고
- 읽을 때 입술에 대한 관심을 보인다.

3-6 개월

- 자신의 손을 본다.
- 생후 4개월 이후로, 머리로부터 고립된 안구운동(45°)이 일어나고
- 생후 3-4개월에 나타나고 사물을 중심선에서부터 옆으로도 관찰을 한다.
- 생후 5개월부터 중심선을 가로질러 시각을 고정한다.

6-7 개월

- 매달려 있는 물체를 움켜쥐고
- 장난감을 당기거나 돌리기도 한다.
- 시각적 집중도가 높아지는 시기이다.

7-10 개월

- 시각적 주의가 증가하는 시간이다.
  (예 : 작은 빵 부스러기)
- 집게 손가락 움직임이 발달한다.
- 사진에 흥미를 보인다.

11-12 개월

- 사진을 구별할 줄 안다.
- 창문너머로 사람을 인식할 줄 안다.
- 방안에서 시각적 방향을 갖추고 있다.

시각적 지각의 결함은 다음과 같은 징후로 증명된다:

- 소아가 블록을 가지고 노는 것을 좋아하지 않는다.
- 친구들과 같이 퍼즐을 맞추지 않는다.
- 계단을 내려 갈 때 긴장한다.
- 쉽게 길을 잃고 지면에서 방향성이 결여된다.
- 새로운 장소를 좋아하지 않는다.
- 색깔이 있는 연필로 그리기를 거부한다.
- 사진의 차이를 찾는 데 어려움을 겪는다.
- 모호한 환경에서 사람을 구별하는데 어려움이 있다.
- 글을 쓸 때 줄에 맞춰 쓸 수 없으며 글자와 단어 사이에 공백이 없다.

MCD이 있는 소아에서는 시각적 통제 없이(diadochokinesis) 앞 팔의 교대운동을 하면서 결손을 관찰할 수 있다. 움직임은 부드럽지 않으며 다른 신체 부위의 동시동작과 결합되어 일어난다. 이런 경우에는 소아가 팔뚝 운동을 더 빨리 수행하려고 시도하는 경우가 훨씬 더 뚜렷하다.

MCD를 가진 아동이 **정중선을 가로 지르는 데 문제**가 있으면 종종 무능력이 더 많은 시스템에서 보여진다. 주어진 작업을 수행하는 손 반대편의 물체에 도달할 수 없거나 정중선을 가로 지르는 안구 운동을 하는데 어려움이 있을 수 있다. 처음 언급된 문제는 자세 회전, 전반적인 협응 및 주로 사용하는 손의 발달에 영향을 미친다. 반대쪽 시야에서 확인하는 문제는 읽기 및 쓰기 능력에 역효과를 미친다. 정중선을 "가로 지르는" 능력이 감소하면 체중 이동의 결손 또는 자세 제어가 적절하지 않게 나타나는 것으로 예상될 수 있다.

MCD를 가진 소아들은 종종 청력 자극에 반응하여 리드미컬한 **움직임 결핍**을 보인다. 이것은 흔히 불규칙한 단기 기억과 관련되어 있으며, 순서적 결함으로 그리고 리듬 이동 패턴 실행 중에 나타난다. 많은 소아들에게 이것은 철자법이나 음절 표출이 불량하거나 수치와 사실을 기억하는 능력이 떨어지는 등 학교에서 나타난다. MCD를 가진 소아 그룹에서는 각 개인이 자신만의 "유사성 패턴"을 갖는 것이 이 패턴에서 특정 유사점을 관찰할 수 있다는 것이 일반적이다. 이러한 소아들 모두가 "서투른" 것은 아니다. 어떤 소아들은 총체 운동 능력에 영향을 미치지 않는 문제를 보여줄 수 있지만, 보다 정밀한 운동 능력이 관련되거나 그 반대의 경우도 있다.

근골격계 측면 (Musculoskeletal Aspects)

관절가동범위, 근육 길이 및 기형은 근골격계 유형이다.

언뜻 보기에는, 자세의 척추 측만증, 족부 변형 또는 보다 공통적으로 척추 후만증, 과전만증과 안좋게 앉아 있는 자세를 강조할 수 있는 자세 기능장애와 같은 MCD를 가진 소아에서 구조적 기형이 관찰될 수 있다. 근육, 근막 또는 관절염의 단축에 이차적인 제한된 운동범위를 보이는 소아에게서 종종 악화된다. MCD를 가지고 있는 소아들은 좌골대퇴근(ischiocrural muscle)에 단축을 보여 주며 불편함 없이 앞쪽으로 다리를 뻗어 앉을 수도 없다.

11-14세 사이의 소아에서는 다리가 신장된 상태에서 앉아 있을 때 생리학적으로 정상이며, 그들은 성장기에 보이는 인위적 관계로 인해 그들의 발가락에 도달할 수 없다. 임상적으로, 이러한 발견은 종종 엉덩이 내부 회전자 및 안내자의 단축과 동반된다. 보상 전략으로 흉추 후만증이 발생할 수 있는데 주로 앉아있을 때 볼 수 있는 요추 굴곡의 증가로 인한 것이다. 무게 중심선은 지지 기반으로 돌출되어 안정성을 유지하는 목적으로 고관절 굴곡근에 대한 요구가 증가한다. 이 모든 것은 교실에 앉을 때 불안정함과 "가만히 못 있는 움직임"을 증가시키고 학습 중에 부주의하게 된다.

치료를 받는 동안 전반적인 건강 상태를 좋게 생각해야 한다. 종종 장 문제, 간질, 천식 또는 다른 폐 문제가 있다.

재활을 통해 약물 복용을 포함하여 이러한 모든 상황을 고려할 필요가 있다(Watter, 1996).

어린 나이에 중추조절장애로 진단받은 소아의 경우에, 취학 연령(3세 이상 소아)에서 정지 상태에서의 자세 정렬에서 다음과 같은 결손이 관찰될 수 있다.

- 안정화 되지 않은 경추부 전만증
- 안정화 되지 않은 요추부 전만증
- 흉추, 흉요추접합부분 그리고 요추의 불안정성으로 인한 후만 변형 증가
- 비대칭적인 신체 윤곽
- 어깨 내밀기
- 견갑골 거상
- 익상견갑골(scapulae alatae)
- 늑골 5번에서 8번 부분의 동굴 같은 가슴형
- 아래쪽 늑골의 편평한 위치는 측 방향 및 시상적으로 위치
- 배근육의 분리
- 평발(Pes planus)

앞에서 언급한 편차 중 일부는 정적인 상태에서만 나타나는 것이 아니라, 매트에서 누운자세로 몸통 굽힘과 폄의 임상 테스트에서도 나타난다. 그들은 또한 아래쪽 사지가 펴진 정적으로 앉아있을 때 관찰될 수 있고 척추를 곧게 펴는 목표를 가진 능동적인 교정이 무릎의 굴곡을 가진 아이들에 의해 보상될 때 관찰될 수 있다.

자연스러운 운동 활동 중에 자세가 바뀌면 위에서 언급한 증상이 지속적으로 관찰되지 않는다. 소아들은 포괄적인 움직임이나 정밀한 움직임 능력은 해당연령의 원하는 운동 패턴의 양과 일치한다. 그럼에도 불구하고 한발 서기 검사에서 소아들은 상지 또는 몸통의 움직임을 연관시킴으로써 보상하고 정적 균형의 감소와 같은 실행을 하는데 있어서 결손이 있다. 종종 그들은 요청된 시간보다 빨리 시험을 종결 한다- 4세 아동은 10초에 끝낸다. 어떤 소아들은 그림을 베끼거나 쓰는 동안 매우 단단한 움켜잡기와 연필을 잡는 강한 압력이 관찰된다. 그리고 그 그림은 유아들이 그 일을 이해했음이 분명하지만 그림에서 시작할 때 선과 끝 날 때 선은 부정확성을 포함하고 있다. 관찰할 수 있는 또 다른 결손은 점프할 때, 위로 점프 또는 한 발에서 다른 발로 점프할 때 속도에 대한 조절이 없다는 것이다. 예를 들어, "어설픔, 어색함"은 부자연스러운, 어렵고 시끄러운 쿵쿵거리는 것처럼 보일 수 있다. 부정확하고 감소된 힘 수정은 공 던지기와 같은 활동에서 분명하게 나타난다.

경고를 알려주면, 대부분의 소아들이 주어진 부족한 부분을 의식적으로 수정하고 운동의 질을 집중하고 통제 할 수 있다. 이것은 어린 나이에 운동 요법이 필요하다는 증거로 간주될 수 있다. 가족 지원은 좋은 결과의 보행이 이루어진 후 움직임 요법이 종결되었더라도 대개 긍정적인 영향을 미친다. 관찰된 모든 소아들은 전반적인 운동 활동을 계속했고 그것과 긍정적인 관계를 보였다.

이상적인 정신 운동 발달에서 열거 된 비정상적인 신체 자세 또는 일정 수준의 협응력이 없는 형태 같은 편차 외에도 호흡기 질환의 발병 빈도가 더 빈번하게 기록되었다. 따라서 소아과 의사, 재활 의사가 따라 다니고 필요한 치료와 교육을 시행하는 것이 이들 소아에게 더 권장된다.

전반적인 기능 개선이 재활의 주요 목표이다. 치료의 목적은 정상적인 감각 자극뿐만 아니라 그러한 감각 자극에 대한 예상된 반응의 편의를 제공하는 것이다.

감각 입력의 처리와 그 것의 사용하고 있다는 질을 향상시키기 위해서는 더 높은 수준의 피질 활동을 필요로 하는 더 복잡한 활동을 포함시켜야 한다 이것은 소아의 기능성 운동 능력을 향상시킨다.

중추성 협응운동 장애에서의 물리치료

중추조절장애의 CCD 치료에서 물리치료법은 가능한 한 빨리 그리고 늦어도 3개월에 시작해야 한다. 보이타 교수의 반사 운동(이동/보행)(Locomotion)은 발달 초기단계에서 가장 보편적으로 사용되고 있는 성공적인 치료법이다(B. 치료적 접근법, 1.3.1장 Voita 원리: 반사 움직임 참고).

다음과 같은 초점을 두고 있다:

- 자세의 생리학적 안정
- 생리학적 협응 또는 움직임
- 실제연령과 발달 연령 사이 균형
- 잘못된 자세 예방
- 비정상적인(기형) 형태학적 발달 교정: 그것은 지역적, 지역적, 해부학적 관계의 발전에 영향을 미친다.

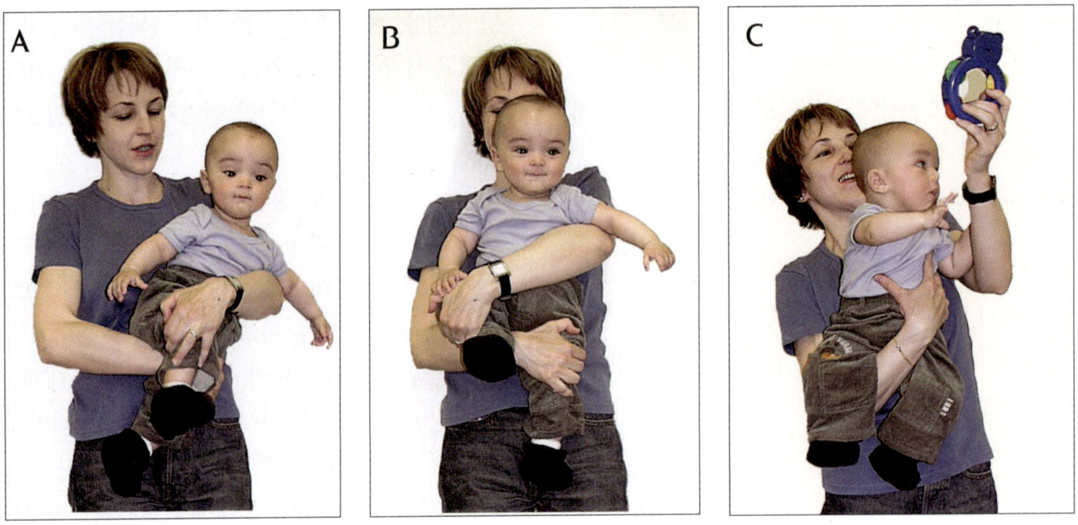

그림. 75 아기 다루기 **A**– 상체의 직립 및 평형 반응의 자극은 하지의 주요 지점에서 유발된다. **B**– 다른 기능으로 유지되는 하지의 지각의 촉진, 앞으로 나아가고 지원하기; 동시에, 종축에서의 대칭형 자세의 인식 촉진. 자세는 소아들이 환경과 의사소통을 돕고 상지의 이완 또는 기본적인 기능 파악을 용이하게 한다: **C**– 체중 이동과 체형 회전. 어머니의 손을 소아의 신체에 수동으로 접촉 시키면 운동 실행을 제어하고 보조하며, 다른 손은 요청 된 움직임의 방향으로 소아에게 장난감을 제공한다.

촉진된 고유수용성 자극(다루기)의 선택된 기술은 반사요법의 영향을 뒷받침한다. 그들은 소아를 들고 다니는 것, 옷을 벗고 옷을 입는 것과 같은 모든 일반적인 활동 중에 활용된다(그림 75).

24시간 동안 반복적으로 처리함으로써 아동은 다음을 획득한다:

- 신체 공간 의식
- 자세와 움직임 조절
- 자세와 움직임 변화

소아가 협조하기 시작한다면 **작업치료 요법**도 바람직하다. 작업치료 요법의 선택은 MCD 증상의 정확한 진단에 근거한다.

CCD가 있는 소아의 운동 지속시간, 빈도 및 강도

운동 지속시간은 소아의 나이와 피부색 및 피로 흔적에 따라 결정된다. 신생아에서는 5분간 지속되며 하루 4–6회 반복된다. 유아 및 걸음아기의 경우 10–20분 동안 지속되며 하루에 2–3번 수행된다. 운동의 정확한 수행은 위치와 운동의 생리학적 CNS 조절, “Triggering” 하기 위한 전제 조건이다. 학교를 다니는 소아의 경우 운동 시간은 증가하고 빈도가 감소하고 운동시간은 소아의 하루 일과, 학교 및 과외 활동 맞춰 수행된 운동 활동을 통제할 수 있는 능력에 따라 안내된다. 운동 강도는 피로를 일으킬 수 없다. 운동 중 및 운동 후 경고는 반사 모델에 의해 자동으로 추출된 운동 능력을 채택하는 이유이다.

참고문헌(REFERENCES)

Ageberg E, et al. Principles of Brain Plasticity in Improving Sensorimotor Function of the Knee and Leg in Healthy Subjects: A Double-blind Randomized Exploratory Trial. BMC Musculoskelet Disord 2009; 10: 99.

Bartko D. Neurologia. Bratislava: Osveta 1982.

Bartošková Z, Vodička P, et al. Poruchy svalové funkce a úroveň somatických ukazatelů u nastupujících studentů tělesné výchovy. Acta Universitatis Palackianae Olomucensis facultas pedagogica: Gymnica 1990; XX: 119–133.

Bernat JL. Ethical issues in neurology. Boston: Butterworth Heinemann 1994.

Bertoti DD. Life Span Motor Development. In: Bertoti DD. Functional Neurorehabilitation Through the Life Span, Philadelphia: F.A. Davis 2004: 89–131.

Biel L, Peske N. Raising a Sensory Smart Child: The Definitive Handbook for Helping Your Child with Sensory Integration Issues. New York: Penguin Books 2005.

Bobath K. A Neurophysiological Basis for the Treatment of Cerebral Palsy. Cambridge: Cambridge University Press 1980.

Bogdanowicz M. Metoda dobrego startu. Warszawa: Wydawnictwa Szkolne i Pedagogiczne 1999.

Bohannon RW, Smith MB. Interrater Reliability of a Modified Ashworth Scale of Muscle Spasticity. Phys Ther 1986; 67: 206–207.

Brügger A. Gesunde Körperhaltung im Alltag. 3. Aufl. Zürich: Brügger Verlag 1990.

Brunet O, Lezine I. Échelle de développement psychomoteur de la première enfance. Clamart: Éditions scientifiques et psychotechniques 1951.

Burns YR. Motor Development – 2–6 Years. In: Burns YR, MacDonald J. Physiotherapy and the Growing Child. London: W.B. Saunders 1996: 43–48.

Case-Smith J, et al. Occupational Therapy for Children. 5th ed. St. Louis: Mosby 2005.

Catz A, et al. SCIM – Spinal Cord Independence Measure: A New Disability Scale for Patients with Spinal Cord Lesions. Spinal Cord 1997; 35: 850–856.

Capute AJ, Accardo PJ, Vining EP, et al. Primitive Reflex Profile. A pilot study. Phys Ther 1978; 58(9): 1061–1065.

Clayton-Krasinski D, Klepper S. Impaired Neuromotor Development. In: Cameron MH, Monroe LG, eds. Physical Rehabilitation, Evidence-Based Examination, Evaluation and Intervention. St. Louis: Saunders Elsevier 2007: 333–365.

Cohen HJ, Taft LT, Mahadeviah MS, Birch HG. Developmental Changes in Overflow in Normal and Aberrantly Functioning Children. J Pediatr 1967; 71(1): 39–47.

De Keulenaer BL, De Waele JJ, Powell B, Malbrain ML. What is Normal Intra-Abdominal Pressure and How is it Affected by Positioning, Body Mass and Positive End-Expiratory Pressure? Intensive Care Med 2009; 35(6): 969–976.

De Sèze M, et al. Sequential Activation of Axial Muscles during Different forms of Rhythmic Behavior in Man. Exp Brain Res 2008; 185(2): 237–247.

Devinsky O. Behavioral neurology: 100 maxims. St. Louis: Mosby Year Book 1992.

Dubowitz V. Determining Gestational Age in a Low-Resource Setting: Validity of Last Menstrual Period. Journal of Health, Population and Nutrition 2009; 27: 332–338.

Dubowitz V. The Development and Evaluation of a Simple Method of Gestational Age Estimation. Journal of Paediatrics and Child Health 2009; 45: 9–15.

Eccles JC. An Instruction-Selection Theory of Learning in the Cerebellar Cortex. Brain Res 1977 May 27; 127(2): 327–352.

Eccles JC. Evolution of the Brain in Relation to the Development of the Self-Conscious Mind. Ann N Y Acad Sci 1977 Sep 30; 299:161–179.

Ernst B. Grundsätze der neuromotorischen und psychologischen Entwicklungsdiagnostik. Stuttgart: Enke 1983.

Feldenkreis M. Feldenkraisova metoda. Praha: Pragma 1996.

Fiorentino MR. Normal and Abnormal Development: The Influences of Primitive Reflexes on Motor Development. Springfield: Charles C. Thomas Publisher 1980.

Fiorentino MR. Reflex Testing Methods for Evaluating CNS Development. 2nd ed. Springfield: Charles C. Thomas Publisher 1973.

Frejka B. Prävention der angeborenen Hüftgelenksluxation durch das Abduktionspolster. Wiener Med Wschr 1941; 25: 523.

Gallahue, DL. Effect of Movement and Vision on Visual-Motor Adjustment to Optical Rearrangement. Perceptual and Motor Skills 1982; 54(3): 935–942.

Gross JM, Fetto JRE. Vyšetření pohybového aparátu. Praha: Triton 2005.

Guglielmetti S, et al. Walking along Circular Trajectories in Parkinson's Disease. Mov Disord 2009; 24(4): 598–604.

Chen Q, Bensamoun S, Basford JR, et al. Identification and Quantification of Myofascial Taut Bands with Magnetic Resonance Elastography. Archives in Physical Medicine and Rehabilitation 2007; 88: 1658–1661.

Janda V, et al. Svalové funkční testy. Praha: Grada Publishing 2004.

Janda V. Funkční svalový test. Praha: Grada Publishing 1996.

Janda V. Vyšetřování hybnosti. Praha: Avicenum 1981.

Janda V. Vyšetřování hybnosti: svalový test, vyšetření zkrácených svalů, vyšetření hypermobility. 3. vyd. Praha: Avicenum 1981.

Janda V. Základy kliniky funkčních (neparetických) hybných poruch. Brno: Ústav pro další vzdělávání středních zdravotnických pracovníků 1982.

Jankovský J. Ucelená rehabilitace dětí s tělesným a kombinovaným postižením. Praha: Triton 2001.

Josse D. Brunet-Lézine révisé: Échelle de développement psychomoteurde la première enfance. Issy-les-Moulineaux: Éditions et applications psychologiques 1997.

Kaňovský P, et al. Spasticita: mechanismy, diagnostika, léčba. Praha: Maxdorf 2004.

Kasperczyk T. Wady postawy ciała, diagnostika i leczenie. 4. vyd. Krakow: Kasper 1998.

Kendall FP, et al. Muscles: Testing and Function With Posture and Pain. 5th ed. Baltimore: Lippincott Williams and Wilkins 2005.

Kendall FP, McCreary EK, Provance PG. Muscles: Testing and Function. 4th ed. Baltimore: Lippincott Williams and Wilkins 1993.

Kendall HO, Kendall FP, Wadsworth GE. Muscles: Testing and Function. 2nd ed. Baltimore: Williams and Wilkins 1971.

Kolář P, Kučera M, Máček M. Pohyb a jeho funkce (hodnocení a možnosti v rané ontogenezi). Čs pediatrie 1997; 52(5): 311–315.

Kolář P. Diferenciace svalové funkce z hlediska posturální podstaty. Medicina Sportiva Bohemica et Slovaca 1996; 5(1): 4–8.

Kolář P. Klinické vyšetření a léčebné postupy u pacientů s idiopatickou skoliózou. Pediatrie pro praxi 2003; 4(5): 243–247.

Kolář P. Posturální aktivita a DMO. Zdravotnické noviny, Lékařské listy 2000; 49(29): 1–2.

Kolář P. Systematizace svalových dysbalancí z pohledu vývojové kineziologie. Rehabil Fyz Lek 2001; 9(4): 152–164.

Kolář P. Vadné držení těla z pohledu posturální ontogeneze. Pediatrie pro praxi 2002; 3(3): 106–109.

Kolář P. Význam posturální aktivity pro včasný záchyt pacientů s dětskou mozkovou obrnou. Pediatrie pro praxi 2001; 2(4): 190–194.

Kolář P. Význam vývojové kineziologie pro manuální medicínu. Rehabil Fyz Lek 1996; 4: 139–143.

Koman LA, et al. Management of Spasticity in Cerebral Palsy with Botulinum-A toxin: Report of a Preliminary Randomized, Double-Blind Trial. Journal of Pediatric Orthopaedics 1994; 14(3):394–412.

Kovačiková V, Beranová B. Postavení Vojtovy metody ve fyzioterapii hybných poruch. Rehabilitacia 1998; 31(2): 82–85.

Kranowitz CS. The Out-of-sync Child Has Fun: Activities for Kids with Sensory Integration Dysfunction. New York: Berkley Publishing Group 2003.

Kraus J, et al. Dětská mozková obrna. Praha: Grada Publishing 2005.

Levin O, et al. Evidence for Adaptive Shoulder-Elbow Control in Cyclical Movements with Different Amplitudes, Frequencies, and Orientations. J Mot Behav 2008; 40(6): 499–515.

Linc R, Doubková S. Anatomie hybnosti. 2. vyd. Jinočany: H + H 1993.

Lovett R. Lateral Curvature of the Spine and Round Shoulders. Philadelphia: Blakiston 1907.

Mac-Thiong JM, Wang Z, de Guise JA, Labelle H. Postural Model of Sagittal Spino-Pelvic Alignment and its Relevance for Lumbosacral Developmental Spondylolisthesis. Spine 2008; 33(21): 2316–2325.

Magnus R. Körperstellung. Berlin: Springer 1924.

Marsden CD, Fowler TJ. Clinical Neurology. 2nd ed. London: Arnold 1998.

McCraw MB. The Neuromuscular Maturation of the Human Infant. New York: Hafner 1943.

Milani-Comparetti A, Gidoni EA. Pattern Analysis of Motor Development and its Disorders. Develop Med Child Neurol 1967; 9: 625.

Mumenthaler M, Mattle H. Neurologie. Praha: Grada Publishing 2001.

Nevšímalová S. Vývojová a dětská neurologie. In: Nevšímalová S, Růžička E, Tichý J, et al. Neurologie. Praha: Galen 2002; 271–277.

Nichols DS. Development of Postural Control. In: Case-Smith J. Occupational Therapy for Children. 5th ed. St. Louis: Elsevier Mosby 2005: 278–303.

Paine RS. Evaluation of Familial Biochemically Determined Mental Retardation in Children, with Special Reference to Aminoaciduria. N Engl J Med 1960; 262(13): 658–665.

Peiper A, Isbert H. Über die Körperstellung des Säuglings. Jahrbuch Kinderheilkunde 1927; 115: 142–176.

Perry J. Gait Analysis: Normal and Pathological Function. Thorofare, NJ: Slack 1992.

Petrie A, McCulloch R, Kazdin P. The Perceptual Characteristics of Juvenile Delinquents. J Nerv Ment Dis 1962 May; 134: 415–421.

Petrie A, Holland T, Wolk I. Sensory Stimulation Causing Subdued Experience: Audio-analgesia and Perceptual Augmentation and Reduction. J Nerv Ment Dis 1963; 137: 312–321.

Pfeiffer J. Neurologie v rehabilitaci. Pro studium a praxi. Praha: Grada Publishing 2006.

Popper KR, Eccles JC. The Self and its Brain: An Argument for Interactionism. New York: Springer 1977.

Prechtl HF, Vlach V, Lenard HG, Grant DK. Exteroceptive and Tendon Reflexes in Various Behavioural States in the Newborn Infant. Biol Neonat 1967; 11(3): 159–75.

Prechtl HFR, et al. An Early Marker for Neurological Deficits after Perinatal Brain Lesions. Lancet 1997; 349(9062): 1361–1363.

Rehabilitace po cévní mozkové příhodě. Průvodce nejen pro rehabilitační pracovníky. Praha: Grada Publishing 2004.

Roth J, Sekyrová M, Růžička E. Parkinsonova nemoc. 3. vyd. Praha: Maxdorf 2005.

Russell DJ, et al. Gross Motor Function Measure Manual. 2nd ed. Hamilton: McMaster University 1993.

Sackley C, et al. Rehabilitation Interventions for Foot Drop in Neuromuscular Disease. Cochrane Database Syst Rev 2009, Issue 2. Art. No.: CD003908.

Shah JP, Danoff JV, Desai MJ, et al. Biochemicals Associated with Pain and Inflammation Are Elevated in Sites Near to And Remote from Active Myofascial Trigger Points. Archives in Physical Medicine and Rehabilitation 2008; 89: 16–23.

Simons DG. New views of Myofascial Trigger Points: Etiology and Diagnosis. Archives in Physical Medicine and Rehabilitation 2008; 89: 157–159.

Skládal J. Bránice člověka ve světle normální a klinické fyziologie. Praha: Academia 1976.

Sosna A, et al. Základy ortopedie. Praha: Triton 2001.

Srdečný V, et al. Tělesná výchova zdravotně oslabených. 2. vyd. Praha: SPN 1982.

Šeclová S. Rehabilitace po cévní mozkové příhodě: včetně nácviku soběstačnosti: průvodce nejen pro rehabilitační pracovníky. Praha: Grada Publishing 2004.

Takakusaki K, Tomita N, Yano M. Substrates for Normal Gait and Pathophysiology of Gait Disturbances with Respect to the Basal Ganglia Dysfunction. J Neurol 2008; 255, Suppl 4: 19–29.

Topp M, Uldall P, Greisen G. Cerebral Palsy Births in Eastern Denmark, 1987–90: Implications for Neonatal Care. Paediatric and Perinatal Epidemiology 2001; 15(3): 271–277.

Touwen BCL, Biermanvaneendenburg M, Jurgensvanderzee A. Neurological Screening of Full-term Newborn Infants. Developmental Medicine and Child Neurology 1977; 19(6): 739–747.

Touwen BCL. Neurological Development in Infancy. London: Heinemann 1976.

Trojan S, Druga R, Pfeiffer J. Centralní mechanismy řízení motoriky: teorie, poruchy a léčebná rehabilitace. 2. dopl. vyd. Praha: Avicenum 1990.

Trojan S, et al. Fyziologie a léčebná rehabilitace motoriky člověka. 3. přeprac. vyd. Praha: Grada Publishing 2005.

Vágnerová M. Vývojová psychologie I. Dětství a dospívání. Praha: Karolinum 2005.

Vaňásková E. Testování v rehabilitační praxi – cévní mozkové příhody. Brno: Národní centrum ošetřovatelství a nelékařských zdravotnických oborů 2004.

Vařeka I, Vařeková R. Přehled klinických metod vyšetření stoje a funkčních testů páteře. Olomouc: Univerzita Palackého 1995.

Vařeková R, Vařeka I. Klinické vyšetření pohybového systému – význam, přednosti a nedostatky. Olomouc: Univerzita Palackého 1995.

Vaughan CL, Davis BL, O'Connor JC. Dynamics of Human Gait. Champaign, IL: Human Kinetics 1992.

Vele F. Kineziologie pro klinickou praxi. Praha: Grada Publishing 1997.

Vlach O. Léčení deformit páteře. Praha: Avicenum 1986.

Vlach V. Vybrané kapitoly kojenecké neurologie. Praha: Avicenum 1979.

Vojta V. Early Diagnosis And Therapy of Cerebral Disturbances of Motility in Infancy – Reply. Zeitschrift für Orthopädie und ihre Grenzgebiete 1974; 112(2): 364–365.

Vojta V, Peters A. Vojtův princip: svalové souhry v reflexní lokomoci a motorická ontogeneze. Praha: Grada Publishing 1995.

Vojta V, Peters A. Das Vojta-Prinzip: Muskelspiele in Reflexfortbewegung und motorischer Ontogenese. 3. Aufl. Berlin: Springer 2007.

Vojta V. Mozkové hybné poruchy v kojeneckém věku: včasná diagnóza a terapie. Praha: Grada Publishing 1993.

Votava J, et al. Základy rehabilitace. Praha: Karolinum 1997.

Watter P. Physiotherapy Management – Minor Coordination Dysfunction. In: Burns YR, MacDonald J. Physiotherapy and the Growing Child. London: Saunders Company 1996; 415–432.

Watter P. Primary School Child to Adolescence. In: Burns YR, MacDonald J. Physiotherapy and the Growing Child. London: W.B. Saunders 1996: 49–58.

Welter FL, Schone PW. Neurologische Rehabilitation. Stuttgart: Gustav Fischer 1997.

Wiznitzer M. Common Behavioral Issues in Child Neurology. In: Child Neurology II: Education Program Syllabus. 52th Annual Meeting of AAN. San Diego 2000; 1–30.

Zelazo PR, Zelazo NA, Kolb S. Walking in the Newborn. Science 1972; 176(32): 314–315.

Żebrowska M. Psychologia rozwojowa dzieci i młodzieży. T. 1–3. Warszawa: Państwowe Wydawnictwo Naukowe 1986.

1.2 관절 시스템의 운동학과 임상 검사 / KINESIOLOGY AND CLINICAL EXAMINATION OF THE JOINT SYSTEM

이 장에서는 관절 시스템의 운동 요법과 임상 검사를 일반적으로 설명하고 자세에 따라 자세히 설명한다(예: 척추, 어깨, 무릎 등). 본 교재의 스페셜 부분 2장 정형외과와 외상학 재활치료에서는 각 개별 위치에 따른 가장 알려진 병리학적 소견과 상태에 대한 치료법에 대한 개요를 열거한다.

관절 움직임(Joint Motions)

기본적인 관절 운동은 근력 운동장치에 의해 실행되는 활동적 운동과 외부 원인에 의해 유발되는 수동적 운동으로 나눌 수 있다. 수동적 움직임의 구성요소 중 하나는 "Joint play"이다. J. Mennell은 관절 내에서 기능적으로 전형적인 방향과는 다른 방향으로 작은 움직임을 제안한다고 말한다. 관절 운동은 관절낭의 탄력과 짧은 관절 주위 근육의 당김에 의해 제한된다. 관절 운동은 분리, 전방-후방 연결, 측면에서 측면 연결, 회전 움직임과 경사가 평가된다(그림 1.2-1).

이러한 움직임의 연결성과 연속성은 모든 동작 범위를 활용하고 동작의 효율성과 매끄러움을 향상시킨다. 인체의 모든 움직임은 두 부분 사이에서 발생한다. 이 두 부분을 움직임구간이라고 한다. 움직임구간의 움직임은 근위부의 움직임이 원위부에 대해 발생하는지 또는 근위부에 대한 원위부의 움직임인지 여부에 따라 분류될 수 있다(그림 1.2-2). 상지에서, 근위부와 관련하여 말단 부분의 움직임은 공통적이다. 이러한 움직임은 원위부의 움직임을 허용하기 위해 근위부를 안정화해야 하는 동안 대상체 조절 및 작업활동의 필요성과 관련된다. 하지의 경우, 우리는 보행 중에 두 가지 유형의 운동을 규칙적으로 교대로 관찰할 수 있다. 자세 단계에서 원위부에 대한 근위부의 움직임은 보행의 스윙 단계에서 발생하고 원위부는 근위부과 관련하여 움직인다. 물리치료에서 **"열린 운동사슬**(open kinetic chain)"이라는 용어가 종종 사용된다. 근위부와 관련하여 말단부의 움직임을 나타내는 동의어로 근위부의 안정화는 원위부가 고립되어 움직이는 데 필요하다. **"닫힌 운동사슬** (closed kinetic chain)"이라는 용어는 원위부와 관련된 근위부의 움직임을 나타낸다. 닫힌운동사슬에서는 원위부가 안정화된다. 몸무게는 일반적으로 몸무게로 옮겨지고 다른 움직임 부분과 공동 활성화만으로 운동이 가능하다.

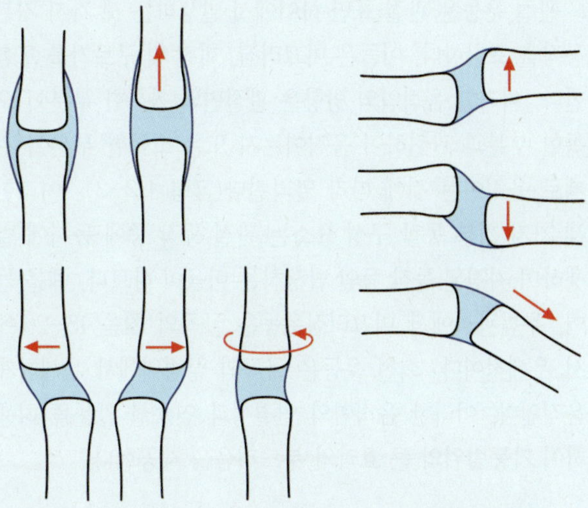

그림 1.2-1 경미한 견인을 이용한 관절 움직임 평가.

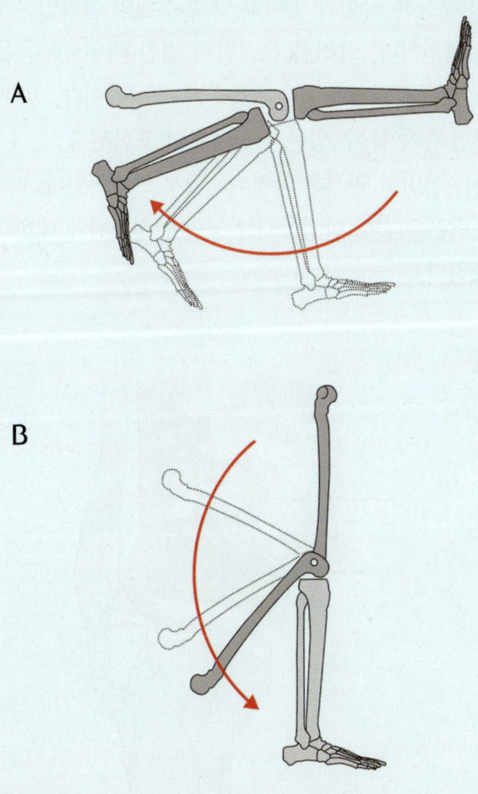

그림 1.2-2 열린 그리고 닫힌 운동사슬. **A** – 열린 운동사슬에서의 관절 움직임. 몸쪽이 고정되고, 먼쪽에서 움직임이 발생; **B** – 닫힌 운동사슬에서 관절 움직임. 먼쪽이 고정되고, 몸쪽에서 움직임이 발생.

관절 운동은 관절 표면 사이에서 발생하는 세 가지 기본 동작을 포함한다. 이들은 미끄러짐, 회전 및 구르기를 포함한다. 이러한 움직임의 방향은 관절면의 볼록한 부분이 오목한 부분과 관련하여 움직이는지 또는 오목한 부분이 관계로 움직이는 것에 따라 달라진다(그림 1.2-3). 이러한 세 가지 기본 동작 구성 요소는 관절 동작 중에 동시에 발생하며 지정된 동작 동안 발생하는 비율이 다르다. 예를 들어, 무릎관절에서 미끄러짐운동은 굴곡의 처음 15-20°에서 우세적이다. 회전 운동은 굴곡의 끝범위에서 우세하게 움직인다. 이러한 움직임의 연결성과 연속성 활용을 허용하여 가동범위의 큰 효과와 부드러움을 제공한다.

관절 운동의 분류

관절 운동의 분류는 관절면의 기하학적 모양에 기초로 한다. 이것들은 관절 움직임이 일어나는 다수의 축과 연결되어 있다. 관절 운동에 참여하는 뼈의 수 또한 중요하다. 임상 환경에서 x축을 중심으로 한 움직임은 외전(abduction)이고 내전(adduction)이며, y축을 중심으로 한 회전 운동은 굽힘과 폄이고, z축 주위의 움직임은 내회전과 외회전이다. 그러한 움직임의 결합은 원형운동을 나타낸다. 수동적인 움직임은 가능한 추가 움직이다. 여기에는 관절 견인 중에 할 수 있는 직선운동이 포함된다.

통증을 동반한 관절은 안정위치에서 안정화된다. 따라서 영향을 받은 관절이 안정화되는 동안 안정위치에 대한 지식이 중요하다.

관절의 중심(중립, neutral) 위치

이것은 작용하는 힘이 관절 표면들 사이에 균등하게 분배되는 위치이다. 이 위치에서 관절낭은 가장 긴장 상태이며 관절 인대는 느슨한 상태이다. 주어진 관절 위치에서 중립 또는 중립 위치는 관절의 움직이지 않는 하중이 이상적이라고 말할 수 있다. 중간 또는 중심에 위치하는 관절의 위치는 전체 동작 범위에 연결된다. 이것들은 움직이지 않는 단계이다. 예를 들어, 고관절 굽힘(hip flexion)운동의 각 단계에서 중심에 놓인 위치는 외회전과 외전이 연결되어 일어난다. 신장과 함께 내회전과 내전이 일어난다. 이러한 상황은 힘줄과 pennation(근육 섬유 방향)의 관점에서 근육 기능에 이상적인 정적 하중과 최적 조건을 제공한다. 예를 들어, 파워 리프터의 시작 위치에서 그들의 관절 위치는 로딩 측면에서 최적인 위치에 대응한다. 게다가, 최대의 힘을 발생시키는 능력면에서도 중요하다.

관절 위치 중심화 가장 경제적으로 움직임이 수행된다. 이러한 맥락에서 Pool-Goudzwaard et. al.(1998)은 힘과 모양에 의한 잠김을 언급한다. 모양 잠김은 인접한 관절 표면의 뼈와 연골의 상호일치에 의해 보장된다. 인대를 통한 안정화는 인장의 장력이 힘 모멘트의 원천인 곳에서 힘 잠금에 기여한다. 그러나, 이 인대 구조의 직접적인 조작은 이 긴장에 영향을 줄 수 없다. 힘 잠금은 안정화 근육의 활동에 의해 거의 독점적으로 발생한다. 이 두 메커니즘의 결과, 그들이 충분히 참여하고 있다면 주어진 자세 및 이동 작업 동안 서로에 대한 부분의 정확한 위치 결정이다.

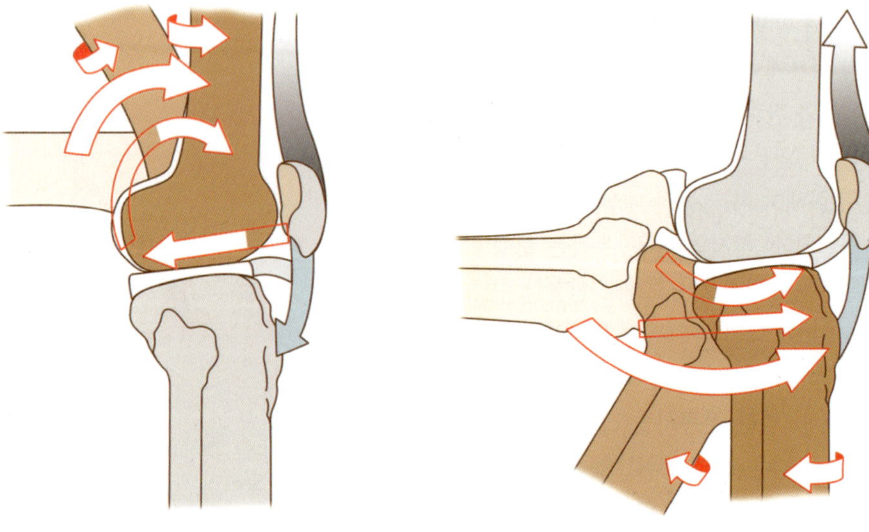

그림 1.2-3 무릎관절의 움직임, 구르기(rolling), 회전(gliding), 미끄러짐(spinning)과 같은 움직임이 결합됨.

축의 개수와 관절표면 모양에 기초한 관절 분류

세 면을 가진 관절 (Multiaxial)

움직임은 3가지 축을 따라 발생한다: 굴곡–신전, 외전–내전, 회전 그리고 이 세 움직임의 모두 조합한 회전.

- **절구관절**(타원형 관절) 움푹 파인 타원형 구와 면을 형성한다. 이 인대는 두 가지 기본 부속 유형(소켓 크기와 공의 비율에 따라 다름)에 있다.
  - 구형체보다 작은 움푹 파인 표면을 지닌 자유도가 있는 절구관절(**구상관절**)로 넓은 관절가동범위가 가능하다. 예로는 어깨 관절이다.
  - 깊이 푹 들어간 곳을 가진 제한된 절구관절(구와관절). 고관절이 한 예이다.

두 면을 가진 관절 (Biplanar Joints)

움직임은 두 축을 가지고 굴곡-신전, 외전–내전의 두 축을 따라 발생한다.

- **타원관절**(articulatio ellipsoidea)은 회전 타원체와 비슷한 표면을 가지고 있다. 비대칭 범위 움직임은 flexion–extension(장축)과 abduction–adduction(단축)의 두 축을 중심으로 발생한다. 예로, 손목관절이 있다.
- **안장관절**(articulatio sellaris)은 안장 모양의 인대 표면이 있는 인대이다. 2개의 직각 평면에서 움직임이 가능하다. 이 조합은 순환적인 결과를 보인다. 예로, 엄지의 손목손허리관절이다.

한 가지면을 가진 관절 (Uniplanar joints)

움직임은 한 축을 따라 발생한다: 굴곡–신전 또는 회전.

- **원통형 관절**(articulatio cylindroidea)은 원통형으로 곡면이 있고 다음과 같은 부속 유형이 구분된다.
  - 뼈 굴곡 및 연장의 종축에 수직으로 배향된 운동 축을 갖는 경첩관절(ginglymus)은 강한 외측인대(측부인대)에 의해 안정화된다;
  - Pivot 관절(활차 관절) 뼈의 긴 축과 동일한 회전 축을 가진 관절(차축 관절, articulatio trochoidea). 예를 들어, 척골 주변의 반경을 회전시킬 수 있는 요척관절(회외와 뒤침 움직임)

활차 관절(articulatio trochlear)은 다른 뼈 안의 홈에 끼워지도록 안내하는 모서리가 있는 원통형 관절모양이다. 이 구성은 굽힘과 폄에만 움직임을 제한한다. 예로, 팔꿈치의 상완척골 관절이 있다.

다른 관절 유형

- **평면 관절**(articulatio plana)은 평평한 표면이 있는 관절이며 추간판관절과 같은 다양한 방향으로 미끄러질 수 있다.
- **굴절이 제한된 관절**(반관절, Amphiarthrosis)은 평면 인대와 유사하지만 불규칙한 표면이 운동범위를 제한한다. 예로, 천장관절이다.

관절내 관절뼈 수에 따른 관절의 분류

- 뼈가 2개만 있는 **단순 관절**이다. 예로, 견갑상완관절이 있다.
- 2개 이상의 뼈가 연결된(예: 발목 관절) **결합 관절**(관절 윤곽)이며, 2개의 뼈와 관절내 연골(예: 턱관절) 또는 더 많은 뼈와 더 연골의 관절 조직(예: 2개의 반월판이 있는 무릎관절)을 연결.

관절 신경분포(Joint Innervation)

모든 관절에는 풍부하게 신경분포가 되어 있다. 가장 좋은 신경 공급은 인대와 관절낭의 섬유층에서 발견된다. 활액층은 보다 적게 공급된다. 신경 가지는 관절 연골에 도달하지 않는다(단, 연골 뼈는 공급된다).

신경 섬유는 두 종류가 있다.

1. 관절 캡슐과 인대의 **감각 섬유**는 통증과 압력 자극 외에도 관절 위치, 관절낭과 인대의 긴장, 운동 방향(고유 수용)에 대한 정보를 제공한다. 수초 섬유는 자유 신경말단으로 종결된다.
2. **자립 섬유**(무수막)는 혈관벽의 평활근을 지배한다(혈류 조절).

관절운동범위의 평가

관절 운동은 주위 움직임 분절 간의 각도 변화로 특징지어질 수 있다. 관절 운동은 세 개의 기본 축을 중심으로 발생한다. 첫 번째 축은 시상면(sagittal plane)에 위치하며 시상면 움직임(외전 및 내전)이 일어나는 시상 축이다.

두 번째 축은 전두엽 면에 있고 전후방면에서의 움직임(굴곡 및 신전)이 일어나는 정면 축이다. 세 번째 축은 세로 축이다. 종방향 축을 중심으로 한 움직임으로, 주어진 관절 부분의 각도 변화가 발생하지 않는다; 회전 운동이 수행된다.

표준 해부학적 위치는 인체의 관절운동범위를 평가하는 데 사용된다. 이 위치는 Vladimir Janda와 D. Pavlů가 정의했다. 머리를 위로 올려 놓은 직립 보행 자세로 눈은 똑바로, 상지는 몸을 따라, 손바닥은 앞으로 향하고 손가락은 늘어난다. 하체가 서로 가깝고, 무릎관절이 확장되고 발이 평행한다.

관절운동범위는 주로 해부학적 및 운동학적 변수에 의해 결정되며, 또는 공과 소켓의 표면 사이의 비율, 골성 과정, 근접한 물렁조직의 긴장, 개인의 나이, 성별 등. 관절운동범위는 관측 중(추측) 추정할 수 있지만 주관성이 높다. 현재, 사진 촬영 방법이 적합한 옵션인 것으로 보이며,사진의 초기 및 최종 위치의 이미지를 제공하고 개발된 사진에서 goniometer로 모션 범위를 뺄 수 있다. 이 방법은 문서화와 출판 목적 모두에 유리하다.

임상 연구에서, 관절 운동을 평가하기 위해 **운동학적 방법**을 사용할 수 있다. 그러나 이 방법은 실험실 조건에 영향을 받으며 처리 시간과 관련하여 상대적으로 까다로운 작업이다.

공동 범위 평가의 **면적 측정 방법**은 임상 환경에서 가장 일반적으로 사용된다. 이것은 항상 하나의 이동 평면에서 분절 사이의 각도를 측정하고 등록한다. 이것은 또한 **goniometric 평가**로 알려져 있다. SFTR 방법은 관절 운동의 문서화에 사용된다.

평면 측정 방법(Planimetric Method)

평면 측정 방법으로 관절 움직임을 평가하기 위해 관절 각도를 측정하기 위해 goniometer가 사용된다. 매뉴얼에서 전자에 이르기까지 다양한 종류의 goniometer가 있다. 물리치료 클리닉에서 two-arm goniometer가 가장 많이 사용된다. 이 각도계는 body와 two-arm으로 구성되어 있으며 동작의 시작 지점에서 팔의 시작 위치를 기준으로 세 가지 눈금 중 하나에서 측정된 값을 계산할 수 있다. 첫 번째 눈금은 0–360°의 움직임, 두 번째 눈금은 0–180°, 세 번째 눈금은 0–90°를 평가한다. goniometer 저울은 2° 단위로 표시된다.

가장 정확하고 재현 가능한 관절 움직임 측정을 위해서는 기본 규칙을 따라야 한다. 일관된 출발 위치, 품질 안정화 및 goniometer의 올바른 배치. 전술한 표준 해부학적 위치에서 인대 위치는 고니 측정법에서 제로 위치를 나타낸다.

제로 위치에서 주어진 평면에서의 움직임이 발생한다. 관절운동범위를 평가하는 동안 운동은 가능한 한 많은 관절에서만 발생하는 것이 중요하다. 따라서, 근위부의 안정화를 보장하고 원위부, 평가된 부분의 고립 운동을 허용할 필요가 있다. 안정화는 검사자가 수행하거나 다른 검사자의 도움을 받아 수행할 수 있다. 어떤 경우에는 환자의 의지 안정화 또는 벨트 안정화를 사용할 수 있다.

면적 측정법의 중요한 구성 요소는 측정 중 각도계를 배치하는 것이다. 각도계는 측정된 접합부의 측면에 배치된다. 각도계의 중심은 측정된 움직임에 대해 의심되는 회전 축 지점에 배치된다. 근위 안정화된 분절을 따르는 각도계는 안정된 팔에 평행하게 배치된다. goniometer의 이동 팔은 원위 운동 분절을 따라 배치된다. goniometer의 팔은 주어진 해부학 또는 인체 측정학적 경계를 향해야 한다.

이렇게 하면 관절운동범위를 측정할 때 후속 이동을 측정하는 동안 오류가 발생할 위험이 줄어들고 능동적 및 수동적 움직임이 측정된다. 능동적인 움직임은 항상 먼저 측정된다.

탈구된 관절, 골절 또는 물렁조직의 수술 직후 개입 절개 부위가 발생할 수 있는 곳은 능동 및 수동 관절운동범위를 측정하기 위한 절대 금기사항이다. 관절가동범위 평가에서 다음과 같은 시나리오에서 특별한 주의를 기울여야 한다. 관절은 염증, 진행성 골다공증 환자, 혈우병 환자, 물렁조직 손상을 입은 부분이나 과가동성이 심하게 나타나는 것에 영향을 받는다. 진통제나 근육 이완제를 복용중인 환자의 경우 평가 중 통증 악화를 피하려면 주의를 기울여야 한다.

SFTR 방법

SFTR 방법은 3개의 기본 평면에서 관절 동작 또는 “중성 제로 방법”(E. F. Cave 및 S. M. Roberts)과 측정 기록을 등록하는 방법과 이는 J. Schlaaff et al. 1962년에, SFTR 방법은 1964년 전문 정형외과 공동체에 의해 받아 들여졌으며,이 방법은 표준 해부학적 위치를 기반으로 하며 제로 위치로 받아들여진다. 관절 운동은 4개의 평면(시상면–S

전면-F, 가로 평면-T 및 회전 평면-R)에서 측정된다.

모든 동작은 세 개의 숫자로 문서화할 수 있다.

신체에서 떨어져서 발생하는 움직임(**배측과 저측 굴곡, 외전, 반경 이탈, 외회전, 외전, 외전, 수평 외전**)과 확장이 먼저 기록된다. 굴곡과 신체 쪽으로의 움직임(**볼과 족저굴곡, 척골 편위, 내전, 회내, 내회전, 역전 및 수평 내전**)은 마지막에 기록된다. 머리와 몸통은 다음과 같이 사용된다: 머리 쪽 굽힘과 머리와 몸통의 왼쪽으로의 회전이 먼저 기록된다. 오른쪽으로 구부리기 및 회전은 마지막에 문서화된다. 중간 숫자는 일반적으로 인대의 0(시작) 위치를 나타내는 0이다. 그러나 병리학의 경우 중간 값은 0이 아니며 환자가 운동을 수행할 수 있는 시작 위치를 나타낸다. 인대가 고정된 위치에 있으면 두 개의 숫자만 기록된다.

다음은 SFTR 문서화 방법의 예이다.

왼쪽 고관절

S_a : 15-0-120 F_p : 45-0-15 $R_{a(S90degres)}$: 45-0-45

구두 설명: 왼쪽 고관절에서, 환자는 15°의 능동 연장과 120°의 능동 굴곡을 수행할 수 있다. 왼쪽 고관절 외전에 대한 수동운동범위는 45°, 내전의 15°이다. 왼쪽 허리 관절의 90° 굴곡에서의 능동 외회전은 45°이며, 동일한 조건에서 능동 내회전은 45°이다.

오른쪽 무릎관절

S_p: 0-20-115

구두 설명: 환자는 오른쪽 무릎에서 시작 위치가 0이 될 수 없다. 수동 운동으로 20°의 오른쪽 무릎 굴곡이 시작된다. 이 위치에서 오른쪽 무릎 굴곡의 115°가 달성될 수 있다.

왼팔 팔꿈치

S_a : 0-70

구두 설명: 왼쪽 팔꿈치에는 움직임이 없다. 왼쪽 팔꿈치는 70°의 굴곡에 위치한다.

SFTR 방법의 도움으로 운동과 함께 근력을 쉽게 문서화할 수 있다.

오른쪽 손목

$$S_a: 70 \overset{5}{\underset{4}{\rightleftarrows}} 0 \overset{5}{\underset{5}{\rightleftarrows}} 90$$

구두 설명: 오른쪽 손목의 경우 환자는 70° 손목 늘림과 90° 손목 굴곡을 적극적으로 시연할 수 있다. 오른쪽 손목 손바닥 굴곡근(**최대 손목 폄과 제로 위치 모두**)의 근력은 5등급에 해당한다. 오른쪽 손목의 등쪽 굴곡근의 근력은 최대 장측 굴곡에서 제로 위치로 이동하는 경우에도 5등급에 해당한다. 제로 위치부터 최대 손목 확장까지의 운동을 위한 우측 손목 신근 근력은 4등급에 해당한다.

SFTR 방법에 의한 면적 측정 방법 및 문서화는 주로 관절운동범위의 평가에 사용된다. Smekal et al. 또한 단축된 근육의 기능 평가를 위해 SFTR의 면적 측정법과 문서를 사용하는 것이 좋다. 평면 측정법의 체계적인 원칙을 엄격히 지킬 필요가 있다. 동일한 goniometer를 사용하고 동일한 시간에 동일한 개인이 측정하는 품질 방법을 사용함에도 불구하고 주관적인 오류가 여전히 발생할 수 있다.

주관적인 오류의 가능성이 주어지면 기계식 2암 각 측정기를 사용할 때 관절운동범위가 5° 단위로 문서화된다는 점에 동의했다.

1.2.1 척추의 신체운동학, 골반 및 흉추 운동의 운동

척추 / SPINE

척추 방향

대부분의 극상돌기는 촉진될 수 있다. 오리엔테이션 포인트는 척추 돌출부(C7)의 가시돌기이다. C7의 가시돌기가 cervicororicic junction에서 가장 두드러진 돌출 과정이 아닐 수도 있기 때문에, 우리는 척추 운동 동안 촉진함으로써 자신을 방향 지을 수 있다. C6은 머리를 뒤로 구부리면서 촉각을 가진 손가락 아래에서 앞쪽으로 움직이지 않는 첫 번째 과정이다. 거기에서 우리는 양방향으로 프로세스를 세어 볼 수 있다. 목덜미인대에 깊게, C2의 더 긴 가시적 인 과정은 두드러지게 만연하다. 유양돌기의 앞쪽에 있는 C2 역전 과정은 꼬리 부분에서 발견된다. L5의 스핀 다운 프로세스는 앞으로 및 뒤로 구부러진 상태로 마지막으로 움직이는 과정이다.

척추 연결

척추 기관은 연골 결합조직으로 만든 **추간판**(disci

intervertebrales)에 의해 서로 연결되어 있다.

관절과 **관절사이관절**(articulation intervertebrales)은 다른 연결 수단으로 작용한다. 관절 표면은 척추 분절에 따라 다양한 모양을 갖는다. 모양은 주어진 분절에서 동작 유형과 동작 범위를 지정한다. 인대 표면의 정렬과 모양은 각 인대마다 다르다. 추간 관절의 공동 캡슐(capsulae articulares)은 자유롭고 경부에서 가장 느슨하며 흉부 척추에서 가장 견고하다. 거의 모든 추간 관절에서, 활막(혈관에 의해 풍부하게 공급되고 중심에 위치하는 중심에 있는)의 **얇은 막의 형성**은 전방 및 후방의 캡슐로부터 돌출한다. 이것들은 인대 표면의 잠재적 불일치를 조정하고 모든 위치에서 모세관 슬릿 형태로 관절 공동을 유지하는 데 도움이 된다. 후두골, 환추 및 축을 연결하는 관절 및 인대의 특정 그룹을 두개골 척추 교차점이라고 한다. 이 접합점은 후두골과 환추-관절연골(atlantooccipital joint, 또는 articulatio atlantoccipitalis)과 관절 연결부 사이의 관절을 포함한다. 환추와 축 사이에는 3개의 관절, 즉 비쌍관절(median atlantoaxial joint, 또는 atlanto-odontoid 또는 articulario atlantoaxialis mediana).

다른 척추 연결은 척추 **인대**에 의해 형성되며, 척추 인대는 길게 분류될 수 있다.(전방 종좌 인대 및 후방 종좌 인대, 전방 sacrococcygeal 인대, 표면 및 후방 sacrococcygeal 인대 및 짧은(인대의 flavum, intertransverse 인대 및 interspinous 인대) 공동 캡슐의 자유를 감안할 때, 추간 관절의 관절 표면은 척주 연장 동안에만 접촉하고 오직 안내 그루브가 역할을 한다. 이것만이 M. Mad에서 보여지는 것처럼 매우 빈번하고 다중의 비대칭성을 갖는 이유를 설명할 수 있다. 굽힘과 회전 운동은 놀랄만큼 대칭이다.

이것은 요추가 뒤로 굽힘만으로 회전하지 않는 이유이기도 하다. 유전체 척추의 깊은 층에서 나오는 근육 섬유가 관절막을 침범한다는 것이 입증되었다. 추간 관절들 사이에서 이러한 가이더가 갑자기 당겨지면, 운동 중 관절 표면의 불일치를 평준화하는 반월판으로 막을 수 있다.

척추체 크기가 작기 때문에 경추의 척추에서 척추 디스크의 높이가 상대적으로 가장 크다. 이것은 특히 시상면에서 가장 큰 이동성에 해당한다. 측부 굴곡 및 회전은 골반체도 측면에서 협착하는 구상돌기(processi uncinati)에 의해 추간체 수준에서 다소 제한적이다. 흉부 부위에서는 디스크가 가장 좁으며 늑골(가슴 벽)에 의해서도 이동이 제한된다. 요추 부위에서는 척추 원판이 상대적으로 넓고 이동성이 더 크다.

평균적으로 가장 큰 분절은 디스크가 일반적으로 가장 넓은(시상면에서 가장 큰) L4-L5이다. 척추가 밀착되어 있지 않거나 뒤로 구부러지거나 하지 않는 경우 이동은 측면 굴곡 및 회전에서도 중요하다.

척추 안정성(Spinal Stability)

척추 안정화의 맥락에서 Panjabi의 중립 영역 개념을 언급해야 한다. 중립 영역은 한 척추의 다음 척추로의 이동과 관련이 있다. 이것은 뼈, 인대 및 근육 구조로부터 최소한의 저항을 받는 척추의 운동의 아주 작은 범위를 나타낸다. 장벽 원리의 맥락에서, 중성 영역은 생리학적 장벽에 도달하기 전의 영역이다. 이것은 환자가 완전히 긴장을 풀고 있을 때 수동적 분절 검사에만 적용된다. 따라서 능동적인 움직임과 수동적인 움직임에 따라 상황이 달라진다.

중립 영역의 위치는 두 개의 인접한 척추(한 척추 운동 분절)의 위치로서 정의되며, 그 동안 분절에 작용하는 모든 힘의 벡터 합계는 0이다. 이 위치는 과부하로부터 분절을 최대한 보호한다. **분절 불안정성**은 중성 영역의 확대 또는 수동적 지원의 상실로 특징 지워지며, 이는 교대에 해당한다. 생리학적 장벽의 손실 및 해부학적 장벽으로 인한 영향. 이 손실이 적절한 근육 안정성에 의해 보상되지 않는다면, 척추의 상응하는 부분은 손상을 입어 추간 관절 연골, 추간 관절 및 다른 물렁조직에 미세 내선을 반복하는 경향이 있다.

물리치료 목표는 적극적인 지지를 사용하여 중립 영역의 크기를 줄이고(임상적 불안정성을 예방하는 생리적 범위 내에서의 유지) 따라서 위에서 언급한 근육 안정화. 중립 영역의 크기 감소는 또한 해당 분절의 수술 고정 후 발생한다. 중성 영역의 크기 감소는 동작 범위의 전반적인 감소와 일치하지 않는다.

Panjabi의 중립 지역 이론 모델(theoretical model of the neutral zone)(1992)은 수동 치료의 장벽을 이해하는 데 있어 교훈적인 관점에서 특히 적합하다. 우리가 중립 영역의 상태를 상상해 보면(그 범위는 CNS 제어 기능에 의해 일정하게 유지되어야 한다), 앞서 언급한 분절의 역동적인 집중도에 다시 한 번 다가서고 있다. 즉, 집중된 위치는 이상적으로 유지된 중성 영역이다.

중립 영역은 또한 활동적인 근육 안정화 또는 동적 집중의 결과로 이해될 수 있다. 해부학적 사고는 여기서 신경

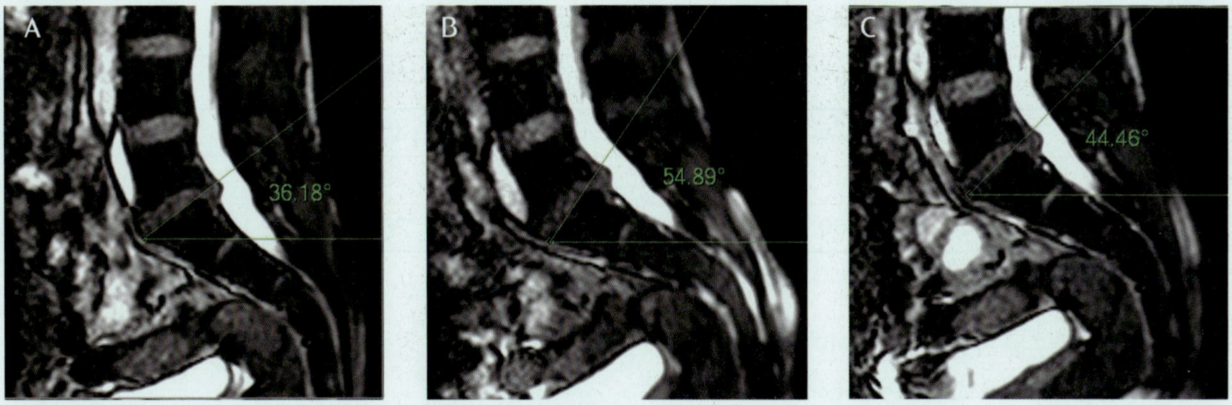

그림 1.2.1-1 저항에 대한 하지의 굴곡 중 요추 관절의 MRI 사진(수동 근육 검사의 4 등급에 해당하는 저항). A-하지에서 활동이 없는 휴식 시 요추 검사; B- 연습 전에 하지의 움직임(굴곡) 중에 하는 검사, C- 연습 후 하체 운동(굴곡) 검사.

생리학적 사고와 교차한다(그림 1.2.1.1).

척추 이동성 - 기본 동작

척추 전 연골 분절의 척추 이동성은 개별 척추 사이의 운동의 합으로 정의된다. 추간 운동은 관절간의 디스크의 압축을 허용하고 추간관절에 의해 제한된다. 운동 범위는 디스크 표면의 상대적 높이인 추간 디스크의 높이에 직접 비례한다. 이는 또한 가시돌기의 모양과 껍질 및 관절 표면의 모양에 영향을 받는다.

척추 운동은 다음을 포함한다:

1. 전후 굴곡(전방 굴곡 = 굴곡, 후굴 = 폄)
2. 측면 굽힘(측면 굴곡)
3. 회전(비틀림, torsion)
4. 굴곡, 신전 및 외측 굴곡(경부 및 요추)의 조합으로서의 원 운동

개별적인 척추 사이의 운동 범위는 작다. 특정 분절에서 척추의 결과 이동성은 분절 운동의 합에 의해 주어지며, 이것은 관절 표면의 기하학적 구조에 의해 가능하게되고, 추간판과 관절 캡슐이 제공된다. 생리 조건 하에서 운동은 특정 자극에 대한 안구 운동으로 시작되며, 나중에는 머리, 목, 몸통 및 사지가 따라온다.

경추, 흉추 및 요추의 관절 표면의 정렬 및 모양의 차이는 개별적인 분절의 이동성이 서로 다른 것을 나타낸다.

1. **전방 굽힘**, 후방 굽힘(전후방 굴곡)(그림 1.2.1-2)은 경추(굴곡 30-35°, 신전 80-90°)에서 가장 크다. 고리뒤통수 (환추후두) 교차점에는 전방 및 후방 굽힘도 있다. 요추 부위에서 신장은 30-35°, 굴곡은 55-60°이다. 연장 시, 인대 표면은 처음에 서로 미끄러지며 그 다음에는 단단히 근접하여 움직인다. 또한, 가시돌기는 서로 닿아 있다. 척추는 척추에서 굴곡으로 늘어나고 전후방에서 연장되어 좁아진다. 이러한 변화는 또한 추간공에 영향을 미친다. 경부에 척추는 굴곡 도중 앞으로 약간 앞으로 이동한다(C2-C3 사이에서 2-3mm). 그들은 폄과 함께 뒤로 이동한다 - 번역 동작이 발생한다. 경추의 경우, 끄덕임과 앞으로 굽힘 사이를 구분할 필요가 있으며, 고개를 끄덕이고,

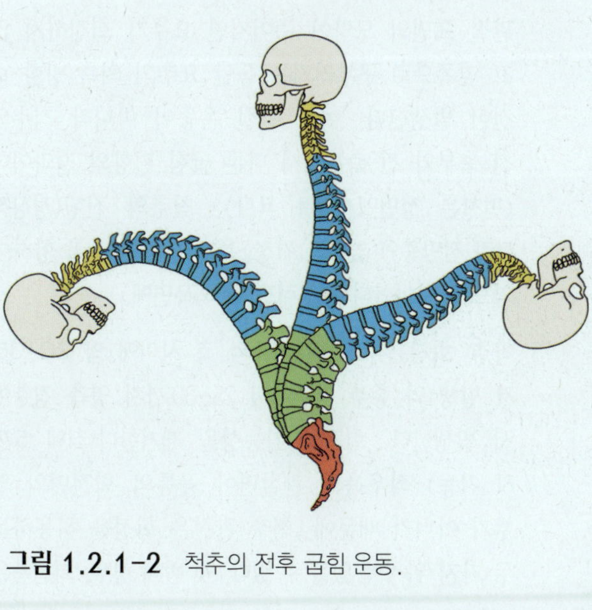

그림 1.2.1-2 척추의 전후 굽힘 운동.

표 1.2.1.1 개별적인 척추 분절에서의 관절가동범위(각도)

척추 분절	굽힘	폄	측면굽힘	회전
목뼈	30 - 35	80 - 90	35 - 40	45 - 50
등뼈	35 - 40	20 - 25	20 - 25	25 - 35
허리뼈	55 - 60	30 - 35	20 - 30	5

머리는 환추후두 관절에서 움직이며, 환추는 동시에 축과 관련하여 앞으로 기울어진다. 경부 전체가 전방으로 구부러질 때, 환추는 또한 앞으로 기울어 지지만, 동작 중에는 머리가 환추와 관련하여 뒤로 기울어진다. 뒤로 굽힘에서 앞으로 굽힘까지. 운동은 초기에 머리가 전방 관절에서 앞으로 구부러지고 그 다음 머리와 함께 환추가 축에 대해 앞으로 구부러지도록 발생하며, 마지막으로 척추의 후방 굽힘 중 머리가 환추와 관련하여 뒤로 구부러진다. 따라서 끄덕임과 전진 굴곡은 주어진 순간에 하나 또는 다른 메커니즘이 발생하는 두 가지 메커니즘이다. 뒤로 구부리면 가장 힘들고 부상을 입을 수 있는 세 가지 영역이 있다. 하부 경추, T11-L2 영역 및 L4-S1 영역을 포함한다. 흉추의 경우, 늑골 관절에 의해 운동 범위가 크게 제한된다.

2. **옆 굽힘**은 주로 경부 및 요추 영역(**경부 35-40°, 요추 25-30° 각 측면**)에서 발생, 이것은 실질적으로 흉부 영역에서 작다. 경부에서, 측면 굽힘은 인대 표면의 기울어진 위치 때문에 회전과 결합한다. 관절 표면의 모양이 주어지면 요추가 회전하지 않고 옆쪽으로 구부러지는 동안 요추의 외측 방향 회전이 발생한다. 이는 관절 운동이 아니라 척추의 전 측부와 전 측부에서 다른 굽힘 편향의 결과이다(**편차는 정면에서 더 크다**). 척추의 진행(**정상적 허리 전만증이 있다고 가정**)은 구부러진 쪽을 향하여 옆으로 벗어난다(**구부러진 쪽 오목면에**).
3. **척추 회전**은 45-50°(**환추와 축 사이에 약 30-35° 가 발생**)와 흉추 척추에서 25-30°까지 양측 경추에서 발생한다. 회전의 가능성을 제거한다(**최대 5°까지 가능**) 좌우측의 관절면이 공통의 회전면의 일부가 아니기 때문에. 척추 관절은 회전을 허용하는 두 가지 위치에 있을 수 있다. 첫 번째 경우, 회전축은 척추에 앞쪽으로 전달된다. 두 번째 경우에, 이것은 가시돌기 과정으로 후방으로 통과한다. 뒤 축을 통과하는 회전 축이 있는 상태에서 척추체 요추 후방 축은 주로 회전보다는 오히려 측면 쪽으로 미끄러진다. 이 두 가지 유형의 관절의 기하학, 축 및 척추 방향은 근본적이며 척추 이동성을 평가하는 동안 고려해야 한다. 일반적으로 척추의 후만 부분에서 관절 공간은 복부로 배향되어 있고, 전만성 분절에서는 오목한 부분이 배측에 위치한다(**그림 1.2.1-3**).

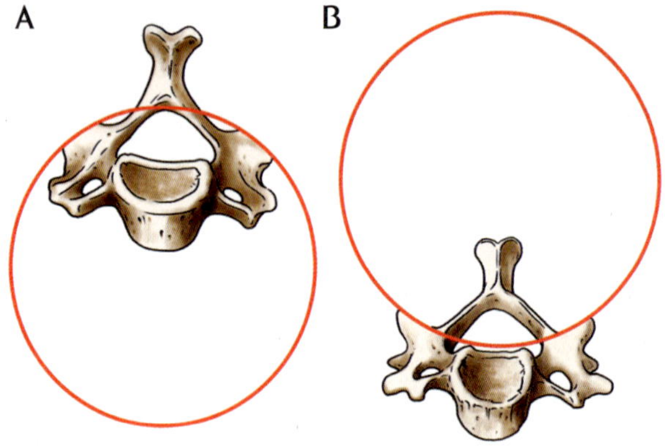

그림 1.2.1-3 오른쪽과 왼쪽 추간 관절의 곡률 축의 두 가지 유형의 위치. **A** - 앞쪽 축, 척추의 몸 안쪽 또는 앞. **B** - 뒤쪽 축, 척추돌기 뒤.

동작 범위는 **표** 1.2.1-1에 체계적으로 표시된다.

척추 곡률

척추는 시상 및 정면에서 구부러져 있다(**아래 참조**). 시상면에서는 S자 형태로 두 번 굴곡되어 있다.

- 볼록함 전방 - 경추 전만 각(C3과 **C4 사이의 정점을 가짐**)과 요추부 전만(**L5에서 정점을 가짐**).
- 후방 - 흉부 후만증(T5와 **T6 사이의 정점을 가진**)은 점진적으로 발생한다.

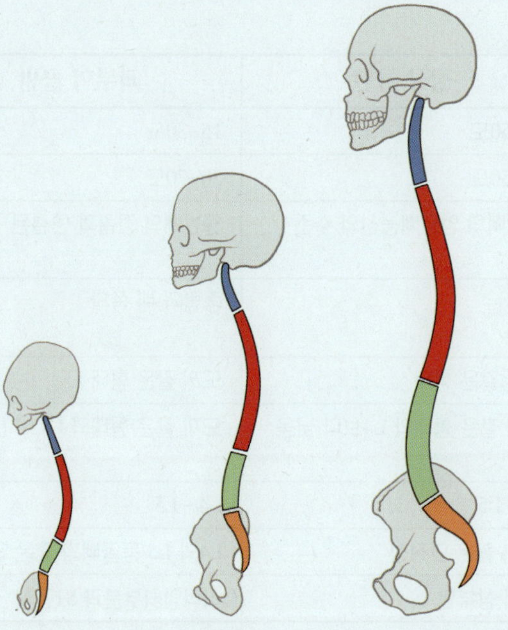

그림 1.2.1-4 척추 만곡 발생학적 발달.

L5와 S1 교차점(눈에 띄는 추간판이 있는)에서 중요한 각 변화는 전위라 불린다.

척추 만곡(spinal curvatures)의 점진적으로 발달한다(그림 1.2.3-4). 자궁 내에서, 척추가 척추후굴호(기본 곡률)에서 구부러져 있다. 비슷한 상황이 신생아에서 나타난다. (그러나, 척추가 누운자세에 있을 때 매트 모양을 모방한다.) 척추전만은 (secondary curvatures) 나중에 개발. 처음에, 척추전만은 안정되지 않고 5세 이후에 안정화된다. S자 곡률은 척추 유연성을 증가시키고 상륙 및 보행 중에 스프링 동작을 허용한다.

척추 만곡의 발달은 경부 및 몸통 근육 당김(특히, 척추전만)으로부터 발생한다고 할 수 있다. 또한 내장기관들의 무게와 신장의 차이는 추간원판의 앞 뒤 끝선에 영향을 미친다.

시상면에서 척추 만곡은 자세 기능에 아주 중요한 역할을 한다. 기능적 관점에서 볼 때, 대칭은 가장 중요한 측면이다. 즉, 직립 자세의 유지가 최소한의 근육 활동을 요구한다는 것을 의미한다. 최소 근육 활동과 자세 균형은 제어 메커니즘의 품질과 지역 및 전역 해부학적 매개 변수에 달려 있다.

골반 / PELVIS

척추의 골격에 미치는 골반의 영향

골반 기능과 인체의 정체에 미치는 영향은 골반 유형에 따라 어느 정도 좌우된다(그림 1.2.1-5).

표 1.2.1-2를 참조한다.

1. **유합골반** – 긴 엉치뼈와 높은 위치의 갑각융기(promontorium) 가진 골반. 이런 골반 유형은 과가동성 경향이 있다.
2. **정상적인 골반** – 골반은 제한되기 쉽다.
3. **과부하된 골반** – 낮게 위치된 갑각융기의 골반; 골반과 천골은 전형적으로 뚜렷한 경사각을 나타냄.

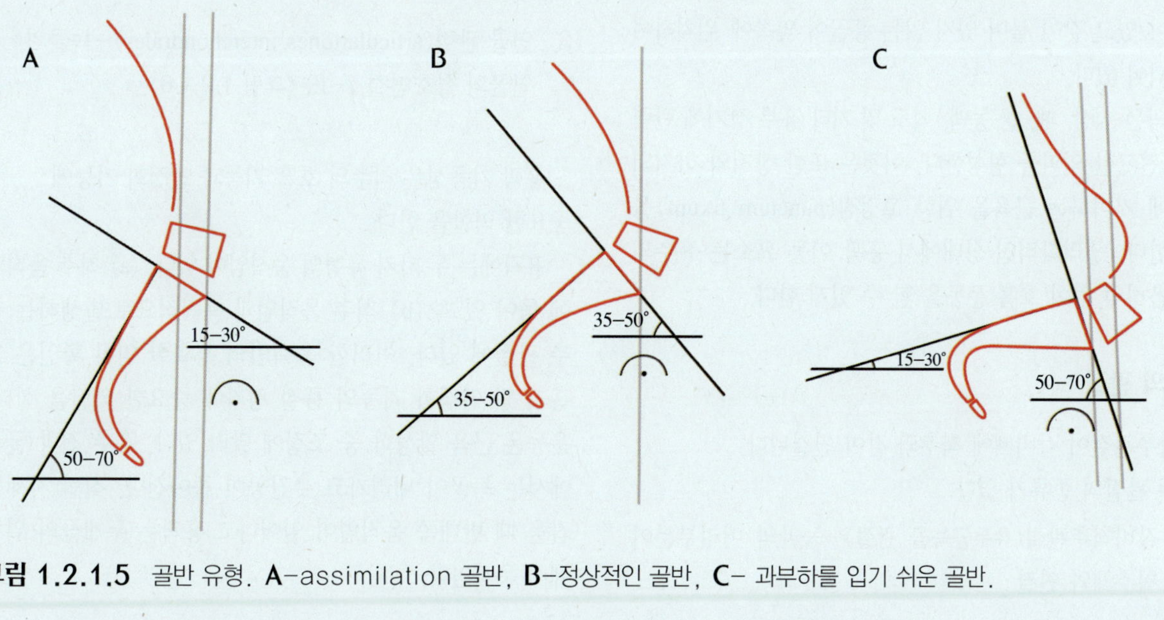

그림 1.2.1.5 골반 유형. A–assimilation 골반, B–정상적인 골반, C– 과부하를 입기 쉬운 골반.

표. 1.2.1-2 척추 유형에 따른 골반의 유형과 그 영향

	융합골반	정상 골반	과부하 골반
천골각	50-70도	35-50도	15-30도
상부 S1 표면의 각도	15-30도	30-50도	50-70도
L4 디스크의 위치	골반뼈의 엉덩뼈능선을 연결하는 선의 위	골반뼈의 엉덩뼈능선의 수준	골반뼈의 장골과 연결된 선 아래
골반신경총안에 있는 갑각융기 정렬	등쪽으로 편심적	중립	중립과 배 쪽의
L5 척추의 형태	직사각형 형태	도끼 같은 형태	도끼 같은 형태
L5 추간판의 형태	직사각형 형태와 L4보다 넓은 형태	도끼 같은 형태와 L4보다 낮음	도끼 같은 형태와 L4보다 낮음
부분적인 최대 가동범위	L5 - S1	L4 - L5	L4 - L5
엉덩허리인대 기능	L5의 안정성이 충분하지 않음	L5의 좋은 안정성	L4와 L5 등골뼈의 좋은 안정성
도와주는 주요 구조	S1의 상부면	S1의 상부면	허리엉치부분과 S1관절
척추만곡	평편함	평균적인 만곡	증가된 만곡
고정된 엑스레이 (x-ray)	엉덩관절의 축은 갑각융기 앞에 있음. 머리 쪽의 추선과 주상골의 추선은 동일하고 갑각융기 뒤에서 가깝게 누워져 있음	머리 쪽 추선에서 엉덩관절 축과 갑각융기는 거의 같은 선상에 누워져 있음	머리 부분의 추선은 갑각융기 앞에 위치. 예로, 엉덩관절의 횡축 앞쪽
임상 결과	과가동성, L5 디스크의 탈출증과 퇴행성 위험 증가, 인대성 통증	막힘(폐색), 추간판	막힘(폐색), 관절증: 허리엉치, 천장관절과 골반

흉곽 / THORAX

척추 정렬에 대한 흉곽의 영향

흉곽 골격은 12개의 흉추, 12쌍의 가슴뼈가 척추로 연결되어 있고 같이 붙어 있지 않는 흉골이 앞쪽에 위치하여 구성되어 있다.

흉곽는 심장, 폐, 큰 동맥, 식도 및 기타 흉부 장기에 탄력 있고 견고한 외피를 형성한다. 이것은 또한 상지와 하지의 기능에 기여하는 근육을 위한 고정점(punctum fixum)을 형성한다. 생리학적인 상태에서 흉곽 이동 요소는 흉추의 협력움직임 없이 호흡 운동을 할 수 있게 한다.

흉곽의 관절

1. 늑추관절이 갈비뼈에 척추와 같이 연결된다.
   두 관절의 종류가 있다:
   - 갈비척추관절(**유두골늑골 관절**)-늑골의 머리부분이 척추체와 연결
   - 갈비가로돌기관절(**늑횡돌관절**)-갈비결절이 늑골의 관절면의 척추횡돌기와 연결
2. 복장갈비관절(articulationes sternocostales)-늑골과 흉골 사이의 연결.
3. 연골 관절(articulationes interchondrales)-늑골의 연골의 상호연결 7-10 (그림 1.2.1.6).

흉곽 가동성은 척추의 호흡 기능과 안정화 기능에 중요한 역할을 한다.

흉곽에는 두 가지 유형의 움직임이 있다. (a) 척추 움직임에 묶여 있고, (b) 척추 움직임과 독립적으로 발생하는 척추 관절에 있다. 이러한 움직임의 정확한 임상 확인은 호흡기 및 안정화 기능의 품질 평가에 중요한 역할을 한다. 운동은 근육 활성화 중 조정에 달려 있다. 흉추 전방 굴곡에서는 늑골이 내려가고 추간공이 좁아진다. 직립 자세를 잡을 때 반대쪽 움직임이 일어나고 흉곽는 두개골의 위치에서 움직인다.

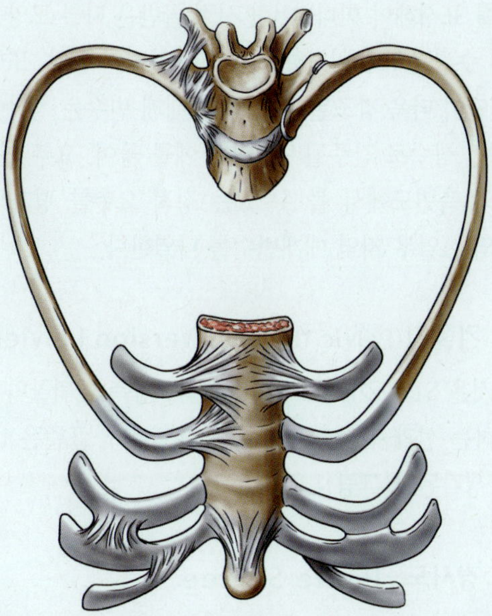

그림 1.2.1.6 흉곽과 척추의 관절 및 결합조직 연결부.

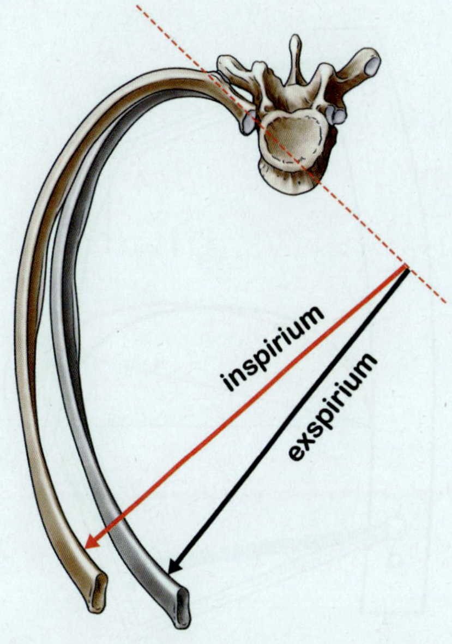

그림 1.2.1-7 늑추관절의 갈비뼈(늑골) 움직임. 갈비뼈가 거상되면 흉곽의 전후방 직경이 증가한다.

흉추 회전과 함께, 흉곽도 움직인다. 흉곽의 생리학적인 움직임을 위해 흉곽는 흉추와 독립적으로 움직일 필요가 있다. 반대로, 흉추 분절은 흉곽의 협력수축 없이 확장될 필요가 있다.(이 기능에서의 결함된 운동학적 또는 병리학적인 운동학에 관하여 중요하다.) 이 운동은 늑골 관절과 연결되어 늑골의 움직임을 유발한다.

갈비뼈(늑골) 움직임

갈비뼈의 경사각 형성은 갈비뼈 움직임에 큰 영향을 준다. 갈비뼈는 3가지로 구부러져 있다.

- 흉곽의 둘레를 따라 평평하게 된다.
- 하단 모서리(모서리에 놓인 갈비뼈는 two point에서만 매트와 접촉함);
- 늑골 비틀림(늑골의 외면은 앞쪽으로 비스듬히 위쪽과 앞으로 돌면서 수직으로 배치된다.)

흉곽 움직임 동안, 갈비뼈는 호흡과 함께 올라가고 내려간다. 그들은 리브 헤드의 중심으로부터 비스듬히 그리고 등쪽으로 비용 중심 교차점으로 진행하는 축을 따라 내려간다(그림 1.2.1-7). 마찬가지로, 갈비뼈는 호흡에 의존하는 몸통 안정화 동안 근육 활성화와 함께 움직인다.

갈비뼈는 흉골과 앞쪽에 연결되어 있기 때문에, 흉골 움직임과 항상 관련이 있다. 생리적인 움직임으로, 흉골은 보조 호흡 패턴(그림 1.2.1-9)에서 보듯이 전방으로 움직이며(그림 1.2.1-8) 생리학 운동 중 주요 호흡기 근육이 관여한다. (횡격막과 늑간근은 보조 호흡 없이 도움 받는다.)

횡격막과 늑간근의 활성화에 따라 흉강은 전방으로 팽창하며 갈비뼈 경사각 형성의 영향으로 옆으로 확장된다. 흉골

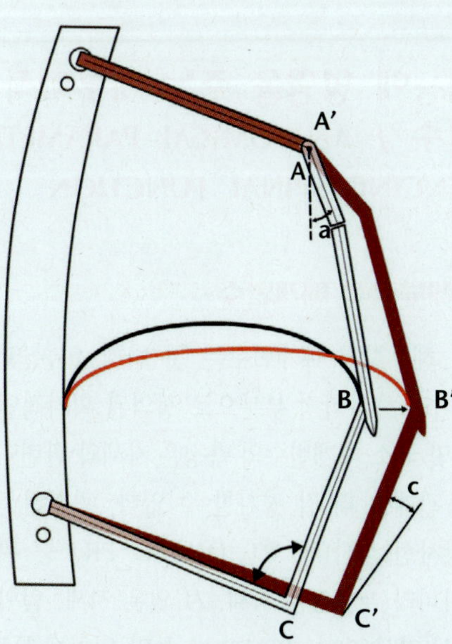

그림 1.2.1-8 횡격막 호흡. 흉골은 수직 공동 이동(AA′) 없이 복부로 움직인다(BB′). 운동은 흉쇄 관절에서 발생한다.

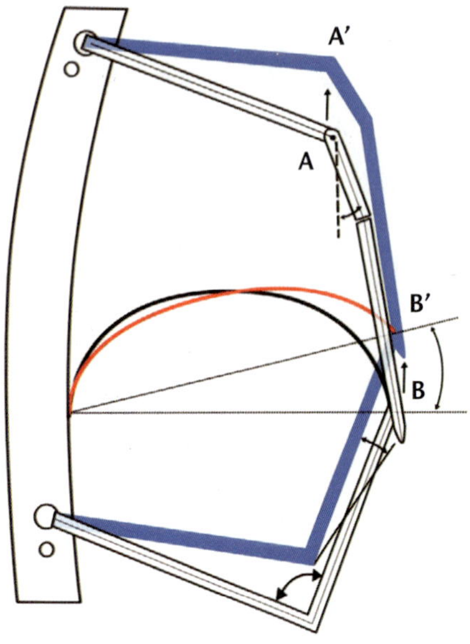

그림 1.2.1-9 호흡. 흉골은 두개골로 움직인다(AA', BB'). 운동은 견봉쇄골 관절에서 발생한다.

3절의 맨 윗부분과 첫 번째 갈비뼈의 영역에서 호흡과 안정화 운동은 작고 가장 긴 갈빗대(쌍 7과 8)에서 가장 크다. 흉골의 전후 운동은 흉쇄 관절에서 발생한다. 호흡 및 안정화로 인해 보조 흡기 근육의 참여 없이 이러한 움직임 중에 횡경막이 활성화된다. 흉골의 비생리학적인 수직 움직임 동안(흉곽), 견봉쇄골관절(봉우리빗장관절)에서의 움직임은 호흡 및 안정화 과정에서 발생한다.

회전기능에 영향을 주는 해부학적 매개변수 / ANATOMICAL PARAMETERS INFLUENCING SPINAL FUNCTION

국소의 해부학적 매개변수

국소적 해부학적 매개변수는 첫 번째 요추 및 대퇴골과 같은 여러 해부학적 부분으로 정의된 획기적인 요소이다. 영상 및 국소 매개변수의 측정은 자세와 관련이 있으며 생체역학 관계를 더 잘 평가할 수 있다. 관찰된 해부학적 관계는 방사선 검사(예: PT, OH, PL, PR) 중 위치 의존성뿐만 아니라(누워있는 자세, 서 있는 자세, 앉아있는 자세) 방사선 영상(PSA, PI, PRA) 동안 위치에 독립적으로 있다. 따라서, X-선 영상은 회고적으로 비교되고 검사될 수 있다. 이러한 해부학적 관계를 평가하는 동안 발단자의 나이를 표시해야 한다. 어린 시절 골반은 다른 모양을 가지며 더 수평적으로 위치하는 것으로 알려져 있다. 또한 요추부 전만이 더욱 강조된다. 이러한 매개 변수는 성장이 완료될 때만 상수로 간주될 수 있다. 예를 들어, 요추 연결부와 골반의 측면도에서 볼 수 있는 정적 요추를 평가하는 데 사용되는 일부 지역 매개변수를 나열한다.

골반 기울기(Pelvic Tilt, PT), Version Pelvienne

이것은 S1의 2개의 표면의 중심과 양측 대퇴골의 중심을 연결하는 선과 수직축이 이루는 각도이다. 표준은 12±6도라고 생각된다(그림 1.2.1-10).

천골 경사도, Pente Sacree

천골 경사도(기울기)는 S1의 2개의 표면과 수평선 사이의 각도이다. 표준은 41±8도이다(그림 12.1-10 참조).

돌출(OH), 골반 폭, Porte à Faux

골반 폭은 대퇴골두를 통과하는 수직선과 S1의 두개골 표면 사이의 거리이다. 표준은 등쪽 방향으로 23±14mm로 생각된다(그림 1.2.1-10 참조).

골반 길이(PL)

R.P Jackson은 대퇴골두의 중심(고관절 축, HA)과 S1의 후부 상단 사이에 선을 추가해서 위에서 언급한 값을 구해서 이를 "골반 반경(PR)"이라고 한다. 골반 길이(PL)는 HA와 S1 사이의 거리로 정의된다.

엉덩엉치관절 각도(PSA)

엉덩엉치관절 각은 엉치뼈 표면의 중심으로부터 평행선 상으로의 축와 함께 넙다리뼈 머리의 중심과 S1의 엉치뼈 표면의 중심과 연결되는 각을 말한다.

골반 입사각(PI)

골반 입사각은 대퇴골두와 S1의 천골 표면 중심을 통과하는 평행선 사이의 각도이다(그림 1.2.1-12).

자원 봉사자 집단을 분석한 결과 53±10°가 표준으로 확립되었다. 각도가 더 크면 골반의 기울기가 더 커지고 요추의 아랫부분의 전단력이 크게 증가한다.

급격한 골반 정렬(PI>63°)은 보상된 요추의 과전만증

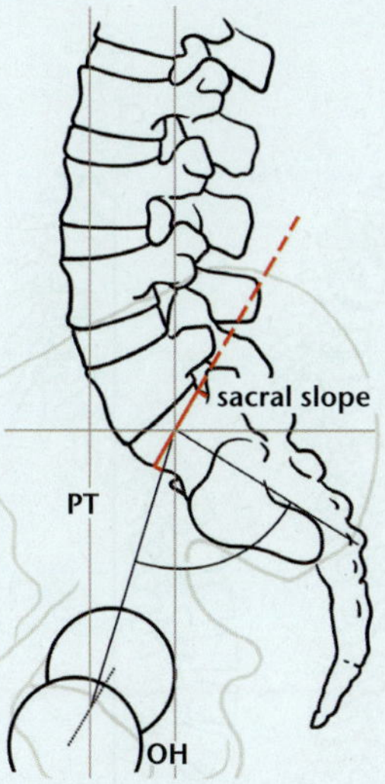

그림 1.2.1-10
척추 부위의 해부학적 변수.
PT - 골반 기울기,
OH - 골반 돌출

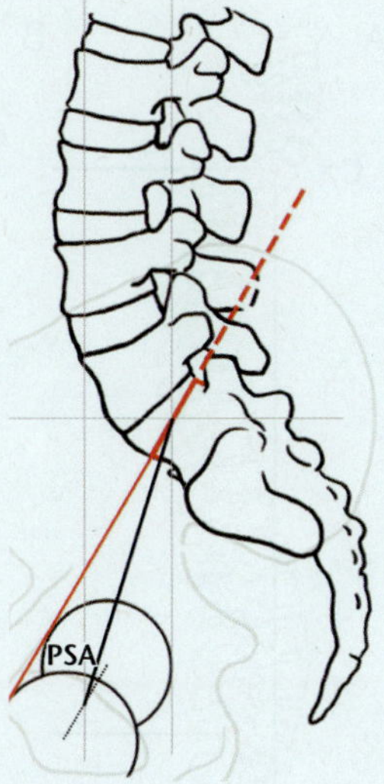

그림 1.2.1-11
골반엉치뼈 각, PSA.

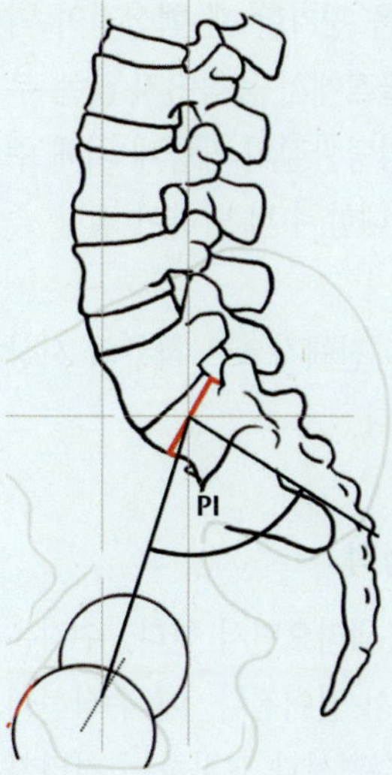

그림 1.2.1-12
PI- 골반 입사각.

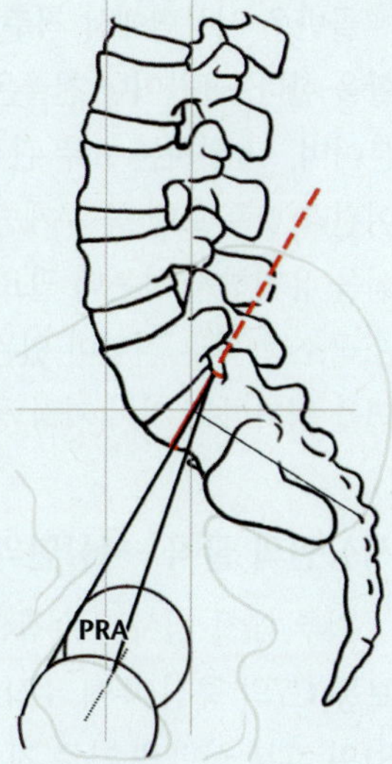

그림 1.2.1-13
PRA-골반 반경각도
(Pelvic radius angle).

을 유발한다. PI 각도가 43°보다 작으면, 불안정한 상황을 나타내며, 이는 부정적 결과를 야기하는 전만증의 "평면화(flat back)"를 유발한다.

나타난 모습을 위해 표준화된 기립자세를 사용하는 경우 PI는 골반 기울기와 천골 기울기의 합과 같으며 동시에 PI와 PSA의 합은 90°이다.

골반 반경각도(PRA)

골반 전만각(angle of pelvic lordosis)은 SI의 척추 가장자리 선과 대퇴골두의 중심 및 S1 척추의 상완판에 접하는 선에 의해 형성된다.

Jsckson은 골반 반경의 다양한 평면에 대한 각도에 따라, 주로 상완판에 접하는 방향으로, 예를 들어, T12-요추골반 전만증의 상완판과 관련 있다. PRA 각도는 PI보다 더 실용적인 것으로 간주된다(그림 1.2.1-13).

허리엉치각 - "이동 각도(Slip Angle)"

이 각도는 표시 및 전조 기준에 대한 맥락으로 인용된다. 이것은 L5의 하부 끝판과 S1의 천골 표면 사이에 형성된다. Boxall은 그것을 "이동 각"이라고 부르며 표준으로 10-0°를 설정했다. 문헌에서는 이 각도를 측정하는 다양한 방법이 나열되어 나와 있다(그림 12.1-14).

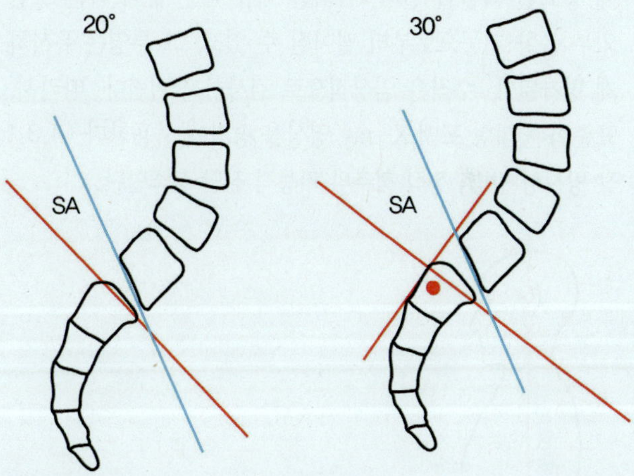

그림 1.2.1-14 허리엉치각(SA-slip angle).

전체 해부학적 매개변수

척추의 일부 형태학적인 발견은 전체 척추의 반응에서 굴곡이나 변형의 변화가 반응을 유도하기 때문에 전체 신체 자세의 관점에서 평가되어야 한다. 기립자세로 걸음을 할 때 시상면의 최적인 전체 균형의 원리는 무게중심이 기저면에서 일어나는 것이라고 예상하는 것이다. 편안한 자세는 정적 구조의 최소부하와 최소한의 근육 활동으로 균형을 잘 보여준다. 다른 상황은 부적절하며 자세 불안정의 결과로 나타난다(White and Panjabi). 적응기전은 바람직하지 못한 힘의 강조를 유도할 수 있다.

골반은 시상면에서 척추 대칭을 평가할 때 핵심적인 역할을 한다. 골반이나 천골은 축 골격에서 움직이지 않는 부분이며, 그 위치는 요추 관절과 엉덩관절의 방향에 의해 주어진다. 2족 보행 중 무게중심에 대한 수직 방향이 질량 중심을 유지하지 하는데 필요한다.

국소적 척추 결함이 있는 경우 전체적으로 척추의 시상면을 평가하는 것이 가장 중요하다.

시상면의 굴곡-시상면의 수직적

척추 대칭 검사는 수직선으로 내려오면서 한다. 수직은 보통 C7의 중심(수직 수직선)에서 떨어진다. 이 수직선이 S1의 후부 상단을 가로 지르는 수평선과 교차하는 거리가 평가된다. 생리학적 환경 하에서, 교차점은 최대 변이 5cm인 S1의 뇌 가장자리로 투영해야 한다(그림 1.2.1-15; 그림 1.2.1-16). 수직선은 경추 척추 정렬 또는 머리를 포함하지 않는다. 그러나, 그들의 위치는 척추의 역학 및 정적에 중요한 역할을 한다. 이러한 이유 때문에, 수직은 또한 외부 음향 기둥으로부터 떨어질 수 있고, 그 투영은 유사하게 평가된다. 수직은 임상적으로 검사하기 어렵다. 따라서, 표준화된 대형 포맷 X-ray 영상을 평가에 사용한다.(4.3.1장 방사성 방법, 정적 척추의 기능적 진단 참조한다.)

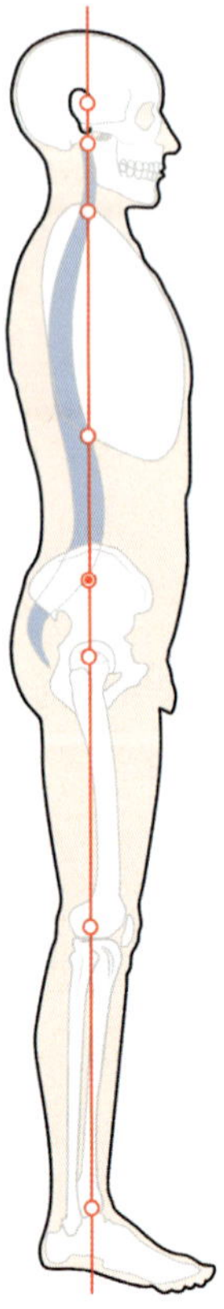

그림 1.2.1-15
건전한 개체군에서의 수직.

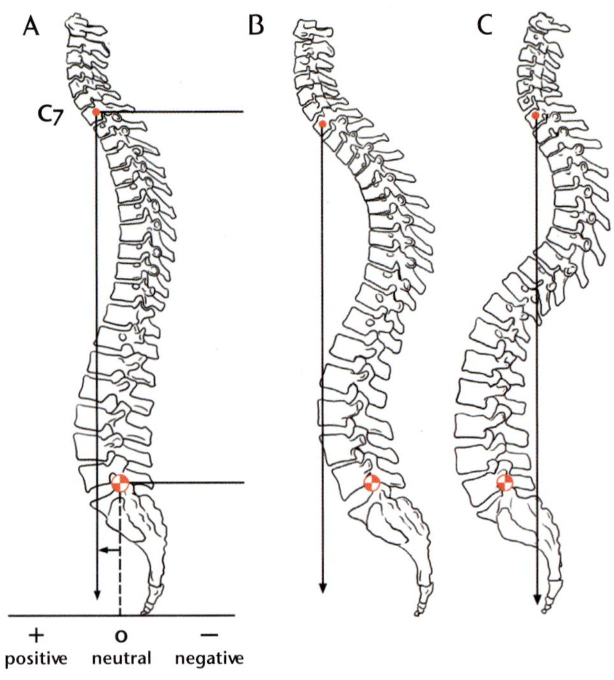

그림 1.2.1-16 시상 대칭의 평가. A – 대칭 상태, B – 양성 시상 대칭, C – 음성 시상 대칭.

중력선

C7 중심에서 떨어지는 수직선은 질량중심의 실제 투영법이 아니며, 임상적 환경과 건강한 개인에서는 C7 수직선이 질량 중심에서 멀지 않고 천추의 가장자리에 매우 가깝다는 것을 관찰할 수 있다. 진정한 무게중심은 T9 심전도의 몇 센티미터 앞에서 발견된다. 생리적인 상황에서, 중력선은 대퇴골두의 중심을 통해 말단으로 흐른다.

전두엽 곡률

전두엽 곡률 또는 **척추측만증**은 척추의 모든 비대칭 하중(예: 한 손의 무게)에서 발생한다. 정적 상태에서도 기능적(생리적)이다. T3-T5 영역의 흉추는 경추와 요추의 만곡을 동시에 교정하면서 측면(약간 오른쪽에서 오른쪽)으로 약간 벗어난다. 설명은 사지의 교차 비대칭에서 주로 발견될 수 있다. (좌 하반부와 우 상단은 약간 길어 골반은 약간 기울어져 있다.) 신체 내부 장기의 비대칭적인 위치를 결정한다. 정면 평면에서 척추측만증의 보상을 받지 못하는 것은 중추신경근으로부터 수직선 약간의 편향에 의해 결정된다. 임상 평가 동안, 수직선은 외부 후두부 돌기에서 떨어진다. 척추 측만증의 경우, 보상 부전은 부정적인 예후 인자이다.

척추, 골반 그리고 흉곽 검사 / EXAMINATION OF THE SPINE, PELVIS AND THE THORAX

환자 과거력(병력) 및 신체 평가

후속 진단 접근법을 계획하고 치료 계획을 세우는 맥락에서 초기 임상 검사는 다음 세 가지 질문에 응답해야 한다.

1. 원인은 전신적인 질병이나 종양입니까?
2. 외과적 개입을 보증하는 신경 징후가 있는 국소적 결손이 있습니까? 이것은 급성 또는 만성 결손입니까?
3. 병적 상태를 악화시키거나 연장시키는 사회적 또는 심리적 스트레스가 있습니까?

일반적으로 이러한 질문은 환자 병력과 신체 검사를 토대로 대답할 수 있다. 개별적인 과거병력 데이터(예: 통증, 부상, 국소통증, 통증 추정, 자세에 대한 증상 행동, 자세 완화 등) 그리고 신체 검사는 치료적인 접근뿐만 아니라(예: 류마티스 전문의, 신경외과 의사 등) 영상 및 검사실 검사 및 검사에 관한 결정도 포함된다.

위에서 언급한 질문에 대한 답변이 부정적이라는 가정하에, 검사는 기능적 결함 평가에 중점을 두어 치료로 인해 큰 영향을 받을 수 있다.

신경학적 평가

신경근 증후군의 경우, 신경학적 평가는 비대해진 근육 그룹에 초점을 맞추고 있다. 근력의 감소, 활동적인 움직임 결함, 반사기능 감소 또는 결핍, 상응하는 피부 근육의 감각 저하가 있다. 검사 전략에는 신경 긴장 검사가 수반된다.

감각 기능의 평가

평가 동안, 통각 자극(pin prick)에 대한 감각 차이와 해당하는 dermatome에서 촉감이 관찰된다(그림 1.2.1-17).

스트레치 반사의 평가

대칭, 반사 및 반사의 강도가 관찰된다. 신경근 증후군에서는 근력 반사가 감소하거나 부재한다. 역설적으로, 발열 증상이 나타나면 반사가 증가할 수 있다.

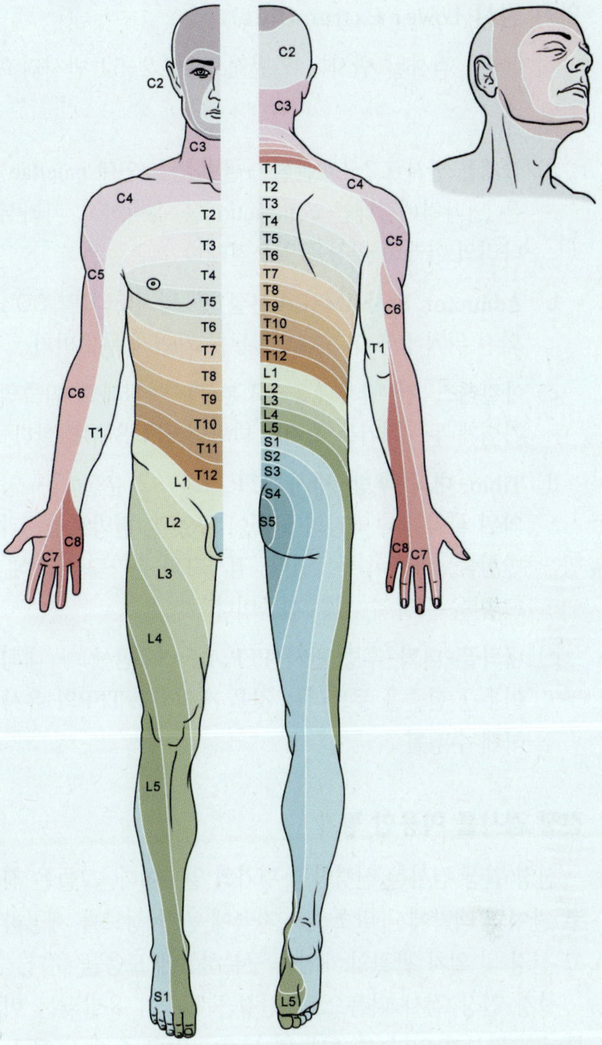

그림 1.2.1-17 Dermatomal 지도.

상지 검사(Upper Extremities)

상지에서 검사된 반사는 일반적으로 C5–C8 반사라고 한다:

a) Bitalital 반사(C5–6 부분 신경 분포)는 팔뚝 굴에서 팔뚝 힘줄을 두드리고 팔뚝 굴곡을 유발한다.
b) Brachioradial 반사(C5–6 부분 신경 분포) – 말단 반경의 가장자리를 감싸는 것은 팔꿈치 회내와 굴곡을 유발한다.
c) 삼각근 반사(C7 분절) – 삼두근 박동 힘줄은 팔뚝 확장을 유도한다.
d) 손가락 굴근 반사(C8 분절) – 굴곡 건을 손목의 발바닥 측면에 두어 손가락 굴곡을 유발한다.

하지 검사(Lower Extremities)

하지에서 검사된 반사는 일반적으로 L2-52 반사라고 한다:

a) **슬개골 반사**(L2-L4 분절)-골반 긴장(인대 patellae)은 넙다리네갈래근 contraction을 유발하고 따라서 다리의 아래쪽 확장을 일으킨다.

b) Adductor **반사**(L2-L4 분절) - 넓적다리(약 30°) 외전 위치에서 내측 대퇴골두를 가볍게 두드리기

c) **아킬레스 건 반사**(L5-S2 분절)-아킬레스 힘줄의 가볍게 두드리기는 족저의 발바닥 굴곡을 유발한다.

d) Tibio-**대퇴-후방 반사**(TFP, L4-S2 분절) - 앙와위 굴곡에서 약간의 굴곡이 있었고, 반막모양근과 반힘줄모양근이 두드렸다. 검사자의 손가락을 통해. 그 반응은 알 수 있는 힘줄이다.

e) **대퇴골-대퇴-후방 반사**(PFP, L5-S2 반사) - 대퇴이두근 힘줄을 두드리는 것을 제외하고 TFP와 유사하게 수행됨.

긴장 검사를 이용한 평가

신경 긴장 검사는 신경학적 평가의 일부이다. 그들은 척추 관여의 맥락에서 말초신경 자극에 관한 정보를 제공하고 신경 및 일차 관절의 개입을 구분하는데 도움을 준다.

신경 긴장 검사 다음으로, 신경근 통증이 유발되는 비특이적 검사가 있다. 흉골내 및 복강내 압력 증가 - 예로, Valsalva 검사, Milgram 검사, Naffzinger 검사 등

경부 신경근 병변을 평가하기 위한 긴장 검사

a) **상지 정중신경 장력 검사** - 90°까지 어깨 외전으로 팔꿈치 신전을 점차적으로 그리고 수동적으로 수행했다. 동시에 최대 손목 신전은 정중신경과 상완신경총을 통해 척수 신경근으로 전달되는 긴장을 유발한다(그림 1.2.1-18).

b) **상지 척골신경 긴장 테스트** - 점진적인 팔꿈치 굴곡과 90°의 어깨 외전으로 동시에 방사형 편위가 신경뿌리 통증을 유발한다(그림 1.2.1-19).

c) 반대측으로의 **머리 회전**과 척추 측면 굴곡은 통증을 강조한다.

d) Spurling의 **테스트** - 신장과 회전으로 결합된 운동을 하는 경부에 대한 축 방향 압력은 신경뿌리 통증을 유발한다.

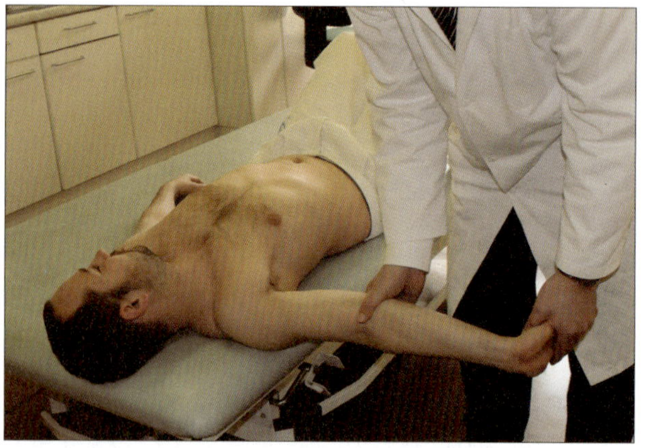

그림 1.2.1-18 상지의 정중신경 장력 검사.

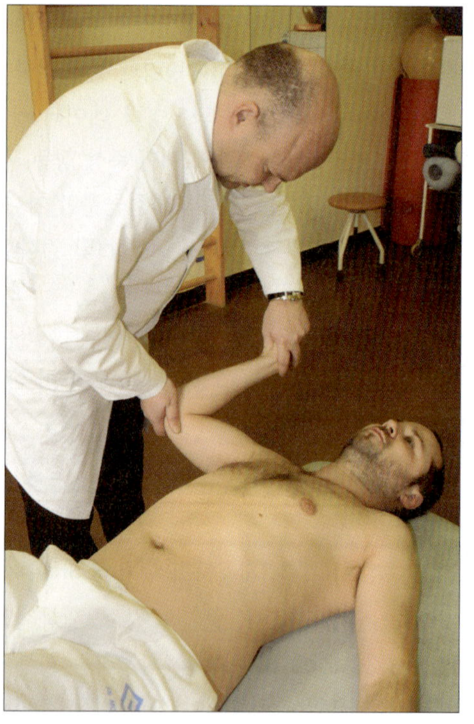

그림 1.2.1-19 상지의 척골신경 장력 검사.

신경근 통증 완화 검사

a) **수동 견관절 외전 검사** - 환자의 2/3 이상에서 신경근 통증을 감소시킨다.

b) **경부 신연 검사** - 경추의 점진적 견인은 면 관절의 감압, 공 개구부의 확대, 따라서 신경뿌리 통증을 경감시킨다.

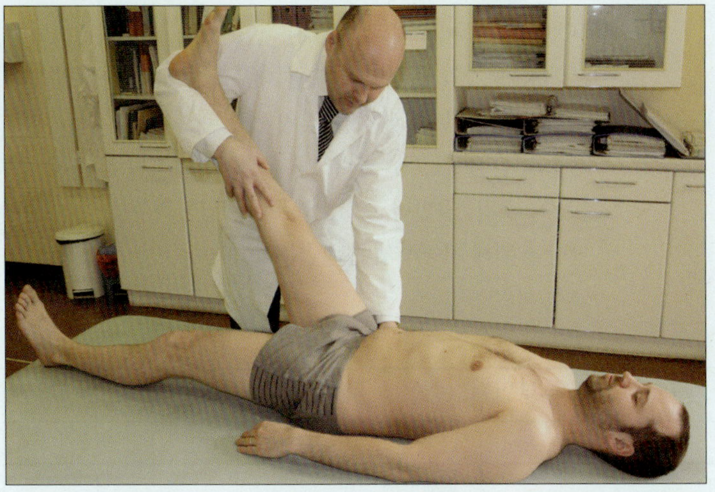

그림 1.2.1-20 Laségue의 검사.

요추 신경근 병변의 진단을 위한 긴장 검사

a) **Laségue 검사** – 약간의 내전과 내회전이 있는 누운 자세의 수동 고관절 굴곡은 신경뿌리 통증을 유발한다. 탈장된 디스크 병변을 시사하는 이 검사의 민감도는 0.80이다. Laségue의 검사가 양성이라면, 몸통 전방 굽힘한 하지의 움직임은 종종 제한적이다(Thomayer sign). 일부 환자에서는 비정형 소견이 관찰될 수 있다. 하체를 높은 쪽으로 위치하는 동안 통증이 멈출 수는 있지만 환자는 매우 일찍 통증을 경험하며, 신체에서 떨어진 곳의 높은 위치에서부터 진정된다. 또한 환자는 신전된 하체를 높이 위치시키면 통증을 호소하지만 계속해서 들어 올릴 수는 있다(그림 1.2.1-20).

b) **"Reverse" Laségue의 검사** – 엎드린 자세를 취하게 한다. 골반에서의 무릎 굽힘 및 고관절 과신전은 L4 피부절에서 통증을 유발한다. 검사는 주로 L4 신경근 증후군에 양성이다. 이 검사는 차단된 SI 관절에서 종종 양성이다(그림 1.2.1-21).

c) **Crossed Laségue의 검사** – 앙와위 자세. 무릎 신전을 동반한 고관절 굴곡은 반대쪽 신경근 통증을 유발한다. 이 검사에서 양성 소견은 내측 헤르니아(medial herniation) 또는 느슨한 fragment(sequester)의 의심으로 이어진다.

d) **Bragard 검사** – 자세 감소 굴곡이 10% 감소할 때, Laségue의 검사는 통증 완화로 이어진다. 그러나 발의 후속 배측굴곡은 다시 신경근 통증을 유발한다.

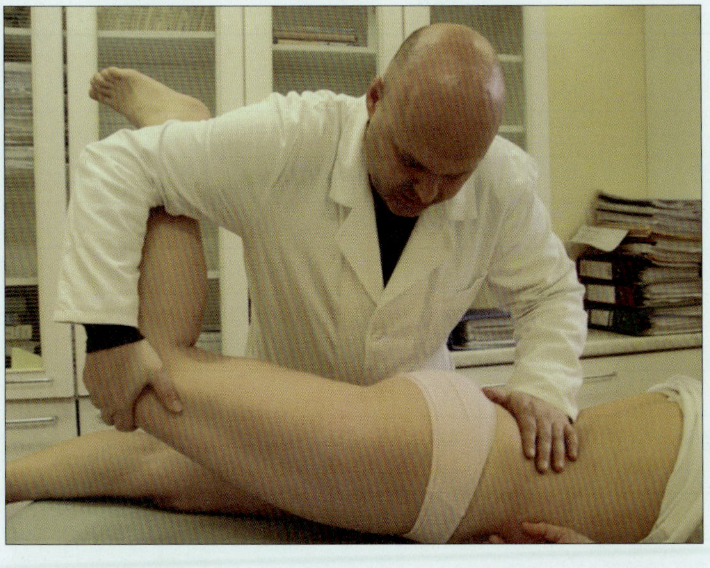

그림 1.2.1-21 "역방향" Laségue의 검사.

운동 기능 평가 (Assessment of Motor Functions)

해당 분절과 일치하는 근육 강도 감소가 표 1.2.1-3에 나와 있다.

기능 평가(Functional Assessment)

기능 평가와 관련이 없다면 해부학적 및 신경학적 연구 결과가 완전한 결과 값을 갖지 못한다. 적절한 치료 방법 결정의 관점에서(예: 물리치료 요법 표시, 꼬리 또는 경막외 "주사, 주입, 골반내 주사, 외과적 개입) 척추 동물의 문제 예방을 위해 기능적 발견은 근본적이다.

표 1.2.1-3 운동기능 평가

A. 상지 근력에 대한 진단학적으로 중요한 검사 (나열된 주요부분만)		
세분화	**신경**	**근육**
뇌간의 세포핵, 목신경얼기 C3-C4	부신경 (뇌신경 XI)	등세모근
C4-C6	견갑상 신경	가시위근, 가시아래근
(C4) C5-C6	등쪽어깨신경	견갑거근, 큰마름근과 작은마름근
C5-C6	긴가슴신경	앞톱니근(전거근)
C5-C6	빗장밑근신경	빗장밑근
C5-C6	겨드랑신경	삼각근, 소원근
C5-C7	어깨밑신경	어깨밑근, 큰원근
C5-C7	근육피부신경	상완이두근, 위팔근, 부리위팔근
C6-C8	가슴등신경	넓은등근
C5-T1	안쪽과 가쪽 가슴근신경	큰가슴근과 작은가슴근
C5-T1	정중신경	전완 굴근 (자쪽손목굽힘근를 제외하고)과 무지구근 (무지내전근 제외)
C5-C8 (T1)	노뼈신경 (요골신경)	위팔세갈래근, 노뼈와 배면에 의한 전완근 (특히, 손목과 손 폄근)
C8-T1	자뼈신경 (척골신경)	자쪽손목굽힘근, 심수지굴근 (부분), 소지구 근육과 손에 있는 작은 근육)
B. 하지 근력에 대한 진단학적으로 중요한 검사 (나열된 주요부분만)		
세분화	**신경**	**근육**
L1-L3	넙다리신경에서 의해서 부분적인 가지와 허리신경얼기에 의한 직접적인 가지	엉덩허리근
(L1) L2-L4	넙다리신경	넙다리네갈래근, 넙다리빗근, 치골근
L2-L4	속닫힘근	대퇴 모든 내전근과 외폐쇄근
L4-S1	상전신경	중둔근, 소둔근, 넙다리근막긴장근
L4-S3	좌골신경	무릎굽힘근과 큰모음근의 부분
L4-S2	총비골신경 (좌골신경에서 연결)	발목, 발 그리고 발가락 폄 (심재성 가지) 과 비골근 (표면성 가지)
L5-S2	하전신경	대둔근
L5-S3	정강신경 (좌골신경에서 연결)	하퇴삼두, 뒤정강근, 긴발가락굽힘근, 긴엄지굽힘근, 발바닥의 짧은 근육
S2-S4	음부신경	골반기저근

변경될 수 있는 증상을 지적하고 문제 원인을 분명하게 지적하기 때문이다.

평가는 항상 관찰을 통해서 있기 시작한다. 마지막으로, 다음과 같은 근본적인 기능 변화가 평가된다.

- 척추 이동성 평가
- 개별 척추 분절의 기능적 평가
- 근육 기능 평가
- 물렁조직 평가

척추 이동성 평가(Spinal Mobility Assessment)

척추 이동성을 평가하기 위해 다양한 검사가 사용된다. 이 검사 중에 척추의 각 부분을 측정하고 척추가 움직이는 동안의 거리 변화를 평가한다.

Otto의 거리

Otto의 거리는 흉부의 척추 이동성을 평가하는 데 사용된다. C7의 가시돌기에서 30 cm가 원위치로 측정된다. 최대 전방 굴곡 시 이 거리는 최소 3 cm 이상 증가해야 한다.

Cepojevov의 거리

Cepojevov의 거리 - 경부의 범위가 굴곡으로 나타난다. 이것은 마지막 경부 척추의 가시돌기에서 측정된다. 첫 번째 표시는 여기에서 만들어지며 두 번째 표시는 최대 굴곡과 함께 8 cm cranally 만들어진다. 두 표시 사이의 거리가 최소 2.5-3 cm 증가해야 한다.

Schober의 거리

Schober의 거리(그림 1.2.1-22)는 요추 이동성을 보여준다. 척수 확장은 근위 S1 10 cm의 가시돌기에서 측정된다. 환자는 구부릴 것을 요청받는다. 전방 굴곡으로 거리가 최소 5cm 이상 증가해야 한다.

Stibor의 거리

Stibor의 거리(**그림 1.2.1-22 참조**)는 흉추 및 요추의 이동성을 보여준다. 출발점은 L5의 가시돌기이고 끝점은 마지막 경부 척추(C7)의 가시돌기 과정이며 두 점 사이의 거리가 측정된다.

편안한 전방 굽힘으로 이 거리는 7-10 cm 증가해야 한다.

포레스티어 플레쉬(Forestier Fleche)

Forestier Fleche는 벽에서 후부의 돌기의 수직 거리이다. 이것은 서 있는 상태에서 가장 자주 측정된다. 환자가 무릎을 쭉 펴고 머리 뒤쪽을 벽에 닿게 두어 서 있으면 임산부는 제로와 같다. 경직된 흉부 후만증과 전방 두부 위치를 측정하는 데 사용된다.

Thomayer 테스트

Thomayer 테스트(**그림 1.2.1-22 참조**) - 단순 전방 굽힘 테스트 - 전체 척추의 이동성을 비특이적으로 평가한다. 척추 저가동성과 과가동성 모두를 평가할 수 있기 때문에 임상 결과가 좋은 매우 간단한 검사이다.

저가동성 상태 평가

서서, 환자는 무릎을 펴고 앞으로 구부린다. 세 번째 손가락의 끝과 바닥 사이의 거리가 측정된다. 법선은 손끝이 바닥에 닿는 것에 상대적으로 주어진다. 손가락의 끝과 바닥 사이의 10 cm 거리는 생리적으로 간주된다. 30 cm의 거리는 명백하게 병적인 것으로 간주된다. 이 검사를 하는 동안 척추의 진정한 한계 또는 무릎관절의 긴장감으로 인해 전방 굴곡이 제한적인지 결정하는 것이 중요하다(**남성의 경우, 매우 일반적임**). 운동이 무릎 굴곡근에 의해 제한되면, 환자는 무릎을 구부리기 시작한다. 허리통증이 아니라 무릎통증이 경험된다.

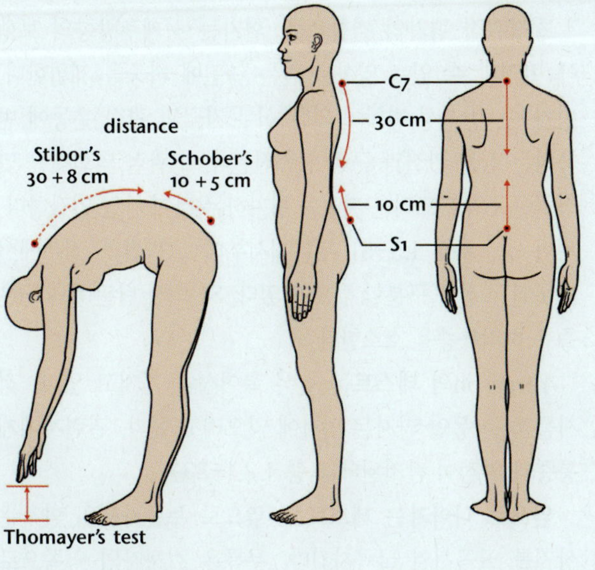

그림 1.2.1-22 Schober의 거리, Stibor의 거리, Thomayer의 테스트.

과가동성(hypermobility)의 평가

검사에서 위와 같지만 환자는 손바닥 전체를 바닥에 닿게 한다. 이러한 과정에서 가장 자주하는 검사는 일반적인 과가동성을 보여준다. 검사 대상자가 팔 전체와 바닥에 닿으면 인대 조직에 매우 심각한 결손이 있음을 나타낸다. 이 검사는 여성에서 가장 자주 양성반응이다.

개별적 척추 분절 골반의 기능 평가

골반(Pelvis)

처음에는 골반 뼈의 뾰족한 부분이 만져졌다. 가장 중요한 것은, 양쪽에 있는 검지가 엉덩이 뼈의 능선에 문자 그대로 "앉아" 있는 마지막 갈비에서 옆으로 미끄러져 움직인다. 위쪽 방향으로 엉덩이에 절대로 "오르지" 마십시오! 그런 다음 검지 손가락의 가장자리가 상후장골극(PSIS)이 발견될 때까지 양쪽에서 능선에서 미끄러져 움직인다. 또한 능선의 이 부분과 PSIS의 대칭이 평가된다.

또한, 편안한 상지에 대한 골반 정렬은 항상 기록된다. 골반에 변화가 생기면 골반과 그 능선이 옆으로 움직였음을 깨달을 필요가 있다. 따라서 골반이 움직여지는 쪽에는 가마가 측면으로 만져지고 반대편에서는 더 내측으로 만져진다. 그렇지 않으면 잘못된 관찰이 발생하여 골반이 이탈 한쪽에서 골반이 빠져 나온다.

천장 관절 평가

천장관절 평가의 결함으로, 환자는 시계추방향의 보행에 반영할 수 있는 영향을 받는 측면에 하중을 제한한다. 평가 중, 반사성 변화에 의한 심부 자극과 관절 운동에 반응하는 심줄 관절과 근육이 촉진된다. 고관절 외회전근 및 장골근육의 부드러운 지점을 평가하는 것이 가장 민감하다. 평가 중, 주로 L5–S1 부분에서부터 고관절과 척추에서 비롯된 결점을 구분할 필요가 있다. S1 의사 난관 증후군은 종종 허리통증을 호소한다.

Yergason의 테스트는 높은 특이성을 가지고 있다. 검사를 하는 동안 환자는 의자에 앉으려고 한다. 관련자에게 통증과 약점이 감지된다(그림 1.2.1–23).

앞으로 나아가는 테스트 – 옆으로 누운자세의 환자는 상지를 굴곡시켜 굴곡시킨다. 무릎은 검사자의 옆쪽으로 기울어져서 원위치를 내리고 상부를 안정시킨다. 이 위치에서 SI 인대의 스프링이 관찰되는 동안 약간의 전진이 수동적으로 수행된다(그림 1.2.1–24).

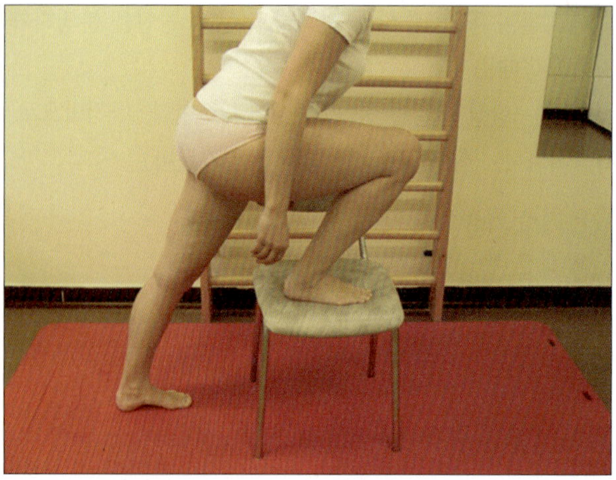

그림 1.2.1–23 Yergason 검사.

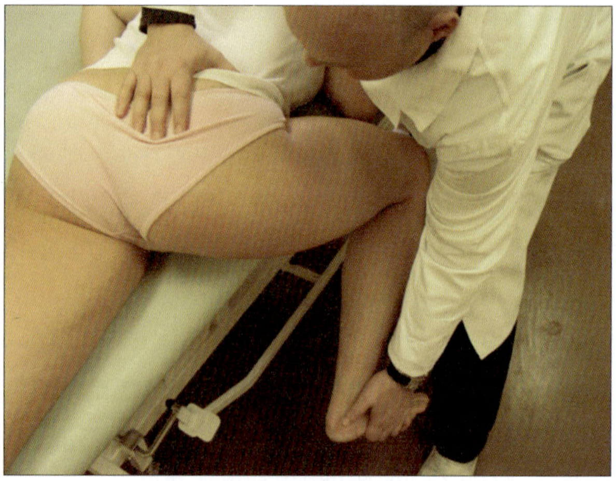

그림 1.2.1–24 엎드린 자세에서 앞으로 나아가며 수정하는 검사.

Patrick 검사는 앙와위로 수행된다. 환자는 반대쪽 무릎에 발 뒤꿈치를 대고 엉덩관절 굴곡 및 외회전을 수행한다. 맥심의 외전으로의 수동적 움직임이 제한적이고 고통스러울 때 검사는 양성으로 간주된다. 이 검사는 고관절통 또는 고관절 모음근의 단축으로 양성일 수도 있다(그림 1.2.1–25).

Gaenslen 테스트와 역 Lasḗgue 테스트(위 참조)는 또한 SI joint Gaenslen 테스트를 검토하는 데 사용된다.

Gaenslen 테스트 – 옆으로, 바닥쪽은 구부러지고 환자는 양손으로 무릎 뒤로 다리를 잡는다. 이 위치에서, 위쪽 하지의 수동적인 엉덩이 연장이 수행된다. 환자가 처음에 같은 부위에서 SI 관절에 통증을 보고 지속적으로 수동적인 확장을 하여 반대쪽에서 통증이 있을 때 기능장애가

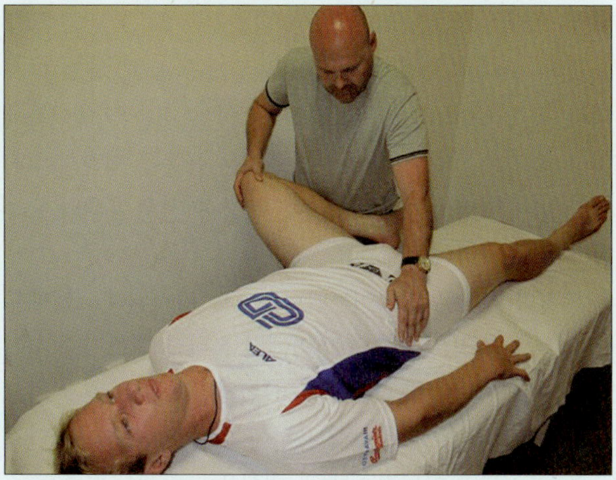

그림 1.2.1-25 Patrick의 골반 검사는 한 손과 같이 다른 손으로 흉곽을 안정시킨다.

발생한다.

이 검사의 양성인 경우의 특이도는 L4 병발과 함께 나타난다. 특정 진단 기법은 촉진에 의한 골반과 천골 사이의 움직임을 평가하려고 시도한다.

특정 진단 기술은 촉진에 의한 골반과 천골 사이의 움직임을 평가하려고 시도한다. 이 관절에서의 수동적인 움직임만이 작은 이동으로 인해, 검사는 특히 증가하는 비만 환자에게 중요한 기술을 필요로 한다.

이것이 Dr. Karel Lewitt가 Rosina**를 기반으로 하는 기술**을 권장하는 이유이다. 그는 "앞쪽 척추"(ASIS)를 촉진하고 환자가 머리를 돌렸을 때 짧은 잠복기가 지나면 머리를 돌리는 쪽 ASIS가 떨어지는 것을 발견했다. 천장의 이동으로 동측의 PSIS는 상승한다. 특히, 뚱뚱한 환자의 경우 뼈 돌출부의 촉진이 어렵기 때문에 신뢰할 수 없으므로, 골반 뼈의 능선이 손가락으로 촉진되어 PSIS 위의 능선을 따라 움직이며 환자가 머리를 돌린다. 짧은 잠복기 후에 환자가 머리를 돌리는 쪽 손가락이 올라간 것을 감지할 수 있다. 심사관은 인내심을 가지고 꼭대기에 힘을 가하지 않아야 한다. 이 반응이 없을 때 방해가 있다.

골반 안으로 평가

밖으로 (Outflare) 또는 안으로 (inflare)는 골반 정렬에서 추가적인 중요한 경로 시나리오이다.

골반 정렬에서 이러한 비정상적인 변화는 PE에 의해 처음으로 기술되었다. 1988년 그린만(Greenman)과 타이트(Tait). 이러한 시나리오에서, 한쪽 편, 보통 오른쪽에서 ASIS는 편평하고 배꼽으로부터 더 멀리 떨어져 있다(outflare). Contralaterally, ASIS는 더 눈에 잘 띄고 배꼽(inflare)에 가까운 이등변 삼각형(**정상적인 상황에서**), ASIS와 배꼽을 연결하는 선에 의해 형성되는 이물질은 왜곡된다. 밖으로의 측면에서, 낮은 복부 벽은 일반적으로 과긴장이다. 팽창의 측면에서, 긴장도가 증가된다. 나중에, 팽창의 측면에서 고관절 내부의 반응은 종종 20° 이상으로 상당히 제한되는 것으로 나타났다. 아픈 환자의 경우 이 비대칭이 쉽게 눈에 띄는 경향이 있는 반면 비만 환자의 경우 이를 고려해야 한다.

이 결손은 특히 심한 척추 통증을 경험한 환자에게서 빈번한다. 그들의 환자 병력에서 엉덩이(꼬리뼈)와 종종 스포츠 역사에 해당하는 것으로 보고된다. 때로는 서 있는 동안 오른쪽 발을 바깥쪽으로 돌리거나 왼쪽 발을 안쪽으로 돌린다.

이 특정 장애가 진단되면 항상 수정해야 한다. 이 의견은 매우 단순한 이완 기법에 따라 항상 수정되기 때문에 진정으로 정당화된다. 팽창의 측면에서, 왼쪽 아래 사지는 패트릭의 사전 스트레칭으로 외전한 것과 같은 위치에 있다. 아주 약간의 등척성 저항은 내전에 대해 나타나고 환자가 적어도 10초 동안 외전으로 이완된다. 대조적으로, 환자는 검사자의 외전에 대한 작지만 반복적인 저항에 대비하여 무릎을 외전한다.

반대편에서 무릎은 구부러지고 하대는 인대 시험과 유사하게 prestretch에 부가되고 외전에 대해 약간의 등척저항이 적용된다. 그런 다음 환자는 약 10초 동안 내전으로 이완되고 2-3회 반복되며 검사자의 내전에 대한 반복저항에 대해 작은 압력을 준다. 이 검사 후에는 재위치가 항상 발생하고 복부음이 약화되고 팽창면의 제한된 고관절 내회전이 교정된다. Greenman과는 대조적으로 저자의 경험에 따르면, 이 장애는 천장 폐쇄와 관련이 없는 것으로 보인다.

다른 한편으로는, Greenman과 다른 저자들은 "업 슬립(upslip)"과 "다운 슬립(downslip)을 묘사한다. 한쪽에서는 결합선과 궁둥뼈결절은 다른 쪽이 낮게 높게 위치하는 것처럼 보인다. 이 결과가 결합선 및 궁둥뼈결절의 물렁조직에 증가된 긴장감에 의해 야기된 촉진 마비라고 생각한다. 이것은 치료 전후에 대칭이 있는결합선 및 궁둥뼈결절의 X-ray 필름에서 볼 수 있다(chapter: **촉진의 그림 1-7 참조**).

요추 척추

관찰 후, 요추 척추 검사는 초기에 후진 굴곡으로 활동적인 운동으로 시작된다. 이는 주로 자주 제한되고 고통스럽다. 가장 큰 양의 확장은 요추 관절에서 보이고 흉요추 교차점에서는 더 적다. 옆쪽 구부러짐은 측부(**압축**)의 측면 또는 반대쪽(**산만**)에서 고통스러울 수 있다. 범위 이외에 회전 synkinesis가 기록된다. 정상 상태에서, 골반은 축 방향 굽힘 동안 회전하며, 이는 자위 방향의 굽힘 측면에서 ASIS의 약간의 움직임으로 나타난다. 전방 굽힘과 무릎을 확장시키면 골반 수평정렬과 요추 굽힘(**척추 후만 변형**)의 정도가 관찰된다. 전방 굴곡에서는 구조적 측만증, 특히 눈에 띄는 횡단 과정으로 인한 회전이 가장 잘 관찰될 수 있다. 자세 자세는 전방 굽힘과 대칭이 된다.

개별적으로 분할하여 분절을 생성하는 것은 저가동성 평가를 위한 가장 신뢰할 수 있는 방법이다. 환자의 무릎과 엉덩이는 무릎이 테이블의 가장자리를 지나치도록 구부러져 있다. 치료사는 자신의 허벅지에 대항하여 환자의 무릎을 지탱하고 양손의 손가락이 서로의 상부에 위치하여 검사된 부분의 상부 척추의 가시돌기를 안정화시킨다.

Prestretch는 환자의 무릎 및 안정화 손가락에 가해지는 압력에 의해 달성된다. 실제 튀어 오름은 촉진 손가락에 의해 느껴지는 무릎을 부드럽게 밀 때 달성된다. 무릎을 통한 완만한 밀기가 안정화 손가락으로부터의 저항과 완전히 동시에 이루어져야 하기 때문에, 심사관의 움직임이 그들의 몸통에서 나와야 한다. 그래야 심사관이 곧게 펴기 때문에, 환자는 허벅지를 앞으로 민다. 동시에, 검사자는 상지의 상향 당김을 증가시킨다. 스핀 다운 프로세스에서 안정화 손가락의 압력이 느껴진다. 제한된 부분에는 스프링이 없다. 유사하게, 허리 척추의 제한된 이동성은 환자가 무릎과 엉덩이에서 하지의 아래쪽을 구부리는 방식으로 평가할 수 있다. 환자의 구부린 무릎을 치료자 측에 대고 동시에 견인을 하면 골반이 안정된다. 반대쪽 사지는 낮은 위치의 흉곽을 안정화한다. 그런 다음 수동적인 허리 굴곡과 동시에 부드러운 몸통 회전이 수행된다. 몸통은 앞팔이 흉곽에서 안정되고 다른 손은 몸통과 반대하여 골반을 굽히게 한다.

동시에 무릎은 환자 위를 향해 검사자의 몸통으로 가볍게 눌러 스트레칭을 한다. 이 기법을 사용하는 분절의 국부적인 막힘은 매우 어렵다. 그러나, 몸통 신근의 단축은 잘 평가될 수 있다. 이것은 초기 저항과 후만 변형이 달성될 수 없다는 사실에 의해 나타난다.

흉부 척추

앉은 상태에서 환자가 천천히 쭈그러 들게 하고 다시 위로 곧게 하여 검사를 시작한다. 앉는 걸판은 테이블에 앉고, 환자는 양쪽에 대칭이어야 하는 몸통을 회전시킨다. 정상 범위는 양측 45–60°이지만 몸통 회전은 흉추와 요추를 모두 포함한다.

분절의 시작은 경향이 있는 것으로 평가된다. 그 때문에 척추의 과정은 척추의 영역에서 손바닥과 소지구 사이의 떨어뜨려 놓는다. Prestretch는 약간의 압력을 가하고 강하지만 빠른 스프링을 적용하여 얻을 수 있다. 진단적으로, 품질뿐만 아니라 내성과 내성을 나타내는 통증도 중요하다. 앉은 상태에서 수동적인 신전과 굴곡이 평가된다. 연장 시 환자는 목에 손을 대고 앉아 있다.

팔꿈치는 밑에서 잡힌다. 몸통 확장은 다른 손이 가시돌기 사이의 움직임을 촉진하는 동안 수행된다. 굴곡의 경우, 팔꿈치가 위쪽에서 잡히고, 두개골에 압력이 가해지면 후만 변형이 일어난다. 다른 한편으로는 기술적인 어려움으로 인해 프로세스 간 긴장이 촉진될 수 있다. 그러나 굴곡의 제한으로 환자의 몸통 굴곡을 돕는 손의 저항이 잘 감지된다는 것을 아는 것이 중요하다.

갈비뼈

갈비뼈는 늑골각(angulus costae)의 수준과 흉골 인대에서 가장 자주 고통스럽다. 그들은 영감이나 만료로 상처받을 수 있다. E. Kubis에 따르면, 갈비뼈는 앉아있을 때 가장 자주 평가된다. 환자는 팔꿈치에서 구부린 팔을 들어 올린다. 치료사는 반대쪽에 서서 한쪽 손으로 높은 팔꿈치를 복부 쪽에서 잡는다. 반대쪽 손의 손가락은 늑골 각도의 저항을 준다. 팔꿈치에 등쪽 방향으로 압력을 가하면 prestretch가 발생하고 치료사는 후진 방향으로 완만하게 움직인다. 늑골 각도 감각의 손가락은 제한된 이동성으로 저항을 증가시켰다. 늑골 각을 덮는 견갑골은 평가 방법에 입증되지 않는다.

첫 번째 갈비뼈는 흉곽의 상단 윤곽을 형성하고, 꼭지점에서는 자뼈 쪽 검지 방향으로 튀어 나온다. 사전 검지가 검지의 최소한의 압력에 의해 달성된 후, 꼬리 방향으로 빠르지만 힘이 없는 압력은 늑골을 튕겨낸다.

A

Thorax

흉곽 또는 그 기능은 호흡과 자세 활동에 크게 중요하다. 흉곽는 많은 근육부속장치의 부위이다. 이것은 어깨와 골반 플렉스 사이의 힘을 전환시키는 역할을 한다. 흉부의 안정화는 상지와 하지의 기능을 허용하며 운동을 위한 "프레임 워크"를 형성한다. 흉곽 위치는 근육의 자세 안정 기능에 큰 영향을 미친다. 특히 중요한 것은 전방 연부, 복부 근육, 횡격막과 가슴 근육 사이의 상호작용이다. 이러한 근육의 균형잡힌 조정은 필수적 일뿐만 아니라 동심원의 등척성 및 편심 활동이 이 영역에서 서로 연결되어 있다. 이것은 조정의 측면에서 볼 때 매우 복잡한 기능이다.

흉곽 정렬은 특히 횡경막 기능에 중요하다. 수축 활성은 내부 기관에 압력을 가하고 골반저의 반작용을 일으킴으로써 작용한다. 따라서, 골반과 관련하여 흉곽의 하부 구멍의 위치가 중요하다. 안정화 중에 흉곽에 있는 근육의 대칭된 협응을 위해 흉곽는 중립 위치에 있어야 한다.

흡기 시 흉곽의 정렬이 가장 빈번하게 악화된다. 이것은 흉곽을 흡기 시 끌어당기는 가슴 근육이 짧아진 원인이다. 이 위치는 영감을 얻고 운동을 하는 운동선수들에게 흔한다. 이 비생리학적 위치에 기여하는 것은 생리적 조건 하에서 복강의 수축과 복강의 수축이 앞 가슴을 전진시키고 견갑골을 당긴다. 이러한 신체 자세의 결과는 diaphragm (**요추 부분이 과도하게 활성화 됨**)의 과도한 활동과 과도한 허리 근육 활동이며, 특히 정적 또는 동적인 상황에서 표면 근육에서. 이것은 또한 상부 견갑골 안정에 과활동을 초래한다. 따라서, 이 신체 자세는 척추 및 어깨 관절을 과부하시키는 과도한 활동 및 비대칭 근육 활동의 결과이다. 생리적학적 또는 불균형된 안정화 근육 기능은 흉곽에 의존 할뿐만 아니라, 늑추관절 위치를 포함하고 척추의 곡선된 특성에 의존한다 이는 골반과 각각의 요추관절에 대한 흉곽의 정렬을 결정한다. 이러한 관점에서 볼 때, 흉요추와 요추관절의 관계를 정의하는 지역 변수를 평가하는 것이 매우 중요하다. 두 가지 병리적 상황을 구별할 수 있다.

- 흉부는 척추 곡률이 부족하기 때문에 전방 위치에서 발견된다(**1.1.1장의 자세 기능 평가에서 그림 1.1.1-12 참조**). 이 상황은 가장 중요한 골반 전방경사 및 기다란 요추 전만이 있는 개인에서 가장 빈번하게 발생한다.
- 흉요추 간 접합부의 위치는 요추부 접합부 뒤쪽에 위치한다(**1.1.1 장의 자세 기능 평가에서 그림 1.1.1-13 참조**). 이것은 요추 만곡 및 짧은 자궁 적출술이 있는 개인에서 가장 흔하게 발견된다.

두 상황 모두 안정화 시스템의 근육이 비대칭으로 활동하여 척추에 과부하가 발생한다. 흉부 위치는 다른 근육의 균형과 과도 또는 불충분한 활동을 결정한다. 시상면과 전두엽에서 척추 대칭의 전체적인 해부학적 매개 변수를 평가하는 동안 흉부 위치를 동시에 평가해야 한다.

흉부를 평가하는 동안, 초점은 그 위치의 평가에 있으며, 척수 곡률 및 늑골 움직임의 특성, 호흡 및 안정화 동안 흉부 움직임(**횡경막은 두 상황 모두에서 수축**) 늑골은 리브 헤드의 중심으로부터 비스듬히 및 배면 횡좌표 관으로 이어지는 축을 중심으로 상승 및 하강한다. 생리학적 운동 중에는 가슴 뼈가 보조적인 호흡의 경우와 같이 전방으로 움직이지 않는다. 흉부는 주로 그 아랫부분이 넓어진다. 평평한 횡격막은 흉부의 정확한 생체역학을 위한 전제 조건이다. 근육의 당김은 갈비뼈 쪽으로 향하고, 척추의 등뼈 쪽으로, 척추 쪽으로 향하게 된다(**그림 1.2.1-26**). 이것은 중추 tendineum의 꼬리 움직임으로 이어지고 근육 당김은 바깥쪽(**원심력**)이다.

병적인 상황에서는 자세 반응이 관찰된다. 몸통 안정화 동안, 복부 근육의 상부 부분의 유의적인 활성이 주목되며, 그로 인해 흉부의 측면 부분(**평평한 늑골 7-10**)의 평탄화 또는 심지어 끌어 당김이 관찰된다. 이 그림은 횡격막 수축 중 정반대 방향을 보여준다. "이것은 흉부 고정물이 중추 tendineum에 의해 형성되고 근육 섬유의 당김이 뒤바뀐다는 것을 의미한다. 또는 구심력(**그림 1.2.1-27**).

만성 호흡기 문제가 있는 사람들은 일반적으로 우량한 부분에 가슴이 발육이 미약하다는 것을 보여준다. 흉부의 생리 기능은 척추의 움직임과는 독립적으로 발생하는 척추 관절의 움직임으로 구성된다. 병리학적 상황에서 이 운동은 제한적이며 호흡은 척추의 굴곡 및 신전 확장 운동과 관련되어 있다. 척추를 세우려고 하면 흉부가 올라간다. 대조적으로, 늑골은 내려가고 척추 전방 굴곡으로 늑간 간격이 좁아진다.

흉부를 평가하는 동안 유연성이나 강성을 관찰할 필요가 있다. 이것은 하위 분절에서 특히 중요하다. 흉부의 뻣뻣함으로 척추가 과부하 상태이다. 흉부의 더 엄격한 강직성, 특히 젊은 사람들의 경우, 치료사는 Bechterew 병의 진단 가능성을 염두에 두어야 한다.

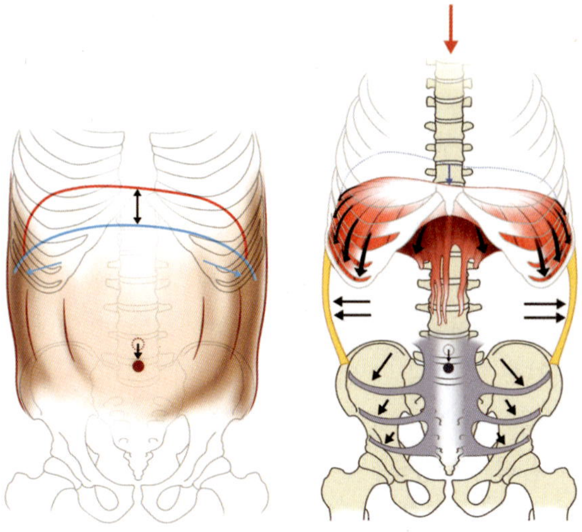

그림 1.2.1-26 생리학적 신체 자세에서 횡격막과 복강 근육 수축.

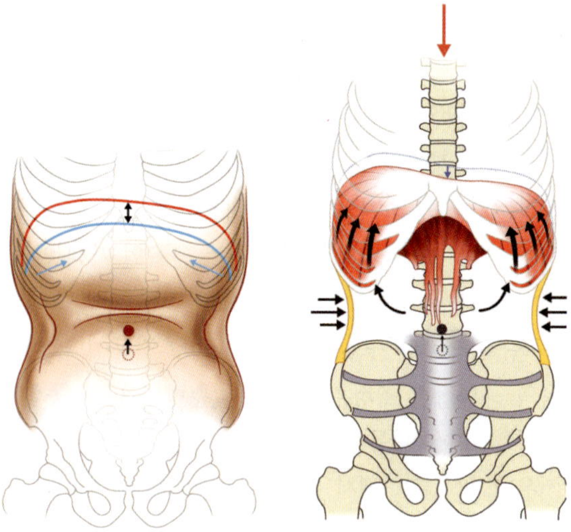

그림 1.2.1-27 횡격막 수축 기능의 반대 방향.

경부 척추

관찰 후, 평가는 세 가지 운동 평면 모두에서 활동적인 운동으로 진행된다. 전방 굴곡 또는 끄덕임(**주로 굴곡이 관절내 관절에서 발생함**)은 경부 및 상부 흉추에서 발생하는 경추 굴곡과 구별되어야 한다. 반대로, 연장은 아틀란토 후두부 관절에서 발생한다.

수동 평가의 경우, 운동은 선택한 축을 중심으로만 회전해야 하며 회전은 수직이고 측면 굴곡은 sagittal이다. 최대 정방향 굽힘에서는 환추와 축 사이의 회전 만이 평가된다. 약간의 후만 정렬을 하면 경부는 C7 수준까지만 회전한다. 완전히 똑바로 정렬하고, 특히 cervicothoracic junction에서 연장하는 동안 T3 단계까지 계속된다. 이 평가는 하등 척추의 횡단 과정에 놓인 손가락으로 하체 척추를 안정시킴으로써 보다 정확해질 수 있다.

외측 굴곡 검사는 앉거나 누운 자세에서 가장 빈번하게 시행된다. 검지의 반경 방향 가장자리로 검사 부위의 하부 척추를 안정시킴으로써 저항을 느낄 수 있다.

환추와 축 사이의 측면 굴곡이 있을 때만 테스트 된 쪽을 향한 머리의 단순한 끄덕임과 함께 앙와위에서 가장 좋은 평가 방법이다. 뒷머리와 환추 사이의 제한은 임상적으로 매우 중요하며 진단을 위해서는 전문 교과서에 기술된 도수치료 기술을 습득해야 한다. 심사 평가를 위해 공동 연극 평가가 권장된다. 환자가 앉아 있고, 검사자는 환자의 머리가 팔꿈치와 팔 사이의 한 손으로 잡히기 때문에 환자의 코가 팔꿈치의 굴곡에 위치하게 된다.

다른 한편으로는 엄지 손가락과 검지의 사이에 있는 C2의 후방 호를 안정화시켜 축의 큰 극성의 과정이 손가락 사이에 놓이도록 한다. 이마를 통해 후방 방향으로 약간의 압력이 가해지면 예비 스트레치가 발생하고 안정된 손가락에 대해 후방 방향으로 튀어 나온다. 축과 관련하여 환추의 전방 호의 위치로 인해 C1과 C2 사이에 관절 플레이가 없기 때문에, 전체 관절 연극은 후치 교합과 후진 교대가 일어나는 환추 사이에 엄격하게 자리를 잡는다. 진단은 후두하의 영역에 있는 통증유발점의 존재와 환추의 횡단 과정에서의 통증에 의해 확인된다.

근육 기능 검사

근육 기능 또는 자세 안정화의 기능적 목적은 척수 통증의 발달과 구조적 변화 및 신경학적 결손의 초기에서 나타나는 주요 증상이며 흔히 원인병리론 요소이다.

만성 척추발생학적 장애와 병리학적인 형태학 소견의 점진적인 발달과 함께 **내재적인 물리력**을 명심해야 한다. 이것들은 요추 연결부 및 자세 안정화 또는 자세의 반응성에서 부정확하게 조정된 근육 활동을 통해 전체 척추에 작용한다. 자세 평가(**서기와 걷기**)는 척추 동물의 발견의 병인과 병인을 이해하는 데 중요하다. 생리학적 안정화로부터의 편차는 테스트(**1.1.1 장의 자세 기능 평가 참조**)에 의해 평가된다. 올바른 근육 동원과 훈련을 통해 상당히 광범위한 형태학적 소견이 진행이 진행되지 않고 환자가 최소한의 문제를 보일 정도로 보완될 수 있다.

고정 기능은 개인이 수행하는 모든 운동에 자동으로 무의식적으로 종사하는 안정화 과정에서 부정확한 근육 동원이다.

근육은 또한 병인과 관련이 없지만 발달된 결핍에 대한 반응의 결과와 관련하여 근육 기능의 자세 변화를 보여준다. 이를 **보호적인 자세 패턴**이라고 한다. 근육 통증유발점 점수는 통증의 근원이며 고통스런 척추 장애에서 가장 증상이 있는 변화이다(**1.1.2장 근육 긴장도 평가, 근육 조직의 국소적인 과도 변화 참조**). 이들은 확고한 촉진과 부드러운 근육의 긴장의 국소 변화이다. 촉진과 함께 표면 근육에서 트 위치가 관찰될 수 있다. 깊은 근육에서 촉각은 환자가 고통을 느낄 정도로 충분한다. 통증유발점은 동작을 제한하며 관절 패턴의 변경 또는 관절 이동성(**특히, 회전 및 측부 굴곡**)의 특정 기능 제한의 주요 원인이 될 수 있다. 발작 지점을 다루는 것(**B. 치료 방법, 근육 통증유발점에 중점을 둔 "Dry Needle" 치료법 1.1.6장 참조**)은 특히 급성 척추 증후군에서 특히 의미가 있다.

척추 동물의 결핍에서는 근력 강화가 주요 접근법이 아니라 오히려 근육 동원과 균형에 영향을 주는 운동이다. 이 접근법은 특히 만성 척추 동물의 결핍에 필수적이다.

물렁조직의 평가

물렁조직에서는 스트레칭과 피부 및 피하조직 접힘 시에 저항이 촉진된다. 또한, 조직이 서로, 특히 깊은 근막에서 움직일 때 증가된 저항이 촉진된다(**자세한 내용은 1.3장 물렁조직 참고한다**).

1.2.2 어깨띠의 운동학 (Kinesiology of the Shoulder Girdle)

상지의 근위 관절인 어깨관절은 신체의 가장 움직이는 관절이다. 어깨띠는 불완전한 골격 ringlet으로 앞쪽에 흉골이 완성된다. 어깨띠의 골성 부분은 2개의 "참"관절(**견갑상완과 견봉쇄골 관절**)로 연결되어 있으며, 그러나 견갑골과 흉벽과 관혈적 연결의 특별한 적응은 견관절(**턱관절과 맹장 연결**) 내 다른 이동 연결을 야기한다.

이것들은 진정한 관절이 아니라 오히려 전체 사지의 이동성을 증가시키는 연결이다. 동시에, 어깨띠의 이러한 변형은 거들 근육에 더 많은 요구를 가함으로써 전체 하중에 과부하를 일으킬 수 있다.

어깨띠의 뼈들 / BONES OF THE SHOULDER GIRDLE

쇄골(Clavicle)

쇄골은 S자 모양이며, 성인은 12–15 cm 길이에 이른다. 어깨 관절의 움직임에 따라 쇄골은 흉쇄관절에서 꼭지점이 있는 원뿔과 비슷한 모양을 그리게 된다. 쇄골은 움직임이 있을 때, 특히 어깨 거들 높이에서 자신의 축을 중심으로 회전한다. 귓바퀴의 S자 형태는 어깨관절의 고도를 상당히 증가시킨다. 쇄골의 회전범위는 약 45°이며 3자유도 내에서 흉쇄골 관절의 움직임(**그림 1.2.2-1**).

견갑골(Scapula)

두발로 보행하면서, 신체 견갑골(**어깨뼈**)은 사지에서 보다 옆쪽 위치에서 등쪽 위치로 바뀌었다. 또한 지금, 견갑골은 두개골 위치에서 가슴벽에 있고, 더 좁고, 그리고 네발로 기는 포유동물보다 세로로 더 길다.

Scaption 운동에서 견갑골이 관상면과 30° 로 형성된다. 이것은 견갑골이 비스듬히 기울어져서 회전하는 관절이 비스듬히 앞으로 향하게 된다는 것을 의미한다. 견갑골과 쇄골은 약 60° 를 이룬다. 이 위치 때문에 양쪽 인대는 약간 앞으로 향하게 된다. 이 방향은 상지의 도수 움직임을 시각적으로 제어할 수 있다.

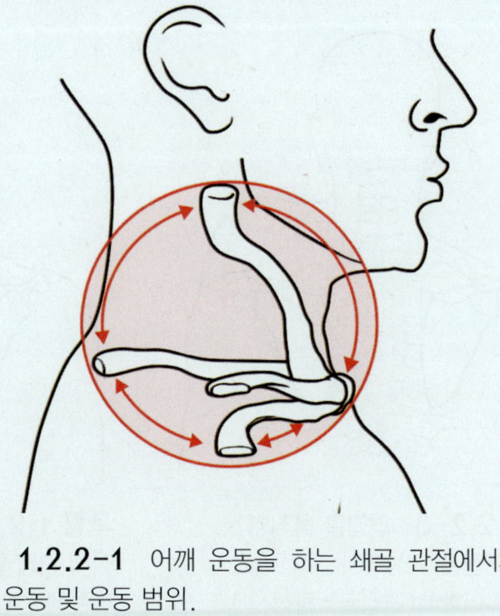

그림 1.2.2-1 어깨 운동을 하는 쇄골 관절에서의 쇄골 운동 및 운동 범위.

견갑골은 갈비뼈 2와 7번 사이의 중립 위치에 있으며, 견갑골의 낮은 각도는 T7의 가시돌기 단계에서 발견되며 견갑골에서 척추는 T3 수준에서 발견된다. 중립에서 견갑골의 세로축은 옆방향으로 기울지만 내측 경계에서는 시상면과 3~5° 의 각도를 이룬다.

견봉은 다양한 형태로 존재할 수 있다.

- 유형 I(**평면**) — 인구의 17%에서 발견
- 유형 II(**곡선**) — 인구의 43%에서 발견
- 유형 III(**유인**) — 인구의 40%에서 발견

견봉은 회전자 cuff 부상의 가능성에 영향을 미친다.

제 III 형 견봉을 가진 회전근개 파열의 발생률은 거의 70 %이다(그림 1.2.2-2).

견봉쇄골과 복장빗장관절은 기계적으로 연결되어 쇄골의 모든 움직임에 견갑골 운동이 동반된다. 견갑골은 가슴벽에 "미끄러지듯 움직임"하여 이동한다.

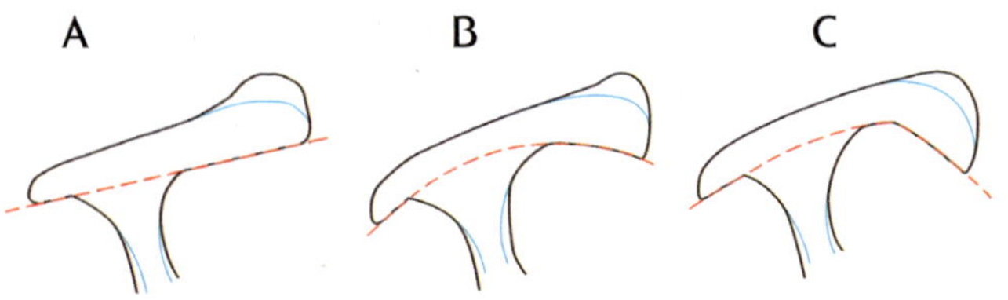

그림 1.2.2-2 개별 형태의 견봉.
A - 평면, B - 곡선; C - 갈고리(Hooked).

견갑골 움직임:

- 거상(40°)와 하강(10°) (그림 1.2.2-3);
- 외전 및 내전 - 어깨띠의 능동적인 내밀기(30°) 및 오므리기(25°). 이것은 뒤안쪽에서 전외측 위치로부터의 견갑골 수평이동으로 된다.(그림 1.2.2-4);
- inferior 각의 외측 회전(**횡 전-후방 축 주위**) - 견인 능동이 있거나 견갑골 회전이 60°인 경우, inferior 각은 약 10 cm 옆으로 움직이는 반면 superior 각은 2-3 cm의 하전 - 내측(그림 1.2.2-5);
- 횡축을 중심으로 회전 - 외전 시 상부 상지 경계는 등쪽으로 23°까지 기울어진다(**145°의 외전**).

상완골(Humerus)

성인의 상완골은 말단부가 기단부에 대해 외측으로 회전되는 어느 정도의 비틀림을 나타낸다. 신생아의 상완골은 비틀림 각이 최대 60°이다. 성인기에 이 각도는 16°까지 감소한다. 비틀림 각의 감소는 발달 중 견갑골 위치 변화에 의해 주어진다. 신생아에서 앞쪽으로 향하는 관절 소켓은 나중에 성인기에 더 옆으로 향하게 된다. on-togenesis 동안, 척추 위치의 점진적인 변화는 상완골의 비틀림 각도를 감소시킨다.

상완골두는 반경 3cm 공의 1/3에 해당한다. 상완골두의 축은 두개골 내측, 안쪽 및 등쪽으로 향하게 된다. 상완골의 머리와 골간은 130° 각도를 이룬다(**두부골간 각**).

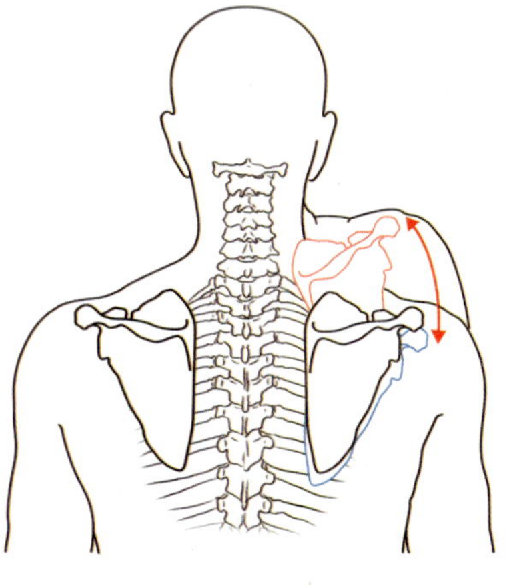

그림 1.2.2-3 견갑골 움직임.
적색은 견갑골 거상에서
파란색은 어깨뼈(견갑골) 하상.

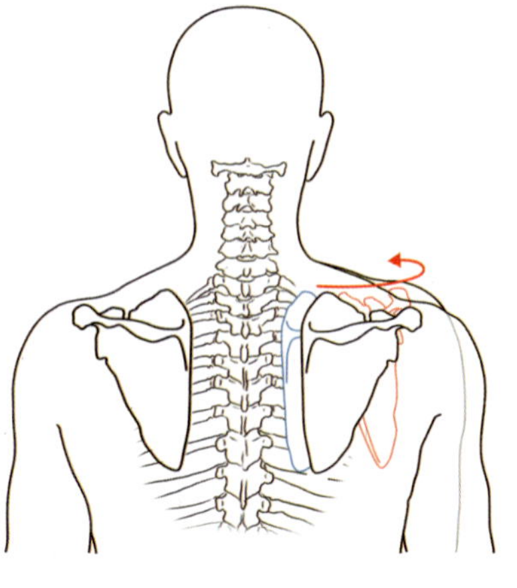

그림 1.2.2-4 견갑골 움직임.
적색 견갑골 내밀기에서
파란색 견갑골 오므리기

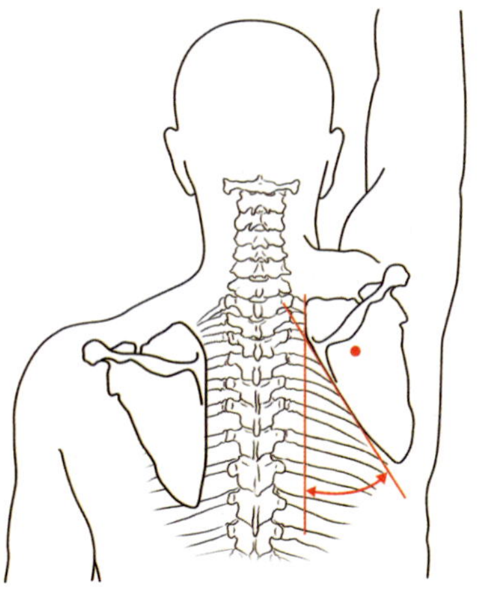

그림 1.2.2-5 상지의 위치가 시야 내에 확보되도록 수평 위의 외전 또는 팔 굴곡을 이용한 견갑골 회전.

견갑대(어깨띠) 관절 / JOINTS OF THE SHOULDER GIRDLE

견갑상완 관절(Articulatio Glenohumeralis)

견갑상완 관절은 공 모양의 자유관절이다. 이것은 3자유도, 따라서 6 방향의 운동을 허용한다. 중립에서, 인대 소켓의 축은 측면, 배쪽 및 약간 수직으로 배향된다. 소켓의 표면은 시상면과 30°-각도를 이룬다(그림 1.2.2-6).

외전 90°까지 연결 소켓은 등 방향으로 10° 회전한다. 외전이 90° 이상이면 소켓이 약 6°만큼 회전한다.

견봉쇄골 관절(Articulatio Acromioclavicularis)

견봉쇄골 관절은 뻣뻣하고 단단하며 인대 표면은 평평한 타원형이다. 견봉쇄골 관절의 움직임은 작아서 흉쇄 관절의 움직임을 보완한다. 때때로 관절 원판(discus articularis)이 관절 내에서 발견된다.

견봉쇄골 관절은 어깨에 대한 모든 충격이 acromon에 영향을 미치고 즉시 AC 관절로 전달되기 때문에 특히, 외상 후 발생한 어깨통증의 빈번한 원인이다.

흉쇄 관절(Articulatio Sternoclavicularis)

흉쇄 관절은 관절이 결합된 형태이며 섬유 원형질 원반이 있다. 디스크 배치가 관절면 사이에 있기 때문에 관절은 볼 및 소켓 인대에서와 같이 세 축을 따라 움직일 수 있지만 그 정도는 적다. 이 관절은 어깨관절과 전체 상지를 몸통에 연결하는 유일한 진정한 관절이다.

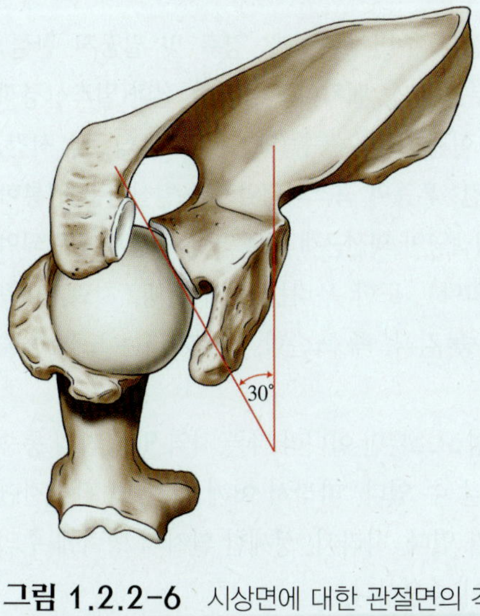

그림 1.2.2-6 시상면에 대한 관절면의 각도.

견갑흉부 관절(Scapulothoracic Joint, false joint)

"관절부"는 견갑골 복부 쪽과 가슴 벽 사이의 틈새를 채우는 얇은 결합조직에 의해 형성된다. 이 결합조직에 의해 가능한 활주는 어깨 움직임을 위한 전제 조건이다.

견봉하 연결(Subacromial Connection, false joint)

그는 견봉하(봉우리밑) 연결은 얇은 결합조직과 견봉의 점막 아래쪽, 회전근개 힘줄, 관절낭 및 삼각형 근육의 내면 사이 좁은 공간을 채우는 임상적 이름이다. Subacromial Bursa는 Subacromial 연결에서의 움직임에 중요하다.

어깨뼈의 관절에서의 움직임 / MOVEMENTS IN THE JOINTS OF THE SHOULDER GIRDLE

어깨 관절에서 움직임은 세 가지 축을 따라 발생한다: 수직, 수평 및 횡. 어깨띠의 모든 관절에서 동시에 움직이는 것은 최대 운동 범위를 허용한다.

- 굴곡(150-170°)/신전(40°) - 수평 축을 중심으로 움직인다(그림 1.2.2-7A).
- 수평 내전(130-160°)/수평 외전(40-50°) - 90° 외전에서 팔 이동(그림 1.2.2-7B).
- 외전(180°)/내전(20-40°) - 시상축을 따라 움직인다. 90° 이상 외전은 팔의 외회전과 자동으로 연결되어 더 큰 결절이 coracoacromial space를 압축하지 않도록 한다. 팔의 내회전을 동반한 외전 범위는 160°까지 감소한다(그림 1.2.2-7C).

상완골 세로축을 따라 발생하는 회전 운동범위는 어깨 관절의 외전 정도에 달려 있다. 제로 위치(팔은 몸을 따라 가며 팔꿈치가 휘었을 때)의 회전범위는 약 60°이다(그림 1.2.2-7D). 90° 외전에서 외회전 범위는 내회전 범위(70°)보다 크다(90°)(그림 1.2.2-7E).

일상활동 중에는 어깨띠 거동이 동시에 발생하는 경향이 있다. 몸통과 골반대의 위치 또한 운동범위의 A 범위; C- 외전 및 내전; 외전 및 90° 외전에서 최적의 이동 실행 및 견갑 복합물의 시작 위치 설정(그림 1.2.2-7A-E).

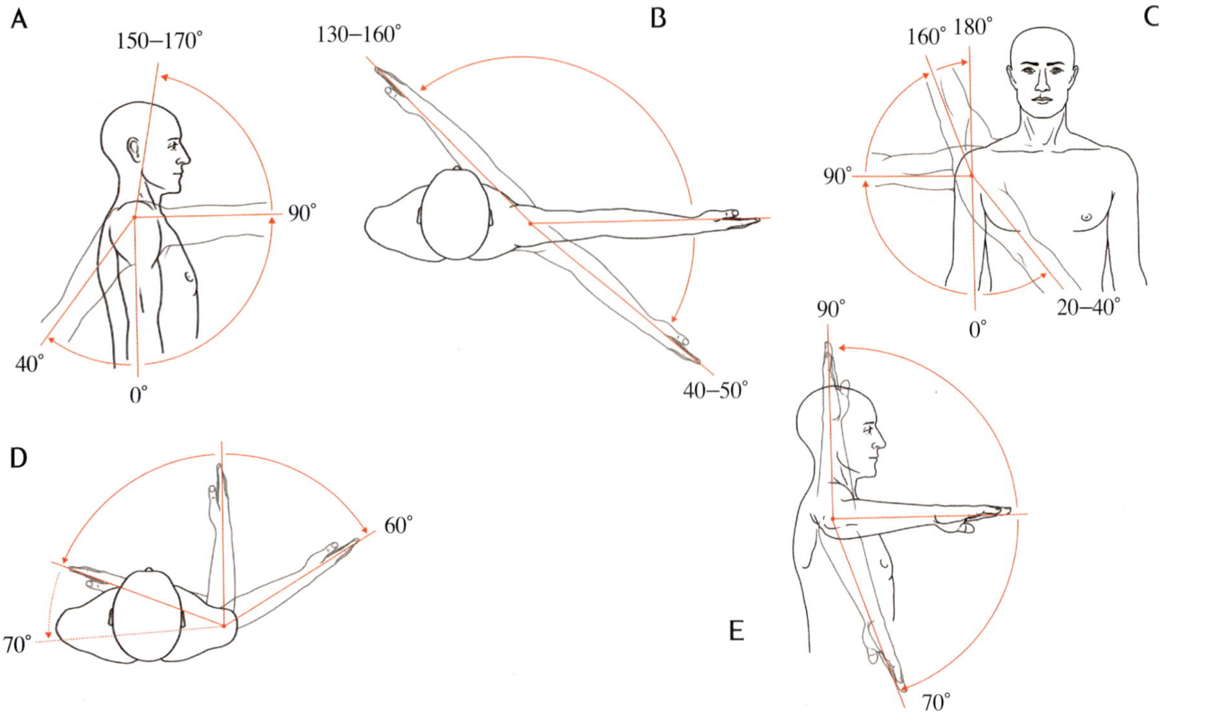

그림 1.2.2-7 어깨띠의 움직임. **A** – 굴곡 및 신전을 위한 운동 범위; **B** – 수평 내전과 수평 외전; **C** – 외전 및 내전; **D** – 몸을 따라 팔로 외회전 및 내회전; **E** – 외전 90°에서 외회전 및 내회전.

견갑상완 리듬 (그림 1.2.2-8)

상완골과 견갑골은 외전 중에 2:1 비율로 움직인다. 이것은 90°의 외전에서, 60°가 견갑상완 관절에, 30°가 견갑골 회전에 기인한다는 것을 의미한다. 어깨띠 기능상실로, 견갑상완 리듬의 변화가 발생한다. 일반적으로 상완골의 움직임에 비례하여 견봉의 회전이 더 빠르다.

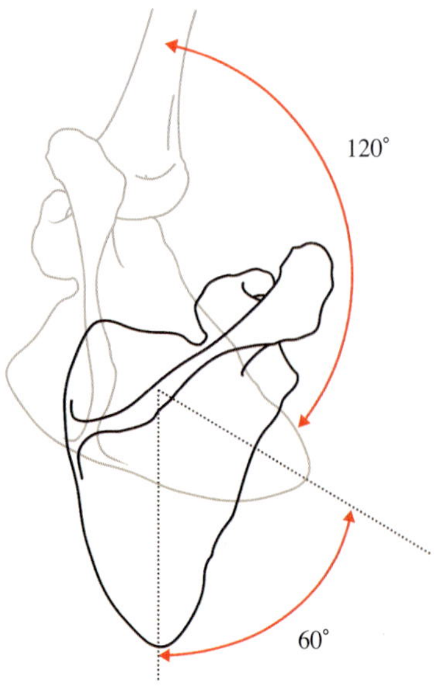

그림 1.2.2-8
견갑상완 리듬.

어깨띠 검사 / SHOULDER GIRDLE EXAMINATION

어깨 관절의 임상 검사는 각막 이완, 어깨 띠의 단순 구조 및 근육 긴장도 평가, 그리고 휴식과 움직임 동안 견관절 관측 및 견관절(**견갑골, 상완골, 쇄골**)의 분절 정렬.

병력(Anamnesis)

환자에게 관절과 주변 부위(**예: 경추 및 팔꿈치 관절**)에 대한 수술, 부상(**부상 메커니즘**), 신경 질환(**말초신경계의 침범 포함**), 혈관 질환, 통증(**예: 운동, 휴식, 낮 시간, 밤, 통증 지속기간, 통증이 국소화되었거나 발산하는 견봉하 진통은 견봉하 점액낭이 회전근개 파열 또는 농흉과 관련되어 있을 때 일반적이다**). 또한 우리는 현재 질병, 치료, 재활 및 환자의 운동 중 감각, 즉 느슨함, 삐걱거리는 느낌 등을 문의한다.

어깨 띠의 구성 요소뿐만 아니라 다른 지역 및 장기의 통증이 어깨에 나타날 수 있다. 따라서 어깨 검사 및 감별진단이 어려운 경우가 있다. 따라서, 상세한 환자의 병력에 주의를 기울이는 것이 중요하다.

경부 또는 흉추의 침범(**심지어 C5,6 신경근증**) 담낭, 심장(**심근경색, 협심증 환자**), 췌장, 폐(**예: Pancoast 종양**), 흉막, 갑상선, 비장, 식도, 위, 간 등의 문제는 어깨 통증으로 드러난다. 어깨는 목이나 종격의 종양, 횡격막 염증을 동반한 복강 내 또는 대상포진으로 고통스러울 수 있다.

양상(Aspection)

어깨 부분의 장외 부위는 모든 면에서 관찰되어야 하고 반대면과 비교되어야 한다. 경추, 견갑골, 쇄골 및 상지 전체도 관찰된다.

비정상적인 윤곽

비정상적인 윤곽은 활액낭염이나 관절염 관절 삼출물이 나타나는 점액낭이 찬 부종의 결과일 수 있다. 때로는 관절 윤곽이 혈종 또는 혈관염, 골절, 탈구, 아탈구(hemiplegic shoulder), 탈구 및 분열 중에 나타나는 팽창 및 변형 또는 견봉쇄골 관절의 관절증에 의해 변경될 수 있다.

근육

이두근 장두가 파열되면서 상완이두근의 윤곽 변화를 관찰할 수 있는데, 근육의 아래쪽과 전방 부분은 위의 빈 공간이 있는 부드러운 연이은 부분을 나타낸다. 삼각근의 위축은 상완 신경총 윗부분의 병변으로 발생한다. 종종 골절이 생기거나 압력이 겨드랑목발로부터 겨드랑신경에 가해진다. 회전근개 파열의 결과일 수도 있다.

어깨 정렬

비정상적인 회전은 대흉근의 쇄골 부위의 긴장도 증가로 인한 어깨 정렬이다.

어깨뼈 정렬

큰마름근과 작은마름근의 근력이 감소함에 따라 어깨뼈는(**옆으로 이동하는**) 외전하고 꼬리부 쪽으로 이동한다. Serratus 전방의 감소된 강도 또는 쇠퇴는 견갑골(**특히, 열등한 각**)의 날개와 그것의 척추에 더 가깝게 이동함으로써 나타난다.

촉진(Palpation)

촉진 전에 환자에게 통증이 있는지 묻는다. 그들이 하는 경우, 고통스러운 위치는 마지막으로 평가된다. 환자는 실제 촉진 중 통증이 있는지, 통증이 있는 부위 및 근육, 피하 및 골막 조직(**주로 근육 및 인대 삽입 부위**)이 통증인지 여부를 묻는다. 민감도와 통증 이외에도, 촉진은 부종, 주변 조직의 온도 상승, 연골, 흉터, 방아쇠 지점 및 어깨 띠의 근긴장을 평가한다. 경부 및 흉부 등뼈도 평가된다.

상완골두 – 더 큰결절의 지역에 있는 통증 상완골두는 회전근개의 뒷부분 – supraspinatus, infraspinatus, teres minor 관련 있다. 그들은 내전 시 어깨와 촉진하기 쉽다. 상완골두의 앞쪽 부분에서는 상완두근의 긴 힘줄이 연루되었을 때 점액성 섬유 간질의 압통이 촉진될 수 있다. 고환이 삼각근을 통해 촉진될 수 없는 경우, 대안은 정면 평면에서 상완골의 내측상과 및 외측상과 사이의 중간 거리를 찾는 것이다. 이 중거리에서 팔이 확장된 상태에서 상완골 머리에 뇌실막 홈을 촉진할 수 있다. 더 작은 결절(**소결절**) 영역은 종종 견갑구근의 손상으로 고통스럽다. 이것은 어깨와 확장 및 내회전에 배치하는 것이 가장 좋다. 때로는 움직임이 있는 crepitus가 촉진될 수 있다.

견봉쇄골 관절 – 촉진은 견관절이 어깨와 함께 연장되어 수행된다. 촉진은 통증이 있다. 막히면 급성 및 만성 불안정성, 퇴행성 변화와 염증이 있다.

Coracoid process – 상완이두근, 대흉근 및 coraco-brachialis의 짧은 머리가 포함되어 있을 때 통증이 있다.

흉쇄관절 인대 – 이 관절에서 환자는 부종으로 아탈구 또는 탈구를 일으킬 수 있다. 팽창은 장기간 지속될 수 있다. 관절 기능부전은 미세 외상 또는 쇄골 하부 림프계 활동의 변화로 발생할 수 있다.

관절움직임(Joint Play)

관절움직임 평가는 관절의 자유도의 범위와 한계를 평가한다. 관절움직임은 상완골의 머리가 외전에 필요한 관절와의 윗부분에서 내려올 수 있게 한다. 관절움직임 평가를 통해 하나 이상의 방향으로 제한을 찾아 즉시 가동술을 할 수 있다. 제한된 어깨에서 견봉쇄골 관절 및 흉쇄관절의 가동술과 견갑 가동술이 가능하다. 견갑상완 관절 가동술과 함께, 상완골의 머리는 전방, 후방, 하향 및 상향 운동과 견인 운동(**측면 박동**)으로 움직일 수 있다. 특수화된 문헌은 이 주제를 보다 자세하게 설명한다.

수동적인 움직임

수동적인 움직임을 평가하기 위해서는 환자가 근육을 완전히 이완시켜야 한다. 활동적인 움직임이 고통스러우면 같은 움직임이 항상 수동적으로 평가된다. 종종 수동적인 운동 평가는 앉아 있거나 서 있는 환자 뒤에서 수행되며, 또는 누워 있을 때 수행할 수 있다. 평가하는 동안 한 손으로 견갑 위나 옆 경계에 견갑골을 안정화시키고 다른 손으로 팔을 움직인다. 수동적 운동의 한계로 인해 비 수축 구조(**관절낭, 인대, 연골, 뼈**)를 고려해야 한다. 수동운동범위가 제한적이라면, Cyriax가 특정 **캡슐 패턴**에 해당하는지 여부를 결정해야 한다. 이러한 패턴에서, 외전 및 외전 이후의 내회전은 견부에서 제한된다.

Cyriax에 의한 capsular pattern은 shoulder 내에서의 움직임의 자유와 관련이 있으며 따라서 견갑골의 움직임을 포함한다. 그러므로, 견갑골 안정화를 포함하기 때문에 J. Sachs의 평가가 더 정확하다. 이 경우 외전이 먼저 제한되고 외회전이 제한된다. 또한 수동적인 움직임 평가를 통해 동작을 제한하는 고통과 어깨 아래에 놓인 손 아래의 연골이 주목된다. 또한 수동적인 운동 평가 중에는 고통스러운 제한이나 고통스러운 운동 호(**운동의 특정 각도에서 통증이 있음**)가 기록된다. 제한을 넘어서면 통증이 사라지고 환자는 모든 범위의 동작을 시작한다. 수동적인 운동이 끝나면 장벽이나 마지막 느낌이 주목되어야 한다. 운동범위의 끝에서 느끼는 느낌을 바탕으로 구조물의 생리학적 또는 병리학적 품질이 평가된다.

능동적인 움직임

환자는 상체와 동시에 움직임을 하므로 양쪽 어깨관절의 운동 범위(**제한, 운동성**)와 통증의 차이점을 관찰할 수 있다. 이것은 한 개의 상지의 움직임에 의해 뒤따른다. 움직임이 제한적이라면 원인이 통증이나 근력 약화인지, 운동 범위가 제한적인지에 따라 결정된다. 근육은 일차적으로 또는 이차적으로 관여한다. 운동 범위와 외전, 굴곡, 외/내회전, 내전 및 신전으로의 전환의 매끄러움이 주목된다.

내전 및 내회전(Apley's Scratch Test)

환자는 견갑골 사이 부위의 척추에 손을 올려야 한다. 환자는 척추 위로 올라갈 수 있는 범위까지 도달하도록 지시받는다. 흉추의 견갑골 사이에 도달하는 정도가 기록된다. 환자는 반대 견갑골 아래쪽 경계에 도달할 수 있어야 한다.

외전 및 외회전(Abduction and External Rotation)

환자는 머리 뒤로 손을 얹고 어깨뼈 사이의 가능한 한 척추에 최대한 가까이 도달하도록 지시받는다. 그들이 도달할 수 있는 경부 또는 흉부의 레벨이 기록된다. 환자는 반대 견갑골의 상부 경계에 도달할 수 있어야 한다.

어깨띠(Shoulder Girdle) 동작 평가를 위한 특별 테스트

움직임 반대 저항의 평가 - 저항 평가

이러한 검사를 받은 통증은 주어진 운동에 참여하는 힘줄과 근육의 관여를 암시한다. 회전근개를 평가하기 위해서는 외전 및 내전에 대한 작은 저항에 대한 수축의 평가가 중요하다. 평가가 일방적으로 수행되는 경우 견갑골을 제어하거나 안정화시켜야 한다. 저항에 대한 운동을 평가할 때 견갑골의 모든 움직임, 즉 올림, 내밈 및 뒤당김을 평가할 수 있다. 전반적으로 통증과 근력이 있는 통증이 평가된다. 검사는 앉거나 서서 수행된다.

외전

환자는 치료사의 저항에 대해 외전을 수행한다. 팔의 측면은 검사자의 손과 접촉하고 있으며, 팔꿈치는 90°까지 직선이거나 구부러져있다. 일측성 평가를 위해 견갑골은 안정화된다. 이 검사는 극상근 병변에서 양성 반응을 보인다.

외회전

환자는 자신의 몸으로 팔을 유지하고(**다른 평가 위치는 90° 외전 상태에 있다.**) 팔꿈치가 90° 굴곡되어 외부 저항을 수행한다. 저항은 팔뚝의 하부에서 손목의 바깥 쪽을 향하여 손바닥에 가해진다. 이 검사는 가시아래근에 양성반응이며 소원근에 관여한다.

내회전

내회전 평가는 외회전에 대한 평가와 유사하지만 팔뚝의 아래쪽 측면에서 손목의 내면에 대해 저항이 적용된다(그림 1.2.2-9). 이 검사는 부갑상선 또는 전두엽의 병변이 있으면 양성이다.

어깨뼈 올림

환자들은 검사자의 손의 저항에 맞서 어깨를 올리거나 으쓱하는 형태를 취한다.

어깨뼈 Protraction

환자의 어깨와 팔꿈치 환자의 어깨와 팔꿈치는 90°로 구부러져 있다. 검사자는 견갑골의 아래쪽 각을 안정화시키는 반면, 다른 손은 환자의 팔꿈치를 감싸고 환자에게 "나를 강요하라"고 지시한 후 저항을 적용한다. 이 검사는 견갑골이 흉부(견갑골)에서 날개를 펴거나 하사 각 부위의 내측 경계선이 결손 부위와 흉부의 중간 부위가 척추에 더 가깝게 서 있을 때 양성 반응을 보인다. 이 검사는 전립선 부전이 있는 경우 양성이다.

견갑골 후퇴(Scapular Retraction)

환자는 팔꿈치가 90° 굴곡된 상태에서 약간의 신전과 내전이 결합된 자세로 팔을 잡는다. 환자 뒤에 서 있는 검사자가 환자의 팔꿈치를 컵으로 덮고 저항을 가한다. 환자에게 "나를 밀어 붙이라고" 지시하는 동안, 평가는 결장 결핍으로 양성이며 환자는 어깨 신전과 내전에 약함을 보여줄 것이다.

불안정성 시험 (Instability Tests)

전후방, 상하 및 다방향 불안정성(상지의 머리를 관절면에 유지할 수 없음)을 평가하기 위해 수많은 검사가 설계되었다. 불안정성은 전위(관절 표면의 분리) 또는 아탈구(불완전한 분리가 일어나고, 상완골두와 소켓 사이의 접촉이 방해받지 않고 번역이 발생하고 환자가 짧은 pop 또는 느슨함을 느낄 수 있음). 전방 탈구는 대다수의 경우에서 발생한다(95%).

평가 중에 이러한 검사는 일방적으로 수행되고 견갑골은 안정화되어야 한다(예를 들어, 다른 쪽 손으로 앙와위를 평가하면 엄지 손가락이 코라코이드 과정에 접촉하고 손가락이 척추에 위치하도록 정상에서 견갑골을 안정시킨다).

환자의 나이 자체가 진단 및 후속 접근으로 이어질 수 있다. 20세쯤에 외상성 견관절 탈구를 겪은 환자는 30세 전후의 탈구를 가진 환자보다 재발 위험이 더 크다. 40세 이상의 환자에서 회전근개 병변이 더 흔하다.

Drawer Test

환자 어깨가 침대 가장자리에 위치하도록 누운 상태에서 이 검사를 수행하는 것이 좋다. 앉는 동안, 검사자의 한 손

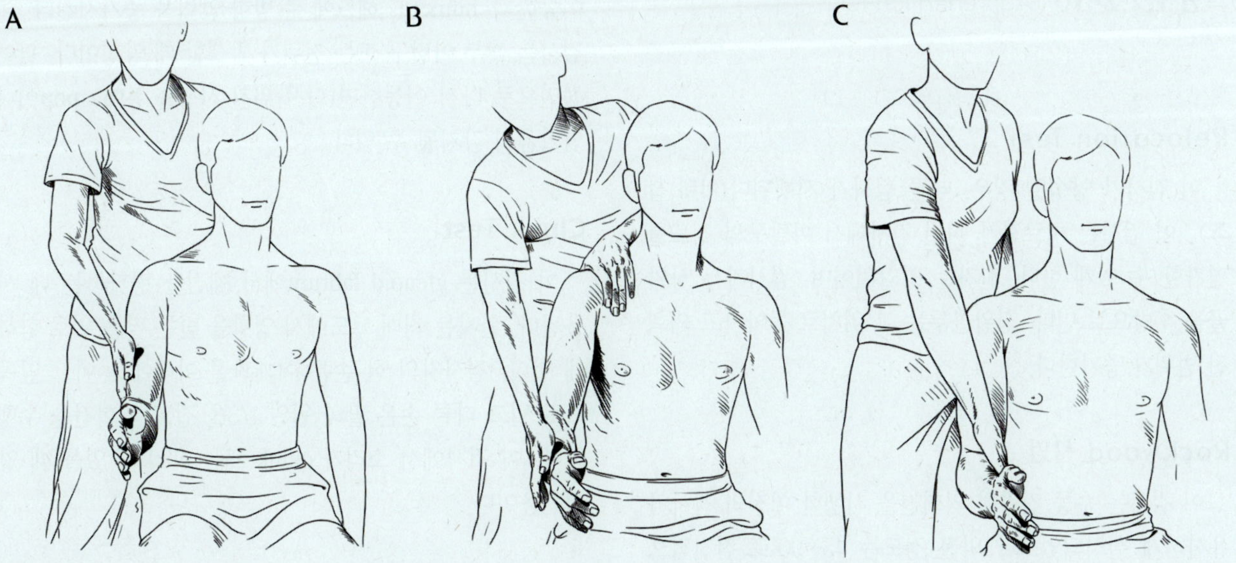

그림 1.2.2-9 저항성 평가. A- 상부 상지 외회전근 검사(주로 infraspinatus와 teres minor); B- 상부 상지 외전근 검사(주로 극상근 및 삼각근 검사); C- 팔 내회전근 검사(주로 subscapularis 및 teres major).

은 견갑골을 안정시킬 필요가 있는 반면 다른 손은 상완골두의 전-후방 및 후-전방 움직임을 수행한다.

전방 불안정성 검사

이 검사는 외전 및 외회전으로 전위가 발생하는 손상 메커니즘을 기반으로 한다.

이해 테스트(Apprehension Test)

이 검사는 팔꿈치 굴곡 90°에 관여하는 팔을 사용하여 수행되며, 검사자의 손이 어깨를 잡고 있다. 다른 하나는 조심스럽게 외전 및 외회전을 90°까지 수행한다(그림 1.2.2-10). 이 검사는 감사자가 가볍게 두드리는 소리를 느낄 때 또는 환자가 불안감을 느끼고 시험이 끝나기 전에 운동에 저항할 때 전립선 불안정성에 양성반응이다.

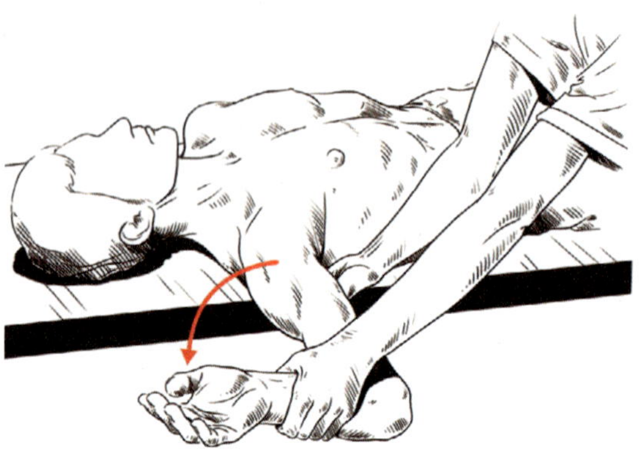

그림 1.2.2-10 Apprehention test.

Relocation Test

이 검사가 양성일 경우, 다른 검사가 시행된다(아래 참조). 이 검사는 치료사가 이전 검사에서 아탈구의 정도를 평가할 수 있게 한다. 환자는 앙와위이며, 검사자는 상완골을 후방으로 민다. 상완골두는 그 위치로 돌아가고 외회전 범위가 증가한다.

Rockwood 시험

이 검사는 수동 견관절 외회전을 시행한 이전의 검사와 유사하게 실시되었으나 외전 정도는 45~90°로 점진적으로 120°까지 증가한다. 각각의 외전 정도에서 앞 관절낭과 관절낭의 상태가 평가된다.

Anterior Drawer Test

환자는 앙와위이며, 검사자의 한 손(같은 쪽)은 80-120°의 외전, 0-30°의 수평 외전 및 0-30°의 외회전으로 팔을 팔에 붙들고 있다. 다른 손은 견갑골을 안정시킨다. 같은 손이 환자의 전체 상지의 전방 이동을 수행한다.

후방 불안정성 검사(Posterior Instability Testing)

탈구, 터지는 감각 또는 가락으로 인한 불안감이 유발될 수 있다. 이 검사는 굴곡, 내전 및 내회전으로 발생하는 후방 탈구의 전위 메커니즘을 기반으로 한다.

Posterior Drawer Test

환자는 앙와위이다. 검사자의 한 손으로 엄지 손가락이 앞으로 가고 다른 손(같은 쪽)이 말단을 위로 잡아 당겨서 견갑골을 안정시킨다. 팔뚝 근위부에 의해 팔꿈치 굴곡 120° 및 경미한 수평 내전으로 어깨 외전 100°를 수행한다. 점차적으로, 검사자는 팔을 팔의 수평 내전 및 내회전의 80°로 움직인다. 엄지가 상완골두 위로 동시에 이동하는 동안 검지가 상완골두를 후방으로 촉진하는 동안 뒤쪽으로 밀었다. 환자가 탈구로 인한 불안정성을 보일 때 또는 위팔뼈 머리가 뒤쪽으로 더 큰 가동성을 보이면 양성이다.

Jerk Test

환자의 팔은 내회전으로 90°까지 외전된 후 시상면으로 이동한 후 humerus 헤드에 축 방향 압력을 증가시킨다. 이 검사는 후부 아탈구 또는 전위가 발생할 때 양성이다. 팔이 정면으로 다시 이동하면(다시 위치 지정을 통해) pop이나 염발음이 감지될 수 있다.

Clunk Test

이 검사는 glenoid labrum에서 째짐을 평가하는 데 사용된다. 환자는 최대 고도에서 영향을 받는 팔을 위로 향하게 한다. 검사자의 한 손은 어깨관절 아래에 놓이고 앞쪽으로 밀고 다른 손은 팔의 원위 1/3을 잡고 외회전을 수행한다. 이 검사에서 소리가 clunk 또는 click이 있을 때 양성반응이다.

Inferior(Caudal) instability

다른 방향으로 팔에 견인력을 가하는 것과 동시에 앉은

상태에서 평가한다. 양성반응에서, 견봉과 상완골 두 사이 공간이 증가한다. 때로는, 한쪽 편마비된 어깨에서 견봉 밑의 고랑징후("sulcus sign")가 관찰될 수 있다.

다방향 불안정성

이것은 과가동성 증후군에 전형적으로 나타나서 다양한 방향으로 관찰될 수 있다.

위팔두갈래근 힘줄 병리에 대한 긴갈래 검사

Yergason 테스트

이것은 두갈래근 고랑(결절간구,sulcus intertuber-cularis)에서 이두근 힘줄의 긴갈래의 병리를 평가한다. 검사는 팔꿈치가 90° 굴곡된 상태에서 수행된다. 환자는 동시에 전완 팔뚝 외전과 저항에 대한 팔꿈치 굴곡을 수행하도록 요청받는다. 환자가 통증을 느끼거나 근육 힘이 약해지거나 힘줄이 그루브(튀어 오름, 튀어 오르는 느낌)에서 벗어나면 양성 반응을 보인다. 이 검사는 일반적으로 건염, 건 탈구 또는 충돌증후군에서 양성이다(그림 1.2.2-11).

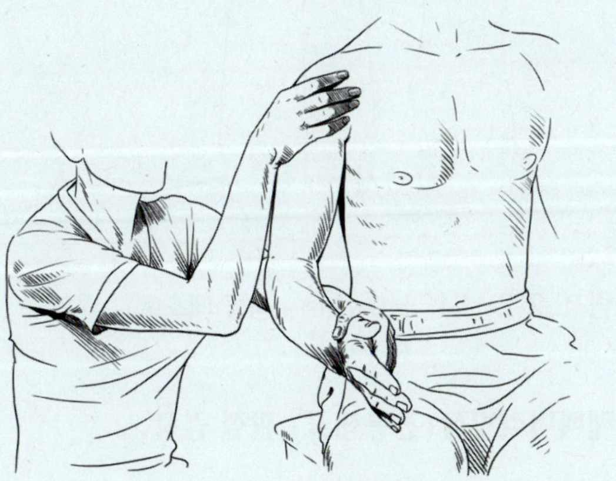

그림 1.2.2-11 Yergason의 테스트.

스피드 테스트

환자의 팔은 90° 굴곡 상태이며 팔꿈치가 완전히 펴진 상태로 팔꿈치가 확장된다. 환자는 저항에 대항하여 어깨를 구부리고 더 정밀한 검사를 위해 회내경을 요구받는다. 검사는 건염 또는 부분적인 건 파열이 있는 경우 양성이다. 이 검사를 하는 동안 힘줄을 동시에 만져서 가능한 보조 쇄골 검사를 할 수 있다(그림 1.2.2-12).

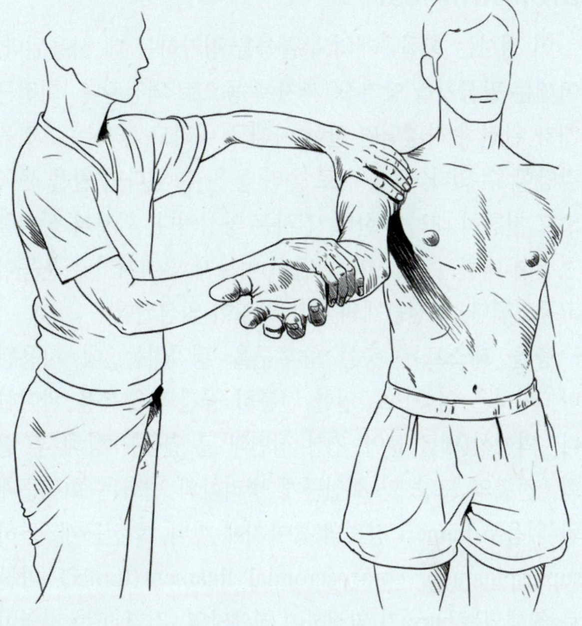

그림 1.2.2-12 스피드 테스트(Speed's test).

회전근개 및 충돌 증후군 테스트

회전근개 테스트는 퇴행성 상해로 인한 염증 및 부분적 또는 전체 파열을 포함하여 회전근개의 병변을 진단하도록 설계되었다. 이 범주의 검사에는 회전성 회전근개 근육의 저항성 검사가 포함된다(위의 저항 운동 검사 챕터 참조). 다른 특정 테스트에는 Cyriax arc and drop arm test 평가가 포함된다.

시리악스(Cyriax) 고통스러운 아크

환자는 최대 어깨 외전을 수행한다. 정상적인 조건에서 운동의 자유는 180°이며 통증이 없다. 통증이 발생하면 어깨 부위에 다양한 병리 현상이 나타난다.

- 30° 외전에 대한 통증은 극상근 손상의 징후가 될 수 있다.
- 30-60° 사이의 통증은 종종 견봉하 점액낭의 침범을 암시한다.
- 회전근개 침범에는 60-120° 통증이 전형적이다.
- 쇄골 측부의 최대 회전이 발생할 때 180°의 외전에서 발생하는 통증은 견봉쇄골 관절을 암시한다.

Drop Arm Test

이 검사는 회전근개의 무결성을 평가하는 데 사용된다. 어깨는 팔꿈치를 당겨 90°까지 수동으로 외전된다. 회전근개가 완전히 파열되면 팔이 아래로 내리고 환자는 그것을 감당할 수 없다. 팔을 위로 올려 놓을 수 있다면 팔을 몸쪽으로 천천히 내려야 한다. 검사는 양성이다. 환자가 상지를 천천히 내릴 수 없으며, 말단이 빠르게 떨어지거나 운동이 고통스럽다. 회전근개의 부분 파열이 의심된다.

충돌 테스트는 충돌 증후군을 평가하는 데 사용된다. 이것은 염증으로 인한 견봉하 공간의 고통을 관여한다. 퇴행성(예를 들어, 견봉 상면의 골 연골), 상해 후 변화, 견봉의 모양 및 회전근개 병리학의 변화는 회전근개와 외음부 humeri 간격의 좁아지게 한다. 회전근개, 특히 supraspinatus와 coracoacromial ligament(fornix) 마찰로 진행되는 bursa가 발생하여 활액낭염, 건염 또는 파열이 발생한다. 이 증후군에서는 중음의 통증이 자주 발생한다(예: 수영, 선반, 수면 시 팔 위치).

다음의 두 가지 검사를 통해, 수동 견관절 조종술을 시행하여 조직 압박을 유발하고 이어서 견봉하 공간의 자극을 증가시킨다. 이 검사는 극상근 충격 증후군(supraspinatus impingement syndrome)에 특이하다.

Neer 충돌 테스트

검사자의 한 손으로 견갑골의 우수한 면을 안정화시키고 다른 손으로 팔을 안으로 가져온다(그림 1.2.2-13). 어깨 내회전과 굴곡(가능한 경우 머리 위로).

Hawkins 충돌 테스트

팔꿈치가 90°로 구부러지면서 환자의 팔은 90° 굴곡되고 그 다음 내회전이 일어난다. 통증이 유발되면 검사는 양성이다(그림 1.2.2-14).

뒤에 오는 Neer 침투 검사는 진단 치료 테스트이다.

니어 인필트레션 테스트(Neer Infiltration Test)

견봉하낭에 국소 마취를 시행한다. 통증이 감소되거나 제거되면, 이 위치에 관여하는 것이 진단적으로 확인된다. 통증이 지속되면 대개 회전근개 또는 건염의 부분 파열을 암시한다.

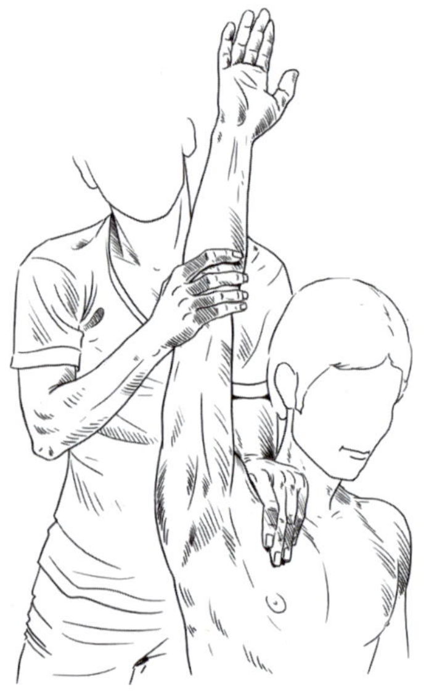

그림 1.2.2-13 Neer 충돌 테스트.

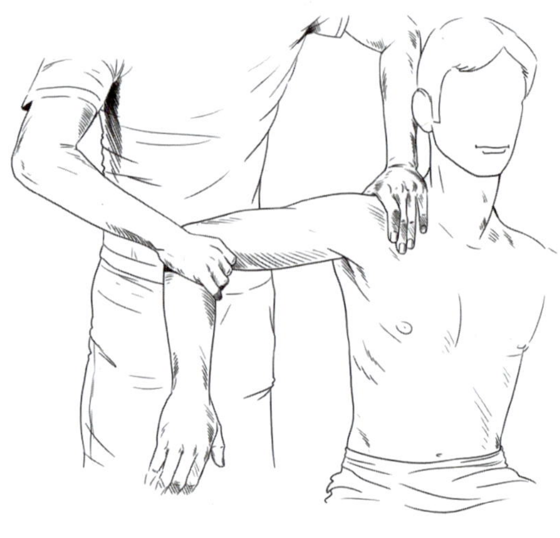

그림 1.2.2-14 Hawkins 충돌 테스트.

어깨뼈머리빗장(견봉쇄골) 관절 검사

교차 굴곡 테스트(Cross Flexion Test)

검사자는 어깨를 90°까지 외전한 다음 가슴을 가로질러 반대편 어깨를 향해 수평으로 내전을 일으킨다. 이 위치에서 과압을 가하면 견봉쇄골 관절에 통증이 발생할 수 있다. 검사가 자발적으로 고통스럽지 않으면 양성 반응은 AC 합동 촉진에 의해 확인될 수 있다(그림 1.2.2-15). 양성 반응 결과는 AC 관절의 제한, 염증 또는 퇴행성 관여를 의미한다.

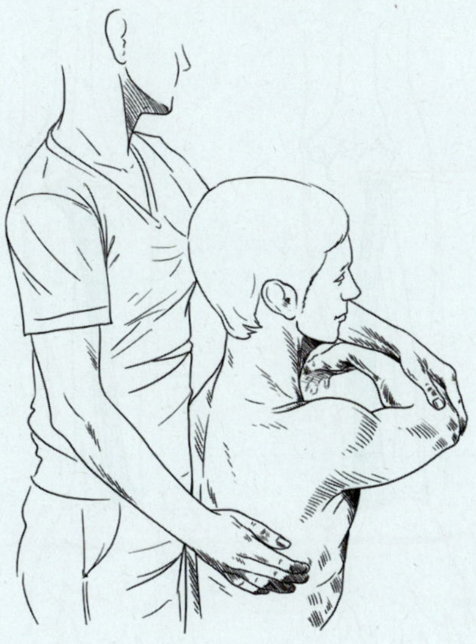

그림 1.2.2-15 교차 굴곡 테스트.

전단 테스트(Shear Test)

이 검사를 하는 동안 두 손의 손가락을 엇갈리게 배치하여 한 손바닥이 견갑골의 척추에 등뒤에, 다른 손바닥이 쇄골 위에 배치되도록 하는 것이 좋다. 그런 다음 두 손바닥을 서로 눌러 AC 인대를 압축한다. 통증이 유발되면 검사는 양성이다. 또한, 관절 불안정성이 존재하면 병리학적 움직임을 감지할 수 있다.

1.2.3 팔꿈치 관절의 운동학

팔꿈치 관절은 3개 뼈(**상완골, 반경 및 척골**)로 구성된 복합 관절이다. 굴곡과 신전은 상완척골 및 요골상완골 관절의 기본 동작이다. 상완골에서 척골 상단돌기에 의해 생리학적인 신전이 된다. 굴곡과 신전으로의 움직임 외에도, 팔꿈치 관절 복합체는 팔뚝의 회전을 가능하게 하는 중요한 움직임을 허용한다. 손목과 손은 팔뚝의 종축을 따라 회전한다. 이러한 운동은 방사선 인공 근위 및 원위 요관 인대(**팔꿈치 영역 바깥의 마지막**)에서 발생한다. 그들은 조작, 정밀한 운동 능력, 자급 자족 및 수유에 중요하다. 발음 및 위장 동작은 총 150° 범위를 나타낸다. 이 운동으로, 반경과 척골 사이의 상호 위치가 변하여 반경이 안정 척골 주위로 이동한다.

뼈의 상호 위치는 처음에는 평행한 두 뼈가 회내하는 동안 횡단할 때 회귀하여 각도 정렬을 지닌다(그림 1.2.3-3 참조). 해부학적 위치와 전체 연장에서 상완골의 축과 척골의 축은 **운반각**(그림 1.2.3-1)이라고 불리는 평균 170°의 측면으로 열린 둔각을 형성한다. 따라서 상지의 해부학적 위치에서 팔꿈치는 특정 생리적 발의 위치를 나타낸다. 비생리학적 팔꿈치 valgosity 또는 varosity가 평가된다. 특히 소아에게서 바우만 각에 따라 팔꿈치 관절의 생리학적 발달에서 발생할 수 있는 편차를 관찰한다. 이 각도는 상완골 골간의 축과 상완골의 말단 골단의 방사상 부분을 가로 지르는 가로 축에 의해 형성된다. 각도가 90° 이상이면 팔꿈치 관절의 비생리학적인 부전증이다.

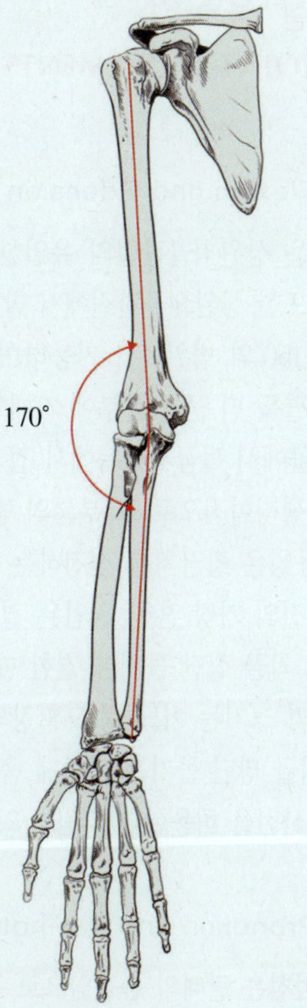

그림 1.2.3-1 팔꿈치의 해부학적 위치 – 운반각.

촉진하는 방향: 팔꿈치에서, 척골 상단 돌기, 관절융기(epicondyles)와 상완골의 소두와 요골두 사이의 관절 공간이 촉진된다. 팔꿈치의 가장 두드러진 구조는 잘 접근 가능한 척골에 솟은 부분으로 먼쪽으로부터 후방에 위치하는 척골 상단 돌기(olecranon)이다. 내측 과두는 상완골 과대 두 개 중 더 두드러진다. 올바른 팔꿈치 정렬 평가를 위해 상과 상 두 지점의 상호 위치가 활용된다.

팔꿈치 관절 움직임
/ ELBOW JOINT MOVEMENTS

굴곡과 신전(Flexion and Extension)

굴근과 신전은 상완척골관절의 유일한 움직임이다. 이러한 움직임은 또한 상완요골관절에서 발생한다.

굴곡은 130–150°의 범위에서 가능하며, 근육질의 개인에서는 팔뚝이 팔뚝 띠 근육 복부에 기대어 완성된다.

신전은 상완골에서 팔꿈치오목에서 접촉된 척골 상단돌기로부터 되면 생리학적으로 그 부분의 범위는 최대 10°까지 이다. 과가동성은 팔꿈치를 신전하는 각도가 더 클 때 일어난다. 과신전의 가장 흔한 원인은 결합조직의 이완이나 작은 크기의 척골 상단 돌기에 결함 때문이다. 따라서, 올레 크라 size의 크기는 어느 정도 확장의 범위에 영향을 미친다. 작은 척골 상단 돌기는 과하게 움직이는 여성에서 아주 빈번히 과신전을 허용한다(그림 1.2.3–2).

엎침과 뒤침(Pronation and Supination)

움직임에서 엎침은 팔뼈의 움직임으로 구성되는데, 척골은 고정되어 있고, 반경은 장축을 중심으로 한 근위 요척관절에서 회전하고, 원위 요척관절에서 척골 머리 주위를 돌면서 비스듬하게 척골 앞쪽을 가로지른다. 팔뚝의 아래쪽 부분은 등쪽을 전방으로 돌린다.

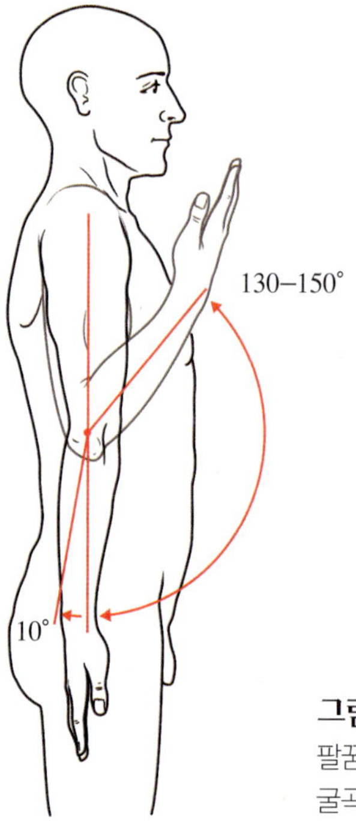

그림 1.2.3–2
팔꿈치 관절가동범위는 굴곡과 신전.

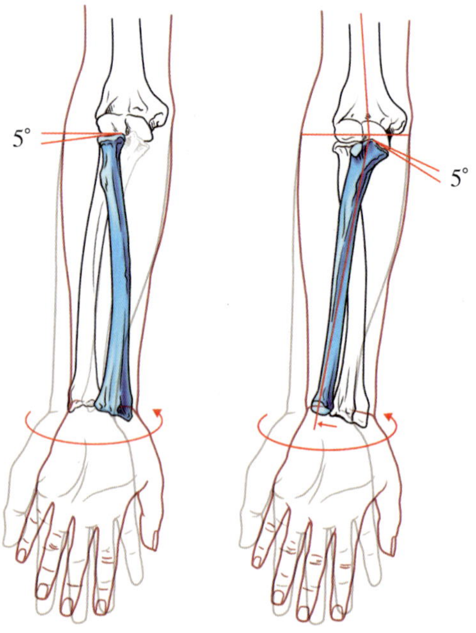

그림 1.2.3–3 회내와 회외하는 동안 아래팔 뼈의 움직임.

회외로 움직임은 앞팔뼈가 다른 것과 평행이되고 앞팔의 밑부분이 손바닥 면으로 향한다.

회내와 회외는 요골 끝부분의 척골 주위 움직임을 허용하는 느슨한 관절낭 때문에 가능하다(그림 1.2.3–3).

안정위치(Resting Position)

팔꿈치 관절의 안정 위치는 약간 굴곡과 약간 회내이다.

팔꿈치 관절의 평가
/ ASSESSMENT OF THE ELBOW

병력(Anamnesis)

팔꿈치 관절의 병력 동안 **통증**에 대한 정보가 중요하다. 과도한 물렁조직 손상(**상과염**)을 포함한 팔꿈치 관절의 가장 일반적인 교란의 경우, 적재, 들어 올리기, 무거운 물건을 엎드려 달리는 고통, 손으로 움켜 잡거나 팔뚝을 회전시키는 통증이 흔하다.

부하 유형과 관련하여 중요한 정보가 있다. 이전에, 상과염(epicondylitis)에 대한 가장 흔한 이유는 스포츠 활동 중 과도한 하중이다. 현재는 컴퓨터 작업이다. 또한, 상과염에 대한 이전의 치료에 대한 정보는 주로 환자가 코르티코스테로이드 주사를 맞았는지, 그리고 그 효과가 얼마나 지속되었는지에 대한 정보가 필요한다.

양상(Aspection)

팔꿈치의 안정위치가 관찰된다. 기능적 관점에서, 걸음걸이 중 움직임을 평가할 필요가 있다.

만성 건 손상에서 팔꿈치 근육의 협응기능을 평가해야 한다. 또한, 손목, 팔꿈치 및 어깨의 선택적 운동 능력이 관찰된다. 운동 조정의 결핍(**예: 컴퓨터 마우스, 특정 유형의 테니스 스트로크 등을 사용하는 경우**)은 종종 물렁조직의 과도한 상해의 주요 원인이다.

촉진

촉진 동안, 먼저 물렁조직의 상태가 평가된다. 우리는 온도와 고통스러운 영역뿐만 아니라 그들의 팽창(**관류로 인한 색조**), 저항(**위치, 범위 및 품질**)을 관찰한다.

Epicondylitis를 의심할 때, 팔뚝의 근긴장을 평가할 때 그것이 hypertonic인지 hypotonic인지 또는 근육통에 반사 변화가 있는지 여부가 기록된다. 상완골과에서 근육의 원점에 있는 촉진에 통증이 평가된다.

무릎과 마찬가지로 팔꿈치는 근골격계의 다른 구조 또는 심지어 내부 장기로부터 오는 고통을 덜어주는 영역이다. 팔꿈치 평가를 하는 동안 어깨, 손, 경부 및 흉부 척추와 해당 근육을 평가해야 한다. 종종 팔꿈치의 힘줄에 나타나는 통증은 하부 경추 부분의 어깨 불안정 또는 디스크 병리에서 기인할 수 있다. 먼 지역으로 발산되는 통증이 그들의 특성 중 하나이기 때문에 평가는 국소 근육 경련 또는 통증유발점을 식별하는 목표로 팔뚝, 팔과 어깨띠 근육의 검사를 포함해야 한다. 통증유발점의 평가는 주로 상과염에서 중요하다.

평가 중, **요골 및 척골 신경**의 경로와 상태를 관찰할 필요가 있다. 특히 척골 신경은 상완골에 있는 척골 신경의 턱뼈에 있는 뼈와 피부에 매우 가깝다(sulcus nervi ulnaris humeri). 이것의 위치 때문에, 이것은 꽤 상처 입어서 반복적인 외상(**심지어** microtrauma)이 신경 및 그 주변의 섬유성 변화로 이어질 수 있다. 이것은 신경의 이동성과 활공을 악화시키고 자극을 유발한다. 신경 역학 검사는 말초신경의 기능 평가에 사용된다. 예를 들어, 자신경이 최대의 팔꿈치 굴곡과 전완 회내가 동시에 발생하는 어깨 외전 및 외회전에서 가장 긴장 상태에 있는 경우, 신경이 "펼쳐지는" 영역에서 종종 통증이 발생한다.

수동적인 움직임

수동적 움직임 평가하는 동안, 뼈 마찰음처럼 움직임을 동반한 통증뿐만 아니라 움직임의 각 단계 및 그 운동의 특성 및 관절가동범위를 하는 동안 관절융기와 척골 상단돌기 사이의 연관성이 평가된다.

팔꿈치 굴곡과 신전이 평가될 뿐만 아니라, 전완부의 회내 및 외전이 평가된다. 손목 운동성 평가는 팔뚝 수동 운동 평가의 필수 부분이다. 운동 범위의 범위와 함께, 최종 느낌이 힘들거나 탄력적인지 평가된다.

탄력 있는 최종 느낌의 한계는 근육의 긴장으로 인해 발생할 수 있으며, 근육 이완 후에 운동이 전체 범위 내에서 발생한다.

Joint play에서의 수동운동범위 평가의 한 부분. 팔꿈치 관절에서 내측-외측 방향의 스프링 및 반경의 머리 튀어오름이 평가된다.

능동적인 움직임

동작중인 동작 평가 중에 동작의 품질과 부드러움이 관찰된다. 제한된 운동 범위에서, 제한이 엘보우 관절 또는 손목의 구조적 또는 기능적 변화 또는 근육 결손으로 인한 것인지 여부가 평가된다. 운동범위의 제한은 근육 약화와 관절의 구조적 변화 모두에서 볼 수 있다.

기능 검사(Functional Tests)

불안정 검사(Instability Tests)

무릎내반부하 검사(Varus Stress Test)

이 검사는 무릎 외측 측부인대를 평가하기 위해 고안된 것이다.

관리 : 환자는 검사된 팔꿈치가 20-30° 굴곡되고 팔뚝이 어깨를 펴고 앉아 있다. 검사자의 한 손은 손목을 안정화시키고 다른 손은 내측에서 관절 공간에 압력을 가한다.

양성 검사 : 옆 관절 공간에서의 통증 또는 장벽이 없는 현저한 통증.

후방 측면 불안정성 테스트

이 테스트는 팔꿈치 관절의 후방 불안정성을 평가하는 데 사용된다.

관리 : 팔이 외전되어 안정화된다. 팔뚝은 손바닥이 위로 외전되어 있으며, 바깥굽힘 자세로 20-30° 굽힘으로 전환된다. 이 자세 후 측면(관계가 없는) 압력이 관절에 가해진다.

양성 검사 : 팔꿈치 관절 뒤쪽 아탈구가 관찰되거나 촉진될 수 있다.

상완골외상과염 검사(Lateral Epicondylitis Tests)

코젠 검사

이 검사는 요측 수근신근 염좌를 평가하는 데 사용된다.

관리 : 환자가 앉아 있는 자세에서 팔꿈치가 90° 굽힘과 외전 상태로 손이 주먹을 쥐고 있다. 검사자의 한쪽 손은 팔꿈치 관절을 안정화시켜 다른 쪽 손이 팔뚝의 엎침(회내), 신전 및 손목의 요골측 변위에 저항하는 동안 팔꿈치 관절을 안정화한다. 이 방법은 단요측 수근심근과 장요측 수근심근 근원을 외측상과의 기시부에서 힘줄을 잡아 당긴다.

양성 검사 : 외측상과에서 근육 기시부에서 통증 (그림 1.2.3-4)

손가락 신근의 저항 검사 : 이 검사는 손가락 신근 변형을 평가하는 데 사용된다.

관리 : 환자는 저항에 대항하여 2-5번째 손가락의 폄을 실행한다.

양성 검사 : 상완골의 외측 상지에서 근육의 기시부에서 통증

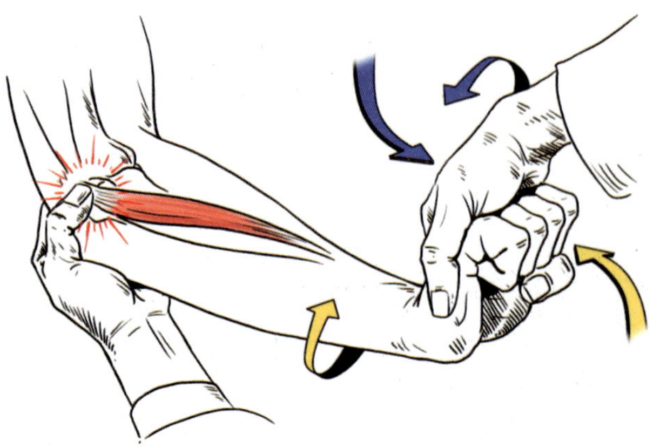

그림 1.2.3-4 Cozen의 검사.

손뒤침근의 저항 검사

이 검사는 손뒤침근 근육 긴장을 평가하는 데 사용된다.

관리 : 환자가 앉아 있고 검사된 팔꿈치 관절은 90° 각도로 굽힘되고 뒤침과 엎침 중간 사이 위치에 둔다. 검사자의 한쪽 손은 팔꿈치 관절을 안정화시키지만, 다른 손은 팔꿈치 관절에 저항력을 준다.

양성 검사: 요골의 근육 기시부에서 통증

1.2.4 손목과 손의 운동학

손목과 손은 직접적인 의지 조절(대뇌피질 경로)하에 있는 수많은 움직임을 허용한다. 상지의 말단 부분은 척수 관절에서 시작하여 끝마디뼈에서 끝난다.

기능적으로, 손 부분 또한 손 움직임과 그 기능장애에 기여하는 원위요척관절을 포함하여 요골 또는 척골 편차로 손 움직임의 결손을 일으킨다.

손목 / WRIST

노손목관절(Radiocarpal Joint)

모든 팔 뼈에서 반경(ananically)만 관절 경골 관절에 관여한다. 왜냐하면 척골은 관절 모양의 디스크와 울퉁불퉁한 인대 복합체에 의해 관절 공간으로부터 분리되어 있기 때문이다.

요골 골단부와 관절 디스크(삼각형 모양의 섬유연골 복합체)은 움푹 들어간 소켓 모양의 손목관절을 형성한다. 맨 윗부분은 **손목뼈**의 근위쪽 열에 형성되고 이것은 주상골(반경이 있는 관절), 월상골과 삼각골(디스크만 연결되어 있는 관절)이다. 손목 움직임을 통해 이러한 손목뼈는 하나의 기능적 장치와 형태로 움직인다. 손목뼈의 원위부 열은 손가락 움직임이나 중수골 움직임과 더 관련이 있다.

연결되어 있는 **디스크**는 삐걱거리는 구조로 마찰을 일으킨다. 그러나 대부분의 압력은 반경으로 전달된다(압력의 약 20%만으로도 디스크로 전달됨). 디스크는 취약한 구조이며, 손목의 척골 쪽에 통증이 있는 많은 환자들이 발견될 수 있다. 30대 나이에 진행되는 퇴행성 변화나 디스크 천공은 특히 디스크의 중심 부분에서 발생할 수 있다. 이러한 변화들은 주로 자가 면역 치료 과정으로 간주되고 있다.

A

손목뼈중간 관절(Midcarpal Joint)

손목뼈중간 관절은 관절 뼈의 근위부와 원위부 열 사이에 위치해 있는 관절이다. 이것은 S자 모양의 관절을 가지고 있다. 근위부 열에는 주상골, 월상골 및 삼각뼈가 포함된다. 원위부 열에는 삼각골(trapezium), 능형골(trapezoideum), 유두골(capitate) 및 갈고리뼈(hamate)가 포함된다. 이 관절표면의 모양과 큰 인대 조직으로 인해 약간의 움직임 강성을 나타낸다. 하지만, 전체적인 손 놀림에는 중요한 작용하는 작은 움직임들이 있다.

손목뼈 움직임의 복합체 / MOVEMENTS OF THE CARPAL COMPLEX

손목뼈의 복합체는 광범위한 움직임 범위를 보여준다. 움직임으로는 굽힘, 폄, 요골 및 척골 편차가 가능한다. 이러한 움직임의 조합은 잘못된 회전 운동을 일으킨다. 기능적으로는 내전과 외전이 여기에 속한다.

굽힘 및 폄

이러한 움직임은 주로 요골쪽 손목 관절에서 발생한다. 그러나 어느 정도까지는 원위부 열에 속한 움직임으로 나타난다. 폄을 했을 때 사용하면 주상골과 요골과 월상골 사이의 회전각에서 움직임이 발생한다. 물론 다른 관절에서도 발생하는 정렬의 움직임과 변화가 있다. 주로 주름과 주름살 사이뿐만 아니라 주상과 주검 사이의 조음에서. 월상골(lunate)과 주상골(scaphoid), 소두골(capitate)과 주상골 사이에 주로 있다. 굴곡이 있는 상태에서 월상골과 소두골(capitate)는 교대로 회전하고, 동시에 월상골은 등쪽으로 이동한다. 굽힘은 먼저 요수근관절에서 일어나고 폄은 손목뼈중간관절에서 일어난다.

다른 저자들은 굽힘 및 폄의 정도에 대해 다른 값을 나타낸다. 그러나 원칙적으로는 굽힘 움직임이 신장 모멘트보다 크다. 말단부위에서의 상지의 굽힘은 약 60–80°로 일어나고 40–60° 사이에서 폄이 일어난다(그림 1.2.4–1).

척골과 요골 변위(Ulnar and Radial Deviation)

요골과 척골 변위는 주로 손목중간뼈 관절에서 일어난다. 요골변위로 근위부 쪽 손목뼈의 열은 척골 방향으로 움직이고 원위부 쪽 손목뼈의 열은 요골 방향으로 움직이다. 그 반대 움직임은 척골 변위로 일어난다. 요골변위로 근위부 쪽 열 굽힘이 일어나고(주상골은 손바닥 방향으로 이동함) 소두골이 신전된다. 다시 한번, 그 반대 움직임은 척골변위에서 일어난다. 요골변위에서 경미한 패임이 척골변위 발생하고 척골 편차가 경미하게 발생하며, 경미한 반경 증가와 약간의 기울기 및 약간의 기울기가 발생한다.

이러한 불균형의 부족은 가장 자주 발생하는 기능 결손(특히, 요골 편차)이며, 이것은 말단 전완의 통증의 원인이다(특히, 외상 후 스트레스 증후군).

반경 방향 편차의 범위는 15~20°이며, 척골 편차는 45°까지 도달할 수 있다(그림 1.2.4–2).

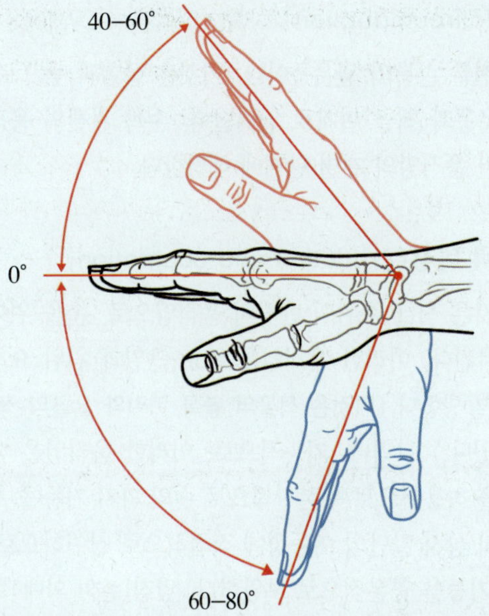

그림 1.2.4–1 손목 관절 굽힘(파란색)과 폄(빨간색).

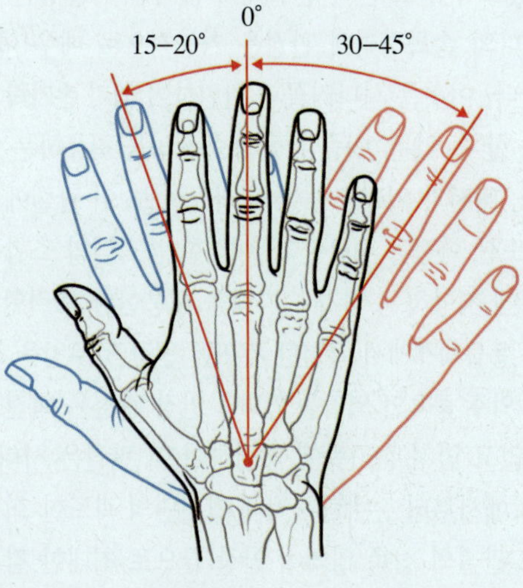

그림 1.2.4–2 측면(파란색) 및 척골변위의 관절가동범위(빨간색).

회전(Circumduction)

회전은 손목의 원운동이다. 이것은 굽힘과 폄으로 요골 결합운동과 척골 편차로 일어난다. 손목 관절의 움직임은 결합된 움직임의 개별 단계에 해당한다.

엎침과 뒤침(Pronation and Supination)

이것은 척골 주위의 반경의 움직임으로, 손을 위아래로 회전시킨다. 이러한 움직임은 주로 근위와 원위 요척관절에서 발생한다.(이것은 척골의 볼록 머리와 요골의 척골 사이에 있다.) 그러나, 기능적으로, 이러한 움직임은 대상물 조절을 허용함으로써 본질적으로 손의 파지 기능을 보완함으로써 상지 말단의 이동성에 직접적으로 참여하므로 **손의 잡는 기능**을 근본적으로 보완한다. 엎침(손의 회내작용)과 뒤침(손의 회외작용)은 또한 손목 요골과 척골 편차와 밀접하게 연관되어 있다. 요골 편차와 동시에, 손목 펴짐과 엎침이 동시에 발생하고 척골 편차가 경미한 경우, 손 굽힘과 외전이 약하게 발생한다. 임상적으로 이것은 회내 및 외전의 기능장애로 상지의 원위부(손)의 이동성이 영향을 받는다는 것을 의미한다.

손목손허리관절 / CARPOMETACARPAL JOINTS

이 관절은 손목 뼈의 원위 줄을 중수골의 기저부와 연결하며 중수골간 관절을 포함한다. 기능적 관점에서 볼 때 손목허리뼈 관절은 덜 중요하다. 연결부에는 이동성이 제한되어 있으며 주로 손목 관절에서 움직임이 발생한다. 하지만, 하나의 손목허리뼈 관절은 기능적으로 매우 예민하게 작용한다. 이것은 사다리꼴과 관련하여 **엄지 손가락**의 상호작용을 할 수 있는, 이중 관절의 움직임을 허용하는 안장 관절이다. 내전과 외전은 물론 폄과 굽힘도 이 관절에서 일어난다. 또한 회전을 허용한다. 이러한 움직임의 조합은 다른 손가락에 저항하는 엄지 손가락을 허용한다(이러한 엄지의 작용은 동물세계에서 특별한 것이며 인간이 무엇을 잡는 움직임에 아주 중요한 역할을 한다.) 안장 관절은 회전을 조절할 수 없고 엄지 손가락에 대립하여 이 관절은 사다리꼴의 안장 밖에서부터 손바닥허리뼈 기저면의 과도한 회전이 발생하고 관절의 접촉 영역이 안장 끝으로 최대한 감소된다. 사실상, 이 위치는 부상에 매우 취약한 손목 관절로 손목손허리관절의 기능저하가 발생한다(그림 1.2.4-3).

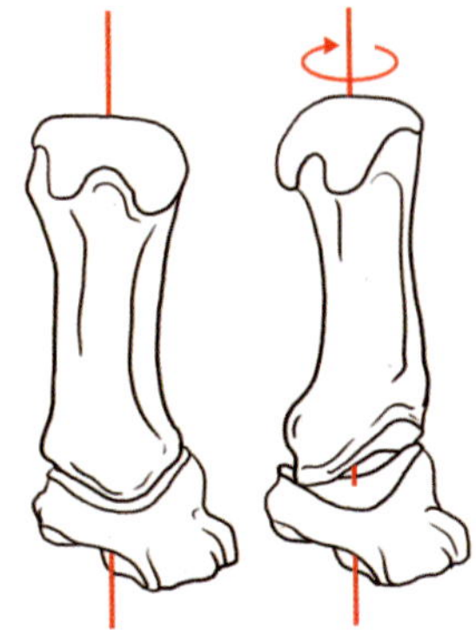

그림 1.2.4-3
반대쪽 엄지 손가락 관절의 움직임에 대한 관성 운동.

손 / HAND

손허리손가락관절(Metacarpophalangeal Joints)

손허리손가락관절(MCP)은 타원형 소켓으로 구성된 손가락의 근위부 중심선을 사용하여 손바다뼈의 머리부분를 연결한다. 따라서, 이것들은 상대적으로 큰 헤드를 가진 반구형 접합부와 지골(phalanges)의 기저부에 있는 얕은 소켓이다. 가장 큰 관절은 손바닥을 넓혀 최대의 관절 안정성이 생기게 한다. 대조적으로, 가장 큰 관절 이완은 완전한 연장이다. 이는 또한 이동 범위와 능력에 부합하며, 이는 관절 팽창 관절의 확장과 가장 큰 차이가 있다. 얕은 관절 고리는 손바닥 모양의 손바닥 뼈(fibrocartilago palmaris)의 손바닥에 작은 구멍이 있는 가장자리에 의해 넓어진다. 관절 캡슐은 느슨하고 단지 측부인대로만 보강된다.

굽힘 및 폄은 이러한 관절의 기본 동작이며(굽힘, 90°까지 펴짐) 완전한 **펴짐**과 심지어는 30°까지 **외전**할 수도 있다. 이러한 움직임을 점진적으로 조합하여 결합된 순환 운동이 결합된다.

지절간관절(Interphalangeal Articulations)

이 **경첩 관절**은 경첩이 달린 독특한 돌출부를 가지고 있고, 관절이 돌출되어 있다. 이 메커니즘은 조인트를 안정화하고 움직임을 제어하지만, 잠재적인 움직임 스펙트럼도 감소시킨다. 다시 말해, 소켓은 손바닥으로 하는 섬유연골이라고 불리는 연골가장자리에 의해 약간 확대된다.

관절에서 **굴곡과 신전**만이 발생한다. 굽힘은 근위부 관절에서 90°까지, 원위부 관절에서는 70°까지 발생한다. 수많은 핸드 그립은 손의 질적 파악 기능을 위해 협력이 필요한 매우 복잡하고 다양한 움직임을 허용한다. 인간의 상지는 동물 세계에서 독특하며, 말단 부분의 민첩성은 문명의

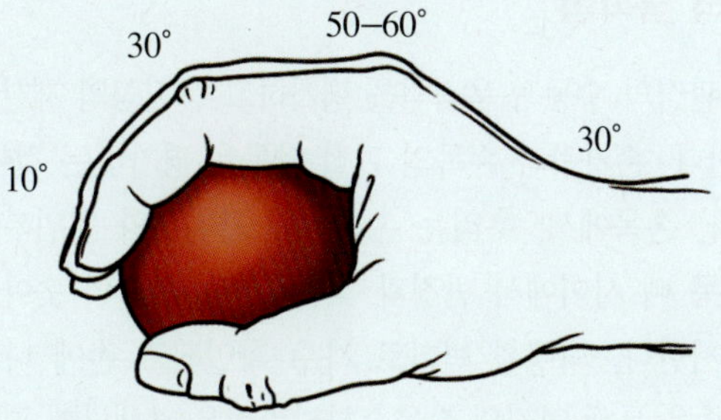

그림 1.2.4-4 손의 아치가 중수지절관절 부위에서 충분히 유지되는 생리적인 움켜쥠.

빠른 발전을 허락한다.

손에 쥘 수 있는 기능은 당연히 손에 땀을 쥐게 하는 것이다. 이러한 개발은 개인의 발달 편차를 평가하는 과정에서 진단 기호 역할을 할 수 있다. 첫 번째 목적의 움직임은 손의 척골 쪽으로 발달하고, 입체인지능력(stereognosis)의 발달과 함께, 이것은 방사상으로 퍼진다. 7.5개월이 되면, 아이들이 작은 물체를 들어올리고 조작할 수 있는 아이들에게서 쥐기가 발달한다.

엄지 손가락과 작은 손가락의 움직임은 다른 손가락과 손목의 기능과 함께 파악하는 데 매우 중요한다. 그들은 손에 파지 기능을 위한 주요한 기본특징을 제공한다(그림 1.2.4-4).

그립의 주요 유형(MAIN TYPES OF GRIP)

손가락-손바닥 잡기(Digital-Palmar Grip)

손바닥과 손가락 사이의 균형 잡힌 그립은 발달된 시야에서 아이들이 전시하는 첫 번째 목적을 가지고 있다. 이것의 발달은 손의 척골 쪽에서 시작되고 점진적으로 방사상 쪽으로 이동한다. 이것의 발달은 입체인지능력의 발달과 밀접한 관련이 있다. 이러한 그립에는 무결함과 마모성이 없는 상태가 필요하다(그림 1.2.4-5A).

엄지를 잠근 상태의 손바닥 잡기(Palmar Grip with a Thumb Lock)

손 전체에 손을 대는 것은 손으로 만지는 손가락과 폄근육 그리고 엄지손가락 밑부분의 불룩한 부분(thenar)의 모든 근육을 필요로 하며, 주로 무지중수내전근(adductor pollicis)과 손가락폄근이다(그림 1.2.4-5B).

엄지 손가락(하위부분) 과 집게손가락으로 대립해서 잡기

펜치 잡기는 약 75개월 만에 어린이가 발달하여 어린이가 옆으로 앉아있을 때 한다. 이것은 엄지 손가락과 집게 손가락 사이의 작은 물체들을 잡을 수 있게 해준다. 이것은 굴절된 집게 손가락 굽힘근, 주로 무지중수내전근과 무지대립근(opponens pollicis)의 온전한 기능을 필요로 한다. 이 그립은 정중신경 손상 환자는 제대로 기능을 할 수 없다(그림 1.2.4-5C).

엄지와 집게 손가락의 말단 부분으로 대립하여 잡기

손가락 끝 사이의 이러한 그립은 매우 작은 물체를 잡을 수 있다(예: 핀 잡기).

측면으로 대립하여 잡기(Lateral Opposition Grip)

엄지 손가락의 패드가 손가락의 엄지 손가락 가장자리와 접촉한다(펜치 잡기로 알려져 있음). 이 그립을 사용하면 특히 골간근 및 중수모지내전근의 도움으로 큰 힘을 발휘할 수 있다(그림 1.2.4-5D).

지절간 잡기(Interphalangeal Grip)

지절간 잡기(담배잡기로 알려져 있음)는 작은 물체를 잡기 위해 사용하고 온전히 골간근을 필요로 한다.

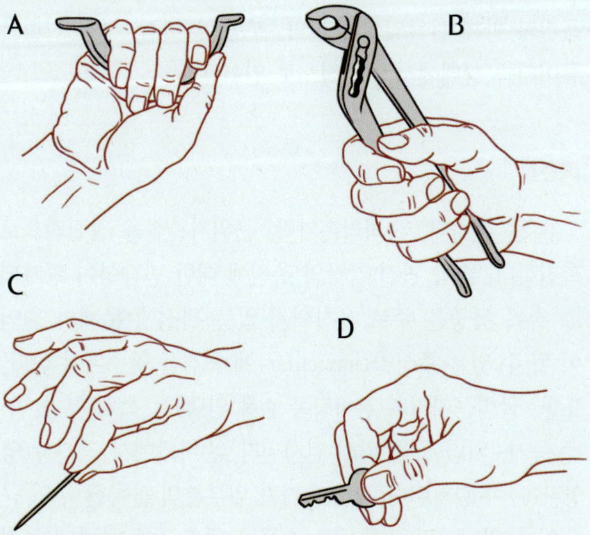

그림 1.2.4-5 손가락-손바닥 움켜잡기(A), 엄지손가락 잠금과 손바닥으로 잡기(B), 엄지 손가락(하위부분) 과 집게 손가락으로 대립하여 잡기(C), 엄지손가락 측면부분과 집게 손가락으로 대립하여 잡기(D).

손목과 손의 평가 / ASSESSMENT OF THE WRIST AND THE HAND

병력(Anamnestic)

가상의 진단은 잘 수행된 환자 병력에 기초하여 확립될 수 있다. 병력 데이터의 한 부분은 손가락 경직이다. 경직된 질환이 고려될 수 있는 아침에 경직성이 생기는지 여부를 규명해야 한다. 하중을 가하는 동안 발생하는 강성을 고려하여, 말초신경계의 부상 또는 말초신경계의 부상을 고려한다. 또한, 손 재주, 환자 마스터 미세 운동, 또는 환자가 손으로 물체를 떨어뜨리는 것에 대해 어떻게 하는지에 대해서도 언급한다. 손목골 증후군(Carpal tunnel syndrome)은 손가락의 전형적인 저림현상을 보여 준다. 이것은 주로 밤에 일어나고, 환자를 잠에서 깨우고, 손을 흔들면 제거된다. 이 증상이 일어나는 동안 직장에서나 운동 중 또는 손목이나 손에 상처를 입은 상태에서 염좌(**손상**)를 식별하는 것이 중요하다.

양상(Aspection)

여기서는 관절구조가 관찰된다. 변형과 손목의 변화는 외상 후 스트레스 장애의 전형적인 것이고, 특히 퇴행성 골절과 퇴행성의 연관성이 있으며 손목과 손가락 기형은 류머티즘 증상에서 발견된다. 관절의 색과 특징은 피부의 색과 품질과 함께 관찰되어야 한다. 부종, 붉어짐, 관절 기형은 류머티즘 상태에서 일반적으로 일어난다.

촉진

손목, 손바닥, 손허리손가락, 근위지관절을 점진적으로 촉진한다. 손목 관절 각각의 촉진에 대한 민감성이 평가되고 손목 통증은 주로 유착되지 않는 관절에 문제의 원인이 될 수 있는 주상골(navicular)에 초점을 맞추어야 한다. 또한, 굽힘근지지띠(**손바닥쪽 손목 인대**)는 특히 부종, 염증 증가, 비빔 등을 위해 검사된다. 손바닥에서 근긴장(**영양관계**)이 관찰된다. 엄지손가락 밑부분의 불룩한 부의 근육의 고립되어진 저활동은 손목골 증후군에 대해 전형적인 증상이다. 뼈사이의 근육 위축증은 말초신경계의 말초신경계나 척골신경의 병변에 있는 말초신경계의 손상이다.

손가락의 건막과 굽힘 힘줄도 평가된다.

수동적 움직임

각 관절의 수동적 움직임을 평가하고 움직임의 제한점을 관찰한다. 손가락과 손목의 관절 활동을 평가하는 것이 중요한다. 손목에서, 우리는 손목뼈의 근위부와 원위부에서 각 손목 뼈 사이에서 반경과 척골, 척수 관절의 솟아오름을 검사한다. 퇴행성 변화로 자주 확인되고 손에 나타나는 통증을 통해 엄지의 손목손허리관절은 자세하게 평가된다. 또한, 각각의 MCP 관절의 탄력은 복부–등쪽 방향으로 평가되고 지관절은 복부–등쪽 방향과 횡방향–횡방향으로 평가된다.

능동적 움직임

훌륭한 운동기술을 통해 우리는 손가락 끝과 엄지 손가락 사이의 접촉과 엄지 손가락과 가운데 손가락 끝 사이의 접촉으로 꼬집음과 원을 만드는 동작을 볼 수 있다. 움직임 자연스러움과 힘(strength)이 관찰된다.

기능 검사

핀켈스타인 검사(Finkelstein's Test)

핀켈스타인검사는 긴엄지벌림근과 짧은엄지폄근 힘줄에 염증 유무를 평가하는데 사용된다. 일반적인 힘줄집(**건초**)은 손목의 첫 번째 위쪽 구획 내에서 움직인다.

관리 : 환자는 손을 주먹에 잡고 엄지 손가락을 손바닥에 넣고 손가락으로 움켜 쥐게 된다. 검사자는 팔을 안정시켜 검사하는 쪽의 척골편차를 측정한다.

양성검사: 긴엄지벌림근(abductor pollicis longus)과 짧은 엄지폄근(extensor pollicis brevis) 힘줄에서의 통증과 마찰음은 드 퀘르벵 증후군(de Quervain Syndrome)으로 간주한다(그림 1.2.4–6).

버넬–리틀러 검사(Bunnel–Littler test)

이 검사는 손가락의 근위쪽 지관절에서의 굴곡 제한에 대한 감별 진단에 사용된다. MCP 관절에서 동시에 연장 된 근위 지골간 관절(PIP)의 굴곡 운동범위의 한계는 손 근육 자체의 긴장도 증가(**골간근 및 충양근**)에 의해, 또는 부차적으로 PIP 관절낭 구축에 의해 나타난다.

관리: 원인을 결정하기 위해 검사자는 먼저 손의 근육을 이완시켜 MCP 관절 굽힘을 실행한다. 그리고 나서 검사자는 PIP 관절의 수동적인 굴곡을 수행한다.

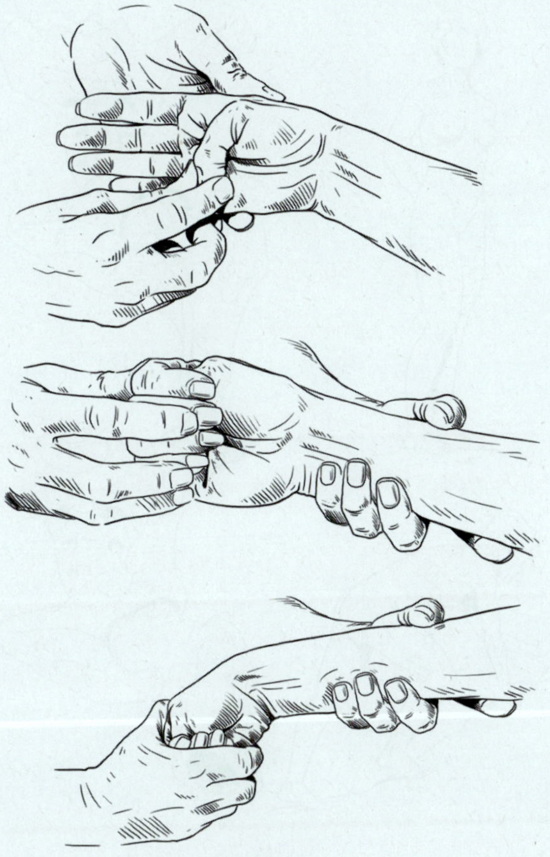

그림 1.2.4-6 핀켈스타인 검사.

양성검사 : 이 움직임의 자유로운 실행은 제한된 굽힘의 원인이 손 자체의 근육에서 증가되었다는 것을 확인시켜 준다. 팽팽한 관절낭에 의해 야기되는 경우, PIP 굽힘은 여전히 MCP 관절의 위치와 무관하게 제한된다(그림 1.2.4-7).

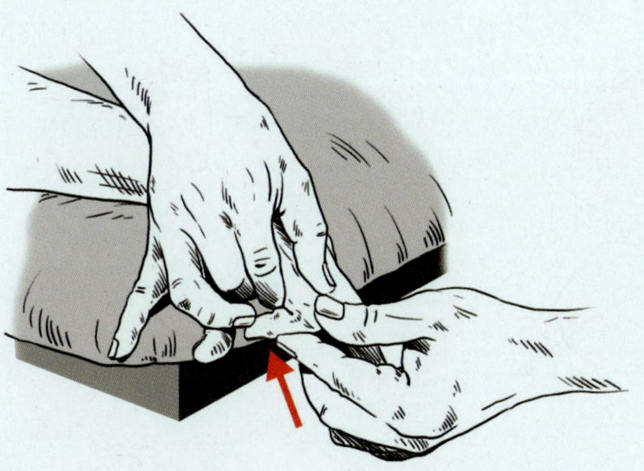

그림 1.2.4-7 버넬-리틀러 검사.

얕은 손가락 굽힘근 검사의 완전한 상태

이것은 얕은 손가락 굽힘근의 파열을 암시한다.

관리: 검사자가 검사할 손가락의 손허리손가락 관절을 안정되게 한다. PIP 관절에서 고립된 굽힘을 능동적으로 하도록 환자에게 지시하고, 그 다음에 원위 지골간 관절 굽힘을 한다.

양성 검사: 환자는 PIP 관절의 굽힘을 수행할 수 없으므로 얕은 손가락 굽힘근의 결핍이 확인된다. 말초 혈관 탈구 관절을 활발하게 구부릴 수 없는 것은 깊은 손가락굽힘근의 파열을 암시한다.

1.2.5 엉덩관절의 운동학 (Kinesiology of the Hip Joint)

인간 진화는 두 가지 변화로 특징된다. 첫째로, 물체를 움켜 잡고 조절하는 것을 위한 상지 적응과 두 번째로 하지 변형은 두 발로 걷는 보행이며, 이는 축 시스템의 수직적 결합으로 연결되어 있다. 이 두 가지 변화는 해부학적-생체역학적 조직에 반영되었고, 이것은 단지 인간에게만 국한되었다. 직립 보행으로 인해, 사람은 관골구에 의해 형성된 완전히 둘러 쌓여 있는 대퇴골두를 보여주지 않는다(그림 1.2.5-1). 관절 표면의 최대 접촉 면이며, 이는 엉덩관절 부하에 가장 유리한 생체역학적 관점에서 이루어지고, 허리 굽혀 펴기, 약간의 외회전, 외전(장착된 경우)의 90°에 해당하는 위치에서 발생한다(그림 1.2.5-2).

엉덩관절은 **구형모양이고 제한된** 관절이다. 어깨관절과 비교할 때, 모든 면에서 엉덩관절 움직임이 더 작다 (표 1.2.5-1).

두 개의 기본 축은 해부학적 및 기계적(그림 참조)으로 알려진다(그림 2.4.6-4). 이 교재의 스페셜 부분에서는 제2장 정형외과학과 외상학의 재활 치료에 나와 있다.

대퇴골의 해부학적 축은 대퇴골의 골간을 통과하고 대퇴골두의 중심과 과간융기 사이의 선에 의해 형성된 기계적 축으로부터 약 6° 기울어져 있다. 기계적 축과 골간의 축 사이의 각도는 **골간 변이 각**(collodiaphyseal angle; CDA)의 크기에 따라 달라진다(아래 참조). 기계적 축은 거의 수직(수직에서 약 3° 기울어져 있다)이고 사람이 발을 약간 벌리면 바닥으로부터 수직이 된다.

근위부 대퇴부 끝과 엉덩이 선의 조직이 공간적으로 관찰될 때, 개별 해부학적 평면과 관련하여 설명할 수 있다.

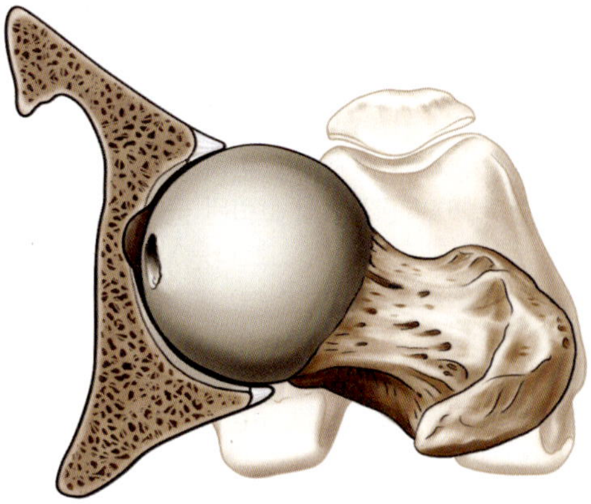

그림 1.2.5-1 상부에서 엉덩관절 부분으로 관절 내 사진.

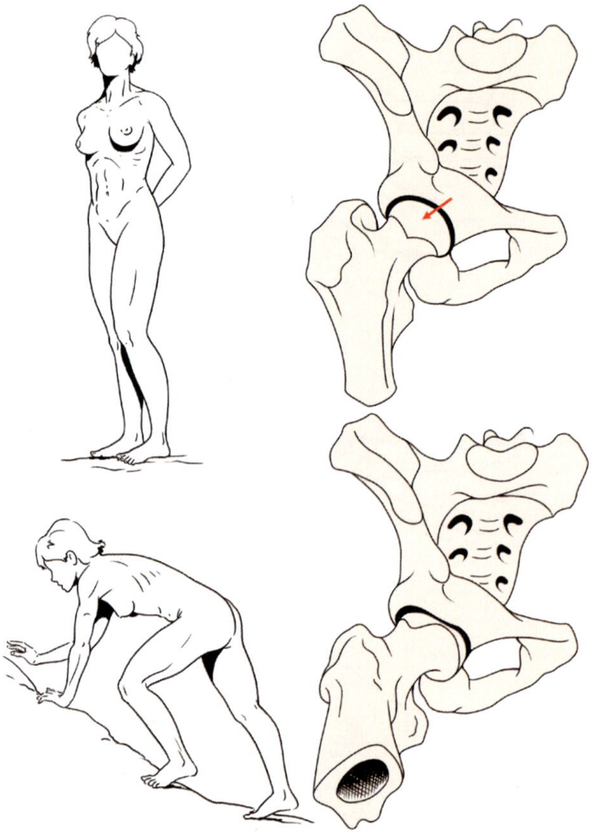

그림 1.2.5-2 엉덩관절 중심으로 굽힘과 폄.

앞쪽 면에서, 대퇴 경부와 대퇴골은 골간경부 각도를 가지고 있는데, 이것은 생리학적으로 약 150°이다. 개체 발생적 발달 진행 중에 변화가 발생하여 대략적 성인 골반 각도 125°에 도달한다. 만약 CDD 각도가 성인의 140°보다 높다면, 이것은 외반고(coxa valga)라고 알려져 있다. 각도가 115°보다 작은 경우, 이것을 안굽이엉덩관절(내반고, coxa vara)이라고 부른다(그림 2.4.5-5, 본 교재의 스페셜 부분, 제2장의 정형외과와 외상학의 치료 재활 참고).

이러한 각도 형성은 주로 근육(고관절 모음근과 외회전근)과 횡단면의 중력에 기인한다.

위로해서 볼 수 있듯이, 대퇴 머리와 목은 정면 또는 대퇴골, 평면에서 목을 경사져 눕혀져 있고 이 정렬은 **대퇴부 전방경사**(그림)에 대해 설명한다(그림 1.2.5-3). 신생아의 경우 이 각도는 대략 30-40°이다. 성인기에는 점차적으로 7-15°로 감소한다. 전방경사나 후방경사는 고관절 회전의 범위에 큰 영향을 미친다. 성인의 경우, 35°로 전방경사가 증가하는 것은 고관절전경각(coxa anteverta)으로 알려져 있다. 보행을 할 때, 낮은 골반 회전은 골반 바깥쪽 회전이 상당히 제한되어 있어 내회전이 가능하다. 환자가 앉아서 인도사람 좌식방법으로 하는 것은 어려운 일이지만, 문제 없이 W모양으로 앉아 있을 수 있다. 5° 이하의 각도

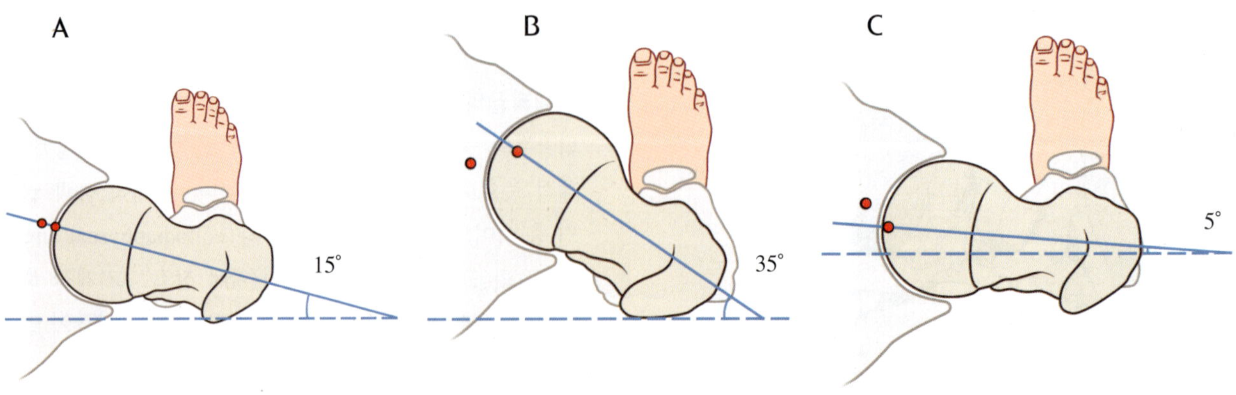

그림 1.2.5-3 대퇴부의 비틀림 각도. A- 생리학적 대퇴골 전방경사; B- 대퇴골 전방경사; C-대퇴골 후방경사.

표 1.2.5-1 엉덩관절과 어깨관절의 움직임 면과 축

움직임	움직임의 면	움직임의 축	엉덩관절	어깨관절
굽힘 (Flexion)	정중면	측면외측	140 도	150 - 170 도
신전 (Extension)	정중면	측면외측	20 도	40 도
외전 (Abduction)	이마면	전후축	50 도	180 도
내전 (Adduction)	이마면	전후축	30 도	20 - 40 도
외회전 (External Rotation)	횡단면	두개골꼬리축	30도 (시작자세; 고관절과 무릎 굽힘 90도)	60도 (시작자세: 팔꿈치 굽힘 90도, 팔이 신체를 따라서)
	이마면	전후축	50도 (시작자세; 고관절과 무릎 굽힘 90도)	측정 안 됨
	정중면	측면외측	측정 안 됨	70도 (시작자세: 어깨 외전 90도와 팔꿈치 굽힘 90도)
내회전 (Internal Rotation)	횡단면	두개골-꼬리축	40도 (시작자세; 고관절 폄 0도와 무릎 굽힘 90도)	70도 (시작자세; 팔꿈치 굽힘 90도, 팔이 신체를 따라)
	이마면	전후축	40도 (시작자세; 무릎 굽힘 90도)	측정 안 됨
	정중면	측면외측	측정 안 됨	70도 (시작자세; 어깨 외전 90도와 팔꿈치 굽힘 90도)
수평외전 (Horizontal Abduction)	횡단면	두개골-꼬리축	80도 (시작자세; 무릎 굽힘 90도)	40도~50도 (시작자세: 외전 90도)
수평내전 (Horizontal Adduction)	횡단면	두개골-꼬리축	20도 (시작자세; 고관절과 무릎 굽힘 90도)	130도~160도 (시작자세: 외전 90도)

의 전방경사는 고관절전경각으로는 알려져 있다. 이 고관절 정렬은 내회전을 제한한다.

Wiberg 각 또는 CE(중심 가장자리)각도는 절구소켓에 의한 대퇴부 머리의 적용 범위를 제공한다. Wiberg 각은 대퇴골 머리의 중심부와 대퇴골두의 중심부를 가로지르는 선을 통과하는 수직선을 통과하는 수직선으로 주어진다. 이 각도는 1~4세 사이의 어린이에게서 10° 이하이어야 하며, 성인은 약 20°에 도달해야 한다. 만약 각도가 15° 이하로 나타나면 병리학적인 상태로 관절이 중심을 이탈한 증상으로 알려져 있다(그림 1.2.5-4).

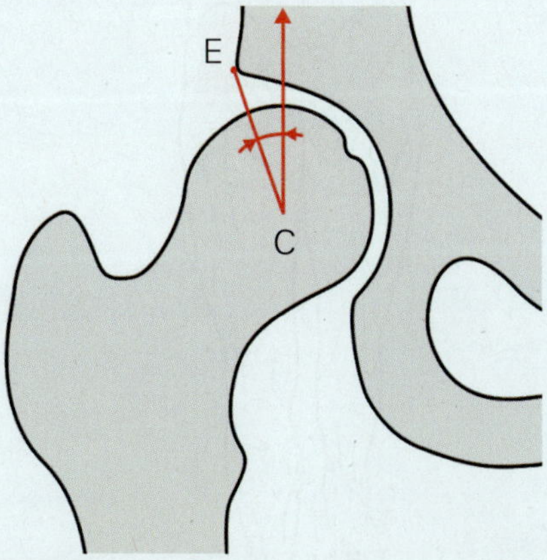

그림 1.2.5-4 고관절의 Wiberg 각도(CE).

관골구 연골(AC)또는 **Hilgenreiner의 각도**는 절구 지붕의 경사 각도이다. 이것은 관골구 가장자리와 수평 사이의 선에 의해 형성된다. 이 각도는 성숙한 신생아의 약 35°이며, 생후 1년에 25°로 감소하며 15세 미만이어야 한다.

엉덩관절 평가 / HIP JOINT ASSESSMENT

병력(Anamnesis)

환자는 자신의 고통에 대해 질문을 받는다. 고관절 통증은 보통 특정한 양상을 보낸다. 가장 빈번한 통증은 사타구니에 방사되고 허벅지 안쪽으로 그리고 무릎으로 전달된다. 이것은 둔부에 적게 나타난다. 휴식통은 윤활막염, 활액, 종양의 특징이다. 부하를 줄 때나 활동 중 통증은 고관절염(coxarthrosis) 또는 골형성 장애(dysplasia)를 나타낸다.

고관절 질환은 신진대사, 혈액, 류머티스 질환에 의해 전염될 수 있다. 고관절 부위와 관련된 환자는 알코올 중독(**대퇴부 두부 괴사**), corticosteroid 사용, 활동 일정, 부상 등에 대해 질문을 받는다.

양상(Aspection)

서 있는 자세와 보행은 주로 앞쪽 면에서 관찰되는 고관절 근육 안정화를 가진 상태에서 평가된다. 이 대둔근과 소둔근은 이 안정화에 관여한다. 한발로 선 자세(**트렌델렌버그 검사, 중둔근 검사**, Trendelenburg test)에서 위의 언급된 근육은 정면 평면에서 골반을 안정화시킬 수 있다.

중둔근 약화는 한쪽 끝에 서 있는 자세에서 하체가 풀어져 있는 상태의 골반 하강에 의해 입증되고(**양성 결과의 트렌델렌버그 검사**) 체중이 하체를 지탱하는 측면 쪽으로 몸통 옆쪽으로 구부림으로써 나타난다(**듀시엔느 현상[징후]** Duchenne's sign)(그림 1.2.5-5).

양쪽의 골반 안정화근육 약점은 일차적으로 보행 중에 나타나며, **트렌델렌버그 보행**이라고 하며, 뒤뚱뒤뚱 걷기도하고 때로는 "오리 걷기(duck walk)"라고도 불린다.

보행의 다른 병리학적 형태는 **네 발짝 걷기**(hip hiking) **보행**도 있다. 이러한 증상은 보행 중 고관절 펴짐이 발생하지 않을 때 고관절 굽힘근의 수축에 의해 입증된다. 걸음걸이에서 펴짐 단계는 요방형근의 활성화에 의해 관련된 옆면의 골반 높이로 대체된다. 또한 골반의 비대칭성과 더불어 골반 기울기와 회전도 관찰된다.

촉진

촉진은 대퇴골두, 대전자, 사타구니 부위의 물렁조직 및 고관절 내전근 통증을 평가한다. 검사 일부는 골반-대퇴 근육을 촉진하는 것을 포함한다. 고관절 손상을 입은 고관절 부위의 긴장 증가는 일반적으로 골반 근육의 근육긴장 저하(hypotonia), 위축(hypotrophy) 증상과 때로는 골반 근육의 약화를 수반한다.

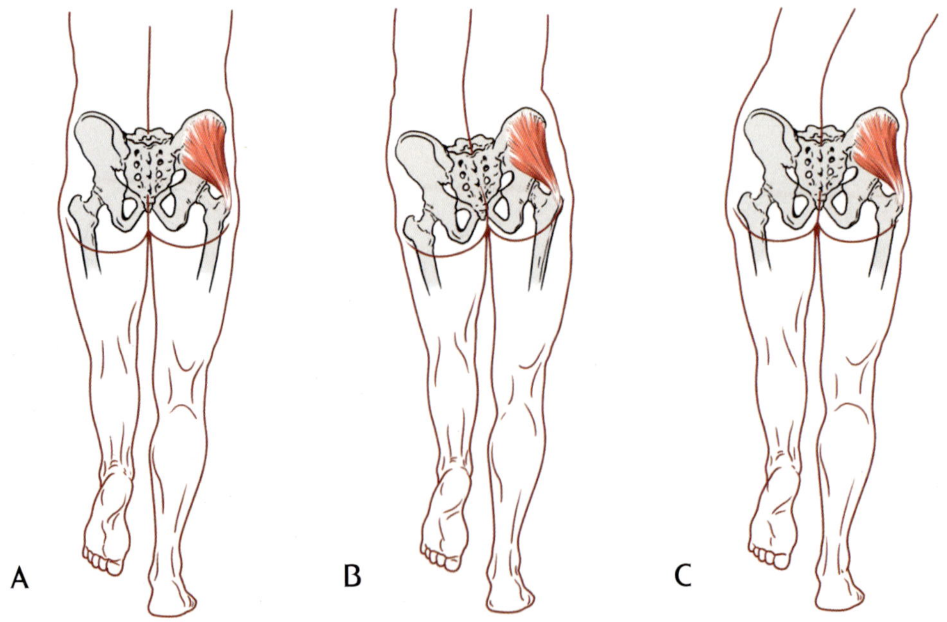

그림 1.2.5-5 A- 한발서기에서 골반의 생리학적 안정화, B- 트렌델렌버그 징후: 고관절의 약점은 굴곡된 하지의 골반 쳐짐에 의해 나타남, C- 듀시엔느 현상(징후): 보완적인 측면 구부림에 의해 옆으로 기울어져 서 있는 자세를 나타나는 고관절 안정화의 약점.

수동적인 움직임

엉덩관절 가동범위 평가 동안 내회전을 동반한 굽힘 및 작은 범위의 내전이 먼저 형성된다. 초기 단계의 통증과 고통, 구부림 및 외전과 관련된 초기 단계의 통증이 있는 환자들은 이 운동에 고통을 겪는다.

검사하는 동안 연관통도 알아야 한다. 가장 자주 언급되는 부분은 요추에 관련된 통증(주로 L4의 신경뿌리염증)이다. 역으로 검사하는 라세그 검사(Lasegue's test)는 민감한 고관절 부위와 구별된다. 고관절 부위와 촉진을 사용하여 건염과 활액낭염을 구별해야 한다. 차등진단 또한 염증과 뼈, 물렁조직 종양에 초점을 맞추어야 한다.

능동적인 움직임

고관절의 특징적 징후는 환자의 하지를 중력(Stinchfield)에 의해 펴서 들어 올릴 수 없는 환자의 상태를 포함한다.

소아의 고관절(엉덩관절) 평가

임상 평가 중 피부 주름이 발견된다. 그 둔부와 허벅지 피부 주름의 대칭과 비대칭이 비교된다. 90° 굽힘 각도에서, 다리 길이의 비대칭성이 평가된다. 또한, 근육 강화(모음근 증가), 동작 제한 범위, 위치 재배치에서 찰각 및 덜컹거리는 소리에 주시한다. 사경 및 선천적 발 변형(예: 종외전족, 중족골내전증, 내반첨족)은 고관절의 기능장애와 연관되어 있다. 특정 상황에서는 보다 심각한 상황이 고관절 접합부와 연관되어 있다.

흔히 출산 시 신생아 위치와 관련이 있는 경우가 많다. 자세한 내용은 본문의 스페셜 섹션인 2장 정형외과와 외상학의 재활치료를 참고한다.

1.2.6 무릎관절의 운동학 (Kinesiology of the Knee Joint)

무릎관절은 인체에서 가장 크고 가장 복잡한 관절이다. 뼈 골격은 대퇴골, 경골, 슬개골 등을 포함하며 관절 표면은 연골로 덮여 있다. 관절의 공은 대퇴부 대퇴골에 의해 형성된다. 횡방향 및 내측 대퇴부의 접촉 면은 슬개골이 절개되는 홈에 의해 연결된다. 후방으로 깊은 과간와에 의해 나뉘어진다. 양쪽 관절구는 정면과 시상면에서 만곡되어 있다. 시상면의 만곡은 앞쪽보다 뒤에 있다. 관절은 경골의 상부 끝에 형성되어 있다. 경골 중앙부의 접촉면은 타원형이고 약간 오목하고 측면 오목한 면이 있으며, 가로 면은 원형이다. 슬개골은 세 번째 지골이다. 급격한 굴곡의 대퇴사두근과 거의 평평한 경골 관절구의 부조화는 반월판에 의해 균등하게 된다. 안쪽 반월판은 타원형이고 더 개방적이다. 측면 반월판(meniscus lateralis)은 더 작고, 더 밀폐되어 있으며, 거의 원형의 윤곽선을 가지고 있다.

무릎관절의 움직임 / MOVEMENTS OF THE KNEE JOINT

무릎관절의 정상적인 정렬은 0° 굽힘으로 간주된다. 이 정렬을 통해 5도의 범위에서 작은 움직임으로 작은 움직임을 얻을 수 있다. 개개인마다 더 큰 관절이완을 가지고 있어서 과신전도 크지만 보통 15도를 넘지 않는다. 굽힘 위치가 0인 경우, 측면 인대가 팽팽하고 관절, 대퇴골, 경골 및 경골 구조물의 모든 인대 구조물이 견고하게 접촉한다. 이 위치는 **"잠긴무릎"**이라고 알려져 있다.

접합부 표면의 기하학적 비율, 관절 인대 및 반월판은 굽힘과 폄 외에도 다른 기본적인 무릎 움직임을 자동으로 허용한다. 현재, 일반적으로 신전 운동에 대한 굴곡이 있는 경우, 신전의 끝에서 초기 회전, 굽힘 및 말단 회전의 조합이 발생한다.

굽힘에서 신전 및 척추로의 움직임은 상당히 복잡하며 다음과 같이 발생한다.

1. 거의 모든 인대 회전 운동의 긴장 결과로서, 거의 모든 인대 운동은 거의 불가능하다. 초기 회전은 경골 내부에서 내부적으로 회전하며, 따라서 최초 5도 이동의 굴곡과 결합된다. 초기 회전은 전방 십자인대를 편안하게 한다(ligamentum cruciatum anterius). 이 동작은 "무릎 잠금 해제"라고 알려져 있다. 회전축은 대퇴부 머리에서부터 횡방향 중심선 중앙으로 이동하여 측면 트러스가 회전하고 내측 서브 프레임이 해석된다. 발이 바닥(폐쇄 운동 사슬)에 고정된 상태에서, 발바닥이 바닥으로 지지되면서 발바닥이 바깥쪽으로 회전한다(개방 운동 사슬). 하퇴부는 발이나 발가락 끝으로 함께 회전한다. 회전의 범위는 점진적으로 증가하며, 이것은 일차적으로 굽힘의 첫 30° 동안 발생한다. 범위가 최소화된 후에는 범위가 최소화된다. 회전 운동의 가장 큰 범위는 굴곡의 45–90° 사이

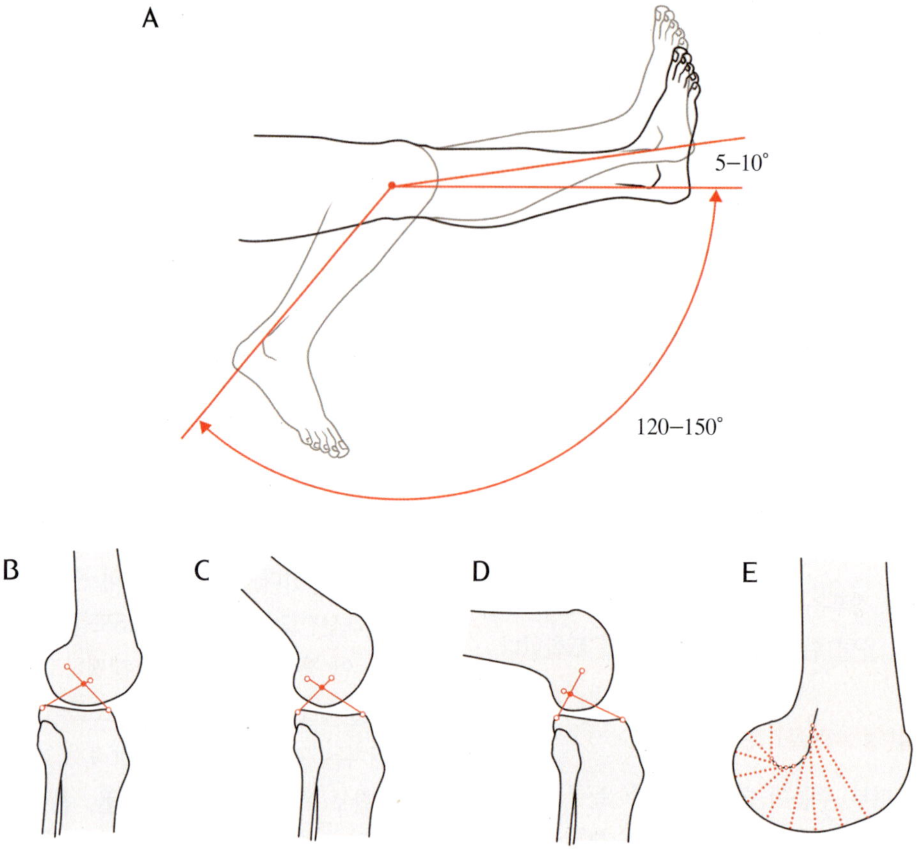

그림 1.2.6-1 무릎관절 부위 돌출부 및 팽창 부위. **A** - 무릎관절(120-150°) 및 신축성(5-10°)의 굴곡 운동, **B** - 회전축 중심의 중심점은 측부인대와 십자인대가 교차하는 지점이다. **C,D** - 회전 중심의 중심점은 굴곡이 증가하면서 위쪽과 뒤쪽으로 이동한다. **E** - 이동 방향으로 이동하는 즉시 회전 중심의 중심 코스.

에서 일어난다.

2. 경골 좌능에 대한 대퇴부의 회전 운동은 초기 회전 후 굴곡을 허용한다. 표면에서 대퇴골이 얇아지면서 관절이 수축한다.
3. 경골의 condyles 운동은 경골의 굴곡을 완벽하게 처리한다. 굽힘 말단 단계에서는(**대퇴사두근의 뒤쪽 측면의 만곡이 증가함에 따라**) 경골과의 접촉 표면적이 감소한다. 대퇴 주변의 대퇴골은 반월판 모양을 바꾸고 정강이 뼈 후방 돌기와 함께 움직인다. 따라서 굽힘의 말단은 menisco-tibial 관절에서의 '병진운동' 움직임과 연계되어 있다.

신전을 통해 전체 프로세스가 반전된다. 신전은 전방 이동으로 인해 시작된다. condyles에 의한 대퇴부의 회전 운동으로 계속되며, 외측 경골 말단 회전(**따라서 초기 회전보다 반대 방향**)으로 끝난다. 이는 무릎관절의 "re-locking"을 유발한다.

무릎관절의 운동범위는 1.2장 운동학과 무릎 시스템의 임상 검사, 그림 1.2-3에 나와 있다.

굽힘 도중 무릎의 움직임은 십자인대에 의해 가능해지므로 원하지 않는 병진 운동을 방지할 수 있다. 무릎 관절 운동 범위는 120-150°이다(**그림 1.2.6-1**). 이 범위를 고려할 때, 대퇴부와 종아리의 근육이 서로 부딪칠 수 없고 움직임이 계속될 때 능동적 굴곡이 최대 140°까지 작용할 수 있다. 몸통 중량이 근육 중량을 압박하는 동안, 나머지 10° 굽음을 수동으로 수행할 수 있다. 경골 인대의 긴장과 양쪽 반월판의 후부 뿔의 기능은 불충분하게 발달된 근육이 발달한 사람들에게만 굴절된다.

과신전은 주로 인대 장력에 의해 제한된다. 관절 뒷부분의 등부분을 포함하여, 앞쪽 십자인대의 가장 바깥쪽 부분

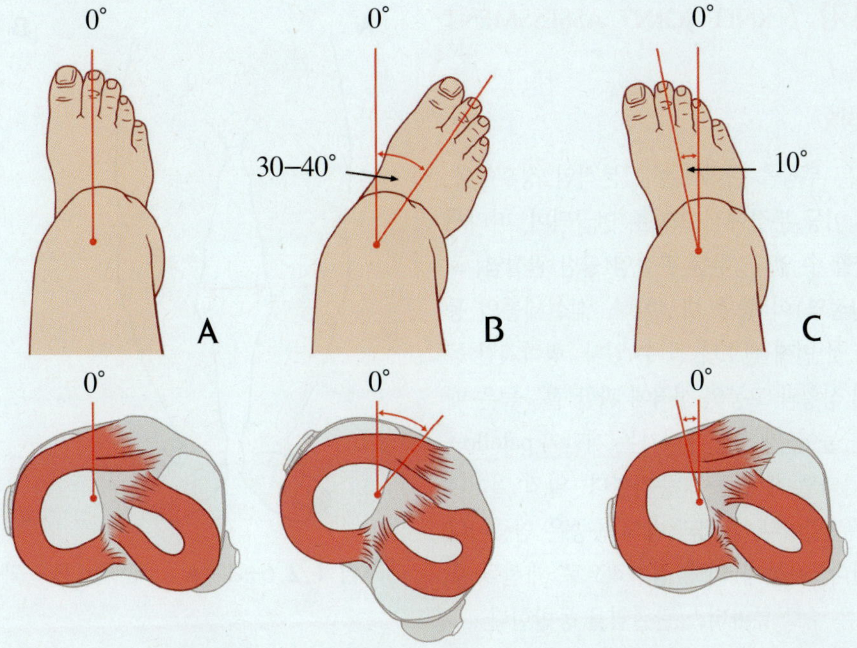

그림 1.2.6-2 하퇴부의 90° 각도에서 대퇴골과 관련하여 경골의 회전 운동을 촉진한다. A- 중립 위치(경골 회전), B- 경골 편향(30~40도); C- 경골 편향(10도) 내회전 범위는 외회전에 비해 상당히 낮은 편이며, 경골 내회전 중 무릎 십자인대의 상호 회전이 원인이다.

인 십자인대, 대퇴이두근의 전방과 경골의 단단한 접촉, 무릎 보호대(**이두박근**, semimembranosus, gastrocnemius).

슬개골은 근위부 신전과 원위부 굴곡과 함께 활주한다.

무릎관절에서 조인트가 "잠금 해제" 되었을 때 독립적인 rotations-internal과 external-이 동시에 가능하다. 회전은 주로 menisci의 동시 변형과 동시에 이루어진다(그림 1.2.6-2). 변환 범위는 측면 반월판 내에서 더욱 커진다. 따라서, 격렬한 움직임이 있는 경우(**즉, 스포츠 부상**), 이동성이 낮을수록 부상을 당하기 쉽다. 내측 반월판은 부상의 95%에 해당한다. 실제 회전 과정은 주로 ligamentous 장치의 조직과 골격 구조와의 관계에 따라 달라진다. 회전 운동 범위는 관절 표면의 형상에 의해 크게 영향을 받지 않는다.

유일한 예외는 회전 중심을 부분적으로 결정하는 경골의 돌출부 돌출이다. 회전 운동을 하는 동안, 양쪽 인대는 중요한 순간을 만들어 낸다. 십자인대가 거의 수직으로 달리는 반면에, 전방십자인대의 각도는 훨씬 더 커진다. 이것은 회전하는 동안 안쪽 측면보다는 측면에서 더 넓은 자유를 허용하는 조건들 중 하나이다. 경골 외회전 범위는 주로 측부의 긴장에 의해 결정된다. 교차점이 지나면, 외회전 범위가 2배가 된다. 경골 내회전 중 다소 다른 상황이 발생한다. 여기서, 가쪽 관절낭 안정자 옆에, 중요한 역할하는 전방십자인대가 관여한다. 대부분의 저자들이 경골 내회전의 일차 안정자로 간주한다. 전방십자인대의 안정화 기능은 정면 평면의 경사면에 의해 결정된다. 이것 때문에, 대퇴골 인대의 근원은 회전 중심으로부터 훨씬 멀리 떨어져 있다.

이러한 방식으로, 경골은 횡방향 condyle에 작용하며, 이는 내측 경골 회전 중에 condyle을 동시에 안정화시킨다. 이 제한은 또한 측면 측부인대, iliotibial, 관절낭 부분, 그리고 측면 반월판에 의해 시행된다.

개별 회전의 범위:

- 내회전: 10도
- 외회전: 30 - 40도, 무릎 굽힘 각에 기초한다.

무릎관절의 힘 뺀 위치는 굽힘의 20–30°이다. 무릎관절에서 감지할 수 있는 구조는 슬개골, 슬개건(**슬개인대**), 활액낭을 포함한다. 내측에는 관절 공간의 뚜렷한 부분(**경골과의 상위 부분**)이, 외측부에는 외측 측부인대가 만져진다.

무릎관절 평가 / KNEE JOINT ASSESSMENT

병력(Anamnesis)

무릎관절 통증은 부상을 나타내는 기본적인 징후이다. 무릎 통증은 다른 이동 분절에서도 자주 언급되며, 따라서 검사 중에는 생략할 수 없다. 무릎 관절염(**골반 관절염, 고관절염, 고관절 관절염**)이 종종 발생한다. 심실세동의 통증은 신장 질환의 첫 번째 신호가 될 수 있다. 병력기간 동안, 관련된 극한의 상황과 고통의 성격에 관한 질문들은 매우 중요하다. 예를 들어, 계단을 내려가는 계단이 patello-femoral 기능을 나타낼 때 통증이 증가한다. 일찍 일어나는 것은 고통스러운 일이다. 휴식과 밤의 통증은 염증이나 뼈 손상을 암시한다. 운동에 의해 점차적으로 개선될 수 있는 아침 경직성은 주로 류마티스 관절염을 동반한다.

부상자의 부상에 대해서는 부상 후 부상의 메커니즘, 부종 발생률, 무릎관절의 외관에 대해 묻는다. 부상 직후 무릎관절의 하중과 배출된 액체의 특성.

손상 후 상태에서는 환자가 부동화(immobilization), 자가 교정 재활, 전류 제한(**제한**) 및 불안정성에 대해 질문을 받는다.

양상(Aspection)

양상을 보면 다음과 같은 이점이 있다.

1. 무릎관절의 축 방향 정렬과 전체 하지. 무릎 정렬 및 움직임은 lumbosac 교차점 정렬에 따라 달라진다. (**천골 변성은 내회전을 통해 내부적으로 회전하게 된다.**) 대퇴경부의 비틀림 정렬과 끝단의 정렬과 형상의 정렬. 상완골 편차와 **내측 편차**가 있는 무릎 편향으로 알려져 있는 **무릎 편차**를 관찰할 수 있다(그림 1.2.6-3). 무릎관절의 편향 편차는 **전반슬**(genu recurvatum)로 알려져 있다.
2. Hypertrophied 반트 호프의 지방 패드. 이것은 일반적인 조인트 윤곽의 감소로 인해 관찰되는 전형적인 intra-articular 손상과 활액낭염(synovitis).
3. 관절 충만의 대표적인 징후이다. 구체적으로, 양쪽의 관절이 탈구되거나, 양쪽 무릎이 탈구되는 것,
4. 점액낭 중 하나가 되어 버렸다. 흔히, Baker의 낭종으로 알려진 뒤쪽 공간에서 점액낭이 부풀어 오른다.

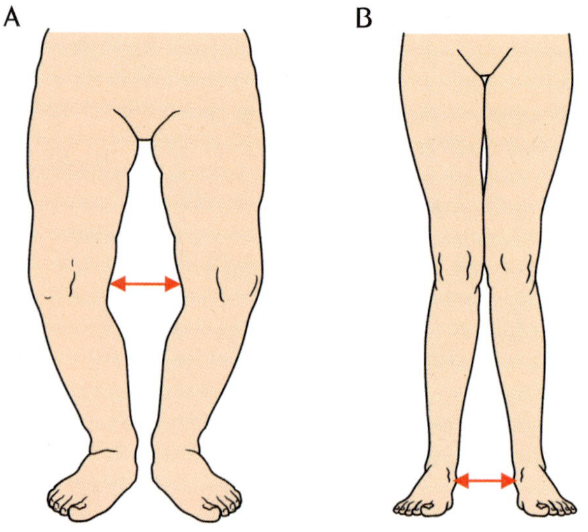

그림 1.2.6-3 A- 내반슬; B- 외반슬.

5. 경골 결절의 표면;
6. 대퇴사두근에서 대퇴사두근의 구성과 긴장 상태. 안쪽 넓은근(**내측광근**)은 저긴장 및 비대성 반응이 주어지면 무릎 결손에 매우 민감한다.

촉진

촉진은 관절 부종이나 관절의 내용을 결정하는 데 사용되어 슬개골부구감에 사용된다. **슬개골부구감**은 슬개골 주머니의 압력에 의해 척추에서 검사된다. 슬개골과 대퇴부 사이에 유체가 밀려 나오면 슬개골이 압출된 체액에 미끄러지듯 움직이다(그림 1.2.6-4).

슬개골 이동성과 함께 슬개골 움직임이 grinding으로 검사된다. 관절표면과 슬개골 면의 경계는 촉진되고, 대퇴부 홈에서 슬개 정렬(**예: 높은 슬개골 위치, 슬개골 회전**)이 평가된다. 또한 관절통증은 촉진을 통해 평가할 수 있고 관절면과 측부인대의 경계를 구별할 수 있다. 내측 관절의 통증을 동반한 통증은 반월판 손상, 측부인대 병변 또는 아족(pes anserine) 골근부착부질병(enthesopathy)을 의미한다. 측면 접합부의 민감도는 측면 반월판, 관절 연골, 측부인대, 종아리 뼈 또는 대퇴근막 또는 대퇴근막의 협착증을 유발한다. 인대 통증은 슬개골, patellar apex, 경골 결절 및 경골 결절의 기저부에서 평가된다.

근육 용적과 긴장도를 평가한다. 중앙 집중식으로 움직이는 근육의 경련은 ACL 중재의 징후가 될 수 있다.

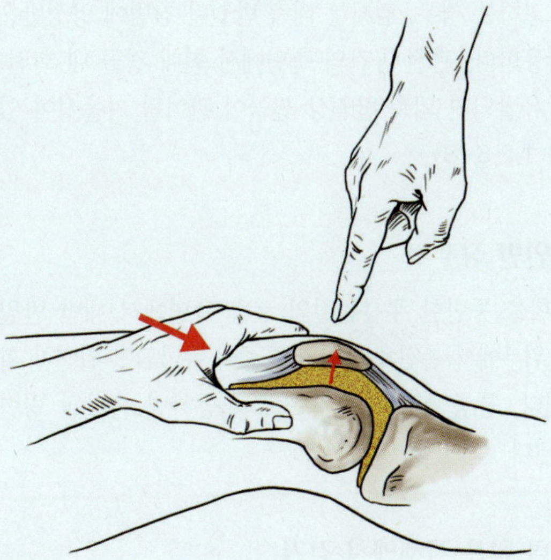

그림 1.2.6-4 patellar ballottement 검사.

수동적 움직임

수동적 움직임 평가 중에, 무릎 굽힘과 신전 운동범위, 슬개골 움직임이 대퇴부의 홈에서 관찰된다. 움직임 제한으로 관절운동범위의 끝 느낌을 평가하고 강직하거나 탄력적인 것으로 결정된다. 움직임을 완료하기 위한 노력 중에 나타나는 탄력 및 통증으로 인한 무릎 신전의 제한은 반월판 개입일 수 있다.

능동적 움직임

능동적 움직임은 열려진 상태에서 평가되고 폐쇄 운동사슬이다. 대퇴사두근(넓은내측근육) 수축의 본질 뿐만 아니라, 고관절 외회전근 및 대퇴근막장근도 주목된다.

기능적 평가(Functional Assessment)

연골 검사

맥머레이 테스트(McMurray's Test)

오른쪽 무릎을 평가할 때 오른쪽 손은 검사된 상지의 발꿈치를 쥐고 왼손은 무릎에 놓여 있다. 관절은 굽힘과 경골 외회전에 동시에 가해져 외전으로 압박된다. 이 위치에서 경골의 내회전이 실행되고 검사자는 무릎 굴곡 각도를 변경하지 않고 내전에 압력을 가한다. 같은 방법이 무릎 굽힘 각도를 90°까지 점차 감소시켜 여러 번 실시한다.

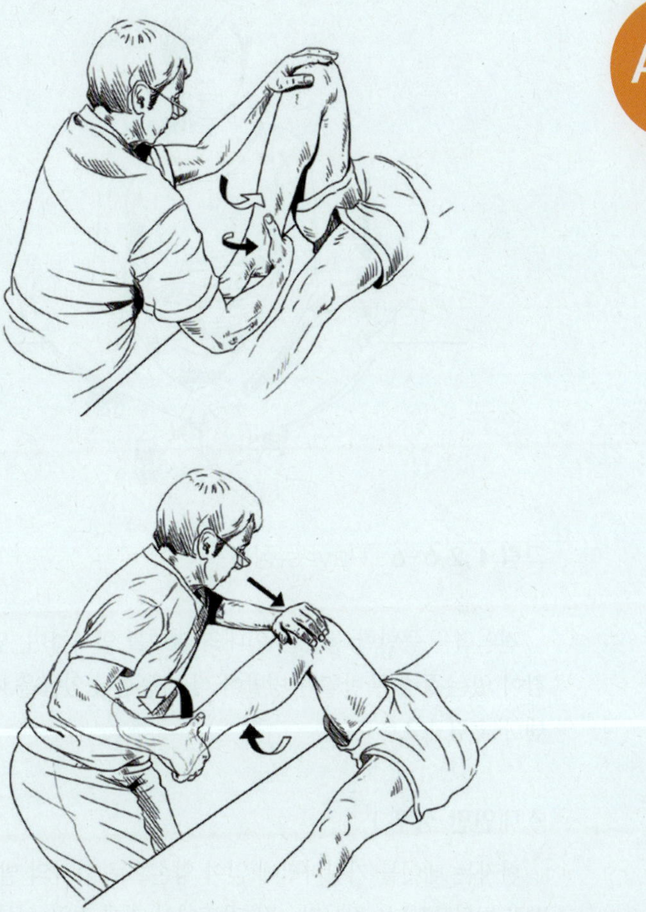

그림 1.2.6-5 맥머레이 검사.

양성 징후는 통증 및 관절 공간에서 만져지는 부분을 나타낸다(그림 1.2.6-5).

Payr's 징후

환자는 책상 다리를 하고 앉아 있다. 검사자는 고관절 외전방향으로 압박을 가한다. 관절 내부의 안쪽 면에서의 통증은 안쪽 반월판의 관여를 암시한다(그림 1.2.6-6).

어플레이 검사(Apley's test)

어플레이 검사는 검사는 반월 상 연골의 침범과 인대의 침범을 구별하는 데 사용된다. 환자는 엎드려 있는 자세에서 고관절을 펴고 무릎을 완전히 굽히는 경향이 있다. 검사 중에 축 방향 주의를 통한 경골 회전이 수행되며, 이후에 하퇴부 축을 따라 압축 시 경골 회전이 수반된다. 검사는 90°까지 다양한 각도로 반복된다.

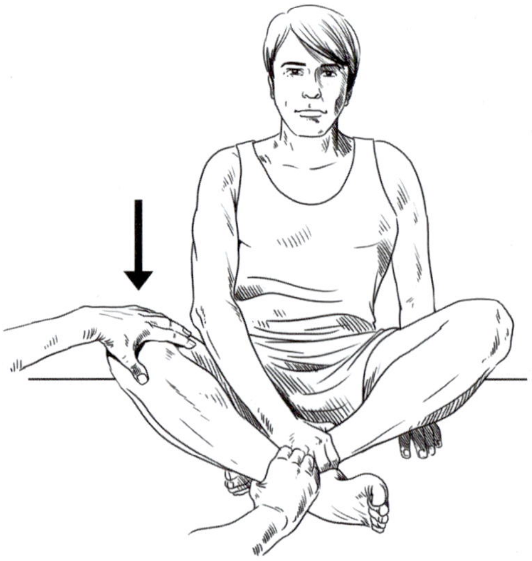

그림 1.2.6-6 Payr's 징후.

견인력을 동반한 통증은 인대의 관여를 암시하며, 압박감이 있는 통증은 반월판 병발이 더 가능성이 있음을 나타낸다(그림 1.2.6-7).

스테인만 징후 I

환자는 테이블 가장자리에 앉아 양손으로 환자의 발(**앞발과 발뒤꿈치**)을 잡는다. 90° 각도에서 최대 경골 외부 및 내회전이 수행된다. 환자가 관절 내부의 안쪽 측면에 통증을 보고하는 경우, 검사는 내측 반월판 침범에 양성반응으로 작용한다. 관절 공간의 측면에서 최대 경골 내 회전 통증이 유발되면 외측 반월상 연골이 관여될 가능성이 있다(그림 1.2.6-8).

스테인만 징후 II

굽힘을 동반한 무릎관절의 전방 측면에서 내반 반월판의 근위부에서 촉진을 동반한 통증이 유발되면 완전한 확장이 된다. 통증 부위가 앞쪽으로 이동하면 손상된 병변이 의심된다.

쪼그려 앉은 자세에서 걷기

만약 반월판이 상처를 입었다면, 주로 안쪽 반월판이 쪼그리고 앉아 있어서, 환자가 쪼그리고 앉을 수 없다. 반월판 평가에 사용되는 또 다른 평가는 누운자세에서 무릎 및 고관절 굽힘 자세에서 한다. 다른 치료사는 환자의 허벅지를 안정화시키는 한편 검사자는 앞발과 발 뒤꿈치로 이완된 하체를 붙잡고 아래 다리에 견인력을 가하면서 경골 회전을 수행한다. 경골 회전은 무릎 굽힘을 점진적으로 증가시키면서 수행된다. 반월상 연골 병변에서 회전의 제한은 통증을 동반한다. 이것은 매우 민감한 검사이고 유일한 단점은 다른 사람의 도움을 필요로 한다는 것이다.

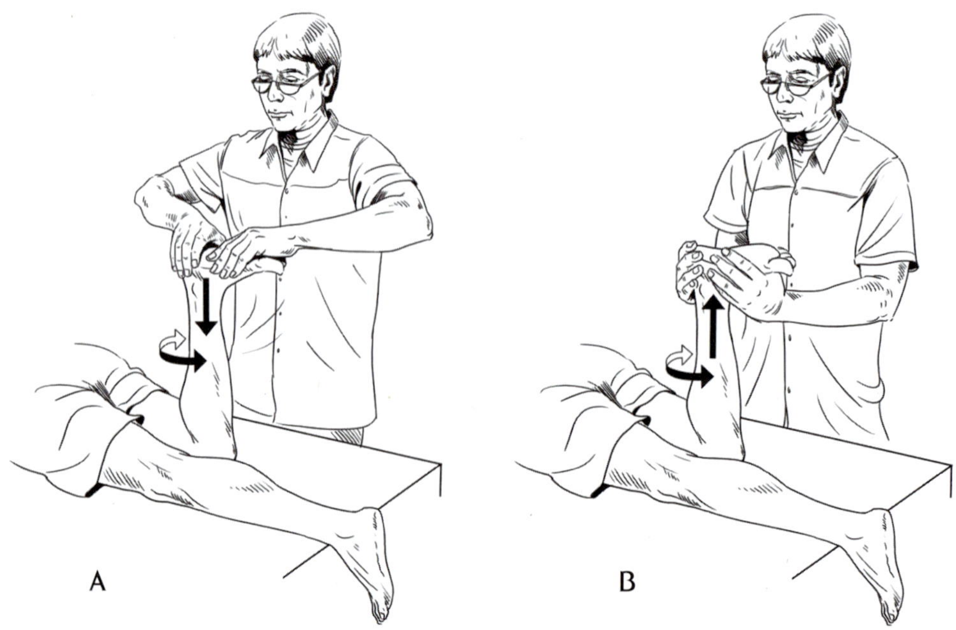

그림 1.2.6-7 압박을 동반한 어플레이 테스트(**A**) 떼어당김 (**B**) 무릎관절과 발목관절 사이.

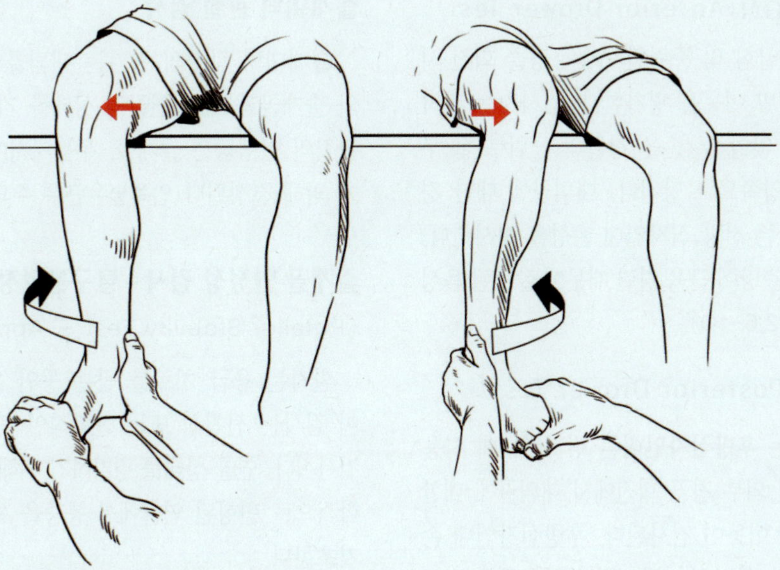

그림 1.2.6-8 스테인만 징후 I.

무릎관절 안정성 평가

무릎관절의 안정성을 평가하는 동안 인대의 자유로운 편차가 크게 달라질 필요가 있다. 따라서, 그 결과와 물렁 조직의 전반적인 조건에 대한 비교가 필요하다.

Abduction Test(슬관절 내측측부인대 검사)

환자는 누운 자세로, 치료사는 환자의 무릎 옆에 선다. 검사자의 손은 과상부 바깥쪽 부분을 잡고 다른 손은 다리를 잡는다. 검사자는 환자가 완전히 힘이 빠진 적절한 힘으로 다리를 외전한다. 검사자는 환자의 힘과 함께 "몸싸움"을 하면 안 된다. 동일한 방법으로 무릎관절을 30°로 한다. 이 자세에서, ACL의 안정성은 가장 제한적이므로, 측부인대의 개입을 평가하는 것이 더 쉽다. 내측 관절 공간에서 통증이 느껴지면 일반적으로 **내측측부인대**(MCL) **손상**을 나타낸다.

Adduction Test(슬관절 외측측부인대검사)

검사자의 손은 환자의 펴진 다리의 발 뒤꿈치를 잡고 30°의 고관절 굽힘으로 만든다. 다른 손은 무릎의 과상부 부분 안쪽에 잡게 하고 이는 회전 지점(관절 회전 중심)으로 사용된다. 다음으로 검사자는 뒤꿈치를 내전으로 끌어 당긴다. 동일한 방법으로 30° 각도의 무릎 굽힘을 다시 한다. 측면 관절 간격이 좁으면 **측부인대**(LCL)**에 손상**이 있음을 나타낸다.

라크만(Lachman) 검사

환자는 누운자세에서 검사를 받고 환자의 신체를 무릎 위나 아래에서 잡는다. 검사 동안 무릎은 15°의 굴곡을 이루고 있다. 그러면 검사자는 대퇴 천골 대퇴골을 대퇴부 대퇴골로 이동시키려 시도한다. **전방십자인대**(ACL) **손상**으로 전위 현상이 나타나 최대 이동 지점에서 부드러운 저항이 느껴진다. 환자가 편안하게 있을 수 있는 힘을 사용하여 다시 한번 검사를 한다. 라크만 검사는 가장 확실하고 급성 손상에 가장 적합하다(그림 1.2.6-9).

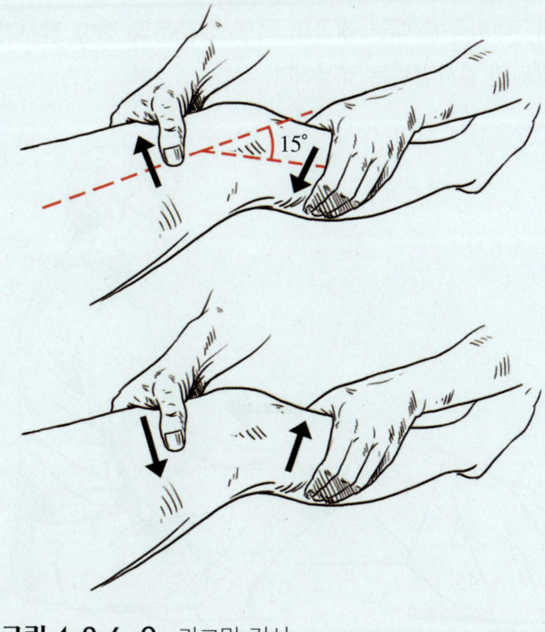

그림 1.2.6-9 라크만 검사.

전방 십자인대손상 검사(Anterior Drawer Test)

이 검사는 90° 무릎 굽힘 및 중립위치에서 경골 회전 시 대퇴골에 대한 경골 전방 이동을 평가한다. 검사자는 환자의 발가락에 부드럽게 앉아 두 손을 경골의 근위부 끝 부분에 올려 놓은 다음 양쪽으로 당긴다. 대퇴골에 대한 경골의 전방 이동의 증가는 전방 십자인대 손상을 시사한다. 급성 손상으로 이 검사는 방어 근육 경련 때문에 잘못된 음성 결과를 가진다(그림 1.2.6-10).

무릎후방전위 검사(Posterior Drawer Test)

무릎후방전위 검사는 **후방십자인대**를 평가하는데 사용된다. 90° 무릎 굴곡 및 외부 경골 회전에서 대퇴골에 대한 근위 경골 말단의 후방 이동이 검사된다. 후방십자인대 손상의 경우 경골 근위부 약간의 이동이 대퇴부(특히 반대쪽과 비교하였을 때) 발생한다. 후방십자인대 결손은 또한 90° 각도로 반듯이 누운 자세(고드프리[Godfrey] 검사)에서도 나타날 수 있다. 검사자는 매트 위에 있는 발꿈치로 환자의 다리를 잡는다. 대퇴부에 대한 양쪽 대퇴골의 근위부 끝단의 표면 수준을 비교한다. 후방십자인대 파열로 경골이 등부분으로 "떨어지며" 경골의 계단파형 변화가 관찰된다.

피봇쉬프트 검사(Pivot Shift Test)

환자는 누운 자세로 있다. 한 손으로 환자의 발 뒤꿈치를 잡고 동시에 무릎을 펴고 경골의 내회전과 외전을 수행한다. 대퇴골에 대한 경골의 측면 끝부분의 전방 탈구가 유발되면 검사결과는 양성이다.

슬개대퇴 관절 검사

슬개대퇴 관절의 평가는 대퇴골의 슬개골 안정성 검사와 슬개골과 대퇴 연골의 상태를 기록한 것이다. 슬개대퇴 관절의 안정성은 슬개골, 무릎지지띠, 근육의 모양과 정렬에 의해 결정된다(안쪽넓은근은 주요 동적 안정화 근육).

슬개골 안정성 검사 – 탈구불안정 검사
(Patellar Stability Test – Apprehension Test)

환자는 응급 치료를 받는 동안 치료사의 손을 잡는다. 이 검사는 선천성 또는 반복적인 퇴행성 탈구를 알아보는 검사이다. 연골 상태를 평가하기 위해 고안된 이 검사는 병리학적으로 변형된 연골에서 통증을 유발하는 연골 압박으로 기초한다.

플래너 징후(Planer Sign)

슬개골은 슬개 대퇴골에 밀착되고 머리 쪽과 미골부 쪽으로 교대로 이동한다.

Zohlen 검사

검사된 무릎은 굽힘이 되고 환자는 능동적인 무릎 폄을 하면서 손가락을 슬개골 윗부분에서 누른다.

슬개골탈구 검사(Zohler **징후**)

치료사는 슬개골을 안정화시키고 대퇴사두근을 수축하도록 환자에게 요청한다.

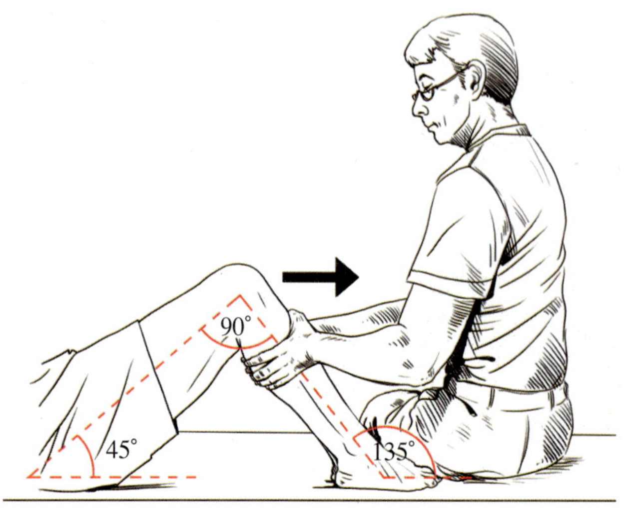

그림 1.2.6-10 전방전위검사(Anterior drawer test).

1.2.7 하퇴와 발의 운동학

발은 해부학적 용어로서 발목 관절에 먼 곳에 위치하는 하지의 부분을 포함한다.

발을 샤파르(Chopart) 및 리프랑(Lisfranc) 관절에 해당하는 두 줄로 나눌 때 발은 3부분으로 나눈다 (그림 1.2.7-1):

1. 두 개의 커다란 족근골(tarsal bone)(복사뼈와 발꿈치뼈)으로 형성된 뒷발(뒤쪽 발목뼈)(그림 1.2.7-2);
2. 중족부(앞쪽 발목뼈)는 5개의 작은 발목뼈(입방골, 주상골, 설상골)로 형성(그림 1.2.7-2 참조);
3. 앞발(발허리뼈와 발가락)은 발등의 뼈와 발가락 지골에 의해 형성

간단한 분류로 샤파르관절은 앞발(앞쪽 발목뼈, 발허리뼈, 발가락)에서 뒷발(뒤쪽 발목뼈)까지 나눈다. 뒷발과 앞발 사이의 많은 움직임은 샤파르 관절에서 일어난다.

기능적인 관점에서 2개 또는 3개의 구획로 원위-근위부를 나누는 것 외에도 2개의 평행 선으로 구분하는 것도 중요하다. 내측선은 복사뼈, 주상골, 설상골, 1-3번째 중족골, 1-3번째 발가락에 의해 형성된다. 외측선은 발꿈치뼈, 입방뼈, 4-5번째 발허리뼈 및 해당 지골에 의해 형성된다.

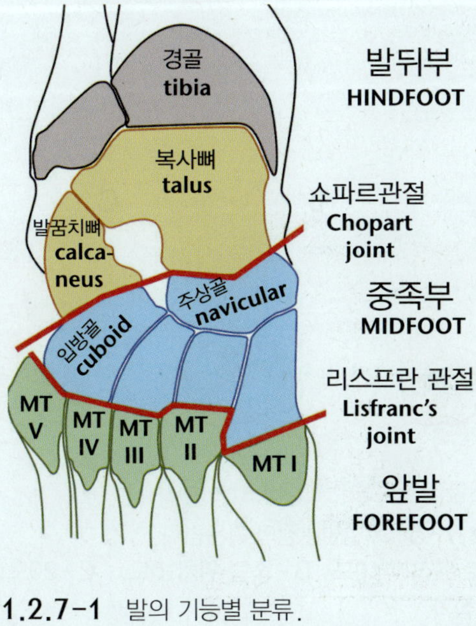

그림 1.2.7-1 발의 기능별 분류.

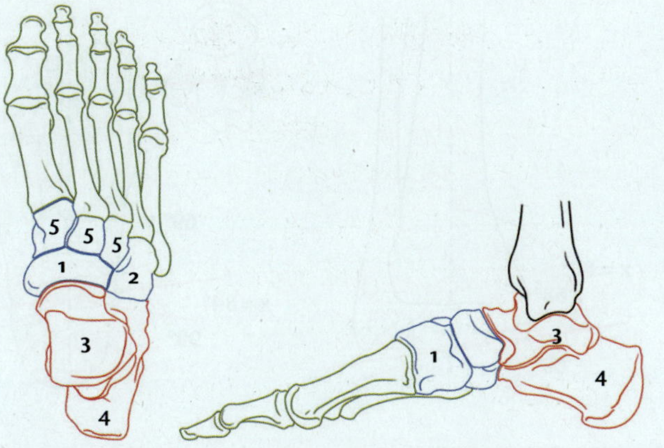

그림 1.2.7-2 뒷발과 중족골의 뼈: 1 - 주상골, 2 - 입방골, 3 - 복사뼈, 4 - 발꿈치뼈, 5 - 설상골.

근위부(뒷발)에 있는 동안, 복사뼈는 작은 발가락 측면에 있는 발의 원래 모양의 나머지 부분으로 발꿈치뼈 위에 있다. 발의 근위부에서 계통발생학적으로 결정된 의무적인 비틀림이 나타나고 양쪽 선이 앞발 부분에서 서로 나란히 정렬된다. 이것은 또한 뒷발(복사뼈와 발꿈치뼈)이 부하가 걸리는 동안 다르게 움직이는 이유와 샤파르 관절의 동작 범위가 목말밑관절에 의해 조절되는 이유이기도 하다.

발목관절과 발관절 / ANKLE AND FOOT JOINTS

발목다리관절 (발목 윗부분 관절)

발목다리관절(발목관절, 거퇴관절)는 **결합관절**이다. 이것은 경골의 말단과 복사뼈와 종아리뼈(관절 소켓)에 의해 형성된다. 경골과 종아리뼈 사이의 관절이 복사뼈의 머리부분 위에 앉아 있는 형태론적인 구분을 형성한다는 점을 고려할 때, 발목 관절은 일반적으로 자유도 1을 가진 일축성 경첩관절로 특징된다. 복사뼈 활차는 앞쪽으로 넓다. 그러므로 복사뼈는 발등굽힘으로 밀려나온다. 관절낭은 전방 및 후방에 약하지만 양측 인대에 의해 실행된다.

내측 인대 또는 내측 측부인대는 또한 **삼각형 인대**(ligamentum deltoideum)라고한다. 이 인대는 세 부분(정강발꿈치인대, 경거인대, 주상골인대)으로 구성되고 강한 관절 안정판이다. **측면 측부인대**(ligamentum collateral laterale)는 세 부분(종비인대, 전방/후방 거비인대)으로

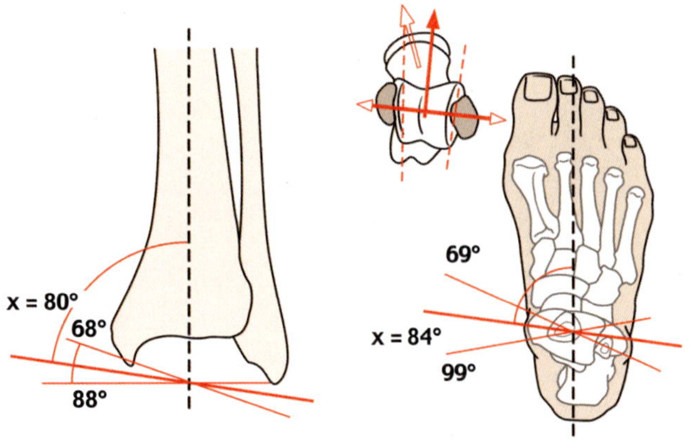

그림 1.2.7-3 이마면과 횡단면의 발목관절 축 투영도.

구성된다. 그러나 전반적으로 이것은 내측 측부인대보다 약한 인대이며, 이는 내전 시 외측 전골이 손상(**아탈구, 탈구**)을 일으킬 위험이 있다. 발목다리관절의 축운동은 종아리뼈와 정강이뼈 복사뼈를 통과하기 때문에 아래쪽 후방-외측에서 상측 전방-내측까지 진행된다. 횡단면으로 측정은 관상면에서 20-30° 각도를 이루고 발의 축과 대략 85° 각도를 이룬다. 관상면에서 측정은 세로방향으로 종아리뼈 축 및 관상면(약 8°)에 대해 약 80°(**내측으로 벌려져 있는 각**)의 각을 형성한다. 개별적으로 저자들은 각도의 차이를 보고하고 있다(그림 1.2.7-3).

관절의 표준 정렬은 정상적인 균형 자세에서 이루어지며 중간 위치는 그에 상응한다. 이 관절의 움직임에는 발바닥쪽굽힘(약 40-50°)과 발등굽힘(약 20-35°)이 포함된다.

발목 하부 관절(Lower Ankle Joint)

이것은 복사뼈와 다른 뼈 사이의 관절로, 복사뼈와 관련하여 발 구조의 기울어진 경사를 허용한다. 목말밑관절은 두 개의 구획으로 나누어져 있다. **후방 구획관절**은 목말밑관절(articulatio talocalcanea seu subtalaris)이다. 이것은 복사뼈와 발꿈치뼈 사이 상호 관절의 후방표면 사이에서 독립적인 관절이다. **전방 구획관절**은 발꿈치뼈와 복사뼈 머리부분 밑에와 구모양의 주상골에 있는 복사뼈 머리부분으로 두 전방 관절표면이 연결되어 내측부분(**복사뼈-발꿈치뼈-주상골 접한 관절**)으로 나눠진다. 이 복합체는 발꿈치뼈와 입방뼈(**발꿈치입방관절**) 사이의 관절에 측면방향으로 위치해 있다.

목말밑관절(Subtalar joint)

목말밑관절은 관절면으로 구성된다: 종아리의 머리(**후궁 관절 연골 후부**) 및 탈수골의 관절(**관절 궁은 후궁**). 이것은 자체 관절낭이 있는 **원통형 관절**이다. 축은 뒤쪽 옆쪽에서 내측으로 그리고 앞쪽에서 그리고 동시에 아래쪽 뒤쪽에서부터 앞쪽으로 그리고 위쪽으로 기울어져 있다. 이 축은 하지의 발목 관절의 동작을 결정한다. 축 방향을 감안할 때, 목말밑관절은 **이마면에서의 발 회전**, 내번 및 외번(**또는 외회외 및 회내**) 및 부분적으로는 **횡단면**에서의 내전 및 외전을 초래한다. 이동 축 또한 일정한 각도를 이룬다(그림 1.2.7-4, 1.2.7-5).

모든 발목 관절은 이러한 움직임에 크게 기여한다.

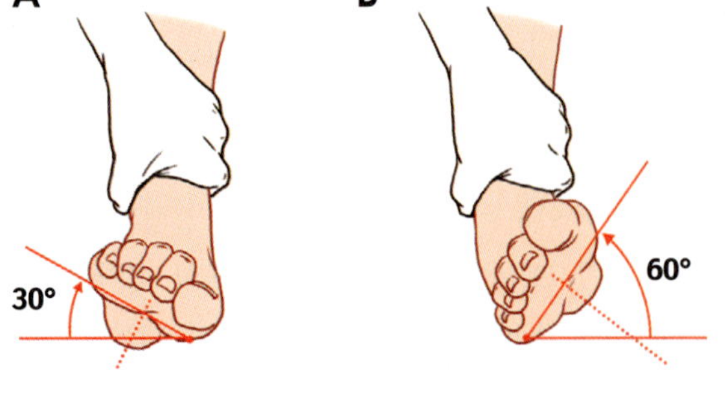

그림 1.2.7-4 발 밖으로 뒤집기(**A**) 와 안으로 뒤집기(**B**).

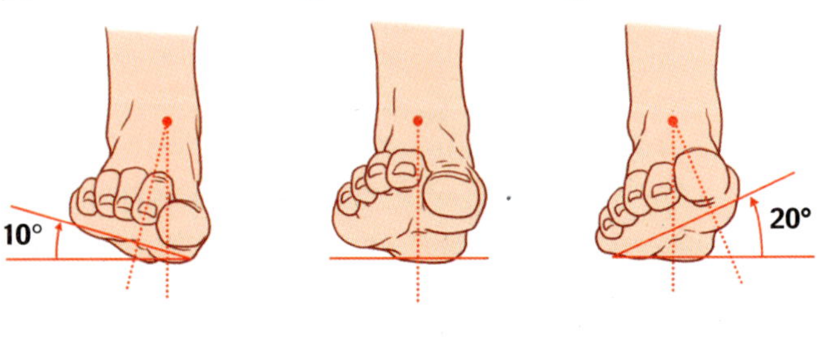

그림 1.2.7-5 목말밑관절의 가동범위.
A-밖으로 뒤집기 10도; **B**-중립 위치(0도); **C**-20도로 안으로 뒤집기.

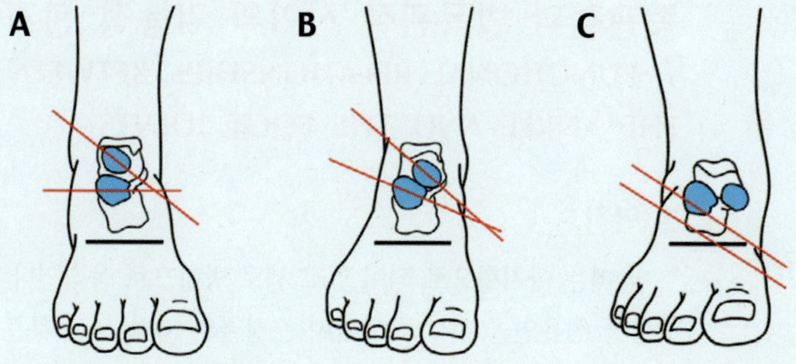

그림 1.2.7-6 Chopart 관절의 거골하관절 정렬에 대한 기능적 움직임 의존성. A- 회외 B- 중립위치 C- 회내.

A

횡족근관절(Transverse Tarsal Joint)

횡족근관절(쇼파르 관절, 발목뼈중간 관절, 가로발목뼈관절)은 복사뼈, 주상골과 사이의 관절과 발꿈치뼈와 입방뼈 사이의 관절이다. 이것은 내측 측면에서 목말발꿈치 부분을 제외하고는 하부 발목 관절의 전방구획을 거의 포함한다.

쇼파르 관절은 2개의 관절(발꿈치입방과 목말발배)에 의해 해부학적 관점에서 형성되었지만 다른 운동 관절과 밀접하게 상호작용하는 기능적 단위로 간주된다(그림 1.2.7-6). 이 관절 움직임은 2개의 축(두 부분 모두에서 공통)으로 회전하는 것으로 설명된다.

축 방향은 주로 전방 평면 회내 및 회외, 또는 반전과 교차점에서 움직임을 허용한다. 이를 통해 앞발 및 중족부는 목말밑관절의 정렬 상태를 고려하여 발뒤부 정렬을 고려하지 않고 바닥과의 접촉을 유지할 수 있다.

쇼파르 관절의 사선 축은 세로방향 축에서 세로방향으로 경사면을 향해 경사져 있다. 본 코스는 발목관절 축과 유사하다. 횡방향 및 시상면의 큰 편차(시상면에서 횡단면에서 약 52°, 횡단면에서 시상면에서 57°)는 특히 그런 면에서 중요한 움직임을 허용한다. 따라서 동시 외전 또는 족저 굴곡을 동반한 배면 굴곡(그림 1.2.7-7). 한 움직임 범위와 경로는 항상 발목관절의 co-movements에 수반되고 영향을 받는다.

발목과 족관절의 움직임 / MOVEMENTS IN THE ANKLE AND FOOT JOINTS

하부 발목관절 움직임

이는 개별 접합 구성요소 간의 상호관계를 기반으로 하는 결합된 움직임이다. 탈구와 종아리가 두 개의 영역에서 관절을 이루고 있다는 사실(거골하 원통형 관절에서 후방으로, 거의 구형 거종주관절에서 전방으로)은 이 두 뼈의 결합된 움직임에 대해 하나의 사선 축을 허용하므로 전체 tarsals 및 전체 발.

이러한 움직임의 축은 발꿈치뼈의 후미 가장자리의 바깥쪽 측면에서 시작하여 medially의 목과 주상골 위로 앞으로 이동한다. 이것은 inferior-posterior에서 superior까지 각도가 매겨져 있다.

발 안으로 뒤집기, 내전 및 외전을 동반한 발바닥쪽굽힘 동반됨.

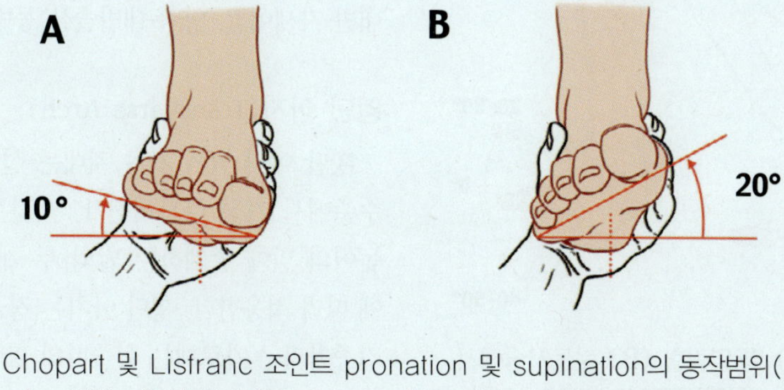

그림 1.2.7-7 주의: Chopart 및 Lisfranc 조인트 pronation 및 supination의 동작범위(거골하 관절이 안정화된 상태에서 움직임이 테스트됨). A- 앞발 가동범위의 회내 - 20도; B- 앞발 가동범위의 회외 - 40도.

- 발 밖으로 뒤집기 및 발 회내와 외전이 동반된 발등 굽힘이 동반;
- 쇼파르 관절 상에서의 작은 움직임은 발의 유연성을 위해 중요하다.

목말밑관절의 표준 정렬은 서 있는 상태에서 이루어진다. 중간 위치는 표준 위치에 해당한다.

하부 발목관절과 상부 (발목다리) 발목관절의 복합적인 움직임

목말밑관절의 움직임 결과는 주로 종축을 중심으로 한 족저의 회전, 즉 외전과 회내이다. 반대로, 발목(거퇴) 관절은 시상면 (발등, 발바닥굽힘)에서 전 범위의 운동을 허용하며, 이는 축의 비스듬한 경로를 따라 외전 및 내전과 관련된다. 이러한 방식으로 두 관절은 기능면에서 서로 보완하여 발의 복잡한 후방 부분을 형성하여 세 평면에서의 움직임을 허용한다. 그들의 기능은 쇼파르 관절 기능과 밀접하게 연관되어 있다. 이러한 맥락에서, I.A. Kapandji는 발목다리, 목말밑, 쇼파르 관절에 의해 형성된 발의 **공통적인 관절**의 모형을 제시한다.

이 관절 움직임은 발목다리(talocrural) 관절 축과 하부 테이퍼 조인트 축의 두 축을 따라 발생한다. 하나의 관절에서 움직임 제한이 다양한 경우, 다른 관절에서의 움직임 범위의 보상이 발생한다(그림 1.2.7–8). 발을 바깥쪽으로 이동할 때 트레드밀의 움직임 범위에서 움직임이 줄어드는 것과 같이 발이 바깥쪽으로 이동하는 것과 같이 발이 늘어난다. 발끝으로 걷는 것은 안쪽의 상황을 나타낸다.

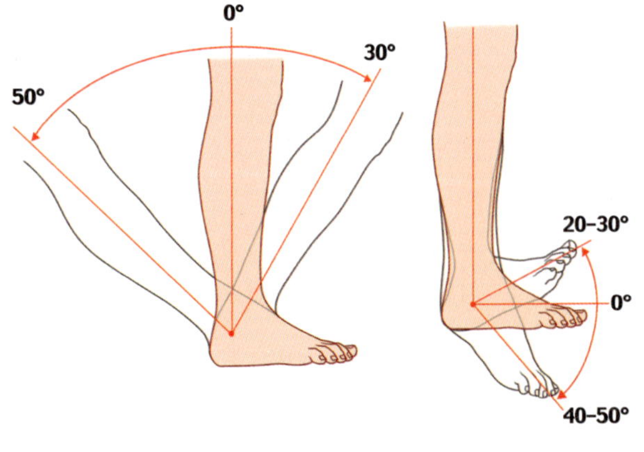

그림 1.2.7–8 닫힘형 (A) 및 열림형 (B) 운동사슬에서의 발등 및 발바닥 굽힘과 발의 제한된 움직임이 미치는 영향.

족관절과 발목관절 사이의 기능적 관계 / FUNCTIONAL RELATIONSHIPS BETWEEN THE ANKLE AND THE FOOT JOINTS

발 아치

발 뼈는 아치형으로 되어 있고 세로 방향으로 움직인다. 주상골 섬유연골 부분의 복사뼈는 경골의 가장 높은 부분에서 가장 높은 지점이다. 해면상 뼈의 구조는 돔에서 대들보의 방향으로 다시 반영하고 경골의 원위부 끝에서부터 탈수점을 통해 종골으로 되돌아가 아치를 형성하며 중족골 머리까지 줄을 뻗는다.

발 아치는 발의 물렁조직을 보호하고 발 유연성을 허용한다.

종방향 아치(Longitudinal Arch)

종방향 아치는 경골 쪽 면에 비해 높고 아래쪽 면이 낮다. 이 구조는 다음과 같이 지지되는데, 이것은 발의 발바닥을 따라 세로 방향으로 향하며, 긴 발바닥 인대가 가장 중요하다.

- 인대는 발바닥 쪽을 따라 세로 방향으로 되어 있으며 발바닥 인대가 가장 중요하다. 그러나 인대는 발 아치를 지탱할 수 없다.
- 그러나 인대 자체는 발 아치를 지탱할 수 없을 것이다. 족부 아치를 지지하는 데 도움이 되는 근육은 발바닥(경골 후방, 장지굴근, 장무지굴근, 표층 짧은 발바닥 근육), 얕은 발바닥 건막 및 발 밑의 힘줄 밴드를 따라 길이가 길어 경골 앞쪽은 발의 경골 쪽을 위로 잡아 당긴다.

기형아의 세로 뼈 구조는 출생 시에 발견된다. 하지만, 유아는 평평한 발 느낌을 이끌어 내는 지방조직으로 가득 차 있다. 유아의 경우, 발 뒤꿈치가 앞다리 외전과 함께 약간 내반 자세이고, 양측 내반슬을 동반한다.

횡단 아치(Transverse Arch)

횡단 아치 발의 가로 지대는 설형 문자 및 입방형 뼈의 수준에서 가장 두드러진다. 이것은 바닥으로부터 다양한 높이의 발에 존재하는 발의 두 개의 주요한 광선의 위치에 따라 적응한다. 횡단 아치는 경골 쪽 힘줄과 앞정강근과 긴종아리근 가로채는 힘줄띠의 횡단면에 의해 유지된다.

발의 접촉 면

접촉 면은 발의 종방향 및 횡단 아치의 형태에 따라 달라진다. 발은 측면에서만 매트에 계속 접촉한다. 체중은 쉴 새 없이 발꿈치뼈 결절의 후방에서 머리의 머리 꼭대기까지, 그리고 두 번째는 발허리뼈의 머리로 전달한다. 발허리뼈 머리부분을 지지하는 것은 발의 측면에서 측면으로 점차 감소한다.

발 아치를 지지하는 구조의 근육 약화 및 인대의 느슨함(스트레치)은 족부의 접촉면을 넓히고 인대 및 근육의 긴장도를 변화시키는 발의 내측 부분의 한 방울을 초래한다. 따라서, 낮은 아치는 걷는 동안 발바닥을 지탱할 수 있는, 발바닥을 받쳐주는 근육과 등을 받쳐 주는 근육과 통증을 동반하는 근육과 통증을 동반한다. 바닥으로 떨어뜨리고 발꿈치뼈 편차를 동반하여 발 뒤꿈치를 옆으로 벌리는 것이 **평평한 발**(직립 보행 대신)이 되도록 한다.

발목과 발의 평가
/ ASSESSMENT OF THE ANKLE AND THE FOOT

발에 대한 임상 평가 동안 양쪽 면을 검사하고 결과를 비교한다. 서 있는 상태에서 주로 발 맞춤을 평가하고 어떤 기형이라도 발견한다. 발의 평가는 정형외과적 측면에서 중요할 뿐만 아니라, Friedreich's disease, Charcot-Marie-Tooth disease, 당뇨병성 다발성 신경병증 및 다른 신경 질환이 발 검사 중에 처음으로 진단될 수 있기 때문에 발의 평가가 중요한다. 발 검사 시 개별 연령 그룹에서 발 이동성과 생리학적 변화를 고려해야 한다. 어린이들에게서, 발은 어른들과 비교했을 때 수동적인 동작범위가 훨씬 더 유연하다.

선천성 장애에서, 위치 결함은 구조적 결함과 구별되어야 한다. 특정 기간 동안 반복된 평가는 보수적인 치료법의 효과성을 보여줄 수 있으며, 발이나 발가락을 활용할 수 있다.

병력(Anamnesis)

하중이 가해지는 고통(직립 보행은 전형적으로 앞발의 정적 기형 및 과부하로 인한 통증).

휴식의 고통은 전반적인 악의에 대한 가장 흔한 징후이다. 그것이 병적 발목과 발 질환 중에 주관적인 환자 기록

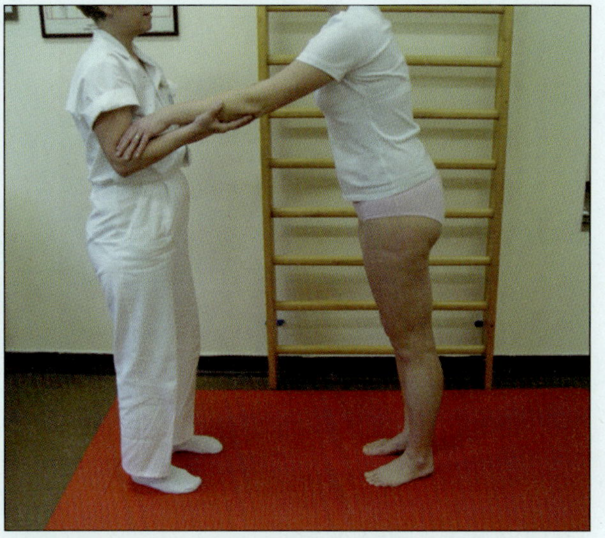

그림 1.2.7-9 Leaning-Vele 테스트.

이 중요한 이유이다. 여기에는 주로 당뇨병, 말초신경계 질환, 신경 질환 등이 포함된다.

양상(Aspection)

그 밖의 하지 관절의 관찰력은 중요한 부분으로서 서서 걷는 것과 걷는 것의 검사이다.

서 있는 상태에서 발꿈치뼈(valgus, varus)와 발의 정렬 상태가 관찰된다.

발에 가해지는 하중 분포는 발 뒤꿈치나 발 바깥쪽 또는 안쪽 측면에 가해지는 하중이 더 큰지 여부를 관찰한다. 발가락이 바닥과 접촉하는지 여부, 환자가 발가락을 사용하여 발가락을 지지할 수 있는지 여부를 관찰할 수 있다 (그림 1.2.7-9, 그림 1.2.7-10). 또한 엄지 발가락과 발가락 정렬의 평평한 부분의 평평함이 평가된다.

걸음 걸이를 평가하는 동안, 발을 바깥쪽 또는 내측 회전 방향으로 향하게 하는 경향을 관찰하며, 하중 반응 동안에 발의 일부가 더 많은 스트레스를 겪는다. 내회전에 발이 묶여 있는 것은 경골 비틀림 또는 대퇴골 전방경사(anteversion) 증가로 인해 가장 빈번하게 발생한다. 골반 바깥쪽 회전은 발 바깥쪽 회전에 의해 자체적으로 회전한다. 게다가 발가락, 발 뒤꿈치, 바깥쪽, 안쪽 면을 걷는 것이 평가된다. 이를 통해 거퇴골 및 거골하 관절의 강도 및 이동성을 총체적으로 평가할 수 있다. 엄지 발가락과 발가락에 의한 안정성에 대한 기여가 관찰된다. 그들의 중요성은 고유감각뿐만 아니라, 생체역학에서도 일어난다.

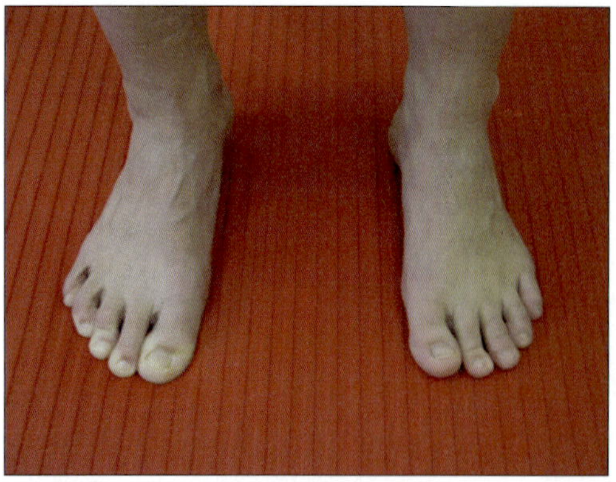

그림 1.2.7-10 Vele 테스트 동안 발가락 반응의 세부 사항. 오른쪽에 있는 반응은 무게중심이 앞쪽으로 이동할 때 발가락 굴곡의 생리학적 반응이다. 왼쪽 발의 가시적 약점이나 이러한 반응이 보이지 않는다.

촉진(Palpation)

발목 가까이에 근육과 힘줄을 밀착시키고 발을 촉진시켜 검사를 한다.

발 뒤꿈치 부위 통증으로 인해, 짧은 발바닥 근막염과 경골 후부는 긴장 증가를 위해 촉진시킨다. 또한 아킬레스 건과 주변 물렁조직은 발허리로 평가되며, 횡단 아치의 감소는 평가된다.

또한 아치가 수동적으로 교정될 수 있는지 아니면 교정이 고통스러운지 여부를 확인할 수 있어야 한다. 게다가, 발허리뼈머리도 있다. 통증을 동반한 통증뿐만 아니라 발바닥까지 통증이 평가되는지 여부도 평가된다.

또한 중요한 것은 민감성, 생체 적합성 및 관절 위치 인식을 포함한 민감성, 강직증 및 지각 능력을 포함한 감각적 기능을 포함하는 감각적 기능이다. 발 밑의 바닥은 날카로운 물체에 의해 조심스럽게 움직인다. 갑작스러운 반응 또는 완전하지 않은 응답으로 인한 반응 증가는 "데드 푸트"라고 알려진 응답으로 간주된다. 피부그림감각은 환자에게 날카로운 물체에 의해 발의 하단에 적힌 숫자나 문자를 인식하도록 요청하는 것으로 평가된다. 환자의 눈을 감은 채로 천천히 부드럽고 매끄러운 운동이 수행된다. 환자는 수동 동작의 방향을 인식할 것으로 예상된다. 피부 과민증을 앓고 있는 사람은 마치 뜨거운 용암을 걷고 있는 것처럼 걷고 발의 앞부분에 발을 접촉하는 것처럼 걷는다. 협착증이 있는 환자의 경우, 발의 균형 기능이 부족하여 보다 근접한 이동 분절로 이동한다. 균형을 맞추기 위해, 환자는 골반대와 허리 아래 요추 근육을 뽑는다.

이것은 서 있거나 걷는 동안 대퇴사두근과 좌골대퇴부 근육의 긴장 증가와 관련이 있다. 감각 기능이 결여된 환자는 발 부상을 당할 수 있다.

수동적 움직임

수동적 움직임의 수동 이동은 개별 관절과 단위로 평가된다. 발목 발등굽힘은 비복근이 이완된 상태에서 무릎을 뻗은 자세로 무릎을 꿇고 누운 자세로 누운 상태에서 평가한다. mid-position에서, 발의 밑부분은 정강이와 직각을 이룬다. 생리학적 범위는 40-50° 발바닥굽힘과 20-30° 발등굽힘이다. 약간의 경골 회전은 발바닥굽힘과 동시에 발생하고, 반대로 경골 내회전은 발등굽힘과 함께 발생한다.

이것은 발바닥굽힘과 발등굽힘이 발생하는 발목다리관절의 횡축이 복사뼈의 발바닥굽힘 및 발등굽힘에서 활차의 외측 및 내측 가장자리의 다른 만곡으로 인해 동일하지 않기 때문에 발생한다. 검사를 하는 동안 하부 관절과 쇼파르 관절을 안정시키고 발을 안으로 뒤집기하는 것이 중요하다. 이러한 조건에서만 발등굽힘의 잘못된 모습이 발생하지 않는다.

세로축을 따라 발의 움직임을 검사하는 것은 족저 및 척추 관절에서 발생하며, 발은 회내 아니면 회의로 된다. 종축을 따라 발 가동성은 20-30도의 회내 및 30-40도의 외전이다. 앞발 외전 및 내전, 또는 앞발 내측 및 외측 편향은 중족부를 관통하는 수직축을 따라 쇼파르 관절에서 발생한다. 생리학적 값은 외전에서 10도, 내전에서 20도다. 또한, 복사뼈와 관련하여 종골의 가동성은 외반 또는 내반으로 종골을 이동시킴으로써 평가된다. 검사 도중 정강발목 관절은 중립 자세로 안정화된다(약간의 발등굽힘이 아님). 수동적인 안으로 뒤집기의 생리학적 값은 10-15도로 되고 밖으로 뒤집기는 5-7도에 도달할 수 있다. 이러한 이유로 발은 외반으로 벗어 났을 때보다 큰 보상 능력을 가지고 있다.

능동적 움직임

활동적인 움직임에는 발 배측굴곡 및 족저굴곡, 내전 및 외전이 동반된 반전, 외전 및 프로 국가에 의한 배굴이 수반되는 외상이 포함된다. 능동적 반전은 35°와 20°에 도달해야 한다. 또한, circumduction는 평가된다.

우리는 동작의 범위, 근육의 힘 그리고 움직임 범위에 관심이 있다. 조정이 이루어졌다. 선택적으로 동작을 실행하거나 다른 분절에서 최소한의 동작을 수행할 수 있다. 예를 들어, 조정 부족으로, 환자는 대퇴부 근육의 활동 없이 발로 움직이는 발의 움직임을 수행할 수 없다.

기능적 평가 (Functional Assessment)

발목 불안정성에 대한 검사

전방 전위 검사(Anterior Drawer Test)

전방 전위 검사는 전방 관절면 인대, 관절낭의 전방 부분 및 종골 관절 인대의 구조적 완전성을 평가한다.

관리: 환자는 테이블 가장자리 위로 무릎 보호대를 두르고 앉아 있다. 검사자의 손바닥은 앞쪽 다리의 말단 1/3을 안정된 쪽으로 고정시키고 반면에 다른 한쪽은 뒤꿈치를 쥔다. 발은 20℃의 온도에 있다. 검사자는 calcaneus에 압력을 가하고 tibiofibular 포크에서 talus anteriorly를 이동하려고 시도한다.

양성 테스트: 복사뼈가 3 mm 이상 이동하여 종종 스파크(캐비테이션)가 발생한다.

목말뼈 경사 검사(Talar Tilt Test)

이 테스트는 움직임으로 이동하는 종골인대의 개입과 밖으로 뒤집기로 움직이는 삼각인대의 개입을 결정한다.

관리: 환자는 테이블의 가장자리 또는 바로누워 앉는다. 검사자의 한쪽은 하퇴부의 원위부에 3분의 1 손을 고정한다. 다른 한쪽은 뒤꿈치를 움켜쥐고, 목말밑관절에서 내번과 외번을 수행한다.

양성 테스트: 과도한 움직임으로 내번 또는 외번.

톰슨 검사(Thompson's Test)

이 테스트는 아킬레스 건 파열이 의심될 때 수행된다.

관리: 환자는 테이블 가장자리에 발이 걸려 있는 경향이 있다. 검사자는 비복근의 수동 압축을 수행하고 발의 발바닥 굽힘을 관찰한다.

양성 테스트: 발바닥굽힘의 부재.

중요하고 도움이 되는 테스트는 신경 병리학, 척추 지압사, 그리고 산부인과 검진을 포함한다.

참고문헌(REFERENCES)

Bartoníček J, Heřt J. Základy klinické anatomie pohybového aparátu. Praha: Maxdorf 2004.

Boxall D, Bradford DS, Winter RB, et al. Management of Severe Spondylolisthesis in Children and Adolescents. J Bone Point Surg 1990; 72-A: 2021–2025.

Butler TJ, et al. Selective Recruitment of Single Motor Units in Human Flexor Digitorum Superficialis Muscle during Flexion of Individual Fingers. The Journal of Physiology 2005; 567(1): 301–309.

Castro HM, Jerosch J, Grossman TW. Examination and Diagnosis of Musculoskeletal Disorders: Clinical Examination, Imaging Modalities. Stuttgart: Thieme 2001.

Caty V, et al. Wrist Stabilization and Forearm Muscle Coactivation during Freestyle Swimming. Journal of Electromyography and Kinesiology 2007; 17(3): 285–291.

Cave EF, Roberts SM. A Method of Measuring and Recording Joint Function. J Bone Joint Surg 1936; 18: 455–465.

Čihák R, Grim M. Anatomie. Díl 1. Praha: Grada Publishing 2001.

Čihák R, Grim M. Anatomie. Díl 2. Praha: Grada Publishing 2002.

Cyriax J. Textbook of Orthopaedic Medicine. Vol 1. London: Cassell 1969.

Dungl P, et al. Ortopedie. Praha: Grada Publishing 2005.

Dylevský I, Druga R, Mrázková O. Funkční anatomie člověka. Praha: Grada Publishing 2000.

Erdmann H. Grundzüge einer funktionellen Wirbelsäulenbetrachtung. Man Med 1967; 5: 55–63; 6: 32–37, 78–90.

Gellman H, et al. Carpal Tunnel Syndrome: An Evaluation of the Provocative Diagnostic Tests. The Journal of Bone and Joint Surgery 1986; 68(5): 735–737.

Gill KP, Callaghan MJ. The Measurement of Lumbar Proprioception in Individuals with and without Low Back Pain. Spine 1998; 23(3): 371–377.

Greenman PE. Clinical Aspects of Sacroiliac Function in Walking. J Man Med 1990; 5:125.

Greenman PE, Tait B. Structural Diagnosis in Chronic Back Pain. J Man Med 1988; 3: 114.

Hackenberger J, Schmidt J, Altmann T. The Effects of Hook Plates on the Subacromial Space – A Clinical and MRT Study. Z Orthop Ihre Grenzgeb 2004; 142(5): 603–610.

Hawkins RJ, Kennedy JC. Impingement Syndrome in Athletes. Am J Sports Med 1980; 8: 151–158.

Hides JA, Jull GA, Richardson CA. Long-Term Effects of Specific Stabilizing Exercises for First-Episode Low Back Pain. Spine 2001; 26(11): 243–248.

Hodges PW, et al. Contraction of the Human Diaphragm during Rapid Postural Adjustments. Journal of Physiology 1997; 505(2): 539–548.

Janda V, Pavlů D. Goniometrie. Brno: Institut pro další vzdělávání pracovníků ve zdravotnictví 1993.

Kapandji IA. The Physiology of the Joints. London: Churchill Livingstone 1987.

Karachalios T, et al. Diagnostic Accuracy of a New Clinical Test (the Thessaly Test) for Early Detection of Meniscal Tears. J Bone Joint Surg Am 2005; 87(5): 955–962.

Kubis E. Manualtherapeutische Erfahrungen am Becken. Man Med 1970; 8: 63–64.

Magee DJ. Orthopedic Physical Assessment. 5th ed. St. Louis: Saunders Elsevier 2008.

Mennell JM. Joint Pain. London: Churchill 1964.

Mennell JB. The Science and Art of Joint Manipulation. London: Churchill 1945.

Moron CA. Anatomy of the Hand. Phys Ther 1989; 69(12): 1007–1013.

Morton NA, Maletsky LP, Pal S, Laz PJ. Effect of Variability in Anatomical Landmark Location on Knee Kinematic Description. J Orthop Res 2007; 25(9): 1221–1230.

Ozgocmen S, Bozgeyik Z, Kalcik M, Yildirim A. The Value of Sacroiliac Pain Provocation Tests in Early Active Sacroiliitis. Clin Rheumatol 2008; 27(10): 1275 1282.
Panjabi MM. The Stabilizing System of the Spine. Part I. Function, Dysfunction, Adaptation, and Enhancement. J Spinal Disord 1992; 51: 383–389.
Panjabi MM. The Stabilizing System of the Spine. Part II. Neutral Zone and Instability Hypothesis. J Spinal Disord 1992; 5: 390–397.
Pool-Goudzwaard A, Vleeming A, Stoeckart R, et al. Insufficient Lumbopelvic Stability: A Clinical, Anatomical and Biomechanical Approach to a Specific Low Back Pain. Manual Therapy 1998; 94(3): 12–20.
Roussouly P, et al. The Vertical Projection of the Sum of the Ground Reactive Forces of a Standing Patient Is Not the same as the C7 Plumb Line: A Radiographic Study of the Sagittal Alignment of 153 Asymptomatic Volunteers. Spine 2006; 31(11): E320–E325.
Russe OA, Gerhardt JJ, King PS. An Atlas of Examination, Standard Measurements and Diagnosis in Orthopaedics and Traumatology. 2nd ed. Bern: Hans Huber 1976.
Russe OA, Gerhardt JJ. International SFTR Method of Measuring and Recording Joint Motion. Bern: Hans Huber 1975.
Rychlíková E. Funkční poruchy kloubů končetin: diagnostika a léčba. Praha: Grada Publishing 2002.
Sachse J. Extremitätengelenke. 6. Aufl. Jena: Urban und Fischer 2001.
Sapsford RR, et al. Co-activation of the Abdominal and Pelvic Floor Muscles during Voluntary Exercises. Neurology and Urodynamics 2001; 20(1): 31–42.
Schneiders AG, Zusman M, Singer KP. Exercise Therapy Compliance in Acute Low Back Pain Patients. Manual Therapy 1998; 3: 147–152.
Smékal D, et al. Funkční hodnocení pohybového systému v kinantropologických studiích: měření zkrácených svalů, funkční testy páteře a hodnocení hypermobility. Olomouc: Univerzita Palackého 2006.
Smith LK, Weiss L, Lehmkuhl LD. Brunnstrom's Clinical Kinesiology. 5th ed. Philadelphia: Davis 1996.
Suchomel P, Krbec M. Spondylolistéza. Praha: Galén 2007.
Véle F. Kineziologie pro klinickou praxi. Praha: Grada Publishing 1997.
Véle F. Kineziologie: přehled klinické kineziologie a patokineziologie pro diagnostiku a terapii poruch pohybové soustavy. Praha: Triton 2006.
White AA, Panjabi MM. Clinical Biomechanics of the Spine. Philadelphia: Lippincott 1978.

1.3 물렁조직 / SOFT TISSUES

피부, 피하조직 및 근막은 물렁조직 또는 보다 정확한 **상피 연성 조직**으로 알려져 있다. 재활에서, 근육 조직은 이 범주에 포함되지 않는다.

오늘날 이러한 구조와 보행 기능과의 연관성은 이미 일반적으로 용인된 사실이다. 이러한 구조물의 이동성과 유연성은 이동 경로와 "프로그래밍"에 상당한 영향을 미친다. 관절과 근육이 운동을 하는 동안, 피부, 피하조직, 그리고 근막 또한 움직여야 한다. 이동성, 기계적 또는 기계적 결함의 한계는 전체적인 이동성을 변화시킨다. 피부, 피하조직 및 근막은 침해성 성분과 관련된 모든 교란에 민감한 수축 구조(피부는 평활근 세포 및 머리카락 근육의 공간 네트워크를 포함하고 근막은 근섬유 아세포를 포함)를 포함한다. nociception(또는 통증 범위)의 톤과 이동성 변화에 기초한다. 피부와 정신 질환은 자율신경계 제어하에 있으며, 따라서 내부 환경과 정신 상태(예: 피로 증가, 혈류 관류의 변화, 저체온증의 변화)의 변화에 민감하다.

근육, 뼈, 내장 기관의 결손과 더불어, 피부와 피부로부터의 감각 자극과 자극은 변화된다. 이것은 dermatomes의 규칙에서 볼 수 있는데, 통증은 대개 같은 spry onic 파운데이션에 의해 지배된 동일한 embry에서 개발된 구조와 그로 인해 조각으로 전달된다. 원래 H. Head(Head's zone)에 의해 매핑된 진화적인 영역이 발생한다. 물렁조직은 통각 과민증을 유발할 뿐이다. 감각 감소 또는 증가가 있을 수 있으며, 그러므로, 과민 반응 및 고흡입 영역이라는 용어를 사용하는 것이 더 적절할 수 있다. 근막 뿐만 아니라 피부 및 피하조직은 그 기능에 의해 적혈구에 반응하며, 대부분 분절 신경 분포에 기초한 특정한 위치에 있다. 머리 영역(dermatomes)에 대한 지식은 차별 진단을 더 쉽게 만든다.

피부와 마찬가지로 피하조직과 근막은 근골격계 또는 내장 구성 요소의 기능 변화에 반응한다. 이 피상적 구조의 주요 결함은 다른 기관의 기능을 변화시킨다. 예를 들어, 피부 결점, 얼굴 눈물 및 활동적인 흉터와 관련된 근육의 색조 변화를 볼 수 있다(아래 참조). 중대한 수준의 구심력 원천(exteroceptive and proprioceptive)으로서, 그들은 중앙 수준에서의 운동 통제를 변경한다. 피부, 피하조직 및 근막은 운동 계획에 중요한 영향을 미치며 중추 및 척추 반사 신경의 방아쇠 구조로 작용한다(수비적인 triflexion, Galant의 반응 등). 피부와 근막은 구심력이 지속적으로 감각 운동 피질과 특정 피질 하부 영역(예: 소뇌, 변연계)에 의해 처리되기 때문에 운동 제어에 참여한다. 품질과 계획된 정보를 기반으로 모터 프로그램이 지속적으로 수정되고 있다. 피부 구심(afferentation)은 두정엽(parietal lobe)의 연합 피질에서도 처리되며, 이런 방식으로 많은 영지 주의적 기능에 직접 참여한다. 가장 익숙한 대표자는 **입체인지**(stereognosis) 및 그 뛰어난 기능인 신체 구성표.

따라서 피부, 피하조직 및 근막은 운동 발달 및 진행 과정에 영향을 미치는 중요한 구조이다. 따라서 이동성 외에도 감성도 중요하다. 그들의 이동성은 수축 구조(예: 평활근, 근섬유 아세포의 네트워크), 콜라겐 퇴행성 또는 과민증, 부종, 지방 분비 등으로 변경될 수 있다. 이러한 구조의 감도는 말초신경계와 그 수용체의 결핍이나 중추신경계에 의한 조절 및 처리 붕괴에 기초하여 변화한다.

모든 물렁조직의 교란은 운동의 변화를 가져오는데, 이것은 품질과 양의 변화로 볼 수 있는 가장 흔한 한계이다.

1.3.1 피부 (Skin)

해부학(Anatomy)

피부는 가장 표면적인 인간 기관이다. 이것은 내부 환경과 주변 환경 사이에 절대 장벽을 형성한다. 이것은 많은 중요한 기능을 가지고 있다.

가장 중요한 것은 다음과 같다:

- 기계적, 화학적 및 미생물 유해 작용제에 대한 신체 방어
- 감각(exteroceptive) 기능
- 온도 조절 기능
- 배출 기능(예: 방향족 글랜드의 생체 인식 앨링[align] 동안 활용되는 피부에 많은 땀샘이 있음)
- 호흡에 역할을 수행(포유류에서 최소한의 기여)
- 면역 기능(랑게르한스 세포)
- 생화학적 기능(예: 비타민 D 생산)

피부는 다른 배아 기초를 가진 2개의 층으로 구성되는 기관이지만 기능적으로 구조적으로 상호연결되어 하나의 장기를 형성한다. 다층 편평 상피세포에 의해 형성된 표면층은 표피라고 하며, 배아 기초는 외배엽 세포에 의해 형성된다.

두 번째로 더 깊은 층은 주로 배아 중배엽에서 개발된 섬유 아세포 콜라겐 조직층에 의해 형성된 진피(진핵)이다. 많은 편평한 파생물은 표피 세포에서 발생하며, 턱수염, 머리카락, 머리카락, 속눈썹, 눈썹, 부비동 촉각 털(길고 튼튼한 특별한 계통 발생 오래된 털 특정 부위의 눈가, 얼굴, 앞날의 척골 쪽)과 손톱으로 구성된 풍부한 신경 네트워크로 개별적으로 성장한다. 피부에는 또한 많은 양의 땀샘(피지, 땀)

또한, 진피에는 수축 세포가 포함되어 있다. 이 세포들은 평활근 세포 그룹에 속하며 두 개의 기본 구조를 형성한다. 머리카락의 근원 근육(mm. arrectores pilorum)과 표면과 평행하게 배열된 평활근 네트워크. 이러한 수축 구조는 피부 색조 및 피부의 이동성(이동, stretching).

피부에 두 가지 유형의 신경 공급이 있다. 하나는 특수한 피부 수용체와 자유로운 신경종말에서 유래한 감각 수려 유래 및 비수유 섬유로 구성된다. 두 번째 유형은 자율신경계의 섬유이다. 피부 동맥과 정맥은 표면적이고 깊은 혈관 네트워크를 형성한다. 두 네트워크는 여러 가지 문합으로 상호 연결된다.

신경 생리학(Neurophysiology)

피부는 감각 기관이며 따라서 터치가 가장 중요한 기능을 하는 수많은 수용체를 포함한다.

원칙적으로 당기기, 압력, 진동 및 온도 변화(Vater-Pacini 미립구가 가벼운 Meissner 미립구의 접촉, Ruffini 미립자의 온기, Krause 미립자의 냉기) 및 침범성 매개체를 매개하는 자유로운 신경종말을 특징으로 하는 특정의 구조적으로 복잡한 수용체 감각. 중추신경계 척추, 척추 신경줄기, 피질 하부 및 피질의 모든 수준에 대한 피부 구심성 작용 프로젝트.

척수에서 구심성 자극은 신경 회로망에 의해 전달되거나 효과기의 뉴런에 직접 연결되거나 보다 높은 수준의 CNS에 투사된다. 피부 구심성 신호는 추가 처리를 위해 모대로(고유감각)뿐만 아니라 전내측 시스템(nociception spinothalamic tract 및 spinoreticular tract spinoparabrachial tract)을 통해 감각 경로 시스템에 의해 보다 높은 CNS 수준으로 이동한다. 가시끝 수준에서 피부 자극은 다양한 신경 구조로 들어간다. 그들은 소뇌에서 주요하게 처리되고, 이환기의 체세포 감각 피질, 정수리 외 피질과 변연계에서 처리된다. 이 연결(피부와 CNS 구조 사이)이 주어지면, 피부 수용체로부터의 정보는 운동 프로그램의 형성과 수정에 크게 기여한다. 피부의 성질은 어느 정도까지는 운동의 정도와 품질에 따라 달라지며 피부 자극에 따라 운동이 유도되거나 촉진되거나 억제될 수 있다. 근육통은 특히 피부 구심성의 양과 질에 달려 있다. 피부 긴장 및 피부 구심의 장력은 근긴장 변화와 관련된다.

운동 프로그램과 그 결과 운동은 외부 환경의 정보를 기반으로 끊임없이 수정된다. 운동 피질은 외과적 구심성 검사와 중추신경계로부터의 구심성에 기초하여 활동을

교정하고 수정한다. Nociception은 spinal level에서, 그리고 supraspinal level에서 운동을 초기에 수정한다. 급성 침해성 구심성에 기초한 척수 수준에서 방어 반사가 유도된다(아래 참조). 통각 자극이 의식적으로 감지되면, 개인은 그것을 통증으로 인식한다. 장기간 및 만성 통증을 바탕으로 움직임이 보다 복잡해지도록 수정되었으며 운동 행동의 변화가 발생한다(예: antalgic body positioning, limping).

오수용 반사 (Exteroceptive Reflex)

오수용 반사는 통증 및 촉각 피부 수용체의 자극으로 유발된다. 이것은 대개 다(多)시냅스와 polysynaptic 다수의 분절.

단순한 반사 작용(소수의 참여 뉴런 및 신경계를 갖는)은 예를 들어, 척수 손상 또는 CNS 장애의 수준을 확립하기 위해 신경학적 진단에 사용되는 복부 반사를 포함한다(이러한 반사는 CNS 마비에 더 이상 존재하지 않음).

Exceptionoceptive 반사는 더 많은 뉴런과 interneuron이 기여하는 것은 반응에 기초하며 extensor와 flexor 반사로 나뉘어진다. Extensor 반사는 피부 수용체(주로 발바닥)의 비 침습성 자극에 의해 유발된다. 신근의 긴장이 증가하기 때문에, 그들은 정적인 자세 반응에 직접 참여한다. Flexor 반사는 피부 수용체(주로 자유신경말단)의 통각 자극에 의해 유발된다. Flexor 그룹의 활성화를 통해, 그들은 자극된 영역을 생물학적으로 유해한 자극으로부터 거리를 두는 역할을 한다. 때때로 그들은 비교적 복잡한 과정을 가질 수 있으며 다양한 근육그룹의 참여를 포함할 수 있다. **Defensive triflexion**은 가장 친숙한 굴곡 반사이다. 이 반사에서는, 낮은 극단 자극 후에, 둔부, 무릎 및 발목의 방어 굴곡이 보인다. 대조적으로, 다른 자극되지 않은 말단은 모든 지지 관절에서 연장을 나타낸다. 따라서 방어적 및 자세적 반응의 조정이 발생한다.

평생 동안 생리학적으로 도출될 수 있는 전술한 외견 상 반사 신경 이외에도, 피부 자극에 대한보다 복잡한 반사적 반응이 존재하며, 이는 특발성 수준에서 조직되고 특정 조건(예를 들어, 미성숙한 중추신경계 또는 피질 제어의 결손)에서만 유도된다. 이러한 반사 작용은 보다 복잡하고 중앙 집중적으로 구성된다. 그들은 단순한 반사보다는 반사적인 움직임의 반응으로 나타난다. 이러한 exteroceptivelly elicited 운동 반응은 주로 반사 반응이나 Galant의 반사와 같은 조기에 elicited 반응, 또는 소위 **primitive 반사**를 포함한다. 이러한 반응은 또한 CNS에 대한 모욕(예: 과민 반응).

따라서, 피부(외래) 구심성은 운동 조절에 큰 영향을 미친다. 일부 신경 생리학 연구는 피부 외피 자극을 통해 자극된 피부 아래에서 근육의 긴장 변화를 이끌어내는 것이 가능하다는 데 일관되게 동의한다. 이 연구들에 따르면, 굴곡근 그룹에서 굴곡근 그룹보다는 반사 신경 기반 반응을 이끌어내는 것이 더 쉽다. exteroceptive afferentation을 기반으로 특정 척추 분절과 CNS(특히, 감각 운동 피질)의 촉진이 발생한다. 이것은 또한 운동 계획 및 운동 프로그램의 선택 및 수정에 영향을 미치고, 그 결과 **전반적인 운동 표현**이 형성된다.

근육 촉진과 더불어, 기계 – exteroceptive 자극은 또한 잘 알려진 게이트 이론의 원리에 따라 통증을 조절할 수 있으며, 엔돌핀 이론 및 산만한 주의력 외래 구심력과 운동 조절에 미치는 영향의 예는 어류와 함께 수행되는 예이다.

물고기가 눈이 멀고 평형 시스템(미궁)이 제거되면 물속에 놓인 위치, 예를 들어 그 측면에서 헤엄쳐간다. 피부 표면이 수족관의 측면에 닿는 순간, 바로 올바른 위치를 취한다. 이 실험은 피부 구심성이 **신체 스키마의 형성**에 참여하고 그 결손이 오늘날 운동 부족과 신체 자세 이탈의 원인 중 하나로 간주되고 있음을 의미한다.

병리학적 과정(Pathological Processes)

피부는 매우 민감한 기관이다. 내부 환경의 변화에 대한 반응은 외부 자극에 대한 반응만큼 민감하다. 먼 부위에서도 침해성 구심성 검사가 피부의 반사적 변화를 이끌어낸다.

다음은 피부 시스템의 임상적으로 중요한 재귀 변화를 포함한다:

- 이동성(Mobility)
- 혈액 재관류
- 감도(Sensitivity)
- Pseudomotor changes
- 피부 끌기
- 색(혈액 순환의 변화 또는 만성 조건에서 색소 침착의 변화를 기반으로 함)

이러한 반사적인 변화는 피부 결핍증 자체뿐만 아니

라, 또한 다른 장기 시스템, 주로 근골격계 및 흉골 기관의 통각 자극에 기초한다. 외피 시스템에서 재귀 변화는 먼저 분절을 가로질러 발생하며, 이는 침해성 구심성이 쏟아지는 특정 척추(신경 이완된) 영역의 영역에서 발생한다는 것을 의미한다. 나중에 중추신경계 조절 시스템의 변화를 기반으로 체내에서 운동과 피부 시스템에 따라 체인을 형성하고 퍼질 경향이 있다. 연쇄는 무작위가 아니다. 임상 결과를 토대로, 기능적 결손 체인이라는 특정 원칙과 규칙을 따른다. 많은 저자와 물리치료 학교는 여전히 **기능적 결손의 사슬**에 대한 설명에 동의하지 않는다. 논쟁의 여지가 있는 질문은 이 사슬 형성을 위한 신경 생리학적 기초이다. 오늘날 우리는 발생론적 원리와 안정화 및 운동 기능 동안의 근육 협력의 개념을 토대로 한 이론에 의지한다. 결함과 근육 사슬 근긴장 변화와 함께, 피부와 근육 근막의 결손 또한 사슬을 형성하기 시작한다.

내장 장기 장애는 피부의 반사적 변화를 약간 다른 방식으로 반영한다. 피부와 근육의 결핍도 사슬을 형성하기 시작한다. **내장된 장애**는 피부의 반사적 변화와 다른 방식으로 나타난다.(자세한 내용은 2장 Visceromotor Relations and Autonomic Nervous system를 참고한다.)

운동 시스템 결함이 외피 시스템의 기능을 바꿀 수 있는 것처럼, 피부계통 결핍은 근육 기능을 변화시킬 수 있으며, 그리고 피부 결핍은 운동 체계에서 반사적인 변화의 시작을 이끌어낼 수 있다. 일반적인 예는 피부 민감성(allodynia, hyperesthesia 등)의 활성 흉터 또는 결손증의 형성이다. 이는 만성적인 움직임 곤란(예: 복부 통증, 아랫배 통증, 운동 한계 범위)을 야기할 수 있다.

검사 (Examination)

피부 검사는 기본적인 임상 평가 중 하나이다. 침해 자극 동안 여러 가지 반사적 변화를 보이는 피부는 실제로는 내부 교란의 "거울"이다. 통각 자극(더 "병이 더 심할수록")이 심할수록 피부 시스템의 반사적 변화가 더 커지고, 피하조직 자체가 나타낸다.

피부 검사는 감별 진단에 도움이 된다. 예를 들어, 내부 장기의 질병 때문에, 피부는 Head의 구역에 따라 변하기 때문에, 세그멘탈 신경 분포에 따라 국소화된다. 이를 토대로 어떤 장기가 관여하고 통증을 유발할 수 있는지를 결정할 수 있다("콧 구멍 통각 장애"). 이것은 근골격계 평가에도 적용된다. 민감도의 변화 또는 피부 트로피성(trophicity)은 신경계 또는 신경근육계의 질병을 탐지할 수 있으며, 중증도 및 진행의 결정을 돕는다.

이동성의 변화 (Changes in Mobility)

신축성 변화

피부 신축성 변화는 주로 피부의 평활근의 수축(입모근 및 매끄러운 근육 조직망)에 의해 유발된다. 이 수축은 상응하는 신경 전달된 분절에서 통각 수용체에 기초한 교감신경계에 의해 조절된다.

피부 장력의 다른 변화, 따라서 신축성은 조직 부종과 만성 진행중인 콜라겐 섬유에 의해 유발된다(1.3.2장 피하조직 참조). 피부 신축성 변화는 피부의 첫 번째 반사적 변화 중 하나이다.

이동성의 변화(Changes in Shifting)

피부 이동성의 변화는 피하조직, 근막 또는 골막(또는 연 과립)과 관련하여 피부 이동성의 변화에 의해 나타낸다. 이것은 피부 신축성 자체의 결핍과 다른 피부 아래 구조에 피부의 이동성을 제공하는 주요 층을 형성하는 피하조직의 수준의 변화이다.

위에서 언급한 두 가지 변화는 다양한 구조의 질병의 주요 징후이며, 촉진 검사를 통해 잘 접근할 수 있다. 촉구는 주로 밑부분 구조와 관련하여 피부 접힘과 이동성의 한계를 평가하는 데 중점을 둔다.

피부 이동성은 검사하는 부위의 크기에 따라 개별적인 촉촉한 손가락 또는 전체 손의 표면에 의해 평가된다. 피부 주름은 C 또는 S 모양이 가장 빈번한다. 치료사는 첫 번째 최소 저항을 기다린다. 이에 도달하면 피부가 튀어 나와 반응이 관찰된다. 저항력이 느껴지면 피부가 촉촉해지지 않으면 경직되고 긴장되어 기능적 병리학적 증상을 나타내거나 **반사적인 피부 변화**, 궁극적으로는 운동성 상실이 있다. 단지 약한 압력 멘트를 평가하는 동안 사용된다면, 촉진, 피부 변위의 변화를 평가하기 위해(압력은 더 깊이로 작용) 약간 큰 힘으로 수행될 수 있다. Kibler fold라고 불리는 피부 평가는 피부의 이동성 변화를 평가하는 데 사용된다.(종종 물렁조직 부종의 평가와 함께 수행된다.) 그것의 능력이나 형성 불가능 및 두께가 관찰된다. 반사적인 변화의 영역에서 피부 주름은 형성하기가 어렵고 두껍고 움직이지 않으며 고통스럽다.

혈액 재관류의 변화

혈액 재관류의 변화는 피부의 기능적 결손의 전형적인 주요 징후이다. 증가된 혈관 수축 또는 혈관 확장으로 나타낼 수 있다. 관류가 변형된 영역에서는 혈관 반응에 따라 피부 온도가 변한다. dermographic 평가는 혈관 반응성의 변화를 검사하는 일반적인 검사이며, 더 예리한 물체(그러나 손톱이나 손가락의 끝부분)에 의한 피부 자극 후에 홍반을 나타낸다. 피부 관류의 변화는 또한 혈장에 의해 흘러드는 증가된 양의 간질 액에 의해 나타낼 수 있다.

감각의 변화

감각의 변화는 많은 병리학 과정의 징후이다. 기능 상실, 말초 또는 중추신경계의 질병, 전신 질환(예: 당뇨병) 등이 있을 수 있다. 임상 시험을 하는 동안 환자의 협조가 필요하며 환자는 특정 신경 평가 도구(예: 필라멘트, 브러시, 바늘)와 관련된 손가락 또는 터치 감각을 어떻게 느끼는지 묻는다. 환자가 특정 지역에서 hypesthesia 또는 hyperesthesia를 나타내었는지 또는 환자가 접촉을 고통스럽고 불쾌한 간질 같은 것으로 인지하는지 여부를 알아낸다. 기능적 결손에서는 2점 이상의 차별적인 접촉이 평가된다. 평가는 날카로운 핀을 사용하여 수행되며 적자의 발병뿐만 아니라 인식된 2점 거리가 감소하는 전암 발생 발달 동안 CNS의 성숙과 관련이 있다. 신경학적 평가 동안 피부에 개별 피부 조직의 감각이 관찰될 수 있다. 이 신경학적 평가는 개별 척추 분절의 관련을 명확히 한다. 평가는 예를 들어, 척수 병변의 수준, 해당 신경의 말초 관련 여부 또는 내장 질환 여부를 결정하는 데 도움이 된다.

진통제 피부 영역은 주로 통증이 심한 부위이다. 그들은 운동 시스템과 내장 질환의 많은 기능장애를 일으킨다. 그들의 범위는 통각의 흐름의 크기와 척수의 수를 제안한다. hyperalgic 피부 영역 내에서 땀운동, 혈관운동 및 피부 이동성 변화가 발생한다. 따라서, 고알칼리 피부 영역은 복잡한 반사적 변화이다.

땀샘운동성 변경

땀샘운동성 변경은 자율신경계의 반응이다. 그들은 반사적인 변화의 영역에서 증가된 땀에 의해 주로 나타낸다. 증가된 발한 영역에서 증가된 피부 저항(마찰)이 촉진되거나 피부 저항의 변화가 발견된다. 땀의 변화를 확인하는 촉진은 손가락 패드 또는 손등의 매우 부드럽고 빠른 접촉으로 가장 잘 수행된다. 발한의 변화는 연골 피부 구역에서 발견되는 경우가 많다.

능동적 흉터 검사

이 검사는 운동 시스템 기능 결손의 임상 진단 기초에 포함되어야 한다. 활동적인 흉터는 운동 시스템에 종종 결손을 일으킨다. 활성 흉터는 대개 조직 치유(post-secondary healing scars, hypertrophic 및 keloid scars)로 발생한다. 조직 치유의 속도는 개인의 피부 유형에 따라 다르다. 활동적인 흉터는 주로 만지면 고통이 더 커짐에 따라 나타낸다. 또한 물렁조직 이동성의 징조를 보여준다.

활성 흉터 내에서 병리학 장벽 현상이 항상 발견되며 경직되어 있으며 비침습적이다. 어떤 경우에는 흉터가 "끈만큼 긴장"을 나타낼 수 있다. 활성 흉터 영역에서는 거의 항상 혈액 관류의 변화가 나타나며, 이 부위는 종종 따뜻하고 붉어지며 주변 조직보다 더 큰 발한을 보인다. 대부분의 경우, 감소된 물렁조직 이동성은 피부와 근막, 근막과 근육, 또는 근육과 뼈 사이의이 영역의 모든 층에 존재한다(근육과 골막 사이의 깊은 근막의 이동성 감소). individual의 레이어가 더 많이 붙을수록, 흉터는 이동성을 제한한다.

활성 흉터의 이동성에 대한 제한은 생체역학 제한보다 반사적 활동에서 더 많이 나타낸다. 흉터가 활동적인지 여부를 결정하기 위한 검사는 수동 평가 재단의 일부여야 한다. 이것은 흔히 통증의 원인이기 때문이다. 때로는 흉터 부위의 피부가 자유롭게 움직일 수 있고 고통스럽지는 않지만 "활발하게" 상처받은 조직은 더 깊은 층에서 발견된다. 활동적인 차는 또한 진피 또는 표피와 같은 표면층에만 관련될 수 있다.

치료

중추신경계의 주된 "정보 제공자" 중 하나로서 역할을 하는 피부는 매우 민감한 기관이다. 그것의 afferentation은 척수 수준과 대뇌피질 수준을 포함한 supraspinal 수준에서 운동 제어에 영향을 미친다. 외부 수용체의 자극은 단순한 반사 반응이나 복잡한 행동, 근긴장이나 운동 프로그램의 변화, 따라서 전체 운동 표현을 이끌어낼 수 있다. 올바른 피부 구심성은 신경근 기능의 기능에 필수적이며 모든 피부 계통 장애는 이 (신경근) 시스템의 변화와 적자에 의해 나타낸다. 신경근 시스템 교란은 피부 시스템의 기능 변화와 반사적 변화의 시작에 의해 상호적으로 나타낸다(**예: 운동성 감소, 혈액 순환 감소, 피부 진정 작용**). 이러한 재귀 변화는 "병리학적인 원(circle)" 피부 시스템 치료(**예: 물렁조직**)는 운동 시스템의 치료에 활용되어야 한다.

치료법으로서의 피부 구심(afferentation)은 많은 저자와 치료 학교에서 활용된다. 이것은 **촉진 기법의 기초**이다. 가장 자주 사용되는 수동 검사에는 다양한 리듬과 강도의 쓰다듬기, 청소, 솔질, 장식이 포함된다. 피부 자극과 구심성 증가는 전기 자극, 진공 및 침술을 통해 이루어질 수 있다. 피부 구심성을 변화시킴으로써 척수의 a-motor 뉴런과 피질의 중심 운동 뉴런이 자극된다. 응답은 이동 또는 이동 제어의 변경이다. 피부 수용체 자극은 주로 신경 재활에 사용된다.

고전적인 근골격계 의학에서 물렁조직은 주로 운동 능력을 갱신하고 반사적으로, 기계적으로 운동의 근력과 근육 범위를 변화시키는 목적으로 영향을 받는다. 피부 및 다른 물렁조직의 이동성에 영향을 미치는 것은 병리 장벽에서 조작된 조직의 이동성 회복이라는 수동 치료의 근본 원리를 따른다. 이것은 조직이 pre-stretch에 도달한 후 튀어나와서 스프링이 도출되지 않으면 치료사는 이 병적인 장벽을 기다리고 압력을 가하거나 부드러운 스프링을 사용하여 조직의 후속 현상을 일으키고, 그 동안 병적인 장벽은 "용해" 되고 그 운동은 더 크게 확장된다.

1.3.2 피하조직 (진피)

피하조직(subcutaneous tissue)-tela subcutanea(**진피**) 근육 근막, 골막 또는 연골주위에서 진피를 나누어 계층이다. 이것은 얇고 조직화되지 않은 콜라겐성 결합조직, 근본적인 지방조직 및 모세혈관 네트워크에 의해 일차적으로 형성된다. 피하 결합조직은 피부를 위한 미끄럼 표면을 제공한다. 어느 정도까지, 피부 이동 및 이동성은 피하선의 적절한 기능에 달려 있다.

결합조직은 섬유성 트로포 콜라겐 분자로 구성되는 콜라겐 섬유에 의해 형성되며, 그 사이에 상호 운동을 허용하는 틈이 있어 콜라겐 섬유가 튀어 오르는 데 기여한다. 염증, 상해, 고정 및 고열과 같은 병리학 적 과정에서 이러한 분자간 공간이 줄어들어 콜라겐 섬유가 수축으로 이어진다. 관련 조직에서 콜라겐과 엘라스틴의 비율의 변화가 콜라겐 섬유의 장점으로 발생하며, 따라서 피하조직의 생체역학 변수가 변화한다.

따라서, 피하조직 이동성 제한은 결합조직 당김 (**수축성 구조의 수축에 의한 것이 아니라**)에 의해 야기된다. 이것은 피하조직 결손으로 결손의 만성적인 특성을 시사하는 이유이다. 부종은 피하조직 이동성의 변화의 또 다른 원인이다.

검사 및 치료

피하조직 검사 및 치료는 일반적으로 피부 평가 중 함께 수행되며 특별한 기술이나 조작을 사용하지 않는다. 가장 흔히 조직 확장(tissue stretch)에 의해 치료되고 조직이 주는 현상("release")이 뒤따른다. 피하조직에 대한 치료 효과는 느려지므로 더 오랜 기간 동안 치료를 받아야 한다. 피하조직은 주로 결합조직 구성 요소를 포함한다. 따라서, 치료 중에 양성 열 절차(**열**)를 이용하는 것이 유리하다. 부종의 경우, 림프 배액법이 가능한다(**부드러운 압력과 심장 쪽으로 움직이는 운동**). 삽입된 부위를 치료하기 전에 림프계의 영향을 받는 부위 전체를 치료해야 한다.

1.3.3 근막 (Fasciae)

근막은 개별 근육과 배를 덮고 서로를 분리하는 결합조직 구조이다. 근육 사이의 마찰을 줄이고 슬라이딩을 허용한다. 근막의 섬유는 근육 섬유와 당김 방향에 따라 배향된다. 근막은 근력 증가 영역에서 두꺼워진다. 근막 조직은 근육에 의해 생성된 힘을 보다 먼 지역, 구조물 및 때로는 근육으로 전달하는 것을 돕는다. 이것은 근육-뼈 또는 근육-관절 시스템 사이의 힘 전달에 직접적으로 관여한다.

다른 위치에서는 근육을 제 위치에 고정시키는 끈이 근막을 형성한다. 뼈 그루브를 연결하는 밴드를 망막이라고 부른다. 뼈 그루브와 함께 그들은 신경 혈관 덩어리 또는 다른 힘줄(**가장 잘 알려진 수근 터널**)을 위한 통로로 터널을 형성한다. 근육을 제위치에 유지함으로써 근막은 정확한 위치를 확보한다.

근막은 또한 신경 혈관 덩어리와 플렉시가 발견되는 골관절을 둘러싸는 근육 간 또는 골 관상 중격을 형성한다. 따라서, 근막은 골격계에 중요한 추가가된다.

근막은 손상 후 근육 재생에 참여하는 섬유 아세포의 중요한 공급원이다(**그러나, 수축성 조직이 아닌 결합조직**

상흔을 형성함으로써만).

결합조직 구성 요소 외에도 근섬유 아세포를 비롯한 수축 세포가 근육 세포 미세 구조의 일부이기도 한다. 결합조직 세포와 매끄러운 근육 조직의 경계에서 발견되어 수축을 일으킬 수 있다. 지난 몇 년 동안 근섬유 아세포의 연구에 대한 관심이 증가해왔다. 그들은 근막의 색조와 당김을 변화시키는 능력을 가진 근막의 중요한 구성 요소인 것으로 보이며, 어느 정도까지는 뼈-관절 안정장치로 작용한다. 수축 강도는 병리학적으로 증명된다. Dupuytren 구축. 이 병적인 수축과 이후의 결합조직 변화는 통제되지 않은 손가락 굴곡을 초래한다. 이 질환은 장기간에 걸쳐 진행되며 현재까지 치유적 치료 없이 매우 심각한다. 근섬유아세포와 그 병리학은 전체 손의 이동성과 기능을 제한할 수 있다.

병리학 과정

근막은 근육에 직접적으로 고착하고 정확한 기능을 위해 결정적 구조이다. 그들의 병리학으로, 근육 기능은 상당히 제한된다. 근막은 근육 섬유모세포 덕분에 힘을 당기는 힘을 생성할 수는 있지만 짧아지는 경향이 있다. 근육 섬유 아세포의 병리학적 수축 외에, 근막의 단축은 결합조직의 "고전적인" 후퇴와 근막의 증가된 증식으로 인해 발생할 수 있다. 근섬유 아세포는 자율신경계의 섬유에 의해 중추적인 역할을 한다. 따라서, 그들의 수축은 증가된 침해성 구심성에 의해 유발될 수 있으며, 교감 신경은 기원의 메커니즘에서 중요한 역할을 한다(예: 통각수용기의 자극 동안). 근막 퇴축은 예를 들어, 외상, 감염, 적절한 적재, 반복적인 미세 외상 또는 장기간의 고정 후 발생할 수 있다.

올바른 근막 이동성과 피로 회복은 제한이 없고 생리적인 운동을 위한 요구사항 중 하나이다. 근막은 다른 물렁조직 구조와 마찬가지로 제한된 이동성을 보이는 경우 반사적으로 움직임을 제한할 수 있다. 그러나, 그들은 또한 그들의 직접적인 기계 활동(그들의 단축과 함께)을 통해 운동을 제한할 수 있다.

구획 증후군(Compartment Syndrome)

근육 사후 견인의 가장 심각한 결과 중 하나는 구획 증후군이라 불리는 혈액 공급 부족으로 이어질 수 있는 근육 내 압력의 증가이다. 외과적 근막 절제술 후 외상성 근육 내 부종으로 인해 발생한다. 치료를 받지 않으면, 환자는 관련된 근육의 심각한 허혈성 경축 위험이 있다. 후기 구획 증후군은 보다 적지만 외상 후 발생한다.

증상은 딱딱한 근막 띠가 있는 근육이 과도하게 적재된 후에 볼 수 있다. 작동 근육에서 순환은 여러 번 증가하고 혈액량과 함께 세포 내 및 세포 외액의 양이 증가하므로 근육의 총 부피가 증가한다. 부피가 증가하는 근육은 근막을 포함하여 근골격계 층이 적절히 튀어 나오도록 요구한다.

근막이 수축되어 근육 양이 "후퇴"하지 않으면 근육 내 압력의 불균형 증가가 발생하여 동정맥 차이가 점차적으로 감소하고 근육이 영양분을 공급받지 못한다. 결과는 근육 내 저산소증과 근육 섬유의 파괴이다. 비외상성 구획 증후군의 예는 강한 근막을 갖고 있는 **전방 경골 구획 증후군**(tibialis anterior compartment syndrome)일 수 있으며, 근육층의 바닥은 강한 interosseous 막에 의해 형성

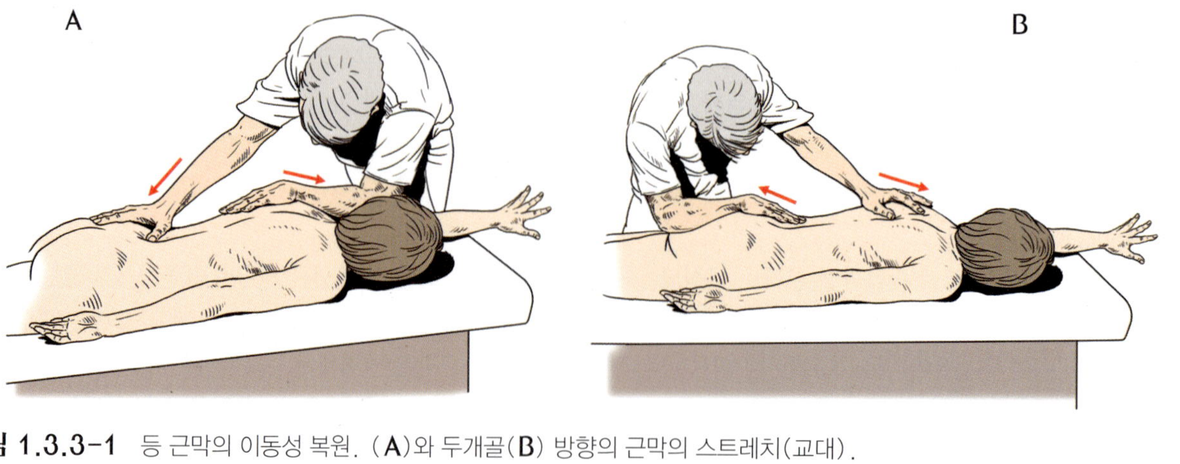

그림 1.3.3-1 등 근막의 이동성 복원. (A)와 두개골(B) 방향의 근막의 스트레치(교대).

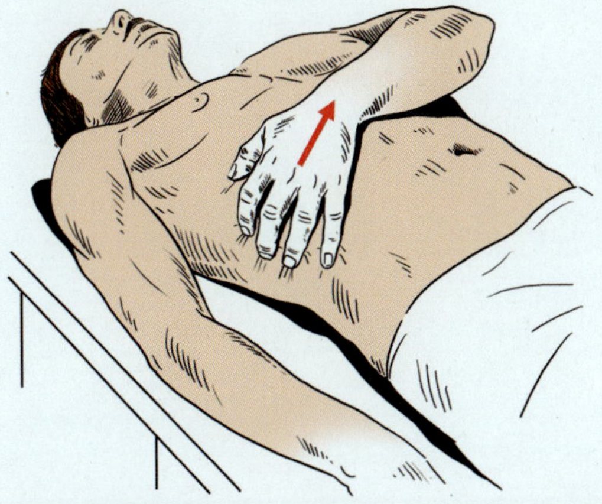

그림 1.3.3-2 몸통 근막 이동성의 자가 치료와 회복.

된다. 따라서, 이 바닥의 결합조직의 뒤당김은 근막을 상당히 단축시키고 근육은 활동 중에 부피를 확장시키는 더 작은 공간을 갖는다. 전방 경골 구획 증후군은 반복적인 부하(예: 비정상적으로 긴 행진, 달리기 등) 후에 발생한다. 강한 근육 통증과 활성 발과 발가락 발등굽힘이 없는 지점까지 근력을 감소시킴으로써 나타낸다. 보수 치료는 휴식, 관련 말단의 상승, 착빙 및 비스테로이드성 소염 진통제(NSAIDs)를 포함한다. 후속 치료 동안, 근막의 긴장은 물렁조직의 이완과 신축에 의해 교정되어야 한다. 외과적 개입은 fasciotomy를 포함한다.

치료

근막 치료는 주로 수축된 환자의 이동성과 스트레칭의 회복을 포함한다. 운동 시스템의 다른 부분에 대한 치료법과 동일한 규칙이 적용된다. 장벽에 도달한 후 근막의 후퇴 부분이 늘어나고 "박리" 현상이 최대한 활용된다. 근막의 여러 부분에 관여하기 위해 많은 치료 학교에서 여러 가지 검사가 이루어지며, 그러나 대다수의 사람들은 장벽에 도달하고 그 후 수축 된 근막을 스트레칭하는 것이 좋다.

근섬유 아세포에 의해 형성된 근막의 수축 구조는 개별적인 콜라겐 섬유보다 빠르고 더 민감하게 반응한다. 그것이 많은 경우에, 근막 치료가 놀라울 정도로 빠르고 효과적인 이유이다. 근막 수축이 더 오래 지속되는 문제를 암시하는 근막의 결합 구성 요소에 영향을 줄 필요가 있는 경우 스트레칭 자체에 앞서 열의 이점을 이용하는 것이 적합한다. 열처리로서 열은 트로포 콜라겐 분자(분자간 공간이 증가함)를 방출하여 근육의 연화를 유발하고 치료 중 융통성을 증가시킨다.

표층 근막(피하 조직과 근육 사이)과 깊은 근육(근육과 뼈 사이) 근막은 치료할 수 있다. 두 유형의 근막은 모두 운동과 근육 기능에 중요한 역할을 한다(그림 1.3.3-1, 그림 1.3.3-2).

참고문헌(REFERENCES)

Brügger A. Die Erkrankungen des Bewegungsapparates und seines Nervensystems – Grundlagen und Differentialdiagnose. 2. Aufl. Stuttgart: Gustav Fischer 1980.

Castro WHM, Jerosch J, Grossman TW. Examination and Diagnosis of Musculoskeletal Disorders. Stuttgart/New York: Thieme 2001.

Dvořák J, Dvořák V. Manual Medicine. 2nd ed. New York: Thieme Medical Publishers 1991.

Dylevský I. Tkáně pohybového systému. In: Kolektiv autorů. Pohybový systém a zátěž. Praha: Grada Publishing 1997: 92–122.

Ehmer B. Orthopädie und Traumatologie für Physiotherapeuten. Stuttgart: Ferdinand Enke Verlag 1998.

Heinz G, Zavala DC. Slipping Rib Syndrome. JAMA 1977; 237: 794–795.

Janda V. Ke vztahům mezi strukturálními a funkčními změnami pohybového systému. Praha: ČLS JEP 1999; 6(1): 6–8.

Kibler M. Das Störungsfeld bei Gelenkerkrankungen und inneren Krankheiten. Stuttgart: Hippokrates 1958.

Leek JC, Gershwin ME, Fowler WM. Principles of Physical Medicine and Rehabilitation in the Musculoskeletal Diseases. Orlando: Grune and Stratton 1986.

Lewit K, Liebenson C. Palpation – Problems and Implication. J Manipulative Phys Ther 1993; 16: 586–590.

Lewit K. Rehabilitace u bolestivých poruch pohybové soustavy. Rehabil a Fyz Lek 2001; 8(1): 4–17.

Mennell JB. The Science and Art of Joint Manipulation. London: Churchill 1945.

Paoletti S. Faszien. München: Urban und Fischer Verlag 2001.

Sachse J, Schildt-Rudloff K. Wirbelsäule. Manuelle Untersuchung und Mobilisationsbehandlung der Wirbelsäule. 3. Aufl. Berlin/Wiesbaden: Ullstein Mosby 1997.

Simons DG. Triggerpunkt und Myogelose. Man Med 1997; 35: 290–294.

Wall PD, Melzack R. Textbook of Pain. 3rd ed. Edinburgh: Churchill Livingstone 1994.

Weh L, Torklus D. Das Gleitrippensyndrom. Man Med 1984; 22: 130–132.

2 내장운동 관계들과 자율신경계

VISCEROMOTOR RELATIONSHIPS AND THE AUTONOMIC NERVOUS SYSTEM

2.1 내장체성과 체성내장의 관계 / VISCEROSOMATIC AND SOMATOVISCERAL RELATIONSHIPS

감별 진단(통증의 원인 규명) 동안, 내부 장기에서 유래한 합병증의 근원은 그들과 골격계 사이의 밀접한 관계 때문에 잊혀지지 않는다. 이러한 관계는 종종 골격계의 기능적 결손의 발생에 중요한 역할을 하며, 반대로 골격계의 결손은 내면 성격의 기능적 결함을 일으킬 수 있다. 내부 장기와 골격계 사이에는 상호적인 기능적 관계가 존재하는데, 하나의 시스템이 상호 신경 생식의 통합과 조절의 결과로 다른 시스템에 영향을 미친다.

내부 기관과 골격계 사이의 기능적 관계는 다음과 같이 나눌 수 있다.

- 혈관내(Viscerosomatic) 관계
- 혈구(Somatovisceral) 관계

2.1.1 혈관 확장(Visceromotor) 관계

내장기관 질환은 내장 패턴이라고 불리는 특정한 반사적 변화의 발달로서 골격계에서 나타날 수 있다. 이 반사적으로 개발된 패턴(각 장기에 특유)은 감별 진단을 도울 수 있다. 반사적으로 개발된 변화가 장기간 지속된다면, 그들은 근골격계의 만성 과부하(손상을 초래할 수 있음) 또는 운동기구에서 유래된 질병인 내부 기관 질환을 초래할 수 있다(질병의 모방이 발생 함).

내장 패턴(Visceral Pattern)

내부 질병은 종종 침해성 구심성과 관련이 있다. 통각 신호는 질병에 관한 CNS 정보의 원천이다. 침해성 구심성이 중추신경계의 억제 기전을 능가한다면 이것은 의식 수준에 도달하고 통증이 감지된다. 침해성 구심성은 특정 내부 기관으로부터 유래되어 특정 척추 분절 근육 시스템은 이 부분적인 신경 분포에 의해 공급되는 근육 또는 근육 그룹의 긴장(고조증)을 변화시킴으로써 반응한다. 내장기관의 신경 공급은 대부분 척추 부위에서만 발생한다. 이것이 특정 장기의 결손이 동일한 척추에 연결된 특정 근육 그룹에서만 나타난다. 가장 일반적인 예는 심장 통증에서 볼 수 있다. 예를 들어, 협심증은 왼쪽 상지에 투사된다. 심장과 상지가 발생론적 발달 동안 동일한 분절 기초를 가지고, 따라서 동일한 신경 분포 구간 내에 놓여 있다는 사실이 주어진다. 종종 운동 시스템의 반사적인 변화는 특정 장기에 대한 내장 패턴을 말할 수 있는 이러한 특수성과 규칙성으로 "배포" 된다.

내부 질병 중에 발생하는 반사적 변화는 상응하는 척추 부위에서 가장 분명하지만, 동시에 전체 신체가 그것에 반응한다. 내부적으로 형성된 이러한 재귀적인 변화는 "사슬에 묶여" 이러한 이유로 우리는 먼 영역에서의 반사 반응을 관찰할 수 있다. 장기의 결손은 원격 위치에서도 운동 시스템의 기능적 변화로 나타낼 수 있으며 환자는 민감도가 높은 영역에 대해 불만을 호소한다. 이는 부분 제어 수준만으로는 설명할 수 없다. 예를 들어, 종종 우리는 발바닥에 통증이 있는 부분을 발견할 수 있다. 발바닥에는 내부 장기 증상을 나타내는 신호가 내부 또는 gan 자체의 결함과 관련된 문제보다 훨씬 앞당겨진다. 그럼에도 불구하고, 운동 시스템의 가장 중요하고 "능동적인" 변화는 항상 부분적인 신경 분포의 영역에서 발견된다.

내장 패턴은 내부에서 형성되는 침해 수용성 자극에 반응하는 운동 시스템의 반사적인 변화의 혼합물이다. 재귀 변화는 다양한 방법으로 나타낼 수 있지만, 통증유발점 패턴/압통점, 물렁조직 이동성 변화 및 원칙적으로는 피부 각질에 해당하는 피부 와민성 피부 구역에서와 같이 관절 패턴의 결손 형성이 가장 빈번하게 발생한다. 반응은 또한 혈관 시스템(혈관 수축, 변화의 변화)과 외피 시스템(피부

및 피부 구성요소의 변화)에 의해 크게 영향을 받는다. 내부 기관 질환 중에 이러한 반사적 변화는 특정 장소에 매우 구체적이고 전형적이므로 모든 기관마다 고유한 **내장 패턴**이 있음을 입증할 수 있다. 운동기구의 반사적인 변화가 사슬화되는 경향이 있다는 것을 무시할 수 없다. 따라서 만성적인 질병 상태에서이 패턴은 약간 흐려진 것처럼 보일 수 있다. 근골격계 결손의 감별 진단 중에 다른 패턴에 대한 지식이 있다. 내장 패턴에 대한 최소한의 기본 지식은 운동 시스템에서 병변의 정확한 기원을 결정할 수 있게 해준다. 원인이 본질적으로 다른 경우, 다른 특수 검사가 환자에게 권장된다. 내장 패턴에 대한 지식은 내과적 질환의 정확한 진단에 도움이 된다. 어떤 경우에는, 그들의 신원 확인이 치료(**즉, 종양**)의 시기 적절한 개시를 허용한다.

지속성과 재발은 운동 시스템에서 반사적인 변화에 대해 전형적이다. 운동 시스템에서 내부 장기 통각 작용을 기반으로 한 반사적 변화는 고전적인 수동 기술에 저항하는 경향이 있으며 단기간에 다시 발생하는 경향이 있으며 반복적으로 발생한다. 특히 비정상적으로 신속하고 빈번한 재발은 본질적으로 내부적인 반사적 변화에 전형적이다.

표준 재활 치료가 효과적이지 않으면, 내장 형태를 검사하거나 기억 상실이나 일련의 다양한 검사(**예: 스트레스 검사 또는 과민 반응 검사**)를 수행하여 내부 장기를 관찰해야 한다.

재발의 빈도와 반사적인 변화의 정도는 또한 내부 기관 질환의 진지함과 진행(**진행** vs. **퇴행**)을 가리킨다. 동시에, 각 환자의 개성을 고려할 필요가 있는데, 이는 침해 자극에 대한 개별적인 반응에 의해 나타난다. 통증에 대한 더 높은 기준치를 가진 사람들은 통증 역치가 낮은 사람들보다 내부 장기가 더 심각한 개입을 하더라도 반사적인 변화가 적다.

운동 시스템에서 반사적인 변화는 내부 질환에 대한 성공적인 치료 후에도 **지속될 수** 있으며, 고통. 언급된 통증을 통해 그들은 내부 기관 질병을 모방할 수 있지만 건강 기관은 실제로 계속 상처를 입는다. 기본적으로 개인은 "내부적으로" 건강하지만 상당한 주관적 기복을 경험하지 않는다.

만성 췌장염, 궤양 대장염, 치질(hemor rhoids)과 같은 내부 장기의 특정 만성 질환은 운동 시스템을 영구적으로 자극하고 따라서 기능적 및 구조적 장애의 발달에 기여한다.

이것은 때로는 "통각 장애의 불필요한 증가, 결과적으로 환자의 통증 및 주관적 느낌의 증가로 이어진다. 만성적인 내부 장기로 인해 운동기구에 치료법을 집중시키는 것이 필요하다. 내부 질병의 만성적인 특성을 고려할 때, 가장 큰 성공을 거둔 치료에는 구체적인 보상 운동, 관절 가동술 및 근육 이완(**자가 가동술, 반 중력 완화, 스트레칭, 원추 요법 등**)을 위한 자가 치료가 포함된다. 가정 환경에서 적용되는 모든 치료법은 환자의 개인 일상에 포함되어야 하며 환자는 사용법을 숙지하고 실제 적용에 대한 이해를 보여야 한다.

2.1.2 내장기 체성 관계 (Somatovisceral Relationships)

운동 시스템과 내장 통증(Movement System and Visceral Pain)

개인 내부 기관은 특정 근육 그룹과 동일한 분절 신경 분포를 가지고 있다. 왜냐하면 내부 장기로부터의 통각 신호는 운동 장치의 통증 처리 시스템에 통합된 동일한 척추 신경 세포에 수렴하기 때문이다. 중추신경계는 신경계 전체의 영역에서 통각의 원인을 "집중"하고 평가한다. 그러므로 이 신경 전달된 부분에 연결된 모든 장기 구조에서. 어떤 경우에는 환자가 운동기구의 통증을 내장 부위로 국한시킬 수도 있다. 이것은 참조된 고통의 전형적인 현상이다. 논란의 여지가 있는 내부 진단을 해결하기 위해서는 철저한 운동 과학적 분석이 필요하다.

내장기 체성 관계의 지식으로, 더 나은 운동 과학적 평가를 통해 환자 문제의 정확한 원인을 밝힐 수 있다.

통증 및 내부 기관 질환은 운동 시스템의 모든 구조로 시뮬레이션할 수 있다. 가장 흔한 것은 척추에서 근육의 강장 변화(**통증유발점**)를 동반한 결과이다.

이 영역에서는 **척추 심근 증후군이 가장 자세하게 설명된다**. 이 증후군에서는 흉부 근육에서 주로 늑골 3–5와 통증 유발점의 제한이 협심증을 모방할 수 있으므로 이 증후군은 호흡 곤란과 심계항진조차도 포함한다. 가지 재귀 변화가 포함된다.

물론, 흉요추 접합부, 제 12 늑골 및 대퇴근 근경련에서 기능적 결손이 있는 신장 및 요로 통증을 포함하는 다른 조건이 또한 기술된다; 석회 요법에서 경련에 의해 유도된 전립선증; 치골 뼈의 폐쇄 또는 환추후두관절의 폐쇄로 인한 인후통으로 내장기체성을 흉내내는 영역은 다채롭기 때문에 감별 진단 중에 운동 병리학적 분석을 포함시켜야 한다. 운동 시스템과 재귀 변화의 재발에 초점을 맞춘 부인과. (운동 시스템의 반사적인 변화는 내부 장기의 비상한 자극의 결과인 것보다 수동 치료에 더 잘 반응한다.) 동시에 "단순한" 모방이 일반적으로 명확하지 않고 모든 올바른 구성 요소를 포함하지 않는 내장 패턴을 결정할 필요가 있다.

운동 시스템 및 내부 기관의 기능적 결합

지금까지 이동기구의 관여를 통해 개발된 내부 기관의 기능적 결합의 원인은 덜 연구되어 왔지만, 그러나 임상적 관점에서 잘 알려진 원인을 가지고 있다. 예를 들어, 근육 불균형과 기능적 관절 결손에 근거한 여성 생식기관의 기능장애는 주로 L. Mojzisova에 의해 기술되었다. 하부 흉추의 막힘으로 인한 담즙 생성의 장애는 L. Zbojan 만곡–후두 운동 범위의 제한이 있는 편도선염의 재발은 K. Lewit과 E. Rychlikova에 의한 척추 심근 증후군에 의해 기술되었다. 골반저 근육 경련, 미끄러져 생긴 미골 등으로 인한 변비와 무질서가 또한 기술되어 있다.

새로운 설명은 소화 시스템의 상부(인두, 식도 및 위 사이)와 운동 시스템의 상호 관계이다. 상부 식도 괄약근의 영역과 관련하여 구강 바닥, 목 및 상부 흉부의 긴장도 사이의 밀접한 관계가 분명하다. 상부 식도 괄약근의 경련으로 삼키는 작용을 하지 못하며, 두개골과 근위부 근육, 소화근 및 두개골과 척추 사이에 위치하는 짧은 자본 근육에서 주로 목 근육 경련이 관찰될 수 있다. 자궁 경관 근육의 긴장도를 줄이면(견인이나 상호 억제에 의해) 식도와 인두의 근육 조직에서 빠른 반사적 반응(긴장도 감퇴)이 나타나 식도 괄약근의 조음을 즉시 감소시킨다. 낮은 가슴 벽과 중간 늑골의 영역에서 반사적인 변화(고조음, TrP, TP 등)가 중요하다. 이 변화가 하부 식도 괄약근의 긴장에 반사적 변화를 일으킬 수 있기 때문이다.(식도 역류는 식도 괄약근의 증가된 긴장을 포함한다.)

식도 괄약근의 압력 변화와 식도 운동의 변화가 측정되고 식도 혈압 측정법에 의해 객관화 된다. 운동성의 변화는 fMRI와 동적 신티 그래피에서 볼 수 있다.

소화 시스템의 최적 기능 및 운동 시스템과의 관계에 관해서는, 상호 반사적인 관계 외에 중요한 역할이 횡격막에도 작용한다. 그 역할은 하부 식도 괄약근의 적절한 기능에서 훨씬 더 지배적이다. 횡격막은 괄호(crus dextrum et sinistrum)를 잡아서 식도 틈새 부위의 식도를 둘러 싼다. 그것의 활성화와 수축은 위와 식도 사이의 압력 장벽의 유지에 기여한다. 따라서, 다이어프램은 외부 식도 괄약근의 역할을 한다(마찬가지로, 골반바닥은 직장 및 요로 영역에서 괄약근 유사 기능을 가진다). 횡격막과 식도 사이의 관계는 신경 및 심지어 생체역학 관계를 통해 체액성 지방에 도달한다. 횡경막에 장애를 일으키면 식도의 장애(식도 역류)가 보이고, 대조적으로 식도 및 위장 장애와 함께, 횡경막의 기능은 항상 영향을 받는다. 따라서 다이어프램은 호흡기, 자세 및 위장의 세 가지 기본 기능을 수행한다. 다이어프램은 인체에서 가장 중요하고 복잡한 근육 중 하나이다.

지금까지 내부 장기와 운동 시스템 간의 상호 관계는 잘 연구되지 않았다. 그러나 다양한 관측에 근거하여 어떤 결론을 도출할 수 있다. 통각(및 척추와 척추골에서의 처리), 고유 수용 및 직접적인 기계적인 영향은 상호 영향의 기초 역할을 한다.

평활근(줄무늬와 동일함)은 근육 긴장(고조음, hypotonus)을 변경하여 침해성 구심성에 반응한다. 적절한 기능을 보장하기 위해 속이 빈 내장(예: 위장, 방광 또는 방광) 및 땀샘의 배뇨관은 적절한 일시적인 운동이 발생하도록 최적의 평활근을 필요로 한다. 평활근의 긴장 부족, 위장관의 불능, 여성 생식기관 및 요로가 발생한다.

또한 통각(침해수용)은 자율신경계에 영향을 미친다. 통각 장애, 반사성 혈관 수축, 내분비선 기능의 감소 및 침해수용체의 감각 작용이 있는 신경절 분절(flooded)에서 대부분의 시간이 발생한다(자세한 내용은 자율 시스템에 대한 아래 참조). 수축은 감소된 영양, 손상된 기관의 손상된 방어 메커니즘 및 항상성의 전반적인 변화. (적절한 효소 활성, 무기질 불균형, pH 변화에 필요한 최적 수준 이하의 체온 감소에 영향을 줄 수 있다.)

영향을 받은 운동 시스템으로부터의 고유수용체 구심성의 변화는 엄지 손가락 수준에서 운동 조절을 변화시킨다 동시에, 내장 모터 제어를 변경한다. 근골격계의 심각한 기능적 및 구조적 변화는 내부 장기의 형태에 영향을 미칠 수 있다(전형적인 예에는 척추측만증으로 인한 심장병 및 흉부의 기형과 함께 폐 기능의 변화가 포함됨). 또는 각 장기의 해부학적 위치(예: 방광 탈출, 골반저 기능장애로 인한 자궁 변화 또는 횡경막 기능장애로 인한 구강 탈장).

움직임에 대한 통증유발점으로서의 운동 시스템

보상 메커니즘이 요구를 충족시키는 한 장기 질병이 은밀하게 발생할 수 있다. 이 질병은 관련 운동 시스템의 기능적 병리가 추가되어 남아있는 보상 메커니즘이 고갈되고 장기가 보상을 중단하는 순간 나타날 수 있다. 예를 들어, 흉추의 손상으로 협심증이 악화되거나 두개관절(cranial joint) 제한이 편도염에 영향을 줄 수 있는 경우이다.

내부 질병 치료를 위한 도구로서의 운동 시스템

운동 시스템의 치료는 내부 질병의 치료에 기여할 수 있다.

여기에는 주어진 신경내분비 내에서 통각의 전반적인 감소와 모든 수준의 중앙 통제 메커니즘으로 이동하는 통각의 범위 감소가 포함된다. 이러한 방식으로, 교감신경계의 활동은 주로 질병의 경우에 일반적으로 증가되며 영향을 받는다. 환자의 심리적 정서 변화도 그와 관련이 있다. 또한, 교감신경 계통의 활동은 골격근의 긴장도와 직접 반사적인 연결을 하는 평활근 긴장의 변화와 관련이 있다(위 참조). 이러한 변화는 골조직과 평활근의 기능적 시너지 관계가 존재한다는 것을 나타내는 "긴장도의 변화"라고 할 수 있으며, 그 동안 한 시스템의 결함이 다른 시스템의 기능에 "반영" 된다. 이것은 치료 치료 중 내장 기능에 중요한 영향을 미친다. 내장 패턴에 해당하는 운동 시스템의 반사적 변화가 특별히 영향을 받는 경우, 평활근의 운동성에 직접적인 영향을 미치는 평활근조차도 영향을 받는다.

복강내 장기의 병이 있으면 호흡 패턴이 보조 근육이 다이어프램보다 더 많이 참여하는 "부하 유형" 또는 보조 호흡으로 바뀐다. 횡경막은 흉부 및 복부 기관에 중요한 영향을 미친다. 예를 들어, 영감을 주는 동안 신장은 꼬리로 내려오고 만기가 되면 원래 위치로 돌아간다. 이는 베어링이 다운되는 동안 또는 볼 베어링을 사용할 때와 같이 압력이 증가할 때와 유사하게 작용한다. 잘 작동하는 격막은 복부벽과 골반저 근육의 최적화를 도와준다. 골반저 근육 조직은 작은 골반(골반 미성년자의 자궁 경부를 지지하고 괄약근 같은 활동을 한다.)의 기관 기능에 영향을 준다.

횡격막의 움직임에 의해 유발된 기관의 운동은 힘줄 삽입의 동원을 일으킨다. 운동 시스템의 힘줄과 마찬가지로 내부 장기의 힘줄이 짧아지는 경향이 있으며, 따라서 운동은 내부 장기의 이동성과 휴식 위치를 수정한다. 또한, 횡경막의 움직임은 위장관 운동에 도움이 되는 장과 위 내용의 통과에 기여한다. 어느 정도까지 횡격막의 압력 활동은 위장관 연동 운동과 외부 분비를 동반하는 땀샘에서 소화액을 배출하는 데 도움이 된다. 정확한 호흡 패턴 또는 횡경막의 정확한 기능은 매우 중요하며 내부 원인에 대한 침해 차단으로 인한 회복은 똑같이 중요하다.

근골격계 치료는 특히 위장관 기능장애를 포함한 경우에 내부 질환 치료에 유익한 방법 중 하나이다. 통각 감소, 근육 긴장 교정, 혈관 수축 감소, 교감신경계의 긴장 변화 및 호흡 활동은 항상성에 영향을 줄 수 있다.

비침습적인 방법으로서의 물리치료는 수술 방법으로 환자의 수를 줄이는 첫 번째 방법이다. 분야 팀을 이용하는 현재의 추세는 내부 질병 및 기능 결손 치료에 물리치료를 포함하려고 노력한다.

2.1.3 기본 내장 패턴의 개관 (Overview of Basic Visceral Patterns)

각 장기의 병은 일관된 국소화를 통한 반사적 변화와 따라서 내장 패턴 형태로 운동 시스템으로 투사된다. 이 개요에서는 기본 패턴의 완벽한 묘사가 기본 반사적 변화 및 국소 조직과 관련하여 너무 광범위하고 모호하기 때문에 각 패턴의 전형적인 징후가 제시된다. 이것은 주로 통각에 대한 다양한 반응으로 인해 각 환자의 개별성과 개별적인 평가 방법으로 인해 발생한다. 각 패턴은 기본적이고 거의 변하지 않는 징후를 가지고 있으며 이러한 기본 단위에 대한 지식은 운동 시스템 결함 또는 내장기관 장애의 감별 진단에 충분하다. 내장 패턴의 "묘사" 외에, 물리치료 후 재발 또는 효과가 없는 재활 치료는 재귀 변화의 발달에 기여하는 원인을 밝힐 수 있을 정도로 중요하다. 신속하고 규칙적으로 돌아 오는 운동기구의 재귀 변화는 정확한 내장 패턴을 형성하지 못하더라도 항상 경고 표지가 되어야 한다.

심장 (Heart)

T3–5의 흉추 영역, 주로 T4–5 영역에서 나타나는 반사적 변화. 이 반사적 변화에는 늑골 제한뿐만 아니라, 척수 블록이 관련된다. 방아쇠 점은 가슴 근육에서 주로 발견되며, 주로 흉부와 경전근에서 발견된다. Hyperalgic 피부 구역은 세그먼트 T3–T8에서 발견된다.

심장 관련의 재귀 변화는 왼쪽에 국한되어 있다(변화가 보통 양측인 척추 심근 경색과는 대조적으로). 심장은 기능장애가 의심될 때 필요한 모든 평가를 수행해야 하는 중요한 기관이다. 전문 심장학 부서에서 복잡한 검사가 필수적이다.

편도선 (Tonsils)

편도선 감염은 종종 반사적 변화와 관련이 있다. 이 변화는 감염이 가라 앉은 후에도 지속되며 실제 감염성 질환의 증상을 모방한 유도된 통증의 원인일 수 있다. 반사적인 변화는 특히 상부 경추, 벼락 자궁 경부 연결 부위, 구강 내 부위 및 전방 목 근육에서 발견된다. 가장 빈번한 재귀적인 변화로는 환추후두관절과 C2-3 분절의 제한이 있다. 이 척추는 또한 척추와 횡단면에 통증이 있는 골막 점이 있다. 더욱이 유봉골근층의 반사적 변화(주로 국소적 미세 소체)가 있는데, 구체적으로는 나일론 및 위 근육뿐만 아니라 치골의 운동 제한 범위에도 있다. 등 근육 조직에서, 깊은 경추 근육조직의 톤이 증가하는 것은 흔한 일이다. 갑상선 연골의 움직임도 고통스러울 수 있다. 재귀 변화는 관절 편도의 측면에서 발생한다(일방적인 병변이 있음).

식도 (Esophagus)

식도 기능 상실을 동반한 반사적 변화는 식도 상부의 감소와 함께 많은 분절로 나타나며 C3 분절 이하에서 시작되는 기능 결손이 발견되고 식도 복부의 결손, 흉추의 기능적 결손 세그먼트 T1에서 T5까지의 부분이 발견된다. 또한 호흡 양상의 결핍과 늑골 4-6의 제한이 발생할 수 있다.

위와 십이지장 (Stomach and Duodenum)

반사적 변화는 T4-8 부위에서 발견되며, T4-8 부위에서는 대다수를 차지한다. 내장 패턴은 척추 분절과 늑골의 제한을 포함하며, 일반적으로 늑골 5-7 이 패턴은 또한 복부의 좌측 상부 사분면의 증가된 긴장도 및 제 7 늑골에 직장 복부의 삽입 시의 고통스러운 점 및 늑골 7 및 8에 대한 외부 사면을 포함하며, 종종 골막 점과 통증유발점은 비용 및 흉골 관절 근처의 흉벽 앞쪽에 위치한 7번째 늑간에서 발견된다. 액세서리 호흡에 대한 호흡 패턴의 변화 또한 지배적인 특징 중 하나이다. 7번 갈비와 8번 갈비에 외직근을 삽입할 때 남성과 고통스러운 점, 종종 골막의 앞쪽에 있는 일곱 번째 늑간에서 골 지점과 통증유발점이 발견된다. 늑흉골 관절의 근접. 액세서리 호흡에 대한 호흡 패턴의 변화 또한 지배적인 특징 중 하나이다.

소장과 대장 (Small and Large Intestine)

소장의 내장 패턴에 대한 설명을 제공하기가 어렵다. 장의 어느 부분이 질병의 영향을 받는지 구별하는 것은 매우 중요하다. 환자에게 반사적인 변화의 재발에 관해 묻는 것이 중요하며 소화, 대변, 식욕 등에 초점을 맞춘 상세한 진단이 완료되어야 한다. 장의 복부 부분에 있는 질병은 복부 근육 보호가 증가된 통각 장애와 함께 발생하는 허리 척추와 복부 근육의 재귀 변화에 의해 나타난다. 자극이 적으면서 병리학적 변화 영역 위에 있는 복부 근육의 개별 부분에서 고조증이 발생한 다골반에 가까운 창자 부분은 주로 골반 바닥과 복부 벽의 하부 사분면에서 재귀 변화를 보여준다. 제한은 마지막 요추 부분, 허리 늑골, 천장관절 또는 심지어 미골에서 발견된다.

S-반사는 양성이고 통증이 있을 수 있고 통증유발점 가능한 공간, 특히 9번과 11번 늑간 사이에 형성될 수 있다. 근육 발사의 측면은 소장의 관련 부분의 측면에 해당한다. 장의 모든 부분에 있는 결점은 영향을 받는 단면도 및 모양의 척추에 해당하는 관련을 가진 장요근 및 요방형근에 있는 긴장도를 증가시켰다. 예를 들어, 장의 왼쪽 부분의 감소는 왼쪽 장요근의 증가된 긴장도를 초래한다. 장에서 발생하는 통증은 매우 강렬할 수 있으며 종종 신경근 자극을 모방할 수 있다. 그러나 신경학적인 발견이나 부정적인 도발 및 완화 검사는 필요하지 않는다.

췌장 (Pancreas)

췌장 결손은 주로 T7-11 구간과 T9 구간에서 가장 빈번하게 나타난다. 반사적인 변화가 왼쪽에 강한 경향으로 나타난다. 다른 연관된 반사적인 변화에는 천장관절 제한과 좌측 대요근(psoas major)의 경련이 포함된다.

진통이 느껴지는 부분은 일반적으로 T7과 흉요추 연결 범위의 다시 양측으로 발견된다. 췌장이 관여하는 통증은 강하고 깊으며 때로는 신경근 자극을 모방할 수 있다. 차별 진단에서 이러한 통증의 진정한 원인을 확인하는 것은 어렵다.

간과 쓸개 (Liver and Gallbladder)

간 질환과 담낭의 통증은 비교적 흔하고 상당히 강렬하다. 담낭 장애가 있는 위장 상태는 일반적으로 앞쪽이나 등쪽의 갈비뼈 아치를 따라 날카로운 전격 통증을 동반하며 또한 불쾌감과 메스꺼움을 동반한다.

내장 패턴은 T6-8 또는 T7-9 영역에서 오른쪽으로 향하는 경향과 함께 발견된다. 추간 관절과 늑골의 제한이 널리 퍼져 있다. T7-9 추간근의 영역에서 통증유발점의 재귀 발달은 해당 갈비의 고통스러운 골막 점과 함께 발생한다. 이들 기관의 내장 형태에는 중추신경 척추 제한이 포함되며, 특히 C4-5 부분과 오른쪽 부분에서 더 자주 발생한다. 통각과민 구역은 T6-T10으로 여러 구역으로 나뉜다. 패턴은 일반적으로 장요근 경련을 포함하지 않지만, 복직근의 상위 부분과 오른쪽 승모근 하위 부분에 증가된 긴장도는 일반적이다.

신장 (Kidneys)

신장 병발로, 주로 흉요추 정점(T10-L1)에 위치한 내장 패턴이 발견된다. 패턴의 가장 일반적인 요소는 척추 관절 제한 뿐만 아니라 관련된 신장의 측면과 동일한 측면 위치의 천장관절 제한을 포함한다. 마지막 두 갈비의 이동성은 매우 제한적이다. 흉요추 부위의 대요근, 요방형근, 척추기립근 경련은 흔한다. 횡격막 기능도 감소한다. 더욱이, 이 패턴은 종종 이상근 및 허벅지 내전근을 포함한다. 통각과민 구역은 흉요추 정점에서 양측으로 발견된다. 신장 질환에서 통증은 보통 늑골 아래쪽 늑골을 따라 흉요추 교차점 방향으로 "쏘고" 가혹하고 예리하고 강렬하다. 종종 하반신을 언급하며 다시 한번 신경뿌리 자극을 유발한다.

자궁과 난소 (Uterus and the Ovaries)

부인과 수술 후 유착은 여성의 소위 요통 증후군의 빈번한 원인이다. 부인과적 장애에서, S-반사는 미골근의 증가된 긴장도로 인해 나타난다. 부인과 시스템의 장애에 대한 반사적인 변화에 대한 자세한 개요는 여성 기능 불임 치료를 광범위하게 연구한 L. Mojzisova에 의해서 개발되었다.

내장 패턴은 하부 요추(L3 부분), 요추 관절 및 천장 관절의 제한을 포함한다. 또한 공통점은 미골근 제약이다. 증가된 근육의 긴장도는 골반저근육에서 보이는데, 흉요추 정점에서 척추의 척추와 함께 "사슬"을 형성하며, 이는 또한 증가된 긴장도(S- 반사)를 나타낸다. 일반적으로, 짧은 고관절 유도체의 증가된 긴장도와 둔근의 약화가 있다. 골반 내 조절은 근골격계가 생식계의 침해성 내장 자극에 자주 반응한다. 골반 내화는 생식기관의 침해 수용성 내장 자극에 대한 근골격계의 빈번한 반응이다.

전립선 (Prostate)

골반저근육은 특히 전립선의 안장을 형성하는 항문거근에서 긴장도가 증가하여 "압박"하고 그 결손에 민감하게 반응한다.

고환 (Testicles)

고환은 출생 후 발달 동안 복강에서 음낭으로 내려와 T10 부분의 신경 분포가 지속된다. 그러므로, 고환질병은 흉요추 부위에 통증을 나타내기 때문에 신장 병발을 모방한다. 다양한 범위에서, 고환올림근육(신장 병발에 존재하지 않는)에 긴장도가 증가하여 관련된 고환이 건강한 고환보다 높게 잡아 당길 수 있다. 고환올림근육 내복사근에서 분지하기 때문에, 그것의 자극은 복부벽의 긴장도 변화에 의해 나타낼 수 있다.

위에 제시된 개요에서, 내장 패턴의 기본 요소만 설명되었다. 일반적으로, 검사하는 동안, 각 환자의 개별적인 특성에 따라 이러한 패턴의 다른 요소가 발견된다. 병이 길수록 "만성적" 이기 때문에 운동 시스템의 기능적 결함이 더 많이 얽히게 되고 내장 패턴이 확장되거나 더 "흐려진다."

패턴 개요에서, 비장에 대한 패턴은 없다. 지금까지, 패턴에 대해서는 자세히 설명하지는 않았지만, 어느 정도까지는 비장과 췌장의 패턴 사이에서 겹치는 부분이 있다고 가정할 수 있다.

내장체성의 관계 내에서, 장요근, 소위 내장 근육이 중요하다. 이 근육은 복부 장기 결손에 종종 민감하게 반응하지만, 반면에 이러한 결손은 내부 병발을 모방한다. 이것이 검사 과정에서 이 근육에 특별한 주의를 기울여야 하는 이유이다.

2.2 자율신경계의 검토 / EXAMINATION OF THE AUTONOMIC NERVOUS SYSTEM

자율신경계 또는 식물신경계는 유기체의 항상성 유지에 기본이되는 신경계의 한 부분이다. 이것은 부드러운 근육 조직, 혈관, 기관 및 피부, 외분비 및 내분비선, 심근 및 기타 기관의 기능을 규제하고 조절한다. 내부 장기에 미치는 영향을 고려할 때, 자율신경계는 내장운동(visceromotor)이라고도 한다.

다양한 자극에 대한 신체 반응의 복잡한 제어로 인해 신체 활동 및 자율신경계 내에서 조정된 반응이 발생한다. ANS는 내부 장기와 신체 구조(근골격계) 사이의 균형과 협력을 보장할 수 있는 유기체의 제어 메커니즘의 일부로 간주된다. 지금까지, 협력이 어떻게 발생했으며 운동 통제가 어느 정도까지 중요할 수 있는지는 잘 알려져 있지 않는다.

2.2.1 자율신경계의 해부학 및 생리학 (Anatomy and Physiology of the ANS)

자율신경계는 중추 및 말초 뉴런에 의해 형성되며, 그 중 반사 아치는(신체적 신경계와 마찬가지로) 기본 커뮤니케이션 채널을 형성하지만, 활동은 여러 단계로 조절될 수 있다.

자율신경계에서 **구심성 정보**는 내장과 체세포 영역(피부, 근육조직, 골막 등으로부터의 구심성)에서 중추신경계로의 정보를 운반하는 체외 감각 섬유에 의해 가능해진다. 이 연결은 근육의 증가된 긴장도 이상의 영역에서 통각에 대한 국소 반응 또는 피부 혈액 관류의 변화에 의해 나타난다. 자율신경계의 원심성 구성 요소는 교감신경계와 부교감신경계로 구성된다.

자율신경계의 **원심성** 부분의 해부 조직에서, 물리치료에 중요한 원리가 발생한다. 예를 들어, 교감신경 줄기(감신경줄기)의 흉부 신경절의 위치는 갈비뼈의 머리에 매우 근접하여 이러한 갈비뼈에서의 골막 통증의 전반적인 자율성 증명과 연결될 수 있다. 경추의 기능적 및 구조적 변화에 따라 척추 동맥의 혈관 주위 교감신경총(척추)의 염증과 함께 혈액 순환 변화가 연결된다.

신체 운동 시스템과 유사하게 자율신경계는 계층적으로 구성된다. 낮은 수준은 표적 장기의 자율신경계를 **시상하부**와 피질 구조의 꼭대기에 확보하는 신경절 이전 및 신경절 이후 뉴런에 의해 형성된다. 중요한 "중간" 구조는 뇌간의 **줄기 형성**이다.

자율신경계 조절에서 **대뇌피질**의 참여는 가장 적게 이해된다. 체세포와 식물의 활동을 자발적 운동 활동과 통합시킨 것으로 추정된다. 피질 운동은 목표 운동의 프로그래밍 및 실행과 더불어 응답하는 자율 응답을 활성화시키며,이 과제는 골격근의 대사 요구 증가에 대한 유기체의 내부 환경을 준비하는 것이다. 호흡과 순환의 변화는 근육 활동으로 인해 항상성이 변화하기 전에 근육 활동의 시작에서 발생한다. 대뇌 피질은 외부 환경과 유기체의 내장 기능(정서적 반응의 식물성 구성 요소) 사이의 관계를 계속해서 중재한다.

수도관 주위 회색질의 중요성

물리치료의 맥락에서, 수도관 주위 회색질(PAG)는 중요한 중심 구조, 특히 그 척수 측면이다. 동원 및 조작 기술의 효과에 대한 연구는 동원 및 조작 기술의 적용 후에 발생하는 진통 효과가 척수 수도관 주위 회색질의 유도된 활성화에 기인할 수 있음을 일관되게 보여 주었다. 진통 효과는 교감신경계의 동시 흥분을 동반한다.

수도관 주위 회색질의 세로 열은 자율, 운동 및 감각 정보를 조정할 수 있는 루프에 연결된다. 후속 자율 반응이 야기되는 수도관 주위 회색질의 섹션은 교감 전제 뉴런에 광범위하게 내장 내에 구성된 자손 예측을 가지고 있다. 수도관 주위 회색질의 국소 조직은 운동 피질(운동 호흡기)의 운동 신경계 조직과 어느 정도 유사할 수 있다.

자율신경계의 글로벌 및 차별화된 활동

2개의 적대적 효과기로서 교감신경과 부교감신경 시스템에 대한 견해는 이제 쓸모없는 것으로 간주될 수 있다. 많은 면에서 그들의 활동이 전반적으로 적대적이지만, 상호 조정으로 작용한다.

최근 연구는 조직 활성화와 국소적인 수준에서 반응하는 교감신경 부신수질계의 능력을 보여준다. 즉, 글로벌 활성화가 필요하지 않는다. 조직 및 신체 기능 특이성은 물렁조직의 반사적 변화 영역에 해당하는 교감신경 활동(예: 국소 피부증, 사후변화)의 국지적 대상을 허용한다.

2.2.2 운동 장치 내 자율신경계의 기능 (Function of the ANS within the Movement Apparatus)

교감신경만 운동 시스템과 피부의 수준에서 활성화된다. 그들은 혈관의 평활근(**혈관 운동 성분**), 머리 주위의 평활근, 입모근(**털세움**) 및 땀샘(**땀배출**)을 자극한다. 이러한 기능을 위한 교감신경 섬유는 체세포 말초신경과 함께 작용한다. 자율 기능은 신경병증이나 말초신경 병변과 관련될 수 있다. 최근에는 교감신경 활동의 영향이 근육 고유 수용체 또는 근육 방추들로부터의 구심성에 의해 확인된다. 한 연구만 고양이의 외과(**일반적으로 줄무늬가 된**) 근섬유의 자율신경 분포를 보였다(Barker, Saito, 1981).

혈관 운동 능력(Vasomotricity)

혈액량의 분포와 신체 부위의 혈류 영향은 혈압 조절과 체온 조절뿐만 아니라 주어진 기관의 활동에 대한 최적의 대사 요구를 보장하는데 중요한 역할을 한다. 혈압의 유지는 주로 교감신경에 달려있다. 교감신경은 모세 혈관을 제외하고는 모든 혈관에 신경을 공급한다. 송신기에 대한 혈관의 반응은 다양한 유형의 수용체에 의해 결정되는 혈관의 유형에 따라 양과 질이 다르다. 혈관계의 교감신경계의 메커니즘의 다양성은 혈액 관류 조절의 영역적 차이에서 중요한 역할을 할 수 있다. 교감신경은 심혈관 역학의 조절뿐만 아니라 혈관 벽구조의 유지에도 중요한 역할을 한다.

혈액 관류의 정도를 조절하기 위한 교감신경의 분화된 활동 능력은 대사적으로 유리한 환경을 형성함으로써 예상 운동, 일정한 사전 준비 또는 네비게이션을 나타내고, 물류 자치 지원 같이 계획 및 운동 수행에서 중추신경계 구조의 동시 영향을 확인한다.

체성감각 시스템과 자율신경계(Somatosensory System and the ANS)

전체 신체로부터의 구심성 입력의 영향 및 원격 수용체로부터의 정보는 운동 조절에 필수적이며 이것을 감각 운동기(sensorimotor)라고 한다. 많은 물리치료 기술은 구심성 입력에 영향을 미친다.

고유 감각 — 근육 방추(Muscle Spindle)

전통적으로 근육 방추들은 γ–운동 신경 세포에 의해 조절되는 근육 수용체로 간주된다. 자율신경계가 그 기능에 영향을 준다는 사실은 동물들에게 명백하게 드러났다. 인간에서 동물에서 발견되는 것과 유사한 신경 분포가 추정될 수 있지만, 지금까지의 증거는 간접적이었다.

근육 추진 수용체의 자율신경의 기능적 결과

근육 고유 수용체의 자율신경 분포를 고려할 때, 근육 방추들에 기인한 모든 기능에 대한 교감신경계의 영향을 고려할 필요가 있다.

근육 방추들의 신호는 척추 및 척추 운동과 같은 다양한 신체 기능, 운동 조절 및 조정, 위치 및 신체 움직임(**운동 감각**)에 대한 인식과 같은 다양한 기능에 참여한다. 교감신경계에 의해 유발된 근육 방추들의 활동 변화는 근육 운동 신경에 영향을 미치는 α–운동 신경 세포의 자극을 위한 역치를 설정하기 위해 γ–운동 신경과 함께 허용한다. 교감신경계의 긴장도가 증가하면 운동성 및 운동 조절에 영향을 미칠 수 있다. 증가된 원심성 활동(**유출**)에 의해 유도된 고유 감각 정보의 변화는 운동 능력 및 고유수용성 기능장애를 초래할 수 있다.

교감신경계가 근육 방추들에 미치는 영향은 중앙 운동 프로그램의 구성 요소이며, 수행되는 맥락에서 운동 작업을 수정하는 데 참여하는 메커니즘 중 하나이다.

피부 감각 (Skin Sensation)

피부 감각은 중추신경계가 운동 발현 및 운동 시스템의 기능 변화에 대해 평가하고 반응하는 정보의 구심성 분비의 중요한 부분을 나타낸다. 피부와 고유수용성 감각의 통합 결과는 운동에 대한 근본적인 경향인 입체 기능의 능력이다.

피부에는 촉각, 열, 화학적 및 비특이적인 침해 수용기가 있다. 낮은 임계 기계 수용체(**RA II – 빠르게 적응하는 수용체 II 형, 소위 파터–파치니 소체 및 SA II – 천천히 적응하는 II 형 수용체, 루피니 소체**)는 고유수용에 기여한다.

원심성 교감신경 계통의 자극은 피부 감정자의 발화에 영향을 미치지만, 어떤 메커니즘인지는 알 수 없다. 일부 연구는 국소 혈액 관류의 변화를 매개로하는 메커니즘과 피부 및 피하 조직의 아직 확인되지 않은 기계적 변화에 대한 연구에 의존한다.

통각과 통증 및 자율신경계

모든 고통에는 자율 변화가 수반된다. 강한 통증이 있을 때, 이것은 땀, 충격, 빈맥, 혈류 감소, 호흡과 공포를 가속화한다. 두려움은 자율 현상을 항상 가지고 있는 만성 통증을 동반한다. 두려움 옆에는 불안과 불면증이 흔하다. 자율신경계, 주로 교감신경계가 통증에 매우 강하게 영향을 미치기 때문에 이러한 자율신경계는 매우 중요하다. 교감신경전달물질인 노르아드레날린은 만성 통증을 증가시키고 교감신경 전달물질인 ATP(삼인산아데노신) 는 근육 통각 수용체를 자극한다는 것이 밝혀졌다.

교감신경계(SNS)는 특정 상황에서 침해 수용 능력 정보를 조절할 수 있다. 정상 조직에서 신경절 후 교감신경 섬유의 활동은 통증 인식을 이끌어 내지 않으며 통각 감각 뉴런을 활성화시킬 수 없다. 민감한 조직의 병리학적 조건 하에서 통증, 통각 과민 및 염증 발생 그리고 유지에 기여할 수 있다. 임상 실험에서, 교감신경계 내에서의 발화의 생리적 빈도에서의 자극은 민감화 조직에서 통각 수용체를 활성화시키기에 충분하고, 이는 예를 들어 직장 스트레스 시에 일반적이다. 교감신경계의 활성화와 교감신경계의 활성화 사이의 연관성이 역학 연구에 의해 확인되었다. 교감신경계의 활성화(예: 직장, 심리 사회적)와 항상 연계되어있는 다양한 기원의 스트레스는 고통스런 증후군의 발병 시 보조 요인이 될 수 있으며 시기상 영향을 미칠 수 있다.

교감신경계와 통증 사이의 연관성은 복잡한 국소 통증 증후군(CRPS)에서 중요하다. 이것은 말초 및 중심 체성 감각 과정의 변화에 대한 악순환으로 간주 되며, 교감신경 원의 형태로 긍정적 인 피드백이 주변에서 감각 뉴런의 활성화에 의한 이러한 《악순환》을 완료한다.

자율신경계 및 근육 기능

근육 수준에서 두 가지 기능적 변화 상태가 있다. 이것은 근육 긴장도(고조와 근력 저하)의 변화로 가장 자주 나타나는 근육 섬유의 활동을 증가시키거나 감소시킨다. 이러한 변화는 전체 근육 또는 근육 그룹 뿐만 아니라 근육의 국부적인 부분에도 나타날 수 있다. 근육 기능의 변화는 다른 물렁조직(피부, 피하조직, 근막 등)의 변화, 특히 관절 기능의 변화(과 운동 또는 관절 제한 또는 관절 운동 제한)와 관련이 있다. 또한, 내장기관과의 연결을 무시해서는 안 된다. 이러한 기능적 변화는 자세 및 위상 운동 성분에 영향을 미치며 장기간의 활동은 조직의 구조적 변화로 이어질 수 있다.

근막 자극 통증유발점

근막 자극 통증유발점(TrPs)은 근육 기능의 국소적인 긴장항진 변화를 나타낸다. 이것은 근육 조직에서 가장 빈번한 기능 변화 중 하나이다.

통증유발점은 압박을 가하면 특유의 통증 및 자율 징후가 유발될 수 있는 단단한 근육 다발에서 과민성이 증가된 부위로 정의된다. 손가락으로 이러한 다발을 "누르기"하면 근육 경련이 발생한다. 경련은 근전도에서 볼 수 있으며 환자는 통증을 호소한다. 통증유발점을 포함하는 섬유는 증가된 장력을 나타낸다. 이 수축된 근육 밴드는 저긴장, 고긴장(단축) 또는 정상 긴장 상태 근육에서 찾을 수 있다. 주변의 섬유는 이 활동을 보이지 않으면서 자발 근력 운동이 통증유발점에서 발견되었다. 다른 연구 결과에 따르면, 자극 통증유발점은 스트레스가 많은 상황에서 근전도 활동이 증가하여 교감신경의 유출이 증가하는 것으로 나타났다. 스트레스(수학적 문제를 "머리에서 풀기"를 시도함으로써 실험적으로 유도됨)와 함께, 통증유발점의 전기적 활동은 주변 근육이 전기적으로 "침묵"을 유지하면서 증가했다. 이것은 정서적 요인이 근육통에 영향을 미치는 메커니즘일 수 있다. 근막의 통증과 국소적인 근육의 변화가 있는 환자는 응급 영역에서 근육의 긴장과 통증이 증가하여 스트레스가 많은 요구(심지어 "정신적 스트레스"인 경우라 할지라도)에 반응한다는 것이 일반적인 임상 지식이다.

대뇌 변연계에서 망상 형성(γ-운동신경 세포의 증가된 활동)뿐만 아니라 증가된 교감신경 유출로 경로의 활성화가 증가된 근육의 긴장도에 기여할 수 있다고 추정할 수 있다.

근육근막 통증증후군(Myofascial Pain Syndrome)

활성 근막 통증유발점(TrPs)의 존재는 근막 통증 증후군(MPS)의 특징이다. 이것은 전형적으로 증가된 근육 민감도 및 언급된 통증 영역의 존재를 나타낸다. 하나의 신체 구조에서 다음 신체 구조로의 통증 영역에서는 2차 통각 과민 및 영양 변화가 전형적으로 발생한다.

근육근막 통증 증후군(MPS) 환자는 관련 근육의 활동적인 움직임(수축)에 의해 자발적으로 유발되는 통증에 대해 설명한다. 통증은 주로 확산되고, 둔하며, 대개 매우 강하지 않으며, 근육 내부에서 감지되고, 자연적으로 만성적이다. 종종, 작업 과부하 또는 감염으로 인해 유도되거나 악화된다. 근막 통증 증후군(MPS)은 일반적으로 기능적 분절 및 근골격계 영역(어깨, 목 등)의 범위에서 나타난다. 여러 개의 세그먼트 또는 영역을 포함할 수 있다.

근막 통증 영역에서 근전도 활동의 발달을 위한 가설

근막 통증 영역(MPA)에서 근전도 활동의 발달에 관한 몇 가지 가설이 존재한다. 가장 잘 알려진 것은 Simons의 고전적 통합 가설에 의해 설명되는 활동이다.

근막 통증의 매커니즘으로, 신경근육 종판에서 비정상적으로 증가된 아세틸콜린의 방출로 시작하여 사후 막의 비정상적 탈분극과 칼슘 이온의 비생리학적으로 높은 국소 증가로 이어지는 일련의 사건을 가정한다. 이로 인해 근섬유분절이 영구적으로 단축되거나 관련된 근육 섬유가 영구적으로 수축된다.

이 영역에서 신진대사와 그에 따른 에너지 위기가 발생한다. 지속적인 수축은 혈관의 압박, 조직 허혈, 통증, 자극 또는 통각 수용기의 민감화, 통증의 시작에 참여하는 물질(브라디키닌)의 방출을 유발한다.

이 고전적 가설에 대한 대안은 교감신경계에 의한 근육 방추들에서의 방추속근육섬유 활성화의 능동성이다. 이 가정은 방추속근육섬유의 직접적 교감 자극이 비자발적이고 약하지만, 결국 근육 수축으로 이어지게 한다고 말한다.

이 가설은 약리학적 개입, 특히 교감신경차단이 근막 통증 영역(MPA)에서 근전도 활성을 강하게 감소시킨다는 사실에 의해 확인된다.

근막 통증 영역(MPA)에서 근전도 활동을 측정한 연구는 동일한 근육내 제어 영역과 대조적으로 만성 통증 영역의 특정 깊이에서 소위 통증유발점 영역의 선택적인 증가를 나타냈다. 주어진 영역에서의 근전도 활동은 또한 근육내 교감의 유출(유출)의 증가와 함께 증가하는데, 이것은 흉부 내압 증가에 의해 유발될 수 있다. 이러한 관찰은 반사적 변화 영역에서 증가된 교감신경절이 근육의 긴장도에 미치는 영향에 대한 추가적인 증거로 간주될 수 있다.

교감신경계(SNS)가 근막 통증 영역(MPA)에 영향을 미치는 메커니즘은 분명하지 않는다. 이것은 혈류 역학(혈관 수축)에 영향을 주거나 근육 방추들의 직접적인 영향에 의해 이루어질 수 있다.

근육 강화

내부 기관과 근육 긴장도가 밀접한 관계가 있는 것은 "근육 강화" 상태로 인해서 입증된다. 이것은 복막 벽의 증가된 근긴장을 포함하며 복막염 동안 자율신경계의 구심 성분으로부터 유도되는 강렬한 통각 자극 동안 발생한다. 소위 내장체성 반사의 유사한 예시는 뇌막염 시기에 뇌막염의 자극에 의해 유발된 목 근육의 반사적 수축이다.

그러므로, 내장감도는 최종 모터 출력 또는 척추 운동신경세포의 활동에 영향을 줄 수 있는 입력 중에 하나이다.

2.2.3 해부학 식물 증후군 (Anatomical Vegetative Syndromes)

임상 실습에서, 우리는 또한 심각한 부상, 뇌졸중, 또는 의원성 원인 등의 결과로서 가장 빈번하게 발생하는 자율신경계에 대한 직접적인 구조적 결핍이 나타나는 환자와 접촉한다. 이러한 경우에, 해부학적 연속성은 주어진 구조가 손상되고, 이러한 이유로, 해부학적인 자율신경 증후군으로 알려져 있다.

위치에 따라, 해부학적 자율신경계 증후군은 나눠진다:

- 중앙 자율신경 증후군 — 대뇌피질, 시상하부 뇌간, 뇌간;
- 말초 자율신경 증후군 — 클라우드-버나드-호너 증후군, 후경부 교감신경 증후군, 신경절 간문증 증후군, 신경근 증후군, 신경총과 말초신경의 증후군.

중앙 자율신경 증후군 (CENTRAL AUTONOMIC SYNDROMES)

- 교뇌 및 중뇌의 자율신경계 결핍으로 인해, 기본적인 생명 유지 기능들은 - 호흡기 및 심혈 관계 질환 - 위태롭게 된다.
- 간뇌 시상하부의 질병은 혈관 운동 장애(예: 얼굴이 붉어짐, 창백해지고, 혈압이 변함), 호흡 장애, 내분비 및 대사 기능장애(예: 당뇨병, 비만, 지방 대사, 단백질 및 글리신 대사장애), 성적 및 영양 장애를 일으킨다. 간뇌 시상하부의 질병은 기면증, 탈질증 및 수면 마비와 관련된 의식 상실을 동반한다.

- 자동 신경계의 조절 부위에서 피질, 피질 하부 및 캡슐 결핍은 부종, 피부와 근육의 미세 순환 변화, 청색증 또는 피부 온도 변화로 나타난다.

주변 자율신경 증후군 (PERIPHERAL AUTONOMIC SYNDROMES)

주변 자율신경 증후군은 자율신경계의 말초 구조에 결손과 함께 발생하며 자극이나 중단을 일으킬 수 있다. 주변 자율신경 증후군은 또한 결합될 수 있다.

다음과 같은 임상 증상으로 입증한다:

- 혈관 운동 증상 (혈관 경련, 혈관 확장 및 피부 온도 결핍, 청색증 또는 창백한 피부)
- 피부, 뼈 및 근육 조직의 영양 결핍(예: 손톱 손상, 얇은 또는 각질 각화 피부, 모발 손상);
- 분비 징후(땀 분비 과다증 또는 저하증)
- 작열통(진통제가 제대로 조절하지 않는 통증의 급증)

클라우드-버나드-호너 증후군

클라우드-버나드-호너 증후군은 안검 하수증, 유사 분열 및 안구함몰 의해 나타난다. 관련된 측면에서, 다한증과 고열 증세로 나타난다. 클라우드-버나드-호너 증후군 증상의 발병 원인은 상부 경추 교감신경계 병변, C8-T1 부분 측면 뿔에 있는 섬모체 척수 중추, 척수 뿌리의 병변, 교통가지, 우수한 자궁 경부 신경절 또는 경동맥 신경총(신경총) 일 것이다. 주변부 뿐만 아니라 시상하부 또는 뇌간의 중앙 병변이 발달에 기여할 수 있다.

후부 경부 교감신경 증후군

후부 자궁 경부 교감 증후군(Barre-Lieou 증후군으로도 알려져 있음)은 현기증, 귀가 울리는 소리 또는 청력 문제로 임상적으로 나타난다. 때로는 두통(cephalea)이 동반된다. 그것의 발병은 척추 동맥의 동맥 주위 신경 덩어리(주로 관절염의 변화로 인한)의 자극과 관련이 있다.

거대한 수의학 증후군 (GROSS VEGETATIVE SYNDROMES)

자율신경계가 올바르게 기능하기 위해서는 자율신경계의 두 구성 요소인 교감신경 및 부교감신경이 균형 있게 작동해야 한다. 이 균형은 정상 상태로 간주된다. 교감신경 계통의 활동 증가는 교감신경증을 유발하여 이화 과정이 지배적이다. 미주신경긴장에서 부교감신경 계통이 지배적인 기능을 수행하면 반대현상이 나타나며 단백 동화 과정이 지배적이다. 임상 양상은 다양하며 장기 신경증과 유사한다. 이러한 환자에서 모든 장기 시스템은 관련/손상된 것으로 인식되어 점진적으로 검사된다. 갑자기 교감 또는 부교감 불균형이 시작되면 자율 위기라고 한다.

교감신경계에 결손이 있으면 갑작스러운 혈관성 고혈압, 두통, 혈관 경련 및 빈맥이 발생할 수 있다. 부교감 시스템의 활동이 증가함에 따라 퀸케 부종, 기관지 천식 및 발작성 다한증이 관찰될 수 있다.

재귀 식물 신드롬 (REFLEXIVE VEGETATIVE SYNDROMES)

임상 사진은 운동성(사지의 말초 부분에 주로 있는 약간의 마비), 감각(신경근을 나타내지는 않지만 감각에 결점이 있지만 말초 성격, 우울증 성격의 고통) 및 식물 변화(피부의 영양 변화, 피하조직 및 근육 위축, 혈관 운동 변화-혈관 경련 및 혈관 성형술).

참고문헌(REFERENCES)

Barker D, Saito M. Autonomic Innervation of Receptors and Muscle Fibers in Cat Skeletal Muscle. Proceedings of the Royal Society of London. Series B. Biological Sciences 1981; 212(1188): 317-332.

Bartko D. Neurológia. Bratislava: Osveta 1982.

Čelko J. K liečbe vredovej choroby dvanáctorníka. Rehabilitácia 1996; 4: 250.

Dejung B, Gröbli C, Colla F. Triggerpunkt-Therapie. Bern: Hans Huber 2001.

Hep A, et al. Poruchy motility jícnu při vertebropatiích. Rehabil a Fyz Lék 1998; 4: 131 135.

Hubbard DR, Berkoff GM. Myofascial Trigger Points Show Spontaneous Needle EMG Activity. Spine 1993; 18(13): 1803-1807.

Chung JW, Ohrbach R, McCall WD. Effect of Increased Sympathetic Activity on Electrical Activity from Myofascial Painful Areas. Am J Phys Med Rehabil 2004; 83(11): 842-850.

Janig W. The Sympathetic Nervous System in Pain. European Journal of Anaesthesiology 1995; 10: 53-60.

Jasonovičová T. Viscerovertebrálne vzťahy pri ochorení obličiek. Rehabilitácia 1998; 1: 51-53.

Králíček P. Úvod do speciální neurofysiologie. Praha: Karolinum 1997.

Kunnert W. Wirbelsäule und innere Medizin. 2. Aufl. Stuttgart: Ferdinand Enke Verlag 1975.

Lewit K. Manipulative Therapy. London: Butterworth Heinemann 1999.

Lewit K, Kuncová Z. Anteflexní bolesti hlavy v dětském věku. Čs pediat 1971; 26: 75-81.

Mikula J. Strategie, taktika a diagnostika u torakálních segmentových dysfunkcí a bolestí v oblasti hrudníku. Rehabilitácia 2002; 3: 88–94.

Roatta S, Windhorst U, et al. Sympathetic Modulation of Muscle Spindle Afferent Sensitivity to Stretch in Rabbit Jaw Closing Muscles. Journal of Physiology 2002; 540: 237–248.

Rychlíková E. Reflexní změny u ischemické choroby srdeční a jejich terapeutické ovlivnění. Praktický lékař 1973; 10: 378–381.

Simons DG. Symptomatologie und klinische Pathophysiologie des myofaszialen Schmerzes. Man Med 1994; 32: 92–122.

Velecká M. Viscerovertebrálne vzťahy. Rehabilitácia 1995; 1: 40–43.

Zbojan L. Chrbtica a vnútorné orgány. Vojenské zdravotnícké listy 1970; 3: 90–93.

3 심리적 기능과 통증
PSYCHOLOGICAL FUNCTIONS AND PAIN

3.1 재활에서의 심리적 진단

재활 훈련 중, 몇몇 병리학적 상태에 의해 발생하는 생체적, 심리적, 그리고 사회적 기능의 저하나 변화를 치료해야 하는 경우가 종종 있다. 예를 들어, 복잡한 근골격계 부상 이후 만성적인 통증을 호소하는 환자의 경우가 있다고 치자. 치료 중, 우울증, 부정확한 의견과 기대의 형성, 학습된 통증 행동, 작업 습관의 손실이나 습관적인 자학이나 학대 등과 같은, 일반적인 재활과 장기간의 작업 장애의 징후가 나타날 수 있으며, 이런 경우에 대한 병리 생리학적인 설명 또한 존재하지 않는다. 이러한 변화들은 가족들과 작업 기능에 영향을 미칠 수 있으며, 치료 과정을 복잡하게 하고 재활 치료의 선택지를 제한시킨다. 재활 치료 과정을 환자의 중요한 문제에만 엄격히 제한하는 것은, 이러한 움직임 기능과 관련된 재활 훈련의 경우, 효과적이지 않을 것이며 자기모순적인 결과를 낳을 수 있다. 운동 보조기구의 기능이야 갱신되겠지만, 우울증, 평범한 삶을 계속할 수 없을 것이란 자괴감의 확신, 학습된 통증 행동, 습관적인 자학과 외부 도움의 의존도의 상승 등은 병리학적 치료 과정이 완성되어 완전히 치료가 된 후에도, 지속적으로 자연스레 발생할 수 있는 것이다.

만약 부상이나 질환이 돌이킬 수 없는 결과를 초래한다면, 예를 들어, 척추 손상의 결과로 일어나는 심리적, 행동적, 사회적 의사 소통 과정까지 포괄하는 변화의 범위는 최소한으로 제한될 필요가 있으며, 새로운 환경 조건에서 이러한 과정이 일어날 때 대체할 수 있는 가치 있는 대안적인 형태의 삶이 새롭게 구축되어야 한다. 심리학적 진단은 이러한 복잡한 삶의 변화에 대한 예후, 과정, 결과와 연관된 심리적 과정에 대한 묘사와 설명을 포함하여야 한다. 이러한 묘사와 설명들은 뒤따라오는 재활 과정에서 도움이 될 것이며, 다른 검사를 할 때 그 맥락 안에서 제대로 정리하여 복잡한 재활의 필요가 있는 환자에 대한 온전한 관점을 형성하는 데에 기여할 수 있을 것이다.

3.2 과정 평가와 검사 방법들

통증 자극에 대한 반응성

통증 자극에 대한 기본적인 반응들은 상대적으로 병리학적 상태에 영향을 받지 않는 몸의 중립적인 부위에서 측정되는데, 이러한 반응들은 실제적인 병리학적 상태의 영향을 거의 받지 않는다. 일반적인 상황 하에서, 통증 자극의 감각과 병리학적 과정의 결과로 나타나는 통증 강도 사이의 관계(자극이 클수록 통증 자극도 커진다는)는 미약하게 긍정적으로 연결되어 있다. 우울증이 있는 사람들의 경우, 이러한 관계는 전복되거나, 중립적인 통증 감각의 줄어든 감각과 병리학적 과정(낮은 자극, 또는 더 무딘 자극, 또는 더 높은 강도의 통증)에서 발생하는 통증 강도의 증가 사이의 관계가 부정적으로 변한다. 이러한 역 관계들은 심각한 통증을 가진 환자들에게서 발견될 수 있다.

통증 감각 반응도 검사는 통각상실증(analgesia), 통각과민증(hyperalgesias), 통각저하증(hypoalgesias)을 진단하는 데에 사용되고, 또한 통각수용기성 통증인지, 신경성 동통인지, 아니면 두 개의 메커니즘에서 부분적으로 다 발생하는 통증인지를 구별하는 중요한 변화들을 판단하는 데에 사용된다. 몇몇 신경성 변화로는 가벼운 접촉에 대한 통각 과민증(촉각 과민증), 또는 무감각 통증, (과도한) 통각 과민 부위에 가해지는 보통 통각수용기적 자극에 무감각 등이 있다.

여기서 얻어진 통증 자극의 감각도에 대한 수치는 고통 자극(따뜻함, 온도, 차가움 등과 같은)의 종류와는 독립적이어야 한다. 통증 자극의 감각도는 다른 불쾌한 자극(예: 아주 깊은 음악 톤이나 진동수)의 감각과는 구별되어야 한다. 통증 자극의 감각도와 다른 불쾌한 자극의 비율은 통각과민증과 지각 과민증을 구별할 수 있게 해준다. 통각 과민증에서는, 다른 불쾌한 자극에 대한 감각도가 비교적으로 낮을 때(보통) 통각수용기적 자극에 대한 감각도가 더 높다. 지각 과민증(hyperesthesia)의 경우, 통각 수용기적 자극의 감각도가 훨씬 더 높을 뿐 아니라 불쾌한 자극의 감각 또한 여전히 관찰된다. ("통각 수용기적"와 "통증 자극"이란 말은 구분되어야 한다. 통각 수용기적 자극이란 손상에 의해 자극되는 수용기, 다른 말로 통각 수용기나 유리신경종말을 자극하는 것을 말한다. 자극이란 그 자극의 강도가 통증을 유발했을 때 아파지는 것이다.)

통증 자극의 감각 평가는 반응의 정확도를 가능하게 해준다. 예를 들어, 반복된 측정에서 나타나는 다양한 결과들 사이의 동의도(degree of agreement)를 추출할 수 있다. 가장 낮은 감각도의 한계선- (낮은) 통증 역치 뿐 아니라, 통증 자극의 상위 범위- 상위 통증 역치까지도 설립해준다. 검사는 감각의 강도와 통증의 감정 요소를 분리하여 포착하여야 한다. 똑같은 방법이 임상적인 상황과 리서치 상황에서 동일하게 사용되는데, 여기서 추출한 정보는 안정적이며 일반화 가능해야 한다.

많은 기구들이 통증 자극의 반응도를 평가하기 위해 존재한다. 통증 테스트 기구는 열 방사를 통해 통증 역치와 통증 자극 인식의 정확도를 측정하기 위해 계발되었다. 지혈대 방법(tourniquet method)은 소매 부분을 사용하여 팔에 부착된 혈압계의 자극을 사용하여 허혈을 유발시킨다. "냉압법(cold mompressor method)"은 사지의 끝단을 아주 차가운 물 안에 넣음으로써 허혈을 발생시키는 것이다. 압력 자극에 노출시킬 때는 기계적 혹은 전기적 통증계가 사용된다. 가해진 압력은 디스플레이 화면에 나타나거나 컴퓨터에서 읽히거나 데이터로 저장된다. 현대적인 접근법은 대부분 반응 시간이나, 주어진 강도의 통증이 유발한 통각 수용기적 자극의 발발할 때까지의 시간을 측정한다.

병리학적 과정 상의 통증

임상 환경에서 사용되는 현대의 통증 평가는 Melzack의 **맥길 통증 설문지**(MPQ)에서 시작한다. MPQ의 원 버전은 감각 통증 단계 인덱스(PRI-S), 감정 통증 단계 인덱스(PRI-A) 그리고 평가 통증 단계 인덱스(PRI-E)라는 범위를 포함한다. MPQ 요소들은 같은 질이지만 다른 강도의 통증 표현을 포함한다. 예를 들어, PRI-S의 요소는 열에 관련된 통증의 질을 측정하고 뜨겁다, 태울 듯하다, 델 것 같다, 타는 듯하다 등의 용어로 구성되어 있다. 원래의 MPQ 신청서는 상당히 긴 편이고 평가는 어려우며, PRI-E를 통한 인지통증평가라는 개념 자체가 구식이라 여겨진다.

MPQ의 짧은 형태인, **SF-MPQ**가 통증 평가에 가장 보편적으로 사용되는 설문지이다. 이는 세 가지 요소로 구성되어 있다:

- 감각 통증 단계 인덱스(Sensory Pain Rank Index)는 감각 통증의 질을 나타내는 11개의 서술 표현으로 구성되어 있다. (예: 지끈거리는pulsating, 쑤시는 듯한 shooting, 찌르는 듯한 stabbing);
- 감정 통증 단계 인덱스는 감정 통증의 질과 상응하는 4가지 요소로 구성되어 있다. (피곤한, 완전히 지쳐버린, 두려운, 그리고 우울한, 안절부절 못하는)
- 종합 통증 단계 인덱스 PRI-T는 PRI-S와 PRI-A (15개 요소)의 값을 합한 것이다.

환자는 주어진 인식된 평가의 정도(0-없음, 1-약하게, 2-어느 정도, 3-강하게)에서 단계를 선택한다. PRI-T는 거의 사용되지 않는다. SF-MPQ는 종종 현재 통증 강도를 말로 표현하는 시각 통증 등급(VAS)과 현재 고통 지수(PPI)와 함께 사용된다.

시각 통증 등급(Visual Analog Scales)은 통증을 평가하는 데에 가장 자주 사용되는 방법이다(그림 3.2.2-1).

본 평가는 보통 100-mm 정도의 긴 선이다. 평가된 질이 없을 시에는 선이 시작되는 왼쪽의 시작 포인트에 표시가 된다; 오른쪽 끝의 표시는 가장 높은 단계의 통증 강도에 의해 나타난다. 현대의 통증 시험을 위한 VAS은 주로 두 가지 기본 등급을 사용한다:

- VAS-I는 통증의 강도 사정을 위한 것이다 - 왼쪽이 "통증 없음", 오른쪽이 "상상할 수 있는 최대의 통증"를 나타낸다.
- VAS-U는 불쾌한 통증을 사정하기 위한 것이다 - 왼쪽이 "통증 없음", 오른쪽이 "상상할 수 있는 최대의 통증"를 나타낸다.

VAS 등급은 기본적으로 인식되는 통증의 질, 통증 강도, 기본적인 정서의 상태, 그리고 방해가 되는 것들을 측정한다. 이 값들은 만성 통증을 가진 체코 환자들의 샘플을 포함하여, 여러 가지 실험실과 임상 환경 상에서 측정 가능하도록 표준화되어 있다. 시각 통증 등급(VAS)은 예를 들어 부정적인 의견이나 태도로 고통 받을 때(VAS-S), 일상 생활 속 통증으로 인한 방해, 검사에 대한 부정적 감정,

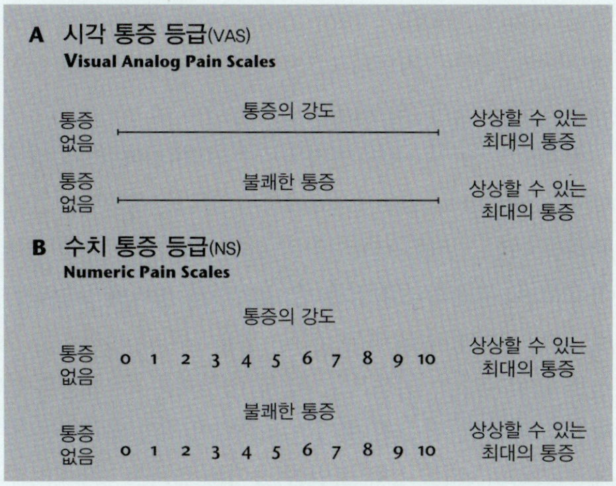

그림. 3.2.2-1 통증 강도에 대한 시각 통증 등급(VAS-I)과 수치 통증 강도 등급(NS-1) 그리고 불쾌한 통증(NS-U). VAS 선의 길이는 100 mm이다.

불안감, 분노, 우울감, 좌절 등의 다른 변수가 있을 때의 평가에서도 사용된다.

수치 등급(Numeric Scales, NS)는 VAS와 같은 측면의 통증을 평가한다. 일반적으로, 11도의 수평 눈금이 사용된다 – 적분식의 연속. VAS와 비슷하게, 가장 낮은 단계는 왼쪽에 표시되고 가장 높은 단계로 평가된 질은 오른 쪽에 표시된다. VAS와 NS에서 측정된 값들 사이에 통계학적으로 중요한 차이는 보이지 않으며, 오직 반복된 측정만이 VAS 단계로, 아주 조금 더 민감한 편이다. 그러므로, NS를 활용하여 얻어진 값과 이에 10을 곱한 값은 VAS값을 밀리미터로 나눈 값과 동일하다고 생각할 수 있다.(NS-I의 0, 1, 2 등의 값은 VAS-I의 0, 10, 20 등의 값에 상응한다.)

재활 훈련에서, 통증 사정에 VAS나 NS을 쓰는 것은 다른 흔한, 비표준의 질문지에 의한 통증 사정에 비해 더 정확하며 시간 또한 절약할 수 있다. 표준 지시법을 읽거나 받은 후에, 환자는 상응하는 VAS나 NS의 숫자에 표시를 한다. 반복되는 치료를 통해, 환자는 이 작업을 자동적으로 하게 된다. 환자가 지시법을 기억하는지 우리가 확신할 수 없을 때에도 확인될 수 있다. 지시법은 검사의 목적에 부착되어 있다. 환자와의 첫 번째 접촉 중, 아래의 지시사항이 사용될 수 있다: "평균적인 통증 강도를 언급하시고 지난 주 겪었던 불편한 점을 알려주세요." 일련의 치료 중 일어난 변화를 평가하기 위해, 아래의 지시사항이 사용된다: "통증의 강도를 언급하시고 지금 현재 느끼는 불편한 점을 알려주세요." 이런 식으로 하나의 치료 중, 치료의 전개 중, 또는 재활 기관 체류 중 일어나는 통증의 인식에 대한 괜찮은 개요를 얻을 수 있다.

이와 비슷하게, 통증 강도, 통증의 불쾌한 정도, 또는 다른 느낌들의 질을 평가하는 데에 목소리 톤의 고저나 소리 강도로 구분되어 평가될 수 있다.(기분 좋은 깊은 톤/허밍 – 통증 없음; 가청도의 경계선에 있는 높은 톤/치과의사의 드릴에서 나는 소리 – 상상 가능한 최악의 통증 강도 또는 불쾌함). 이 방법은 맹인들에게 적당하다. 다른 방법들도 드물게 사용된다.

상징적 스케일(Iconic Scale)은 측정하는 통증의 측면에 상응하는 그림 상징을 사용한다. 아이들의 통증 사정을 위한 스케일에서, 통증 없음("아프지 않아요")은 텅 빈 장소로 표현되나. 수평선 상에서, 아래의 사항들이 잇따라 표현된다: 양귀비 씨, 곡식 한 알에서 빨간 비트와 호박("상상할 수 있는 최악의 통증"). 이와 비슷하게, 통증 감각은 점점 미소를 보여주는 얼굴 그림("통증 없음")에서, 심각한 얼굴 표정에서 고통스럽게 얼굴을 찡그리며 우는 얼굴("상상할 수 있는 최악의 통증")까지로 표현될 수도 있다.

일반적으로, 통증의 강도는 통증의 불쾌감보다 수정하기가 더 어렵다. 통증 불쾌감이 통증 강도보다 더 클 때가 심리적인 만성적 통증 상태의 첫 번째 단계이다.

심리적 통증 처리 단계의 시작 통증과 통증의 공포에 사로잡히는 것이 바로 만성 통증의 심리적 변화의 범위에서 가장 핵심적인 요소이다. 급성 통증은 신체의 온전성의 공격성을 느낀다는 신호이거나 가능한 생존의 위협을 느낀다는 것이다. 자연적인 반응은 발전한 통증으로 인해 발생한 통증과 공포심의 즉각적인 관심이다. 이러한 반응들이 환자들의 뒤따르는 적응 또는 부적응을 결정한다. 적당한 위기감은 치료와 재활의 동기부여를 도와주고 회복과 적응으로 이끌어준다. 적당한 공포와 관심의 부재는 치료의 무시로 연결된다. 강한 공포심과 장기간의 통증의 사로잡힘은 치료와 재활을 복잡하게 하며 부적응으로 연결될 수 있다. 만성적인 통증을 겪고 있는 환자들에서 나타나는 많은 부적응 사례들은 지속적인 통증의 끊임없는 조사를 포함하여, 사실은 단지 급성 통증에 자연스레 나타나는 반응이 지속되고 변형된 형태로 나타나는 과정일 뿐이다.(부상 직후에 나타나는 편집증과 건강 염려증[hypochondria] 중에 나타나는 끊임없는 편집 증상을 비교하시오.)

위에 언급된 만성적 통증 적응의 초반 과정은 **통증 목록의 두려움과 관찰**(FOPI)로 측정된다.

이 설문지는 두 가지 스케일로 구성되어 있다: 통증의 공포와 통증의 관찰이 그것이다. FOPI에 의해 평가되는 과정은 통증의 정신 생리학적 메커니즘에 소급적으로 영향을 미치며, 이에 따라 통증의 강도와 불편함에도 영향을 미치게 된다.(통증에 대한 강한 관심과 통증의 강한 공포는 통증을 증가시킨다.) 결과적으로, 이러한 과정은 예를 들어 환자의 감정이나 인지 과정, 행동 등의 다른 심리학적 변화를 이끌어 낸다.

공포-회피 믿음 질문지(FABQ)는 비슷한 과정에 집중하며 공포의 인지적 측면과 통증으로부터의 회피를 측정한다. 통증 염려 증상 등급(PASS)은 통증의 공포에 따라 나타나는 감성적, 인지적, 생리적 징후를 포함한다. 탐파(Tampa)의 운동 공포증(kinesiophobia) 등급은 운동계에서의 통증에만 연관을 갖는다. 통증의 공포 설문지 Fear of Pain Questionnaire(FPQ-III)는 아래의 등급들을 포함한다: 심각한 통증의 공포, 경미한 통증의 공포, 의학적 과정의 공포와 총 점수가 이것이다. 이러한 통증의 공포의 형태들은 일반적이며 통증 발생 상황의 초동 반응을 반영하지 않는다.

인지 과정 (Cognitive Process)

통증의 인지 과정을 평가하는 방법은 3가지 시험 과정의 그룹들이 서로 오버랩되는 양상을 보인다: 통증에 대한 의견과 태도, 현재 통증의 인지 과정, 통증의 결과에 기여하는 변화의 자각과 표현.

통증을 바라보는 관점은 어떻게 환자들이 통증을 설명하는지, 그리고 통증이 그들에게 무엇을 의미하는지를 가늠하는 것에 초점을 둔다. 가족과 사회 안에서, 사람들이 학습에 의해 습득된 통증을 어떻게 보는가에는 차이가 있다. 이러한 관점들은 통증의 다음 발생에 대한 설명을 해주는 기초로 작용하며, 통증을 이해하고 사정하는 데에 중요한 시작점이 된다. **통증 믿음과 인지 목록**(Pain Beliefs and Perception Inventory; PBPI)은 이 분야에서 가장 자주 사용되는 사정 방법 중의 하나이다. 표준화된 체코 버전의 PBPI는 사람들이 어떻게 고통을 바라보는지를 아래의 스케일에 따라 측정한다. 미래에 지속되는 통증-"통증이 지속될 것이다", 미스터리 - "통증은 설명할 수 없는 과정이다", 내 탓하기 - "나 때문에 통증이 존재하는 것이다", 남 탓하기 - "내가 아닌 다른 누구 때문에 나의 통증이 발생한 것이다." PBPI의 다섯 번째 스케일, 현재까지 통증의 지속성은 통증 지각의 시간적 측면을 측정하는데, 이는 통증 사정의 스케일들 사이에 포함된다.

실제로 일어나는 통증 인지 과정은 소위 말해 ***인지 장애 대처법***(cognitive pain coping)이라 불리는데, 이는 통증 관리를 위한 인지적 전략이라고 할 수 있다. 이는 환자들이 스스로 부정적인 감정을 줄이는 자가 능력에 도달하는 것, 그리고 통증에 의해 발생하는 갈등 상황을 넘어가는 것 등을 포함한다. 기본적으로, 인식 대처법은 두 가지의 큰 형태로 나뉜다. 첫 번째 형태는 통증의 인식을 왜곡하는 것에 기반하며, 이를 통해 불안을 줄이는 결과를 낳는다. 두 번째 형태는 통증 관리에 적응하는 데에 집중을 한 이성적인 해석 방법이다. 첫 번째 형태는 회피 전략으로 이끄는데, 예를 들어 문제를 부정하거나 일이나 술, 또는 흥분되는 활동 등으로 도망치거나 하는 방법이다. 다른 형태는 관리 전략인데, 예를 들어, 이성적인 치료, 재활 또는 건강한 라이프스타일 등이 이것이다.

대처법을 평가하는 것은 상대적으로 복잡하다. 통증 상황에 있는 환자들을 위해 존재하는 유일하게 표준화되어 있는 방법은 **통증 대처를 위한 설문지**(Questionnaire of Pain Coping)라는 체코식 방법이다. 본 설문지의 인쇄 버전은 통증 관찰, 종료와 체념의 단계들을 포함한다. 종료와 체념 부분에서 통증을 대처할 때, 불안과 분노, 우울로 이어지면 이는 실패를 나타낸다고 적혀 있다. 해외에서, 통증에 대처하는 다양한 시험이 존재한다. 이러한 방법은 가끔씩 통증을 처리하던 환자 행동(스트레칭이나 운동, 명상, 기도 등)을 함께 평가하거나, 통증 대처에 집중을 둔 소통, 소위 말해 사회적 대처법도 함께 평가한다. 환자와 그와 가까운 친지들을 위한 **만성적 통증 대처 목록**(Chronic Pain Coping Inventory; CPCI)은 이러한 통증 사정을 향한 복잡한 접근법에 가장 알려진 방법이다. 이는 다음과 같은 사항을 포함한다: 읽기, 쉬기, 도움을 청하기, 이완하기, (문제 해결에 있어서의) 지속, 운동/스트레칭, 타인의 도움을 찾기, 그리고 자기 의견 방어하기.

만성적 통증 중의 인식 변화는 자기 인식과 자기(자아 인식) 평가에도 변화를 초래할 뿐 아니라 통증의 결과에 따라 발생하는 삶의 요구사항들을 관리하는 데에 대한 스스로의 능력에도 영향을 미친다. 이러한 것들은 "난 예전의 내가 아니야"라던가, "예전처럼 살아갈 수 없어", "내게 하던 것을 견딜 수 없어" 등의 발언을 포함한다.

이러한 의견들은 소위 **고통의 인식 요소**라고 불린다. 가끔씩 이러한 것들은 회복 후에까지 지속되기도 하며 통증이 추가적으로 발병할 때, 심리의 만성적인 측면을 강화하기도 한다. 이러한 변화들은 **만성 통증 적응을 위한 설문지**(Questionnaire for Adaptation to Chronic Pain)에 의해 사정되는데, 본 설문지는 아래의 스케일들을 포함한다.

자아 지각, 한계 지각과 관용 지각이 이것이다.

감정(Affection)

고통에 정서적인 요소가 감각적인 요소보다 과도하게 존재할 시, 이를 통증과 관련된 불쾌한 심리적 변화 징후의 시작이라고 볼 수 있다. 이러한 변화는 통증과 관련된 공포를 강화하는데, 이에 멈추는 것이 아니라 곧 일반적인 부정적인 느낌, 불안, 분노와 우울 등이 따라온다. 이들이 **고통의 정서적 요소**(affective component of suffering)를 형성하는 데에 영향을 미친다. 불안, 분노와 우울은 만성 통증에서 발전된 양상의 심리적 변화들의 특징이다. 하지만 이것들이 통증의 결과물로 모두 이어질 필요는 없다. 이들은 다른 문제들의 결과물일 수도 있다 – 예를 들어, 결혼 생활의 위기 상황이라든가 실직, 법률적 다툼이나 정서적 질환의 징후일 수도 있다. 이러한 모든 문제들은 전문가들의 도움을 받아 최대한 언급될 필요가 있다.

이러한 영향에 대해 평가하는 가장 보편적인 설문지로는 **상태와 특성 불안 목록**(State–Trait Anxiety Inventory; STAI), **상태와 특성 분노 표현 목록**(State–Trait Anger Expression Inventory; STAXI), 베크의 우울증 설문지(Beck's Questionnaire of Depression), 정의 우울증 설문지(Zung's Questionnaire of Depression), 그리고 그 외의 다른 테스트 등이 있다. 새롭게 활용된 설문지인 상태와 특성 우울 목록(Questionnaire of State and Traits of Depression)은 엄격하게 현재 상태로서의 우울증의 정서적인 요소와 개인적 특성으로서의 우울증만 평가한다. 이는 특정 신체적 질명을 동반하는 신체적 변화는 포함하지 않는다. 이것들은 고통스런 상황(식욕 부진, 체중 감소, 기력 쇠약의 감각 등) 속에서 시행되는 우울증 시험 중에는 혼돈스러울 수 있다. 그만큼 자주 일어나진 않지만 VAS 또한 통증과 관련된 우울증, 불안, 좌절, 분노 또는 공포를 평가하는 데에 사용된다.

행동(Behavior)

행동을 평가하는 데에 많이 사용되는 방법은 매일 일상의 지속적인 기록이다. 이에는 카테토리를 사용한다: 앉기, 눕기, 서기, 걷기, 형성된 습관과 통증의 강도. **통증 행동의 단계**(Scale of Pain Behavior)는 모방적인, 운동적인, 준언어적인(예: 신음을 내거나 고통스런 목소리 변형) 것을 사정하며, 10점이란 숫자 단계에 기반하여 통증의 언어적 표현을 평가한다. 이 값의 총합으로 통증 행동 단계의 총점수를 낼 수 있다. 행동 평가에서 더 고된 방법은 비디오 녹화의 분석이나 환자의 움직임에 대한 전기–기계적 모니터를 포함한다. 환자 행동의 다양한 측면을 평가하기 위해 동시적인 생리학적, 심리적, 그리고 사회적 접근법이 필요하다. 절뚝거리는 행위는 하지에서 발생한 통증의 반응일 수도 있지만, 조작 조건화 속에서 학습된 움직임일 수도 있다. 조작 조건화(operant condition) 또는 도구 학습(instrumental learning)은 보상에 의해 학습된 반응 과정이다. 예시로, 다리를 저는 것이나 신음소리를 내는 것이 예를 들어, 특별한 고려라던가 의학적 처방, 가까운 친지들의 관심이나 은퇴/연금 등의 이점을 통해 반복적으로 "보상을 받는다"는 상황이 있을 수 있다. 이렇게 학습된 통증 행동은 통증이 치유되고 나서도 계속되는데, 이는 단독을 존재하며 통증이 독립적으로 존재하는 과정이다.

대인 소통(Interpersonal Communication)

타인과의 소통(특히, 가족 내에서)은 환자의 정서적, 인식적, 그리고 행동 과정에 영향을 미친다. 이러한 과정에서 중요한 측면은 **통증의 사회적 대처**(social coping with pain)라고 알려져 있다. 사회적 대처에는 타인과 소통 중에 일어나는 힘들거나 처리 불가능한 상황에서의 심리적 균형을 찾는 과정을 포함한다. 이러한 과정은 일반적인 소통, 운동, 또는 심지어 인지적 기능에서 도움이 필요하거나 타인에 의해 대체되어야 하는 심각한 장애와 연결된 통증 상황에서 이루 말할 수 없이 중요하다. 예를 들어, 마비된 환자를 돕는 사람이 있다고 치자. 이러한 과정에 대한 테스트는 심리적 진단에서 과소 평가된 영역이다. 유일한 예외로는 위에 언급된 M.P. 젠슨(M.P. Jensen)과 그 외에 의해 고안된 CPCI 설문지이다. 이는 아래의 단계를 포함한다: 대인 소통, 도움 구하기, 타인의 지원 찾기. 환자들을 위한 버전이 있으며 환자들을 가까이서 돕는 사람들을 위한 버전이 있다. 이러한 테스트들은 환자와 환자들을 돕는 사람들 간의 인지와 태도의 차이를 비교할 수 있게 해준다. **만성적 통증의 사회적 대처법에 대한 설문지** (Questionnaire of Social Coping with Chronic Pain)는 두 가지 단계를 포함한다: 요청된 지원(도움의 요구)과 제공된 지원(타인에 의해 제공된 도움). 이는 현실적인 지원을 형성하기 위해 필요한 지원과 제공된 지원 간의 관계를 정립하게 해준다.

참고문헌(REFERENCES)

Beck AT, Steer RA. Manual for the Revised Beck Depression Inventory. San Antonio: The Psychological Corporation 1987.

Březáková J. Turniketový test ischemické bolesti. Rehabil Fyz Lék 1997; 1: 22–25.

Jensen MP, et al. The Chronic Pain Coping Inventory: Development and Preliminary Validation. Pain 1995; 60(2): 203–216.

Knotek P. Coping bolesti. Reformulace problému a standardizace dotazníku. Bolest 2003; 2: 105–112.

Knotek P. Fear of Chronic Pain: Intervening Process between Pain, Pain Beliefs and Coping with Pain? In: Roussi P, et al. Electronic Proceedings of the 27th Stress and Anxiety Research Society Conference. Rethymnon: University of Crete 13–15 July 2006; 180–188.

Knotek P. Initial Stage of Maladjustment to Chronic Pain and Its Testing by Fear and Observation of Pain Inventory (FOPI). In: Buchwald P, et al. Stress and Anxiety – Application to Life Span Development and Health Promotion. Berlin: Logos Verlag 2008; 135–145.

Knotek P, Knotková H. Suffering and Chronic Pain: New View on Old Paradigm. Stud Psychol 1998; 39: 165–172.

Knotek P, Šolcová I, Žalský M. Česká verze krátké formy dotazníku bolesti McGillovy Univerzity: Restandardizace. Bolest 2002; 5(1): 169–172.

Knotek P, Wiliams DA, Blahuš P, Žalský M. Dotazník názorů na bolest a percepce bolesti: česká verze. Bolest 2001; 4(3): 149–155.

Knotek P, Žalský M. Škála bolestivého chování. Bolest 2002; 5(2): 117–122.

Mareš J, Ježek S, Skorunka D, Pečenková J. Diagnostika strachu z bolesti. Bolest 2002; 2: 235–243.

McNeil DW, Rainwater AJ. Development of the Fear of Pain Questionnaire – III. J Behav Med 1998; 21(4): 389–410.

Melzack R. The short-form McGill Pain Questionnaire. Pain 1987; 30(2): 191–197.

Raudenská J. Chronické bolestivé stavy a deprese. In: Anders M, Uhrová T, Roth J, et al. Depresivní porucha v neurologické praxi. Praha: Galén 2005: 222–233.

Spielberger CD. Depression Evaluation: Euthymia and Dysthymia. Conference presented in the Symposium Internacional Sobre Depresión. Granada 1999.

Spielberger CD, Gorsuch RL. Manual for the State-Trait Anxiety Inventory (STAI Form Y) ("Self-Evaluation Questionnaire"). Palo Alto: Consulting Psychologists Press 1983.

Zavadilová R, Knotek P. Dotazník adaptace na chronickou bolest. Bolest 2006; 9(1): 35–40.

Zavadilová R, Knotek P. Dotazník sociálního copingu chronické bolesti. Bolest 2006; 9(2): 100–105.

Zung WW. A Self-Rating Depression Scale. Arch Gen Psychiatry 1965; 12: 63–70.

4 기능실험실 방법을 통한 검진법

EXAMINATIONS BY FUNCTIONAL LABORATORY METHODS

운동계에 대한 임상 검사는 보조도구 사용을 통한 방법으로 보완될 수 있다. 보조도구의 사용은 특정 신체가 움직임과 관련된 임무를 수행하는 것에 대한 객관적 측정을 가능하게 해줄 뿐 아니라 결과물이 여러 가지 방식으로 정확하게 표현될 수 있도록 도와준다. 운동 기능장애와 관련해서, 근골격계(musculoskeletal system)의 상태는 신경 조절과 연관하여 판단해야 한다. 이 장에서는, 객관적 측정 분석뿐만 아니라, 기본적인 전기생리학적 검사 방법과 방사선을 활용한 방법 등에 관해 이야기할 것이다. 검사 결과들은 재활치료의 선정과 그 유효성을 판단하는데 중요한 기능을 담당할 것이다. 재활 의료진과 물리치료사들은 어떤 도구를 사용하는 방법이 환자들에게 도움이 되는지 아닌지를 제대로 판단하기 위해, 현재 사용 가능한 검사 방법들을 수행할 수 있어야 한다.

4.1 움직임에 관한 실험실 검사 / LABORATORY EXAMINATION OF MOVEMENT

검사에 대한 개요는 움직임 분석에 사용되는 방법에 대한 짧은 설명으로 시작한다.

여기에는 세 가지 종류가 있다.

1. 운동학적 분석(Kinematic analysis)
   (공간과 시간 속 몸의 위치를 서술)
2. 반응속도법 분석(Kinetic analysis)
   (몸이 움직이는 동안 작용하는 힘에 대한 서술)
3. 근전도 분석(Electromyographic anaylsis)
   (움직임과 연관된 근육 서술)

본 장에서, 3번째인 근전도 평가는 운동 분석과 재활 사이를 연결시켜 주거나 정형외과적 영역, 그리고 주로 신경학에서의 추가 검사 용도로 사용된다.

4.1.1 운동학적 분석(Kinetic Analysis)

운동 기능의 상태를 판단할 때 염두에 두어야 할 것은, 인간의 움직임이란 동시에 일어나는 수많은 과정들의 결과물이라는 점이다. 인간의 움직임은 행위가 행해지는 동안에 일어나는 과정만을 지칭하는 것이 아니라, 행위 전의 준비과정으로부터 행위가 완결된 후까지의 모든 과정을 포함하는 용어라는 것이다. 덧붙여, 자연적 시나리오에서, 이러한 움직임들은 보통 개별로 일어나는 것이 아니라 전체적으로 일련의 움직임의 연결상태나 순환운동(예: 보행이나 숨쉬기)으로 인식되어야 할 것이다. 기구를 사용한 실험의 목적은 움직임이 수행될 당시의 정확한 정보를 얻기 위함도 있지만, 가장 정교한 그림을 얻는 데에도 의의가 있다. 1-2개의 신체부분과 연결되어 있고 동일 평면상에서 움직이는 가장 간단한 움직임까지도(예: 발목 구부렸다 펴기) 분석 대상이 될 수 있다(그림 4.1.1-1). 각 부위 간의 **각도**는 각도계(goniometers)로 측정된다. 가장 흔하게 사용되는 각도계는 전위차계(potenciometer)로, 전기로 작동하며, 연속되는 곡선이 모니터 스크린에 펼쳐 보이는 모양으로 확인할 수 있다. 측정 후, 전위차계의 전자 출력값은 간단하게 각도로 재계산되어 나타난다. 두 가지 가장 중요한 추가적인 값인 움직임의 **속도와 가속도**는 첫 번째와 두 번째 파생값의 궤적으로부터 계산될 수 있다. 가속도는 가속계(accelerometer)로 바로 측정할 수도 있으며, 가속계는 보통 측정 부위(이마나 머리 등)에 붙일 수 있는 작고 가벼운 도구이다. 가속계는 의지적 탄도 운동(volitional ballistic movement)이나 충격(감속), 또는 떨림 등과 같은 갑작스런 움직임을 측정하는데 특별히 유용하다. 떨림과 다른 주기적인 움직임들은 가속 신호의 진폭이나 진동수를 통해 객관적으로 서술될 수 있다. **푸리에 변환**(Fourier Transform)이라 불리는 더 복잡한 전산을 이용하여, 눈에 띄게 강한 주파수를 가진 몇몇 상황들은 신호를 통해 눈으로 볼 수 없는 것을 발견할 수 있다. **전력 스펙트럼**(power spectrum)은 푸리에 변환을 통해 처리된 신호의 시각적 표현

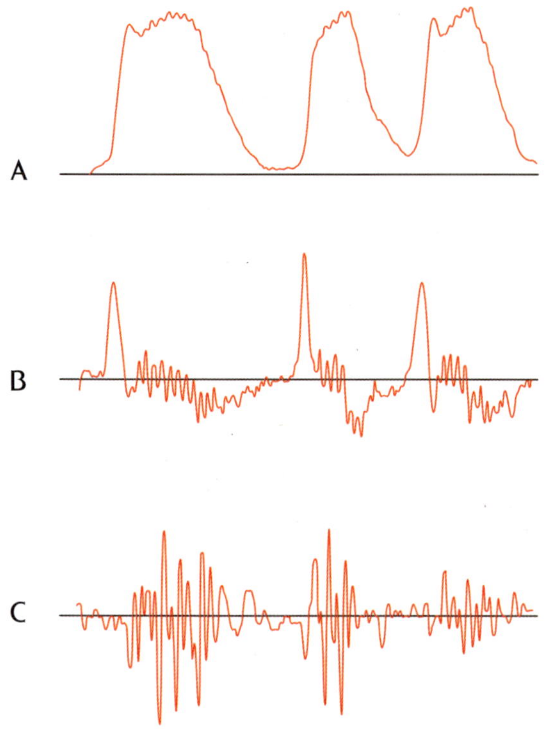

그림 4.1.1-1 경련이 있는 환자의 3번에 걸친 수동적 발목 꺾임 **A** - 뼈의 궤적(꺾임은 곡선의 상향적 탈선에 상응한다.) **B** - 뼈의 속도(뼈의 궤적에서 변수로 계산된다). **C** - 삼두근 장의 EMG(꺾임에 따라 나타난 스트레치 반응). 병리학적으로 증가한 스트레치 반응은 족간대성경련을 이끌어낼 수 있다. 이는 가장 큰 꺾임이 나타난 곡선 A의 꼭지점에서 나타나는 작은 파장들로 확인할 수 있다.

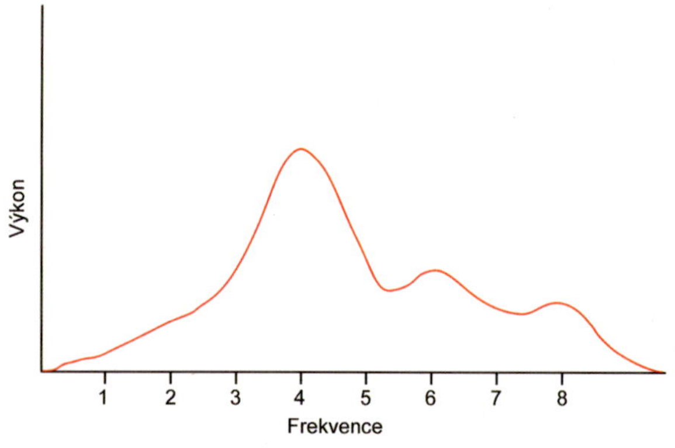

그림 4.1.1-2 파킨슨 병의 안정 시 떨림 증상을 가지고 있는 환자의 손 움직임의 다양한 주파수를 보여주는 힘 스펙트럼. 가장 중요한 요소는 4Hz 지역에서 발견된다.

이다. 각각 개별적으로 나타나는 주파수들은 각가의 다양한 높이의 꼭지점과 상응한다(그림 4.1.1.-2). 이러한 분석법의 도움으로, 예컨대 소뇌로 인한 떨림인지, 파킨슨병으로 인한 떨림인지, 또는 생리학적 떨림인지 등이 더 잘 구분될 수 있다. 임상적으로, 떨림은 비간질성 간대성근경련(**근육 경련**)과 구별될 수 없다. 그러한 경우, EMG 분석을 동반한 운동학적 특성 분석은 도움이 된다.

보행이나 자세안정을 위한 유지활동 같은 **복잡한 뭇분절움직임**(Complex multisegmental movements)은 비디오 촬영을 통해 평가할 수 있다. 이러한 움직임 분석의 원칙은 움직이는 인간 신체의 중요한 부분들의 위치를 디지털로 캡쳐하는 데에 있다. 주어진 시간 속에 위치한 이러한 부위들의 데이터들을 통해, 움직임이 아주 정확하게 재구성될 수 있으며 움직임에서 주요한 값들(**예: 궤적, 속도와 가속과 같은**)을 계산해낼 수 있다. 각각의 방법들은 움직임 데이터를 수용하고 처리하는 방법에 따라 구분된다.

광학계(Optical systems)의 존재는 피실험 신체에 배치된 활성 표지나 수동 표지를 활용하게 한다. 이러한 표지들은 보통 주요 신체 관절들에 가까운, 윤곽이 분명한 뼈 구조를 덮고 있는 피부에 붙인다 예를 들어, 바깥쪽 발목에서 종아리뼈를 연결하는 복사뼈의 움직임 처리, 무릎을 위한 바깥쪽 발목을 위한 종아리뼈의 복사뼈의 움직임, 무릎을 위한 측면 대퇴부 상완골, 엉덩이 쪽 대퇴골의 더 큰 전자(trochanter) 등이 있다. **수동 표지**(Passive markers)들은 보통 가볍고 작은 공들로, 스캔하는 카메라의 방향에서 발생되는 적외선 빛을 반사함으로써 기능한다. 사용되는 카메라의 숫자는 3차원적 구축을 위한 정확도의 정도에 따라 달라진다(**보통 2-8개**). 수동적인 시스템의 장점은 이 방식을 통해 많은 양의 표지들을 높은 샘플링 주파수로 스캔할 수 있다는 것이다. 실험대상인 사람의 움직임은 특별한 복장이나 연결된 전기 케이블 들에 제한되지 않는다.

활성 표지(Active markers)들 또한 존재하는데, 빛을 반사하는 것이 아니라 그들이 스스로 빛을 뿜어낸다(LED). 모든 표지들이 정해진 반사 주파수를 가지고 있는데, 이것이 각각의 표지들을 다른 것들과 구분해준다. 그러므로 수동적인 표지를 사용할 때처럼 실험이 끝나고 나서 표지를 구분하기 위해 일일이 작업을 할 필요가 없다. 장점은 더 넓은 부위를 스캔할 수 있는 옵션이 있다는 것이다. 수동 표지와 활동 표지를 사용하는 시스템 외에, **표지 자체를 사용하지 않는** 광학계 또한 오늘날 존재한다. 특별한 컴퓨터를 활용한 알고리즘이 광학적 입력값을 처리하면, 특정 신체 부위의 모양을 구분하고, 동시에 안정적으로(컴퓨터의 시선으로) 모니터한다. 이 방법의 장점은 분명하다 표지 없이 실험 대상이 움직이므로, 더 자유롭게 움직일 수 있으며 특정 부위에 표지를 붙여야 하는 것이 더 이상 문제가 되지 않는다. 광학계 외에 물리학의 다른 원칙을 활용하는 시스템들 또한 존재한다.

관성계(intertial systems)는 아주 작은 회전 센서(gyroscopic sensors)를 사용하는데, 이 센서가 신체 부위의 위치를 알려준다. 스캔할 때 표지나 카메라가 필요치 않으며 센서의 데이터가 실시간으로 무선으로 컴퓨터로 전송되어 정보화된다. 이 방식의 장점은 휴대성과 스캔할 수 있는 공간이 크다는 점, 그리고 높은 정확성이다.

기계계(Mechanical systems)에서는 특별 제작한 딱 붙는 옷을 사용하는데, 이 옷의 골조에는 전압계를 통해 서로 연결된 기둥들이 심어져 있다. 움직이면, 각 기둥들 사이의 각도가 실시간으로 계산된다.

마지막으로, **자기 측정 방식**(magnectic measuring system)이 언급될 필요가 있다. 직각으로 있는 3개의 릴에서 흐르는 자기 흐름(magnetic stream)을 등록한다. 도구는 스탠드에 부착된 트랜스미터와 몸에 부착되어 있는 특정 숫자의 센서들을 사용하는데, 이들은 케이블로 트랜스미터에 연결된다. 여기에 사용되는 시스템은 단순한 위치 외에 공간 속 센서의 방향까지 감지하기 때문에, 광학적 스캔 방식보다 표지들을 훨씬 더 적게 사용할 수 있다. (예: 무릎 각도를 관찰하기 위해서는 허벅지와 정강이뼈에 각각 센서 하나씩이면 충분하다.) 단점은 위에 언급된 케이블의 존재, 그리고 스탠드 주위의 공간이 제한적이라는 점이다. 트랜스미터가 시그널의 정확도를 위해 스탠드 주위에 있기 때문이다. (트랜스미터로부터 거리가 멀어지면 시그널이 비선형적으로 변한다.) 본 시스템 사용시에는 당연히 자기장에 영향을 줄 수 있는 그 어떤 물건들(금속, 컴퓨터 스크린, 전기 조명 등)의 사용도 완전히 금지된다. 이러한 이유로, 본 방법으로 움직임을 녹화할 때에는, 복잡한 설치 없이는 금속 EMG전극이나 트레드밀, 또는 보행 같은 움직임의 운동학적(힘의 작용) 방면을 측정하기 위한 스태빌로미터 플랫폼(stabilometric platform)과 동시에 사용할 수 없다.

4.1.2 반응속도적 분석 (체위기록법) / Kinetic Analysis (Posturography)

실험의 물리학적 기초 (Physics Basis of the Examination)

체위기록법을 활용한 실험 중 반동력은 바로 측정하거나, 또는 서로 장력 장으로 작용하는 3개의 서로 직각인 평면으로 분해되어 측정된다. 플랫폼에 가해지는 주된 힘은 환자의 중력이다. 장력 플랫폼은 작용과 반작용의 법칙에 따라 환자의 중력에 반응하는 반동력을 측정한다. 두 번째 반동력은 플랫폼에 전달되는 근육 반동력을 포함한다. 이러한 힘들은 기립 시, 중력 중심을 향한 진동에 끊임없이 반응한다. 반동력을 구성하는 각각의 힘(앞뒤, 직각, 수직)과 순간들이 플랫폼의 코너에 위치한 압전장력계를 통해 스캔된다.

스캔된 값으로부터. 수학적 변형을 거쳐, 압점(COP, Center of Pressure)가 계산된다. COP는 이러한 모든 힘들이 지지면애 작용하는 평균 무게값을 나타낸다.

컴퓨터 체위기록법(Computer posturography)은 전기생리학적 실험 방식으로 자세 안정성과 연관된 운동 균형 메커니즘을 가늠하게 한다. 컴퓨터 체위기록법의 결과에 따라, 개별적 감각기관들이 균형잡는 데에 기여하는 바를 판단할 수 있다.

실험은 장력 플랫폼(tensiometric platform)이나 힘판(force plate) 위에서 시행된다. 가장 많이 사용되는 시스템은 키슬러(Kisttler), AMTI, 버텍(Bertec)과 뉴로컴(NeuroCom)이 있다. 키슬러의 힘판은 주로 생체역학적 리서치에 쓰인다. 뉴로컴의 시스템은 특별히 임상적 용도로 디자인되었는데, 개개인의 시험 결과 건강한 개인들과의 보통 값과 비교, 평가하도록 고안된 소프트웨어 프로그램이 탑재되어 있기 때문이다.

다음은 장력플랫폼이 나타내는 출력 범위를 나타낸다.

- 앞뒤와 안팎으로 나타나는 COP편차의 진폭
- 측정 중 COP가 지나가는 궤적의 길이
- 신뢰 타원의 표면

신뢰 타원(confidence ellipse)이란 측정 중 COP의 위치변화가 가장 많은 부위를 포함한 표면을 말한다. 실제로 COP 총 면적의 90~95% 정도가 가장 자주 사용된다.

추출된 값은 수학적으로 처리되어 COP 진동 빈도나 균형 작용 중 COP 변화 비율 등의 추가적인 데이터를 산출한다. COP 궤적을 따른 도표를 스태빌로그램(stabilogram)이라고 한다.

임상 세팅에서의 체위기록법(Posturography in a Clinical Setting)

체위기록 실험은 주로 균형 장애가 있는 환자들의 균형 결함의 객관화를 위해 주로 사용된다. 본 방법은 진찰법이 아니란 것을 염두에 두어야 한다. 체위기록법의 측정 결과물은 해당 환자의 주된 진단 및 다른 시험 결과와 조심스럽게 비교되어야 한다. 체위기록법은 시간에 따른 균형 장애의 발전과정을 관찰한다거나 균형 결함에 치료가 미치는 영향을 모니터할 때 중요하게 사용된다.

체위기록법의 대다수는 통합된 모듈을 가지고 있는데, 이것이 피드백을 활용한 균형 훈련을 가능하게 한다. 환자는 훈련 중 모니터 상으로 무게 중심의 위치를 시각적으로 조절할 수 있다.

고정 체위기록 실험은 환자도 장력 플랫폼도 움직이고 있지 않을 때(기립 검사) 시행된다. 대부분의 시스템은 기립 상태에서 다른 변형자세도 허용하기도 한다.(예: 뒤꿈치를 들고 서거나 한 발로 선다.)

평가 중, 시야를 없애거나 플랫폼에서의 자기자극 감응입력을 바꿈으로써(예: 기포 고무나 진동자극 등을 통해) 각각의 감각기관들 또한 선택적으로 테스트할 수 있다.

역학 조사는 환자가 플랫폼 위에서 움직이고 있거나 플랫폼이 환자와 움직이는 상황에서 이루어진다. 첫 번째 시나리오에서, 대부분의 평가는 보행과 보행 변형에 관한 것이다. 우리는 또한 공간에서 돈다거나 장애물을 올라가거나 하는 등의 더 힘든 움직임을 추가하여 판단할 수도 있다. 두 번째 시나리오에서는 외부 자극에 의해 균형이 동요되었을 때 환자의 균형 상태를 시험한다. 가장 빈번하게는, 안팎이나 직각 방향으로 플랫폼이 움직이는 상황에서의 직선 운동이 사용된다. 또다른 옵션은 플랫폼을 수평축을 따라 기우는 방법이 있다. 둘 다의 시나리오에서, 환자가 다시 균형을 잡으려고 반응하는 반응속도가 특정적으로 평가된다. 이러한 균형 반응력은 70–180 ms 정도의 지체를 보여주며 CNS의 피질하부 영역에서 조종되는 자동적인 자세 반응을 보여준다.

직접적인 감별 진단에서의 체위기록법

몇몇 신경증적 질병에서는 체위기록 데이터가 감별진단을 결정하는데 도움을 주는 특정한 체위기록적 패턴을 보여준다.

- 소뇌 배면의 위축증이 있는 환자들은 3 Hz 정도의 우위 주파수를 띈 특징적인 진동을 보인다.
- 기립 떨림을 가진 환자들은 12–19 Hz 사이에서 떨림이 더 커지는 경향이 있다.
- 신체형장애 공포 체위 현기증을 가진 환자들은 3.5–8 Hz 근처에서 떨림이 증가한다.

자세 안정에 영향을 미치는 요소들

안정성은 신체역학적, 신경생리학적 요소의 영향을 받는다. **신체역학적 요소들**(Biomechanical factors)로는 지지하는 받침의 크기, 환자의 무게, 지지기반 위의 무게중심의 높이 등이 있다. 안정성은 또한 하퇴부가 매트에 얼마나 안정적으로 만나는지(부착하는지)와도 연관이 있으며 개별의 움직임 단위들의 위치의 영향도 받는다. **신경생리학적 요소들**(Neurophysiological factors)로는 전정, 시각적, 자기수용적, 진피적 정보들을 통합하는 완전한 감각들의 통합, 신경계 민감도, 균형을 조절하는 메커니즘의 피드백 퀄러티 등이 있다. 자세 안정성은 또한 **심리적 측면**(psychological aspects)의 영향도 받는다.

4.1.3 생물역학에서의 근전도 분석 (Electromyographic Analysis in Biomechanics)

근전도(EMG) 검사는 골격근의 상태와 중추신경계 조절을 판단하게 해주는 전기 생리학적 방법이다. 이 방법은 안테나로 작동하는 전극을 통해 근육세포의 전기적 발현을 스캔하는 것을 기본으로 한다. 전극들이 몸 표면에 붙어 있을 때, 실험은 표면 EMG라 불린다 전극이 근육에 직접적으로 부착되었을 때(이는 대부분 바늘 형태의 전극을 사용하나, 유연한 철사로 된 전극, 전해액을 채운 마이크로피펫 등을 사용하기도 한다.) 이 방법은 근육 내 EMG라 불린다.

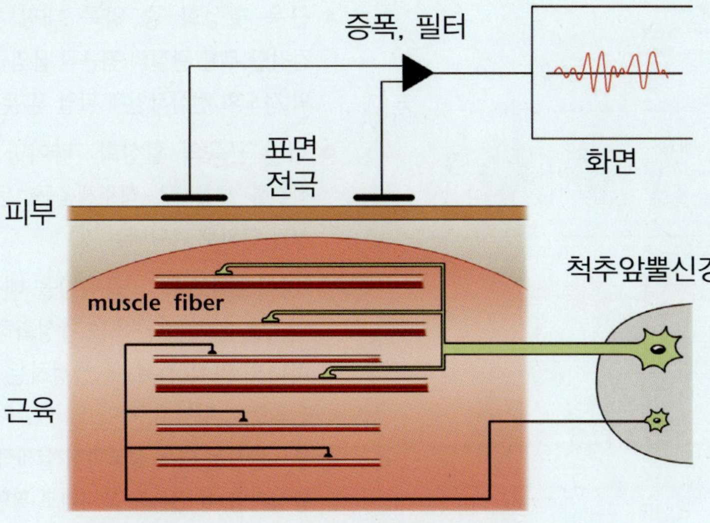

그림 4.1.3-1 표면 전극과 컴퓨터 스크린에 나타나는 신호들로 운동 단위의 근육 섬유로부터 전기 전위를 스캔하는 도식.

피부에 부착된 표면 전극들은 하부에 있는 많은 근육 섬유들의 전위의 합을 스캔하며, 행동과 관련된 모든 근육이나 주요 부위의 전반적인 총체적 정보를 제공한다(그림 4.1.3-1). 표면EMG는 재활에 보통 사용된다.

바늘형 전극은 특정 섬유조직에 대한 정보만 제공할 수 있는데(아주 특별한 경우, 심지어 섬유조직 한 줄기까지도 알 수 있다), 이러한 특징은 신경학적 실험 시 장점으로 작용한다(아래 참조).

다양한 전기 장비(원하지 않는 신호들의 증폭과 억제, 안정성과 디지털화를 보장한다)에 연결된 전극들로부터 수집된 신호들은 컴퓨터 모니터(오실로스코프)로 옮겨지는데, 모니터에서 우리는, 전위 편차부터, 근육 활동에 관련한 정보들을 읽을 수 있다. 동시에, 모니터에 나타나는 데이터들은 컴퓨터의 메모리에 저장되어 추가 절차를 밟을 수 있다.

생물역학 공부에서 원격계측 신호 전달기능을 가진 근전도는 케이블로 연결될 필요가 없기 때문에 장점으로 작용될 수 있다. 넓은 공간에서 자유로운 움직임을 제한하는 유일한 케이블은 얇은 전극과 피실험자의 몸에 붙어있는 송신기 사이의 케이블 밖에 없다(예: 벨트). 근전도는 16개의 채널까지 구비할 수 있는데, 동시에 훨씬 더 많은 근육 활동을 관찰할 수 있게 해준다.

구축된 방법을 통한 수학적 데이터 프로세싱 방법(여과, 수정, 통합, RMS 등)은 EMG신호에 대한 양적으로 훨씬 더 많은 변수를 제공할 것이다. **진폭 해석** amplitude analysis (예: 평균 진폭, 최대 진폭, 곡선 아래의 표면)과 **주파수 해석** (frequency analysis) (예: 평균 주파수, 중간 주파수, 주파수의 안분 비례 등)이 행해진다.

재활에서, 근전도는 주로 운동 능력의 생체역학적 분석 용도로 사용된다. 그것들은 아래와 같이 사용된다.

1. 근육의 조직력에 대한 지표
2. 근육 수축으로 인한 힘에 대한 지표
3. 근육 피로도에 대한 지표

위의 세 가지 시나리오에서 모두, 표면 EMG 사용이 선호된다. 왜냐하면 바늘 EMG보다 덜 거슬리며 신호들이 근육의 활동을 통으로 더 잘 보여주기 때문이다.

근육 조직 실험(Examination of Muscle Coordination)

재활에서 EMG는 주로 앉거나 서기, 걷거나 뛰는 등의 간단하거나 복잡한 움직임 중, 근육 내 조직을 관찰하는 데 사용된다(그림 4.1.3-2, 그림 4.1.3-3).

더 구체적인 용어로, 우리는 아래와 같이 실행한다:

- 근육 활동의 배분 정도를 판단. 다양한 상황과 다양한 위치에서 어느 정도까지 근육이 활성화 되는지,(예: 다양한 종류의 운동 중 복근의 개별 부분들이 어느 정도 활성화되는가?)

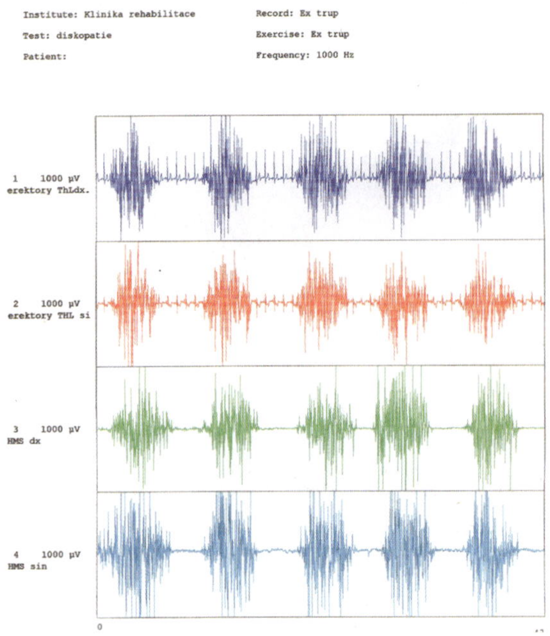

그림 4.1.3-2 엎드린 자세에서 몸통을 확대하고 수정(척추수정근과 등반근)없는 EMG기록.

- 근육 활성화 중 양쪽 대칭 평가(예: 대칭의 정도. 건강한 무릎 관절의 폄근과 굽힘근이 활동할 때 양쪽 대칭의 정도와 전십자인대 파열 후 무릎 관절의 비교)
- 개별 근육의 활성화 "타이밍"(시간 순서) 평가(예: 척추를 세울 때, 척추세움근, 둔근, 대퇴근의 활성화를 시간 단위로 나타내는 것)
- "바이오피드백" - 움직임을 배우는 데 있어서 피드백 원칙은 원하는 근육을 활성화하거나 릴랙스하기 위한 하나의 역치(진폭)를 설정하는 데에 있다. (예: 팔의 외전으로 수평까지 가야 할 때, 위쪽 승모근의 릴랙스 여부- 환자는 어느 정도까지 실제적으로 근육을 릴랙스하고 활성화할 수 있는지 모니터로 확인할 수 있다.)

다른 도구를 통한 운동적, 운동학적 신호들을 EMG와 동기화함으로써, 기록이 실험자들에게 움직임에 대한 객관적인 정보를 제공해줄 수 있다.

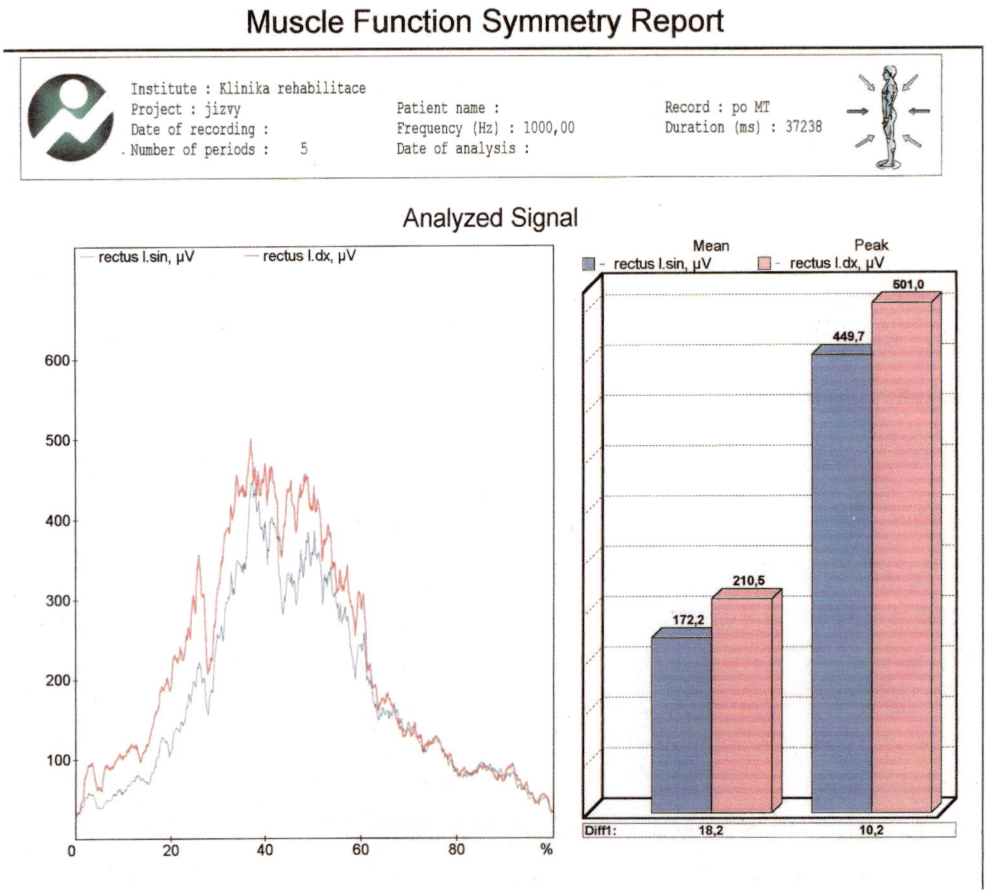

그림 4.1.3-3 선형적 복근의 기능적 대칭 프로토콜. EMG 곡선과 평균과 최대 진폭의 숫치적 값들.

힘 조사(Examination of Force)

표면 EMG를 기반으로 하여, 주어진 근육의 수축에 의해 끌어내진 힘이 어느 정도까지의 정확도를 갖고 결정될 수 있다(그림 4.1.3-4).

힘을 결정하는데 EMG 신호를 사용하려는 노력은 EMG 진폭이 힘을 사용하는데 상응하는 근육과 비례한다는 관찰에서 비롯되었다. 문제는 이 관계가 그렇게 간단하지 않다는 것에 있다. 기술적, 해부생리학적 이유로, 모든 근육의 모든 수축 타입에 적용되는 한 가지 방법은 존재하지 않는다. 이 이슈에 대해 잘 알고 있다면, 예를 들어, 두 개의 신체부위가 함께 작용하는 힘이 작용하는 순간(회전력), 각각의 근육들이 상대적으로 작동하는 힘이 꽤나 정확하게 결정될 수 있다. 위에서 언급된 진동 변수 분석 외에도, 생산된 힘은 근전도 신호의 총 힘이라 불리는 것과도 비교될 수 있다.

근육 피로도 조사(Assessment of Muscle Fatigue)

인간 움직임에 대한 생체역학적 연구 중, 주어진 움직임 동안 참여하는 근육들의 **피로도**를 조사하는 것이 바람직하다. 생리학자들은 보통 근육이 더 이상 주어진 힘을 꾸준히 생산해내지 못하는 것을 통해 근육 피로도를 판단한다. 이 정의는 근육들이 시간이 경과함에 따라 '실패의 순간'이라는 때가 찾아오는데, 이때부터 근육이 피로하다고 표현되는 것에서 출발했다.

이 정의는 몇 가지 단점이 있다.

- 근육 피로도는 그 증상을 나타내는 시간이 될 때까지 감지하거나 측정될 수가 없다. 동시에, 곧 닥칠 근육 피로도를 인식하고 그것을 방지하기 위한 미리 조취를 취하는 것이 도움이 된다.
- 준최대 수축의 경우, 생리학적, 생화학적 변화들이 미시적인 수준에서 이미 일어나고 있다고 할 지라도, 관절에 작용하는 총 힘이 작용하는 순간은 꾸준히 유지될 수 있다. (다른 말로, 물리적인 근육 실패가 일어나지 않는다는 말) 힘 생산에 관여하는 이러한 변화를 나타내는 매커니즘은 예를 들어, 섭취량의 변화와 운동단위를 태우는 빈도, 또는 운동단위의 개별 단위수축의 힘을 증가하는 것 등을 포함한다.
- 관절에서 전반적으로 측정된 힘 작용의 순간은 실험 중인 근육 상태를 그대로 반영하지 않을 수 있다. (관절 근추에 있는 다른 근육들의 영향을 받을 수 있다.)
- 힘이 줄어드는 순간은 생리학적인 요소뿐만 아니라 심리적 요소까지 영향을 미친다. 또한 이러한 심리학적 요소의 상대적인 중요도는 측정하기 어렵게 마련이다.

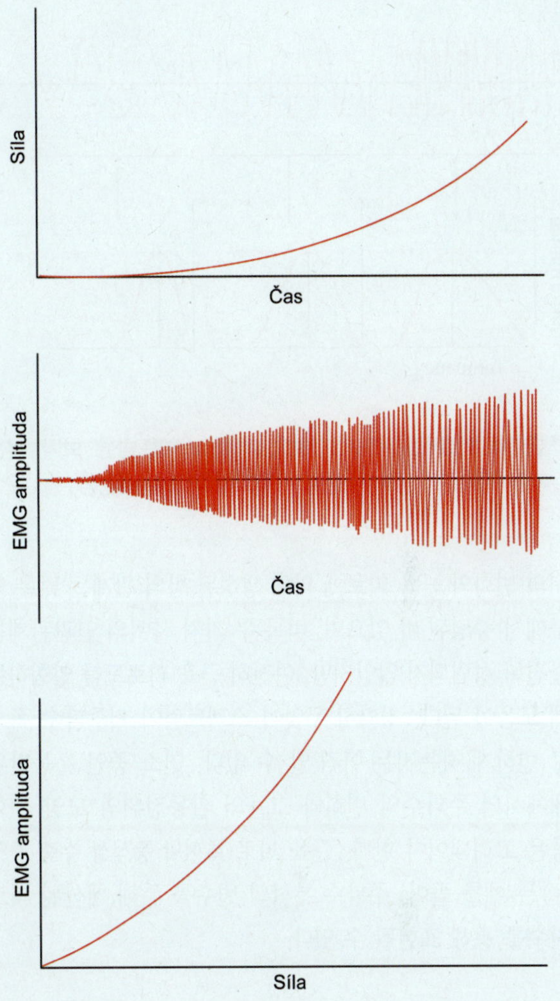

그림 4.1.3-4 등축도적인 근육 수축. 근육에 의해 이끌어내진 힘은 근육 내 전기 활동과 비례한다.

위에서 언급된 이유들 때문에, 많은 저자들이 피로를 정의할 때 측정하는 근육에서 서서히 일어나는 과정이라 표현하기를 선호한다. EMG 신호의 알려진 특성들은 계속해서 수축되는 근육이나 푸리에 전환을 통해 계산된 파워 스펙트럼의 변화가 일어날 때 사용된다. 근육 피로도와 연관된 이 변화는 저주파수의 강한 현현과 스펙트럼의 전반적인 축소와 연관이 있다(그림 4.1.3-5). EMG 스펙트럼에

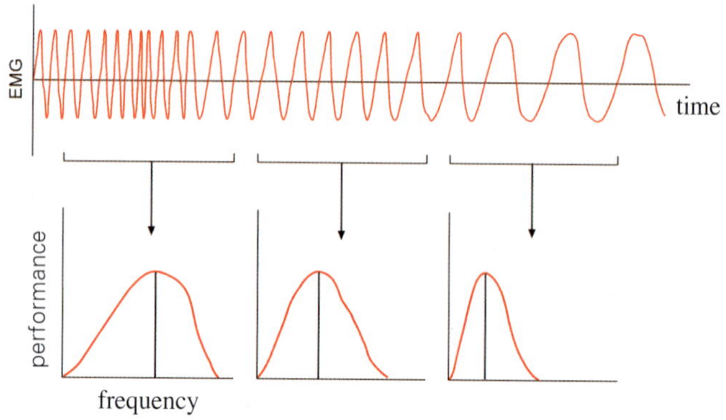

그림 4.1.3-5 EMG신호의 파워 스펙트럼을 보다 낮은 주파수 쪽으로 이동시켜 등축 근육에서 피로를 설정함.

서의 변화와 근육 피로에 의해 생성된 힘의 관계는 많은 연구에서 증명된 바 있으며, 비록 두 가지 사이의 인관관계는 완전히 성립되지 않았지만, 여전히 근육 피로도를 양화하는 데 도움이 된다. 정확히 무엇이 스펙트럼이 저주파수 쪽으로 변하게 하는지는 아직 알 수 없다. 연소 중인 운동단위 내에서의 주파수의 변화와 그들의 활동전위의 모양 변화 등은 고려되어야 한다. 근육 피로(특히나 등척성 수축 중에는)는 예를 들어, 주파수 분석의 변수를 통해 계산된 피로 지수를 통해 표현될 수 있다.

4.2. 추가 신경학적 실험들 / SUPPLEMENTAL NEUROLOGICAL EXAMINATIONS

4.2.1 근전도검사 (Electromyography)

신경학에서 EMG의 목적은 근육 움직임의 패턴을 탐구하는 것이 아니다. 실험은 특별히 훈련된 신경학자가 병리학적 근육의 움직임(약하다거나 고통 등)이 근육 내부에서 발생하는 것인지(근육 병변) 아니면 근육 내의 신경계의 문제인지를 판단하기 위해 시행된다.

실험의 기본 타입들

근전도 조사는 보통 근육의 내적 움직임을 측정하는 것으로 시작한다. 내적 움직임이라 함은 외부의 자극 없이 이루어지는 근육의 전기적 활동이다. 근육 내 바늘 전극이 주로 사용된다. 처음에는 근육이 다양한 강도의 의도적 수축 활동 후 휴식을 취할 때 실험을 한다. 건강하고 완전히 이완된 근육 내에서는 휴식 시 그 어떤 활동도 감지되지 않는다. 의도적인 수축활동을 하면, 바늘 전극은 개별의 운동 단위의 전력을 기록한다. 보통, 다양한 단위의 공간과 시간 보충이 동시에 일어난다. 노력을 더 한다면, 이미 활동적인 단위의 발화 주기가 증가하고, 따라서 동시에, 완전한 **간섭양상**(interferential pattern)이 형성될 때까지 새로운 단위들도 함께 사용된다(그림 4.2.1-1). 질병이나 환자의 협력 부족으로 인한 근육의 불충분한 활성화의 경우, 간섭 양상은 완전하지 않게 된다.

신경 병변(neurogenic lesion)이 의심될 때, 주변 섬유의 신경전도속도(nerve conduction velocity)가 측정된다.

운동 섬유 측정 시, 근육 위에 부착된 표면 전극이 주로 사용된다. 몸 중심 쪽에, 표면에 가까운 신경에 해당되는 부위는, 자극 전극이 피부에 위치한다. 짧은 전기 자극이 표면 전극의 전극 변화를 유발할 수 있으며, 근육에서의 다른 거리의 자극들을 반복함으로써, 스크린에 나타난 또 다른 전극 잠복기간과 진폭이 기록된 스크린에서 또 다른 전극 또한 읽을 수 있다. 자극된 지점들 사이의 거리 차이와 두 전력의 잠재 시간의 차이로부터, 신경 부위의 적당한 전

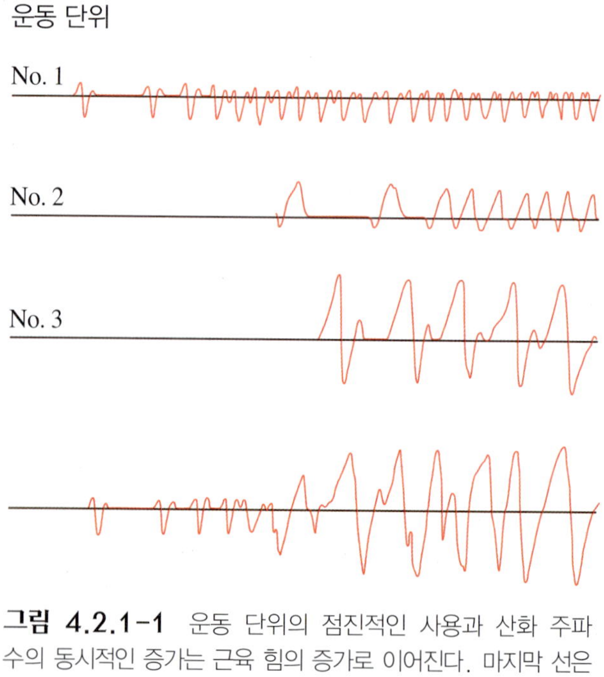

그림 4.2.1-1 운동 단위의 점진적인 사용과 산화 주파수의 동시적인 증가는 근육 힘의 증가로 이어진다. 마지막 선은 개별 운동 단위 전기 활동이 합해져서 만들어진 간섭 패턴을 보여준다.

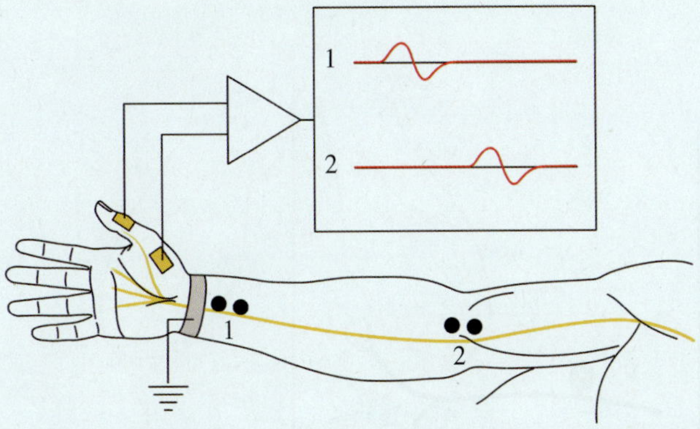

그림 4.2.1-2 정중 신경의 운동 섬유에의 신경 전도 입력값의 측정. 신경은 포인트 1에서 처음에 전기적 자극을 받으며 곧 이어 포인트 2에서 자극을 받는다. EMG사인은 짧은 엄지 벌림근에 위치한 전극에 의해 스캔된다. 전도 속도는 자극된 부위 사이의 거리와 유발 전위의 잠재 시간의 차이로 계산된다.

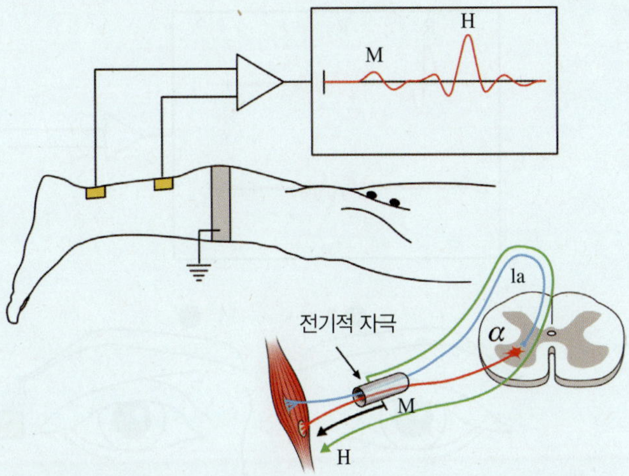

그림 4.2.1-3 가자미근의 H-반사. 다리오금 내 경골신경의 전기적 자극으로 전위가 유발될 수 있다. 이 전위는 근육의 운동 섬유 사이를 퍼져 나가고(M-파장), 또한 감각 섬유들을 통해 알파 운동 뉴론이 활성화되는 척수를 향한 방향으로도 퍼져나간다.

도 속도가 계산될 수 있다(그림 4.2.1-2). 감각 섬유 시험은 표면 전극이 근육 위에 위치한 것이 아니라 신경 위에 얹어졌다는 것 외에는, 비슷하게 일어난다. 신경 원줄기의 전도속도 외에는, 특정 타입의 말단 신경병질의 특정한 종류에서 중요한 말단 잠복기 또한 계산될 수 있다.

말초 신경의 몸통 부위(척추 뿌리의)에 가해지는 입력 전도의 질과 이에 해당하는 척추 부위는 H-반사와 F-파장의 도움을 받아 시험할 수 있다. 이러한 표준 신경생리학적 실험의 원리를 이해하기 위해서는, 다양한 말초신경의(가는 방향 어디든) 전기 자극이 근육에 설치된 EMG 전극에 3가지 종류의 반응을 일으킨다는 것을 언급하는 것이 중요하다.

M-파장, H-파장과 F-파장이 그것이다.

M-파장은 가장 짧은 잠복기를 가지고 있다. 그 이름(M-motor) 자체가 시사하는 바는, 운동축삭에 의한 자극 시점으로부터 자연 활성화의 방향으로 근육으로 들어간다는 것을 의미한다.

H-파장(H-반사)는 M-파장보다 긴 잠복기를 가지고 있는데, 왜냐하면 전기 신호의 입력이 구심력의 방향(위쪽으로)으로 퍼지기 때문이다. 그리고 척수를 통과한 후에는(시냅스에서의 지연), 근육을 향해 말단까지 계속된다. 위에서 언급된 세 가지 반응 중 이러한 반사작용을 보여주는 것이 이것이 유일하다. 이는 20세기 초에 이를 설명한 바 있는 P.호프만의 이름을 땄다(그림 4.2.1-3). 반사궁의 구심 요소는 근육에서 비롯되어 배각을 통해 척추로 들어가는 구심성 신경섬유로 중계된다. 원심부는 복부 척추 경골의 알파 운동 뉴런으로 연결된다. 구심성 신경섬유는 원심성신경섬유보다 질기기 때문에, H-반응은 M-파장보다 더 낮은 한계점을 갖는다. H-반응은 척추 흥분성을 판단하는 데에 가장 중요하게 쓰인다.(종종 H/M 비율로 표현된다.) 말초 병발에서(신경장애, 신경얼기병, 신경뿌리병) H-반응은 척추근의 평가에 사용된다.

F-파장은 H-파장과 비슷한 잠재시간을 가진다. 하지만 H-파장과는 반대로, 전력이 자극지점에서 구심 섬유를 통해 척수를 향해 가는 것이 아니라, 전극이 운동 축삭을 통해 알파 모터 뉴론의 몸체 쪽으로 움직인다. (그러므로, 자연 활성화에서 보이는 것과는 반대 방향으로)

운동 뉴론체의 유발된 탈분극화는 활동 전위의 형성을 낳는다. 활동 전위는 말단 끝의 자극 부위까지 퍼져나가며 근육과 EMG 전극에까지 닿게 된다. 이렇게 하여, F-파장은 반응 과정에 반응하는 것이 아니다. F-파장은 알파-운동뉴런(몸체와 축색돌기)의 활동을 증명하는 것이지, H-파장처럼 후방 척추신경근이나 척수에서의 시냅스의 기능을 증명하는 것이 아니다. F-파장을 이용한 검사는 신경 말초 부분에서 신경전도가 일반적인 전방 척추 신경근이 포함되어 있을 때 가장 효과를 볼 수 있다(예: 길랭-바레 증후군).

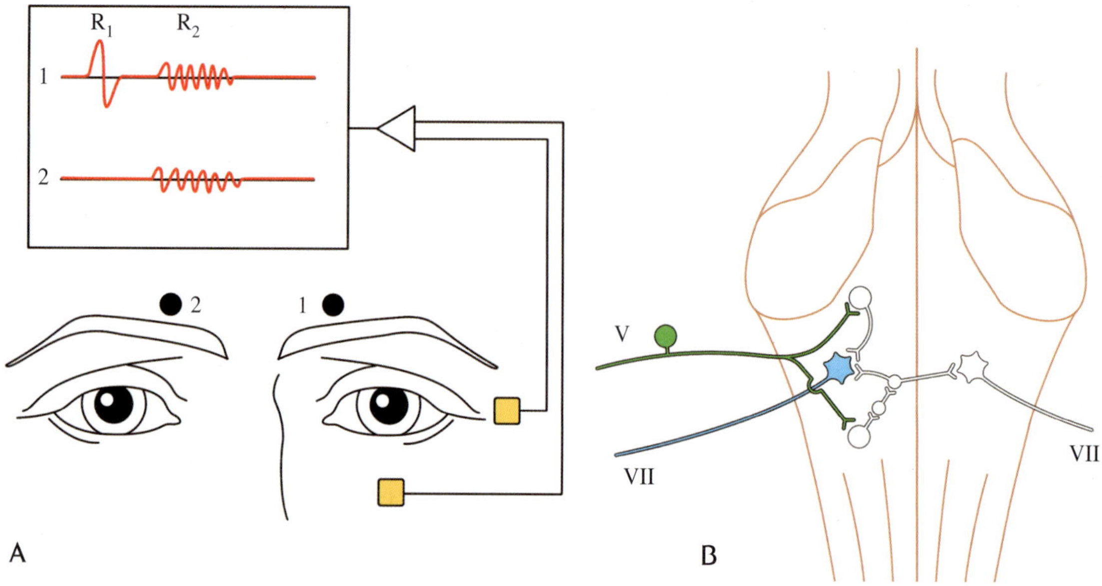

그림 4.2.1-4 깜빡임 반사. **A** – 뇌신경 VII의 동축성 핵에 의해 신경이 통한 눈둘레근의 EMG 스캔. 궤도(포인트 1) 위 동측 뇌신경의 전기적 자극은 빠른 반응 R1과 느린 반응 R을 이끌어낸다. 반대쪽의 자극(포인트 2)은 오직 반응 R2만을 이끌어 낸다. **B**– 뇌간에서의 상호 접속 스키마.

이러한 기본적 용어 외에, 재활 목적으로 **눈 깜빡임 반사**(blink reflex)가 언급될 것이다. 이것은 임상적 심경학적 검사 중의 각막반사의 전기적 버전과 동일하다고 할 수 있다(그림 4.2.1-4). 이 반사의 상승경로는 삼차 신경의 감각 섬유들에 의해 형성된다. (뇌신경 V, cranial nerve V); 원심 부분은 근막 신경(뇌신경VII, cranial nerve VII)의 운동 섬유들에 의해 형성된다. 제대로 시행하는 반사는 구심적, 원심적 방향의 통합성 뿐 아니라 뇌줄기의 중요한 부분이 제대로 기능하는지에 대한 정보도 알려준다. 각막과의 접촉 대신, 뇌신경 V의 위쪽 가지는 눈확위 곡선의 전기적 부분을 자극한다. 보통 감는 눈의 근육 위에 위치한 전극에 의해 등록된 눈의 깜빡임 반사와 연결된 전기 자극엔 두 가지 종류의 반응이 있다(R1, R2). 반응의 대기시간과 진폭에 근거해, 반응 곡선 내에서 결함 부위가 구분될 수 있다. 삼차 신경병증이거나 다발적 경화증, 다리뇌 소뇌 코너의 종양, 또는 길랭–바래의 다발신경근염 또는 벨마비가 의심될 때 이 검사는 효과적이다. 말초근막마비(대부분 염증, 부상, 또는 바위뼈(추체골)의 좁은 골성관 내의 압력으로 인한 신경의 손상으로 인해)와 함께, 눈 깜빡임 반응 뿐 아니라 해골에서 경유돌공까지 이르는 얼굴 신경도 **전기 자극**으로 함께 검사된다. 검사는 얼굴 마비가 발생한 지 대략 1주일 정도 지나서 시행되어야 하는데, 이때 말초 신경의 퇴행이 보통 발생한다. 얼굴 신경에서 움직임 전력 진폭의 사이즈는, 반대쪽 면과 비교했을 때, 보존된 운동 섬유의 숫자와 비례하며, 그러므로, 추후의 얼굴 마비의 진전을 미리 예측할 수 있다.

EMG의 주요 이상

뉴론(이것의 축색돌기, 미엘린초, 또는 척추복측각의 본체), 근육 섬유, 또는 신경근 접합부에서 병리학적 과정이 일어날 수 있다. EMG의 도움으로 병변의 종류와 부위가 꽤 정확히 결정될 수 있다. (종종 침습 조직 시험을제거하거나 더 제대로 목표로 할 수 있게 도와주기도 한다.)

신경성 장애 (Neurogenic Lesion)

축색돌기 장애(Axonal Lesion)

급성, 아급성, 만성 병변들이 일어날 수 있으며, 각 하나가 특색을 보여주고 있다. 여기서는, 짧게, 급성 신경 손상만 우선 언급을 하겠다(그림 4.2.1-5). 부상 후 첫 번째 날, 말초신경 부위의 전기생리학적 특성은 정상이고(예: 전도속도, 자극된 전력의 진폭) 자발적인 자유 활동이 보존된 축색돌기의 수에 의존한다. 5일부터 시작하며, 신경은 점점 덜 흥분하게 되고, 6일과 8일 정도 사이에 전력 생산을 완전

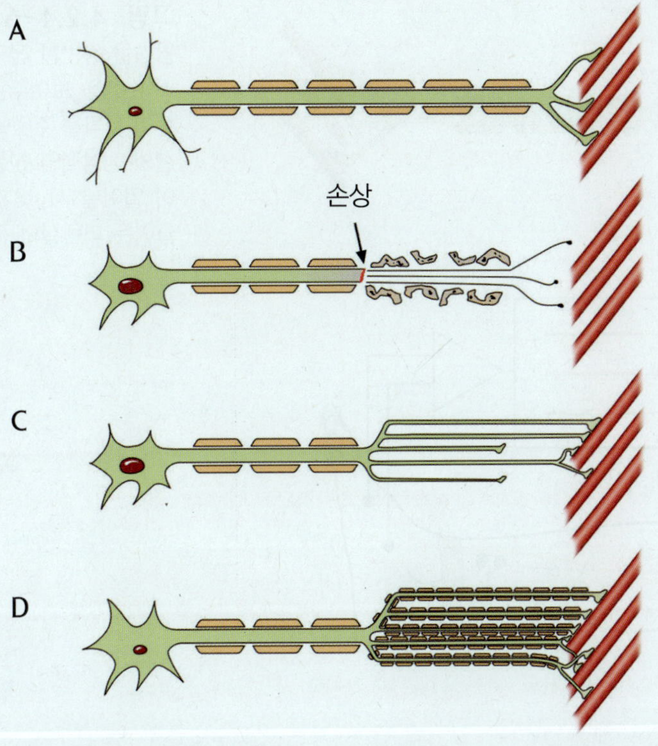

그림 4.2.1-5 축색돌기 손상. **A** – 말이집이 있는 손상되지 않은 축삭돌기, **B** – 축삭돌기 부상, 말초 부분의 점차적인 퇴행과 말이집의 붕괴, **C** – 근육 방향으로 새롭게 돋아나거나 자라나는 축삭돌기의 재생성, **D** – 말이집의 재활(종종 기능적으로 완전하지 못하다.)

히 그만두게 된다. (만약 모든 축색돌기가 파괴되었다면) 2주 후, 무질서하고 자발적인 EMG 활동이 탈신경 근육에서 일어난다. – 이를 **섬유자발전위**(fibrillation potentials) 또는 **양성예파**(positive sharp waves)라 부른다.

뒤따르는 신경재분포는 보존된 이웃한 축색돌기의 축색돌기적 과정이 돋아나고(꽤나 빠르다) 파괴된 축색돌기의 성장(평균 하루에 1mm 자란다) 하면서 일어난다. 신경 재생성의 전기적 신호는 점차적으로 진폭이 늘어나는 **다상 신경재분포 전력**(polyphasic reinnervation potentials)을 통해 3–4개월 후에 관찰될 수 있다. 신경전도속도는 처음엔 느리지만 점점 상승한다. 하지만 부상 이전의 수치까지는 거의 닿지 못한다.

활동적인 운동 유닛이 줄어든 근육의 자발적인 수축은 나쁜 간섭양상을 생산해낸다. 이 패턴은 남아있는 유닛을 보상적으로 더 많이 참가시키는 데에 따른 것이다.

만약 모든 신경이 완전히 파괴되었다면(결합조직관을 포함하여), 남아있는 다른 끝부분과의 수술적 재결합을 한 후에만 새로운 섬유들이 근육으로 향하는 길을 찾기 시작할 것이다. 그러한 경우, 신경재분포의 첫 번째 EMG 신호는 나중에 나타날 것이며(보통 6개월 정도 후에) 신경재분포 자체도 불충분할 것이다.

탈수초성 장애(Demyelinating Lesion)

이것은 신경집세포나 말이집의 부상이 일어날 때 나타나는 다양한 범위의 병변이다. 자발적 수축과 함께 일어나는 간섭양상은 바뀌지 않으며 활동적인 탈신경의 증후도 보이지 않는다. 탈수초성 장애는 주로 전도속도와 말초 잠재기에 영향을 준다. 진폭에는 작은 영향을 끼치는데, 그럼에도 불구하고, 특정 부위에서의 신경 퍼텐셜의 변환이 늦어지거나 완전히 간섭 당했을 때 **전도차단**(conduction block)이 형성될 수 있다(그림 4.2.1-6). 이는 진폭이 줄어들거나 차단이 일어난 부위를 넘어선 완전한 신호 말소를 통해 나타난다. 하지만, 신경 섬유 전도속도의 늦춰짐은 운동이나 감각적 손실의 깊이와 항상 비례하지는 않는다. 결함은 오히려 전도 차단의 사이즈나 현재 축색돌기 퇴행화의 정도에 비율적으로 상응한다.

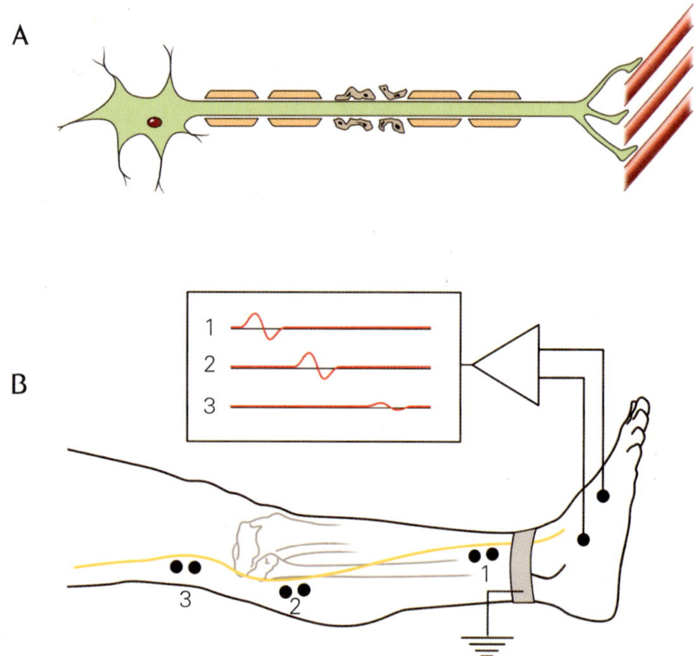

그림 4.2.1-6 비골두 뒤의 종아리신경 압축을 동반한 전도차단. A - 미엘린초의 국소 손상을 보여주는 개요, B - 1, 2 지점에 전기 자극을 주었을 때 단지신근 내 운동 퍼텐셜의 정상적인 진폭과 대기시간. 상기의 자극이 일어날 시, 3지점에서 늘어난 대기시간과 줄어든 퍼텐셜의 진폭.

신경세포병(Neuronopathy)

이는 말초신경을 형성하는 신경세포가 손상되었을 때 일어나는 일련의 병을 포함한다. 운동 신경세포병의 경우, 척추 복측각에서의 병리학적 과정이 발견된다. 이 질환은 근위축석 측색 경화증(ALS)와 다양한 종류의 척수근육위축증(SMA)를 포함한다.

운동섬유의 전도속도는 줄어들지 않거나 아주 조금만 줄어들 뿐이다. 잠재된의 진폭은 뉴런의 손실에 비례하여 줄어든다. 나머지는, 바늘 EMG가 중요한 탈신경 활동을 감지한다. 수축을 하면, 양상이 아주 불량하거나, 가끔은 10mV를 넘는 "엄청난" 퍼텐셜을 보이기도 한다.

감각신경병증에서, 척추신경절이 주로 관여하며, 신경의 운동부위는 별로 관여하지 않는다. 가장 흔한 질병으로는: 대상포진, Sjgren 증후군, 또는 Hu 증후군의 일환으로 일어나는 Denny-Brown 신경절증 등이 있다.

위에서 언급한 일반적인 정보의 유효함과 함께, 축색돌기적 신호와 탈수초 병변이 여기서는 축소되어 언급되었다는 것을 말할 필요가 있다. 현실 속에서, 축색돌기 병변은 전도 속도를 줄일 수 있다, 예를 들어, 전도가 빠른 섬유가 우선적으로 포함된다. 탈수초 병변은 신경을 따른 투입 전도의 비동기화를 통해 반응 진폭을 줄일 수 있다.

근육성 병변 (Myogenic Lesion)

주로 많은 근육 섬유들을 포함하는 이 병리학적 과정은 운동 단위에서의 퍼텐셜 모양의 변화(줄어든 진폭과 지속기간, 다상적 모양)와 운동단위의 비율에 맞지 않은 보충(약한 메커니즘 수행을 가진 충분한 간섭 곡선)을 통해 나타낼 수 있다. 몇몇 근육 병리학은 휴식 중 일어나는 비정상적인 전기 활동, 예를 들어, 근긴장(근긴장적 소결) 또는 물망초(근섬유 전력) 등을 통해 스스로를 드러낸다. 신경 전도속도는 근육성 병변에서 절대 줄지 않는다.

신경근육이음부의 부상

신경근육판의 기능 결함을 의심할 때, 바늘 전극으로 근육 활동을 탐지하는 동시에 운동 신경에의 전기적 자극이 반복된다. 두 가지의 주된 병리학적 양상이 존재한다. 시냅스이후 병발의 경우(예: 중증근육무력증), 낮은 자극(3Hz)으로는, 근육으로의 신경자극 전달이 점차적으로 실패하게 되며, 이는 다른 말로 스크린에 나타나는 퍼텐셜 진폭의 점차적인 하락으로 나타난다.(적어도 10% 정도) 시냅스 이전 병발의 경우(예를 들어, 램버트-이튼 증후군), 퍼텐셜이라 불리는 것 때문에, 20-30 Hz의 자극으로 반응 진폭이 점차적으로 50%까지 올라간다.

4.2.2 뇌파전위기록술 (Electroencephalography)

뇌파전위기록술(Eletroencephalography; EEG)은 뇌의 자발적인 전기 활동을 기록한다. 기본적인 뇌파전위기록술의 요소들은 위에 기술된 근전도 기구와 비슷하다. 보통 일반적인 검사를 위해 표면 전극이 사용되며 두피 부위에 얹어진다. 거기서부터 케이블로 연결된 신호가 기구로 전달되며, 변화를 통해 컴퓨터 스크린에 나타나 읽힐 수 있는 것으로 전환된다. 검사는 30분 정도 걸리며 외래 과정이다. 전기 퍼텐셜의 편차는 **파장** 형태로 해석된다. 주로 주파수, 진폭, 모양, 위치, 그리고 측면의 균형이 평가된다. 육안으로 판단하며, 주파수 지역은 대부분 δ(1–3 Hz), θ(4–8 Hz), α(8–12 Hz)와 β(above 12 Hz)로 나타난다. 스펙트럼 분석은 심지어 주파수 지역γi(36–44 Hz)까지 감지하기도 한다. 전극은 해골에 다양한 방법으로 부착된다. 가장 자주로는, 10–20개의 **시스템**이 사용된다(그림 4.2.2–1). 이것의 이름은 코뿌리(비근점)과 뒤통수(외후두융기) 사이의 거리를 나누는 정해진 부분을 바탕으로 만들어졌다.

코뿌리점과 외후두융기 간의 거리는 사람마다 모두 다르기 때문에, 부분의 길이가 퍼센트로 주어진다. 이마 전극(Fp)는 코뿌리점에서 대략 10% 정도 떨어진 곳에 위치하며, 전면(F), 중앙(C), 측두의(T), 마루(P), 그리고 후두쪽(O)전극은 서로 간이 20% 정도의 거리를 유지한다. 각각 전극의 위치들은 대문자로만 표시될 뿐 아니라, 숫자나 소문자 형태의 인덱스로도 표시된다. 홀수(1,3,5,7)은 왼쪽 반구 위의 위치를 나타내고 짝수(2,4,6,8)는 오른쪽 반구 위의 위치를 표시한다.(예: T3전극은 왼쪽 측두엽 위에서 발견된다.) 각 전극의 신호들은 이웃하는 전극이나 먼 조합 전극, 또는 심지어 더 많은 전극들의 사인들로부터 추출한 계산값에도 영향을 받아 끌려갈 수 있다. 전극 간의 이 관계에 기초하여, 우리는 양극 **연결**(수직 또는 평행)을 가지는 정보제공자 등을 설명할 수 있다. 더 많은 연결에서 나온 EEG사인의 그림은 다양한 각도에서의 뇌활동을 판단하게 해준다. EEG분석의 핵심은 뇌의 특정 상태에 상응하는 특정 종류의 전기 활동의 발생을 관찰하는 것이다.

예를 들어, 어른들이 눈을 뜬 채 잠에서 깨었을 때, 후두엽 위의 알파 존에서 대칭적인 활동이 일어나고 눈을 뜨면 사라진다. 그러므로, 이러한 활동은 EEG 검사에서의 보편적인 요소이다. 다른 활동으로는, 예를 들어, 깊은 호흡(과호흡 증후군)과 눈을 감았을 때의 미세한 눈 깜빡거림(광자극)이 있다. 이것으로 병리학적 활동을 감지할 수 있다. 의심할 바 없이, 간질이야말로 EEG로 검사할 수 있는 가장 보편적인 병리학적 과정이다(그림 4.2.2–2). 대부분의 경우, 표면 EEG는 병리학적 활동을 감지해내고 치료효과를 관찰하기에도 충분하다.

간질의 치료를 위해 수술 치료가 고려되어야 할 경우, 표면 전극은 정확히 간질 활동의 부위를 밝혀내기에 충분하지 않다. 전극은 뇌 안에 직접적으로 위치하게 된다. (신경외과 의사가 전신마취를 한 후에 시행한다.) 경막하 전극이나 뇌내 전극을 통한 EEG 레코딩은 며칠이나 몇 주에

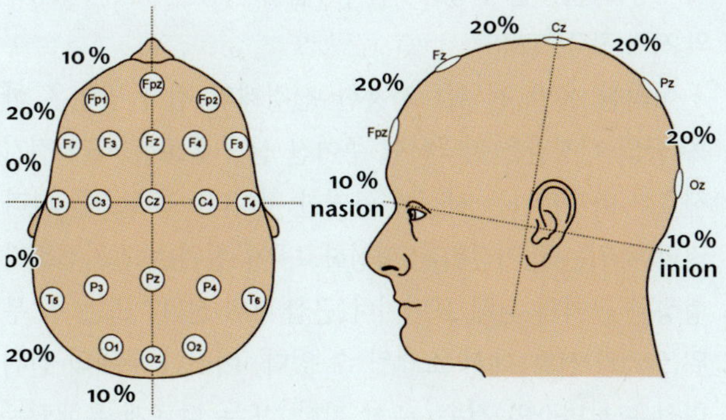

그림 4.2.2–1 EEG 전극의 **표준** 위치– 시스템 10–20.

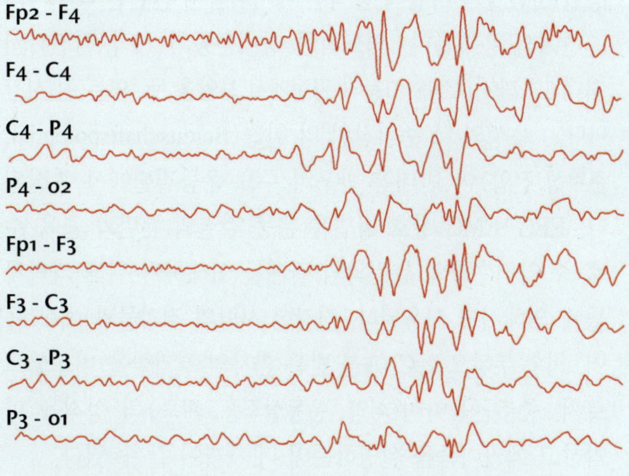

그림 4.2.2–2 뇌 간질 활동의 EEG 프리젠테이션. 전신발화.

걸치는 입원 동안 일어나며, 환자가 수술을 할지 결정을 한 후에 진행된다. 간질 외에, 표면 EEG는 수면장애, 언어장애, 집중력 장애를 밝혀내는 데에도 사용되며, 뇌사를 확정하기도 한다. 컴퓨터 프로그램의 도움을 통한 객관단계해석이 아직은 충분히 안정적이지 않기 때문에, 전문 신경외과의 시각적 판단이 아직은 EEG 분석 상 가장 실용적인 방법이다. 신경계와 근육계의 협업을 탐험하는 관점에서 보았을 때, EEG와 EMG의 상관활동이 짧게 언급될 것이다. 이 검사는 임상적 활동에서 그리 많이 보편적이지는 않으나, 그 자체의 중요도가 분명히 있다. 예를 들어 간질성 경련을 비간질성 경련과 구분한다거나, 간질성 경련이 경련이 대뇌 피질에서 발생하였는지 아니면 하체 관리센터에서 발생하였는지를 판단할 수 있다. EEG와 EMG를 동시에 리코딩함으로써, 두 레코딩에서 일어나는 특정 사건이 시간과 연관성이 있는 것인지, 그리고 있다면 어느 정도인지를 구분할 수 있다. 과정의 시간 계승을 판단하는 것이 중요하다. EEG와 EMG를 계속되는 녹화에서 연관하려는 것이 시도될 수 있으나, 현실에서는, 근육 활동의 시작과 같은 EMG 별개의 이벤트와 관련한 EEG의 부분만 관찰하는 것이 더 효과적이다. "EEG로부터 시작된" Y(EMG-제동된) EEG 부분의 수학적인 평균화는 EEG에서의 작지만 거의 항상 발생하는 변화들을 발견하게 해준다. 이 방법이 아니면 연속 EEG 신호에서는 정리되지 않고 숨어있을 것이다. EMG 내 사건 전에 짧은 EEG 부분만 관찰하는 것이 아니라, 움직이미 일어난 직후의 부분에도 똑같은 관심을 가져야 한다. 간질 발작의 경우, EEG는 몇 만초의 특권으로 관찰할 수 있다. 활동의 시작 전의 부분 또한 건강한 사람들의 자발적 움직임 메커니즘에 관련한 리서치의 측면에서 흥미롭다. 의도적인 상지운동의 시작 직전까지 최대 1초까지(CNS 기능의 관점에서 보았을 때, 이는 긴 시간이다), 음성의 "Y준비전위"의 발전(Bereitschaftspotential, 준비성 전압)이 반대쪽 반구의 주요 운동겉질에서 관찰된다. **EEG-EMG 상호** 방법은 운동 겉질의 뉴런과 근육 수축 중 앞척수뿔의 뉴런과의 관계를 이해하기 위해 과학자들에 의해서도 사용된다. 건강한 사람의 결과물과 예를 들어, 척수 부상으로 CVA를 받은 환자의 결과물을 비교함으로써, 중추근육마비(쇠약, 운동실조증, 피로)의 성격을 파악하고 메커니즘을 설명하는데 더 가까이 갈 수 있다.

자기뇌파검사법(Magnetoencephalography; MEG)은 뇌 활동 스캔이라는 관점에서 EEG와 비슷한 방법이다. 기술적으로는 EEG보다 더 요구되는 것이 많으며, 그래서 주로 연구 목적으로 쓰인다. 이 방법은 뇌의 활동적인 뉴론이 전류를 생산해내고, 그러므로, 자기장이 두개골 외에서 측정된다는 것에 근거를 두고 있다. 자기장이 상당히 약하므로, 검사는 주변의 자기적, 방사선적 소음으로부터 보호된 특별한 방에서 이루어져야 한다. 전극이 아니라, 헬멧에 설치된 유도감응 코일이 스캔하는데 사용된다. 코일은 초전도체로 만들어지며, 액체 헬륨으로 차갑게 한 후 사용되어야 한다. 뉴런의 자기장을 발생시키는 전류는, 다른 기구 덕분에 전위로 표현될 수 있으며, 컴퓨터의 수정 작업 후, 예를 들어, 뇌 기능 맵(MEG, EEG와 비슷하지만, 뇌의 기능과 구조를 검사한다.)처럼 스크린에 디스플레이될 수 있다.

EEG와는 상반되게, MEG는 시간 기술 능력이 훨씬 뛰어나며 신경계의 다양한 기능을 검사하는 다른 방법들(유발전위, PET, 기능적 MRI)과 함께 자주 사용된다.

4.2.3 유발 전위들(Evoked Potentials)

유발 전위의 검사(EPs)는 주로 무증상적 장애를 발견하고 데에 임상 신경학적으로 더 정확한 규격을 찾는 데에 많이 기여한다.

비정상적인 결과는 특정한 하행/상행적 기능장애를 암시한다. 가장 보편적으로 검사되는 상행로는 체지각경로(체지각 유발 전위, SEPs), 시각(시각 유발 전위, VEPs), 청각(청각 유발 전위, AEPs)가 있다. 검사 가능한 하행로는 대뇌 피질(운동 유발 전위, MEPs)의 전기 또는 자성 자극의 도움을 활용한 피라미드형 운동경로가 있다. 두피를 통한 전기 자극은 아프기 때문에, 전신 마치를 한 후에만 신경외과적, 정형외과적 과정을 거친다. 외래 환자의 검사의 경우, 자기장을 활용한 무통증 뇌 자극법이 사용된다(머리뼈경유의 자기 자극, TMS).

이러한 유발 전위를 사용한 신경계의 검사 방법은 한쪽 끝의 신경관을 자극하면 주어진 신경 통로를 따라 전기신호가 따라간다는 사실에 근거한 것이다. 그 코스를 따라 몇몇 부위는 전기전위를 형성하고, 이 전위는 전기전위가 형성된 근처의 신체 표면이나(근접 부위 전위) 또는 먼 부위(원거리 전위)에서 스캔될 수 있다. 이러한 부위의 전위 형성은 시냅스의 전송, 축삭 지향, 또는 다르게 운행되는 환경으로 들어가는 축삭진입 등을 발생시킨다. 근접 부위

전위는 전극 스캔 하에서 활동전위의 통로나 근접 부위에서의 시냅스이후반응(대부분의 지연 스캔 반응들)을 나타낸다. 원거리 전위의 가장 전형적인 예시는 최대 진폭이 꼭지점을 넘어서는 뇌줄기의 청각 전위에서 나타난다.

전극들은 몸 위에 배치되는데, 근접부위전위에는 직접적으로 가까이 있는 근원으로, 그리고 대부분 원거리 전위에는 두피에 있는 전극이 사용되며, 이로부터 스캔된 전위로부터 가장 높은 진폭을 캡처할 수 있게 한다. 뇌를 향한 전위파는 두피 전극을 통해 글자 P나 N, 그리고 잠재시간을 나타내는 숫자들로 표현되는 양성적/음성적 파장의 연결을 통해 시간적으로 캡쳐된다. (뇌줄기 청각 전위에는, 파장을 I-V까지의 숫자로 표시하는 것이 일반적이다.)

체지각적 유발전위 (Somatosensory Evoked Potentials)

본 실험은 말초신경, 척수(후방 관), 뇌줄기(내측섬유대), 시상피질로 연결과 일차감각피질에서 일어나는 전도의 질을 평가한다. 일반적인 체지각적 유발 전위(SEPs)는 고통의 경로를 가늠하지 않는다.(이러한 목적으로, 침해유발전극은 적절하지 않다.) 이 실험의 가장 보편적인 이유는, 척수부상, 외상성 완신경총마비, 척수뿌리적출, 뇌혈관 사고나 종양, 또는 다양한 경화증으로 인한 중추신경계 병발 등이 있다. 이 실험의 부정적인 결과는 정신신체적 문제의 진단에 영향을 끼칠 수 있다. 구심경로를 판단하는 중, 상지의 정중신경과 하지의 뒤정강신경이 가장 보편적으로 자극된다. 환자의 증상에 근거해, 상지의 어떤 주요 신경도 자극될 수 있다(척골신경, 요골신경, 비골신경, 복재신경). 말초신경의 원거리 조각은 운동 문턱값(다양한 신경에서)에 가까운 강도나 감각적 문턱값의 3배 정도(엄격히 감각 신경에서만)에 해당하는 강도로 자극될 수 있다(상지에서의 팔목이나 손가락, 안쪽 발목, 또는 하지의 발가락) 스캔하는 전극은 다양한 레벨의 구심경로에 배치된다. 상지에서, 팔신경얼기 높이와, 목과 머리의 양쪽 부분(그림 4.2.3-1)에 위치한다. 하지에서, 전극은 요추부분과 경부척수신경 부분에 위치하며, 머리의 중간 선에 위치한다. 모든 경우에서, 더 높은 레벨의 반응이 없는 상태에서 자극의 적절함을 조절하기 위해 전극을 말초신경에 위치하는 것이 권장된다(전주와 다리오금). 최소한의 허상의 숫자로 고품질의 합력 곡선을 획득하기 위해 500~2,000개 정도의 곡선들이 방편수단으로서 평균화된다. 검사는 몇 분이 걸린다.

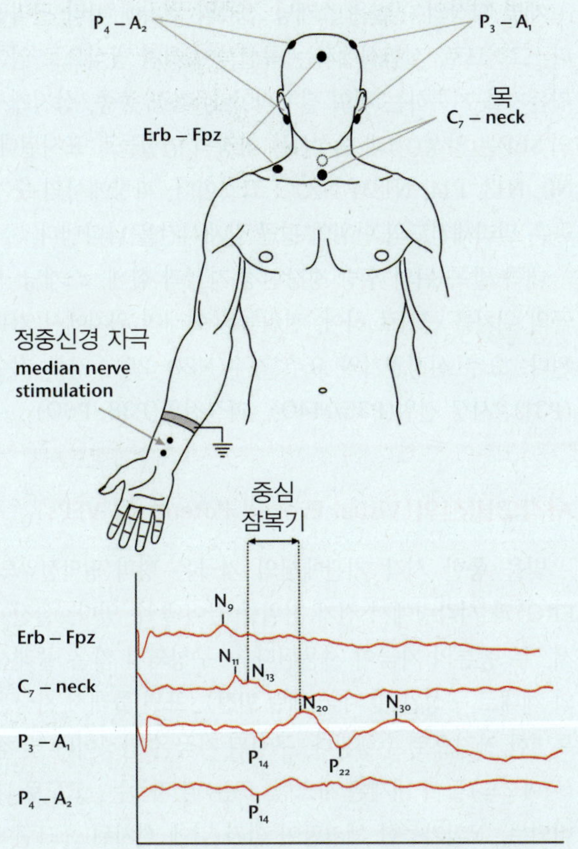

그림 4.2.3-1 정중신경의 전기적 자극에 의한 SEP 검사. 자극 전극과 주사 전극의 위치와 그에 상응하는 기록.

정중신경의 자극과 함께한 임상학적으로 연관된 SEP의 요소들은(최고조), 잠재시간의 순서대로 하면 아래와 같다:

- 9 ms – 주변 반응—완신경총을 통한 활동전위의 길(에르브 점)
- 11에서 13 ms – 척수 반응—경부 척수 후방뿔의 뉴론에서 형성된 시냅스 후 전위와 후방 뇌로에서의 발전양상
- 14에서 18 ms – 연수와 뇌간으로부터의 반응—부르다흐주 책의 뉴런에서 형성된 시냅스후 전위와 내측섬유대에서 시상을 통과하는 발전양상
- 20에서 70 ms – 대뇌피질에서의 시냅스 후 반응—이 시간대에서 발생한 파장의 근원은 1차 감각피질(S1)에서 발견되나, 일차 운동피질(M1)에서 발견되기도 한다.

개별 파장의 구별은 스캐닝 전극의 위치에 따라 달라진다. 그러므로, 실험실에서는 곡선들이 어떤 방식으로 얻어지는지를 기록하는 것이 필수적이다. 가장 종종, 상지에서의 SEP는 양성(P)과 음성(N) 파장의 연결들로 표시된다: N9, N13, P14, N18과 N20이 그것이다. 파장에서의 숫자들은 밀리세컨드의 단위인 평균 잠재시간을 나타낸다.

내쪽 발목 뒤의 후방 정강신경 자극과 함께, 스캐닝 전극의 위치를 근거로 하여, 전위들은 아래의 위치에서 기록된다: 요추 신경얼기와 요추 척수(N20-25), 경부 척수(P31), 시상 전위(P35/M40), 피질전위(P38, P60).

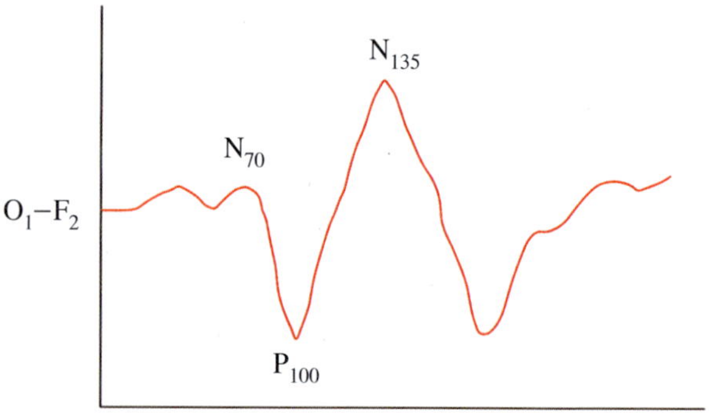

그림 4.2.3-2 점검판을 통해 시각적인 자극에 의한 VEP 기록.

시각유발전위(Visual Evoked Potentials; VEPs)

빛을 통한 시각 기관에서의 자극은 망막(**망막전위도, ERG**)과 시각령에서 전기 전위를 끌어낼 수 있다. 실전에서, 두 종류의 자극이 사용된다 – 구성되지 않은 플래시와 제대로 구성된 빛 자극(**패턴 반전**). 표면 플래시 자극은 특별한 안경으로 수행된다. 구성된 자극은 안경이나 빛 점(**다이오드**)들이 내제된 시스템, 또는 더 자주는, 고도로 대비되는, 교환가능한 체커판이 환자 앞에 설치된 스크린에 드러나는 것이다. 이 체커판은 검정과 하얀 사각형으로 구성되어 있는데, 정규적인 패턴을 가지고 번갈아 움직인다(**검정 사각형이 하얀 색으로, 하얀 사각형이 검정색으로**) 피시험자의 숙제는 각각의 눈을 스크린의 중앙에(**크로스**)점차 고정시키는 것이다. 특정 시나리오에서, 시각장의 일부분만이 자극되기도 한다. 더 높은 정확도를 위해, 구성된 자극들이 플래시 자극들보다 더 자주 사용된다. 플래쉬 자극은 주로 비협조적인 환자들에게서 많이 사용된다.(**어린이나 의식이 없는 환자들**) 플래시 자극으로 끌어내진 VEP는 시각적 예리함과 연관된 결과값을 가지지 않는다는 것을 언급할 필요가 있다. 전극을 활용한 머리 후두부 피질 전위의 스캔은 N-P-N의 전형적인 모양을 갖는 평균 곡선을 산출해내거나, 음성 N70, 양성 P100과 음성 N135 파장(그림 4.2.3-2) 등을 산출한다. 이런 일반적인 것에서의 편차는, 예를 들어, 더 긴 잠재시간이라던가 이러한 파장 내의 진폭 변화– 전 시각계를 포함하는 병리학적 과정을 의미하는 것이다. VEP는 안과적 질환(**굴절결함, 녹내장, 망막증**), 시신경의 비압축 병변(**고립성 질환 또는 진단의 일부인 다발성 탈수초성 신경염, 다발성 경화증, 허혈성 시신경염, 독성 병변 또는 영양 부족**), 시신경 압축 또는 합병증(**종양 또는 동맥류에 의한**)의 영향을 받을 뿐만 아니라, 뇌 질환을 확신시킨다(**퇴행성 침범, 백혈구 감소증 등**).

망막의 전기활동은 망막전위도검사(ERG)를 통해 시험될 수 있다. VEP와 비슷하게 이 또한 체커보드나 플래시로 자극된다. 각막 또는 결맥에 활성하는스캔 전극을 바로 위치하는 것이 권장될 수도 있겠으나(**수정되어 콘택트 렌즈로**), 아래쪽 눈꺼풀에 고리 모양의 전극을 다는 것이 덜 힘들다고 보여진다. 체커판 자극에의 반응은 P50과 N95 파장을 통해 형성된다. P50은 광수용체의 활동을 나타내며 N95는 망막의 신경절 활동을 나타낸다. 결과값은 반응의 진폭에 주로 의존한다.

청각유발전위(Auditory Evoked Potentials)

청각유발전위는 청각 기관 자극에 반응하여 청각계의 말초적, 중앙적 부위에서 형성되는 전기적 전위이다. 헤드폰에 들어가는 가장 간단한 자극은 딸깍하는 소리이지만, 구성된 폭발음이 사용될 수도 있다. 뼈를 통해 소리가 전달되는 반대쪽 청각 기관의 영향을 피하기 위해서, 반대쪽 귀도 동시에 소음을 감추는 화이트 노이즈에 노출된다. 잠재시간에 기반하여, 아래의 청각 전위들이 구분된다: 단기(BAEP < 10 ms), 중기(MLAEP 10~60 ms) 그리고 장기 잠재시간 (LLAEP > 60 ms). 임상학적 시술에서, 그 일관성을 바탕으로 했을 때, BAEP 전위가 가장 자주 사용되며 청각계의 활동을 뇌간의 레벨까지 반영한다. 더 긴 대기시간 전위는 실험하기가 더 어려우며 심리학과 의식 불명의 환자들에게 주로 사용된다. 이들에게는 높은 피질 중심의 활동에 관한 정보들이 뇌 부상의 심각도를 판단하는

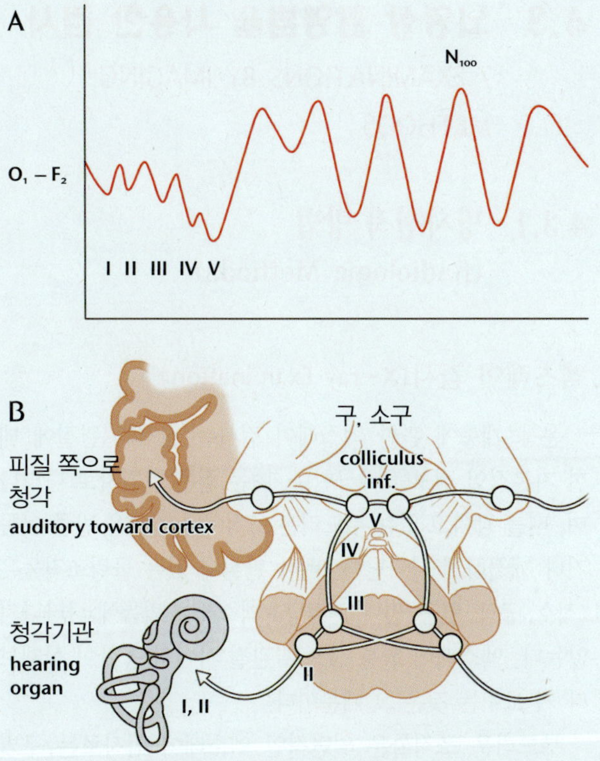

그림 4.2.3-3 AEP 녹화. **A**- 뇌줄기세포(BAEP)에서 만들어지는 I-V 파장). 하기의 파장들은 청각기관의 더 높은 중심부위의 활동 여부에 상응한다. **B**- I-V 파장이 형성되는 부위들.

데 도움이 될 수 있다(그림 4.2.3-3).

BAEPs(뇌간 청각 유발 전위)는 달팽이관 신경과 청각계의 뇌간 구조에서 형성된다. 이들은 원거리 전위들로 꼭지돌기와 마루점에 위치한 전극들로 스캔할 수 있다. 평균 1000~2000 정도의 반응을 보이며, 5개~6개 정도의 꼭지점을 가진 곡선으로 발전한다. 최초 다섯 개의 꼭지점만이 임상학적으로 중요하다: 마지막 두 개는 종종 일률적이지 않다. 개별의 진폭과 잠재시간만 평가되는 것이 아니라, 상대적인 정점간간격 또한 평가된다.

- 파장 I — 청각 신경의 원거리 부분에서 발생한다.
- 파장 II — 신경의 근위 구역이나 달팽이 핵 내에서 발생한다.
- 파장 III — 상올리브복합에서 발생한다.
- 파장 IV — 핵과 측면 섬유띠길에서 발생한다.
- 파장 V — 보통 자극의 반대쪽 사이드인 하구에서 발생한다.

BAEP는 신경학적 검사이다. 하지만 청력 구조의 몇몇 전기 반응들은 이비인후과에서 판단되기도 한다(ENT's). 예를 들어, 객관적인 청각 문턱값을 결정하기 위하여 BAEP는 다양한 강도의 청각 자극 중에 측정된다(이러한 경우, 검사는 BERA로 더 알려져 있는데, 뇌간유발반응청력검사 [Brainstem Evoked Response Audiometry]를 상징한다.) 이 실험은 주관적인 청력 문턱값을 설정하도록 협력하기 불가능한 환자들을 위해 사용된다. 달팽이전기도검사(ECoG)는 이비인후과에서 실행되는 또 다른 실험이다. 이 실험에서 딸깍이는 소리의 반응이 경고막 전극이나 외부 청도에 위치한 전극에 의해 스캔된다. 와우관기저막(마이크로폰 달팽이 전위)에서 녹음된 활동은 주로 청각 신경의 섬유에서 발생한다. 달팽이 전위는 가끔은 BAEP의 첫 번째 요소로 가시적이기도 하다.

운동유발전위(Motor Evoked Potentials; MEPs)

위에서 언급된 모든 유발 전위와는 반대로, MEP는 하위 신경관에서 피라미드형관을 평가한다. 대뇌 피질에서 출발하는데, 대뇌피질은 보조 중간 뉴런을 통한 뇌의 다른 부위에 영향을 받는다. 이것의 첫 번째 뉴런은 척수에서 끝나는데, 척수에서는 골격근육을 자극하는 운동 뉴런으로 전달한다. 불쾌한 전기 자극 대신 **경두개 자기 자극법** (transcranial magnetic stimulation, TMS)가 이 겉질척수로의 기능적 평가에 사용된다. TMS는 자기장(머리에 위치한 코일로 생산되는)에 의한 대뇌피질에서의 비침습적인 전류 유도에 근거한다. 이 방법을 통해 전류가 고통 없이 뇌를 감싸는 조직들을 통과할 수 있다. 이 전류는 피상적으로 놓여있는 중간뉴런들을 활성화시키며, 이러한 중간 뉴런들은 다른 연결들 중에서도, 피라미드로와의 접촉을 활성화한다. 대뇌피질 자극의 효과성은 골격근육에 위치한 표면 EMG 전극으로 계측될 수 있다(그림 4.2.3-4). 잠재시간과 EMG 신호에서의 변수 진폭을 근거로 해, 경로가 병리적 과정을 포함하는지 아닌지를 판단하는 것이 가능하다. 말초신경의 문제를 분리하는 것은 전통적인 EMG시험(H반응, F-파장), 또는 머리에서 척수뿌리까지 자기 코일을 움직이는 방법(상지의 경부와 하지의 허리엉치뼈), 그리고 자극을 반복하는 방법이 있다. 중앙로를 통과하는 시간(중앙 운동 전도 시간 [CMCT])은 총 잠재시간에서 말초 잠재시간을 추출함으로써 얻을 수 있다. 중앙 전도는 다양한

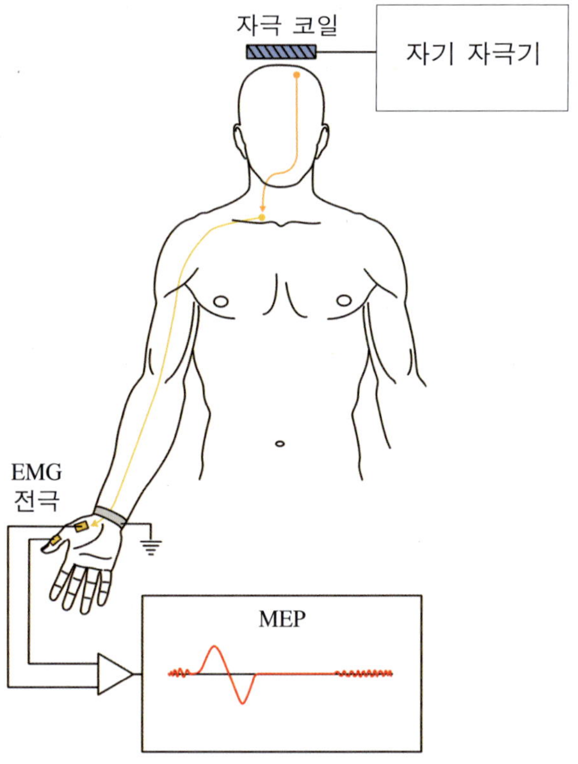

그림 4.2.3-4 대뇌 겉질의 경두개 자기 자극법으로 얻은 운동 유도 전위 - 통합 도식.

경화증, 종양, 감염, 뇌혈관사고, 그리고 물론 척추 손상에 의해 방해받을 수 있다. 진단값 외에, 이 방법은 부상을 모니터하는 데에도 적당하다.

경두개 자기 자극은(MEP와 비교하여) 대뇌피질의 흥분도를 설정하고 개별 외피 센터와의 연결을 판단하는 데에 사용될 수 있다. 외피성 자극은 개별 맥박으로 수행되는 것이 아니라, 짝이 지어지거나 다수의 맥박으로 이행된다. 말초 전기적 자극과 함께 하여, TMS는 신경계의 다른 기능을 검사하는데 사용될 수 있다. 치료에서 TMS의 전위 사용이 언급되어야 한다. 반복되는 강렬한 자기 맥박(반복 TMS라 불린다)은 자극 시간이 지나고나서도 CNS에서의 조형변화 이끌어낸다. 정신과적 질환에서 이 방법은 어느 정도 성공을 거두기도 했다. 파킨슨병, 척추 손상 및 뇌혈관 사고로 인한 환자의 장애를 개선하는 가능성을 탐구하기 위한 강도 높은 연구가 진행 중에 있다.

4.3 뇌영상 촬영법을 사용한 검사 / EXAMINATIONS BY IMAGING METHODS

4.3.1 방사선적 방법 (Radiologic Methods)

엑스레이 검사(X-ray Examination)

운동 개통에 관한 엑스레이 검사는 골격과 관절에 대한 기본적인 정보를 제공한다. 뼈는 짙은 그림자로 나타나며, 뼈를 감싸고 있는 부드러운 조직이나 기관은 반쯤 어둡거나 깨끗하게 나타난다. 뼈나 관절에 있는 물렁조직들은(척수, 골막, 연골, 인대, 관절낭) 엑스레이 필름에 나타나지 않는다. 엑스레이 필름 상으로 관절 사이의 공간이 실제보다 커 보이는 것은 그 때문이다.

부드러운 조직들은 일반적인 엑스레이 검사로는 구별하기 어려운데, 조직들 자체의 흡수력이 낮기 때문이다. 이 때문에, 여기에는 저압(25-40 kV)을 활용하고 흡수 차이를 증가시키는 부드러운 스캐닝 기술이 사용된다. 예를 들어, 아킬레스 건을 엑스레이 촬영할 때 이런 방식이 사용된다. 엑스선 방사선의 불충분한 흡수는 해부학적인 부비강, 공간, 혈관계, 림프계에 대한 양성 조영제의 국부적인 사용에 영향을 받을 수 있다.

재활 치료를 위해서는, 기능과 관련된 구조적 변화를 가늠하거나 구조적 변화가 기능 결함의 결과인지 이유인지를 판단하는 것이 필요하다. 임상 실험을 기반으로 하여, 엑스레이를 찍을 때 우리가 무엇을 원하는지를 정확히 알고 있어야 한다. 척추와 심지어 개별 관절들도 항상 두 투사된 영상에서 검사된다. 기본 투사된 영상은 전후방과 측면 그림(몇몇 관절에서, 측면 그림은 사각 그림으로 대체되기도 한다, 예를 들어, 발 촬영의 경우)을 포함한다. 재활 목적인 경우, 방사선 진단법에서, 특별한 방사선 투사된 영상의 사용이 중요하며, 특정한 부위를 정확히 겨냥하여 사용하는 것이 다양한 진단에 중요한 열쇠로 작용된다.

어깨 관절

Y-프러젝션, 측면, 10° 각도의 외견갑골 프러젝션

Y-프러젝션은 어깨 이음뼈의 견봉하 공간에 사용된다. 이를 통해 어깨봉우리 모양과 견봉하 공간의 너비(봉우리빗장관절의 골극 형성이나 회전근개 병변의 위팔뼈머리의 상위 이동 때문에 공간이 좁아진다)를 확인할 수 있다.

손목

손배(발배)뼈 영사

이 투영법은 손배 골절이나 가성관절증(거짓관절증)을 진단하기 위해 고안되었다.

고관절

축성 투사

고관절의 축성 투사는 어린이들의 고관절 질환 시(예: 편평고나 대퇴골두골단분리증), 대퇴골 두부가 어느 정도 기여하는가를 정확하게 결정하기 위해 사용된다.

또 다른 징후로는 전후방 소견을 보이는 대퇴경부 골절(대부분 피막 하) 의심이 포함된다.

무릎 관절

슬개골의 축성 투사

이것은 슬개대퇴관절이 움직이는 무릎 관절의 접선영상이다.

이 그림은 슬개골 종류(관절 표면의 모양과 기울기를 토대로), 대퇴부 홈 내 슬개골 정렬, 그리고 슬개대퇴 움직임 중 관절 표면의 너비를 보여준다.

선라이즈 투시법(Sunrise view)

선라이즈 투시법은 무릎 관절이 각기 30°, 60°, 90°로 구부릴 때의 접면 필름을 연결한 것이다. 이 그림을 통해 무릎을 구부릴 때 대퇴부 홈 내의 슬개골 움직임을 관찰할 수 있다.

결과를 비교하기 위해 선라이즈 투시법 뿐 아니라, 축 방향 슬개골 투사도 동시에 진행되어야 한다.

발목 관절

지속적 위치

이 그림들은 급성 또는 만성의 발목 불안정을 구분하기 위해 사용된다.

검사는 방사선 기술자에 의해 수행되는데, 발목을 오므리거나 뒤집어서 방사선 영위에 투영시킨다. 만약 거퇴 관절에서의 외적인 팽창이 일어난다면, 거짓 양성 테스트를 제거하기 위해, 몸 반대쪽의, 관여하지 않은 말단의 이미지까지 비교하여 촬영하게 된다.

척추

임상적인 목적으로, 척추 방사선 진단의 세 가지 기본 요소를 구분하는 것이 유리하다.

a) 구조적 변화의 진단
b) 척추 정열의 기능적 진단
c) 움직임 기능의 기능적 진단

구조적 변화의 진단

전통적인 방사선 진단법은 척추의 구조적 변화를 가늠하는 데에 중점을 둔다. 구조적 변화를 진단하는 기준은 전후방, 측면 프러젝션을 포함하며, 특정한 경우에는 사각 프러젝션을 추가하기도 한다.

사진 상에서, 아래의 것들이 평가된다. 척추제의 모양(키, 규칙성, 표면 부위의 모양), 척추제의 뼈 구조, 척추 간의 움직임, 추간 공간의 너비, 척추 뿌리의 통합성, 개개 척추 조각들에서 일어나는 척추계의 정렬(변화) 등. 척추계의 모양은 선천성 발달장애(hemivertebra) 또는 부상 후에(골절)로 일어날 수 있다. 척추계 모양의 변화는 척추계의 뼈 구조에 영향을 미치는 질병을 가져서 병리학적 골절-류마티스 질환, 감염(골수염), 대사적 결손(골다공증) 또는 종양-로 이어지는 사람들에게 흔하게 일어난다. 쇼이에르만 병에서는 관절면과 Schmorl's node의 변화는 일반적이다. 추간 관절의 퇴행변화의 유무와 규모가 평가된다. 추간 공간의 높이는 추간 판의 높이에 따라 결정된다. 추간 공간이 줄어들었을 때에는 추간판 변성이 의심된다. 척추 뿌리의 손상은 척추분리증(spondylolysis)이라 알려져있다. 이 진단을 확정하기 위하여 사각 척추 이미지 또한 필요하며 영향을 받는 뿌리 부분이 "목걸이를 단 스코티

개의 머리"처럼 보여야 한다. 한 조각 내에서 내에서 척추계의 변화는 척추전방전위증(spondylolisthesis)으로 알려져 있다. 척추분리증(Spondylolysis)과 척추전방전위증(spondylolisthesis)은 동시에 일어날 수 있다. 각 부분의 안정성을 평가하기 위하여 최대한도로 앞 또는 뒤쪽으로 구부린 상태의 동적 영상이 필요할 수도 있다.

척추 정렬의 기능적 진단

임상 평가는 일반적으로 꽤나 정확해서 일상적인 치료에서 엑스레이 이동 이미지는 거의 필요하지 않다. 하지만, 특정 경우에서는 도움이 될 수 있다. 정렬을 가늠할 때, 주로 기립 상태의 세로 이미지가 사용된다. 기립 상태의 이미지를 얻음으로써, 척추의 정렬, 천골과 마지막 요추의 각도, 또는 척추 뿌리의 상태에 대한 정보를 얻을 수 있다. 이러한 정보들은 전체 척추의 정렬을 판단하는 데에 필요하며 임상적 평가로는 얻을 수 없는 것들이다. 정렬은 정면이나 정중면에서 판단한다.

정면에서의 척추 정렬

정면에서의 척추 정렬을 판단하기 위해, 기립 시 세로 포맷의 전후방으로 투사된 영상이 사용된다. 이 이미지는 척추측만증을 판단하게 해준다. 엑스레이 이미지 상에서, 아래의 것이 관찰될 수 있다. 굴곡의 정도, 굴곡의 성질(C커브인지 S커브인지), 굴곡의 위치(경부, 흉곽, 또는 요추), 척추계의 회전, 뼈 성숙도의 정도(엉덩이뼈 돌기의 경화 정도를 토대로-해리스 사인), 그리고 1차와 2차 굴곡. 또한 정렬에 영향을 미치는 변수들도 관찰할 수 있는데- 척추측만 굴곡 보상(엉치뼈의 수직 축과 뒤통수 사이의 선) 또는 다리 길이 차이(엉덩뼈의 위쪽 경계를 통과하는 선의 차이). 척추 정렬 평가 중, 편안하게 서 있을 때의 척추만 보는 것이 아니라, 기반이 약간 기울었을 때와 같은 반응성도 함께 본다. 척추측만증이 아랫부위에 있을 때, 무게 중심을 옆으로 기울었을 때의 반응은, 같은 방향으로 회전이 일어나고, 등허리의 접합부가 엉치뼈와 수직 상으로 위치되어 있으며 골반이 높은 쪽으로 올라가는 것이 적당하다.

가장 중요한 병리학적 발견은 아래와 같다:

1. 척추측만증이 없거나 불충분한 척추측만증 상태에서, 기저부 기울었을 때 흉요추 접합이 요천골 접합 위의 부위까지 닿지 못한다.
2. 골반이 높은 쪽으로 측면이동을 하기 힘들다.
3. 척추측만증으로 인한 척추전만 위치에서의 회전 부족, 또는 척추측만증 반대쪽에서 일어나는 회전.

정중면에서의 척추 정렬

정중면에서의 척추 정렬은 전반적인 자체를 바라보는 관점에서 평가되어야 한다. 왜냐하면 굴곡의 변화나 안정성의 결함에서 전체 척추의 반응을 이끌어낼 수 있기 때문이다. 골반 정렬은 정중면에서 척추 대칭을 평가하는 데 중요한 요소가 된다. 요추 척추 굴곡과 그것이 정렬에 미치는 영향은, 환자가 기립 상태에서 엑스레이를 찍지 않고 골반, 고관절, 요추, 흉요추 접합을 동시에 보지 못한다면, 평가할 수 없다.

기립 상태에서의 엑스선 촬영은: 팔은 팔꿈치 관절에서부터 구부려지고 손가락들은 쇄골 위의 움푹 들어간 곳에 위치한다. 편안하게 기립한 상태를 위해 1-2분 정도 기다리는 것이 바람직하다. 수직 선은 C7 척추계의 중심으로부터 떨어지며, 여기서부터 S1 척추계의 상후장골극의 모서리를 지나가는 수평선과의 거리를 평가한다. 교차점은 S1의 등쪽 테두리로부터 대략 5cm 떨어진 곳에서 찾을 수 있다. 공간의 크기가 전면으로 더 크다면, 정중면에서의 긍정적인 균형이 존재한다고 볼 수 있다. 공간의 크기가 후방으로 더 크다면, 부정적인 균형 상태이다. 몇몇 저자들은 정상치의 범위를 더 크게 잡기도 한다. 아래 위를 관통하는 수직선은 경추의 정렬이나 머리의 정렬을 포함하지 않는다 하지만, 이들의 정렬은 척추의 정학과 동학에 아주 중요한 의미를 가진다. 척추계 C7번의 중심으로부터 시작하는 수직선은 바깥 쪽에 있는 청도를 통과하여야 한다.

동적 기능의 기능적 진단

척추 역학은 움직임 연구로부터 평가될 수 있다. 실험은 임상 연구로부터 추출된 결과물을 기본으로 한다. 이미지들은 전굴, 후굴, 그리고 측면으로 기울었을 때 찍힌다.

개개 척추들의 정렬, 각각 조각들의 운동범위 저하 또는 과대 운동 등이 이 이미지 상으로 평가될 수 있다. 최대한 앞이나 뒤로 구부렸을 때의 검사는 수술 전 평가 중 하나가 되어야 하며, 원만 병변이나 신경 뿌리 신드롬을 위한 치료가 필요할 때 사용이 고려되어야 한다.

척추분리증과 척추전방전위증은 이러한 실험이 필요한 또 다른 이유인데, 서로의 방향으로 이동하는 척추계의 안정성이나 범위 등을 판단할 수 있기 때문이다.

컴퓨터 단층촬영(CT)

컴퓨터 단층촬영은 방사선 농도계적 방법으로 이미지가 디지털 데이터로부터 재구성된다. 테스트 중, 환자는 탐지기와 엑스레이 튜브가 설치된 시험용 터널 안에 눕게 된다. 방사선 물질을 통한 방사선이 환자를 겹겹이 훑고 지나가며, 성분의 원자 수를 기반으로 흡수된다. 통과한 방사선은 탐지기에 도달하게 되고 전기 사인으로 변환된다. 이렇게 통과되어 각각의 감각에 도달한 방사능적 방사선의 강도에서 추출된 정보를 바탕으로, 피실험자의 겹겹의 이미지가 재구성된다. CT는 모든 면에서의 진단을 가능하게 해준다. 3차원적 이미지는 디지털 프로세싱과 재구성을 통해 가능해진다. 평범한 요약된 이미지와는 반대로, 차이는 더 많이 보이게 되며, 부드러운 조직과 기관들은 더 잘 구분된다. CT는 뇌 구조를 보여줄 수 있으며 혈액뇌관문(혈액-뇌) 장벽의 완전성을 나타낼 수 있다. 뇌 출혈, 부상의 결과, 다양한 타입의 뇌 위축증과 뇌수종 등의 차이를 분명히 구분할 수 있다. 장점은 또한 뼈 표면의 이미지를 분명히 볼 수 있으묘 출혈에 관한 한 거의 100%에 가깝게 감지할 수 있다. CT기계의 멀티 감지기를 통해, 검사 자체는 몇 초 밖에 걸리지 않으며, 금속 인공기관이나 심장 박동기 같은 인체 내에 삽입된 전기적 기구가 있는 환자들에게도 적합하다. 자기공명에 비해 CT의 또 다른 장점은 더 넓은 접근성과 낮은 비용, 산화된 피의 충분한 구분, 폐에 대한 더 정확한 평가, 그리고 석회화와 뼈 피질에 대한 더 정확한 평가가 가능하다는 점이다. 단점은 이온화된 방사선을 사용한다는 점이다.

CT의 또 다른 변형 중 하나는 크세논을 사용한 CT이다. 이를 통해 뇌관류를 측정할 수 있고 허혈성 뇌 상태를 판단할 수 있으며 이미 존재하는 CT기구를 그대로 사용할 수 있다. 이 방법의 단점은 높은 크세논 농도로 인한 부작용이 있다.

나선형 CT혈관촬영법은 자세한 혈관 및 골격의 해부도를 제공한다. 이 방법은 조영제를 정맥 내에 투여하게 도는데, 폐쇄성 혈관손상, 혈관 팽창 및 동정맥 기형 등을 진단하는 데 사용된다.

자기공명이미지(MRI)

자기공명이미지(MRI)는 이온화된 방사선의 부담이 없는 비외과적인 방법이다. 강력한 자기장은 각가의 세포조직 내의 축척된 원자핵이 에너지를 방출되도록 하는데, 이렇게 방출된 에너지를 기초로 하여 이미지를 얻게 된다. 홀수의 원자 번호(예: 수소)를 가진 원자핵은 그들 고유의 자기 모먼트를 가지게 되는데, 이것은 '회전'이라 알려져 있다. 원자핵이 강력한 자기장에 위치하게 되면, 원자핵들은 여러 방향으로 스스로를 향하게 된다. 이러한 회전들은 코일의 고주파에서 발생하는 충격에 영향을 받아 원래 방향으로부터 굴절하게 된다. 고주파가 원자핵에 작동하기를 멈추면, 원자핵은 원래의 상태로 돌아오는데, 동시에, 그때까지 흡수한 에너지를 내뿜게 된다. 원래의 위치로 돌아갈 때 이런 식으로 내뿜는 전자기적 에너지가 측정될 수 있다.

원자핵에서, 약한 전류가 들어오게 되는데, 이것이 MRI 사인이다. 복합적으로, MRI는 구조, 생화학, 뇌와 기타 조직의 기능에 대한 정보를 제공하는 기술을 통합한 것이라 할 수 있다. 각 조직들의 구분 능력이 뛰어나기 때문에, MRI를 통해 뇌, 척추, 척수 골의 구조, 혈류 공급, 조직들에 농축된 특정 화학물질의 여부, 신경 섬유들의 추이, 혈액 뇌관문의 상태에 관한 고품질 사진을 얻을 수 있다. MRI를 통해 급성 허혈증, 종양, 탈수초질환, 간질 중추, 퇴행성 질환, 그리고 감염 등을 진단하는 것이 가능하다. 똑같이, 척추의 부드러운 조직들, 원반 탈출, 그리고 다양한 부드러운 조직과 근육 움직임을 관찰할 수 있다. 또한, 관절 연골의 상태, 반달연골염, 그리고 골수가 평가될 수 있다(그림 4.3.1-1; 그림 4.3.1-2; 그림 4.3.1-3; 그림 4.3.1-4).

최근, 부드러운 조직의 구조적인 진단을 위해, 눕거나 엎드린 상태의 실험뿐 아니라, 앉거나 서서도 검사가 진행되기도 하였다. 자세 하중은 역학 환경 하에서 상태를 더 강조한다.

MRI의 단점으로는 긴 검사 시간, 폐쇄적인 느낌, 심장 자극기 같은 전기 기구를 삽입한 환자나 금속 뼈를 심은 환자의 경우, 검사할 수 없다는 점 등이 있다.

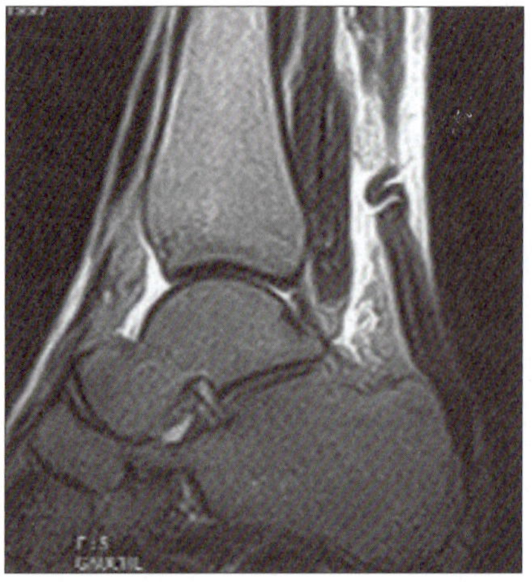

그림 4.3.1-1 MRI, 시상복합 면, 아킬레스 건 파열.

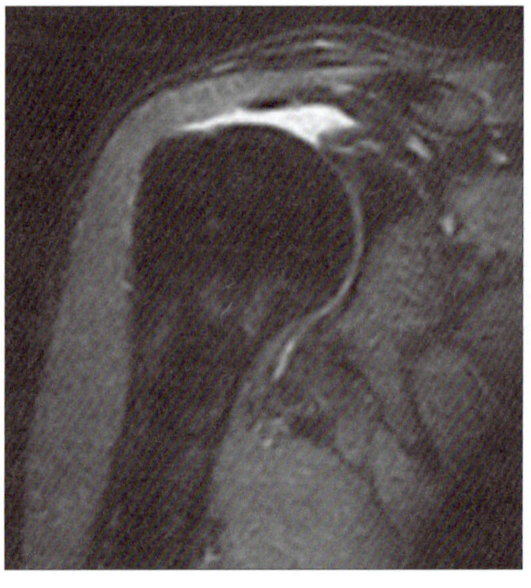

그림 4.3.1-2 MRI, 정면, 극상근 건 파열.

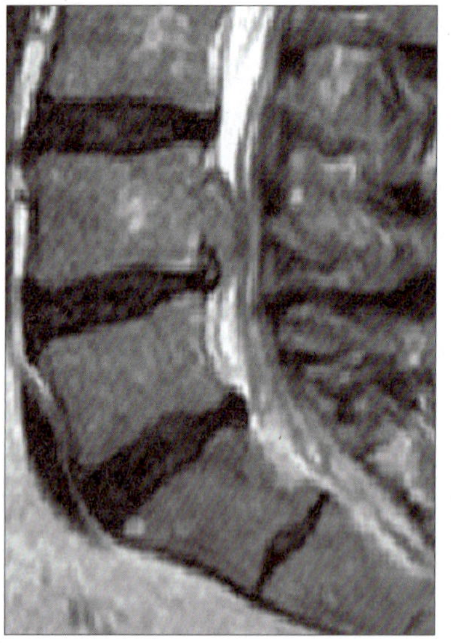

그림 4.3.1-3 MRI, 정중면, L4-5 추간판 탈출증.

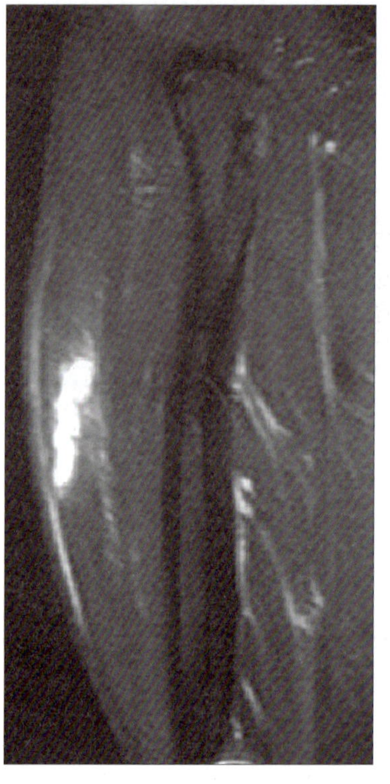

그림 4.3.1-4 MRI, 액면, 대퇴사두근 근육 째짐.

기능적 자기공명

기능적 자기공명(Functional Magnetic Resonance; fMR)는 화학적, 기능적, 그리고 혈관조영적 이미지를 가능하게 한다. 기능적 자기공명은 현대적인 이미지(또한 검사) 기법으로, 특정한 작업 시행 중이거나 자극이 주어졌을 때 활성화되는 뇌의 기능적인 부분들을 맵핑하는 방법이다. 맵핑은 주어진 부위 내 혈액 관류의 변화 또는 혈액 내 산화 변화(BOLT 효과)에 기초해 일어난다. 혈액 산화의 변화를 근거로 하므로, 이 방법은 간접적인 발견피실험자의 인식, 운동, 또는 다른 업무를 수행하는 대뇌피질을 간접적으로 검사할 수 있게 한다. fMR은 주로 신경생리학적 리서치에서 사용된다 이 관점에서, fMR과 왼쪽 손의 자극은 재활 치료에 꽤나 중요하다(그림 4.3.1-5).

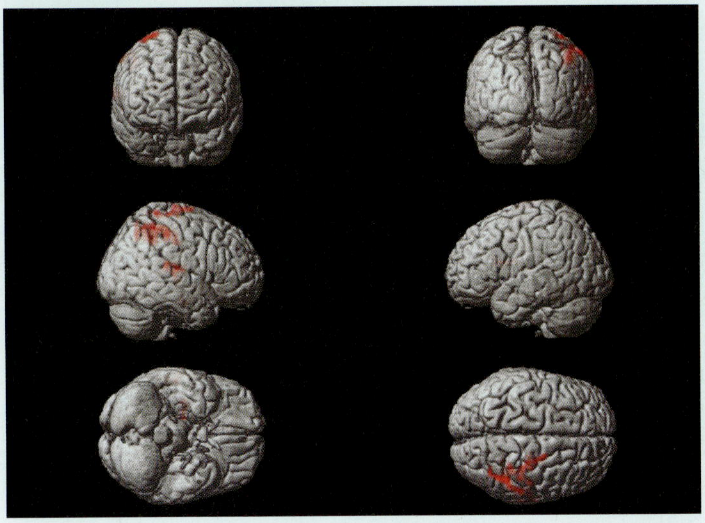

그림 4.3.1-5 기능적인 MRI, 왼쪽 손에 자극을 주었을 때 대뇌피질 개별 부분의 혈액 관류의 변화.

A

기관조영술(Tractography)

기관조영술은 확산텐서영상(DTI)를 사용하여 작동한다. 조직내 물 양성자의 무작위적이고 직선적인 미세 움직임에 반응하는 방식이다. 측정되는 조직의 확산계수는 겉보기 확산계수(ADC)라고 알려져 있는데, 조직 내 액체의 생물리학적 성질을 정확하게 알려주고, 따라서, 세포의 기능과 구조를 설명하는 데에 사용될 수 있다.

확산은 삼차원적인 과정으로, 액체가 구조의 한 축을 따라 더 쉽게 움직이는 과정이다. 측정되는 ADC는 이 축과 함께 더 높아진다. 이 축과 함께 측정된 ADC값은 다른 방향에서보다 더 높아진다. 방향에 의존적인 확산은 비등방확산이라 알려져 있으며 뇌의 흰 물질에서 잘 관찰된다 – 여기서, 확산 운동은 신경세포의 축색돌기를 따라 가속화된다. 온전한 확산 장력을 확보하기 위해서, 다양한 축을 따른 경사맥박의 여러가지 조합을 이용한 많은 다양한 측정법이 얻어진다. 이것이 확산 텐서 영상(DTI)라고 불리는 기술이다. 이 기술은 일상적이고 병리학적 환경하에서 두뇌의 백색질 내 섬유 방향과 구조를 보여주는 데 사용할 수 있다.

섬광조영술적 검사 (Scintgraphic Examination)

섬광조영술은 방사선의약품을 유기체에 바른 후, 방사성 동위원소의 탐지를 기반으로 한다. 섬광조영술은 두 가지 종류가 있다: 정적인 것과 동적인 것. 정적인 섬광조영술에서는, 관찰 대상의 기관에서 동위원소의 분배가 거의 변하지 않는다. 동적인 섬광조영술에서, 방사선의약품의 동력학이 짧은 시간의 인터벌을 두고, 또는 시간에 따른 변화에 따라 관찰될 수 있다.

골격 섬광조영술(Skeletal scintigraphy)은 주로 다 초점의 뼈 질환과 방사선적 발견이 없는 상태에서의 분명하지 않은 뼈 통증의 진단과 관찰을 위해 사용되며, 원발성 골종양과 뼈 전이, 골수염, 외상, 내분비샘적, 그리고 류미티스성 질환 등을 보여준다.

양전자방출단층촬영(Positron Emission Tomography)

양전자방출단층촬영(PET)는 뇌 조직 내의 관류와 물질교환, 단백질 합성, 중성 전파체, 수용체 결합, 또는 혈액뇌장벽의 상태를 검사하기 위해 사용되는 방법이다. PET은 허혈적 증상, 퇴행질환, 간질, 기능적 움직임 기관 관련 질환, 정서 결핍, 약물 의존, 그리고 종양 등을 진단할 수 있게 해준다. 장점으로는 혈류역학의 기능적 사진, 뇌 내의 화학 배분 정도, 그리고 인식 기능을 판단할 수 있는 능력 등이 있다. 결과는 정량화할 수 있으며, 공간적 차이가 균일하며, 생리학적 절대치가 성립될 수 있다. 단점으로는 이온화된 방사선에 노출된다는 점이다. 새로운 방사능 추적자를 계발하는 것은 기나긴 과정이 될 것이며, 가격도 높을 것으로 보아, 아마 가능하지 않을 것이다. 게다가 시간적 구별이 낮다.

단일광자방출단층촬영(Single photon emission computed tomography; SPECT)

단일광자방출단층촬영술은 뇌 관류를 시험하거나 신경전달물질(neurotransmitters), 수용체 결합(receptor bonds), 또는 혈액뇌장벽 등을 검사하는 데에 사용된다.

또한 본 검사는 허혈 증상이나 퇴행성 질환, 간질과 운동계 기능상 결함 등을 진단하도록 도와준다. 본 검사의 장점은 기능적 능력을 판단할 수 있게 해주며, 혈류역학적(hemodynamic), 화학적 뇌 지도화를 가능하게 해 준다는 데에 있다. 이 방법은 상대적으로 저렴하며, 따라서 꽤 접근하기 용이하다. 단점으로는 이온화된 방사선의 부담이 있으며, 측정이란 것이 오직 상대적이며, 공간적 구분이 동일하지 않고, 시간 차이가 아주 낮다는 것에 있다.

근적외분광분석법 (Near Infrared Spectroscopy; NIRS)

근적외분광분석법은 적외선(650~950 nm 사이)에 가까운 파장 길이를 사용하는 분광 분석법이다. 검사 중, 파장의 빛이 머리와 두개골의 털이 난 부분을 지나간다. 빛은 뇌에 반사한다. 반사하는 것에 변화가 뇌 세포 활동의 변화에 상응하며 기록된다.

현재, 두 가지 형태의 NIRS가 사용된다. 첫 번째는 EROS(Event-Related Optical Signal; 또는 문자 그대로 신경 신호에 비례하는 광학 신호)로 알려진 것으로, 뇌 부하 중 특정한 자극에 의해 반사되는 신호들의 강도 변화를 측정하는 방법이다. 신경 세포가 활동 정도를 바꾸자마자, 위치한 세포 조직의 빛 전파와 반사를 통해 드러나게 된다. 반사된 빛의 변화는 주어진 부위에서 전기적 뇌 활동의 변화에 반응한다. 신경 세포 활동은 그 커버를 통과하는 이온 농도의 조건 변화에 기반을 할 가능성이 크다. 두 번째 기술은 활성화되는 대뇌피질 상의 혈류 변화를 사용하는 방법이다. 신경 세포에서의 활동 변화는 국소 혈류량에도 영향을 미친다. 활동적인 신경 세포는 더 많은 에너지를 필요로 하며, 이 에너지는 산소와 혈당을 함유한 혈액의 공급을 통해서만 공급 가능하다. 다른 방법과 비교하여, 이 방법의 장점은 아이에게 그 어떤 부담도 지우지 않는다는 사실에 있다. fMR의 경우처럼 실험이 진행되는 기간 동안 아이들이 가만히 있도록 자제시킬 필요도 없다. 양전자 또는 단일 광자 방출 단층 촬영에서처럼 방사선적인 방사능에 노출되지도 않는다. NIRS는 시간을 구별하는 데에도 좋은 능력을 가지고 있는데(0.01초), 이는 fMR보다 뛰어난 수치이며, 1~2cm의 범위에서 공간적으로도 구분이 가능하다. 방사선은 표면에서 고작 2~3 cm 정도의 깊이까지 밖에 통과하지 않으며, 그러므로, 깊은 뇌 구조는 평가될 수 없다. 이것이 본 방법의 단점이라 할 수 있다.

4.3.2 초음파를 사용한 시험 (Examination by Ultrasound)

초음파 진단법은 급성 또는 만성 근육 병변을 가진 사람들에게 사용되는 첫 번째 선택지가 될 것이다. 본 방법은 비침투적이지고, 이동 가능하며 상대적으로 비싸지 않은 시험이기에, 자유롭게 반복할 수 있으며, 외상에 따른 변화의 역학을 관찰할 수 있다. 또한 치료 동안에도 덜 거슬리게 진행할 수 있다.

외상이 일어난 부위를 검사할 때, 8-12 MHW의 선형 프로브가 가장 많이 사용되며 어떠한 형태이든 젤형 매개체가 피부 위에 직접적으로 사용된다.(피부 병변의 경우, 살균된 겔형 제재가 사용된다.) 검사는 외상의 정도를 판단하기 위하여 부상 직후 바로 시행할 수 있다. 만약 액체(혈액) 응집을 띄는 근육 손상이 나타난다면, 초음파 가이드 하에서의 일회성 혈종 흡인이 시행되거나 배출관(drain)이 삽입될 수 있다. 치료 중 혈종의 발달은 임상학적 사진과 연관하여 모니터된다. 상처를 입거나 흉터를 동반한 석회화(calcification) 같은 증상처럼 복잡성 없이 회복되는 것이 가장 이상적이다.

지속되는 액체 성분과 관련된 혈종이 발견되는 지연 병변의 경우, 도플러 지도(Doppler mapping)를 사용하여 상처 부위의 혈관이나 거짓동맥류에서 혈액을 제거하기도 한다. 초음파를 사용하여, 아래의 것들이 상세히 검사될 수 있다: 심각한 탈골 상태에서 관절 정렬, 관절주위 물렁조직의 상태, 있을지 모를 출혈, 회전근개(rotator cuff) 상태, 트라우마 병변의 힘줄 부착과 관절 내 액체의 양 등. 또한 초음파는 꽤 안정적으로 슬와 낭포(baker's cyst)와 이물질의 여부(심지어 방사선적으로 대비가 보이지 않는 것까지도)를 진단할 수 있다. 전형적인 특징으로는 건초염, 근육 탈장 또는 근막의 외상성 병변 등에서 찾을 수 있다(그림 4.3.2-1; 그림 4.3.2-2).

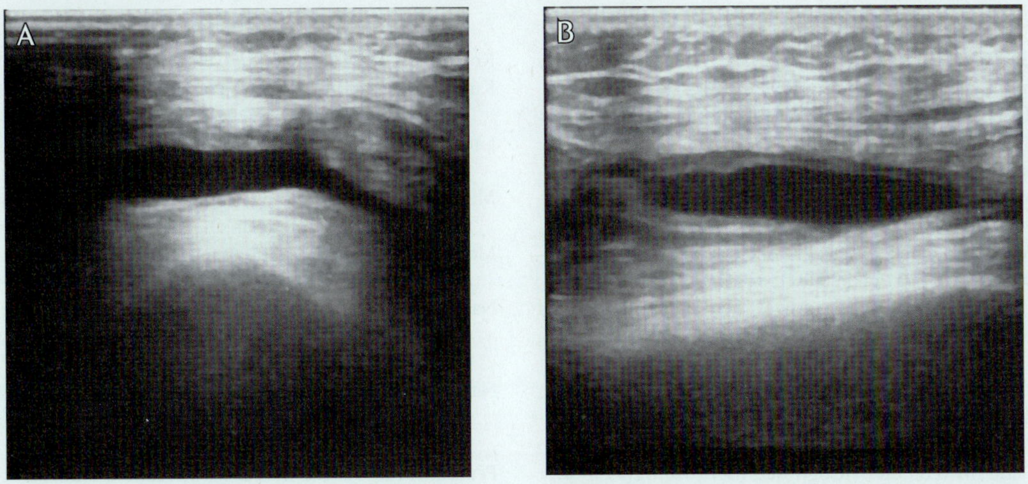

그림 4.3.2-1A,B 두 개의 서로 수직으로 투영된 근육의 급성 혈종.

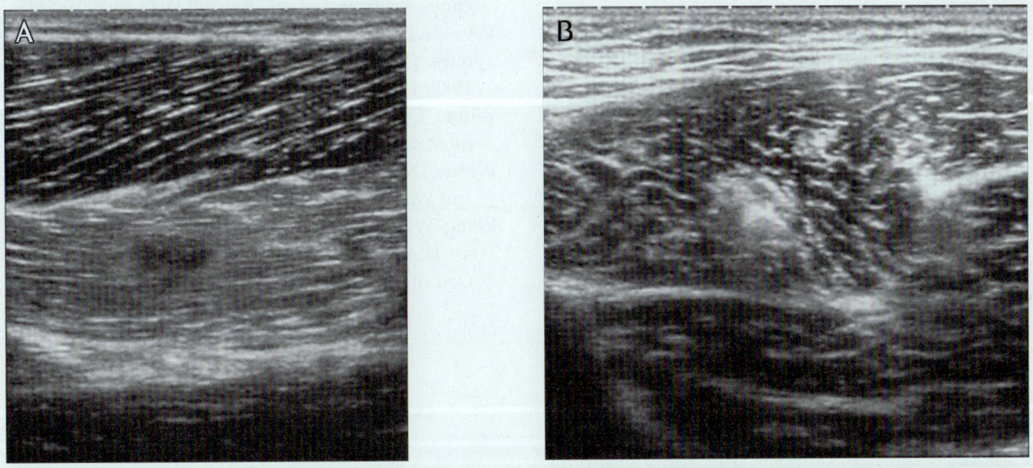

그림 4.3.2-2 A – 반응성 경련으로 둘러싸인 작은 액체 성분을 지속시키는 혈종의 퇴행;
B – 결합조직 흉터가 있는 치유된 혈종.

임상학적으로, 보편적인 외상에는 초음파 검사로 충분히 그 범위를 진단할 수 있으며 치료 과정을 모니터할 수 있다. 논쟁의 여지가 있는 경우(예: 병리 환경이나 큰 관절 병리학에서의 외상 변화), MRI가 시행되어야 한다.

참고문헌(REFERENCES)

Aggarwal JK, Cai Q. Human Motion Analysis: A Review. Computer Vision and Image Understanding 1999; 73(3): 428–440.

Aminoff MJ. Electrodiagnosis in Clinical Neurology. 5th ed. Philadelphia: Elsevier 2005.

Bareš M, Kaňovský P, Dufek J. Transkraniální magnetická stimulace. Brno: Národní centrum ošetřovatelství a nelékařských zdravotnických oborů 2003.

Bareš M. Neurofyziologické vyšetřovací metody v klinické neurologické praxi. Neurol pro Praxi 2000; 1: 8–11.

Basmajian JV, De Luca CJ. Muscles Alive: Their Function Revealed by Electromyography. Baltimore: Williams and Wilkins 1985; 551–561.

Binnie CD. Clinical Neurophysiology. EMG, Nerve Conduction and Evoked Potentials. 2nd ed. Amsterdam: Elsevier 2004.

Cabeza R, Nyberg L. Imaging Cognition II: An Empirical Review of 275 PET and fMRI Studies. J Cogn Neurosci 2000; 12(1): 1–47.

Chklovskij DB, Koukalov AA. Maps in the Brain: What Can We Learn from Them? Annu Rev Neurosci 2004; 27: 369–392.

De Luca CJ. The Use of Surface Electromyography in Biomechanics. J Appl Biomechanics 1997; 13: 135–163.

Dufek J. Elektromyografie. Brno: Institut pro další vzdělavaní pracovníků ve zdravotnictví 1995.

Godfrey A. Direct Measurement of Human Movement by Accelerometry. Med Eng Phys 2008; 30(10): 1364–1386.

Kadaňka Z, Bednařík J, Voháňka S. Praktická elektromyografie. Brno: Institut pro další vzdělávání pracovníků ve zdravotnictví 1994.

Kaňovsky P, Dufek J, et al. Evokované potenciály v klinické praxi. Brno: Institut pro další vzdělávání pracovníků ve zdravotnictví 2000.

Keller O. Obecná elektromyografie: fyziologické základy a elektrofyziologická vyšetření se zvláštním zřetelem k rozboru potenciálu motorické jednotky. Praha: Triton 1999.

Koukolík F. Mozek a jeho duše. 3. vyd. Praha: Galén 2005.

Kumar S, Mital A. Electromyography in Ergonomics. London: Taylor and Francis 1996; 297–312.

Laughlin SB, Sejnowski TJ. Communication in Neuronal Networks. Science 2003; 301(5641): 1870–1874.

Menache A. Understanding Motion Capture for Computer Animation and Video Games. San Diego: Academic Press 2000.

Motlová L, Koukolík F. Citový mozek: neurobiologie, klinický obraz, terapie. Praha: Galén 2006.

Nashner LM. Computerized Dynamic Posturography. In: Jacobson GP, et al. Handbook of Balance Function Testing. Florence: Delmar 1997; 280–307.

Nashner LM. Computerized Dynamic Posturography: Clinical Applications. In: Jacobson GP, et al. Handbook of Balance Function Testing. St. Louis: Mosby-Year Book 1993; 308–334.

Peper JS, et al. Genetic Influences on Human Brain Structure: A Review of Brain Imaging Studies in Twins. Hum Brain Mapp 2007; 28: 464–473.

Rektor I. Myoklonus. Čes Slov Neurol Neurochir 2000; 63(96): 3–19.

Rodová D, Mayer M, Janura M. Současné možnosti využití povrchové elektromyografie. Rehabil Fyz Lék 2001; 8(4): 173–177.

Vega-Riveros JF, Jabbour K. Review of Motion Analysis Techniques. IEE Proceedings I. Communications, Speech and Vision 1989; 136(6): 397–404.

Winter DA. Biomechanics and Motor Control of Human Movement. 2nd ed. New York: John Wiley and Sons 1990.

Winter DA. Human Balance and Posture Control during Standing and Walking. Gait Posture 1995; 3: 193–214.

Wong WY, Wong MS, Lo KH. Clinical Applications of Sensors for Human Posture and Movement Analysis: A Review. Prosth Orthot Int 2007; 31(1): 62–75.

5 운동 관여 심각도와 일상 활동의 제한 정도의 판단
ASSESSMENT OF THE SEVERITY OF MOTOR INVOLVEMENT AND LIMITATIONS IN THE ACTIVITIES OF DAILY LIVING

5.1 재활에서의 측량과 평가에 사용되는 방법들
/ METHODS USED FOR MEASUREMENT AND ASSESSMENT IN REHABILITATION

제대로 선택되고 올바르게 시행된 재활법들은 기능장애를 최소화해주고 일상생활 중 활동에서 제한을 보상해주며 정상적인 삶으로 돌아가는 것을 용이하게 해준다.

좋은 재활 결과를 성취하기 위해서는, 치료 결과를 예상할 수 있는 지표를 찾는 것이 중요한데, 이는 환자에 따라 시행하는 치료에 반응하는 데에 차이가 존재하기 때문이다. 필요한 데이터를 손에 넣기 위해서, 관찰되는 지표의 규모를 양화할 수 있는 수많은 측정과 검사들이 사용된다. 재활에서, '측정'이라는 단어는 기능적 결함과 그에 따라 환자에게 나타나는 기능적 역량을 표현하는 데에 사용된다. 선택된 방법은 기본적인 객관성이란 기준을 만족시킬 수 있어야 한다(표준화, 안정성, 타당성, 민감도과 특수성).

객관성의 기본적인 기준

표준화(Standardization)

검사 표준화란 말은 개별의 결과들이 대표 모집단 샘플의 측정을 토해 얻어진 표준과 비교할 수 있다는 것을 의미한다.

안정성(Reliability)

안정성이란, 여러가지 사용에서 모두 신뢰할 수 있음을 나타낸다. 이것이 의미하는 바는 검사가 무엇을 측정하며, 측정 대상이 무엇이어야 하며, 그러므로 검사의 일관성 정도까지를 의미한다.

타당성(Validity)

타당성이란 이 실험이 실재로 상응하는 기능을 측정한다는 사실을 고려했을 때, 주어진 검사의 실용적인 타당성을 나타낸다. 이것은 검사가 무엇을 측정하겠다고 주장하는지의 정도까지를 나타낸다. 그러므로, 이 검사가 목적에 어느 정도 충실한가까지를 나타낸다. 구성 타당성은 우리가 측정하고자 하는 것에 대한 이론적인 아이디어를 나타낸다. 동시 타당성은 같은 증상(예: 통증 강도 시험과 다른 통증 강도 시험 간의 연관관계)에서 시행되는 다른 검사와의 합의성을 의미한다. 예측 타당성은 검사와 실험의 결과적으로 나타나는 증상과의 관계를 나타내는데, 통증의 정동요소를 측량하는 검사와 그로부터 1년 후 우울증을 검사하는 평가와의 관계 같은 것이 그 예시가 될 수 있다. 시험된 증상과 상응하는 구성 타당성의 증거를 수렴 식별 기준(convergent discriminatory criterion)이라 한다.

민감도(Sensitivity)

민감도는 제대로 구별된 양성 결과들의 비율을 의미한다.

특수성(Specificity)

특수성은 "건강한" 개인들에게서 나타나는 제대로 구별된 음성 반응의 비율을 나타낸다.

검사의 표준화나 그 안정성과 타당성의 설립은 복잡한 방법론적, 통계학적 과정이며 연구 외에도, 특히나 임상 시행 시 제대로된 사용을 하기 위해 필수적인 과정이다. 문학은 위에서 언급된 기준 속에서 달라지는 수많은 검사와 점수 시스템을 인용한다. 특정한 검사들, 구분들, 그리고 척도들은 재활에서 뿐만 아니라, 임상적 상황에서의 치료에서도 아주 유효하다.

재활에서 특수 검사의 집중

"올바르게 기능하기 위해서", 재활은 해당 신체의 신체적 능력뿐만 아니라, 심리적 역량에 대한 정보까지 필요하다. 이것이 바로 재활에서 사용하는 검사들이 아래와 같은 다양한 영역을 조준하여 평가하는 이유이다. 평가 대상에는 아래와 같은 것들이 포함된다:

- 운동 기능 평가
- 일상생활 평가
- 의식 평가(교재의 스페셜 부분, 1 장. 신경학에서의 재활 치료, 1.18 의식 교란을 참고할 것);
- 신경심리학적 기능의 평가 (교재의 스페셜 부분, 1 장. 신경학에서 재활 치료, 1.3 신경심리학을 참고할 것);
- 소통과 행동 평가(3 장. 심리학적 기능과 고통을 볼 것).

재활이란 것이 대부분 기능, 진단의 객관화나 치료 판단 결과만을 언급하는 것을 고려할 때, 몇몇 경우에서 이는 어려워진다. 예를 들어, 특정한 운동 시스템에서의 기능은 매우 복잡하다. 진단은 어려우며, 그에 더해 의학적 기준으로 모든 범위를 다룰 수가 없다. 현재, 이것이 바로 운동 기능을 평가하는 대부분의 방법들이 과도하게 주관적이라고 평가되는 이유이다.

종종, 연구를 위한 기본적인 범위를 만족하는, 그리고, 동시에, 예를 들어, 윤리적인 문제에 빠지지 않는 평가 방법을 찾기가 어렵다. 재활 치료의 효율성이 어떻게 하면 척추측만증, 양측마비, 또는 소아 뇌성마비를 가진 환자들에게서 객관적으로 측정될 수 있을까? 재활에 참여하지 않는 환자들로부터 샘플을 도출하는 것은 가능하지 않다. 이러한 이유로, 우리에게 남겨진 재활은 크게 보아서, 표준화, 안정성, 그리고 타당성 범위에 항상 맞지는 않는, 임상 검사와 임상 결과, 선택된 재활을 통해 접근하게 된다. 임상 실험의 기초는 면역기억, 검사와 촉진으로 구성되어 있다.

5.2 운동 참여의 범위에 대한 평가 / ASSESSMENT OF THE EXTENT OF MOTOR INVOLVEMENT

운동성을 평가하는 방법은 환자의 상태와 그 발전 가능성을 객관화하는 데에 아주 중요하다. 검사들은 근육 긴장의 결함과 특정한 운동 행위를 통한 근육 활용을 평가한다.

5.2.1 총 운동 기능 측량법(GMFM)을 통한 총 운동 능력 평가

총 운동 기능 측정 시스템은 예를 들어, 환자가 기립상태이거나 독립적으로 이동할 때 중증도 및 경미하게 심각한 참여도를 가장 민감하게 측정, 총 운동 기능에서의 변화를 잡아낼 수 있다. 이 방법은 중증 환자의 경우 시간에 따른 총 운동 기능을 관찰하는 데에는 적당하지 않다. GMFM 질문지는 88개의 포인트나 아이템을 포함하고 있다.

이 아이템들은 모든 총 운동 기능을 포함하는 5가지 포지션으로 나누어질 수 있다.

1. 눕거나 돌기;
2. 앉기;
3. 배를 대고 기거나 무릎으로 기기;
4. 서기;
5. 걷기, 뛰기와 점프하기

총 운동 기능을 포함하는 아이템들은 5살 이하의 건강한 아이들로부터 측정되어야 한다. 이들은 두 가지 타입으로 구분될 수 있다.

- 움직임을 보여주는 다이나믹한 아이템들. 이것들은 포지션이나 움직임에서 동일한 포지션을 유지하기 위해 사용하는 전환들을 포함한다. 아이들이 0점 보다 높은 점수를 얻기 위해서는, 움직임이 기대되는 방향에서 관찰되어야 한다.
- 정적인 아이템들은 어느 시간 동안 지속되는 특정한 포지션의 시작 포지션의 지속가능성을 측정한다.

몇몇 아이템들은 합쳐지기도 하는데, 이것이 의미하는 바는, 포지션의 획득 외에 유지까지도 포함한다.

GMFM 평가는 45~50분 이상 시행되면 안된다. 평가가 만약 이 시간 내에 완성될 수 없다면, 다음 날 다시 연속해서 시작해야 한다. 시험은 주로 1주 안에 다 끝내는 것이 권장된다.

시험 원칙

성공적으로 측정된 검사는 어린이들의 협조를 기본적인 전제조건으로 둔다. 가끔식 아이들에게 특정한 임무를 수행하도록 설득하기가 어려울 때가 있다. 많은 아이들이

의도적으로 무언가를 하도록 이야기를 들었다고 느낄 때, 협조하기를 거부한다. 이러한 아이들의 경우, 검사 환경 하에서 자발적으로 행하는 움직임 행동들을 최대한 많이 관찰하고 평가하는 것이 권장된다. 평가 중에는, 다양한 인형과 기구들이 사용되는데, 이 물건들이 아이를 원하는 움직임 쪽으로 자동적으로 가이드할 수 있도록 도와줄 것이다. 만약 평가 중 아이의 운동수행능력(performance)이 정형화된 기능적 능력에 상응하지 않는다면, 검사는 다른 날로 재조정되어야 할 것이다.

검사 초반에, 완전한 GMFM 설문지를 사용하는 것이 권장된다. 그 이후에, 변화를 위한 모니터를 시행할 목표부분을 설정할 수 있게 된다. 만약 목표되었던 부분이 처음부터 평가되었다면, 그렇다면, 재평가 중, 변화를 예상하지 못한 아이템에서의 어떠한 불충분한 아이템의 평가도 일어날 수 있다. 예를 들어, 기립이나 보행 시 평행 기능의 변화는 앉아있을 때의 기능을 향상시키는 데에 연관될 수 있는데, 이러한 변화는 타겟화된 평가에서는 간과할 수 있다.

검사는 가장 쾌적하고 안정적인 컨디션을 보장하는 환경에서 일어나야 한다. 실험을 위한 방은 사이즈가 충분히 커야 하고 환자들도 활동적으로 검사에 참가할 수 있어야 하며 아이들에게 동기부여하는 데에 도움을 줄 수 있어야 한다. 아이는 맨발로 검사를 받으며, 검사 상태는 평가를 반복하였을 때 결과를 비교할 수 있도록, 항상 검사상태가 동일하게 유지되어야 한다. 이러한 이유로, 검사는 항상 똑같은 사람의 운동수행능력에서 시행된다.

방의 기구

- 6미터 길이와 20 cm 가로의, 2개의 명확하게 가시적이고 직선이며 평행한 라인을 가진 부드러운 표면을 가진 마루
- 지름 60 cm의 그려진 원
- 큰 운동용 매트(최소 122 × 244cm) 최대 두께 2.5 cm
- 손잡이가 달린 표준 높이의 5개의 계단
- 90 cm 보다 낮은 작은 벤치
- 기립이나 움직이는 시험 중 사용하기에 편안한 높이의 큰 벤치나 테이블 (위쪽 표면의 높이는 환자 어깨뼈와 허리 상에 위치해야 한다.)
- 하나 또는 두 개의 손으로 잡을 수 있는 작은 물체 또는 10 cm 이하의 인형
- 두 손을 다 써야 잡을 수 있는 큰 물체나 인형; 예를 들어, 공(아이템 숫자 72)
- 30-70 cm 정도의 긴 막대기(아이템 숫자 75)
- 스톱워치 (Stop watch)
- 어린이 만약 옆에서 도움이 있어야만 보행 가능할 때 필요한 보행자(아이템 숫자 51)

각 아이템의 점수 매기기

점수 매기기는 하기의 기준을 따라 각 아이템 당 4점 단위로 매겨질 수 있다.

- 0 – 시작하지 않음
- 1 – 시작함
- 2 – 반쯤 끝냄
- 3 – 끝냄

점수 매기는 기준은 대략적인 가이드라인으로 작용하나, 대부분의 아이템은 시험 도중 따라야 할 기준에 따라 각각의 점수에 맞는 특정 요구사항이 존재한다. 아이는 한 가지 아이템을 완성하는 데에 세 번의 기회가 주어진다. 아이는 아이템을 자발적으로 완수할 수 있다.

총점의 계산

Calculation of the Total Score 총점을 결정하기 위해서, 개별 아이템의 점수가 각각 개별 포지션에 추가된다. 퍼센트 점수가 각각의 포지션 당 계산되는데, 아래의 공식이 사용된다.

$$\frac{\text{아이의 점수} \times 100}{\text{최대치 점수}}$$

총 수행 점수의 결정

과제에서의 총 점수를 결정하기 위해서는, 오직 특정한, 또는 타겟화된 포지션만 사용된다. 타겟화된 포지션은 가장 커다란 변화가 예상되거나 검사자에 의해 특수하게 타겟화된 지역을 포함하는 포지션을 의미한다. 이들은 아이들과 가족들에게 특별히 관심있는 지역(예를 들어, 보행자와의 이동)과 집과 학교 환경에서 필요한 기술들을 포함한다.

GMFM 설문지는 소아 뇌성마비가 있는 아이들의 총 운동 기능을 측정하는 데에 중점을 두지만, 아이들의 운동 기능 레벨을 평가하는 데에 중요한 요소인 수행 운동의 질은 완전히 평가하지 못한다. 총 운동 수행 측정(GMPM)은 운동의 질에 더 많은 신경을 쓰고 있다. 이는 현재 임상적 시행에서 검사되고 있으며 아직 병원에서는 상용화 되지 않았다.

GMFM 설문지는 개별의 기능과 연관된 일상생활의 활동을 평가하지는 않는다. 이러한 기능을 평가하기 위해서, GMFM은 이러한 기능을 고려한 추가적인 질문지로 보충되어야 한다. 장애 목록의 소아 평가(PEDI)가 이러한 시험 중 하나이다; 이 시험은 사회화를 평가해주고, 보호자로부터 요구되는 도움이 무엇인지, 기술적인 기구로부터 어떤 도움을 받을 수 있는지를 측정해준다.

기본 일상 활동 검사(Activities of Daily Living; ADL)는 본 평가를 보충할 수 있는 또 다른 검사이다. 이 검사는 독립성의 레벨에 집중하며 타인으로부터 필요한 도움의 레벨을 결정해준다. GMFM의 단점 중 하나는 환자의 협조 없이는 불가능하다는 점이다. 이 시험은 최소한도의 지적 장애가 있는 아이들이 특정 나이가 되어야만 시행이 가능하다.

5.2.2 운동 장애의 평가 방법으로서의 발달 운동학

병리학적인 운동 발달을 평가하기 위해서, 자세 기능의 성숙도 판단이 활용된다. 이 시험은 중추신경계통 통제 과정의 일관성을 존중한다. 이러한 경우, 자세 기능은 바클라프 보이타(Vaclav Voita)에 기반한 보행 단계로 조직되어 성숙의 시간과 연관되어 평가된다. 보행 단계에는 0에서 9까지로 표현되는 단계들이 존재한다. 완수된 총 운동 능력(기립 시)을 평가하는 데에는 동시에 완수된 정신 능력과 세밀한 운동 기술을함께 고려하여 결정한다. 이 스케일은 건강한 아이에게서 4살까지 이루어지는 인간 운동 발달의 전 과정을 포함하며, 유추적으로, 뇌성마비가 있는 아이들에게서 병리학적으로 발달되는 운동 능력을 판단하는 데에 사용되기도 한다.

보이타(Voijta)에 따른 보행 단계

- **0단계 - 환자 이동이 부족함.** 환자는 팔이나 다리 쪽에 도움을 받지 못하는 상태로는 앞으로 움직일 수 없다. 물건을 붙잡거나 하는 것으로 둘러싸인 환경과 접촉하여 움직일 수 있는 능력이 없다. 혼자는 도움 받는 기능을 보여주지 않으며, 그들의 머리는 수직 상태에 있다. 몸의 모양과 기립 기능은 신생아의 단계에 반응한다. (3장 신경운동의 발달과 그 검사, 자세적 활동을 보시오.)

  발달 연령: 신생아

- **1단계** - 환자가 **보행상태를 계속 보이지 않는다.** 물건을 향해 몸을 돌리거나 손가락으로 물건을 만지거나 잡을 수 있음. 엎드린 상태에서, 환자는 팔꿈치로 스스로를 지탱할 수 있다. 바로 누운 상태에서, 환자는 표면으로부터 하지를 들어올릴 수 있다. 환자는 평형 기능을 보유한다. 이 발달 단계에서, 신생아의 나이에 상응하는 반응들은 끌어낼 수 없다.

  발달 연령: 3에서 4개월

- **2단계** - 이 발달 단계에서도, **운동 기능은 아직 발달되지 않는다.** 엎드린 상태에서, 환자는 상지를 부축대나 부여잡는 기관으로 사용할 수 있다. 엎드린 상태에서, 그들은 다른 쪽 상지로 지지를 한 상태에서 물건을 향해 손을 뻗을 수 있다. 붙잡는 손 쪽 하지는 내측 돌기로 지지를 하게 되고 다른 쪽 하지는 늘어난다. 근육 차이가 드러나기 시작한다. 누운 상태에서, 환자는 신체의 정중선으로부터 물건을 향할 수 있게 된다. 물건을 향해 더 가까이 가려고 시도하지만 상지나 하지를 사용해 움직이는 방법을 아직 터득하지 못한 상태이다.

  발달연령: 4달 후반에서 5달 초반(5번째 달의 후반 반쪽은; 6번째 달은 이동 단계 2번째와 3번째의 전환 단계이다.)

- **3단계** - 원시적 이동을 할 수 있는 능력이 이미 완숙되었으며 환자들은 길 수 있다. 자발적으로, 환자들은 방 안을 기면서 돌아다닌다. 환자들은 배를 들이올려 뒤집을 수도 있다. 앞으로 발을 내딛고 지지하는 상호간의 모델이 동측 성에서 가능해지며, 또한 대측성에서도 가능하다. 이동 중, 2개의 배빗근체인이 모두 사용된다.

  발달연령: 7에서 8개월

- **4단계** – 환자가 무릎이나 손을 이용하여 서둘러 움직이는 **'스쿠팅**(scooting)'을 수행할 수 있다. 환자는 정면에 있는 축의 무게 중심을 주기적으로 바꿀 능력은 아직 없다. 하지로 지탱하는 것은 이례적인데, 왜냐하면 환자가 손목이나 주먹으로 기대기 때문이다. "스쿠팅"은 교차 패턴을 함의하지는 않는데, 긴다는 것은 동종을 의미한다. 이러한 유형의 이동은 오직 병리학적 발달 단계에서만 나타나며 건강한 아이들에게서는 볼 수 없다. 만약에 아이가 제 시간에 길 수 없다면, 이동 자체를 다 함께 포기할 수 있다. 이 패턴은 기는 것보다는 상위의 패턴이다. 이 이동 단계의 환자는 독립된 단위에서 일어나는 움직임을 수행할 활동 능력을 소유하고 있지 않다. (예를 들어, 발목 관절에서의 단위 움직임) 하지만 무릎을 대고 똑바로 서거나 옆으로 앉는 포지션 등은 가능하다.

  발달 연령: 9개월

- **5단계**- **'기는 것**(crawling)'이 발달된다. 이 운동 패턴은 중추신경계통 마비가 있는 환자가 온전히 자발적으로 방 전체를 기어다닐 수 있을 때 완전히 통합될 수 있다. 이동은 교차 패턴을 포함하며 열린 손으로 지지를 한다. 척추 회전과 이마면에서의 척추 변환이 길 때 일어난다. 후에, 각각의 기는 아이들은 수직화 (verticalization)를 보여줄 수 있다.

  발달 연령; 11개월

- 6단계 – 환자는 상지를 사용하여 서 있는 데까지 따라 잡을 수 있으며 기립 상태를 유지할 수 있다. 처음에, 그들은 상지를 옆으로 움직일 수 있다. 이것이 **"이마면에서의 사족 움직임**"이라고 알려져 있다. 나중에 알려지기를, 시상면에서의 이동은 지지와 함께 나타난다. 이동은 아이들의 자발적인 동기에 기반하여 일어나야 한다.

  발달 연령: 12에서 13개월

- **7단계** – 환자가 방 안 뿐 아니라 방 밖에서도 **독립적으로** 또는 자율적으로 **이동**할 수 있다.

  발달 연령: 14개월에서 3년

- **8단계** – 환자가 **한 발로 최소한 3초까지 서 있을 수** 있다. 이 시험은 안정적인 기립 상태에서 이루어져야 한다. 이때, 걸음마에서 큰 걸음의 단계 또한 나타난다.

  발달 연령: 3세

- **9단계** – 환자는 **한 발로**, 왼쪽이나 오른쪽 발 상관 없이, **3초 이상 서 있을 수** 있다.

  발달 연령: 4세

조정된 연령

소아 뇌성마비를 앓고있는 아이들에서의 기립 능력과 이동 능력의 발달단계를 판단하기 위해, 특정 운동 단계에 상응하는 나이대에 기초하여 조정된 연령(Adjusted Age; AA)을 설립하는 것이 필수적이다. 이는 운동 발달(총 운동 능력 – 기립 능력과 이동 능력, 운동 단계들을 보시오)의 실제 나이를 생활 나이로 나누어서 추출될 수 있다.

$$AA = \frac{\text{발달 연령}}{\text{생활 연령}}$$

조정 연령(AA)에 기초하여, 발달 예후가 설립될 수 있다.

예를 들어: (소아 뇌성마비를 앓는 생활 연령 20개월인 아이가 있다고 치자) 운동 발달에 근거하여, 그 아이는 운동 발달 2단계에 상응한다. 아이는 걷지 않는다. 하지만, 그들은 엎드렸을 때 첫 번째 불완전한 기립 능력을 선보이며, 상지를 지지대로 사용할 수 있다. 그들은 물체로 가까이 움직이려고 시도할 수 있지만 상지와 하지를 사용하여 앞으로 나아갈 수는 없다. 아이는 자뼈쪽 움켜쥠(ulnar grip)을 보여준다. 이 발달 단계는 4개월 말에서 5개월 초의 발달 연령에 상응한다. 조정 연령은 발달 연령과 생활 연령 사이의 비율에서부터 계산될 수 있다.

$$AA = \frac{5\text{ 개월}}{20\text{ 개월}} = \frac{1}{4}$$

계산된 RQ에 근거하여, 우리는 이 아이가 재활치료에 들어갈 때, 운동 발달의 다른 1년 동안 생물학적으로 3개월 정도의 진전을 보이리라는 것을 알 수 있다. 그러므로, 자발적으로 방을 기어다닐 수 있게 된다는 것이다. 전반적인 발달의 맥락에서 보았을 때, 그들은 수직화도 성취할 수 있을 것이며 두 발로 걷는 이동까지도 성취할 수 있을 것이다.

임상학적 실험에서, 특정한 아이의 운동 발달의 페이스 정립 시, 더 큰 정확도와 신뢰성을 얻기 위해 조정 연령(AA)

를 적어도 특정 기간의 2배(적어도 매 6개월간)정도로 설정해 놓는 것이 중요하다. 또한, 조정연령을 설정하기 위하여, 아이가 재활 훈련을 받았는지 받지 않았는지를 아는 것도 중요하다. 이것이 바로 재활 치료가 시작된 지 최소한 6개월 이후에 조정 연령이 설립되는 것이 적당한 이유이다. 조정연령이 이 기간 동안 줄어든다면, 아이가 재활 훈련을 받지 않았다거나 아니면 재활 훈련이 전혀 효과가 없었다고 가정할 수 있다.

5.2.3 운동 장애를 측정하는 추가적인 시험들

성인 환자들에게 사용되는 평가들

리버메드 운동 평가

이 검사는 1979년 옥스퍼드에 있는 재활 센터에서 계발되었다. 이는 반실불완전마비가 있는 환자들에게서의 운동 기능을 평가하기 위해 고안되었다.

걸음기능 평가 척도

이 실험은 1990년 L.울프손(L. Wolf-son) 등에 의해 걸음 기능을 평가하기 위해 고안되었다. 이 평가의 단점은 평가의 길이이다(대략 60분 정도).

프렌치어 팔 평가

본 검사는 1980년 수자(de Souza) 등에 의해 고안되었는데 상지, 특히나 손 기능을 평가하기 위해 만들어졌다. 이 실험은 집행하는 데에 5~20분 정도의 시간이 소요된다.

9홀 페그 테스트(Nine-Hole Peg Test)

이 평가는 1985년 마티오웨즈(V. Mathiowetz) 등에 의해 상지를 측정하기 위해 계발되었다. 경미한 운동장애를 가진 환자들에게 사용된다.

어린이들에게 사용되는 평가들

운동기능 평가를 위한 피콕 스케일(Peacock Scale)

본 평가는 중추신경계통과 관련된 문제가 있는 어린이들에게 사용되며 아이들이 운동 상 도움을 받았을 때 무엇을 성취할 수 있는지를 평가하게 해준다.

운동의 단계:

1. 의도적인 움직임 없이
2. 최소한의 의도적인 움직임으로
3. 환자가 독립적으로 앉고, 기고, 최대한의 도움이 있는 한 설 수 있으나, 포지션을 유지하는 데에 어려움이 있음.
4. 보행(사지로 기는 것)이나 도움을 받은 보행의 예외를 제외하고는 의도적이고 유용한 움직임들
5. 도움을 동반한 보행
6. 낮은 질의 독립적인 보행
7. 일반적인 독립 보행

다른 검사들의 개요

- 알버타 유아 운동 스케일(AIMS)
- 유아의 걸음마 발달에 관한 베일리 스케일
- 조산 및 만삭 신생아에 대한 두보비츠의 신경학적 평가
- 일반적인 운동 평가(GMsA)
- 해리스의 유아 신경근육 검사(HINT)
- 신생아 운동 프로필(Infant Motor Profile; MP)
- 신생아 운동 평가(MAI)
- 조산 신생아의 신경 행동학적 평가(NAPI)
- 감각신경 운동 발달 평가(NSMDA)
- 피바디 발달 운동 스케일
- 장애 목록의 소아과학적 평가(PEDI)
- 신생아의 자세 및 세부 운동 평가(PFMAI)
- 신생아 운동 능력 평가(TIMP)
- 토들러 및 신생아 운동 평가(TIME)

5.3 일상생활에서의 제한된 활동 검사 및 평가

기본적인 기능 테스트들은 임상적인 실습에 적합하다. 하기의 테스트들은 몇몇 나라에서 일상생활 중 활동 범위 제한(장애)이나 삶의 질(QOL)을 평가하는 데에 사용된다. "활동"(장애)를 평가하기 위해서, 다음에 나오는 검사들이 가장 자주 사용된다: 기능적인 독립 측정, 바르텔 인덱스, 활동 인덱스, 프렌채 활동 인덱스, 코펜하긴 뇌졸중 스케일과 스칸디나비아 뇌졸중 스케일.

참여도 평가는 활동의 조립보다 더 평가하기가 힘들다. 참여라는 것은 사회적인 추진력에 의해 움직이는 것이고 건강 문제의 결과를 사회적 레벨 상에서 구별한다. 이것이 지칭하는 바는 사람이 다양한 삶에 주어진 상황 이후에 어떻게 다시 삶을 재조립하는 가를 보여준다. 그것의 평가는 어렵고 다양한 검사라는 것이 존재함에도 불구하고, 그 어떤 것도 표준화될 수 없다. 체코에서는 QOL을 측정하기 위해서, 표준화된 질문지 SF-36(Short Form 36)이 사용된다. 이 질문지는 암 연구 및 치료를 위한 유럽 기구(European Organization for Research and Treatment of Cancer; EORTC)의 모든 연구에서 사용된다.

5.3.1 기능적 독립성 측정 (FIM)

기능적 독립성 평가(기능적 독립성 측정, Funcional Independence Measure, FIM)는 1984년 미국 물리 요법학 아카데미(American Academy of Physical Medicine)와 미국 재활 의학 의회(American Congress of Rehabilitation Medicine)에 의해 계발되었다. 바르텔 인덱스를 통한 기본적인 평가를 기반으로 하여 인식적인 기능을 관찰함으로써 수정되었다. 환자의 능력은 일상생활, 운동성, 소통 및 인식 기능의 영역에서 기록된다. FIM 테스트는 미국과 다른 나라들에서 질명이나 상해 후 개개인의 장애 정도를 판단하기 위해 사용된다. 재활 의학을 위한 일괄 데이터 시스템(Uniform Data System for Medical Rehabilitation, UDS MR)의 하나이다. 수집된 데이터는 작업 프로그램의 효과성을 총체적으로 판단하는 데에 사용된다.

시험은 6가지 카테고리 안에서 18개 활동을 평가한다:

- 개인 위생
- 배뇨 자제
- 이전(transfer)
- 운동 능력(locomotion)
- 소통
- 사회적 측면

모든 기능들이 7점짜리 스케일로 평가되며, 1점은 최대한의 지원이 필요함을, 7점은 완전한 독립 가능성을 나타낸다. 전반적인 스케일 범위는 18점~126점 사이이다. (표 5.3.1-1)

5.3.2 바르텔 인덱스 (BI)

바르텔 인덱스(BI)는 신경근육적, 그리고 근골격적 결함이 있는 환자들에게 사용되었다. 1955년에 계발된 본 인덱스는 일상생활의 기본적인 활동에 집중한다. 이는 국제적인 연구에서 사용되기도 하였다. 환자가 독립적이라고 판단될 때 평가된 아이템들의 총합은 100점에 이를 수 있다. 하지만, 이를 두고 환자가 독립적으로 살아갈 수 있다고 말하기는 어려운데, 왜냐하면 일상생활의 많은 부분들이 본 테스트에 다 포함되지는 않기 때문이다(표 5.3.2-1).

수정 바르텔 인덱스(BI)

임상학적 실행에서, S. Shah와 그 외의 사람들에 의해 계발된 수정 바르텔 인덱스가 더 자주 사용된다.

5.3.3 일상생활 속 활동을 나타내는 카츠 인덱스

일상생활 활동의 카츠 인덱스 Katz Index는 6개 아이템으로 구성되어 있는데 이 아이템들은 환자가 일상생활을 영위하는 능력에 기반하여 평가된다(표 5.3.3-1). 이 실험의 장점은 빠른 시험 시간이다.

"독립적이다"라는 것은 하기에 기술된 특별한 케이스를 제외하고는 감독 없이, 다른 사람의 관리나 적극적인 도움 없이 수행가능함을 의미한다. 평가는 실제 상태에 기반하여 이루어지지 능력에 기반하지 않는다. 만약 환자가 주어진 작업을 수행할 때, 다른 상황에서 그 작업을 수행할 수 있다고 보임에도 불구하고 그 당시 작업을 수행할 수 없었다면 점수를 취득할 수 없다(표 5.3.3-2).

표 5.3.1-1 기능적인 독립성 측정, 평가

				평가	재측정	이행
			날짜			
개인적 관리						
A. 음식						
B. 외부에서의 관리						
C. 목욕						
D. 옷 입기 – 상지, 몸통						
E. 옷 입기 – 하지						
F. 개인 위생						
자제						
G. 방광 자제						
H. 대장 활동 자제						
이동						
I. 침대/의자/휠체어						
J. 변기						
K. 목욕, 샤워						
운동						
L. 보행/휠체어	ο보행적	ο휠체어	ο둘 다			
M. 계단						
운동 능력		합계: (최대. 91 점)		…………	…………	…………
소통						
N. 이해능력	ο청각적	ο비디오	ο둘 다			
O. 표현	ο구술적	ο비구술적	ο둘 다			
사회적 측면						
P. 사회적						
Q. 문제 해결						
R. 기억						
심리학적 기능		합계: (최대. 35 점)		…………	…………	…………
총 점수		합계: (최대. 126 점)				

평가

독립성 7 완전한 독립성(반복되는) 6 부분적인 독립성(도움을 받는)	도움 없이
부분적인 의존성 5 감독이 필요 4 최소한의 도움 (환자 = 75%+) 3 어느 정도의 지원 (환자 = 50%+)	도움을 받아서
완전한 의존성 2 중요한 지원 (환자 = 25% +) 1 완전한 지원 (환자 = 0%+)	

표 5.3.2-1 바르텔 인덱스

기능	점수	설명
음식 섭취	5 10	● 도움 필요(예를 들어, 음식을 자르는 데에). ● 독립적. 식기류나 도구를 사용함. 적당한 시간에 적당한 양의 음식을 먹음.
휠체어를 의자로, 또는 뒤로 이동(환자가 침대에 누운 상태를 포함하여)	5 10 15	● 앉아 있을 수 있음; 하지만, 이동하는 데에 최대한의 도움이 필요함 ● 최소한의 도움이나 관리 ● 독립적. 브레이크나 휠체어의 발판을 사용할 수 있음.
개인 위생	0 5	● 독립적이지 않음 ● 얼굴을 씻을 수 있고, 머리를 빗을 수 있고, 면도를 할 수 있고(전기 면도기를 전원에 연결할 수 있다), 양치를 할 수 있음.
배변	5 10	● 불안정성으로 인해 도움이 필요함, 옷을 고쳐입는 데 도움이 필요함, 닦거나 변기에서의 화장지 사용에 도움이 필요함. ● 독립적인 요강의 사용을 포함하여 독립적인. 옷 입거나 씻거나 닦거나 하는데에 도움이 필요하지 않으며 독립적으로 씻을 수 있음.
목욕	0 5	● 독립적이지 않음 ● 도움 없이 목욕을 할 수 있음
수평면에서의 움직임	5 10 15	● 환자가 걸을 수 없을 때 독립적으로 휠체어를 조종하여 50미터를 갈 수 있다. ● 50미터를 도움을 받고 갈 수 있다. ● 50미터를 독립적으로 걸을 수 있거나 도움을 주는 기구를 통해 이동 가능 (전면 휠체어 보행기를 포함하지 않음)
계단 (오르고 내리기)	5 10	● 도움이나 관찰이 필요함 ● 독립적이다, 보조 기구의 도움과 함께 오르내리기를 할 수 있다.
옷입기	5 10	● 도움이 필요함; 적어도 작업의 절반 정도는 적당한 시간 안에 수행된다. ● 독립적. 신발 끈을 맬 수 있고 지퍼를 닫을 수 있으며 버클을 닫거나 머리핀을 할 수 있다.
대장 운동 조절	5 10	● 드문 문제 발생 또는 좌약이나 관장을 통과하는 데에 도움이 필요. ● 자제할 수 없는 것이 아님. 좌약이나 관장을 필요 시 사용할 수 있음.
방광 조절	5	● 드문 문제 발생 또는 도구를 통한 도움 필요. ● 문제 없음. 필요 시 독립적으로 체뇨 도구를 사용할 수 있음.

A 테스트 평가: 0 – 40점 = 독립적임
41 – 60점 = 전반적으로 독립적임
61 – 95점 = 약간 의존적임
96 – 100점 = 의존적임

표 5.3.2-2 수정 바르텔 인덱스

활동	1 작업을 수행할 수 없음	2 수행을 시도하나 완수할 수 없음	3 적당한 정도의 도움이 필요함	4 최소한의 도움이 필요함	5 완전히 독립적임
개인 위생	0	1	3	4	5
자가 목욕	0	1	3	4	5
음식	0	2	5	8	10
배변배뇨	0	2	5	8	10
계단에서의 활동	0	2	5	8	10
옷 입기	0	2	5	8	10
대장 조절	0	2	5	8	10
방광 조절	0	2	5	8	10
걷기	0	3	8	12	15
휠체어*	0	1	3	4	5
휠체어/침대 이동	0	3	8	12	15
총	**0**				**100**

*위의 아이템인 "걷기"가 0점이고 환자가 휠체어 조작을 연습 중일 때만 평가됨.

표 5.3.3-1 일상생활 활동 중 카츠 인덱스의 평가 아이템들

A	독립적으로 먹을 수 있으며, 장과 방광을 컨트럴할 수 있고, 이동할 수 있으며, 화장실을 이용할 수 있고 옷을 입고 목욕을 할 수 있다.
B	위에서 표기된 것 중 하나를 제외하고는 모든 기능에서 독립적임.
C	목욕과 추가 한 가지의 기능을 제외하고는 독립적임.
D	목욕, 옷입기와 추가 한 가지의 기능을 제외하고는 독립적임.
E	독립적으로 목욕하고 옷입고, 화장실을 사용할 수 있는 능력 외에 추가적으로 한 가지의 기능을 제외하고는 모두 독립적임.
F	목욕, 옷입기, 화장실을 사용할 수 있는 능력, 장소에서 장소로 이동할 수 있는 능력과 추가 한 가지의 능력을 제외하고는 독립적임.
G	모든 여섯 가지 기능 상에서 의존적임.
Other	C, D, E, 또는 F에서 분류되지 않은 최소한 두 가지 이상의 의존적인 기능이 있음.

표 5.3.3-2 일상생활 활동 중 카츠 인덱스에서 나타나는 환자의 의존도와 독립도 평가

기능	독립도	의존도
목욕 (스펀지, 샤워 또는 목욕)	몸의 한쪽 부위에서의 목욕 지원만 필요하거나 (예를 들어, 등이나 마비된 말초부위) 또는 독립적으로 목욕할 수 있다.	목욕 시 몸의 한 부위 이상에서 도움이 필요하다; 목욕 탕에 들어가고 나오는데 도움이 필요하다; 또는 독립적으로 목욕을 할 수 없다.
옷입기	옷장이나 서랍에서 옷을 꺼낼 수 있다; 드레스를 입거나 코트를 걸칠 수 있거나 벨트를 채우고 다른 채움 장치들, 지퍼, 멜빵 등을 채울 수 있다; 신발끈을 맬 필요가 없다.	독립적으로 옷을 입을 수 없거나 부분적으로 옷을 입지 못한 상태로 있다.
화장실 활동	변기를 사용하고, 옷을 벗고 다시 입을 수 있고, 옷을 고쳐입을 수 있으며 배변 기관을 닦을 수 있다. (밤에 요강을 침대 위에 설치할 수 있으며 기계적인 지원이 필요하지 않는다.)	요강, 변기의자를 사용하거나 변기에 앉거나 사용하는데 도움이 필요하다.
이동	침대에서, 침대로 독립적으로 이동할 수 있다. 휠체어에서, 휠체어로 독립적으로 이동할 수 있다. (사용할 수 있지만 기계적인 도움이 필요하진 않는다.)	침대에서, 침대로 이동하는 데에 도움이 필요하다. 휠체어에서, 휠체어로 이동하는데에 도움이 필요하거나 하나나 그 이상의 이동을 수행할 수 없다.
배변 자제	방광과 대장 활동을 조정할 수 있으며 독립적으로 행동한다.	방광과 대장활동에의 부분적 또는 완전한 조정 불가상태. 관장, 카테터, 또는 소변기와 또는 요강의 침대에서의 제한된 사용을 통한 부분적 또는 완전한 조정 상태
섭취	접시나 그릇에서 먹는다. (고기를 썰고 음식을 준비하고, 예를 들어 빵에 버터를 바르는 것은 평가단계에서 생략된다.)	먹을 때 도움이 필요함(위를 보시오), 스스로 먹을 수 없거나 비경구영양법을 받아야 함.

5.3.4 활동 인덱스

활동 인덱스는 CVA(표 5.3.4-1) 이후 환자의 컨디션을 판단하는 데에 사용된다. 함린과 월린은 이 검사의 고안자들이다. 1982년 만들어졌으며 세 가지 영역으로 구성되어 있다:

- 정신적 능력
- 운동 활동
- 일상 활동

5.3.5 프렌케이 활동 인덱스

프린케이 활동 인덱스는 M. 홀브룩과 C.D. 스킬베크에 의해 1983년 고안되었다. 본 인덱스는 세 가지의 영역에서 일상생활을 평가한다: 실내 기능(household operation), 여가 시간과 사회적 활동과 일의 통합. 이들은 또한 사회적 활동, 연락, 여행, 독서, 쇼핑과 운전 등도 포함한다. 이 시험은 집행하는 데에 5분~15분 정도 소요된다. 최대한 24점을 취득할 수 있으며, 최대치 점수가 완전한 독립성을 나타낸다(표 5.3.5-1).

5.3.6 타르디외에 따른 사실 평가

타르디외 교수에 의해 고안된 방법은 중추신경계통 장애를 가진 사람들의 개인적인 한계 사항들을 분석하기 위해 디자인된 방법이다. 타르디외는 소위 말하는 요인 평가를 임상학적 실행에 집행하였다. 개개인의 요인들은 평가되고 결정된 장애를 바탕으로 치료 시 적당한 관심이 쏟아진다. 사회적 통합의 관점에서 보았을 때 26개 요인들이 관찰될 수 있다. 목적은 환자의 한계치를 완전히 제거하는 것이다.

평가되는 요인들

사회적 통합의관점에 영향을 미치는 요인들:

1. 인과관계학
2. 지능 측정
3. 행동 측정
4. 사회 요인
5. 교육의 수준
6. 기능적 나이, 독립도의 정도, 기립과 보행
7. 음성적인 어려움
8. 듣기
9. 시력과 안구움직임
10. 발작(뇌파검사로 객관화됨)
11. 전반적인 건강 상태 (주로 다양한 장애와 연관되어)
12. 이전의 치료와 의료 과정

운동 기능 평가:

13. 완전히 휴식 상태일 때의 기초 조건
14. 자극에 반응하는 운동 조절
15. 기초 운동 기능의 지능적인 수축의 영향
16. 수동적인 운동성(스트레치 반응과 기본적인 근육 유연성)
17. 진단과 근육 유약성의 평가

상지의 특별 평가:

18. 완전 우세성
19. 상지의 자세적 정렬
20. 상지의 운동성 평가
21. 촉각 인식 평가(입체지각)
22. 상지의 영양 조건

하지의 특별한 평가, 몸의 축과 균형 기능:

23. 정형외과적 평가
24. 기립과 균형 상태일 때 발달적으로 오래된 반사 작용들의 영향 평가
25. 직립으로 서 있기
26. 보행

치료 전략

타르디외의 접근방법은 목표 지향주의적, 단기간적, 장기간적 보살핌의 정립을 가능하게 하는 복잡한 방법을 보여준다. 모든 가능한 방법들은 장애와 이에 따른 핸디캡에 의한 긴장을 줄이는 데에 사용되며, 환자의 최대한의 사회생활 통합을 얻으려고 노력한다. 이 목표를 이루기 위해 교육학적, 사회적, 직업적 재원뿐만 아니라 치료적 방법들(예: 물리치료, 정형외과적 접근)이 수행된다.

각각의 요인들은 그들 각기의 중요성에 따라 평가된다; 아이의 통합을 가장 구속시키는 요인에 적당한 정도의 관심을 쏟아야 한다. 아이의 재활에 있어서 무엇이 더 강조되어야 하고 가능해져야 하는지를 조심스럽게 구별하는 것이

표 5.3.4-1 활동 인덱스

항목	점수
정신적 능력	
의식의 정도	
완전 자각	8
거의 잠이 든	6
혼수상태 직전인	4
콤마 상태의	1
시간, 공간과 사람(아이덴티티)에의 지향성	
모든 세 차원에서 지향성	6
두 차원에의 지향성	4
한 차원에의 지향성	3
감각 상실	1
말로 소통할 수 있는 능력	
일상적인 의사 소통	12
의사 소통에의 약간의 어려움	8
의사 소통에의 심각한 어려움	4
말로 의사소통하기 불가능	1
심리학적 활동	
동기를 보여준다, 정보를 찾는다, 등	6
동기를 조금은 보여준다, 주위 환경에서 사람들과 이야기를 한다.	4
동기자체가 없으며 심드렁하다.	3
심리학적 활동이 관찰되지 않음.	1
운동 활동	
오른쪽 팔	
보통 또는 거의 보통에 가까운 활동	4
특정한 기능적 가치가 있는 활동	3
기능적 가치가 없는 활동	2
활동 없음	1
오른쪽 손	
보통, 또는 보통에 가까운 활동, 독립적인 쥠과 개별 숫자의 움직임.	4
기본적인 기능적 쥠	3
기능적 가치가 없는 활동	2
활동 없음	1
오른쪽 하지	
보통 또는 보통에 가까운 활동	4
특정한 기능적 가치의 활동	3
기능적 가치가 없는 활동	2
활동 없음	1
왼쪽 팔	
보통 또는 거의 보통에 가까운 활동	4
특정 기능적 가치를 가진 활동	3
기능적 가치가 없는 활동	2
활동 없음	1
왼쪽 손	
보통 또는 거의 보통에 가까운 활동, 독립적인 쥠 활동과 개별 디지트의 움직임.	4
간단한 기능적 쥠	3
기능적 가치가 없는 활동	2
활동 없음	1
왼쪽 하지	
보통 또는 거의 보통에 가까운 활동	4
특정한 기능적 가치를 가진 활동	3
기능적 가치가 없는 활동	2
활동 없음	1
일상 활동	
보행	
걸을 수 있음	6
누군가에 둘러싸여 있을 때 걸을 수 있음, 휠체어에 있을 때 독립적으로 움직일 수 있음	4
휠체어에 갇혀 있음, 누군가의 도움에 의해 일어설 수 있음.	3
휠체어에 한정되어 있거나 누군가가 밀어주어야 함; 누군가의 도움을 받고도 일어설 수 없음.	1
개인 위생	
자가 위생 행위를 독립적으로 수행함	6
하체와 관련된 배변 활동 시 도움이 필요함	4
씻는 데 도움이 필요하나 하체와 상반신 반 정도까지 화장실 가는데 도움이 필요함.	3
개인 위생 상 도움이 필요하지 않음	1
옷 입기	
독립적으로 옷을 입음	6
대부분 독립적으로 옷을 입으나 예를 들어, 양말을 신는다는 등지의 부분에서 도움이 필요함.	4
옷을 입으면서 확실하지만 작은 부분에서 도움이 필요함.	3
다른 사람이 옷을 입혀줘야 함	1
음식	
독립적으로 먹음	6
부분적인 도움을 받고 먹음	4
누군가 먹여줘야 함	3
프로브나 비경구적인 방법으로 투여되어야 함.	1
배뇨- 방광 기능	
배뇨 자제	6
드물게 방광 조절 실패를 보임	4
소변기나 변기, 침대용 요강 등의 도움이 필요함	3
카테터	1
배뇨- 대장 기능	
배변 자제	6
드물게 대장 조절 실패를 보임.	4
인공항문형성술 또는 변기와 요강에서의 도움 필요	3
자제 불가	1
최대 점수	**92**

표 5.3.5-1 프렌케이 활동 인덱스

과거 3개월 동안, 당신은 얼마나 자주 하기의 것을 수행하였나요?	
활동	**점수**
주 요리를 준비하거나 설겆이를 함	1 = 한 번도 하지 않음 2 = 1주일에 1번 이하 3 = 일주일에 1 – 2번 4 = 거의 매일
빨래 가벼운 집안일 동네 쇼핑 힘든 집안일 사회적 모임 15분 이상의 외부 산책 적극적인 취미 활동 추구 운전 버스 타기	1 = 한 번도 하지 않음 2 = 3개월 동안 1–2번 정도 3 = 3개월 간 3 – 12번 정도 4 = 적어도 1주일에 1번
과거 6개월 동안, 당신은 얼마나 자주 하기의 것을 수행하였나요?	
외출, 여행/자동차 타기	1 = 한 번도 하지 않음 2 = 6개월 동안 1 – 3 번 정도 3 = 6개월 동안 3 – 12번 정도 4 = 적어도 1주일에 1번
정원 일 집안 일 / 자동차 정비	1 = 없음 2 = 가볍게 3 = 적당히 4 = 필요한 만큼 모두
독서	1 = 독서 2 = 6개월에 한 번 3 = 14일에 1번 이하 4 = 14일에 1번 이상
돈벌이가 되는 일자리	1 = 없음 2 = 일주일에 10시간 정도 3 = 일주일에 10 – 30시간 정도 4 = 일주일에 30시간 이상

중요하다. 이것은 다 초점적인 협력 작업이다. 주된 치료의 목적이 무엇인지를 기억하는 것이 항상 중요한데, 이는 환자의 사회적 통합을 향한 최대치의 노력이 바로 그것이다. 뇌성 마비를 가진 아이의 치료 과정에서 중요성을 의심할 수 없는 치료가 자주 사용된다: 하지만, 주어진 시간 속에서, 이는 종종 더 중요한 치료의 손상이란 결과를 초래하기도 한다. 예를 들어, 취학 나이의 아동에게, 어느 정도의 시간을 반사반응 운동에 써야 하며, 어느 정도의 시간을 독립적인 기능의 실행에 집중을 둔 직업 치료 테크닉에 써야 하는지, 그리고 어느 정도의 시간을 특수 교육에 써야 하는지를 고려해야 한다.

타르디외에 기반한 요인 방법은 협력 가능한 아이들에게 주로 사용된다.

타르디외는 아이들의 장애를 뇌성마비(infirmité motrice cérébrale, IMC)와 뇌증(encephalopathies, EP)로 나누었다. 이 구분에 근거해, 그는 치료에의 접근법을 결정했다. 뇌성 마비를 가진 아이들은 학습 능력이 있으며 적극적으로 삶에 동화할 수 있다. 하지만 EP를 보이는 아이들은 복합성 기능장애와 지적 장애를 보여준다. 만약 심리학적 실험이 아이들의 지능이 너무 낮아서 통합의 가능성이 최소한이라고 결정한다면, 타르디외는 재활과 정형외과적 치료가 효과적이지 않으며 쓸모 없다고 결론지을 것이며, 이는 그 아이에게 짐을 지우는 결과를 초래하게 된다. 반면에, 이러한 아이들에게조차, 치료가 유의미하다고 우리는 믿는다. 사회적 통합을 고민하는 것이 아니라 – 치료는 병리 구축의 발발과 종종 아이들에게 고통을 유발하는 형태 기형을 예방하는 데에 목적을 둔다. 수술적 해결책은 주로 일시적인 처방일 뿐이다.

5.3.7 다른 검사들

코펜하겐 뇌졸증 스케일(Copenhagen Stroke Scale)

이 실험은 갑작스런 CVA 이후 환자의 능력을 평가하기 위해 사용된다. 짧은 집행시간과 기술적 용이함으로, 이 검사는 신경학적 평가에 사용될 수 있다. 본 검사는 J. 올레센 등에 의해 1988년 고안되었다.

스칸디나비아 뇌졸중 스케일(Scandinavian Stroke Scale)

스칸디나비아 뇌졸중 스케일은 1992년 E.B.링겔슈타인 등에 의해 계발되었다. 본 방법은 중앙 뇌혈관 발작이 있는 환자들의 신경학적 진단 과정에서 사용된다. 이 실험은 빨리 집행될 수 있다.(대략 5분 정도 소요된다.)

간이 정신상태 검사(Mini-Mental State Examination, MMSE)

폴슈타인, 폴슈타인과 맥휴가 뇌성 마비를 가진 환자들의 인식 평가의 저자들이다. 이 실험의 집행은 대략 10분 정도 소요된다. 본 실험은 믿을 만한 인식 능력의 예상치를 제공해주고, 빠르며, 간단하고 직접적으로 환자와 검사자에게 정보를 제공한다. 본 실험은 운동 인식 장애와 그 변화에 사용될 수 있다. 또한 피실험자가 주어진 정보를 이해하고 기억할 수 있는 지를 결정하는데에 사용하기도 한다. 국제 노인성 치매 협회(International Psychogeriatric Association, IPA)의 가이드라인에 근거하여, 검사는 혹시나 있을지 모를 치매를 미리 거르기 위한 도구로 권장된다. 이는 또한 환자가 재활 치료 중에 있을 때의 잠재적 협력도를 판단하기에 적당하기도 하다. 본 시험은 10개의 작업과 질 환자의 방향감각, 단기간 기억과 주의력을 검사하는 5개의 분야의 질문으로 구성되어 있다. 두 번째 부분은 물건의 이름을 말할 수 있는 능력과 글을 이해하고 따르는 능력, 언어적 설명 능력 등을 결정한다.

장애 목록의 소아과적 평가

PEDI 테스트는 독립적인 기능을 수행하는 능력과, 운동능력, 사회화 방법, 그리고 타인이나 의료 기구에 의해 지원받아야 하는 도움의 정도를 평가한다.

ADL 평가

본 검사는 독립의 정도를 판단하고 타인으로부터 필요한 도움의 정도를 결정한다. 이는 또한 바르텔에 기반하여 수정된 포맷을 사용한다. 이 방법은 선택적인 등신경뿌리 절제술의 효율성에 대한 객관적인 유효성을 판단하는 데에 자주 사용되는데, 이 방법은 주로 자립도의 향상을 보여 준 바 있다.

참고문헌(REFERENCES)

Boyce W, et al. The Gross Motor Performance Measure: Validity and Responsiveness of a Measure of Quality of Movement. Phys Ther 1995; 75(7): 603–613.

De Souza LH, Langton HR, Miller S. Assessment of Recovery of Arm Control in Hemiplegic Stroke Patients. In: Arm Function Tests. Internal and Rehabilitation Medicine 1980; 2: 3–9.

Folio MR, Fewell RR. Peabody Developmental Motor Scales and Activity Cards. Austin: DLM Teaching Resources 1983.

Folstein MF, Folstein SE, McHugh PR. Mini-mental State. A Practical Method for Grading the Cognitive State of Patients for the Clinician. J Psychiatr Res 1975; 12(3): 189–198.

Gowland C, et al. Reliability of the Gross Motor Performance Measure. Phys Ther 1995; 75(7): 597–602.

Hamrin E, Wohlin A. Evaluation of the Functional Capacity of Stroke Patients through an Activity Index. Scand J Rehabil Med 1982; 14: 93–100.

Hinderer KA, Richardson PK, Atwater SW. Clinical Implications of the Peabody Developmental Motor Scales: A Constructive Review. Physical and Occupational Therapy in Pediatrics 1989; 9(2): 81–106.

Holbrook M, Skilbeck LE. An activities Index for Use with Stroke Patients. Age Ageing 1983: 12(2): 166–170.

Katz S, Ford AB, Moskowitz RW, et al. Studies of Illness in the Aged. The Index of ADL: A Standardized Measure of Biological and Psychosocial Function. JAMA 1963; 185: 914–919.

Lippertová-Grünerová M. Neurorehabilitace. Praha: Galén 2005.

Mahoney FI, Barthel DW. Functional Evaluation: The Barthel Index. Maryland State Medical Journal 1965; 14: 61–65.

Mathiowetz V, Volland G, Kashman N, Weber K. Adult Norms for the Box and Block Test of Manual Dexterity. Am J Occupation Ther 1985; 39(6): 386–391.

Olesen J, Simonsen K, Norgaard B, et al. Reproducibility and Utility of a Simple Neurological Scoring System for Stroke Patients. Copenhagen Stroke Scale. Neuro Rehabilitation and Neural Repair 1988; (2): 59–63.

Peacock WJ, Staudt LA. Functional Outcomes Following Selective Posterior Rhizotomy in Children with Cerebral Palsy. J Neurosurg 1991; 74(3): 380–385.

Peacock WJ, Staudt LA. Spasticity in Cerebral Palsy and the Selective Posterior Rhizotomy Procedure. J Child Neurol 1990; 5(3): 179–185.

Ringelstein EB, Biniek R, Weiller C, et al. Type and Extent of Hemispheric Brain Infarctions and Clinical Outcome in Early and Delayed Middle Cerebral Artery Recanalization. Neurology 1992; 42: 289–298.

Russel DJ, et al. Gross Motor Function Measure Manual. 2nd ed. Hamilton: McMaster University 1993.

Shah S, Vanclay F, Cooper B. Improving the Sensitivity of the Barthel Index for Stroke Rehabilitation. J Clin Epidemiol 1989; 42(8): 703–709.

Schuntermann MF. The International Classification of Impairments, Disabilities and Handicaps (ICIDH) – Results and Problems. Int J Rehabil Res 1996; 19(1): 1-11.

Stucki G, et al. Application of the International Classification of Functioning, Disability and Health (ICF) in Clinical Practice. Disability and Rehabilitation 2002; 24(5): 281–282.

Tardieu G, Chevrie-Muller C. Disorders of Speech and of Swallowing in Cerebral Palsy. Evaluation of Factors Involved, Therapeutic Indications and Contraindications (author's transl). Neuropsychiatr Enfance Adolesc 1981; 29(11 12): 613–623.

Tardieu G, Tardieu C. Cerebral Palsy. Mechanical Evaluation and Conservative Correction of Limb Joint Contractures. Clin Orthop Relat Res 1987; 219: 63–69.

Tardieu G, Tardieu C. "Retraction", "Hypertony", "Hypotony", "Hyperextensibility", "Hypoextensibility". Evaluation and Therapeutic Indications. The Necessity of a Factor Analysis (author's transl). Neuropsychiatr Enfance Adolesc 1981; 29(11–12): 553–67.

Vaňásková E. Testování v rehabilitační praxi – cévní mozkové příhody. Brno: Národní centrum ošetřovatelství a nelékařských zdravotnických oborů 2004.

Vojta V. Mozkové hybné poruchy v kojeneckém věku. Praha: Grada Publishing 1993.

Wolfson L, Whipple R, Amerman P, Tobin JN. Gait Assessment in the Elderly: A Gait Abnormality Rating Scale and its Relation to Falls. J Gerontol 1990; 45: M12–19.

B 치료 방법 / THERAPEUTIC METHODS

1 물리치료 방법 및 개념
PHYSICAL THERAPY METHODS AND CONCEPTS

치료 접근법의 선택은 진단에 근거한 것이 아니라, 기능적 증상의 평가에 기초한다. 물리치료법과 여러 분야에서 활용되는 개념(종합)은 이 섹션에 포함되어 있으며 다양한 진단을 위해 더 많은 임상 분야에서 사용되고 있다.

물리치료법의 대부분은 경험주의로부터 생겨났으며 그 효과에 대한 과학적 설명만으로는 충분하지 않다. 초기의 물리치료 개념의 기초가 되는 최초의 신경 생리학적 기초 중 하나는 신경 생리학자인 Charles Sherrington이 1906년에 도입한 **운동 조절에 대한 반사 이론**이다. 이 이론은 운동을 조합이나 순서로 설명한다. 반사 신경. 복잡한 움직임은 후속(연결된) 화합물(복잡한) 반사 시스템으로 설명된다. 수용체 자극이 필요하며 중립 경로를 통해 운동 반응을 실행하는 작동기(근육)로 연결된다. 이 구조는 반사 아크(reflex arc)로 알려져 있으며, 피드백을 통해 후속 반응(연쇄)을 위한 또 다른 자극을 유도할 수 있다. 이 개념을 감각 운동 또는 인과 관계 시스템이라고 한다.

1930년대와 1940년대에는 **계급 이론**, 또는 **반사 운동/계급 이론**이 대중화되었다. Hughlings Jackson이 제안한 계층적 시스템에 더 중점을 두었다. 이 이론은 운동을 계층적으로 구성된 중추신경계(CNS) 수준에 의해 제어되는 신흥 반사 패턴으로 보고 있다. 이 하향식 모델에서 구조는 상위 센터에 의해 제어되거나 하위 센터의 활동을 억제한다.

1960년대와 1970년대에 동물에서 유도된 자극이나 고등 중추에서의 참여 없이 조화된 운동이 일어날 수 있다는 결과가 축적되었다. 이러한 연구 결과는 운동 프로그래밍 이론으로 알려진 **운동조절 이론**의 출현을 위한 기초 역할을 했다. 이 이론은 실제 운동 활동을 위해 특별히 고안된 뇌에서 특정한 운동 프로그램을 쉽게 형성할 수 있도록 해주는 타고난 운동 프로그램의 존재를 중추신경계(CNS)에서 추정한다.

1960년대에는 유기체와 환경의 통합을 강조하는 운동조절에 관한 생태 이론이 미국의 심리학자 James Jerome Gibson에 의해 개발되었다.

이 시스템 이론은 다양한 버전으로 개발되었다. 운동 통제의 최신 이론 중 하나는 운동, 운동 의도, 운동 인식 등과 관련된 활동 문제를 강조하는 **과제 위주의 이론**이다. 이 이론의 대표자는 예를 들어, 물리치료의 현재 미국 이론가 James Gordon, Marjorie Woollacott, Fay B. Horak, Anne Shumway-Cook 등이 있다.

해부학과 생리학에서 세 가지 근본적인 연구 결과는 감각 운동 통제의 해명에 기여했으며 사이버네틱스의 활용을 허용했다. 여기에는 다음이 포함된다:

- 소뇌에서 모든 유형의 뉴런과 그 복잡한 상호연결을 명확히 함으로서 운동 과정의 프로그래밍, 학습 및 제어가 가능하다.
- 대뇌 피질의 상세한 지형 및 기능 구성
- 기저핵, 시상, 소뇌 및 대뇌피질 사이의 상호 관계의 명확화. 이 통합된 시스템은 자발적으로 독립적으로 시작되고 실행된 행동의 전반적인 행동, 준비 및 실행의 정서적 및 심리적 구성 요소를 제공한다.

20세기 1분기부터 신경계의 **가소성**(신경 이완)에 대한 발견과 가설이 수집되었다. 이러한 발견은 현대 물리치료법의 기초를 형성한다.

신경가소성은 중추신경계(CNS)의 기능적 해부학적 재건으로 새로운 자극에 적응하는 능력이다. 이러한 가소성 및 기능성 신경 저장은 임의 모욕(예: 뇌혈관사고, 외상) 후의 치료에 사용될 수 있다. 중추신경계는(예: 증가된 구심성 자극의 수에 의해) 중추신경계의 최적 자극에 의해 지속적으로 촉진될 수 있고, 따라서 기능적으로 해부학적 개조뿐만 아니라 수선 및 재생(예: 운동 루프)을 개시할 수 있다. 많은 물리치료법은 다양한 수용체(구심 입력)의 자극을 사용하므로 중추신경계(CNS) 가소성을 직접 처리하고 영향을 준다. 물리치료는 구조와 함께 일할 뿐만 아니라 기능에도 영향을 준다. 그런 다음 이러한 기능의 자극은 소성을 이용하여 주로 중추신경계 구조에 소급적으로 영향을 준다. 중추신경계 소성에 대한 자세한 내용은 본 교재 스페셜 부분, 1장 신경과 신경 재생의 치료 재활에서 찾을 수 있다.

우리는 근력, 운동 범위, 몸 기능의 수준, 이완 능력, 선택적 운동 능력, 운동성, 또는 물렁조직의 저항 정도, 균형 기능 수준, 자세 활동 및 반응성, 정도 및 근육 긴장도 분포, 비자발적 운동의 존재, 반사 자극에 반응하거나 반사 반응이 없는 경우의 마비, 통증 유발 등에 관심이 있다. 기술된 증상을 바탕으로 물렁조직 가동화, 근력 운동, 근육의 자세 기능 운동, 신체 감각 기능의 실행, 선택적 이동 운동, 이완 기술, 균형 기능 훈련 등 구체적인 물리치료 방법이 선택된다. 방법 또는 오히려 형태는 이 목적을 위해 이용되고 있지만, 일반적이지만 설명된 증상 중 하나에 초점을 맞추거나 다양한 증상에 더 많은 증상에 영향을 미치는 특수 물리치료법으로 간주될 수 있다 -보이타(Vojta) 방법, 신경 발달 접근법, 고유감각신경근육촉진법(PNF). 선택한 방법은 품질 기능 진단을 기반으로 해야 한다.

교재의 이 부분은 복잡성 및 관리에 사용되는 기술로 인해 학문 전반에 걸쳐 사용되는 여러 치료 방법과 많은 진단에 대해 설명한다. 개별 증후군이나 구체적인 진단에 특유한 방법은 교과서의 특별 섹션에 있는 해당 장에 설명되어 있다.

1.1 일반 물리치료(근력 운동) 접근법

1.1.1 수동적인 움직임

수동 관절 운동은 환자 자신의 활동 없이 수행된다. 수동적인 움직임은 초기 수술 후 기간에 외과 수술 후에 수행된다. 이 치료는 환자의 의식 부족과 관절염이 있는 환자에게 나타나며, 환자는 의지 활동에 의해 결합조직의 계약을 극복할 수 없다. 지속적인 수동 운동(CPM)과 자동화 의료 제품은 수동 운동치료에 중요한 역할을 한다. 지속적인 수동 운동(CPM)을 사용하면 각 단계마다 최대 동작범위를 지정해야 한다.

1.1.2 능동적 보조 운동

물리치료사는 능동적 보조 운동 중에 도움을 주며 운동을 안내하여 최고 품질, 즉 집중된 관절 위치에서 수행되도록 한다. 이러한 유형의 운동은 필요한 운동을 완수하는 데 근육 약화를 나타내는 환자를 도울 것이다(재활 보조, 보조 운동 단원 참조).

1.1.3 근력 운동

근력 강화는 모든 기본적인 피트니스 센터에서 볼 수 있는 장비 운동을 포함하여 다양한 운동, 방법 및 도구(예: 아령)로 수행할 수 있는 저항 증가로 향상 시킬 수 있다. 근력을 높이기 위한 훈련 중에 개별 근육은 독립적인 해부학 단위로 간주될 수 있으며 운동은 원점에서 삽입까지의 수축 방향만을 기반으로 할 수 있다. 이 접근법은 분석적 사고와 근육 시스템의 분석적 관점에 해당한다. 이 "고전적" 운동 접근법의 가장 큰 문제점은 근육 간 협응이 충분히 개발되지 않았다는 점이다. 특정 근육을 강화할 때 이 운동의 대상이되는 근육(가슴 근육)뿐만 아니라 삽입(자세) 안정화(복부 근육, 등 근육 등) 및 근육을 확보하는 근육 전체 운동 시스템의 역동성을 보장한다. 이 근육의 교전은 강화되고 있는 근육의 내부 조정을 결정한다. 특정 근육을 강화할 때, 운동의 대상이되는 근육(가슴 근육)뿐만 아니라, 삽입(자세) 안정화(복부 근육, 등 근육 등) 및 근육을 확보하는 근육 전체 운동 시스템의 역동성을 보장한다. 이 근육의 교전은 강화되고 있는 근육의 내부 조정을 결정한다. 예를 들어, 흉부 근육 강화 중 흉부 벽 위치와 횡격막, 복부 근육 및 골반저 근육의 불충분한 안정화 기능은 근육의 불균형 강화와 일부 근육의 과부하로 이어질 수 있다. 동시에, 이러한 근육의 비효율적인 강화로 인해, 조인트 부분은 작용력의 최적 배치보다 작아서 후속하는 기능적 관절의 편심으로 이어지는 (불균형 한) 안정화 기능의 영향으로 인해 과부하가 걸린다. 이것이 운동 후 새로운 문제 또는 현재의 문제가 악화될 수 있는 이유이다.

운동학 노트

중추신경계는 각각의 근육에 의해서가 아니라 개인의 움직임에 의해 통제된다(Kralicek, 1995). 따라서 강화와 함께 강화된 근육이 아니라 오히려 그것의 대응 운동이다.

이 사실은 간단한 예를 통해 부분적으로 증명할 수 있다. 예를 들어 팔꿈치 굴근에 대한 운동(예: 팔꿈치 굴근)이 뒷받침대에 장착된 상태에서 아령으로 이두근육 운동을 할 경우, 일정 기간 후에 근육 부하에 적응하여 힘의 능력이 증가한다. 따라서, 이러한 이동은 증가된 하중으로 동일한 반복 횟수로 실행될 수 있다. 그러나 비슷한 운동이 다른 위치(예: 바로누운 자세 또는 엎드린 자세)에서 사용되는 경우 팔꿈치 운동이 동일한 근육에 의해 실행되고 있다는 사실과 상관없이 앉아 있을 때처럼 처음에는 운동을 할 때와 같은 하중과 반복 횟수로 이 운동을 수행하지 못할 수도 있다. 따라서, **힘 부하에 대한 적응**(그것의 신경 적응성 구성 요소)은 근육 또는 근육 군과 관련이 없으며, 오히려 대응 운동 및 자세 안정성으로 연결된다. 이것은 특이성의 원리를 보여준다.

적응의 다른 구성 요소(주로 형태 학적 변화)는 근육과 연결되어 있다. 모든 운동은 일정한 자세 안정성으로 시작되며, 전체 운동에 불가분의 동반을 동반한다. 근육 상호 작용의 안정화를 보장하는 운동 프로그램은 또한 "힘의 크기"를 포함한다. 이는 정상적인 조건에서 그러한 운동 프로그램이 생리학적으로 기능하고 외부 (및 내부) 하중 조건 하에서 어느 정도만 해당 품질로 자신을 실현할 수 있음을 의미한다. 이것은 종종 정의된 위치 또는 운동에 저항을 추가하여 평가하는 동안 사용되거나 운동을 평가하는 데 있어 외부 조건, 즉 자세의 병리학을 어렵게 만든다.

강화 운동 중 입력 - 적응 관계

모든 운동과 운동 프로그램은 특정한 급성 반응 또는 반응이 기대되는 자극으로 인식되어야 한다. 반복되고 적절히 선택된 자극 적용으로, 오래 지속되는 변화 또는 저항 운동의 적응이 관찰될 수 있다. 이 반응의 맥락은 운동 프로그램을 수립할 때 고려되는 다양한 변수에 달려 있다. 또한 모든 자극-강도 훈련의 특정 적용의 적용—에도 유효 기간이 제한된다는 점을 강조할 필요가 있다. 따라서 특정 기간 동안 개별 변수를 변경하거나 운동 프로토콜을보다 중요하게 변경해야 한다. 예를 들어, 진행로드, 기간, 집중화 접근 등의 원칙을 포함한다.

저항 훈련에 대한 적응

저항 훈련에 대한 적응은 특정 시간 순서대로 일어난다. 처음에는 동작 제어의 변경이 발생한다. 이것들은 근력 강화 운동의 초기 단계에서 이미 발달하고 반복적인 부하 후에 계속되는 근육 내 및 근육 외 조정의 변화이다. 몇 시간 그리고 며칠 안에, 효소 활동의 변화와 근육의 다른 생화학적 변화가 발생한다. 규칙적인 근력 트레이닝을 한 후에만 형태 학적 변화가 명백해진다. 특히 근육 비대에 의해 증명되었다(Tlapak, 2002).

훈련 변수

저항 훈련 프로그램의 가장 중요한 변수는 다음과 같다:

- 근육 활동 유형 (동심, 편심, 등축)
- 한 세트의 연습에서 반복 횟수 (그리고 관련된 저항의 양)과 세트 수로 주어진 전체 적재량
- 근육이나 영역의 특정 부분 뿐만 아니라 사용된 호흡 패턴을 포함하여 선택한 운동 및 자세 전략을 주로 활성화하는 운동(들) 선택
- 세트 사이의 휴식 기간
- 운동 수행 중 운동 속도
- 운동 빈도 (주중 일수) (Bird et al., 2005)

근육 활동 유형

대부분의 저항 운동은 동심과 편심 근육 활동이 번갈아 일어나는 역동적인 반복을 이용한다. 이것은 항상 안정화 함수에서 또는 운동에 대한 자세 안정성을 확보할 때(즉, 주어진 운동의 점액 고정을 확보할 때) 사용되는 등척성 활동을 동반한다. 주어진 운동의 구체적인 운동학적 맥락에서, 자세 안정성 내에서 등척성 활동의 기여는 상대적 일 수 있다. 고전적 접근 방식과 소위 고립되고 종종 한 가지 공동 연습인 경우 등각 투영 활동의 기여도가 전 지구적인 운동 패턴을 포함하는 운동보다 확실히 높다. 이 사실은 신진대사, 심혈관계 및 다른 결과를 초래한다.

운동의 목적이 적응, 따라서 동적 근육 강도 또는 근육 비대의 증가인 경우 운동 프로그램에 동심원 뿐만 아니라 편심 근육 활동이 포함되는 것이 좋다(Colliander et al.,

1990; Dudley et al ., 1991; O'Hagan et al., 1995).

등척성 활동을 수반하는 동심과 편심 운동은 특이성의 원리에 기초한 운동 장애의 재활에서 가장 적합한 유형으로 간주될 수 있다. 특히, 이러한 유형의 근육 활동은 자연스럽게 중력장의 정상적인 환경에서 운동 능력을 보장하기 위해 적용된다.

반복 수, 저항 양 및 전체 적재량

주어진 부하에서 수행할 수 있는 운동 반복의 최대 횟수를 **반복 최대 값**(RM)이라고 한다. 이 매개 변수는 강도 훈련에서 가장 중요한 가변 요인을 나타낸다. 운동의 근육 조정과 품질의 자세 안정화를 포함하여 올바른 기술을 유지할 수 있는 반복 횟수만 수행해야 한다.

어느 정도까지 저항 훈련에 대한 적응 유형은 집합에서 선택된 반복 횟수와 이에 상응하는 저항에 따라 달라진다. 반복 횟수가 적은 높은 저항(예: RM 1-4)은 최대 강도 능력을 발휘한다. 중간 반복 횟수(예: RM 6-15)의 최대 최대 저항은 근육 비대 및 반복 횟수가 더 높은 저항 감소(RM>20)로 내구성 강도를 발생시킨다(Bird et al., 2005; Tlapak, 2002).

주어진 반복 최대 값(RM)의 스펙트럼은 근육 분절 또는 활성화된 신체 부위에 따라 달라질 수 있다. 이것은 개별적으로 다를 수 있으며 각 개인의 적합성 수준을 고려해야 한다.

호흡은 높은 저항을 극복해야 할 때 더 크게 변경된다. 단기간 동안 부하를 조작할 때 복강 내 압력을 크게 증가시킬 필요가 호흡 기능 보장의 필요성보다 우수한다. 그러므로, 치료의 목표에 근거한 적재 강도의 적합성을 고려할 필요가 있다.

내성 훈련을 시작하는 개인의 경우, 약 15개 또는 그 이상의 부하와 주어진 반복 최대 값(RM)을 사용해야 한다. 이 접근법의 주된 이유는 낮은 하중으로 안전성을 높이는 것, 운동 중에 운동 실행 및 호흡 활동을 조절하는 기능, 주의력을 유지하는 것, 운동 조정을 미세 조정하는 것 등이 있다.

신체 부위 전체 하중은 세트 수(주어진 부분에 대한 모든 운동의 전체 수), 세트의 반복 횟수 및 사용된 저항으로 나타낸다. 주어진 근육 그룹에 대한 운동 세션의 주당 횟수 또한 중요하다.

근력과 비대를 목표로 하는 저항 운동 프로그램은 중~고하중(RM 6-15)과 중간 용량(운동 당 3-4 계열)을 사용할 때 더 효과적이다(Otrowski et al., 1997; Paulsen et. al., 2003).

운동 선택 및 운동 프로그램 디자인

고전적 접근법은 운동을 하나의 관절 또는 다중 관절, 또는 고립되고 복잡한 것으로 나뉜다. 운동학의 관점에서 운동은 개방형 및 폐쇄형 운동 사슬로 구분된다. 언급된 모든 유형의 운동이 근육의 힘과 비대의 발달에 관해서는 효과적이지만, 그들은 다른 많은 변수들과 다르다. 시위를 위해 아래에 언급된 것들만 있다.

격리된 단일 관절 운동(예: 운동기구를 사용하는 무릎 확장)은 의도된 근육 그룹의 더 큰 국부적인 변형, 근육의 보다 큰 대사 반응 및 근육의 작업에 대한 더 나은 인식을 유도한다. 그들은 많은 운동 조정과주의 집중을 요구하지 않는다. 운동 중 부상의 위험이 낮다는 사실 또한 지적되었다(Bird et al., 2005).

다관절 복합 운동(예를 들어, 웅크리는)은 보다 많은 양의 근육 조직을 활성화시키고 더 큰 호르몬 반응(아나 볼릭 호르몬의 상승)을 유도하여 잠재적인 근육 시스템이 적용된 하중에 적응하는 능력을 증가시킨다. 동시에, 근육 내 조정은 자세가 까다로운 조건 하에서 "훈련"되고 있다.

발달 운동 과학의 원리에 기초한 강도 훈련의 새로운 접근법은 운동 어려움에 항상 부합하지 않는 자세 요구에 따라 개별 운동을 나눈다(Tlapak, 2008). 또한, 반사 운동 원리가 이용된다(1.1.4 동적 신경근 안정화 참조). 이것들은 일반적으로 수직 인간화 또는 이동에 대한 저항력이 적용되는 초기 인간 발달 과정에서 알려진 부분적 또는 전체적인 운동 패턴을 사용하는 운동이다.

자세가 낮은 자세(예: 등뒤에 누워있는 자세)에서 시작하는 운동은 자세 안정화에 대한 요구가 낮고, 개인의 집중력이 낮을 것을 요구하며, 잘못된 기술적 성능의 위험이 낮다(자세, 움직임 및 호흡의 오류 전략). 보다 높은 자세(예: 서 있는 자세)에서 수행된 운동보다 더 중요하다. 대조적으로 자세가 높은 자세에서 잘 훈련된 운동은 반드시 더 큰 치료 효과를 가져온다.

신체 부위 또는 사지가 동일한 방향으로 움직이는 대칭 운동(예: 앉아있는 동안 넓은 그립으로 양 도르래를 당기는 것)은 몸 양쪽의 비대칭 기능을 쉽게 밝혀 내고 수정할 수 있다. 비대칭 운동은 특정 근육 상호작용 또는 근육 시스템(예: 다기관 및 로테이터)의 활성화를 향상시키는 비틀림 하중을 가져온다.

재활 프로그램의 일환으로 강화 운동은 작은 문제(즉, 재건 수술 후 재건 수술)를 목표로 하는 1-3가지 운동을 선택하거나 보다 "총체적인" 운동 프로그램을 선택해야 한다(예: 구조적과 운동 증후군).

전신 강화 프로그램을 설계할 때 어떤 규칙을 따라야 한다. "중심부에서 주변부로"의 원리는 중요하다(Tlapak, Mach, 1996). 이 원리에 기초하여 운동 프로토콜의 첫 번째 운동은 중앙 (몸통) 근육의 활성화에 초점을 맞추고 "원동기"가 더 많은 말초 근육 활동(즉 말단 근육)을 이용하는 다른 운동이 추가된다.

운동 프로그램을 설계할 때, 운동 프로토콜의 시작에는 높은 에너지 요구와 함께 그리고 마지막에는 프로그램을 포함하는 에너지 - 수요 원칙과 같은 다른 원칙을 따를 수 있다. 이것은 에너지 요구가 낮은 운동을 포함한다. 마찬가지로, 프로그램의 시작에는 개인의 집중에 대한 높은 요구와 함께 더 많은 조정 운동이 포함된다. 이 프로그램은 기술적으로 더 간단한 연습 문제로 마무리된다.

운동 세트 사이의 휴식 기간

개별 세트와 운동 사이의 휴식 기간은 저항 훈련에 대한 전반적인 반응에 큰 영향을 준다. 휴식 기간의 길이는 운동 목표, 다루어야하는 상대적 저항 및 개인의 체력 수준에 따라 다르다. 이것은 신진 대사와 호르몬 운동 요구를 변화시키고 다음 일련의 운동에서 성과에 영향을 준다.

휴식 기간 동안 빠른 에너지 기질의 재합성(ATP, 크레아틴 인산염) (3-5분 내에 완료될 수 있음)과 혈중 젖산 농도의 증가량은 휴식 기간의 길이에 달려 있다(Kraemer et al., 2002; Kraemer et al., 1987; Kraemer et al., 1990).

훈련 연구(Kraemer et al., 1991)와 스포츠 훈련 경험으로부터, 휴식 기간의 길이에 대한 다음과 같은 일반적인 권장 사항이 제시된다: 무거운 하중의 최대 강도 훈련과 낮은 반복 최대 값(RM)은 3-8분의 휴식을 필요로한다; 근육 비대의 목표와 중간 반복 최대 값(RM)과 준최대의 저항은 1-2 분 지속 짧은 휴식 기간이 필요하다. 낮은 부하와 높은 반복 최대 값(RM)으로 근육 내성 훈련을 하는 동안 30-60 초의 휴식 기간을 권장한다.

그러나 근육 조직 회복은 휴식 기간을 설정할 때 고려되는 유일한 요인은 아니다. 운동을하는 동안 컨트롤 구성요소는 종종 매우 피곤하고 종종 운동 수행의 질을 제한하는 기능이다. 통제 요소의 피로는 종종 근육 내 또는 근육 내 조정 (진전) 및 집중력 결핍으로 나타낸다. 운동 품질을 유지하기 위해 휴식 기간의 길이는 종종 개인이 통제 기능의 품질을 충분히 복원할 수있는 능력에 맞게 조정된다.

운동 중 운동 속도

고전적인 등장 운동에서는 동심과 편심 운동 단계의 다양한 비율을 활용할 수 있다. 동심 위상의 끝에서 등척성 유지가 적용될 수도 있다. 이런 식으로 운동 중에 근육이 긴장을 유지하는 시간이 영향을 받는다. 이 매개 변수는 운동 강도와 함께 강도 훈련 반응의 정도에 영향을 미친다(Bird et al., 2005).

실제로는 1초 길이의 동심원(CON)과 2초간의 편심(ECC) 위상을 가진 비교적 빠른 반복이 가장 자주 사용된다. 예를 들어, 2초 길이의 CON 및 4초의 ECC 단계 또는 10초의 긴 CON 및 5초의 긴 편심(ECC) 단계를 갖는 초저속 반복과 같은 느린 반복과 같은 또 다른 종지(cadence)를 활용할 수 있다.

운동이 빨리 수행될 때, 아주 느린 연습보다 호르몬 반응과 에너지 소비가 더 크다. 8-12 반복 최대값(RM)의 느린 속도(2초 동심원[CON], 4초 편심[ECC])는 매우 느린 반복과 달리 근력과 비대의 성장이 더 뚜렷한다(Bird et al., 2005). 빠른 반복은 이동하는 동안 이동 조정의 지속적인 수정 능력을 제한한다.

이전의 운동 경험이 없는 사람들에게는 반복 속도가 느린 것이 좋다(2초 동심원[CON], 4초 편심[ECC]) (Bird et al., 2005). 보다 고급인 사람들은 점차적으로 반복의 속도를 증가시킬 수 있으며 따라서 근육의 힘이 가속화될 수 있다. 증가된 운동 속도는 근골격계 손상의 위험을 증가시킨다(Westcott, 2001).

운동 빈도

훈련 빈도는 특정 기간의 운동 세션의 수로 보통 1주일이다. 두 운동 세션 사이의 휴식 기간은 근육 부하 후 적절한 회복을 허용할 만큼 충분히 길어야 한다. 이 기간 동안 근육 (및 기타 장기)이 고갈된 에너지 기질이 보충되고 단백질의 재합성은 **과보상 이론**에 기초하여 발생한다. 나중에 원래 값도 증가한다. 다음 로딩 시간이 정확하게 맞춰지면 생물체를 관리하기에 더 좋은 초기 상태가 된다.

고갈된 물질이 보충되는 시간을 **회복 시간**이라고 한다. 이전 부하의 강도 외에, 그 지속 시간은 심리적 요인 및 영양 요인과 같은 여러 요소에 따라 달라진다.

사전 강도 훈련 경험이 없는 개인의 경우, 최적의 빈도는 일주일에 2-3회 운동 세션이며, 필요할 경우 나중에 늘릴 수 있다. 개별적인 근육 그룹은 보통 회복하는데 2~4일이 걸린다. 이것이 실제로 신체 전체가 하루 동안 운동하지 않는 "전체 몸" 운동 세션의 높은 빈도로 분할 시스템을 사용하지만, 며칠 동안 개별 근육 그룹에 대한 훈련이 확산되는 이유이다.

치료 재활에 일반적으로 사용되는 운동은 대개 개인에게 큰 힘을 요구하지 않는다. 그들의 목표는 주로 근육 내 조정이다. 그러한 운동의 강도가 낮으면 대사 근육 공급이 현저히 줄어들지 않으므로 하루에 여러 번 반복할 수 있다.

1.1.4 동적 신경근 안정화 (DNS)

Kolar에 의한 동적 신경근 안정화 기술에 따르면, 근육 기능은 자세 제어에 영향을 받는다. 이 개념은 일반 원칙을 포함하므로 일반적인 물리치료 방법에 포함된다.

일반적인 근육 강화는 해부학적 기능을 기반으로 한다. 강화 운동은 근육의 기원과 삽입에서 파생된다. 이 원칙은 피트니스 체육관에서 볼 수 있는 근력 강화 장비의 대부분에도 활용된다. 치료 재활에서이 원칙은 근육 검사를 기반으로 한 운동에 활용된다.

그러나 근력을 개발할 때 근육의 기원과 삽입 뿐만 아니라 생체역학 사슬 내에서의 삽입이 고려될 필요가 있다. 그러나 이러한 것들은 해부학적 연결(저자의 대다수가 제시하는 방식)뿐만 아니라 중추신경계 조절 과정(중앙 프로그램) 측면에서도 추론할 수 있다. 예를 들어, 가슴 근육이 운동되는 경우, 삽입을 안정화시키는 근육, 즉 등 근육, 횡격막, 복근 등이 항상 활성화된다. 이 기능은 자동적이며, 많은 사람들이 매우 제한된 의지 제어 하에 있다. 또한, 자세 기능(안정화, 강화)에 특히 중요한 것은 심부 근육이다.

정적 상태(서있는 것, 앉아있는 것)와 운동 중에(움직이는 것), 개별적인 운동 분절은 작용제와 길항제의 상호작용–상호 활성화 작용(coactivation synergy)에 의해 강화된다(그림 1.1.4-1a).

자세 활동은 그림자와 같은 움직임을 수반한다(Magnus, 1924). 아마도 이러한 진술은 자세를 취하는 활동이 모든

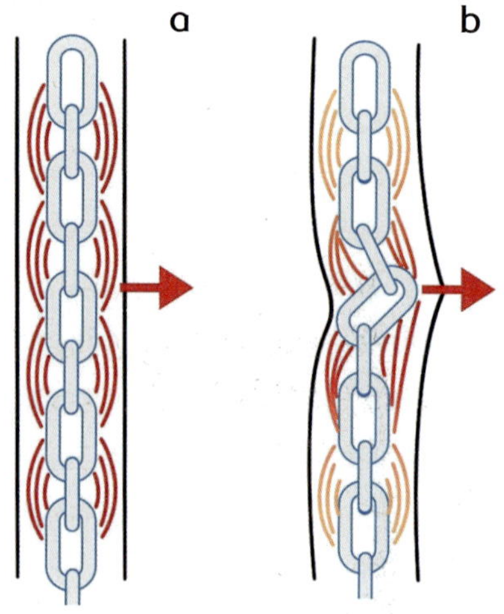

그림 1.1.4-1 골격의 개별 부위는 길항근의 균형 잡힌 활동에 의해 강화되어야 한다. (a) - 생리학적 상태, (b) - 자세 불안정.

목적이 있는 운동에 선행하고 동반된다고 말하기 위해 수정될 수 있다. 해부학적 기능(근원 및 삽입에서 파생된)에서 근육이 최대 잠재력에 도달할 수 있지만(근육 테스트로 평가할 때) 특정 자세(안정화) 기능(생체역학 체인)으로의 통합은 매우 불충분할 수 있으며 근육이 함수에서 실패한다.

분절이 안정화되는 동안 근육이 약하면 자세 불안정이 발생한다(그림 1.1.4-1b). 안정화 중 부정확한 근육 모집은 개인이 수행한 모든 운동과 운동에 자동으로 무의식적으로 통합된다. 이것은 많은 운동장애에서 중요한 원인 항원인 진부한 과부하를 초래한다.

이 책의 섹션 A의 자세 교정 평가에서 자세 불안정성은 근육 검사로는 평가할 수 없지만 구체적인 자세 검사로 평가할 수 있으며, 이러한 검사 중 몇 가지가 언급되었음이 이미 설명되어 있다. 이러한 자세 불안정성 예는 천천히 머리와 몸통의 상부를 들어 올릴 때 환자에서 볼 수 있는 중립 정렬에서의 요추 편위(확장 검사)이다(그림 1.1.4-2a, b).

요추 영역의 자세 불안정성은 골반의 전방 경사에 의해 나타낸다. 유사하게 이 자세 불안정성은 고관절 및 앉은 자세의 엉덩이 굴곡 평가 시 나타난다. 고관절 굴근의 삽입 부위에서의 불충분한 안정화(골반과 흉요추 부위에 삽입)는 골반 경사의 전방 골반 경사, 골반의 측 방향 이동 및 흉요추 교차점에서의 확장 또는 측 방향의 공동 운동. 이것은 이 분절을 안정화해야 하는 근육(인대 구조와 함께

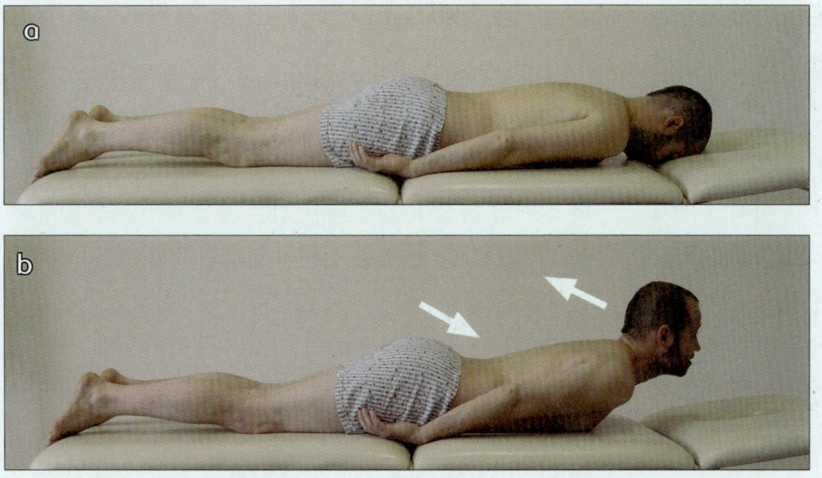

그림 1.1.4-2a,b 몸통 폄 중에 전방 경사로 골반 움직임 이 발생한다. (**a**)-시작 자세, (**b**)-몸통 폄 및 골반 전방 경사와 경추 과신장.

일부 시나리오에서)이 약하거나 근육 패턴이 잘못 학습되었음을 의미한다. 이 자세 불안정성은 요추 영역에만 국한되지 않고 사지 근육 협응에 상당한 영향을 미친다.

물렁조직과 골격의 과부하를 막기 위해 근육 활동, 또는 중추신경계와 인대 구조는 분절의 안정화가 중립관절 위치에서 발생하도록 해야 한다(A. 진단 접근법, 1.2장 관절 시스템의 운동학과 임상 검사, 중심적 관절 위치 참조). 이것이 일어나기 위해서는 전체 생체역학 사슬의 근육 사이의 균형 뿐만 아니라 발휘된 안정화 근육 힘과 외력의 균형이 극복되어 기본 가정을 형성해야 한다.

부분 관절의 안정화에 있는 결손은 종종 다음에 의해 야기된다:

1. **부적절한 신경 근육 제어.** 주요 원인 포함:
   a) *자세의 개체발생(ontogenesis)의 방해.* 근육 상호작용에서 비정상적인 자세 발전과 관련하여 결손이 발생한다. 잘못 설정된 자세 동행 패턴(그림 1.1.4-3)이다.
   b) *부정확한 동적 스테레오 타입의 변화.* 근육 상호작용의 결핍은 부정확하게 학습되고 고정된 활동(잘못된 자세, 일방적인 자세 하중을 지닌 직업적, 문화적 및 심미적 요인, 긴장을 풀지 못함, 선택적 운동의 결핍 등)에 의해 발생한다.
   c) *방어(보호) 중추신경계(CNS) 또는 근육 기능.* 병리학적 상황에 대한 중추신경계의 적응은 전체적인 자세뿐만 아니라 근육의 긴장의 특징적인 변화를 유도한다.

2. **부분적인 관절의 안정화를 보장하는 근육의 불충분.**

근육 상호작용의 안정화를 보장하는 운동 프로그램은 "힘의 차원"을 가지고 있다. 이것은 정상적인 조건에서 안정화 기능이 생리학적으로 작용하며 외력에 의한 하중 하에서 어느 정도까지만이 방식으로 사용될 수 있음을 의미한다. 이것은 종종 정의된 위치 또는 움직임에 저항을 추가하거나 운동을 강조하는 데 도움이 되는 외부 상태에 도전하거나, 아니면 자세의 병리학을 진단함으로써 진단에 사용된다. 예시는 바닥에 손으로 무릎을 꿇고 개인이 체중을 상지로 이동시키는 기울기 검사일 수 있다. 근육 시너지의 품질은 특히 견갑골과 어깨 거들 부위에서 안정화의 부족을 결정할 수 있다. 올바르게 수행된 운동은 근육 시너지를 강화시켜 운동에 대한 적절한 자세 안정화를 보장한다. 강화 운동을 할 때마다 역동성을 포함한 신체 자세가 강화된다. 이것이 근력 트레이닝 중에 기능적으로 집중된 위치의 원리와 그 운동이 존중받아야 하는 이유이다. 그러한 경우

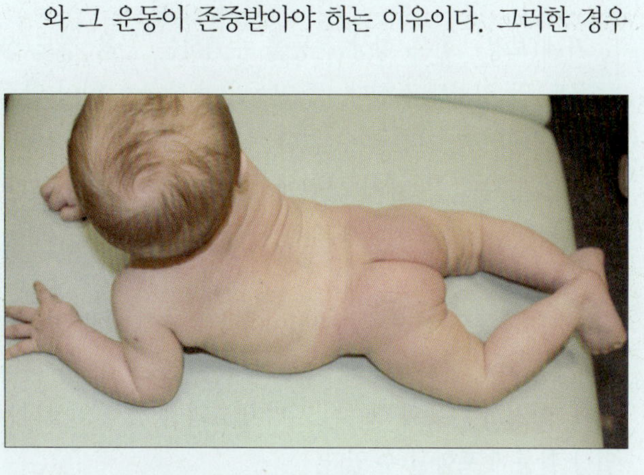

그림 1.1.4-3 엎드린 자세에서의 비정상적 자세 패턴.

에만 생리학적 안정화 근육 시너지 효과가 1차 운동과 함께 강화되므로 운동은 전체 운동 시스템에 긍정적 영향을 미친다.

3. **부위의, 국소 및 전역 해부학적 매개 변수에서 결막 부전 및 결손.** 중간엽 조직의 특성과 해부학적인 매개 변수(엉덩이 관절의 비틀림과 협착증 각도, 슬개골의 모양, 관절오목의 정렬 등)은 외부 힘의 활동 중 공동 안정화에 영향을 미치는 중요한 요인이다. 근육 기능과 달리 이 상황은 운동에 의해 크게 영향을 받을 수는 없지만 최소한 운동에 의해 보상될 수 있다. 어떤 경우에는 교정 수술이 선택사항이다.

실무 기술의 일반 원칙

1. 안정화 기능에 대한 목표 지향적인 효과로, 자세론적 개체발생(글로벌 패턴 – 동측 및 대측성 운동 패턴, 관절 집중 및 안정화 기능에 대한 반사 작용, 트리거 영역, 지지 기능, 계획된 동작에 대한 내성 등).

2. 운동은 몸통 안정화 또는 척추의 깊은 안정화 시스템에 영향을 미침으로써 시작된다. 이것은 사지의 특정 기능 을위한 기본 전제 조건이다.

3. 근육은 발달, 자세 상의 운동 선에서 훈련 된다. 이러한 근육을 체인이나 중앙 생체역학 프로그램에 포함시키면 자세 기능에서 자동 근육 활성화를 조절할 수 있다.

4. (분절) 안정화에 영향을 미치는 운동을 선택할 때 분절 안정화는 해당 분절의 근육에만 연결되지는 않지만 지지에서 발생하는 전 지구적 근육 시너지 내에서 항상 작용한다는 점을 고려해야 한다.

5. 자세(보강) 힘은 항상 운동을 수행하는 근육 강도(상 운동)와 일치해야 한다. 즉 운동을 실행하는 힘이 안정화 근육의 힘보다 클 수 없다는 것을 의미한다. 그렇지 않으면, 운동은 대체 근원에서 나타낸다. (보상적이고 더 강한 근육에 의해 수행된다.)

참고: 운동의 선택은 성취되어야할 목표에 의해 결정된다. 자동 자세 근육 기능의 의지 제어는 주요 목표 중 하나이다. 안정화 근육의 학습된 시너지 효과가 점차 일상적인 일상 활동에 포함될 수 있다.

척추, 가슴 및 골반 자세 안정화 실습

자세 불안정성이 있는 환자의 경우 몸통 안정화가 처음에 해결되어야 한다. 깊은 척추 안정화 시스템의 영향은 발달선 에서의 연습에 선행되어야 한다. 이러한 운동은 상지와 하지의 특정 운동에 대한 기본 자세 패턴(몸통 안정화)을 기반으로 한다. 몸통 전체의 안정화(조임) 없이 사지의 움직임 (운동)이 존재하지 않는다. 모든 위상 운동은 몸통의 안정을 필요로하는데, 이 장치의 제어는 대개 운동 장치의 적자를 나타내는 대다수의 환자가 부족하기 때문에 교정해야 한다. 반사 운동(reflex locomotion)에서 몸통의 안정화 활동(호흡 패턴과 연결됨)은 시작 위치(자세, 위치, 자세 등)에 관계없이 반사 자극 중에 나타나는 첫 번째 활동이다.

흉벽, 척추 및 골반은 모든 운동 활동을 위한 공통 기반을 형성한다. 안정화 기능은 모든 동작에 자동적으로 통합된다. 근육 시너지로 모든 운동을 위한 기초로 간주되어야 한다. 주요 전제 조건은 다시 생리적 시너지 또는 깊은 척추 안정화의 소위 이상적인 패턴에 대한 지식이다(본 교재의 스페셜 부분, 제 2 장 정형외과 및 외상학 치료 재활, 2.4.1 척추, 척추 신경학 통증 증후군, 재활). 이러한 맥락에서, 우리는 자세에 대한 개체발생(ontogenesis) 동안 프로그램으로 나타나는 신체 자세에서 기인하며, 우리는 이 프로그램(시너지)을 반사적으로 이끌어낼 수 있다.

대부분의 치료 개념과 예방적 접근법에서 직립 척추 자세가 시작 자세로 선호한다. 우리 모두는 그 명령이 “곧게” 라는 말을 들었다. 개별 개념은 다르지 않는다. 차이점은 흉부, 견갑골 및 골반 정렬의 관점이며, 따라서 안정을 보장하는 근육 시너지이다. 직립 척추 자세는 일반적인 운동 활동(집안일, 물건 들기) 중 외에도 특정한 안정화 운동과 저항 운동에서 인체 공학적인 관점에서 권장된다. 이러한 관점에서 볼 때 브루거의 개념은 잘 알려져 있다. 이른바 등 학교는 이 개념을 기본으로 한다. 초기 모델은 브루거의 앉은 자세로서 기본 작업 위치로 요구된다(그림 1.1.4-4).

척추의 원하는 직립 위치를 얻으려면 엉덩이 아래의 기울어진 지지 표면이 골반을 더 앞으로 (앞쪽으로) 기울 이도록 권장된다. 골반을 앞쪽으로 기울임으로써 요추 굽힘이 발생하여 척추가 곧게 펴진다. 어깨는 뒤로 당겨지고, 아래쪽 다리는 어깨 너비로 떨어져 있고, 발은 매트의 전체 표면으로 지지된다. 하체 관절은 90°에 있다. 설명된 척추, 골반, 가슴 및 어깨의 위치는 일반적인 운동 활

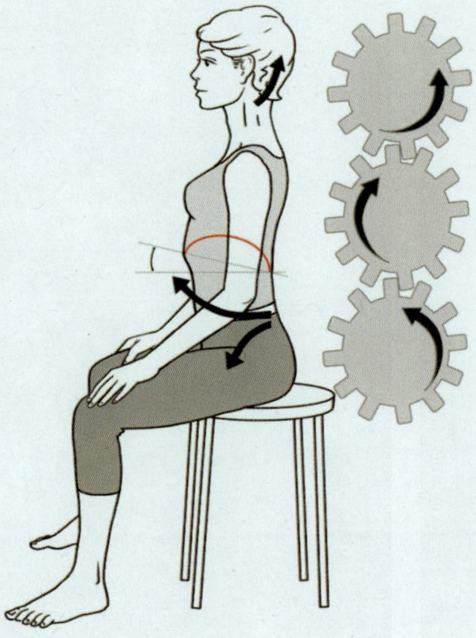

그림 1.1.4-4 올바른 신체 자세를 위해서는 척추가 바로 세워진 후에 요추와 천추부분과 등허리(흉추-요추)부위의 중립 위치와 머리와 가슴의 중립 정렬이 중요하다.

동에 포함되며 가변 저항에 대해 운동할 때 사용된다. 불안정한 표면, 가장 일반적으로 공 위의 위치에 앉아서 운동하는 것은 오늘날 많이 사용되고 있다. 발달 개념(그림 1.1.4-5a,b)과 대조적으로,이 위치 모델에서 복강 내압의 형성과 조절 동안 가슴의 역할은 적절히 이해되지 못한다(그림 1.1.4-5b).

생체역학의 관점에서 볼 때, 가슴의 동조 또는 동력학상의 결손은 횡격막의 필요한 활동과 척추의 전방 안정기를 차지하게 하는 복부 근육의 측면 그룹을 통한 복강내 압력의 조절을 허용하지 않는 약점이다. 비슷한 상황은 척추 교정 중 경직된 척추후만 변형이 있는 환자에서 과도한 골반에 위치하는 골반을 포함한다. 또한, 이 개념은 시작 자세에서, 특정 운동을 수행할 때와 일반적인 일상 활동 중에 근육의 긴장도의 레벨과 분포를 충분히 고려하지 않는다.

해부학적 비율 (즉, 골반 경사 증가)에 교란을 동반한 복강 내 압력 조절 장애 환자의 경우, 안정화 과정에서 척추 신근 확장기에 과도한 힘이 가해지기 때문에 이러한 사실이 특히 중요하다고 간주된다. 이는 내강력의 불균형과 요추 부위의 과부하를 초래한다.

몸통 안정화 동안, 초점은 다음과 같다:

- 가슴 벽 역학의 조임 및 개선에 대한 영향
- 척추 교정에 대한 영향
- 자세 (postural) 호흡 패턴 훈련 및 횡격막의 안정화 기능 (복강내 압력 제어)
- 반사를 이용한 자세 교정 척추 교정 훈련
- 수정된 위치에서 심박수 자세 안정화 훈련
- 발달선에서 자세 기능 운동

a

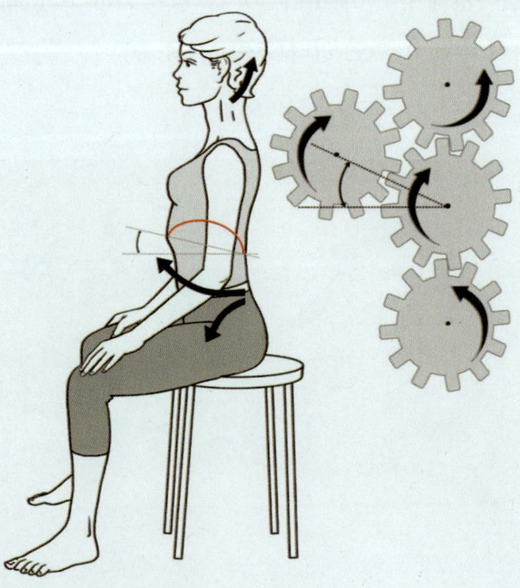

b

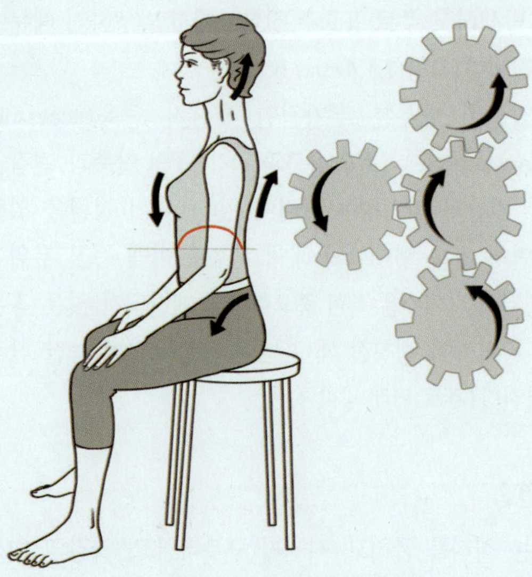

그림 1.1.4-5a,b 올바른 신체 자세를 위해서는 척추가 바로 세워진 후에 요추와 천추부분과 등허리(흉추-요추)부위의 중립 위치와 머리와 가슴의 중립 정렬이 중요하다.

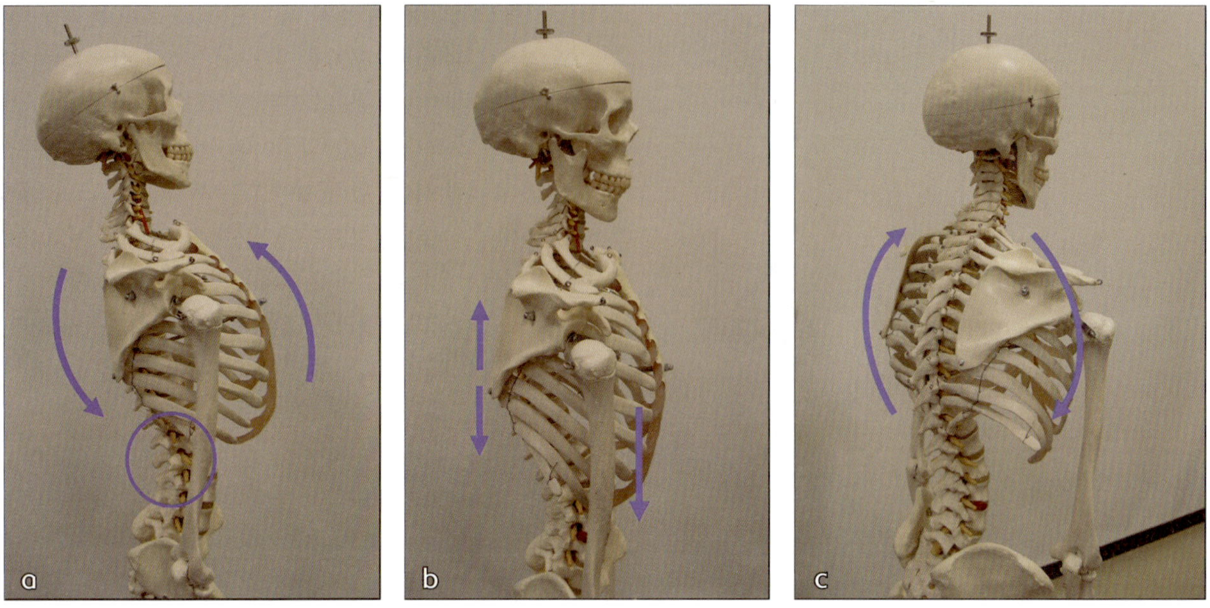

그림 1.1.4-6 a, b, c **(a)** – 흉추가 바로 되었을 때 흉추의 중립 정렬; **(b, c)** – 척추와 흉추가 같이 움직임이 나타남.

흉부 역학의 밀착도와 개선에 대한 영향

흉벽의 정렬과 동력은 생리 척추 안정화에 중요한 요구 사항이다. 직립 흉추의 경우, 흉부는 흡기 위치에 있어야 하며 흉부가 흉추와 독립적으로 움직여야 한다는 것을 의미하는 고립된 운동을 나타내야 한다. 흉부와 척추의 공동 움직임은 척추의 관절 운동에서 불충분한 운동이 발생하고 가슴의 호흡 운동 및 흡기 운동 중에 척추의 굴곡 및 신전 운동이 발생하고 주로 흉요추 접합부에서 발생하기 때문에 병리학적이다(그림 1.1.4-6a, b, c).

이 결손은 대부분 부가적인 호흡기 근육(accessory respiratory muscle) (주로 흉근과 사각근)의 단축과 견갑골의 상부 견갑골 안정성에 관련이 있다. 흡기 정렬을 위해 노력하면서 가슴 뻣뻣함의 해제가 주로 아래 늑골 부위에서 수행된다. (이것은 특히 중요하다.) 제한되지 않은 흉부에서만 횡격막이 팽창할 때 흉벽이 확장되면서 늑간 간격이 넓어진다(주로 아래 갈비 사이).

실전 연습

환자는 허리를 굽히고, 사지가 구부러지고, 약간의 외전(어깨 너비)을 하며, 바닥에 지지된 발이 있다. 흉추는 곧게 한다. 이 위치에서, 옆 가슴벽의 물렁조직이 풀려 나간다(그림 1.1.4-7).

동일한 위치에서 흉부는 수동적으로 가장 꼬리 위치에 위치한다. 가슴과 복근은 편안해야 한다. 이 정렬에서, 하부 늑골에 대한 약간의 압력이 발생하고 환자는 치료사의 저항에 대항하여 숨을 쉬게 된다(그림 1.1.4-8a, b).

흉부 하측 부분을 완전히 뒤쪽으로 움직이는데 (후방 방향 포함), 흉부가 척추 없이 움직이고 표면 척추 신근이 활성화되지 않는다. 복부 근육 뿐만 아니라 부가적인 호흡 근육도 편안하게 있어야 한다. 이 운동은 저항 운동 밴드를 사용하여 수행할 수도 있다(그림 1.1.4-9).

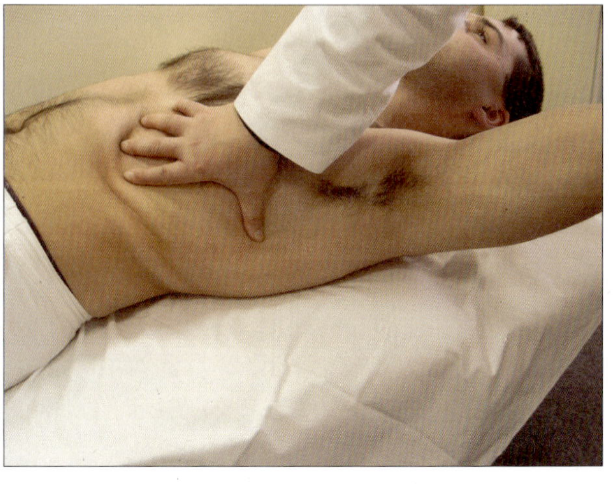

그림 1.1.4-7 물렁조직 release.

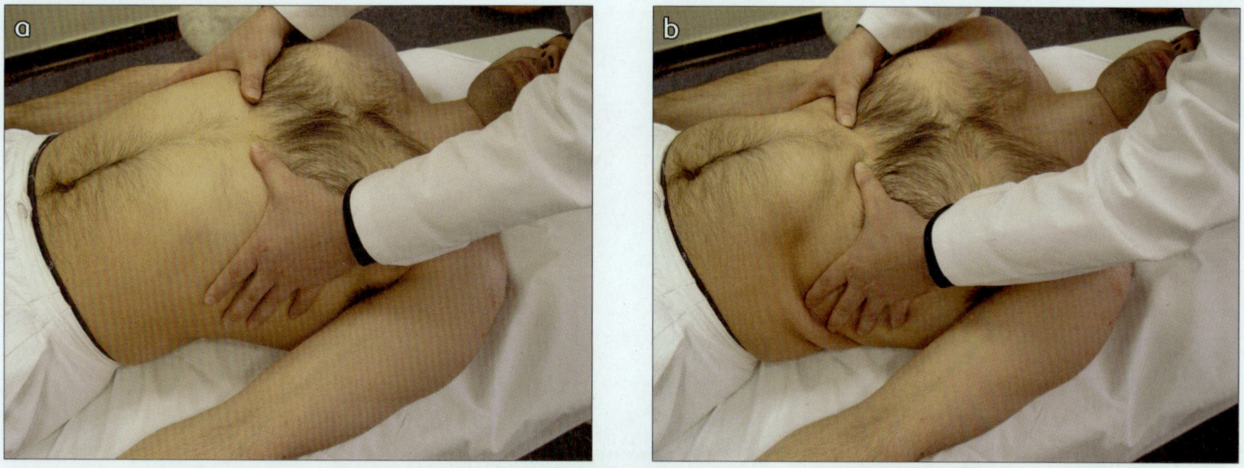

그림 1.1.4-8a, b. 저항은 숨을 들이 마시는 동안 흉부의 하부 움푹 들어간 부분에서 실행된다. 가슴은 머리와 같은 정렬로 위치한다(a). 숨을 들이 마실 때, 흉부의 하부 움푹 들어간 부분을 손으로 압박한다(b).

척추 교정에 대한 영향

척추 교정의 훈련은 척추의 생리학적 안정화를 위한 또 다른 요건이다. 흉추의 안정화에 실패한 환자의 대부분은 경직된 단위로 움직이다. 개별 분절에서 고립된 움직임이 결여되어 있다. 치료를 위해 견인 가동화 기술이 사용되며 흉부 척추 교정술이 시행된다. 이것을 달성하기 위해서는 견갑골의 올바른 안정이 중요하다. 척추 쪽으로 근육을 끌어 당김으로써 견갑골이 안정화되면서 곧게 펴지는 것을 허용하지 않고 깊은 마루밑 근육의 교정 활동을 차단한다. 이러한 이유로 확장 훈련이나 흉추의 발기가 수행된다. 이것은 처음에는 상지가 지지되고 따라서 닫힌 운동 사슬에서 수행된다.

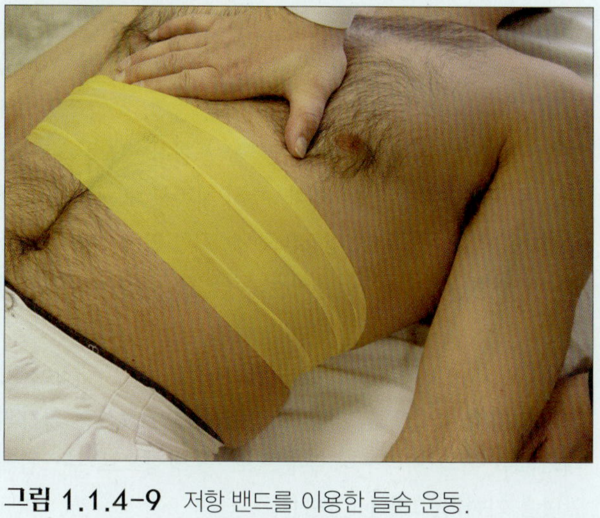

그림 1.1.4-9 저항 밴드를 이용한 들숨 운동.

실전 연습

환자는 위장에 있고, 팔뚝은 매트에, 손바닥은 매트에, 머리는 똑바로 서 있다. 환자는 내측상과에 기울여 매트 안으로 밀어 넣으면 머리가 세로 방향 신체 축을 따라 전진 운동의 의도로 들어 올려진다(그림 1.1.4-10a-f).

머리 올림은 흉부 중추에서 시작된다. 머리를 들어 올리는 동안, 경추는 꼬리 부분이 처지는 일 없이 곧게 펴진다. 견갑골은 가슴에 달라 붙어 지지점 쪽으로 움직이는 경향이 있다. 흉추 척추 교정을 위해서는 견갑골 안정화와 관련하여 전방 연골의 활동이 매우 중요하다. 이 안정화 활동은 횡격막과 함께 흉부 고름을 형성하는 측면 복부 근육의 활성화에서만 가능하다. 견갑과 견관절의 적절한 기능이 중요하다. 견인 방향은 척추 쪽이 아니라 안쪽 상완골 상완 부위의 지지대 쪽으로 기울어져야 한다.

자세 호흡 패턴 훈련 및 횡경막 안정화 기능

올바른 호흡 패턴은 척추의 생리학적 안정화를 위한 또 다른 요구 사항이다. 그러나 반대의 경우도 마찬가지이다. 자세는 매우 민감하게 호흡에 영향을 미치며, 이는 **횡격막의 자세적인 호흡 기능**으로 알려져 있다. 목표는 호흡에 횡경막을 포함시키고 따라서 보조 호흡 근육의 참여없이 안정화 기능에 포함시키는 것이다. 이 기능을 위해서는 척추 교정 및 꼬리 정맥 정렬이 필요하다. 흡기하는 동안 늑골은 옆으로 움직이며 (날개 움직임) 가슴 아래쪽 구멍이 넓어지고 흉골은 복부으로 움직이며 호흡과 함께 상승하지

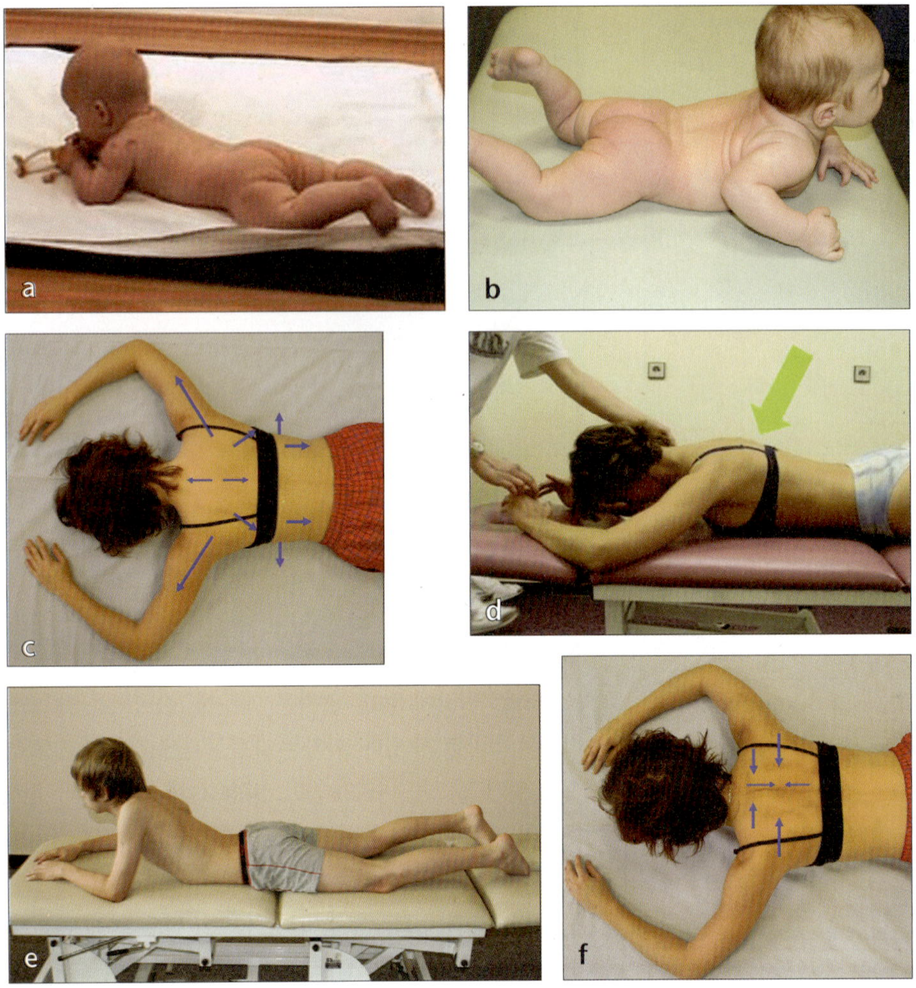

그림 1.1.4-10a-f 4개월 영아의 생리학적인 (a) 그리고 병리학적 (b) 패턴. 생리학적 패턴으로 상체를 지지하여 척추를 똑바로 하는 트레이닝(c,d)과 병리학적(e,f) 자세.

않는다. 복부 근육은 횡격막을 지지한다. 복벽이 아래방향뿐만 아니라 모든 방향(즉, 옆으로 및 후방으로)으로 확장되는 것이 중요하다. 배꼽은 두 개의 방향으로 움직여서는 안 된다. (그 움직임은 두개골 방향으로 바람직하지 않은 근육을 끌어 당긴다.)

횡격막의 활성화는 호흡뿐만 아니라 몸통의 생리학적 안정화에 중요한 역할을 한다(그림 1.2.3-5 참조). 교육은 다양한 직책에서 수행된다. 이 운동을 하는 동안 환자는 횡격막을 모으도록 가르침을 받는다.이 횡격막은 안정화 중에 기능이 완전히 이해되지 않는다. 어떤 연습 시간 후에, 우리는 인식과 교정으로 해부학적 위치를 모른 채 간접적으로 그 위치를 구별할 수 있다.

실전 연습

환자는 등 뒤, 다리가 약간 떨어져 있고, 무릎이 구부러져 있으며 발은 매트 위에 놓여 있다. 환자는 무릎을 여러 번 움직여서 의식적인 노력이 필요 없는 자세로 유지한다. 다른 적합한 위치는 90°에서 엉덩이와 무릎으로 어깨 넓이 외전의 하체와 발 벤치에 있는 종아리를 포함한다. 이 자세에서 환자는 호흡을 하고 호흡을 유지하며 호흡이 없는 경우 호흡과 마찬가지로 흉부와 복강을 움직인다.

복부 함량은 액체처럼 움직임이 작용한다. 이 운동을 통해 복강내 압력이 바뀐다. 지시하는 동안, 복강으로부터의 압력은 매트에 대해 후방 방향을 포함하여 모든 방향으로 동등하게 분포되어야 하며, 특히 하복부가 팽창해야 한다(증가된 압력은 아래의 방향으로 내려져야 한다. 배꼽과 사타구니에 배꼽). 숨을 들어마시는 동안 같은 운동이 수행된다.

위의 설명에서 운동의 또 다른 버전은 복부 내압 증가 동안 호흡 훈련을 포함한다. 이 운동에서 치료사는 환자의 대퇴골두 위의 사타구니 부분으로 등 방향으로 부드럽게 압박을 가한다(그림 1.1.4-11).

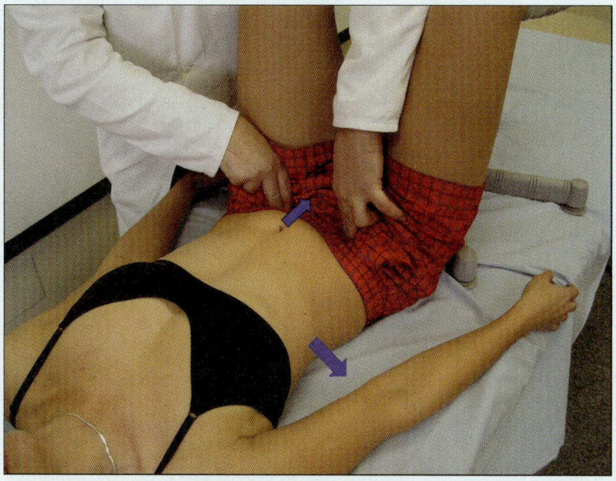

그림 1.1.4-11 환자는 복강을 저항으로부터 팽창시킨다.

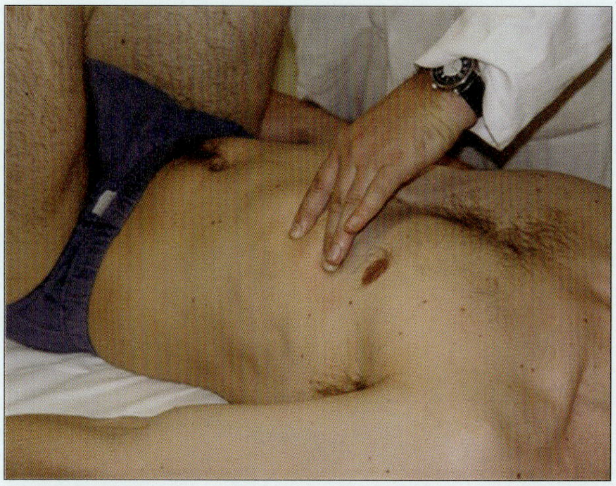

그림 1.1.4-12 보이타-반사(Vojta-reflex) 롤링 버전에 따른 반사 자극.

환자는 엉덩이 관절 위의 복벽의 영역이 치료사의 손가락을 누르는 것을 느껴야 한다. 환자가 촉진 손가락에 가하는 힘이 배꼽 부위의 두부 운동이나 흉부의 아래쪽 부분의 협착을 일으키지 않는 것이 중요하다. 대조적으로 모든 방향으로 확장되어야 한다. 이런 다음, 환자는 만기 동안 복벽 하부의 이완 활동 없이 호흡을 실시한다. 환자는 앉거나 다른 위치에서 운동을 수행할 수도 있다.

다음 운동에서는 환자가 바로 누운자세에 있게 된다. 호기 단계가 끝나면 흉부의 꼬리 위치가 유지되고 수동적으로 (치료사의 손에 의한 압력에 의해) 낮은 면에서 중심쪽으로 (근위로) 밀착된다. 환자는 치료사의 저항에 맞서 흉부를 옆으로 확장하려고 한다. 즉, 숨을 들이 마실 때와 흡사하다. 이 운동은 보조 호흡 근육 활동 또는 흉추의 굴곡 운동을 동반할 수 없다.

호흡이 없는 흉부와 복강의 아치는 이 운동의 또 다른 버전이다. 강화를 위해서는 저항이 필요하며 물리치료사가 수동으로 관리할 수 있다(실행된 운동의 품질을 제어할 수 있음). 다음 단계에서는 저항성 밴드를 사용할 수 있다.

반사 운동을 이용한 척추의 자세 안정화 훈련

교육 초기 단계에서는 복부 받침대(횡경막, 복부 근육 및 골반 바닥)와 등 근육의 균형 잡힌 공동 활성화를 위해 반사 자극 모델이 사용된다(그림 1.1.4-12).

생리학적 안정화에 필요한 개별 구성 요소들이 모델에 통합되어 있다 - 꼬리 정렬, 척추 교정, 흉부 개구 확장을 통한 자세 횡격막 호흡, 말단의 중립지지 기능, 대칭적 관여 깊고 피상적인 근육 등. 척추, 흉부 및 골반의 안정화를위한 운동(motor) 패턴은 말단의 전진 및 지지 기능, 즉 목적이 있는 위상 이동성에 선행한다. 이것은 반사 굴림의 모든 버전의 구성 요소이다 - 반사 굴림의 첫 번째 단계, 반사 굴림의 두 번째 단계, 첫 번째 위치 및 기타 위치.

반사 자극의 목표는 근육 시너지를 이끌어 내고 활성화 중에 신체 인식을 허용하는 경험을 설정하는 것이다. 이 경험은 나중에 의지 제어가 가능한 운동으로 옮겨질 수 있다.

실전 연습

삼중 굴곡 위치(지지된 하지를 가진)와 경미한 외전(어깨 넓이)의 하지를 가진 바로 누운자세에서, 6번째와 7번째 늑간은 약간의 압력에 의해 유방선에서 자극을 받는다. 자극은 흉부 대칭 영역의 반대측에 있는 목덜미 라인 영역과 동측 상부 장골 뼈를 활성화하여 확장시킬 수 있다.

반사적 반응은 호흡 패턴의 변화에 의해 입증된다. 액세서리 호흡 근육이 없어도 호흡이 낮거나 횡격막 호흡은 발생한다. 횡격막은 평평해지고, 이는 횡문막의 중심추에 있는 것이 아니라 늑골에 있다. 흉부는 꼬리 정렬로 배치된다. 동시에 척추가 곧게 펴진다. 복부 근육이 활성화되어 평평한 횡격막과 골반저에 작용하여 복강내 압력이 증가한다. 복부 근육의 안정화 기능은 횡격막의 평평한 팽창(늑골 부위의 점액 고정)과 함께 배꼽의 꼬리 교대로 나타낸다.

환자는 활성화에 대해 알고 있고 치료사는 주어진 패턴이 의지 통제 하에 오도록 노력한다. 이것은 횡격막 호흡 중 복부 받침대의 관여와 점진적으로 하체 무게를 줄이면서 달성될 수 있다. 이런 다음 저항 운동에 상지 운동을 추가한다. 운동은 다른 위치에서 수행될 수 있다.

수정된 위치에 있는 척추의 깊은 자세 안정 훈련

환자가 적어도 부분적으로 안정화 기능과 생리학적 자세 호흡 패턴의 조절을 마스터하면 운동이 수정되고 더 도전적인 위치에서 수행되거나 저항을 포함할 수 있다(그림 1.1.4-13a-h). 치료 중, 환자가 사용했을 수도 있는 근육 대체 및 보상 패턴을 피하기 위해 적절한 운동을 선택하는 것이 중요하다. 이 운동은 다양한 근육 그룹에 중점을 두기 위해 수정될 수 있다(예: 심복 굴곡근).

발달 선에서의 자세 기능 운동(순서)

운동을 위한 시작 위치는 자세 발달(몸 자세와 수직화 과정의 발달)의 기본 이동 위치로부터 파생된다: 위로, 옆으로 누워서, 앉아서, 무릎이나 발을 지지하는 모든 네발에, 키가 큰 무릎을 꿇고 발을 디디고 키가 큰 무릎을 꿇고 앞으로 나아갈 때 뿐만 아니라 한 위치에서 다음 위치로 전이하는 것을 허용하는 이동 전이 단계에서 파생된 위치, 즉 모든 앉은 자세에서 모든 네발 자세로, 모든 네발에서 두 발로 서 있는 상태로, 옆에 앉거나 서서, 또는 운동을 한다. 따라서 중추신경계(CNS) 성숙의 일부로 발생하는 자세 상의 운동성 발달은 시작 위치의 기초가 된다(그림 1.1.4-14~17).

선택된 이동 (즉, 옆에서 앉음으로의 전환) 동안, 근육의 개별적인 부분 또는 근육 그룹의 개별적인 근육이 점차적으로 참여한다. 운동의 개별 순간에 위치시키면 개별 근육 또는 근육 그룹의 부분의 자세 기능에 선택적으로 영향을 미칠 수 있다. 이것은 운동 단계의 다소 "얼어 붙은" 위치에서 운동하고 있다. 나중에, 운동의 전체 전이 단계는 출발 측 착석 위치에서 4가지 위치로 실시될 수 있다(그림

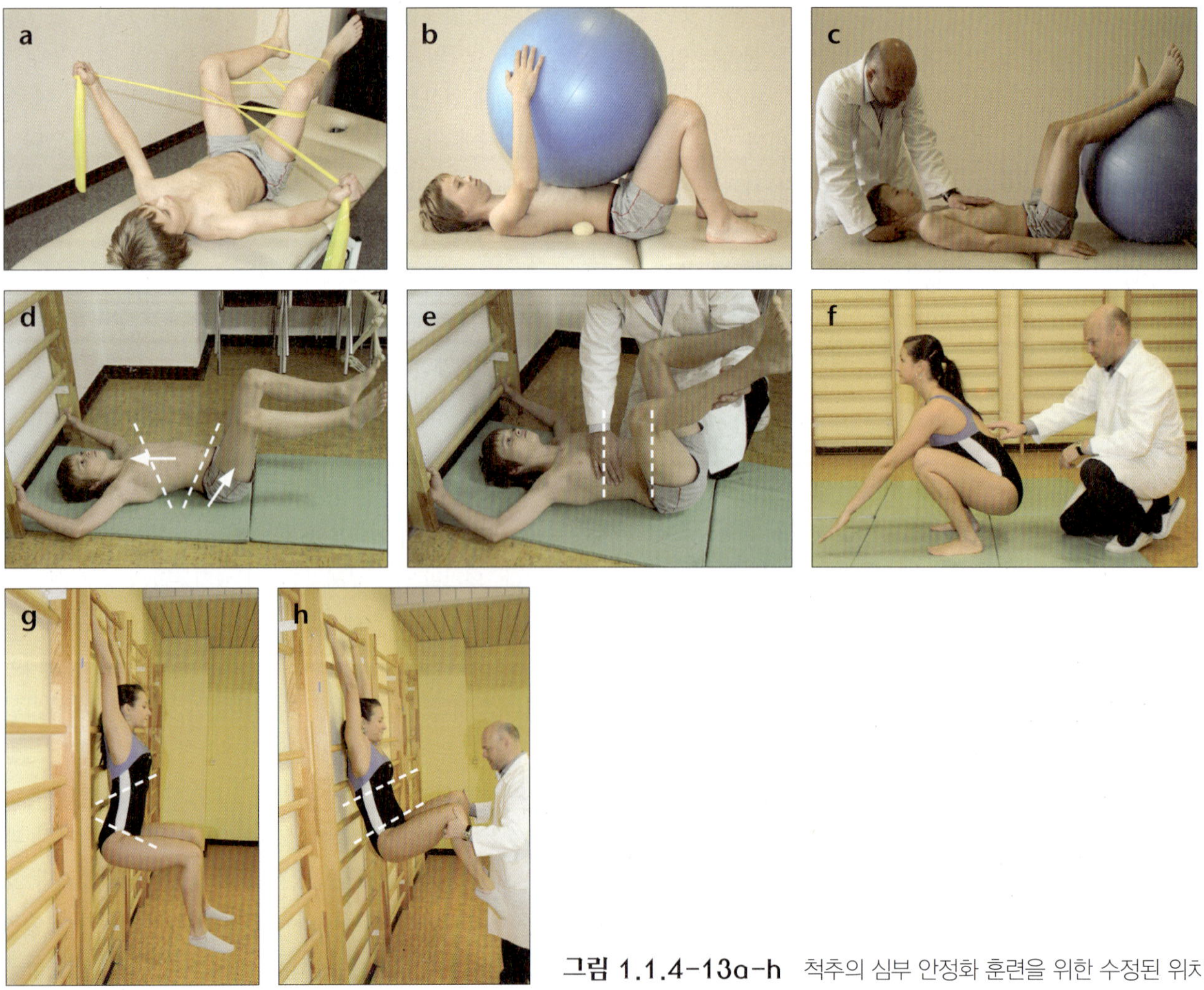

그림 1.1.4-13a-h 척추의 심부 안정화 훈련을 위한 수정된 위치.

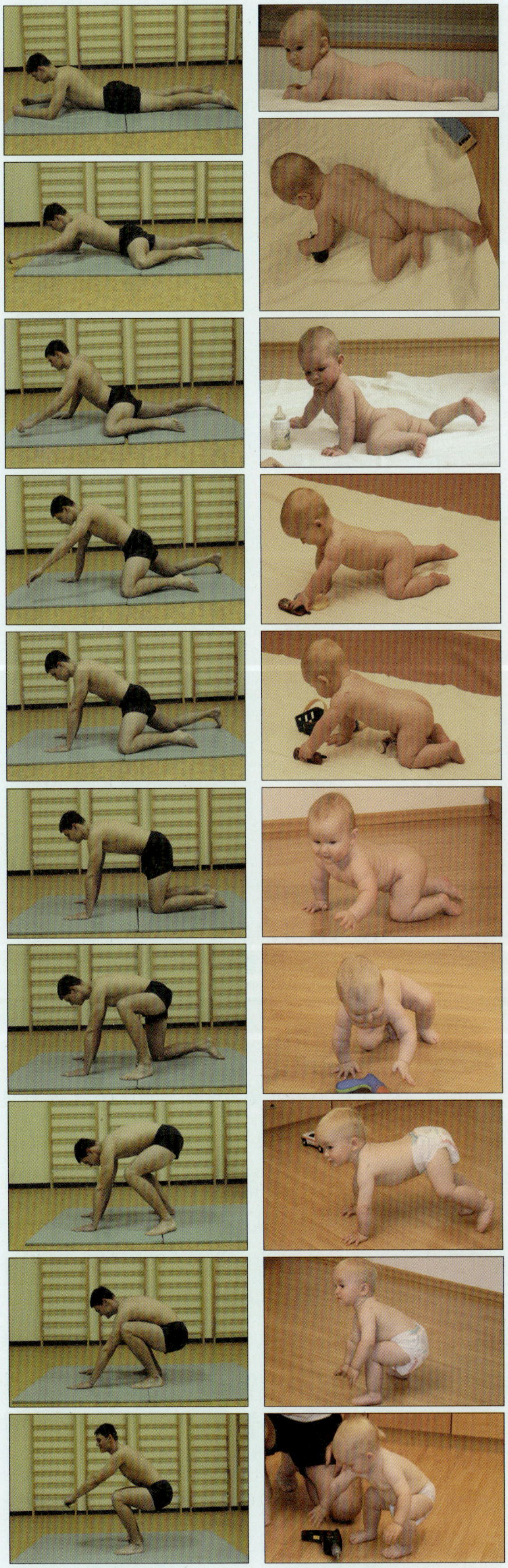

그림 1.1.4-14 와 15 성인(좌측 열)과 영아(우측 열)에서 엎드린 자세에서 수직적으로 되는 과정.

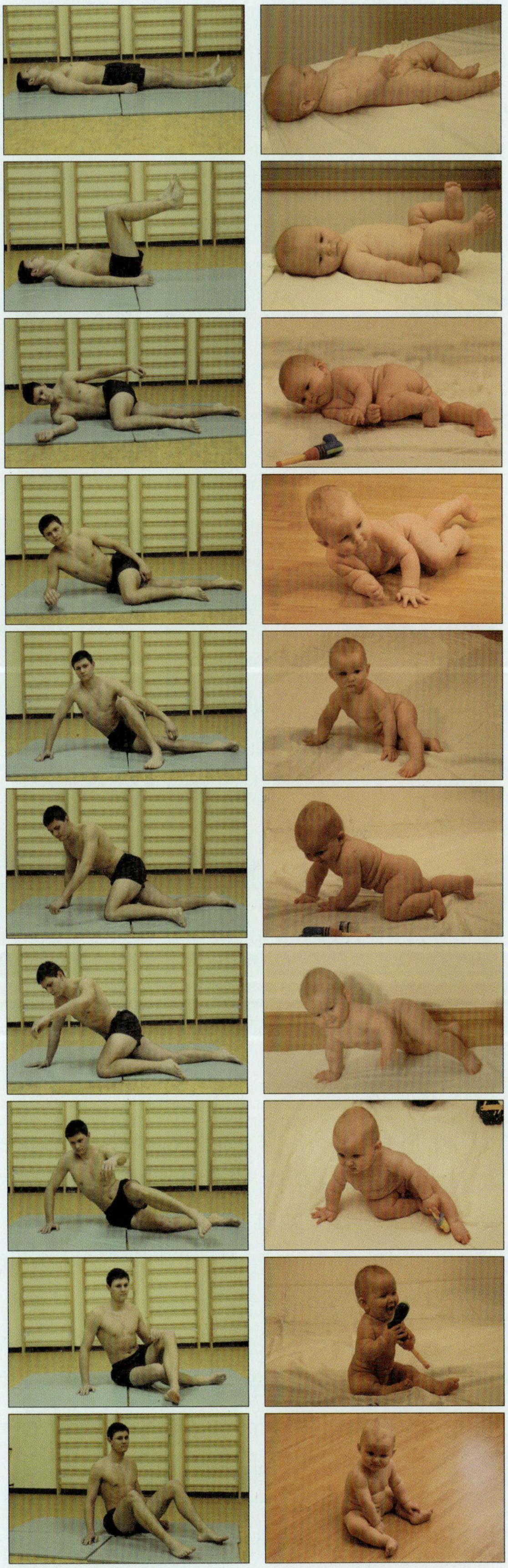

그림 1.1.4.-16 과 17 성인(좌측 열)과 영아(우측 열)에서 누운 자세에서 수직적으로 되는 과정.

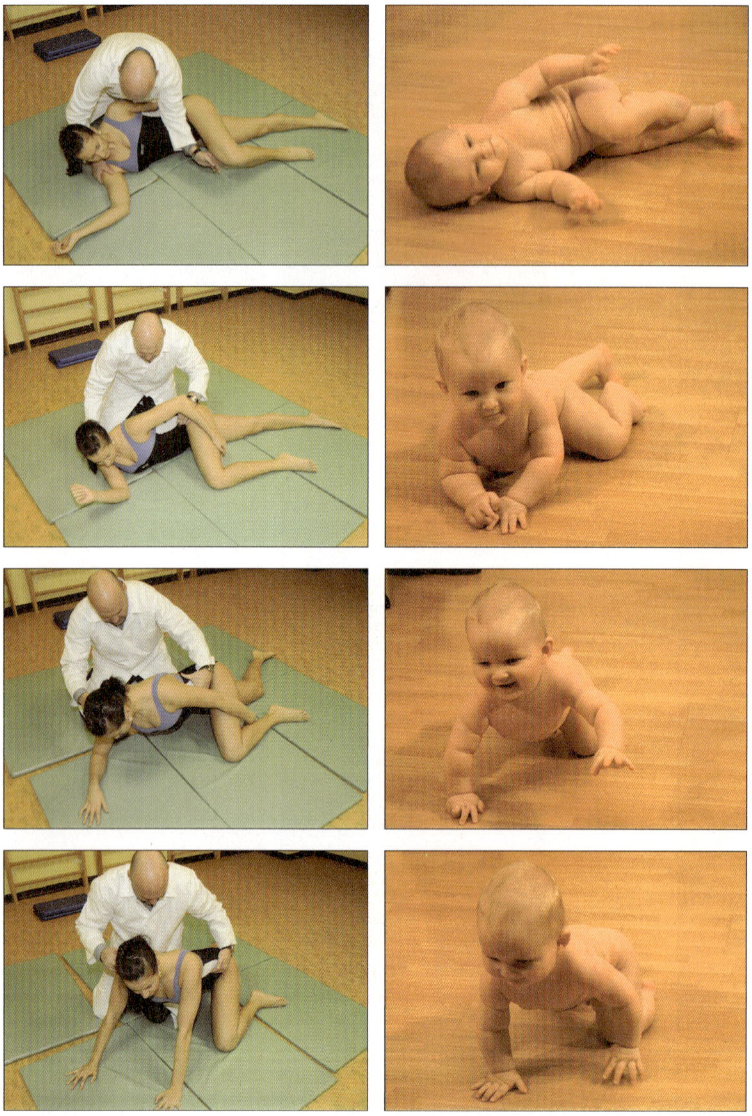

그림 1.1.4-18과 19 성인(왼쪽 열)과 영아(오른쪽 열)에서 네 다리기기로 넘어가는 전환기.

1.1.4-18과 19).

원래 위치의 선택은 환자의 개인 선행 요인을 기반으로 한다. 이 규칙은 자세가 낮은 자세(**예를 들어, 낮은 하체의 삼중 굴곡과 바로누운자세**)에서 어려운 자세를 취하는 자세로 나아가는 것이고 이는 불안정한 지지 표면과 저항을 포함할 수 있다. 초기 교육은 치료사의 도움이 필요하다.

확립된 시작 이동 위치는 척추의 깊은 안정화 시스템을 재 활성화하여 몸통과 척추를 조여준다(**위 참조**). 상지와 하지는 지지와 앞으로 나아가는 기능에 참여하게 된다. 앞으로 나아가는 기능과 지지 기능은 동측과 반대쪽 두 가지 기본적인 발달 패턴의 일부이다.

선택된 자세에 기초하여, 한쪽 사지가 앞으로 나아가고 반대쪽 말단이 지지력을 갖는다 – 동측 모델 – 또는 그 기능이 반대된다. 즉, 왼쪽 상지가 지지력을 가지면 오른쪽 하체가 지지력을 가지며 반대쪽 말단(**오른쪽 위 왼쪽 아래**)이 앞으로 나아간다. 이것은 전진 사지가 개방된 운동 사슬과 지지 사지가 닫힌 운동 사슬을 나타내는 개방 및 폐쇄 운동 사슬의 조합이다. 주어진 위치에서, 앞으로 나아감 및 지지 말단의 움직임에 대한 저항이 사용될 수 있다.

지지 및 발디딤 전방 말단은 관절에서 반대 운동을 수행한다. 따라서, 지지 말단이 근위 관절에서 내부 회전을 수행하는 경우, 내전 및 신전은 발디딤 전방 말단이 외부 회전, 외전 및 굴곡을 수행한다. 비슷한 시나리오가 다른 관절에서 발견되며 항상 반대 방향으로 움직이다. 지지 말단에서 근육 견인은 원위를 향하고 근육의 점 근위를 의미한다. 이것은 발끝 앞으로 사지에 대한 반대이며, 점 근위는 근위이며 점 원위는 원위이다.

지지 말단에서, 소켓의 움직임은 볼과 관련하여 발생하거나 말초 분절과 관련하여 근위 분절의 움직임으로 발생한다. 발디딤 전방 말단에서 반대편이 발생한다: 말초 분절은 근위 분절과 관련하여 움직이다. 눈 운동과 안면 기능은 모델에 반사적으로 포함된다(**눈과 혀가 자동으로 스텝핑 말단으로 향함**). 이 두 패턴의 운동학적 원리는 모든 우리 운동의 무의식적인 구성 요소이다.

스포츠 퍼포먼스에서 이러한 일반적인 운동 과학적 원리가 더 중요하다. 창 던지기 방사기의 움직임을 분석하면 창 던지기(Javelin) 해제 시점의 움직임 패턴이 동측 모델에 해당함을 알 수 있다. 창 던지기 방사기가 최대 성능을 발휘하려면 해부학 뿐만 아니라 생체역학 및 중추신경계(CNS) 기능의 내용인 운동학적 원리도 존중해야 한다. 편측 상지와 하지는 대 측성 말단과 반대 위치에 있다.

이동 완료 후, 위치가 교환된다. 발디딤 전방 사지는 흉부 고정 장치가 원위부에 위치하고 뾰족한 이동식 장치가 근위에 있고 원위 분절이 근위 분절 쪽으로 움직이다. 지지된 사지에서 반대가 발생한다. 사지의 역 위치 이외의 위치는 필요한 근력을 달성할 수 없다. 창 던지개 던지기의 혀와 눈은 자동적으로 앞쪽으로 튕겨 나가는 쪽(그림 1.1.4-20)

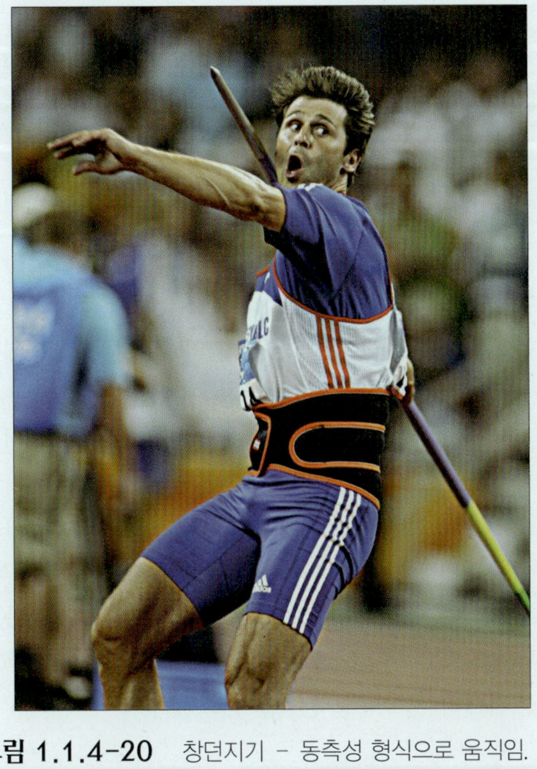

그림 1.1.4-20 창던지기 - 동측성 형식으로 움직임.

의 측면인 방출면 쪽으로 회전한다.

창 던지기 선수가 혀나 눈을 다른 쪽으로 돌리려고 하면 필요한 극한 힘을 발휘할 수 없으며 멀리 던질 수 없다. 또한, 사지의 역 위치 이외의 다른 위치는 근력의 요구된 활용을 허용하지 않는다. 이것은 눈과 혀가 운동에 통합되어 해당 운동 패턴을 용이하게 한다는 것을 의미한다. 발달과 관련하여, 우리의 눈은 단순히 시각 기능과 혀뿐만 아니라 식이 기능 외에 호흡 기능이 있는 호흡 근육을 가지고 있음을 명심해야 한다. 그러나 이러한 기능적 시스템은 항상 자세를 갖춘 운동 기능. 혀, 눈, 호흡 등은 자세 상의 운동 기능에 의해 영향을 받을 수 있으며 그 반대의 경우도 마찬가지이다. 이것은 각 근육이 특별히 정의된 시너지로 통합된 전체적인 운동(**패턴**)이다. 이 패턴의 한 부분이 약화되면 전체 패턴에서 결과가 발생한다. 중추신경계 발달 원칙의 통합은 스포츠 뿐만 아니라 동부 문화(**예: 태극권, 무술**)에서 개발된 전통적 운동에서도 관찰된다.

운동 중에 사용되는 기본 자세와 과도기 이동 단계

1. 개별적인 시작 위치와 과도기 동측 패턴의 이동 단계 (그림 1.1.4-14 및 15 참조).
2. 개별 시작 위치 및 전환 대 측성 패턴의 이동 단계 (그림 1.1.4-16 및 17 참조).

등쪽 패턴

- **바로누운 자세**

이동체 단계 :

– 바로누운 자세에서 옆으로 누워있는 자세로

- **옆으로 누워있는 자세로**

이동체 단계 :

– 옆으로 누워있는 자세에서 바로누운 자세
– 옆으로 누워있는 자세에서 엎드린 자세로
– 옆으로 누워있는 자세에서 팔꿈치를 받쳐서 옆으로 앉은 자세로

- **팔꿈치를 받쳐서 옆으로 앉은 자세**

이동체 단계 :

손바닥을 받쳐서 옆으로 앉은 자세

- **손바닥을 받쳐서 옆으로 앉은 자세**

  이동체 단계 :
  - 앉은 상태의 운동 전이
  - 네 발로 움직이는 운동 전이
  - 손바닥과 발가락 ("곰" 위치)에 대한 지지로 네 발로 움직이는 운동 전이
  - 높은 무릎 꿇는 운동 전이

- **앉는 자세**

  이동체 단계 :
  - 손바닥을 받쳐서 옆으로 앉은 자세

- **"장애물"– 배치 위치**

  이동체 단계 :
  - 네 발로 전환
  - 옆으로 앉아있는 상태로 전환

- **키가 큰 무릎 꿇는 자세** (지지 : 무릎 및 동측 상지)
- **동측 하측 및 상지를 지탱하는 자세** (대측성 말단이 운동에 사용됨)

반대쪽 패턴

- **팔꿈치 지지로 업드린 자세**
- **팔꿈치와 반대쪽 무릎으로 업드린 자세**

  이동체 단계:
  - 네발기기

- **손바닥과 반대쪽 무릎으로 업드린 자세**

  이동체 단계:
  - 네 발로 전환

- **팔꿈치와 무릎을 지지하는 자세**
- **손과 앞쪽 허벅지를 지지하는 자세**

  이동체 단계:
  - 네 발로 동종 변이
  - 플랭크 자세로 동종 변이

- **사분기**

  이동체 단계:
  - 옆 자리 위치 (동측 패턴)로
  - 반대편의 반대편 이동

- **손바닥, 무릎 및 발에 대한 지지 자세** (삼각대 위치)

  이동체 단계 :
  - 손과 발 지지 네 발의 자세 ("곰" 위치)
  - 옆으로 앉아서 (동측 패턴)

- **손과 발가락("곰" 위치)을 지지하는 모든 네 발목 위치**
- **무릎과 반대쪽 상지를 지탱하는 무릎 꿇는 자세**
- **키가 큰 무릎을 꿇고 앞으로 나감**

  이동체 단계 :
  - 서 있다

- **깊은 스쿼트 자세**
- **서서 앞으로 나감**

운동 중 움직임 보조

초기 교육 단계에서 대부분의 환자는 물리치료사의 수동 교정 없이 위치를 잡고 운동을 수행할 수 없다.

물리치료사는 구두로 그리고 촉각으로 신호를 사용하여 환자를 안내한다. 치료사는 환자의 실수를 지적하고 개별적인 부분의 정렬을 조정한다(특히, 지지할 수 있는 기능범위에서).

지지하고 있는 것과그 부위는 중립위치에 있어야 한다. 또한 수동적인 접촉은 운동에 필요한 저항을 허용한다.

교육 기법의 촉진 요소

의도된 이동성에 대한 저항

안정화 기능의 활동을 강조하기 위해, 운동성 내성에 대한 저항성을 사용할 수 있다(전진, 지지). 자세 교정용 운동 패턴에서 전진 및 지탱하는 하지는 전 지구적인 패턴 내에서 정확하게 정의된 기능을 가지고 있다. 예를 들어, 발의 전진 동작(발등 및 반전에 대한 저항)에 대해 저항(최소)이 적용되면 전반적인 이동 반응이 촉진되고 이는 엄격하게 정의된다. 몸통, 상지 및 안면 부위의 자세 이동 운동은 모두 촉진되고 있다. 계획된 움직임에 대한 저항을 적용하여 특정 자세의 전체 운동 반응을 얻고 있다.

트리거 영역 자극

보이타(Vojta)에 따른 방아쇠 영역은 근육의 자세 반응을 촉진하는데 사용될 수 있다. 선정되고 엄격히 정의된 입장(자세)은 전체적인 운동 패턴을 용이하게 한다. 영역에서의 자극은 압력을 정확하게 지시하여 수행해야 한다. 압력은 연속적이어야 하고 자극 동안 강도는 얻은 응답에 따라 달라야 한다. 구역 내 압력이 통각 자극을 유발해서는 안된다.

지원의 집중화

지지된 영역은 전체 안정화 시너지의 점검음을 형성하는 장소이다. 직선화 및 특정 동작은 지지된 영역에서 발생한다. 잘못된 지지로 척추 교정(정렬)이나 올바른 호흡 패턴을 보장할 수 있다. 즉, 안정화 중에 근육 균형을 달성할 수 없다. 이러한 이유들로 인해, 올바른 위치(즉, 발, 손, 내측 상완)가 선택된 위치에서 강조된다. 생리학적 안정화 패턴이 활성화된다. 이것은 발의 자세가 특히 중요하다. 발의 자세는 직립 자세에 대한 근본적인 지지를 형성한다. 발지지는 제 1 및 제 5 중족골 및 종골 결절의 중족골 머리를 향한다. 모든 발가락은 바닥에서 지지된다. 눈꺼풀 뼈는 활발히 올라가고 발을 잡는 동안 형성된 것과 비슷한 가로 발의 아치를 형성한다. 이 활동은 주로 긴종아리근과 뒷정강근에 의해 수행된다. 근육의 사전 신장, 발바닥의 지지점과 발 아치의 모양은 중추신경계(CNS)에 구심성 자극을 제공하여 직립 자세를 활성화 한다. 발 근육 조직에 대한 반응으로 횡경막과 흉부는 정렬과 호흡 패턴을 변경한다. 환자는 더 먼 지역을 포함하여 발 근육 조직의 통합으로 인한 근육 반응을 인지하는 법을 배워야 한다. 발 안정화 훈련은 안정화 기능 실행의 중요한 구성 요소이므로 무시해서는 안 된다.

선택된 직책에서 집중적인 지지를 확보하고 유지하는데 주의를 기울이다. 이것은 생리학적 자세 이동 모델의 증가된 분화와 더 큰 활성화를 유도한다(그림 1.1.4-21a-d).

자세 기능에서 규칙은 안정화 기능이 방해 받으면 작용제-길항제 시너지에 불균형이 있음을 의미하며 신체가 사지에서 스스로를 지지하는 방식을 반영한다. 기대는 테스트가 그 예이다. 그 반대의 경우도 마찬가지이다. 신체의 개별 구성 요소를 통합하는 근육의 안정된 안정화 기능은 집중적인 지지 없이는 달성될 수 없다.

관절 중심화

이것은 관절 표면이 최대 접촉 상태에 있고 관절 및 관절 표면에 작용하는 힘이 대칭으로 분포되는 관절 위치를 의미한다. 이 위치에서 관절낭과 인대는 최소한의 긴장 상태에 있다. 중앙 위치는 중립 또는 중립 위치에 해당하여 접합부의 이상적인 정적 하중을 허용한다. 중간 위치(중립) 또는 관절의 중심 위치는 움직이는 운동 중에 전체 관절 운동 범위에 연결된다.

관절에 가해지는 압력

지지 말단에서, 자세에 대한 반응의 효과를 높이기 위해 관절에 대한 압력 증가 (근사치)가 적용된다. 관절은 압력이 가해질 때 중립 위치에 있어야 하며, 그렇지 않으면 반응

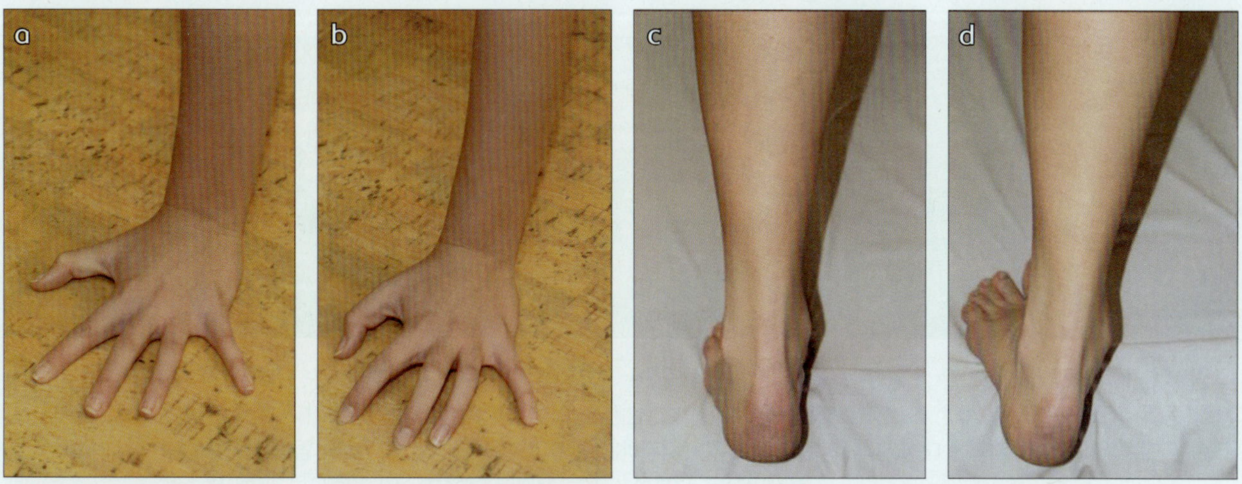

그림 1.1.4-21a-d 지지 기능. 손: 중심이 된 지지 (a), 중심에서 벗어난 지지 (b) 자세; 발: 중심이 된 지지 (c) 그리고 중심에서 벗어난 지지 (d) 자세.

이 근육 불균형을 유발한다.

저항 운동

의도한 운동에 대해 적용된 저항 다음으로, 위상 운동에 대해 적용된 저항도 활용할 수 있다(세라밴드, 아령, 메디슨 볼 등). 저항은 충분한 안정화 기능이 달성될 때 사용된다.

저항 운동은 다음과 같은 목적으로 선택된다:

- 닫힌 운동 사슬(지지된 기능에서)은 근육의 자세 기능에 영향을 준다.
- 열린 운동 사슬에서 근육의 자세 기능에 영향을 미친다(앞으로 나아가는 기능에서).

연습 예제

그림 1.1.4-22는 자세 개발의 운동 자세 또는 운동 전이 단계에서 파생된 자세에 기초한 운동의 예를 보여준다. 처음에는 물리치료사가 운동을 돕는다. 나중에 개인은 독립적으로 운동할 수 있다. 자세의 활동을 촉진하기 위해 지지 말단의 관절 근사, 중심 조인트 위치 및 의도한 운동에 대한 저항으로 중심적인 지지가 사용된다. 목표 지향적인 자세를 취하는 활동으로 저항에 대한 위상 이동성 조차도 가능하다. 저항은 자세 근육의 강도와 일치해야 한다.

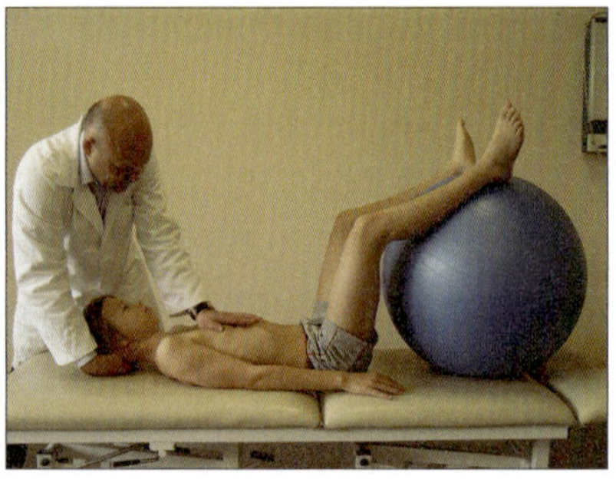

그림 1.1.4-22a 환자는 흉부의 위치를 호흡된 정렬 및 경추 및 흉추를 똑바로 함으로 보조한다. 이 위치에서 복부내압의 호흡 및 조절이 실행된다. 상지는 점차적으로 저항 운동에 포함되게 한다.

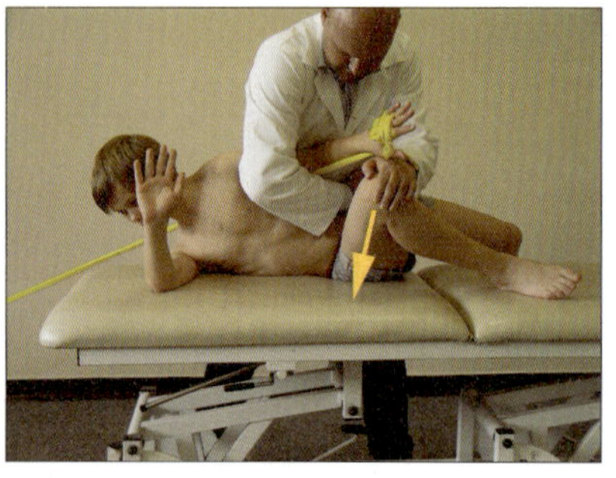

그림 1.1.4-22b 옆으로 누운 자세에서 트레이닝(동측 패턴). 화살표는 테이블에 대해 무릎 방향을 가리킨다. 오른쪽 상지는 팔의 뒤쪽에 기대어 팔꿈치 쪽으로 의 이동을 지지한다. 팔꿈치로 매트를 약간 누른다. 치료사는 왼쪽 무릎 아래쪽의 앞으로 나아가는 활동에 대항하여 무릎과 골반 부위에 저항을 준다. 왼쪽 상지는 저항밴드 저항에 대해 단계적인 동작을 한다.

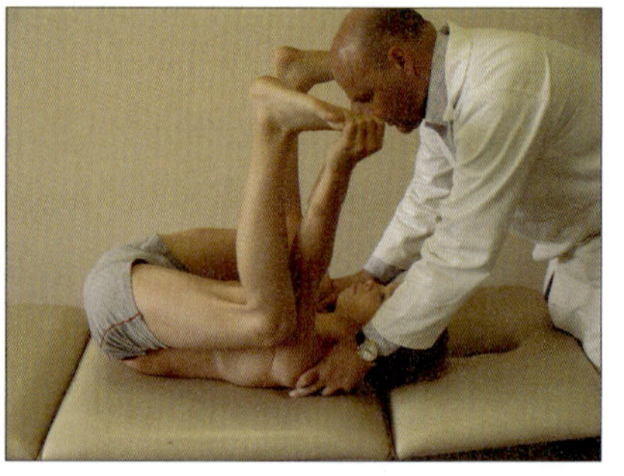

그림 1.1.4-22c 6 개월된 유아패턴의 위치에서 척추 심부 안정화 시스템의 트레이닝. 근위 관절의 중립 위치를 제어하는 것이 중요하다.

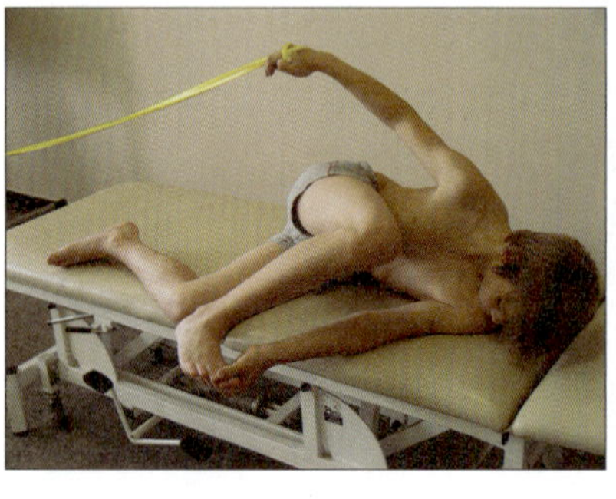

그림 1.1.4-22d 옆으로 누워있는 자세(동측 패턴)에서의 운동의 예. 자유로운 상지는 저항밴드의 저항에 대항한다.

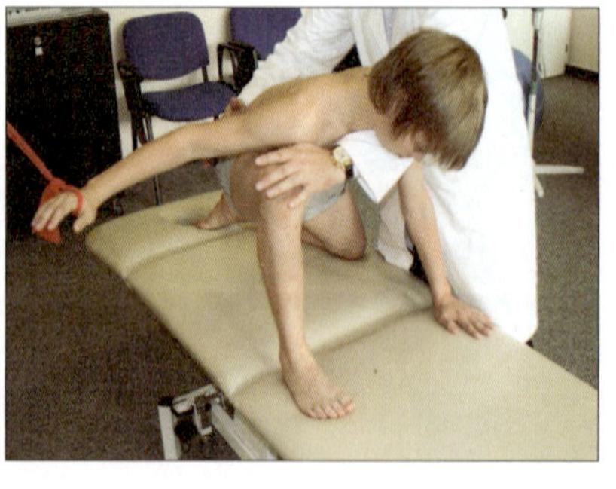

그림 1.1.4-22e 지지에 의한 운동: 손바닥-무릎-발 (삼각대 모양) (반대쪽 패턴). 치료사는 지지하는 관절의 중립 위치를 제어한다. 오른쪽 상지는 저항에 대항하여 운동한다.

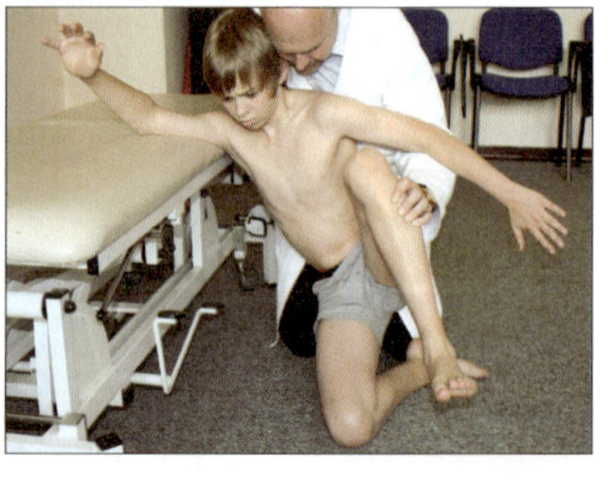

그림 1.1.4-22f 옆으로 앉기에서 무릎 앉기 자세로 발을 앞으로 내딛는 변화 동작(동측패턴). 좌측 상지는 저항적인 운동으로 사용이 된다.

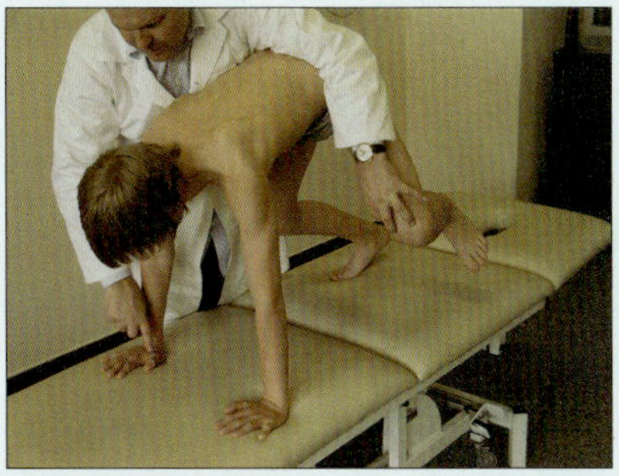

그림 1.1.4-22g 좌측 하체는 지지가 안되고 저항에 대항하는 운동으로 실행. 골반은 지지가 안되어 있을 때 측면으로 기울거나 이동이 될 수 없다. 이와 비슷하게 상체는 점진적으로 지지하지 않게 한다. 중심이 잡혀 있는 관절 자세 조절과 지지는 중요하다.

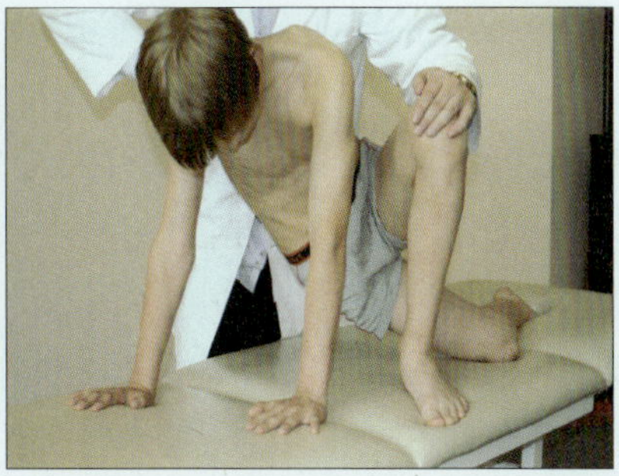

그림 1.1.4-22h B처럼 옆으로 앉아 있는 자세에서 네발기기 자세로 무릎은 세운(곰이 기어가는 자세) 동작의 운동 예 - 단계적으로 주어졌을 때 대측성 패턴으로 실행

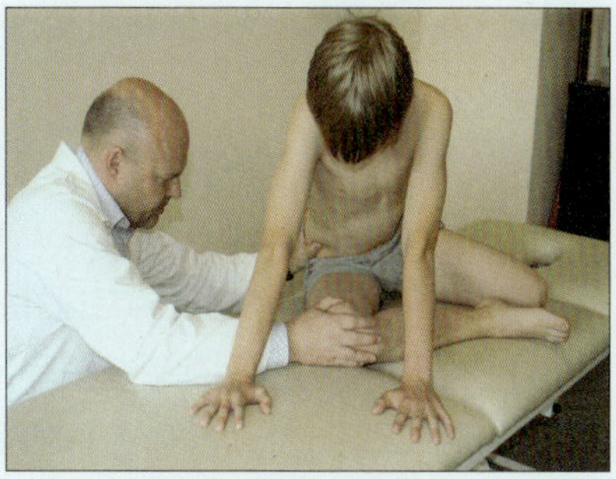

그림 1.1.4-22i 옆으로 앉은 자세에서 네발기기 자세(동측성패턴)의 운동 예. 이 운동에서 하체를 지지하는 엉덩관절로 하는 관절 approximation은 중요하다.

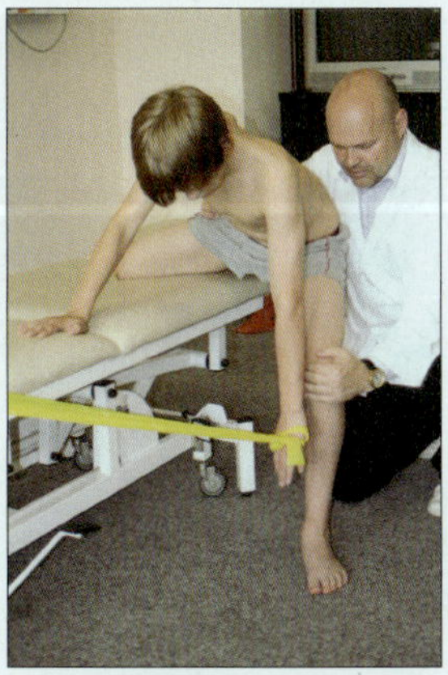

그림 1.1.4-22j 상지를 지탱하고 있는 반대편 패턴 위치의 운동 예. 지지대의 무릎은 발끝을 지나쳐서는 안 된다. 슬개골의 중심이 세 번째 발가락과 정렬되고 발가락을 매트에 밀어 넣는다; 척추는 곧게 세운 자세로 앞으로 나아가는 왼쪽 상지는 저항에 대항하여 실행한다.

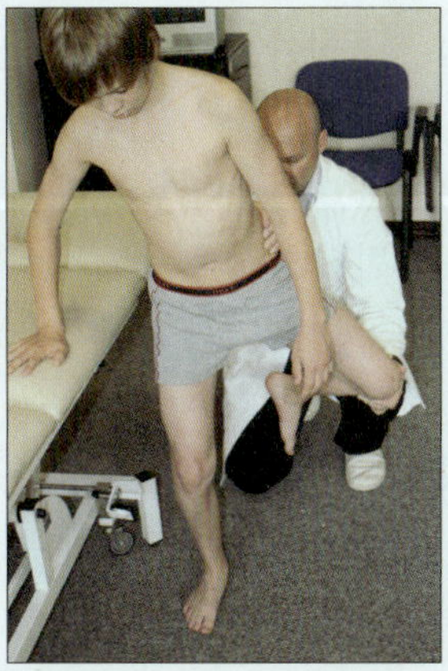

그림 1.1.4-22k 서 있는 자세에서 동측 패턴 트레이닝. 이 운동을 하는 동안 치료사는 지지하는 하체의 중립 자세를 조절하게 한다. 저항은 하지의 앞으로 내딛는 동작에 대해 대항한다.

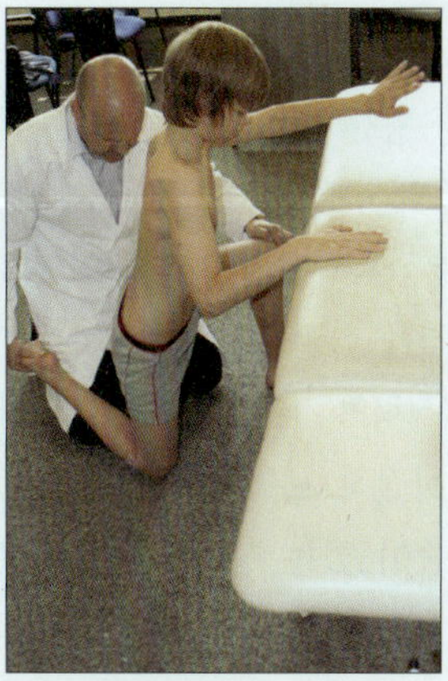

그림 1.1.4-22l 무릎 앉기 자세에서 말을 앞으로 내딛는 트레이닝(대측성 패턴).

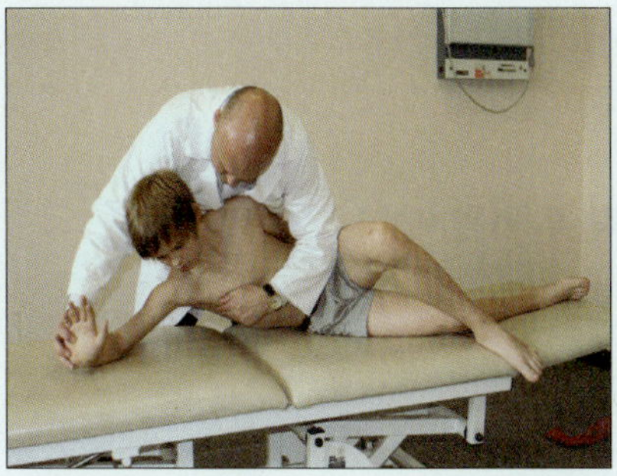

그림 1.1.4-22m 옆으로 누운 자세에서 팔꿈치로 지지하는 동작으로 변환하는 보조적인 운동. 이 운동은 견갑골 안정화 트레이닝에 특히 유용하다.

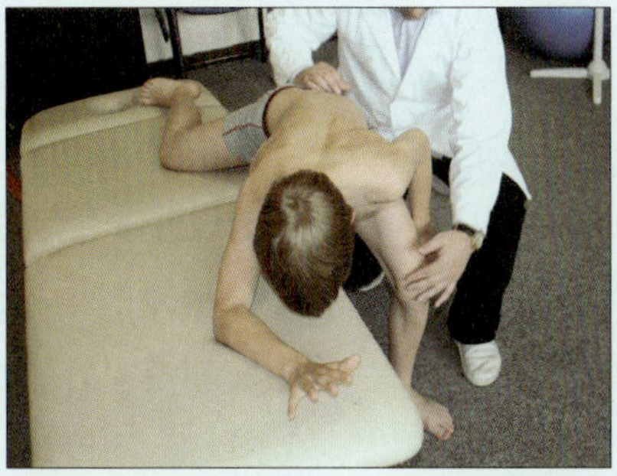

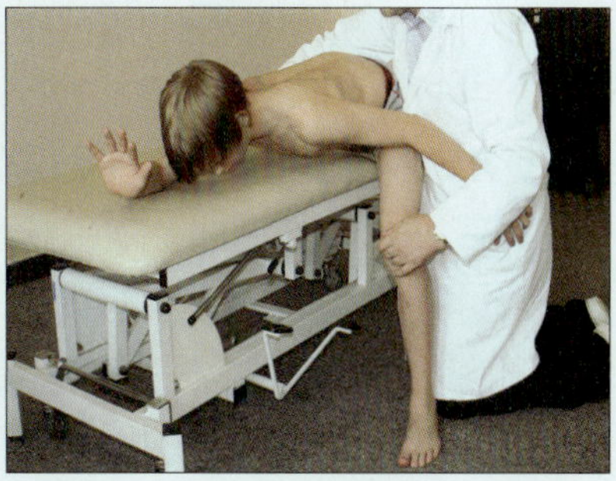

그림 1.1.4-22n 팔꿈치와 반대쪽 다리를 지지하는 대측성 패턴의 보조 운동.

1.1.5 물렁조직 가동술

물렁조직은 인체와 운동 시스템을 둘러싸고 있다. 그러므로 그들은 운동 시스템과 조화되고 저항없이 함께 움직여야 한다. 이는 모든 층에서 스트레치 또는 이동한다는 의미이다. 지금까지 이 매우 복잡한 기능은 많이 연구되지 않았으므로 주로 문제가 발생하여 문제가 발생했을 때 이를 인식한다. 기능의 결핍은 스트레치 저항 또는 이러한 조직의 이동에 의해 나타낸다. 이 저항은 근육이 그것을 극복하지 못할 정도로 커지지 않는다. 그럼에도 불구하고 물렁조직의 결손은 운동을 크게 방해하고 통증을 유발한다. 그러나, 물렁조직 이동성이 성공적으로 회복되면, 일반적으로 운동 시스템의 기능은 즉시 자체를 교정한다. 물렁조직은 반사 경로를 통해 운동 시스템에 작용한다. 마찬가지로 내부 장기는 주로 복강과 같은 부드러운 조직처럼 행동하며 몸통과 횡경막의 각 운동에 참여해야 한다.

스트레치 또는 시프팅과 함께 저항성 또는 제한된 이동성(**기본적으로 동일한 현상**)이 발견되는 경우, 특정 범위 또는 영역을 식별할 수 있다. 이 영역 내에서 저항은 점차적으로 (**장력이 가해지는**) 장벽이 나타날 때까지 저항이 거의 없고 실질적으로 제로이다. 신축그러나 병리학적으로 종종 통증이 있는 상태에서 장벽은 곧 증가하고 통증을 주고 운동을 제한한다. 이것은 병적인 장벽이다(**제1장 운동 시스템의 기능에 초점을 맞춘 시험 접근법, 촉진을 참조한다**). 또한 치료 방법은 일반적으로 항상 동일한다. 장벽에 직면했을 때, 몇 초 안에 릴리스 현상이 발생하기 때문에 기다리지 않고 압력을 높이지 않는 것이 중요하다. 이것은 10초 이상 걸리고 촉진 만으로 끝까지 잡아야 한다. 보다 빠른 진단 방법은 표면에서만 활용할 수 있다. 단순히 쓰다듬어서 기능 장애 영역에서 증가된 저항을 촉진할 수 있고 또는 영향을 받은 지역에서 땀이 증가하여 피부 저항을 발견할 수 있다.

일반적으로 이동 시스템은 이동 시스템과 연결된 모든 이동 가능 구조에 적용된다. 이것은 관절 뿐만 아니라 근간 및 내장 기관을 포함하는 물렁조직이다. 기본 모델은 다음과 같다. 처음에는 사전 스트레치(pre-stretch)에 도달하고 유지해야 한다. 짧은 대기 시간이 지나면 해제 현상이 발생한다. 정상적인 사전 신장에 도달할 때까지 기다려야 한다. 이것은 근막의 경우 아마도 더 길고 더 길수록 10~30초가 걸릴 수 있다. 이것은 모두 치료사의 촉진 능력에 달려 있다.

가장 흔히 운동 범위가 제한된 관절(**척추, 말단 또는 악관절 관절의 기능적 막힘**)이 동원된다. 릴리스 현상을 기다리는 것 외에도 사전 스트레치에 도달한 후 관절의 스프링이 자주 사용된다. 촉진은 촉각에 비해 기술적으로 덜 어렵다. 제한된 이동성과 관련된 경우, 제한된 이동성의 방향으로 튀어 오르는 것이 불쾌할 수 있으며 환자는 방어적이고 부적절하게 이완될 수 있다. 마지막으로 사전 스트레치에 도달한 후 추력을 수행할 수 있다. 추력 조작은 동원이 아니다. 조작의 위험은 일시적으로 과 운동성이 발생하여 보호 기능이 있는 사전 스트레치를 일시적으로 비활성화한다는 사실에 있다. 물렁조직 기술과 반사 자극 기술의 조합은 추력 기술을 사용하는 것보다 유리한 결과를 얻는다.
오늘날 추력 기술은 더 이상 권장되지 않는다.

가동술 중에는 기능적 움직임이 사용되며, 이것은 의도적인 근육 – 유도 운동 또는 사지에서의 가장 흔한 관절 놀이에 해당하는 운동이다. 그러나 이것은 관절 표면에 접하는 방향으로 관절을 산만하게 하는 동안 수동적으로만 유도되는 생리학적 운동이기도 한다. 언급된 개요는 공동 플레이에 영향을 미치는 가동술이 실질적으로 보다 온화하다는 것을 보여준다.

관절 운동성의 기능 제한(**"막힘"**)은 운동을 제한하고 막힘의 주요 원인 또는 가동술의 이유인 근육 통증유발점(TrP)과 정기적으로 연결된다. 이 사실은 근육이 동시에 완화되도록 "근전도(neuromuscular)" 기술의 도움으로 가동술이 수행된다는 점에서 현대 가동술에 근본적으로 영향을 미쳤다. 등척성 수축 후 이완(PIR), 상호 억제(RI) 및 Vojta에 기반한 신경 자극 기술의 원리를 사용할 수 있다. 이 접근법의 생리학적 측면과 부드러운 성격은 핵심 원리 자체에서 비롯된다. 환자의 근육 활동이 사용된다. 즉, 특정 근육 활성화가 관절의 생체역학을 교정한다.

등척성 수축 후 이완

간단한 등척성 수축 후 이완 (PIR)

1. **단계** : 가동술 방향으로 사전 신장을 달성한다.
2. **단계** : 환자는 적어도 5초 가동술 방향에 대해 최소한의 강도로 저항한다.
3. **단계** : 환자는 긴장을 하도록 지시받는다.
4. **단계** : 환자가 이완되면 치료사가 끝까지 따라가게 하는 방출 현상이 발생한다. 얻은 위치에서 일련의

단계를 반복할 수 있다. 그러나 치료 전문가는 환자의 이완 수준에 앞서서만 스트레칭을 하지 않을 수 있다("치료 전문가는 환자를 진정시킬 수 없으며 환자 자신만이 할 수 있다.")

상호 억제는 일반적으로 등척성 수축 후 이완(PIR)을 따른다. 상호 억제(RI)에서, 환자는 저항에 대항하여 근육 통증유발점(TrP)이 있는 길항근을 근육에 뻗는다. 일반적으로, 상당한 양의 저항이 이 목적을 위해 적용되며 이 방법은 치료사와 환자 사이의 "싸움"처럼 보일 수 있다. 이것은 절대적으로 필요하지 않으며 탁월한 결과는 근육 통증유발점(TrP)이 있는 근육의 길항제에 대한 반복적인 내광성에 의해 달성된다. 다른 버전에서는 환자가 강제로(Ivanicev에 기초하여) 제한 반대 방향으로 완전한 활성 동작을 수행한다.

그러나, **등척성 수축 후 이완**는 그것의 효과를 증가시킬 수 있는 다른 생리적 자극에 의해 촉진될 수 있다. 첫째, *들숨과 날숨*은 몸통 근육을 상당히 촉진하거나 억제하는데 사용될 수 있다. 가장 중요한 결과는 "호흡이 동반되는 운동"이 발생할 때 나타낸다. 이것은 한 방향으로의 움직임이 들숨에 연결되고, 반대 방향으로 움직이는 상황, 예를 들어 앞으로 구부린 상태와 다시 돌아오는 상태 또는 입을 열고 닫을 때와 같은 상황에서 발생한다. 악관절 관절이 동원되면(저작 근육의 이완), 환자는 다음과 같은 방식으로 지시를 받는다. "숨을 쉬고 심호흡을 하고 입이 벌어지는 것처럼 여십시오." 특히 유용한 호흡 동역학은 Gaymans에 따라 경추 및 흉추에서 영감과 만기가 번갈아 가며 옆쪽 굴곡으로 동원되어 나타나는 것으로, 틈새가 있는 부분이 영감 중 저항력을 높이고 만기 중에 긴장을 풀 수 있다. 홀수 분절의 경우 반대이다. 특히 릴리스가 발생할 때까지 기다리는 것이 중요하다.

시각을 이용한 촉진. 앞으로 구부린 후 계속해서 곧은 위치로 되돌아오는 것은 위 또는 아래를 보면서 쉽게 할 수 있다. 회전 움직임은 오른쪽 또는 왼쪽으로 보아서 촉진된다. 대부분은 들숨과 날숨으로 결합된다.

강화된 가동술을 가진 또 다른 중요한 구성 요소는 L. Zbojan에 의해 개발되었다. 그것의 이름에 기초를 두어, 이것은 중력의 사용을 포함하고 반대로 중력 이완(AGR)에게 불린다.

적용된 기술은 병합 된 등척성 수축 후 이완(PIR) 또는 상호 억제(RI)를 통해 환자의 근육을 완전히 사용하므로 치료는 주로 환자가 수행하고 치료사는 단지 이를 지시한다. 그렇다면 자택 치료를 위한 작은 단계일 뿐이다. 반대로 중력 이완(AGR)은 처음부터 그랬다. 이 기법들은 별도의 교과서에 자세히 기술되어 있다(Lewit, 1996). 다른 옵션은 Vojta 및 Kolar에 기반한 자극 방법을 제공한다. 이 책은 합동 운동과 관련된 수동적인 움직임이 기능적 움직임보다 더 온화하고 효과적인 이유를 설명한다.

B

등척성 수축 후 이완 (PIR) 응용의 예시

등척성 수축 후 이완(PIR) + 상호 억제(RI)

제한된 회내가 가장 흔히 외측 방광염과 함께, 팔뚝은 최소한의 저항이 느껴질 때까지 사전 신장 회내로 배치된다. 그런 다음, 환자는 최소 5초 동안 치료사의 등각 투영 반대 방향으로 최소 강도로 저항하도록 요청받는다. 환자는 긴장을 풀고 치료사는 이완을 기다리며 회내가 증가하거나 심지어 정상화되는 동안 기다린다. 이완이 충분하지 않으면 과정이 반복된다.

상호 억제(RI)의 경우, 환자는 스스로 회내로 낮은 압력을 가하도록 요청 받으며 치료사는 반복적인 반항에 저항하거나 환자 자신이 독립적으로 완전한 회내를 수행한다. 환자는 다른 손을 사용하여 자기 가동술을 수행할 수 있다.

호흡 합동 운동 응용

측두 하악 관절 가동술 – 저작의 근육 이완이 그 예이다. 여기에서 들숨과 날숨이 촉진을 위해 사용된다. 구강 호흡에서 입이 들숨으로 열리기 때문이다(하품).

- 환자는 바로누워 있고, 입이 벌어지기 시작했다. 치료사는 날숨 동안 머리를 안정시키고 턱에 저항력을 적용한다. 그런 다음 환자는 마치 하품을 하는 것처럼 심호흡을 하며 입을 활짝 열어준다(상호 억제[RI]).
- 자가 치료를 하는 동안 환자는 앉아있어 한 손으로 이마를 지탱하고 다른 한 손은 턱이나 하퇴 절치에 놓는다.

호흡 합동 운동(Breathing synkinesis)은 경추 가동 움직임 동안에만 사용된다.

*Gaymans의 법칙*은 다음과 같다 : 두 개의 분절(두개

골, C2, C4, C6)에서, 제한된 분절의 하부 척추가 안정화되고 굴곡이 있는 사전 신장에 도달한 후 환자에게 "이마를 향해서 숨을 들이 마시고, 다시 숨을 들이 쉬고, 엎드려서(턱쪽으로) 내려다보고 숨을 멈추게 하십시오." 위로 올려보면 곧게 펴기는 물론 호흡이 촉진되고 다른 한편으로는 굴곡과 날숨이 촉진된다. 숨을 내쉬면서 릴리스 현상이 발생할 때까지 기다리는 것이 필요하다. 홀수 분절(C1, C3, C5, C7)에서 사전 신장이 끝나면 "내뿜고 내뱉고 천천히 흡입하십시오"라는 지시만 받으며 우리는 들숨 중에 일어나는 휴식을 기다려야 한다.

환추의 후두부(두개골)가 전진 굴곡으로 움직이는 것을 예로 설명한다. 환자는 치료사의 손에 아늑한 하부 두부를 지니고 있다. 이 손의 엄지 손가락은 C2에서 환추와 검지 손가락의 횡단 과정을 안정시킨다. 환자의 머리는 치료사의 손으로 환추에 대해 앞으로 구부릴 때 사전 스트레칭으로 밀며 다른 손으로 안정화된다. 환자는 다음과 같은 지시를 받는다. "이마를 보고 숨을 들이 마시고 숨을 들이 마시고 숨을 참으시고 이제 턱을 보고 서서히 천천히 내쉬세오". 휴식은 짧은 지체 후에 발생한다. 상호억제(RI) 후, 환자는 환자의 턱 아래에 놓인 치료사의 반복적인 저항에 대해 전방굴곡으로 부드럽게 압박하도록 요청받을 수 있다.

어깨 관절 근육에 존재하는 근육 통증유발점(TrP)으로 인한 어깨의 외회전 제한이 다른 예이다. 치료를 받는 동안, 환자는 팔 가장자리가 팔꿈치와 함께 외전되어 팔로 몸을 움츠리게 된다. 팔뚝은 두개골을 가리키며 매트와 평행한다. 환자는 이완하고, 팔뚝 자체의 무게로 사전 신장을 얻는다.

- 이 위치에서 환자는 팔뚝을 약 2 cm 만 들어 올리고 약 20초 동안 들어 올린다.
- 그런 다음 환자는 20초 동안 긴장을 풀어준다. 이것은 2~3 회 반복된다. 상호 억제(RI) 후에, 환자는 능동적으로 바닥쪽으로 손을 누른다.

시각, 들숨 및 날숨의 조합의 무중력 휴식

흉쇄 유돌 돌기의 C0-1 또는 반대로 중력 이완 (AGR)의 자가 가동술(Self-mobilization): 환자는 머리를 가동술 측면으로 돌리고 머리가 탁자의 끝부분을 벗어나 돌연 유양 돌기와 낮은 턱 단계에서 지지를 받는다. 이 위치에서, 환자는 머리 무게가 사전 신장으로 이어지도록 이완된다.

- 환자가 쳐다본다. 심하게 움직여서 끄덕임 근육이 수축되고 숨을들이 쉬면서 머리를 살짝 들어 올린다.
- 환자가 내려다 보니 천천히 호흡한다. 끄덕거리는 근육이 이완되고 머리가 환추의 후두부의 굴곡으로 떨어진다. 이 과정은 2~3번 반복된다.

다른 기술의 예시

근막 강직이 증가된 표재 피부층에서는 장력에 도달할 때까지 피부가 변형된 범위에 따라 손가락 또는 손바닥 사이의 최소힘을 사용하여 피부를 늘릴 수 있다(사전 신장). 조직 탄력. 장력이 병리학적인 경우, 갑자기 움직임이 거의 없으며 환자는 종종 약간의 아픈 통증을 느낀다(정상적인 상황에서 환자는 치료사의 손길만 느낀다).

치료하는 동안 치료사는 장력에서 조직을 잡고 갑자기 움직임으로해서 당기지 않는다. 짧은 대기 시간이 지나면 해제 현상이 발생하고 끝까지 유지된다.

조직 접힘 스트레치

영향을 받은 영역에서, 피부 접힘(피하조직과 함께)은 두껍게 되고 압박감을 느낀다. 접힘은 통증을 유발하지 않고 양손 손가락 사이에 미리 펴지도록 놓을 수 있다. 예비 장력은 유지되어야 하고 견인력은 증가하지 않아야 한다. 일정 시간이 지나면 해제 현상이 발생하여 끝까지 이어진다. 피부 주름은 S자 모양으로 늘어난다.

근막 이동(fascial shifting)

이 지역의 병리 장벽은 특히 병원성이며 그 치료법은 효과적이다. 이것은 특히 다음에 적용된다:

- 뒤쪽으로 움직이는 모든 물렁조직(꼬리 방향으로의 요 골반 유형 통증, 어깨 통증과 두개골 방향의 견갑골)
- 흉부 측면의 근막(fasciae)
- 경부 근막
- 인간의 두피

등의 모든 물렁조직의 이동

- 평가 중에 환자는 엎드리고 중립적인 자세에 있다. 뒤의 상지 부분에서 치료사는 양손을 아래에서 견갑

골에 올려놓고 물렁조직을 좌우로 교대로 사전 스트레치로 이동시켜 풀어준다. 양측 비교는 가능한 병적 장벽을 결정한다. 두개골 방향의 제한된 이동성을 교정하기 위한 치료 중, 환자는 머리가 옆구리 쪽으로 기울어지기 쉽고, 동측 상지가 머리 위로 완전히 당겨진다. 치료사는 영향을 받은 쪽에 서고, 한 손을 어깨에, 다른 한 손을 요추 부위에 올려놓는다. 어깨 위의 손은 물렁조직을 두개골 방향으로 전 신축으로 이동시킨다. 그런 다음 환자는 숨을 들이 쉬면서 저항하며 따라서 흡입력을 증가시킨다. 만료되는 동안 해제가 발생한다. 과정은 2~3번 반복된다.

- 등의 꼬리 부분에 대한 제한의 평가를 위해 환자는 엎드리고 중립적인 자세이다. 치료사는 환자의 엉덩이 부위를 상지에서 손을 얹고 물렁조직을 꼬리 방향으로 바짝 죄어 봄으로써 양측을 비교한다. 치료 중 환자는 평가 중과 동일한 위치에 있으며 같은 쪽의 하체를 확장하려고 시도한다. 그 면에서 치료사는 한 손을 엉덩이 위에 놓고 다른 손은 견갑골 수준에서 부드러운 조직을 안정시킨다. 엉덩이의 손은 꼬리 방향으로 사전 신장으로 이동한다. 이제 환자는 깊게 호흡하며 저항이 크게 증가하고 천천히 깊은 들숨을 하는 동안 방출이 발생한다. 과정은 2-3번 반복된다. 이 경우, 깊은 날숨은 저항을 증가시키고, 반대로 들숨은 긴장을 풀어준다.

흉막 옆쪽의 근막

정상적인 상황에서 흉부의 측면에 있는 물렁조직은 앞쪽 – 중간 방향으로 움직이다. 이는 젖꼭지 아래쪽에 손을 대고 복부 및 내측 방향으로 물렁조직을 이동 시킴으로써 누운 자세의 환자를 평가할 수 있다. 제한된 측면에서 이동성은 종종 상당히 국한 되며 제한이 신속하게 발생한다.

치료 중에, 치료사는 젖꼭지 아래에서 환자의 가장 먼 손을 옆으로 눕히고 치료사의 손은 환자의 손 위에 놓는다. 처음에 환자는 환자의 손을 완전히 이완시키고 치료사는 복내 방향으로 손을 사전 신장으로 안내한다. 환자가 흡입하고 숨을 내쉬는 동안 풀어낸다. 이 과정을 반복하고 환자의 손을 두개골과 한 번 더 꼬리에 위치시키고 점차적으로 환자가 운동에 더 적극적으로 참여하여 정기적으로 집에서 이 과정을 하루에 두 번씩 계속할 수 있게 한다. 이 영역의 제한은 특히 병원성이다. 횡경막과 견갑 아래 근육에 통증 유발점이 있는지 여부를 알아보기 위해 견갑골과 어깨 부위의 통증을 호소하는 환자를 정기적으로 평가해야 한다.

경부 근막

자궁 경부 근막은 양쪽에서 목을 감싸고 목을 회전시켜 부드러운 조직이 손가락 방향으로 한 번, 그 다음 엄지 손가락 방향으로 한 번 이동하도록 평가된다. 사전 신장이 제한에 도달하면 짧은 대기 시간 후에 해제가 발생한다. 기술에 관한 한, 엄지 손가락에 의한 동원은 저항이 가장 확실한 곳에서 경추 근막 부위에 시행할 수 있다. 손가락으로는 경부 근막 전체에 영향을 줄 수 있다. 경부 연결부에서 양 손은 전체 영역을 포함하도록 연결되어야 한다.

경추의 척추와 평행 한 기술은 팔다리, 팔뚝, 허벅지 및 다리 아래 모든 다리에 적용할 수 있다. 그러나, 제한은 팔꿈치와 무릎 주위에서 가장 자주 발견된다.

인간의 두피

임상적으로 두피는 근막의 매우 중요한 부분이다. 이 영역에는 종종 턱밑 흉부 뿐만 아니라 관자아래턱 신드롬이 있는 제한 사항이 있다. 대부분의 경우, 그들은 뒤통수밑의 지역과 귀 주변에 위치하지만 다른 지역에서도 볼 수 있다. 그들은 또한 코 주위와 얼굴의 광대뼈 위로 발견될 수 있다. dl것들은 다양한 방향으로 손가락의 움직임에 의해 식별되며, 그것에 기초하여 놓여진다. 머리카락을 미끄러져 움직이는 손가락이 기술적인 어려움을 나타낸다. 따라서 움직임은 소수의 머리카락을 잡고 부드럽게 당겨서 수행할 수 있다. 짧은 간격 후에 저항력이 발생하고 이완 현상이 발생한다(더 큰 머리털을 부드럽게 잡아 당기는 것은 완전히 고통이 없다). 비슷하게, 귀고리의 평가 및 동원은 두피의 평가 및 방출의 고유한 부분이다.

고통스러운 골막 점(Painful Periosteal Points)

표면 상에 위치하는 골막 점(상 과상, C2 극간 과정, 후방 상지 골반, 경골 위의 안장)을 덮고 있는 물렁조직은 정상적인 상황에서 모든 방향으로 자유롭게 움직일 수 있다.

그들이 고통스러울 경우 적어도 한 방향으로 제한이 있다. 손가락 하나를 아주 부드럽게 당겨 제한을 식별할 수 있으며 짧은 대기 시간 후에 동일한 방향으로 당김으로써 방출을 달성할 수 있다. 이 기술은 골막 마사지보다 훨씬 부드럽다.

지압 마사지(Acupressure Massage)

이것은 (대부분 근육)의 깊은 구조로 손가락 패드를 점차적으로 가라 앉음으로써 수행된다. 점진적인 촉진은 환자가 반사적으로 증가하는 근육의 긴장도에 반응하지 않도록 중요하다. 나중에, 촉진제에 민감한 저항 영역에서 깊은 반죽이 수행된다. 다시 한번, 환자가 반사 경련에 반응하지 않고 오히려 완전히 이완된 자세를 유지한다는 것이 보장되어야 한다.

"활동적인" 병원성 흉터("Active" Pathogenic Scars)

가장 흔히 수술 후 상처인 상처는 모든 물렁조직 층을 포함한다. 병리학적 제한은 층들 중 어떤 층에서도 형성되어 임상적 문제를 일으킬 수 있다. 흉터가 복부에 있으면 복강 내에서 제한이 발견될 수 있으며 환자는 촉진 중에 통증을 호소한다. 여기서, 저항에 도달한 후에 짧은 대기 시간 후에 *릴리스 현상*이 발생한다. 이 경우 방출 현상이 특히 중요하다. 이것이 발생하지 않는다면 기능적으로 가역적 인 변화가 아니라 오히려 수술 상담을 필요로하는 병적 상태이다.

흉터의 한 층에서 제한이 발견되면 이는 활성 흉터이다. 이 흉터는 종종 다른 설명이 없고 흉터가 확인되고 치료되지 않으면 다시 발생하는 경향이 있는 운동 시스템에 영향을 주는 고통스러운 기능적 변화의 원천이다. 문제가 발생하는 곳과는 거리가 멀지만, 더 자주 같은 면에서 발견된다.

이것이 형성되었을 때는 문제가 되지 않는다. 그리고 소아 또는 노인 환자에게서는 이른 시기에 발달되어져 왔을 수도 있다. 병력 사항 중에서, 수술 등으로 흉터가 발생된 시기부터 문제가 시작되었는지 또는 현저히 나빠졌는지를 파악하는 것은 중요하다. 흉터의 활성화는 모든 시간에 스스로 나타나는 것은 아니다. 예를 들어, 아주 잘 치료된 흉터가 일반적인 감염의 결과로 재발될 수도 있다. 흉터는 움직임 시스템과 연관된 통증 외에도, 전체적인 자율신경계 상태에 영향을 미칠 수 있다. 흉터에 관해서 연구한 F. Huneke는 흉터에 프로카인(국소 마취제)을 주입한 이후에, 모든 증상들이 해결되었다고 제안했다. 그는 이 결과를 "Sekundenphanomen"라고 언급했다. 이러한 개념은 활성화된 흉터가 발병의 주된 원인일 때 일치될 수 있다. 그리고 환자에게 추가적으로 적절한 치료를 적용할 수 있는 방법들이 있다고 하면, 왜 활성화된 흉터와의 관련성을 검사해야 하는지 추천하는 이유이다.

이러한 결과에 근거한 실제적인 치료법은 활성화된 흉터 조직 층에 물렁조직 기법(위에서 언급함)을 실시하는 것이다. 치료적 효과는 병리학적 장벽이 발견되는 조직 층의 양에 달려 있지는 않다. 오히려, 임상적 치료 성공은 피부 스트레칭 이후에 발생할 수 있다. 비록 즉각적인 치료가 매우 성공적일지라도, 그 치료적 이득은 영구적이지 않을 수도 있고, 종종 치료법은 매주 주기적으로 반복되어야 한다. Brügger에 의하면, 흉터는 작고 뜨거운 타월에 의해 따뜻해 질 수 있다. (유방 절제술 이후에 발생한 흉터는 제외한다.)

*복강*에서 발견되는 흉터는 종종 진단적 문제를 야기한다. 일반적인 절개를 실시한다면, 흉터의 활성은 손으로 쓰다듬는 움직임에 의해서 확인될 수 있고 피부의 긴장을 증가시키는 것으로 나타난다. 그러나 미용상의 목적인 피부 절개술이 복강 또는 가슴우리 수술과는 일치하지 않을 수 있다는 것은 고려할 필요가 있다. 오늘날, 대부분의 복강 수술은 복강경 또는 레이저로 시술된다. 그래서, 저항(resistance)과 해방 현상(release phenomena)은 복강 촉진으로 정확하게 찾을 수 있어야만 한다. 복강의 모든 흉터는 외과 수술로 인해서 남은 부분은 아닐 것이다. 여성들에게 있어서는 출산에 따른 내출혈이나 심각한 손상 이후에 발달 될 수도 있다. 이러한 사실을 명심해야 하며, 병리학적 제한에 관해서는 두덩뼈 뒤의 골반 방향에서 평가될 필요가 있다. 이것은 허리근이나 엉덩근의 통증유발점에서 발생되는 저항과 구별될 필요가 있다. 일반적인 제한 사항이나 디스크와 연관된 징후가 없는데도 발생하는 몸 뒤로 굽히기의 제한은 아주 중요한 단서가 된다. 복부(특히, 복벽에서)에서의 모든 긴장감은 환자에게 몸 뒤로 굽히기를 제한하면서 요통이 발생할 것이다. 그러한 사실은, 복부 근육의 기시 부위 촉진에 통증이 있는 두덩뼈 결합이 왜 허리통증의 원인이 되는지에 대한 이유가 될 것이다.

1.1.6 근육의 통증유발점에 건침 (Dry needling) 시술

건침 시술의 치료적 효과는 침술의 사용으로 평가 될 수 있다. 일반적으로, 만약 침술의 적용으로 심한 통증 부위를 찾을 수 있다면, 움직임 시스템 내에 통증이 있는 구조물에 건침시술을 적용하여 상당한 통증 감소 효과를 볼 수 있다. 이 치료법의 효과는 다른 주사에 의한 치료를 적용한 어떤 케이스들과 크게 다르지는 않다. 프로스트 외 연구진(1980)은 이러한 방법이 생리학적인 효과에 있어서, 국소 탈감각처럼 효과적이라고 제안했다. 가장 중요한 것은, 이러한 효과들이 건침 시술을 적용 하자마자 나타날 수 있다는 것이다. 반면에 통증유발점을 접촉하러 들어가는 근육 내의 적용 동안에는 환자가 인지하지 못한다. 그 다음에, 연관통을 포함한 어떤 형태로 고통 받던 날카로운 통증을 느낄 것이다. 일반적으로 근육 경련(muscle twitch)은 무통각 뒤에 촉진(palpation) 될 수 있다. 즉, 주사된 물질의 탓으로 돌리고 했던 효과들은 실제로는 주사 바늘의 결과라는 것이다.

이것은 코티코스테로이드(corticosteroids)의 적용 때에도 마찬가지이다. (골근 부착부 질병에는 예외다.) 다시 말해, 우리는 건침 치료법이 충분하다고 확신한다. 하지만, 통증유발점에 대한 건침 치료 적용의 감별진단에 대해서는 의구심이 있다. 대부분의 경우 통증유발점은 상당히 기능적으로 가역적이며 PIR 및 RI와 같은 반사적인 방법을 통해 교정된다. 트리거포인트는 예측 가능한 일련의 띠 모양으로 발생하고, 깊은 척추 안정화 시스템의 활성화를 통해서 성공적으로 교정되면 곧 사라진다.

그러나 이러한 방식으로 바뀌지 않는 통증유발점의 유형들도 존재하고, 만성으로 발전하게 된다. 일반적으로 환자는 항상 한 곳에서 통증을 이야기한다. 이러한 통증유발점은 특정 사슬의 일부가 아니며 반사 자극(예: PIR)에 반응하거나 전혀 반응하지 않는다. 그때, 건침시술 또는 심부조직 마사지를 통증유발점을 없애기 위해 사용할 수 있다.

방법 : 근육 내의 통증이 있는 부분은 바늘로 찾을 수 있다. 항상 한 지점은 아니며, 건침 적용은 주변 지역에서 여러 차례 반복되어야만 한다. 그 시기에, 경련과 통증은 동시에 발생하며, 이것은 환자에게 "익숙한 고통"이다. 건침 시술이 완료되기 전에, 바늘이 부드럽게 부분적으로 당겨지고 *제자리에* 있는 동안, 통증유발점이 지속적으로 유지되는지의 여부를 평가 한다.

1.1.7 견인(Traction)

어느 정도까지는 견인은 관절 가동술의 유형이다. 이것은 짧은 시간 동안 또는 장시간에 걸쳐 반복적으로 수행 될 수 있는 관절 축을 따른 활동을 포함한다. 기계적 견인보다 도수를 이용한 견인이 더 좋은 결과를 보이지만, 견인을 적용할 때에, 적절한 힘으로 당기는 것이 중요하고, 반사적인 근육 반응이 발생해서는 안 된다. 일반적으로 도수 견인은 기계적 견인보다 더 좋은 결과를 보여준다. 관절 가동술 범위 내에서 견인의 특수한 효과를 나타내는 곳은 요추와 경추이다. 이것은 특히 척수 신경 뿌리 증후군(nerve root syndromes) 과 요추 부위에 디스크 병변이 존재할 때 매우 효과적이다. 만약 견인이 허리 주변에 통증을 완화시켜준다면, 디스크 병변이 있다고 진단을 확정할 수도 있다. 견인을 진행할 때에는, 견인 테스트를 실시해서 증상이 실제로 완화되는지 확인하는 것이 중요하다. 환자들이 견인을 잘 견뎌내지 못하면 견인을 지속적으로 해서는 안 된다. 정형 외과에서 견인은, 도르래 시스템을 이용하며, 이것은 구축 방지뿐만 아니라 통증 완화 효과를 위해서 사용한다.

1.1.8 이완 기법(Relaxation Techniques)

이 기법은 이완에 따른 횡문근에 증가된 톤의 인지를 포함한다. 자율 훈련법(Autogenic training)은 가장 잘 알려진 기법 중 하나이며 치료사의 구두 안내에 따라 수행된다. 근 긴장은 정신 이완을 통해 감소된다. 자율 훈련법의 규칙적인 연습은 휴식을 취하고, 자제력을 기르고, 신체적, 심리적 자각을 향상시킨다.

1.1.9 감각(신체 감각)의 회복에 초점을 맞춘 운동들

이 운동은, 환자가 움직이는 방식을 완전히 인지하도록 강요하는 운동으로 구성되며, 근육들의 긴장이 증가되거나 과도한 근육 활성이 불필요하게 나타나기도 한다. 이 운동들은 호흡 또는 걷기, 앉기, 또는 서기를 어떻게 하는 지를 표현하는 것이 아니라, 정확한 차별점을 가르치는 것에 목표가 있다. 운동은 느리게 수행되고 여러 차례 반복되며, 환자 자신의 고유 수용성 감각 및 외부수용기를 인지해서, 위치와 움직임을 완전히 경험한다. 간단히 말해서, 환자는 감각적 지각 영역을 "비대" 하게 만들고 더 좋은 움직임에 대한 차이점(선택적 움직임)을 알게 된다. 운동의 원리 중 하나는 다양하고 어려운 자세를 유지하는 환경에서, 독립적인 움직임들의 훈련을 포함한다. (A장. 진단 접근법, 1.1,16 피질 신드롬과 검사; 피질 가소성의 관점에서 운동 기능 검사를 참조한다.)

1.2 만성 호흡계 질환을 가지고 있는 환자들의 재활에서 사용되는 방법과 접근 / METHODS AND APPORACHES USED IN REHABILITATION OF PATIENTS WITH CHRONIC RESPIRATORY SYSTEM INVOLVEMENT

물리치료법과 폐 기능 평가 사이의 상관 관계는 문헌에서 거의 언급되지 않는다. 일부 연구(Weisgerber, 2003; ries 2003; Hui, 2003; Oh, 2003)는 폐 기능에 대한 재활의 명백한 효과를 보여주지 못했다. 반대로, 다른 연구들은 좀 더 낙관적이다.(Ramirez-Sarmiento, 2002; Chlumský, 2002; Hodgkin 2009; Cameron, 2007, etc)

각각의 연구 결과는 물리치료적 접근법이 폐 기능과 환자에게 있어서 차후의 임상적 상태에 중요한 영향을 미친다고 제안하고 있다.

지난 약 10년여 동안에, 임상적 접근으로 소개된 다양한 치료적 진단과 기법들이 병리생리학적 형태를 포함한 특정 호흡계 질환에 좀 더 정확하게 적용되기 위해 물리치료사에게 허용 되어져 왔다. 호흡 재활 운동 접근법의 더 완전한 변형은, 심폐계물리치료(pulmonary physical therapy; PPT)로 알려진 새로운 방법론의 기반이 되는 역할을 했다. 이러한 변형은 운동치료와 함께 급성이나 만성적 질환을 포함한 심폐계 질환에 대한 개개인의 치료적 재활의 기초를 만들었다.

호흡기 통로의 장애나 폐탄성 감소와 연결되어서 유발된 환기량 감소는 호흡 패턴에 영향을 미치는 폐의 중요한 메카니즘에 장애를 만들어낸다. 이러한 장애는 의미 없는 호흡 사강을 유발하는 적합하지 못한 호흡 빈도, 저항과 호흡 용적 증가를 초래한다. 환기와 관류 사이에 불균형 또한, 호흡수 증가를 유발한다. 어떤 폐 부위는 폐포 저환기가 나타나고 다른 곳은 폐포 과환기가 나타난다. 그러므로, 치료적 접근법에 있어서, 호흡 움직임 시스템의 기능 장애와 연관된 주된 호흡의 공존이 필수적이다. 호흡계의 환기량 부족은 자세 기능에 영향을 미치는 호흡 근육에 영향을 미친다.

심폐계 물리치료의 목표는 변형된 호흡의 형태를 가지고 있는 환자의 호흡 문제를, 환자의 개개인의 능력을 고려하여 치료하는 것이다.

심폐계 물리치료는 특정 방법을 활용하는 호흡 재활 시스템이고, 직접적인 치료 효과를 가지고 있다. 또한, 이차적 예방 기능 역할을 수행한다. 심폐계 물리치료는 의사의 처방을 따르고 물리치료사는 심폐계 물리치료와 같은 운동처방을 포함한 적절한 관리 계획을 수립해야 한다. 이것은 호흡계의 병리학적 조건으로 인해서 발생되는 환자의 개개인의 문제점을 다루는 치료적 방법을 포함한다. 변형된 호흡 및 흡기와 연관된 상황에서의 심폐계 물리치료 적용은, 항생제 투여와 같이, 치료 과정의 강도를 상당히 증가시켜야 한다. **심폐계 물리치료의 방법론**은 *가쁜 숨, 기침, 기관지 분비물의 과도한 생성* 등을 해결하는데 도움을 주기 위한 새로운 운동 방법의 관찰이나 연구, 더 효과적인 변형된 호흡 기술의 개발을 상당히 다루고 있다. 이러한 방법론은 기관지 폐색 감소, 호흡기 통로 개선, 호흡량 개선, 폐 기능 저하 예방으로 신체 컨디션을 증가시키고 최적의 건강 상태를 유지하는 것을 목표로 한다. 증거 기반 의학(EBM)으로 효과적인 것으로 판단되는 각각의 호흡 기법들은 그룹운동이나 개인 물리치료의 형태로 모든 연령층의 환자에게 적용될 수 있다. 심폐계 물리치료는 적극적으로 참여할 수 있는 또는 없는 환자들 모두에게 효과적이다(참여가 힘든 예: 무의식, 혼미, 피로).

운동 치료는 신체 컨디션을 개선하고 지구력을 증가시키며 호흡과 관련된 올바른 움직임 습관을 회복하는데 도움을 준다. 만성 호흡기 질환을 앓고 있는 어린이들의 경우, 이른 시기에 운동치료를 실시해야 한다. 운동 목표는 신체 컨디션을 증가시키는 것이다. 운동은 다양한 형태를 가질 수 있고 가장 빈번하게 적용되는 형태는 호흡 운동, 호흡 및 움직임 준비 조절, 신체 컨디셔닝 훈련이다. 물리치료의 생물-심리-사회적 요소들은 환자들에게 재활 프로그램에 적극적으로 참여하도록 동기를 부여하고, 운동 개별성을 보장하며, 의사와 환자 및 물리치료사 간의 상호관계를 개선하고 환자의 삶의 질을 개선한다.

심폐계 물리치료는 운동과 스포츠에 참여하는 사람뿐만 아니라, 호흡기와 심장 혈관계 질환을 앓고 있는 사람들에게 있어서, 치료적 재활의 기초가 된다. 호흡 계통에 문제가 없이 실시하는 신체 컨디셔닝 훈련은 ***건강한 삶의 질적 수준에 초점을 맞춘 호흡 재활 프로그램***에 대한 기초이다. 신체 컨디셔닝은 환자의 사회적 및 업무 참여에 크게 기여하며, 자신감을 높이고, 주로 삶의 질을 향상시킨다.

1.2.1 심폐계 물리치료 방법

물리치료 접근법은 신체운동학 평가에 기초하며, 바람직하지 않은 호흡 징후의 식별에 초점을 두고 있다. 또한, 환자의 움직임 시스템에 영향을 미치는 호흡계 변형을 파악하는데 있다.

기본적인 심폐계 물리치료 방법에는 다음 사항이 포함된다:

- 자세 시스템에서 **교정적 물리치료**
- **심폐계 물리치료**-호흡계 운동 패턴의 교정적 재교육
- **이완 준비**

심폐계 물리치료에 진단-치료 접근법의 3단계는 다른 운동학적인 과정들에 대한 추천이나 결정을 하는데 있어서 기반이 되는 역할을 한다.

이러한 관점에서부터, 다음과 같은 개개인의 운동 방법과 접근 방식이 심폐계 물리치료 방법에 포함된다.

- 심폐계 물리치료-폐 질환 문제
- 심폐계 물리치료-깨끗한 호흡기 통로에 대한 테크닉
- 흡인 치료에 대한 심폐계 물리치료와 호흡 테크닉
- 호흡 트레이닝과 호흡 자극요인들
- 호흡 운동
- 컨디셔닝 훈련 과 움직임 활동 및 신체 운동
- 체력 운동

특수 심폐계 물리치료(PPT)는 환자의 참여가 필요하다. 모든 운동 세션에는 어떻게 호흡 기법을 사용하는지, 언제, 그리고 왜 그것이 포함되어야 하는지에 대한 것을 동시에 알려주고 실시한다. 모든 환자에게는 호흡 치료를 포함하는 개별 운동 프로그램이 있어야 한다. 심폐계 질환을 가진 환자들에게서, 시스템, 자세 및 호흡기의 개별적인 문제점들이 해결되면, 결과적으로 공통적인 효과는 더 빠르고 효과적으로 달성될 것이다. 집중적인 재활 프로그램이 환자의 호흡 및 움직임 능력, 특히 근육 기능 장애 정도를 고려하여 만들어 진다. 프로그램은 그룹 치료를 기반으로 하여 만들어 지지만, 항상 개인의 성과와 운동에 대한 동기부여를 고려해야 한다.

1.2.2 자세 시스템을 위한 교정적 물리치료

신체 자세에 영향을 미치는 것은 필수적으로 고려되어야 하며, 근육 불균형과 관절 문제에 초점을 맞춘 구성 요소들이 항상 포함되어야 한다.

호흡의 움직임 축은 골반-척추-머리에 의해 형성된다. 호흡 움직임은 폐 환기를 돕고, 동시에 자세 기능과 신체 자세에 영향을 준다. 자세 정렬 평가 동안에, 호흡에 관련된 많은 체간 근육의 동시 활성이 가슴우리와 신체 자세 및 움직임 구성 요소들의 참여와 동시에 나타나는지 봐야 한다. 체간의 세 가지 부분에서 호흡 움직임을 관찰할 수 있다.

- 하부-복부(골반 바닥에서 가로막 까지)
- 중간-가로막과 5번 등뼈 사이의 아래쪽 가슴우리
- 상부-위쪽 가슴우리(5번 등뼈부터 하부 목뼈까지)

호흡 동안에는 갈비뼈 회전축 주위에서 하부 및 상부 갈비뼈의 움직임을 관찰할 수 있다.

상부 갈비뼈는 수평 방향으로 움직임이 나타나는 반면, 하부 갈비뼈는 주로 바깥쪽 방향으로 움직임이 나타난다. 들숨 동안에 가슴우리는 모든 방향으로 확장된다-바깥쪽(lateral-lateral), 앞뒤(anterior-posterior), 수직(cranio-caudal) 방향

가슴우리 움직임의 방향 조합은 두 가지 기능적인 메커니즘에 의해서 이루어진다: 복장뼈의 앞-뒤 방향으로 상부 갈비뼈(7번 갈비뼈까지) 움직임(복장갈비 메카니즘)과 가로막의 횡단면 및 수직 방향(갈비가로막 메커니즘)으로 하부 갈비뼈 움직임. 대부분은 한 가지 유형의 메커니즘이 우세하게 나타난다. 이것은 다음과 같은 여러 가지 요인에 따라 달라진다: 가슴우리, 몸의 위치, 근육 활성화 및 근 긴장도.

호흡 움직임은 두 가지 단계인 들숨(숨을 들이마시는 것)과 날숨(숨을 내쉬는 것)으로 리드미컬하게 반복적으로 나타나고, 들숨 전과 날숨 전으로 나뉜다. 들숨 전은 들숨이 발생하기 이전에 날숨의 끝에 짧게 멈추는 것이다. 날숨은 자세성-이동(posturally-locomotor) 시스템의 억제성 근육 활동과 관련이 있다. 이것의 효과는 들숨 정지(들숨 끝에 무호흡)에 의해 촉진된다. 날숨은 일반적으로 근 긴장 감소와 이완과 관련성이 있다. 날숨 전은 들숨의 끝과 날숨 이전에 짧게 멈추는 것이다. 들숨은 자세성-이동(posturally-locomotor) 시스템의 근육 활동에 흥분 효과가 있으며 근육 활동 촉진에 사용된다. (예: **특정한 일을 집중해서 실시하는 동안, "숨을 참고 있는 동안"**)

호흡 움직임은 호흡 근육의 주기 활동으로 발생하며 움직임 활동과도 연결되어 있다. 심폐계에 문제가 있는 환자에게서는, 스트레스 반응의 일부로서 발생한다.

기능 해부학적 관점에서, 호흡 근육은 들숨과 날숨 근육으로 나뉜다. 주요한 들숨 근육은 가로막을 포함한다.(가스 교환 활동의 2/3는 가로막에 의해 발생함.) 게다가, 바깥쪽 갈비뼈 사이 근육과 갈비 올림 근육도 마찬가지이다. 부가적인 들숨 근육은 목 근육, 특히 목갈비근과 목빗근, 가슴우리의 근육들을 포함한다. (예: 엉덩갈비근, 척추세움근 과 같은 가슴 근육, 위톱니근 및 아래톱니근과 넓은등근, 등근육)

호흡-자세 기능에서 횡격막의 특이적 역할은 책의 특별 부록에 수록되어져 있다.(2장. 정형외과, 외상학, 척추 안정화 패턴에서 재활 치료)

주요한 날숨 근육은 다음과 같다: 안쪽 갈비 사이 근육과 복장갈비근. 부가적인 호흡 근육은 복부 및 허리네모근과 등 근육, 골반 바닥의 근육, 엉덩갈비근, 척추세움근, 뒤톱니근 등이 있다.

그러나, 해부학적인 분리는 현실적인 움직임과는 정확하게 일치하지는 않는다. 호흡 단계 동안에, 들숨과 날숨 근육은 서로 시너지 효과를 내면서 협응적으로 움직인다. 호흡 동작에서 골반 바닥 근육도 활동하면서, 복부 압력에 영향을 미치며, 동시에 호흡을 하는 동안에 척추 배열의 변화에 영향을 미친다. 호흡 동작은 가슴우리와 척추의 움직임 및 신체 자세에 영향을 미친다. 이러한 움직임들의 제한된 범위는 통증성 척추발생학 기능장애의 한 가지 원인이다. 이것은 자세 기능장애 증후군 동안 가장 자주 발견된다.

일반적으로, 호흡 근육의 활동은 외견상으로 보이지 않는 기능해부학적 분리에도 불구하고 하나의 목적을 위해 만들어 지는 것은 아니다. 호흡 동작이 일어나는 상황에 따라 달라지기 때문에, 호흡에 있어서 주요하게 고려되는 근육들은 자세 기능에도 영향을 미친다. 그리고, 호흡(**주로 척추**)을 하는 동안에 분절 움직임의 배열을 변화시키고, 그러한 변화는 신체 자세에도 영향을 미친다. 어떤 경우든 호흡 근육은 "호흡 활동"으로만 고려 되서는 안 된다. 호흡 근육들은 서로 정보를 주고받으면서 움직이는 것이 특징이기 때문에, 요즘은 "호흡 – 자세 근육"이라고 불린다.

호흡의 질적 수준과 척추의 안정성은 매우 밀접하게 연관되어 있다. 정적 및 동적 근육의 시너지 효과에 부조화는 불균형과 같은 근 긴장에 차이를 유발한다.

심폐계 질환에서 호흡 운동역학은 환자 개개인의 폐 기능 움직임과 연관되어 있는 호흡 움직임 평가와 관련성이 있다. **가슴우리 근육조직 증후군**(Thoracic Musculature Syndrome)의 지속적인 존재와 다양한 **신체적 자세 장애 증후군**은 빈번하게 나타나는 불균형 징후이다.

호흡기 통로 폐색과 같은 질환이 있는 환자들은 뻣뻣한 가슴우리를 가지고 있고, 비 생리학적인 위쪽 가슴 호흡과 감소된 복장 갈비의 움직임이 나타난다. 마찬가지로, 비 협응적인 갈비척추 관절 또는 위쪽 가슴우리와 체간에 복부-골반 분절들의 역효과 시너지가 나타난다. 또한, 목 윗부분의 과 긴장성 근육 수축과 만성 피로 결합 반응이 나타난다. 불행하게도, 이러한 결합성 반응은 등 및 가슴우리의 근육뿐만 아니라 목 근육의 경직성 반응에 주된 이유이다. 이 모든 것은 몸통, 머리, 골반의 전반적인 자세에 크게 영향을 미친다.

최근에, 호주를 포함한 많은 연구자들은 심부 조직이 전체 호흡기 사이클에서 중요한 역할을 한다고 제안했다. 이 근육 시스템은 **깊은 척추 안정화 시스템**으로 알려져 있다. 이 시스템은 굽힘근들, 척추의 심부근육, 골반바닥 근육, 복부 근육 조직, 그리고 가로막과 자세 기능을 포함한다. 심폐계 시스템과 연관된 개개인의 교정적 물리치료는 골반과 허리뼈 부위에서 시작해서, 위쪽 방향으로 진행하는 것이 추천된다. 대개, 이러한 치료는 능동적이고, 부드럽고, 느리고, 정확하게 실시하는 움직임을 말한다. 이러한 움직임의 범위는 생리학적 범위여야 하며, 발생학적 운동역학의 기초를 기반으로 하는 근 변화 활성이 있어야 한다. 그리고, 심폐계의 주요한 질병 결과로서 나타나는 편차를 고려하면서, 상응하는 분절의 교정적 위치배열과 움직임으로 실시해야 한다. 교정적 물리치료는 널리 알려진 "요통 학교(back schools)"을 기반으로 하고 있다.(예: Brügger의 원리, Bess Mensendieck 학교, 매켄지 운동, Klapp에 기초한 방법, K. Schrott, Kaltenborn 방법론에 따른 운동, Mojzsova 또는 Kolar, Lewit 요통 학교 등에 따른 운동)

언제나 그들은 모든 최적의 원리 와 개개인에게 효과적이고 효율적인 교정적 방법을 따른다. 다시 말하면, 척추에서 발생하는 통증을 빠르게 경감시켜 주거나 얕거나 좋지 못한 호흡 감소, 근 긴장 감소, 호흡 근의 피로 감소를 통한 자세 교정 프로그램을 디자인 하는 것을 의미한다.

골반과 허리뼈 정렬과 움직임 교정

앉은 자세에서의 올바른 체간 자세 정렬 원리에 기반 하여, 골반 정렬의 교정을 시작한다. 그리고, 이러한 것은 천장 관절 및 요추의 가동성에 직접적인 영향을 주게 된다. 골반과 척추는 기능적 운동 단위를 형성한다. 골반은 체간에서 하지로 움직임을 전달하는 기반이 되는 역할을 한다. 움직임에 대한 반응으로, 골반 인대와 근육은 하지와 상지 사이에 균형 잡힌 대칭을 유지한다. 그리고, 모든 신체 움직임 동안 동적 변위를 정적으로 균형 잡는다. 골반은 선천적으로 주어진 형태학적 구조뿐만 아니라 척추와 관련된 움직임으로 가로막의 기능에 상당한 영향을 미친다. 즉, 골반은 계통발생학적으로 정의된 전체 척추의 협응 범위 내에서 가로막 가동성에 영향을 미친다. 엉덩 관절의 큰 근육 조직, 특히 넓은 엉덩관절 굴곡근인 엉덩허리근은 복부 및 골반 근육과 함께 동적 안정성을 균형적인 상태로 유지한다. 그리고 허리뼈의 구조와 만곡에 직접적인 영향을 미친다. 허리뼈의 앞 및 뒤 방향의 가동성은 등뼈와 몸통의 가동성을 보장하고 각각의 호흡 단계에 영향을 미친다.

가슴뼈 정렬과 움직임 교정

등뼈는 전체 척추 중에서 가장 작은 움직임 분절이지만 동시에 가장 안정된 분절이다. 갈비뼈 및 복장뼈와 함께 등뼈는 가슴우리의 주요 부분이다. 가슴우리는 중요한 장기와 가로막을 보호하고 동시에 호흡 기능과 연관성이 있다. 호흡기 질환의 초기 단계와 비정상적인 징후는 가슴우리의 움직임이 감소되면서 나타난다. 갈비뼈의 연속적이고 점진적인 움직임, 호흡의 특징적인 움직임, 그리고 각 개개인의 폐 환기에 대한 상관관계가 먼저 사라지기 시작한다. 그리고, 역학적 관점에서의 "enblock"이 전체적인 움직임으로 가슴우리 벽의 움직임을 대체하고, 가슴우리의 가동성이 감소되면서 관절의 정적 과부하 징후인 급성 근육통증 신호가 나타난다. 가슴이 꽉 끼고 거의 움직이지 않는 가슴우리는 자유로운 호흡을 방해하는 주된 장애물이다.

가슴우리 가동성에 제한과 점진적인 "단축"은 호흡 근육의 병리학적 변화, 활동 감소, 폐 조직 탄력성 저하 등으로 야기된다. 가슴우리 변화는 많은 부정적 과정의 결과인 동시에, 가슴우리 가동성과 상호간에 효과로 나타난 결과이다. 만약 일차 호흡계 질환의 진행이 심해지면, **기능성 운동 호흡 부전**이 나타난다. 가슴우리는 들숨 상태로 유지되며, 날숨 기간이 점진적으로 짧아진다. 근육은 스트레칭에 민감하게 반응하고, 그 결과 증가되는 긴장은 근 불균형과 같은 기능적 장애를 발생시킨다.

근육 문제 다음에, 내부 장기 통증 또한 등뼈에서 나타날 수 있다. 이것은 종종 특정한 호흡의 기능장애 신호일 수 있다. 만약 호흡 문제의 원인이 호흡기 계통 내의 활성화된 염증인 경우, 운동감소증과 얕은 호흡이 발생된다. 이것은 목뼈의 과다앞굽움과 등뼈의 과다뒤굽움의 비정상적인 구조 정렬상태, 과부하 가슴우리 근육 증후군(overloaded thoracic muscle syndorme)으로 인한 환기량 감소와 동일한 결과이다.

목뼈와 머리뼈 정렬 및 움직임 교정

만성 호흡기 질환이 있는 대부분의 환자들에게서는 전형적인 **목뼈 과다앞굽음증**인 거북목이 나타나면서 턱이 앞쪽으로 나가는 것을 볼 수 있다. 이러한 비 인체공학적인 척추 만곡은 가로막 기능에 영향을 미치고, 전체 호흡주기에 상당한 부정적 결과를 초래한다. 목뼈의 전체적인 움직임 시스템은 목 뒤쪽에 있는 넓은 근육 조직이 지지하면서 유지하고 있다. 목과 머리 굽힘근, 폄근과 회전근들의 근육 불균형은 모두 호흡에 부정적 영향을 미치게 된다. 호흡과 연관된 통증점들은 이 부위에서 매우 민감한 반응을 보인다.

이러한 원리로, 목뼈의 최적화된 기능을 위해서는 **균형 잡힌 위치**에서 정렬상태가 있을 필요성이 있고, 목뼈 회전의 축은 부하(두개골 무게)와 무게를 균형 있게 잡아주는 힘 사이에 있어야 한다. 만성 호흡기 질환을 앓고 있는 사람들에게서는, 목 뒤쪽과 얼굴 부위의 근육에 과긴장성으로, 목 뒤쪽 부위가 항상 민감하고, 목뼈의 제한된 움직임, 회전범위 감소, 종종 지속적인 두통 또는 편두통이 나타난다.

전체적인 신체 도식(body schema)의 구조적 변화는 움직임 시스템 내에서의 다른 변화들과 유사하다. 가장 심각한 것은 근 섬유의 형태학적 구조 변화이다. 이것은, 왜 우리가 물리치료 동안 치료적 평가로부터 얻는 객관적 변수뿐만 아니라 호흡의 소리 등과 같은 환자의 주관적 정보를 잘 살펴야 하는지, 촉진을 통해서 움직임의 질적 수준을 체크하고 환자에게 객관적이면서 최적의 운동 방법을 제공하기 위해 사용 가능한 조절 메카니즘이 어떤게 있고 이 것을 어떻게 이용해야 하는지를 신중하게 고려해야 하는 중요한 이유이다.

참고 : 부정확하고 좋지 못한 접근법은 예상하지 못한 움직임 시스템 내에서의 호흡 수요를 증가시킬 것이다.

1.2.3 가로막의 자세적 호흡 기능을 이용한 심폐계 물리치료 접근법

최근 연구에 의하면 가로막이 호흡 근육으로 작용할 뿐만 아니라, 호흡 또는 비 호흡 동안 자세 활동에 상당하게 영향을 미친다고 보고하고 있다(그림 1.2.3-1). 그러므로, 가로막은 두 가지 기능을 가지고 있다 라고 할 수 있다. 횡격막의 자세 활동과 폐 기능의 지표(**동적 폐활량, 깨끗한 호흡기 통로, 잔존 폐활량**) 사이의 상관관계에 대한 증거는 폐의 물리적 치료 접근법에 상당한 영향을 미친다.

생리학적 호흡 주기 동안 가로막의 주요한 역할

호흡은 가로막의 주요 기능이 고려되어야 한다. 휴식 시 호흡하는 동안 가슴우리 내 공간 변화의 약 75%는 가로막에 의해서 나타난다. 그리고 폐활량의 약 2/3에 해당하는 환기량도 가로막의 활동에 의해서 나타난다. 호흡에서 가로막의 상당한 역할은, 왜 심장 다음으로 가로막을 중요한 근육으로 고려해야 하는지에 대한 이유이다.

흉강 내 압력은 내부에 위치한 얇은 벽을 가진 기관들로 전달되는 것으로 생각되고, 압력이 증가할 때 대동맥 혈압이 증가되는 것을 볼 수 있다. 동시에, 정맥 압박은 정맥 환류량과 심박출량을 감소시킨다. 흉강에 압력이 감소함에 따라서, 반대 현상이 발생한다. 그러므로 가로막의 움직임이 혈압과 심박동수에 영향을 미친다.

복부의 다른 근육들과 함께 가로막 하강은 복부 내압을 증가시킨다. 이 현상을 브레이싱(Bracing)이라고 부른다. 이러한 브레이싱은 복부와 골반강 및 중공 기관(hollow organ) 내부의 모든 조직들에 영향을 미친다. 또한, 하대 정맥을 통한 혈액 순환 및 하대 정맥공의 확장에 연관된 압력과 같은 순환적 결과에 영향을 미친다(Basmajian, 1967). 가로막의 움직임은 배변, 배뇨 그리고 분만 동안 매우 중요하다. 원리적으로는, 복부 브레이싱과 발사바 기법은 (a) 복강 내 압력 관점 및 (b) 흉강 내 압력 관점에서 볼 때는 동일한 과정이다.

가로막은 근 섬유의 수축에 따라 작용을 하거나 체강에 대한 수동적 벽의 형태를 만드는 중요한 횡문근이다.

가로막의 공간 조직 때문에, 가로막 근 섬유의 수축은 흉강에 압력 및 용적 증가를 유발한다. 가로막 벽에 감소된 근 긴장은 반대 현상을 유발한다. 이러한 현상들은 호흡 역학에 대한 물리학적 기초가 된다. 일반적으로 가로막은 주된 호흡 근육으로 간주된다. 그리고, 가로막의 기능은 치료적으로 영향을 미친다. 호흡기 통로 내 공기 흐름에 대해서는, 중요한 자동차 엔진과 같은 역할을 하면서, 단순 호흡으로 유발된 방어 과정(**기침이나 재채기**)과도 연관이 있

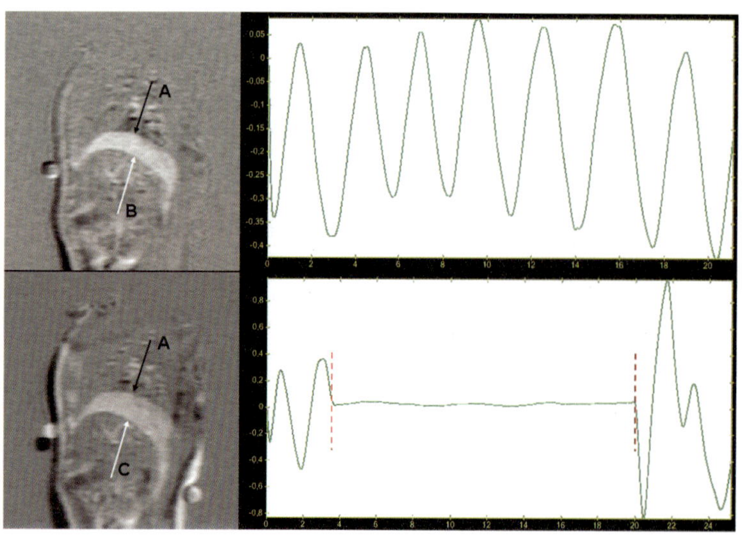

그림 1.2.3-1 폐활량 측정 검사에서 MRI 사진의 동적 순서. 휴식 시 호흡 동안 폐활량 기록에서 가로막의 활성화 정도가 위쪽 그림에 나타나 있다.(A – 날숨 동안 가로막의 위치, B – 들숨 동안 가로막의 위치) 아래쪽 그림에서는, 호흡을 멈추면서 저항에 대항해서 하지를 미는 동안 가로막의 활성화 정도가 동작의 시작과 끝에 나타난다. 또는 호흡을 멈추면서 저항에 대항한 하지의 압력이 나타난다. A – 날숨 동안 가로막의 위치 사진 C – 호흡을 멈추거나 저항에 대항해서 하지를 밀 때 가로막의 팽창은 내부 장기들에게 압박을 주거나, 압력이 증가함에 따라 대동맥 혈압이 증가할 수 있다.

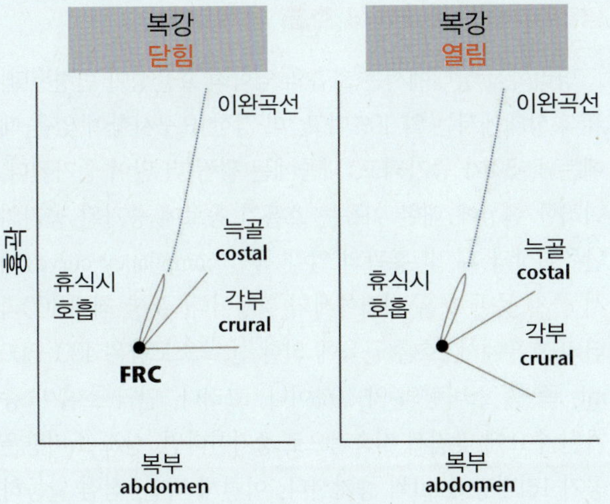

그림 1.2.3-2 가로막이 편평해지는 동안 각부 부분(crural part)의 활성화 정도(고정점은 갈비뼈에 있다.) 그리고 갈비뼈로 당기는 동안 각부 부분(crural part)의 활성화 정도(고정점은 가로막 중앙 힘줄에 있다.) FRC = 폐의 기능적 잔기량

다. 기침이나 재채기에서, 호흡기 통로가 자극되면 성문이 갑작스럽게 열리면서 호흡근의 폭발적인 수축이 발생하고, 폐로부터 급격하게 공기를 뿜어낸다. (기침인 경우에는 더 낮은 호흡통로이고 재치기는 높은 호흡통로이다.)

뿜어내는 공기는 호흡통로에 병리학적(잠재적인) 내용물들을 호흡통로 밖으로 내보낸다. 이러한 개략적인 협응에서는 후두부 근육과 가로막 움직임의 동기성에서 다소 차이가 보여질 수 있다. 이 동기성은 발성의 기초를 형성한다. 그래서 가수, 배우, 연설가들처럼 다른 호흡근과 더불어 가로막의 기능을 마스터하는 것을 목표로 하는 사람들에게서는 중요한 관심사이다. 이와는 대조적으로, 구음장애는 발성에 관여하는 근육들의 협응에 기능적 장애가 있다는 것을 의미한다.

가로막의 각부(crural portion)와 갈비뼈 분절 섬유들의 수축은 가슴막과 복부 내 압력을 감소시킨다. 만약 복강 내 내용물들에 저항이 갈비뼈에서 가로막 힘줄 높이까지 가로막 중앙 힘줄 하강을 제한하지 않는다면, 아래쪽 갈비뼈의 당김 현상이 각부 부분(crural part)의 활동에 의해서 발생할 것이다(그림 1.2.3-2).

실험동물들로 알아본 가로막 근육의 역기능은 개복술 또는 내장적출술 시 관찰되었다. 이와 유사하게, 토끼와 개를 대상으로 횡격신경에 전기적 자극을 준 실험에서도 관찰되었다.(그림 1.2.3-4를 본다.)

기능적인 이중 시스템으로 가로막이 연관되었다는 학설은 근본적으로 중요하다(Macklem, 1987). 이 이론에 근거해서, 가로막은 기능적으로 다음 두 가지 근육으로 구성된다. 하나의 기능적인 근육 요소는 들숨 동안 가슴우리와 복부의 모양과 용적을 변화시킨다. 반면에, 다른 구성 요소는 복부 자체만 변화시키거나 영향을 미친다. 즉, 가로막의 갈비뼈와 각부 부분(crural part)이 하나의 연결체로서 역학적으로 연결되어서 움직일 뿐만 아니라 공기 역학상으로 동등하게 연결되어져 있다.

제 1 단계

가로막의 호흡 기능에서, 들숨의 첫 번째 단계에 고정점은 갈비뼈, 가로막의 복장뼈 힘줄과 각부 힘줄 에 위치하고 있으면서, 가슴우리의 용적 증가와 흉막간 압력 감소 및 복부 내압을 증가시킨다. 그러나, 수동적 들숨은 가로막의 수축 이전에 시작된다. 날숨 활동 끝에 날숨 근육 활동은 근육의 활동 일부가 흉부와 복부 구조물에 탄성 에너지로 저장되면서 능동적으로 IRV를 감소시킨다. 날숨 근육(주요하게는 배가로근)의 이완 동안, 이러한 에너지는 방출되고 가로막 활성 전에 가슴우리 내 압력 감소를 유발한다. 또한, 날숨 끝에 날숨 근육의 능동적 수축은 가로막 섬유를 이완시키고 근 섬유의 길이-장력 관계를 변화시켜서, 가로막 수축이 이어서 발생할 수 있는 상태가 되도록 향상시킨다. 그러나, 날숨 근육에 의한 간접적인 들숨은 날숨에 상당한 부담을 가지고 있는 기관지 폐색환자들에게는 사용되어 질수 없다. 왜냐하면, 날숨 근육의 작용이 증가된 저항을 이겨내기 위해서 사용될 수 없기 때문이다.

복강의 내용물들은 주로 비 압박성이다(100~300ml의 공기를 제외하고). 그래서, 들숨 동안 복강 내에 장기들은 아래쪽으로 이동되고 복벽은 바깥방향으로 움직인다. 이것은 복강경 수술 동안 볼 수 있고 공기배증(pneumoperitoneum)에 연관되어서 최대 폐 내압과 전체적인 호흡 시스템의 역학적 저항이 증가할 때 볼 수 있다. 반면에, 정상 수치는 감소한다. 복부 내압이 정상 수치로 돌아온 이후에는, 위에서 언급되었던 수치들 또한 정상 수치로 돌아온다. 휴식 시 호흡하는 동안, 가슴우리가 충분한 가동성이 있다면 복부의 움직임은 더 중요하게 필요하지 않다. 예를 들어, 들숨 동안 가슴우리 움직임이 최소 또는 거의 없이 복부의 움직임이 발생하는 베크테레프 질병(Bechterew disease)의 진행 단계와는 다르다.

제 2 단계

복강 내용물들에 증가되는 저항과 연관해서(그리고 복벽과 골반바닥 근육의 활성), 특정 시점 이후에 가로막의 아래쪽 움직임 멈춤이 발생한다. 만약 이러한 수축성 활동이 지속된다면 두 번째 단계가 발생한다. 두 번째 단계에서는 가로막의 고정점이 가로막의 중앙 힘줄과 아래쪽 갈비뼈에 위치하면서, 복장뼈를 위쪽 방향으로 움직인다. 복장뼈의 위쪽 움직임을 따라, 이차 호흡 근육들의 활성화는 상부 늑골을 들어 올리게 되고, 앞-뒤 방향으로 가슴우리 상부를 확장시킨다.

갈비뼈의 위쪽 움직임과 가슴우리의 확장은 등뼈에 존재하는 이중 관절을 통해서 발생한다. 이 두 가지의 관절을 연결하는 움직임의 축은 하부 늑골과 비교해서 상부 늑골의 이마면에 더 가깝다. 그러므로, 위쪽 갈비뼈가 들어 올려지면 앞-뒤 방향으로 확장되어지는 반면에, 아래쪽 갈비뼈가 들어 올려지면 외측 방향으로 확장이 발생한다. 병치지역(zone of apposition)에서 중요한 역할을 하는 아래쪽 갈비뼈에 가로막의 역학적 활성은 그림 1.2.3-3에 나타나 있다.

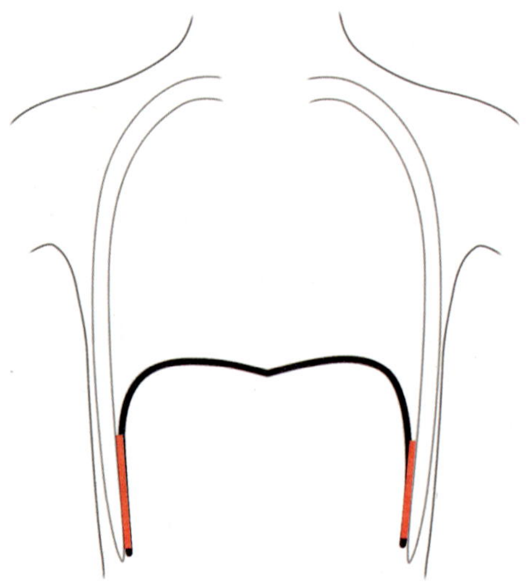

그림 1.2.3-3 가로막의 병치 지역이 그림에 빨간색으로 표시되어 있다.

고속 앞-뒤 RTG 검사를 통한, 가로막의 중간 호흡 단계의 반진폭(excursion)은 약 3.5 cm이다. 여성이 약 0.5 cm 작고, 오른쪽으로 더 두드러지게 움직인다.

병리학적인 상태에서 호흡 생체역학

병리학적 상태에서는 호흡의 역학적 효율성이 변경된다. 휴식 상태에서는 약 19%이고, 더 강한 요구사항이 있을 때에는 4~5%가 증가되고, 나중에는 훨씬 더 많이 증가된다. 이러한 현상에 대한 이유는 호흡기 통로에 증가된 공기의 난류현상과 폐 및 흉곽의 압량 곡선(compliancy curve)에서 좋지 못한 호흡 지점에서의 활성이다. 분당 최대 100리터의 호흡에서, 호흡 근육에 의한 산소 소모량은 400-500 ml, 즉 총 소비량의 약 10%이다. 그러나, 만약 호흡이 증가된 수요에 맞춰서 지속적으로 증가한다면, 산소 소비량은 공기 1리터당 5 ml씩 증가한다. 이렇게 되면, 점점 활동하고 있는 근육으로의 산소 공급은 증가하지 않고 심지어는 감소할 수 있다.

호흡 근육과 자세 시스템(더 정확하게는 안정성 근육 기능) 변화는 종종 폐 호흡 장애에 대한 반응으로 나타난다.

1. 흉부는 들숨 자세, 복장뼈는 위쪽 방향으로 위치하면서 호흡의 효율성이 감소한다. 그 결과, 적합하지 못한 호흡 패턴을 초래한다. 들숨 동안 복장뼈의 움직임은 위쪽으로만 발생한다. 이때, 빗장뼈와 어깨도 위쪽으로 움직임이 동시에 발생한다. 가슴우리는 바깥쪽으로는 확장되지 않는다. 갈비뼈 사이 공간은 확장되지 않는다. 특히 5~8번 갈비뼈 부분이 그러하다. 흉부는 편평하고 가로막의 역기능이 발생하며, 갈비뼈는 몸쪽으로 당겨진다. 휴식 시 호흡하는 동안, 관련된 보조 들숨근육들은 목갈비근(scalenes), 목빗근(sternocleidomastoid), 작은가슴근(pectoralis minor), 등세모근(trapezius), 어깨올림근(levator scapulae)이다. 폐 탄성의 감소 또는 심각한 폐색이 존재하면, 이차 날숨 근육들(주로 아래, 뒤 톱니근)이 능동적으로 먼저 수축을 하면서 복부 근육들이 지속적으로 수축하게 된다.

2. 주요한 들숨 근육인 가로막은 들숨 동안에 상승된 위치에 놓이게 되고, 들숨 근육으로써 충분한 역할을 하지 못하게 된다. 들숨 동안 생리학적인 상태는 복부와 아래쪽 가슴우리 공간이 바깥쪽과 뒤쪽방향으로 부풀어지는 것이 모든 방향으로 발생한다. 하지만, 병리학적인 상황에서는 이 부분에 제한이 발생하고 갈비뼈는 들숨 동안에 안쪽으로 당겨지게 된다.

사지마비가 발생하면, 가슴우리 아래쪽 부분의 빠른 확장과 위쪽 부분의 느린 확장이 발생한다. 들숨 마지막에는 위쪽 부분은 빠르게 확장되지만, 아래쪽 부분은 천천히 좁아지게 된다. 들숨 마지막에는 위쪽 부분은 빠르게 확장되지만, 아래쪽 부분은 천천히 좁아지게 된다. 주로, 가슴우리의 아래쪽 부분은 날숨 마지막에 수축한다.

횡격신경의 분리를 야기하는 척수횡단장애(transverse spinal lesion)는 척수 신경이 지배하고 있는 부위 아래쪽의 모든 횡문근의 마비를 초래한다. 가로막은 충분한 폐 호흡을 보장하기 위해서 유일하게 사용될 수 있는 호흡 근육이다. 예비 근육의 활동양은 감소하고 가슴우리의 운동역학도 변한다. 사지마비가 있는 환자에게서, 가슴우리 움직임 위치에 따라 호흡이 어떻게 변하는지를 잘 보여줄 수 있다.

늑막에 고통스러운 손상이 있는 환자들은 안쪽 부분에 안정화를 도모하면서 흉막 마찰음을 제한하려고 한다.

가로막 부전마비는 생명을 위협하는 상태이고 인공호흡을 즉시 시작해야 한다. 과거에는 가로막과 갈비뼈 사이 호흡 근육의 말초성 마비가 전형적인 소아마비 증상이었다. 빠르고 규칙적인 호흡이 나타나지만, 상당히 표면상에 호흡이다. 만약 팔이음뼈의 근육들이 마비에 영향을 받지 않았다면, 환자들은 이차 호흡 근육들을 강하게 촉진해서 호흡을 도울 수 있게 한다.

가슴우리의 움직임은 비대칭이며, 확장되지 않는다(또는 최소한으로 확장). 그리고 들숨 동안 상복부는 부풀어지지 않고 오히려 꺼진 형태를 보인다(왜냐하면 복부 내압의 증가가 발생하지 않기 때문). 가슴우리가 깊은 호흡 상태에 있을 때, 상복부는 부풀어진다. 환자는 숨을 참을 수 없고, 재채기도 할 수 없다. 제한된 시간 동안, 만약 환자가 사용할 수 있다면 개구리 호흡을 할 수 있다. 이 호흡의 원리로, 혀와 삼킴 근육을 이용해서 폐 쪽으로 공기를 강제적으로 보낸다. 이러한 훈련은 마비와 같이 1차 호흡 근육의 부분적 기능장애를 가진 환자에게서 중요한 방법이다. 한 시간 또는 그 이상 지속되는 호흡 문제는 이 훈련의 도움으로 극복할 수 있다. 이것은 주로 제한된 호흡에 의존하는 심리학적인 영향이다(그림 1.2.3-4).

가로막의 자세적 운동 기능

호흡 기능 다음으로, 가로막의 자세 기능 또한 꽤 핵심적인 사항이다. 그리고 이것은 가로막의 압력 상승과 연관이 있다(그림 1.2.3-5).

이러한 발견은 호흡패턴이 충분하지 않거나 가로막의 자세적 활동과 관련한 기술을 통해서 강화될 필요가 있는 환자에게 심폐계 물리치료 기술을 왜 향상시켜야 하는지에 대한 임상적 의미를 뒷받침한다. 이러한 기능적 상관관계를

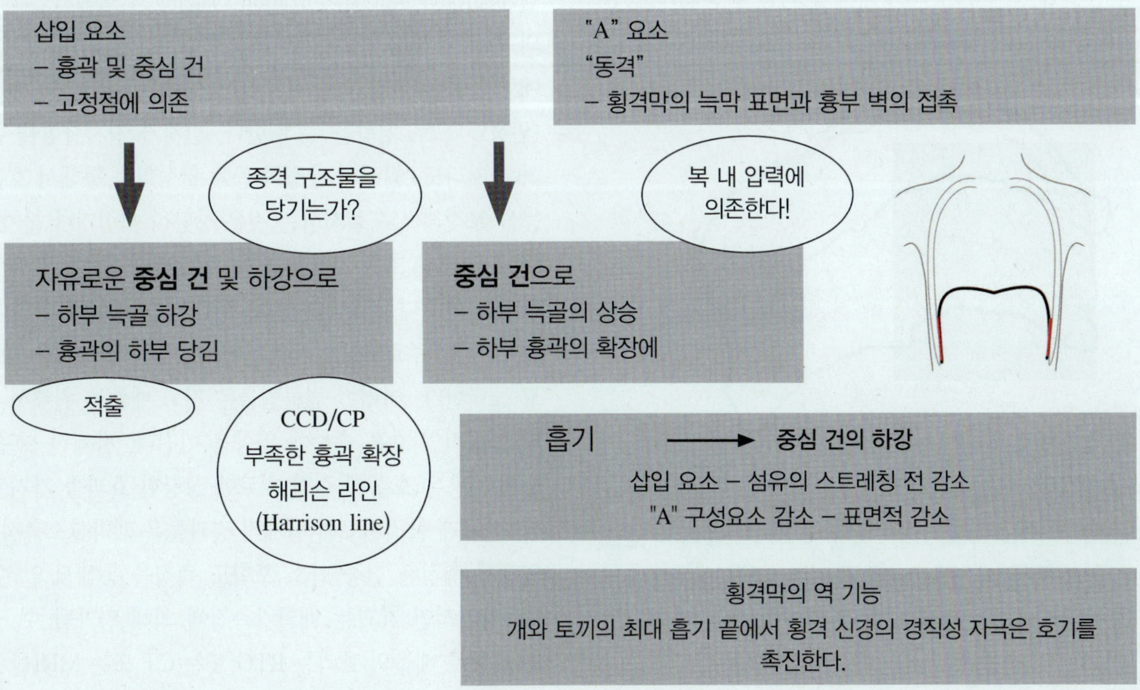

그림 1.2.3-4 하부늑골에서 발생하는 가로막 메커니즘의 도식화.

나타내는 한 가지 테크닉은 "강세성 날숨(forceful expiration)와 허핑(huffing) 테크닉"이다. (변형된 속도로 능동적으로 지지하고 있는 근육을 사용한 날숨) 특수하고, 몸에 딱 맞는 날숨양압(PEP, positive expiratory pressure) 마스크를 적용한 이러한 지지적 호흡 테크닉은, 호흡하는 동안에 조절 가능한 저항에 대항해서 증가된 기관지내 압력을 지지하거나 가로막의 활성을 상당히 증가시키는 지속적인 날숨양과압(positive expiratory overpressure)을 발생시킨다. 유사한 지지적 테크닉인, 기도이중양압호흡기(바이팹, bi-level positive airways pressure)도 날숨양과압을 발생시킨다. 그러나, 이것은 들숨과 날숨 동안 다른 방식으로 활동하는 두 가지의 조정 가능하거나 서로 다른 압력 차가 존재한다.

가로막의 활성이 신체와 사지의 모든 움직임과 서로 연결되어 있다는 사실이 밝혀졌고, 이 원리를 호흡 테크닉 동안 사용할 수 있다.

물리치료를 위해, 사지 활성화로 유발된 호흡 기능의 매개변수와 가로막의 자세적 활성 사이에 상관관계의 증명은 중요하다. 자세적 활동 중 편안한 상태에서 호흡하는 동안 사지에 원하는 저항으로 유발된 가로막 활성의 매개 변수는 폐 기능 지표들과 많은 상관관계가 존재한다(깨끗한 호흡 경로에서 동적 폐 활량 지표, 또는 휴식시 폐활량). 이러한 관계들은 하지 저항으로 유발된 자세적 활동 동안에 더욱 중요하다. 겉으로 보기에 나타나는 차이는 골반 또는 팔이음뼈의 안정화 동안 가로막의 자세적 기능 활동의 다양한

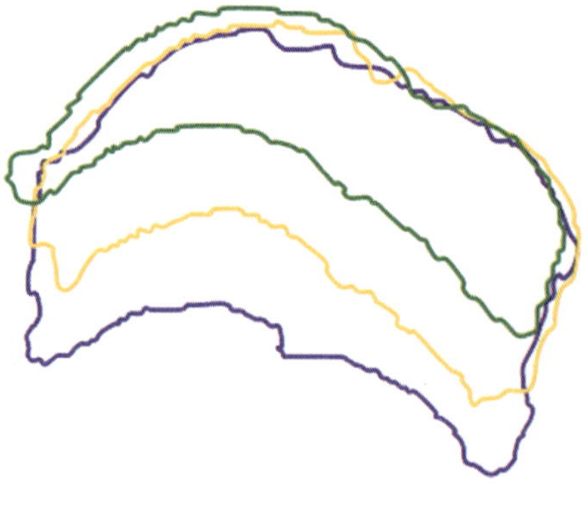

그림 1.2.3-5 자기 공명 영상(MRI)으로 검사하는 동안 시상면에서 가로막의 위치 그림. 녹색 윤곽선은 휴식 시 호흡하는 동안 가로막의 위치를 보여주고 있다. 또한, 들숨 및 날숨 시 위치도 보여주고 있다. 파란색 윤곽선은 실험자에게 하지의 저항에 대항해서 밀어 내라고 했을 때 들숨 및 날숨 위치를 보여주고 있다. 노란색 윤곽선은 실험자에게 상지의 저항에 대항해서 밀어 내라고 했을 때 위치를 보여주고 있다.

상태로 설명된다. McKeough 외(2003) 연구결과에 따르면, 만성폐쇄성질환(COPD)를 가진 환자뿐만 아니라 정상적으로 건강한 대조군의 실험자들도 상지 굴곡이 정적 폐용량에 영향을 미친다고 보고했다(체적변동기록계로 측정). 연구자들은 양쪽 상지를 능동적으로 90° 이상 굴곡하면, 90° 미만으로 했을 때보다 기능적 잔기 용량이 유의하게 증가한다고 증명했다. Smolikova 외(2005) 연구에서는, 낭포성 섬유증을 앓고 있는 아이들의 특수 재활이 아이들의 호흡기 근육의 기능을 향상시켰다고 유사한 결론을 또한 보고했다.

물리치료적 접근법을 위해서는, 호흡계에 문제가 호흡 기능과 연관된 호흡 근육의 활성에 영향을 미친다는 것은 중요하다. 이것은 항상 근육 안정화 기능이나 자세적 기능에 직접적인 영향을 끼치고, 호흡기 근육의 기능이 안정화 기능에 영향을 미치거나 그 반대로도 작용한다는 사실에 바탕을 두고 있다. 호흡 근육의 기능은 안정화 시스템을 통해서 의도적으로 자극될 수 있다.

근육 안정화 기능은 근육들이 정지되어 있는 부위뿐만 아니라 근육의 동적 기능에 영향을 미친다. 이러한 안정화는 모든 움직임 패턴(전체적인 생체역학적 사슬)과 연계되어 있다. 그래서 가로막은 하지 또는 상지의 움직임 동안에 활성화된다.

이번 장의 저자들에 의해 개발된 동적 신경 안정화 시스템(neurodynamic stabilization system)은 호흡기 물리치료의 자세적 호흡 기능 원리를 기반으로 한다. 우리는 호흡에 영향을 미치기 위해 시도하는 것이 아니라, 자세적 활성(안정화)으로 영향을 주려 한다. 환자가 지시사항을 잘 따라 올지라도, 최적의 안정화 근육 활성화를 통해서 호흡 기능을 교정적으로 실시하는 것은 상당히 어렵거나 불가능하다. 그러므로 호흡 기능은 교육 또는 반사적 접근법에 의해 영향을 받는다고 할 수 있다. 반사적인 영향력의 틀 내에서, 우리는 주로 자세, 근육 안정성, 기능에 영향을 미치려고 노력한다. 이러한 접근법들은 기도 배출을 위해서 사용되고 질적인 호흡 수준에 영향을 미친다. 자세적-호흡 기술의 사용은 호흡계 질환 치료에 상당한 효과를 가지고 있다. 심폐계 물리치료의 실제적 결과들은 맥박산소측정기에 의해서 측정된 혈중 산소 포화도 측정을 통해서 알 수 있다. 장기적인 효과는 폐활량측정에 의해 평가될 수 있다. 호흡 통로 배출의 효과는 RTG 또는 CT 또는 MRI를 통해서 관찰 할 수 있다.

자세적 움직임 기능을 이용한 심폐계 물리치료

자세적 호흡(respiratory-postural) 안정화 근육 기능에 특별히 영향을 미치는 반사 접근법은 중추신경계 조절 운동 프로그램을 토대로 하는 신경생리학적 원리를 기반으로 한다. 이것은 신체 자세와 움직임을 위해 핵심이 되는 포괄적 근육 시너지이다. 운동 패턴들은 개체발생학 동안 점차적으로 기능을 더하고 두 가지 움직임 패턴에 의해서 반사적으로 활성화될 수 있다. - 보이타를 기반으로 하는 반사적 돌기 와 반사적 기기. 통증 유발 구역에 비통증성 압박 자극 또는 이동 운동에 대항해서 약간의 등척성 저항으로 패턴들을 이끌어 낼 수 있다.

주어진 움직임 패턴의 기초적인 원리는 개개인마다 특정 근육 기능을 가지고 있다는 사실을 기반으로 한다. (가로막이나 다른 호흡 근육의 기능) :

1. 지지면에 변화로 이끌어 내는 반사적 근육 활성화. 자동적으로, 무게중심(COG)과 지지면에 지지가 이루어진다. (이것들이 직립 자세를 가능하게 하는 인체의 영역이다). 이러한 시스템은 시작 위치를 기준으로 지지 영역을 자동적으로 선택한다.
2. 근육 활성화는 움직임 분절의 중립적인 정렬을 유도한다. 예를 들어, 척추의 자생적 근육조직은 이러한 방식으로 활성화된다.
3. 직립 자세와 상지 및 하지의 전진(stepping forward)은 이러한 안정성 상태에서만 발생한다.(동측 또는 반대측)

이러한 형태의 근육 활성화는 호흡에 대한 안정화 상태를 변화시킨다. 생리학적 호흡의 유형은 이러한 움직임 패턴으로 만들어진다. 흉부는 복부 근육의 당김으로 인해 들숨에서 날숨 위치로 변한다. 가로막은 고정점이 갈비뼈에 있고 근 섬유의 당김 선이 변하면서 자동적으로 편평해지는 것이 발생한다. 복부 근육 조직은 들숨 동안 대칭적으로 활성화되며, 가로막과 함께 연결되어서 결과적으로 복부 내압력에 영향을 준다. 가슴우리를 통해 가로막은 바깥쪽 갈비뼈 사이 근육에 영향을 미친다. 동시에, 깊은 근육 조직이 활성화되어 척추를 안정시키고 갈비뼈 움직임과 가슴우리의 바깥쪽 확장이 발생하도록 한다. 복장뼈의 수직 움직임은 최소화 한다. 흉부의 들숨 자세에서 활성화는 기관지의 평근조직 활성화를 자극시키고, 이러한 방식으로 호흡기 통로 내 저항의 변화를 조절한다.

과한 기관지 배설물을 제거하기 위해 주로 자세적 호흡 기법을 사용한다. 또한 체위 배출법도 있고 호흡 또는 호흡 패턴의 유형을 가진 환자들에게 있어서 상당히 유용하게 사용한다. 호흡기 통로 배출에 초점을 맞추는 자세적 호흡 기법에 있어서 중요한 내용은 다음과 같다.

- 시작 자세
- 들숨 시 도수 저항
- 객담 배출

시작 자세는 초기 평가를 토대로 한다. 촉진 및 청진법을 토대로, 폐에서 환기가 없거나 과환기가 있는 부위를 식별한다. 배출 기법과 함께, 적절한 폐 부위를 회전 패턴(동측성 패턴)으로 적용한다. 자극은 원하는 동작에 대항해서 아주 가벼운 저항으로 통증점 구역에 적용한다. 반사적 회전 동안, 배빗근 사슬이 먼저 활성화되고 배가로근을 통해서 턱 방향의 안쪽 배빗근부터 후두부 방향의 바깥쪽 배빗근과 아래쪽 가슴우리 구멍의 근육 정지점까지 활성화가 전달된다. 활성화의 전달은 앞톱니근까지 연결된다. 이 전달은 가슴우리 아래쪽 부분에 연결된 가로막의 정지점과 동일한 부위이다. 빗근 사슬의 당김으로, 갈비뼈 각도는 아래쪽 방향으로 당겨지고, 복부 내압은 증가되며 갈비뼈 호흡이 강해진다. 날숨 자세에서 안정화는 이 상황에서 발생 되는 것이 필요하다. 왜냐하면 근육이 아래쪽 방향으로 당기기 때문이다. 가슴우리의 날숨 자세에서 치료사들의 도수 접촉으로 보조할 수 있다.

주요한 자세들은 반듯이 누운 자세, 옆으로 누운 자세 또는 옆으로 앉은 자세가 포함되며, 시작 자세의 선택은 환자의 상태를 토대로 한다. 가로막을 활성화하기 위해서, 변형된 반대측 패턴을 사용할 수 있다.

반사적 효과를 얻게 될 때, 들숨에 대항한 도수 저항 순서를 따른다.

반사적으로 완성된 최대 들숨 동안, 가로막 또는 갈비뼈의 들숨에 대항한 도수 저항이 실시되어야 한다. 이 저항은 가로막-갈비뼈 각도 아래에 복부 구멍으로, 마치 치료사의 손이 잠기도록 하는 느낌으로 실시한다. 갈비뼈는 들숨 시에 열리고 치료사의 압박은 가로막의 기능을 자극한다. 이것은 호흡기 통로의 저환기 부위로 공기 흐름을 상당히 확대한다.

호흡기 통로에서 훨씬 더 높은 공기 압력이 만들어지고 강제 날숨 기법 또는 허핑(huffing)에 의해 추가적으로 증가될 수 있다. 이러한 현상은 방어적인 기침 반사로 이끌어 낼 수 있거나 과도한 점액질을 가진 환자들에게 있어서 다음의 지시 사항으로 이끌어낼 수 있다.

기침을 조절하는 것에 유의하는 것은 중요하다. 의식적으로 조절되는 근육 지지나 정확한 속도로 날숨을 자주 사용하는 것이 권장된다. 객담을 동반한 자발적 기침은 최대 날숨 동안 발생할 필요가 있다.

가로막의 자세적 호흡 기능이 자세에 미치는 영향

심폐계 물리치료에서, 가로막은 자세적 기능 동안 모든 분절들이 동등하게 수축하지 않는 것이 일반적이지만 개별적인 분절들은 자세에 따라서 독립적으로 활성화될 수 있다. Kondo, Kobayashi 외(2000) 연구에서는 젊고 건강한 성인들에게 있어서 깊은 호흡과 마찬가지로 휴식 상태의 호흡에서 가로막의 중간 및 뒤쪽 분절의 각도가 앞쪽 분절의 각도보다 커진다라고 보고했다. 이러한 증명은 5년 이후에 건강한 성인인 같은 연구 그룹에 의해서 확인되어졌다(Kondo, Kobayashi, 2005).

가로막 수축에 있어서 비 균일성은 심폐계 물리치료 기법이 가로막의 수축뿐만 아니라 협응에도 영향을 미칠 수 있다는 의미이다. 예를 들어, 같은 움직임이지만 서로 다른 움직임 자세에서는 가로막의 서로 다른 분절들이 활성화 될 것이다. 이러한 것은 강제 날숨 또는 지지적 호흡 기법으로는 될 수 없다.

1.2.4 깨끗한 호흡기 통로를 위한 심폐계 물리치료 방법과 기술

기도 청결 기법(ACT, airway clearance technique)으로 알려진 오늘날의 호흡기 통로 청결의 현대적인 방법과 기술들은 심폐계 물리치료의 실행뿐만 아니라 접근 방법 변화 및 환자 스스로 생각하는 과정에서도 근본적인 변화를 만들었다.

이것은 만성 호흡기 질환이 있을 때 어떻게 스스로 자신의 건강을 돌볼 수 있는지에 대한 질문에 해답을 줄 수 있다. 만성 호흡기 질환을 앓고 있는 환자들은 평생 호흡기를 통해 호흡기 치료를 받는다. 기침 조절과 함께 사용되는 **배출 기법**은 호흡기 통로에 객담 잔류가 있는 환자들에게 있어서 물리치료의 기본적인 방법이다.

호흡기 통로 청결의 방법과 기술은 다음과 같다:

- Active cycle of breathing techniques (ACBT)
- Autogenic drainage (AD)
- Positive expiratory pressure system of breathing (PEP)
- Intrapulmonary percussive ventilation (IPV)
- Inhalation treatment -배출 기법과 심폐계 물리치료의 결합
- Physical exercises (PE)

심폐계 물리치료의 배출 기법의 목표는 최대한 객담을 줄여서 유지하는 것에 있다. 그래서 호흡기 통로를 최적의 청결 상태로 만드는데 있다. 장기적인 관점에서, 심폐계 물리치료법은 전반적인 신체 체력과 호흡 근육의 상태에 직접적인 영향을 미치지는 않지만, ***호흡 곤란과 기관지 분비물 제거로 인한 급박하고 부담이 큰 호흡기 상황을 신속하고 직접적으로 해결할 수 있는 방법이다.*** 대부분의 경우, 마취-소생 시설, 중환자실 및 수술(대부분 흉부 수술 이후) 후 처음으로 입원한 환자에게 사용된다. 외래 환자 재활에 있어서는, 환자에게 체간 근육의 자세적 호흡 기능을 고려하면서 호흡 운동 기술을 재교육하도록 할 수 있다. 이러한 것들은 신체 움직임의 필수적인 요소이다. 왜냐하면 자유로운 신체 움직임은 자유로운 호흡이 필요하기 때문이다.

호흡 기술의 활성주기 (Active cycle of breathing techniques)

호흡 기술의 활성화 주기(ACBT)에는 세 가지 독립적인 호흡 기술이 있다. 세 가지 기술의 순서는 환자의 필요와 능력에 따라 개별적으로 변경될 수 있다. ACBT는 앉거나 누워 있는 동안 실시된다. 그리고 환자가 어디에 있거나 언제든지 필요하면 실시할 수 있다: 병원, 휴양지, 집, 탁자, 서 있는 자세, 침대 또는 팔걸이 의자.

- **가슴우리 확장 운동들**은 천천히 공기를 흡입하여서 (코 또는 입으로) 최대 폐용적을 강조하는 들숨 기술이고 입을 통한 짧거나 거의 없는 수동적 날숨을 한

다. 이것은 부수적인 폐포 환기 활성화의 결과로 환기 매개 변수의 향상을 촉진한다.

- **강제 날숨 과 허핑**(huffing)은 능동적이다. 그리고 변형된 속도로 날숨을 지지하는 근육이 객담 배출을 하면서 기침 대신에 발생하는 허핑(huffing)을 만들어 낸다.
- **조절된 호흡**은 이완되고, 복부 지역에 집중된 움직임이지만, 복부 근육의 날숨성 활성은 없다.

자발적 배출(Autogenic drainage)

지난 20년 동안, 자발적 배출(AD, autogenic drainage)은 전통적인 타진(percussion)을 점차적으로 대체해오고 있다. 이것은 높은 효과, 쉬운 접근 가능성 및 비침습성 때문에 인기 있고 수시로 찾는 배출 기술이 되었다. 이것은 과도한 만성 기관지 분비를 가진 모든 개개인을 위한 심폐계 물리치료의 기본이 되는 기술이다. 이 기술은 앉거나 누워서 수행할 수 있고 기본 원칙은 다음과 같다: 호흡기 통로에서 방출된 점액을 방출, 모음 및 비우기(그림 1.2.4-1). 자발적 배출은 의식적으로 조절되며 변형된 호흡이다. 주로 들숨의 끝인 들숨 휴지상태까지 코를 통해 천천히, 부드러운 들숨의 형태로 호흡을 한다. 이후에는 의식적으로 통제되고, 느리고 길지만, 주로 이완된 상부 호흡 경로로부터 입술로 근육이 지지하는 활성화된 날숨이 뒤따른다. 환자는 스스로 또는 다른 사람(종종 물리치료사)의 도움으로 자발적 배출을 실시한다. 배출은 제한된 시간이 없고, 몇 분에서 최대 60-90분이 소요된다. 앉거나 누운 자세는 가장 자주 사용되는 배출 자세이다. 배출의 일부분은 도수 접촉과 기법, 셀프 마사지, 부드러운 날숨성 흉부 압박 등을 포함한다. 호흡은 자연스러워야 하며 허핑(huffing)으로 자발적 배출이 완료될 수 있다. 자발적 배출은 흡입법(inhalation) 또는 근진동(flutter)과 함께 사용할 수 있다. 자발적 배출의 즉각적인 효과는 맥박 산소 측정기로 평가할 수 있다.

호흡의 날숨양압 시스템(PEP System of Breathing)

정량에 따른 저항성 호흡으로 날숨양압(PEP, positive expiratory pressure)은 기관지내 압력을 증가시킨다. 세 가지 유형의 날숨양압(PEP, positive expiratory pressure)이 있다.

- **낮은 날숨양압** - 10-20 cm H_2O의 저항에 대한 날숨;
- **높은 날숨양압** - 40-120 cm $H_2 0$의 저항에 대한 날숨;
- **진동 날숨양압** - 떨림, 코넷(Cornet) 등

기존의 날숨양압 호흡 기술은 **날숨양압 마스크**(PEP mask)를 사용하는 물리치료 방법으로 도입되었다(그림 1.2.4-2). 이 마스크는 부드러운 라텍스 라이닝과 들숨과 날숨을 위한 밸브 구성요소를 포함하는 투명한 표면으로 되어 있다. 밸브 작용은 단방향 기능을 토대로 되어 있다. 날숨 저항 변화는 1.5-5.0 mm부터 열리는 것으로, 색깔 변화를 통해서 알 수 있게 되어 있다. 날숨 압력은 저항 밸

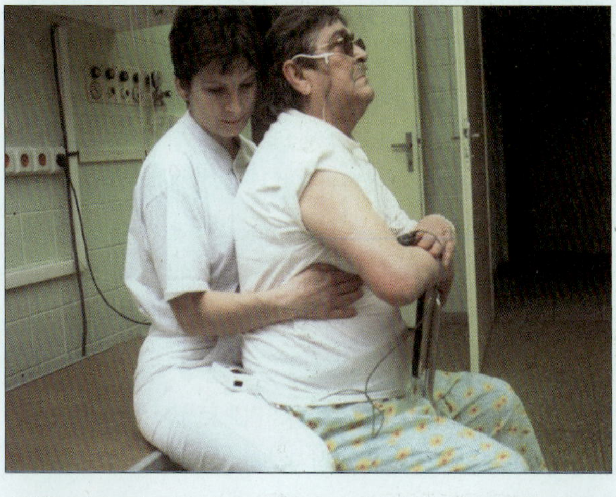

그림 1.2.4-1 물리치료사가 보조해서 실시하는 자발적 배출(Autogenic drainage).

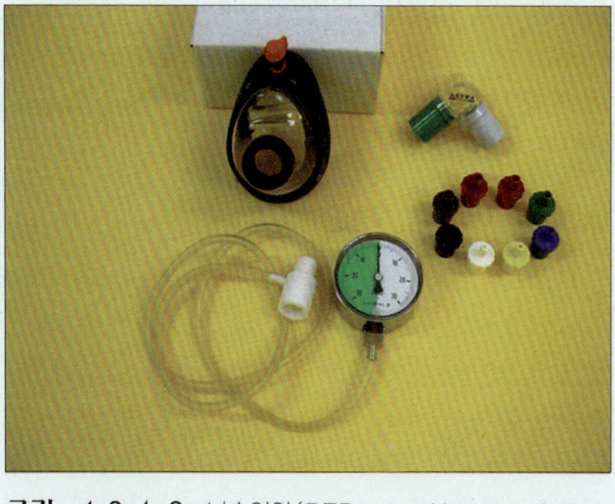

그림 1.2.4-2 날숨양압(PEP, positive expiratory pressure) 마스크.

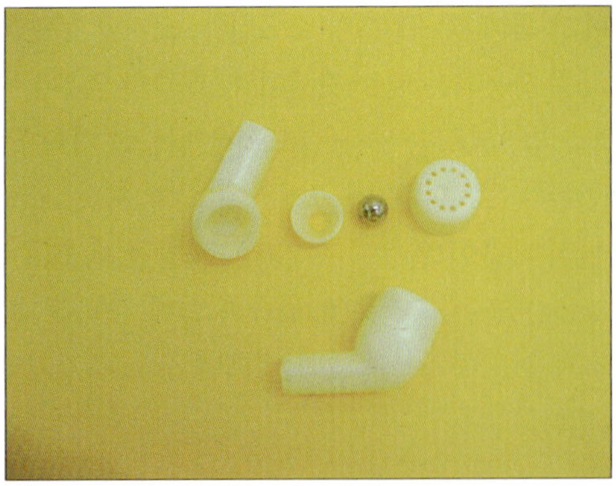

그림 1.2.4-3 Flutter.

브와 저항 감소 장치 사이에 있는 압력계에 의해서 결정된다. 마스크의 얼굴 부분은 단단하지만 코와 입 쪽은 그렇지는 않다.

실질적인 적용은 두 가지 또는 세 가지 물리치료 단계를 따라 분류된다. 단계의 첫 번째 부분에 목표는 환기를 개선하고 호흡기 통로를 증가시키는 데 있다. 이 단계는 마스크를 통해 10~20번 호흡하는 것을 말하고 10-20cm 물 기둥의 저항에 대항해서 입을 통해 숨을 내쉬어야 한다. 이러한 방식은 객담 단계 이후에 진행하는 것이다. 감소 단계는 지연되면서 저항 없이 2~3배 가속화된 날숨이 얼굴에 위치한 마스크로 뒤이어 발생한다. 그때, 마스크를 제거하고 가벼운 기침과 분비물 제거를 하면은 운동은 마무리 된다. 주기는 4~6회 반복되며, 운동 시간은 앉거나 누워 있는 상태에서 15~20분이다.

진동 날숨양압 방식(Oscillatory PEP System)

진동 날숨 압력은 날숨양압(PEP, positive expiratory pressure)과 호흡기 통로 내에 진동 효과를 결합시킨 장치에 의해서 발생한다. 운동 시에는 RC-Cornet과 Acapella 기구가 가장 빈번하게 사용된다.

Flutter

Flutter는 특수 유형의 파이프와 닮은 포켓 크기 장치이다(그림 1.2.4-3). 이것은 휴대용이며 빠르고 쉽게 사용할 수 있고, 쉽게 유지 보수가 가능하다. 만성 기관지염에 위험이 있는 환자는, 의사의 권고에 따라 사용할 수 있다.

실제 Fluttet는 물리치료사와 환자 모두 참여가능하다. 지침 설명서에는 호흡 재활을 전문으로 하는 물리치료사가 실시해야 한다고 되어 있다.

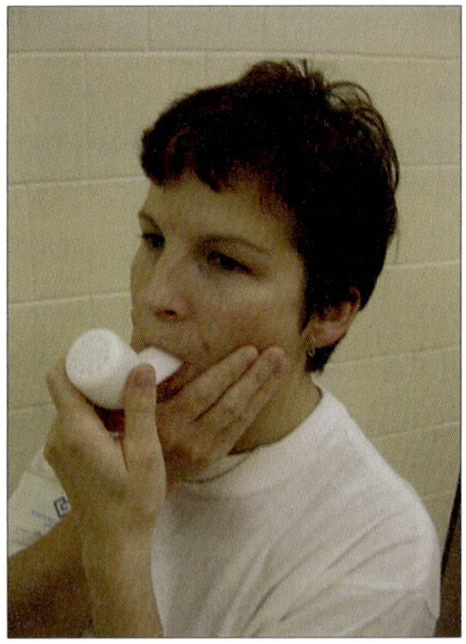

그림 1.2.4-4 입에서 Flutter 위치.

이 기술의 개발자들은 Flutter의 작은 공에 진동성 움직임이 호흡기 통로 내에 변형된 주파수의 진동성 날숨 압력을 형성한다고 설명한다. 날숨 저항의 양은 입에 있는 Flutter 위치(Flutter의 연결부위와 위쪽 또는 아래쪽 턱 사이에서 형성된 각도) 및 날숨 힘에 의해 결정된다(그림 1.2.4-4).

호흡기 통로 내에 집중되는 각각의 압력은 장기적으로 기관지를 확장시키거나 기관지 개방을 지지하는 경향이 있다. 진동 및 기관지 개방의 조합으로 인해 분비물의 이동이 가능하다. 기관지가 깨끗하게 되는 것은 기관지의 불안정성과 과다반응을 개선시켜 준다. 동시에, 환자는 방출된 분비물을 상부 호흡기 통로로 상당하게 이동하는 것을 촉진시키는 부드럽고 깊은 진동 떨림을 느낀다. 점액 덩어리(mucus plugs)로 인한 기관지 허탈증과 폐확장부전 형성의 위험성이 감소한다. Flutter는 가슴우리 수술 후에 발생하는 폐 합병증 발생률을 상당량 감소시킨다. 어린 아이에게서는 흡입제와 함께 Flutter를 함께 사용하는 것이 치료적으로 매우 효과가 있다. 흡입제 + 자발적 배출(AD, autogenic drainage) + Flutter의 세 가지 조합은 분비물의 이동을 촉진하고 개개인에게 있어서 물리치료를 받는 시간을 줄인다. 치료 시간 및 기간은 개개인마다 상당한 차이가 있지만, 보통 하루에 3~5번, 3~5분으로 시작한다. 개개인에게 치료 시간은 점차적으로 15~20분 증가시키고, 식후 또는 취침 전에는 실시하지 않는다. 치료 경험이 있거나 성인 환자는 원하는 만큼 길게 치료를 적용할 수 있지만, 항상 물리치료사와 상담하는 것이 바람직하다. 맥박

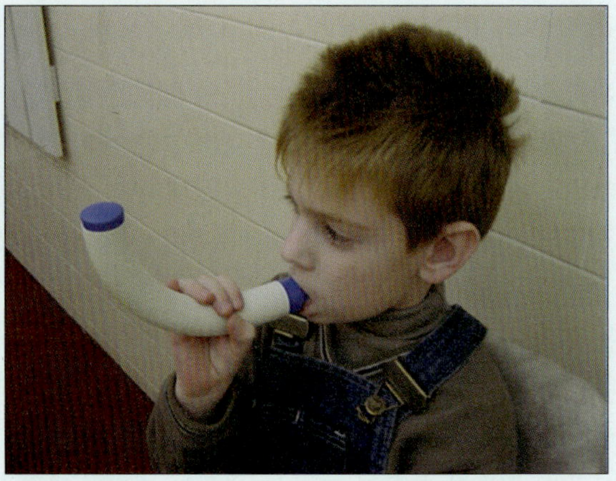

그림 1.2.4-5 어린 아이들을 위한 RC-Cornet 운동.

산소 측정기에 의한 혈액 포화 측정이(특히, 날숨일 때) 장기간의 Flutter 사용의 치료적 효과를 알 수 있는 객관적인 지표가 된다.

RC-Cornet

RC-Cornet 모양의 형상은 할로우 혼(hollow horn)의 형상과 유사하다(그림 1.2.4-5). 3cm 지름으로 곡선으로 된 튜브 안에 입을 댈 수 있는 작은 고무 파이프가 있다. 날숨은 RC-Cornet의 굽어진 벽에 반복된 충격을 주고 작은 고무 파이프에 진동을 유발한다. 부드러운 진동성 기관지 떨림이 발생 하는 동안 5~20cm 수압에 해당하는 저항이 형성된다. 환자의 치료 위치에 대한 완벽한 기능적 독립성은 RC-Cornet의 장점이다. 이 장점이 왜 어린 아이들의 신체적 치료에 가장 많이 권장되는지에 대한 이유이다.

Acaplla

날숨 동안, Acapella는 호흡기 통로 내에서 부드러운 진동을 발생시키며, RC-Cornet과 유사한 효과는 운동 위치에 따라 달라지지 않는다(그림 1.2.4-6). Acapella는 호흡을 기계적 환기 장치 형태에 의존하는 중환자실에 입원해 있는 대다수 환자들에서 사용하는 배출 기법 중 하나이다. 이것은 또한 다른 특수한 의학적 기구 상태에서도 사용된다.

Acapella는 성인 및 소아과 환자를 위해 설계되었으며, 청소가 용이하므로 청소 후 다른 환자가 사용할 수 있다. 이것은 호흡기 통로 내에서 객담 증가 및 호기를 촉진하고 물리치료에 앞서서 피로감을 줄이기 위한 모든 환자들에게 있어서 매우 인기가 있고 좋은 방법이다.

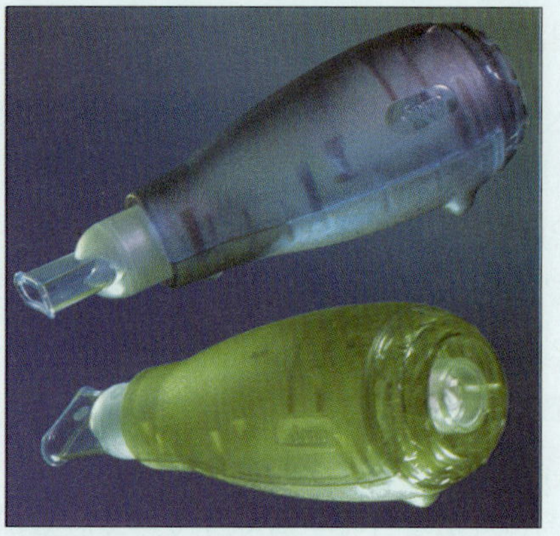

그림 1.2.4-6 Acapella.

심폐계 물리치료와 호흡 근육 훈련 기구

만성 호흡기 질환을 앓고 있는 환자들이 사용하는 기구들은 호흡 근육 훈련 기구라고 불린다. 기구의 운동 목적을 토대로, 들숨기와 날숨기로 나뉜다(그림 1.2.4-7).

이 기구의 목적은 심폐계 물리치료 프로그램을 실시할 때 호흡 기술을 완벽하게 소화하는 것뿐만 아니라 호흡 과정 중에서 호흡 근육을 좀 더 효과적으로 참여시키는 것에 있다.

들숨 근육 운동 기구들은 좀 더 효과적인 흡입 치료 실시로 들숨 기술을 향상시킨다. 또한 수술 후에 가슴우리의 호흡 움직임을 촉진하고 환기를 향상시킨다. 호기 근육 운동 기구들은 좀 더 넓은 범위의 효과를 가지고 있다. 주요한 효과에는, 객담과 주변 호흡기 통로의 환기 기능 회복 보조, 기관지 허탈 방지 및 기관지 벽의 유연성 향상이 있다. 이 기구들은 환자들이 필요할 때마다 반복적으로 운동을 할 수 있게 해준다.

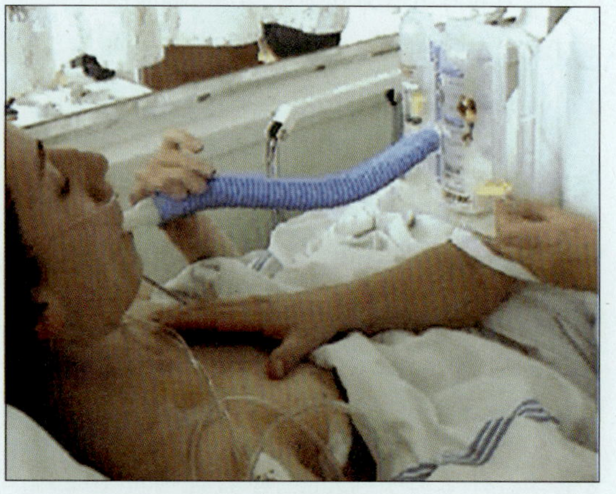

그림 1.2.4-7 들숨 근육 강화기구.

폐내 진동 환기법(IPV)

폐내 진동 환기법(IPV)의 작동은 대부분의 경우 기술적 장비인 분사 압축기가 필요하다. 구강 조직을 통해 적용되는 흡입 치료는 정기적으로 반복되는 압력 자극 또는 호흡기 통로 공기로 인한 "압축"과 결합된다. 이 설정들은 기관지내 압력파를 발생시키고 호흡기 통로 확장 및 주변 호흡기 통로 뿐만 아니라 기관지 내에 강한 진동성 떨림으로 가래 배출을 촉진하는 다양한 가변조합을 가지고 있다.

초기 물리치료 동안에는 환자의 호흡을 포함해서 주의 깊게 살펴 보아야한다. 특정 환자들에게 있어서는 폐내 진동 환기법 이후에 전반적인 피로가 나타날 것이기 때문에 편안한 자세에서 실시해야 하고, 호흡과 추가적인 자세 운동들이 항상 보완해서 실시되어야 한다. 폐내 진동 환기법은 아무 때나 멈출 수 있고 운동 기간을 줄일 수 있으며 낮은 용량으로 자주 반복 하도록 설정할 수 있다.

흡입 치료 - 심폐 물리치료 요소

흡입 치료 시작의 결정은 항상 의사의 처방에 의한다. 흡입 치료의 결과는 환자의 신체 또는 체질에 의존한다. 이러한 이유 때문에 약물의 실제 적용은 전체 흡입 치료 전략에서 가장 취약한 부분으로 간주될 수 있다. 물리치료사는 흡입하는 동안 호흡 기술에 관여한다. 흡입 효과는 심폐계 물리치료 방법과 기술의 도움으로 향상될 수 있다.

만약 흡입 동안 심폐계 물리치료 기법이 적용된다면, 물리치료사는 다음 내용들을 활용한다.

- 가슴우리를 이완시키기 위한 가동술
- 동시에 입과 코를 사용한 자유로운 호흡
- 신체 자세가 호흡에 미치는 영향 ; 때때로 신체 움직임 또는 호흡에 의한 영향
- 입을 통한 흡입 및 흡기성 무호흡증에 영향
- 편안한 자세에서 흡입

심폐계 물리치료와 흡입이 결합된 호흡 패턴 :

입을 통한 능동적 날숨 → 입을 통한 느리고 깊은 흡입 → 들숨 멈춤 → 입 또는 코를 통한 능동적 날숨 → 날숨 멈춤 → 입을 통한 느리고 깊은 흡입

상부 호흡기 통로가 깨끗한지를 흡입 치료 전에 체크할 필요가 있다.

중환자실의 환자를 위한 심폐계 물리치료

환자가 중환자실에 입원해야 하는 이유는 여러 가지가 있지만, 공통점은 다음과 같다: 환자들은 생명 기능이 위태롭고 폐 합병증의 위험이 증가된 상태이다.

집중 치료 동안, 호흡물리치료의 특수한 방법들이 협응에 제한이 있거나 객관적인 이유들(삽관, 혼수상태 등)이 있는 환자들을 위해서 만들어졌다. 이 방법은, 움직임 시스템의 반사적 반응을 토대로, 들숨 완화를 위한 가슴우리의 움직임을 향상시키고 날숨의 활성화를 위한 근육을 촉진시킨다. **접촉성 호흡**(contact breathing) 방법이 가장 자주 사용된다. 이것은 객담을 목표로 하고 있다. **반사적으로 변형된 호흡**(reflexively modified breathing) 방법은 가슴우리의 운동 발현을 변화시키고 환기에 긍정적인 영향을 미친다. 호흡의 신경 생리학적 촉진은 이러한 운동의 이론학적인 근거이다. 이것은 1970년대에 D. Bethune에 의해 정의되었다. 반사적인 호흡과 움직임 반응을 발생시키는 외부 및 수동적으로 적용된 고유수용성 감각과 촉각적 자극으로 설명했다. 이것들이 호흡 리듬과 깊이에 있어서 변화의 원인이다.

물리치료는 의사의 지도하에 실시하고 절차들은 물리치료 범위 내에 있다. 그리고 운동의 실질적인 내용은 의사와 물리치료사 사이에 동의하에 이루어진다. 중환자실에서 환자의 물리치료를 위해서는 적시성, 일관성, 연속성 및 팀 워크가 중요하다.

심폐계 물리치료의 조절 방법

물리치료의 성취된 효과에 대한 객관적인 평가를 제공한다.

다음 사항을 정기적으로 평가하고 관찰한다:

- 호흡 및 운동 기능의 신체 역학적 분석
- 폐 기능 값 - 폐활량계
- 맥박산소측정에 의한 혈액 포화도, 단기 및 장기 모니터링
- 미생물학적 분석 항목을 이용한 객담의 채취 및 크기 또는 무게 측정
- 호흡에 대해서 손, 시각 및 청각을 이용한 접촉
- 방해가 되지 않는 편안한 호흡의 느낌
- 호흡에 대해서 불편 없이 물리적 요구사항에 대한 수행

심폐계 물리치료의 우선 순위:

- 깨끗한 호흡기 통로 촉진
- 깨끗한 호흡기 통로 증가
- 기관지 폐색 감소
- 건강한 상태를 만들고 유지

모든 통제된 데이터는 의료 문서의 일부이며 정기적으로 재평가되며 결과는 ***항상 의사와 상담한 후에 환자에게 주어야 한다.*** 이러한 데이터의 대부분은 환자가 자택 치료를 받는 동안 받게 된다. 그들의 주관적인 지각은 질적 연구의 개별적인 범주로 정립되고 질적 연구를 위한 허가된 프로그램에 의해 정확하게 처리될 수 있다.

1.2.5 호흡 운동(호흡 훈련)

호흡 운동으로도 알려져 있는 호흡 훈련은 호흡 재활의 실질적인 내용을 담고 있다. 목적은 호흡 효율성을 최적화하는 것이다. 신체역학, 생리학, 기타 지원보건 접근들을 토대로, 호흡 훈련의 용어는 호흡 재활의 본질을 더 잘 설명한다. 현재의 맥락에서, 자세와 움직임은 호흡 과정에 따라 좌우되며, 이는 몸통, 머리 및 사지의 움직임과 동반된다. 자발적 호흡 조절 강조, 움직임과의 동기화(특히, 기관지 폐색 환자의 경우), 그리고 시기적절하게 움직임 동안 들숨과 날숨을 하는 것은 정확하고 목표 지향적인 접근법을 가진 조절된 움직임 활동의 상위 수준인 호흡 훈련에서는 상당히 일반적이다. ***절대로 환자의 호흡 리듬에 강하게 개입하거나*** 명령을 내리지 마시고 호흡 훈련의 요소들을 단호하게 조절하게 하라. 각 환자의 개별적인 호흡 접근법의 원칙을 따르고, 물리치료의 교육 및 지시 내용을 거듭 강조해라.

모든 호흡 훈련 방식은 육체적인 건강을 증진시키고 만성 호흡기 질환을 앓고 있는 환자들의 2차적인 변화를 예방하는 것에 기여한다. 호흡 훈련 방식은 심장 질환, 당뇨, 종양 그리고 다양한 진단을 가진 만성적 문제 등이 있는 환자를 위한 호흡 재활 훈련의 실질적인 내용을 담고 있다.

일반적으로, 정적, 동적 그리고 동원 호흡 훈련이 사용된다. 정적 호흡 훈련은 기초적인 호흡 패턴을 개선하기 위해 고안되었으며 호흡 운동에 토대가 된다. 이것은 호흡과 머리의 얼굴 부분에 있는 안면 근육의 움직임 기능을 훈련시키고, 상부 호흡기 통로를 최적의 상태로 유지한다: 깨끗하고 개방된 상태.

각각의 호흡 운동 전에, 세 가지 필수적인 단계를 편안하게 앉은 상태에서 실시할 필요가 있다. (때때로 거울 앞에 앉아서 실시한다.) 코를 풀거나 가래를 제거한다. 실제 훈련을 시작하기 전에 똑바른 자세를 취한다. 정적 호흡 훈련은 상지 또는 하지를 포함한 다른 신체 부위를 동반한 협력적인 움직임 없이 독립적인 호흡을 하는 것이다. 호흡 활성화는 가슴우리, 복부, 등 및 골반 부위 방향으로 향한다. 기본적인 호흡 패턴 훈련과 호흡 및 움직임 시스템의 협응된 움직임에 주의를 기울여야 한다. 운동은 다양한 자세에서 실시하며, 대부분은 앉거나 반듯이 누운 자세로 실시한다. 정적 호흡 훈련에 있어서 어려운 점은 체간과 연관한 사지의 상호 보완적인 자세가 있다. 이러한 사지의 자세는 호흡 수정에 있어서 직접적인 영향을 미치고 호흡과 관련한 인체 생체역학 원리와 일치한다. 정적 호흡 훈련은 대부분의 환자를 위한 물리치료 운동의 첫 번째 사항으로 포함되고 있다.

가슴우리와 복벽의 호흡 움직임이 사지 움직임과 동반되어질 때는 **동적 호흡 훈련**이라고 한다. 운동 목표를 토대로, 처음에는 골반, 하지, 팔이음뼈, 그리고 팔의 움직임이 들숨 동안 더해지고, 이후에는 몸통과 머리의 움직임을 추가한다. 이러한 움직임은 에너지를 필요로 하며 신체의 요구를 지속적으로 유지하기 위해 필요한 역학적 이행 및 적응의 초기 단계에 해당한다. 모든 운동은 시기적절한 운동 순서로 완전한 집중, 천천히 그리고 정확한 실행이 요구된다. 도미노 효과처럼, 한 가지 운동 코스 동안 환자는 움직임, 스트레칭, 강화 그리고 가슴우리와 같은 특정 신체 부위를 통한 호흡을 할 수 있다. 동적 호흡 훈련은 입원 기간 동안 ***개별 신체 및 체력 준비***를 위해서 실시된다. 그룹 운동으로 몇몇 환자들이 같은 운동을 동시에 실시하는 것이 가능하다. 하지만 항상 각 환자의 요구사항을 숙고해서 개별적인 전후사정을 고려해야 한다. 모든 환자들은 집에서 이러한 운동을 계속하는 것이 좋다. 동적 호흡 훈련은 체력 운동의 동적인 요구에 대한 호흡과 움직임 준비로서의 역할을 한다.

동원 호흡 훈련은 호흡과 움직임 운동의 더 높은 형태의 훈련이다. 이것은 호흡, 호흡 단계, 치료 자세, 그리고 신체 분절 움직임의 결합이다. 가장 간단한 것은 호흡과 함께 특정 움직임을 통한 고립된 자세에서의 정적인 상태이고,

B

동원 운동 진행으로 구성 된다. 이러한 것들은 큰 근육 그룹이 활성화되어지는 동안 호흡과 움직임 세트의 조합을 기본으로 한다. 연이은 운동은 논리적 순서를 가지고 있으며, 그 효과는 즉각적이거나 또는 장기적인 효과의 총체적인 것을 토대로 한다. 한 번의 운동 세션 동안 개별적인 운동 순서에 따라서 즉각적인 효과가 나타난다. 장기적인 효과는 호흡과 움직임 운동의 규칙적인 실행, 즉 반복이 긍정적인 결과를 촉진한다는 대 효과(greater effect) 원리를 토대로 한다. 움직임 연속은 호흡 단계에 의해 주어지고 정적 자세 지구력은 호흡 속도에 영향을 받는다. 이러한 훈련 프로그램은 과부하, 신체 부위에 초점을 맞추고 있으며 불쾌한 느낌을 동반할 수 있다. 이러한 이유 때문에 별로 좋아하지는 않는다. 운동은 때때로 상처를 주기도 하고, 초기 증상들 중 일부는 땀, 피로 또는 얼굴 홍조를 포함하고 있으며, 유쾌하지 않을 수도 있다. 이것들은 대개 시간제한이 있고 영구적인 결과가 없는 일시적인 자율 신경계 반응일 뿐이다. 이 운동은 나중에는 기분 좋은 근육 이완과 제한된 관절의 자가 가동술을 동반한 심한 근육 스트레칭처럼 느껴지는 자세와 몸의 움직임이 나타난다. 운동이 반복된 후에는 이완된 자세와 길고 편한 호흡으로 바뀌게 된다. 이를 통해 환자의 호흡과 신체 상태에 긍정적인 영향을 미칠 수 있는 운동 부하를 점진적으로 증가시킬 수 있다. 치료적 효과는 환자의 능동적인 협응과 운동에 대한 긍정적인 접근에 달려 있다. 운동은 움직임으로부터 주관적으로 기분 좋은 느낌을 인지하도록 만들고 신체적 부하에 대해서 쉽고 빠른 적응을 하도록 한다. 객관적으로는, 전반적인 신체적 상태와 편안하고 부드러운 움직임을 향상시킨다.

1.2.6 물리치료와 폐 질환

신체적 요구에 대한 내성이 감소함에 따라 적절한 건강 물리치료 프로그램의 선택과 관련된 문제가 대두되고 있다. 신체적인 요구에 대한 신체 적응을 조사한 연구들은 운동 과 비운동 그룹 사이의 비교결과를 토대로, 운동 대상자들의 건강이 증가한다고 보고했다. 그리고 실제 병리학적인 과정에도 긍정적으로 영향을 미친다고 한다. 그리고, 환자의 움직임과 독립성도 증가되어 삶의 질이 향상된다고 보고하고 있다. 건강한 사람들에게서 보이는 좋은 결과를 이끌어내는 일반적인 원리는, 호흡계를 포함한 신체의 모든 관련된 시스템들 내에 점진적인 적응을 유발하는 단기간의 과부하 훈련이다. 또한, 적응을 위해서는 주로 지구력 훈련이 권장되기도 한다. 유산소 훈련 중에 다음과 같은 변화가 개별 시스템에서 발생한다.

1. 근육 섬유:

- 붉은 색 섬유의 미토콘드리아 확대; 산화성 인산화를 하고 ATP 재생을 촉진하는 효소
- 유산소 운동 능력 증가
- 과부하 시, 근육은 주로 산화를 통해 당을 이용하며, 젖산 농도는 낮게 유지된다.
- 당 저장소는 보존된다.
- 근육 내 및 근육 간 협응성 향상

2. 에너지 소비량 조절 동안:

- 동일한 부하로 인해 더 낮은 양의 카테콜아민이 생산된다.
- 인슐린에 대한 민감도 증가
- 지방 연소 증가
- 에너지 보급 부위에서 글리코겐이 보존된다.

3. 동일한 부하에 적응한 이후에 순환 및 호흡:

- 혈액 내 산소 수송 증가
- 심장 박동수 감소
- 혈압 저하
- 분당 심박출량 감소
- 최대산소섭취량 증가

위의 제시된 변화는 다수의 연구에 의해 증명되었다. 무게에 대한 적응으로 나타나는 주어진 변화들은 움직임 활동이 충분한 강도, 빈도와 기간이 있어야만 발생한다. 그러나 이 부분에 대해서는 의견이 분분하다.

Richard Casaburi(1997)는 최대 허용 하중의 80%를 일주일에 5번, 하루에 1–2회 사용할 것을 권장한다. 치료 효과는 2주 이내에 나타난다. 다른 연구가들은 더 낮은 부하 강도를 선호한다. 유럽 회사들은 예상되는 최대 심박 수의 50~80% 또는 50~70%의 최대 산소섭취량에서 부하 강도를 증가시킬 것을 권장한다. 미국 Thoracic 협회는 최소 30분 동안 매일 또는 적어도 일주일에 5번 걷거나 자전거를 타는 형태의 활동에 대한 가이드라인을 추천한다. 그

러나 하중 강도는 명시되지 않았다. 많은 연구가들은 무산소 역치 수준의 강도와 같은 부하량을 추천하지만 어떤 연구가들은 더 낮은 강도를 추천한다. 또 다른 의견은 적응효과가 발생되는 에너지의 양과 상관관계가 있다는 것이다. 현재의 의견을 바탕으로 종합해보면, 30~45분 일주일에 5번 반복된 운동을 할 때, 5~10주 이후에 효과가 발휘될 수 있다. 운동 강도는 최대 산소섭취량의 최소 50-60% 또는 동일한 심박 수 증가율에 도달해야만 한다. 운동 강도의 단계는 환자의 상태를 토대로 설정해야 한다. Paul W. Jones는 하중 강도의 결정을 자세히 연구했다. 그는 환자를 숨이 차는 정도, 1초 동안 강제 호기량, 최대 1분 환기량, 최대 분간 환기량, 최대 산소 섭취량과 혈액 가스 상태를 토대로 4개 그룹으로 나눴다. 서로 다른 부하 강도가 각각의 그룹에 권장되었다.

물리적 하중에 대한 적응 문제부터 방식까지는 의견이 분분하다. 여기서 정말 중요한 원리는 대근육 그룹이 활성화될 필요가 있다는 사실이다. 정형외과적 측면 또한 존중될 필요가 있다. 이것은 하중의 방식이 보편적으로는 확립될 수 없다는 것을 의미한다. 예를 들어, 달리는 동안, 엉덩관절에 과부하로 인해서 관절증이 발생할 수 있다. 반면에, 걷는 동안에는 슬개대퇴 복합체에 과부하가 발생한다.

특정 강도의 활동을 목표로 하는 재활 치료를 시작하기 전에, 심폐 운동의 단계를 객관적으로 결정하는 스트레스 테스트(stress test)가 추천된다. 테스트는 1~2개월 이내에 반복되어야 하며 결과는 비교되어야 한다. 이것으로 사용될 방법뿐만 아니라 적절한 강도 결정도 확인이 가능 할 것이다.

비록 많은 경우에 있어서 앞선 연구들의 유의성이 신경생리학적 기능의 관점으로부터 호흡을 목표로 하는 치료적 효과와 겹친다고 할지라도, 물리적 부하에 대한 환자 적응의 명확한 증가에 대한 논쟁은 역설적으로 관심의 중심에 있지는 않다.

1.3 선택적 물리치료 개념

1.3.1 보이타의 원리 : 반사적 이동운동 (Reflex Locomotion)

B

체코의 신경과 학자인 Vaclav Vojta(1917-2000)는 자신의 관찰과 경험을 토대로 1950년대에 진단과 치료적 원리를 제시했다. 뇌성 마비를 앓고 있는 아이들의 치료 방법에 대한 연구를 하는 동안에 반사적 이동 운동을 발견했다. 뇌성마비를 앓고 있는 어린이들에게 다양한 신체 자세에서 정확하게 정의된 자극으로 몸통과 사지에 의지와 상관없는 운동 반응을 이끌어 낼 수 있었다.

Vojta 교수는 ***기본적인 움직임 패턴이 각 개인의 중추신경계에서 유전학적으로 프로그래밍화된다는*** 개념을 토대로 했다. 이러한 것들은 자세를 바르게 하는 "구성요소(building blocks)"로써 도움을 주고 움직임(**구르기 및 네발기기를 통한 쥐기부터 독립적인 보행**)을 향상시킨다.

선천적인 움직임 패턴들의 자발적인 연결은 CNS와 움직임 시스템의 기능부전 때문에 제한된다. 반사적 이동운동을 통해, CNS는 활성화될 수 있고, 이를 통해 선천적인 생리학적 움직임 패턴을 새롭게 하는 것을 목표로 해서 정신적 장애가 있는 상황을 일깨울 수 있게 한다.

치료적 시스템(THERAPEUTIC SYSTEM)

치료법은 안정적으로 누운 자세와 같은 개별적인 발달 단계를 포함한 발달 운동학을 토대로 한다. 엎드린 자세, 구르기, 옆으로 앉기, 똑바로 앉기, 기기, 서기 그리고 걷기에서 머리 들기는 정적 상태뿐만 아니라 한 자세에서 다음 자세로 넘어갈 때 어떻게 변화하는 것까지 평가되어야 한다. 그리고 근육이 이러한 과정들 중에서 활성화되어야 한다. 이동운동에 필수적인 세 가지 요소가 있다(**전진이동**). 쥐기와 사지의 전진 움직임으로 나타나는 신체 자세의 자동적 조절, 중력에 대항한 체간 수직화, 상응하는 위상성 동작(phasic mobility)

보이타에 따르면, 이 방법은 유전자 암호화된 인간 움직임 프로그램을 일부 포함한다. 말초로부터 들어가는 특수한 정보 입력(**구심성**)은 특정 운동 반응(**원심성**)을 유발한다. 특정한 신체 부위의 어떤 시작 자세에서, 수기를 이용한 압력을 유발 구역에 적용한다. 유발 구역은 반사적 네발기기와 돌기로 명명한 자동적인 이동운동 유도에 작용한다. 자극이 주어지는 시간 이후에, 누적된 구역 자극은 복잡한 운동 반응을 이끌어 낼 수 있다. 이러한 운동 반응은 무작위적이지 않지만 공정하고 일관성이 있다. 개별적인 움직임 패턴은 개인을 바른 자세로 세우거나 걷는 것을 하도록 이끌어주는 움직임과 유사하다.

반사적 이동운동의 활성화 (Activation of Reflex Locomotion)

이 방법은 세 가지 움직임 과정을 기초로 한다: 반사적 기기, 반사적 돌기 및 수직화 과정(수직적 자세 1-6).

다음의 움직임 과정에는 각각의 전진 이동에 대한 기본 요소가 포함되어 있다.

- 움직임 동안 자동적 균형 조절("자세 조절")
- 신체 바로세우기
- 의도적인 쥐기 및 사지의 전진 이동("위상성 동작")

반사적 이동운동은 세 개의 기본적인 자세로부터 활성화된다(바로누운 자세, 엎드린 자세 그리고 엉덩관절 및 무릎관절을 최대로 굽힌 무릎 꿇은 자세). 다리는 침대의 가장자리에 있고, 상지는 반사적 기기와 동일한 위치에 있고 머리는 매트 위에서 회전한다.

움직임 반응을 유도하기 위해, 보이타는 다음을 사용한다.

- 몸통과 사지의 **특정한 초기 각도 위치**
- 관절에 정적 및 동적 **압력 및 당김**
- 체간과 상지 및 하지의 **유발 영역 활성화**
- 최근에 만들어진 움직임에 대한 **저항**

어떤 근육 사슬의 교정 관계는 특정한 순서로 발생한다. 근육 활동은 온몸으로 퍼진다. 질량 중심의 변화는 사지를 지지하는 지점들을 통해서 발생한다. 몸통은 사지보다 위에 세워져 앞서서 이동된다. 전체적인 과정은 상지 및 하지에서 서거나 이동하는 단계로 변경되면서 동적으로 발생된다. 유발 영역, 저항, 압력 방향에서 변화, 초기 위치에서의 사지 위치 변화는 세 가지 기본 위치의 많은 변형을 야기한다. 이러한 방식을 통해서, 개별적인 진단과 특수한 치료 목적을 맞춘다.

반사적 기기(Reflex Creeping)

초기 자세는 엎어져 있는 자세(그림 1.3.1-1, 그림 1.3.1-2)이고, 머리 위치를 기준으로 머리가 회전된 신체의 측면은 안면측(facial side)이라 하고 그 반대쪽을 후두측(occipital side)이라고 한다. 안면측에 사지는 안면측 상지와 안면측 하지라고 한다. 후두측에 사지는 후두측 상지와 후두측 하지라고 한다. 유도된 움직임 패턴은 오른쪽 하지와 왼쪽 상지가 동시에 이동하는 이른바 ***교차 패턴***(crossed pattern)에서 발생한다. 몸통은 하나의 하지와 반대측 팔로 지지된다. 근육 활동이 유도되고 몸통은 매트 위에 부담이 없는 위치에 해당하며 앞쪽 방향으로 이동할 준비가 된 자세와 일치한다. 머리가 반대쪽으로 돌기 시작하고 치료사는 움직임에 저항을 준다. 움직임 동안 머리는 척추의 축이 길게 늘어나는 것처럼 유지해야 한다. 이를 통해 전체 신체 부위의 근육 활성화를 강화하고 교정 과정에 대한 경향들이 형성된다. 이것은 주로 지지, 쥐기, 직립 자세 및 보행에 필요한 메커니즘의 활성화이다.

안면측 상지(Facial Upper Extremity)

초기 위치 : 매트 위에 전완으로 지지한 자세

유발 구역 : 위팔뼈 안쪽위관절융기

예측성 움직임(Anticipatory movement) :

- 어깨 복합체와 함께 안면측 상지는 몸통의 지지 기능을 대신한다. (몸통은 무게가 없으며 중력에 대항하여 곧게 펴진다.)
- 축성 기관(머리와 몸통)은 바깥쪽과 위쪽 방향으로 이동한다.
- 팔꿈치는 지지하는 지점이 된다.
- 손목 폄과 노쪽손목굽힘과 함께 먼쪽 사지에서 "쥐기"가 나타난다(그림 1.3.1-3).

후두측 상지(Occipital Upper Extremity)

초기 위치 : 어깨와 팔꿈치는 중립 위치. 팔은 몸통 옆에 위치한다.

유발 구역 : 노측 붓돌기

그림 1.3.1-1 반사적 기기의 초기 자세.

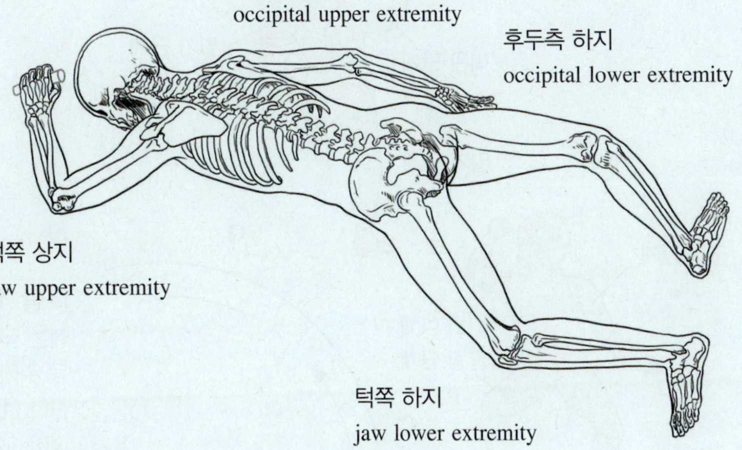

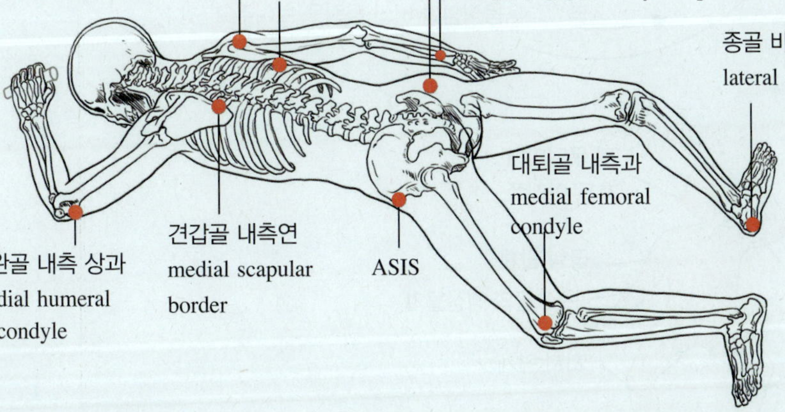

그림 1.3.1-2
반사적 기기 유발 구역.

예측성 움직임(Anticipatory movement) :

- 이동 단계(Stepping phase), 어깨 굽힘, 아래팔 뒤침, 팔꿈치 굽힘, 손목 폄과 노쪽손목굽힘, 손허리뼈 벌림(손 펴기)
- 움직임은 매트를 쥐면서 완료된다. 사지는 지지 기능을 취할 준비가 되어 있다; 머리는 회전하고, 원래는 후두측이었던 사지는 안면측이 된다.

안면측 하지(Facial Lower Extremity)

초기 위치 : 소아 환자에서, 약간 굽힘, 엉덩관절 바깥쪽 회전 및 벌림(소아 환자만 해당), 약간 무릎 구부림; 성인 환자의 경우, 안면측 하지가 펴되고 엉덩관절 안쪽 돌림으로 매트 위쪽에 위치한다.

유발 구역 : 안쪽 넙다리 위관절융기

예측성 움직임(Anticipatory movement):

- 이동 단계(Stepping phase)
- 엉덩관절 굽힘, 바깥쪽 회전, 벌림, 무릎 굽힘, 발목 굽힘과 폄, 발 허리뼈 벌림과 동시에 발가락 폄; 전진 쪽 무릎은 지지 기능을 준비한다.(그림 1.3.1-2와 1.3.1-3을 본다.)

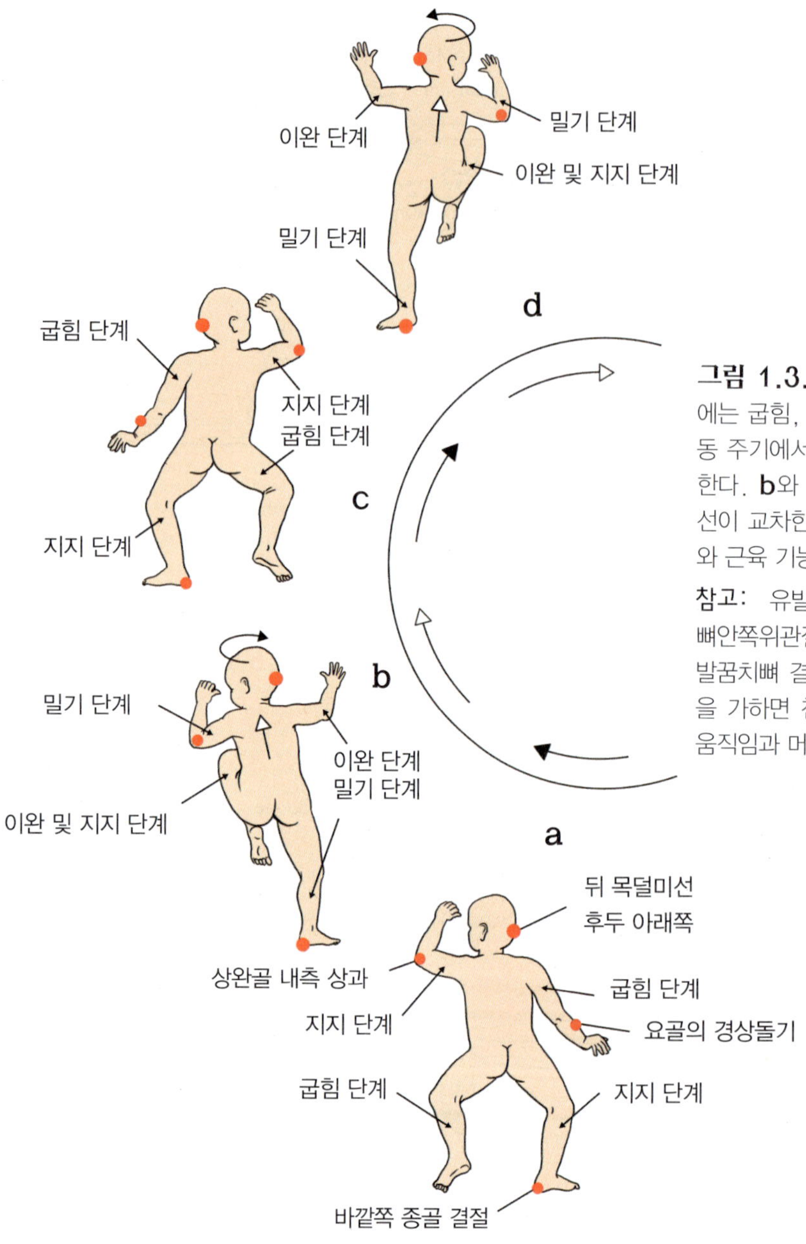

그림 1.3.1-3 교차 패턴에서 반사적 기기. 이동 주기에는 굽힘, 이완, 서기 그리고 밀기 단계를 포함한다. 이동 주기에서 단계의 구별은 머리가 돌아가는 방향에 의존한다. **b**와 **c**그림 사이와 **d**와 **a**그림 사이에서 신체 정중선이 교차한다. 이것으로 이동 단계(stepping phase)와 근육 기능이 변한다.

참고: 유발 구역(trigger zone)은 안면측에 있는 위팔뼈안쪽위관절융기, 후두측에 있는 노측 붓돌기와 바깥쪽 발꿈치뼈 결절에 있다. 후두측의 뒤아래 목덜미선에 압력을 가하면 천천히 머리가 돌아간다. **b**와 **d** 그림은 이동 움직임과 머리 돌림을 보여주고 있다.

후두측 하지(Occipital Lower Extremity)

초기 위치 : 약간 엉덩관절 굽힘, 벌림, 바깥쪽 회전

유발 구역 : 발 뒤꿈치의 바깥쪽 측면 또는 바깥쪽 발꿈치뼈 결절

예측성 움직임(Anticipatory movement) :

- 후두측 하지는 바깥쪽 돌림인 대퇴부, 골반 후방 경사와 동시에 약간 무릎 굽힘으로 지지 기능을 하고 있다.
- 몸통의 무게를 줄여주고, 근육들이 중력에 대항해서 작용한다.
- 지지하는 지점 : 발 뒤꿈치
- 발목 굽힘과 안쪽번짐
- 밀기와 동시에 발가락이 굽힘 되는 움직임 발생

참고: 이러한 활성 동안, 머리와 몸통 및 안면 부위에 동시 다발적으로 유도된 움직임이 발생한다.

활성화시스템 자세 1-6

보이타(Vojta)는 신체를 수평 자세로부터 수직 및 서 있는 자세로 옮겨가는 6개의 치료 자세를 설명했다(그림 1.3.1-4). 자세 1에서, 하지는 최대로 엉덩관절과 무릎관절을 굽히고, 몸통은 대퇴 위에 두고, 머리는 매트 위에 놓고 한쪽 방향으로 회전시켜서 지지되게 만든다. 자세 6에서, 몸통은 거의 수직이다(서 있는 자세). 치료 동안, 자세 1과 2가 하지 교정과 몸통을 세우기 위해서 필요로 하는 근육 활성을 위한 치료 목적으로 가장 자주 사용된다. 반사적 기기와 유사하게, 자세 1-6 활성 시스템은 대측성 모델이다.

자세 1의 시작 자세: 환자는 엉덩관절과 무릎을 최대로 굽힘해서 매트 위에 무릎을 꿇는다. 다리는 매트 모서리 위에 둔다. 발등부분이 바닥과 닿지 않도록 한다. 몸통은 대퇴부 위에 위치하며 머리는 한쪽으로 약 30° 회전한다. 안면측에서는 어깨 125~130° 굽힘, 아래팔 엎침과 팔꿈치 45° 굽힘상태로 상지를 매트 위에 놓는다. 손목과 손가락은 매트 위에서 자유로운 위치에 둔다. 반대측(후두측) 상지는 몸통을 따라 자유롭게 놓여 있고 아래팔의 손등 쪽은 매트 위에 둔다(그림 1.3.1-5).

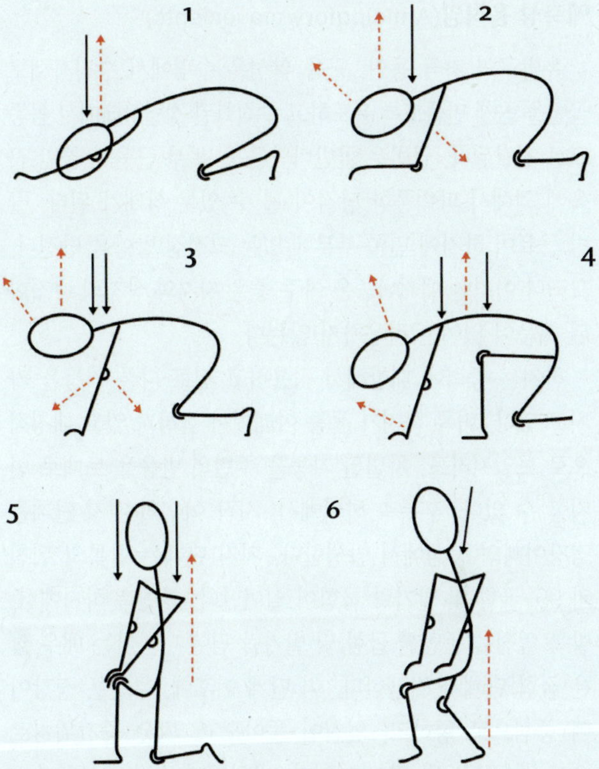

그림 1.3.1-4 유도된 움직임의 순서와 단계의 도식화-활성화시스템 자세 1-6에서 각각의 수직화 모식도.

유발 구역(Trigger zones)

유발 구역은 반사적 기기에서 사용되어지는 것과 동일하며 다음과 같다.

a) **안면측 :**

- 위팔내측위관절융기
- 날개뼈 안쪽면의 먼쪽 1/3
- 위앞엉덩뼈가시

b) **후두측 :**

- 어깨뼈봉우리의 앞-바깥쪽 면
- 몸통 구역 - 6~8 갈비뼈 사이 공간
- 중간볼기근의 뒤쪽 경계면
- 노측붓돌기
- 바깥쪽 발꿈치뼈결절

참고 : 자세 1에서 자극을 가하는 동안은 예상되는 머리 회전 방향에 저항을 주면서 머리 움직임을 조절하거나 유도하는 것에 장점이 있다. 이를 통한 활성의 축적이 몸통이나 축성기관으로 상당히 전달된다.

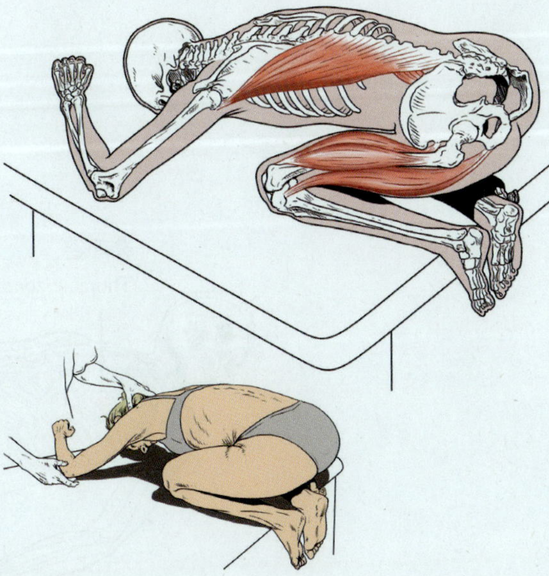

그림 1.3.1-5 활성화시스템 자세 1의 초기 위치.

예측성 움직임(Anticipatory movements)

유발구역 자극 동안, 근육 활성은 수평에서 수직자세로 골반을 곧게 만들도록 유도하고 수직화된 정렬상태에서 몸통으로 전달된다. 골반은 골반바닥근육, 복부 근육과 골반 근육에 의해서 파워풀한 당김이 될 수 있는 상태가 된다. 골반 근육이 하지에 먼쪽 부분에 있는 고정점 방향을 당긴다. 그러나 이러한 메커니즘은 아주 좋은 지지와 상지의 수직화된 세움이 없이는 작용하지 않는다.

하지는 중력에 대항해서 작용하고 서로 다른 기능을 가지고 있다. 비록 하지가 몸통 아래에서 접혀져 있고 대칭적으로 보일지라도, 차별된 기능을 주변의 반응을 토대로 인지할 수 있다. 후두측 하지에서, 시작 이후의 지지 단계는 정강이뼈의 중심에서 발생한다. 지지 단계는 발목의 뒤침과 90° 굽힘 및 발가락 굽힘이 일어난다. 안면측 하지에서, 발목 엎침을 동반한 굽힘 및 발가락 폄이 나타나는 매우 짧은 굽힘 단계가 발생한다. 이 단계 이후에, 무릎은 정강이뼈 중심으로 향하고, 엎침이 돌아오고, 발은 중간위치로 오고 자유로운 발 폄이 보인다. 발허리뼈 벌림도 보인다.

상지의 움직임은 반사적 기기와 유사하다: 안면측 상지는 지지가 되고 단계적 전진 이동이 후두측 사지를 통해서 발생한다. 반사적 기기와 대조적으로 척추는 곧게 펴지고 머리는 반대측으로 돌아가고 무게를 줄이려는 경향이 나타난다.

반사적 돌기(Reflex rolling)

치료에서 반사적 돌기는 바로 누운 자세 또는 이동하는 다양한 단계에서 사용된다. 동측성 사지가 전진하는 동측성 모델이다.

반사적 돌기는 바로 누운자세에서 옆으로 누운자세로 발생하고 네발기기 자세까지 되면 완료된다.

반사적 돌기(Reflex Rolling) – 1단계

바로 누운 자세에서, 가슴우리 구역 내에 갈비뼈 사이 공간의 자극은 옆으로 누운 자세로 돌아가는 결과를 초래한다. 발생되는 반응은 척추를 곧게 펴거나 등쪽 면으로 지지하기, 상지의 지지기능 준비, 매트 위로 하지 들어올리기 및 복부 근육군의 협응적 활성화를 포함한다.

초기 자세 : 바로 누운 자세, 머리를 한쪽으로 회전한다. (안면측과 후두측 사지는 같은 방식으로 구별되어 진다.) 사지는 매트 위에 자유롭게 놓여 있다 (그림 1.3.1-6).

유발 구역 : 매트를 기준으로 대각선 방향으로 갈비뼈 사이 공간(대부분은 6번과 7번 갈비뼈 사이)에 압력을 준다. 압력은 후두측의 날개뼈쪽 방향으로 향해 있다; 그때, 목덜미선이 후두측에 접촉되고 머리 회전 동안 저항 받는다.

예측성 움직임:

- 몸통과 척추가 중립 위치에 있음
- 어깨와 골반의 평행한 위치
- 등이 지지면이 되고 몸통의 윗부분이 곧게 펴진다.

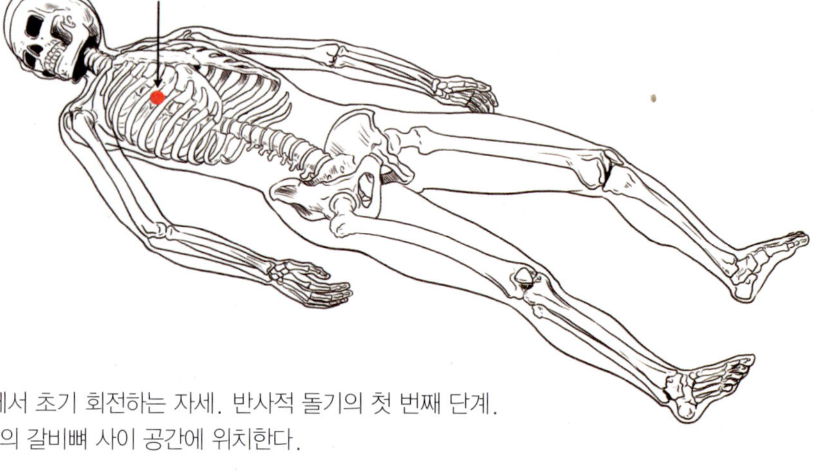

그림 1.3.1-6 바로 누운 자세에서 초기 회전하는 자세. 반사적 돌기의 첫 번째 단계. 가슴우리 구역은 6번째 갈비뼈 주변의 갈비뼈 사이 공간에 위치한다.

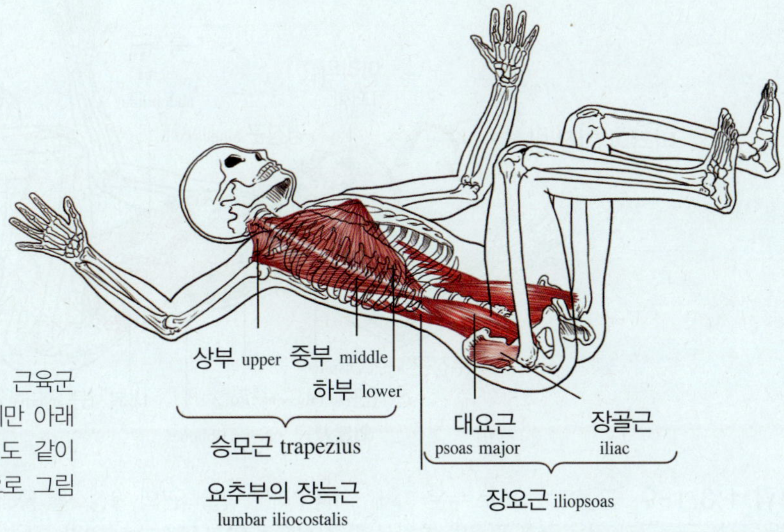

그림 1.3.1-7 엉덩관절 굽힘근과 복부 근육군을 통한 척추 폄 – 사진에서는 나타나지 않지만 아래쪽 몸통 폄근들(그중에서도 허리엉덩갈비근)도 같이 작용한다. 지지 면은 수축된 등세모근 근육으로 그림에 나타나 있다.

- 후두측 사지가 바깥쪽으로 돌아간다; 안면측 사지는 벌림되고 굽혀진다.
- 양쪽 하지에서 엉덩관절과 무릎관절이 굽힘된다. 엉덩관절은 바깥쪽으로 돌아가고 벌림된다. 하지는 매트 위에 있고 발목은 중립자세이다.
- 머리가 반대쪽을 향하여 돌아간다.
- 호흡이 깊어진다.

(그림 1.3.1-7, 1.3.1-8, 1.3.1-9)

반사적 돌기(Reflex Rolling) – **2 단계**

반사적 돌기의 전반적인 과정의 특정 "동결(frozen)" 단계이다. 옆으로 누운 자세가 치료적인 장점이 있는 자세이다. 자발적인 돌기, 기기와 걷기가 나타나는 움직임 과정을 포함한다. 상지와 하지의 먼쪽 부위는 신체를 지지하기 위해 사용된다. 이 부분들은 신체를 위쪽 그리고 앞쪽으로 이동시킨다. 이 반응들은 매트의 바닥쪽 부분에 상지와 하지로 지지하는 것을 포함한다. 지지는 어깨에서부터 팔꿈치와 손바닥으로 이동한다. 골반 부위의 지지는 대퇴부의 바깥쪽 측면을 따라 무릎으로 해서 먼쪽으로 이동한다. 척추

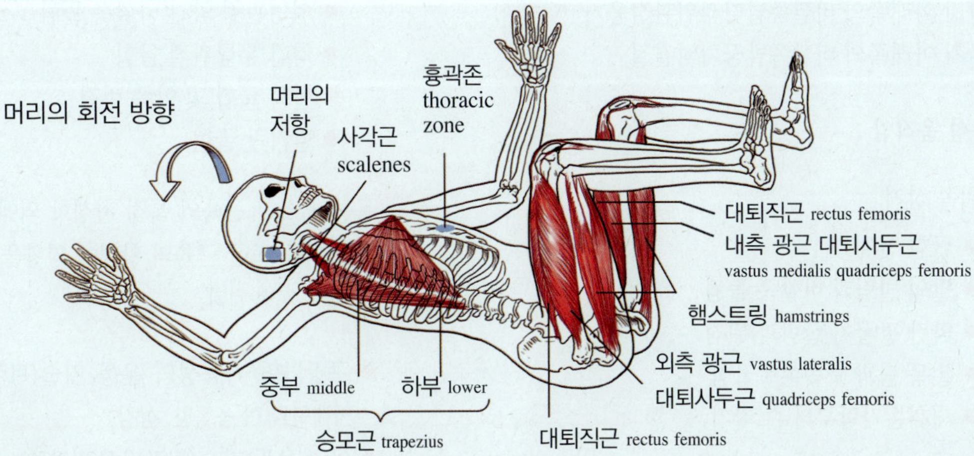

그림 1.3.1-8 균형 잡힌 바로누운 자세. 질량의 중심은 가슴우리 구역의 자극과 머리에 가하는 저항으로 위쪽 방향으로 이동된다. 세로방향의 신체 축을 따라서 폄이 발생한다. 지지 면은 수축된 등세모근 근육에 나타난다. 하지는 엉덩관절 굽힘, 약간 벌림과 바깥쪽 돌림으로 지지면 밖으로 이동된다. 무릎은 대퇴사두근 수축으로 90°까지 펴된다. 대퇴부 근육군의 먼쪽 부분의 공동 기능으로 무릎 폄이 천천히 나타난다. 발목은 중립 위치에 있다.

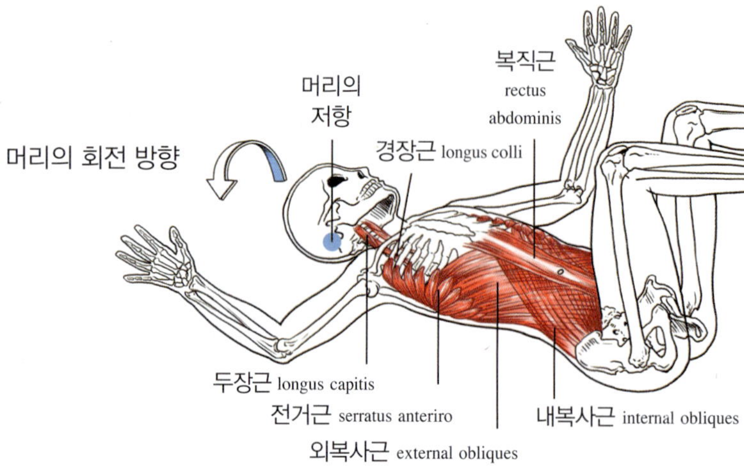

그림 1.3.1-9 균형 잡힌 바로 누운 자세. 가슴우리는 앞톱니근의 활성화를 통해서 확장된다. 척추는 복벽, 깊은 근육 조직, 깊은 경추 굽힘근과 깊은 경추 폄근을 통해서 중립 상태로 맞춰진다. 눈, 안면 근육 조직, 아래턱뼈, 혀, 그리고 머리의 움직임은 후두측으로 향한다. 가슴우리 구역과 머리 움직임에 대한 저항은 그림의 파란 색 화살표로 표시되어 있다.

를 곧게 펴는 동작이 머리가 중력에 대항해서 옆쪽으로 있는 동안 도는 과정에서 발생한다.

초기 자세 : 옆으로 누운 자세(그림 1.3.1-10, 1.3.1-11).

유발 구역 :

- 상지 위쪽의 어깨뼈 봉우리
- 상지 위쪽의 노측붓돌기
- 하지 위쪽의 앞위엉덩뼈가시
- 상지 위쪽의 안쪽넙다리위관절융기
- 상지 아래쪽의 안쪽위팔뼈위관절융기
- 하지 아래쪽의 바깥쪽넙다리위관절융기
- 하지 아래쪽의 바깥쪽발꿈치뼈결절

예측성 움직임 :

a) 위쪽 상지

- 굽힘 단계
- 팔의 벌림과 바깥쪽 돌림
- 약간 팔꿈치 굽힘과 뒤침
- 손목 폄과 노쪽손목굽힘
- 새끼손가락부터 손 펴기

b) 위쪽 하지

- 굽힘 단계(이동)
- 엉덩관절과 무릎관절 굽힘
- 엉덩관절 바깥쪽 회전
- 발목 굽힘(중립상태)

c) 아래쪽 상지

- 서는 단계, 어깨, 팔, 팔꿈치로 지지
- 어깨관절 바깥쪽 돌림, 약간 팔꿈치 굽힘
- 아래팔 엎침
- 손바닥 폄

d) 아래쪽 하지

- 서 있는 단계, 넓적다리와 골반 측면으로 지지
- 엉덩관절 약간 바깥쪽 돌림
- 약간 무릎관절 굽힘
- 발목 굽힘 및 안쪽 번짐
- 발가락 굽힘

몸통과 사지 근육의 특정 활성화 외에, **반사적 이동운동의 메카니즘** 또한 근육의 활성에 영향을 미치고 다음 내용을 위해서 사용된다.

- 구강안면 가동성의 운동 기술(머리 돌리는 방향으로 아래턱과 혀 움직임, 삼킴)
- 안구 운동 기술(머리 움직임 이전에 눈 움직임)
- 방광과 내장 기능(방광의 평활근에 영향을 미침, 방광의 바깥쪽 괄약근과 장 연동운동)
- 종격 및 폐 확장(갈비뼈 호흡 강화)

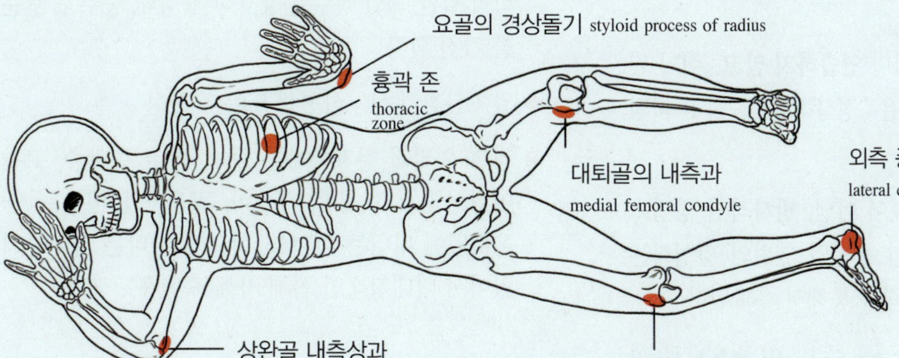

그림 1.3.1-10 사지에 위치한 반사적 기기의 두 번째 단계에서 유발 구역과 가슴우리 구역.

치료 효과(TREATMENT EFFECTS)

- 시기적절하게 치료를 시작하는 것이 긍정적인 치료 효과에 있어서 결정적인 요소 중의 하나이다. 보상 패턴은 문제점을 예방하기 위해서 발생한다. 치료는 이러한 보상패턴이 발생하는 시점보다 더 일찍 생리학적 움직임 과정들을 새롭게 해서 문제점을 해결할 수 있다.
- 반사적 이동운동은 생리학적 움직임 패턴에 관한 근육들을 활성화시킨다. 환자 의지로 참여할 수 없는 근육들을 활성화시킨다.
- 반복된 치료는 척추를 강화시키고 팔과 다리를 더 목적 있는 지지와 쥐기 기능으로 사용하도록 한다.
- 삼키고 씹는 것이 향상되는 것 이외에도, 말이 나오고, 발음이 향상되고, 목소리 발현이 구강안면 부위에서 강화된다.
- 환자는 균형을 더 잘 유지할 수 있으며 공간 내에서 방향에 대한 인지향상을 볼 수 있다.
- 마찬가지로, 신체 인지 및 사물의 모향 형태와 구조에 대한 인지를 향상시킨다.
- 움직임에 문제가 있는 환자에게서는 의사소통 능력이 향상된다. 학령기 아동과 십대들과 같은 어린 아이들의 경우에, 치료는 성숙과 성장에 긍정적인 영향을 미칠 수 있다.
- 성인의 경우에, 치료의 목표는 원래의 건강한 운동 패턴을 회복하거나 통증 또는 제한된 기능 및 힘과 같은 과정을 예방하는 것이다.
- 치료는 CNS 기능장애에 의해 야기된 운동 결핍뿐만 아니라, 다른 이유로 발생된 움직임 시스템 문제에도 효과적이다.

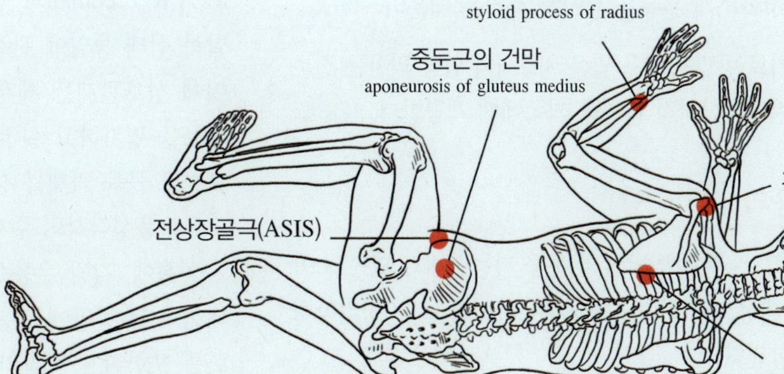

그림 1.3.1-11
몸통의 위쪽에 위치한 반사적 기기의 두 번째 단계에 유발 구역.

치료의 원리와 기초

1. 보이타 치료 방법은 가르치거나 **연습하지 않고**, 쥐기 및 똑바른 자세 또는 걷기와 같은 "정상적인" 움직임 과정을 교육시키지 않는다.
2. 치료는 환자의 자발적인 노력이 아닌, **반사적인 방법**으로 수행된다. 두 가지 복잡한 움직임 패턴의 활성화는 초기 자세와 유발 구역에 압력을 통해서 유도된다.
3. 보이타 치료 방법은 뇌에 자극을 주고, 이 방법으로 환자의 **자연적이고 타고난 능력**을 활성화시킨다. 환자는 유도된 활성화를 통해서 자발적인 움직임으로 구조화할 수 있다. 치료 이후에, 환자는 "발견하고", "배움" 없이도 어떤 기능학적인 부분을 "사용" 한다.
4. 반사적 이동운동은 **신체의 전반적인 변화**, 즉 질량 중심 이동, 신체를 똑바로 세운 자세 향상, "균형" 조절, 전반적인 움직임 협응 향상을 야기한다.
5. 반사적 이동운동과 움직임 과정들은 **나이와 상관없이 유도될 수** 있다. 그러므로 이 치료법은 신생아부터 성인기까지 적용될 수 있다.
6. 치료의 효과는 주로 초기 질환의 유형에 달려 있다. 심각한 질병적 문제에서는 치료가 몇 주, 몇 달, 때로는 심지어 몇 년까지도 지속될 수 있다. 치료 성공의 중요한 조건은 치료사의 지식, 치료 적용의 **정확성**, 치료 **강도**와 **빈도**가 포함된다. 1회 치료 시간은 5~20분이다. 치료는 하루에 여러 차례 반복된다(4번까지). 치료 프로그램, 빈도 및 휴식 기간은 환자의 상태에 따라 수정된다.
7. 가정에서 매일 이 치료법을 실시하는 치료사들은 보이타 방법을 적용하는 동안 중요한 역할을 한다. 여기에는 환자의 **가족 구성원**이 포함된다. 반복된 학습을 통해서, 그들은 정확하게 운동을 실시하는 것을 배운다.
8. 보이타 치료 방법을 교육 받은 치료사와 담당 의사는 전문적인 도움 및 심리적 지원을 가족에게 제공한다.

치료 적용과 금기사항

Vojta 방법은 **주로** 발달상의 운동 기능장애가 있는 소아과 환자를 대상으로 한다. 여기에는 다음과 같은 병리학적 조건이 포함된다:

- 중추신경계 질환 : 뇌성마비 - 모든 형태, 퇴행성 신경학적 질환, 뇌와 척수 손상 이후에 상태, 중추 협응 문제를 가진 환자
- 말초신경 손상 : 선천성 또는 후천성
- 정형 외과적 문제: 예를 들어, 척추 측만증, 고관절 이형성증, 내번첨족, 신생아, 걸음마를 배우는 아이, 유치원에 다니는 아이들, 학교에 다니는 아이들에게 있어서 비대칭적인 신체 자세(**측만증**). 사경.

일반적인 금기사항: 예방주사 이후에 3~4일, 급성 바이러스 질환 또는 감염기간 동안 악성 뇌전증 시, 염증성 질환, 전이성 종양, 예비 투약 시, 코티코스테로이드의 과량 투여 시, 특정 건강 검진 또는 절차 시(예: 요추천자, MRI, 외과 또는 정형의학 치료 실시 이후에 회복하는 기간 동안)

절대적인 금기사항은 존재하지 않는다. 이 방법은 기술적인 도구가 없어도 된다. 환자의 주어진 조건과 반응에 적합하도록 환자를 입원시킬 것인지 또는 외래환자로 볼 것인지를 자격을 갖춘 치료사가 수정해야만 한다.

1.3.2 감각운동 자극

1970년경, Janda 교수와 그의 동료 M. Vavrova 교수는 감각 운동 자극론의 방법론을 연구하기 시작했다. 감각 운동 자극론은 움직임 조절 동안에 구심성과 원심성 정보 사이의 상호관계에 중점을 두는 것에 있다. 이 방법론은 움직임에 관해서 구심성 정보 결핍이 미치는 영향에 대해서 연구한 많은 연구가들의 결과에 기초가 되었다. 아마도, A.D. Kurtz는 처음으로 발 부상과 근육 경련 사이의 관계를 임상적으로 연구한 첫 번째 사람이었다. 1956년에, 기본적인 실험 연구가 S. Skoglund에 의해서 실시되었다. M.A.R Freeman과 동료들의 임상 실험에서는 불안정한 발목 상태 동안에 관절 외상과 관절 구심성 정보 결핍 사이에 상호관계를 체계적으로 언급했다. Freeman은 근육 협응을 평가하고 설명했으며, 환자의 임상에 있어서 필수 요소로 근육 억제를 강조했다. C. Herve와 L. Messean는 고유수용성감각의 주제를 연구했다.

처음에, 감각 운동성 자극법은 불안정한 무릎과 발목에 대한 치료 동안에 사용되었다. 오늘날에는 근육 조직 안정화를 포함한 움직임의 기능적 장애를 회복하기 위한 치료 동안에 사용된다. 이 기술에는 다양한 자세에서 실시되는

균형 운동 시스템을 포함한다. 똑바른(직립)자세로 운동을 실시하는 것이 가장 중요하다. 왜냐하면 운동 방법이 발에서부터의 움직임 촉진을 강조하기 때문이다. 구심성 정보는 근육과 관절로부터의 외수용기와 고유수용성감각을 통해서 증가된다. 발에 깊은 근육의 활성화와 "작은 발"이라 불리는 운동 요소의 훈련이 촉진에 작용한다. 고유수용성 감각적으로 중요하다고 설명되는 다른 부위들은 짧은 목 폄근들, 엉치뼈 부위와 척수전정소뇌 회로를 말한다.

이 치료 방법의 목표는 환자의 상태를 고려하여 개별적인 기본 운동을 선택하는 것에 있다. 그리고 발전되는 정보에 따라서 점차적으로 치료적 요구사항들을 증가시킨다. 그렇게 해서 움직임의 문제를 바로잡기 위한 모든 항목들을 사용하는데 있다. 치료사는 새로운 운동 프로그램이 일상생활의 기본적인 활동과 통합될 수 있도록 환자를 훈련시키려고 시도해야 한다.

운동의 주요 목표:

- 근육 협응 개선
- 관절 정렬상태 변화로 유도된 고유수용성 활성화를 통한 빠른 근육 수축 시작
- 신경학적 질환을 동반한 고유수용성 감각 결핍에 영향
- 균형 문제 개선
- 서 있거나 걷는 동안 신체 자세와 몸통 안정화 향상
- 새로운 움직임 프로그램이 일상생활에도 통합적으로 적용

이 치료 방법은 운동 학습의 두 가지 단계별 모델을 사용한다. 처음에, 개인은 계속해서 새로운 움직임을 시도한다. 그래서 점차적으로 기본적인 움직임 프로그램을 만든다. 이 학습 단계는 대뇌피질에서 조절된다.(**특히 전두엽 피질과 두정엽 피질 부위**) 뇌는 전체 조절 회로를 단순화시키려고 하고 점차적으로 대뇌피질 하부 조절로 이동시킨다. 운동 학습의 두 번째 단계인 자동조절이 나타난다. 움직임 프로그램은 다른 것들보다도 부상 방지를 위해서 중요한 빠른 움직임 실행을 하도록 대뇌피질 하부에서 조절된다. 이것은 균형 운동을 통한 질적으로 좋은 수준의 고유수용성 감각이 근육 협응의 시작을 빠르게 한다는 것으로 증명 되었다. 빠른 근육 협응은 예상치 못한 균형 변화 동안 반응을 일찍 하기 위한 전제조건이다. 새로운 움직임의 첫 번째 학습 동안에, 치료사는 질적으로 높은 수준의 움직임을 강조해야 한다. 왜냐하면 일단 움직임 프로그램이 자동화되면 변화시키기 어렵기 때문이다.

운동의 치료적 사용:

- 움직임 시스템의 불안정과 과가동성
- 만성 요통
- 좋지 못한 신체 자세
- 특발성 측만증의 경한 형태
- 근육 불균형
- 움직임과 관련된 손상 후와 수술 후 상태의 완전한 치료
- 신경학적 질환을 동반한 감각 결핍
- 균형 손상
- 노인들의 낙상 예방

참고: 이 방법은 급성 통증이 있는 환자에게는 사용되지 않는다!

환자 준비

어떤 역치하 또는 역치의 통증성 정보는 움직임 프로그램에 변화가 나타나는 적응 과정을 유발시킨다. 이러한 이유로, 실질적인 운동 전에, 환자는 관찰과 촉진에 의해 평가될 필요가 있다. 그리고 기능적 평가(**움직임 패턴 테스트, 단축되거나 약한 근육, 과가동성 등**) 및 서 있는 자세에서 균형 테스트 또한 실시될 필요가 있다. ***균형 테스트***를 실시할 때, 양쪽 하지로 서 있는 능력은 눈을 뜨고 한발로 서서 테스트를 진행한 이후에 똑같은 자세로 눈을 감고 테스트를 진행한다. 환자가 10~15초 동안 자세를 유지할 수 있을 때 밸런스가 양호한 것으로 간주된다. 만약 환자가 바닥에 서 있는 동안 테스트를 실시할 수 있다면, 같은 순서로 부드러운 표면에 위에서 균형 테스트를 실시한다. 처음에는 평가를 눈을 뜬 채로 앞과 뒤로 걸으면서 진행하고, 이후에 눈을 감고 진행한다.

평가를 토대로, 관절 제한과 물렁조직 내 손상은 치료되어야 한다. 만약 상당한 근육 불균형이 발견되면 단축된 근육들은 스트레칭시켜야 한다. 적절한 치료적 절차 시행 이후에는 각각의 운동 세션은 발의 촉진으로 시작한다. 쓸기, 두드리기, 작은 마시지 볼을 사용한 자극 또는 작은 편평한 구슬 위에서 걷는 동작이 사용될 수 있다.

방법

"짧은 발(Short Foot)"

"짧은 발" 운동은 폭이 좁거나 발목 활(아치)이 낮은 환자들에게서 깊은 근육들의 활성화와 발바닥 근육의 고유수용성 감각의 자극 및 활성화를 통해서 발의 구심성 정보를 증가시키도록 하는 특별한 운동이다. 그렇게 해서 중추신경계(CNS)로 들어오는 고유수용성 감각 정보의 양이 증가하고, (발의 작은 근육들과 관절에는 고유수용성 감각이 풍부하다.) 뇌는 이러한 정보의 양을 토대로 적절한 운동 프로그램을 선택하고 수정하게 된다.

이 운동을 하는 동안, 환자는 발 앞쪽 부분과 발뒤꿈치 부분을 동시에 서로 당겨서, 발의 세로 활을 증가시킨다. 이와 동시에, 발의 가로 활은 발허리뼈 머리가 서로 비슷하게 모이면서 형성된다. 첫 번째 발허리뼈 머리와 다섯 번째 발허리뼈 머리는 바닥에 남아 있고 발가락은 매트 위에 자유롭게 놓여 있다. "짧은 발" 운동은 무게가 없는 자세인 앉은 자세에서 시작한다. 치료사는 양 손을 사용하여 설명된 형태로 발을 수동적으로 만든다. 그리고 원래의 자세로 돌아갈 때 부드럽게 스트레칭한다. 수동적 움직임은 환자가 전체 움직임을 관찰하고 과정들을 알 수 있을 때까지 3~5번 반복한다. 앉은 상태에서 "짧은 발" 운동을 하는 것을 치료사의 추가적인 보조를 통해서 지속적으로 실시하고, 환자가 능동적으로 "짧은 발" 형태를 완전히 만들도록 한다. 환자가 앉아서 운동하는 것을 완벽하게 하게 되면, 서서 진행할 수 있다.

서 있는 상태에서 자세 교정

서 있는 상태에서 운동을 진행할 경우에, 환자는 우선 올바르게 서있는 자세를 배워야만 한다. 이 운동의 목적은 매트 위에서 발바닥을 접촉하는 동안 인지를 향상시키는데 있다. 그리고 발바닥 근육의 활성화를 증가시키고 공간에 대한 신체 인식을 향상시키는 것에 있다.

올바르게 서 있는 자세는 세 가지 단계로 학습된다:

첫 번째 단계: 환자는 양쪽 발을 평행하게 놓고 엉덩이 넓이만큼 벌리고, 발가락은 앞쪽으로 향한다. 천천히 몸을 앞으로 기울인다. 이때, 움직임은 발목 관절에서만 일어나도록 하고, 체중은 앞쪽 발로 이동된다. 발 뒤꿈치는 매트 위에 남아 있도록 한다; 하지, 골반, 몸통과 머리가 일직선 상에 있도록 한다.

두 번째 단계: 발 위치는 그대로 유지되도록 한다. 환자는 약간 무릎 굴곡(약 10도)과 엉덩관절 바깥쪽 회전을 하고, 무릎 관절 축은 발의 바깥쪽 가장자리 위로 이동되도록 한다. 몸통을 앞쪽 방향으로 이동시킨다.

세 번째 단계: 교정된 자세 – 환자는 양쪽 발을 "짧은 발"로 만든다. 발은 평행하고 엉덩이 넓이만큼 벌린다. 그 때, 무릎 관절을 약간 굽히고 엉덩이를 바깥쪽으로 회전시킨다. 그리고 발바닥을 가로지르는 대칭적인 체중 분포를 이룰 수 있게 신체를 약간 앞쪽으로 기울인다.(지지는 첫 번째와 다섯 번째 발허리뼈 머리 및 발뒤꿈치이다.) 그러고 나서, 발로 매트를 밀어내는 힘을 주고 척추의 세로축을 따라 몸을 곧고 길게 펴준다. 복벽은 편평해지고, 머리는 똑바로 세우고, 어깨는 이완되고 넓어지며, 약간 아래쪽 방향으로 내린다. 척추는 생리학적 만곡(curvatures)을 유지하도록 한다. 교정된 발 넓이로 자세를 유지하는 동안 좀 더 어려운 과제로 유지하도록 시키기 위해, 치료사가 환자의 골반 또는 어깨 부위에 압박이나 동요(작은 변화)를 가해서 균형을 무너뜨리도록 한다. 교정된 자세는 차후에 진행되는 모든 운동에 대한 초기 교정 자세가 된다. 이러한 운동의 첫 번째는 한쪽 다리로 서 있는 동안 교정된 자세를 취해서 유지하는 것이다.

질량 중심(COG) 이동을 통한 교정 자세 운동

점차적으로 앞쪽과 뒤쪽 방향으로 반보(half-step) 움직이는, 스텝 전략과 한발 뛰기를 실시한다.

앞쪽 방향으로 반보(half-step) 움직일 때, 환자는 "짧은 발" 자세에서 한발 앞으로 나아간다. 앞쪽 무릎을 구부린다. 이때, 발의 바깥쪽 가장자리에 무릎이 위치하도록 하고 발가락 앞까지는 오지 않게 한다. 환자는 척추의 세로축을 따라 몸통을 곧고 길게 펴주고 전신이 앞쪽으로 이동하여 체중이 발 앞쪽 방향으로 이동 되도록 한다.

환자가 뒤쪽 방향으로 반보(half-step) 움직이는 동안에는, 하지의 한발을 "짧은 발" 자세로 만들어서 뒤쪽 방향으로 움직이도록 하고 뒤쪽 무릎을 구부린다. 이때 발의 바깥쪽 가장자리에 무릎이 위치되도록 한다. 그리고 발 뒤꿈치 위로 굽힘된 다리의 결절이 비슷한 위치에 있도록 해서 척

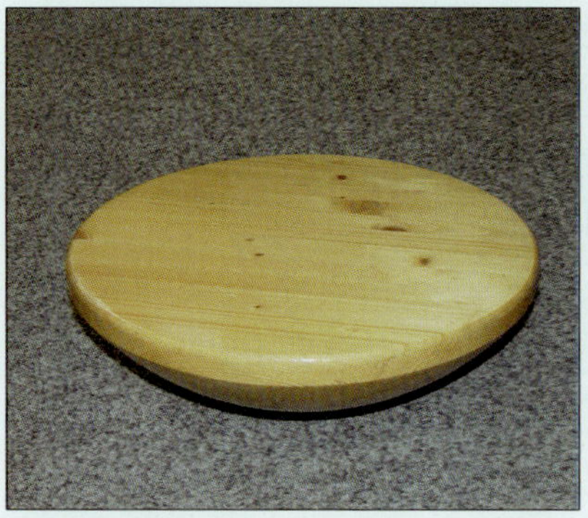

그림 1.3.2-1
밥스 보드(BAPS board).

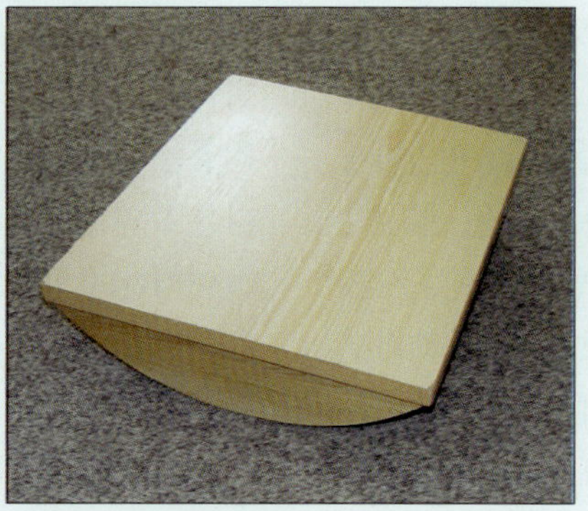

그림 1.3.2-2
균형 보드(Balance board).

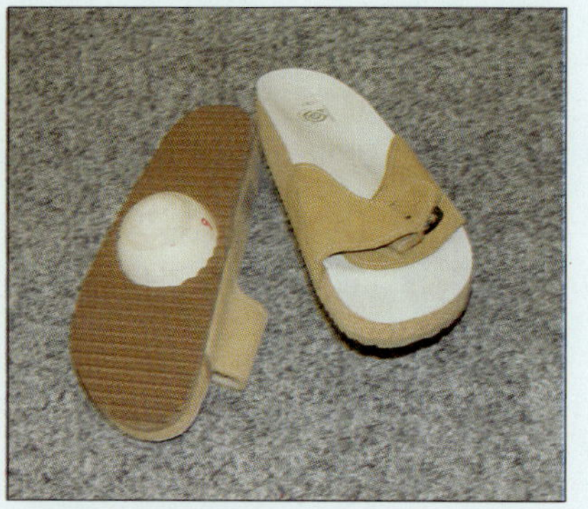

그림 1.3.2-3
균형 샌들(Balance sandals).

추의 세로축을 따라 몸통을 곧고 길게 펴주고, 체중을 뒤쪽 다리로 이동시킨다. 몸통은 매트에 수직으로 세워야 한다. 환자의 골반과 어깨에 압력 또는 동요(작은 변화)를 사용해서 운동을 어렵게 실시하도록 만들 수 있다.

앞쪽과 뒤쪽 방향으로 반보 움직이는 것을 완벽히 수행할 때, 스텝 전략이 실시될 수 있다. 스텝 전략은 넘어지는 동안 자주 발생되는 질량 중심의 갑작스런 변화에 대한 모의 운동이다. 이 운동은 근육의 반응 속도를 향상시켜서, 추가적인 손상을 방지한다.

스텝 전략은 몸통을 점차적으로 앞으로 기울이면서 교정된 자세로 시작한다. 움직임은 발목 관절에서만 일어나고, 발 뒤꿈치가 매트로부터 들어올리기 시작할 때 체중은 앞쪽 방향으로 이동된다. 그 순간에, 환자는 넘어지지 않도록 한쪽 하지로 발을 디딘다. 스텝과 앞쪽 하지로 체중이 이동된 이후에는 신체가 앞쪽방향으로 반보(half-step)할 때 사용 했었던 자세와 동일하게 된다. 교정된 자세에서 한발뛰기는 근육 협응을 향상시키기 위해서 사용될 수 있다.

불안정한 표면에서 운동하기

위에서 언급한 모든 운동은, 만약 환자 상태가 허용되는 경우에 불안정한 표면에서 실시할 수 있다. 개별적으로 사용되는 도구에는 원형의 밥스 보드(BAPS board, round), 원기둥 형태의 로커 보드(rocker board, half-cylinder base)(그림 1.3.2-1, 1.3.2-2), 발포고무 매트리스(foam mats), 균형 샌들(balance sandals)(그림 1.3.2-3), 트램펄린과 큰 재활 공이 있다.

처음에는 로커 보드(rocker board)에서 균형을 잡는다. 로커 보드는 세 가지 방향으로 신체 균형 운동이 가능하다. 환자의 자세는 가장 확실한 조사 연구 결과들을 토대로 선택된다. 원형의 밥스 보드(BAPS board, round) 위에서 운동하는 것이 더 어렵다. 왜냐하면 모든 방향으로 움직이기 때문이다. 개인이 교정된 자세로 균형을 잘 유지할 수 있다면, 그때 상지 움직임, 미니 스쿼트, 스윙 동작, 공 던지기 또는 보드 위에서 걷기를 추가할 수 있다. 개인이 교정된 자세로 균형을 잘 유지할 수 있다면, 그때 상지 움직임, 미니 스쿼트, 스윙 동작, 공 던지기 또는 보드 위에서 걷기를 추가할 수 있다. 치료사는 환자의 골반이나 어깨에 압력 또는 동요(작은 변화)를 적용해서 과제를 더 어렵게 만들 수 있다.

균형 샌들(balance sandals)로 걷는 운동

균형 샌들은 아치형 모양이고 끈이 발허리뼈 머리를 가로지르는 형태의 코르크 재질의 슬리퍼이다. 튼튼한 고무 재질로 만든 반구모양의 볼이 샌들의 중앙 바닥에 붙여있다. 환자는 샌들을 신고 걷는 법을 점차적으로 배운다. 처음에는, 걷는 동안 몸의 자세와 발의 위치를 치료사의 보조를 통해서 실시한다. 발바닥 활(아치)가 신발의 표면에 형성 되도록 샌들의 표면에 발이 유지되도록 해야만 한다. 발은 평행하고, 엉덩이 넓이만큼 벌리고, 걷는 동안 발가락은 들어 올리거나 굽히지 않고, 발바닥은 바닥에 평행하게 유지되어야 한다. 환자는 빠르게 걷고, 무릎은 자유롭게 움직이며 발은 높이 올리지 않는다. 이 움직임은 무릎과 엉덩관절에서만 실시되며, 나머지 신체 부위는 똑바로 서 있는 곧은 자세를 취한다.

두 번째 단계인 걷기에서, 치료사는 환자를 마주 본 상태에서, 환자의 골반을 잡고, 환자는 치료사의 어깨에 손을 얹는다. 이 자세에서, 환자들이 앞쪽 방향으로 걷는 운동을 실시한다.

세 번째 단계는 처음 두 단계에서 배웠던 모든 세부사항을 유지하면서 독립적인 걷기를 하는 것으로 점차적으로 이행한다. 스텝이 짧고, 빠르고, 팔이 몸을 따라 편안하게 있는 상태로 걷는 것이 중요하다. 환자는 샌들을 신고 앞쪽, 뒤쪽 그리고 옆쪽으로 걸을 수 있다. 밸런스 샌들은 홈 운동에 적합하다. 처음에, 보행은 협응이 어렵고 근육 과부하가 쉽게 발생할 수 있다. 걷기는 하루에 몇 번씩은 연습해야 한다; 매 시간마다 약 1~2분씩. 초보자들에게는 2~3 미터 정도가 충분하다; 그러고 나서 계속하기 전에 쉬어라. 총 일일 연습 시간은 약 10–15분이다.

모든 운동에 적용되는 가이드라인

신체 자세 교정은 항상 원위부의 신체 분절에서 시작하고 근위부가 움직인다. 이러한 순서로 발, 무릎, 골반, 머리, 목과 어깨가 점차적으로 교정된다. 운동은 맨발로 실시한다. 왜냐하면 맨발이 더 좋은 구심성 정보를 받아들이게 해주고 움직임의 조절을 향상시키며 안전하다. 운동은 통증 또는 신체적 및 정신적 피로가 유발돼서는 안된다. 처음부터 신체 자세 교정 훈련이 강조되어야 한다. 모든 운동은 먼저 단단한 표면 위에서 실시되어야 한다. 그러고 나서 불안정한 표면에서 실시되어야 한다. 대개 한 세트에서 20~30회 반복되며, 스텝 전략과 같은 더 어려운 운동은 다섯 번 반복된다. 자세는 5~10초간 유지한다. 총 운동 시간은 환자의 능력을 토대로 조정 되어야 한다. 그리고 피로의 첫 번째 징후가 관찰될 때 근육 협응에 결핍 또는 교정된 신체 자세를 유지하는 질적 수준이 저하 되는 것이 나타나는 것이기 때문에 운동을 그만해야 한다.

1.3.3 Feldenkrais 방법

하루 동안 실행되는 대부분의 움직임들은 의식적으로 움직임에 대한 주의를 기울이지 않아도 된다. 예를 들어, 만약 우리가 방에서 불을 켜기로 결정한다면, 우리는 정해진 목표를 생각할 때만 필요한 동작을 자동으로 실행한다.

우리가 의자에서 일어나서 몇 걸음 앞으로 나가고 팔을 들어 올려서 불을 켜는 스위치로 가져가는 과정들은 의식적인 노력 없이도 발생한다. 즉, 개인적 업무나 행위들에 대한 집중이 없어도 된다는 말이다. 종종, 일상생활의 일반적인 활동 동안에 어떤 근육들은 과도하게 사용되지만 어떤 근육들은 사용되지 않는다.(어떤 의미에서는 무시한다고 보면 된다.) 이로 인해 특정 영역의 만성적 과부하가 발생하여 구조적 변화가 발생할 수 있다. 대부분의 정형화된 움직임은 태어나서 1년 동안에 형성되며, 나중에 후천적으로 다른 요인들에 의해 영향을 받는다.

이러한 **요인들**은 내부 또는 외부일 수 있다. **내부** 요인들의 예를 들어, 신경 계통 레벨의 결핍이 있다. 뇌성마비 또는 뇌혈관사고 이후에 장애를 앓고 환자는 중추신경계(CNS) 조절 장애로 신체 자세와 움직임 패턴이 변경될 것이다. 같은 방식으로, 신경뿌리 증후군을 가진 환자는 통증으로 인한 통증회피 자세(antalgic posture)가 나타난다. 이것은 결국 움직임 패턴의 변화를 초래한다.

외부 요인들 또한 우리의 움직임 행동에 있어서 어느 정도 영향을 미친다. 외부 요인들에는 문화적 요인과 직업적 요인이 포함된다. 그 외에 다른 요인들에는 일상적인 활동 또는 앉은 자세에서 습관적인 움직임 또는 유로 아메리칸인, 아시아인 또는 아프리카인에게 있어서 무거운 짐을 옮기는 것이 있다. 우리의 신체 자세는 우리가 참여하고 있는 직업이나 스포츠로 인해서 영향을 받는다. 환자를 처음에 대충 한번 보면, 물리치료사는 종종 환자가 경쟁력 있는 수영선수인지 또는 체조 선수인지를 추측할 수 있다.

Feldenkrais 방법은 우리가 스스로 형성한 이미지에 따라 행동한다는 생각을 바탕으로 한다. 이 이미지는 종종 편향될 수 있고, 왜곡된 이미지를 바탕으로 하여 사람들이 자신의 실제 역량을 사용하지 못하게 할 수 있다. 신체 이미지(**신체 도식화**)가 현실과 유사하면 할수록 움직임이 더욱 정확하고 객관적이다. 신체 도식화는 테스트할 수 있다. 예를 들어, 환자에게 눈을 감고 가슴우리의 사이즈 또는 허리둘레를 보여 달라고 요청함으로써, 환자의 지각 정도가 현실과 얼마나 차이가 나는지 평가할 수 있다. 질적으로 높은 수준의 움직임에 영향을 주는 또 다른 요인은 운동 감각 인지, 즉 고유수용성감각이다. 고유수용성감각은 환자가 움직임을 반복하는 것으로 평가될 수 있다. 또는 환자에게 가능한 정확하게 같은 움직임을 두 번 반복하도록 하는 방법을 사용할 수 있다. 이 테스트를 실시하는 동안, 개별적인 환자의 움직임 시행이 평가된다. 효율적인 움직임을 위해서는 휴식을 취하는 것이 중요하다. 만약 환자에게 저항에 대항해서 등척성 팔꿈치 굽힘을 실시하라고 한다면, 근 활성이 먼쪽에 있는 근육 그룹에는 나타나지 않는다. 예를 들어, 만약 팔꿈치 굽힘 근육 수축이 목빗근의 수축을 유발한다면, 환자는 주어진 움직임에 대해서 부적절한 근육을 사용한 것이다. 그리고 다른 신체 분절에 과한 스트레스를 주는 것이다. 마찬가지로, 환자는 실시되고 있는 움직임에 어떠한 저항도 주지 않도록 충분히 이완할 수 있어야 한다.

Feldenkris는 운동 감각 향상과 시공간 협응력 향상을 위해서 운동을 이용했고, 최소한의 노력으로 최대 효율적인 움직임이 발생하도록 환자를 지도했다. 이러한 운동 원리는 힘 또는 지구력과 같은 양적인 것보다는 질적으로 높은 수준의 움직임의(신체 도식화 향상을 토대로 하는) 주된 향상이 있다.

다음과 같은 두 가지 방법으로 Feldenkrais 방법을 실시한다.

- 움직임을 통한 신체 인식
- 기능 통합

움직임을 통한 신체 인식은 지도자의 안내에 따른 그룹 운동 설정 중에 발생한다. 개개인의 학습 과정 동안, 학생들은 지도자의 언어 지시에 기초하여 개별 신체 부위의 움직임과 위치를 인식하고 조절하는 것을 배운다. 일반적으로 이러한 움직임은 종종 회전하는 성질의 느리고 반복적인 움직임이다. 처음에는, 낮은 위치인 누운 자세에서 주로 실시된다. 개별적인 신체 분절에서 간단하고 작은 범위의 움직임만이 실시된다(예: 엉덩이, 어깨, 목뼈 등). 그 다음 세션 동안에, 앉기, 무릎 꿇기 또는 서기와 같은 더 넓은 범위와 높은 위치에서 움직임을 점차적으로 실시한다. 그리고 더 많은 분절들이 관여하는 복잡한 움직임이 동시에 실시된다.(골반 및 머리의 움직임과 동시에 상지와 하지의 움직임) 운동의 목적은 최소한의 노력으로 움직임을 실시하는 것을 배우는 것이고, 오래되고 효율적이지 못한 움직임을 새로운 것으로 바꾸는 것이다. 모든 운동은 매우 천천히 그리고 부드럽게 실시된다. 부드러운 호흡, 일정한 움직임 인지, 과도한 긴장 없애기가 강조된다. 개개인에게 자세 조절 또는 운동 시작 시에 움직임 및 각 운동 세션의 끝에 움직임으로 운동의 효율성을 테스트할 수 있다. 개개인은 자기 분석을 통해서, 발생하는 변화들을 깨닫게 된다.

운동의 예:

a) 환자는 의자에 편안하게 앉아 있고, 다리는 약간 벌리고(골반 너비 정도) 바닥위에 발을 둔다. 이 자세에서, 환자는 천천히 머리를 좌우로 몇 번 구부리면서 천천히 움직인다. 이러한 움직임은 회전 없이 관상면에서 바깥쪽굽힘만 실시될 필요가 있다. 환자는 신체의 감각을 인지하려고 시도하는 동시에, 바깥쪽굽힘의 범위가 양쪽 면 모두에서 동일한지를 인지한다. 환자들은 긴장과 위치를 인지한다. 잠시 휴식을 취한 이후에, 환자는 상지를 벌림시키고 같은 운동을 실시한다. 다시 한 번, 환자들은 오른쪽과 왼쪽에 바깥쪽굽힘을 인지 및 비교한다. 그리고 상지 이완과 벌림 상태 사이에서 차이점을 인지하고 비교한다.

b) 환자는 한쪽 무릎 관절을 90° 굽혀서 엎드린다. 이 자세에서(시각적 조절 없이), 환자는 동측성 하지에 발목관절의 독립적인 움직임을 실시하려고 한다. 환자는 이러한 움직임 동안 사용되어지는 근육을 느껴본다. 긴장감이 느껴지는지 아닌지, 어디에서 긴장감이 느껴지는지, 그리고 하지의 먼쪽 부분 이외에 분절들이 움직이고 있는지 아닌지를 느껴본다.

참고: 환자가 지시사항을 잘 알고 실시한다면, 홈 프로그램의 한 부분으로 집에서 혼자서 운동을 실시할 수 있다.

이와는 대조적으로, 기능적 통합은 환자가 최대 이완을 만들기 위해서 부드러운 터치와 수동적이고 능동적인 움직임을 통한 다양한 움직임 상황에 대한 인식을 배우는 개인적이고 비언어적인 기술이다.

치료적용과 금기사항

치료적용:

- 모든 연령
- 입체지각(stereognosis)과 자기신체실인증(somatognosis)
- 독립적인 움직임 장애
- 이완 기능 장애
- 운동선수, 댄서, 음악가, 그리고 전문적인 직업으로 많이 움직이는 사람들; 근육을 좀 더 효과적으로 조절하고 사용하는 것을 가르쳐서 부상의 위험을 감소시킬 수 있다.

금기사항:

- 심각한 감각 이상
- 환자가 구두 지시를 이해할 수 없거나 실시된 움직임에 집중할 수 없는 정신적 이상

B

1.3.4 고유수용성감각 신경근 촉진 (Proprioceptive Neuromuscular Facilitation)

고유수용성감각 신경근 촉진(PNF)은 1946-1951년 사이의 Dr. Herman Kabat 박사(1913-1995)의 연구로부터 발달되어 왔다. 물리치료사인 Margaret Knott (1918-1978)와 Dorothy Voss(1914-1996) 또한 이 치료방법의 개발에 기여했다. 1979년 이래, 주요 PNF 학습 센터는 캘리포니아 주 발레 호(Vallejo)에 있으며, Marie Louise Mangold가 이끌고 있다.

근육, 힘줄 및 관절의 고유수용섬 감각기로부터의 구심성 정보들을 통한 척수 앞뿔 운동신경원의 특정 효과는 PNF의 기본적인 신경 생리학적 메커니즘에 해당한다. 또한, 척수 운동 신경은 촉각, 시각 그리고 청각의 외수용기로부터 발생되는 구심성 정보에 반응하는 더 높은 운동조절센터의 원심성 정보로부터 영향을 받는다. 고수용성 감각기에 필요로 하는 자극은 다양한 촉진과 수동적 또는 능동적인 움직임뿐만 아니라 적절한 저항에 대항한 역동적이고 정적 운동을 통해서도 충족될 수 있다.

이러한 방법을 활용한 테크닉은 고유수용성 감각 자극의 메커니즘을 통한 신경근 시스템의 반응을 지지하거나 촉진시킨다. PNF의 신경 생리학 메커니즘은 개별적인 근육이 아니라 뇌(brain)가 움직임을 "사고(think)" 한다는 원리로부터 비롯한다. 이러한 원리는 왜 움직임 패턴이 PNF의 기본 구성 요소 인지에 대한 이유가 된다. 모든 움직임 패턴은 일상생활의 대부분의 활동과 비슷한 동작으로, 회전을 동반한 대각선 방향으로 실시된다. 회전 및 대각선 구성 요소들은 뼈, 관절 및 인대 조직, 근육의 기시부와 정지부의 국소 해부학적 위치에 맞추어 정렬된다. 각 신체 부분(머리, 목, 상지 1/4 과 하지 1/4)에 대해서 두 개의 대각선이 존재한다. 각각의 대각선은 길항적인 두 가지 움직임 패턴에 의해 형성된다. 또한, 각 운동 패턴에는 굽힘 또는 폄 구성 요소가 포함되어 있으며, 두 개의 굽힘 및 폄 움직임 패턴이 각 신체 부위에 형성된다.

대각선 방향의 움직임은 다음의 3가지 움직임 구성요소를 항상 포함하고 있고 3가지 구성요소가 다양하게 조합된다:

- 굽힘 또는 폄
- 모음 또는 벌림
- 바깥쪽 돌림 또는 안쪽 돌림

PNF의 기본적인 메카니즘은 큰 근육 그룹 사이에 협응을 이용하는 것이다. 왜냐하면 움직임의 원인이 되는 것은 개별적인 근육도 아니고 기능적인 구성요소 중에 한 가지도 아니기 때문이다. 움직임 동안에, 패턴이 협력적으로 강화된다.(그리고 협응되어야만 한다.) 반대로 다른 경우에는, 다른 움직임 패턴에서 협력 역할을 받아들일 수 있다. 또한, 움직이고 있는 근육은 근육이 수축하고 있는 방향으로 위치(예: 날개뼈)를 안정화시키는 근육을 필요로 한다– 안정화 근육이라 불린다.

근육 활동 방사(irradiation)의 원리는 약해진 근육의 촉진을 위해서 사용되어 진다. 그리고 이러한 원리는 지속적으로 협력을 피하라고 하는 Sister Kenny의 접근법과는 많이 다르다.

PNF에서 촉진 접근법

고유수용성감각과 외부수용기 자극은 촉진을 위해서 사용된다.

이 방법들은 다음과 같다:

- **근육 스트레칭을 통한 자극** – 근 수축을 유도 또는 강화시키거나 길항근을 억제할 수 있다.
- **관절 수용기 자극** – 견인(관절 표면 사이가 멀어지는 것)은 근 활성을 강화시키고 움직임을 편하게 한다; 압박(관절 표면 사이가 거의 근접해 지는 것)은 관절 안정성을 지지 한다.
- **적절한 역학적 저항** – 근 수축 자극, 운동 조절 향상, 근력 과 지구력 증가. 치료사는 특정 움직임이 실시될 때 저항을 주고, 환자의 근력을 토대로 해서 지속적으로 저항을 수정한다. 저항은 전체 또는 부분적인 움직임 범위를 따라서 적용할 수 있다.
- **촉각 자극, 도수 접촉** – 치료사의 손으로 터치 또는 압박을 하는 것은 좋은 가이드로서의 역할 및 움직임 실행이 가능하도록 한다. 치료사의 손으로 움직임을 가이드하는 것은 현재 상황 및 환자의 반응에 따라서 수정된다. 이를 토대로, 치료사는 환자의 능동적인 참여 없이 수동적 움직임을 실시한다. 또는 치료사가 환자의 능동적인 움직임을 보조하는 능동-보조

움직임과 치료사가 도수 접촉으로 가이드하는 능동적 움직임을 실시한다.

- **청각 자극** - 구두 명령을 통해 능동적 운동 스킬 촉진
- **시각적 자극** - 환자가 관찰하고 자세와 움직임을 조절한다.

PNF 강화 및 이완 테크닉

위에서 언급한 자극의 총합은 방사(irradiation) 현상을 유발한다. 더 강한 근육의 활성은 약하거나 또는 비활성 근육의 재활성화가 발생되도록 한다. 움직임의 타이밍(timing of a movement)은 움직임 재교육 과정에서 치료의 또 다른 중요한 요소로, 협응된 움직임을 실시할 수 있도록 해준다. 이것은 부드럽고 올바른 순서로 정상적인 기능적 움직임 상태에서 발생하는 자극이다. 환자와 치료사의 협력적인 치료 자세, 치료사와 환자의 신체 역학과 상호간의 이해는 저항의 개별적인 적용을 가능하게 한다. 이러한 것들이 중요한 촉각 자극이 되고 움직임 실행과 조절에 대한 조건이 된다.

이 테크닉은 움직임 패턴과 다양한 유형의 근육 수축을 유도하는 적절한 자극의 조합을 토대로 구성된다. 강화 테크닉은 네 가지 유형, (두 가지 테크닉은 주동근의 활성화를 위해서 사용되고 나머지 두 가지 테크닉은 길항근의 활성화를 위해서 사용한다.) 이완 테크닉은 두 가지 유형, 조합 테크닉은 세 가지 유형이 있다. 개별적인 테크닉의 목표, 치료적용 및 금기사항은 명확하게 설정되어 있다. 일반적인 목표 및 치료적용은 다음 개요에 나열되어 있다.

강화 테크닉의 목표

- 의식적인 움직임 조절을 시작하거나 배우기 위한 능력 향상
- 관절 가동범위 증가와 상호 억제를 통한 증가된 근육 긴장의 완화
- 근력과 근지구력 향상
- 근육 협응 향상
- 근 피로 수준 감소
- 관절 안정성 증가

주요 치료적용

- 고유수용성감각과 피부 감각 저하
- 근육 과긴장
- 움직임 교육 및 재교육을 필요로 하는 사항
- 움직임 시작에 어려움이 있는 문제
- 근 약화
- 관절가동범위 제한
- 구축(Contracture)
- 운동실조(Ataxia)
- 관절 안정성 저하

이완테크닉의 목표

- 증가된 근육 긴장 감소
- 관절가동범위 증가
- 통증 감소 및 제거

주요 치료적용

- 경직과 가동성 제한
- 근육 긴장 증가로 유발된 관절 가동성의 통증성 제한

PNF 개념에 있어서 개체발생학 및 원리

1960년에, M. Knott와 M. Voss는 개체 발생 발달의 개요에 해당하는 운동으로 PNF 개념을 보완했다. 그들의 운동은 유사한 운동들과는 다르게 성인 환자에게 변형되어서 적용되었다. 개체발생 발달 움직임 순서를 토대로 하는 운동 접근법은 초기 위치, 변형 및 다른 위치로의 이동을 포함한다. 이 운동접근법의 예를 들어, 바로 눕기(supine), 옆으로 눕기(sidelying), 팔꿈치를 받쳐서 엎드리기(prone on elbow), 네발기기 자세(quadruped), 서로 다른 앉은 자세(different sitting positions), 무릎 꿇기(kneeling), 서기(standing), 스트레칭(stretching)과 걷기(walking)가 있다. 보행 훈련 중에는 다음의 활동을 주로 실시한다: 의자 또는 휠체어에서 앉아 있다가 서기, 한발로 서기, 앞으로 걷기, 뒤로 걷기, 옆으로 걷기, 계단 오르내리기. 이 운동 접근법은 또한 구강안면(orofacial) 가동성과 호흡에 영향을 미치는 촉진 접근법을 포함한다.

PNF 개념 안에서, 다른 원리들이 적용된다:

- 운동조절기능을 담당하는 중추신경계(CNS) 영역의 사용하지 않는 부분을 활성화시키는 영향
- 환자의 실질적인 운동 능력에 상응하는 간단한 움직임을 토대로 하는 움직임 재교육을 통해 정상적인 움직임 활성의 한 부분을 만든다.
- 훈련은 기능적이거나 일반적인 일상생활동작으로 수정되어서 적용한다; 환자의 훈련을 대체하는 개별적인 신체 부분의 운동; 운동 강도는 환자에게 피로를 예방하기 위해서 맞춰진다; 치료사는 환자에게 필요로 하는 수준의 협응을 할 수 있도록 동기를 부여한다.

PNF 치료적용과 금기사항

PNF의 치료적용은 넓은 범위를 포괄하고 있다.

- **중추신경계 질환**: 다발성경화증(mutiple sclerosis), 운동실조증(ataxia), 중추신경계 손상으로 인한 부전마비(pareses), 척수신경손상(spinal cord injuries), 손상으로 야기된 양측하지마비(paraplegia) 와 사지마비(quadriplegia), 종양(tumors)과 감염(inflammatory) 또는 퇴행성 과정(degenerative processes)
- **말초신경계 손상**: 예로, 종아리신경 마비(peroneal nerve palsy), 노신경마비(radial nerve palsy), 기타; 척추와 사지 관절의 퇴행성 질환, 척추 및 엉덩관절과 무릎관절의 수술 후 상태; 움직임 시스템에 외상성 손상, 골절 후 상태, 인대 및 힘줄과 근육 손상, 장기간의 고정화로 인한 근 위축과 관절 구축

금기사항

- 심각한 심폐계 질환
- 전이성 악성 종양(Metastatic malignant tumors)
- 고열
- 골절 부위

1.3.5 Brunkow의 방법

Brunkow 방법의 치료 개념은 대각선 근육 사슬의 특정 활성화를 토대로 한다. 이것은 약화 된 근육그룹의 기능을 향상시키고, 올바른 관절 부하 및 교정된 움직임의 재교육으로 척추와 사지의 안정화 훈련을 하는 직립자세 운동 시스템이다.

독일의 물리치료사 Roswitha Brunkow (1916–1975)는 이 방법의 창시자이다. 그녀는 1965년에 방법을 연구하기 시작했다. 그녀가 사고로 인해서 휠체어에서 오랜 시간 보내야 했었던 경험과 관찰을 토대로 실질적인 기술들이 발전되었다.

이 방법은 운동신경 활성이 몸통과 머리에 대해 사지의 자세에 의존한다는 원리를 토대로 한다. Brunkow는 근육사슬을 활성화시키려 했고, 체간을 곧고 바르게 세우는 자세를 강조했다. 또한 이후에는 지지된 팔을 통해서 자세를 활성화시켰다. 한쪽 사지로 지지하는 것의 완성은 길항근육사슬의 활성에 있어서 필수적인 전제조건이다. 지지가 되는 지점은 실제 또는 가상 일 수 있다.

이 원리는 원격 수용기(시각, 청각 자극), 고유수용성 감각기, 외수용기, 내부수용기(내부 장기의 위치 변화, 호흡 자극 감지)를 통해서 촉진과 억제 및 특수 운동 테크닉에 영향을 주는 방식으로 사용된다. 의식적 운동 학습, 질적으로 좋은 지각 및 집중 범위의 인지, 시각 및 청각 전달과 운동역학 수준으로의 전환 등, 모두가 중요한 역할을 한다.

Bunkow의 치료 방법은 잘못된 생리학적 패턴 경로를 구별하려고 시도한다. 환자 치료는 운동조절 손상 과정의 관점을 토대로 한다. 어떤 방식에서는, 발달 운동역학으로부터 비롯된다. 즉, 곧고 바르게 선 자세 운동에서 위치를 선택할 때, 아이들에 운동 발달의 개별적인 단계를 존중한다는 의미를 가진다.(개개인의 운동 시작 위치는, 오직 자세의 부분적인 요소 또는 운동 발달 자세를 사용한다.)

운동적용과 금기사항

운동적용

- 신경학적 질환
- 움직임 시스템의 기능학적 결함
- 손상 후 상태 등

금기사항

- 심폐계 문제
- 동맥성 고혈압
- 폐 질환
- 적합하지 않은 정신 상태
- 통증

1.3.6 Brügger의 개념

스위스 신경 학자이자 정신과 의사인 Alois Brügger 박사(1920-2001)는 자신의 관찰을 바탕으로, 진단과 치료적 방법을 발달시켰다. 그는 운동 시스템에서의 통증이 기능학적인 것에 근거를 두고 있을 수 있다고 설명했다.

그 후, 그는 근골격계 시스템 내에서 반영된 변화를 나타내는 흉추유압 부하 자세(sternosymphyseal loading posture)와 힘줄근육증(tendomyosis)에 관한 연구에 초점을 맞추었다. 1989-1990년에, 그는 운동 시스템의 기능장애를 진단하고 치료하기 위한 기본적인 병리 생리학적 원리를 반영하는 "통증성 감각운동 차단 효과(nociceptive somatomotor blocking effect)"를 정의했다.

원리

이 방법의 주요 개념은 병리학적으로 변형된 구심성 신호의 활성에 의해서, 반사적 방어 기전(통증성 감각운동 차단 효과, nociceptive somatomotor blocking effect, NSB)이 움직임 시스템(근골격계 시스템) 내에서 발달된다는 것이다; 이러한 것들은 방어적 반응으로 유도되고, 움직임 시스템 내에 관절-힘줄-근육 반응이라고 불린다. 이후에, 움직임과 자세의 생리학적 과정에 변화가 발생되고 반응은 점점 사라진다. 치료의 목표는 병리학적으로 변형된 구심성 신호전달을 확인하고 병리학적 과정을 제거하여 운동과 자세의 물리적이고 효율적인 과정을 회복하는 것이다. 흉추 5번에서 엉치뼈까지 폄을 통한 척추 전만을 만드는 곧게 선 바른 신체 자세의 완성은 모든 치료적인 노력의 핵심이 된다.

참고(치료시) : Brügger의 방법은 다음과 같은 요점으로 요약할 수 있는 구체적인 세부 평가 및 치료 방법을 완성했다.

진단

목표는 병리학적 구심성 영향을 평가하고 소위 "파괴적인" 요인을 확인하는 것이다. 이것을 수행하기 위해 다음과 같은 내용이 사용된다.

환자 병력사항

환자 병력사항은 매우 중요하다. 일반적인 병력사항 외에, 환자가 질적 및 양적으로 하고 있는 활동은 아주 상세하게 평가되어져야 한다.

관찰(검사)

관찰(검사)는 일시적인 요인들(옷입기, 신발신기, 불켜기, 소리내기 등)과 마찬가지로 영구적인 요인들(절개[incisions], edema[부종], 혈액 관류 장애[deficit in blood perfusion], 심리학적 문제 등)로부터 비롯될 수 있는 가능성 있는 장애 요인들의 존재 여부를 포함한다.

기능학적 평가

기능학적 평가는 다음 순서로 진행한다:

- **습관적 자세 평가** : 보통은 앉은 자세에서 실시되는 것이 일반적이다.(그러나, 평가는 서기, 걷기 또는 다른 자세에서 실시될 수 있다.) 치료사는 정상적인 상태에서 벗어난 부분을 평가한다. 또는 환자의 잘못된 자세의 정도를 평가한다. 처음에는 골반앞기울기, 가슴우리 올림과 목 신장을 포함하는 중요한 움직임들을 평가한다. 그런 다음 다른 신체 부위의 정렬을 평가한다. 평가를 위해 3 점 척도가 사용된다.
- **교정된 자세 평가** : 처음에는 치료사가 최대한 환자의 자세를 교정한다. 그러고 나서, 치료사는 자세를 관찰하고 정상적인 부분에서 벗어난 어떤 부분들을 확인한다. 중요한 움직임들이 먼저 평가되어지고 이후에, 다른 분절들을 평가한다. (습관적 자세 평가와 유사하다.) 그러나, 지금부터 치료사는 환자가 직립 자세를 취하지 못하도록 하는 결함을 평가한다. 다시 한번 더 평가는 3점 척도를 사용한다.

참고 : 습관적 자세 평가와 교정된 자세 평가 사이의 비교를 통해서 기능적 결합의 범위를 알 수 있다. 그리고 진단에 있어서 첫 번째 기준이 되는 역할을 한다.

기능적 테스트

T5 스프링 테스트(Spring Test)

Brügger 방법에서, T5 스프링 테스트는 표준이 되는 기능적 테스트로써 사용된다. 대부분의 경우, 환자가 교정된 자세로 앉아있는 동안 실시된다. 이 테스트는 T5부터 아래쪽 척추로, 척추에 수직이 되는 방향으로 리드미컬한 충격을 수기로 적용하는 방법이다.

이 테스트에는 세 단계가 있다:

1. 척추 안정성 평가
2. 골반 앞기울임 평가
3. 어깨 후인 테스트

세 가지 모든 단계에서, 언급된 움직임의 질과 양이 기록된다. 여기에는 세 가지 중요한 움직임들을 포함한다. 이 검사는 진단 및 각각의 치료적 테크닉을 실시한 이후에 치료적 효과에 대한 평가 도구로서 실시된다.

다른 기능적 테스트

다른 기능적 테스트는 어깨위팔 리듬 테스트(test of scapulohumeral rhythm), 골반 회전 테스트(pelvic rotation test), 골반 말기 테스트(pelvic roll test), 어깨 바깥쪽 회전 테스트(shoulder external rotation test), 머리 회전 테스트(head rotation test) 또는 엉덩관절 굽힘 테스트(hip flexion test)가 있다.

결정적인 병리학적 정보

환자의 병력사항, 관찰 및 기능적 평가를 토대로, 치료사는 병리학적 정보의 가설을 세워야 한다.

가설 세우기

결정적인 병리학적 정보를 토대로, 치료사는 가설을 만들거나 치료적 플랜을 세운다. 이 계획은 융통성이 있으며 만약 선택된 치료법이 효과적이지 않으면, 치료사는 이전 진단의 재평가를 토대로 치료 가설을 변경할 수 있다.

치료

치료의 목표는 병리학적 구심성 정보 또는 문제가 되는 요인들의 제거/감소에 영향을 미치는데 있다.

치료적 접근법의 기초적인 요소들

신체 자세 교정

Brügger는 정상적인 직립자세에서 벗어나게 되면, 신체에 부적절한 부하 및 병리학적 정보 전달을 유발하게 된다는 가정으로 그의 방법에 근거를 두었다. 치료 시작 시에, 각 환자는 달성하기 위해 시도해야만 하는 올바른 신체 자세를 지시받는다. Brügger는 세 가지의 기초적이면서도 중요한 움직임들을 서로 연결하거나 나타내고 있는 세 개의 톱니바퀴 모델로 직립 자세를 설명했다: 골반앞기울임, 가슴우리 올림과 목 신장. 또한, 흉요추 전만(thoracolumbar lordosis)이라 불리는 자세는 가장 이상적 자세로 강조된다. 흉요추 전만는 T5부터 엉치뼈까지 부드럽게 펴진 상태여야 한다. 또한, 환자는 신체 자세에 관해서 상지와 하지의 가능성 있는 영향에 대한 교육을 받는다.

치료 준비를 위한 설정

치료 준비를 위한 설정에는 직립 자세가 포함된다. 각 치료 세션 이전에 항상 20~30분 동안 누운 자세에서 실시된다. 특수 열(온천니[fungo])은 4개의 핵심 구역에 둔다: 복장갈비 관절(sternocostal articulations), 목 폄근(neck extensors), 허리뼈(lumbar spine) 및 대퇴 모음근과 두덩결합(pubic symphysis) 부위. 이 과정의 주된 효과는 이완이다. 왜냐하면 섭씨 65°까지 따뜻하게 되는 온도 장치 때문이다. 또한, 직립 자세에서의 위치 설정은 특히 세 가지 기본적으로 중요한 움직임들에 긍정적인 영향을 미친다. 만약 열을 가하는 것이 금기사항인 경우, 표준 또는 변형된 위치만 실시한다.

수동적 치료 접근법

열은 가장 일반적으로 **뜨거운 수건**으로 적용한다. 이것은 반복적인 움직임의 결과로 가장 자주 형성되는 부종인 OGE(Obo-lenskaja-Goljanitzki effect)에 영향을 주기 위해 가장 일반적으로 사용된다. 뜨거운 타월의 적용은 환자의 필요에 따라 교차 섬유 마사지(cross-fiber massage)와 결합될 수 있다.

신경학적 수축 접근법 : 주로 이완 효과가 있는 빠른 진동 움직임이다. 심하게 통증이 있는 상태에서 실시되지만, 올바른 자세 교정이 이루어진 이후에만 실시해야 한다.

능동적 치료 접근법

원심성 수축 접근법

목표는 특정 근육 그룹의 원심성 능력을 향상시키는 것과 주동근 및 길항근 근육 그룹의 기능적인 협력 작용을 향상시키는 것이다.

저항성 밴드 운동

저항성 밴드 운동은 주어진 근육 그룹의 원심성 및 구심성 수축을 교대로 발생하게 만드는 운동방법이다. 근력 강화를 위해서 사용되어지는 저항성 밴드 운동의 운동 횟수와 세트당 반복 횟수는 능동적 접근법의 과정(원심성 수축)과 기능적인 요구량을 토대로 설정한다. 가정 운동(home exercise)은 기능적인 매개변수들(근력, 관절가동범위, 저항과 협응)을 토대로 한다.

일상생활동작(ADL)

일상생활동작(ADL)은 능동적 치료 접근법의 가장 높고 중요한 목표이다. 이것은 직립 자세를 통합하는 일반적인 일상생활 동작의 실행으로 구성한다. 이 모든 운동은 환자의 공통적인 활동(가사 노동, 직업, 스포츠 등)과 관련된 특정 목표로 실시 되어야한다.

기본적인(능동적) 운동 방법들

여기에는 치료로 통합되는 6 가지 간단한 운동이 포함되어 있다. 초기에는 서있는 자세에서 실시된다. 기능적으로 우세한(또는 단축된) 근육 그룹에 약간의 스트레칭을 강조하는 느리고 부드러운 움직임을 통해, 해당 근육 그룹의 원심성 수축 능력을 향상시켜 과부하 자세에 긍정적인 영향을 미친다.

Brügger에 따른 보행 치료

Brügger-Body 보행은 전체적인 움직임 패턴에 영향을 미치는 복합 치료 접근법에 속한다. 그리고 저항성 밴드를 사용 하거나 또는 하지 않고 실시한다.

참고 : Brügger의 방법에서, 치료적 요소가 아닌 치료의 중요한 측면은 환자의 동기 부여와 긍정적인 역할 모델로서의 치료사이다.

치료 적용

주된 치료 적용은 움직임 시스템의 기능적인 장애이다. 이러한 방법의 치료적 요소들은 신경학적 질환(중추신경계 손상, 파킨슨 질환) 및 정형의학적 질환(측만증)의 치료를 위해서 사용된다.

1.3.7 슬링 (Sling) 운동 치료

슬링 운동 치료(S-E-T)는 능동적 치료를 통한 포괄적인 진단과 치료적 시스템이다. 운동 목표는 근골격계 문제의 영구적인 개선이다. 이 시스템은 테라피 마스터를(Terapi-Master) 이용한 레드코드(Redcord) 슬링을 적용한다. 레드코드는 노르웨이에서 시작된 단순한 기계식 서스펜션 시스템이다. 체코 공화국에서는 1997년부터 병원, 외래 환자 및 사립 병원에서 사용되었고, 가정에서도 사용할 수 있다.

레드코드 기구는 끈, 단단하고 탄력 있는 로프로 구성되고 천장에 매달아서 조정가능하게 사용한다(그림 1.3.7-1). 이것의 대체 버전인 미니 레드코드(Redcord Mini)는 집이나 바깥에서 운동하는데 있어서 매우 인기를 얻고 있다. 물리치료사에게 있어서 슬링운동치료(S-E-T)와 레드코드의 가장 큰 장점은 성별, 나이, 운동 수준에 관계없이 개인에게 이용 가능하다는 것이다. 그리고, 검사를 통해서 결정하곤 했었던 무게에 대해서도, 쉽게 맞춤식으로 처방이 가능하다. 이러한 장점은, 환자 스스로가 치료의 효과에 대한 부분을 즉각적으로 재평가를 통해서 알 수 있는 부분이기 때문에 치료 과정 자체에 대한 흥미를 증가시킨다. 환자에게 있어서 가장 큰 장점은 안전하고, 통증 경감에 있어서 아주 큰 효과가 있으며, 이러한 효과는 오래 지속되고, 이차적인 부상 및 손상 예방에도 효과가 있다는 것이다.

평가 목적은 약한 연결고리(weak link)를 찾는 것이다. 평가는 견딜 수 있는 부하의 수준을 결정하는 기능적 부하의 정확한 양(증가 또는 감소)을 토대로 한다. 약한 연결고리는 생체역학 사슬 내에서 결함을 나타낸다. (예: 감소된 근신경계 조절, 안정성 감소, 근력 감소, 운동에 대한 두려움을 포함한다.) 이러한 결함은 근골격계 시스템의 기능장

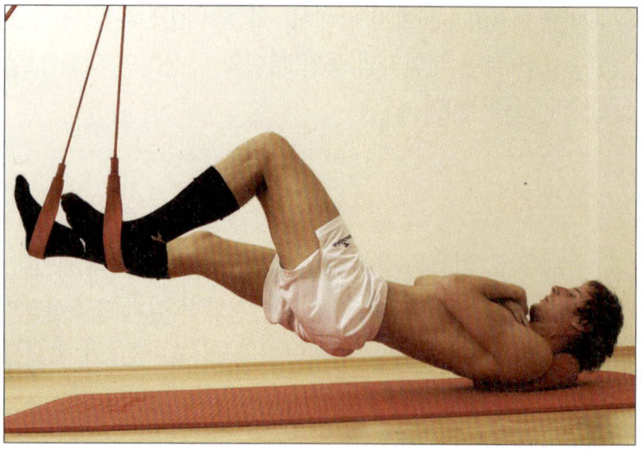

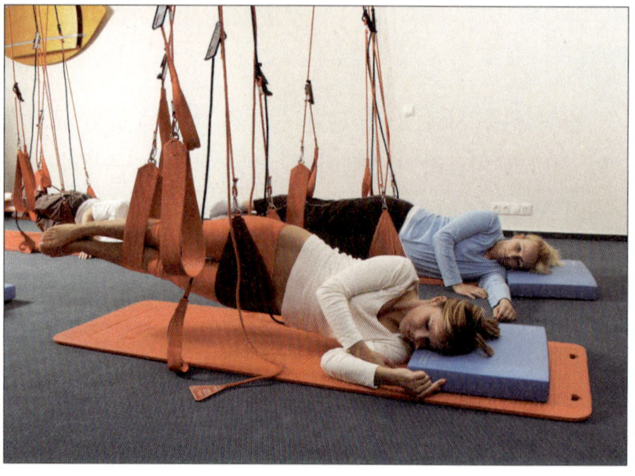

그림 1.3.7-1 슬링을 사용한 운동의 예.

애를 초래한다.

레드코드(Redcord)를 사용할 때, 부하 양은 몇 가지 방법을 통해서 정할 수 있다:

- **지렛대**(움직임이 발생하는 관절에서부터 끝까지의 거리)
- **현수 점**(suspension point, SP)에 대한 환자의 위치. 현수 점을 토대로 관절, 축, 위, 아래, 안쪽, 바깥쪽과 중립위치가 결정된다.
- **로프 길이** - 로프의 길이는 움직임 궤적과 관절 압박 및 압박 감소의 정도에 영향을 미친다.
- **탄력 로프의 사용**(무게 감소-감소된 체중 이동)

슬링 운동 치료(S-E-T)의 임상 치료 효과는 다음 내용에 대한 체계적인 몇 년의 연구 과정의 결과를 통해서 지지받고 있다: 비특이성 요통(non-specific low back pain), 채찍질 손상(whiplash injury), 출산 후의 골반 통증에 있어서 허리 부위의 안정성 효과, 병가 시간 감소, 어깨 수술 후 재활, 운동선수 훈련 등.

최근에는, Neurac 치료 기법이 사용되고 있다. 역사적으로 보면, 이것은 슬링 운동 치료(S-E-T) 컨셉을 토대로 하고 있고, 진동 및 불안정한 환경 조절을 통한 근 신경계 활성의 촉진을 이용하고 있다.

1.3.8 치료적 공을 이용한 운동

이 재활 도구(부풀리게 되어 있는 큰 공)는 이미 뇌성마비 아동의 재활을 위해서 보바스 컨셉에서 사용 하고 있는 것이다. 아이들은 공에 눕기, 앉기, 지지하기를 할 수 있다. 공은 몸을 곧게 세우거나 평형 반응을 위한 훈련으로 사용된다. 치료적 공을 사용한 운동 방법들은 많은 저자들에 의해서 연구 되어져 왔다. 1960년대에 Susanne Klein-Vogelbach의 기능적 운동에서 가장 잘 알려진 컨셉 중에 하나이다.

치료적 공은 세가지 특징을 가지고 있다:

- 불안정한 면
- 탄력성
- 크기(지름 35~120 cm)

불안정한 표면은, 볼에 접촉하고 있는 환자의 한 지점에서 공을 움직이게 만들어서 불안정성을 야기하고 자동적으로 몸을 곧게 세울 수 있도록 유도한다. 공 탄력성은 한 발 뛰기, 점프, 달리기와 같은 동작에서 환자에게 전달되는 충격을 흡수하게 해준다.

골격계는 자동적으로 반응한다. 운동 동안, 잘못된 움직임 분절의 위치 조정은 수의적인 조절의 범주에서 벗어난 것이다. CNS 내에 프로그램은 잘못된 것을 찾아내고 수정하는 능력을 가지고 있다. 치료적 공을 이용한 운동은 다양한 자세 및 변이를 통한 많은 운동 방법들이 만들어지고 척추 안정화 및 척추와 다른 분절(사지)의 가동성에 영향을 미치고, 시상면과 전두면 및 횡단면에서 척추를 움직이게 해준다. 집에서 운동할 때, 공을 사용하게 되면 아주 큰 장점이 있다. 연령과 상관 없이 사용 가능하다. 감각운동 도구로써, 많은 고유수용성 감각 정보를 증가시켜서 CNS 내에 특정 감각 및 운동 영역의 활성 증가에 기여한다. 그렇게 함으로써, CNS의 활성을 지속적으로 자극시키고 더 최적화된 운동 프로그램 수정이 가능하게 한다.

참고문헌(REFERENCES)

Abrahams VC. The Physiology of Neck Muscles. Their Role in Head Movement and Maintenance of Posture. Can J Physiol Pharmacol 1977; 55(3): 332–338.

American Association of Cardiovascular and Pulmonary Rehabilitation. Guidelines for Pulmonary Rehabilitation Programs. 2nd ed. Champaign: Human Kinetics 1998: 242–250.

American Thoracic Society. ATS/ACCP Statement on Cardiopulmonary Exercise Testing. Am J Respir Crit Care Med 2003; 167(2): 211–277.

American Thoracic Society and European Respiratory Society. Skeletal Muscle Dysfunction in Chronic Obstructive Pulmonary Disease: A Statement of the American Thoracic Society and European Respiratory Society. Am J Respir Crit Care Med 1999; 159: 1–40.

Anton A, et al. Predicting the Results of Noninvasive Ventilation in Severe Acute Exacerbation of Patients with Chronic Airflow Limitation. Chest 2000; 117(3): 828–833.

Basmajian JV. Muscles Alive. Their Functions Revealed by Electromyography. 2nd ed. Baltimore: Williams & Wilkins 1967.

Beckers D, Buck M. PNF in der Praxis. Eine Anleitung in Bildern. Berlin: Springer 1993.

Bethune D. Neurophysiological Facilitation of Respiration. In: Pryor JA, Prasad SA. Physiotherapy for Respiratory and Cardiac Problems. London: Churchill Livingstone 2002: 170–182.

Bertoti DD. Functional Neurorehabilitation Through the Life Span. Philadelphia: F.A. Davis 2004.

Bird SP, Tarpenning KM, Marino FE. Designing Resistance Training Programmes to Enhance Muscular Fitness: A Review of the Acute Programme Variables. Sports Med 2005; 35(10): 841–851.

Bold RM. Stemmführung nach R. Brunkow: eine krankengymnastische Behandlungsmethode bei neuromuskulären Störungen. 5. Aufl. Stuttgart: Enke 1989.

Brügger A, Rhonheimer CH. Pseudoradikuläre Syndrome des Stammes: Pathogenet. Beziehungen neuro-rheumatolog. Schmerzzustände d. Bewegungsapparates u. d. Kopfes zum Rumpf. Bern: Huber 1965.

Brügger A. Das sternale Syndrom. Bern: Hans Huber 1971.

Brügger A. Erkrankungen des Bewegungsapparates und seines Nervensystems: Grundlagen und Differentialdiagnose: ein interdisziplinäres Handbuch für die Praxis. 2. Aufl. Stuttgart: Fischer 1980.

Brügger A. Gesunde Körperhaltung im Alltag. Zürrich: Brügger Verlag 1998.

Brügger A. Lehrbuch der funktionellen Störungen des Bewegungssystems: das neurale Szenario der Schmerzen und Behinderungen des Bewegungssystems. Zürrich: Brügger Verlag 2000.

Bullock-Saxton JE, Janda V, Bullock MI. Reflex Activation of Gluteal Muscles in Walking. Spine 1993; 18(6): 704–708.

Cameron MH, Monroe LG. Physical Rehabilitation. Evidence Based Examination, Evaluation and Intervention. St. Louis: Saunders Elsevier 2007.

Casaburi R, et al. Physiologic Benefits of Exercise Training in Rehabilitation of Patients with Severe Chronic Obstructive Pulmonary Disease. Am J Respir Crit Care Med 1997; 155(5): 1541–1551.

Casaburi R. Patessio A. Exercise in Stable Chronic Obstructive Pulmonary Disease. Am J Respir Crit Care Med 2005; 172: 191–28.

Case-Smith J. Occupational Therapy for Children. St. Louis: Elsevier 2005.

Cochrane LM, Clark CJ. Benefits and Problems of a Physical Training Programme for Asthmatic Patients. Thorax 1990; 45(5): 345–351.

Colliander E, Tesech PA. Effects of Eccentric and Concentric Muscle Actions in Resistance Training. Acta Physiol Scand 1990; 140(1): 31–39.

Dudley GA, Tesech PA, Miller BJ, et al. Importance of Eccentric Actions in Performance Adaptations to Resistance Training. Aviat Space Environ Med 1991; 62: 543–550.

Erban J. Dlouhodobá domácí oxygenoterapie. Praha: Maxdorf 2004.

Feldenkrais M, Kimmey M. The Potent Self: A Guide to Spontaneity. New York: Harper and Row 1985.

Feldenkrais M. Feldenkraisova metoda – pohybem k sebeuvědomění. Praha: Pragma 1996.

Fishman AP. Pulmonary Rehabilitation. Lung Biology in Health and Disease. New York: Marcel Dekker 1996.

Freeman MAR, Dean MRE, Hanham IWF. The Etiology and Prevention of Functional Instability of the Foot. J Bone Joint Surg Br 1965; 47B: 678–685.

Freeman MAR, Wyke BD. Articular Contributions to Limb Muscle Reflexes. J Physiol 1964; 171: 20–21.

Freeman MAR, Wyke BD. Articular Reflexes at the Ankle Point. An Electromyographic Study of Normal and Abnormal Influences of Ankle Joint Mechanoreceptors upon Reflex Activity in Leg Muscles. Br J Surg 1967; 54: 990–1001.

Frost FA, Jesse B, Sigaard-Anderssen J. A Controlled Double Blind Comparison of Mevipacain Injection versus Saline Injection in Myofascial pain. Lancet 1980; 8167: 499–500.

Ganong WF. Přehled lékařské fyziologie. 20. vyd. Praha: Galén 2005.

Gaymans F. Die Bedeutung der Atemtypen für die Mobilisation der Wirbelsäule. Man Med 1980; 18: 96–101.

Gaymans F, Lewit K. Mobilization Techniques Using Pressure (Pull) and Muscular Facilitation and Inhibition. Rehabilitácia 1975; Suppl 10–11: 47–51.

Gibson JJ. The Ecological Approach to Visual Perception. Boston: Houghton Mifflin 1979.

Haladová E, et al. Léčebná tělesná výchova: cvičení. Brno: Institut pro další vzdělávání pracovníků ve zdravotnictví 1997.

Hervéou C, Messéan L. Technique de reeducation et d'education proprioceptive du genou et de la cheville: reprogrammation neuro-motorice. Paris: Maloin 1976.

Hinoki M, Uchio N. Lumbomuscular Proprioceptive Reflex in Body Equilibrium. Acta Otolaryngol 1975; 330: 197–210.

Hodgkin JE, Celli BR, Connors GL. Pulmonary Rehabilitation: Guidelines to Success. 4th ed. St. Louis: Mosby Elsevier 2009.

Hui KP, Hewitt AB. A Simple Pulmonary Rehabilitation Program Improves Health Outcomes and Reduces Hospital Utilization in Patients with COPD. Chest 2003; 124(1): 94–97.

Huneke F. Sekunden-Phänomen; Testament eines Arztes. Ulm: Haug 1961.

Chevaillier J. Autogenic Drainage. In: Physiotherapy in the Treatment of Cystic Fibrosis (CF). IPG/CF (International Physiotherapy Group for Cystic Fibrosis) and Cystic Fibrosis Worldwide (CFW) 2002.

Chlumský J, Štěrbová L, Smolíková L, Matouš M, Salajka F. Relationship of Different Types of Exercise Tests to Pulmonary Function and Quality of Life in Patients with COPD. Eur Resp J 2002; 20, Suppl 38: 68.

Ivaničev GA. Manualnaja medicina. Moskva: Medpress 1998.

Jackson JH. Clinical and Physiological Researches on the Nervous System. London: J. and A. Churchill 1875.

Jackson JH. Croonian Lectures on the Evolution and Dissolution of the Nervous System. Berlin: Karger 1927.

Jackson JH. Selected Writings. New York: Basic Books 1958.

Janda V, Vávrová M. Senzomotorická stimulace. Rehabilitácia 1992; 25(3): 14–34.B

Jones PW, et al. A Self-Complete Measure of Health Status for Chronic Airflow Limitation: The St. George's Respiratory Questionnaire. The American Review of Respiratory Disease 1992; 145(6): 1321–1327.

Kabat H. Changes in Acid-Soluble Phosphorus Compounds in the Brain in Poliomyelitis. Science 1944; 99(2560): 63.

B

Kaltenborn FM, et al. Manual Mobilization of the Joints: Joint Examination and Basic Treatment. 4th ed. Oslo: Norli 2002–2003.

Kaltenborn FM, Vollowitz E, Kaltenborn TB. Manual Mobilization of the Joints: Joint Examination and Basic Treatment. Oslo: Norli 2008.

Kaltenborn FM. Wirbelsäule: manuelle Untersuchung und Mobilisation. 2. Aufl. Oslo: Norli 1995.

Kenny E. Infantile Paralysis and Cerebral Diplegia, Methods Used for the Restoration of Function. Sydney: Angus & Robertson 1937.

Kenny E. The Kenny Concept of Infantile Paralysis and its Treatment. Minneapolis: Bruce, 1943.

Kiryu S, Loring SH, et al. Quantitative Analysis of the Velocity and Synchronicity of Diaphragmatic Motion: Dynamic MRI in Different Postures. Magn Reson Imaging 2006; 24(10): 1325–1332.

Klapp B, et al. La methode quadruplédique du professeur Dr. R. Klapp. Paris: Béatrice-Nauwelaerts 1960.

Klapp R. Funktionelle Behandlung der Skoliose: nebst einem Beitrag zur Kenntnis einiger orthogenetisch-degenerativer Krankheiten. 2. Aufl. Jena: G. Fischer 1910.

Klein-Vogelbach S, et al. FBL Klein-Vogelbach Functional Kinetics: Behandlungstechniken: Hubfreie Mobilisation, Widerlagernde Mobilisation, Mobilisierende Massage. 2. Aufl. Berlin: Springer 2009.

Klein-Vogelbach S, Steinlin Egli R, Werbeck B. Funktionelle Bewegungslehre: Bewegung lehren und lernen. 5. Aufl. Berlin: Springer 2001.

Klein-Vogelbach S. Ballgymnastik zur funktionellen Bewegungslehre: Analysen und Rezepte. 3. Aufl. Berlin: Springer 1990.

Klein-Vogelbach S. Funktionelle Bewegungslehre. 3. Aufl. Heidelberg: Stiftung Rehabilitation 1986.

Kolář P. Posturální aktivita a DMO. Zdrav Nov, Lék Listy 2000; 7(29): 1–2.

Kolář P. Systematizace svalových dysbalancí z pohledu vývojové kineziologie. Rehabil Fyz Lék 2001; 9(4): 152–164.

Kolář P. Význam posturální aktivity pro včasný záchyt pacientů s dětskou mozkovou obrnou. Pediat pro Praxi 2001; 2(4): 190–194.

Komárek V, Cibochová R, Zounková I. Ošetřování a pohybový režim dětí s centrální koordinační poruchou hybnosti. Praha: Státní zdravotní ústav 2003.

Kondo T, et al. Respiratory-Related Bronchial Rhythmic Constrictions in the Dog with Extracorporeal Circulation. J Appl Physiol 2000; 88(6): 2031–2036.

Kondo T, Kobayashi I, et al. A Dynamic Analysis of Chest Wall Motions with MRI in Healthy Young Subjects. Respirology 2000; 5(1): 19–25.

Kondo T, Kobayashi I, Taguchi Y, Hayama N, et al. An Analysis of the Chest Wall Motions Using the Dynamic MRI in Healthy Elder Subjects. Tokai J Exp Clin Med 2005 Apr; 30(1): 15–20.

Kováčiková V, Beranová B. Kontakt fyzioterapeuta s pacientem. Rehabilitácia 1998; 31(2): 185–187.

Kováčiková V, Beranová B. Postavení Vojtovy metody ve fyzioterapii hybných poruch. Rehabilitácia 1998; 31(2): 82–85.

Kováčiková V, Beranová B. Využití neuroplasticity v terapii pohybových poruch. Rehabilitácia 1998; 31(2): 78–81.

Kraemer WJ, Gordon SE, Fleck SJ, et al. Endogenous Anabolic Hormonal and Growth Factor Response to Heavy-Resistance Exercise in Males and Females. Int J Sports Med 1991; 12(2): 228–235.

Kraemer WJ, Marchitelli L, Gordon SE, et al. Hormonal and Growth Factor Response to Heavy-Resistance Exercise Protocols. J Appl Physiol 1990; 69: 1442–1450.

Kraemer WJ, Nobble BJ, Clark MJ, et al. Physiologic Responses to Heavy-Resistance Exercise with Very Short Rest Periods. Int J Sports Med 1987; 8: 247–52.

Kraemer WJ, Ratamess NA, French DN. Resistance Training for Health and Performance. Current Sports Medicine Reports 2002; 1(3): 165–171.

Králíček P. Úvod do speciální neurofyziologie. Praha: Karolinum 1995.

Kraus J, et al. Dětská mozková obrna. Praha: Grada Publishing 2005.

Kurtz AD. Chronic Sprained Ankle. Am J Surg 1939; 44: 158–160.

Lewit K, Gutmann G. Funkční patologie hybného systému: sborník ze 4. kongresu Mezinarodní federace pro manuálni medicínu – Praha 1974. Bratislava: Obzor 1975.

Lewit K, Sachse J, Janda V. Manuelle Medizin: im Rahmen der medizinischen Rehabilitation. 4. Aufl. Leipzig: Barth 1983.

Lewit K. Bolesti v zádech. 3. vyd. Praha: Avicenum 1975.

Lewit K. Manipulační léčba v myoskeletalní medicíně. Praha: ČLS JEP 1996.

Lewit K. Manipulační léčba v rámci léčebné rehabilitace. Praha: Nakladatelství dopravy a spojů 1990.

Lewit K. Manipulační léčba v rámci reflexní terapie. 2. přeprac. vyd. Praha: Avicenum 1975.

Lewit K. Pokyny pro nemocné s funkčními změnami páteře. Praha: Ústřední ústav zdravotnické osvěty 1964.

Macklem PT. Theoretical Ideas of Diaphragmatic Function. Clin Invest Med 1987; 10(1): 21–25.

Macklem PT, Bates DV, Christie RV. Respiratory Function in Disease: An Introduction to the Integrated Study of the Lung. 2nd ed. Philadelphia: Saunders 1971.

Macklem PT, Roussos Ch. Thorax. New York: M. Dekker 1985.

Máček M, Smolíková L. Fyzioterapie a pohybová léčba u chronické obstrukční plicní nemoci. Praha: Vltavín 2002.

Máček M. Pohybová aktivita při chronických chorobách dýchacího systému u dětí a dospělých. Med sport bohem slov 2001; 10(1): 1–11.

Magnus R. Körperstellung. Berlin: Springer 1924.

Maltais F, et al. Intensity of Training and Physiologic Adaptation in Patients with COPD. Am J Respir Crit Care Med 1997; 155(2): 551–561.

Maltais F, et al. Skeletal Muscle Adaptation to Endurance Training in Patients with COPD. Am J Respir Crit Care Med 1996; 154(2): 442–447.

McArdle WD, Katch FL, Katch VL. Exercise Physiology: Energy, Nutrition and Human Performance. 5th ed. Philadelphia: Lippincott Williams and Wilkins 2001.

McKeough ZJ, Alison JA, Bye PT. Arm Positioning Alters Lung Volumes in Subjects with COPD and Healthy Subjects. Aust J Physiother 2003; 49(2): 133–37.

Mensendieck BM. Bewegungsprobleme: die Gestaltung schöner Arme. München: F. Bruckmann 1927.

Mensendieck BM. Korperkultur des Weibes: praktisch hygienische und praktisch asthetische Winke. Munchen: Bruckmann 1906.

Mojžíšová L. Aby nás záda nebolela. Díl 1. Cviky pro uvolnění a posílení kloubů mezi pánví a křížovou kostí. Praha: Ústav zdravotní výchovy 1987.

Muir JF, Ambrosino N, Simon AK, eds. Noninvasive Mechanical Ventilation. Sheffield: European Respiratory Monograph 2001; 6(16): 76–105.

O'Byrne PM, Postma DS. The Many Faces of Airway Inflammation. Asthma and chronic obstructive pulmonary disease. Am J Respir Crit Care Med 1999; 159: 41–63.

O'Hagan FT, Sale DG, MacDougall JD, et al. Comparative Effectiveness of Accommodating and Weight Resistance Training Models. Med Sci Sports Exerc 1995; 27: 1210–1219.

Oh EG. The Effects of Home-Based Pulmonary Rehabilitation in Patients with Chronic Lung Disease. Int J Nurs Stud 2003; 40(8): 873–879.

Orth H. Dítě ve Vojtově terapii. Příručka pro praxi. České Budějovice: KOPP 2009.

Otrowski KJ, Wilson GJ, Weatherby R, et al. The Effects of Weight Training Volume on Hormonal Output and Muscular Size and Function. Journal of Strength and Condition Research 1997; 11(1): 148–154.

Paulsen G, Myklestad D, Raadtad T. The Influence of Volume of Exercise on Early Adaptations to Strength Training. Journal of Strength and Condition Research 2003; 17(1): 115–120.

Pavlů D. Co je skutečně "Brüggerův sed"? Rehabil fyz Lék 2000; 7(4): 166–169.

Pavlů D. Cvičení s Thera-Bandem se zřetelem ke konceptu dle Brüggera. Brno: Cerm 2004.

Pavlů D. Přístupy speciálních fyzioterapeutických konceptů k ovlivňování spasticity. Rehabil fyz Lék 1999; 6(4): 138–141.

Pavlů D. Speciální fyzioterapeutické koncepty a metody I. Koncepty a metody spočívající převážně na neurofyziologické bázi. Brno: Cerm 2002.

Pavlů D, Petak-Kruegger S, Janda V. Brügger. Methods for Postural Correction. In: Liebenson C. Rehabilitation of the Spine. Philadelphia: Lippincott Williams and Wilkins 2007: 330–352.

Pavlů D, Véle F, Havlíčková L. Elektromyografická a kineziologická analýza Vojtova terapeutického principu. Rehabil Fyz Lék 2000; 7(2): 74–77.

Piper AJ, Ellis ER. Non-invasive Ventilation. In: Pryor JA, Prasad SA. Physiotherapy for Respiratory and Cardiac Problems. London: Churchill Livingstone 2002; 323–376.

Pryor JA, Prasad SA. Physiotherapy for Respiratory and Cardiac Problems. 4th ed. London: Churchill Livingstone 2008.

Ramirez-Sarmiento A, et al. Inspiratory Muscle Training in Patients with Chronic Obstructive Pulmonary Disease: Structural Adaptation and Physiologic Outcomes. Am J Respir Crit Care Med 2002; 166(11): 1491–1497.

Ries AL, Kaplan RM, Myers R, Prewitt LM. Maintenance after Pulmonary Rehabilitation in Chronic Lung Disease: A Randomized Trial. Am J Respir Crit Care Med 2003; 167(6): 880–888.

Rock C-M, Petak-Kreuger S, Pavlů D. Agisticko excentrické kontrakční postupy k ovlivnění funkčních poruch pohybového systému: techniky dle Dr. Brüggera. Zürich: Dr. Brügger-Institut 2000.

Rock C-M, Petak-Kreuger S. Základní cvičení s Thera-Bandem. 3. Aufl. Zürich: Dr. Brügger-Institut 1999.

Rokyta R, Mojžíšová L. Rehabilitační metoda Ludmily Mojžíšové očima fyziologa: fyziologické principy a návody ke cvičení. Jinočany: H & H 1992.

Sherrington ChS. Integrative Action of the Nervous System. New York: Charles Scribner's Sons 1906.

Shumway-Cook Anne, Woollacott MH. Motor Control: Theory and Practical Applications. Baltimore: Williams & Wilkins 1995.

Skoglund S, Mellström A. Quantitative Morphological Changes in Some Spinal Cord Segments during Postnatal Development; A Study in the Cat. Stockholm 1969. Acta Physiol Scand. Suppl 331.

Skoglund S. Anatomical and Physiological Studies of Knee Joint Innervation in the Cat. Acta Physiol Scand 1956; Suppl 124.

Smith CE, Nyland J, Caudill P, Brosky J, Caborn DN. Dynamic Trunk Stabilization: A Conceptual Back Injury Prevention Program for Volleyball Athletes. J Orthop Sports Phys Ther 2008; 38(11): 703–20.

Smolíková L, et al. Plicní rehabilitace a CHOPN. Postgraduální medicína 2005; 4: 376–385.

Smolíková L, Máček M. Fyzioterapie a pohybová léčba u chronických plicních onemocnění. Praha: Blue wings 2006.

Statement of the American Thoracic Society and European Respiratory Society. Skeletal Muscle Dysfunction in Chronic Obstructive Pulmonary Disease. Am J Respir Crit Care Med 1999; 159(4): 2–40.

Šprinqlová I. Metoda R. Brunkow. Brno: NCO NZO 2008.

Švehlová M, Švehlová E. Plicní rehabilitace a respirační fyzioterapie v domácím prostředí. 2. vyd. Praha: Vltavín 2009.

Takazakura R, Takahashi M, Nitta N, Murata K. Diaphragmatic Motion in the Sitting and Supine Positions: Healthy Subject Study Using a Vertically Open Magnetic Resonance system. J Magn Reson Imaging 2004; 19(5): 605–609.

Takazakura R, Takahashi M, Nitta N, Sawai S, Tezuka N, Fujino S, Murata K. Assessment of Diaphragmatic Motion after Lung Resection Using Magnetic Resonance Imaging. Radiat Med 2007; 25(4): 155–163.

Tlapák P. Tvarování těla pro muže i ženy. 7. vyd. Praha: ARSCI 2008.

Tlapák P, Mach I. Posilování pro muže. Praha: Olympia 1996.

Van der Schans CP. The Scientific Evaluation of Chest Physical Therapy. Pediatr Pulmonol 2000; 30(20): 1236–1237.

Vágnerová M. Vývojová psychologie I. Dětství a dospívání. Praha: Karolinum 2005.

Véle F. Kineziologie pro klinickou praxi. Praha: Grada Publishing 1997.

Véle F. Kineziologie: přehled klinické kineziologie a patokineziologie pro diagnostiku a terapii poruch pohybové soustavy. Praha: Triton 2006.

Véle F. Význam centrální nervové soustavy pro reedukaci pohybu (pohyb a jeho terapeutické ovlivnění z pohledu klinické neurofyziologie). In: Sborník přednášek VIII. Novoměstské dny, Okresní nemocnice v Novém Městě na Moravě 2000; 6–12.

Vojta V, Peters A. Vojtův princip: svalové souhry v reflexní lokomoční a motorické ontogeneze. Praha: Grada Publishing 1995.

Vojta V. Die zerebralen Bewegungsstörungen im Säuglingsalter: Frühdiagnose und Frühtherapie. Stuttgart: Thieme 2008.

Vojta V. Mozkové hybné poruchy v kojeneckém věku: včasná diagnóza a terapie. Praha: Grada Publishing 1993.

Vojtova terapie v dětském věku. 5. vyd. Mezinárodní Vojtova společnost. www.rl-corpus.cz

Voss DE, et al. Proprioceptive Neuromuscular Facilitation: Patterns and Techniques. 3rd ed. Philadelphia: Harper & Row 1985.

Weisgerber MC, Guill M, Weisgerber JM, Butler H. Benefits of Swimming in Asthma: Effect of a Session of Swimming Lessons on Symptoms and PFTs with Review of the Literature. J Asthma 2003; 40: 453–464.

Westcott WL, Winett RA, Anderson ES, et al. Effects of Regular and Slow Speed Resistance Training on Muscle Strength. Journal of Sports Medicine and Physical Fitness 2001; 41(2): 154–158.

Wildmann F. Feldenkrais a jeho metoda: cvičeni pro každy den. Praha: Pragma 1999.

Zbojan Ľ, Čelko J, Strebingerová E. Možnosti a využitie antigravitačnej relaxácie vo fyziatricko-rehabilitačnej liečbe bolestivých stavov pohybového aparátu. Rehabilitácia 1991; 24: 73–85.

Zounková I. Fyzioterapeutem získané klinické zkušenosti při aplikaci metody Vojtovy a K. a B. Bobathových. Zdrav Nov 2000; 49(29): 6–7.

Zounková I. Fyzioterapie ve vývojové neurologii. Vox pediatriae 2005; 5(10): 27–30.

B

2 물리적 요법
MODALITIES

다양한 물리적 에너지 형태의 효과적인 이용은 치료 재활에 있어서는 전통적인 부분이다. 고대의 사람들은 광천(mineral springs), 열과 광선(thermal sources and the sunlight)의 치료적 힘을 인지하고 있었다. 비록 그들은 정확한 생물리학 및 생화학적 데이터를 가지고 있지 않지만, 경험주의에 기초한 효과적인 치료 시스템을 개발했었다. 마사지 및 다른 유형의 기계치료 방법은, 모든 역사적 시대의 시민들에게 있어서 이완 효과를 주었다. 기술적인 진보는 정확한 용량 설정을 통한 기계에 적용되는 에너지 유형의 물리적 요법(modalities)을 확장시켰다.

이용 가능한 광범위한 방법에 걸쳐서, 물리적 요법은 추가적인 치료를 제공한다. 능동적인 환자 접근법을 강조하는 현대 재활치료에서, "수동적" 치료는 전체 치료의 5–10%를 초과해서는 안된다. 물리적 요법의 치료적 효과는 횟수에 달려있는 것이 아니라, 오히려 환자의 증상과 움직임 내 기능장애를 토대로 선택한 최선의 치료적 효과방법에 달려있다. 그러므로 이 치료는 개별적인 유형에 대한 치료적 효과의 근본적인 메카니즘에 대한 지식과 움직임 시스템의 기능적 결함을 진단할 수 있는 능력이 필요하다.

2.1 적용된 에너지 유형에 따른 치료 분류

2.1.1 기계적 치료 (Mechanotherapy)

기계적 치료는 역학적 에너지(mechanical energy)의 다양한 형태를 적용하는 것을 말한다. 기본적으로, 모든 수기 마사지와 의학 기술은 치료사가 환자에게 역학적 에너지를 전달하는 것을 기반으로 하고 있다. 그러나 이것들은 물리적 요법(modalities)에 포함되지 않는다.

기계적 치료의 절차는 다음과 같다:

- 흡입(suction), 과압(overpressure), 견인(traction), 진동(vibration) 기구들
- 수동적 움직임을 실시하거나 자세를 잡아주는 기구들
- 초음파 치료
- 압력파를 통한 치료

2.1.2 열치료와 수치료 (Thermotherapy and Hydrotherapy)

열치료와 수치료는 넓고 큰 물의 형태를 이용한 치료 방법으로 저온억제형(온열)과 고온억제형(냉)의 자극 활동을 말한다. 온천치료 분야에서 풍부한 전통을 자랑하는 체코 공화국에서는 물을 이용한 치료가 일반적이다. 이러한 치료 방법들은 가정 치료 중에 많이 사용된다. 대부분의 오늘날 온천치료는 Vincenz Priessnitz(1799–1851), Sigmund Hahn와 그의 아들 또는 Sebastian Kneipp에 의해서 개발된 치료적 시스템을 기반으로 한다.

2.1.3 전기치료 (Electrotherapy)

전기 치료는 다양한 전류와 전자기장의 형태를 사용한다. 이 치료는 두 가지 유형으로 구별할 수 있다: 치료 분절에 전기 회로를 적용하는 **접촉성 전기치료**(고주파 치료 없는 전기치료 전류)와 국소 전자기장을 적용하는 **비접촉성 전기치료**. 접촉성 전기치료의 치료적 효과는 전류가 흐르는 조직의 전기화학적 반응과 근신경계 시스템의 자극을 기반으로 한다. 비접촉성 전기치료의 치료적 효과는 전자기 유도 및 조직에 작용하는 전자기장의 특성과 연관된다.

접촉성 전기치료는 다음을 포함한다:

- 단방향 전류(갈바닉 전류)
- 저주파 전류(1,000 Hz까지에 주파수)
- 중주파 전류(1,000 Hz~100 kHz)
- 전기적 진단과 자극은 1,000 ms로 직각과 사선 형태

의 개별적인 전기적 충격을 사용하여 근 섬유를 자극한다.

비접촉성 전기치료는 다음을 포함한다:

- 고주파 전류(100 kHz 이상의 주파수)-전류에서 발생된 에너지는 조직에 열을 전달한다(고주파를 이용한 투열 요법[diathermy]); 전기 용량의 국소기구 경우에, 열 형성은 고주파 투열 전류 요법(dielectrothermy)이라고 부른다; 만약 국소기구가 코일 형태로 되어 있다면, 전자감응발열요법(inductothermy)이라고 부른다.
- 원격 전기치료(distant electrotherapy)-전류는 국소기구 아래에 전가기장 유도(induction of the electro-magnetic field)를 통해서 조직에 형성된다.
- 자기장 치료(Magnetic therapy) - 국소기구 안과 주위에 발달된 자기장의 상호작용으로 분절 치료에 사용한다(도체 주위의 전류에 전자기 유도 원리를 기반으로 한다.); 현재는, 저주파 자기장 치료가 치료에서 가장 자주 사용되고 있다.

2.1.4 광선치료 (Phototherapy)

광선치료(빛 치료)는 가시광선, 자외선(UV), 적외선(IR) 방출 영역으로부터 발생된 전자기장 방출 적용에 의한 광자 에너지(photon energy)의 광화학(photochemical)과 생물자극(biostimulation) 효과가 사용된다. 현재에 일반적인 재활 치료에서, 극성 레이저 빛(polarized laser light)과 바이오램프(biolamp)를 이용한 치료는 피부와 표면적 구조의 치료에 사용된다. 그리고 적외선 치료는 열 효과를 목적으로 사용된다. 자연 햇빛에 치료적 노출(일광욕)은 종합적인 광천학(balneologic) 치료의 한 요소이다. 자외선(UV) 방사선을 사용한 치료적 재활은 실제적으로 없어지고 피부과학 및 화장품이 우위를 차지하고 있다.

2.1.5 병합 치료(Combined Therapy)와 물리적 요법의 결합

임상에서, 병합 치료라는 용어는 치료적 초음파와 전기치료를 동시에 적용할 때 사용된다. (대부분 주파수는 TENS와 중저파 전류이다.) 축적작용(cumulative effect)을 얻기 위해서는, 다른 물리적 요법(modalities)이 결합된다:

- 진공 전극(vacuum electrodes)을 통해서 적용된 전기치료
- 물에서 갈바닉 전류(galvanic current) 적용
- 월풀(whirpool)과 버블배스(bubble baths), 스코틀랜드식 샤워(Scottish shower) 등에서 수치료 (hydrotherapy)와 기계적 치료 (mechanotherapy)
- 원격 전기치료(Distant electrotherapy)와 적외선 치료(infrared radiation)

2.2 주된 효과를 바탕으로 한 물리적 요법의 분류

물리적 요법은 대증치료(symptomatic treatment)와 지지적 치료(supportive treatment)로 간주된다. 움직임 시스템 결함(통증, 근육 긴장 불균형, 부종[edema], 국소 순환 감소 및 영양 상태의 변화)의 주요 증상이 종종 동시에 나타나기 때문에, 광범위한 물리적 요법(modalities) 중에서 어떤 과정을 선택해야 하는지에 대한 의문이 생긴다. 특히, 조직 상호작용과 침투 깊이가 명확하지 않거나, 경험적 소견만을 토대로 하는 과정들에서는 더욱 그러하다. 이러한 문제점들을 개선하기 위해서, 광범위한 치료적용의 방법들이 개발되었다. 각각의 치료과정에 효과는 직접적 또는 간접적일 수 있다. 그리고 신경과 체액성 시스템(humoral system)을 통해서 조절된다.

주된 효과를 바탕으로 한 물리적 요법은 다음과 같이 분류된다:

- 진통(analgesic)
- 근 이완(myorelaxing)
- 항부종(anti-edematous)
- 영양성(trophotrophic)
- 근 자극(myostimulatory)

마지막 효과는 다음 챕터에 개별적인 과정으로 기록되어지는 부분을 토대로 보면 된다.

2.2.1 물리적 요법의 진통 효과

물리적 요법(modality)은 종종 움직임 시스템의 통증을 제거 또는 감소시키기 위한 의도로 적용된다. 전기치료 기기는 민감한 신경 섬유에 대한 직접적인 효과를 통해서 통증성 감각 정보에 중요한 영향을 미칠 수 있다. 다른 과정인, 이차적인 진통 효과는 관련된 조직에 충혈(hyperemia)과 대사과정 지지 및 회복 과정을 유발하는 국소 및 간접적인 효과의 결과로 통증을 감소시킬 수 있다. 이것은 부종과 함께 염증성 반응이 결합되어서 나타나는 급성기 상태에는 적용되지 않는다. 이와는 대조적으로, 충혈(hyperemia)이 형성될 때는 이 방법이 선택된다(예: 얼음 팩 적용). 중요한 원칙은 통증의 원인이 결정되기 전에 진통 과정을 적용하지 않는 것이다. 빠른 적용은 중요한 통증을 왜곡할 수 있고 추가적인 진단을 더 어렵게 만든다.

물리적 요법(modality)에 일차성 진통 효과

척수 후각(the posterior spinal horn)에 관문 조절과 내인성 아편제(endogenous opiate) 생성의 자극은 근본적인 효과 메커니즘의 생리학적 기초가 되는 역할을 한다.

저주파 치료(Low Frequency Therapy)

최적의 주파수는 약 100Hz이다. 저주파는 더 자극적이다; 감각 섬유는 더 높은 주파수에 더 빨리 적응하고 그에 따라서 강도도 더 증가되어야 한다. 약 300Hz 주파수의 전기 치료는 통각적이다. (환자는 느낄 수 없다.)

고전적인 전류(Classic current)

- Leduc의 전류(약 100 Hz 주파수, 1s 직각 임펄스[impulse], 역치 이상 강도)
- Träbert의 전류(약 143 Hz, 2~5 ms 시간 간격으로 직사각형 파장 임펄스[impulse], 역치 수준 강도)

경피전기신경자극(Transcutaneous Electrical Neurostimulation, TENS)

경피전기신경자극(TENS)은 단극 전극을 통해 감각신경 분지를 따라 전류를 비 침습적으로 적용하는 것이다. 임펄스(impulse) 파장은 1 ms(일반적으로 10-700 μs)보다 짧으며 고전적인 저주파 전류보다 더 잘 견딜 수 있는 강도이다. TENS는 연속 또는 무작위 주파수(이극 전극도 적용 가능)로 설정이 가능하다. 그러나 burst TENS가 가장 좋은 진통 효과를 가지고 있다.(100 Hz 주파수의 임펄스(impulse)가 5개의 자극 파열로 나뉘며, 파열 빈도는 1~10 Hz이다). 다른 TENS와 달리, 참을 수 있는 강도 수준 이하로 적용해야 한다. 치료사에 의해서 설정된 휴대용 국소 기구 형태인 TENS 전류 또한 만성 통증 질환을 가진 환자들에게 가정 치료용으로 추천된다.

역동전류(Diadynamic[DD] currents)

사인 전류 펄스(Pulsed sinusoid currents) DF(100Hz)와 MF(50Hz) 및 이들의 특정 조합은 갈바닉 전류에 의해서 보완된다. 이 과정은 주로 진통성 전류 DF의 적용으로 시작된다. 그리고, 영양성과 항부종 효과를 가진 더 자극적인 전류 CP(조절된 주파수, 1초 DF, 1초 MF)가 연결되어서 나타난다. 이 과정은 진통 효과가 있는 조절된 전류 LP로 마무리가 된다. 전류에 대한 약어는 프랑스에서 유래했다. (diaphasè fixe, DF; monophasè fixe, MF; courant module en courtes periodes, CP; courant module en longues periods, LP).

중주파 전기치료(Mid-Frequency Electrotherapy)

중주파 전기치료는 가장 흔히 2.5~10 kHz 사이의 주파수를 교류 전류로 적용한다. 이러한 전류는 피부 저항을 극복하고 저주파 전류보다 더 잘 견딜 수 있다. 치료적 효과를 얻으려면, 진폭 조절이 두 회로 대상 조직(4 전극 적용) 또는 장치(2 전극 적용) 모두의 간섭을 통해서 발생될 필요가 있다. 진통 효과를 위해서는, 약 100 Hz의 주파수 조절이 발생하고 전류 강도는 역치 수준 이상이어야 한다. 요즘은 매우 정확하게 깊은 조직들을 타켓으로 정확하게 적용이 가능하다.

물리적 요법(Modality)의 이차성 진통 효과

원격 전기치료(Distance Electrotherapy)

전기 전류는 국소기구로부터 발생된 전자기장 유도를 통해서 조직에 형성된다. 원격 전기치료(DE)의 경우, 16 Hz, 48 Hz(칼슘 유출, 혈액 관류의 국소 기능 결함에 대한 치료 적용), 72 Hz(Basset 전류, 칼슘 유입, 골아세포 및 섬유모세포 활성 및 혈관 증식의 지지)의 특정 주파수가 이용된다. 다른 주파수는 진통효과이다. 이 과정은 부드럽고 지각이 없으며 급성 기간에도 적용이 가능하다. 예상되는 활성 정도가 골세포 수준인 것을 감안하면, DE는 더 깊은 층의 조직들을 위해서도 사용된다. 국소기구는 적외선 방사기에 장착되고 적용 시간은 약 10~30가지의 과정들이 실행되는 20~30분이다.

치료 적용 : 골 치료(L-25 전류는 제외, 금속 삽입이 있을 때 사용될 수 있다.), 물렁조직 치료, 혈액 관류에 기능적 결함, 말초신경 손상.

저주파 자기장 치료(Low Frequency Pulsed Magnetic Therapy)

저주파 자기장 치료는 자기장의 활성뿐만 아니라 자기장 내에서 찾을 수 있는 모든 분절 및 층에 유도된 펄스 전류를 이용한다. 진통 효과는 혈관 확장, 근육이완 및 조직에 영양공급 지지의 결과이다. 자기장 치료는 링과 패드로 된 국소기구로 100Hz까지의 주파수, 30분 적용시간, 10~20 과정들을 이용한다.

치료 적용: 골 치료, 움직임 시스템의 퇴행성 및 염증성 질환, 움직임 시스템의 기능적 결함, 신경학적 질환(그림 2.2.1-1).

충격파 치료(Shockwave therapy)

원래 비뇨기과에서 신장 결석을 없애기 위해 사용된 충격파를 이용한 치료법으로, 재활 의학에 있어서 침습적인 치료 방법 중에 하나이다. 적용된 에너지 관점에서, 충격파

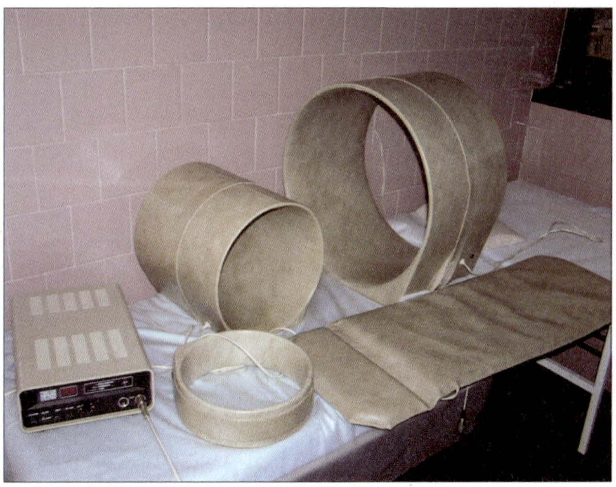

그림 2.2.1-1 자기장 치료의 국소기구들.

치료는 역학적 치료로 분류된다. 치료적 원리는 기계에서 발생된 상당한 압력 경도인 파열("압력 파")의 적용을 기반으로 한다. 국소기구 앞쪽 끝에는 두드리는 장치가 있고, 치료될 피부 조직위에 위치시킨다(예: 통증유발점, 힘줄 등). 파열(압력 파)은 약 3.5 cm의 깊이로 주변 조직으로 퍼지면서, 적용 영역에 파동을 방출한다. 압력 강도는 6 바(bar)까지 조절할 수 있으며, 파열(압력 파) 주파수는 1~20 Hz 사이로 할 수 있다. 어떤 기계는, 적용되는 역학적 에너지의 정확한 용량을 설정할 수 있다(에너지속밀도, energy flux density(EFD), mJ/mm^2 단위로 측정). 문서화된 권장 치료 값은 0.6 mJ/mm^{2}까지이다.

충격파 적용 시 물렁조직 구조의 이동이 발생한다. 캐비테이션(cavitation)은 기계적 특성이 다른 구조물의 경계면에서 형성되며 약 100μs 동안 지속된다. 이러한 변화는 결합조직의 활성 성분에서 반응과 통증 회복 과정을 유발한다(특정 미세 손상이 있는 조직의 치유가 발생한다). 이후에 충혈(hyperemia)은 국소 대사를 향상시킨다. 또한, 감소된 긴장성이 과 긴장성 근육 섬유와 주변 물렁조직에서 관찰된다. 치료 적용 이후에 따른 진통 효과는 내인성 아편제의 방출 때문이다. 충격파는 석회질의 재흡수와 골생성을 지지한다.

충격파는 개별적인 기준으로 처방되며, 1회 당 파열(압력 파)의 횟수는 1~2,000회이다; 더 큰 영역의 치료를 위해서는 더 많은 횟수의 조정이 필요하다. 파열(압력 파)은 통증유발점, 긴장된 물렁조직 구조 등을 대상으로 실시한다. 통증유발점과 긴장된 물렁조직 구조 등은 만성적으로 과부하되고 과민한 영역이며, 이 부위에 집중적인 파열(압력 파) 적용은 특히 첫 번째 적용 동안에 통증을 유발한다. 그러므로 환자의 통증 역치를 고려해서 실시할 필요가 있다. 치료 적용의 횟수는 2~5회이고, 대개는 1주일 간격으로 3회이다. 치료 적용 이후에는, 48시간의 휴식 기간을 필요로 한다.

치료 적용 : 근삽입부장애(enthesopathies), 발 뒤꿈치뼈 골극(heel spurs), 충돌 증후군(impingement syndrome), 점액낭염(bursitis), 근육 및 물렁조직의 반사적 변화(reflexive changes), 수술 및 손상 이후 유착, 움직임 시스템의 기능성 제한, 거짓관절증(pseudoarthrosis).

금기사항 : 6주 이내에 코티코스테로이드가 투여된 위치, 신경 및 정맥류와 가까운 위치, 공기가 가득 찬 장기 바로 위의 적용, 방사선 치료를 받은 지 12주 이내인 사람, 종양, 국소 염증, 전신성 염증 질환, 임산부, 혈액응고에 문제가 있는 사람.

국소 부위에 온열 치료와 냉 치료

온열 치료와 냉 치료는 통증이 있는 부위에 따뜻하거나 차가운 것을 적용하는 것을 말한다.

급성 통증에서는, 냉동치료(cryotherapy)를 포함한 냉 치료를 선택한다. 치료를 진행할 때, 환자 개개인의 반응성을 고려할 필요가 있다. 일반적으로 냉 치료는 혈관 수축을 일으키고, 피부의 혈관 확장이 나타나는 따뜻한 자극보다 피부 깊숙이 침투한다. 또한, 차가운 자극의 적용 이후에는 통증 감소와 함께 반응성 충혈의 효과가 더 오랫동안 지속된다. 온열 치료 적용을 위해서는, 다양한 수치료와 광천학 과정들(치료에 쓰이는 진흙[peloid], 파라핀[paraffin] 등), 적외선 빛이 사용될 수 있다. 이러한 치료는 에너지의 유형에 따라 광선 치료로 분류된다. 고주파 치료는 깊은 조직에 열을 가할 수 있는 가장 효과적인 방법이다.

고주파 치료

고주파 치료는 100kHz 이상의 주파수를 교류로 사용한다. 고주파 치료에는 단파 고주파 치료(13.56 MHz, 27.12 MHz 및 40.63 MHz의 주파수), 초단파 고주파 치료(433.92 MHz 및 915 MHz) 및 극초단파(2450 MHz)가 있다. 조직에서, 전류는 열로 변환되어 혈액 순환을 개선하고, 신진 대사, 결합조직 탄력성 증가 및 근육 섬유의 이완이 유발되면서 진통효과가 나타난다. 국소 기구의 적용 거리를 변경함으로써, 다른 형태의 온열 치료가 통과하지 못하는 더 깊은 조직의 층에 효과를 전달할 수 있다.

2.2.2 근육 이완 효과에 있어서 우세적인 물리적 요법

근 긴장의 증가는 움직임 시스템의 기능적 통증과 같은 근골격계 통증과 밀접한 연관이 있다(예: 근삽입부장애[enthesopathy], 근막통증[myofascial pain]). 물리적 요법(modalities)은 과긴장된 근육의 이완에 있어서 상당한 효과가 있다. 이완 이후에는 근육 섬유를 따뜻하게 해주는 것과 마찬가지로 수축을 유발하는 과정이 사용된다.

초음파 치료

초음파 치료는 최대 1 MHz(깊은 조직의 경우)에서 3 MHz(표면 조직의 경우)의 주파수에 해당하는 초음파를 사용한다. 초음파 흡수(ultrasound absorption)는 조직 구조를 진동시키며("미세 마사지"), 분산 효과는 조직 점탄성을 향상시킨다. 연속적인 초음파 치료 적용으로 발생한 열은 초음파에 노출된 구조물들의 온도를 높이고 근 이완 효과가 나타난다.

초음파는 일반적으로 직경이 1cm와 4cm인 초음파 헤드에 의해 적용되며, 최대 강도는 연속적인 초음파는 2W/cm^2, 펄스형의 초음파는 3W/cm^{2}이고, 적용 시간은 3~5분이다. 초음파 적용에 있어서 특별한 금기사항에는 골극(bony prominences), 말초신경(peripheral nerves), 후궁절제술 부위(post-laminectomy site) 및 자라는 뼈의 골단(epiphyses of growing bones)이다.

초음파와 전기치료 결합

초음파와 전기치료 결합은 근육 통증유발점을 치료하는 가장 효과적인 방법 중 하나이다. 전기치료 효과는 초음파 치료 부위에서 더욱 강해진다. 초음파 헤드는 두 번째 전극으로 역할을 한다. 대부분의 경우, 중주파 전류를 1 MHz 초음파와 결합시킨다.(더 깊이 있는 TrPs 치료) 그리고 3 MHz 초음파를 TENS와 결합시킨다.(표면에 있는 TrPs) 전기치료의 주파수는 통증유발점을 목표로 하는 감각 역치 이상의 강도로 100Hz이며 치료 동안에는 운동 역치 이상이다. 초음파 강도는 약 0.5W/cm^{2}이고 적용시간은 1~3분이며, 1~3회 실시한다; 더 많은 치료 횟수의 적용을 위해서는, 치료하고 있는 통증유발점 외의 다른 문제점을 찾는 것이 필요하다(그림 2.2.2-1).

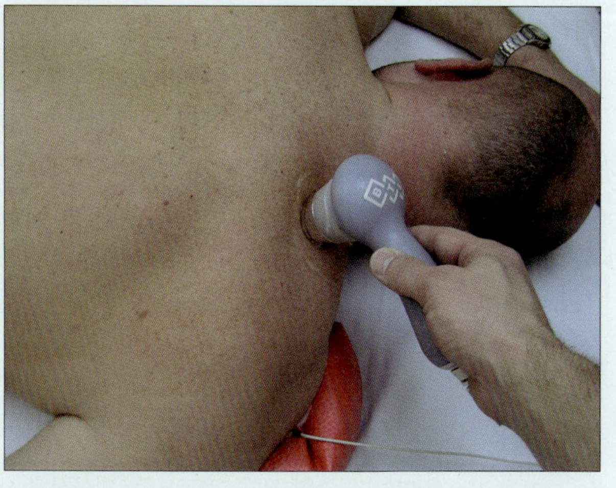

그림 2.2.2-1 위등세모근의 통증유발점에 초음파와 전기치료를 결합한 치료의 적용.

전기치료

근 수축을 유발하는 전류 강도로 근 섬유를 자극함으로써 근 이완을 발생시킬 수 있다. 이러한 인공적인 수축 및 이완 이후에, 근 긴장 감소가 발생한다. 흔히, 결합된 치료에서 보여지는 같은 전류의 유형이 사용된다: TENS와 중주파 전류. 하지만, 근 수축을 유발하는 최적의 주파수는 150~200Hz 사이이다. 진공 전극이 사용될 때, 마사지와 같은 효과가 표면층에서 발생한다. 치료 적용시간은 15~20분이다.

근 이완 효과를 얻으려면, 실제로 이차적으로 진통 효과가 있는 어떠한 물리적 요법을 악순환의 고리(**근 긴장 증가-혈액 관류 감소-통증**)에 치료적으로 영향을 미치기 위해서 사용할 수 있다.

2.2.3 물리적 요법의 항 염증과 영양 공급 효과

대부분의 물리적 요법의 적용 동안에 발생하는 반응성 충혈(reactive hyperemia)은 혈관 반투명(vessel translucence) 변화, 모세혈관 투과성(capillary permeability)과 정맥환류(venous return) 증가를 동반한다. 특정 절차들은 이러한 과정들을 가능하게 할 수 있으며, 특히 국소 순환과 영양가치(trophicity)를 촉진할 필요가 있는 상태에서 사용된다.

혈관공기압박 치료(Vasopneumatic Therapy)

이 물리적 요법은 역학치료로 분류된다. 이것은 진공과 과압력을 변경하는 투명한 재질로 만들어진 실린더로 된 기계이다. 진공에 대한 최적의 설정치(set value)는 매우 빨개지는 것을, 과압력 단계에서는 약간 창백해지는 것을 유발한다. 동맥혈 공급을 향상시키기 위해서는, 진공 값이 더 중요하다. 반면에, 더 큰 과압력은 정맥환류(venous return)와 림프 배액(lymphatic drainage)을 지지한다. 주기 길이(cycle length)와 압력경도(pressure gradient)는 기계에서 설정할 수 있다(그림 2.2.3-1).

치료 적용

사지에 기능적 및 기관 순환 문제, 림프부종, 외상성 손상 후 상태, 복합부위 통증 증후군 등.

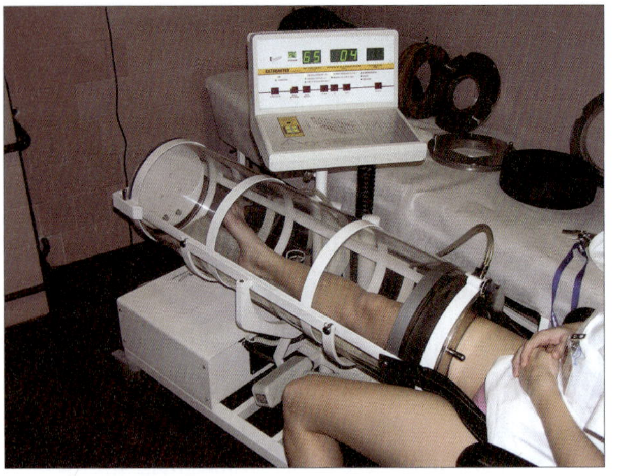

그림 2.2.3-1 혈관공기압박 치료기계.

특별한 금기사항

대부분의 금기사항은 심장 질환, 급성 혈전증, 혈전정맥염(thrombophlebitis), 동맥류(aneurysm), 치료할 사지에 급성 개방성 창상과 감염 부위이다.

혈관공기압박 기계(Vasopneumatic Devices)

혈관공기압박 기계들은 부종과 림프부종 치료를 위한 과압력 챔버가 있는 사지 의복이다. 챔버는 점차적으로 채워지는 것이 발생하고, 배수 파동(drainage wave)을 형성한다.

전기치료(Electrotherapy)

전기치료는 50–100 Hz 사이의 최적의 주파수 변조를 가진 저주파 또는 중주파 전류이다. 약 50 Hz의 주파수는 전류가 흐르는 길에 근육 수축(muscle contraction)을 유발하고, 약 100 Hz 주위의 주파수는 오직 지각만 있도록 강도가 설정된다. 이러한 수축과 이완의 교차는 근육에 미세한 펌핑을 지지한다. 만약 주파수를 빠르게 변화시키면 효과는 확대된다. 전형적인 예는 50 Hz(**수축**)와 100 Hz(**이완**)사이에 1초 점핑이 발생하는 역동 전류(diadynamic currents)의 CP 유형이다. 이것은 아급성기(subacute)와 만성 부종(chronic edemas)이 있는 외상 후 및 수술 후 상태일 때 국소적으로 사용된다.

초음파 치료(Ultrasound Therapy)

분산적 영향은 외상 후 및 수술 후 부종에 사용돼서, 삼출액을 겔 형태로 변형시킨다.

광선치료(Phototherapy)

광선치료는 흉터(scars), 욕창(pressure ulcers) 및 피부 병변의 치료에 효과가 있다(바이오 램프[biolamp]의 편광[polarized light], 635 nm 파장의 레이저 광선). 이것은 움직임 시스템, 외상 후 상태 및 신경통(1.5 cm까지 더 깊게 관통하는 830 nm 파장의 레이저)에서의 기능적 결손 치료에 사용된다. 의학에서 사용되는 레이저는 더 넓은 범위의 파장을 사용하지만 레이저 유형(가스, 이온, 단단한 결정)에 따라 다르다. 언급된 파장은 광학 창(optical window, 약 630-1060 nm)에서 발견되며, 이를 통해 IIIB 등급의 "부드러운" 레이저가 투과되어 물리적 요법(modality)으로 써 사용된다. 한 번에 레이저를 적용하는 양은 레이저 헤드의 효율과 조사된 표면에 따라 다르며, J/cm^2 단위로 측정된다. 급성기에는 1 J/cm^2, 아급성기에는 1-3 J/cm^2, 만성기에는 3-6 J/cm^{2}까지 사용된다. 아급성기 흉터에 적용하는 시간은 3 J/cm^{2}으로 2~6분이다.

이것은 환자가 지각할 수 없는 절차이며, 레이저 헤드가 뜨거워지면 환자가 적용 프로그램이 끝날 때 약간의 따뜻함을 느낄 수 있으므로, 권장 값이 너무 낮게 인식될 수 있다. 시험관 내에서 인간 피부의 섬유아세포에 대한 레이저 투여 량의 영향을 조사한 연구에서, '5 J/cm^2 양(더 많은 세포이동)은 16 J/cm^2 양(세포자멸[apoptosis]과 유전적 손상[genetic damage]이 발생) 보다 더 많은 생체 자극 효과가 있다'라고 보고되었다(그림 2.2.3-2).

직류전기치료(Galvanotherapy)

시험관 내에서 인간 피부의 섬유아세포에 대한 레이저 투여 량의 영향을 조사한 연구에서, 직류전기치료의 효과는 다른 과정들보다 상당히 더 오래 지속된다. 이러한 효과는 30~40분의 치료 적용 시간을 통해서 발생한다. 게다가, 치료 완료시에는 조직 탈분극화 과정이 발생한다.

양극 아래에서 신경 자극을 줄이는 효과와 음극 아래에서 자극을 증가시키는 효과를 이용한다. 전극에서 수분 해리(water dissociation) 중에 발생하는 이온의 부식 영향을 중화하기 위해 전극 아래에 보호 용액을 사용해야 한다. 만약 직류전기치료가 4개의 챔버 직류전기(four chamber galvanization) 또는 전기 치료 욕조(electro-therapeutic bath)의 형태로 수치료와 결합되는 경우에는 이 작업을 수행할 필요가 없다. 과거에는, 이온 주입법을 통해 약물을

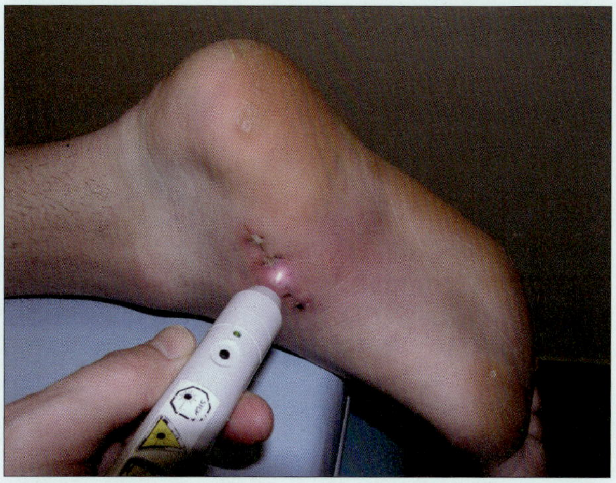

그림 2.2.3-2 짧아진 발바닥널힘줄(plantar aponeurosis)의 신장 및 외과적 이완 이후에 흉터 치료 및 더 깊은 물렁조직을 위한 830 nm 파장의 레이저 치료.

투여할 때 직류가 더 광범위하게 사용되었다. 오늘날, 어떤 병원에서는 오직 히알루로니다아제(hyaluronidase)를 전극에서 신체로 전달하는 방식으로 사용한다.

치료 적용: 외상 후 상태(급성 이전 단계), 혈액 관류의 기능적 결핍, 신경장애(neuropathies), 신경통(neuralgias), 신경염(neuritis), 부전마비(paresis) 및 경직(spasticity).

냉온교대욕(Contrast Baths)

교차 또는 교대 목욕 과정들은 고온과 냉 자극(일반적으로는 3:1 비율)을 번갈아가면서 실시해서, 피부 및 피하조직에 혈관 투과성의 변화를 이용하는 것이다. 이 방법은 효과적이고 생리학적인 "혈관 운동"이고 혈관에 대한 반응성을 향상시키고 말초 저항을 최적화한다.

욕조에서 냉온교대욕을 실시한다(예: 하지만 담글 수 있는 부분 욕조). 그리고, 너무 무거운 환자는 샤워 등으로 실시한다.

치료 적용: 혈액 관류에 기능적 결핍, 경한 맥관장애(slight angiopathy), 저혈압(hypotension).

금기사항 : 고혈압과 맥관장애.

냉동치료(Cryotherapy)

냉동치료는 급성 손상 이후와 수술 이후 상태에 부종을 조절하기 위해서 주로 사용된다. 그러나, 반응성 충혈(reactive hyperemia)이 냉동 치료 적용 이후에 나타나고,

이는 온열 자극 적용 이후에 발생하는 충혈보다 더 오래 지속적으로 영향을 미친다. 국소적으로, 얼음 또는 차가운 팩이 달린 봉지가 가장 자주 적용된다. 심지어는 기계식 냉각 국소기구(예: 커프[cuff])가 적용된다. 최근에는, 능동 운동(고정식 자전거) 이후에 전신 냉동 치료(섭씨 -100° ~ 최대 섭씨 -160°에서 2-3분)를 적용하고 있다.

치료 적용 : 급성 상태 및 손상, 근육 과긴장(중추신경계 또는 움직임 시스템의 기능적 결함의 테두리 안), 변형된 근육의 회복, 류마티스 질환.

2.2.4 골격근에 전기 진단 검사와 전기 자극

전기진단 검사(Electrodiagnostic testing; ED)와 전기적 자극(electrical stimulation; ES)은 탈신경된 근육을 자극하기 위해서 사용하는 물리적 요법이다. 그렇게 해서, 말초신경 재생기간 동안에 근 위축(atrophy)을 막을 수 있다.

전기진단적 검사(Electrodiagnostic Testing)

전기 진단 검사는 전기적 충격(사선형 임펄스[oblique impulse])에 대해서 적응하고 순응하는 근육 섬유의 능력을 기반으로 한다. 사선형 임펄스(oblique impulse)로부터 수축이 유발되기 위해서는, 정사각형 임펄스(square impulse)로 자극하는 동안 보다 훨씬 더 많은 강도의 사용이 필요하다. 탈신경된 근육은 적응 능력을 상실하고 사선형과 정사각형 임펄스(impulse)와 같은 방식에 반응한다. 수용 지수(accommodation quotient, AQ)는 탈신경된 정도를 결정하기 위해서 사용한다. 그리고 이것은 1000ms 자극 길이의 사선 또는 정사각형 임펄스(impulse)에 대해서 수축이 유발되기 위해 필요로 하는 강도의 일부분이다. 건강한 근육은 2~6, 부분적으로 탈신경된 근육은 1~2, 완전히 탈신경된 근육은 약 1의 AQ가 각각 나타난다.

강도-기간 곡선(Strength-Duration Curve)

Hoorveg-Weiss **강도-기간 곡선**은 전기적 자극에 사용되는 임펄스(impulse)에 대한 최적의 매개변수를 설정하기 위해서 사용된다. 전통적인 형태는 0.01, 0.05, 0.1, 1, 5, 10, 50, 100, 500 및 1,000ms의 자극 기간으로 수축을 유발하는 강도를 측정했다. 실제로는, 강도-기간 곡선의 짧은 형태면 충분하다. 즉, 수축을 유발하는 강도는 마비되거나 건강한 근육 모두에서 100, 500 및 1000 ms의 사선형 또는 정사각형 임펄스 기간이면 측정이 된다. 측정된 값은 반대수 그래프(semi-logarithmic graph)로 표시되며, 여기서 x 축은 임펄스 기간이고, y 축은 강도이다. 현대의 기계들은 강도-기간 곡선과 AQ를 자동으로 결정한다. 강도-기간 곡선의 목적은 탈신경되거나 잠재적인 신경재지배인 근육을 객관화하는 것이다. 실제로, 이것은 건강한 섬유와 근접하게 있는 마비된 근육 섬유가 자극을 받아야 하는 경우에 중요하다. 임펄스에 대한 정확한 매개 변수를 설정하지 않고 전기 자극을 사용하게 되면, 더 낮은 흥분 역치를 가진 건강한 근육 섬유에 의해서 활성이 먼저 발생할 수 있다. 이것은 탈신경된 근육 섬유의 자극성 수축에 대한 영양-지원 효과(trophic-supporting effect)를 제한한다. 사선형 임펄스를 잘 견딜 수 없다는 사실(특히, 더 긴 자극인 500-1,000ms)은 전기 진단학적 방법들의 큰 단점이다. 정상적인 민감도를 가진 손상되지 않은 피부로 덮여져 있는 건강한 근육 섬유에서는, 운동 역치보다는 오히려 통증 역치에 도달할 수 있다는 것이다. 강도-기간 곡선의 오른쪽 부분에 해당하는 수치와 동등한 AQ 수치의 설정은 편향될 수 있고, 때때로 거의 불가능한 것이다. 따라서, 물리치료사는 환자가 가능한 한 부담을 덜 수 있도록 연습해야 한다.

기본적인 전기 진단의 경우, **기전류**(rheobase)(수축을 유도하기 위한 최소 전류 강도)와 **시치**(chronaxie)(기전류의 2배인 강도로 수축을 유도하는 데 필요한 정사각형 임펄스의 위상 지속시간)도 사용할 수 있다. 이들은 측정된 강도-기간 곡선으로부터 얻을 수 있다. 탈신경된 기간 동안, 초기 감소 이후에는 기전류와 시치 값은 증가한다(그림 2.2.4-1).

재활 과정에서, 표면 근전도(EMG)는 근육 기능의 검사뿐만 아니라, 근전도- 생체되먹임(EMG-biofeedback)의 형태로서 치료적으로 사용된다.

전기적 자극(근신경 전기 자극)

전기적 자극(Electrical Stimulation; ES)을 위한 임펄스(impulse)기간 및 강도에 대한 최적의 매개변수는 측정된 강도-기간 곡선으로부터 얻을 수 있다. 선택된 전기 자극 영역의 그래프를 볼 수 있다(그림 2.2.4-1 참조). 이 영역

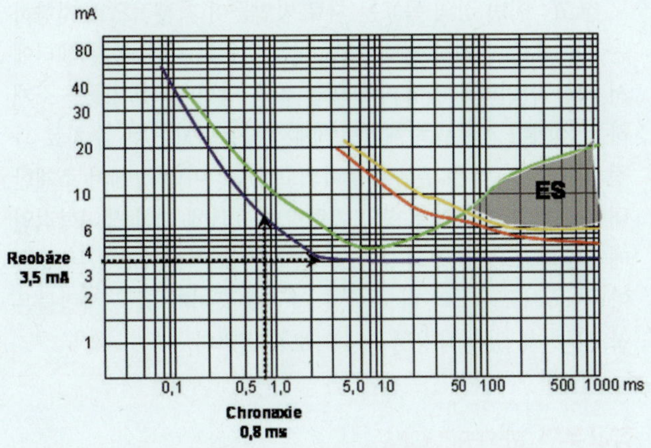

그림 2.2.4-1 강도-기간 곡선의 이론학적 과정. 파란색 곡선 - 정사각형 임펄스(impulse)에 의한 건강한 근육 섬유의 자극. 녹색 곡선 - 사선형 임펄스에 의한 건강한 근육 섬유의 자극. 빨간색 곡선 - 정사각형 임펄스에 의한 탈신경된 근육 섬유의 자극. 노란색 곡선 - 사선형 임펄스에 의한 탈신경된 근육 섬유의 자극. 회색 - 선택적인 전기적 자극 영역. 정사각형 임펄스에 의해 자극되는 건강한 근육 섬유에 대한 기전류(rheobase)와 시치(chronaxie).

은 탈신경 된 근육에서 측정한 강도의 크기보다도 사각파형 자극에 의해서 수축이 유발되는 강도가 훨씬 더 크다는 것을 의미한다. 하지만, 건강한 근육에서 보다는 더 적다. 손상되지 않은 섬유들이 자극되는 동안, 마비된 근육 섬유들이 자극된다. 더 짧은 자극은 전기 자극 그래프 영역의 왼쪽 부위에 해당된다.

전기진단적 검사(electrodiagnostic test)와 유사하게 전기적 자극은 근육의 모터 포인트(motor point) 부위에 단극성의 첨예전극(point electrode)을 적용하여 실시한다. 근 섬유 피로를 피해야 하며, 수축의 수는 개별적인 수축 강도에 따라 지속적으로 모니터링 된다.

2~3주 후 AQ와 강도-기간 곡선을 다시 측정하고 자극의 매개 변수들을 업데이트한다.

전기 자극(Electrogymnastics)

만약 마비된 근육의 AQ가 2등급에 도달한다면, 선택된 (신경근의) 전기 자극이 더 이상 필요하지 않다. 전기 자극은 근 수축의 추가적인 동원을 위해서 사용한다. 또한, 도수 근력 검사(manual muscle testing)에서 최소한 2등급의 근력 수준을 나타내는 근육에 사용한다. 근복(muscle belly)의 근위부와 원위부 끝에 양극성의 표면 전극을 각각 부착해서 실시한다. 주로 중주파수 양극 전류(mid-frequency bipolar current, Kotz 전류) 또는 강한 TENS 전류가 사용된다. 최적의 주파수는 약 50Hz이며 근육 흥분이 파형으로 발생한다. 수축 기간은 3~6초이며, 수축 사이의 간격은 2~3배 더 길다. 긴장성 근육(tonic muscle)의 경우에, 수축과 이완의 비율은 1:1에서 2까지이며 수축 기간은 10~30초이다. 근 피로가 생기지 않도록 전체 적용 시간을 선택한다; 위상성 근육(phasic muscle)대해서는 최대 15분, 긴장성 근육에 대해서는 최대 30분을 적용한다 (그림 2.2.4-2).

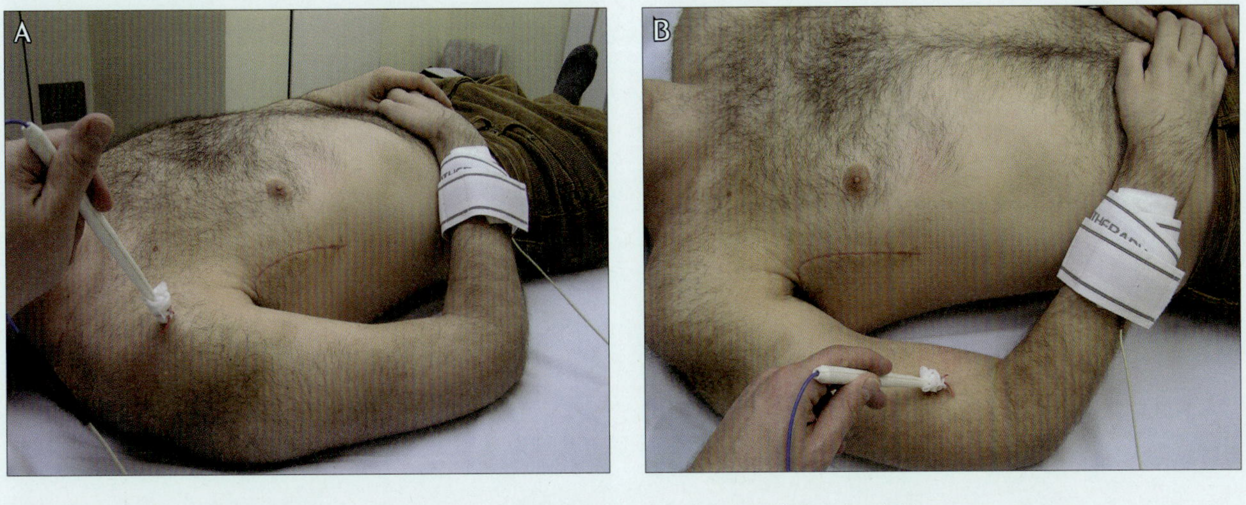

그림 2.2.4-2 팔신경얼기(brachial plexus)의 외상성 손상 및 신경외과 재건 수술 과정(reconstructive neurosurgical procedure) 이후에 자극된 근육의 신경재지배를 위한 환자의 탈신경된 어깨 세모근(A) 및 위팔두갈래근(B)의 전기적 자극.

2.3 치료방법의 일반적인 금기사항

- 어떤 원인에 의해서 몹시 흥분된 상태 – 저온 열치료는 예외
- 원발성 종양과 폐결핵, 종말증(cachexia) – 부드러운 형태의 수치료와 통증성 TENS 전류는 예외
- 심박동 조율기(pace maker) – 광선치료와 수치료 및 심장에서 멀리 떨어진 곳에 전기치료(그러나, L-25 전류는 금기사항)는 예외
- 출혈성 체질(hemorrhagic diathesis) – 저온 열치료는 예외
- 피부 상처 또는 흉터 조직 – 광선치료는 예외
- 급성 심혈관 부전증(cardiorespiratory insufficiency)
- 교감 신경 부위 – 광선치료, 특정 신경절에 적용하는 전기치료는 예외
- 임신 – 특히, 임신 초기; 복부나 골반 부위에 전기치료를 적용하지 않는다.
- 갑상선 부위

참고: 이번 장의 목표는 치료 방법들이 기본적으로 지향하는 것이 무엇인지를 알려주고, 재활 병원과 외래 환자 센터에서 가장 빈번하게 사용되고 있는 많은 방법 및 절차들을 소개하는 것이다. 아주 큰 재활병원에서 사용되고 있는 수치료 과정 및 절차의 많은 부분이 생략되고 있다. 이번 장에서 소개한 내용들이, 개별적인 유형의 치료방법 효과에 대한 생리학적인 메카니즘 또는 진행 과정의 매개변수들을 서술하고 있는 것은 아니다. 치료방법의 더 자세한 연구에 흥미가 있는 사람들은 참조문헌에 있는 내용들을 찾아보길 바란다.

참고문헌(REFERENCES)

Capko J. Základy fyziatrické léčby. Praha: Grada Publishing 1998.

Ipser J, Přerovský K. Fysiatrie. Praha: Avicenum 1972.

Poděbradský J, Vařeka I. Fyzikální terapie. Praha: Grada Publishing 1998.

Robinson AJ, Snyder-Mackler L. Clinical Electrophysiology: Electrotherapy and Electrophysiologic Testing. 3rd ed. Baltimore: Lippincott Williams & Wilkins 2007.

Speed CA. Extracorporeal Shock-Wave Therapy in the Management of Chronic Soft-Tissue Conditions. J Bone Joint Surg (Br) 2004; 86-B: 165–171.

Urban J. Úskalí elektrodiagnostiky ve fyzioterapii. In: Sborník abstraktů I. absolventské konference Katedry fyzioterapie Fakulty tělesné kultury UP. Olomouc: Vydavatelství UP 2006; 46–48.

Vyskotová J. Přístrojová technika v rehabilitaci pro fyzioterapeuty. Ostrava: Vydavatelství Ostravské univerzity 2006.

3 온천 치료법

BALNEOLOGY

온천 치료법(온천 및 목욕 과정에 대한 연구)은 자연 의학적 방법과 특별한 치료 방법을 사용하는 의학 분야이다. 이러한 접근법 효과는 기후조건과 태양 복사에너지에 의해 강화된다. 급성 및 만성 질환 및 선천성 장애의 치료뿐만 아니라 1차/2차 예방에서도 그 효과를 볼 수 있다. 온천 치료는 치료 외에도 사회 및 교육 분야에서 중요한 기능을 한다.

온천치료학은 체코 공화국을 포함한 유럽에서 오랜 전통을 가지고 있다. 처음으로 치료적 방법을 시작한 것은 기원전(B.C)으로 거슬러 올라간다. 온천치료학은 18 세기와 19 세기에 자연 과학의 발전과 함께 최고 절정에 이르렀다.

천연 의학 물질로는 물, 펠로이드(peloid) 및 가스가 있다. 이 물질들이 자연적이고 의학적으로 사용되기 위해서는 특정 기준을 충족시켜야 한다. 그들은 자연적인 활동에 의해서만 나타나고, 그 특성은 일정하다. 그들의 효과는 과학적 방법(예: 이중맹검연구)에 의해 증명될 수 있다.

3.1 약용 자원의 분류

3.1.1 물(Waters)

물리적 특성을 기반으로 한 분류

25 ℃ 이상의 온도를 갖는 물을 **온천수**(thermal waters)라 부른다. 미온은 20~25 ℃, 고온은 42 ℃ 이상이고 따뜻하게 느끼는 정도는 25~35 ℃이다.

라돈 방사성 물(radon radioactive water)은 라돈 Rn-222로 인한 1.5 kBq/l 이상의 활성을 가진 물이다.

물은 삼투압을 기준으로 저삼투압(280 mOsm까지), 등장성(280-300 mOsm) 및 고삼투압(300 mOsm 이상)으로 분류된다.

미네랄 함량 분류

천연 광천수는 전통적으로 물 1리터에, 적어도 고체 물질 1g 이상이 용해된 약용수를 말한다(Hupka, 1998). 최근에는 1g/l 이하의 농도를 가진 물은 매우 약하고 광화작용이 적은 광천수로 간주하고 있다(Jandova, 2008).

오래전 물의 분류

오래전 물의 분류는 표 3.1.1-1에 범주와 그룹으로 표시되어 있다.

물을 분류할 때 범주(음이온)이 처음에 나와 있고, 다음에 그룹(양이온)이 나열된다.

천연의학물질을 기반으로 하는 새로운 분류

"Teplice"라고 불리는 낮은 함량의 광천수

"Teplice"라고 불리는 자연적이고, 낮은 함량의 광천수는 전통적인 온열 치료와 운동 치료, 특히 움직임 시스템에 질환이 있는 환자에게 사용된다.

표 3.1.1-1 온천치료법의 물의 분류

<table>
<tr><th colspan="5">우세에 따름</th></tr>
<tr><th>음이온(등급)</th><th colspan="4">양이온(그룹)</th></tr>
<tr><td>탄화수소와 탄산염(Hydrocarbonated and Carbonated)</td><td rowspan="4">나트륨</td><td rowspan="4">마그네슘</td><td rowspan="4">석회</td><td rowspan="4">다른
우세 양이온</td></tr>
<tr><td>황(Sulfuric)</td></tr>
<tr><td>염화(Chloridic)</td></tr>
<tr><td>다른 우세 음이온(predominant anion)</td></tr>
</table>

탄산수

용해된 이산화탄소를 1g/l 이상 함유하고 있다. 미온수로 온천욕을 하는 것은 혈액 순환에 변화를 일으키고 근육과 내장 기관의 반사적 반응을 일으켜 사용 빈도가 매우 높다.

온천욕은 내장 기관 기능에도 영향을 미친다.

지구의 물

주로 중탄산이온, 칼슘 및 마그네슘을 함유하고 있다. 그들은 경련 억제, 분열 증가, 소변 내 pH 변화를 유발한다. 호흡기, 위장 및 배설 기관의 치료에 사용된다.

알칼리성 물

주로 나트륨, 칼륨, 중탄산이온을 함유하고 있으며, 위 내부의 pH 변화 및 담즙 배설에 영향을 주고, 혈당과 당뇨병 및 점액의 점도를 감소시킨다.

위에서 언급 한 효과들이 알카리성 물의 섭취에 따라 나타나는 반응이다.

소금물

주로 나트륨과 염소가 들어 있다. 이들은 쉽게 점액을 배출시켜 양치, 세척, 흡입에 사용된다. 적당한 실내 온천욕은 고혈압과 심장쇠약자 환자를 제외하고 사용할 수 있다.

마그네슘 물(Magnesium Waters)

임신 중에 사용되며, 심장 재활을 위해 사용된다. 마그네슘 화합물은 황산염과의 결합 능력을 고려할 때 상당한 이완 효과를 보인다.

염화-칼슘 이온수

비특이적인 항염증 효과를 가지고 있으며, 골다공증이 있는 사람에게는 칼슘을 공급할 수 있다.

요오드 물

요오드 농도가 5 mg/l이다. 실내/실외 온천욕에 사용되며 긍정적인 효과가 많다. 항염증성 및 항 경화성(anti-sclerotic)으로 작용하며 칼슘 대사에 긍정적인 영향을 미치고 호흡 기관의 점액 점도를 감소시킨다. 요오드 온천욕은 움직임 시스템(고온 목욕), 산부인과 질환, 동맥 경화증, 고혈압 등을 치료하는 데 사용된다. 또한 흡입하면 호흡기 질환을 치료하는 데 사용 가능하다.

황산수

이 물은 두 개의 작은 집단 층으로 형성된다. 황산수는 완하효과가 있다. 야외 온천욕은 피부질환, 골관절염, 근골격계 및 신경계 질병에 사용된다.

철분을 포함한 물

철 성분을 함유하고 있으며, 온천욕 동안 직접 흡수되어 헤모글로빈 생산에 도움을 준다.

라돈(Radon)을 포함한 물

주로 류마티스 질환 치료나 근골격계의 다른 병리학적 상태에 사용된다. 또한 혈관 질환 및 말초신경 결핍증 치료에도 사용된다.

3.1.2 펠로이드 (Peloids)

펠로이드는 지질학적 과정에 의해 자연적으로 형성된 물질이다. 그들의 화학적 조성을 기반으로 휴모라이트(humolite) 및 진흙으로 분류된다.

휴모라이트(Humolites)

주로 유기물질로 구성되어 있으며 이끼와 humolignin 물질이 30% 이상 차지하고 있다. 토탄(peat)과 황야지대(moor)로 분류한다.

이끼(sphagnosum)

초탄(peat moss)에 의해서 형성된다. 지하수 표면에서 형성되고 강수에 의한 물에 의해 흠뻑 적셔진다. 체코에서는 트레 본(Trebon), 수마 바(Sumava) 및 슬라브 코브스키(Slavkovsky) 산지에서 풍부한 초탄이 추출될 수 있다.

습지(uliginosum)

이것은 특정 생물권에서 자라는 갈대, 뾰족 뭉치, 쐐기 및 다른 식물에서 형성된다. 주로 지하수에 의해서 형성된다.

진흙(Muds)

진흙은 강, 호수 및 해양 만에서 유래하는 비-유기 퇴적물이다. 이것은 미세하게 퇴화된 암석과 유기 입자로 이루어져 있으며 죽은 조류와 플랑크톤에 의해 형성된다.

진흙은 단순하거나(규산질 입자) 다른 화학 입자와의 복합체, 예를 들어 유황으로 분류된다.

3.1.3 가스 (Gases)

하층토(온천가스)에서 직접 분출되거나 탄산 광천수와 분리된 가스는 자연 치유의 원천으로 여겨진다. 적어도 90%의 이산화탄소가 함유되어 있어야 한다. 이것은 산성수와 거의 동일한 효과를 가진 "건식 탄산 욕"에 사용된다(윗부분 참조). 피부 통증, 통증이 있는 관절 주변, 흉터, 통증이 심한 근육 부위 등을 대상으로 25 ml 주사로 이산화탄소를 주입한다. 기흉의 경우, 5 ml의 가스를 최대 20개의 경혈점에 사용한다. 이산화탄소의 흡입은 국소적인 충혈 및 다른 국소화를 일으키고 생화학적 및 반사적 변화를 일으킨다. 온천가스는 혈액 관류 및 부인과적 문제에 따른 퇴행성 근 골격계 문제로부터 발생되는 장애를 포함한 넓은 범위에서 이용이 가능하다.

3.1.4 기후 (Climate)

어느 범주에서는, 온천을 하는데 있어서 기후도 한 부분으로 작용한다고 할 수 있겠다. 일부 온천에서는 기후가 아주 유리하기 때문에, 자연적인 치유 원천으로 간주된다; 그러나 유지 및 자극 요소의 균형을 맞추기 위해서는 상당한 조건을 충족해야 한다. 이는 압력, 온도, 습도, 기류, 일사량, 공기 음이온의 농도 증가, 방사능, 공기 청정 및 기타 요인이다. 최적의 시나리오가 갖춰진 상태에서, 기후치료(climatotherapy)는 운동 치료와 결합된다. 일반적인 적응증에는 호흡기 질환이 있다.

3.2 온천욕에서 자연 치유 원천의 사용

3.2.1 물의 사용

모든 천연 자원에서 물은 가장 광범위한 사용 범위를 가지고 있다. 특히, 수 치료 중 가장 많이 사용된다. 정수압 및 온도를 포함한 물의 물리적 특성은 신체에 영향을 줄 수 있는 요소이다. 단순한 물이 치료의 형태로 사용된다.

온도에 따라 목욕(온천)에 사용되는 물은 ***저온, 등온***(피부 온도와 동일하며 34-35° 범위)과 ***고온***으로 나뉜다. 각각은 특정한 효과가 있다. 이 치료법의 창시자는 19세기로 거슬러 올라가며 Vincenz Priessnitz(1799-1851), Sebastian Kneipp(1821-1897), Wilhelm Winternitz(1934-1912) 등의 치료사이다. 체코에서는 많은 수의학 전문의와 물리학자들이 물의 효과를 연구했다(Charles University 교수 Eduard Cmunt와 Karel Prerovsky).

오늘날 목욕은 주로 운동 치료에서 사용된다. 가장 적합한 것은 등온 또는 약간 높은 온도의 목욕이다. 운동 시스템 장애가 존재할 때 물속에서의 움직임은 육상 움직임보다 쉽다.

*수중 마사지*는 목욕하는 동안 유리하다. 치료사는 몸통과 사지의 다양한 근육 그룹에 압축된 물을 적용한다.

*족욕*을 하는 동안 따뜻하고 차가운 물을 번갈아 가면서 사용하는 방법은 유익하다(스코틀랜드 샤워라고도 함).

*월풀 목욕*은 펌프로 작동되는 물의 흐름을 이용한 목욕이다. *탄산 거품 목욕*은 이산화탄소로 포화된 물을 사용한다. 이 방법의 특별한 효과를 위해서는 미온수로 해야 하고, 주된 효과는 혈관 확장이다. CO_2는 인위적으로 물에 첨가되는 것을 고려하면, 첨가제라고 볼 수 있다. 유사하게 다른 성분, 예를 들어 유지 용액 또는 요오드 제제 형태의 황을 첨가 할 수 있다. 다양한 허브 이산화규소가 용해되어 있는 첨가제 목욕도 인기가 있다. 그들 중 일부는 또한 약리학적 효과가 있으며 특징적인 냄새를 나타낸다. 때때로 아로마 테라피가 사용될 수 있다; 그러나 일반적인 장점들은 정확하게 설정되어야 효과를 볼 수 있다.

광천수는 소위 **관개**(물을 끌어들임) 또는 세척에도 사용된다. 이것은 구강이나 대장에서 사용된다.

광천수는 **흡입 치료** 시에도 사용되는데, 사용되는 특별한 장소가 있다. 물은 공기와 혼합되어 물리적 힘, 압력 또는 초음파의 도움을 받아 약 5 마이크로의 크기 입자로 가공된다. 가공된 입자들이 호흡 기관지와 폐포에 들어간다. 화학적 조성을 기반으로 흡입한 분산질은 객담, 지혈, 점액 용해, 혈관 확장 및 살균 효과 등을 나타낸다. 이러한 효과를 위해 Vincentka와 Bilinska 탄산수는 체코의 자원에서 얻을 수 있는 광천수이다.

물은 건강한 **식습관**을 만드는데 있어서 상당한 기여를 한다. 일부 광천수는 신장 결석을 용해시키고, 다른 광천수는 완하제 효과를 나타내거나 위장관 기능을 조절한다. 또한 이뇨제의 증가가 나타난다.

식습관을 조절하거나 생활 습관을 변화시키려는 경우에 광천수를 사용한다면, 식탁용 광천수(table water)가 적절하다.

3.2.2 펠로이드의 사용

펠로이드는 열을 유지하는 특별한 물리적 특성을 가지고 있다. 특정 온도로 가열되면 매우 천천히 열을 방출한다. 이러한 특징이 열처리가 필요한 방법들에 유익한 이유이다. 피부에 펠로이드를 적용하는 동안에는, 신체의 열이 피부층으로 스며들게 되고, 주로 혈관 확장을 유발한다. 펠로이드의 구성을 분석하면, 부식산(humic acid)은 살균효과가 있음이 밝혀졌다. 물로 희석되고 원하는 온도(50℃ 이하)로 가열된 펠로이드는 국소적으로 랩 또는 질 탐폰의 형태로 도포된다. 전반적으로는 목욕할 때 적용한다.

펠로이드와 파라핀의 혼합물은 parafango로 알려져 있으며 특별히 효과적이다.

임상 시험 후, 펠로이드는 염증, 근골격계의 퇴행성 및 외상성 문제가 있을 때 적용하는 것이 추천된다. 또한, 신경계, 대사 및 호흡계 질환이 있을 때도 적합한 방법이다. 순환계 문제가 있는 어떤 조건들에서는 열적용이 필요한 것으로 고려된다. 때때로, 열은 혈관 확장을 줄여준다. 욕조 내에 정수압을 사용하는 것은 금기사항이다.

3.2.3 가스의 사용

온천욕에서 가스 사용은 한계가 있다. 이산화탄소는 공기보다 무거워서 소위 가스 목욕을 사용할 수 있었으며, 처음에는 욕조에서 실시했다. 이 적용은 합병증(독성)의 가능성 때문에 중단 되었다. 오늘날 가스로 가득 채워진 플라스틱 관과 같은 포장용 랩(plastic wrap)이 사용된다. 가스는 신속하게 흡수되어 혈관에 작용하는 분자를 방출하여 혈관 확장을 촉진한다.

이산화 탄소 흡입은 발산 기체 사용의 또 다른 형태이다. 이를 기체 주입(기공)이라고 한다.

체코에서는 이 방법의 효율성이 안전 검사에서 혈관 확장을 촬영하여 확인되었다. 이 방법은 말초 동맥에서의 허혈성 질환의 초기 단계, 유착 후 증후군, 혈관신경증, 편두통 및 퇴행성 관절 질환에 효과가 있었다. 또한, 가스는 기술적으로 의료 목적으로 사용될 수 있다. 그러한 적용을 위해 도구가 필요하다. 머리와 목에 주사는 의사에 의해서만 수행될 수 있다.

3.3 체코의 온천 및 온천 치료 적용증

온천 지역은 자연 치유의 자원이 발견되는 지역이며 정부가 공중 보건부의 권고에 따라 이를 근거로 선언한 곳이다. 그 위치는 유효한 법적 규범(자연 환경 법칙, 수역 법칙 등)에 따라 보호된다.

중세 시대부터 체코(Karlovy Vary [Carlsbad], 마리안스케 라즈 네[Marianske Lazne], 얀 스케 라즈 네[Janske Lazne], 프란시스 코비 아제네[Frantiskovy azne], 자키 모프[Jachymov]) 등에서 자연 치유력이 있는 곳이 많이 알려져 있다. 현재 체코에는 35개의 온천지역이 있다. 온천치료는 일반적으로 전문가의 권장사항에 따라 의료진이 권장한다. 현재, 성인, 아동 및 청소년을 위한 온천 관리를 위한 지침 안내는 유효하며 공중보건 번호 58/1997 Sb.의 부서 규정에 포함되어 있다. 여기에는 징후와 금기사항에 따라 온천에서 취급되는 질병뿐만 아니라 모든 온천 영역이 나열된다. 조례는 질병을 11개 그룹으로 분류하고 있다. 같은 정보를 가진 별도의 목록은 소아과를 위해 만들어졌다. 온천학적인 접근에 의해 쉽게 영향을 받을 수 있는 질병의 기본 그룹이 표 3.3-1에 열거되어 있다. 온천 치료의 진단은 국제 질병 분류(International Classification of Diseases)에 따라 단어와 기호로 표시된다. 치료는 두 가지 그룹으로 나뉜다: **포괄적으로**, 전체 치료는 보험 및 **기부금**으로 이루어지며, 환자는 숙박 및 식대에 해당하는 경비를 책임진다.

표 3.3-1 온천욕의 적용 그룹

적응 그룹 숫자	적응 그룹
I	종양 질환
II	심혈관계 질환
III	소화계 질환
IV	대사와 내분비계 장애
V	호흡계질환(결핵은 제외)
VI	신경계 질환
VII	근골격계 질환
VIII	비뇨기계 질환
IX	정신과 질환
X	피부과 질환
XI	여성 건강 질환

종합적인 치료를 위해 환자는 직장에 병가를 낼 수 있으며, 이 상태와 관련된 모든 조항을 준수해야 한다.

온천 치료에 대한 추천은 해당사항이 되는 경우에, 수술 결과를 포함하여 병원의 퇴원 보고서가 첨부되어야 한다. 현재의 질병, 객관적 결과, 기능 상태, 검사실 검사 결과 및 기타 필요한 검사에 대한 설명뿐만 아니라 중요한 과거 데이터(특히, 소아과 환자에 대해 자세히 설명)를 포함해야 한다. 조례는 권고안에 포함되어야 하는 유형을 정확히 규정하고 있다. 모든 환자는 진단 목록이 필요하다. 이 권고안은 온천 치료에 대한 특별 요구사항과 환자의 간병인이 머물기 위한 정당성을 나타낸다.

온천 치료에 대한 각 권장사항은 해당 보험회사의 주치의가 승인해야한다. 환자가 모든 경비를 지불하는 경우(자기 부담) 의사의 간단한 추천서만 필요하다. 자기 부담의 환자는 입원시 모든 온천의 위치를 요청할 수 있다.

수세기 동안 연구되고, 과학적으로 치료적 효과를 증명하고 있는 온천치료는 포괄적인 치료 및 재활 방법 중에 필수적으로 실시해야 하는 치료 방법이다.

참고문헌(REFERENCES)

Cmunt E. Almanach lázní České republiky. Poděbrady: Svaz léčebných lázní ČR 1993.

Capko J. Základy fyziatrické léčby. Praha: Grada Publishing 1998.

České lázně a lázeňství: CD přiložené k časopisu Tempus Medicorum 2008; XII.

Hupka J, Kolesár J, Žaloudek K. Fyzikálna terapia. Martin: Osveta 1993.

Hupka J, Kolesár J, Žaloudek K. Fyzikální terapie. Praha: Avicenum 1988.

Jandová D. Balneologie. Praha: Grada Publishing 2008.

Kočárek E. Vědy o zemi a medicína: vybrané kapitoly z lékařské geologie, geografické medicíny a balneografie. Praha: Karolinum 2004.

Kolesár J, Burianová J, Hupka J, Pavlík I. Fyziatria. Martin: Osveta 1975.

4 작업 치료
OCCUPATIONAL THERAPY

작업 치료는 특수한 요소가 많이 있는 독립적인 치료법이다. 그것의 본질 및 원리는 물리치료와 유사하다. 물리치료사 및 작업치료사는 다방면으로 재활 팀의 구성원이어야 하며 긴밀히 협조해야 한다. 작업 치료는 영구적으로 또는 일시적으로 육체적으로, 심리적으로, 감각적으로 또는 정신적으로 장애가 있는 모든 연령의 개개인을 치료하기 위한 특정 진단 및 치료 방법, 접근법 및 활동을 사용한다. 영문학에서는 작업 치료라는 용어가 사용되는 반면 체코에서는 "작업 요법(ergo-therapy)"으로 사용된다. "작업"은 사람이 관련된 활동 영역을 의미한다. 일상생활활동은(**일상생활동작**), 업무 활동 또는 여가 활동으로 분류할 수 있다. 각 작업은 개인적, 사회 문화적 중요성을 지니며 문화적 기반을 갖고 사회 참여를 지원하는 많은 활동으로 구성된다.

작업 치료 이론은 활동이나 작업 요구사항에 대한 지식과 치료 목적으로 사용된다.

작업 치료의 목표는 일상생활동작 및 일과 여가 활동을 통해 개인의 최대 자급 자족 및 독립성을 달성하고 유지하는 것이다. 자신의 삶에 중요하고 필요하다고 생각하는 활동을 수행하는 환자의 능력으로, 작업 치료의 주요 목적으로 삶의 질을 유지하고 사회에 완전히 포용하는 데 기여한다.

할 수 있는 능력에 따라 적극적으로 치료 계획을 세운다. 환자의 개인적, 사회적, 문화적 및 경제적 요구는 물론 환자가 살아가는 환경의 능력이나 필요성을 고려해야 한다. 환자의 가족 구성원을 작업 치료에 포함시켜야 한다. 감각운동기능의 발전은 작업 치료의 중요한 목표 중 하나이다. 작업 치료 방법과 재원의 구체적인 선택은 입체감각 및 신체감각 기능, 선택적 운동, 미세 운동 기술 등의 개발에 초점을 맞추고 있다. 이러한 접근법의 선택은 운동신경 평가에 기초한다.

4.1 작업 치료에서의 기능 영역 / AREAS OF FUNCTION IN OCCUPATIONAL THERAPY

작업 치료(**개인 및 집단**)는 다양한 의료 분야뿐만 아니라, 사회 복지 분야에서 광범위하게 적용된다. 병원, 노인주간보호시설, 비영리 단체 및 특수학교에서 발생할 수 있다.

소아과에서 작업 치료는 출생부터 18세까지의 아동의 요구에 초점을 맞추고 있다. 치료에 대한 가족의 개입이 강조된다. 작업 치료는 놀이를 통해 시행되며 모든 측면에서 균형 잡힌 아동 발달을 추구한다: 전체 및 소근육 운동 능력, 글을 쓸 때의 근육운동, 감각 및 인지 기능, 선택적 이동성 및 입체 기능. 아동의 발생론적 발달 수준에 따라 일상생활동작 훈련과 적응 도구 훈련의 사용이 또한 관리된다.

노인 의학에서 작업 치료는 최고 수준의 독립성을 유지하고, 적응 도구를 선택하고, 가능한 신체적, 인지적 및 정신과학적으로 유지하는 것을 목표로 한다. 기능 및 사회적 역할을 수행하고 낙상 및 부상 예방 교육을 제공한다.

인지적 장애가 있는 환자의 경우 가능한 가장 높은 수준의 독립성에 중점을 둔다. 인지, 의사소통 및 사회적 기능 훈련은 환자가 정상적인 사회 및 업무 환경에 포함시키는 것을 목표로 수행된다. 창조적인 기술은 이러한 목표를 달성하는 데 사용된다.

신경 관련 환자의 경우, 작업치료는 일상생활동작 훈련 및 적절한 적응도구의 선택, 전체 및 소근육 운동 기술 및 감각 기능 훈련에 중점을 둔다. 다른 전문가와 협력하여 인지, 의사소통 및 사회 기술 훈련에 중점을 둔다.

작업 치료는 환자의 가정 방문 중에도 유용하며 작업 치료사가 환자에게 가정 개조와 가정용 적응 장비 선택에 대해 교육할 수 있다. 이것은 또한 작업과 인체 공학적 환경을 지원하는 프로젝트로 복귀하기 전에 환자의 재활 과정에서 발생한다.

4.2 전문화 / SPECIALIZATIONS

작업 치료사는 종종 자신의 평생 교육 일환으로 전문화 과정을 수강해야 한다.

신경학에서는 ***신경발달 치료 개념***이 매우 중요하며, 작업적 치료에서 주로 심혈관 발작이나 뇌성 마비를 가진 환자를 치료하는 데 사용된다. 그러나 다른 진단을 받은 환자에게도 사용할 수 있다. 이 개념은 직립 및 평형 반사에 근거를 둔다. 환자의 능력에 대한 상세한 평가에 따라 개별적으로 관리된다. 특정 기술을 사용해서 다음과 같은 목표를 이루도록 노력해야 한다: 근육의 긴장성 조절, 신체 운동 패턴의 개발, 신체 자세의 영향, 특정 신체 부위의 촉진 (개별 신체 부위의 인식 및 지지를 목적으로 함), 안정성과 이동성에 대한 영향과 독립성 증진. 이 개념은 24시간 이상으로 적용되는 것이며, 환자와 접촉하는 모든 사람들이 통합적으로 적용 및 관리해야 한다.

*기저부 자극의 개념*은 혼수 상태에 있는 환자 또는 오랜 시간 동안 침대에 누워 있거나, 불안하거나, 방향감각을 잃었거나, 집중 치료실, 장애 아동 및 노인 환자에게 사용된다. 기저부 자극의 목표는 환자가 자신의 정체성을 개발하고, 주변과 의사 소통을 시작하며, 공간과 시간 계획 및 전반적인 신체 기능을 향상시킬 수 있도록 인식을 촉진시키는 것이다.

소아 환자의 경우 Ayres를 *기반으로 한 감각 통합의 개념*이 특정 경우에 사용된다. 이것의 목적은 적응 반응의 빈도와 기간을 늘리고 보다 복잡한 적응 반응을 개발하고, 자신감과 안전감을 높이고, 일상생활동작 및 학업 능력뿐만 아니라 전체 및 소근육 운동 능력을 향상시키는 것이다.

기타 교육 과정을 포함한 예를 들어, *splinting, 보조 치료 기술, 예술 요법 또는 음식 섭취의 어려움에 초점을 맞춘 구강 안면 자극 과정*(삼키는 것, 빠는 것, 물기, 씹는 것과 타액 분비의 문제 등)이다.

4.3 작업 치료 과정

1. **평가** – 초기에 실시하고, 치료하는 동안에도 평가를 지속적으로 해야 한다. 평가에서 작업 치료사는 개개인이 자신의 삶에서 어떤 역할을 맡아야 하는지, 어떤 특정한 환경에서 어떤 활동을 할 수 있는지, 어떤 활동은 자신이 힘들어 하는지를 파악하는 것이 중요하다. 평가중에 표준화/비표준 테스트, 인터뷰, 관찰 및 가족 구성원과의 인터뷰를 사용한다.
2. **계획** – 평가에 기초한 계획, 환자의 강점과 약점을 확인하고 단기 및 장기 치료 계획 및 구체적인 치료 목표를 수립한다. 이 과정은 환자의 우선순위와 많은 경우 환자 가족의 우선순위를 고려해야 한다.
3. **치료** – 치료 세션 중 치료는 계획대로 진행된다. 치료 프로그램은 환자가 자신의 치료 목표(활동 진행, 보상 등)에 따라 지속적으로 진행하고, 도전받을 수 있도록 개발되어야 한다.
4. **협응** – 작업 치료에서의 협응, 전체론적 접근법도 사용된다. 즉, 치료사는 환자의 진단에 의해서가 아니라 환자를 전체적으로 인지해야 한다. 이 접근법은 신체적, 심리적, 사회적 및 영적 차원에서 환자의 문제와 요구사항을 인식할 수 있게 하여 다분야 팀 내의 개별 분야와 가족 구성원 간의 협력 필요성을 이해하게 한다.
5. **문서화** – 평가의 결과를 문서화하고 치료 성과를 정기적으로 체크하는 것은 치료사에게 좋은 피드백의 원천이 된다. 선택된 치료법의 효과와 치료 목표의 성취를 문서화해야 한다.

4.4 작업 치료 중재의 영역

운동 기술(Motor Skills)

운동 기능을 평가하기 위해서는 다음과 같은 사항을 평가할 필요가 있다: 운동 범위(특히, 상지), 근육 긴장도(경련, 저혈압, 경련), 자세(신체 대칭), 위치 변화가 있는 운동 패턴(회전, 앉기–서기), 원시 반사의 존재 및 자동 반응(직립, 방어, 균형).

작업 치료의 목표는 특정 활동 중에 가장 생리적인 운동 패턴을 달성하는 것이다. 이것이 다음과 같은 특정 활동과 관련된 기능적 기술을 목표로 하는 이유이다.

- **대근육 운동기능:**

  가동성, 이동, 회전, 기어가기, 앉기, 서 있는 것, 네 발짝 뛰기, 계단 넘기 등의 기능 기술.

- **소근육 운동기능:**
  개별적인 유형의 파악, 파악 단계, 고립된 손 움직임, 정중선 교차, 상지 협력 효과 등.
- **글을 쓸 때의 근육기능:**
  손목을 편안하게 하는 기능, 올바른 연필 잡기, 눈 – 손 협응, 몸 전체 위치 등.

감각 기술(Sensory Skills)

작업치료사들에게 있어서 환자의 운동 기능이 매우 중요하다. 왜냐하면, 환자가 운동 기술 치료 및 자급자족 훈련 동안에 감각 기능에 의존하가 때문이다. 주로 시력을 사용하지 않고 물체의 표면, 크기 및 형태를 인식할 수 있는 외부 수용기 및 고유감각 자극뿐만 아니라 입체지각력을 인식하는 능력이다.

개인 감각(시각, 청각, 맛, 냄새, 촉각 및 전정 시스템 자극)과 그 후 뇌 대뇌 피질 중심에서의 올바른 처리는 적절한 적응 반응에 영향을 미친다.

인지, 의사소통 및 추후의 사회적인 능력

인지 및 의사소통 기술은 임상 심리학자 및 언어 치료사와 협력하여 실시된다. 작업치료사는 기억력 향상, 장소에 대한 방향, 시간과 공간, 신체 개요의 순서와 발달에 대한 치료법을 중점적으로 다룬다. 이 모든 것은 자기 지각, 일상생활동작 훈련을 계속할 수 있는 능력 및 감각 통합을 지원한다.

사회적 기술에는 사회적 상호작용, 행동, 동기 부여, 협력 및 의사소통 능력이 포함된다. 이러한 기능은 운동 및 인지 기술과 밀접한 관련이 있으며 동시에 치료가 이루어진다.

일상생활동작(Activities of Daily Living)

일상생활동작의 기본 활동에는 다음과 같은 것들이 있다: 독립적 식사, 음주, 자기 스스로 옷 입기, 완전한 기본 위생, 목욕 , 화장실가기, 이동, 계단 걷기 및 계단 넘기.

중요한 일상생활동작을 예로 들면, 쇼핑을 하거나, 편지를 보내거나, 전화를 걸 수 있는 환자의 능력을 포함한다. 이러한 활동은 스스로를 촉진시키는 독립성 개발의 기초를 형성하기 때문에 가능한 한 빨리 실시되어야 한다. 이러한 부분은 신뢰, 동기 부여와 삶의 질에 중대한 영향을 미친다. 어린이들에게는 놀 수 있는 능력과 놀 수 있는 방법에 초점을 맞추는 것이 중요하다.

보조 장치(Assistive Devices)

작업 치료는 특정 활동을 독립적으로 수행할 수 있는 능력을 특히 지지한다. 환자에게 이러한 능력이 없다면 환자에게 보조기구를 착용하는 것이 중요하다. 처음에는 장치를 환자와 논의해야 한다. 그런 다음 적절한 공급 업체에 연락하여 각 환자별 보조도구가 제공된다.

복귀 전의 재활

사회로 돌아가기 전의 재활치료에서 작업치료사는 환자의 복귀 준비 태세에 대한 계획을 수립하고 작업 라인으로 복귀하기 전에 또는 다른 작업을 선택하기 위해 자신의 작업 잠재력과 능력을 확인한다.

참고문헌(REFERENCES)

Ayres AJ, Robbins J. Sensory Integration and the Child: Understanding Hidden Sensory Challenges. 25th ed. Los Angeles: Western Psychological Services 2005.

Ayres AJ, Stallings-Sahler S. Aspects of the Somatomotor Adaptive Response and Praxis. Santa Rosa: Crestport Press 2003.

Bobath B, Bobath K. Motor Development in the Different Types of Cerebral Palsy. London: Heinemann 1975.

Bobath B. Abnormal Postural Reflex Activity Caused by Brain Lesions. 3rd ed. London: Heinemann 1985.

Bobath B. Adult Hemiplegia: Evaluation and Treatment. 3rd ed. London: Heinemann 1990.

Case-Smith J, et al. Occupational Therapy for Children. 5th ed. St. Louis: Mosby 2005.

Česká asociace ergoterapeutů. Informace o ČAE [online] 2004: http://www.ergoterapie.org/modules.php?name=informace.

Česká asociace ergoterapeutů. Informace o ČAE 2000: http://www.ergoterapie.org/modules.php?name=informace, accessed 30. 7. 2007.

Česká asociace ergoterapeutů. Koncepce oboru ergoterapie 2008: 16.

European Network of Occupational Therapy in Higher Education. Tuning and Quality: Terminology [online]. Publishing date: Thursday, 12 of March 2009.

Friedlová K. Bazální stimulace v základní ošetřovatelské péči. Praha: Grada Publishing 2007.

Hagedorn R. Occupational Therapy. Perspectives and Processes. Edinburgh: Churchill Livingstone 1995.

Kielhofner G. Model of Human Occupation. Philadelphia: Lippincott Williams & Wilkins 2007.

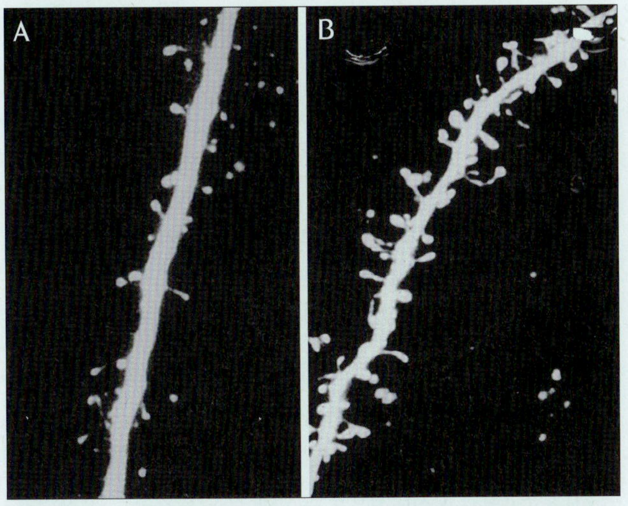

그림 1.1-1 학습과 관련된 발달 과정에서 수상 돌기에서의 시냅스 연결의 발아.

포의 재형성(neuroplasticity)과 관련이 있다. 위에서 언급한 과정은 신경 재활(**예: 보이타와 보바스의 방법을 사용**)에 의해 실제적으로 또는 치료적으로 생리적으로 영향을 받을 수 있다. 뇌 구조의 재구성에 작용하는 신경 생물학적 메커니즘 다음으로, 신경 조절 물질 및 신경 영양 인자는 뇌 가소성 과정에 큰 영향을 미친다. 새로운 수상 돌기와 시냅스의 생성은 손상된 부위의 재생에 크게 기여할 수 있다.

뇌 구조의 재구성에 작용하는 신경 생물학적 메커니즘 다음으로, 신경 조절 물질 및 신경 영양성 인자는 뇌 가소성 과정에 큰 영향을 미친다.

회복 가소성(Repair Plasticity)

기능성 중추신경계 재구성(**사실상 신경 생식**)에 관한 첫 번째 가설은 1877년 Berlin 생리학자 Hermann Munk에 의해 가정되었다.

그 후 몇 년 동안, 그의 가설은 여러 번 시험되고 확인되었지만 반복적으로 논박되었다. 그러나 위에서 언급한 정의를 기반으로, 신경계 구조가 손상된 이후에, 신경가소성이 나타나기 때문에, 신경조직이 기능을 회복할 수 있는 능력이 있다. 동물의 일부 실험 연구는 신경 가소성의 과정이 환경으로부터의 자극에 의해 영향을 받을 수 있다는 것을 확인했다. 그 영향을 토대로, 운동 감각, 체성 감각, 시각 및 청각 피질의 재조직에 상당히 놀라운 결과가 나타났다.

치료 접근법은 목표된 자극(**고유감각, 외부수용성, 시각, 동기 부여**)이 신경 구조의 변화를 유발하여 손상된 뇌 영역의 기능에 영향을 주거나 갱신한다는 사실에 기반 한다. 회복 과정의 구조적 기반은 다시 한번 시냅스 수의 효과 또는 수의 변화, 국소적인 신경회로의 재건에 수반되는 새로운 수상돌기 및 축삭의 형성 또는 각각의 기능적 뇌 회로 간의 관계에 있다. 현재 연구 동향은 신경계의 재생 능력을 강화하는 방법을 찾고 있다. 예를 들어, 경두개 자기 자극을 통한 자연 메커니즘의 재활성화를 강화하거나 내부 신경 형성 과정(**즉, 신경 성장 인자 등**)을 활성화시키는 약물을 투여하는 것이다.

가설은 언급된 방법이 "휴면" 상태를 깨우고, 재생 과정

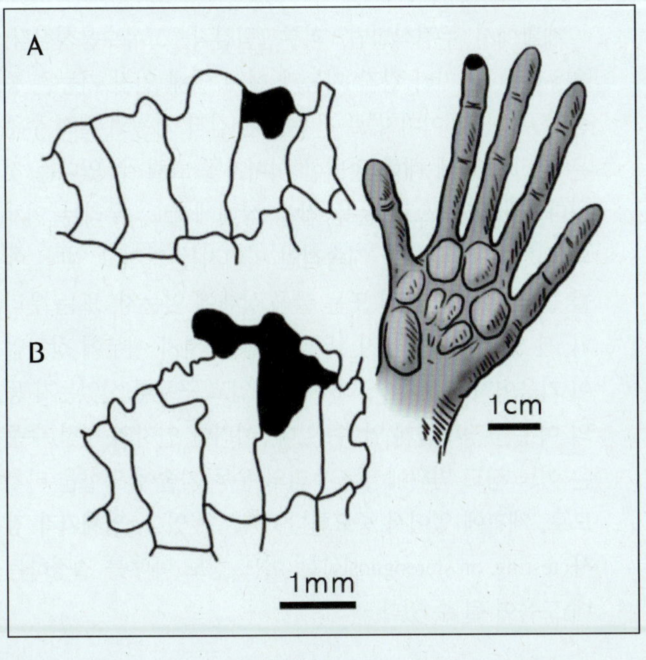

그림 1.1-2 플라스틱 리모델링 – makaka에서 실험을 시작하기 전에 (**A**) 및 완료 시 (**B**) 대뇌피질의 확대 (어두운 부분).

을 일으켜, 파괴된 신경 회로의 회복을 일으킬 수 있다는 것이다. 현대의 재활 개념은 이러한 연구결과물을 기반으로 한다.

신경가소성 및 감각 운동 프로그램

진화성 신경가소성과 유사한 메커니즘은 감각 운동 학습 및 회복 과정에서 활용된다. Vele을 기반으로 감각 운동 피질은 이미 녹화된 프로그램의 광범위한 보관소가 있는 복잡한 TV 스튜디오로 인식될 수 있다(이는 중추신경계에서의 다양한 운동 지수 및 행동 프로그램에 해당한다). "Veles" 텔레비전 스튜디오는 비교적 고정 관념적인 프로그램을 방송하지만, 내부적 또는 외부적 영향을 토대로 이 프로그램을 변경하여 즉각적인 필요를 충족시킬 수 있다. 개인의 운동 체계를 위한 선택권의 잠재력은 광대하다; 그러나 단 몇 분만 사용되는 경향이 있다. 이러한 외관상으로 불리한 사실은 중추신경계 손상의 경우 큰 이점이다. 보통의 상황에서 일상생활 목표는 매우 불충분하게 나타날 수 있기 때문이다. 운동 기능을 회복시키는 기본적인 척추 기능이 적어도 부분적으로 보존된다면 운동 기능을 복구할 수 있는 능력이 중요하다. 보이타의 개념은 수의적인 상부 운동 구조의 시작에 사용될 수 있는 초기 운동 패턴의 재활성화에 기반을 두고 있으며, 어느 정도는 잃어버린 기능을 갱신한다.

신경 재활의 감각 기능
/ SENSORY FUNCTIONS IN NEUROREHABILITATION

운동 부족을 평가하고 적절한 재교육 양식을 선택할 때 중추신경계 통합 과정의 맥락에서 감각적 인 측면 (고유감각 및 촉각)과 그 처리 과정을 평가할 필요가 있다. 이것은 감각 결손의 평가뿐만 아니라 고유 감각 및 촉각 인식의 부정확하거나 불충분한 해석을 초래하는 중추신경계 기능의 평가에 초점을 맞추는 것을 의미한다. 각각의 특정 운동은 주변 환경과의 상호 작용이 필요하다. 운동이 끝나기 전에, 환경의 필요성을 확인하고 특성에 따라 운동 능력을 계획해야 한다. 이 기능은 소위 운동 무시 증후군이 발생할 때 크게 영향을 받을 수 있다. 예를 들어, 운동 무시 증후군 환자는 근력에 영향을 미치지 않아도 사지를 사용하지 않는다.

그들은 사지를 죽은 것이라고 간주하고, "신체에 속한 부분이야"라고 생각하지 않는다. 입체인지와 신체 감각은 자신의 몸과 주변을 인식할 목적으로 고유 자극과 촉각 자극을 처리하는 두 가지 기능이다. 입체감은 신체의 윤곽과 관련하여 시각적인 도움없이 외부 환경과의 접촉을 통해 공간 인식의 능력으로 특징지어질 수 있다. 고유 수용과 촉각 감각을 통한 주변 환경의 촉각 인식은 목적이 있는 운동의 기본 전제 조건이며 이 기능 없이는 목적이 있는 운동이 존재하지 않으며 선택적 운동은 가능하지 않다. 이것은 운동 기술 개발 과정에서 검증될 수 있다. 이 기능(운동 기능과 비슷함)은 예상되는 연대순으로 점차적으로 성숙하며, 어린이의 운동 능력과 관련이 있다. 예를 들어, 손의 손 바닥면은 생후 3개월까지 반사를 파악한다. 그러나 손의 입체 지각능력이 생기자마자 능동적이고 의도적인 파악이 가능하다. (고립되고 선택적으로 움직일 수 있음) 척추의 직립 자세가 되면, Galant 반사가 약해지고 발의 움켜잡기 반사가 사라지고 발의 입체 인식 기능이 나타나면 어린이는 수직화를 실시한다. 따라서 입체적 관념론 기능은 소위 선택된 움직임을 수행하는 능력과 밀접한 관련이 있다.

뇌 손상 환자는 계획을 처리하고 운동 활동을 수행할 수 있도록 자신의 환경에서 충분한 정보를 얻는 능력이 제한되어 있다. 부상의 정도가 클수록 선택적인 운동을 수행하는 환자의 능력이 낮아진다.

현재 감각과 지각에 대한 연구는 전통적인 감각 손상 치료 영역에서뿐만 아니라 문제 영역에서도 운동, 협응 및 독립 훈련 분야로 통합되었다. 감각 정보의 수용은 감각 손상이 있는 환자에게 중요 할뿐만 아니라 운동 손상이 있는 환자 치료에도 중요하다. 감각 기능의 자극은 치료 전략의 주요 목표 중 하나이다.

재활에서 두점식별법, 피부그림감각, 고유수용성감각, 운동감각 및 기타 감각 기능과 함께 입체 인지 기능은 종종 소위 "신체 이미지"로 간주된다. 감각 기능의 질적 수준은 자신의 몸에 대한 완벽한 이미지를 그릴 수 있다는 것이다. 생리학적으로 눈을 감은 상태에서도, 우리는 인체의 신체 부위에 대한 지속적인 이미지를 가지고 있다. 예를 들어, 상지가 신전 또는 굴곡 상태에 있는지, 또는 우리가 서 있거나 앉았는지, 우리의 등은 지지 여부에 상관없이 기울어져 있는지, 우리가 옷을 입고 구두를 신었는지 등의 여부를 정확하게 알 수 있다. 이러한 인지의 질적 수준은 어느 정도 범위에서는 우리의 운동 기술에 영향을 미치므로, 재활에 있어서 중요하다고 할 수 있다. **입체지각 검사**(testing of stereognosis)는 어느 정도 예후를 결정하는데 도움이 될 수 있다.

예를 들어, 대상을 보지 않고 뇌성마비를 가진 환자의 마비 측 손에 대상을 배치한다. 그런 다음 촉각 분석을 사용하여 가능한 정확하게 대상을 설명하도록 환자에게 요청한다. 그들이 크기를 확인할 수 있는지, 차갑거나 따뜻한지, 부드럽거나 딱딱한 것인지, 어떤 모양인지 여부를 식별할 수 있어야 한다. 환자의 설명이 좋을수록 더 나은 예후를 얻을 수 있다. 이러한 방식으로 환자에게 마비된 분절의 움직임 재교육이 보존되는지 보상적인 움직임으로 고정화 되는지를 확인할 수 있다. 감각이 모두 보존되지 않는다면 예후는 더욱 악화되고 물리치료는 자극과 훈련 모두에 초점을 맞추어야 한다. **감각은 운동 기술을 지원할 뿐만 아니라 목적이 있는 단계를 움직이기 위한 기본적인 전제 조건 중 하나이다.** 감각 기능이 없으면 운동 기능이 존재할 수 없다. 종종 특정 정도의 감각 기능과 변화된 신체 이미지가 있는 경우, 예를 들어 만성 근골격 통증 환자에서 기능적 결함을 관찰 할 수 있다. 현재, 본문의 저자들은 신체 이미지 지각의 혼란이 운동 시스템의 특정 부위에 과부하가 걸리는 비정상적이고 비효율적인 운동 패턴의 주된 원인이 될 수 있으며 결국 만성적인 요통이나 통증을 유발할 수 있다는 의견이다. 위에서 언급한 감각 평가의 원칙 외에도 "신체 이미지"를 정확하게 평가하는 여러 가지 테스트가 있다. 재활치료는 감각 기능을 교정하며 운동 시스템의 영역은 평가 중에 한계를 나타낸다.

감각 기능 훈련에 초점을 맞춘 다양한 **재활 개념**이 존재한다. 원칙적으로, 파괴된 감각의 질적 수준은 말단에서만 자극될 필요는 없지만, 감각 기능은 중추 피질 및 피질 하부 수준에서 통합될 필요가 있다. 바꿔 말하면, 예를 들어 칫솔질, 쓰다듬기 또는 월풀 사용과 같이 **주변에서 수용체를 자극**하는 것만으로는 충분하지 않다. CNS는 감각의 인지와 분석, 다른 기능(운동 신경, 전정기관, 영향을 미치는 근육 긴장 등)과의 상호 작용이 특수하게 활성화 될 필요가 있다. **중심 통합 단계**는 주로 **신경 생리학 원리**(예: 보이타의 반사적 이동 원리, 신경 발달 치료, 감각 운동 자극, 고유수용성 감각 촉진)에 기반한 재활 기술에 영향을 받는다. 반복적이고 정확하며 단순한 운동 패턴의 실행과 상호 연결된 의식의 **적극적인 실천**이 중요하다. 이러한 자가 치료 운동의 경우, Feldenkrais, Frenkel, 요가 또는 태극권 등을 실시할 수 있다.

1.2 신체적 치료 방법의 개요

신경 재활에서 사용되는 각각의 접근법은 중추신경계의 적응 과정을 자극하려는 다양한 형태의 구심성 자극을 사용한다.

각각의 접근법은 상당히 이질적이며 실제 임상에서는 서로 대립되기도 한다. 각각 때로는 서로 모순되는 다양한 치료 방법과 기술을 선호한다.

1

감각 운동(Sensory Training)

감각 자극 동안 모든 형태의 촉각 및 고유 수용성 구심성 자극이 포함된다. 다음과 같은 방법을 사용할 수 있다: 쓰다듬기, 칫솔질, 두드리기, 진동 등.

구심성 자극의 강도는 자극 임계치라고 알려진 것을 지각할 수 있는 환자의 개별 능력을 기반으로 한다. 이러한 운동은 환자의 주의를 촉진시키고, 환자에게 인지 자극을 제공하고 보다 정형화되고, 단조롭고 동일한 강도 자극에 비해 동기 부여를 증가시킨다.

어떤 환자에게는, 감각 식별 과제를 운동 기술과 함께 구성해서 적용한다. 예를 들어, 다양하게 구별되는 표면을 가진 물체를 선별하게 하는 것이다.

감각 운동의 구성 요소로서의 의식적 운동

의식 및 특정 운동 스킬 장애, 이것들과 연관된 협응력 장애는 신경학적인 질환이 있는 환자에게 나타나는 중요한 장애들 중의 하나이다. 의식이 있는 운동 능력을 가진 환자는 간단하고 숙련되지 않은 손놀림 운동을 사용하여, 여러 번의 반복을 통해 운동을 완전히 인식하도록 한다. 운동은 호흡, 앉기 또는 멈추는 방법을 설명하지 않고 오히려 환자에게 정확한 구별을 가르치는 것이다. 운동은 각 위치나 운동을 완전히 경험하기 위해 환자의 노력으로 천천히 수행되고 여러 번 반복된다. 그들은 자신들의 고유수용성과 외부 수용기를 인지하도록 강요 된다.

간단히 말하면 이러한 운동을 통해 우리는 환자가 '비대', 특정 감각 지각 영역을 찾고 이러한 방식으로 보다 나은 운동 차별화를 배우기를 원한다.

Affolter에 기초한 감각 자극 방법

이 방법의 저자는 스위스의 소아 심리학자이자 언어 병리사이다. 이 방법은 중추신경 장애가 있는 소아 환자뿐만 아니라 성인 환자에게도 사용된다. 환자는 치료사의 도움으로 빵 썰기, 당근 갈기 등으로 일상생활을 수행한다. 환자는 이러한 움직임을 시각적으로나 청각적으로 관찰해야 한다. 이러한 활동을 수행함에 따라 환자는 자신을 학습할뿐만 아니라 동시에 활동을 수행하는 동안 촉각과 고유수용기를 통해 환경의 특성에 대한 대부분의 정보를 수집하려고 시도한다. 환자의 현재 상태에 따라, 치료 방법을 수정하는 것이 중요하다. 선호도를 토대로, 많은 활동들을 동시에 신체의 양쪽을 사용해서 실시할 수 있다.

Perfetti의 방법

이 방법에서 환자는 마비된 상지로 다양한 표면과 물체를 식별해야 한다. 처음에는 환자의 움직임이 치료사에 의해 수동적으로 실시된다. 그런 다음 환자의 진도를 바탕으로 바람직하지 않은 운동은 하지 않는 것으로 고려하여 환자는 점진적으로, 스스로 기술을 실시한다. 운동 기능은 이러한 감각 경험과 마비된 사지의 집중에 의해 향상된다.

Rood의 방법

미국의 물리치료사 및 작업치료사인 마가렛 루드는 운동 기술의 촉진, 활성화 및 억제를 위한 특정 자극의 활용에 대한 방법을 기반으로 치료를 실시했다.

Rood의 방법 내에서, 가장 최근의 생리학적 연구결과들을 통합했다. 이 방법은 감각 자극과 운동 반응 사이의 관계에 대한 상세한 분석을 기반으로 한다. 이러한 맥락에서, 신경근육 시스템의 구조와 기능이 다음과 같은 두 가지 기본 생물학적 요구 중 하나로 분류될 수 있다는 원칙을 적용했다:

1. (**방어적인**) 보호 운동 패턴에 의한 자기 방어 노력.
2. 지속적 활동과 환경에서의 적응에 의한 개인의 발전

두 가지 유형의 반응, 즉 자율적인 반응이 이 분류에 해당한다.

운동 중, 운동 반응은 감각 운동 발전의 순서로 탐색되고 조직되며, 자율적, 신체적 및 정신적 기능이 상호 영향을 미치므로, 자극은 이 시스템에서 직접 또는 하나의 시스템을 통해 다른 시스템으로 작용할 수 있다.

Brunnström에 기초한 편마비 환자의 운동 재활

스웨덴의 물리치료사 Signe Brunnström(1909–1984)은 편마비 또는 편마비를 가진 성인 환자를 위한 방법을 개발했다. 중추 편마비의 징후는 특이적이므로 그 치료 방법을 다른 신경학적 상태에서 완전히 활용할 수는 없다.

Brunnström은 운동 능력 및 재교육 단계 평가를 위해 특별한 규모와 형태를 개발했다. 편마비는 경련이 지속되면 관절의 특정 운동을 할 수 없다. 오히려, 움직임은 협응 효과로 알려진 일반적인 운동 패턴에서 발생한다. 이러한 협응 효과는 자극에 대한 반사적 반응 또는 수의적인 움직임을 시도할 때 나타난다. 결론적으로, 경련이 감소되고 협응 효과가 저해되어 선택적 운동이 나타나게 된다.

Brunnström은 연합 움직임을 촉진 요소로 사용한다. 이들은 수의적인 움직임을 용이하게 할 수 있도록 선택되는 연합운동이다. 환자는 자신의 신체 부위와 함께 격렬한 운동을 수행하여 연합운동(**관련 운동**)을 유발하고 수의 운동을 촉진한다. 연합운동 활동은 오직 운동으로 또는 관련된 근육에서 증가된 톤으로만 나타낼 수 있다. 상지에서, 사지 말단의 연합운동은 건강한 말단과 동일한 유형이며, 이는 신장이 확장을 용이하게 함을 의미한다. 하부에서는 관련 운동이 반대 유형이며 굴곡이 확장을 촉진하는 경향이 있음을 의미한다.

편마비 환자의 호전 상태는 감각 수준, 의지력, 수동적 이동성 및 운동 수행 속도에 따라 6 단계로 분류된다. 각 운동의 회복 순서는 정형화되어 있으며 어떤 단계도 건너 뛸 수는 없다.

각 등급에서 운동 능력은 정체될 수 있다:

1 등급 : 중추신경계 침범의 급성기가 진정되기 시작한다. 약증, 어떠한 사지 움직임이 보이지 않는다. 물리치료는 운동 협응 효과의 활성화(**자극**)와 의식적 노력과 관련된 반응을 강조한다.

2 등급 : 기본적인 협응 효과는 사지 또는 그 구성 요소가 연합된 반응으로 나타난다. 모든 운동효과는 협응 패턴으로 나타난다. 최소한의 수의적 움직임이 나타나고 경련이 증가할 수 있다.

3 등급 : 환자는 협응 효과와 다른 단순한 움직임을 자유롭게 통제할 수 있는 능력을 얻는다. 경련은 감소한다.

4 등급 : 환자가 수의적인 움직임을 통제하기 시작한

다. 협응 효과는 그들의 지배력을 잃어버린다. 경련은 가라앉기 시작한다.

5 **등급** : 경련이 거의 없고 운동 조절이 정상 상태에 접근한다.

6 **등급** : 정상적인 동작 실행이 확인된다.

이 방법은 다양한 촉진 기법을 점진적으로 적용한다.

치료

치료는 4 단계로 나누어진다:

1. 긴장반사와 연합반응을 통한 대규모 협응 효과 발달

초기 협응의 도움을 통한 운동 촉진이 첫번째 단계이다. 그것은 대뇌 피질의 운동 신경 반사 및 연합반응 – 비대칭 긴장성 목 반사, 대칭 긴장성 목 반사, 긴장 미로 반사 및 긴장 요추 반사를 이용한다. 이 접근법은 다른 접근법(신경학, Vojta 등)과 크게 다르다. 대조적으로, 이러한 개념은 그러한 운동 패턴 고정에 반대되며, 대신에 그들의 억제에 초점을 맞춘다.

2. 반사 협응의 수의적인 조절 발달

두 번째 단계는 반사 신경 협응 – 독립적인 조절을 포함한다. 반대로, 협응 효과는 처음에는 반사적으로 자발적으로 유도된다. 다음 단계에서 환자의 집중(수의적인 노력)은 처음에는 근위부 운동으로, 이후에는 원위 운동으로, 협응 운동의 특정 성분으로 유도된다. 이 측면에서도 Brunnstruöm의 접근 방식은 협응 효과의 억제와 선택적인 움직임의 달성을 시도하는 현재의 치료 기술 전략과 일치하지 않다.

3. 이러한 협력 효과의 선택된 구성 요소를 통한 굴곡근 및 신전근의 협응 배제

또 다른 단계는 운동의 수의적인 통제를 완성하는 것을 포함한다. 저자는 서로 다른 협응 촉진효과를 번갈아 가며 이를 달성한다. 협응 패턴에 속하지 않는 움직임은 서서히 활성화되어 경직이 감소한다.

4. 협응운동의 수의적인 조절 발달

Brunnström은 손과 손가락의 운동 기능 회복을 재활의 가장 어려운 단계로 간주한다. 마비된 하지의 운동 기능은 상지와 유사하지만 더 빠르게 회복된다.

Ayres를 기반으로 한 감각 통합

Jean Ayres는 로스앤젤레스에서 작업 치료사와 특수 교육 교사로 일했다. 그녀는 학습장애나 지각 문제를 지닌 아이들과 함께 일했다. 그녀는 로스앤젤레스의 뇌연구소와 협력하여 1950년에 학습 장애의 원인에 대한 자신의 연구를 시작했다. 그녀는 육체적 또는 정신적으로 불편하지 않은 4세~9세 사이의 아동을 대상으로 한 테스트를 개발했으며, 문제는 학습 장애 형태로 나타났다.

이제 임상 검사는 정신력이 약한 어린이에게도 사용된다. 1973년, 그녀는 남부 캘리포니아의 감각 통합 검사를 다시 만들었고, 표준화된 감각 통합 및 실행 테스트(SIPT)로 구성된다. 여기에는 시각적인 지각, 소근육 운동 능력, 촉각 – 운동 기능 및 신체 스키마 지각의 영역을 겨냥한 17개의 하위 세트가 포함된다.

위에서 언급한 검사 중 어느 것도 아동에게 실시할 수 없는 경우에는 감각 발달 질문이 사용된다.

Ayres는 일하는 동안 정신 장애, 주의력 문제, 행동 문제, 언어 발달 지연, 불안정한 관절 분절, 협동결손 및 잘못된 신체 자세를 통해 학습 장애가 가장 빈번히 나타남을 결론지었다. 감각 통합은 대뇌 피질 부위에 연결된 결손의 원인을 분석한다.

감각 통합(Sensory Integration)

감각 통합은 **뇌의 능력을 저장하고, 조절하고, 조직하고, 통합하고, 여과하고, 협응하고, 그들에게 적절한 적응법을 개발하는 능력이다.** 우리가 우리의 감각으로 인지하는 것에 의미를 부여한다. 이것은 모든 발달 영역을 포함하고, 궁극적으로는 아동의 행동에 영향을 미치는 인지 복합성을 포함한다.

감각 통합은 감각 입력, 운동 결과 및 신경 수준에서 소위 적응 변화의 형태로 발생하는 뇌 가소성의 상호 의존성을 기반으로 한다. 수정된 기능적인 감각 통합의 운동 반응은 **적절한 반응**이라고 부른다.

감각운동 기능은 7세가 될 때까지, 점차적으로 발달한다. 신생아 및 유아에서의 적응 반응은 반사 작용의 형태로 나타난다. 유아, 유아 및 취학 전 연령대에서, 아동의 뇌는 항상 새로운 감각 자극에 노출되어 새로운 적응 반응을 형성할 필요가 있지만, 감각 운동 기능이 발전함에 따라 지속적으로 향상된다. 그것은 무의식적이지만 지속적인 발전이라고 할 수 있다. 7세 이상의 어린이의 경우, 더 복잡한 적응반응은 결핍, 운동기능, 우리 몸의 인지능력, 주의력, 학습능력, 말하기 및 언어발달을 도모하고 사회성의 발달에 영향을 미친다.

감각 통합 장애를 가진 아동들에게서 보여지는 일반적인 징후들

이 아이들은 높은 IQ를 가지며 매우 감정적이다. 문제가 발생하면 그들은 빨리 좌절하고 불안해한다. 그들은 확신이 낮으며 내향적이거나 대조적으로 주변 환경에 공격적일 수 있다.

그들은 촉각, 움직임 및 시각 및 청각 지각에 과민 반응을 일으키거나 민감하다. 비정상적으로 증가되거나 감소된 활동을 보여준다. 그들은 충동적이고 불안해하지 않고 집중적인 문제를 나타낼 수 있다. 근육의 긴장성에 변화가 보인다. 복합적인 신체 활동 내에서 개별 신체 부위의 신체 인식 능력 및 운동 능력 계획상의 장애가 종종 보인다. 이러한 장애는 움직임 속도, 거리 측정 또는 조절에서 발생한다. 이 아이는 미성숙한 육체 및 정신 운동 능력, 양질의 조정 능력이 부족하다는 것을 보여준다. 구강안면 부위의 문제는 빈번하며 어린이는 언어 및 언어 발달뿐만 아니라 물기와 삼키는 것에 대한 문제를 나타낼 수 있다.

감각통합장애의 일반그룹

1. **감각 조절 장애**, 낮은 감각 인식을 포함한 감각 조절 장애(아이가 관련 감각을 인식할 때 장애를 보임), 감각적 방어(방어적이거나 공격적인 반응을 보이게 만드는 정보들이 들어오면서, 아이들이 너무 지나치게 자극 받을 때 발생). ***감각적 방어***는 터치에 아주 민감함을 나타낸다(아이는 정기적 접촉에 과잉 반응하고 일상생활동작에는 어려움이 있다, 불안하고 적극적이다.). 중력 불안정(아이가 그들의 무게 중심을 이동시키는 것에 대한 두려움을 나타내고, 운동 활동을 싫어하며, 근육의 긴장성 변화가 나타난다.)
2. **감각 식별 장애**는 **촉각 자극의 위치 및 입체지각**에 문제가 있는 아동의 촉각 차별과 감각 상실로 나눌 수 있다. 적절한 피드백, 소근육 운동 능력 및 눈과 손의 협응과 관련된 문제도 있다. 또 다른 그룹에는 아동이 자신의 신체 인식에 문제가 있음을 보여주는 **고유수용성 문제**가 포함되며, 이는 주로 운동계획에 나타난다. **전정기관 기능이상**은 전정기관을 통한 정보의 처리 과정과 관련이 있다. 그들은 감각 장애 또는 전정 기관의 과민반응으로 인한 장애로 분류된다. 이러한 결손을 가진 어린이는 종종 근육의 긴장이 감소하고 운동 기능, 정중선 교차, 양측 활동, 오른쪽 좌향, 평형 및 방어 및 자세 반응에서 문제를 나타낼 수 있다.

   다른 그룹은 어린이가 ***청각, 맛, 후각 및 시각적 인식***에 문제를 나타내며, 개인 스스로의 인식을 부적절하게 받아들인다. 시각적 장애가 있는 경우, 늦은 나이의 어린이는 학습 문제 (예: 글자의 확인 또는 줄에서의 글쓰기 문제)를 나타내며, 방향이 좋지 않으며 운동 활동에 불안정할 수 있다.
3. **감각 기반 운동 장애**는 ***자세상의 장애와 발달 장애***(dyspraxia)의 두 가지 범주를 포함하며, 통합운동장애는 몸 지각, 외수용기, 고유 감각 및 전정 계통과 관련이 있다. 그것은 새로운 운동 능력, 통합운동장애, 위치 또는 운동을 모방할 수 없는 문제, 구강안면의 문제를 배우는 어려움으로 나타난다.

치료

치료는 개인 또는 그룹으로 할 수 있다. 그것은 발생론적 발달의 시작으로 돌아가 감각 운동 기술을 개발하는 것이 중요하다는 발견에 근거한다. 두뇌는 전체적으로 작동하며 기능적으로 높은 중추신경계 구조는 올바른 기능을 위해 더 낮은 계층적 중추신경계 구조를 필요로 한다.

감각 통합의 효과는 적절한 적응 반응의 형성이다. 감각 통합을 위한 치료는 전적으로 개별적이다. 그것은 다음과 같은 분야에서 아동의 적극적인 참여를 필요로 하고 다음과 같은 분야에서 단계적인 차이(세계의 새로운 인식에 대한 어린이의 점진적인 습관화)을 사용한다.

자극강도, 자극빈도, 치료의 리듬과 기간:

보상전략은 10세 이상의 어린이들에게 전통적인 감각통합 대신 사용된다. 목표는 문제 상황에 대한 적절한 해결책을 마련하기 위한 전략을 어린이들이 만들 수 있도록 돕는 것이다.

치료는 불안정한 표면, 원통, 볼, 스윙, 경사면, 매트, 롤러 및 다양한 재료의 기타 도구가 준비되어 있는 곳에서 실시한다.

종종 "놀기" 환경은 아동의 동기 부여와 적극적인 협력을 향상 시키는데 도움이 된다.

감각 통합 치료의 주요 목표: 적응 반응의 빈도와 기간 증가, 복잡한 적응 반응의 개발, 자신감과 안전의 향상, 총제적이고 미세한 운동 능력 향상, 일상생활동작 및 학업 능력 향상이다.

Bobath를 기반으로 한 신경발달 치료 컨셉

베를린에서 체조 교사였던 Berta Bobath(1907–1991)는 후에 런던에서 물리치료사로 일했는데, 베를린과 헝가리 – 슬로바키아 출신의 정신과 의사인 카렐보바스 (Karel Bobath, 1960–1991)와 함께 1940년대에 치료법을 발전해 향후 50년간 계속 정제했다. 스위스 의사인 엘리자베스 코닉(Elizabeth Konig)과 영어 물리치료사인 메리 퀸튼(Mary Quinton)은 보바스(Bobath) 접근법을 기반으로 한 유아를 위한 조기 운동 치료의 개척자였다.

이 접근법의 이론적 토대(**신경발달치료**, NDT)는 중심 자세 제어의 메커니즘이다. 여기에는 움직임, 운동 완료 후 균형과 자세 적응을 유지하는 공통 목표가 있는 여러 가지 동적인 자세 반응이 포함된다. 이러한 것들은 자동 반응(**직립, 평형, 방어**)으로 아이들에서 점차적으로 발전하고 주위 환경(**공간, 중력, 표면과 주위 사물**)과 관련하여 움직임 조정과 자세 제어를 위해 작용된다. 이것은 활발하고 다양한 조정 움직임 패턴이나 긴장에서의 변화만을 포함한다. 중앙 자세 제어의 기전 장애는 다음과 같은 방법으로 명확해진다:

- 비정상적인 자세 긴장은 높거나(**경직**), 낮고(**저긴장증**) 또는 가변적일 수 있다.
- 비정상적인 상호 근육 작용은 불안정한 자세 변화 동안 근육의 자동적 적응이나 효과적이고 정확한 시간에 발생하며 직접적인 움직임을 수행하는 작용제와 길항제의 매끄러운 제어를 보장하지 않는다. 이것은 병적인 공동 수축을 발생시켜 지나치게 증가된 안정성과 움직임의 결여를 가져온다(**경련성 장애**); 작용제와 길항제의 동시적 장애는 불충분한 안전성과 함께 지나친 움직임을 야기한다(**무정위 운동증**).
- 자세와 운동 패턴의 감소된 이질성은 기능의 필요한 구현을 보장하지 않는다. 환자는 전체적 양상(**굽힘 또는 신전 또는 혼합**)의 범주에서 움직이고 감소된 움직임 선택성을 보인다.
- 심지어 더욱 먼 거리에서 바람직하지 않은 동시에 발생하는 움직임과 같은 자발적인 운동과 연관된 반응의 존재

치료적 접근

NDT 접근은 치료장의 평가에 의한 의사의 관찰을 포함하고 특히 치료적 영향의 잠재성에 초점을 둔다.

치료의 일반적인 목표는 다음을 포함한다:

- 경직성 장애
- 병적인 자세 및 움직임 패턴의 저해
- 기능적 활동을 야기하는 생리적 자세와 움직임 촉진
- 위치와 움직임의 감지를 향상하기 위한 감각 인식 변화
- 운동성 발전의 지지
- 구축과 장애의 예방

평가

1. **일반적 성향:** 아이의 행동과 검사자에 대한 이들의 태도를 포함하는 아이들의 신체적 및 감정적 의존; 시작적 및 청각적 장애와 같은 관련된 문제; 호흡과 침 흘리기와 같은 음식을 먹거나 마실 때의 증상; 손 기능; 인지적 능력: 주위에 대한 적응, 주어진 임무의 이해 및 이들을 수행하는 능력, 집중력 등.
2. **아이들이 할 수 있거나 없는 기능적 활동:** 치료자는 환자의 기능적 능력을 관찰하고 이들을 분석한다. 충실한 분석은 성공적인 치료의 전제 조건이다. 첫 번째 단계는 아이들이 도움 없이 어떤 것을 할 수 있는지 그리고 자세 또는 움직임 활동이 수행되는 방식을 확인하는 것이다. 두 번째 단계는 아이들이 할 수 없는 경우에 대한 이유와 어떤 보상적 움직임이 사용되었으며 이들의 결과는 어떠한 지를 분석하는 것이다.
3. **자세적 긴장 및 이와 관련된 움직임 및 자세적 패턴:** 처음에, 치료자는 자세적 긴장의 내용과 이것의 분포를 관찰하고 움직임 패턴을 분석하며 이들이 움직이는 동안 어떻게 변화하며 특정 상황에서 어떤 패턴이 지배적인지를 결정한다.
4. **근육 상호 작용은 복잡한 활동**, 자세 및 운동성(안정성 및 움직임) 능력 동안 움직임의 유연성을 의미한다; 예를 들어, 회전 시 어깨와 골반 사이의 작용 능력; 기는 동안(해리, 선택성) 반대편의 하지를 사용하는 능력

5. **자세와 움직임 패턴의 이질성:** 특정 활동의 요구에 기반한 다양한 움직임 패턴의 사용.
6. **연관된 움직임**은 시각, 청각, 음식물 처리 능력의 장애 및 자세 긴장과 연관성 및 조정 운동 패턴을 포함한다.
7. 구축과 구조적 장애를 확인하는 **완전한 범위의 운동성**. 이 조사를 바탕으로 주요 문제가 확인되고 치료 전략이 이루어진다. 마지막으로 평가의 일부는 환자의 인터뷰, 그들의 기대 및 목표 및 질환에 대한 그들의 이해를 포함한다. 특정 치료 목적이 성취되면 환자의 재평가와 최신 치료 프로그램이 수행된다.

저해와 촉진

NDT에 따르면, 저해와 촉진은 분리될 수 없는 부분이다. 치료는 저해와 촉진을 동시에 가능하게 한다. 경직성은 TIP(긴장 영향 패턴)의 적용에 의해 저해되고 동시에 움직임 패턴에 대한 환자의 정확한 실행을 촉진한다.

신경적 수준("피드백"과 "피드포워드" 기전에 영향을 주는 CNS의 적응 능력)에서 그리고 비신경적 수준(근육 스트레칭 현상과 근육의 가소성적 특성이 생물 기계적 위치 및 근육 강도에서 좀 더 효과적인 성장을 향상시킨다.)에서 모두 긴장 변화가 TIP의 활동에 기반하여 발생한다. 치료는 운동이 실행되거나 환자가 **지시되는 방식**에 의해 이루어진다. 아이가 특정 운동 자세와 움직임을 활발히 수행하도록 외부 환경(아이의 신체에 대한 수동적 접촉, 조명, 소리, 색상, 다양한 도구)을 변화시킨다. 치료자는 수동적 접촉(운동이 이루어지는 동안 정확한 장소와 시간에서 최소한의 지지)을 통해 환자의 자동적 및 활발하거나 의지적인 움직임을 설정하고 관찰하며 교정한다(직립, 바른 자세, 방어적 반응). 치료자는 제공된 변한 감각 입력을 통해 아이의 운동 표현을 이끌어 준다. 경직성을 감소하고 정확한 운동 패턴을 촉진하기 위해 치료자는 특별한 기술을 사용하는데 머리, 흉골, 어깨대, 골반대 등과 같은 특정 신체 부분에서 "핵심적인 제어 부위"를 설정한다. 개선된 활동을 통해 아이든 정상적으로 실행된 움직임을 가지고 정상적인 감각 운동 경험을 얻는다. 이러한 것들을 반복하는 이유는 아이들이 자신의 신체 자세와 움직임을 독립적으로 교정하고 제어하는 능력을 기르고 특정한 기능적 상황에서 이들을 생활화하는 것이다. 이것은 피드백과 움직임 및 자세를 위한 준비로서 소위 말하는 피드포워드의 원칙하에 설정된 운동 학습의 과정이다.

다루는 방법은 전체 24시간 동안 적용되고 일상 활동에 포함된다(자세 잡기, 행동, 들어 올리기, 저장하기, 목욕하기, 먹기, 옷 입기, 옷 벗기, 위생, 그리고 쓰기, 읽기, 그리고, 움직임 동작 및 연극 등과 같은 특정적인 기능적 활동). 움직임 조정의 전개는 보조 도구의 사용에 의해서 도움을 받는다. 이러한 경우는 쐐기, 통, 치료 공, 여러 가지의 불안정한 표면, 적절한 운동 장비, 지지적 기능성 부목, 움직임 보조장치 – 휠체어, 보행기, 목발, 신발, 몸통 교정기 등을 포함한다. 연극은 운동, 감각 및 인지 과정을 개발하는 전형적인 도구이다. 이것은 아이들에게 모험하기, 활동 계획하기, 독립적이기, 협동하기 및 환경을 변화시키는 것 등을 아이들에게 가르친다.

고유 감각과 촉각 자극 기술

이러한 기술의 목표는 다음을 포함한다:

- 자세 긴장 증가
- 작용제와 길항제 사이의 시너지 조정 및 시너지

자극 기술은 다음을 포함한다: 물건 들어올리기, 압력, 저항, 위치하기와 잡고 있기, 두드리기–(억제, 압력, 전환, "스윕").

물건 들어올리기(weightbearing)의 목표는 변화에 대한 몸통과 사지의 자동 적응을 유발하는 것이다. 이것은 압력과 저항을 통해서 다양한 자세로 (정적 및 동적) 수행된다.

위치하기(Placing)는 치료자에 의해서 행해질 때 이루어지는 자세 변화에 대한 근육의 자동 적응이다. 환자는 주어진 상황을 인지하고 주어진 자세 상황을 동적으로 제어할 수 있으며 다양한 기능적 패턴으로 이것을 유지하도록 유도된다.

두드리기(Tapping)는 주기적으로 수정된 속도로 몸통, 사지 및 얼굴 영역의 고유 및 외부적 자극으로서 흔들기, 두드리기, 쓸기 및 압력을 포함한다. 반응은 국소적이거나 전체적이다. 다양한 두드리기 움직임을 통해서 길항제 증가된 작용 때문에 수축할 수 없는 근육의 기능을 향상시키거나 자세 안정을 확인하기 위한 근육 수축에 이르기 또는 작용제와 길항제의 근육 수축과 이완의 수준을 결정하거나 특정 근육 그룹을 수축하거나 바람직한 움직임을 위해 시너지 작용을 활성화시키는 것이다. 특정 원칙이 이루어진면 두드리기의 각 형태가 조합될 수 있다. 중요한 원칙은 경직을 증가시키지 않고 환자가 활동을 수행하고 특정 기능을 회복할 때까지 두드리기를 활용하는 것이다.

지침

이러한 기법을 사용하는 경우는 소아 환자에서 중심 운동 결함과 성인 환자에서 중앙 운동 신경 결함(CVA, 다발성 경화증 등)이 존재하는 경우이다.

부서간 협력

팀 간 협력은 NDT 방법의 근간이다. 아이와 이들의 가족은 항상 팀의 중심이다. 모든 다른 팀 구성원(소아과 의사, 말 병리학자, 물리치료사, 직업 치료사)은 같은 방법으로 아이의 문제를 보아야 하고 적절한 치료 방법을 이용해야 한다.

치료적 접근이 모든 전문가와 가족 구성원에 의해서 이루어지면 아이는 좀 더 정상적인 긴장을 유지하면서 움직일 수 있는 기회가 커진다. 이것은 좀 더 적절하게 반복되어 운동 행동으로 통합되는 움직임 패턴에도 또한 적용된다.

페토에 따른 움직임 치료

안드레아스 페토(1893-1967)는 이 방법의 창시자인데 내과의사이면서 교육자 였다. 1950년대 초에 그는 장애를 가진 아동을 돌보기 위해 부다페스트에 있는 유도 교육 기관을 창설했다. 페토는 결함을 분리해서 연구하지 않았고 다소 사람을 전체적으로 살펴보았다.

그의 이론에 따르면 장애를 가진 아이들에서 학습과 적응 과정에 문제가 생기고 학습 장애가 움직임 장애의 원인이 된다. 학습된 기술과 움직임을 생활의 일부분으로 만드는 아이들의 노력이 중요하다. 페토는 한 가지 특정 장애만 연구하지 않았다. 그의 접근은 전 세계적으로 사용되며 뇌성 마비를 가진 아이들뿐만 아니라 다른 신경학적 질환을 가진 경우도 활발히 활용된다. 동시에, 신경학적 결함을 가진 성인들을 위한 치료법으로서도 개발되고 수정되어 사용된다.

유도 교육의 특징

단체. 작업은 주로 단체로 이루어진다. 여러 가지 방식이 동기를 자극한다. 아이들이 참가할 수 있는 여러 의미 있는 활동들이 동기 유발에 중요하다. 아이들은 서로에게서 많은 것을 배우고 우정이 생겨난다.

장비. 기본 장비는 책상, 의자 및 사다리로 구성된다. 가구는 촉진적 성향을 가지고 있고 움직임의 질을 향상시킨다. 이것은 활발한 동작, 잡기 및 기울이기를 촉진한다. 안정화시키기 위해 다양한 크기의 보드와 링이 사용된다. 이 장비는 공간적 방향성을 향상시키고 당기는 것을 가능하게 하며 그 아래에서 기어 다닐 수 있다. 이것은 아이들이 좀 저 독립적으로 위치를 바꾸고 일상생활에서 여러 면으로 아이들을 도와준다.

활동적 접근. 리듬을 통해서 모두가 협력하고 이는 인지, 활동, 말하기 및 인식의 발전과의 관계를 밀접하게 한다. 움직임과 말하기는 매우 중요하다. 말하기는 움직임 계획을 도와주고 이것의 일시적인 중요성을 조정한다. 이것은 자극하고 동기를 부여하며 업무로의 관심을 유발한다. 움직임은 많은 다양한 단계를 가지고 각 단계는 동시에 단어에 의해 표현되고 수행된다. 특정한 움직임 구성은 소위 말하는 기본적 운동 훈련으로 전개된다. 각각의 기본적 운동 기술은 특정 리듬으로 운용된다. 움직임과 말하기의 지속적인 반복은 자동화로 이루어지고 학습된 것이 운동 기억 장소에 형성된다.

교육 계획. 이들은 월간 및 일간 계획으로 구성되고 더욱 더 상세히 발전된다.

기획자. 이는 간호사, 선생님, 치료사, 심리 치료사 그리고 돌보는 사람과 같이 한 사람으로 구성될 수 있다.

치료. 이것은 정형외과적 측면에서 지지된다(물렁조직을 위한 초기 수술 조치). 그리고 이는 보조기와 함께 작동한다(보조기 및 적절한 신발의 사용). 수치료가 또한 활용될 수 있다.

인지 기능 재활

인지 기능 재활은 물리치료사, 감정 치료사 및 특수 교육 선생님에 의해서 이루어지고 이것은 환자 관리의 중요한 부분을 형성한다. 인지적 재활에서 적어도 부분적인 독립을 갖게 하는 것이 매우 중요하다.

아이들이 참여할 때 자율적인 기능에 초점을 둔 활동 훈련이 시작되어야 한다. 필요하다면 말하기 치료가 제공되어야 한다.

치료 재활은 환자의 재활 치료에 포함되는 다른 중요한 연습과 함께 이루어져야 한다.

보이타 방법(Vojta's Method)

보이타 반사 치료 방법은 신경 질환의 치료에서 항상 사용된다. 이 치료는 운동 결함을 포함하는 많은 신경학적 진단에서 중요한 역할을 한다. 이 방법이 환자의 의식적인 협력을 요구하지 않기 때문에 이것은 아이들에서 빈번하게 사용되고(**신생아와 유아 포함**) 의식과 이해에서 문제를 가진 환자에게 성공적으로 사용될 수 있다(**예를 들어, 감각 실어증 환자에서 사용**).

보이타 방법에 대한 좀 더 상세한 내용은 1.21.3장 교과서 개론뿐만 아니라 뇌성마비에서 재활의 B 섹션 치료 접근과 1.3.1장 보이타 원칙: 반사 운동에서 찾을 수 있다.

감각운동 자극(Sensorimotor Stimulation)

감각운동 자극은 신경학적 진단의 범주에서 운동 결여에 대한 자극적 영향이 사용될 수 있는 방법이다. 신경학적 장애에서 이들은 특히 낙상을 예방하기 위해 안정감의 교정 및 활용에서 사용된다. 하지만, 이들은 정형외과적 장애를 포함하는 다양한 범위의 장애에서 사용될 수 있다.

더 상세한 내용을 위해서, 본 교재 개론 부분의 섹션 B, 치료적 접근에서 1.3.2장의 감각운동 자극을 참고하기 바란다.

고유감각 신경근육 촉진(Proprioceptive Neuromuscular Facilitation)

고유감각 신경근육 촉진은 특정 신경 상태의 재활에서 중요한 역할을 한다. 이것은 자신의 신체에서 즉, 근육, 관절 및 피부 수용체로부터의 신호 전달의 도움을 받아 움직임 촉진에 기반하는 매우 효과적이고 복잡한 촉진 방법이다.

이 방법은 상지 또는 하지의 엄격히 정의된 활동을 수행하는 환자의 적극적인 참여를 요구한다. 이러한 움직임은 나선형이면서 대각선으로 이루어진다. 이러한 방법은 주로 상지나 하지의 말초 마비에서 사용된다; 그러나, 움직임에 영향을 주고 근육 긴장을 교정하는 CVA 이후에도 사용될 수 있다. 더 상세한 내용을 위해서는 본 교재의 개론 부분의 섹션 B, 치료적 접근에서 1.3.4장 고유감각 신경근육 촉진법을 참고하기 바란다.

1.3 신경 심리학

신경 심리학은 신경 과학의 일부이며 신경학, 신경정신병학, 뉴로사이버네틱(neurocybernetics), 발달 심리학, 재활 및 인지 과학에 영향을 미치고 있고, 각각의 영역에 대한 특징들을 구분 짓고 있다.

신경 심리학의 일반적인 목표는 신경 심리학적 뇌의 진행 과정과 증상 사이의 관계성에 있어서 일관성을 결정하는 것이다. 간단히 말하면, **뇌 장애와 행동 사이의 관계를 연구하는 것이다.** 이러한 연구는 중추신경계 손상 결과로써 나타나는 인지 장애의 정도와 유형을 설정하고, 후에 나타나는 영향들을 파악하기 위함이다. 그리고 이러한 영향은 환자 자신뿐만 아니라 사회적 환경(가족, 직업)도 포함된다.

임상 신경심리학이 여러 분야에 적용되기 시작한 것은 1930년도부터이다. 중요한 발달 시기는 두 번의 세계 전쟁이 일어난 이후이다. 왜냐하면, 이 시기에 전쟁으로 인한 뇌 손상이 많이 발생했고, 그에 따라서 신경심리학에 대한 관심이 급증하기 시작했기 때문이다. 심리학, 신경학, 언어치료 및 기타 분야에서 일반적으로 사용되는 검사 방법을 기반으로 신경 심리학적 평가 방법이 개발되었다. 전세계에서 역사적으로 신경 심리학은 서로 다른 사회 및 과학 사회에서 발달된 완전히 다른 두 가지 추세를 기반으로 태동했다. 동부 추세는(eastern trend) 의사들의 임상적 시험을 토대로 발달 되었다. 이와는 대조적으로, 행동주의 표준을 기반으로 하는 서부 신경 심리학의 엄격한 실험적 추세는 전통적인 실험실에서의 실험을 떠오르게 한다.

오늘날에는, 복잡한 과정들의 분석, 복잡한 시스템으로의 행동 변화 전이, 행동과 뇌 활동 사이의 관계등이 강조되고 있다. 인지 기능 훈련의 기대치를 예상할 수 있는 이러한 기회와 효율적인 생물학, 심리학 및 사회적 재활의 발달 및 실행에 대한 기초로써의 역할까지 한다는 것은 중요하다.

1.3.1 신경심리학적 접근 방법

신경 행동학적 접근방법

신경 행동 접근법이 방법의 창시자인 Alexander R. Luria(1902-1977)는 전쟁 이후에 중추신경계 손상이 있는 환자를 치료 하는 과정에서 임상적인 경험을 얻었다. 그는 전통적인 신경학적 평가 방법 및 전략을 사용했으며,

운동계획, 시각적 인지, 언어 치료 등에 대한 재활 접근 방법들을 발달시켰다. 그는 간단한 과제들을 엮어서 만든 한 세트의 진단적 검사를 통해서 개별적인 문제나 결손 등을 알아내는데 사용했다. 오늘날, 이러한 방법들이 지속적으로 발달되어져 왔고, 많은 분야에서 이러한 방법을 기반으로 새로운 방법들이 탄생했다.

미국의 신경심리학적 접근방법

미국의 신경심리학적 접근 방법은 인지 기능의 현재 수준 파악과 외적인 부분에 대한 상세한 실험 연구들로부터 시작된다. 이러한 추세의 대표자들(W. C. Halstead and R. M. Reitan)은 실험실 연구에서 광범위하고 복잡한 검사들을 사용했다. 이들은 엄격하게 표준화 된 접근법을 통해 개인의 능력과 기술, 반응 시간, 다양한 유형의 물질에 대한 기억 등을 파악했다. 그들은 요인 분석을 통해서 처리된 정확한 데이터를 얻었고, 이 데이터를 통해서 인지 기능과 그에 기여하는 구성 요소에 대한 가장 자세한 설명 등을 만들었다. 이러한 결과들은 임상 신경심리사가 환자에 대한 어떠한 사전 지식이나 정보 없이도 평가를 할 수 있게 한다. 검사는 설비 시설이 필요하다. 또한, 검사 시간에 관한 사항들이 환자에게 요구된다. 왜냐하면, 검사를 위해서는 몇 시간이 필요하기 때문이다. 이 검사는 정신과 환자 또는 급성 질환 환자보다 피로를 덜 느낄 수 있는 상대적으로 호전된 환자에게 더 적합하다.

1979년에 임상적인 필요성으로, R.M Reitan이 REHABIT으로 알려진 재활을 위한 일련의 방법을 개발했다. 이 방법은 임상 신경심리사가 인지 결함이 있는 환자에게 광범위한 개별 운동 프로그램을 계획하고 실행 할 수 있게 해준다. 두 가지의 외부 접근 방법들 사이에서의 차이점은 뇌 활동에 있어서 서로 다른 모델의 사용, 삶에 대한 심리학적 측면에서의 서로 다른 기술 및 접근 방법들이 있다. 또한, 환자에 대한 서로 다른 접근 방법의 방향을 제시한다.

지난 10년 동안, 실어증 및 실행증과 같은 케이스에 검사 및 진단적 방법이 만들어지는 동안에도, 특수한 신경 심리학적 과정들에 대한 연구에 초점을 맞춘 세 번째 접근 방법이 개발 되어 왔다.

전문화된 업무 현장에서는 신경 심리학적 검사를 기반으로 컴퓨터를 이용해서 만든 방법 등이 개발 되었다. 예로, 간질 환자의 평가와 관찰을 아주 상세하게 설명하고 있는 FePsy 방법의 개발을 들 수 있다.

체코에서 신경심리학

체코에서, 신경심리학적 평가 방법은 장애가 있는 아동들의 평가와 치료들에 전통적인 뿌리를 두고 있으며, Matejcek 교수와 같은 소아 심리사에 의해서 20세기 중반부터 촉진되어 왔다. 교육–심리 상담에 있어서, 심리사들이 이 시기에 모든 지역에서 이러한 기능을 가질 수 있도록 설정되었고, 행동 장애에 대한 "organic"이라고 하는 검사를 번역하고 만들었다. 이러한 역사적인 기질성 뇌 손상 구분 방법은 오늘날까지 신경 심리학적 평가 방법으로 전문가들 사이에서 공유 및 사용되고 있다. 신경 심리학은 이론보다는 임상에서 더 발전했다.

오늘날의 임상 신경 심리학 연구들은 인지 기능, 감정상태 및 행동들에 대한 특수한 변화들을 연구한다. 중추신경계 손상의 결과로 전반적인 성향, 집중과 주의, 시각적 지각, 기억, 사회적 행동(예: 공격성 증가, 충동적 행동, 적절한 계획 설정의 어려움과 활동에 대한 통제 불능), 감정상태(감정적 불안정성, 우스갯짓 성향, 우울증 성향), 언어기능, 동기부여, 사고하는 능력, 정신적 유동성 등에서 신경심리학적 장애가 자주 나타난다. 이러한 장애들은 환자의 삶, 감정, 사회적 그리고 직업 기능과 파트너 및 가족 관계의 다양한 측면에 중요하게 영향을 미친다. 실제로, 적용되고 있는 신경 심리학은 각 개인 업무현장에 초점을 맞추고 있다. 지금까지 통일된 방법론적 접근법은 개발되지 않았다. 임상에서는, 일반적으로 받아들여지는 신경 심리 진단에 대한 접근법은 존재하지 않는다. 신경심리학 문제의 범위와 개별 환자 그룹 간의 차이점을 고려하여 개별적인 환자 접근 방식을 유지해야 한다.

1.3.2 신경심리학 평가

임상 신경 심리학에서 진단적 평가 방법은 다음의 두 가지 방법으로 나눌 수 있다.

예비조사

환자의 병력사항을 알아보는 동안 징후에 초점을 맞춰야 한다. 왜냐하면, 징후가 인지장애를 암시하거나 행동 및 정서 변화가 있다는 것을 의미하기 때문이다(표 1.3.2–1).

Luria의 임상 중심 접근법은 환자의 전반적인 평가, 성향 및 자각으로 시작된다.

이러한 맥락에서 볼 때, 지각과 감각 기능 및 인지 과정의 코딩(예: 집중과 기억) 이후의 자각 수준이 주요 초점이다. 정보의 측면 처리(lateral processing)는 더 높은 수준에서 발생한다:

a) 언어(주로 왼쪽 반구)
b) 시공간 처리 과정(주로 오른쪽 반구)
c) 논리적 분석과 통합, 판단과 개념적 사고 (대부분 복잡한 처리과정의 단계로 되어 있다.)

특수화

이 검사는 임상 신경심리사들에 의해 실시된다. 평가는 특수 진단, 인지기능의 재평가, 재활 계획의 설정, 심리 치료의 권고 등에 도움이 된다. 개별적인 신경심리학적 검사는 특정 인지 장애(독립적 인지 장애)의 진단과 장애 정도의 수치화에 초점을 맞추고 있다.

체코 대부분의 심리사와 신경심리사들은 그들의 경험을 토대로, 다양한 임상 심리학적 방법들의 조합을 사용하고 있다(예: 그림 그리기 검사, 기억 검사 또는 관심 변화 평가). 인지 장애에 대한 정보는 지능 검사의 하위 검사에서 성취도와 오류에 대한 상세한 정성분석(qualitative analysis)을 통해서 얻어질 수 있다.

신경심리사들은 유효한 효과를 기반으로 하는 다양한 연구 방법 등을 통해서 얻어진 신경심리학적 검사를 사용한다. 그리고 이러한 검사를 사용하는데 있어서 익숙해지게 된다. 이 검사들은 전통적인 심리학 검사에서 보여진 것보다 더 값진 방법론을 포함하고 있다. 어떤 전통적인 검사들은 신경심리학 검사의 컴퓨터 버전(예: FePsy, Vienna Test System), 또는 어떤 인지 기능의 적용에 사용되어진 컴퓨터(Train the Brain)를 포함한다. 많은 특정 검사와 개별적인 과제들로 구성된 누적 척도들이 사용되어지며, 특수한 경우에는 인지 기능의 어떤 부분들을 목표로 하기도 한다.

가장 일반적으로 사용되는 신경심리학적 검사

- **위스콘신 카드 정렬 검사**(WCST) - 실행 기능, 특히 융통성과 행동 개념을 형성하고 외부 조건에 따라 활동 과정을 조절하는 능력을 검사한다. 몇 가지 검사 중에 하나인 이 검사는, 뇌의 전두엽과 관련된 손상에서 매우 민감하다. 이것은 컴퓨터 검사(예: FePSy)가 포함되는 이유이기도 하다. 카드 배열의 예가 그림 1.3.2-1에 나와 있다. 환자는 낮은 "덱(deck)"부터 높은 덱으로 카드를 배열해야 한다. 환자는 항상 카드를 올바르게 놓았는지에 대한 피드백을 받으며, 정렬되어야 하는 카드에 따라 규칙을 추론해야 한다. 만약 규칙을 마스터하면, 컴퓨터가 규칙을 변경하고 환자는 새 규칙을 식별해야 한다.

표 1.3.2-1 인지 장애의 징후, 임상적 평가 동안에 행동과 감정상태 변화

전반적인 느낌
자각 수준
환자의 외모 – 나이와 비슷하나?
신체적 외모 – 비만, 체중 감소(종말증, cachexia), 전반적인 나약함
자기관리와 위생 – 피부, 머리, 이빨, 발, 손톱, 복장
얼굴 표정
질병에 대한 환자의 반응 – 심각하게 받아들이고 있는지?
대인 관계
눈맞춤
감정적 접촉
두려움(분노), 의심
행동 – 상황에 적절한가?
행동
자발적 행동(말, 운동)과 활동의 시작
유동성(mobility) – 증가 또는 감소
불안/좌불안석 – 얼굴, 사지
비대칭적 움직임 – 얼굴, 사지
비정상적인 자세와 운동이상 징후
감정
불안정, 감정 변화
무관심, 감정 둔화
불완전 – 예: 환자가 슬픈 상황에 대해서 이야기하고 행복함을 보인다.
기분
불쾌감 – 우울증, 불안, 과민
행복감 – 조증 시기(manic period)에 병적으로 기뻐함
언어
자발적 표현 – 부드러움(fluid), 운율(prosody), 조음(articulation)
착어증(paraphasia), 새로운 표현(neologisms)
이해력(comprehension), 반복(repetition)
인내(perseverance), 말되풀이증(palialia)
사고와 상상력
사고를 지속적으로 흐름에 따라 유지하는 것이 어려움
편집형 상상(Paranoid imaginations)
환상(illusions), 환각(hallucinations), 망상(delusions)

(이 과제를 해결할 때, 전두근에 간질을 가진 소녀는 컴퓨터와 논쟁하기 시작했다. "너는 나에게 이것을 고의로 하고 있는 중이야!!" 게임의 규칙이 변경되는 시기에, 검사는 중단된다. 왜냐하면, 소녀가 컴퓨터를 물리적인 힘으로 공격하기 때문이다.)

- **스트룹 검사**(Stroop test) - 인지 속도, 융통성, 부적절한 답을 바로 잡으려는 능력을 검사 한다. 이 검사는 집중과 작업 기억(working memory)에 따라 달라지며 제어 기능을 검사하는 방법이다. 이것은 소아 환자들에게는 사용되지 않는다.

- 가장 자주 사용되는 기억 검사는 **Wechsler Memory-scale, Rey Complex Figure Test, Rey Auditory Verbal Learning Test 및 Buschke Selective Reminding Test**이다. 하위 기억 검사는 컴퓨터를 사용하는 검사 중에서도 중요한 부분을 차지하고 있다.

- 언어 기능에 초점을 맞춘 검사들은 **웨스턴 실어증 검사**(Western Aphasia Battery), **보스톤 진단학적 실어증 검사**(Boston Diagnostic Aphasia Examination), **보스톤 이름대기 검사**(Boston Naming Test), **토큰검사**(Token Test)가 있다(그림 1.3.2-2).
  움직임이 고정된 환자에게 맞추어 주기 위해서는, 환자에게 종이에 특정 모양을 그려달라는 것으로 활용 가능하다. (예를 들어, "빨간색 원과 초록색 정사각형을 그리세요")

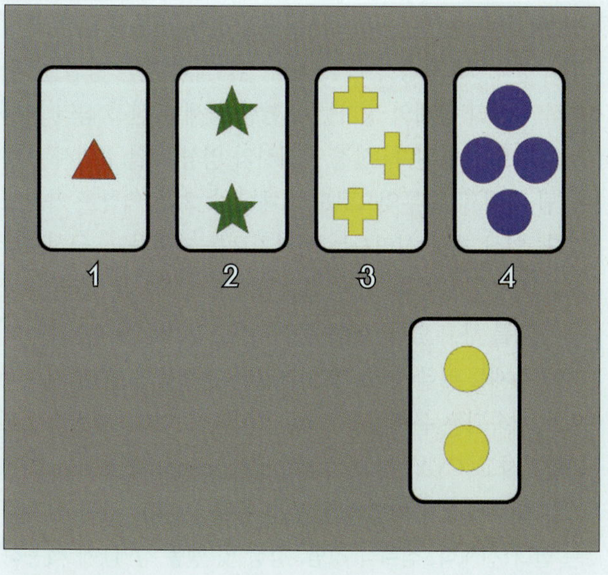

그림 1.3.2-1 위스콘신 검사에서 카드 정렬의 한 예.

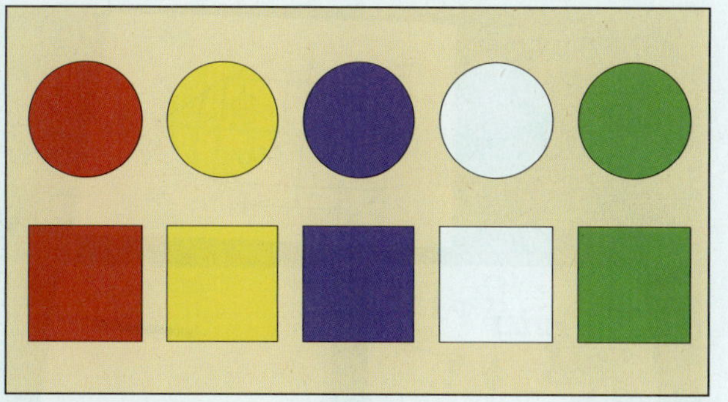

그림 1.3.2-2 토큰 검사의 예.

- 비언어적 그리고 공간 기능을 평가하는 검사는 **레이 복합도형 검사**(Rey Complex Figure Test, 그림 1.3.2-3), **얼굴 인식 검사**(Face Reconition Test), Line orientation Test이다. **Line orientation test**는 환자에게 선을 관찰하고 다양한 시간적 간격을 둔 이후에, 관찰한 선을 기억해서 그려달라고 요청해서, 선을 기억해서 그리는지를 파악하는 것이다. 이 검사는 오른쪽과 왼쪽 반구의 장애를 식별하는 민감한 검사이다. 주로 왼쪽 반구의 분석 기능이 부족한 환자는 전체 모양을 유지하는 경향이 있어서, 종종 이름(집, 돼지)을 붙일 수 있다. 때로는 자신의 상상력을 토대로 세부 정보를 추가한다. 이와는 반대로, 오른쪽 반구의 장애가 우세할 때는, 세부적인 사항을 다른 배치로 그리거나 전혀 관련성이 없는 그림을 그린다.
  (손상 이후에 환자에게 심장을 그려달라고 하면, 삼각형 모양으로 그림을 그린다. 왜냐하면 그녀가 유일하게 기억하고 있는 모양이기 때문이다. 4년 동안 추적 검사 기간 동안 이후에는, 환자가 그림을 좀 더 잘 그릴 수 있다.)

- **Matejicek의 기하학적 모양 투사 검사**(Matejicek's Test of Tracing Geometrical Shapes), **인체형 도면 그리기 검사**(Human Figure Drawing Test), **벤톤 그리기 검사**(Benton Drawing Test)와 다른 그리기 검사들이 광범위하게 사용된다. 특히 소아 환자에게 널리 사용된다. 왜냐하면 이 검사들이 놀이와 함께 진행 가능하고, 침대 주변에서도 쉽게 적용할 수 있기 때문이다. 검사는 반복될 수 있고 결과의 변화는 수년 동안 관찰될 수 있다. 또한, 어린이의 전반적인 발달 수준과 공간적 방향에 대한 장애 수준뿐만 아니라 운동 능력 수준에도 민감한 검사이다.

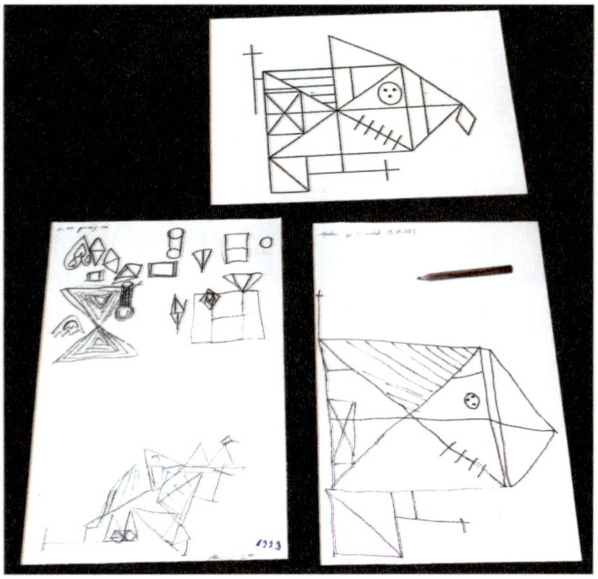

그림 1.3.2-3 비언어적 및 공간 기능 검사–레이 복합 도형 검사.

- 몇 가지 범위(기억, 언어 능력, 공간 지각 기능, 운동 스킬)로 구성된 어린이들을 위한 **McCarthy 검사**는 2세부터 사용된다.
- 성격에 대한 부분을 알아내는 검사에는 **미네소타 성격 검사**(Minesota Personality Inventory)와 **클로닝거 인성 설문지**(Cloninger Personality Questionnaire)가 있다.
- 우울증을 신경학적 또는 증상적으로 근본적인 질환과 구별하는 데 사용되는 검사에는 **우울증 자기 평가 척도**(Beck Self-Rating Scale) 및 **노인 우울 척도** (Geriatric Depression Scale)가 있다.

컴퓨터를 기반으로 하는 신경심리학적 검사들

컴퓨터는 훨씬 더 정교한 검사가 가능하고, 일반적인 검사 방법들(펜, 종이 또는 정해진 시간 동안 내용들을 보여주거나 설명해야 하는 방법들: Kohs cubes, Lowe's pyramid)을 통해서 장애를 포착할 수 없는 부분까지 잡아낼 수 있다. 컴퓨터를 이용한 많은 방법들이 개발되었고, 어린이부터 성인을 위한 버전까지 포함하고 있다. 평가를 위해 설계된 많은 검사들은 인지 재활을 위해서 사용 가능한 버전을 가지고 있다.

Fepsy는 신경심리학적 검사를 기반으로 하는 컴퓨터 이다. 이 검사는 인지 기능의 평가를 위해서 맞춰진 일련의 과제로 구성되고, 간질 치료를 연구하는 네덜란드 신경심리학 실험실에서 개발되었다. 이 실험실에서 검사를 소유하고 있으며, 전세계의 신경심리학 연구소들에게 소프트웨어를 배포하고 있다. 컴퓨터와 EEG 사이의 상호연결은 개인적인 업무 등을 하고 있는 동안에 발생하는 뇌 활동의 생체 전기 활성 관찰과 환자의 오류에 대한 자세한 분석을 가능하게 한다. FePsy는 의학연구 범주 내에서 사용되며, 개개인이 먹는 약과 약의 조합이 얼마나 오래 환자의 인지 기능에 영향을 미칠 것인지 확인이 가능하다. 신경외과적수술 등과 같은 치료 전과 이후 동안, 개개인의 환자에게서 인지 기능에 변화가 있는지 관찰한다.

FePsy 검사 동안, 환자는 기울어진 모니터에서 약 70cm 정도 떨어져서 앉는다. 모니터를 기울이는 것은 최적의 시각적 각도를 만들기 위해서 이다. 그리고 이렇게 해야만, 시각 영역들 사이에서 차이점을 검사할 수 있다.

검사는 시각 및 청각의 간단한 반응 시간 과 선택적 반응 시간을 평가하는 하위 검사들로 시작한다. 또한, 환자가 표시된 개체와 동일한 패턴을 찾는 시각적 검색 작업(visual searching task)을 포함한다.

1.3.3 재활에 있어서 신경심리학적 접근방법들의 활용

재활 병원에서 임상 신경 심리학의 목표 중 하나는 다른 전문가와 협력하여 모든 분야의 재활 접근방법을 계획하는 것에 있다. 이는 전통적인 검사 방법(Wechsler 테스트뿐만 아니라 다른 승인된 지적 검사, 기억 검사, 집중력 검사, 필기 검사, 성격 테스트 등), 특수 신경 심리학적 진단 방법들, 전반적인 심리 상태의 평가를 포함한 상세한 신경 심리 평가를 토대로 수행된다. 신경 심리사와 임상 재활 심리사는 재활 팀 내에서 그 무엇으로도 대체할 수 없는 역할을 가지고 있다. 임상 재활 심리사는 심리치료를 지원하고, 급성으로 어떤 치료를 받아야 하는 환자들에게 있어서는 아주 중요한 중재를 하고 있다. 예를 들어, 정도의 차이는 있지만, 이러한 중재들은 손상 초기와 관련된 문제들과 오래 지속적으로 계속되는 문제들을 모두 포함하고 있다. 일반적으로 뇌혈관사고(CVA), 외상성뇌손상(craniocerebral trauma), 다른 중추신경계 병변의 일부분 등을 가지고 있는 환자들은 변화(신체적, 심리적 경험, 감정 및 행동 장애)에 적응하는데 상당한 어려움이 있다. 임상적인 경험에 따르면, 외상성 뇌손상 이후에, 재활적인 부분을 수행하는데 어려움이 있거나 환자에게 휴식이 주어줘야 될 필요가 있는 상황 또는 복잡한 재활의 강도를 줄어야 될 필요가 있는 시점에서 나타나는 전반적인 탈진 또는 피로를 통한 감정적인 문제들이 자주 나타난다.

재활 팀의 구성원으로서 봤을 때는 **신경 심리사**와 임상 재활 심리사가 같다고 볼 수 있지만 , 꼭 그렇다고 할 수도 없다. 신경 심리사의 업무는 내원이나 입원한 환자들을 대상으로 신경 심리학적 진단을 세우는 것에 있다. 인지 기능과 그 기능장애 정도에 대한 데이터를 바탕으로 신경 심리사는 환자의 재활 계획을 설정한다. 환자가 머무르는 동안, 정기적인 후속 조치를 실시하고, 진행중인 결과에 따라 기능에 대한 적응을 모니터링 한다(예: 재활 프로그램을 기반으로 하는 특정 컴퓨터 사용).

심리사 또는 신경심리사는 신경심리학적 및 심리학적 검사방법과 인지 재활을 실시한다. 그들은 적응에 어려움이 있거나 협응되지 않는 환자 또는 우울증이 있을 수 있는 환자의 재활 치료를 한다. 많은 경우에, 물리치료를 위해서 기다리거나 문제 자체가 스스로 해결될 것이라고 가정하면 안 된다. 임상적 경험을 바탕으로 보면, 심리사들은 우울하거나 내향적이거나 문제가 많지 않은 환자보다는 오히려 행동과 감정적 장애가 있는 더 중요한 외부 증상을 가진 환자들을 치료한다.

의사와 물리치료사들이 신경 심리사 및 임상 심리사들의 역량과 한계를 알고 있는 것은 매우 중요하다. 왜냐하면 신경 심리사와 임상 심리사들은 이미 환자의 일반적인 일상 치료 중에 질문을 하고 과제를 할당 하면서 의사와 물리치료사들이 모르는 부분을 알고 있다.

예를 들어, 의사가 특징적인 행동 변화에 관해서 신경 심리사나 임상심리사들로부터 내용을 전달 받아서 알고 있는 상황이라면, 신경학적인 문제가 있는 환자들의 진단과 장기간의 치료 계획 및 실행에 도움이 될 수 있다.

비록 인지 기능의 재활이 특정 재활 치료에 있어서 보편적인 부분은 아니었지만, 최근에는 인정된 문제의 틀 안에서는 특정 방법론적인 접근 방법을 적용하려는 노력들을 하고 있다.

재활에 있어서, 일상적인 활동들로의 회복 및 중요한 기능(**인지기능 등**)을 정상화시키려고 하는 접근방법들은 아주 중요하다. 신경 심리학 재활은 각 환자의 검사를 바탕으로 개별적으로 설정된 훈련이다.

최신의 재활 방법들은 컴퓨터를 기반으로 하는 운동 프로그램을 사용한다.(Train the Brain Rehacom, CogniPlus or REHABIT)

"Train the Brain"은 뇌손상 또는 뇌 손상 이후에 환자에게서 자주 나타나는 기억력과 주의력 장애를 회복시키는 데 가장 많이 사용된다. 이 방법은 치매의 초기 단계에 있는 환자에게 심리치료와 향정신제 치료를 병행하면서 적용하기에 적절하다.

Rehacom, CogniPlus 및 REHABIT은 재정적으로도 비싸서 얻기가 어렵고, 매우 광범위하고 복잡한 컴퓨터 프로그램이다. 재활이 일상적인 생활 방법들의 회복에 초점을 맞춰야만 하기 때문에, 재활 프로그램은 환자의 개별적인 필요성을 토대로 계획된다. 일시적 또는 영구적 인 치료 결과는 환자의 경험, 감정, 사회 또는 업무 기능의 변화, 파트너 또는 가족 관계의 변화의 다양한 영역에 반영된다. 이러한 이유 때문에, 접근 방법들은 정상적인 실제 생활을 많이 고려해야 한다.

신경 심리치료의 목표는 인지 기능의 회복, 새로운 전략들을 배우는 것에 대한 장애 극복, 현실적인 삶의 계획이 되지 않는 부분을 해결하면서 느끼는 심리적 행복감에 있다. 치료의 빈도는 재활 단계와 환자의 신경 심리적 장애의 유형과 정도에 달려있다. 이 치료법은 시간이 많이 걸리고 어떤 경우에는 하루에 2~3회 실시해야 한다. 신경 심리재활은 개인 치료 또는 집단 치료로 실시할 수 있다. 초기에는 개별적인 치료가 집중적으로 실시되어야 하고, 이후의 단계에서 그룹 치료가 실시된다. 그러나 뇌 손상이 있는 환자는 그룹 치료가 효과적이지 못하다. 오히려 환자의 집에서 지속적으로 실시되는 개별적인 프로그램에 더 좋은 효과를 나타낸다. 성인 환자들은 때때로 "완전히 치료 되었어"라고 그들 스스로 생각하고 판단하고, 일상생활로 돌아가려고 주장한다. 하지만, 예측할 수 없는 다양한 환경 속에서의 기능 조절 실패 및 감소된 동작, 쉽게 느껴지는 피로 등의 뜻밖의 경험을 하고나서는 지속적으로 가정 치료를 받게 된다.

1.4 언어 치료

언어 치료는 신경학적 관련성이 있는 환자의 치료에 있어서 대체 불가능한 역할을 가지고 있다.

사람간의 의사소통 도구로서의 언어 기능은 청각, 시각 및 고유수용성 감각에 의존되며, 매우 높은 지적 수준의 기능이다. 뇌의 어떤 부분에서 손상이 있으면 언어 장애가 나타난다. 재활적 측면으로 볼 때, 소아 환자에게서는 발달 구음장애(developmental dysarthria)가 나타나지만, 성인 환자에게서는 실어증(aphasia) 및 구음장애(dysarthria)가 나타난다.

발달 구음장애(DEVELOPMENTAL DYSARTHRIA)

발달 구음장애는 발음을 만들어 내는데 필요한 근육들을 지배하고 있는 중추신경계 영역 손상으로 발생한 언어 운동 장애가 있을 때 발생한다. 이것은 호흡, 발성, 공명, 운율, 구음에 영향을 미친다.

다음은 구음장애의 몇 가지 유형이다.

- **경직성**(spastic) 구음장애는 대뇌피질 세포로부터 뇌신경 핵으로 연결되는 운동성 추체로손상의 결과로 나타난다. 발음을 하는데 어려움이 있다. 왜냐하면, 발음을 담당하는 근육들의 움직임 장애 및 과긴장이 발생하기 때문이다.
- **불수의**(Athetoid) 구음장애는 운동성 추체외로 손상의 결과로 나타난다. 발음이 불분명하거나 심지어 이해할 수 없다. 왜냐하면, 발음을 담당하는 근육들의 불수의적인 움직임이 구음, 흉식 호흡, 목소리 형성 및 안정성을 방해하기 때문이다.
- **실조성**(Ataxic) 구음장애는 소뇌 손상 및 소뇌의 신경로 손상으로 발생한다. 발음이 경련적인 양상을 보인다. 길항운동반복불능(adiadochokinesia), 혀의 서투른 움직임, 말하다가 자주 멈추거나 말을 더듬는 현상이 발생한다.
- **숨뇌성**(bulbar) 구음장애는 숨뇌(연수, 뇌교)에 존재하는 운동 핵의 손상 또는 이러한 핵으로부터 나오는 신경의 손상으로 발생한다. 발달학적으로 발생하기 보다는 사고 또는 외과적 수술을 이 부분에 실시하다가 발생한다. 삼킴 또는 저작 기능장애가 발생한다. 발음은 구음에 해당하는 움직임에 문제가 발생하기 때문에 상당한 어려움이 나타난다.
- **혼합형**(Mixed) 구음장애는 위에서 언급한 구음장애들이 다양하게 결합되어서 나타나는 유형이다.

치료

현재의 임상 경험들은 언어치료와 물리치료 사이의 상호 연결을 위한 기회를 제공한다. 다음에 소개 하고 있는 재활 방법들은 가장 일반적으로 사용되는 방법이다:

- **신경발달 치료** – 구강안면로 치료의 적용을 통해, 음식 섭취와 삼킴을 촉진한다; 구강안면 운동 기술의 발달; 물리치료사가 만든 억제 자세를 활용한 언어 치료.
- **보이타 이동운동**(Vojta's reflex locomotion) – 경직성 감소 및 불수의적 움직임 억제; 구강안면 운동 기술 및 호흡을 촉진한다.
- **Kabat method** – 언어를 담당하는 근육을 자극하는 동안, 저항성 운동 또한 실시하는 방법.
- Castillo Morales**를 기반으로 하는 구강안면 조절 치료**(orofacial regulatory therapy) – 감각 운동 및 구강 안면 테크닉을 포함한다. 세 가지의 기본적인 구성 요소들이 있다.

  1. 접촉, 압박, 견인, 진동을 실시해서 피부, 결합조직, 근육, 관절에 발생하는 감각 자극으로 자세 변화에 영향을 미치는 **신경발달 치료**.
  2. **구강안면 조절 치료**는 구강안면 부위에 생리적인 기능을 만들려고 시도하는 방법이다. 이 방법을 통해서 구강안면 근육계의 활성화 등을 가능하게 하는 것이 이 치료의 목적이라고 하겠다. 언어기능과 연관된 빨기, 삼키기 및 씹는 기능을 실시한다.
  3. **근기능 치료**(myofunctional treatment)는 안면 부위 근육과 기능적 불균형 조절에 초점을 맞추고 있다. 그 초점과 운동 프로그램의 유형은 발달 구음장애 문제가 있는 집단에 대해서 치료를 적용하는 방향으로 진행한다.

실어증(APHASIAS)

실어증(의례적인 언어 장애, phatic deficits)은 지각과 표현에 있어서 장애가 있는 상태이다. 발달성 실어증은 대뇌 피질 우세 반구 손상과 가장 밀접한 연관성이 있다.

보스톤 분류(Boston classification)는 실어증 분류 중에서 가장 널리 사용되어지는 방법 중의 하나이다. 이 방법은 자발적인 언어 및 유창성 또는 비유창성이 있는지를 평가한다. 또한 반복적으로 말을 할 수 있는 능력(불능), 관찰된 사물에 이름 말하기, 이야기를 주고받을 때 이해를 하는지 등을 평가한다.

실어증 유형:

- **브로카 실어증**(Broca's aphasia) - 상대적으로 언어를 이해하고 의미를 파악하지만, 말을 하는 것에 어려움이 있다; 반복적 말하기와 이름 말하기에 장애가 발생한다; 언어는 부자연스러우며 문법이 맞지 않고 음소착어증(phonemic paraphasia)이 나타난다; 몇 가지 단어를 만들어내는데 어려움이 나타난다.
- **베르니케 실어증**(Wernicke's aphasia) - 자연스러운 대화는 많은 새로운 표현과 함께 유창하지만, 의미 없는 내용을 나열한다; 언어를 이해하는 부분에 있어서 상당한 장애가 우세하게 나타난다; 반복적 말하기와 이름 말하기 또한 장애가 발생한다.
- **전반적 실어증**(Global aphasia) - 중대뇌동맥(middle cerebral artery) 폐색에 따른 언어를 담당하는 뇌의 광범위한 손상으로 발생한다; 상징실어증(asymbolia)이 나타나거나, 언어를 표현하거나 이해하는 모든 것에 장애가 발생한다; 자연스러운 대화에서는 상투적 어구나 무의미한 단어만을 이야기한다.
- **전도성 실어증**(Conduction aphasia) - 운동성 언어 중추(브로카 실어증)와 감각성 언어 중추(베르니케 실어증) 사이의 전도로에서 병변이 발생하여 나타난다; 이해력과 표현력은 비교적 양호하지만 반복적으로 단어나 문장을 말하는 것에 어려움이 발생한다.
- **피질경유실어증**(Transcortical aphasia) - 단어의 의미에 대해서 이해 없이 단어를 만들어 낸다.
- **피질경유 운동 실어증**(Transcortical motor aphasia) - 언어의 이해는 가능하나, 자발적으로 언어를 만들어내는 것에 장애가 발생한다.
- **피질경유 감각 실어증**(Transcortical sensory aphasia) - 언어의 표현은 유창하지만 이해하는 것에 어려움이 있다; 환자는 이해 없이 문장을 만들어 낸다.
- **명명실어증**(Anomic aphasia) - 알고 있는 단어를 빠르게 또는 전혀 기억해내지 못하지만, 단어를 묘사할 수 있다; 언어 이해와 이름 말하기는 정상적으로 가능하다.

임상 현장에서, 다음과 같은 실어증의 기본적인 구분이 있다:

- 운동 (브로카 실어증, 표현)
- 감각 (베르니케 실어증, 수용)
- 전체 (전 실어증)
- 기억상실 (명명실어증)

진단

웨스턴 실어증 검사(Western Aphasia Battery)가 진단을 위해서 사용된다. 자연스러운 말하기, 음성 언어의 청각적 이해, 반복, 목표 명명, 읽기, 쓰기, 실습, 계산 및 건설 능력(공간 시각)을 평가하는 8개의 하위 검사로 구성되어 있다.

언어 기능을 평가하기 위한 **Mimra Test는 의례적인 언어 기능**을 담당하는 개별적인 영역을 검사하기 위해 사용한다.

1. 자연스러운 대화에서 언어의 완벽한 소실이 있는지를 6 등급으로 평가한다.
2. 반복 - 모음, 단어, 문장, 복잡한 문장의 반복
3. 말하고 있는 단어의 이해 - 명령에 대한 반응, 문장 구조에서 구체적이거나 추상적인 단어 선택
4. 이름 말하기 - 실제 사물 또는 그림 이름 말하기
5. 자동적으로 연속해서 말하기 - 등차수열, 일, 달, 노래 단어
6. 노래 부르기 - 멜로디, 리듬, 노래를 기억해서 말하기
7. 읽기 - 편지, 음절, 문장
8. 말로 계산하기 - 숫자 읽기, 산술적 관계
9. 컴퓨터로 쓰기 - 숫자 읽기, 산술적 관계
10. 그리기 - 글자 또는 문장 표기,
11. 쓰기 - 싸인, 주소, 단어 및 문장 받아쓰기, 자연스러운 표현 적기

토큰 검사는 언어 이해 및 단기간의 단어 기억을 하는데 있어서 장애가 있는지를 수량화하는데 초점을 맞추고 있다.

구음장애(DYSARTHRIA)

구음장애는 이론상으로는 의사소통의 언어와 인지 요소들이 손상되지 않은 운동 기능장애이다. 말하는 동안 호흡, 발음, 울림, 표현에 있어서 장애가 있다.

구음장애의 분류:

- **이완성**(말초): 하위운동신경원에 손상으로 나타남; 단조롭고 어눌하게 말하는 구음장애 징후; 호흡, 심한 콧소리, 삼킴 장애가 자주 나타남
- **경직성**: 상위운동신경원에 손상으로 나타남; 느리게 말하고, 단어를 길게 말하는 것이 힘들고 길게 대화하면 이해력이 많이 떨어짐; 호흡이 약해지고, 표현력과 입천장인두 닫힘이 느리고 약하다.
- **실조성**: 소뇌 손상 및 소뇌의 활동으로 연결되는 경로들에 손상으로 발생; 음절이 불규칙적이고, 단어들을 경련적으로 내뱉는 경향이 있음; 호흡, 음성강도, 울림이 있을 때 변동이 심함; 리듬감을 가지고 의사소통이 안됨; 음절의 부적절한 표현이 나타남
- **추체외로-운동감소성**(Extrapyramidal-hypokinetic): 운동감소성 및 운동과다성 증후군은 기저핵에서 감소된 활동으로 발생되는 현상으로, 파킨슨증에서 관찰됨; 언어는 단조롭고 초기 시작 시에 멈춤 현상이 자주 발생하며, 음절 또는 단어를 반복해서 말하는 말되풀이증(palilalia)과 같은 현상이 발생함; 호흡은 불충분하고 장애가 있음; 목소리는 상당히 약해져서, 거의 무성증(aphonia)처럼 나타남; 이해할수 없는 중얼거림을 하는 것처럼, 말하는 것이 느려졌다가 완전히 멈추고 갑자기 빨라지는, 변동이 심한 증상이 나타남
- **추체외로-운동과다성**(Extrapyramidal-hyperkinetic): 무도병(choreatic) 또는 느린비틀운동(athetoid) 증후군에서 발생함; 목소리를 시끄럽게 소리치고, 호흡이 불규칙적임; 말을 하려고 할 때, 갑작스럽거나 조절되지 못한 움직임으로 방해를 받는 현상을 보임; 말의 속도는 변동이 심하고 이해할 수 없는 말을 한다. 왜냐하면 혀 와 입의 움직임을 조절하는 것이 힘들어서 말하는 것 자체가 조절되지 못하기 때문이다.
- **혼합형**(mixed) : 말초와 중추성 마비의 증상으로 나타남; 광범위한 중추신경계 병변 또는 퇴행성 질환의 결합으로 발생함.

진단

Dysarthric Test 3F는 구음장애 진단을 위해서 사용된다. 이 테스트는 위에서 언급한 6가지 구음 장애 유형을 진단하고 구별하게 해준다. 이 테스트를 사용한 평가는 아래에 열거하는 구성요소들을 포함하고 있다:

- 호흡
- 발음
- 안면근육 활동성
- 길항운동반복증(Diadochokinesia)
- 삼킴, 씹기, 재채기와 같은 반사적인 활동들
- 표현
- 읽기 와 말하는 것의 이해력
- 속도와 운율

진단의 근본적인 역할은 구음 장애, 치매, 언어 실행증으로부터 실어증의 현상을 구별하는 것에 있다. 치매는 인지 기능, 기억, 지적 수준에 있어서 상당한 소실이 나타난다. 언어 실행증은 음소, 음절의 구성 및 교환 하는 것에 장애가 나타나지만, 다른 구강 운동 활동 장애들과 연결되거나 근육 활성의 부족에 따른 이차적인 문제(근육이 약한 것이 아님; 근 긴장과 협응에 영향으로 나타나지 않음; 움직임에 제한이 없음)로 나타나는 것은 아니다. 오히려, 말을 구성하는 것 자체에 장애가 있는 것이다.

실어증과 구음장애에 대한 치료적 접근방법

많은 환자들에게 있어서, 언어 장애가 완벽하게 해결되지는 않는다. 언어치료는 환자에게 주어진 이해할 수 있는 능력 안에서 충분한 수준의 의사소통을 어떻게 할 수 있는지를 알려준다. 의사소통 능력의 감소는 환자에게 있어서 상당한 심리학적 부담을 유발한다. 언어치료는 그런 환자를 치료할 때 사용하는 중요한 치료적 방법들 중 하나이다.

치료는 장애의 정도에 따라 다르다. 초기 단계에서는, 청각, 비언어 및 시각적 자극 등을 사용한다.

실어증을 치료 동안에는, 재교육 방법(Luria's method), 언어 기반 치료법(Anglo-American Aphasia Therapy) 및 체코 언어 치료법이 사용된다. 실어증에 대한 치료의 목표

는 주어진 장애를 고려하여 최대한의 의사 전달 능력을 할 수 있게 만드는 것이다. 언어치료를 통한 의사소통의 회복은 사회적인 관계의 회복에 영향을 미친다.

급성 단계에서는, 치료가 개별적으로 실시된다. 의례적인 언어장애의 회복과, 환자의 정신적인 상태의 유지 및 회복에 초점을 맞춘다. 질환의 초기 단계에서는, 심리치료와 언어적 자극을 실시한다. 호흡, 음악 치료 등과 같은 어떤 비언어적 기술들을 활용한 치료가 추가적으로 실시된다.

만성 단계에서는, 환자의 사회적인 관계의 회복 및 사회적인 환경으로 다시 돌아가기 위한 치료적 방법들이 적용된다. 개인과 그룹 치료를 결합해서 실시한다. 개인 치료 동안에는, 환자가 가장 필요로 하고 적어도 약간의 개선을 기대 할 수 있는 유형의 의사소통을 활용한 치료가 진행된다. 그룹 치료 동안에는, 이전 단계 또는 재교육 과정에서 얻은 의사소통 기술을 활용한다.

구음장애 치료는 근이완, 호흡 수정, 발음, 표현, 공명 운동, 운율 운동, 리듬 연습, 억양 조절, 비 언어적 의사소통 및 의사소통 도구 등의 활용을 통해 발성에 영향을 주는 것을 목표로 한다.

삼킴 장애와 관리 항목들

특정 신경학적 질환에서, 다른 신경계 징후와 함께 삼킴 장애가 발생한다. 삼킴 장애는 뇌간 또는 추체외로 및 추체축삭로가 혼합되어서 관여될 때 주로 발생한다. 그러므로 삼킴 장애는 퇴행성 중추신경계 질환(예: 근위축성측색경화증, amyotrophic lateral sclerosis), 파킨슨, 뇌혈관사고, 다발성 경화증(multiple sclerosis) 등이 있는 환자에게서 주로 관찰되는 현상이다.

삼킴 장애는 음식 분해 단계(인두의 수축이 음식 덩어리를 앞쪽으로 밀어내는 인두단계, 또는 식도의 수축이 음식물을 위쪽으로 밀어내는 식도 단계)에서 나타날 수 있다. 치료를 시작하기 전에, 변형된 바륨 삼킴 검사(modified barium swallow study)와 같은 기능적 평가를 실시해서 삼킴 장애의 유형을 알아낸다. 삼킴 과정의 동적인 평가는 치료적 접근 방법을 결정하고, 흡인 위험성 평가를 가능하게 한다.

삼킴 장애가 있는 환자의 경우 특정 주의 사항을 따라야 한다. 삼킴 동안, 흡인의 위험성을 예방하기 위해서 기침을 할 수 있는 것은 매우 중요한 일이다. 치료 시작 시에는 퓨레로 만든 음식이 추천된다. 왜냐하면, 이러한 음식이 삼킴 반사를 느리게 유발하기 때문이다. 액체류는 이후에 먹어야 한다. 요거트는 추천하지 않는다. 왜냐하면 요거트를 삼키다가 폐렴(pneumonia)을 유발할 수 있기 때문이다. 중요한 삼킴 활동 운동 방법 중에 하나가 혀 운동이다. 혀는 음식을 입안으로 옮기고 음식물을 소독하는 역할을 한다. 혀의 안정적인 기능은 삼킴에 있어서 절대적으로 중요하다. 혀를 안정시키지 않거나 혀로 입천장을 막을 능력이 없으면 삼키는 것은 불가능하다. 전자구개운동기록법(electropalatography)은 특정 혀 운동을 가능하게 해준다.

삼킴 장애는 종종 언어 장애와 함께 잘 발생한다. 생리학적 삼키는 과정과 정확한 말의 형성은 안면근, 인두 및 후두 근육 조직의 정상적인 기능과 협응을 필요로 한다. 만약 이러한 근육 그룹들에 장애가 있다면, 말하는 것과 삼킴 장애가 동시 다발적으로 발생한다. 이 문제는 근위축성측색경화증이 있는 환자가 연수 부위에 손상이 발생되었을 때 관찰된다. 삼킴 장애는 다른 문제들과 마찬가지로, 환자의 삶의 질을 크게 떨어뜨린다.

구강안면 치료

구강 안면 재활은 물리치료사, 언어치료사 및 작업치료사가 실시한다. 구강 안면 부위에 감각 기능 자극은 운동 기능 재교육 동안 아주 중요한 역할을 한다. 환자가 앉아 있는 상태에서 머리를 살짝 굽히고 수동적인 움직임을 실시하는 것이 중요하다. 특정 진동 및 촉각 자극은 유사한 근육 톤의 감소를 발생시킨다. 그리고 자연스러운 기능을 할 수 있는 범위 내에서 유사한 근육의 수동적 움직임으로 보완된다. 구강 안면 기능을 위해서는 경추의 가동성이 중요한데, 특히 고리뒤통수 관절(atlanto-occipital joint)의 가동성이 중요하다. 그러므로 구강안면 치료에서는 경추와 흉추의 가동성 테크닉을 실시한다.

치료 동안이나 또는 하루 동안에, 환자가 경추의 과신전을 지속적으로 하려는 경향이 강할 지라도, 경추의 과신전은 엄격하게 금지된다. 또한, 구강 내 영역에서 감각 저하의 위험 증상을 줄이려는 시도를 한다. 부드러운 구강내 촉각 자극, 껌 마사지, 근육조직의 수동적 움직임과 열 자극이 이러한 목적을 위해서 사용된다. 환자는 이러한 구강 내 자극에 부정적 반응을 나타낼 수 있다. 깨무는 반사작용(biting reflex)이 존재한다는 것은 잠재적인 합병증이 있다는 것을 말한다. 이것은 구강 안면 부위에서 감각 자극의 부족으로 발생한다. 깨무는 반사작용의 발달은 구강 안면 치료의 초기에 일어나지 못하게 막아진다. 이러한 반사

작용이 억제되지 못하는 경우에는, 보툴리눔 독소를 적용하는 것이 권장된다.

Castillo Morales의 방법은 구강 안면 재교육에 관한 접근법 중 하나이고, 언어와 삼킴 장애가 있는 환자에게 적합하다.

1.5 신경 질환에서의 보조구를 이용한 관리

신경성 질환은 대부분 다양한 형태의 운동 기능장애, 물렁조직과 근육계의 구조적 변화, 심지어 골격계의 발달 장애에도 영향을 미친다. 교정 의료의 주요 목표는 전술 한 변화로 인한 기능적 결함을 보완하는 것이다. 다양한 도구를 사용하여 목표를 달성할 수 있습니다. 일부 신경 질환은 특정 신경 질환에 대해 특정 교정 장비를 필요로 한다.

1.5.1 뇌성마비 환자를 위한 보조구를 이용한 관리

유아 뇌성마비가 있는 환자, 일반적으로 경련이 있는 환자에게 보조구를 적용하면 학문간에 협동연구 및 치료팀의 개별 구성원의 경험을 통해 높은 수요를 가질 수 있다. 수직적인 결합을 위한 보조구 관리 필요는 환자의 입원 및 보행 중에 개별적으로 필요한 안정화와 관절중심화를 포함할 뿐만 아니라 계약을 통한 보조구를 이용한 교정적 관리를 포함하고 점진적 수직화 조건을 수립하기 위해 치료 과정 전체에 정확하게 적용될 필요가 있다. 또한 수술 후 부목 고정 및 보행 중 발의 정확한 발 위치를 보장할 필요가 있다. 심각한 극도의 정형술은 보존적 치료 동안 단축된 근육그룹을 신장시키고 근육길이를 향상시키는 것 단축된 근육 그룹을 스트레칭하고 경련의 주요 역학적 특성 중 하나로서 연결되는 자세를 잡기 위한 목표로 근육 길이를 개선하기 위해 적용된다. 잘못된 정렬을 교정하기 위해 이미 언급된 예방적 사용 외에도, 말단 보조기는 보툴리눔톡신 치료(botulotoxin treatment)를 통한 복합 치료 접근법의 일부로 적용될 수 있다. 이 경우 보철물은 보툴리눔톡신의 투여 직후에 적용되어 교정을 유지한다.

보조 장치의 선택은 모든 관련 신체 부위의 운동 시스템의 초기 기능 평가를 기반으로 한다. 하루 동안의 장치

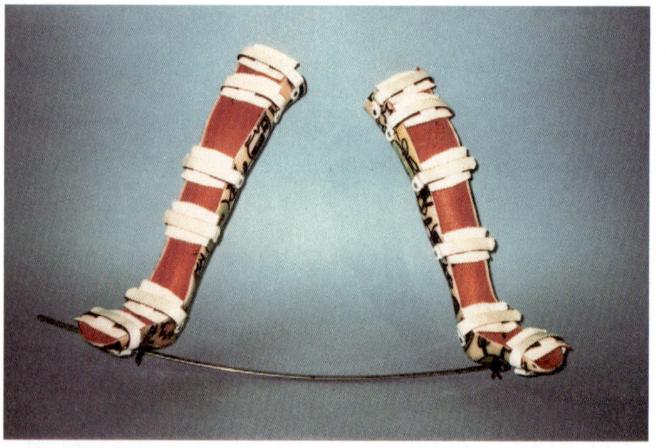

그림. 1.5.1-1A 외전 및 역회전 자세설정 보조기.

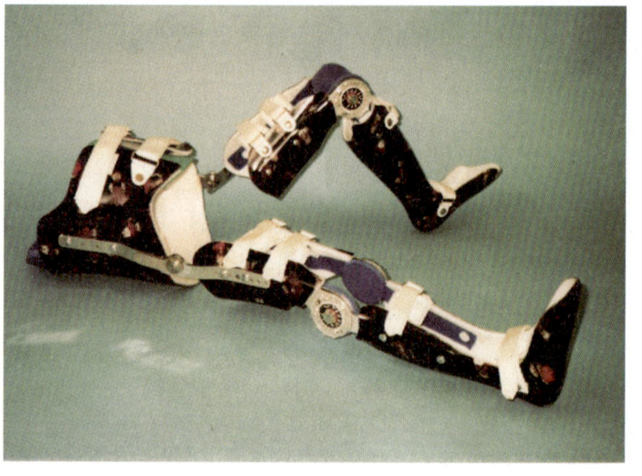

그림. 1.5.1-1B 골반대슬관절 보조기(HKAFO)- 수술 후 자세설정 보조기.

적용은 중요하며 재활 치료 과정에 따라 조정된다.

수술 후 관리에서 보조기 사용은 개별적인 수술 절차에 달려 있다. 이러한 경우 보조기는 운동 범위와 관절 운동 범위를 보존하고 길항근 그룹 간의 근육 균형을 유지하는 데 도움이 된다. 목표는 교정용 물렁조직 또는 뼈 수술에 의해서 수술 후 효과를 유지하는 것이다. 여러 단계 과정에서 골반대슬관절보조기(HKAFO)는 둔부 및 외과 관절에서 고관절의 외전 및 반전을 보장하고 무릎 및 발목 관절의 긴장 위치를 보장하는 데 유익하다는 것이 입증되었다(그림 1.5.1-1A 및 그림 1.5.1-1B). 보조 관절의 하체 끝 정렬을 보장하는 보조기 착용 중에 보조기는 발목과 발목 전체가 보조기 내에서 올바르게 정렬되도록 올바르게 배치하고 반복적으로 확인해야 한다. 이것은 마모 중 올바르지 못한 다리 말단 정렬에서 보조기 내에서의 말단 변위, 압력점 형성 및 안정화 문제를 방지하기 위해 한다.

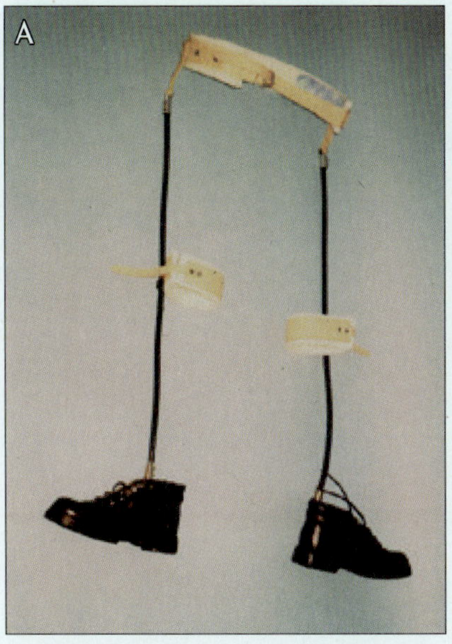

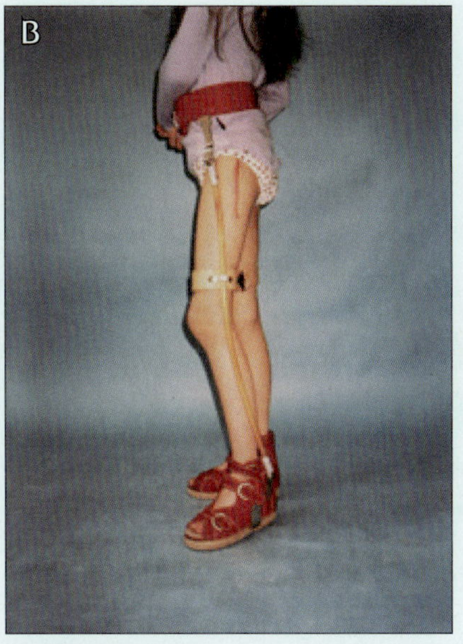

그림. 1.5.1-2A, B Becker 보조기.

Becker 보조기는 하반부의 내부 회전 정렬을 교정하는 데 유익하다는 것이 입증되었다(그림 1.5.1-2A,B). 무릎관절에 대한 간단한 과신전을 방지하는 기능적인 버팀대를 적용하여 바람직하지 않은 무릎 과신전 정렬을 수정한다(그림 1.5.1-3). 과신전을 방지하는 플라스틱으로 된 무릎-발목관절-발 보조기(KAFO)는 불안정성과 거퇴관절의 위치를 동시에 교정하기 위해 적용된다. 알맞은 고관절 중심화를 확실하게 하기 위해 애들란타 고관절 보조기(Atlanta hip brace)와 같은 수정되는 고관절외전 맞춤형 보조기와 강화된 허리 소켓에 적용하여 보조기의 바람직하지 않은 비대칭 이동을 방지한다.

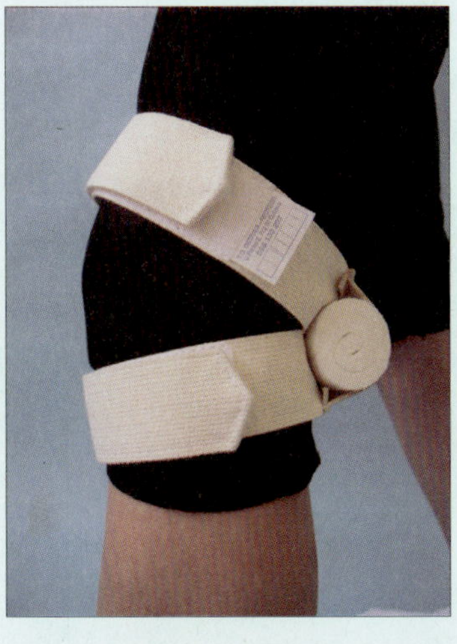

그림 1.5.1-3 과신전을 방지한 무릎관절 보조기(Anti-recurvatum brace of the knee joint).

외전을 보장하고 엉덩관절의 바람직하지 않은 굴곡 - 내전 정렬을 교정하기 위해 SWASH 보조기가 적용된다(그림 1.5.1-4, 그림 1.5.1-5).

발 정렬을 교정하기 위해 주로 평발 아니면 뒤침발 및 열가소성 수지(껍질이 두꺼운)를 가진 안창 보고기를 사용한다. 발목뼈 관절의 경직된 꿈치뒤틀린발(첨족) 위치의 수정은 발이 완전히 이완되어도 중립적인 정렬로 위치할 수 없는 관절에 대해 강조된다.

이러한 경우에는 관절의 과신전이 진행 중인 무릎 성질을 긍정적으로 교정하기 위해 뒤꿈치 올림을 권장한다. 하퇴 삼두근을 단축하기 위해 거퇴관절에서 0도까지 수동적으로 위치할 수 있는 발 뒤꿈치 올림을 사용하지 않는 것이 좋다. 곧게 앉아 있는 자세를 위해 맞춤형 좌식 트렁크 보조기는 저활동을 하는 어린이에게 사용된다. 보조기를 설계

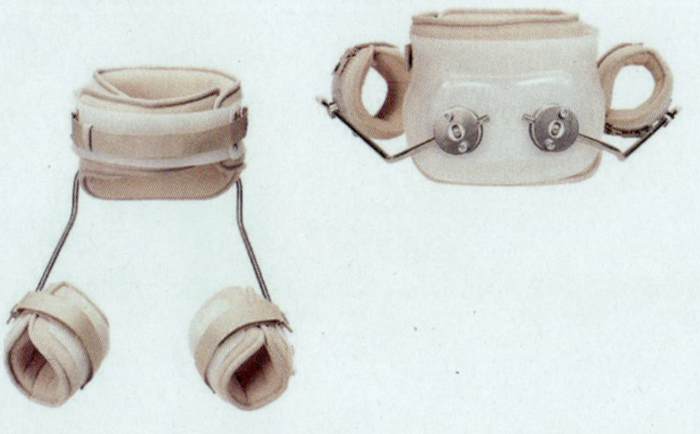

그림 1.5.1-4 외전을 시행하는 고관절 보조기(HO), SWASH 보조기.

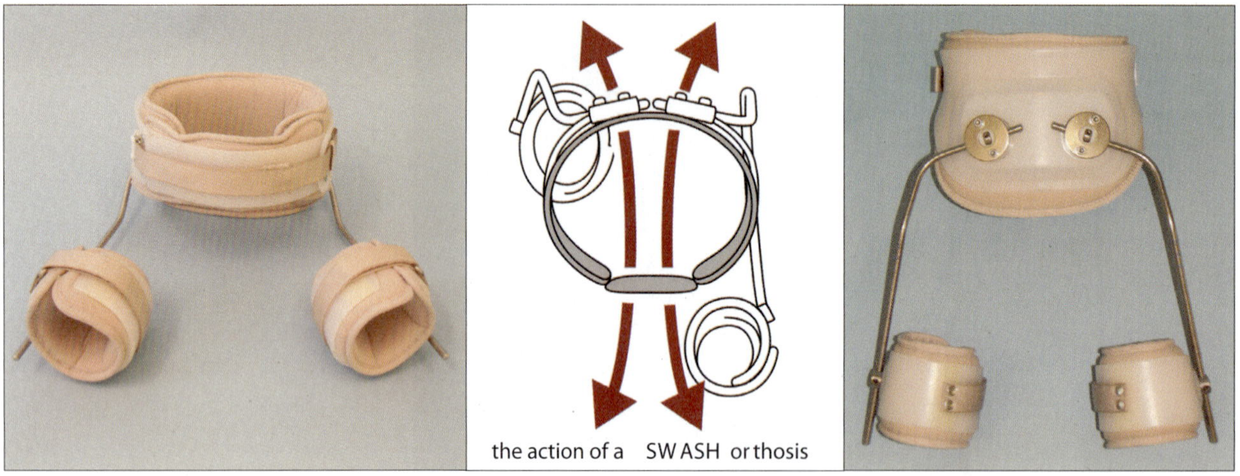

그림 1.5.1-5 HO-SWASH (서있기, 보행 및 앉기 위한 고관절 보조기).

할 때 기형의 범위, 척추 굽음의 정점, 저산소증의 정도 및 활동적인 몸통인지 그리고 머리 조절을 고려해야 한다. 보정하는 동안 3 원칙이 사용된다. 점진적인 굽음의 경우, 석고 주형을 기반으로 제작된 클래식, 플라스틱 및 맞춤형 좌식 몸통 보조기를 사용하는 것이 좋다(그림 1.5.1-6). 후만변형 자세에서 척추 만곡의 편위가 최소인 축 방향으로 저긴장의 경우, 강화된 폼재료로 만든 좌식 몸통 보조기면 충분하다(그림 1.5.1-7). 측정은 메모리 폼 쿠션을 이용하여 올바른 정렬로 앉아서 실행된다. 이 방법으로는 어린이들이 잘 견딜 수 있다. 신경성 고관절 탈구가 있는 소아에서는 앉은 자세 보조기에서 고관절 굽힘이 90°의 올바른 위치에 있으면 통증이 생기고 교정기에 대한 내성이 감소할 수 있다.

진행성 척추 기형이 있는 경우 척추 측만증(TLSO, Cheneau corset)을 위한 플라스틱 트렁크 보조기를 사용하는 것이 좋다. 경련이 있는 환자의 경우, 어린이가 잘 견딜 수 있는 "두꺼운 껍질"로 수정된 3점 플라스틱 트렁크 보조기를 사용하는 것이 좋다. 환자의 곧은 자세를 위한 비정형 보조기로서 옆다리, 측족(parapodium)으로 알려진 맞춤형 또는 직렬 방식의 스탠더가 고려되어야 한다. 서 있는 자세가 올바르게 적용되려면 신체가 모든 수준에서 안정되어야 한다. 발을 땅에 붙이고 안전하게 걷는 척행성(Plantigrade), 견고한 신발과 안정된 무릎관절 폄이 보장되어야 한다. 관여 수준에 따라 환자의 골반과 몸통을 적절히 안정시킬 필요가 있다. 곧게 서 있는 자세를 하기 전에 고관절이 완전히 체중부하가 될려면 의사의 승인을 받아야 한다. 맞춤형 또는 승인을 받은 보조기의 적용은 종합적인 검사, 기능 평가 및 전문 분야 전문가 팀의 치료 권고를 기반으로 한다.

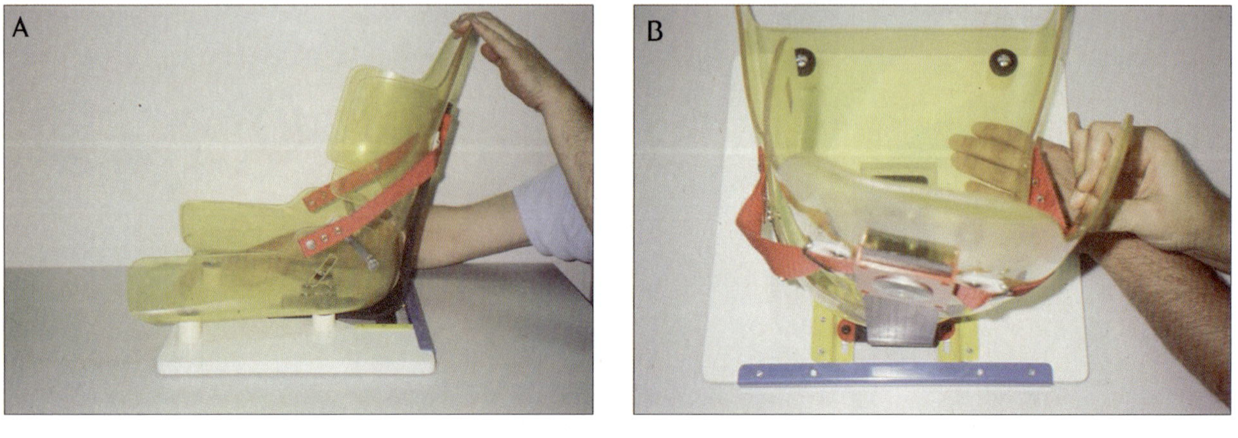

그림 1.5.1-6 허벅지 근육 위축으로 앉기 위한 플라스틱으로 된 동적 트렁크 보조기 (Plastic dynamic trunk orthosis).

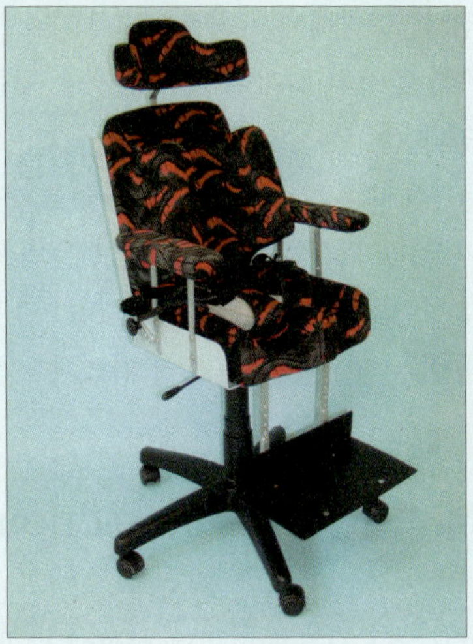

그림 1.5.1-7 강화된 폼재료로 만든 좌식 몸통 보조기.

1.5.2 샤르코마리투드병(CMT)이 있는 정형용 보조기 중재

샤르코마리투드병(CMT)은 가장 흔한 유전성 신경 병증 중 하나이다. 높은 족형 아치는 일반적으로 CMT 환자에게 있다. 말초 신경 침범의 결과로 근력 운동이 일어나 발가락 기형이나 발목 기형과 같은 발 기형이 발생한다. 오래 지속되는 진행과 함께, pedes transversoplani 및 발가락 기형과 같은 구조적 형태도 발전한다. 말초신경의 감소된 감각 기능을 감안할 때, 발바닥 굳은 살은 발허리뼈 머리 아래에 형성될 수 있다. 발등굽힘의 약화는 보행 중 발을 바닥에 치게 한다. 또한, 이러한 환자에서 발목관절의 불안정성이 종종 보인다. 말단부의 말초 신경의 심한 관여는 허벅지 근육 위축으로 이어진다. 임상적 양상은 무릎 관절의 불안정성과 젖힌무릎(전반슬, genu recurvatum)의 발달 및 보행 패턴의 중요한 변화를 포함한다. 상지의 소근육 운동은 근육 쇠약의 결과로 영향을 받을 수도 있다. 몸통근육계에서의 비대칭은 신경 기반의 척추 측만증 발달로 이어진다. 계보기, 발바닥 부분과 그것이 움직이는 표면 사이의 압력에 대한 연구도 평가에 사용된다.

보조기 개입은 평가 결과를 기반으로 하며 발바닥 표면에 가해지는 최대 압력을 감소시키기 위한 목적으로 발의 하중 분포를 기반으로 한 특수 맞춤 맞춤 정형외과 삽입물의 적용을 포함한다. 보조기 삽입물은 발바닥부분을 고안한 프로그램, 3차원 걸음으로 만든 석고폼, 그리고 심각한 사례에도 석고 모형제작에도 기초하여 제작된다. 교정 도구 (예: 회내완화 패드, 회의완화 패드, 다양한 발허리뼈 지지대)를 사용하여 보행 중에 바람직하지 않은 발 위치와 하중을 조정할 수 있다. 이러한 관점에서 볼 때 보조기, 교정용 신발의 옵션은 표준 신발과 비교하여 주로 신발 밑바닥(신발 밑창)에 적용할 수 있는 수정사항을 완전히 만족시켜 주지는 못했다. 올바르게 선택한 수정은 보행 안정성에 크게 기여할 수 있다. 신발창 외측(회내완화패드)에 회전이 안 되게 하는 패드를 적용하는 것이 도움을 주는 것으로 나타났다. 발등굽힘의 편측성 제한, 기능적인 신장과 보상 무릎 과신장이 보상으로 일어나는 환자 또는 심지어 무릎 과신전을 가진 환자에게서 발생할 수 있다. 어떤 경우에는 신발에 고정으로 넣는 패드로 만든 신발이면 충분하다. 보정기용 신발 적용은 걸음걸이 평가를 기초로 한다. 발을 떨어뜨리는 걸음걸이나 발처짐 걸음걸이가 발생하면 보조기 대신 정형외과용 신발이 표시된다. 신발의 앞부분에 충분한 공간, 발가락 상자가 있어 발가락 기형이 있을 때 충분한 공간을 확보한다. 발목 발등굽힘 약화의 경우, 환자가 신발을 묶는 조정 가능한 비골 스트랩 및 테이프로 묶는 붕대가 가장 자주 사용된다. 정강이뼈 발목보조기(AFO)는 견디기가 어렵기 때문에 적용 빈도가 적다. AFO를 적용할 때 옵션으로는 개별 패딩이 내장된 다이나믹 카본 AFO(그림 2.3.3-8AB 2장 재활 치료에서 Orthopedics와 Traumatology 참고) 또는 발바닥의 고유 수용을 유지하면서 부정확한 발바닥 위치를 수정하기 위해 강화된 발등이 있는 SAFO-실리콘 보조기가 포함된다. 무릎 불안정성과 과신전 교정을 위해서(KAFO 보조기, 무릎 과신전 교정기) 가능한 견고한 꿈치들린휜발(첨족) 정렬은 무릎 과신전에 기여하기 때문에 보조기 사용과 함께 치료를 해야 한다.

1.5.3 소아마비에 따른 환자용 보조기

이 질병에 대한 보조기 적용 원칙은 위 단락에서 설명한 것과 동일한 원칙을 기반으로 한다. 이완성 마비 및 사지 마비 환자는 발의 발등굽힘 약함과 발목 및 무릎 관절의 불안정성 및 전반슬의 형성을 보인다.

이러한 환자들에서 KAFO 적용은 플라스틱 또는 탄소 섬유(제2장의 정형외과 및 외상학 재활치료, 그림 2.5.5-11B 참고)로 만들어지고 내장된 특수한 정형외과용 신발으로 하지 수축, 구두창의 구조와 다른 특정 결과에 따른 수정할 부분에 사용된다.

1.5.4 뇌졸중에 따른 환자용 보조기

상지마비를 치료하기 위해, 정형술은 손가락과 요수근 관절의 굽힘 위치에 불리한 영향을 미치기 위해 적용된다 보조기가 적용될 때, 엄지 손가락은 외전에 위치해야 하고, 손바닥과 손가락은 경련의 잠재적인 발생을 피하기 위해 부드러운 재료에 두어야 한다. 보행 중 상지는 어깨 관절의 돌출을 방지하기 위해 슬링 모양의 어깨 보조기에서 지지하게 되고 손과 앞팔은 위쪽으로 위치한다. 어깨 보조기는 경추에 과부하가 되어서는 안된다(그림 2.5.4-16B, 제2 장의 정형외과 및 외상학 재활치료 참조).

하지의 종아리쪽에 우세한 마비가 있는 경우, 발목 관절의 불안정성 진척이 진행되고 가벼운 테이프나 스트렙을 사용하는 것(그림 1.5.4-1A,B)을 기초로 하거나 동적인 AFO 보조기로 구조를 바로하거거나 앞발이 뒤집어진 자세로 있으면 발을 안정화하는데 도움을 주는 것으로 적용된다.

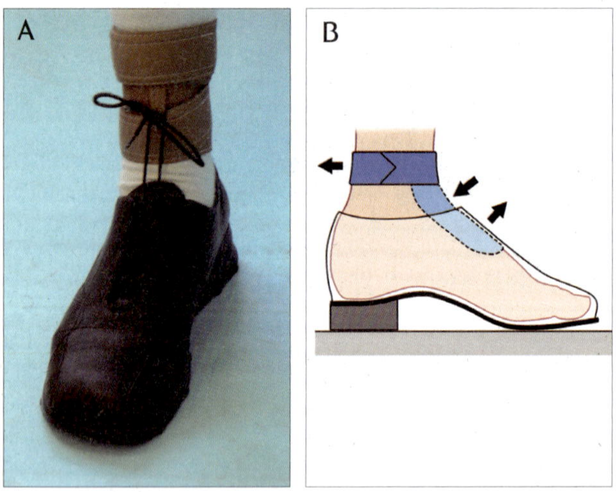

그림 1.5.4-1 A, B 정강이뼈 붕대 A- 테이프로 교정, B- 신발에 미끄러진 부목의 효과.

1.6 작업 치료

신경병변 환자에게 작업 치료사는 운동, 인지 및 심리 사회적 영역에 중점을 둔다. 다른 전문 분야의 팀 전문가들과 함께 일상생활, 총체 및 미세 운동 기술, 심지어는 그래프모터 기술에 있어 최대한의 자급 자족을 유도한다. 또한, 그들은 감각 기능 훈련을 수행하고, 환자가 사회 및 작업 환경으로 재통합되고 변화하는 삶의 조건에 적응하도록 돕는다. 작업 치료 중재에는 적절한 수정이나 보상 도구를 제안하기 위해 환자의 집이나 직장 환경을 방문하는 것도 포함될 수 있다.

다른 전문팀에서는 치료와 재활이 가장 효과적이고 환자 삶의 질이 가장 높아질 수 있도록 개별 전문의 간의 충분한 의사 소통과 협력이 중요하다.

자세한 내용은 본 교재의 제 4 장 작업치료를 참고한다.

스페셜 부분 / SPECIAL SECTION

신경 질환은 중추신경계의 관련 영역에 따라 다양한 기능장애가 발생한다. 가장 일반적인 증상으로 다음과 같은 방법으로 나타낼 수 있는 운동 장애를 포함한다:

- 근력 감소
- 근긴장 변화
- 근육 협응력 장애
- 균형력 손실
- 특정 동작 수행능력 감소

빈번하게 나타나는 다른 증상으로는 감각 결손, 무의식적인 말단 움직임, 그리고 다양한 통증 증후군이 있다. 신경근계는 말초 구조에서부터 가장 높은 중추신경계에 이르는 모든 과정에서 기능이상을 나타낼 수 있다. 일부 신경계 이상 및 질병에서는 특정 수준의 말초 또는 중추신경계 침범이 있는 국소적 장애만 나타난다. 그러한 환자의 임상적 증상은 매우 유사하다(예: 말초신경 병변, 국소 척추 병변). 이러한 기능장애에서 재활치료를 시행할 수 있다. 일부 신경계 질환에서는 신경계 구조를 수반하는 보다 광범위한 다중 부위 손상이 발생할 수 있으며, 그러한 환자에서 임상적 증상의 현저한 가변성 및 불일치가 관찰된다(예: 다발성 경화증 또는 신경변성 질환에서). 이러한 경우, 보편적 접근법은 치료를 위해 사용될 수 없기 때문에 각 환자는 주로 가장 두드러진 임상 징후에 근거한 특정 접근법을 요구한다.

하위 내용에서 가장 잘 알려진 신경 장애와 질병에 대한 치료재활 접근법이 언급될 것이다:

- 신경근 전달 및 근육 질환의 기능장애
- 말초 신경 마비 및 다발성 신경 병증
- 소아마비 후 증후군

- 척수 손상 소뇌 기능장애 및 균형 결핍
- 추체외로 장애, 파킨슨병
- 신경퇴행성 질환
- 다발성 경화증
- 의식 장애
- 뇌 외상 및 아팔(apallic) 증후군
- 혈관 뇌 손상
- 뇌성마비

1.7 신경전달 및 근육 질환의 기능장애

1.7.1 신경근 증후군의 중증 근무력증

중증 근무력증(Myasthenia Gravis)은 이 그룹의 전형적인 대표 질환이다. 주로 근육의 피로와 약화에 의해 스스로를 나타내는 자가면역 질환이다. 유병률은 10만 명당 약 10-15건이다. 현재까지 원인은 특정 항체가 형성되는(특히, 흉선에서의 과생성은 질환의 진단 중 하나) 설명되지 않는 자가면역 질환으로 나트륨 채널의 활성을 통해 시냅스 후 세포막에서 아세틸콜린 수용체를 차단한다. 중증 근무력증의 어려움은 일반적으로 하루 동안 급격히 변한다. 아침에 가장 온화하며 하루 중 특히 운동 후 증가하며 휴식과 함께 감소한다. 이 질병의 첫 번째 발현 중 하나는 안구 운동 및 구강 인두 근육의 침범(안검 하수, 눈 운동 장애, 겹보임이 발생)을 포함한다. 목 근육이 약해지면 머리가 쳐지기 시작한다. 환자의 말은 불분명하며 모호한 말을 한다. 이 질병은 점진적으로 진행되며, 나중에 호흡기 근육 조직과 함께 거들 근육(상지, 하지) 약화를 유발할 수 있다. 호흡 부전은 근무력증 위치로 호흡할 수 있으며 인공 호흡이 필요하다. 치료에는 콜린에스테라 억제제(cholinesterase inhibitors) 및 면역 억제제(immunosuppressive medications) 투여가 포함된다.

중증 근무력증후군은 또한 주로 다발성 신경병증, 다발성 경화증, 뇌 줄기 병변 증상이 나타날 수 있고 특정 항생제 사용 후에도 뇌신경 병증 및 종양에서 주로 폐(람베르트-이튼 근무력 증후군[Lambert-Eaton syndrome]), 종양에서 종괴 형성 증상으로 발전할 수 있다. 선천성 근무력증후군로도 알려져 있다.

중증 근무력증은 이온 채널(채널 병증)에 결손이 동반되는 일시적인 근육 마비와 구별되어야 한다. 그러한 경우 근육막 극성의 조절에 관여하는 이온 통로의 불균형이 이루어진다. 이 조건은 나중에 더 자세히 논의될 것이다.

중증 근무력증의 재활

중증 근무력증 환자의 운동은 금기였다고 오랫동안 여겨졌다. 그러나 더 새로운 연구에서는 운동의 형태로 증가된 신체 활동이 그러한 환자에게 유익하다는 것을 주목한다. 많은 환자들은 일상적인 활동을 어렵게 하는 근육 강화 징후에 대한 자체 치료로서 운동을 사용한다. 근력운동 및 유산소 운동은 환자의 운동 기능, 일상 생활의 이동성 및 활동을 향상시킨다. 많은 연구에 근거하여, 운동하는 환자는 주로 증가된 근육 힘을 나타낸다(예: 대퇴사두근에서 운동을 했을 때와 운동하지 않은 것과 비교했을 때 운동을 했을 때 강도가 23% 증가한 것으로 나타났다). 근육 협응력 또한 향상되고 근육 분포는 어느 정도 변화한다.

또한 산소와 글루코오스 이용 개선, 근육 세포 작동 시 미토콘드리아 수 증가, 교감신경 및 부교감신경 활동의 조화, 대사성 질병(당뇨병) 예방 및 증가된 생산과 같은 신체 활동의 전반적인 긍정적 영향을 잊어서는 안 된다. 엔돌핀의 분비는 일반적으로 효과를 증가시키고 환자의 심리적 상태뿐만 아니라 내부 환경을 향상시킨다. 호흡기의 특성상 저항성 호흡기 운동은 호흡기 근육의 강도와 효과를 높이고 폐활량 증가와 흉부벽의 이동성과 확장성을 향상시키기 때문에 중요하다. 환자의 호흡 기능을 최적화함으로써 신체적 성능, 삶의 질 및 내부 환경의 항상성이 향상된다. 그러나 중증 근무력증 환자의 신체 운동은 근육 피로를 현저히 감소시키지 못한다(이것은 근력 항염증 환자의 주된 문제 중 하나이다). 반면에, 그것은 주관적으로 피로감을 감소시킨다.

물리치료는 또한 환자의 자세 및 근긴장 분포를 최적화하려고 시도한다. 유산소운동 외에도 근협응력을 향상시키는 기술과 근긴장도을 촉진 또는 억제하는 기술이 이용된다(예: 감각 운동 기술, 발달 운동 요법, Vojta 방법, 고유감각 신경근 촉진법, 수치료 기술).

중증 근무력증 환자의 대다수는 안구 운동, 표정 및 구강 인두근 같은 근육활동에 고통 받는다. 따라서 이러한 경우 치료에서도 이 영역을 포함해야 한다. 표정 근육 운동을 하면 환자는 거울 앞에서 얼굴 표정을 바꾸는 연습을 한다. 삼키는 기능과 씹는 근육이 관련되면 구강안면(orofacial) 접근법을 기반으로 한 치료법을 사용할 수 있다(Anita Kittel, Castillo Morales 개념 또는 NDT 기술을 기반으로 한 안면치료). 언어 장애에 대해서는 언어 치료와 호흡 운동이 가장 효과적이다.

1.7.2 근육 질환

근병증은 진단적으로 넓은 범위의 신경 퇴행성 질환을 형성한다. 근원성 병변은 근육 질환이 근병증(myopathies)으로 불리는 이유인 일반적인 원인과 상호작용되는 징후이다. 감소된 근긴장은 이 질환의 공통적인 증상이다. 개별적인 근육 질환에서 서로 다른 근육그룹이 관여할 수 있지만 임상적 증상은 유사한다. 가장 흔하게, 환자는 특히 사지에서 상당히 약한 근위부 근육 조직을 보인다. 전방 골반 기울기는 골반 거들, 허벅지 및 복근의 강도가 감소하고 요추 전만이 증가하여 발생한다. 근육 질환의 대부분에 나타나는 **근질환 증후군**(myopathic syndrome)이 발생한다. 대퇴사두근과 고관절 폄근이 약해지면 **가우어스 징후**(Gower's sign)의 증상(myopathic climbing)을 관찰할 수 있다. 가우어스 징후에서, 환자는 자신의 허벅지를 쭈그려 앉는 자세에서 넘어 뜨릴 때 손을 "걷는" 것으로 서서 자신의 상지를 사용하는 것에 의존한다. 골반의 주요 측면 안정화 역할을 하는 중둔근는 다른 근육으로 인해 근력이 감소한다. 한쪽 다리에 서 있을 때, 골반은 하지를 흔들면서 떨어진다. 임상적으로, 이것은 **트렌델렌버그 징후**의 양성결과와 "오리 걷기(duck walk)"라고 알려진 전형적인 근육병증인 뒤뚱 뒤뚱 걷기를 초래합니다. 일반적으로 기능적 관점에서 볼 때 근육병증이 있는 환자는 계단 오름, 특히 차량 안으로 높이 발을 들 때, 쪼그리고 앉는 자세 또는 낮은 의자에서 일어날 때 또는 누워서 자세를 바꿀 때 어려움을 나타낸다.

척추 후측만증이 생길 수 있으며 연령뿐만 아니라 서 있기 그리고 걷는 능력을 잃을 수도 있다. 종종 망치 발가락을 동반한 발 기형으로 종아리 근육 수축의 결과를 동반한다. 감소된 근육-건반사와 특발근육 자극의 감소 또는 정지가 관찰된다. 감각 장애가 없다. 혈청 내의 근육 효소의 수준이 높아진다. 진단은 근전도 검사, 분자 유전 검사 또는 근육 생검을 기준으로 지정할 수 있다.

근육 질환은 다음과 같이 분류된다.

- **근이영양증**(Duchenne and Becker 근이영양증, 근이영양증의 안면견갑상완형[facioscapulohumeral], 근이영양증의 거들[girdle] 형태, 근이영양증의 드문 형태, 근력 근이상증 등)
- **대사성 근병증**(glykogenoses, 미토콘드리아 근병증, 지질 대사 장애, 스테로이드 근병증 등)
- **선천성 근육 병증** (네말린 근병증[nemaline myopathy], 근세관성 근병증 등)
- **염증성 근질환** (자가 면역 및 전염성 근병증 [myopathies])
- **이온통로 기능장애** (근긴장 증후군[myotonic syndromes], 주기성 마비[periodic pals ies])

근육위축증 / MUSCULAR DYSTROPHIES

근이영양증은 유전적 근육 질환으로, 유전적인 근육 장애에 기초한 골격근 조직의 일차적 침범이 나타난다. 어느 정도까지는 각 근육 형태의 근력이 어떻게 달라지는가에 따라 개별 형태의 영양 장애에 따라 다른 임상적 증상을 보인다.

듀센과 베커(DUCHENNE AND BECKER) 근이영양증

Duchenne **근이영양증**은 원발성 근위축증의 가장 빈번한 형태이다. 단백질 생성물이 디스트로핀 X 염색체에 연결된다(디스트로핀[dystrophin]의 생성이 붕괴되는 질병을 디트로포이노시[dystrophinopathy]라고 하고, 듀센[duchenne] 영양 장애는 모든 디스트로핀 병증 약 80%를 포함). Duchenne 근육질 근이영양증은 주로 소년에게 영향을 준다. 유병률은 소년 출산 10 만건 중 20-30건이다. 첫 징후는 2-5세 사이에 나타나 신속하게 진행된다. 덜 진행되는 유형은 나중에 나이에 시작하는 **베커 근이영양증**으로 알려져 있다.

이 질병은 골반과 허벅지 근육의 점진적인 약화가 특징이며, 근질환 증후군이 발생한다. 근육 약화 외에도 영향을 받는 근육 그룹의 근육 위축도 진행된다. 그러나 종아리 근육에서는 거짓비대증이 점진적으로 발생하고 종아리 근육의 부피가 역설적으로 증가한다는 특징이 있다. 이것은 위축성 근육 섬유를 대체하는 증가된 간질 지방과 결합조직을 기반으로 발생한다. 이 유형의 조직에서는 수축력이 부족하고 근육 강화가 생기는 경우 생리학적 비대화와 달리 근육 조직이 감소한다. 촉진 시 거짓비대증을 가진 종아리근육은 고무처럼 나타난다. 아킬레스건 단축으로 발가락 걷기의 결과로 나타난다. 질병 진행 중, 척추 후측만증 및 굽힘근육조직의 수축이 빠르게 진행된다. 15-20세 사이의 환자는 완전히 움직이지 않으며 심근 병증과 호흡 곤란을 일으킨다. 사망자는 20-30세 사이이다.

Becker 근이영양증은 또한 장애를 유발하지만 환자는 더 오래 산다. 임상적 발현은 듀센 형태와 유사하지만, 개인 간의 변동성이 더 크며, 특히 진행이 더 느리다. 평균적으로 사춘기가 시작되고 독립적인 이동이 중년(대략 30-40세)까지 방해받지 않는 한 첫 번째 징후는 나타나지 않는다. 일부 환자는 사망할 때까지 움직일 수 없으며, 이는 보통 심근 병증에 기인한다.

안면견갑상완형 근위축증 (FACIOSCAPULOHUMERAL FORM OF DYSTROPHY)

안면견갑상완형 근위축 장애는 그 과정에서 양성 근육 질환이며 예후는 개인마다 다르다. 유병률은 10만 명 중 1-5명이다. 처음에는 표정근육이 점차 위축되면서 시간이지나면 입술이 눈에 띄게 돌출되고 눈꺼풀의 폐쇄 문제가 발생한다. 거들 근육이 약해지기 때문에 환자는 옷입기, 빗질 등의 문제를 보여준다. 나중에 원위부 몸통과 골반 근육도 영향을 받는다. 질병의 진행은 매우 느리다. 어깨종아리 형태(scapuloperoneal form)에서 하지와 견갑골 근육이 관련되어 있다(그림 1.7.2-1).

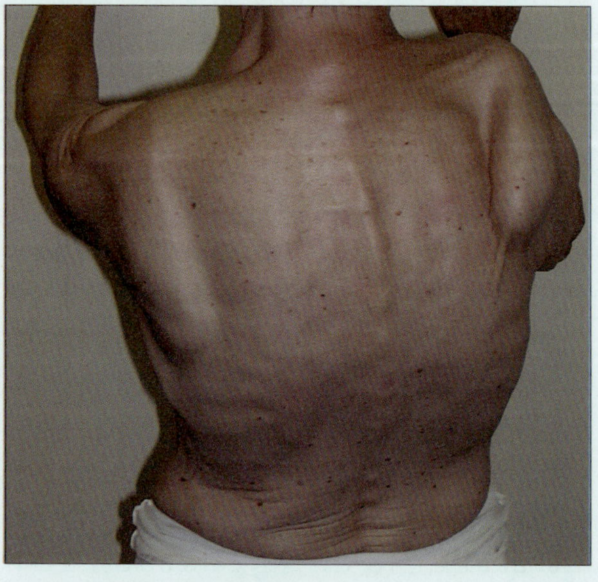

그림 1.7.2-1 근위축증 안면견갑상완 형태. 어깨거들 근육의 상당한 위축뿐만 아니라 견갑골 부분에도 명백히 위축이 있다.

연결 근육의 근이영양증

거들 형태의 근이영양증은 근위부 근육 조직의 약화와 근육 증후군으로 특징지어지는 유전적이고 이질적인 질병군이다. 이 형태의 이영양증은 유년기 또는 초기 성인기에 발생한다. 어떤 형태에서는 종아리근육에서 거짓비대가 발생한다.

다른 형태의 근이영양증

다른 근육질환 형태로 **에머리-드리푸스 근이영양증**(Emery-Dreifuss muscle dystrophy)이 있다. 근육 병증 외에, 팔꿈치, 아킬레스 건, 목 근육, 척추 및 무릎의 위축이 전형적으로 발생한다. 신경병증도 동반한다.

원위부 근이영양증(Distal muscle dystrophies)은 성인기에 시작하여 주로 원위부 근육 침범으로 나타난다.

안구 근육병증(Ocular myopathy)은 안구 운동 근육의 천천히 점진적 개입과 외부 안구 발산의 시작으로 특징지어진다(그림 1.7.2-2).

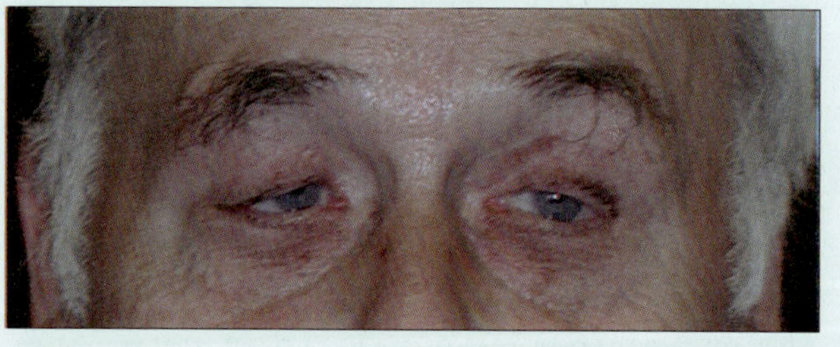

그림 17.2-2 안구 근이영양증 형태의 환자, 상부 눈꺼풀의 처짐은 명백하다(안검 하수증).

눈인두근육 근이영양증(Oculopharyngeal dystrophy)은 안구 운동 장애가 있는 안구 운동 근육의 침범과 안구 움직임 장애에 영향을 미치고 인두 근육은 삼키는 문제를 일으킨다.

근긴장성이영양증

그것은 다양한 임상적 증상을 가진 진행성 질환이다. 이 질환은 일반적으로 세 가지 형태로 나타난다.

전형적인 임상 사진은 주로 처음 30년 동안 나타난다. 근긴장과 표정근육, 전완 및 일반적으로 다리 폄근 약화가 나타난다.

선천성 임상 사진은 출생 시 근육 저주파수로 나타난다. 그것은 정신 운동의 발달이 늦어지거나 심지어 정신적인 위험을 동반한다.

40세 이후에 경미한 형태가 나타나며 백내장이 동반된 오히려 근육병적인 사인이 나타난다.

근긴장성이영양증(myotonic dystrophy)의 임상 소견은 심장전도계통의 장애, 평활근(**운동성 감소**), 호흡기 이상을 포함한다. 내분비(**고환, 갑상선, 췌장**)를 동반한 장애 및 중추신경계 장애를 동반한다. 기대 수명도 현저하게 단축된다. 진단은 근질환 변화와 근긴장 반응의 조합을 보여주는 EMG 테스트를 기반으로 한다.

근긴장성이영양증의 재활 치료 중에는 다른 근육 근이영양증과 다른 방법이 사용되지만, 아래에 열거된 접근법은 근력 증후군에 특히 적절하다.

근이영양증(근위축증) 재활

근이영양증의 재활에 대한 병인 요법이 아직 개발되지 않았기 때문에 시스템 기반의 재활치료가 매우 중요한 역할을 한다. 치료 재활은 주로 이차적 변화(**기형과 계약**)의 예방과 기능적 제한의 진행을 늦추는 데 초점을 둔다.

근력 약화가 있다면, 전체 범위 내에서 정기적으로 수행되는 생리학적 운동이 불가능하다. 그러한 경우, 약화된 근육 그룹의 길항근는 신장되지 않아 결합조직의 수축(**소위 근육 수축**)으로 이어진다. 근위축증의 수축정도에 따라 건, 인대 및 근육 섬유에 영향을 준다. 근육 내 결합조직의 단축과 손상된 근육 섬유 내 퇴행성 과정의 조합이다. 수동적이고 느린 수동적 스트레칭은 단축된 근육을 스트레칭하고 수축을 방지하거나 단축된 근육을 최대한 길게 하는데 사용된다. 이를 위해 특수 부목 또는 스탠딩 테이블을 사용할 수 있다. 핫팩을 사용하면 관련된 근육 조직에서 혈액 관류가 증가하기 때문에 열 방식(열)을 이용한 스트레칭 또는 위치의 조합에 적절한 치료법이다.

근력을 유지하기 위해 감각 운동 자극, 보타(Voljta)의 반사 운동, 고유감각 신경근 촉진 등 신경 생리학적 기원에 기초한 약한 저항운동도 좋은 방법이다. 호흡 근육 자체의 침범뿐만 아니라 척추 기형의 발생으로 인해 기능 장애가 발생하는 건강한 호흡 기능을 위해 통제된 저항 호흡 운동과 폐호흡 물리치료 기술이 구현된다. 예를 들어, 최대 심박수의 60–70%에서 걷는 것과 같은 보통강도의 유산소 트레이닝은 운동수행능력의 심폐능력을개선하고 피로를 감소시키는 데 도움이 된다. 이러한 유형의 단기, 중간 강도 호기성 부하는 주로 미토콘드리아 근질환에 유용하다.

그러나 편심근육수축 운동은 금기 사항이며, 근육 섬유 손상은 관련된 근육 조직의 회복 능력이 부족하다고 증명되었다. 또한 앉기, 계단 내려오기 또는 몸통을 장시간 굽힘을 요구하는 활동과 같이 일상생활에서 이러한 유형의 수축을 하지 않도록 한다. 대퇴사두근과 척추주위의 근육은 일상적으로 가장 편심 하중을 받는 근육 중 하나이다.

작업 치료 중 환자는 최소한의 노력과 편심 수축의 제한을 최대한으로 하여 개별적 관리 활동을 수행하는 방법에 대해 교육을 받아야 한다. 특정 활동을 쉽게 하거나 직립 자세를 유지하려면 적절한 보조장치를 환자에게 권장할 수 있다. 탄성을 가진 트렁크 보조기 또는 코르셋을 사용하여 직립 몸통 위치를 확보할 수 있다. 질병의 상급 단계에서, 환자가 독립적인 이동성을 잃을 때 전동 휠체어를 쓸 수 있다.

1990년대부터는 체코 공화국의 근이영양증 환자 협회(Muscular Dystrophy Patients of Czech Republic)가 사회와 법률상의 도움을 제공하고 재활 코스와 세미나를 제공하여 체코의 특정 지역을 대표하는 조직 관심과 이 질병 환자의 요구를 제공한다.

선천성, 신진대사, 염증 및 독성 근질환 / CONGENITAL, METABOLIC, INFLAMMATORY AND TOXIC MYOPATHIES

이 근질환에는 많은 원인, 종류 및 모양이 있기 때문에 임상적 증상이 광범위하게 퍼지고 특히 근육 조직 손상 유형에 따라 다르다. 일반적인 움직임 관점에서 근력 저하 및 피로 증가는 모든 형태의 선천성, 대사성 및 독성 근육 병증에 항상 존재한다. 근긴장 분포와 근육–결합조직 비율은 결합조직 구성 요소에 맞게 조정된다. 이동성 및 제한 감소에 따른 근육 기능장애의 증가로 인한 일상 활동은 환자의 관점에서 볼 때 가장 두드러지며 근병증의 가장 불리한 증상입니다. 선천성, 대사성 및 독성 근육병증은 여러 가지 중추신경계 기능장애를 감안할 때 매우 중요한 장기(**신장, 간, 심장**)의 다른 전신 질환 및 기능장애를 수반한다. 결과적으로 치명적인 결과를 낳고 예상 수명을 현저히 단축시킨다.

재활은 질병의 유형에 따라 결정되는 특정된 운동학적 소견에 근거한다. 일반적으로 신경 근육 및 심폐 시스템의 촉진과 결합조직 구성 요소에 물리적 영향을 줌으로써 가능한 한 오랫동안 환자의 운동 능력과 조작 기능을 연장시켜야 한다. 작업 및 심리 치료는 전반적인 재활 치료에서 중요한 역할을 한다. 선천적인 구조상 근질환(정신 운동 발전의 지연과 골격 기형의 존재 등) 중에 Vojta의 치료법은 진단적이고 치료적인 관점에서 필수적이다.

이온통로 기능장애 / ION CHANNEL DYSFUNCTIONS

이온 채널 기능장애 (채널 병증) 또는 근육 자극의 장애는 근육 결손의 원인이 될 수 있다. 이온 채널 균형이 깨져서 근막 극성의 변화를 일으키고 따라서 활동 전위가 시작된다. 이온 채널 장애는 주기적으로 마비되거나 근력 증후군의 원인이 된다.

주기적인 마비(PERIODIC PARALYSES)

주기적인 마비는 때때로 근육 마비 상태(근육 마비)에 접하게 되는 근육 약화 상태에 의해 나타난다. 때로는 몇 분 동안 지속되고 다른 시간은 몇 시간까지 지속되며 상당한 신체적인 작업(수요)이 있기 전에 장기간 휴식을 취한 후에 가장 자주 나타난다. 마비 증상은 신체 활동 중에 거의 발생하지 않다. 마비 발작은 상당량의 설탕(저칼륨혈증 주기적 마비, hypokalemic periodic paralysis)으로, 또는 기아(과칼슘혈증 주기적 마비, hyperkalemic periodic paralysis)에 의한 식량 섭취 증가로 유발될 수 있다. 개별적인 발생된 상태 사이에서 환자들은 완전히 문제가 없는 것일 수 있다. 주기적 마비는 칼륨 불균형의 결과로 칼륨 혈장 농도의 감소와 증가를 통해 가장 자주 발생한다. 따라서 과칼륨혈증과 저칼륨혈증의 두 가지 형태가 확인되었다.

과칼륨혈증 주기적 마비

그것은 비교적 희귀한 상염색체 우성질환이다. 약화의 공격은 일반적으로 아침에 나타나고, 운동 후 또는 휴식을 취하는 동안 휴식을 취한다. 전체적으로 하루에 2–3번 발생한다. 약화는 약 1시간 지속되며 일반적으로 하체에서 오름차순으로 퍼진다. 활성 단계에서는 혈청 칼륨 농도가 높다.

저칼륨혈증 주기적 마비

상염색체 우성 질환은 청소년기에 나타난다. 이전의 형태보다 흔하지는 않지만 약화 기간이 더 오래 지속된다. 근력 약화는 몸의 상반부에서 더욱 두드러진다. 표정근육과 때로는 연하와 호흡기 근육에 영향을 받을 수 있다.

선천성 이상근긴장증(Paramyotonia Congenita)

선천성 이상근긴장증은 주기적으로 약한 상태로 나타나기 때문에 경련성 마비에 속하지만, 나트륨 채널의 장애로 인해 발생한다. 발생 중에 칼륨 농도는 보통 정상이다. 주로 냉기에 의해 유발되는 주기적인 마비와 근긴장증으로 나타난다. 근육 운동 증상이 운동 중에 악화되기 때문에(즉, 이상근긴장증) 근력 항진증과는 다르다. 이상근긴장증은 얼굴, 목, 상지의 윗부분에 가장 자주 영향을 미친다.

근긴장 증후군(MYOTONIC SYNDROMES)

이온 채널 결손은 근육 증후군으로 나타나 근육이 수축된 상태가 오래 지속되고 원래 상태로 되돌릴 수 없게 된다. 이것은 수축 후 빠른 이완이 불가능한 근육 섬유 흥분성 증가와 함께 유전학적으로 질병을 앓고 있는 그룹이다. 이온 채널의 공간적 구성의 변화를 기반으로 세포 내 이온 불균형이 발생하여 근육 세포막의 흥분성을 변화시켜 반복적 인 활동 전위를 개발하고 길게 만든다. 근긴장증의 임상 검사는 근육이 쇠퇴하는 동안 가장 자주 느려지는 진정된 상태에서 관찰되는 동안 뱃살을 두드려서 수행된다. 때로는 기계적으로 자극된 섬유의 느린 수축에 의한 근육의 지속적인 공극이 관찰될 수 있다. 이것은 기계적 근긴장증(mechanical myotonia)이라 불리며 그 발현은 특히 지압, 혀 및 팔뚝 근육에서 볼 수 있다. 손 떨림 테스트는 환자가 폄근(엑틴 근긴장증)에 걸리기 때문에 손을 빨리 뗀 다음 손을 뗀 후에 손가락을 펴지 못하게 하는 민감한 검사이다.

근육 경직은 휴식 기간이 지난 첫 수축 중에 가장 두드러진다. 운동을 반복하면 근력 반응, 워밍업 현상이 줄어든다.

선천성 근육 긴장 및 비정형 근긴장 증후군도 근긴장증후군에 포함된다.

1

선천성근강직증(Myotonia Congenita)

선천성 근력증(myotonia 선천성)과 비정형 근력 증후군은 근력 증후군 중 포함된다. 선천성 근강직증은 다음과 같은 두 가지 형태로 발견되는 상염색체 질환이다.

- Thomsen 상 염색체 우성 형태
- Becker 상 염색체 열성 형태

염화물 채널에서의 감소는 염화물 이온이 세포 내로 들어가는 것을 방지하여 두 가지 형태 모두에서 주요한 원인이다. T-tubules(주로 세포막)의 탈 분극에 대한 주요 억제는 이러한 감소로 인해 방해를 받는다.

Thomsen 형태는 유아기 초기에 (영아기) 나타난다. 평생 동안 상태가 나아지지 않는다. 개인별로 비대성 근육 조직을 보여주어 운동 능력을 발휘한다. 근긴장증 증세가 일반화되고 눈꺼풀의 근육이 과도한 안검경련에 영향을 받을 수 있다. 이동의 관점에서 보행은 환자가 더 많이 넘어지는 경향이 있기 때문에 보행에 더 큰 영향을 미친다. 전반적으로 협응 및 움직임 효율성에 가장 큰 영향을 받는다. "워밍업" 현상이 일반적이다. 근육의 힘은 보존된다.

Becker 형태는 나중에 생겨나고 (생후 첫 10년 동안 나타날 수 있음) 시간이 지남에 따라 (약 30세까지) 약간 진행된다. 환자 모습는 하반신의 불균형된 고관절의 근육 조직이 부적절하게 발달되어 목과 상지의 근육 조직과 일치하지 않는다. 뻣뻣해지고 근력 약화가 이 형태에서 더욱 분명하게 나타난다.

이례적인 근긴장증후군

근긴장 항진증(myotonia fluctuans)과 근긴장전증(myotonia permanens)의 두 가지 형태로 나타난다. 변동하는 형태에서 근긴장증은 매일 오르락 내리락하며 온도에 의존하지 않는다. 지속된 형태에서 근력 항진은 거의 일정하게 나타나며 철분이 투여될 때 악화된다. 목과 어깨띠 근육은 비대성이다. 이 형태는 주로 근긴장증 및 근력 약화로 나타난다.

근력 증후군 및 주기성 마비에 대한 재활

이상근육긴장증(paramyotonia)을 제외하고, 신체운동은 근력 증후의 치료 전략 중 하나이다. 근육 긴장은 운동 시작 시 가장 두드러지게 나타나고 운동을 지속 할수록 사라진다. 따라서 환자는 매일 동적이고, 유산소의 운동을 해야 한다. 운동을 함으로써 근력 약화를 줄일 수 있다. 고칼륨마비성마비의 경우, 운동을 통해 마비 증상을 예방할 수 있다(말 그대로 "마비를 멀리하는 운동"). 파라미토니아(paramyotonia)와 다른 범주의 이온통로결핍은 운동이 약화를 증가시키지만 운동은 금기가 아니다. 그럼에도 불구하고, 피로하게 운동을 하고 점차적으로 피로 역치 값을 높이는 것이 중요하다. 추위는 근 긴장을 악화시키기 때문에(심지어 운동 후) 근 긴장이 있는 환자는 고온에서 운동하여 추위를 예방해야 한다.

물리치료 방법에서 감각운동자극은 균형 훈련과 안정화 기능에서 근육의 타이밍 개선에 특히 사용된다. 균형보드와 트램폴린 운동은 보행 중 또는 다른 자세적으로 더 어려운 상황에서 환자의 안전감을 향상시킨다. 물렁조직가동술 등과 같은 고전적인 도수치료 기술은 과부하가 걸린 근육의 관절 가동성과 근육 긴장도에 영향을 끼치기 때문에 시행될 수 있다. 다른 방법들 중 Feldenkrais method와 Schultz autogenic training은 근육 긴장이 있는 환자에게 유익한 것으로 나타났다.

이 방법은 환자의 자각과 특정 근육 이완(근 긴장에 의해 영향을 받는 환자)을 시키고, 동시에 심리적 스트레스를 감소시키므로 일반적으로 과긴장을 예방하고 환자의 이완 능력을 향상시킨다.

Feldenkrais 방법은 신체 인식을 향상시키고 필요한 수의 근육 섬유가 가장 적게 사용되는 동안 환자가 이런 방식으로 가장 유동적인 운동을 하게하여 운동 요구사항을 줄이고 조정력을 향상시킨다. 발달운동학, Schrott 방법 등을 기반으로 한 운동은 신체 자세를 결정할 때 적합하다.

더 심한 경우에는 호흡 물리치료가 폐활량을 개선하고 호흡기관의 위생 관리를 돕는 역할을 한다. 물리치료의 분야에서, 고온의 수치료가 유익하다.

온천요법 치료는 매우 유익하다. 또한 적절한 강도의 정기적인 유산소 훈련도 유익하다. 다른 운동 활동도 관련 근육에 과부하가 걸리지 않는 한 유익하다. 부하가 실리지 않는 운동은 가치가 있는 것으로 입증되었다. 예를 들어, 수영장, 열탕 등에서의 운동. Peloid wrap도 유용하다. 종합적인 온천치료는 1-2 년마다 시행할 수 있다. 징후 목록에 따라 신경학자는 온천치료를 처방한다. 심장 전문의의 의견도 요구된다.

온천치료는 심장기능부전 및 불충분한 폐활량 가진 환자

에게는 적합하지 않다. 체코 공화국에서는 중증 근무력증 및 발작성 마비 환자의 온천 치료를 금지하고 있다. 근육질환 환자를 위한 온천치료는 Janske Lazne, Velke Losiny, Vraz 및 Klimkovice에 의해 제공된다.

1.8 말초신경마비 / PERIPHERAL PARALYSIS

1.8.1 말초성 마비의 원인, 단계 및 진단

말초성 마비는 말초신경, 신경총 또는 신경근이 영향을 받았을 때 발생한다. 또한, 척수전각이 영향을 받았을 때; 그러나 이것은 일반적이지 않다. 허혈-압축 손상 또는 말초신경 손상, 신경총 또는 신경근 손상이 말초 마비의 가장 흔한 원인이다.

말초신경마비는 또한 신진대사, 염증성 또는 유전적 요인으로부터 기인할 수 있다. 이것은 다발성 신경증에서 가장 흔하게 발생하는데, 이는 1.10장에 자세히 설명되어 있다. 말초 신경의 대부분이 섞여 있기 때문에 운동, 감각 및 자율신경섬유에 의해 형성된다. 섞인 말초신경이 손상되면 감각 이상 외에도 자율신경계의 운동 손상까지 나타난다.

말초신경의 **침범 정도**와 관련하여 3 단계로 구분된다.

1. **생리적 신경차단**은 가벼운 정도의 가역적인 손상이다. 이것은 신경 기능에서 일시적인 장애이며, 주로 미엘린 수초이다. 축삭은 방해받지 않는다(**전도 차단**). 회복은 6주 이내의 몇 일 동안 이루어진다.
2. **축삭절단**은 손상된 부위로부터 말초의 퇴화로 의한 축색 돌기의 파괴이다. 그러나 축색돌기막(**신경섬유관과 미엘린 수초**)는 보존되어 있다. 재생은 자발적으로 발생하며 기능적으로 완벽하다. 축색돌기는 원래의 신경섬유관으로 성장한다. 결핍은 6개월 이내에 시정된다.
3. **신경절단**은 축색돌기와 그들의 수초가 분쇄되는 동안 가장 심각한 정도의 손상이다. Waller 퇴화가 발생하고, 이 과정에서 자발적 재생은 더 어렵거나 완전히 불가능하다. 축삭절단 동안 운동축색돌기의 재생은 하루에 1 mm 속도로 진행된다. 신경이 재생되는데 필요한 시간은 손상 부위와 근육 운동 지점 사이의 거리로부터 계산할 수 있다.

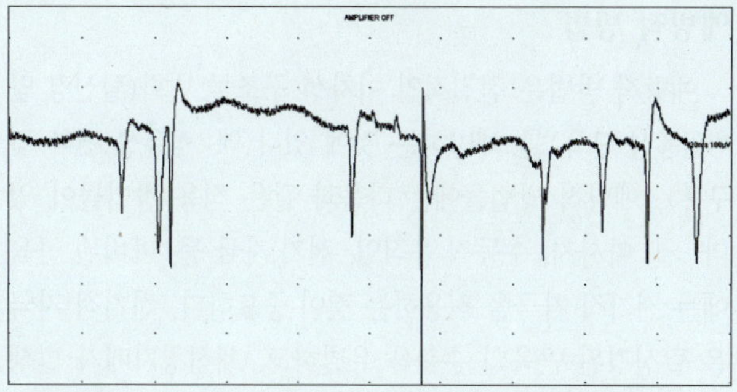

그림 1.8.1-1 탈신경의 징후(fibrillation와 양성의 날카로운 파동) 비골신경의 급성 축색돌기장애 - 침 근전도.

말초성 마비는 해당 부위의 근력 감소, 근육긴장 감퇴 및 근 발육부전, 고유수용성 반사의 감소 또는 부재, 다양한 민감도와 때로는 자율신경계의 결핍과 같은 전형적인 변화로 나타난다. 척수전각 또는 운동신경근만 영향을 받는 경우에는 감각 이상이 발생하지 않는다.

말초성 마비의 진단은 신경학적 검사를 기반으로 한다. 근전도 검사는 또한 신경 섬유의 신경 연속성과 전도 속도의 보존에 대한 정보를 제공하는 것이 중요하다. 침 근전도 검사는 전체의 또는 부분적인 신경 퇴행 증후군인지의 여부를 결정할 수 있다(그림 1.8.1-1).

때로는 I/t 곡선이 형성되는데, 이것은 복잡한 형태의 근육 흥분성 테스트이다. 그래프 형태에서, 자극 시간의 점진적인 단축과 함께 역치 값의 흥분을 이끌어 내기 위해 필요한 전기적인 강도사이의 관계를 나타낸다.

그래프의 곡선은 퇴화 및 신경 재분포 중에서의 특징적인 변화를 보여준다. 기울어진 자극에 대한 한도는 I / t 곡선에서 해석되고 퇴화된 근육의 선택적인 전기 자극이 사용된다. (**본 교재의 일반적 부분 B. 치료적 접근법, 2.2.4 골격근의 전기적 진단법과 전기자극법 참고한다.**)

1.8.2 말초성 마비의 재활(Rehabilitation of Peripheral Paralyses)

말초성 마비 재활에는 물리치료와 작업치료를 적용한다.

물리치료

물리치료 방법은 예방적 방법 단계에 따라 실시한다.

예방적 방법

예방적 방법은 점진적인 이차성 구조물 변화(**탈신경 및 비활동성 근육**)를 예방하는 것에 있다(**예: 섬유성 변화 및 구축**). 예방적 방법들에는 다음과 같은 적용 방법들이 있다: 열, 마사지, 수동적 움직임, 전기 자극 등. 마비된 근육에는 전기적 자극을 적용하는 것이 중요하다. 전기적 자극은 탈신경된 근육의 수축을 유발하고, 재신경지배가 발생할 때 까지 근육에 영양 상태를 유지한다. 탈신경된 근육 섬유를 위해서는 선택적인 전기 자극만이 사용되고, 점진적인 자극의 한 세트들이 적용된다. 전기적 자극(**자극 길이와 강도**)을 위한 적절한 매개변수들은 I/t 곡선을 통해서 확인이 가능하다. 전기적 자극은 대개 수의적인 근육의 활동이 나타나면 정상적으로 완료되었다고 판단한다.

물리치료 방법

분석적 방법들은 신경심리학적 기초를 토대로 사용되어 진다.

분석적 운동

대부분의 심각한 약증(**수동 근육 검사상 0, 1 등급 및 2 등급 이하**)에서, 분석적 운동방법들은 자극 요소들을 사용하면서 수동 근력 검사의 결과들을 토대로 실시한다. 근력 0, 1 등급의 경우에는 환자의 인식에 따라 수동으로 움직임이 수행된다. 2등급의 경우 중력이 제거된 상태에서 능동 보조로 운동이 수행된다. 3등급부터는 중력에 저항한 능동 운동을 포함하고, 4등급부터 저항에 대한 운동을 시작한다. 신경 생리학을 기반으로 하는 방법은 주로 고유수용성신경근촉진법, 보이타 방법 및 감각운동자극 방법이 사용된다.

고유수용성신경근촉진법(PNF)

고유수용성신경근촉진법은 말초 마비를 치료하는데 없어서는 안 될 복잡한 촉진 기법이다. 운동 단위가 활성화되는 동안 근방추, 관절, 피부 수용체로부터의 신호 전달 촉진을 통하여 움직임을 원활하게 하도록 설계되었다. 이를 위해 대각선 방향으로 저항에 대항한 사지의 움직임이 촉진된다. 영향을 받는 근육이 활성화되는 대각선 방향을 촉진해야 한다. 따라서 각각의 대각선 패턴 동작수행 중에 활성화되는 근육군을 인지하는 것이 중요하다. 예를 들어, 전경골근(**비골신경 마비로 약화 됨**)은 하체에 대한 방향 1(D1) 굴곡패턴으로 활성화된다.

보이타 방법(Vojta Method)

보이타 방법을 적용 시에는 마비된 근육의 적절한 활동을 대근육 운동 패턴의 체계 내에서 끌어낼 수 있는 특정 자세가 선택되어야 한다. 개인의 능력은 근육뿐만 아니라 마비된 근육의 힘을 고려해야 하므로 시작 자세는 움직임 패턴 내에서 수행하며, 어렵지 않아야 한다. 예를 들어, 반사적인 기기 동작 수행 중 앞쪽 하지의 굴곡 단계에서 전경골근과 비골근이 활성화된다.

감각운동 자극(Sensorimotor Stimulation)

감각운동 자극은 다양한 균형 장비에서의 운동에 의해 시행되며, 주로 하지 마비에 사용될 수 있다. 불안정성의 수준은 근력 약화 정도에 따라 조정되어야 한다. 이 방법은 좌골신경 마비에 매우 적합하다. 불안정한 지면에서 운동을 하면 약화된 다리의 굴근 및 신근의 활동이 신속하고 교대로 바뀌어 상호 활성화된다. 이는 위 근육군의 근육 수축 및 협응 속도를 향상시킨다. 이 방법의 구성 요소들은 상지 마비 치료에도 해당된다.

작업치료(Occupational Therapy)

말초마비를 위한 작업치료는 소근육 운동기술 향상에 중점을 둔다. 목표는 환자가 일상생활활동을 관리하고 가능한 독립적일 수 있도록 손상 사지의 기능장애를 향상시키거나 남은 기능을 유지하고 보상하는 것이다. 환자들은 종종 관절의 안정화, 서기 또는 보행 중 환자의 안정성, 사지 또는 분절의 올바른 위치를 보장하기 위해 다양한 보조기 및 보상도구(**지팡이, 목발, 보행기**)와 같은 보조장치를 사용한다.

마비 또는 심한 마비에 있어 물리치료는 가능한 집중해야하며, 치료 계획을 매일 그날의 시작으로 설정하는 것이 적절하다. 외래 물리치료 환자의 경우 특히나 더 중요한 부분이다. 그러므로 물리치료와 작업치료를 진행할 때는 조기에 운동과 관련된 부분들을 환자에게 교육하는 것이 중요하다. 이 기간 동안 상지마비가 있는 환자는 반대편 또는 손상되지 않은 사지를 사용하여 마비된 근육계를 촉진하는 것이 중요하다. 간단한 요소들이 촉진(**강찰법, 마사지, 진동, 수동 움직임**)에 사용된다. 이 요소들은 마비된 근육계에 영양을 공급하고, 하지마비가 존재할 때는 마비된 근조직을 양손으로 자극한다. 마비된 근조직이 자극될 수 있도록 근조직에 대한 촉진이 하루에 적어도 6회 이상(**한번에 15**

분 이상) 반복적으로 수행하는 것이 중요하다.

또한 환자는 어떤 자세를 피해야 하고, 마비 측 사지에 적절한 자세인지 알아야 하며, 바른 자세에 대한 교육이 필요하다. 예를 들어, 심한 비골근 마비인 경우에 발이 족저굴곡 방향으로 떨어지고, 시간이 지남에 따라 하퇴삼두근이 단축될 위험이 있다. 환자는 수면과 같은 장기간의 휴식기간 동안 발 정렬과 위치, 바르지 못하고 장기적인 족저굴곡의 예방, 종아리 자가 스트레칭 등을 교육받아야 한다.

치료사는 중증 말초마비 환자가 불안, 불확실 및 향후 예후에 대한 두려움을 보이는 것에 대한 준비를 해야 할 필요가 있다. 환자는 보통 자신의 예후에 대해 계속 질문한다. 이런 이유로 환자는 적절하고 가능한 일찍 자신의 예후에 대해 교육을 받아야 한다. 예를 들어 말초신경 손상이 축삭절단(axonotmesis)을 포함하는 경우, 마비된 근육 힘의 회복은 몇 개월 이상 걸릴 수 있으며, 환자에게 장기적인 재활이 필요할 수 있다고 통보해야 한다.

모달리티(Modalities)

모달리티는 말초마비 치료를 위한 물리치료 및 작업치료 시 중요한 보조 치료방법이다. 예방적인 이유로, 국소적인 열적용은 혈관 확장, 진통 및 근육 이완 효과를 위해 적용되며, 특히 치료 시작 전에 자주 사용된다. 하지만 감각이 손상되었다면, 화상에 주의를 해야 한다. 파라핀, 습열, 태양열 또는 다른 형태의 건열을 사용할 수 있다. 수치료는 38-40℃의 욕조에서 상당한 충혈효과를 나타낸다. 월풀은 말초 혈액순환 증가, 국소 대사 및 피부 수용기 활성화에 효과적이다. 수중 마사지(35-37℃)는 오름차순 방식으로 적용할 때 근육 위축에 효과적인 것으로 입증되었다. 말초마비가 동반된 신경염 또는 다발성 신경염에서 심부 갈바닉 전류 또는 사지에 갈바닉 욕을 적용할 수 있다. 자기 요법은 혈관 확장, 항염증 및 항부종 효과뿐만 아니라 신경의 재생능력을 가속화하는 효과가 있다. 따라서 외상성 손상뿐만 아니라 말초 신경염증에도 이 치료법이 권장된다.

레이저는 자극 촉진 및 항염증 효과로 신경염의 말초마비 등에 사용된다. 공압 요법은 사지 말단부에 부종이 동반된 말초마비에 효과적이다. 공압 요법은 손상받은 사지에 원통형 슬리브에서 고압과 저압을 번갈아 사용한다. 감염된 신경의 재생은 침술로 개선시킬 수 있으며, 침술 치료기간 동안 몇몇의 부분들을 활성화시킬 수 있다.

위에서 언급한 접근법들은 상지 및 하지 말초마비 재활치료와 병행할 수 있다. 말초마비의 재활은 마비가 신경뿌리, 신경총 또는 말초신경 손상과 관련이 있는 마비와 동일한 원리에 기초한다.

1.8.3 손상 부위에 근거한 말초마비의 개요

상지 말초마비 / Peripheral Pareses Of The Upper Extremities

상지에서 가장 흔한 마비는 상완신경총과 요골, 정중, 척골 신경이 해당된다. 견부복합체(**장흉신경과 견갑하신경**)의 운동신경 마비와 팔에서 발견되는 신경(**액와신경과 근피신경**)마비는 발생빈도가 낮다. 상완신경총 마비와 요골, 척골, 정중신경 마비의 물리치료에 대해 자세히 묘사될 것이다. 이 접근법들은 다른 말초신경마비에서도 적절하게 수정하여 물리치료와 함께 적용될 수 있다.

상완신경총 마비(C5-T1)

상완신경총 마비는 흔히 외상으로 인해 발생하는데, 견인이나 척수신경의 찢김에 의해 어깨나 상지가 당겨질 때 손상이 발생할 수 있다. 유사하게, 상완신경총 마비는 분만 후에도 발생할 수 있다. 상완신경총 손상은 어깨 탈구와 골절에서도 발생할 수 있다. 종양의 침윤(**예를 들어, 폐의 정점에 있는 암종 - Pancoast 증후군**)은 비 외상성 손상의 근원이 될 수 있다. 때때로, 신경총은 또한 수술 중에 의인성 상해를 입을 수 있으며, 원인은 사지가 장시간 과하게 외전된 자세로 인한 것으로 볼 수 있다. 병변은 전체 신경총의 완전한 병변 또는 불완전한 병변으로 분류할 수 있다. 불완전한 병변은 위, 아래, 중간 유형의 마비로 분류할 수 있다.

신경총 전체의 완전손상(Flaccid)은 상지 전체의 이완성 마비가 발생하지만 어깨 거상 기능은 보존된다. 감각은 팔의 내측 및 후방을 따라 사지 전체적으로 지장을 받게 된다.

상부 상완신경총 마비(C5, C6)는 "마비된 어깨와 팔, 하지만 좋은 손"으로 묘사된다. 견부 근육의 약화와 팔의 부분적인 약화가 진행되는 동안 손의 기능은 보존된다.

하부 상완신경총 마비(C8-T1)는 팔과 어깨 근육계가 영향을 받지 않는 반면, 손과 전완의 근육 약화를 나타낸다.

따라서 "정상 어깨와 팔에 마비된 손"으로 묘사된다. 종종 호너증후군(Horner Syndrome)이 나타난다.

중부 상완신경총 마비(C7)는 거의 발생하지 않는다. 대개 상부나 하부 신경총 마비가 빈번하다. 이 유형의 마비에서는 팔꿈치, 손목, 손가락의 신전이 제한된다.

상부 상완신경총 마비에 대한 물리치료

치료목표는 심하게 약화된 근육의 근력을 향상시키고, 어깨 아탈구로 인한 통증을 예방하는데 있다. 이러한 이유때문에 어깨 외전 보조기나 어깨 관절 지지대와 같은 슬링 보조기가 사용된다. 보조기 사용으로 아탈구, 관절 내 부종 및 통증성 활액낭염의 발병을 예방할 수 있다. 예방 조치로, 전기 자극은 0-1 등급의 근육 약화(주로 삼각근 영역) 시에 사용된다. 또한, 신경총 근육과 견관절의 수동 가동범위 운동을 진행하고, 이어서 케니(Kenny) 방법을 기반으로 한 개별 근육의 운동과 수동 근육 검사를 기반으로 하는 운동(2등급의 근력 약화의 경우, 3등급의 경우에는 중력이 제거된 위치에서 중력에 대비하여 수행)이 수행된다.

3등급 근력부터 PNF 대각선 패턴이 항상 적용된다. 광범위한 약화에 대해 I 및 II 대각선 패턴이 시행되는데(교재의 일반 섹션, B. 치료적 접근법, 1.3.4장 고유수용성신경근촉진법 참조) 굴곡 및 신전 패턴으로 적용하여 신경총의 모든 영향을 받는 근육들을 올바른 운동 패턴으로 촉진시킬 수 있고, 어깨 안정화를 향상시키기 위해서는 율동적 안정화가 적절하다. 이는 모든 어깨 관절 근육의 등척성 수축을 요구하는 팔꿈치가 펴진 자세로 수행된다. 어깨 관절 및 견갑골의 안정성과 어깨 복합체에 부착된 근육들의 활성화를 위해 네발기기 자세나 팔꿈치 네발기기 자세로 안정성을 유지하는 운동과 같은 감각운동 자극 접근법을 포함시켜야 한다. 이 자세에서 환자는 체중을 다른 쪽으로 이동시키거나 안정된 자세를 유지하면서 전방 및 후방으로 교대 체중이동을 수행한다. 어깨의 안정성을 향상시키기 위해서는 어깨 복합체 근육들의 최적의 패턴과 협응력을 향상시키는 운동을 포함하는 것이 효과적이다. 운동감각 자극 요소와 반사적인 기기자세, 보조 하 최적의 마비측 무릎 자세 등의 자세를 기반으로 한 운동을 결합한 접근법들 또한 효과적이다. 이러한 위치에서 다양한 균형 운동을 수행할 수 있다.

하부 상완신경총 마비에 대한 물리치료

치료목적은 손상 받은 손과 전완 근육계 치료이다. 예방책으로, 근력 0-1등급의 손 굴근이나 신근에 전기적 자극을 적용한다. 손가락, 손, 손목 및 팔꿈치 관절에 수동 운동 범위를 적용한다. 또한, 개별 근육은 근육 검사를 기반으로 고립되어 운동된다. 근력 2등급의 경우, 손가락 및 손 굴곡과 신전은 중력이 제거된 상태에서 운동을 시행한다. 근력 3등급의 경우, 중력에 대항하고 나중에는 저항에 대항하여 운동을 시행한다. 근력 3등급부터 협응력을 향상시키기 위해 I 및 II 대각선 패턴을 구현하여 전완과 손 근육들에 적용한다. 전완 모든 근육의 등척성 수축을 필요로 하는 상지 마비 원위부의 안정화 능력을 강화하기 위하여 전완 전체에 율동적 안정화를 시행한다. 약화된 원위부에 보조 하 최적의 자세에서 반사 운동법을 이용하는 것도 가능하다. 손과 손가락의 신근이 우세하게 손상을 받았다면, 요골신경 마비와 유사한 접근법이 활용되며 요골신경 마비를 다루는 절에서 더 자세히 설명된다. 주의력 집중은 미세동작 기술과 손을 움켜쥐는 기능을 향상시킨다. 척골신경 마비의 물리치료 접근법들이 아래 절에서 더 자세히 설명된다(손가락 외전-내전 촉진, 작은 물체 줍기 및 이동, 타이핑 등). 특정 경우에서 자율신경 손상이 원위부에 발생되며, 특히 공압요법, 수기요법 등의 항부종 요법을 요구하는 손 부종이 발생할 수 있다.

상완신경총의 완전손상을 위한 물리치료

상부 및 하부 상완신경총 마비에 대한 위 접근법들을 이 기능부전을 치료하기 위해 병행할 수 있다. 장기적인 예방책은 상지 전체의 마비를 가져오는 상완신경총의 광범위하고 완전한 손상을 위해 시행된다. 손상된 부분들은 재생이 되지 않고, 운동을 시행하더라도 가동성을 향상시킬 수 없다. 전기 자극, 상하지 위치, 모든 분절의 수동적인 운동범위, 팔의 원위부에서의 부종 예방 및 손가락과 손목의 관절 움직임, 근위축 등을 촉진시킨다. 또한 사지에 보조기(슬링)를 착용할 수 있다. 특정 환자의 경우 신경외과적 재건술이 적용되고, 상 신경절 손상(Supraganglionic injuries)의 경우 때때로 수술 후 1년 안에 기능회복을 기대할 수 있지만 세밀한 움직임들은 3년 후에도 회복되기 힘들 수도 있다. 이러한 경우 장기간의 물리치료가 필요하다. 신경재생이 불가능한 경우, 사지의 무게를 줄이고 조절된 움직임을 위해 기능적 보조기가 제작될 수 있다.

상완신경총(상완신경염)**의 신경근성 근 위축증**은 독립적인 임상적 실체이다. 병인은 완전히 명확하지는 않지만 출생, 예방접종 또는 수술과 같은 다양한 상황에서 징후들이 나타난다. 이러한 경우 어깨, 목, 팔, 전완부위에 강한 통증으로부터 시작된다. 초기 단계에서 이 상태는 경추상완증후군(흉곽출구증후군) 또는 어깨의 일차적인 병변으로 간주될 수 있다. 2~4주 사이에 통증이 시작되면 상완신경총, 액와 또는 장흉신경의 신경 분포에서 운동 결손이 발생하지만 상완신경총에서 기원하는 다른 신경도 고립되어 영향을 받을 수 있다. 특정 경우에는 운동 결손의 회복에 최대 2년이 걸릴 수 있다. 물리치료는 손상을 받은 근육 그룹에 PNF 요소 및 보이타 방법과 같은 접근법을 적용한다. 통증은 치료적인 처치(예: 전기 진통제) 또는 약리학적인 방법으로 조절할 수 있다.

요골신경마비(C5-C7)

이 손상은 액와신경(예: 액와 목발의 압력) 또는 요골신경 구 부위의 압박으로 인해 빈번하게 발생합니다. 때때로 상완골 골절로 인해서도 신경손상이 발생한다. 팔꿈치 부분의 골절이나 탈구의 경우, 신경의 깊은 가지가 손상 받을 수 있다. 종종 비 외상성 신경 손상 시 상완신경염을 동반한다. 요골신경은 전완 뒤쪽과 안쪽, 팔 뒤쪽 근육의 운동을 담당한다. 감각 분포는 팔, 전완의 뒤쪽과 손 뒤쪽 부분의 절반을 지배한다.

이 마비로 인해 손가락 신전근들이 약화된다. 또한 손가락, 엄지손가락 신전 및 내전근들도 약화된다. 손은 대게 손바닥 방향으로 처지게 된다(그림 1.8.3-1). 액와나 팔 부위보다 상위에 병변이 있으면 주관절 신전 또한 약화된다. 동시에 엄지의 모든 관절에서 신전과 외전, 2-5번째 중수수지관절의 신전, 모든 수지지절간관절의 굴곡이 감소된다. 감각 손상은 매우 미미할 수도 있다.

물리치료는 예방조치로 시작되며, 전기 자극은 손과 손가락 신근의 근력 0-1등급에 적용된다. 상위 요골신경 병변은 삼두근의 문제도 발생시킨다. 심한 마비상태에서는 손목 보호대나 지지대를 사용해 손목처짐을 예방하여야 한다. 장시간 휴식을 취하는 동안(예: 수면) 사용할 수도 있다. 치료사는 손의 신근에 수동 관절가동운동을 시행한다. 환자는 자신의 비손상측을 사용하여 이 방식을 독립적으로 수행할 수 있다. 또한 케니(Kenny) 방법의 요소와 근육검사

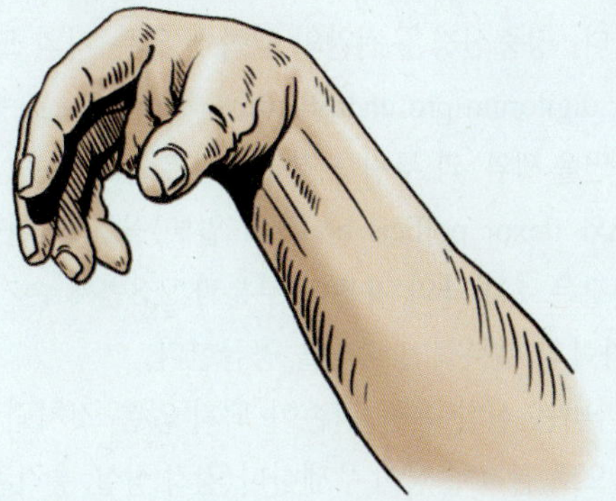

그림 1.8.3-1 요골 신경 마비, 전형적으로 손목하수를 보인다.

를 기반으로 한 운동을 적용한다. 신근에 자극을 주고, 전완과 손의 신근들을 재교육 시키는 방법 등을 수행하는데, 처음에는 수동적으로 수행되고 나중에는 능동적인 방법으로 수행한다. 근력 2등급의 경우 팔의 무게가 제거된 상태에서 손과 주관절 신전 운동을 시행한다. 예를 들어, 주관절 신전은 상지가 테이블에 지지된 상태에서 훈련한다. 3등급부터 전완과 손의 무게에 대항한 근력강화를 수행한다. 예를 들어, 삼두근 약화가 있는 상위 요골신경 병변 환자는 팔은 테이블이나 침대에 지지하고 전완과 손은 자유로운 자세에서 주관절 신전을 능동으로 수행한다. 반대로 삼두근의 원심성 수축을 촉진시켜 수행하였을 때, 더 효과적일 수 있다. 유사하게, 전완은 테이블이나 침대에 지지되어있고 손은 가장자리에 자유로운 상태로 놓여있을 때 손의 신근이 강화된다. 또 다른 방법으로, 치료사의 단계적 저항에 대해 근력강화를 수행할 수 있다. 고유수용성신경근촉진법은 효과적인 촉진 방법으로서 가장 심각한 약화에서도 수동적으로 수행될 수 있다. 근력 3등급부터는 환자가 스스로 대각선 패턴으로 강화를 수행한다. 손, 손가락 신근의 경우 DI 신전 패턴과 D2 굴곡 패턴을 결합하는 것이 적합하다. 상위 요골신경 병변과 함께 삼두근의 약화가 존재할 때는 D1 신전패턴에서 주관절 신전을 할 수 있는 선택권이 있다. 보이타의 반사적 운동의 특정 위치는 신근 마비에 영향을 줄 수 있다.

정중신경 마비(C5-T1)

정중신경 마비는 액와 또는 주관절 부위의 상과 골절로 인한 신경-혈관 덩어리의 압박으로 인해 손상될 수 있다.

하지만 손목 부위, 특히 열상에 의한 부상으로 가장 많이 발생한다. 정중신경은 전완의 앞쪽에 있는 거의 모든 근육(flexor digitorum profundus와 flexor carpi ulnaris를 포함하는 척골면을 제외)과 무지구 영역의 대부분의 근육(adductor pollicis와 flexor pollicis brevis의 일부)을 지배한다. 또한 정중신경은 손바닥의 가운데 부분과 2,3번째 손가락, 4번째 손가락의 부분적인 감각을 공급한다.

이 마비는 심한 운동 결손이 되지 않은 것처럼 보이고, 일반적으로 감각 손상이 우세하다(감각 상실, 통각과민). 엄지손가락의 외전근이 손상을 받는다. 앞쪽 및 뒤쪽 2-3번째 마지막 마디의 감각 손상이 발생한다. 앞쪽 골간신경 병변이 심할 경우, 엄지와 검지의 마지막 지절골 굴곡이 손상을 받고 환자는 1, 2번째 손가락을 사용하여 원을 만들 수 없다(그림 1.8.3-2).

손목에서 정중신경 압박을 동반한 경우 **수근관증후군**이 발생한다. 이는 가장 흔한 포착 증후군으로, 주로 감각 결손이 일반적으로 나타난다. 휴식 시 손과 1-4번째 손가락의 통증과 감각장애가 나타나며, 그로 인해 환자는 밤에 잠에서 자주 깬다. 일반적으로 환자는 준비운동과 "손가락을 흔드는 것"을 통해 통증이 완화되는 경험을 한다(1.9장 포착 증후군 참조).

정중신경마비 물리치료 시 1-3번째 손가락은 특별히 수동 관절가동 운동 및 무지구의 근력강화뿐만 아니라 피부의 긴장도에 까지 주의를 기울여야 한다. 또한 1-3번째 손가락 사이의 협력, 주로 엄지의 외전과 대립이 강조되어야 한다. 바느질이 이 동작을 수행하기에 매우 좋다. 또한, 움켜잡기와 주먹을 쥐는 동작을 연습을 한다. 도수치료는 자율신경계 기능장애를 예방하는데, 이는 이 증후군에서 매우 중요한 부분이다.

경미한 수근관증후군 형태에서, 수근골 가동술은 통증 감소의 효과를 볼 수 있다. 손목 보호대 또한 수면 시에 손목을 보호하는데 도움을 줄 수 있다. 또한, 수근관 부위에 주사 처치를 할 수 있다. 더 심한 수근관 증후군 형태의 경우, 외과적 중재가 필요하다(수근관 내 정중신경 이완).

척골신경 마비(C8-T1)

척골신경 손상은 골절이나 탈구로 인한 팔꿈치 부상으로 흔히 발생한다.

그러나 **주부관증후군**이라고 하는 만성 압박 증후군이 많이 발생하며, 팔꿈치 부위의 미세 외상에 의해 신경이 손상된다(1.9장의 포착 증후군 참조). 손목에서 신경은 종종 열상에 의해 부상을 당하고 때로는 기용관(Guyon's canal) 부근에서 압박을 받아 손상을 입는다. 척골신경은 주로 손의 소근육들의 운동신경을 지배한다(대립 근육과 단무지굴근, 모지외전근, 충양근 I 및 II의 일부는 제외). 또한 척골 신경은 5번째 손가락, 4번째 손가락의 척골 측 절반, 그리고 손의 척골 측 앞, 뒷면의 감각 신경을 지배한다.

이 신경의 마비로 인해 손가락이 갈고리 모양으로 변형된다(그림 1.8.3-3).

새끼손가락 외전과 내전, 3번째 손가락 방향으로 편위 변형이 일어난다. 환자는 엄지손가락끝을 새끼손가락의 중수지절관절 방향으로 보내는 기능을 손상 받는다. 감각 장애

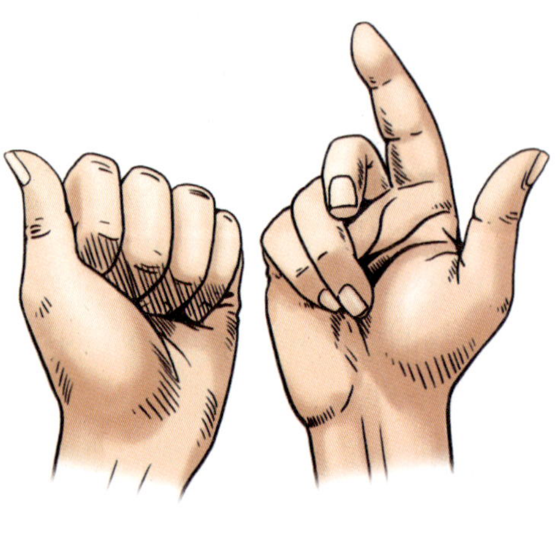

그림 1.8.3-2 오른쪽의 정중 신경 마비. 오른쪽 손의 1번째와 2번째 손가락 간의 상호작용 기능장애가 나타난다.

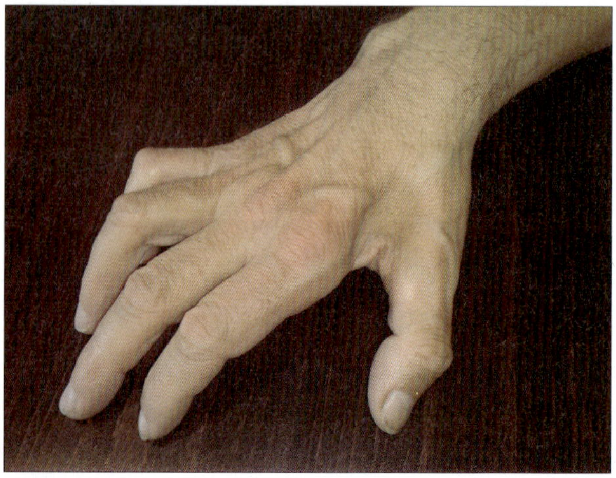

그림 1.8.3-3 척골 신경 마비, 갈퀴손 변형.

는 손상 정도에 따라 다를 수 있다. 주부관증후군은 척골 측의 손과 4, 5번째 손가락의 감각이상을 발생시킨다.

물리치료는 마비근육의 예방과 근육 재교육을 포함한다.

시간이 지남에 따라 4, 5번째 손가락의 굴곡 구축의 위험이 있는 심각한 마비에서 자세 설정은 매우 중요하다. 4, 5번째 손가락을 신전상태로 유지하려면 잠자는 동안에 부목을 사용하는 것을 추천한다. 동시에 4, 5번째 손가락의 수동 신전과 함께 외전 및 내전 동작을 수행해야 한다. 케니(Kenny) 방법의 요소와 수동 근육 테스트를 기반으로 하는 운동이 결합된다. 초기에 개별 근육의 분리된 동작 수행과 자극이 활용되고, 그 다음 근 재교육을 진행한다. 처음에는 수동적으로, 나중에는 치료사의 단계적 저항에 대한 환자의 능동 참여로 수행하게 된다. 특히, 4, 5번째 손가락 외전-내전 및 굴곡-신전이 수행된다. 3등급부터는 협응 훈련(소근육 운동기술 및 손가락 협력운동)에 중점을 둔다. 척골신경 병변의 있을 때는 집기 동작, 작은 물체를 잡고 움직이기, 손가락 사이에 작은 공을 끼워 운동시키는 것이 효과적이다. 3등급부터 특정 상황을 기반으로 PNF 대각선 패턴의 변화를 구현할 수 있다. 보이타의 반사 움직임(reflex locomotion)의 특정 포지션을 적용할 수 있다. 이 포지션에서 마비된 손의 근육이 활성화된다.

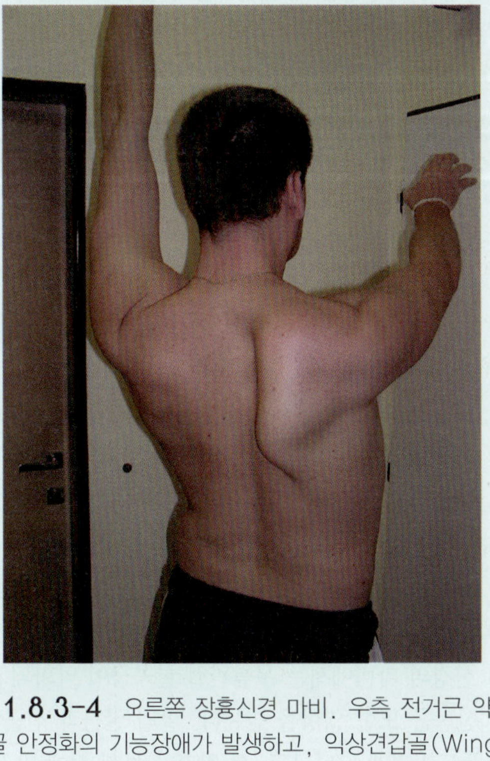

그림 1.8.3-4 오른쪽 장흉신경 마비. 우측 전거근 약화로 견갑골 안정화의 기능장애가 발생하고, 익상견갑골(Winging scapula)이 생기면서 견갑골의 상승 동작이 영향을 받는다.

손과 손목의 작은 관절들의 가동운동이 중요하다. 중증의 주부관증후군의 경우, 수술적인 처치가 필요하다. 그러나 대부분의 경우에는 물리치료와 같은 보존적인 접근만으로도 충분하다.

장흉신경 마비(C5-C7)

장흉신경 손상(long thoracic nerve injury)은 모서리에 팔을 받치는 것과 같이 신경이 압박을 받을 때 손상을 받는다. 견인에 의한 손상은 특정 스포츠(테니스, 조정 등)에서도 발생할 수 있다. 이 신경은 또한 상완신경염(brachial neuritis)으로 손상될 수 있다. 장흉신경의 손상은 전거근에 영향을 준다.

이 마비에서는 휴식 시 견갑골이 척추와 가까워지고, 견갑골 하각이 뜨는 현상이 나타난다(견갑골 하각이 흉곽에서 멀어짐). 이 익상견갑골은 벽을 밀거나 어깨를 굴곡할 때 더욱 두드러지게 나타난다. 익상견갑골이 관찰됨(그림 18.3-4).

환자는 어깨 주변 통증을 느끼고 어깨 움직임이 감소하는데, 특히 팔을 어깨 높이까지 올리는 것이 제한된다. 일반적으로 환자는 팔을 수평위로 올리는 동작을 필요로 하는 활동을 할 수 없다. 물리치료는 어깨복합체의 움직임 패턴 내에서 전거근 활성화를 포함하는 접근법을 선호하는데, 전체적으로 영향을 줄 필요가 있다. 견갑골 불안정성이 주된 문제이다. 어깨 안정화는 감각운동 자극과 보이타의 방법이 가장 효과적이다. 특정한 경우에는 테이핑으로도 견갑골의 위치가 어느 정도 교정될 수 있다.

상견갑신경 마비(C5-C6)

이 신경의 마비는 어깨에 외상을 받거나 상견갑 절흔(incisura scapulae) 내부 압박의 결과로 신경 포착증후군이 생기는 경우 발생할 수 있다(1.9 포착증후군 참조).

극상근과 극하근이 상견갑 신경의 지배를 받는다. 상견갑 신경의 마비는 어깨 외전과 외회전 약화를 초래한다. 어깨 통증이 발생할 수도 있다. 상견갑 신경의 분리 손상은 흔하지 않다. 물리치료 시 약화된 견갑골 주변 근육과 어깨복합체의 다른 근육과의 협력 효과가 촉진된다.

액와신경 마비(C5-C6)

액와신경 마비는 어깨 아탈구 또는 상완골 골절에 의해 가장 많이 발생하지만 어깨의 외부 충격에 의해서도 발생할 수 있다. 삼각근과 소원근이 이 액와신경의 지배를 받는다. 마비의 주된 증상은 삼각근의 약화로 팔의 외전 및 상승(특히 90° 이상)의 제한이 나타난다. 근위축으로 인해 어깨관절과 상완골두 사이의 불안정성으로 어깨관절 아탈구가 발생하고, 어깨관절의 다른 근육들이 이 기능을 대신하게 된다. 물리치료는 삼각근의 긴장도와 기능을 촉진하는 접근법이 필요하다. 더 심한 근육 약화가 있을 때는 어깨 아탈구 예방에 초점을 맞춘다.

근피신경 마비(C5-C7)

근피신경의 분리 손상은 드물지만, 상완이두근과 오훼상완근, 상완근을 지배하고 이 신경의 마비로 전완 회외상 주관절 굴곡 약화를 나타낸다.

하지의 말초마비 / PERIPHERAL PARESES OF THE LOWER EXTREMITIES

비골, 경골, 대퇴 및 좌골 신경의 마비는 하지에서 가장 빈번하게 발생된다.

요천추 신경총 마비

요천추 신경총의 손상은 종종 복부 및 골반 기관들의 손상(예: 골반 골절 및 탈구)과 동시에 발생한다. 또한 고관절 이식성형술 중에 발생할 수 있다. 이 신경총의 병변은 또한 주변 기관들의 종양 침윤에 의해 유발될 수도 있다. 요추 신경총 병변으로 인해 다양한 정도의 고관절 굴곡과 내전 근력 약화가 발생한다. 무릎관절 신전 약화와 앞쪽 대퇴부, 하퇴의 앞쪽과 안쪽의 감각 결손이 발생한다. 천추 신경총 병변으로 무릎관절 굴곡과 발목 배측굴곡 및 저측굴곡뿐만 아니라 고관절의 신전과 외전 근력에도 약화가 발생한다. 또한 감각 결손은 둔부, 허벅지의 뒷부분, 하퇴와 발에서 발생한다.

요천추 신경총 병변이 더 심한 경우에는 하지 전체 기능 결손이 나타난다. 그러한 환자는 대개 양쪽 보조 없이는 독립적으로 보행할 수 없다. 물리치료 접근은 약화된 모든 근육 그룹군을 촉진시키는데 초점을 둔다. 침범된 사지의 지지 기능은 특히 서 있거나 보행하는 중에 조장된다. 보다 심한 손상에서는 골반과 무릎관절의 안정성, 마비측 발의 지지 기능을 향상시키기 위해 보조기를 필요로 한다.

대퇴신경 마비(L2-L4)

대퇴신경은 골반골절, 탈장수술, 고관절수술, 자궁절제술, 충수절제술 또는 정맥류의 외과적 제거 중 또는 종양에 의한 압박, 서혜부의 문제로 인해 손상이 될 수 있다. 종종 당뇨성 근위 근육위축 때 이 신경이 영향을 받는다. 대퇴사두근이 이 신경의 지배를 받고 대퇴부 전내측과 내측 하퇴부의 감각이 이 신경의 지배를 받는다.

대퇴사두근의 근력이 감소하는 것이 주 증상이고 무릎관절의 불안정성으로 인해 변형된 보행 패턴을 보이게 되는데, 특히 고르지 않은 표면이나 계단 보행에서 발생한다. 때로는 보행 중에 무릎 관절의 과신전이나 반장슬(genu recurvatum)이 발생한다. 더 심한 손상 시 대퇴사두근의 약화 외에 장요근 또한 약화가 오면서 고관절 굴곡에 문제를 일으킬 수도 있다. L4 신경근 병변에서도 대퇴사두근의 근력 감소가 관찰된다.

물리치료는 대퇴사두근의 근력강화를 시행하는 동시에 무릎관절의 안정성을 향상시키는 접근법을 사용할 수 있고, 무릎관절의 안정성을 위해 보조기를 사용하기도 한다. 이 근육의 더 심각한 약증에서는 보행 중 근육에 "비체중(unweight)"을 제공하기 위해 편측 또는 양측지지가 적용되어야 한다.

좌골신경 마비(L4-S3)

좌골신경은 천골 신경총에서 기원하며 골반의 탈구와 골절, 관골구 골절 및 고관절의 후방 아탈구 시 손상받을 수 있다. 때로는 고관절 전치환술이나 둔부에 잘못 적용된 주사에 의해서도 발생할 수 있다. 또한 양성 종양이나 악성 종양에 의해 침범될 수도 있다. 대퇴부 문제로 인해 손상 받는 경우는 거의 없다. 좌골 신경은 슬관절 굴곡근과 하퇴부 및 발의 모든 근육의 운동신경을 지배한다. 또한 종아리의 후측 및 외측 부분과 발 전체의 감각신경을 지배한다.

이 신경의 마비에서는 무릎관절 굴곡근이 약화되고, 고관절 신전근 또한 영향을 받는다. 발의 굴근과 신근의 약화가 두드러지게 나타나고, 서 있거나 보행 시에 발가락과 뒤꿈치가 영향을 받는다. 걸음걸이는 원위부 약화와 유각기 동안 지지를 받지 못하는 건측의 보폭 감소로 인해 보행이 심하게 영향을 받는다. 하퇴삼두근이 구축될 위험에 노출된다. 발의 작은 근육의 마비로 갈퀴족지변형이 발생할 수 있다.

물리치료는 앞서 언급한 모든 약화된 근육군 강화를 목적으로 하며, 보행과 안정성을 향상시키는데 주의를 기울여야 한다. 하퇴삼두근 구축을 예방하기 위해 수동 스트레칭이 적용되고, 발의 족저굴곡을 방지하기 위해 자는 동안 보조기를 사용한다. 보행 중 발목이나 하지를 지지하기 위해 비골신경 마비에 사용되는 보조기와 유사한 도구를 사용한다.

비골신경 마비(L4-S1)

대부분의 경우, 비골신경은 전신 마취 중 비골두 압박, 부목에 의한 압박, 꽉 조이는 보조기, 장시간 쪼그려 앉은 자세 등에 의해 손상된다. 또한 슬관절의 탈구나 뒤틀림, 열상에 의해서도 발생할 수 있다. 총비골신경은 천비골신경과 심비골신경으로 분지한다. 천비골신경은 장비골근과 단비골근을 지배하고, 종아리의 원위 외측 절반, 1-4번째 발가락 배측 부위의 감각신경을 지배한다. 심비골신경은 하퇴부의 앞부분에 있는 신근, 발의 등쪽면에 있는 소근육들을 지배하고 첫 번째 발가락과 두 번째 발가락 사이 작은 영역의 감각신경을 지배한다.

손상이 신경 분지의 근위부에 위치하면 하퇴부의 전 측방 근육이 약화되어 보행 중 심각한 어려움이 발생한다. 발목 배측굴곡과 외번 기능이 약화된다. 보행 중 발이 족저굴곡 방향으로 떨어지며, 이는 환자가 걸려 넘어질 원인이 될 수 있다. 또한 하퇴부가 불안정할 때 발목을 접지를 수도 있다. 또한 종아리 근육들이 구축될 수 있다. 비골신경의 특정 가지들이 단독적으로 손상이 오는 경우는 드물다. 비골신경 마비에서 나타나는 것과 유사한 근육 약화가 L5 신경근 병변으로 발생한다.

물리치료 시 다리의 전 측방 근육의 근력을 향상시켜야 한다. 하퇴삼두근의 구축을 예방하고 불안정한 족관절을 안정화시키는 것이 중요하다. 예를 들어, 발목에 8자 붕대나 보조기를 사용할 수 있다. 'Elastic peroneal pull' 보조기는 보행 중 마비측 발이 떨어지는 것을 방지하기 위해 사용된다. 더 심한 마비 형태에서 불충분한 생리학적 지지가 나타나면 평발을 예방하기 위해 내측 발 지지대가 필요할 수 있다. 발아치 지지대를 만들기 위해 보조기를 주문제작할 수 있다.

경골신경 마비(L4-S3)

무릎에 심한 부상을 입으면 경골신경 손상이 발생할 수 있다. 그러나 발목 골절, 부목에 의한 압박, 열상으로 인한 내과 뒤쪽 손상으로 인한 경골신경 손상이 더 빈번하다. 경골신경은 하퇴삼두근, 후경골근, 발가락 굴곡근 및 발의 소근육을 지배한다. 또한 종아리의 뒷부분, 발의 외측면 및 발바닥의 감각신경을 지배한다.

이 신경의 마비로 종아리 근육의 약화가 오고, 그로 인해 보행중의 push-off 단계가 영향을 받아 보행의 리듬이 무너지게 된다. 놀랍게도, 가벼운 종아리 근육의 약화를 가진 환자들은 종종 이를 완전히 인식하지 못하기도 한다. 임상적으로 발가락 굴곡근들의 약화, 특히 엄지발가락인 경우 매우 중요하다. 그 이유는 push-off 단계에서 엄지발가락의 역할은 대체할 수 없기 때문에 보행의 질을 떨어뜨리기 때문이다. 발의 발바닥 측에 대한 감각손상 또한 보행패턴에 부정적인 영향을 미친다. 그러나, 비골신경 마비보다는 보행패턴 손상이 덜하다. 종아리 근육의 근력감소는 S1 신경근 병변으로 발생한다.

물리치료 시 하퇴삼두근 및 발가락 굴근의 촉진이 수행되고, 보행주기 중 push-off 단계를 향상시키는데 주의를 기울여야 한다. 족저건막의 구축(족저 근육의 마비)의 발병을 막기 위해 주의를 기울여야 하며 수동적인 스트레칭이 필요하다.

안면신경마비(C.N.VII) / FACIAL NERVE PALSY

안면신경마비는 가장 일반적인 마비 중 하나이다. 1차 마비와 2차 마비는 확연히 차이를 보인다. 1차 마비는 종종 동상 후 또는 신경섬유 압박에 의한 신경 부종에 의해 발병하고, 증상은 대부분 골성관 부위에 나타나게 된다.

2차 마비(증상을 가진)는 교뇌소뇌(예: 신경종/신경초종)의 종양, 다발신경근신경염 및 추체상골절 또는 중이염으로 진행될 수 있다. 안면신경은 얼굴 근육계를 지배한다.

증상은 안면신경 손상 위치에 따라 달라진다. 어느 정도의 안면근육 약화가 얼굴의 반쪽 면에 항상 존재한다(그림 1.8.3-5). 다음 사항들이 관찰될 수 있다: 하강된 눈썹, 눈

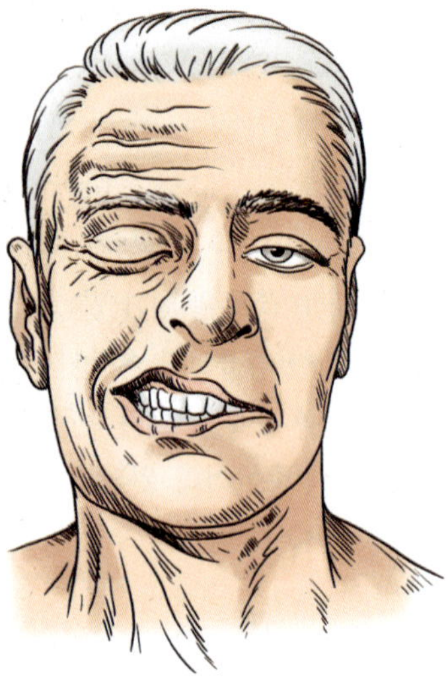

그림 1.8.3-5 왼쪽 안면신경 말초마비.

을 깜박이지 못함, 눈을 감을 수 없음(**토끼눈증**), 입가의 하강, 이마 주름, 완전히 감긴 눈, 입술 주름, 치아 보임 또는 휘파람 부는 입 모양, 볼이 쏙 들어가거나 턱이 올라감, 표정을 표현하는 기능 감소 등. 안면신경 마비는 미용상 부정적인 결과를 초래하는데 특히 젊은 여성에게 더욱더 그렇다. 이 마비의 특이성은 병적인 연합운동의 발달에 있다. 예를 들어, 눈을 깜박 거리면 입가의 상승이 일어난다. 이 병변은 다른 말초마비에서는 관찰되지 않는다. 또한, 탈신경 근육들의 구축은 비대칭이 두드러지게 나타나고 또한 불쾌한 감정의 원천이 될 수 있다.

물리치료는 열 치료, 물렁조직 가동술 및 제한된 조직들의 이완, 도수자극 및 재교육, 능동적 운동, 재정렬 및 전기치료가 포함된다. 예를 들어 열을 가하면 핫팩 또는 적외선을 하루 2회 1시간 동안 손상 측 얼굴에 적용한다. 또한 저긴장 근육들이 균형을 이룰 수 있도록 두개골 방향으로의 물렁조직 가동술이 병행된다. 목에서부터 시작하여 점차 이마쪽으로 올라가면서 짧아진 조직들을 이완시켜 준다. 근력 0–2등급인 경우, 도수자극이 시행된다(**근섬유의 방향으로 부드러운 진동 움직임**). 그런 다음 환자의 적극적인 참여와 함께 개별 근육 재교육이 실시된다. 의지적 활동이 발생하면 능동운동을 시작할 수 있다. 환자는 모든 안면근육을 강화시키는 동안 거울 앞에서 특정 순서의 능동운동을 수행한다. 처음에는 보조가 필요하고, 근력 3등급부터는 보조 없이, 근력 4–5등급부터는 저항이 추가되지만 병리적인 공동현상이나 구축이 발생되지 않게 적절하게 적용하는 것이 중요하다. 능동운동은 항상 이완 후 진행한다.

재활 프로그램은 고유수용성신경근촉진법 또는 보이타 방법의 특정 요소를 포함할 수 있다. 또한 건강한 생활방식을 유지하는 것이 중요하다. 환자는 추위로부터 자신의 얼굴을 보호해야하며, 말하는 도중 비대칭을 줄이기 위해 비손상측의 보조를 받아야한다. 3주 안에 자발적인 수축이 보이지 않으면 전기 자극이 시작된다. 외과수술 후 또는 상해로 인해 발생한 심한 마비인 경우에는 전기 자극이 즉시 시작된다.

1.8.4 척수 전각의 운동신경과 관련된 질병의 말초마비

이 말초마비의 진행은 대개 진보적이다. 척수 전각 운동세포가 퇴화된 결과로 발생한다. 증상은 원위부 근육계의 점진적 약화를 가진 척추근육 위축과 섬유속연축, 근위축으로 나타난다. 조기 발병 유형은 심각한 과정과 좋지 않은 예후를 보인다. 성인의 경우, 과정들이 천천히 진행되며 환자에게 장애가 되지는 않는다.

처음부터 재활은 주로 보이타 방법, 고유수용성신경근촉진 및 감각운동의 자극 요소들을 결합할 수 있는 신경학적 기초를 기반으로 한 방법으로 구성된다. 사지의 점진적 운동장애를 보상하고, 운동을 용이하게 하며, 일상생활의 활동을 익히는데 도움이 되는 적절한 보조와 장치를 환자에게 제공하는데 많은 주의를 기울여야한다. 말초 운동신경 세포의 손상은 근 위축성 축삭경화증을 발생시킬 수 있고, 중추 운동 신경 및 원위부 뇌신경의 핵이 영향을 받는 신경 퇴행성 질환에서도 발생한다(1.16.2 **근 위축성 축삭경화증 참조**). 척수 전각의 운동 뉴런과 관련된 질병의 진보적인 모습을 감안할 때, 질병은 환자의 정신 상태에 부정적인 영향을 미친다. 환자는 걱정과 우울증 및 두려움과 함께 질병의 악화 진행을 관찰하며, 이는 다시 물리치료에 대한 참여의 질에 영향을 미친다. 환자에게 동기를 부여하고 그들의 협력을 더욱 격려하는 것이 중요하다.

물리치료 시 최소한의 개선이라도 발생한다면, 환자와의 의사소통 시 그 부분을 강조하는 것이 격려를 위한 좋은 방법이다. 주로 중증 근무력증에서 볼 수 있는 신경근 전달 장애가 마비와 함께 발생한다(1.7.1 **신경근 전달장애 – 중증 근무력증 참조**).

1.8.5 말초신경 외과 수술 후 재활

특정 중증 말초 신경 손상, 특히 신경이 파괴되는 경우 수술적 중재가 필요하다. 말초신경 수술 후 근육이 신경 재 지배를 받게 되면, 적절한 기능적 결과를 얻을 수 있다(늦어도 손상 후 1년 안에). 신경연결은 저긴장 상태가 될 수 없으며, 신경결함은 자가이식을 통해 연결되어야 한다.

사지의 말초신경 수술을 한 환자의 경우 특정 원칙을 따라야 한다. 치료사는 신경 봉합이 3주 안에 원래의 힘에 도달한다는 것을 알아야 한다. 이 기간 동안, 해당 사지 분절의 고정은 생리학적 위치에서 권장되며, 말초 부종을 방지하기 위해 침범사지가 높이 있어야 한다. 원위부 마비(특히, 좌골 및 비골신경)가 있는 경우, 사지의 원위 부분은 하퇴삼두근이 구축되지 않도록 위치해야 한다(1.8.3 손상 부위에 근거한 말초마비의 개요, 비골신경마비 참조). 재활 기간 동안 허혈 및 수술 부위의 압박을 예방할 필요가 있다. 3주 동안 운동 루틴과 관련하여 주의를 기울여야 한다. 수술 부위가 고정되면, 수술된 신경이 늘어나는 것을 방지하기 위해 제한된 범위로 고정되지 않은 관절에서 수동 운동 가동범위 운동을 수행할 수 있다. 3주 후 신경 봉합이 단단해지고 부목이 제거되면 완전한 운동범위가 가능하다. 그 후 물리치료가 시작되며, 3주 안에 탈신경된 근육 긴장도 및 근 수축을 촉진하기 위해 전기 자극을 시작하는 것이 적절하다. 물리치료는 관련된 신경 및 수술 유형에 따라 수정된다. 개별 마비에 대해 위에서 설명한 프로토콜을 따라야 한다.

온천요법은 심한 말초마비에서 포괄적인 치료 접근법의 중요한 부분이다. 말초신경의 재생과 마비 근육의 긴장도를 촉진하고 움직임 패턴의 개선뿐만 아니라 근력 향상에도 기여한다. 종합 온천요법은 급성기가 진정되었을 때, 신경학자와 재활의학과의 의뢰로 자주 지시된다. 입원 재활치료가 필요한 경우, 종합적인 온천학적 치료는 1년 동안 반복될 수 있다. 안면신경 마비의 경우, 이동형태의 재활이 어렵거나 충분한 강도를 수행할 수 없는 경우에 이 치료가 가능하다. 체코에서는 말초마비 환자를 위한 재활 서비스가 제공된다(예: spa Dubi, Klimkovice, Velke Losiny, Vraz, Janske Lazne).

1.9 포착증후군 / ENTRAPMENT SYNDROMES

포착증후군(Entrapment syndromes)은 만성 단일 신경증의 특정 그룹을 나타내며, 이 증후군의 발병은 유사한 병인 발생 요인에 영향을 줄 수 있다.

1.9.1 병인, 발병, 임상양상 및 진단

병인 및 발병

대부분의 말초신경은 아주 작은 공간에서 신경이 발견되는 분명한 해부학적 포착을 통해 진행된다. 말초신경의 만성적 외상은 종종 신경조직과 딱딱한 부분(뼈, 근육 힘줄) 사이의 좁은 접촉 영역에서 발생한다. 그 결과 신경의 혈관 공급에 문제가 생기고 신경 내 압력이 증가하며, 축삭 수송이 저하되어 신경 자체를 손상시키고 전형적인 증상(운동 및 감각 결핍)을 유발시킨다.

신경 압박은 대개 다음 시나리오에서 발생한다:

a) 경직된 골성관안의 신경 주변이나 터널에서 "필러(filler)"를 형성하는 **구조물의 부피 증가**(특히, 건이나 수초)
b) 결합조직 비대 또는 석회화, 만성 미세 외상 상해(예: 골극)에서의 골 비대 또는 외상 후 발생한 뼈의 구조적 변화(가골, 뼈 축의 변화 등)로 인한 **터널 공간의 감소**
c) 당뇨병, 자가 면역 질환, 알코올 중독 등을 포함한 **전신 및 대사 질환** 등. 이 질병은 말초신경을 파괴하여 노출된 부위를 더욱더 취약하게 만든다.

신경의 **해부학적인 각 형성**이나 손상 주변의 **섬유화**가 증가되어 신경 이동성이 감소하고 신경 손상의 발병과정과 병인에 기여할 수 있다. 이는 신경의 인장변형을 증가시켜 만성 외상상해(특히, 사지운동 동안)로 이어진다.

치료 재활 관점에서의 병인 및 발병

움직임 시스템은 근본적으로 포착증후군(기능장애)의 발병 및 병인에 기여한다. 이러한 만성 과부하는 구조적 변화(비대, 부종, 골극, 결합조직 퇴축)를 일으키고 따라서 포착

1

영역의 공간을 감소시킨다. 이것은 종종 **운동 기술의 조절**이 결핍되어 근육의 잘못된 동시 활성화와 근육의 긴장도 분포의 변화로 나타난다. 끝으로, 만성 과부하와 그 결과로 발생하는 근육 긴장은 병리학적인 근육 비대, 신경 압박, 손상부위 주변의 섬유화, 후에는 해당 부위 신경 이동성의 악화로 이어진다. 이러한 관점에서, 포착증후군은 국소뿐만 아니라 근육 협력작용의 질, 중요 관절의 정렬 및 자세를 고려해야 할 가장 큰 문제로 볼 필요가 있다.

임상적 양상

포착 증후군의 임상적 양상은 감각증상 변화가 가장 흔히 발생한다. 세 단계의 발달 단계가 나타나는데:

- **1 단계** – 감각 섬유가 영향을 받는다. 전형적인 증상은 지각이상, 감각이상 또는 이질통을 포함한다. 많은 증후군의 이 단계에서 각 증상들은 주로 밤에 나타난다.
- **2 단계** – 지속적인 감각이상. 통증섬유를 포함한 대부분의 감각섬유가 영향을 받는다. 낮이나 밤이나 통증이 있을 수 있으며 환자는 편한 자세를 찾을 수 없다.
- **3 단계** – 운동섬유가 영향을 받고 운동결핍과 자율신경과 관련된 증상이 발생한다.

진단

포착 증후군의 진단은 임상 전기 생리학적 검사를 기반으로 한다. 지각이상과 운동기술 결함의 존재에 대한 질문이 필요하다. 운동, 혈관운동 및 의사운동 징후뿐만 아니라 감각의 객관적인 결손을 조사해야 한다. 포착 부위에서 통증이나 신경 부종과 같은 국소적인 징후들을 검사해야 한다. 신경을 가볍게 두드리거나(tapping) 강한 촉진(palpation)를 하여 촉진된 부위에 저린감이 발생하는지 또는 지배 감각신경 분포에 투사하는지(Tinel's 징후)를 평가한다. 감각 검사는 예를 들어 각 신경에 특정한 신경 연장기법을 포함한다(교재의 일반 섹션, A. 진단 접근법, 1.2.1 척추, 골반 및 흉곽의 운동학 참조). 근골격 검사, 특히 척추와 근위부 관절의 검사 또한 철저히 필요하다. 근전도 검사는 다음을 허용하는 필수적이고 객관적인 방법이다:

1. 포착 부위의 신경 병변 확인
2. 국소 탈수초와 축삭 병변의 정의
3. 변화 역학의 관찰
4. 최적의 치료 접근법에 대한 결정 (보존적 치료 vs. 외과수술)

1.9.2 가장 흔한 포착증후군의 개요

상부 흉곽 입구 포착증후군 / ENTRAPMENT SYNDROMES OF THE UPPER THORACIC APERTURE

이 증후군은 상완신경총이 상부 흉곽 입구를 형성하는 구조를 통과함에 따라 상완신경총을 압박하는 것을 말한다. 견부복합체의 신경혈관 압박증후군은 모호하게 정의된 그룹을 형성한다. 사각근 증후군이 대표적인 증상이다. 예를 들어, 비슷한 증상을 보이는 과외전 및 흉골쇄골증후군도 진단할 수 있다.

사각근 증후군(SCALENUS SYNDROME)

상부 흉곽부에서 가장 흔히 발생하는 증후군이다. 사각근 증후군은 상완신경총과 쇄골하동맥이 전, 중 사각근과 1번째 늑골 사이에서 압박되면서 발생한다. 대개 경부늑골, 경추, 경흉 접합부위의 결손과 사각근의 단축 및 과긴장이 동반된다. 사각근 증후군은 잘못된 호흡 패턴을 가진 개인에서 특히 많이 발견된다. 환자들은 물건을 옮기는 것과 같은 동작을 하면서 상지마비가 더 심해졌다고 보고하였다. 감각이상은 팔의 앞쪽부터 손가락까지 존재할 수 있으며, 나중에는 자율적 부호가 발생하는 손의 작은 근육들의 위축이 생길 수 있다. 진단은 Adson's 검사(깊은 들숨과 함께 경추 신전, 동측 방향으로의 최대 회전)로 쉽게 평가할 수 있고 증상을 가진 환자는 이 검사에서 요골동맥의 맥박이 감소하거나 소실될 수 있다.

늑쇄 및 과외전 증후군(COSTOCLAVICULAR AND HYPERABDUCTION SYNDROME)

늑쇄 증후군에서 상완신경총은 쇄골, 첫 번째 늑골과 견갑골 상각 사이에서 압박된다. 환자는 사각근 증후군과 비슷한 증상을 호소한다.

과외전 증후군에서는 소흉근이 늘어나고 이 부위의 신경혈관다발이 손상되었을 때, 상지가 거상되면서 증상이 발생한다. 증상은 주로 자는 동안 발생한다.

상지 및 견부복합체 포착 증후군 / ENTRAPMENT SYNDROMES OF THE UPPER EXTREMITY AND THE SHOULDER GIRDLE

상견갑신경(SUPRASCAPULAR NERVE)

상견갑 증후군(Suprascapular Syndrome). 이는 상견갑 절흔에서 상견갑 신경이 압박되어 나타나는 증후군이다. 혈관다발과 함께, 상견갑 신경은 횡인대에 의해 통과하는 상견갑 절흔을 통과한다. 여기서 신경은 만성적으로 외상에 노출될 수 있다(다양한 스포츠, 등산 등). 이 증후군은 견갑골 상각부의 통증으로 나타나며 신경근병증은 어깨 움직임 시 발생한다.

정중신경(MEDIAN NERVE)

수근관 증후군(Carpal Tunnel Syndrome). 이 증후군은 전 세계에서 가장 흔한 포착 증후군이다. 여성은 약 4:1 비율로 남성에 비해 발병률이 더 높다. 원칙적으로, 이 증후군은 신경이 수근관 터널을 통과할 때 압력이 가해지면서 발생한다. 이 터널을 통과하는 모든 구조물(일반적으로 굴곡 건 수초의 비대) 또는 터널을 형성하는 구조물(예: Colle 골절 후의 가골, 굴곡근건 지지대의 비대 및 석회화)에 의해 신경이 압박될 수 있다. 이 증후군은 종종 대사성 또는 전신기능 장애(예: 당뇨병)가 있는 환자나 호르몬 변화(예: 임신)가 있는 사람에서도 발견된다. 손목 과신전에 의한 손상과 대조적으로 손목의 굴곡에 의해 유발된다(Phalen's 징후). 일반적으로 이 증후군은 손가락 마비를 나타내고 특히 밤이나 낮에 환자를 깨운다. 지각이상은 가벼운 움직임을 하면 사라진다. 때로는 자율적 부호도 나타난다. 그 후에는 근육 비대를 포함한 영구적인 원위부 마비와 운동능력 결함이 나타난다.

전 골간 증후군(Anterior Interosseous Syndrome). 전 골간 신경 증후군(Kiloh-Nevin 증후군)은 주관절 약 3-6 cm 아래에서 정중신경 분지의 운동 가지인 전 골간 신경의 압박에 의해 유발된다. 이 신경은 대개 원회내근(pronator teres)과 천지굴근건(flexor digitorum superficial tendon)의 기시점부터 연결되는 결합조직의 비정상적인 끈에 의해 압박된다. 이 증후군은 종종 상해로 인해 발생한다. 임상적으로 손 마비, 장무지굴근과 검지의 깊은 굴근의 약화(손가락의 원위 지절골의 굴곡 근력이 감소)가 천천히 진행된다.

원회내근 증후군(Pronator Teres Syndrome). 이 증후군은 정중신경이 원회내근에 의해 압박되는 증상을 말한다. 신경은 비대된 근육, 천지굴근건(flexor digitorum superficialis tendon)과 원회내근(pronator teres)을 연결하는 결합조직 띠, 또는 상완이두근(bicep brachii)의 단두의 건막(섬유띠)에 의해 압박될 수 있다. 원회내근 증후군은 천천히 진행된다. 주관절과 근위 전완의 통증뿐만 아니라 손과 손가락의 아린감 또한 주요 증상이다. 더 진행된 단계에서는 감각결손이 발생한다. 마비는 거의 발생하지 않는다(특히, 무지구 및 천지굴근).

스트러더스 포착증후군(Struthers Entrapment Syndrome). 이것은 정중신경압박 증상들 중 거의 발생하지 않는 증후군으로써, 종종 원위 상완골 영역의 상완동맥과 관련이 있다. 원인은 스트러더스 인대에 존재한다. 이 인대는 상완골 내과와 과상돌기를 연결하는 결합조직 띠이다. 환자는 팔꿈치 위의 통증과 압박감을 호소하고 정중신경에 의해 지배되는 부위인 손과 손가락의 아린감을 호소한다.

척골신경(ULNAR NERVE)

주부관증후군(Cubital Tunnel Syndrome). 두 번째로 흔한 포착증후군으로, 남성에게 더 많이 발생한다. 이 증후군은 척골신경이 척골신경 구(sulcus nervi ulnaris), 또는 척측수근굴근 머리 부위를 지나는 곳에서 상해를 입을 때 발생한다. 척측수근굴근 머리 사이의 신경입구는 근육 기시부의 거친 결합조직이나 근육 비대로 인해 자극이 유발될 수 있고, 주관절의 퇴행성 변화나 외상 후와 같은 상태가 병인에 크게 기여한다. 환자는 특히 손의 척골면과 4,5번째 손가락 부위에서 지각이상과 타는 듯한 통증을 느낀다. 가끔은 무지구, 골간, 충양근 및 굴근들 부위의 마비 또는 손가락에 둔한감이 발생한다.

기용관증후군. 기용관(Guyon's canal)의 바닥측은 굴곡근건 지지대와 두상골과 유구골 사이의 상부 근막에 의해 형성된다. 이 증후군은 4,5번째 손가락의 반쪽 감각결손, 무지내전근의 약화, 골간, 충양근의 4,5번째 부위 및 무지구 영역의 근위축으로 나타난다.

요골신경(RADIAL NERVE)

회외근 증후군(Guyon's Canal Syndrome). 이 증후군은 회외근(supinator)이 지나가는 영역에서 깊은 요골신경이 압박을 받는 경우를 말하며, 단단해지거나 비대해지는 회외근에 의해 신경이 문제가 될 수 있다. 회내 동안 신경관이 좁아지면서 신경을 더욱 손상시킨다. 임상적으로, 요골 상과 아래의 통증이 함께 회외근 안쪽 터널 부위가 민감해진다. 처음에 환자들은 새끼손가락 신전근 약화를 호소하고, 나중에는 다른 손가락들의 신전근 약화를 호소한다.

하지 및 골반 포착증후군 / ENTRAPMENT SYNDROMES OF THE LOWER EXTREMITY AND THE PELVIC GIRDLE

대퇴신경(FEMORAL NERVE)

외측대퇴피신경 증후군(Meralgia Paresthetica, 대퇴감각이상증). 이 신경은 대퇴부의 전외측 피부의 감각신경을 지배한다. 이는 서혜인대 아래에서부터 빠져나오며, 가장 흔하게 손상을 입는다. 이 구역에서는 꽉 끼는 옷을 입거나 서혜부에 장시간 압박을 받는 일을 하는 사람, 비만, 임산부나 근력운동을 과도하게 한 사람에게서 문제가 발생할 수 있다. 환자는 통증, 타는 느낌 및 날카로운 느낌을 호소하고 신경지배 전체 부위에서 감각이 저하된다(대퇴의 전외측).

좌골신경(SCIATIC NERVE)

이상근 증후군(Piriformis Syndrome). 좌골신경은 일부분의 사람에서는(인구의 약 6-10%) 이상근을 통과하며, 이 사람들은 신경압박의 위험에 노출이 되어있다. 둔부 통증이 발생하여 대퇴 또는 고관절로 발산된다. 실제 마비는 거의 없다.

비골신경(PERONEAL NERVE)

비골관 증후군. 비골관 내에서의 총비골신경 포착증후군은 거의 드물다. 급성 외부 압박 증후군이 더 흔하다.

환자들은 하지의 바깥쪽 부위와 발의 등쪽, 약간의 발가락 부위에 저린감을 호소한다. 점차적으로 배측굴곡근의 마비, 발가락 신근 및 발 외번근의 마비가 발생할 수 있다.

전족근관증후군 (Anterior Tarsal Tunnel Syndrome). 이 증후군은 족관절의 앞쪽 표면에 있는 심비골신경의 말단가지가 십자인대나 장모지신근건에 의해 영향을 받아 발생한다. 환자들은 발목 관절의 앞쪽에 둔한 느낌과 통증을 느끼고, 1,2번째 발가락에 감각이상을 호소한다. 환자가 꽉 끼는 신발을 신거나 신발 끈을 높이 묶어 신는다면 문제는 더 악화된다. 장비로 인해 서혜부 영역에서 과도하게 압박받는 경우도 있다(하키 선수).

경골신경(TIBIAL NERVE)

내측 족근관증후군(Medial Tarsal Tunnel Syndrome). 경골신경은 내과 뒤의 족근관에서 압박되기 때문에 흔하게 생기는 포착증후군은 아니다. 환자는 발과 발바닥에 불타는 고통을 호소한다. 발가락의 저림 증상이 나타날 수 있다. 때로는 서 있거나 보행 및 달리기가 증상을 악화시키지만, 다른 때에는 야간통과 감각이상이 주 증상이다.

몰톤 신경종(Morton's Neuroma) (**족저 지간 신경 증후군**). 족저 지간신경의 병변 특히 3,4번째 중족골 사이에서 흔히 발생한다. 꽉 조이는 신발이나 장시간 정적인 자세로 서있는 것은 일반적으로 이 병인의 발달 원인으로 간주된다. 이 증후군을 앓고 있는 모든 환자에서 이러한 외적인 요인 이외에 발 기능 결함 또한 발견될 수 있다. 예외 없이, 환자들은 보행 중 push-off 단계에서 엄지발가락의 기능부전과 횡아치의 문제를 나타낸다. 환자들은 발바닥에 불타는 통증을 호소하고, 대부분 3,4번째 중족골 부위에 통증과 감각이상이 생기며 3,4번째 발가락에는 감각결손을 보이는 곳도 있다. 처음에는 증상이 주로 서 있을 때 나타나지만 나중에는 끊임없이 나타난다.

1.9.3 치료적 재활

약물치료와 병행하여 포착증후군에 대한 보존적 치료의 기초를 형성한다.

포착증후군의 재활치료는 다음 영역들을 포함한다:

근육계통(근육계 촉진과 억제), **관절계통**(제한과 아탈구 치료), **결합조직계통**(수축에 영향), **피부계통**(감각과 운동 기술의 결손에 영향) **림프 및 혈관계통**(부종 및 혈관 기능부전 치료), **자율신경계**(통증 치료), **말초신경 조직**(말초신경 이동성의 결손).

등척성 후 이완 기법, 상호 억제 및 Brügger에 근거한 Agistic-Eccentric Contraction

이 기법들은 증가된 근육의 긴장을 완화시키는데 매우 효과적인 기법이다. 이 기법들은 촉진성 검사소견과 함께 사용되며 통증과 근육 긴장도가 존재할 때 항상 적용된다. 변형된 근육 긴장도는 건과 근육 부착부위의 결함 및 국소적인 압통 유발점으로 나타난다. 이러한 기술들은 치료가 시작되는 즉시 적용할 수 있다.

스트레칭 기법(Stretching Techniques)

스트레칭 기법은 관련된 근막의 결합조직 변화를 치료하기 위한 기본방법을 제시한다. 결합조직 스트레칭은 근골격계 약물의 원리에 근거해 발생하므로 병리학적 한계점에 도달하면 "이완(release)" 현상이 발생하고, 해당 구조가 늘어날 때까지 지속적인 압력을 가한다.

신경생리학적 기초에 근거한 방법 및 접근법

이는 개별근육 및 관절의 과부하 예방으로 운동 프로그램 내의 근긴장도 및 근활성화의 최적화에 기여하기 때문에 포착증후군의 치료에 포함된다. 이 접근법은 포착증후군의 치료에 중요한 부분으로 작용할 수 있다. 다음 접근법들이 사용된다: 고유수용성신경근촉진법(PNF), 보이타의 반사 신경활동, 신체발달 역학에 기초한 운동, 정렬된 관절 위치를 유지하면서 열린 및 닫힌 사슬을 이용하는 운동, Felden-Krais 방법 등.

견인, 관절가동술 및 도수치료

이 접근법들은 관절시스템 치료를 위한 기본적인 기법이다. 해당 영역의 통각 감소뿐만 아니라 관절 가동성과 고유수용성 감각입력(운동 조절)의 최적화로 이어진다. 또한 관절 정렬 향상과 포착 영역에서의 해부학적 관계들을 교정하는데 기여할 수 있다.

감각 훈련 기법

이 기법은 감각마비 또는 과민성 감각을 포함하여 피부 감각의 변화가 존재할 때 사용된다. 스트로킹(stroking), 솔질(brushing), 두드리기(tapping), 진동(vibration) 등의 기법들이 사용된다. 입체감각인지(시각적 피드백이 없는 사물인식)와 두 점 식별의 훈련도 포함된다.

림프 배액(Lymphatic Drainage)

림프 배액 기법은 부종의 치료에 가장 효과적인 방법이다. 매우 얇은 벽을 가진 림프 혈관의 기계적 폐색을 예방하기 위해 부드러운 압력(20-40mmHg)으로 시행한다. 항상 말초에서 중심부 또는 원위부에서 근위부로 진행된다. 부종을 치료하기에 앞서 관련 영역의 림프관과 림프절을 비워야한다. 게다가, 도수 림프 배액 기법 외에도 림프 배액 장비로 진행할 수도 있다.

신경 가동술(Nerve Mobilization)

말초신경 가동술 및 포착 영역 조직의 가동성(활주운동성) 회복은 신경이 기계적으로 늘어나있는 동안 움직임을 기반으로 한다. 신경 가동술을 위해서는 평가 중에 움직임이 활용되고, 장력기법(tension maneuvers)이 사용된다. 신경치료(신경 가동술) 시 관절과 물렁조직의 고전적인 가동술 원리와 결합된 장력기법이 사용된다. 예비신전에 도달하게 될 경우 신경 신장(통증을 나타낼 때)과 관절가동범위가 조금씩 증가하고, 이완현상이 발생함으로 인해 자발적인 운동범위가 증가하고 통증이나 감각이 감소한다. 말초 신경 가동성의 회복(자율신경 포함)은 Maitland와 Butler을 기반으로 한 신경역학적 접근법에 잘 설명되어 있다.

자세 재교육(Postural Re-Education)

포착증후군 환자의 경우, 긴장성 및 위상성 근육 간 균형 잡힌 활동의 자세 교정 및 회복은 해당 부위의 지속적인 개선에 필요한 조건 중 하나이다. 또한 과부하된 근육과 그 근육 부착지에 대한 외상감소로 이어질 수 있다. 신경 생리학적 기초를 기반으로 한 방법은 자세 조절, 예를 들어 닫힌사슬운동, 감각운동 자극, 발달 운동학에 근거한 운동(예: Kolar에 따른 DNS, PNF 발달선, Klapp's 기기 이동 운동) 또는 보이타의 반사 운동 등이 사용된다. 스포츠 활동도 포함될 수 있다(수영, 스트레칭, 요가, 태극권 등).

모달리티(Modalities)

모달리티는 가동성 치료법을 보완하지만 주 치료법 또는 유일한 치료법이 되어서는 안 된다. 가장 일반적으로 사용되는 모달리티는 **레이저, 초음파, 전기치료 및 자기장 치료**가 포함된다. 부종이 있는 경우 공압 요법이 사용된다. 이러한 모달리티는 포착 영역에 적용된다. 근육 이완과 전기치료 또는 온천치료의 진통 효과는 증가된 근긴장을 치료하는데 사용할 수 있다. 교대욕(온욕/냉욕)은 환자가 따뜻하고 차가운 물에 반복적으로 사지를 담금으로써 효과가 있음이 입증되었다. 혈관벽의 반응성과 긴장도의 긍정적인 효과를 주어 혈관수축이 일어나며 반사적인 혈관확장이 일어나는 동시에 자동 근육긴장이상에 대항하는 효과가 있다. **열적용**은 결합조직을 부드럽게 만들어주므로 결합조직 스트레칭 전에 시행하는 것이 적절하다.

보조기(Orthotics)

포착증후군을 치료하는 동안 야간 보조기 사용이 효과를 보였다. 이 보조기는 관절을 중립정렬로 안정화시켜 자는 동안 사지의 좋지 않은 자세를 피할 수 있도록 한다. 흉곽출구 증후군의 경우 부드러운 목 교정기를 적용할 수 있다. 급성기에는 팔걸이 또는 흉곽에 대한 안정화가 상지의 체중부하 감소를 위해 사용할 수 있다. Foam protectors가 압박에 의해 외상을 입은 부위에 사용된다. 몰튼의 중족골 통증에서는 정형외과용 깔창과 쿠션(소위 하트)이 사용된다. 이것들은 중족골 2-4번째 머리 아래에 위치하여 횡아치 지지의 효과가 있다.

인체공학 및 활동 수정(Ergonomics and Activity Modifi cation)

부적절한 작업 활동 및 자세 또는 환경은 포착증후군을 유발시킬 수 있다. 자세 및 작업 환경 수정은 성공적인 치료를 위한 조건 중 하나이다. 스포츠 활동에서도 과부하와 포착증후군이 발생할 수 있다. 이러한 이유로, 스포츠 활동 중 운동패턴의 분석 및 교정 또는 활동 자체의 변경이 필요하다.

1.10 신경병증 증후군 / POLYNEUROPATHIC SYNDROMES

다발성 신경병증(Polyneuropathy, PNP)은 말초신경에 스스로 손상을 입히는 이종의 질병 그룹에 포함된다. 대부분 대칭 또는 비대칭이 될 수 있는 분산적이고 다면적인 결손을 수반한다. 보통 하지의 긴 말초신경이 가장 먼저 영향을 받는다. 징후는 감각, 운동 또는 자율신경이 될 수 있으며 종종 혼합된다. 병인에 따라 질병의 경로는 급성, 아급성 또는 만성일 수 있다(만성 진행성). 다발성 신경병증은 주로 말초신경의 축삭신경이나 수초 수준에 결손이 있는지의 여부에 따라 축삭 또는 탈수초로 분류할 수 있다. 병인학에 기초하여 PNP는 유전, 대사, 염증-자가 면역, 영양, 독성, 전신질환 및 혈관염의 자가 면역 및 반종양성과 같은 여러 하위 그룹으로 나눌 수 있다. 재활의 관점에서 언급할 필요가 있는 다발성 신경병증의 세 그룹이 있다. 이들은 임상소견, 재활을 포함한 치료 및 과정이 다르다. 유전성 운동 및 감각 다발신경병증, 대사성 다발신경병증(특히 당뇨병), 염증성 다발신경병증(AIDP, CIDP) 등 3가지가 있다.

1.10.1 유전성 운동 및 감각 다발신경병증

유전성 운동 및 감각 다발신경병증(Hereditary motor and sensory polyneuropathy; HMSN)은 가장 흔한 신경근 질환이다(유병률 1:2,500). 체코에서는 이 질병이 약 4,000명의 사람들에게 영향을 미친 것으로 추정된다. HMSN 또는 Charcot-Marie-Tooth 병의 첫 징후는 대개 청소년기에 시작되며, 성별에 동등하게 영향을 미친다. 이 질병은 일반적으로 평균 수명을 감소시키지 않지만 종종 천천히 진행하여 유전적으로 나타난다. 운동감각의 결손은 주로 하지에 나타난다. 발의 기형과 하퇴 근육 위축이 전형적이다(그림 1.10.1-1). 발 기형은 무너진 횡아치(평발)를 동반한 높은 발등, 망치형 발가락과 함께 종골 내반이 나타난다.

선 자세나 보행하는 동안 비정형 체중부하로 인해 중족골두 아래와 발의 바깥쪽에 압력 염증(또는 굳은 살)이 형성될 수 있다. 발의 근력 약화와 근육 불균형으로 인해 변형된다. 다발신경병성 근위축에서는 하지의 긴 신경들부터 가장 많이 그리고 가장 먼저 영향을 받고, 발의 작은 근육들에서 먼저 근력 약화가 관찰된 후 비골근이 영향을 받게 된다. 상대적으로 강한 경골 근육들은 발을 회외 방향으로

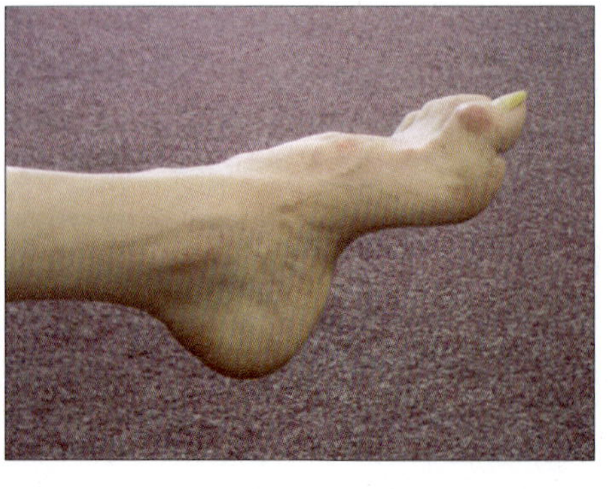

그림 1.10.1-1 유전성 신경병증이 있는 환자의 전형적인 발 기형(예: 평발, 망치형 발가락).

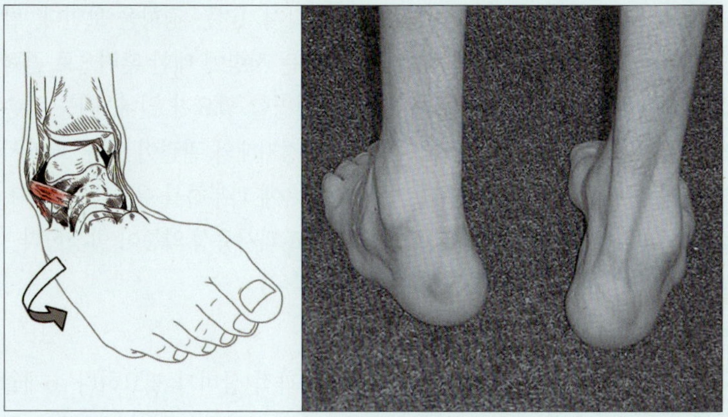

그림 1.10.1-2 HMSN을 가진 환자의 종골 외번 및 발 회외 자세.

당긴다(그림 1.10.1-2). 보행 패턴이 변경되고 환자는 족하수로 인해 보행도중 무릎을 높이 올리는 보상작용을 보인다(stork walking). 발목 염좌가 흔하게 나타난다. 이 질병 환자의 절반 정도가 종아리와 허벅지 근력 약화 및 위축으로 진행된다. 소수의 환자들은 독립적으로 보행하거나 자급자족을 할 수 없을 정도까지 영향을 받는다. 대다수의 환자들은 손의 작은 근육들(그림 1.10.1-3)의 부분적 침범과 미세운동능력의 결손을 호소한다. 이 질병은 꽤 다양한 과정이 있다. 임상소견은 무증상 개체군 한 가족 내에서도 변동될 수 있고, 분자 유전학 및 전기 생리학적 검사만으로 질병과 심각하게 관련된 개체에서도 질병을 확인할 수 있다. 근전도 검사는 가장 중요한 검사방법이다. 이 방법은 항상 유전성 신경병증의 정도를 확인하고 예후를 확립할 수 있다.

DNA 분석은 손상 받은 유전자를 확인하기 위해 시행된다. HMSN에 대한 치료법은 아직 알려지지 않았기 때문에 치료는 자연회복과 재활치료가 도움이 되며, 보조기 및 정형외과적 치료가 필요한 구성 요소이다. 재활의 목표는

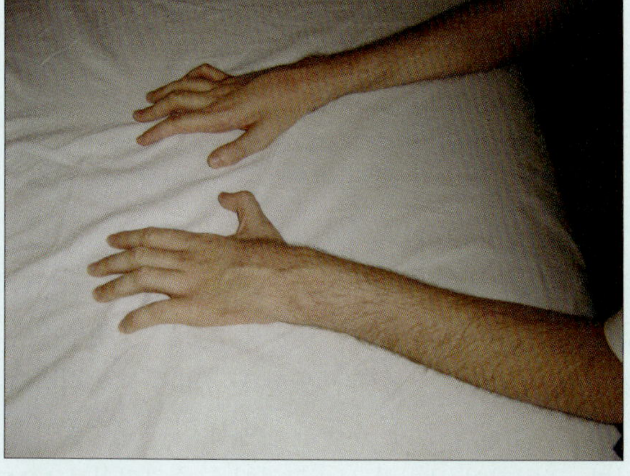

그림 1.10.1-3 HMSN 환자의 상지근육 위축.

서있거나 걷는 동안 최고 수준의 이동성과 균형을 유지하고, 관절 및 척추의 통증을 예방하고, 심혈관계의 건강과 기능을 유지하며 환자에게 보조기를 제공하는 것이다.

유전성 운동 및 감각신경 다발성신경병증 치료

물리치료

개별적인 물리치료가 중요한 역할을 한다. 준비절차에 따라 물렁조직 기법과 단축된 근육과 근막의 신장(**아킬레스건, 하퇴삼두근, 족저건막, 발가락 신근**), 발의 말초 관절가동술이나 촉각과 고유수용감각 자극이 신경생리학적 원리에 입각한 방법이 치료적 운동과 함께 시행된다.

감각운동 자극(Sensory motor stimulation)

감각운동 자극에는 불안정한 표면의 운동이 포함되어 있어 근육 협응, 운동 프로그래밍(**중추신경계 운동조절의 속도와 질**)을 향상시키고 근육 활성화 속도를 높임에 따라 말초 고유수용감각을 보완하는데 도움이 된다. 또한 염좌 및 낙상 예방에 효과적인 기법이다. 처음에는 덜 어려운 장비에서 수행되고, 환자가 가능하다면 점차적으로 자세가 변형시키거나 불안정한 표면에서의 훈련으로 전환한다. 예를 들어, 부드러운 표면에서의 운동은 원통형 바닥보다 어렵지 않고, 구형 바닥에서의 운동은 가장 어려운 단계가 된다. 균형 샌들은 발의 올바른 정렬을 형성하고 유지하며 작은 발 근육의 활동을 자극한다. 환자는 집에서 가정용 프로그램으로 쉽게 사용할 수 있다.

운동 패턴의 결손으로 인해 다발성 신경병증이 있는 환자에서 종종 기능적으로 억제되는 둔근을 공 또는 소형 트램펄린을 사용하여 강화할 수 있다. 이 장비는 심한 하지마비의 환

자에서 적절한데 이 환자들은 더 어려운 장비에서의 운동을 습득할 수 없기 때문이다. 불안정한 표면에서 환자는 맨발로 운동하여 고유수용감각을 증가시키고 외부수용기를 자극하며 상해 위험을 감소시킨다(미끄러질 확률 감소). 그러나 운동을 하지 않을 때는 맨발 보행을 추천하지 않는다. 마비가 존재할 때, 보행은 더 많은 에너지를 필요로 하고 걸려 넘어질 위험이 증가하며 강한 착지와 흔들림은 발 관절에 과부하가 걸리게 된다. 운동은 통증이나 피로를 일으키지 않을 정도로만 하여야 한다. 이러한 이유로 다발성 신경병증 환자의 경우 일반적으로 다른 진단을 받은 환자들보다 운동 시간이 짧다. 환자 자신의 자세와 신체 위치에 대한 환자의 적극적인 참여와 "인식"에 중점을 둔다. 더 심각한 환자(심한 마비, 심부 감각과 촉각의 심각한 결손)들은 앉은 자세 및 누운 자세 안정성이 측정 가능한 다양한 컴퓨터 프로그램이 장착된 안정성 측정 플랫폼(예: BalanceMaster)이 이용된다. 환자는 시각적 조절을 사용하면서 운동을 하고, 컴퓨터 모니터는 실제 질량중심이동의 움직임과 위치를 보여주어 환자에게 피드백을 제공한다. 또한 이 장비는 볼 위에 앉아있는 동안 수행하여 무거운 환자들도 안정성 훈련을 시행할 수 있다. 서서하는 운동은 기본적인 조건이나 더 어려운 조건(예: 부드러운 표면)에서 수행할 수 있다. 이 장비는 수행한 움직임의 질과 속도 및 반응시간을 수치적 및 도표로 동시에 평가한다. 또한 각 환자에게 적절한 운동 수준을 제공할 수 있다.

보이타의 반사적 이동 방법

신경병증을 앓고 있는 거의 모든 환자는 호흡 패턴의 결손을 보이고, 심부 척추 안정화 시스템의 기능장애로 인해 척추 여러 부위에 통증을 호소한다. 보이타의 반사적 이동 방법은 선천적인 통합패턴(반사적 돌기 및 기기)의 틀 내에서 기능적으로 억제된 근육들의 자동 활성화를 촉진한다. 반복적인 반사 운동은 환자가 근육을 올바르게 활성화하고, 호흡하는 법을 익히는데 도움이 된다. 이것은 반사적 이동이 환자의 의지적 참여를 필요로 하는 운동 후 시행하는 이유이다. 환자는 자신의 신체 자세를 조절하려고 시도하고 스스로 호흡하며 물리치료사의 구두 및 촉각 신호에 따라 수행한다.

체력운동

체력운동은 수영, 자전거, 요가 또는 태극권 등이 있다. 환자는 종종 마비 근육을 강화시키려는 경향을 보인다. 탈신경으로 인해 생긴 근력약화는 저항에 대한 훈련으로 근력강화가 나타나지 않는다고 설명할 필요가 있다. 기능 결손은 근육 그 자체가 아니라 신경지배와 관련이 있다. 따라서 고강도 근력강화는 마비된 근육에 과부하를 유발할 수 있다. 오히려 위축과 약화가 증가하고 과사용성 약증이 발생한다.

교정장비

대다수의 환자들은 정형외과적 장비가 필요하다. 6개월마다 새로운 정형외과 보조기가 처방되고 항상 새로운 모형을 기반으로 제작된다. 잘 적용된 정형외과 보조기는 올바른 발 정렬을 유지하고, 선 자세의 안정성과 보행 패턴을 개선하고 기형 진행을 지연시키는데 도움이 된다. 착용된 교정 구성요소는 압력에 취약한 비체중 영역을 포함한다. 비골신경 마비는 대부분 탄력성 보조기, 비골 스트랩 또는 AFO(ankle-foot orthosis)와 같은 견고한 보조기로 교정된다. 기타 일반적으로 처방된 보조기구에는 중증의 환자를 위한 기계식 또는 전동 휠체어, 무릎 보조기, 지팡이, 전완 목발이 포함된다. 자세한 내용은 1.5장 신경질환의 정형외과적 치료를 참조하시오.

수술적 치료

많은 HMSN 환자들은 발 변형에 대해 외과적인 중재가 필요하다. 가장 많이 시행되는 물렁조직 수술에는 아킬레스건 연장술과 족저건막 절단술이 있다. 더 심한 기형인 경우에는 뼈에 대한 중재가 필요하며, 대부분 Dwyer의 종골 절골술이다. 가장 심한 경우에는 관절 유합술이 필요하다. 수술의 목적은 이동 및 안정성 향상, 재활을 가능하게 하여 통증을 감소시키는 것이다. 이 경우 깁스는 수술 후 3~5주로 단축되고, 깁스 제거 직후 재활치료가 시작된다.

온천치료

여러 가지 이유로 이 질병을 위한 온천치료는 종합적인 치료접근법의 핵심요소이다. 다른 기원의 다발성신경염들과 유사하게 약화된 근육의 근 긴장도 향상에 기여하고, 관절-근육 및 척추 기원의 통증에 영향을 미치며, 안정성 및 체력 향상으로 이어진다. 또한 환자의 정신적 웰빙에 긍정적인 영향을 미친다. 운동은 물에서 하는 운동들이 적절하다. 종합적인 온천치료는 근력이 도수근력검사(MMT)

의 3등급보다 높은 경우 신경학자 또는 재활의학과 의사의 권고에 따라 온천치료의 적응증 목록을 기반으로 한다. 이 진단을 위해, 온천치료는 아래 도시에서 제공된다: Janske Lazne, Klimkovice, Velke Losiny, Vraz, Dubi, Teplice v Cechach Jachymov, Msene.

1.10.2 당뇨성 신경병증

당뇨병은 다발성신경병증의 가장 흔한 원인이며, 당뇨성 신경병증은 제 1형 당뇨병의 만성합병증이지만, 당뇨병 두 가지 유형 모두에 존재할 수 있다. 발병률은 약 18%의 증상이 있는 신경병증에서 80% 이상 보고되었다. 제 1형 당뇨병은 당뇨병의 기간에 따라 신경병증의 발병률이 증가한다. 제 II형 당뇨병은 신경병증이 매우 일찍 나타날 수 있으며, 때로는 첫 징후로 나타날 수도 있다. 당뇨성 신경병증의 병인은 복잡하다: 신경속혈관의 미세혈관증 결과인 신경 산화스트레스가 중요한 역할을 하며, 실제 대사 장애에도 기여한다. 보통, 신경초와 축삭 자체가 영향을 받지만 감각 및 운동 신경섬유 또한 영향을 받을 수 있다. 당뇨병으로 말초신경계의 일부가 영향을 받을 수 있다. 손상의 유형과 위치에 따라 당뇨성 신경병증은 대칭적, 국소 또는 혼합으로 분류할 수 있다. 만성 원위 대칭성 다발성 신경병증은 가장 흔하고 가장 심각한 유형이다. 당뇨성 신경병증의 약 75%를 차지한다. 감각 결손은 주로 하지에 영향을 미치지만 나중에는 상지도 영향을 받는다. 유전성 신경병증과 유사하게, 긴 말초신경이 가장 먼저 영향을 받는다. 이것이 환자들이 처음으로 원위부에 감각이상 증상을 호소하는 이유이다. 당뇨병 환자의 발은 평가 시 따뜻하고 건조하지만 하지에 스타킹 형태의 지각이상, 통증, 피로감 및 냉증을 일반적으로 호소한다. 점차적으로 결손은 근위로 퍼져서 상지에 장갑 패턴의 지각이상을 보인다. 미세순환의 문제로 부종, 심한 피부 열상 및 피부 영양부족이 발생한다. 심부 감각 결핍이 두드러지면(**두꺼운 섬유가 포함됨**) 감각운동 실조증이 관찰되고, 특히 시각적 조절이 제거되었을 때 운동 실조와 균형 장애로 나타난다. 임상 소견은 건반사의 감소 또는 소실, 진동감각 인지저하, 촉각 감소, 원거리 감각 및 운동 감각 저하가 포함되며, 원위부에서 가장 두드러지게 나타난다. 통증과 온도에 감각을 담당하는 얇은 감각신경섬유의 결손이 우세한 경우, 주증상은 통증이며 환자는 둔하고 깊으며 때로는 불타고 심한 찢어지는 느낌의 통증을 호소한다. 검사결과 온도 및 통각의 침범과 약간의 촉각 결핍이 나타난다. 진동 및 힘줄 반사는 작은 범위만 영향을 받거나 영향을 받지 않을 수도 있다. 고유 수용력과 통증 감각에 심각한 결손이 있으면 신경병증성 관절증(Charcot joint)이 발생할 수 있다. 보호 감각 기전의 결핍 때문에 관절은 반복적인 외상에 노출되어 점차적인 연골 손상을 초래한다. 당뇨병에서는 일반적으로 발의 작은 관절과 발목이 영향을 받는다. 운동신경 마비는 거의 드물다. 하지만 자율 신경계의 침범은 흔하게 나타난다. 당뇨성 신경병증의 치료는 주로 당뇨병을 조절하고 혈당을 정상화시키는 것으로 구성된다.

당뇨성 발 증후군(DIABETIC FOOT SYNDROME)

당뇨성 발 증후군은 종종 절단의 이유가 되는데, 당뇨성 신경병증과 직접 관련이 있으며 이는 당뇨병의 심각한 합병증이다. 다음은 이 증후군의 진행에 기여한다: 신경병증, 외상, 궤양 병력, 제한된 관절 움직임과 같은 생체역학적인 요소, 말초혈관의 결손, 환자의 비협조 및 정보부족 또는 방치와 같은 생역학적 요인 등. 정형외과적 치료는 당뇨병 조절과 신경병증 및 하지허혈에 대한 약물치료에 이어 당뇨병 발 증후군의 발병에 매우 중요한 역할을 한다. 환자가 순차적으로 제작된 당뇨병 예방 신발을 착용하는 경우, 실제 발 모양을 기반으로 하고 발바닥의 압력 구역에 따라 제작된 특수 정형외과 삽입물을 착용하는 것을 추천한다. 개방형 신발류는 이물질에 노출될 가능성이 있기 때문에 적절하지 않다. 환자들은 궤양 발병이나 재발의 일반적인 원인인 보호 요소가 없는 일반 신발 사용에 관해 주의를 받는다. 발의 생체역학적인 예방은 궤양 예방에 있어서 종종 약리학적인 치료보다 중요하다. 당뇨병을 앓고 있는 사람은 하루에 여러 번 신발을 벗고 발목이 붉어지거나 물집이 생기지 않는지 항상 확인해야 한다.

당뇨성 신경병증 재활

물리치료

당뇨병 신경병증 치료에 사용되는 여러 가지 접근법 및 방법은 유전성 신경병증으로 언급된 것과 동일하다. 이것은 특히 감각운동 자극 사용 시에 적용된다. 즉, 환자는 통증이 없는 범위 내에서의 운동만 하면 된다. 물리치료사는 안전을 위해 지속적으로 환자의 움직임과 고르지 않은 표면 위의 운동을 감독해야 한다. 감각 결손의 결과로 신경병증이 있는 환자는 보호적 반사가 느려지고 떨어질 위험이 더 높아진다. 따라서 나이가 들고 더 심한 환자의 경우 부드러운 표면에서의 운동이 밸런스 보드에서의 운동보다 선호된다. 치료목표는 움직임을 보다 자동적으로 만드는 것이다. 물리치료는 인슐린 최대 효과의 기간(**운동이 혈당 수준을 낮추는 기간**)을 벗어나 진행되어야한다. 증상 악화, 고혈당 또는 저혈당의 경우에는 운동이 중단된다. 망막출혈은 증식성 망막증 환자에서 발생할 수 있으며, 이러한 이유로 점프 및 충격이 심한 활동은 피해야 한다. 휘트니스 운동은 최대 심박수의 60% 정도가 적절하다. 심혈관계 합병증 및 단백뇨는 과부하로 인한 위험을 초래한다.

모달리티(Modalities)

모달리티는 다리의 영양과 순환을 향상시키고, 부종으로 인한 신경의 압박을 줄이기 위해 적용되며(**포착증후군은 일반 인구보다 당뇨병 환자에서 더 흔하다**), 말초 신경 자극의 병리학적 역치에 영향을 준다.

영양 보존적 효과는 직류전기치료에 의해 이루어 질 수 있는데, 이는 충혈, 국소 대사 및 조직 재생을 유도한다.

부종개선 효과는 공압 요법으로 얻을 수 있다. 이 요법은 괴저나 화농성 감염이 있는 개방성 상처가 없는 상태에서 시행해야 한다. 시술 과정에서 총 혈류량이 증가하고 해당 조직의 신진대사가 개선된다. 동시에 림프 배액이 증가한다.

하지 혈액 순환 향상, 이 경우에는 하지에 월풀과 대조욕이 적절하다.

병리학적인 자극을 주기 위해 직류전기치료를 사용할 수 있다.

온천치료(Balneologic Treatment)

체코에서는 당뇨병을 위한 전통적인 온천치료법이 있다. 교육치료 프로그램은 새로 진단된 환자를 위해 주로 고안되었다. 온천치료의 목표는 당뇨병의 위험요인을 제거하는 것이다. 이 경우에는 체중 감량, 전반적인 체력 향상 및 합병증 치료에도 중점을 둔다. 게다가 운동, 미네랄, 온도가 다른 탄산욕 및 온천가스는 말초혈관확장을 유도하고 피부와 근육순환 개선의 결과를 가져온다. 미세혈관병증의 긍정적인 영향과 말초신경의 저산소증은 간접적으로 그리고 긍정적으로 신경병증의 증상에 영향을 줄 수 있다.

1.10.3 염증성 다발 신경병증

길리안-바레 증후군(GUILLAIN-BARRE SYNDROME)

가장 흔한 형태는 **급성 염증성 탈수초 다발성 신경병증**(AIDP)이다. 말초신경과 척추의 다발성 염증성 탈수초성 결손이다. 이름에서 알 수 있듯이, 수초의 결손이 우세하지만 심각한 경우에는 축삭 결손을 보일 수도 있다. 급성기에 이미 통증이 시작되고, 그 과정은 열은 없이 운동장애가 지배적으로 진행된다. 며칠 후 하지의 대칭적 약화가 발생한다. 동시에, 후신경근 손상으로 근육통, 감각이상 또는 지각이상이 나타날 수 있으며 감각 장애는 고유수용성감각 결손으로 인해 발생할 수 있다. 일반적으로 느린 오름차순 진행은 상지에서도 증상이 근위 방향으로 따라가며 뇌신경에 영향을 미친다. 횡격막과 늑간근의 손상은 매우 위험하고 호흡부전으로 이어질 수 있다. 급성 발병 후 2~4주간의 점진적인 진행이 뒤 따른다. 다음 2~4주 내에 상태가 안정되고 임상적 증상들이 느리게 호전된다. 최종 결과는 축삭 변성의 정도와 말초 뉴런의 발병 전 상태에 달려있다.

더 경미한 경우에는 증상을 기반으로 치료한다. 신속하고 급성으로 진행하는 심한 경우에서는 혈장분리교환법이나 정맥 내 면역글로불린 투여가 지시된다. 심한 유형의 경우, 관리와 2차 합병증의 예방이 중요하다(**심부 정맥 혈전증, 폐색전증, 욕창, 구축 등**). 경우에 따라 호흡 보조기(ICU 병동) 및 모든 상황에서 자격을 갖춘 치료사와의 집중적인 재활이 중요하다.

만성 염증성 탈수초성 다발신경병증(CHRONIC INFLAMMATORY DEMYELINATING POLYNEUROPATHY)

만성 염증성 탈수초성 다발신경병증(CIDP)은 염증성 다발신경병증의 두 번째 유형으로 AIDP와 같이 느린 진행 및 더 심각한 예후와는 다르다. 치료 시 AIDP, 글루코코르티코이드(**메틸 프레드니솔론, 프레드니솔론**)와 대조적으로 면역 억제 치료제(**아자티오프린, 시클로포스파미드**) 및 IVIG가 활용된다. 또한 이 장에는 오래 지속되는 인공 폐환기사용 중환자, 다발성 장기 부전 등 중증의 다발성 신경병증이 포함된다. 원위부 근육의 약화가 우세적으로 나타난다.

호흡기 근육계가 영향을 받으면 환자는 인공호흡기로부

터 벗어날 수 없다. 이 신경병증 원인은 매우 많지만 재활 원리는 AIDP 및 CIDP 재활과 동일하다.

다발성 신경염의 재활치료

다발성 신경염의 각 단계에서 재활(특히, 물리치료)이 다르다.

급성 및 안정화 단계의 물리치료

호흡 물리치료

호흡 장애의 경우, 호흡 경로의 청결상태를 유지해야 하며, 폐렴 예방에 주의를 기울여야 한다. 기관지 배액에는 도수 기법이 수반된다. 수동 진동은 누운 상태로 한쪽에서 다른 쪽으로 교대로 수행된다. 기관지 분비물이 배출된 후, 환자는 기침을 하거나 흡입기로 점액을 처리하도록 지시받는다. 환자의 협조가 제한적인 경우에는 반사 운동, 특히 반사 회전 자세 I 및 II가 유리하다. 저환기증, 점액, 혈액정체를 나타내는 부분이 주로 활성화되도록 자세를 수정할 수 있다. 압통 영역의 위치와 자극은 주요 호흡근육(늑간근, 횡경막)뿐만 아니라 기도의 평활근을 활성화하여 배액을 돕고, 호흡용적을 증가시킨다. 동시에, 이 기법은 위장 연동 운동을 촉진시킨다. 환자가 기도의 점액으로 힘들어하고 호흡곤란을 느끼면 환자는 자율배액, 순환 호흡 활성화 기법 사용을 포함한 배액 기술을 교육받는다. 환자는 바른 들숨 및 날숨, 무호흡 휴지기나 숨을 참는 등 효과적인 방법을 교육받는다. 노력은 말초 기도를 완전히 열고 환기시키는 것이다. 물리치료사는 자율배액 과정에서 도움을 줄 수 있으며, 환자는 흉부의 촉각 자극 통해 "유도"될 수 있다. 기침은 폐를 비우기 위한 중요한 기전이다. 환자는 효율적인 기침 방법을 배우고 비효율적인 기침은 교정된다. 운동은 정기적인 호흡법과 함께 휴식과 이완이 동반된다. 자세한 내용은 교재 B의 일반 섹션, 치료적 접근법, 12.4 호흡기 물리치료 – 기도 위생을 위한 방법 및 기법을 참조하라.

생리학적 관절가동범위를 유지하기 위한 기법

생리학적 관절가동범위 유지를 위해 모든 관절의 전체 범위 내에서 부드럽고 수동적인 가동범위 운동과 생리학적 범위까지의 스트레칭을 하루 3번 수행한다. PNF 대각선 패턴 방법으로 운동하는 것이 효과적이다. 하지의 경우, 이 운동은 혈류를 증가시켜 혈전 색전증의 합병증을 예방하고 말초 혈액순환을 유지시킨다. 혈전 색전증의 합병증을 예방하기 위해 하지 붕대 및 자세교정이나 공압요법이 사용된다. 이완성 마비 상태에서 관절의 기능적 위치를 조장하기 위해 부목과 포지셔닝 배게 및 보강장치가 사용된다. 플라스틱 부목에 의한 압박으로 생기는 상처를 예방하기 위해 사용할 시 주의가 필요하다.

관리

급성기에는 2시간마다 자세를 변경하여 욕창을 예방하고, 피부 찰과상을 최소화하기 위해 정기적인 피부검사가 필요하다.

회복 단계의 물리치료

치료의 목표는 점진적인 근력 회복과 호흡 패턴, 균형, 보행의 개선에 있다.

근력강화 운동

실제 운동을 하기 전에 온팩(50~60℃), 파라핀 또는 고열 월풀 형태의 열이 가해진다. 감각 결손이 있으면 주의가 필요하다. 촉진 기법은 고유수용성감각기와 외부수용기를 자극한다. 케니(Kenny)와 관절 가동술을 기반으로 하는 포지셔닝, 솔질, 문지름, 수동 스트레칭이 사용된다. 근력이 0–2등급인 경우에는 전체 범위의 수동적인 움직임이 수행되고, 운동은 느리고 부드럽게 통증이 없는 범위 내에서 수행된다. 이것은 관절의 가동성을 유지하고, 구축을 예방하며 마비된 근육을 촉진한다. 환자는 완전히 운동에 중점을 두고 근육이 마비되면 환자는 이미지 트레이닝이라도 수행한다. 처음에 강화 운동은 보상작용을 피하기 위해 근육 검사를 기반으로 분석적으로 진행한다. 2등급 근력부터 운동은 중력을 제거한 환경, 예를 들어, 물속에서의 동작 등(현재는 Redcord를 사용하여 능동적인 운동)을 수행한다. 정확한 움직임이 강조되어야 한다. 더 강한 근육에 의한 잘못된 협응이나 보상작용은 나타나지 않게 하고, 운동은 근피로를 발생시키기 위해 수행된다. 근력 3등급부터 신경생리학 원리 기반의 기법이 사용된다. 이는 뇌가 근육의 개별 기능이 아닌 전체적인 움직임을 제어한다는 가정에 기초한다. 이 기법은 운동기능 및 구심성 신경을 통합한다. 고유수용성감각 및 운동감각, 도서감각 및 체성감각의 질은 올바른 움직임 실행에 필수적이다. 따라서, 동시 근육활성화와 고유 감각훈련을 포함하는 반사 움직임은 실제 능동 움직임의 의지적인 훈련 이전에 필요한 준비이다. 유사하게, PNF 대각선 패턴은 전체 움직임 패턴을 강화하고 근육 협응 개선을 유도한다. 근력단계 4등급으로 향상되면서 다른 방법들과의 조합(신경발달치료, 감각운동자극)이 가능하며 환자는 가정 운동 프로그램을 교육을 받는다. 환자들은 하루에 여러 번, 짧은 시간 안에 올바른 위치 안에서의 저항(예: Theraband)을 대항한 근력강화 운동을 지시받는다. 흔들림, 통증 또는 근력 감소와 같은 근육 과부하 징후가 나타나면 환자는 즉시 운동을 종료하여야 한다.

직립 및 보행 훈련

환자가 직립으로 움직일 수 없는 경우, 적어도 발바닥에 압력 자극을 하루에 여러 번 적용하여야 한다. 골반 들어올리기를 연습하고, 환자는 스탠딩 테이블을 이용하여 수동적으로 직립을 한다. 상태가 허용 되면 바로 자세전환을 연습한다. 선 자세를 연습할 때, 두 다리에 대칭적으로 무게를 분포시키는 것이 강조되고, 발바닥에 체중지지가 된다는 인식과 감각운동자극의 원리가 활용된다. 점차 능동적으로 서는 시간을 증가시키고 체중이동을 시행한다. 처음에는 물리치료사가 운동을 지도하고, 움직임을 교정하며, 점차적으로 환자의 활동을 증가시킨다. 환자의 능력에 따라 보행기 또는 전완 목발과 같은 보조기의 도움을 통한 보행이 시작된다. 보조기 없이 보행을 할 때는 넓은 지지면으로 시작하고, 점차 정상 보행으로 수행하며, 시각적인 통제 없이 훈련한 다음 바깥에서 수행한다.

안정성 및 균형 훈련

근력 약화와 고유수용성감각 결손은 안정성, 균형 능력의 결함을 가져온다. 따라서 시각정보가 제거되면 악화된다. 치료 시 처음에는 시각정보가 있는 운동을, 나중에는 시각정보가 없이 진행된다. 예를 들어, Frenkel의 운동시스템이 적용될 수 있다. 움직임에 대한 정확한 실행, 부드러움, 개시, 방향 및 목표에 주의를 기울여야 한다. 운동은 가장 간단한 운동에서 가장 복잡한 운동 – 가장 안정된 자세에서 부터 더 높고, 더 불안정하며, 더 도전적인 자세 순서(옆으로 누운 자세, 앉은 자세, 네발기기 자세, 선 자세에서의 운동)로 진행된다. 점차 불안정한 환경에서의 운동과 청각 피드백에 따라 리드미컬한 움직임을 반복한다.

상지 미세운동기술 훈련

손 근육의 약화와 미세 운동능력의 제한이 지속될 때는 작업치료사와의 상담이 필요하다. 환자는 가정환경에 필요한 보조장치가 제공되며, 잡는 동작을 보조받기 위한 보조기가 제공될 수도 있다.

온천치료

염증성 다발신경병증의 온천치료는 말초마비에서 사용되는 방법과 동일한 원칙에 근거하여 진행한다(1.8장 말초마비 참조). 이 접근법은 각기 다른 근원의 신경병증과 말초마비에 사용되는 접근법과 유사하다.

1.11 소아마비 및 후-소아마비증후군

현재 체코에서는 더 이상 소아마비가 발생하지 않는다. 과거에 소아마비에 걸린 많은 환자들에서 후-소아마비증후군(PPS)이 발생했다. 아래에서 두 가지 조건에 대해 자세히 설명한다.

1.11.1 소아마비(Poliomyelitis)

소아마비(척수전각염 또는 Heine-Medin disease)는 20세기 전반에 걸쳐 유럽 전역에 퍼져있는 중추신경계의 급성 염증성 질환이다. 현재 이 병은 몇몇 지역(나이지리아, 인도, 파키스탄, 아프가니스탄)에서는 계속 발견된다.

병인 및 발병

소아마비 감염의 원인은 주로 척수 전각세포 신경절의 세포 감염을 가져오는 향신경바이러스이다. 초기에는 이 질병이 전염성의 형태로 체코에서 발생했지만 1957년 의무적인 예방접종이 실시된 후에는 1960년에 마지막으로 발병 사례가 기록되었다.

질병 과정

환자의 1%만이 소아마비 바이러스에 노출된 후 전형적인 신경감염을 경험한다. 마비 형태에서 전조증상 단계는 잠복기가 뒤 따르고, 이후 발열 및 말초마비가 발생한다. 비대칭적인 사지 근력 약화와 몸통 근육의 불안정한 약화가 발생한다. 연하 또는 언어능력 결손의 발생빈도는 적다. Landry의 상행성 마비는 대부분 얼굴, 인두, 후두, 식도, 눈 및 호흡근을 포함해 근육의 심각한 형태로 나타나며 보통 인공 폐 환기를 필요로 한다. 감각은 영향을 받지 않는다. 6주 후에 급성기가 보통으로 가라앉으면서 상태가 안정되고, 골성장, 사지 발육부전, 근육 구축, 발목 및 무릎관절 변형, 척추 변형 및 기타 합병증과 같은 2차 합병증이 나타난다. 남은 신경학적 결손의 안정화는 수십 년이 걸리고, 척수 전각의 보존된 운동신경은 괴사성 운동신경 세포의 기능을 대신해 수행하며 심지어 완전한 회복이 가능할 수도 있다.

재활

호주의 간호사 Elizabeth Kenny(1880–1952)는 급성 발병 소아마비에 대한 종합적인 재활 시스템을 개발했다. Kenny가 개발한 이 방법은 근육뿐만 아니라 다른 조직에도 영향을 미쳤다. 또한 동작 시 협응이 통합되고 개선되었다. 치료적 중재는 질병의 단계에 따라 선택되었다. 핫팩과 사지 부목이 적용되어 근육통을 줄이고, 구축 및 근육 경련을 치료하는데 기여하였다. 물렁조직(피부, 피하조직, 근막, 근육)의 도수 스트레칭이 시행된다. 이것은 물렁조직 단축(주로 근육)을 예방하기 위해 생리적인 자세에 따라 시행된다. 운동 시 기능적으로 약화된 근육과 관련된 움직임 훈련에 중점을 둔다. 움직임은 정확하게 시행되어야 하며, 최대근육수축 방향이어야 한다. 고유수용성신경근자극법이 자주 사용되는 방법이다.

1.11.2 후-소아마비 증후군 (Post-Poliomyelitic Syndrome)

소아마비 발병 수년 후에 후-소아마비 증후군(PPS)이 발생한다. 이것은 근육의 피로와 약화, 근위축 및 섬유속연축 등의 특징을 가진다. 주로 더 중증의 1차 질환이 있는 노인들에게 영향을 준다. 1994년에 후-소아마비 증후군은 공식적으로 독립적인 질환으로 승인하였다.

발생 원인

PPS 발생에 대한 하나의 가설에 따르면, 보존된 운동신경세포의 과도한 대사성 스트레스로 인해 남아있는 운동단위의 장기적인 과부하로 과신경 재지배와 탈신경을 유도하기 때문이다. 과부하성 운동신경세포의 소모는 괴사성 운동신경세포에 대한 보상작용으로 인해 발생한다. 또한 만성 심리적 스트레스의 영향, 잠재적인 폴리오바이러스 재활성화 가능성 및 염증성 가설에 의한 자가면역반응 가능성이 모두 입증되었다.

진단 기준

PPS의 진단은 주로 병력과 주관적 평가를 기반으로 한다. 진단을 위한 기준은 다음과 같다: 소아마비의 병력, 손상된 운동 기능의 부분적인 회복, 최소 15년의 안정된 건강상태(기간은 일반적으로 더 길다), 근력과 전반적인 활동의 점진적인 감소, 다른 질병으로 인한 설명할 수 없는 증상들, 후-소아마비 증후군은 스트레스가 많은 상황(예를 들어, 상해, 수술, 장기간의 고정, 스트레스가 많은 상황 등)으로 인해 흔히 발생한다.

임상적 양상

진단 후 제일 처음에 볼 수 있는 증상은 과도한 피로와 심각한 근육통 및 이후의 관절 통증 등 전반적으로 비효율적인 증상들이다. 이미 존재하는 마비가 더 두드러지지만 근력 약화는 관련 없는 부위도 영향을 받는다. 근위축, 섬유속연축 및 경련이 증가한다; 관절 변형이 악화되고 새로운 변형이 발생한다(그림 1.11.2-1). 따라서 환자의 운동능력과 독립성이 감소한다. 위에서 언급한 기본적인 진행

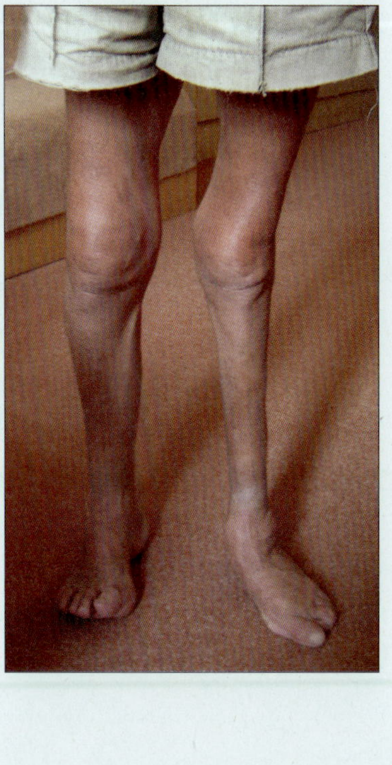

그림 1.11.2-1 하지마비 및 심한 발 변형을 동반한 후-소아마비 증후군 환자.

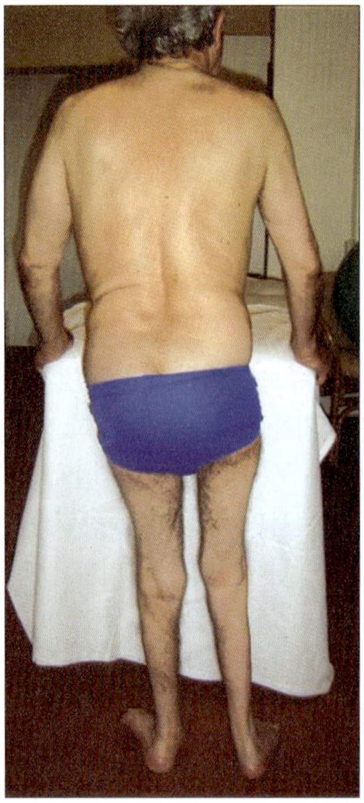

그림 1.11.2-2 하지마비 및 심한 발 변형을 동반한 후-소아마비 증후군 환자.

성 PPS 증상 외에도 환자는 종종 추가로 생기는 통증이나 이미 존재하는 통증이 악화되면서 고통스러워한다. 비특이성 통증은 종종 다양한 기원의 관절기능장애와 동반된다.

관절의 아탈구, 변형 및 하지 큰 관절의 관절증, 척추의 퇴행성 변화는 흔히 통증의 원인이 된다(그림 1.11.2-2). 근육 구축 또한 통증의 원인이 된다. 상과염과 같은 과부하로 인한 삽입성 통증도 흔하다. 관절 및 척추 변형 및 비생리학적 부하는 압박증후군, 주로 수근관증후군, 상지나 하지의 신경근 증후군, 지각이상성대퇴신경통 등의 발병을 초래한다. 특정 통증은 개별 근섬유 또는 전체 근육군의 파열로 인해 발생한다. PPS 환자는 어려움을 극복하고 일상적인 업무를 수행하기 위해 더 많은 노력을 기울일 필요가 있다. 환자는 독립성 및 정상 신체기능의 상실과 관련하여 점차적으로 신체적인 스트레스와 심리적 스트레스에 노출된다. 따라서 PPS 환자는 특정한 성격을 보인다. 환자들은 비판과 과소평가에 더 민감하다. 그들은 강한 학구열과 직업윤리를 가지고 있고, 일중독에 대한 과잉행동과 같은 경향들이 일반적이다. 소아마비 환자는 건강 상태를 경시하는 경향이 있으며, 종종 육체적으로나 심리적으로 스스로를 압박한다. 또한 종종 이점이 될 수 있는 도구들을 거부하기도 한다.

재활

PPS의 경우 재활의 목표는 증상들의 진행을 감소시키는 것이다. PPS 환자의 재활의 가장 중요한 측면 중 하나는 주로 신체 부담과 스트레스를 줄이고 상해, 감염, 비만을 예방하고 보상장치를 적시에 사용하는 것을 강조하는 등 현재 생활방식을 수정하는 것이다. 환자는 충분한 휴식과 수면을 취해야 한다. 감기에 걸리지 않게 조심해야 하며, 과식을 피해야 한다. 물리치료는 현재의 근력과 체력유지에 집중해야 한다. 저항 운동과 원심성 수축을 포함한 근력증가 운동은 영향을 받은 근육계를 소모시킬 위험이 있으므로 권장하지 않는다. 전통적인 근력 훈련 또한 권장되지 않는다; 등척성 수축 훈련이 가장 적절하다. 대부분의 PPS 환자에서 개별 맞춤형 물리치료가 가장 효과적이다. 특정 환자에서 보이타 방법은 마비된 근육 조직의 부분적 활성화에 도움이 된다. 물리치료 세션을 시작하기 전에 핫팩 및 파라핀(paraffin wrap)과 같은 열 형태의 적용이 도움이 된다. 전기 근육자극은 마비된 근육을 활성화시키기 위해 사용되어왔다. 지금은 이러한 접근법들이 영향을 받은 근육뿐만 아니라 정상적인 근육군에서도 남아있는 기능적 능력의 소모를 피하기 위해 권장되지 않는다. 호흡강화운동은 흉부의 호흡개선에 크게 기여하며 이후 호흡매개변수의 개선으로 이어진다.

물렁조직기법, 척추 및 사지의 가동술뿐만 아니라 침술 및 다양한 형태의 전기치료는 주로 골격계의 통증을 조절하는데 사용된다.

수중치료는 물이 사지와 몸통의 약화된 근육들에 적절한 저항을 주기 때문에 매우 유익하다. 수영과 월풀 등이 권장된다.

PPS 환자의 경우 심리적 및 사회적 지원이 매우 중요하다. 이는 장애인이나 유사 환자를 위한 협회(The Polio Association)를 통해 찾을 수 있다.

온천치료는 PPS 환자를 위한 특정 재활의 가장 적합한 형태이다. 환자의 최적의 이동성, 독립성 및 삶의 질을 유지하는 것이 중요하다. 온천치료가 시작되면 적응 단계가 규칙적으로 일어나며 최대 2주간 지속된다. 이 단계가 끝나면 재활의 효과가 명백해진다. 온천치료 효과는 반년까지 지속된다. 후-소아마비 증후군 환자를 위한 광천치료는 Velke Losiny, Janske Lazne, Vraze, Klimkovice에서 제공된다. 포괄적인 온천치료는 말초마비와 동일한 기준으로 적용될 수 있다(1.8 장 말초마비 참조).

1.12 척수 손상 / SPINAL CORD INJURY

척수 손상은 가장 치명적인 손상 중 하나이다. 척수 손상이 있는 사람은 몸통과 사지의 이동성이나 감각의 상실뿐만 아니라 비뇨기 및 장기의 결손, 성기능 장애 및 기타 가능한 합병증을 포함한 자율신경계 기능장애를 겪는다.

척추 프로그램

20세기에 들어서, 마비 환자의 치료에 있어서 의료 및 사회 분야에서 모두 분명한 진전이 있었다. 그러나 척수 손상 환자를 위한 치료의 집중화에 대한 장기간의 노력은 1990년대에만 성공적으로 이루어졌고, 그 결과 첫 척수 손상 부서가 1992년 체코 P. Wendsche 교수 지도하에 개설되었다. 2002년, 체코 정부가 척수 손상 환자를 위한 복잡한 치료를 보장하기 위해 의료시설 네트워크와 그 범위를 확립한 "방법론적 지침(Methodological Guide-lines)"을 발간했다. 2003-2004년에 이 방법론적 지침에 근거하여 오스트라바, 리베레츠 및 프라하에서 다른 척수 손상 부서가 점차 개설되었다. 현재 급성 IA기(손상 후 약 1-2주) 환자는 외과시설에, 아급성 IB기(손상 후 약 2-12주) 환자는 척추관리 기관에, 만성 II기(손상 후 12-36주) 환자는 재활센터로 치료의 연속성을 보장한다.

1.12.1 병인, 신경학적 증상

체코에서는 매년 200-250명의 척수 손상 환자가 발생한다. 척수 손상은 대부분 아탈구된 척추 또는 뼈 조각들에 의해 척추관의 손상과 관련된 부상으로 야기된다. 척수 손상은 주로 자동차 사고에 의해 야기되며, 낙상이나 스포츠 부상으로 인해서도 발생한다. 부상당한 환자의 평균 연령은 보통 30-35세이다. 다른 원인의 척수 손상은 혈관성 척수병증, 감염 또는 종양을 포함한 비외상성 척수 손상에서 유래한다. 이 환자들은 보통 60-70세 정도이다. 하반신 마비는 T2 수준의 원위부 병변, T1 이상의 병변이 있는 경우에는 사지마비로 진행된다. C4 수준 이상의 병변에서는 횡격막의 동시침범을 포함한다. 신경학적 결과에서 척수의 완전 절단이 관찰되면 이는 완전척수손상이며, 병변 수준 이하의 특정 움직임이나 감각 보존이 되는 경우에는 불완전척수손상이라 한다. 척수쇼크 기간을 포함하는 척수 손상의 신경학적인 진행은 척수 손상 직후 시작되며 대부분 6주 정도 지속된다. 이 기간 동안 환자는 완전한 무긴장, 무반사, 무감각증을 호소할 수 있다. 드물지 않게 척추쇼크가 가라앉은 후 민감도나 움직임을 어느 정도 회복할 수 있다.

임상 평가방법

American Spinal Injury Association(ASIA) 평가도구는 환자의 신경학적 결과를 평가하는데 사용된다. 이는 척수 손상 수준과 손상정도를 결정한다. 척수 손상의 신경학적 수준을 확인하기 위해서는 먼저 운동과 감각 수준을 평가해야 한다. 운동 수준은 소위 주요 근육(key muscles)의 기능을 기반으로 한다. 상지 및 하지의 주요 근육은 각 척수 수준에 따라 정의된다. 각 근육의 근력은 1등급에서 5등급까지 구체적으로 정의된 위치에서 검사된다. 운동 수준은 주요 근육이 최소한 3등급 이상이고, 상위 수준 근력이 5등급인 최저 분절에 해당된다. 몸통의 경우 운동 수준은 감각 수준에 따라 결정된다. 감각 수준을 검사하기 위해 척추 분절별 피부분절 척도(dermatome)가 사용된다. 감각은 가벼운 접촉과 감각식별(날카로운/둔한 감각의 인식)을 검사한다. 감각 수준은 두 종류의 자극 모두 정상적인 감각을 지닌 가장 낮은 피부분절에 의해 결정된다. 척수 병변의 신경학적 수준은 양측 모두에 정상적인 운동기능과 감각이 있는 가장 낮은 분절에 의해 결정된다. 척추 손상의 정도는 ASIA 손상 척도(AIS)에 의해 결정된다. 천골 분절의 활성이 매우 중요하다: AIS A(완전손상)는 S4-5에 감각과 운동기능 모두 상실, AIS B(불완전손상)는 S4-5를 포함한 신경학적 수준 이하에 감각이 존재, AIS C(불완전손상)는 신경학적 수준 이하 주요 근육의 운동기능이 3등급 이하, AIS D(불완전손상)는 손상수준 이하 주요 근육의 운동 기능이 3등급 이상, AIS E는 모든 수준의 운동기능과 감각기능이 정상인 경우를 말한다. 하지만 자율신경기능의 손상은 다양한 범위에서 나타날 수 있다. 척수 손상 후 환자의 기능 상태를 평가하기 위해 척수독립성지수(SCIM)와 보행검사가 사용된다. SCIM은 환자의 독립적인 활동, 호흡, 장 및 방광 기능, 이동의 수준을 결정하는데 사용된다. 각 영역에는 중요 척도가 있는 질문들이 들어 있다(예: 독립적인 식사, 옷 입기, 입욕 및 시각적 표현에 관한 질문이 포함됨). 전체적으로 최대 100점을 받을 수 있다. 보행 평가를 위해 만들어진 검사는 척수손상 보행지수(WISC)(0~20점 평가로 환자의 서기와 이동능력)와 시간 기반 검사인 Timed Up and Go 검사, 10미터 보행 검사 및 6분 보행 테스트 등이 있다. 이러한 검사들을 정기적으로 반복하는 것이 중요하다(환자의 상태를 평가할 수 있도록 부상 후 3개월, 6개월, 1년 간격).

1.12.2 체계적인 치료 접근법

외상으로 인한 척수 손상 환자는 수술을 받을 수 있는 척추 수술 시설로 긴급 이송된다. 대부분의 경우 수술은 두 부분으로 구성되어 있다. 첫 번째는 탈구된 척추를 재 위치시키고, 뼈 조각을 제거하여 척수 감압 또는 이완을 포함한다. 다음으로, 척추 안정화가 수행된다. 적절한 시기에 집중적이고, 포괄적인 재활이 시작될 수 있도록 하는 것이 중요하다. 또한 환자는 항염증제, 항궤양, 항우울제, 진통제 및 항혈전제와 같은 특정 의약품을 처방받는다. 집중적인 재활은 이미 척추수술부서 또는 중환자실(ICU)에서 시작된다. 자세한 내용은 나중에 설명된다. 환자가 안정이 되면(심장 및 폐), 척수 손상 병동으로 전원될 수 있다. 일부 척수 손상 병동은 인공호흡기가 필요한 환자를 수용할 수 있는 능력을 갖추고 있다. 이러한 시설은 포괄적인 간호, 의료, 재활 및 심리치료를 제공한다. 간호는 기본적으로 음식섭취, 개인위생, 수면, 배뇨와 같은 필수적인 부분들을 포함한다. 재활치료의 중요한 부분은 욕창, 혈전증, 폐 합병증, 요로 감염 및 원내 감염의 확산을 예방하는 것이다. 건강관리는 올바른 약물처방, 합병증의 예방 및 시기적절한 치료, 소변 및 배변 처리의 확립에 초점을 맞춘다.

심리적인 중재는 척수 손상 병동에서 환자 치료의 중요한 구성 요소이다. 심리학자는 모든 환자의 가족 및 치료 관계자들과 의사소통을 한다. 사회복지사가 방문하는 것은 복지를 위한 평가를 하고 환자의 사회적인 상황을 다루는 데에도 중요하다.

환자가 직립 자세를 유지할 수 있고, 척수 손상의 정도에 따른 일정 수준의 독립성을 가지며 배뇨 및 배변 처리가 가능해지고 모든 건강 문제가 해결되면 환자는 5-6개월 동안 집중적인 재활을 받기 위해 재활 시설(체코: Kladruby, Luze-Kosumberk, Hrabyne)로 입소한다. 그 후, 환자에게 보조기구 및 장치가 제공되고 가정이나 사회복지기관으로 복귀한다.

1.12.3 척수 병변의 의학적 결과 및 가능합병증

자율신경반사이상(AUTONOMIC DYSREFLEXIA)

이는 매우 심각한 상태이므로 의도적으로 먼저 언급하였다. 병변 수준 이하의 자극에 대한 부적절한 자율 반응으로 인해 혈압이 갑자기 증가한다. 원인은 대개 방광의 팽창, 도뇨관의 막힘이나 치골위방광절제술로 방광이 과도하게 차는 경우를 포함한다. 다른 원인으로는 장의 팽창, 갑작스러운 복부 손상, 화상이나 감염 등이 있다. 혈압의 증가는 척수 병변 아래 기관들의 조절되지 않은 이완과 차후의 혈관수축, 주로 장기영역에서 발생하며 이는 반사적 서맥과 혈관 확장에 의해 인체 내부의 균형을 유지하려는 반응이다. 이 반응은 병변 수준 위에서만 나타난다. 자율신경계 반사부전증(autonomic dysreflexia)의 임상적 증상에는 날카로운 맥동성 두통, 얼굴의 홍조, 발한과 불안증 등이 포함된다. 치료사가 빨리 조치하지 않으면 뇌출혈이 발생할 수 있다. 보통 환자를 앉히고 도뇨관을 새로 교체해주는 것도 충분하다. 문제의 원인을 즉시 결정하지 못하면 빠른 효과의 고혈압 약을 투여하여 일시적으로 압력을 낮출 수 있다. 자율신경 반사장애는 T6 이상의 척수 손상이 있는 환자에서만 발견된다.

기립성 저혈압(ORTHOSTATIC HYPOTENSION)

이는 급성기 환자의 장기간 침상자세, 특히 말초부에서 정맥 혈액순환이 불충분한 것과 연관된 하지나 체간의 마비로 인한 것이다. 그러한 환자들은 앉힐 때 종종 무너진다. 따라서 앉은 자세에서 점진적인 기립은 스탠딩 테이블 또는 자세변경 침대를 사용하여 천천히 시행할 수 있다.

심정맥 혈전증(DEEP VEIN THROMBOSIS)(THROMBOEMBOLISM)

하지의 혈액공급 장애로 인해 환자는 혈전 색전증의 위험이 높아질 수 있는데, 이는 장기간의 Heparin 또는 Wafarin 복용을 필로로 한다.

배뇨장애(URINARY DYSFUNCTION)

척수 손상 후 환자는 자발적인 배뇨가 어렵다. 손상 직후, 영구적인 도뇨관이 삽입된다. 하지만 남성의 경우 요도에 궤양이 생길 위험을 방지하기 위해 고위방광절개(복부 벽을 통해 삽입된 도뇨관)를 권장한다. 간헐적 삽입도뇨관(intermittent catheterization)은 환자의 척추수술 상태가 안정화 되었을 때 시행될 수 있다. 숙련된 간호사가 3-4시간마다 간헐적인 도뇨법을 실시한다. 또한 하루에 약 2-2.5리터의 유동식을 섭취해야 한다. 환자가 삽입 도뇨법이 숙달되면 자가 도뇨관삽입법을 시작할 수 있다. 손상 후 약 2개월 후 요역동학 검사가 수행된다. 측정은 방광 및 괄약근의 흥분성과 긴장도에 따라 조정될 수 있다. 주요 목표는 삽입도뇨관 기간 동안 상부 요도 및 억제에 대한 보호이다. 척수 손상 환자는 종종 방광에 영구적인 세균 군집을 보인다. 잘못된 방광 배출로 인해 신장으로 소변 역류가 일어나 신우신염 발생으로 이어져 만성 신부전으로 이어질 수 있다.

배변장애(BOWEL DYSFUNCTION)

내장 및 항문 괄약근 기능장애는 척수 손상 수준에 따라 다르다. 장 배출은 대개 직장 자극(좌약)이나 수동적으로 시행된다. 때로는 식이요법 수정이 필요하다(충분한 섬유질, 적절한 양). 비만은 손상 후 에너지 소비 감소로 문제를 일으킨다.

성기능 장애(SEXUAL DYSFUNCTION)

병변 수준에 따라 척수 손상 환자는 성기능 상실의 다양한 조합을 나타낸다. 남성의 경우 발기 및 사정 장애가 나타나고, 여성의 경우 윤활 및 오르가슴 도달에 대한 결손이 나타난다. 일시적인 월경 불순은 손상 후 몇 개월이 지나야 회복한다. 척수 손상이 불임의 원인은 아니다. 모든 환자는 성과학자, 남성과학자, 산부인과 의사와 정기적인 상담을 해야 한다.

외피질환(INTEGUMENTARY DYSFUNCTIONS)

피부 합병증은 매우 흔하다. 마비된 신체 부위의 피부는 혈액순환이 감소된다. 감각 저하, 욕창 또는 피부 찰과상 및 화상의 위험이 발생할 수 있다. 피부 결손은 잘 치료되지 않는다. 급성기와 아급성기에는 모든 환자가 자세에 대해 체계적인 관리가 필요하며, 다양한 항 궤양 매트리스 또는 지지대가 사용된다. 대부분의 피부 결손은 환자가 오랜 시간동안 신체를 충분히 관리하지 않는 경우 나타난다.

욕창의 치료는 항상 어렵고 합병증이 발생할 확률이 높다. 종종 염증이 뼈에 도달하여 골수염이 형성되고 만성 패혈증으로 발전하여 욕창으로 진행될 수 있다.

패혈증(SEPTIC CONDITIONS)

급성 및 아급성기 환자에게 패혈증이 생길 수 있다. 일반적으로 요로 감염이 원인이지만 객담이나 호흡의 결손, 호흡기 감염과 같은 더 심각한 병변에서 발생할 수 있다. 다발성외상이 있는 환자에서는 복강 내 감염이 발견될 수 있다. 또한 욕창 또는 중심정맥카테터가 원인일수도 있다. 이는 대량의 항생제 투여 및 공격적인 치료가 요구되는 생명을 위협하는 심각한 합병증이다.

통증(PAINFUL CONDITIONS)

척수 손상이 있는 환자는 다양한 종류의 통증을 호소한다. 신경근 통증은 가장 일반적이며 특정 근육군의 제한 또는 과부하와 관련이 있다. 내부 장기의 병리로 인한 내장 통증이나 다른 통증은 감각결손 때문에 때때로 국소화하기가 어렵다. 신경병증성 통증이 가장 강하다. 이것은 척수 또는 척추 뿌리로부터 손상된 신경 구조로부터 기인한다. 일반적으로 신경병증성 통증은 관리가 어렵고, 만성적인 경향이 있으며 전체 환자의 약 1/3에서 존재한다. 이러한 종류의 통증들을 관리하기 위해 다양한 조합의 약물을 사용할 수 있다.

경직(SPASTICITY)

척수 중심이나 전체가 손상되었을 때(대부분 L1수준까지), 척수쇼크가 어느 정도 가라앉고 나면 경직이 발생한다. 이는 증가된 근육의 긴장도, 과반사 및 간헐성 경련과 같은 특징을 가진다. 경련의 정도는 재활치료에 의해 영향을 받을 수 있다. 치료로 관리가 잘되고 환자가 견딜 수 있으면 약리학적 치료를 시행 할 필요가 없다. 환자가 정신적 외상이 심하거나 경련이 재활치료에 방해가 되면 물리치료사와 상담 후 약물치료가 시작될 수 있다. 손상 후 때때로 경련이 증가하여 구축 및 변형으로 이어질 수 있다. 약물치료로 경련을 조절할 수 없는 경우 바클로펜 펌프를 시행할 수 있다(지속적인 경막내투여).

관절주변 골화증(PARA-ARTICULAR OSSIFICATION)

관절주변 골화증(신경성 이소성골화증)은 관절 움직임

제한과 관절강직을 유발할 수 있다. 자세한 내용은 교재의 재활관리의 이소성골화증의 예방을 참조하라.

골다공증

만성 단계에서 척수 손상이 있는 환자는 종종 활동이 부족하여 골다공증이 발생한다. 이는 휠체어나 부주의한 하지 움직임으로 인한 낙상으로 골절 발생빈도를 증가시킨다. 적절한 시기에 정기적인 서기(스탠더, 스탠딩 테이블)를 권장한다.

1.12.4 척수 손상 환자를 위한 재활치료

물리치료 및 작업치료는 척수 손상 환자의 치료에서 가장 중요하다. 환자의 건강과 척추 손상 정도가 적절한 물리치료 기법을 선택하는데 중요한 역할을 한다. 환자에게 주어진 요구는 현재의 건강 상태를 기반으로 한다. 환자는 척수 손상 병동에서 장비 운동, 기립, 모달리티 및 작업치료 외에도 하루에 두 번씩 개별적인 물리치료를 받아야 한다.

물리치료

폐(호흡) 물리치료

척수 손상 환자는 항상 호흡역학의 변화를 보인다. 경부 척수 손상 환자는 객담이 생긴다. 흉부 척수 손상 환자는 흉부와 폐 손상이 동시에 발생하는 경우가 많으며, 일부 환자는 인공호흡기를 사용하거나 기관절개술을 할 수도 있다. 모든 환자는 폐확장 부전 또는 폐렴의 위험이 증가하는 경향이 있다. 따라서 호흡기 위생은 치료의 주요 목표 중 하나이다. 호흡 물리치료는 수동기법과 능동기법 모두 사용한다. 수동적인 기법으로는 체위성 배액, 흉부의 이완, 호기 중 도수 진동, 늑간 공간 마사지 및 수동 호흡 체조가 있다. 능동적인 기법으로는 주로 저항에 대한 호기, 자가 배액 및 보이타가 개발한 반사 자극을 통한 심호흡을 포함한다. 진동과 호기 중 저항을 이용하는 폐 물리치료에 사용되는 도구에는 Flutter 및 Acapella가 있다.

수동 움직임

수동 움직임은 개별 관절의 움직임을 유지하고, 구축을 방지하기 위해 시행된다. 중재는 견갑골 전인 및 내회전 된 자세로 인한 상지 구축 및 잦은 어깨 통증의 위험이 있는 사지마비 환자에게 특히 필요하다. 움직임은 느리고 부드럽게 하며, 급성기에는 물렁조직 손상 위험과 골화증 발생을 줄이기 위해 생리학적 범위의 2/3를 초과해서는 안 된다. 이는 척수쇼크가 가라앉고 경직이 발생하면 환자의 수동적인 움직임에 의해 현저하게 감소될 수 있다. 수동적 움직임의 구성요소는 관절, 특히 견관절과 고관절의 중심이다. 관절구에 사지가 축의 방향으로 지속적인 압력을 가한다. 이는 관절구에 위치한 압력 수용체의 자극을 일으키고 척수 손상 영역에 구심성 자극을 입력한다.

MotoMed(그림 1.12.14-1)는 주기적으로 수동적인 움직임을 수행하는데 사용된다. 또한 이 장비는 근력을 평가할 수 있는 옵션이 있는 능동적인 운동도 가능하다. MotoMed는 앉거나 누워서 수행할 수 있다. 반복적인 수동 움직임은 사지의 혈액순환을 현저하게 향상시키고 근육과 관절수용기 자극을 증가시켜 척수에 구심성 충격을 전달한다.

능동 움직임

능동 움직임 시 물리치료는 완전히 또는 부분적으로 보존된 기능을 보이는 근육 또는 근육군에 초점을 맞춘다. 근력의 회복, 정확한 근육 패턴 내의 근육활성화 및 특정 자세에서의 점진적인 조절능력은 능동움직임의 일부이다. 치료의 목표는 직립의 개별 단계에서 가장 유리한 기능적 자세를 달성하는 것이다. 능동적인 개별 운동 중에 보이타 방법, PNF, 신경발달치료(Bobath), 슬링운동치료 접근법(TerapiMaster라고 알려진 RedCord 장비로 슬링 운동)과 같은 다양한 물리치료 방법과 개념이 활용된다. 가장 일반적으로 사용되는 물리치료 도구에는 저항 밴드, 볼, 롤러 및 밸런스 보드가 있다.

물렁조직 기법 및 가동술

호흡 물리치료에서 피부, 근육 및 근막 가동술은 흉추 및 경추에 가장 흔히 적용된다. 상지와 하지의 원위부 가동술은 기능을 현저히 향상시킬 수 있다. 또한 물렁조직 기법은 흉터/절개 가동술에도 사용된다.

기립 (Verticalization)

환자의 전반적인 상태가 안정되면 가능한 빨리 앉기나 서기가 시작된다. 다양한 유형의 수직 침대, 수직 테이블 및 스탠드가 사용될 수 있다. Lokomat 장비에서 운동할 때 기립과 기계적 치료는 상호 연결된다(그림 1.12.4-2). Lokomat은 움직이는 벨트(트레드밀)를 이용하여 도수

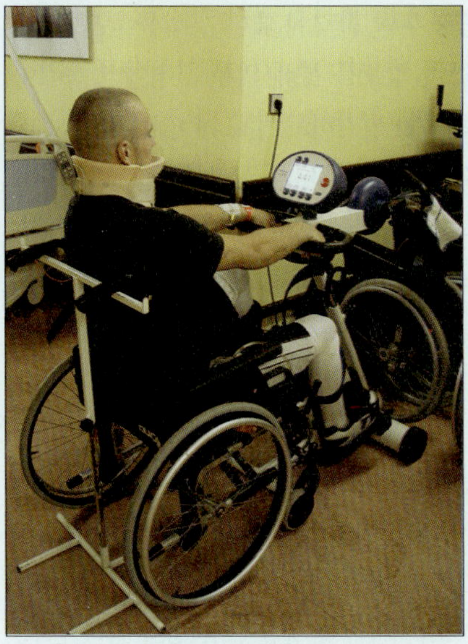

그림. 1.12.14-1 사지의 수동 및 능동 운동장비.

보조 보행 훈련의 방법으로 사용되는 현대적인 의료 장비이다. 이 장비는 서스펜션 시스템, 트레드밀 및 로봇식의 보조기로 구성된다. 시스템 동기화는 컴퓨터에 의해 조절되며, 하지의 실제 움직임을 스캔하는 센서가 내장되어 있다. 이 장비는 각 환자의 요구 및 보행패턴에 따라 개별사양으로 설정할 수 있다. 척수 손상 환자의 경우 강렬하고 특정한 보행훈련이 이동기능과 연결된 중추신경계 운동 중앙처리 시스템의 잠재적인 가소성을 증가시킨다. Lokomat은 주로 불완전 척수 손상이 있는 환자에게 사용된다.

치료적 처치(모달리티)

모달리티는 주로 신경근 통증, 건초염, 관절병증을 치료하고 피부 결손과 흉터를 개선하는데 사용된다. 전기치료, 초음파, 자기요법, 바이오램프 등이 가장 보편적인 모달리티 치료법이다. 다양한 형태의 수중 치료 또한 적절하다.

환자가 비교적 자제력이 있는 경우, 가동성 운동을 수영장에서 수행할 수 있다. 또한, 순환을 향상시키고 부종을 줄이며 움직임 용이성을 향상시키기 위해 분사기가 설치된 온수 욕조(jacuzzi)를 권장한다.

작업치료(Occupational Therapy)

작업치료는 물리치료와 조화되어 진행하고, 작업치료는 독립적이고 일반적인 일상 활동(옷 입기, 이동, 개인위생, 음식 섭취 등)의 연습에 초점을 둔다. 작업치료의 중요한 부분은 사지마비 환자에게 특수 포지셔닝 장갑에 손을 넣는 등 기능적인 잡기 동작 훈련이다. 이것은 손가락 굴곡 단축을 촉진하고 손의 잡기 기능을 향상시킨다. 재활병원에서 작업치료사와 의사는 환자가 휠체어, 쿠션, 포지셔닝 베드, 개인위생 도구와 같은 가정환경에서 사용할 수 있는 보조장치를 적절히 선택해주어야 한다. 또한 작업치료사는 가정, 운전, 직장에 관한 상담을 하고 장애를 가진 환자들을 위해 이 부분들을 수정해주는 역할을 한다.

사회적 재활(Social Rehabilitation)

1

사회적 재활은 이미 척수 손상 병동에 입원하거나 재활병원에 머무르는 동안 시작된다. 목표는 가족과 낯선 사람들 사이에서 장애를 가진 삶을 준비하는 것이다. 중요한 요소는 환자 가족의 협력이며, 환자를 위해 강력한 지원 시스템을 제공하여야 한다. 환자 집의 개조 또는 변경, 작업환경 개선 및 환자의 이동 또는 운송을 다른 사람들에게 최소한의 영향만으로 해결할 수 있는 옵션을 모색한다. 환자는 사회 활동에 제한되어서는 안 된다. 환자는 체코 Centrum Paraple에서처럼 장애를 다루는 다양한 비영리 단체에 참여할 수 있다. 재활병원에서 퇴원한 후 각 환자는 가능한 빨리 일과 사회활동에 통합되도록 노력해야 한다. 또한 환자는 신체 상태를 유지하고 구축, 부종, 골다공증 등을 예방하기 위한 장기간의 개인 재활목표를 설정해야 한다. 몇몇 환자가 기대감을 가지고 스스로 하겠다고 해도 몇 년 동안은 너무 강도 있는(하루에 여러 시간) 재활훈련 프로그램을 요구하지 않아야한다. 일반적으로 손상 1년 후 가동성과 감각이 향상된다.

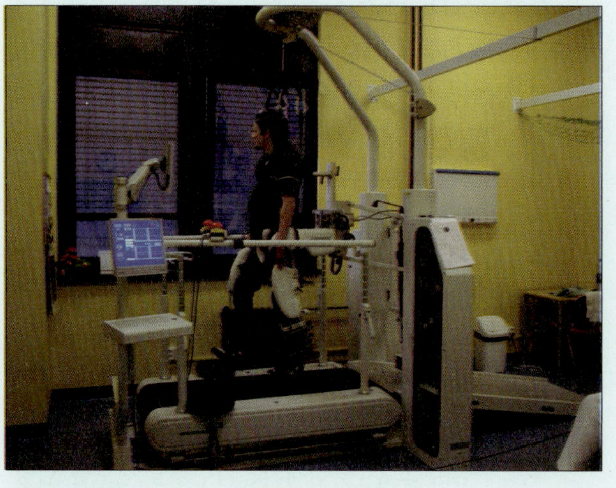

그림. 1.12.4-2 Lokomat(보행장비).

1.13 소뇌 기능부전 / DEFICITS IN CEREBELLAR FUNCTIONS

1.13.1 소뇌의 기능해부학

소뇌의 해부학적 구조는 두개골의 후두와 속 뇌줄기 기저부와 함께 위치한다. 소뇌는 2개의 반구와 충부(vermis)로 구성된다. 근육의 긴장도 조절, 중력 내 직립 자세의 유지, 걷거나 설 때의 균형에 중요한 역할을 한다. 또한 가장 복잡하고 습득된 움직임을 포함한 상하지 특정 동작의 정확성, 시간과 공간에서의 움직임 협응에 기여한다. 소뇌는 6세 때 발달하고 완전히 성숙한다. 또한 소뇌는 손의 미세한 운동 능력의 완전한 성숙을 포함하므로, 초등학교 입학에 앞서 숙달되어야 하는 기능이다.

계통발생학적 및 기능적으로, 소뇌는 세 부분으로 분류할 수 있다:

- **원시소뇌**(Archicerebellum)(**편엽소절엽**)는 소뇌의 가장 오래된 부분이며, 특히 전정계와 기능적으로 상호 연결되어 있으며, 전정소뇌라고 부른다. 공간에서 머리의 움직임과 위치에 관한 전정 정보를 받는 작지만 아주 중요한 부분이다. 이 정보를 바탕으로, 전정소뇌는 척수 운동 활동에 영향을 미치고 모든 자세 경우에서 균형을 유지한다.
- **구소뇌**(Paleocerebellum)는 소뇌의 편도를 포함하여 소뇌반구의 인접한 부분과 충부의 전엽, 상엽 및 하엽을 형성한다. 주로 척수에서 정보를 수신하며, 척추소뇌라고 한다. 구소뇌는 근 긴장도의 최적화 및 항중력근 기능에 관여한다. 원시소뇌와 구소뇌는 서기와 걷기에 관여하는 주동근과 길항근의 적절한 근긴장과 시너지 효과를 조장한다.
- **신소뇌**(Neocerebellum)는 충수의 중간 부분과 반구 표면의 대부분을 형성한다. 이 분절은 대뇌피질의 운동영역, 피질하영역 및 시상핵과 연결되어 있다. 이것을 바탕으로, 신소뇌는 교뇌소뇌라고도 한다. 계획된 움직임에 대한 정보를 받고, 원심성 경로를 통해 추체 및 추체외 운동 자극을 수정(**주로 억제**)한다.

소뇌는 구심성 고유수용감각 및 외수용성 신호를 담당하지만, 시각 및 청각 입력에 대한 정보도 받는다. 본질적으로 신체의 지남력과 주변 환경에 대한 분석을 담당한다.

소뇌는 시각 및 음향 정보를 통해 외부 환경에서 움직이는 물체의 거리와 속도를 평가하고 필요에 따라 적절히 대응할 수 있다(**안전하게 길 건너기, 공 잡기 등등**). 말초수용체로부터 오는 정보를 신속하게 처리함으로써 모든 의지적, 자동적 운동의 원활하고 정확한 수행이 촉진되며, 이 정보는 척수소뇌로를 통해 이동한다. 소뇌는 운동 수행 동안 모든 정보를 지속적으로 분석하고 부정확성을 즉시 교정한다. 이 활동은 주로 억제 작용을 하는데, 이는 소뇌가 과도한 움직임을 방지한다는 것을 의미한다. 또한 운동의 범위를 제한하고 정확하게 목표물에 도달하기 위한 움직임을 안내하는 역할을 한다. 소뇌의 정보 처리는 매우 빠르기 때문에 운동이나 예술 또는 기타 특정한 활동(**음악 악기 연주**)과 같은 빠른 반복 운동이나 복잡한 움직임 프로그램도 다루어진다. 소뇌는 움직임의 개별 단계, 정확한 개시, 지속 및 목적을 담당한다. 이는 원위 사지의 협응뿐만 아니라 큰 자세적인 운동기술에도 관여한다.

소뇌는 감각 피질 다음으로 학습된 운동 패턴(**엔그램**)의 저장장치 역할을 한다. 추체외로계와 함께, 소뇌는 미세조절과 근긴장도 안정에 기여한다.

소뇌는 다양한 병리적 과정에 의해 영향을 받을 수 있다: 허혈, 출혈, 종양, 손상, 염증 및 신경 퇴행 과정, 중독 또는 대사기능장애 등. 소아들은 뇌성마비에 의해 소뇌가 영향을 받을 수 있다. 소뇌의 결손은 불균형, 비협응성 운동, 실행증, 둔함, 떨림, 안정성 저하, 보행, 시선 및 언어적 문제로 나타나는 억제기능을 초래한다.

1.13.2 소뇌 병변의 기본 임상적 증상

운동실조증 / ATAXIA

운동실조증(Ataxia)은 소뇌 병변이 있는 경우에 발생하는 기본적인 운동결함이다. 이는 협응 움직임의 장애로 복잡한 운동을 질서 있게 할 수 없는 상태를 의미한다. 동작의 타이밍이나 목표가 정확하지 않고, 부드럽지 못하거나 효율적이지 않으며, 의도한 방향과 다른 방향으로 많은 편차가 있을 수 있다. 실조증에 의해 영향을 받는 부위나 기능에 따라 보행 실조증, 자세(**체간**) 실조증, 사지 실조증 또는 언어 실조증(**소뇌성 구음장애**)으로 구분된다. 기립성 실조증은 다양한 방향으로 넘어지는 경향을 가진 넓은 기저면으로 비정상적인 기립을 특징으로 한다. 보행 실조증은 불안하고 넓은 기저면으로 흔들거리는 걸음걸이와 넘어질 것 같은 경향(**술취한 보행**)을 보인다. 보폭은 비대칭이며, 환자는 직선으로 이동할 수 없다. 환자들은 종종 자신의 걸음걸이 불안을 어지럼증으로 해석하지만, 이는 실제 어지럼증이 아니다.

측정과다증, 연속 반복 운동 불능 및 협동 운동 불능 또한 운동 실조의 구성 요소이다.

측정과다증(Hypermetria)

측정과다증은 잘못된 움직임 추정을 의미한다. 움직임이 너무 빨리 일어나거나 시작되고, 목적없이 돌진하며, 길항근의 불충분한 활성화 및 지연의 결과로 부정확하게 완료되는 움직임을 의미한다. 임상적으로, 이 결손은 손가락-코 검사를 통해 상지 운동 거리 측정 장애로 평가되는 경우가 가장 흔하다(그림 1.13.2-1).

검사방법은 환자의 팔을 앞쪽으로 쭉 뻗은 상태에 두 번째 손가락으로 정확하게 코끝을 만지려고 시도하고, 가능하면 눈을 감고 시행한다. 환자가 검사자의 검지와 자신의 코를 번갈아가며 만지는 평가가 더 정확할 수 있다. 동작은 점점 빠르게 수행하고, 검사자는 검지의 위치를 변경한다. 운동거리측정장애(Dysmetria)는 목표를 놓치는 것을 의미하고, 과도한 동작은 측정과다증으로 불린다(그림 1.13.2-1 참조). 측정과다증을 보상하기 위한 의지적인 노력은 운동완서증(bradykinesia)으로 나타나며, 표적에 도달하기에 앞서 동작이 느려지고 몇 가지 보상동작이 일어난 후 환자의 손가락이 표적(코)에 도달한다.

하지는 대측 정강이에서 발뒤꿈치의 움직임을 통해 검사할 수 있으며, 움직임 분리를 쉽게 관찰할 수 있다. 처음에는 다리를 과도하게 들어 올려 무릎을 구부린 다음 대측 무릎을 접촉하도록 시도하고, 정강이에서 발쪽으로 뒤꿈치를 미끄러져 내리도록 지시받는다. 소뇌 기능부전이 있는 경우 움직임은 협응적이지 않고, "지그재그"(그림 1.13.2-2)로 나타나며, 보호 움직임은 과도하게 나타난다. 검사를 하는 동안 치료사는 환자를 갑자기 밀거나(**가급적 앉은 자세에서**) 어깨, 몸통을 당긴다. 사지의 과도한 보호 연합운동이 관찰된다. 측정과대증 또한 육안으로 관찰할 수 있다. 지나치게 큰 말소리 또한 측정과대증의 증상이다. 환자는 개별 모음 발음(**폭발성 경련 조음**), 소뇌 기능부전, 불규칙적, 느린, 술 취한 듯한 말투 또한 나타난다.

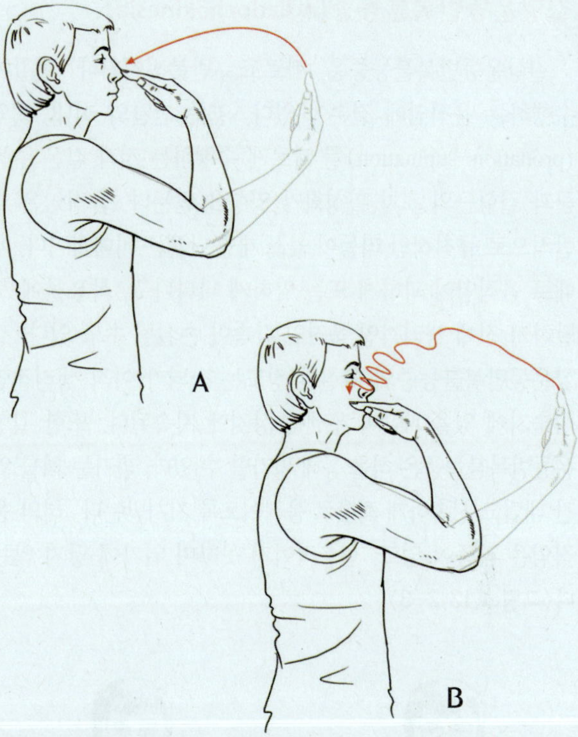

그림 1.13.2-1 상지 협응 검사. A-동작 시행 교정, B-운동측정장애(측정과다증)와 기도진전.

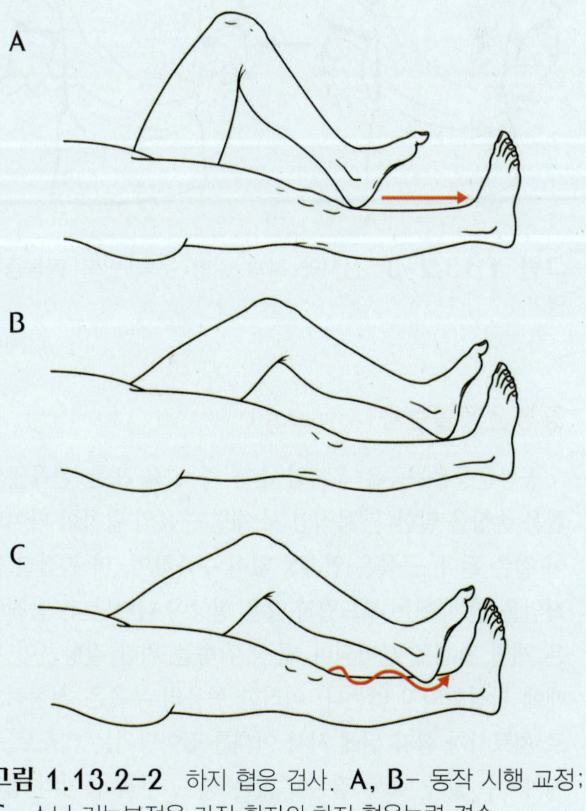

그림 1.13.2-2 하지 협응 검사. A, B- 동작 시행 교정; C- 소뇌 기능부전을 가진 환자의 하지 협응능력 결손.

길항운동반복불능증(Adiadochokinesia)

길항운동반복불능증은 빠르고, 반복적이거나 번갈아 수행하는 움직임에 결손이 있다. 양쪽 전완의 회내–회외(pronation–supination)를 빠르게 수행하는 것과 같은 주동근과 길항근의 교차 활성화가 영향을 받는다. 움직임은 일반적으로 규칙적인 리듬이 없고 개별 단계는 비대칭이다. 때때로 움직임이 과하게 또는 약하게 나타나고, 목표물에 도달하기 전에 생리적인 움직임 감속이 손실될 수도 있다. 길항운동반복불능증의 확실한 정도는 소뇌가 아직 생리적인 성숙기에 있을 때, 비 우세측 상지에 지속된다. 또한 길항운동반복불능증은 혀를 통해 평가할 수 있다. 환자는 혀를 약간 내밀고 신속하게 좌우로 움직이도록 지시받는다. 혀의 움직임은 리듬이 없고, 협응적이지 못하며 입가에 닿지 않는다(그림 1.13.2–3).

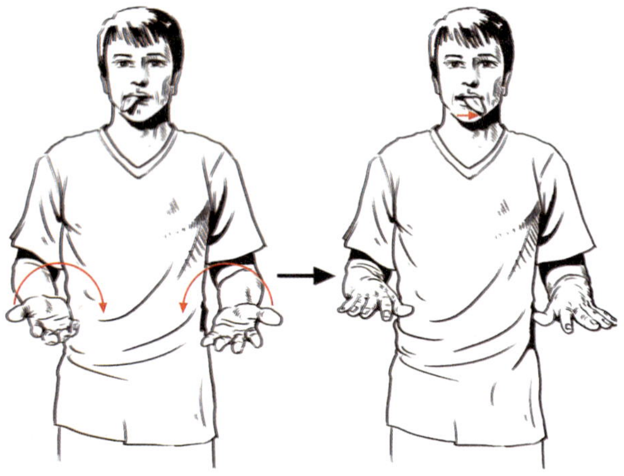

그림 1.13.2–3 상지와 혀의 길항 운동 반복 불능증 평가.

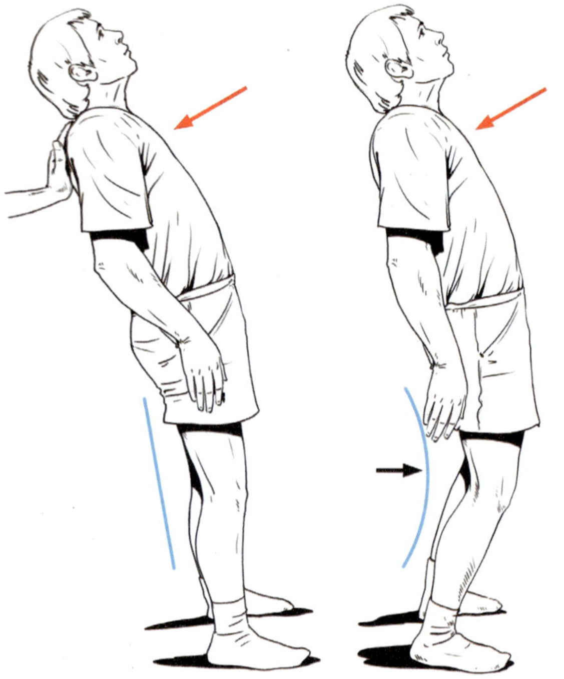

그림 1.13.2–4 공동운동불능증. A– 후방 굴곡 시, 환자는 무릎을 구부리지 않고 뒤로 넘어진다, B– 생리적인 반응으로 후방 굴곡 시 무릎 굴곡이 발생한다.

공동운동불능증(Asynergy)

공동운동불능증은 움직임 수행 중 근육 또는 근육군의 협응 손상을 말한다. 움직임 시 개별 근육의 활성화 타이밍이 결손 된다. 근육은 연속성 없이 수축하며, 더 복잡한 움직임을 할 때에는 부드럽지 않은 현상이 나타난다. 움직임은 개별 단계로 분리되며, 동작 감속을 위한 길항근이 제때에 활성화되지 않는다. 이러한 협응의 부족은 전형적으로 치료사가 환자 뒤에 서서 어깨를 잡아당기는 테스트 중에 볼 수 있다. 소뇌 결손이 있는 경우, 무릎 굽힘의 생리학적인 연합운동이 손실되어 환자는 뒤로 넘어지려는 경향이 있다(그림 1.13.2–4). 동시에, 상지의 과도한 방어적 공동효과로 측정과대증(hypermetria)이 관찰될 수 있다. 또한 공동운동 불능은 누운 자세에서 앉기 또는 앉은 자세에서 서기 검사를 통해 비협응 움직임을 관찰할 수 있다. 환자가 가슴 앞에 팔짱을 끼고 누운 자세에서 앉으려고 시도할 때, 소뇌 기능장애가 있는 경우에는 하지를 과도하게 들어 올린다. 동측 소뇌반구 손상의 경우, 동측 하지에서 증상이 관찰된다(그림 1.13.2–5).

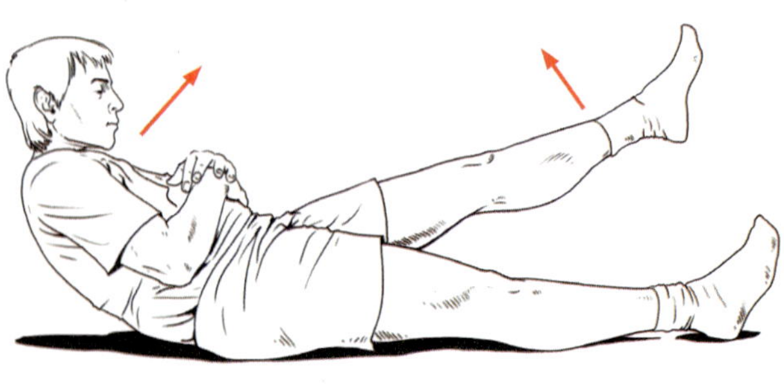

그림 1.13.2–5 Supine–to–sit Test : 좌측 하지의 공동운동 불능.

이완 / Flaccidity

이완은 근육 긴장도 감소로 나타나며, 이는 소뇌성저긴장(Cerebellar Hypotonia)이라고 말한다. 길항근의 조절되지 못한 감속 움직임으로 인해 저항이 감소하여 관절가동범위가 증가한다. 이는 Rebound Test를 통해 검증된다(그림 1.13.2-6). 보행 중 상지의 연합운동 증가는 이완의 징후 중 하나이다. 심부힘줄반사(DTR)는 진자현상이 일어난다. 관절놀이가 증가하고 다양한 과운동성의 전형적인 징후가 나타난다. 기본적인 자세 반사는 감소되거나 소실된다. 근저긴장은 Minagazzini 검사(사지를 들었다가 천천히 내리는 검사)와 같은 지구력 테스트를 통해 확인할 수 있다.

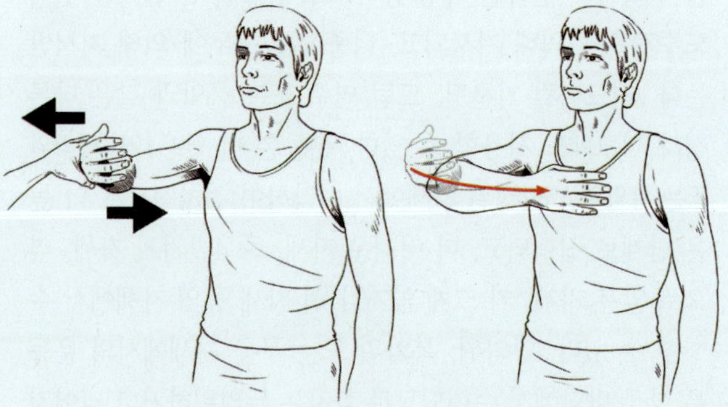

그림 1.13.2-6 이완 평가를 위한 검사: 검사자는 환자 전완을 당겼다가 빠르게 풀어준다. 소뇌증후군을 가진 환자는 제때에 멈추지 못하며, 본인의 가슴을 때리게 된다.

소뇌성 진전 / Cerebellar Tremor

소뇌성 진전은 특정 동작 시 나타나는 의도적인 떨림이다. 이는 동작 끝부분에서 가장 두드러지며 손가락-코 협응 검사에서 가장 잘 관찰된다(그림 1.13.2-1 참조). 비틀걸음은 리드미컬하면서, 느린 머리 또는 몸통 상부 떨림이며, 주로 전-후 방향으로 나타난다.

안구 운동장애 / Eye movement disturbances

소뇌기능 장애에서 안구 운동장애는 단수축의 연쇄로 구성된 비연속성 움직임으로 나타난다. 이는 원칙적으로 공동운동불능, 측정과대증 및 의도적 떨림의 징후로 안구의 조절되지 못한 움직임이다. 소뇌성 안구진탕은 병변이 있는 쪽에 발생하며, 병변 쪽을 바라볼 때 더욱 두드러지게 나타난다.

구소뇌 및 신소뇌 증후 / Paleocerebellar and neocerebellar syndrome

소뇌의 계통발생학적인 해부학 분류는 다소 기능적 의미를 지니고 있다. 소뇌벌레(내측)부분은 주로 중력과 관련하여 눈과 신체의 움직임과 공간에서의 머리 움직임을 조정한다. 특히 몸통의 근육, 균형 및 기립자세에 영향을 미친다. 원소뇌의 문제가 생기면 눈 동작 장애 및 주시마비 안진이 나타난다. 이러한 내측(소뇌벌레) 병변은 구소뇌 증후군에 해당하며, 원소뇌와 복합적으로 나타날 수도 있다.

구소뇌 증후군(Paleocerebellar syndrome)

임상적으로, 구소뇌 증후군은 주로 서 있거나 보행시의 비틀거림과 다양한 방향(실조증)으로 넘어지려는 경향으로 나타난다. 구소뇌 공동운동불능은 주로 몸통과 근위 하지 근육에서의 협응 결손, 기립 유지를 위한 동작의 잘못된 판단, 누운 자세나 앉은 자세에서의 전환, 후방 굴곡 또는 직립의 결손 등으로 나타난다. 소뇌의 중심부(소뇌벌레)가 손상되면 다양한 방향, 특히 뒤쪽 방향으로 자발적 낙상이 일어난다.

신소뇌 증후군(Neocerebellar syndrome)

소뇌 반구가 손상되면 신소뇌 증후군이 발생하며, 주로 동측 사지의 운동장애가 나타난다. 추체 경로(pyramidal pathways)와는 달리, 소뇌 경로는 두 번 교차하므로 각 반구는 항상 동측 사지에 영향을 미친다. 신소뇌 증후군은 동측 사지의 측정과대증, 비협응 및 길항운동반복불능이 나타난다. 사지 공동운동불능은 주로 상지의 미세운동(fine motor skills) 시에 증명된다. 목적있는 움직임은 의도적 떨림(intention tremor)과 증가된 수동성에 의해 방해받는다(신소뇌성 운동 실조증이 발생). 하지 침범은 직립과 보행의 문제로 이어진다. 병리학적 병변은 대개 소뇌 영역의 해부학적 범위를 넘어서고, 임상적 증상은 혼합된다.

가소뇌 증후군(PSEUDOCEREBELLAR SYNDROME)

가소뇌 증후군은 전두엽 손상으로 발생한다. 임상적 양상은 전두 운동실조증이 가장 명백한 증상으로 나타나는 보행 장애를 가진 고소뇌 증후군과 유사하다. 보행은 넓고 매우 불안정하며, 환자는 뒤로 당겨지는 것처럼 느껴지고 넘어지는 경향을 보인다. 누워있는 동안의 하지 움직임은 특별한 병리적인 증상을 나타내지 않는다. 대개 전두엽 손상과 관련된 다른 증상들, 예를 들어 성격 변화나 인지적 결손 등이 있다.

1.13.3 소뇌 기능장애의 재활

경미한 소뇌 기능장애 증후군이나 소뇌피질, 피질 하부 영역의 경미한 구조적 병변에서의 재활은 성공적인 시나리오를 만들 수 있다. 임상적 양상은 모호하며, 시간 경과에 따라 자발적으로 회복하는 경향이 있다. 또한 천천히 확장되는 과정(종양)은 오랜 기간 동안 소뇌 기능의 중요한 보상과 가소성을 부여하여 최소한의 징후로 진행될 수 있다. 대조적으로 반구의 광범위한 병변, 소뇌 핵의 병변 및 소뇌 연결부위는 관리하기 어렵다. 소뇌 손상을 포함한 뇌성마비 아동에서의 치료(이전에는 소뇌 형태로 알려져 있었으나 현재는 소뇌 형태로 거의 발생하지 않아 혼합형으로 분류 됨)는 매우 어렵고 종종 정신 지체로 나타난다.

재활 프로그램을 수립할 때, 환자의 증가된 피로도를 고려해야 한다. 더 빈번하지만, 더 짧은 운동 시간이 선호된다. 정형화된 움직임이 방해를 받으면 동작의 질이 떨어지기 때문에 환자가 피곤하면 세션이 중단된다. 환자는 치료사의 지도하에 독립적으로 운동을 한다. 물리 치료사가 연습된 동작패턴의 결함을 지속적으로 교정해야하기 때문에 소뇌 병변이 있는 환자에게는 그룹 설정이 일반적으로 적합하지 않다.

물리치료

물리치료는 지지력, 특정 운동 능력, 운동 협응 향상에 영향을 미치며. 운동측정장애, 소뇌 진전을 개선한다. 좋은 체간 안정성은 목적 있는 동작을 위한 전제 조건이다. 체간의 안정성은 종종 소뇌 기능 장애에서 영향을 받기 때문에, 치료는 대개 그것을 연습함으로서 시작된다. 보이타의 반사 운동을 사용할 수 있다. 환자를 시작 위치에 정확히 위치시킴으로써 체간 근육이 자극하는 동안에 자동으로 활성화되고, 척추가 안정화되며, 인접 관절의 기능적 중심화가 발생하며, 이는 다른 모든 후속 운동에 필요한 구성 요소이다. 반사적 운동 시 환자는 완전히 집중하여 정확한 몸통 근육들의 시너지를 기억하려고 시도하며, 자극 직후 환자는 자신의 자발적인 노력으로 동일한 수준의 근육 수축을 시도한다. 그 다음 단계적인 사지 운동 훈련이 뒤 따른다.

프렝켈 운동(Frenkel exercises)은 운동 실조증 환자의 정상적인 동작 재교육을 위해 설계된 일련의 운동으로 구성된다. 단계는 단순한 움직임에서 더 복잡한 것으로 진행된다. 주된 목표는 운동 실조와 비협응성 동작들을 치료하는 것이다. 처음에는 환자가 시각적인 피드백과 함께 동작을 수행하며, 숙련되면 시각적인 피드백 없이 신속하게 진행된다. 환자는 중간 속도로 운동을 시작하고, 점차 다양한 속도로 운동한다. 느린 움직임은 빠른 움직임보다 어렵다. 먼저, 근위 관절에서 시작된 운동 패턴을 훈련한다. 처음에는 운동이 모든 가동범위를 통해 실행되는 것이 아니라, 두 개 이상의 단계로 나누어지고 점차적으로 개별 단계들이 하나의 연속된 특정 동작으로 연결된다. 환자는 먼저 도수접촉에 의해 지시되고, 나중에는 구두에 의해 지시받는다. 리드미컬 카운팅, 드럼 연주 또는 음악과 같은 다른 청각 피드백도 사용할 수 있다. 운동은 더 낮은(예: 앙와위 또는 복와위), 안정된 자세에서 시작하여 점차적으로 더 높은 단계로 진행되고, 더 어려운 자세, 즉 4발기기 자세, 옆으로 앉은 자세, 키 크게 앉거나 선 자세 등의 자세에서 수행할 수 있다. 앙와위, 복와위 또는 무릎 자세에서의 운동은 항상 바닥에서 수행되므로 환자는 두려워하거나 넘어지지 않는다. 정확한 동작과 지속적인 페이스에 주의를 기울여야 한다. 예를 들어 환자는 매트에 발뒤꿈치를 대고 교대로 끌기, 매트로부터 발을 들어 올리거나 표시해 놓은 부분으로 옮기는 등 하지 굴곡 및 신전을 수행한다. 환자는 운동의 과정뿐만 아니라 개별 부분의 위치를 인지하도록 지시받는다. 또한 이 위치들을 기억하고, 유지하려고 시도한다. 이를 달성하기 위해 치료사가 무작위로 환자의 사지를 변경하려고 하는 **율동적 안정화**(PNF 개념의 구성 요소)가 사용되며, 환자는 특정 자세에서 사지에 저항을 받고 유지하도록 지시받는다.

평가는 특정 큰 동작을 연습하는데 사용될 수 있다(거리 측정장애 등). 환자는 공간의 한 지점과 코 또는 공간의 여러 지점을 번갈아 가며 위치를 바꿔가며 터치한다. 앙와위 자세에서, 환자는 반대쪽 무릎에 발뒤꿈치 접촉, 양쪽 뒤꿈치 접촉, 뒤꿈치 및 발가락의 교대 접촉 등을 연습한다. 환자가 이러한 운동을 완벽하게 수행하면, 네발기기 자세나 앉은 자세 및 선 자세 등 더 복잡하고 반복적인 움직임과 같은 어려운 자세가 선택된다. 시각적 피드백을 사용한 짧은 연습 후에 시각적 피드백 없이 빠르게 진행된다. **휄든**

크라이스(Feldenkrais) **운동**은 천천히, 반복적이며 목적이 있는 동작들의 연습을 기반으로 한다. 이 방법은 정확성과 동작 실행의 질이 중요한 개별 신체 부위의 움직임과 위치에 대한 의식적인 인지와 조절을 강조한다. 점차적으로, 무게 중심에서의 운동과 체중 분배의 정확한 위치 훈련 등 다양한 운동 방법들로 인해 운동 잠재력이 증가한다.

소뇌 기능장애가 있는 환자의 경우 균형, 안정성 및 보행이 영향을 받아 훈련이 어려워진다. 종종 안정된 서기와 보행에 유일한 초점으로 둔다. 처음에는 환자가 어떤 방향으로 당겨졌는지 알아내야하며, 질량 중심을 영구적으로 교정(반대 방향으로의 체중이동)하려고 시도하여야 한다. 시선을 고정된 점에 주시하면 균형을 교정하는데 도움이 된다. 갑작스러운 자극과 질량 편차의 중심에 대한 환자의 반응은 항상 시간 내에 "스스로 잡을 수" 있도록 훈련 된다. 낙상 및 부상 예방은 우선시되어야 한다. 안정성에 심각한 결함이 있는 환자는 보조기를 이용해 보행을 하거나 옆으로 네발기기 자세로 걷는 법을 배우게 된다(상지를 벽이나 가구에 지지하면서). 환자가 도움 없이 앞으로 걸어 다닐 수 있지만 불안정하다면, 더 넓은 지지 기반으로의 보행 이 권장된다. 예후가 좋고 환자의 상태가 향상되면 보행 훈련은 보통 또는 좁은 지지 기반, 동일한 보폭 길이, 표시된 지점 맞춰 걷기, 발가락/발뒤꿈치 걷기, 전방 및 측면으로의 보행으로 이동 동작들을 시행한다. 환자의 능력을 고려하여, 불안정한 표면에서의 운동은 감각운동자극의 원리에 기초하여 점진적으로 시행한다.

작업치료

ADL 훈련 및 보조 장비에 관한 권장사항 외에도 작업치료사는 주로 소뇌 기능장애(뇌성마비) 아동의 작업 선택에 중요한 역할을 담당한다. 아동의 기능적 능력을 평가한 후, 작업치료사는 아동이 할 수 있는 적절한 교육이나 작업을 선택하는데 도움을 준다.

이동 관련 수행력 정도에 따라 환자는 보행 지팡이, 3발 지팡이, 전완 목발, 보행기 또는 휠체어와 같은 **보조 장비에 관한 권장사항을 받는다.** 휠체어는 기계적이며 운반이 가능하다. 즉, 다른 사람에 의해 조작되거나 표준 기계식 휠체어를 조작(환자 스스로 조작할 수 있는 경우)할 수 있음을 의미한다. 대부분 중증 환자의 경우, 특정 기준을 충족하면 전동 휠체어를 요청할 수 있다. 또한 다른 전문가의 추천이 필요하다. 작업치료 평가 후에 환자는 본인의 독립성을 높이기 위해 다른 도구들을 사용할 수 있다(손잡이, 변기의자, 실내용변기, 샤워 또는 욕조 의자, 이동판, 욕창 쿠션 등).

언어치료

경련성 발성장애와 소뇌성 구음장애를 교정하는 것도 매우 중요하다.

온천치료

성인에서 온천치료는 병의 주요 원인(MS, 탈수초성 질환, 중추신경계의 염증성 질환, CVA, 부상 후 및 수술 후 상태, 종양학적 병인) 등이 포함된다. 소아에서는 종종 뇌성마비, 염증 후 병인, 퇴행성 및 유전성 소뇌 질환, 부상 후 및 수술 후 상태 등이 포함된다. 체코에서는 Janske Lazne, Teplice, Velke Losiny, Klimkovice의 수치료 센터가 권장된다.

1.13.4 소뇌 기능장애의 예후

부정확한 운동 패턴이나 보상적인 기능 패턴의 교정은 영구적이거나 아직 악화되지 않은 상태(예: 경미한 뇌졸중)에서 적절하다. 소뇌 기능의 경미한 결손은 소아 환자, 자세가 좋지 않거나 척추 측만증이 있는 청소년에서 종종 발견된다. 이 중에서 약간의 몸통 운동 실조가 나타나는데, 예를 들어 전방 굽힘 시, 전방 굽힘에서 돌아올 때, 누운 자세에서 앉을 때 등이 있다. 동작은 매끄럽지 않기보다 오히려 경련성, 또 수많은 측면 동작으로 단계가 나누어진다. 또한 하지의 상호작용 움직임은 불충분하며, 보통 환자가 양쪽 다리를 편 상태로 서로 가깝게 붙이고 "마치 묶인 블록" 처럼 구를 때 관찰할 수 있다. 상지 또는 혀의 상반운동반복장애(dysdiadochokinesia)가 나타난다(약간의 구음장애나 말더듬과 관련되는 혀를 위 아래로 또는 옆으로 움직이기가 힘듦). 또한 눈으로 움직이는 물체를 따라갈 수 없고, 머리나 몸통을 돌려 물체를 보게 된다. 이러한 모든 징후들은 경미하기 때문에 매우 드물게 나타나며, 종종 환자와 부모는 알아채지 못하고 정밀 임상검사를 통해서만 알 수 있다. 블라디미르 얀다(Vladimir Janda) 교수는 소뇌 기능의 경미한 결손 징후들을 'Minimal cerebellar dysfunction syndrome' 으로 불렀고, 이는 성인기 초기의 잘못된 자세 또는 만성허리통증의 원인이 될 수 있다고 하였다. 이는 엄격히 구조적 결손이 아닌 기능적인 부분이며, 재활 관점에서 장기적으로 보았을 때 예후가 좋다.

대조적으로 특정 구조적인, 주로 퇴행성 소뇌 질환은 점진적인 진행을 보인다. 하지만 환자의 기능적 능력과 독립성이 점진적으로 상실되어 진행이 매우 느린 경우가 많다(수년 또는 수십 년). 재활의 우선순위는 환자가 가능한 오랫동안 독립성을 유지하는 것이다. 이러한 진단을 위해 재활치료사는 자가 운동과 보조 장비의 사용을 교육하기 위해 가족 구성원을 치료과정에 참여시킨다.

운동실조평가척도(Ataxia Rating Scale)는 환자의 임상 상태를 시간이 지남에 따라 평가하거나 물리치료 또는 다른 유형 치료결과의 변화를 평가하는데 사용된다. 운동실조평가척도는 선 자세나 보행 중의 결손뿐만 아니라 운동기능, 언어 및 안구 운동의 평가도 가능하다.

1.14 균형 장애 / BALANCE DEFICITS

균형 장애는 재활치료를 받는 환자들의 빈번한 증상 중 하나이다. 많은 환자들은 "어지럼증"을 호소한다. 환자들에게 어지러움을 보다 자세하게 설명해 줄 것을 물어보았을 때 머리가 "회전되고 있다"라고 말한다. 환자가 "회전"이라는 단어를 사용하는 경우, 시계 방향과 반 시계 방향 중 어느 방향인지 설명해 주어야 한다. 환자가 회전의 방향을 확인할 수 있다면, 전정 어지러움(현기증)일 가능성이 가장 높다고 추정할 수 있다. 환자는 종종 급성 전정 현기증의 징후 중 하나인 측면으로 끌려간다고 표현한다.

환자가 종종 묘사하는 걷는 동안 실제 어지럼증이 없는 "술에 취한" 것 같은 느낌은 소뇌 기능장애, 추체외로 질환 또는 말초신경병증의 징후일 수 있다. 때로는 환자가 하지의 불안정성을 설명하기 위해 "어지러움"이라는 단어를 사용하는데, 균형을 유지하는데 어려움을 겪는다. 이는 비특이성 빈혈이나 저혈당 또는 실신 전 저혈압이 있는 상태에서도 마찬가지이다. 신체검사를 진행하기 전 환자의 병력(기왕력)을 조사할 때 이러한 모든 증상들을 조사해야 한다.

재활치료는 이 병리학적 결손들을 항상 염두하고 있어야 한다. 환자의 현재 문제를 고려하여 개별적으로 설정해야 한다. 일부 원인들만 더 설명하겠다.

1.14.1 균형조절 (Balance Control)

기능적인 관점에서, 균형조절은 다중감각 구심성을 이용하는 운동 시스템의 기능이다: 고유수용성감각, 전정 및 시각 등. 다른 중요한 요소에는 동작의 예측, 안정성 한계의 경험 및 판단이 포함된다.

전정, 고유수용감각 및 시각 정보를 기반으로, 중추신경계는 운동, 신체위치 및 외부 환경에 대한 정확한 정보를 제공하는 체계를 도식화한다. 이 도식은 머리와 시선을 교정하고 자세 반응에 관여하는 움직임들의 조화에 활용된다. Henner 교수는 어지럼증의 발병은 신체의 감각이 대조적인 정보를 전달할 때 발생한다고 하였다.

자세 안정성 결함은 단지 전정계통의 장애로만 발생하는 것은 아니다. 전정계통 기능이 손상되면, 전정안근반사(Vestibulo-Ocular-Reflex) 및 전정척수반사(vestibulospinal reflex)가 영향을 받는다. 균형 장애는 다른 계통들의 장애로 인해 발생할 수도 있다. 비전정성 병인은 임상에서 접할 수 있는 균형 결함의 큰 구성 부분들을 나타낸다.

현기증 및 대부분의 공통 원인

현기증(Vertigo)은 전정계통 장애의 근본적인 주관적 신호를 설명하기 위해 사용되는 용어이다. 임상적으로, 현기증이 전정계통 장애 또는 비전정 균형 결함에 의한 실제 전정 현기증인지 아닌지 결정해야 한다.

손상받은 부위에 따라 전정계 결함은 말초 또는 중심 전정증후군으로 분류된다. 말초전정증후군은 대부분 미로에서 발견되는 수용기 자체의 결손이나 미로와 전정핵을 연결하는 전정신경 영역의 손상으로 발생한다. 중심전정증후군은 전정 통로의 한 부분인 중추신경계 구조물이나 뇌간의 전정핵 영역 병변으로 인한 결손이다.

순수한 이질적 그룹은 비 전정 병인의 균형 결손으로 형성된다. 임상적으로, 이 그룹은 기립성저혈압의 빈번한 발생과 자세 안정성의 장애로 나타나는 다수의 신경계 질환을 나타낼 수 있다. 또한 어지럼증의 비전정 유형은 경추와 두개관절의 기능장애로 인한 심리학적 불균형과 경부성 어지럼을 포함한다.

별도 그룹에는 생리적인 현기증이 포함되며, 여기에는 높이와 가속도병(멀미)으로 인한 어지러움증이 통합되어 있다. 이러한 현기증의 유형은 전정 및 시각 수용기의 정보를 처리할 때 발생하는 감각 충돌로 인해 발생한다.

1.14.2 전정계통 환자의 임상증상

전정계통 장애의 객관적 증상으로는 안구진탕, 전정성 운동실조, 사지와 체간의 긴장성 편위가 있다.

중심 전정 증후군(Central vestibular syndrome)은 다양한 방향으로 전형적인 비리듬성 안구진탕을 나타낸다. 안구진탕의 정도와 현기증과의 상관관계가 매우 중요하다. 전정성 운동실조는 보행 중의 균형 결함으로 나타난다. 중심 전정 증후군에서는 몸과 사지의 긴장성 편위가 안구진탕 방향 및 환자의 머리 위치와의 관계가 없다.

대조적으로, **말초 전정 증후군**(peripheral vestibular syndrome)은 수평 또는 수평회전 방향으로 리듬성 안구진탕이 전형적으로 나타난다. 동시에, 안구진탕의 정도와 현기증의 정도 사이에 긍정적인 상관관계가 존재한다. 모든 몸, 머리, 사지의 긴장성 편위는 느린 요소의 안구진탕과 동일한 하나의 방향을 나타내며, 기능적으로 약한 미로 방향으로 향하게 된다. 서 있는 동안 편위의 방향은 머리 위치에 따라 다르다. 급성 전정성 현기증의 경우 환자는 발한, 메스꺼움, 출혈과 같은 자율신경계 징후를 호소할 수 있다. 때로는 말초 전정 장애 급성기에 있는 환자가 병변 쪽을 향해 머리를 기울이는 모습을 관찰할 수 있다. 또한 몸과 사지의 긴장성 편위는 더 약한 전정기관 쪽에 있다.

검사(EXAMINATION)

평가는 전정계통의 통합된 반사 고리의 온전성이 평가된다. 많은 경우에서 잘 진행된 임상검사는 높은 예측치를 가지고 있다.

전정계통 결손으로 의심되는 환자의 검사는 주의 깊은 병력조사부터 시작된다. 병력은 현기증의 본질을 파악하는데 초점을 맞춘다. 이는 회전하는 유형의 어지럼증인지 술에 취한 느낌 또는 공간에서의 불안정성 인지를 확인해야 한다. 회전성 현기증은 말초 침범이 전형적이다. 중심 침범은 동작 중에 공간에서의 비특이성 불안정성이 나타날 가능성이 크다. 환자는 어지럼증의 지속기간에 대해 물어보고, 발작성 어지럼증인지 또는 변화가 없는 일정한 상태일지 궁금해 할 것이다. 환자의 어지럼증을 유발하는 기전 진찰은 매우 중요하다.

환자의 병력조사 후에 중심 또는 말초 결손의 여부를 결정하는 이신경학적인 검사를 한다. 말초 결손의 경우, 치료사는 전정계통간의 정적 또는 동적 불균형의 징후를 찾는다. 정적 불균형으로 인한 임상적 증상은 휴식 시 전정계통간의 불균형으로 나타난다. 동적 불균형에서는, 동작 시에 불균형이 나타난다. 휴식 시 안구진탕증이 검사되는데, 이는 전정안구반사(vestibulo-ocular reflex)의 정적 비대칭을 나타내는 기본적인 증상이다. 검사 동안 환자는 안구진탕을 감소시키는 요인을 제거하기 위해 시각을 고정하지 않고, 이를 위해 Frenzel 고글을 사용한다. Halmagyi 자극 검사는 전정안구반사의 동적 불안정성을 측정하는데 사용된다.

Hautant 검사, Barany pointing 검사, Unterberger-Fukuda 검사가 긴장성 전정 편위를 평가하는데 가장 일반적으로 사용된다(그림 1.14.2-1). Unterberger-Fukuda 검사가 가장 민감하다. 이 검사는 환자가 팔을 앞쪽으로 뻗고, 눈을 감은 상태에서 30초 동안 걷도록 지시받는다. 시작

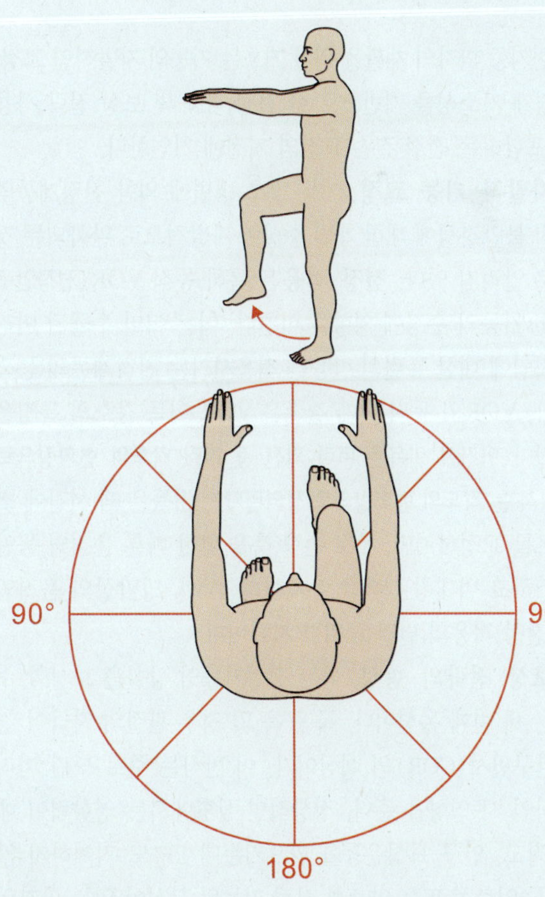

그림 1.14.2-1 Unterberger-Fukuda 검사. 환자는 최소한 30초 동안 눈을 감은 상태에서 걷는다. 저기능성 미로 방향으로 편위가 되는 것은 이 검사에서 긍정을 의미한다.

위치에서 환자의 편위가 관찰된다. 전정 운동실조는 보행 중 평가된다. 평가의 민감도를 높이려면 환자는 최대한 천천히 걸어야 한다. 또한 보행을 수정할 수 있다(**나란히 걷거나 빠르게 도는 테스트 포함**).

검사는 임상 및 전기 생리학적 방법에 의한 전정계통 기능평가에 초점을 맞추어야 하지만, 완전한 신경학적 검사, 운동역학적 분석, 환자의 기능적 능력 또는 일상생활에서의 제한점 등을 포함해야 한다.

자세검사는 전정척수 반사의 기능을 평가하는데 사용된다. 안정성은 정적 및 동적 상태에서 평가한다. 전정계통의 결손이 있는 환자의 자세평가 시 신체 편위의 방향, 빈도 및 크기에 대한 기록이 평가의 목적이다. 자세평가의 특이도는 감별진단을 확립하기에 충분하지 않기 때문에 보조검사로만 활용된다.

1.14.3 재활을 위한 이론적 기반

현기증 환자의 재활을 위한 기초는 기능의 자발적인 교정, 신경계 가소성을 기반으로 한 전정 적응 및 보상 전략 사용을 포함하는 전정 결손 교정의 기전에 기인한다.

자발적 기능 교정. 이는 말초 병변에 의한 전정계통의 정적 불안정성에 대한 개별 증상이 자발적으로 완화되는 것으로 알려져 있다. **전정 적응**은 특히 동적 VOR(**전정안구반사**)기능의 수정에 영향을 미친다. 이는 이미 수행된 머리 움직임에 대한 뉴런의 반응을 적응시키는 전정계통의 능력이다. VOR의 동적 단계 결손은 VOR 이득 감소의 특징을 가진다(**여기서 이득은 머리 회전 중 머리 각도의 변화량으로 나눠서 눈 각도의 변화량으로 정의된다**). 이득은 제 시간에 스스로를 교정하지만, 주로 손상 측을 향한 빠른 움직임 동안 감소하고 비대칭 상태를 유지한다. 시선, 망막상의 움직임은 전정 적응의 발달을 위한 자극이다.

보상 전략의 형성. 이는 전정기능의 상실을 보상할 수 있는 세 번째 옵션이다. 목 근육 및 경추 관절의 자극이 경부안구반사(COR)의 핵심이다. 이 반사는 주로 느린 머리 움직임 시 영향을 준다. 정상적인 상황에서는 영향력이 매우 작고, 안구 보상운동을 일으키는데 15%도 기여하지 않는다. 일측성 또는 양측성 전정 기능의 상실이 있는 환자의 경우 기여도는 25%까지 증가한다.

자세 안정성의 교정은 시각 및 체성감각 기전의 사용에 의해 중재될 수 있다. 그러나 이 전략들은 양쪽 시스템이 완전할 때 활성화된다. 이러한 입력의 기능이 영향을 받을 때, 즉 어두운 곳이나 모르는 곳을 걷는 경우 문제가 발생한다. 나이가 들어감에 따라 이런 전략들의 활성화는 병리학적인 이유(**백내장, 다발성신경병증**)로 인해 제한된다.

1.14.4 개별 임상징후의 재활

양측 전정 병변(UNILATERAL VESTIBULAR LESION)

재활 시 이것이 **정적**(static) 또는 **동적**(dynamic) **불균형**인지에 대해 고려해야 한다.

전정 손상이 발생한 직후의 정적 불균형 단계(**악화가 진행중인 말초전정증후군**)에서 환자는 자발적 안구진탕, 긴장성 사지 편위 및 자율신경계 증상을 동반하는 현기증을 나타낸다. 이 단계에서 가능한 빨리 환자는 기립해야 하며, 재활은 자발적 보상작용에 초점을 맞추어야 한다. 운동은 환자가 자세성 공황 어지럼증이 생기지 않게 스트레스를 주지 말아야 한다. 움직이는 표적 및 고정된 표적을 보면서 하는 운동과 같은 자발적 안구진탕 감소를 위한 접근법들이 선택된다. 기립 안정성 및 보행 지구력의 향상이 목표이다.

동적 불균형 단계(**악화된 말초전정증후군**)에는 주로 VOR 이득을 증가시키는 재활 접근법이 포함된다. 시각-전정 상호작용 향상을 위한 운동이 진행된다. 예시적인 운동으로, 환자는 글자가 적힌(**예: 신용카드**) 고정된 목표물에 시선을 고정하고 점차 횡단면 및 시상면, 관상면으로 머리를 움직인다. 운동 속도는 개별적이고 점진적으로 증가시킨다. 운동 목표는 환자가 머리를 움직이면서 목표를 명확하게 보는 것이다. 그 다음에 경추-안구반사를 자극시킨다. 환자는 회전의자에 앉아서 다른 사람에 의해 머리를 고정시키고, 회전의자와 함께 수평면으로 몸을 돌린다. 전정척수 안정 훈련을 위해 감각운동 기법이나 생물학적 피드백을 이용한 균형훈련이 시행된다.

양성발작성체위성현기증(Benign Paroxysmal Positional Vertigo)

양성발작성체위성현기증(BPPV)은 성인과 노인에서 발생하는 흔히 발생하는 어지럼증이다. 짧은 순간에 발생하고 위치 변화와 관련된 자세성 현기증이다.

BPPV의 병태생리는 이석기관의 막에서 이탈한 이석이 반고리관 중 하나의 관내강에 들어가서 반고리관에 부적합한 자극을 줄 때를 말한다. 머리가 빨리 움직일 시에 림프 내 이동이 발생하며, 모세포의 후속 자극으로 인해 급성 회전성 현훈으로 인지된다. 보통의 경우, 앉은 자세에서 누워있는 자세로 변경할 때 또는 머리가 뒤로 젖혀지는 것과 같은 위치 변화가 종종 현기증을 유발한다.

진단

BPPV 진단은 철저한 병력과 Dix-Hallpike 검사를 통한 안구진탕의 유무를 근거로 한다.

Dix-Hallpike 검사

환자는 테이블에 앉아서 다리를 앞쪽으로 뻗고, 머리는 10° 정도 신전시키면서 손상 받은 미로 방향으로 45° 돌린다. 치료사는 환자의 머리를 잡고 바른 자세를 유지시키면서 빠르게 앙와위로 전환시킨다. 후 반고리관 BPPV는 증상이 점차적으로 증가하여 최대점에 도달한 다음 수십 초 내에 점차적으로 안구진탕과 현기증이 완전히 멈추는 것을 특징으로 한다. 환자가 손상 받지 않은 쪽으로 자세를 취할 때는 현기증과 안구진탕이 유발되지 않는다.

Dix-Hallpike 검사가 양성이면, BPPV 진단은 확실하게 된다.

치료

자세 재정렬 방법이 가장 적절하며, 효과적인 치료 방법이다. 치료목표는 이석이 더 이상 반고리관을 방해하지 않게 난형낭(utricle)에 재위치 시키는 것이다. 환자는 이 방법이 증상을 치료하는데 가장 생리학적이면서 안전한 방법이라는 사실에 대해 교육을 받는다.

시몽 교정술(Semont Maneuver)

환자는 검사 테이블의 중앙 가장자리에 치료사를 마주 보고 앉는다. 치료사는 환자의 머리를 단단히 잡고, 환자는 치료자의 팔을 단단히 잡는다. 치료사는 환자의 머리를 손상 반대측으로 45° 돌린다. 이어서 환자를 손상측 방향으로 눕힌다(증상유발 방향). 이 자세에서, 환자는 안구진탕과 현기증이 가라앉을 때까지 움직이지 않고 기다린다. 그 다음 환자를 테이블 반대쪽으로 180° 돌려 반대 자세로 만든다(머리 위치는 변경되지 않음). 이 자세에서 의도적인 안구진탕이 발생할 수 있다. 이 반응이 완화되면 치료사는 환자를 시작 자세로 되돌린다. 앉은 자세에서 가벼운 반응과 불안정한 인식이 발생할 수 있다(그림 1.14.4-1).

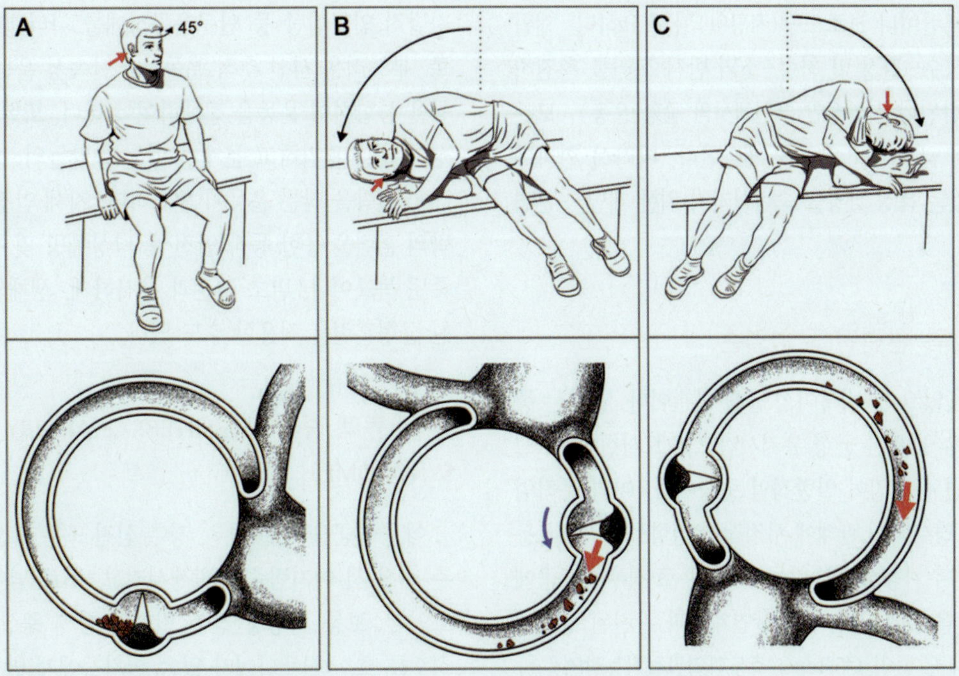

그림 1.14.4-1 우측 후 반고리관이 영향을 받는 상태의 시몽 교정술 도표. 그림의 상단 부분은 환자의 움직임을 보여주며, 하단 부분은 반고리관의 관내강(lumina)에 있는 이석 액의 움직임을 보여준다.

에플리 교정술(Epley Maneuver)

1. 환자는 하지가 신전된 상태로 테이블 위에 앉고, 머리는 영향을 받는 쪽을 향해 45°로 돌린다.
2. 빠르게 머리를 테이블 가장자리로 향하게 앙와위 자세로 오며, 2분 동안 이 자세를 유지한다.
3. 그 다음 환자의 머리를 반대쪽으로 90° 돌린다.
4. 마지막으로, 환자 머리를 비손상측으로 약 45° 로 돌려 천천히 앉고, 2분 동안 유지한다.

시몽 교정술이 에플리 교정술보다 더 자주 사용된다.

양측 전정 결손(BILATERAL VESTIBULAR DEFICIT)

양측 병변 시에는 VOR 이득이 감소되어 머리 움직임 시 시야의 안정화(진동시, oscillopsia) 결손이 나타난다. 환자는 주변이 움직이거나 시야가 흐려지는 것과 같은 착각을 일으킨다. 재활은 경부안구반사(COR)와 새카드 안구운동(Saccadic movement)의 증가된 반응성을 활용하여 보상적 안정화 전략을 연습함으로써, 망막상의 안정성을 향상시키는데 노력해야 한다. 머리 안정화와 결합된 시선 고정 방법이 치료 시 사용된다.

일부 환자는 쇼핑몰과 같이 시끄러운 환경에서 이동할 때 어려움을 겪는다. 이러한 활동들을 능숙하게 수행하기 위해서는 특정 훈련이나 보조도구(지팡이)가 필요하다. 재활은 체성감각 척수-전정 및 척수-소뇌 반사 고리를 촉진하는 운동이 포함된다(불안정한 표면에서의 균형 운동). 모든 환자는 자신의 균형조절 전략을 개발한다. 따라서 환자에게 어려움이 있는 특정 상황을 숙련시키기 위한 개별적 훈련이 필요하다.

경추의 변화와 관련된 균형결손

이는 흔하지 않으며, 비특이성 균형 결손이다. 환자는 종종 흐릿한 시야 및 짧은 균형 유지시간으로 묘사한다. 조절되지 않은 측면 움직임이 일반적인 증상이다. 머리 움직임과 몸통, 주로 경추와의 관계에 부정적인 영향을 미친다. 동시에 환자는 경추기능장애의 다른 증상, 주로 경추증후군에 해당하는 통증을 호소한다. 구강안면계통과 관련된 병인이 있는 현기증의 일종인 Costen's(측두하악관절기능장애) 증후군과 비슷하다. 보통 경추증후군이 동반된다. 경추의 기능장애가 없다면, 안구진탕을 동반하는 회전성 현기증을 유발할 수 있다는 점을 언급해야 한다.

검사는 척추 기능장애에 초점을 맞추어야 한다(경추뿐만 아니라 구강안면계통까지).

전정 기능장애를 가진 많은 환자는 머리 움직임을 제한하는 안정화 전략을 사용한다. 고통스러운 경추증후군은 전정-척수 반사와 근육 긴장도의 변화로 인해 발생할 수 있다. 이는 현기증의 원인으로 잘못 해석되기도 하는데, 원인이 아니라 결과이다. 이러한 전략들은 적응과 보상 기전을 발달시키는데 필요한 시간을 연장시키기 때문에 유용하지 못하다.

치료는 척추의 기능적 결손 또는 구강안면계통에 초점을 두는 치료원칙을 따른다.

중심 균형 결손(CENTRAL BALANCE DEFICITS)

중심 전정 증후군은 다수의 질병에서 발견되는 결손들의 이질적인 집단이다. 종종 보상 기전에 기여하는 구조물들이 영향을 받는다. 중심 전정 증후군은 VOR 이득을 증가 또는 감소시킬 수 있다. 따라서 재활 프로그램을 시작하기 전에 임상 및 전기생리학적 소견들을 신중하게 검토해야 한다. 이득이 너무 높으면 이를 증가시키는 재활 프로그램 요소가 제외된다. 대부분의 중심 전정 침범 환자는 부드러운 시선 추적의 병리, 부정확한 단속성 운동 및 지속적인 자발적 안구진탕 등 안구운동장애를 나타낸다. 이런 이유로, 부드러운 시선 추적 운동, 눈 단속성 운동 및 시선고정 등을 통합하여 운동을 진행하여야 한다. 또한, 개인의 안정성 한계를 평가하고 문제가 있는 동작들의 수행을 위한 최적의 전략을 찾는 운동이 필요하다. 자세 안정성과 운동 전략의 훈련을 통한 동작 안전성, 낙상예방 및 독립성 향상이 주된 목표이다. 말초 결손과 유사하게, 생체되먹임을 혼합한 균형훈련을 적용할 수도 있다.

추골 동맥 증후군(VERTEBRAL ARTERY SYNDROME)

이 증후군을 가진 경우, 경추 신전 또는 회전을 동반한 경추 신전 시 어지럼증을 발생시키고, 뒤로 넘어지는 경향을 보인다. 보통 퇴행성 경추 변화와 함께 죽상동맥경화증의 징후를 호소하는 나이가 많은 환자들에게 발생한다. 위 경추 자세는 척추 동맥의 허혈을 유도하며, 환자들이 천장에 페인트를 칠하거나, 옷을 걸 때, 하늘을 올려다 볼 때 등의 상황에서 어지러움을 호소한다. 때로는 갑작스럽게 넘어지면서 짧은 시간 동안 무의식 상태로 환자에게 손상을 줄 수 있다. 치료는 신경근 기법을 동반한 가동술이 적용되고, 후에 척추 기능에 초점을 맞춘 재활이 뒤 따른다. 종종 긍정적인 치료 효과가 나타난다. 하지만 경추 신전 및 머리 회전을 요구하는 활동을 피하려면 환자에게 주의를 기울여야 한다.

심인성 현기증(PSYCHOGENIC VERTIGO)

말초 전정부 결손은 종종 불안해하는 반응들을 동반한다. 대조적으로, 이 경우의 약 20~40%는 심인성 원인이다.

재활치료는 삶의 질 및 전반적인 활동 수준에 관한 결과뿐만 아니라 전정 검사와 심리 검사 평가를 기반으로 한다.

또한 환자의 성격을 고려해야 하며, 운동은 심리치료의 방법이 될 수 있다. 치료 목적은 공간에서의 위치와 움직임의 경험을 변화시키고, 요구되는 균형감각을 둔감하게 만들며, 불안정한 느낌으로부터 주의를 돌리는 시스템을 형성하는 것이다.

공간에서의 안전한 이동과 안정성 한계로의 체중이동과 같은 훈련이 시행된다. 태극권은 표현된 움직임을 인지하면서 공간에서의 편안한 동작 경험이 강조되도록 수행할 수 있다. 이러한 유형의 훈련은 운동과 명상을 결합한다. 이는 균형, 자세, 호흡, 협응능력을 향상시킨다.

환자는 병을 앓는 중에 수행할 수 없었던 가장 높은 수준의 활동으로 점차적으로 복귀할 수 있도록 조장하여야 한다(ADL 기능 훈련).

1.14.5 균형 결손 환자의 재활에서의 생체피드백

균형 결손 환자를 위한 안정성 훈련 중 피드백은 수년 동안 사용되고 있다. 일반적으로, 생체피드백은 다중감각(시각, 고유수용감각 및 전정) 자극을 촉진하고, 따라서 균형 조절에 기여하는 신경 회로의 재구성을 포함한 보상 과정을 가속화하는 것으로 추정된다. 실제로 여러 시스템에서 시각적 피드백을 사용하고 있다. 환자의 체위 변화는 안정성 측정기(Stabilometer)로 검사된다. 이 플랫폼은 모서리에 위치한 장력 측정기를 통해 서 있을 때와 움직이는 순간에 작용하는 힘의 개별 구성요소를 측정할 수 있다. 측정된 값으로 환자에게 작용하는 합력(COP)의 위치를 계산할 수 있다. 최종 COP의 위치는 x축(전-후 방향)과 y축(외측 방향)에 의해 결정된다. COP의 이동은 모니터에 실시간으로 확인 가능하다. 모니터의 COP 위치는 환자에게 실제 신체위치를 알리는 피드백 신호를 제공한다. 환자는 이 신호를 사용하고 정적인 자세를 유지함으로써 자세의 반응을 보다 잘 조절할 수 있다. 가속도 측정기를 통해 신체위치의 변화를 검사하는 시스템으로 다른 원리를 관찰할 수 있다.

가속도 측정기는 대부분 체간에 적용되며, 질량 중심의 실제 위치 또는 환자의 머리에 가깝게 배치하는데, 이는 전정 미로에 가깝기 때문이다. 이러한 시스템은 신체 표면 기계적 감각수용기의 진동 자극으로부터 오는 피드백을 사용한다. 진동기는 센서 위치가 특정 경계를 넘어서거나 낙상의 위험이 감지되면 환자에게 잘 알려준다.

브레인포트(Brain Port)

브레인포트는 전기촉각 자극을 통한 피드백을 사용하여 균형감각 장애를 치료하는 혁신적인 기술이다. 이 시스템은 주로 양측 전정 기능이 상실된 환자와 만성 불안정성을 앓고 있는 환자를 위해 개발되었다. 또한 치료 중에도 성공적으로 사용되었다. 이 장비는 환자의 혀에 위치한 매우 민감한 가속도 측정기를 기반으로 프로그램을 형성한다. 가속도 측정기의 정보는 환자가 혀의 촉각 신호로 인지하는 저강도 전기 충격으로 인해 전달되고 처리된다. 이 신호는 가속도 측정기의 낮은 위치에 배치된 작은 10×10 전극 패드를 통해 조정된다(그림 1.14.4-2). 혀의 촉각 수용기를 통해 환자는 전기 신호의 위치 또는 중심선과의 편차 방향 및 크기를 식별할 수 있다. 신호 위치는 주어진 순간의 실제 머리 위치에 해당한다. 치료 과정에서 환자는 이 신호에 반응하도록 교육받는다. 치료 목표는 자극 영역의 중앙 부분, 즉 혀의 중앙 부분에서 신호를 안정화시키는 것이다. 이는

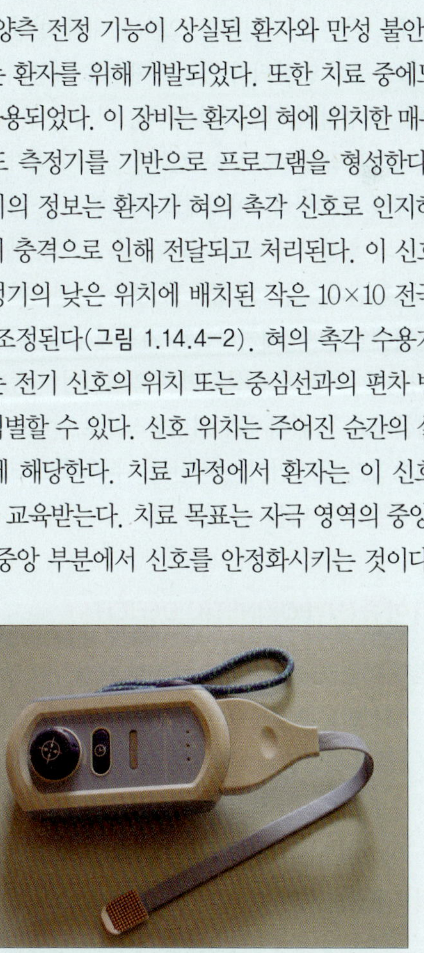

그림 1.14.4-2 브레인포트(Brain port).

적절한 자세 반응을 통해 달성될 수 있다. 훈련 위치는 딱딱한 매트에서 시작하여 부드러운 표면 등 점차적으로 더 어렵게 한다. 브레인포트는 또한 보행 훈련에도 사용된다. 훈련은 항상 시각적 피드백 없이 수행된다. 따라서 안정성 조절 시 환자는 자극기 및 감각신경으로부터의 정보를 남긴다. 감각신경 입력과 동시에 적용되는 혀의 전기적 자극은 물리적 공간에 해당하는 정확한 공간 상수를 형성하게 된다. 감각신경 입력은 환자의 전정 기능저하로 인한 공간적 위치의 정확한 정보가 부족함에도 불구하고 실생활의 균형을 유지하는데 사용된다.

1.15 추체외로 결손 / EXTRAPYRAMIDAL DEFICITS

1.15.1 기본 특성과 분류

추체외로 결손은 기저핵과 오름과 내림 방향으로 있는 신경계 요소들이 연결되어 있는 추체외로 계통이 손상되어 발생한다. 해부학적 관점에서 볼 때, 기저핵에는 미상핵과 렌즈핵(피각과 담창구로 이루어짐)이 있으며 피각과 미상핵은 선조체를 구성한다. 이외에도 기저핵 시스템에는 시상하핵과 중뇌 흑질(치밀부와 그물부), 측중격핵, 메이너트 기저핵이 포함된다. 이러한 중추적 구조는 생리학적으로 기본적인 자세와 운동 메커니즘과 자동적 운동 기능을 보장한다. 하지만, 이것이 손상되면 수의적이며 자동화된 움직임이 제한되고 신체 자세가 비정상적으로 발달하며 비정상적인 비수의적 움직임이 나타난다. 추체외로 결손은 크게 두 가지 유형으로 나눌 수 있다.

운동저하증(HYPOKINETIC DEFICITS)

첫 번째는 운동저하증으로 운동불능(움직임 부족에서 움직임 불가능까지 포함), 완서(운동의 둔화), 강직 등의 운동감소증(움직임의 반경 축소와 부족)으로 나타난다. 파킨슨병은 이러한 결손의 대표적인 경우이다.

운동과다증(HYPERKINETIC DEFICITS)

두 번째는 운동과다증(이상운동)으로 진전(운동저하 장애에서도 나타남), 무도증(얼굴, 몸통, 팔다리에서 불규칙하게 무작위로 일어나는 움직임과울찔거림), 발리즘(큰 회전운동으로 일어나는 팔다리의 비정상적인 움직임), 근긴장이상증(신체의 특정 부위에 일어나는 지속적인 근육 긴장), 근육간대경련(갑작스러운 근육 경련), 틱증(부분적으로는 의도적으로 억제된, 정형화된 불규칙적인 움직임)과 같이 일반적으로 비정상적이며 올바르지 않는 불수의적인 움직임을 동반한다.

증상들은 추체외로 계통이 관련된 범위에 따라 다양하다.이러한 모든 증상들을 다룰 때 치료 대상으로 파킨슨 병 환자들이 가장 많다. 따라서다음과 같이 파킨슨 병을 주요 관점으로 다루는 바이다.

1.15.2 파킨슨 병 (Parkinson' s Disease)

파킨슨 병은 60세 이상 인구의 100명 중 1명꼴로 발병한다.

이 병은 생리학적 조건 하에서 운동 조절에 기여하는 신경전달물질인 도파민을 생산하는 흑질의 치밀부의 색소 도파민을 함유하는 세포의 퇴행으로 발전한다. 도파민 결핍은 파킨슨 병의 징후를 초래한다. 파킨슨 병에서는 신경전달물질의 수용체가 보존되는 동안 실제 도파민이 부족하다는 점을 확인하는 것이 중요하다. 이는 도파민 (L-DOPA)의 전구체 투여가 긍정적인 영향을 미치는 이유이다. L-DOPA가 흡수된 후에는 도파민으로 대사되어 해당 수용체에 결합한다. 대조적으로, 파킨슨 증후군은 종종 실제 수용체가 손상을 받아 후시냅스 병발을 수반한다. 도파민을 투여하면 수용체에 결합할 수 없으며 이러한 구강 치료는 효과가 거의 없거나 현저히 낮다. 파킨슨 증후군은 중추신경계에 영향을 미치는 다양한 병리학적 상태(예: 약물유발, 혈관성 질환, 독성물질, 외상, 뇌염으로 인한 파킨슨 증후군)에서 발생할 수 있다. 파킨슨 병은 파킨슨 징후를 보이는 환자의 약 80%에서 확인된다. 나머지 20%는 1차 진단 외에도 파킨슨 증후군으로 진단된다.

파킨슨 병은 진전, 강직, 완서, 운동저하 및 자세 불안정성을 포함하는 운동 결핍으로 나타나는 운동 저하–근긴장항진 증후군으로 특징된다. 이는 대부분 노년층에 영향을 주지만 만성적인 진행성 질병이지만, 40세 이전에 발병(조기 발병이라고 함)하는 경우는 약 10% 정도이다. 임상 징후의 발병은 점진적이며 진행은 수개월 또는 수년에 걸쳐 매우 느리게 일어난다. 초기에 파킨슨 병은 팔다리의 무거움, 수행력 저하, 우울증, 근육통과 경련, 허리 통증, 오십견 증후군 또는 손목 터널 증후군과 같은 불특정 문제로 나타난다.

초기에 채 진단받지 않은 강직성 징후들이 이러한 문제의 주요 원인이다. 신경과 의사에게 진단을 받기 보다 종종 류마티스 전문의나 정형외과 의사에게 검사나 재활 치료를 받게 된다. 강직성이 문제의 주요 원인이기 때문에, 원인 약물 치료 없이 정형 외과적 또는 재활 치료만 하면 부분적이고 일시적 효과만 나타난다. 전형적인 임상적 증상은 몇 달 후에 나타난다.

객관적인 신경학적 소견 / OBJECTIVE NEUROLOGICAL FINDINGS

객관적인 신경학적 소견은 다음 징후의 조합을 포함한다.

운동감소, 완서, 운동불능 (HYPOKINESIA, BRADYKINESIA, AKINESIA)

이러한 결손은 운동 범위 감소, 운동 부족, 운동 자발성 부족, 전반적인 운동 둔화와 개시 결여로 나타나 운동을 시작할 수 없는 상태가 된다. 이러한 모든 징후 중에서 운동감소증은 환자의 기능을 가장 제한한다. 운동 프로그램의 시작에 방해가 되면 결손의 토대가 형성된다. 파킨슨 병으로 인해 운동 프로그램 자체는 손상되지 않는다. 그러나 운동 프로그램의 활성화 및 완성, 특히 전반적인 동작 패턴을 형성하는 개별 세그먼트의 원활한 기능적 연속성이 영향을 받게 된다. 급작스러운 운동 동결은 운동불능증의 한 형태이다. 생리학적 연합운동(보행 중 상지의 상호 움직임)이 일어나지 않고 땅을 끌면서 좁은 보폭으로 걷게 된다. 의도된 움직임은 멈추어 버리고 목표물에 도달하지 못한다(완서). 팔다리의 반응성 방어적 상호 움직임은 전신 이동에 의해 감소되며 대체로 낙상을 방지하기 위해 역행(후퇴) 또는 전진(추진) 방향으로 대체된다. 운동범위측정저하로 인해 반복적으로 교대로 이루어지는 움직임이 영향을 받고 교대운동의 장애가 나타난다. (그러나, 이는 소뇌 기능장애와는 다른 방식으로 변환되며, 대조적으로 운동의 손상측에 과장되거나 마비된 근육 약화 또는 경련이 일어나 운동이 제한된다.)

강직(RIGIDITY)

강직은 보통 운동저하 징후와 함께 진행되어 높은 근긴장을 나타내지만, 분리되어 발생할 수도 있다. 근육긴장항진은 형태가 쉽게 바뀌는 특징을 지니며 가동범위에 걸쳐 능동적이고 수동적인 움직임 중에 나타난다. 이때, 움직임의 속도와는 상관없이 일어난다. 주동근과 길항근의 지속적인 근긴장 증가가 나타난다(납관강직). 몸통 굴곡근에서 결손이 더 뚜렷하지만 강직과 대조적으로 굴곡과 신전근 긴장이 증가한다. **톱니 바퀴 현상**은 일반적이다. 손목, 팔꿈치 또는 발목을 수동 신전을 시키는 동안 늘어난 굴곡근의 반사적 수축을 촉진할 수 있다. 마찬가지로 수동적 근육 단축을 시행하는 동안 움직임의 특정 위치에서 사지를 안정화시키는 건의 활성을 촉진할 수 있다. 이 안정화는 동작을 수행하는 데 필요하지만, 강직의 경우는 너무 오래 지속되기 때문에 근이완을 방해하고 동작의 연속성이 생길 수 없게 한다. 이러한 재빠른 힘줄 경련은 증가된 **기본 자세 반사**로 나타난다. 강직은 반대쪽 팔다리 움직임으로 강조된다(Froment's maneuver로 불림). 증가된 근긴장은 사지의 통증을 유발한다. 마이크로그래피(글씨 작음)는 일반적이지만 젊은 연령에 더 적합했다. 안면 근육에서는 환자가 소근육을 사용하여 감정을 표현할 수 없을 시에는 표정감소 또는 가면 같은 무표정한 얼굴이 관찰된다. 감정은 때때로 호흡 증가로 나타난다. 말은 단조롭고 선율이 없고(무운율증), 조용하며(발성부전), 진행된 단계에서는 환자의 말을 이해하기 어렵다.

진전(TREMOR)

진전은 신체 부위의 비자발적이고 리드미컬하게 떨리는 움직임이다. 파킨슨 병은 전형적으로 사지 말단에서 휴식 시 진전이 발견된다. 진전은 비대칭이며 만약 환자의 손이 자유롭게 쉬고 있다면 가장 두드러진다. 팔다리가 신체를 따라 놓여 있을 때, 스트레스 받을 때, 인지적 요구가 증가하거나 피로에 의해 보행 중에 증가된다. 대조적으로, 운동 중 또는 정적 부하를 받는 중에는 감소하며, 일반적으로 일상적인 활동을 크게 방해하지 않으며, 잠을 잘 때는 사라진다. 파킨슨병에서 손 진전은 동전을 세는 것과 비슷하다. 신체 몸통에서는 영향을 미치지만, 일반적으로 머리에 영향을 미치지 않는다(본태성 또는 소뇌성 진전과는 대조적임).

자세 결손

자세 결손은 운동감소증(Hypokinesia), 강직(rigidity), 직립 자세 유지 및 방어적 반응 결손 등으로 기인한다. 몸통과 사지의 굴곡 자세(그림 1.15.2-1)와 불안정하게 서 있고 좁은 보폭으로 땅을 끌면서 걷는 것은 아주 명백한 파킨슨 병의 징후다. 상지의 연합운동 감소, 운동 개시와 방향 전환의 어려움, 특히 좁은 공간이나 스트레스 상황에서 갑자기 움직일 수 없는(동작 동결)는 모두 보행 중에 관찰될 수 있다. 특히 움직이기시작 할 때 일어나는 계상보행(주저)은 앞으로 나아갈 수 없는 것과 관련이 있다. 증가된 보행률(가속보행)과 당김(일반적으로 앞으로)으로 균형을 잃으면서 낙상을 초래할 수 있다. 질병 초기에는 자세 결손이 분명하지 않을 수도 있지만 악화된 단계에서는 전형적으로 나타난다.

파킨슨 병의 징후는 항상 비대칭이다. 몸 한쪽에서 시작하여 (주로 원위부 측면에서) 점차적으로 몸통 근육과 신체의 나머지 절반에 대칭으로 확산된다. 이는 일반적으로 징후가 대칭적으로 나타나는 2차 파킨슨 증후군에서는 발생하지 않는다.

기본적으로, 추체외 증후군의 임상적 양상은 소뇌 증후군과 반대이다. 이는 이 두 시스템이 특정 기능면에서 상반적이라는 것을 암시한다.

연합 파킨슨병 평가 척도(UPDRS)는 파킨슨 병 환자의 임상 신경학적 평가를 위해 일반적으로 사용되는 기본 척도이다. 환자의 임상적 상태를 6개의 기본 범주(I-VI)와 42개의 하위 범주로 평가하는데, 이는 0-4등급(0=징후 없음, 4=주어진 영역에서 가장 심각한 결손) 또는 0-1 등급(0=아니오, 징후 없음, 1=예, 징후 있음)으로 분류된다. UPDRS의 전체 척도는 인터넷에서 사용할 수 있다.

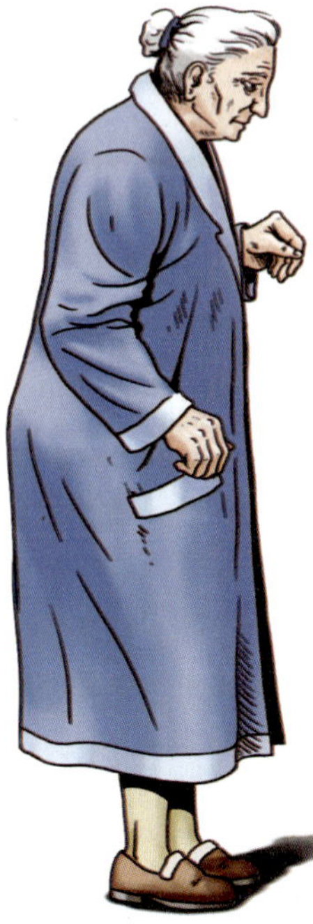

그림 1.15.2-1 파킨슨 병 환자의 전형적인 구부린 자세.

환자의 임상 평가 도중이나 치료 효과 또는 환자의 진행 상태를 평가하려고 할 때 전체 UPDRS 척도 또는 해당 환자에서 변화를 입증할 수 있는 특정 범주만을 사용할 수 있다.

파킨슨 병의 진단은 환자 병력(기억)과 임상 신경학적 검사를 기반으로 한다. 진단을 확립하기 위해서는 기본 3가지(운동감소, 강직, 진전) 중 적어도 두 가지 징후가 있어야 한다. 또한, 이 진단은 약물 치료(도파민 전구체인 L-DOPA의 구강 투여)에 대한 긍정적인 반응으로도 확인된다.

파킨슨 병의 재활 치료

파킨슨병에서 재활 치료는 약물 치료만큼이나 중요한 역할을 한다. 적절한 운동 활동이 습관이 될 수 있도록 질병의 초기 단계에 있는 환자에게 재활 치료를 추천하는 것이 적절하다. 물리치료는 파킨슨 병의 모든 단계에서 필요하며 근육 약화, 제한된 가동범위, 체력 감소 및 사회적 고립 예방에 중요한 역할을 한다. 환자의 인지 능력, 약물 치료, 노화 과정 및 기타 동반 조건에 적응하기 위해 지속적인 기준으로 수정해야 한다. 재활 전문가는 자세 불안정성을 정확하게 평가하고 다른 운동 문제를 확인함으로써 파킨슨 병 진단을 수립하는 데 도움을 줄 수 있다. 초기 질병 단계에서 실행하는 적절한 재활 프로그램은 심혈관, 신경과 근골격계 및 전반적 체력의 적절한 상태를 유지하는 데 도움이 된다. 영향을 많이 받는 신체 부위 사용 중지, 보행 장애, 낙상, 신체 위치 변경 불가, 전반적인 근력 약화, 관절 강직, 구강 및 호흡 기능 장애와 같은 전형적인 2차 징후의 발병을 지연시킬 수 있다. 파킨슨 병이 진행되는 동안 재활 전문가는 평가에 참여하고 약물 치료가 환자의 운동 능력에 미치는 영향을 최적화하는 데 도움을 준다. 진행중인 치료과정 내에서, 운동 장애를 확인하고 교정하며 작업 치료사와 협력하여 환자에게 가정및 업무 환경 설정 수정을 조언하고 적절한 보조 장치를 권장한다. 질병의 후기 단계에서는 가족 참여가 중요하며 가족 구성원은 재활 치료의 기초 교육을 받는다.

파킨슨 병의 치료 재활에는 개별적 또는 그룹 환경에서 시행하는 물리 치료, 수치료, 작업치료가 포함된다.

물리치료

물리치료는 우선 환자 자세를 개선하는 데 중점을 둔다.

즉, 구부러진 몸통과 전체 사지정렬을 교정하는 것을 목표로 한다. 등과 흉부의 근막은 물렁조직 기법으로 스트레칭되고, 특히 종종 "닫혀 있는" 하부 늑골간 간격을 늘려준다. 호흡 주기 동안, 늑간 근육은 활성화되지 않아 부호흡근이 보상 작용을 한다. 늑골과 중부 흉추는 견인과 신전에서 가동되어 종종 경직된 굴곡자세로 "잠겨져" 있는 흉추의 능동적 분절화를 시행하기 위해 노력한다. 시작 단계에서 환자는 자기 운동을 배운다. 척추 유연성과 몸통 회전을 유지하기 위해서, 개별 운동은 최소한 일주일에 3번은 해야 한다. 바람직한 흉부 움직임은 흉부의 올바른 정렬과 호흡으로 연결되어 있다. 환자는 의식적으로 호흡 근육(**사각근, 상승모근, 대흉근과 흉쇄유돌근**)을 완화하고 호흡 중에 횡격막과 함께 늑간과 복부근을 활성화하는 방법을 익혀야 한다.

사지의 근막과 물렁조직은 늘어난다. 굴곡 구축이 있는 경우, 물렁조직 유연성을 유지하기 위한 노력으로 핫팩과 E.Kenny에 기초한 기법을 적용한다. 상지에서는 물렁조직 기법 외에도 팔꿈치와 손목에 관절 가동술을 시행할 수 있다. 하지의 경우, 고관절과 무릎 관절의 완전 가동 범위가 유지되어야 한다. 고관절의 등척성 견인과 고관절 내전근과 무릎 굴곡근의 스트레칭을 시행한다. 환자는 자가 운동과 이완 기법을 배운다. 운동하는 동안 환자는 완전가동 범위 내에서 부드럽고 반복적 움직임을 하도록 해야 한다.

물리치료 계획은 환자의 두드러진 결손을 근거로 수립되어야 한다.

강직과 실동증의 경우, 웨이트(**덤벨**)를 포함한 큰 범위의 스윙형 운동이 연습 루틴에 포함된다. 운동 반복 횟수와 난이도가 점차 증가한다. 반대로 근약화와 전반적인 수행능력 저하가 지배적이라면 환자의 피로 수준에 대한 주관적인 판단을 받아들여야 한다. 운동의 반복 정도를 낮추고, 개별 분절에 웨이트 없이 점진적으로 실시해야 한다. 간단한 균형 운동과 하지의 강화 운동을 병행하면 안정성이 향상되고 낙상 발생률이 감소된다. 진전과 근육 약화의 조합을 보이는 환자의 경우에는 영향을 미치기가 가장 어렵다. 치료사는 주로 신경 생리학에 기초한 기술 (**보이타[Vojta]의 반사 운동, 신경 발달 치료**)을 사용하여 신체 자세와 근육 협응력을 향상시킨다. 가정 프로그램에는 환자가 이미 안전하게 익힌 간단한 운동을 포함한다. 환자의 진전으로 인해 스스로 불안해할 수 있기 때문에 손을 주머니나 벨트에 넣거나, 사지를 짓누르거나, 의자에 앉을 때 발을 감싸는 것과 같은 간단한 요령을 권장한다.

물리치료는 구강 안면 쪽도 다루어야 한다. 물렁조직 기법, 얼굴 근육의 수축 후 이완 기법과 턱관절의 관절 가동술은 표정 근육의 이완에 도움이 된다. 말하기와 삼키기에 관련된 근육의 증가된 협응력은 반사 운동의 특정 구성 요소를 통해 달성될 수 있다. 환자가 거울 앞에서 코로 깊이 숨을 쉬고 입으로 내뱉기, 개별적인 문자와 음절 및 단어를 역동적으로 크게 암송하기, 활발하게 눈을 감고 뜨기, 모든 방향으로 눈 움직이기, 노래하기, 웃기를 연습하게 한다.

정상적인 상태에서, 운동 패턴의 개별 구성 요소는 기저핵이 적절하게 기능하는 덕분에 복잡한 운동 패턴으로 지속적으로 연결된다. 서 있거나 누워 있거나, 의자에서 일어나거나, 차에서 내리는 움직임은 자동적이다. 파킨슨병 환자는 이런 자동화와 연속성이 결여되어 있다. 따라서 대근육 운동 기술의 재활을 시행하기 위해서는 **보상적 전략**이 필요하다. 보다 복잡한 동작 패턴은 처음에는 개별적으로 실행되는 "단계"로 나뉜다. 연습은 각 운동 단계에는 논리적 순서가 있으며 안정된 이완 자세로 끝나며, 다음 단계의 시작 위치가 된다. 처음에는 환자가 각 운동 단계를 상상한 다음 완전히 집중하여 수행한다. 패턴이 완전히 자동화될 때까지 추가적인 동시 이동 패턴이나 동시 운동과 인지 과제가 주어지지 않는다.

시각, 청각 및 **체성감각 자극**은 움직임 순서의 시작과 유지에 이로운 것으로 보인다. 예를 들어, 움직임 중에 운동 동결이 발생하면 환자는 감각적 요령을 배운다. 동결은 주로 환자가 현관문을 넘을 수 없는 경우와 같이 좁은 공간에서 발생한다. 이때 환자에게 문앞을 보도록 지시한다. 이러한 간단한 시각적 자극은 차단된 운동프로그램을 재개하게 하여 환자가 걸음을 길게 내딛게 한다. 막대가 달린 지팡이는 환자가 지팡이에 붙어있는 막대기를 보고 모든 단계마다 지팡이를 "밟는" 상황을 해결하는 데 사용하는 도구이다. 이러한 시각적 지각은 보행 패턴을 더 부드럽게 한다. 운동 동결을 다루는 데 다른 많은 자극을 사용할 수 있다. 예를 들어, 환자는 하지를 때려 주의를 환기하여 동결의 문제를 해결한다. 또 다른 옵션으로는 처음에는 뒤로 한 걸음 물러나거나 한 발에서 다른 발로 체중을 이동하는 것이다. 매끄러운 보행 패턴을 유지하기 위해 환자가 발걸음의 특정단계에 집중하게 한다. 즉, 발꿈치 딛기 또는 엄지발가락 푸시 오프 단계이다. 보행 시 환자는 리듬감 있게 조용히 숫자를 셀 수 있다.

운동 루틴에는 근육과 물렁조직 이완과 혈액 순환 개선

을 돕는 전신 마사지가 포함될 수 있다. 마사지는 통증을 완화시키기도 하는데,이는 경미한 통증도 이미 영향을 받은 운동 기술을 악화시키기 때문에 중요하다. 마찬가지로 수중 마사지도 도움이 많이된다. 온수에 담그는 것은 강직을 완화하며, 수중 운동과 수영도 도움이 된다. 하지만,고온 (38° 이상)에서 실시하는 것은 환자의 전반적인 피로감을 유발하므로 피해야 한다. 스트레칭을 하기 전에 국부적으로 열을 적용할 수는 있다.

그룹 운동

개별 치료 후에는 비슷한 수준의 숙련된 환자들은 신체 자세, 실동증과 강직에 영향을 주는 운동을 포함하는 그룹 운동 프로그램으로 전환된다.

이 프로그램은 언어 치료를 위한 중요한 토대가 되는 호흡 운동으로 시작된다. 파킨슨 병 환자는 전방 굴곡 자세 때문에 짧고 얕은 호흡을하며 주로 부호흡 근육(흉쇄유돌근, 사각근, 상부 승모근, 흉근)을 활성화시키고 대조적으로 횡격막과 늑간 근육의 특정 부분을 잘못 활성화시킨다. 처음에는 개별 치료가 환자의 호흡 패턴을 교정하는 데 사용된다(보이타[Vojta]의 반사 운동은 자동으로 생리적 호흡 패턴을 활성화시킨다). 하부 늑간으로가는 깊은 호흡은 전체 복벽에서 서혜부까지 활성화시키는 그룹 치료에서 실시된다. 어깨는 긴장이 풀리며, 느리고 조절된 편안한 호흡이 이어진다. 환자는 호흡의 깊이를 보다 잘 제어하기 위해 흉곽 하부나 서혜부 위쪽에 손을 얹어 놓는다. 이어지는 운동에서 환자는 올바른 호흡 역학을 유지하려고 시도한다. 확장되는 스윙 동작은 통합되고, 지구력 운동은 굴곡근 조직을 크게 활성화하기 때문에 하지 않는다. 운동하는 동안 환자는 잠재적인 운동 동결을 피하기 위해 시선을 집중시킬 영역을 선택한다. 몸통의 스윙 동작은 직립 자세를 유지하는데 도움이 되며, 상지의 흔드는 동작은 보행을 개선시킨다.

보행 재교육은 끌리는 걸음걸이를 교정하는데 중점을 두고 직립자세를 권장한다. 보행 유각기에서 기저면을 넓히고 발을 매트 위로 들어올릴 때 환자에게 보폭을 크게 하는 것이 좋다. 적절한 보폭을 유지하기 위해 보행 훈련 시 바닥에 마커를 표시한다. 보행 리듬과 안정성에 긍정적인 영향을 미치도록 환자에게 상지의 상호 움직임에 집중하도록 지시하고, 보행 중에는 크고 분명하게 "1, 2"라고 숫자를 세게 한다. 운동량과 상지의 상호 움직임을 향상시키도록 가벼운 웨이트를 (1/2-1kg) 들고 걸을 수도 있다. 공, 볼링핀 또는 기타 장비를 활용하여 집중력과주의를 향상시킬 수 있으며 간단한 댄스 요소도 활용할 수 있다. 그룹 운동 중에 치료사는 큰 목소리로 구두 지시를 사용하며, 드럼이나 음악의 리듬을 따라 수행할 수 있다. 시각과 청각 자극은 동작의 시작과 리듬 유지, 연속성과 지구력에 도움이 된다. 파킨슨 병에서 시각, 청각과 체성감각 자극의 전체 스펙트럼과 결합된 보상 운동 전략은 운동학적 분석을 기반으로 한 개별 기능 운동보다 장기적으로 더 효과적이다. 치료사의 지시를 따라하고, 운동 중에 숫자를 세고 노래하고 웃으면 표정 근육의 긴장을 풀 수 있다. 상지와 표정 움직임을 동시에 시행하는 것은 환자가 말을 할 때 정상적 몸짓에 도움이 된다. 운동 치료 기간은 환자의 상태와 능력에 적합해야 한다. 건강한 개인과 달리 **파킨슨 병 환자는 개별적인 움직임, 특히 움직임의 개시에 대한 의식적인 노력이 필요하다.** 한편, 역설적인 움직임이 나타날 수 있다. 오래 지속되는 강직을 갖고 있는 환자가 갑자기 정확하고 신속하게 움직임을 수행하는 상황이다. 정상적으로 걷는 데 어려움이 있음에도 불구하고 달리기를 할 수 있거나 자전거를 완벽하게 탈 수 있기도 한다. 하지만, 대부분의 경우, 이는 환자가 이러한 움직임 능력을 잃는 척했다는 증거가 아니다.

파킨슨병 환자는 그룹 운동의 혜택을 받는 것으로 나타났다. 증상을 악화시키는 경향들, 즉 활동성 감소와 앉아서 지내는 생활방식 등을 보이므로 환자들에게 동기 부여를 제공하고 운동 다양성과 정기적인 사회적 상호 작용을 보장한다.

작업 치료

직업 치료는 글쓰기를 포함한 일상적인 활동을 수행하기 위해 중요하다. 처음에는 공중에 큰 수와 글자를 쓰게 하여 상지 운동 범위를 통합한다. 그 후 환자는 칠판에 글을 쓴다. 즉, 처음에는 상지와 체간 전체를 활용하는 큰 그림과 글자들을 쓰게 하고, 이후 종이에 글을 쓰는 연습으로 이어진다. 작업 치료사는 옷입기, 개인 위생, 식사, 침대를 벗어나는 동작과 같은 환자의 일상적인 활동을 함께 수행한다. 강직은 수면 중에도 환자에게 문제를 일으킨다. 환자는 밤에 몸을 돌리 지 못하게 될 수 있으며 몸 전체의 뻣뻣함과 통증은 환자의 수면을 방해한다. 침대에서 구르는 것은 구르기의 방향으로 눈을 움직이는 것으로 시작할 수 있다. 환자가 스스로 독립적일 수 있도록 노력해야 한다. 집안 일을 수행하는 환자의 능력을 평가해야 하며 환자가 집에서 수행하도록 동기 부여를 줘야 한다. 장시간 앉아 있고 활동하지 않는 것은 바람직하지 않기 때문에 환자들이 매일 산책을 하도록 권해야 한다. 파킨슨 환자들 중 다수가 우울증에 시달리고 있다. 이는 환자의 돌봄과 동기부여에 가족을 동참시켜야 하는 이유이다. 체중 이동 훈련과 주택 개조는 낙상 예방에 중요하다. 작업 치료사의 권고에 따라 의사는 환자에게 집안 내 활동을 원활하게 할 수 있게 하는 다양한 장치를 처방할 수 있다(화장실의 바, 높은 화장실 등).

온천 치료

온천 치료는 적당한 범위에 있는 환자를 안내하여 운동수행력을 향상시킬 뿐만 아니라 환자가 적극성 갖고 보다 만족스러운 삶을 누릴 수 있도록 동기를 부여하는 데 중요하다. 온천 치료를 위한 지침에 기반하여, 파킨슨 병 환자는 신경과 의사의 권고에 따라 일년에 한 번 포괄적인 치료를 받을 수 있다. 체코에서는 Dubi, Libverda, Klimkovice, Marianske Lazne 및 Vraz에서 파킨슨 병 환자를 위한 치료를 제공한다.또한 환자들은 파킨슨 학회가 정기적으로 기획하는 재활 및 리컨디셔닝 치료에도 참여할 수 있다.

파킨슨 병 환자를 위한 운동활동

규칙적인 걷기와 수영 외에도 좀더 능숙한 파킨슨 병 환자는 댄스나 골프에도 참여할 수 있다. 일부 환자들은 공게임들을 놀랍도록 완벽하게 해낸다. 파킨슨병 환자들이 발병 전 운동 활동에 적극적으로 참여했다면, 그들이 스포츠에 계속 참여할 확률이 더 높다. 그럼에도 불구하고, 일반적인 노령 인구에서 볼 수 있는 것보다 신체 활동을 제한하는 경향이 더 크다. 연구에 따르면 정기적인 운동은 파킨슨 병 환자의 기대 수명에 긍정적인 영향을 미치므로 적극적인 생활 양식을 유지하기 위해 지속적으로 동기를 부여해야 한다. 파킨슨병 환자 중 경증 및 중등도 환자들은 건강한 사람들과 마찬가지로 동일한 유산소 운동(수영, 자전거타기)을 할 수 있다.

치료 재활은 정기적으로 그리고 지속적으로 행해지는 경우에만 질병의 진행에 긍정적인 영향을 준다. 실제로 가장 큰 어려움은 환자가 퇴원을 한 후 가정 프로그램을 준수하지 않는다는 사실에 있다. 따라서 개별 치료, 그룹 치료, 온천 치료 및 운동 활동 등의 재활 치료를 번갈아 하는 것이 적절하다. 환자들에게 매주 추가적으로 기획된 운동 프로그램에 참여하는 것을 권장한다.

파킨슨병 환자의 재활 효과 평가

물리 치료는 보행 속도, 보폭과 일생생활 수행을 향상시키는 데 특히 큰 영향을 미친다.선택된 재활 접근법의 효과는 위에서 언급한 연합 파킨슨병 평가 척도(UPDRS) 또는 파킨슨 병 환자의 완서 및 포괄적인 운동 수행능력을 정량화하는 운동 수행 검사로 평가할 수 있다. 이들은 일반적으로 특정 활동을 수행하는 데 필요한 시간을 측정하는 작업이다.

보행. 10 미터 걷기 테스트는 가장 간단한 테스트이다. 일부 병원에는 카메라 및 소프트웨어를 사용하여 시각적인 기록 및 움직임을 평가할 수 있는 정교한 시스템이 갖춰져 있다.

균형감. 환자의 낙상을 기록하거나 발 사이의 거리를 측정하는 것은 안정성 평가의 간단한 방법 중 하나이다. 균형감을 평가하기 위해 특정 평가 도구들을 사용할 수 있다. Bohannon의 스탠딩 밸런스 테스트, 버그 균형 척도(Berg Balance Test), 자세 통합 균형감 임상 평가(Clinical Assessment of Postural Integration of Balance), 기능적 뻗기 테스트(Functional Reach Test) 등이 포함된다. 균형감은 다양한 종류로 시판중인 안정성 측정 플랫폼을 사용하여 평가할 수 있다.

이동성. 이동성을 평가하는 간단한 방법은 환자가 침대에서 얼마나 자주 몸을 돌리는지 기록하는 것이다. 바로 누운 자세 시간 측정은 또 다른 간단한 테스트이다. 보다 포괄적인 평가를 위해 Rivermead Motor Assessment, Parkinson Activity Scale, Elderly Mobility Scale 등과 같은 척도를 사용할 수 있다.

상지 운동 기술. 회외-회내 테스트는 환자가 20회 반복 수행하는 데 걸리는 시간을 측정한다. 탭핑 테스트는 환자가 30 cm 간격으로 배치된 2개의 버튼을 번갈아 누르고 환자가 버튼을 20번 누르는 데 걸리는 시간을 측정한다. 9홀 펙 테스트(nine-hole peg test)는 환자가 한 손으로 펙 보드의 구멍에 9개의 핀을 점진적으로 배치하고 제거하는 데 걸리는 시간을 측정한다.

지구력. 6분 걷기 테스트는 파킨슨 병 환자의 지구력을 평가하기 위해 가장 자주 사용되는 임상 테스트이다.

삶의 질. 이 평가에는 파킨슨 병 설문지-39 또는 Short Form-36이 사용된다.

파킨슨 환자의 경우 하루에도 환자 상태가 수시로 변하기 때문에 평가가 더 어렵다. 따라서 환자는 약물 투약 시간과 투약량, 당일의 "on and off" 상태를 기록하는 것이 적절하다. "on" 상태는 약물의 최적 효과 기간을 나타내며, "off" 상태는 약물 효과가 부족한 기간이다. 평가의 중요성은 낙상 평가로 설명할 수 있다. 환자 병력에서 이전에 있었던 낙상, 파킨슨 병에 걸린 기간, 치매 및 상지 연합운동 상실은 미래의 낙상을 예측하는 독립적 요소들이다. 파킨슨 병에서 질병의 심각성, 안정성 부족, 우울증 및 낙상 간에 중요한 관련이 있는 것으로 확인되고 있다. 이러한 모든 측면이 객관적으로 평가되었을 때 적절한 재활 프로그램을 마련할 수 있으며, 이는 위험 요인에 긍정적으로 반영되기 때문에 환자의 예후에 영향을 미친다.

1.16 신경 퇴행성 질환

1.16.1 신경 퇴행성 질병의 기본적인 특징

신경 퇴행성 질환은 신경 계통의 신경계와 신경 교세포가 조기에 노화되어 발생하며, 대부분은 유전적 요소를 나타낸다. 이러한 질병에서, 중추 및 말초 신경 시스템의 다양한 영역, 예를 들어, 대뇌 피질, 소뇌, 척수 및 말초 신경이 영향을 받는다. 때로는 퇴행성 과정이 여러 시스템에 동시에 적용된다. 임상적 증상은 매우 광범위하고 다양하다.이러한 질병에는 감각 및 인지 장애뿐만 아니라 움직임, 근육 긴장도 및 균형에서 다양한 결손이 나타난다. 언급된 모든 결손들은 재활 치료를 통해 해결될 수 있다.

신경 퇴행성 질환의 그룹은 다음과 같다:

1. 피부 신경 질환 (모반증)
2. 소뇌 및 척수 소뇌의 퇴행
3. 운동 신경과 관련된 퇴행성 질환
4. 말초 신경의 퇴행성 질환
5. 추체외로 구조와관련된 병발로 인한 퇴행성 질환

일반적으로 대부분의 신경 퇴행성 질환은 느리게 진행한다. 치료법은 알려지지 않았기 때문에 증상을 다루는 포괄적인 치료법이 일반적으로 시행된다. 포괄적 치료법에서 재활은 필수적인 역할을 하며, 복합 재활은 개인 질환에 따라 달라지는 지배적인 증상을 목표로 한다.

신경 퇴행성 질환의 수많은 그룹에서 중추신경계 및 말초 운동 신경에 영향을 미치는 질병인 근위축성측색경화증과 척수소뇌성 퇴행 범주에 속하는 두 가지 질병, 즉 프리드리히(Friedreich)의 운동 실조증과 후기 증후군을 동반한 상염색체 우성 운동 실조증이 언급될 것이다. 추체외로 구조(파킨슨 병)에서 신경 뉴런의 퇴행으로 인해 발생하는 질병은 1.15.2장에서 다루고 있다.

1.16.2 근위축성측색경화증 (Neurodegenerative Diseases)

일반적 특징들

근위축성측색경화증(ALS) 유병률은 10만 명에서 약 4–6 건이다. 이는 다른 병리학적 과정이 없는 근위부와 원위부 운동 신경 뉴런의 점진적인 1차 퇴행으로 정의된다. 척수 앞뿔의 운동 뉴런, 운동 피질의 추체 세포 및 특정 뇌신경의 운동핵의 점진적인 중단을 포함한다. 이는 주로 뇌간의 연수 부분에서 발견된다. 운동 세포의 손실은 주 운동 경로인 피질척수로의 퇴화와 관련이 있다. 이것은 연수, 호흡기, 사지, 몸통 및 목 근육 조직에 영향을 미치는 증상을 가진 상하위 운동 뉴런의 손상의 조합인 근위축성측색경화증(ALS)의 전형적인 형태이다.

분류

1. **"고전적인" 형태의 근위축성측색경화증** – 대부분의 경우, 사지, 몸통, 목과 연수 부위에 결핍의 징후가 나타나는 상하위 운동 신경의 병발이 특징이다. 전형적인 발병 시기는 중년 후기(50–70 세)이며 남성은 여성보다 더 높은 영향을 받는다(1.5:1). 질병 과정은 가장 흔하게 2–5년이 걸린다.
2. **진행성 척추성 근위축증** – 사지의 운동 신경 신호가 낮고 연수 부위에서 덜 자주 나타나는 소위 척추 형태의 근위축성측색경화증(ALS). 질병 과정은 느리고 수십 년이 걸릴 수 있다.
3. **진행성 연수 마비** – 연수 증상이 우세하고 점차적으로 다른 근육이 영향을 받는다. 진행이 더 빠르며, 질병 과정은 평균 약 2년이 걸린다.
4. **원발성 측삭 경화증** – 근위축성측색경화증(ALS)의 분리된 한 형태로 미국보다 유럽에서 더 많이 수용된다. 가장 눈에 띄고 하지에서 더 일찍 발생하는 상위 운동 신경 신호만을 특징으로 한다. 과정은 느리고

질병은 수십 년 동안 지속될 수 있다.

5. **가족형 근위축성측색경화증**(ALS) – 사례의 5-10 %의 경우, 주로 상염색체 우성 유전 형태임. 임상적으로 고전적 근위축성측색경화증(ALS)과 유사하지만 발병은 10-15년 더 일찍 발생한다. 남성과 여성 모두 똑같이 영향을 받으며, 기간은 비교적 짧은 평균 2년이다. 이 질병의 청소년 발병은 18세에 시작하는 것으로 알려져 있다.

병인학

수많은 병인성 이론이 고려되었으며, 몇 가지 또는 모든 영향이 고려된 다요인 병인(multifactorial pathogenesis)이 종종 제안되어 왔다. 연구의 초점인 주요 가설은 다음과 같다.

- 글루탐산염 대사 장애
- 자가면역장애
- 운동 뉴런의 성장 인자 부족
- 가족 형에서, 슈퍼옥사이드 디스뮤타아제 유전자 돌연변이

임상 징후

임상 징후는 근위축성측색경화증(ALS)의 유형과 관련 운동 뉴런의 위치에 따라 다르다. 고전적인 근위축성측색경화증(ALS)은 전형적으로 하부 및 상부 운동 뉴런 신호를 나타낸다.

하위 운동 신경세포의 병발은 근육 약화, 위축, 갑작스런 경련과 근경련으로 나타난다. 갑작스런 경련은 상지의 원위부에 가장 자주 나타난다. 갑작스런 경련은 점점 확산되며 일반적으로 혀를 포함한다. 상위 운동 신경세포의 병발은 민첩성 감소, 근육 긴장 또는 강직, 과반사 및 추체성 징후로 나타난다.

질병경과 또는 발병 초기에는 연수근육이 영향을 받는다. 첫 번째 징후는 일반적으로 발음 장애, 연하곤란, 씹는 근육 또는 소근육의 약화이다.

고전적인 근위축성측색경화증(ALS) 형태에는 감각 시스템 결핍이 포함되지 않는다. 통증은 일반적으로 초기 단계에는 존재하지 않지만 질병 진행과 종종 근골격계 통증이나 강직 중 통증이 나타난다. 괄약근과 성기능은 영향을 받지 않는다. 전형적인 근위축성측색경화증(ALS)에서 인지 기능은 그대로 남아 있지만 약 5 %의 경우 치매는 같은 시기에 존재한다. 이것이 두 가지의 병적 질병인지 다른 형태의 근위축성측색경화증(ALS)인지는 분명하지 않다.

전형적인 과정에서, 질병의 진행은 에피소드 또는 완화 없이 일정하다. 점차적으로 근육 약화는 모든 사지, 몸통, 목, 호흡기 및 연수 근육 조직으로 퍼져나간다.

진단

근위축성측색경화증(ALS) 진단은 임상 결과, 질병 과정 및 EMG 소견에 근거한다. 뇌척수액 검사 및 뇌와 척수의 뇌영상촬영법의 결과가 음성이다.

1

근위축성측색경화증(ALS)의 기능적 단계

근위축성측색경화증(ALS)은 사지, 몸통 및 목의 근육 약화의 등급에 따라 6가지 기능적 단계가 있다. 각 단계마다 다른 치료 접근법이 필요하다.

1 단계. 질병의 초기 단계로써 환자는 독립적으로 움직일 수 있으며 일상생활활동(ADL)의영향에서 자립이 가능하다. 일부 근육 그룹은 근육 강도 및/또는 지구력이 감소하여 경미한 약화를 나타낸다. 이 단계에서 치료는 환자의 전반적인 상태를 유지하거나 개선하려는 목적으로 다양한 형태의 독립적 또는 보조 운동에 중점을 둔다. 또한 가정과 작업환경 수정 및 심리적 도움이 포함된다. 환자와 가족 교육은 필수적이다.

2 단계. 환자의 특정 근육 그룹에서 약화 현상이 나타난다. 예를 들어, 소근육 운동기술 결핍 또는 발 걸림이다. 이 단계에서는 맞춤형 제작을 포함하여 적절한 보조기를 고려해야 한다. 독립적 및 보조적인 운동이 계속된다.

3 단계. 일부 근육 그룹의 약화가 심해지지만, 환자의 독립적인 움직임은 유지된다. 소근육 운동 기술은 크게 영향을 받을 수 있으며, 하지 원위부의 심각한 마비가 나타날 수 있다. 환자는 때때로 의자에서 도움없이 일어날 수 없다. 전반적인 관점에서 볼 때, 이 단계는 경도 또는 중등도 정도의 기능 제한이 나타난다. 목표는 환자의 독립성을 유지하는 것이다. 약화된 근육을 지지하고 환자의 이동성과 안전을 향상시키며 에너지 소비를 줄이기 위해 다양한 보장구를 처방해야 한다. 환자는 피로를 호소하기 시작하고 머리를 지탱하기가 어렵기 때문에 부드러운 목 지지대 착용을 권장한다(그림 1.16.2-1). 과도한 피로를 방지하기 위해

기계식 휠체어를 선택하여 장거리에 사용한다. 능동적이고 수동적인 운동을 지속한다.

4 단계. 하지에 심각한 병발이 나타나고 상지에 경미한 병발이 나타난다. 환자는 기계식 휠체어를 사용하며 일상생활활동(ADL)과 관련하여 독립적일 수 있다. 수동적인 운동은 구축 방지를 위해 중요하다. 환자의 능력에 따라 능동적인 운동이 계속된다. 환자의 피부를 모니터링해야 한다. 침대와 좌석은 조정할 수 있어야 하며 탈부착 방지 매트를 갖추어야 한다.

5 단계. 근육 약화가 점차 진행된다. 상지에서도 중등도 또는 중증 약화가 진행된다. 환자는 침대에서 벗어나 기계식 휠체어를 사용한다. 전동 휠체어에 대한 사용을 고려해야 한다. 모든 이동은 문제가 되며 다양한 유형의 리프트가 표시된다. 환자는 침대에서 이동하는 능력을 상실하며 이러한 작업은 간병인이 수행해줘야 한다. 욕창 예방을 위해 환경은 완벽해야 하며, 욕창 예방 자세 취하기 침대 사용을 고려해야만 한다.

목 근육의 약화가 진행되며, 중립 자세에서 머리를 유지하는 것은 호흡, 음식 섭취, 의사 소통 및 주변 관찰에 매우 중요하다. 전방 접근성을 쉽게 하는 단단한 목 지지대와 슬릿을 추천하며, 이는 기관 절개술 치료관리에도 도움이 된다. 이 정도 수준의 고정으로 인해 통증이 큰 문제가 될 수 있으며 통증 조절이 주요 목표가 된다.

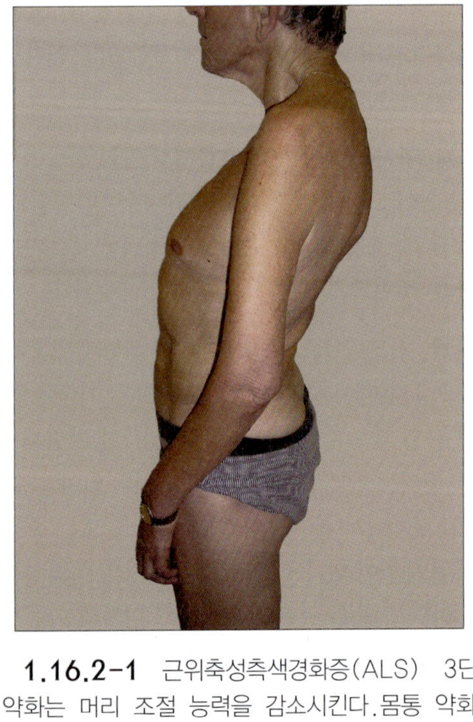

그림 1.16.2-1 근위축성측색경화증(ALS) 3단계. 목 근육 약화는 머리 조절 능력을 감소시킨다. 몸통 약화는 척추 정렬을 변화시킨다. 그림에서, 상지 근육 조직은 견갑대와 상지 말단에서 가장 눈에 띄게 전반적인 위축의 명확한 징후를 보인다.

6 단계. 환자는 침대에 누워만 있게 되며 일상생활활동에 최대한 지원해야 한다. 머리 움직임 조절이 거의 불가능한 상태는 중요한 문제를 제기한다. 진행성 호흡기 질환과 증가된 통증을 해결해야 하고, 손상된 신체 부위를 치료하고 혈전 색전증의 합병증을 예방하기 위해 환자의 위치를 바꾸어야 한다. 이 단계의 목표는 호스피스 치료와 유사하다. 환자와 간병인의 요구를 충족시키고, 환자를 만족시키며 최상의 삶의 질을 제공해야 한다. 이것은 가정 치료뿐만 아니라 건강 관리에도 적용된다.

질병의 모든 단계에서 통증이나 호흡기 질환이 나타날 수 있으며, 일반적으로 질병 진행에 따라 점차 악화된다.

약물 치료(Pharmacotherapy)

현재 글루탐산 길항제인 Riluzole이 근위축성측색경화증(ALS) 치료에 사용된다. 이 약이 환자의 생명을 3-6개월 연장시킨다는 것이 경험적으로 입증되었다. 진단 즉시 약물을 투여하는 것이 좋다. 비타민 E, C, 셀레늄, 코엔자임 Q 또는 리포산은 신경 세포 기능 보호 또는 개선에 항산화 효과가 있는 것으로 추정된다. 크레아틴 모노하이드레이트는 근육 수축 촉진에 추천된다.

항발작제인 가바 펜틴(gabapentine)의 효과를 테스트하고 있으며, 글루탐산염 대사에 효과가 있다고 추정된다.

근위축성측색경화증을 위한 재활

근위축성측색경화증은 현재 불치병으로 남아 있다. 평균 생존율은 2-5년이며, 경우에 따라 10년 이상이다. 전방위적 치료관리는 질병의 각 단계에서 환자의 잠재적 건강능력을 최대한 활용하여 삶의 질을 향상시키고 생존 기간을 연장시키는 데 도움이 될 수 있다.

근위축성측색경화증(ALS)의 치료 개발 과정에서 이질적인 임상 결과를 감안할 때, 여러 분야의 접근법이 필요하다. 의사소통이 활발한 팀 협력은 이상적이며 신경 학자, 재활의학 전문의, 내과 전문의, 물리치료사, 작업치료사, 보철장치 제작사, 언어 병리학자, 심리학자, 사회복지사 및 기타 필요에 따라 전문가가 동참해야 한다.

물리치료

근위축성측색경화증(ALS)에서 **가장 일반적인 물리치료 목표**는 다음과 같다:

1. 최고의 움직임 질을 성취하기 위한 근력 조절
2. 가동범위 유지
3. 경직 관리
4. 2차 근골격계 변화의 관리

활동적인 운동의 문제는 근위축성측색경화증(ALS)뿐만 아니라 일반적인 신경근 질환에 대해서도 지속적으로 논의되고 있다. 이 논의에는 운동 자체의 적합성, 영향을받는 근육과 영향을 받지 않는 근육의 하중 차이, 운동의 유형과 강도가 포함된다. 한 가설은 이미 영향을 받은 근육이 피로를 느낄 정도로 운동할 경우 근육 약화 진행을 가속화할 수 있다고 한다. 하지만 다른 한편으로는, 비활동으로 인한 환자의 증가된 근약화와 심폐 기능 저하는 근육을 위축시키는 위험이 있다. 운동이 환자의 심리적 상태에 미치는 긍정적인 효과 또한 중요하다.

일반적으로 각 개인에게 맞추어 수정된 솔루션이 선택된다. 초기 단계에서 환자는 지구력과 운동 강화 및 에어로빅 컨디셔닝 운동(보행, 자전거 타기 및 수영)을 할 수 있다. 모든 운동은 최대하 강도로 실시하며 손상 근육 반복과 증가된 저항 운동 없이 시행한다. 환자는 중간 중간에 휴식 시간이 있는 짧은 단위로 나누어서 운동을 하는 것이 좋으며 하루에 1 시간의 운동을 초과하지 않도록 권한다. 환자에게 근피로를 느끼면서까지 운동을 하는 것은 피하도록 안내한다. 근피로는 운동 중 또는 운동 후에 직접적으로 나타나 일상생활활동(ADL)의 악화, 근육통 및 근막과 경련의 발병 또는 증가로 이어질 수 있다. 질병이 진행됨에 따라 환자의 운동수행 능력은 감소한다.

물리치료 시에는 포괄적이고 분석적인 접근뿐만 아니라 능동 수동 운동, 물렁조직 기법과 관절가동술이 구현된다. 물론 물리 치료에는 모달리티를 포함할 수 있다.

보조기

근위축성측색경화증(ALS)이 진행되는 동안 세 가지 영역에서 보조기가 사용된다.

1. 약화된 근육을 지원하기 위해 – 하지에서는 종종 비골 밴드와 부목, 발목과 무릎 보조기를 포함한다. 상지에서는 손과 손목용 부목 또는 움켜쥐는 동작을 개선하기 위한 유니버셜 커프를 사용할 수 있는 보조기가 있으며, 어깨 관절 탈구에는 어깨 관절(roll)지지, 슬링 또는 적절한 자세 취하기를 한다.
2. 구축 예방과 치료를 위해 – 자세취하기와 부목.
3. 환자의 이동성을 향상시키기 위해 – 진행 상태에 따라 지팡이, 팔꿈치 목발, 보행기, 기계식 또는 전동 휠체어와 좋은 자세를 취할 수 있는 침대가 포함된다.

작업치료

근위축성측색경화증(ALS) 환자에 대한 작업 치료는 곧 필수 불가결해진다. 보통 다음의 영역들에서 치료가 이루어진다.

- **일상생활활동(ADL) 독립 및 미세 운동 기술** – 개별 활동 평가, 옵션 제안, 적절한 보조 장치 선택, 환자 교육 및 지도, 주택 개조 제안 등
- **이동성 및 전이** – 특히 휠체어 및 적절한 장치, 이동 훈련 및 침대 이동성 훈련을 위한 보조 장치 선택을 위한 협조
- **효율적인 에너지 소비 방법**
- **욕창 프로그램**
- **환자와 가족 교육**

근위축성측색경화증(ALS) 환자에게 있는 특별한 문제 영역 및 치료 옵션들

삼키기와 영양(Swallowing and Nutrition)

근위축성측색경화증(ALS)을 앓고 있는 모든 환자는 영양과 수분 부족을 경험한다. 씹고 삼키는 문제는 대개 언어 능력이 악화된 후 몇 달 후에 발생한다. 주된 이유는 구근 증상의 진행이다.

치료 선택사항

항경련제 약물 투여는 하나의 약리학적 선택일 수 있다. 음식의 일관성, 맛 또는 온도를 변경함으로써 해결할 수도 있다. 점차 갈아만든 퓨레 형태 또는 액상 형태 식단은 불가피하다. 환자의 자세는 음식을 먹는 동안 중요하다. 꼿꼿이 앉고 머리를 바르게 놓아야 한다. 목 근육이 약화되면 머리 위치를 바르게 하기 위해 목 지지대를 사용한다. 정확한

몸통 위치를 잡는 것도 중요하다. 턱 당김 자세는 보다 안전한 유체 섭취를 위해 선호되며 빨대를 사용할 수도 있다.

연하 곤란과 구음 장애는 물리치료 접근법에서 신경생리학적 기초를 기반으로 하는 운동 요소를 사용한다(보이타, NDT 신경발달 재활치료). 기능적 치료 요법, 능동적 운동로 피로를 느낄 때는 수동 지지를 사용할 수 있다.

입으로 음식 섭취가 힘들게 되면 일반적으로 경피적 내시경 위조루술(percutaneous endoscopic gastrostomy; PEG)을 선택한다. 상업적으로 준비된 음식 또는 수제 음식이 관을 통해 투여된다. 영양 균형과 적절한 수분 섭취량을 모니터링해야 한다.

경피적 내시경 위조루술 (PEG) 치료를 이 치료를 거부하는 사람들과 비교할 때 환자의 수명을 현저히 연장시킨다. 이때 환자에게 입으로 음식을 부분적으로 섭취하고 필요한 에너지를 보충하기 위해 PEG 튜브를 사용하여 익숙한 방식으로 계속 먹을 수 있다는 정보를 알려야 한다.

호흡 장애

질병이 진행되는 동안 호흡기 질환이 발생하고 점차 진행된다. 호흡기 합병증은 대부분 근위축성측색경화증(ALS)로 인한 모든 사망의 원인이다. 그 원인은 부분적으로는 호흡 근육의 점진적 약화로 인해 호흡 순환이 불충분하고 가래 뱉기 능력이 부족한 제한적 폐 결손이 생기게 되며, 부분적으로는 구인두 근육 약화로 인해 기도로 음식이 들어가거나 점액이 고이는 것과 같은 연수근육 병발 현상들이 나타난다.이 질병의 후반기에는 뇌간 호흡기의 기능 장애가 발생할 가능성이 있다. 이러한 원인은 다양한 영역에 걸쳐 있으며 복합적이다.

질병의 초기 단계에서는 야간 호흡저하가 나타난다. 호흡곤란의 악화는 계속 될 수 있지만, 환자가 점액을 배출할 수 없는 경우, 급성 상부 호흡기 감염으로 급성 호흡 부전의 징후가 현저히 악화되는 경우가 종종 발생한다.

호흡기 평가

호흡 부전의 초기 징후는 경미하거나 비특이적일 수 있지만 해결해야 할 필요가 있다. 이러한 징후에는 낮에는 피로 또는 졸음, 수면 장애, 즉, 잠자는 데 어려움을 느끼기도 하고 낮과 밤이 바뀌는 역 수면 일정, 악몽, 아침 두통, 불안 또는 발작, 빈 호흡, 호흡 곤란 – 초기에는 운동중 또는 바로 누운 자세에서 일어나며, 식욕 감소, 체중 감소, 부 호흡 근육의 가시적인 활동 및 반복적인 상부 호흡기 감염 등이 있다.

앉거나 바로 누운 자세의 총 폐활량은 자발적으로 또는 인위적 도움으로 이루어지는 최대 기침 유량으로 평가된다. 또한 혈액 가스, 산소 농도 및 pCO_2 포화도를 검사하고 필요한 경우에는 위에서 언급한 두 가지 매개 변수 검사의 야간 모니터링이 수행된다.

치료 옵션들

호흡기 물리 치료는 호흡기 질환과 관련된 모든 단계에서 적절하다. 이러한 치료가 충분하지 않다면, 호흡기 내의 간헐적인 압력 변화 또는 환자의 간헐적인 압력 활동에 기반한 비침습적 호흡 보조장치 치료를 활용할 수 있다.

비침습적 호흡 보조 장치를 선택할 때 비침습적 기술이 일반적으로 성공하며, 호흡기 문제의 병인학이 주로 연수 근육 조직에 대한 호흡기의 근육 약화에 해당될 때 장기적으로 기관 절개술을 예방할 수 있다는 것은 알려진 사실이다. 연수 근육 문제가 우세한 경우 환자는 일반적으로 비침습적인 방법으로 이겨낼 수 없으며 호흡 합병증은 기관 절제술만으로 예방할 수 있다.

다음의 방법들이 가장 많이 활용된다.

- 간헐적 양압 환기 요법(IPPV)
- 양압기(CPAP)
- 바이팝(BiPAP)
- 기침보조기(MI–E)
- 호흡 보조기(간헐적 복부 압력 호흡기)

이러한 치료들이 실패를 하거나 호전되지 않거나 유용하지 않다면, 침습적 호흡 보조장치(기관절개술)를 받을 지를 선택해야 한다.

근위축성측색경화증(ALS)의 병증이 시작되면 질병의 특정 단계에서 잠재적인 문제를 줄이고 삶의 질을 향상시키는 데 도움이 될 수 있는 다양한 개입에 대해 환자에게 미리 알리는 것이 중요하다. 사전 정보에 따라 호흡 부전이 발생하여 기관 절개술 및 인공 환기를 처치해야 한다면 환자의 동의를 얻는 것이 중요하다.

생명 연장 치료에 관한 환자의 결정은 질병의 진행 기간, 환자가 직면하고 있는 한계점, 삶의 질의 변화에 대한 이해, 치료의 어려움과 피로를 감안할 때 여러 번 바뀔 수 있다. 이러한 측면을 감안할 때, 지속적으로 환자와 함께 상의해야 한다. 치료 팀은 임상 경험을 기반으로 환자를 치료해야 하지만 환자의 개인적인 욕구도 고려해야 한다.

온천 치료

근위축성측색경화증(ALS)환자는 독립적이며 자가이동과 협력이 가능한 경우 온천 치료 혜택을 받을 수 있다. 특히 수영장에서 실시하는 운동은 무중력 상태에서 움직임이 발생할 때 다른 형태의 수중 요법과 함께 적절하다. 체력 훈련 또한 유익하다. 질병 진행 상태에는 영향이 없을 지라도, 온천 치료는 환자의 개선된 자기 관리 및 전반적 건강에 기여할 수 있다. 삼키기와 호흡기에 문제가 있어 제한 사항이 발생한다면, 온천 치료는 더 이상 유익하지 않다. 포괄적인 온천 치료는 신경과 의사에 의해 제안될 수 있으며 2년에 한 번 정도 실시할 수 있다. 온천 치료 신청서를 제출하기 전에 심장 전문의의 검사를 받아야 한다.

1.16.3 프리드리히 운동실조증

프리드리히 운동실조증(Friedreich's ataxia; FRDA)은 10만 명당 1–2의 발생률을 보이는 가장 흔한 유전성 운동실조증이다. 이는 1863년에 소뇌와 척수에 영향을 미치는 신경 퇴행성 질환으로 알려졌다. 이후, 다양한 징후들이 관찰되면서 뇌간, 말초신경 및 대뇌피질 등에 영향을 미치는 것으로 설명되었다. DNA에 기초한 진단은 1996년부터 가능해졌다. 즉 염색체 9번의 유전자 X25에서 돌연변이가 있는 상염색체 열성형질로 프라탁신(Frataxin) 단백질의 기능장애를 일으켜 미토콘드리아의 산화적 스트레스를 유발한다.

임상적 양상

프리드리히 운동실조증(FRDA)의 첫 번째 임상 징후는 생후 10년 후반기에 가장 자주 나타난다. 그러나 예외적으로 일부 환자는 약 2세에 질병이 발병하거나 2세 또는 3세 이후에 첫 징후를 보이기도 한다. 가장 초기의 징후는 대개 부모가 둔한 것으로 판단하는 구소뇌 병변이다. 보통 눈이 감겨 있거나 어둠 속에 있을 때(**후척주에 영향을 줌**) 증상은 악화된다. 처음에는 비대칭적인 징후들이 나타날 수 있다. 점차적으로 상지 협응력이 나빠진다. 사지나 소근육 조직의 떨림이나무도증 운동장애 및 심지어는 머리 떨림도 나타날 수 있다. 안구진탕증과 급속히 진행하는 발음장애 또한 예외가 아니다. 상부 중추신경계(CNS) 기능은 선별검사 시에는 영향이 없는 것으로 나타나지 않지만, 특수 검사는 특정 상황에서 인지 기능장애를 나타낸다. 질병의 초기 단계에서 사지의 근신전 반사는 보이지 않으며, 특히 젊은 환자들은 심부 감각을 오랫동안 유지하기도 한다. 반사 정지와 달리 바빈스키 추체로 반사는 잘 유도된다. 성인이 되어 발병한 프리드리히 운동 실조증에서는 반사 작용을 유지할 수 있으며 추체로 손상은 없을 수 있다. 촉각과 통증 감각 또한 보존된다. 그러나, 질병의 후반 단계에서 변화가 발생할 수 있다. 표면 피부층의 자율 신경 지배의 결함도 나타날 수 있다.

뼈 기형에는 요족, 망치 발가락, 때로는 손 기형 및 평평한 발(**평발**)을 포함하는 관절 굴곡 수축이 포함된다. 후측만증은 자주 나타나는 증상이다. 후척주와 소뇌가 영향을 받으면 신체의 무게 중심이 갑자기 변하는 것을 조정할 수 없기 때문에 정형 외과 수술은 도움이 되지 않는다는 보고가 있다. 그러나 적절한 시기에 척추 안정화와 관련된 수술을 하는 것은 도움이 될 수 있다.

프리드리히 운동실조증(FRDA)의 다른 증상은 비대 심근병증과 당뇨병이 있다. 저체온증, 간헐적인 구토와 호흡곤란 또한 나타난다.

진단

다른 유전성 운동 실조증과 마찬가지로 검사 방법의 결과는 종종 병리학적이지만 비특이적이다. 질병의 초기 단계에서 MRI는 이미 중심성 척수의 상부 부위의 위축을 보여주고 있으며, 소뇌는 나중에 위축된다.

치료의 기본

치료에서 집중적인 재활, 종합 비타민제 특별한 경우에는 누트로픽 약 치료, 또는 인지 요법이 중요하다. 심근병증에 대해 투여된 코엔자임 Q 유도체는 어떤 전향적 연구에서도 입증되지 않았다. 신경 학자 및 재활 전문가 외에도 프리드리히 병이 확인된 환자는 심장 전문의, 내분비 학자 및 정형 외과 의사의 모니터링을 받아야 한다.

물리치료 요법은 소뇌 증상에 영향을 미치는 방법과 및 척수 손상으로 인한 징후에 영향을 미친다. 척추 기형 환자의 경우 척추에 영향을 미치는 방법(**보이타[Vojta] 치료법, 클래퍼 슈로트[Klappor Schrott] 치료법**)과 심폐 물리치료가 포함된다. 심각한 발 변형을 동반한 경우에는 교정 장치가 필요하다.

1.16.4 우성 척수 소뇌성 운동 실조증

분자 유전학의 관점에서 볼 때, 29개의 다양한 유전자좌 또는 29개 유전적으로 다른 질병이 임상적으로 매우 유사한 증상을 나타내는 것으로 확인되었다. 그 원인은 대부분 시토신-아데닌-구아닌(CAG)의 반복 증식으로써 유전자 산물의 기능에 영향을 미치며 운동 실조증으로 알려져 있다. 이는 글루타민 아미노산에 대해서도 반복되는데, 종종 누적되어 있는 폴리글루타민 질병(폴리Q)의 누적된 여러 종류를 접하게 되는 이유이다.

우성 척추 소뇌성 실조증(SCA)은 초기 발병 시기에서 뿐만아니라 가족 간 또는 가족 내 관계를 포함한 임상적 양상에서도 높은 변동성을 나타낸다. 원칙적으로 신경학 검사를 통해는 프리드리히의 운동 실조증과 구별할 수 없다. 소뇌와 후부 및 측부 척수의 손상 외에도 중앙 및 말초 운동 신경의 손상으로 인한 다른 징후가 존재할 수 있으며 추체외 징후도 관찰할 수 있다. 프리드리히의 운동 실조증은 아동기의 질병으로, 이전에 보고된 성인기의 질병이라는 사실은 더 이상 유효하지 않다. 정확한 진단을 이끌어내는 DNA 진단의 구현은 이러한 모든 질병이 모든 연령대에서 시작될 수 있음을 보여주었다. 가족 환자 병력에 관한 데이터가 종종 불완전하다는 사실을 감안할 때(초기에는 질병의 일부가 다발성 경화증, 소아마비 후 증후군, 뇌성마비 등으로 진단되어 숨겨지기도 함), 종종 상세한 가족 계보가 진단에 도움이되지 않기도 한다.

이 시점에서 질병의 인과적 치료는 이루어지기 힘들고, 특정 환자에게 증상의 진행은 정형 외과적인 절차와 결합될 수 있으며, 집약적이고 영구적이며 평생에 걸친 포괄적인 재활에 의해서만 느려질 수 있다.

감정 조절은 소뇌 기능 중 하나이다. 우울증이나 다른 심리적 문제는 심리학자와 정신과 의사의 긴밀한 협력이 필요한 이유이다. 실천 사례는 심리 치료 및 의약품 치료를 통해 재활에 대한 환자의 적극적인 협력과 참여가 개선될 수 있음을 보여준다.

프리드리히의 운동 실조증과 마찬가지로, 물리치료는 주로 소뇌 징후와 척수 증상에 영향을 미치는 방법으로 적용된다. 이는 서 있거나 보행 중 안정성 훈련과 그와 동반되는 증상 해결에 주요 초점을 두고 있다. 프랭클과 펠덴크라이스(Frankeland Feldenkrais) 훈련이 주로 포함된다. 보이타(Vojta) 방법 또한효과가 있다. 일정 수준에서는 환자의 직립과 보행에 더 나은 안정성을 제공하는 보조장치가 필요하다(지팡이, 목발, 보행기). 더 심각한 환자는 일상생활활동(ADL) 환자의 독립성에 가장 큰 초점을 둔작업 치료사의 보살핌을 받아야 한다.

1.17 다발성 경화증 / MULTIPLE SCLEROSIS

1.17.1 질병의 특징

다발성 경화증(MS)은 대표적인 탈수초화성 질병이며, 염증 부위에서 수초가 손실되고 점차적으로 축삭의 손실로 이어지는자가 면역성중추신경계(CNS) 질환이다. 체코에서는 이 질병의 유병률이 인구 10만 명 당 50-150명이다. 질병 발병은 20-30세 사이에 가장 자주 나타난다. 조직 학적으로, 백색질은 혈관 주위에 T 세포, B 세포 및 대식세포의 염증이 침투된 것을 보여준다. 수초 파괴는 급성 영향을 받는 부위에서 일어나며 축삭 손실의 정도는 임상적 중증도를 결정한다. 이후, 수초 손실로 인해 중추신경계(CNS)의 축삭 위축이 발생한다.

다발성 경화증(MS) 진단의 경우 진행 및 임상적 증상의 특성이 중요하지만 영상판독의 결과는 결정적이다. 즉, 뇌 및 척수 MRI, 뇌척수액검사 및 유발 전위 테스트이다.다발성 경화증(MS)의 뇌 및 척수 MRI는 주로 증가된 증상의 여러 영역을 보여준다. 다발성 경화증(MS)에서뇌척수액 검사는 척수내 면역글로불린의 합성을 보여준다. 혈청에 존재하지 않는 뇌척수액에서 적어도 두 개의 올리고 클론띠가 나타나는 것은 진단에 중요하다. 다발성 경화증(MS)의 진단은 또한 시각 및 체세포 감각 잠재력의 이상 소견으로 뒷받침된다.

환자의 80% 이상에서 이 질병은 재발과 완화가 번갈아 나타나는 재발 및 완화의 순환 과정을 보여준다. 더 오래 지속되는 질병에서는 이러한 과정이 만성적으로 진행되어 점차적으로 장애가 증가한다. 환자의 15%는 발병 후 신경학적 결핍이 서서히 증가하며 주로 꾸준히 진행하는 과정을 보여준다. 가장 심각한 것은 장애가 악화되면서 재발 사이의 간격이 짧아지는 재발진행 과정이다.

임상적 증상은 중추신경계(CNS) 염증 부위의 위치에 따라 다르다. 첫 번째 징후로는 **구후시신경염**(시신경 염증)과 다양한 유형의 감각 결핍이 일반적이다. 가장 심각한 것은 **운동 결핍** – 중추 강직성 불완전마비 및 **소뇌 증상**이며 종종 전정계 증상과 결합된다. **괄약근 기능장애** 또한 흔하다. 환자의 약 절반이 우울증으로 고통받고 때로는 인지적 결핍이 발생한다(기억, 주의력 문제 등). 피로는 다발성 경화증(MS)의 전형적인 징후이며 일반적으로 여러 가지 원인이 있다(아래 참조). 다발성 경화증(MS) 환자의 심각도는 환자의 운동 능력(0-10 등급)을 평가하는 쿠르츠케(Kurtzke) 척도(확장 장애 상태 척도, EDSS)로 가장 자주 측정된다. 이 척도에 따라 질병의 심각도를 비교적 간단하게 평가할 수 있으며 동시에 환자 치료 수준을 추정할 수 있다(표 1.17.1-1).

다발성 경화증(MS)를 앓고 있는 환자들 중 대다수는 과도한 피로를 호소한다. 다발성 경화증(MS) 환자의 80-90%는 피로감을 호소하며, 피로감이 가장 불편한 증상 중 하나이다. 과도한 피로의 원인은 완전히 명확하지 않다. 다인성 병인일 가능성이 가장이 높다. 주요 요인으로는 원발성 중추신경계(CNS) 손상 및 면역계 기능장애가 있다. 또한, 기능이상, 호흡기 근육 약화, 통증, 수면 부족 및 약물 부작용은 모두 중추신경계(CNS)에서 피로의 발병에 이차적으로 기여한다.

체온이나 환경 온도가 높아질 경우 종종 피로감이 나타나거나 악화된다. 과거에는 중추신경계(CNS) 환자는 신체적 활동으로 체온이 상승하게 될 것이며, 이로 인해 신경학적 증상과 피로가 악화될 것이라는 우려가 있었다.

이 사실을 근거로 다발성 경화증(MS) 환자는 첫 징후인 피로 단계까지만 운동하는 것을 권장하였다. 그러나 이는 특정 환자에게 부적절하거나 수동적인 생활 방식과 비활동성을 유도하였다. 현재의 연구에 따르면, 다발성 경화증(MS) 환자를 위한 규칙적인 유산소 운동은 해롭지 않고 오히려 긍정적인 영향을 미친다.

표 1.17.1-1 쿠르츠케(Kurtzke) 척도(EDSS)

0.0	정상적인 신경학적 검사(모든 기능 체계[FS]에서 0등급).
1.0	장애 없음, 기능 체계(FS) 1개에서 신경학적 최소 징후(1등급).
1.5	장애 없음, 기능 체계(FS) 1개 이상에서 신경학적 최소 징후(1등급).
2.0	기능 체계(FS) 1개에서 최소 장애, 기타 기능 체계(FS)에서 0 또는 1등급.
2.5	기능 체계(FS) 2개에서 최소 장애, 기타 기능 체계(FS)에서 0 또는 1등급.
3.0	기능 체계(FS) 1개에서 중등도 장애(2등급), 기타 기능 체계(FS)에서 0 또는 1등급, 또는 기능 체계(FS) 3~4개에서 경미한 장애(2등급), 다른 FS에서 0 또는 1등급, 동시에 제한 없이 걸을 수 있음.
3.5	완전히 걸을 수 있지만 중등도 장애 있음. 기능 체계(FS) 1개(3등급)와 기능 체계(FS) 1~2개(2등급), 또는 기능 체계(FS) 2개(3등급), 또는 기능 체계(FS) 5개(2등급)와 기타 기능 체계(FS) (0또는 1등급).
4.0	최소 500미터를 도움이나 휴식 없이 걸을 수 있음. 비교적 심각한 장애에도 불구하고 12시간 일할 수 있음. 기능 체계(FS) 1개(4등급), 기타 기능 체계(FS) (0 또는 1등급), 또는 이전 등급의 한계를 초과하는 낮은 등급의 조합.
4.5	대략 300미터를 도움이나 휴식없이 걸을 수 있음. 거의 하루종일 활동할 수 있음. 기능 체계(FS) 1개(4등급), 기타 기능 체계(FS) (0 또는 1등급), 또는 이전 등급의 한계를 초과하는 낮은 등급의 조합에서 심각한 장애임.
5.0	최소 200미터를 도움이나 휴식없이 걸을 수 있음.동급의 기능 체계(FS) (5등급)와 기타 기능 체계(FS) 0 또는 1등급, 또는 4.5등급의 정의를 초과하는 낮은 등급의 조합.
5.5	최소 100미터를 도움이나 휴식 없이 걸을 수 있음.
6.0	한쪽 도움기구(지팡이, 목발)를 이용하여, 쉬거나 쉬지 않고 최소 100미터를 걸을 수 있음.
6.5	양쪽 도움기구(지팡이, 목발)를 이용하여, 쉬지 않고 최소 100미터를 걸을 수 있음.
7.0	도움기구를 이용하여 20미터이상을 걸을 수 없음. 기본적으로 휠체어에 의존함. 스스로 휠체어를 작동할 수 있음. 깨어있는 동안 적어도 12시간을 휠체어에서 생활함.
7.5	도움을 받고도 몇 발자국 디딜 수 없음. 휠체어에 의존함. 휠체어를 움직이고 이동하는데 도움이 필요함.
8.0	침대나 휠체어에서만 생활이 제한되지만, 하루의 대부분을 침대 밖에서 지냄. 스스로 돌볼 수 있는 기능은 남아 있음. 상지를 일반적으로 사용함.
8.5	침대에서만 생활이 제한됨. 일정 범위까지만 상지 사용이 가능함. 스스로 돌볼 수 있는 일부 기능 남아 있음.
9.0	무력함. 침대에만 있음. 먹고 대화할 수 있음.
9.5	완전히 무력함. 침대에만 있음. 대화하고 먹고 삼키는 것이 불가능함.
10.0	다발성 경화증(MS)으로 사망함.

참고: Kurtzke 척도는 별도로 평가된 8개의 기능 체계(FS)로 구성된다. 개별 체계의 손상에 따라 점수가 매겨진다. 기능 체계(FS)는추체로, 소뇌, 뇌간, 감각, 괄약근, 시각, 정신 및 기타로 이루어져 있다.

1.17.2 다발성 경화증의 재활 치료

주요 문제에 중점을 둔 재활은 특히 강직(spasticity), 근력, 협응력 감소 및 운동 실조의 결과에 초점을 맞춘다. 질병의 특성과 임상 결과의 다양성을 감안할 때 모든 환자에게 적합한 단일 재활 프로그램을 추천할 수는 없다. 반면에 각 환자에게 개별적인 접근이 필요하다. 재활 프로그램이 수립되면 환자의 현재 질병 단계를 고려해야 한다. 환자의 의학적 상태가 안정적인지 갑작스런 상태 변화가 있는지에 따라 다른 접근법이 선택되기 때문이다. 환자의 건강 상태가 안정되면 환자는 적절한 환자 교육을 포함하여 적어도 1년에 한 번 정도 개별 물리치료를 받을 수 있다. 환자의 상태가 갑자기 악화되는 경우, 물리치료 방법과 운동 활동은 제한되어야 하며 특히 급성 상태와 관련된 합병증 예방에 주의를 기울여야 한다. 따라서 자세 취하기, 호흡계 물리치료 및 수동 관절 가동범위와 근육 스트레칭이 강조된다.

치료 재활에는 다양한 방법의 조합이 포함된다.분석적 접근법뿐만 아니라 신경 생리학에 기반을 둔 방법 또한 사용된다. 에너지 요구량이 적은 분석적 접근법(**근육 테스트 및 Kenny의 방법에 기반을 둠**)은 개별 근육 그룹을 선택적으로 훈련하고 협력 작용이 필요하지 않은 시나리오에서 사용된다.다발성 경화증(MS) 환자를 위한 재활 프로그램의 기초는 신경증이 경증 또는 중등도인 환자에게 신경 생리학에 기반을 둔 방법으로 구성된다. 신경생리학적 접근은 중추신경계(CNS)의 가소성을 이용한다. 이러한 유용성 덕분에 신경 재활에서 중추신경계(CNS)의 중요한 적응 변화가 일어난다. 신경 생리학적 접근법을 통한 정확하고 반복적인 자극은 뇌의 건측 부위가 뇌의 손상측 부위를 기능적으로 보상해줄 수 있다. 그 기능은 부분적으로는 원래 주어진 기능에 기여하지 않은 뇌 영역에 의해 수행된다. 신경 생리학적 접근법은 다발성 경화증(MS) 환자의 중추신경계(CNS) 기능의 적응 및 재조직화에 효과적인 것으로 나타났다. 이는 기능적 MRI을 통해 신경 재활을 받은 다발성 경화증(MS) 환자의 뇌 활동 변화를 평가한 연구에 의해 확인되었다. 그러한 환자의 변화는 중추신경계(CNS) 가소성 및 적응력에 기인한다. 징후와 질병 과정에 영향을 미치기 위해 신경 생리학 기반 치료는 환자가 일상생활을 이해하고 경험하고 구현해야 하는 생리학적 과정을 반영한다.

이 치료법은 감각 운동 학습 및 적응에 대한 지식을 기반으로 하며 다발성 경화증(MS) 환자를 위한 물리치료 중에 다음 요소를 사용한다.

- **민첩성 운동 학습** 또는 수의적 운동 조절, 능력 향상에 목표를 둔 움직임 반복, 움직임 실행 최적화, 근육 타이밍 최적화 등
- **적응적 운동 학습**, 또는 감각 입력에 기반을 둔 운동 출력 수정
- **조건부 연합 운동 학습**은 반응을 조건으로하기 위해 자극과 운동 입력 사이의 관계를 이용한다.
- **비연합 운동 학습** 또는 촉진 기법이 결합되어 최적의 기능이 이루어졌을 때 반복된 자극에 대한 습관화 및 민감화 사용

자극 기법은 억제 기법(**예: 근육 스트레칭, 저항, 촉각, 진동, 시각 및 청각 자극, 자세 반응 자극 등**)과 결합된다. 이때, 뉴런들 사이의 해부학적, 기능적 관계를 이용한다(**분산과 수렴의 원리**). 여기서 보이타(Vojta)의 반사 운동, 신경 발달 치료(NDT), 감각 운동 자극 또는 고유수용성신경근촉진법 같은 다양한 치료 방법이 활용되며, 앞서 언급한 방법들을 상호 결합할 수 있다.

위에서 언급한 신경 생리학 기반 방법에서 특히 보이타(Vojta)의 방법은 다발성 경화증(MS) 환자에게 유익한 것으로 나타났다. 이 방법은 기는 반사 또는 반사적 뒤집기 중에 특정 부위의 자극을 사용하여 강직을 감소시킨다. 이 반사 방법은 수의적 운동을 사용할 때보다 마비된 근육을 더 활성화시킬 수 있다. 그러나 적절한 자극부위와 위치를 선택하는 데 주의를 기울여야 한다. 프렌켈(Frenkel) 방법은 소뇌성 운동 실조증의 치료에 유익하다. 이 방법에서는 보다 복잡한 동작으로 진행하기 전에 항상 시각적 조절를 사용하면서 개별 동작의 기본 구성 요소를 훈련해야 한다. 처음에는 누워서 운동을 하고, 이후 앉고, 선 자세, 마지막에는 눈을 감고시행한다. 다른 치료 접근법들 또한 사용된다. 이는 '1.13.3장 소뇌 기능장애의 재활'에 열거되어 있다.

척수성 운동 실조와 전정 운동실조로 인한 안정성 결핍은 감각 운동 자극의 요소에 의해 영향을 받을 수 있다. 요로 손상 환자는 초기 단계에서 골반기저근의 활성화를 목표로 한 운동을 실시해야 한다.

다발성 경화증(MS) 환자를 위한 물리 치료는 아래에 언급되어 있으며 신경학적으로 어느 정도 손상 받았는지에 근거한다.

물리치료

경도 손상에 맞는 물리치료

경미한 신경학적 손상이 있는 환자의 주요 문제는 피로와 전반적인 수행 능력 감소이다. 운동 결핍,강직 및 운동 실조는 나타나지 않을 수 있다. 여기서 환자의 건강을 향상시키는 것이 주요 초점이다.

이 수준에서는 **유산소 운동**이 중요하며, 간단한 워밍업 운동으로 구성된 준비 단계부터 시작한다. 이는 유산소 단계에서 증가된 부하을 위한 적절한 준비 운동이다. 워밍업 단계에서 근육계는 건강한 사람과 마찬가지로 활성화된다. 이 단계에서는 다음 단계에서 활성화될 근육을 위한 스트레칭이 중요하다. 준비 단계는 5~15 분이 소요된다.

실제 유산소 운동은 준비운동 단계 다음에 수행하며 폐 기능의 향상, 산소 이용 증가, 미오글로빈 농도와 산화효소의 활동, 활성근의 모세 혈관 증가, 미토콘드리아의 증가, 유산소성 역치 증가와 기타 변화에 기여한다. 또한 심장 기능과 체력, 신체 활동 후 회복 능력도 향상된다. 유산소 운동을 위해서는 동적이고 지구력 형태의 활동이 권장된다(운동용 자전거, 로잉머신, 자전거 타기, 수영, 달리기). 우동 시 주어진 강도를 초과하지 않는 것이 중요하다. 적절한 강도는 자전거 에르고 미터를 사용하여 스피로에르고메트릭 평가에 의해 설정되며, 이 때 하중은 환자의 주관적인 최대치까지 점차 증가한다. 측정된 값에서 최대 산소 소비의 60%에 해당하는 심박수 및 근육 수행능력 값이 계산되며, 심박수에 의해 제어되는 하중 강도로 사용하는 것이 좋다. 훈련은 일주일에 3번 실시한다.

경미한 운동 결핍 환자는 처음에는 5-10분이 걸리고 환자의 내성 수준에 따라 20-30분으로 점진적으로 증가한다. 더 심각한 운동 결핍 환자는 2분에서 시작하여 환자의 내성 수준에 따라 활동 시간을 10분으로 점진적으로 늘리는 것이 적절하다. 적응 변화는 보통 6주간의 규칙적인 운동 후에 일어난다. 건강 상태가 악화되면(재발 시), 운동 프로그램을 중단해야 하며 환자의 건강 상태가 안정되면 다시 시작한다. 운동 후 체온 상승을 극복하지 못하는 환자는 시원한 방에서 약 5-15분을 보내는 것이 좋다.

중등도 손상에 맞는 물리치료

이 정도의 손상으로 이동 장애는 일반적인 일상 활동을 방해하거나, 보행 시에는 편측 지지가 요구된다(쿠르츠케(Kurtzke) 척도의 5-6 등급). 재활 병동에 입원한 다발성 경화증(MS) 환자 중 많은 사람들이 이 정도의 손상을 갖고 있다. 일부 환자에게서는 근력 저하, 경직 및 운동 실조증과 보행 능력의 감소가 관찰된다. 보행은 보행 거리가 짧아지며 느린 걸을 수가 특징이다. 위에서 언급했듯이, 이 수준의 손상에서 **물리 치료법의 조합**이 실행된다. 물리 치료는 특히 저하된 근력, 경직과 운동 실조를 다루며 보행 능력 향상에 중점을 둔다. 특히 경직을 줄이는 데 초점을 두며, 특정 수준까지 허용한다. 일부 환자에서는 경직의 강도가 크게 감소할 수 있지만, 이로 인해 보행 능력 향상에 부정적인 영향을 미칠 수도 있다. 즉, 마비측 하지가 보행을 충분히 지지하지 못하고, 무릎 신전근 경직을 현저하게 유도하는 결과를 만든다.

이러한 가능성을 인식하는 것이 중요하며 물리치료의 효과는 항상 면밀히 모니터링해야 한다. 중등도 또는 그 이상의 손상을 가진 환자의 경우, 이동성을 향상시키기 위해서는 **보조기의 사용**을 고려해야하는 경우가 많다. 종종 편측 또는 양측 보조기가 필요하다(지팡이, 팔목 목발, 겨드랑이 목발, 보행 중 마비측 하지의 굴곡을 방지하는 무릎 보호대, 또는 안정성을 증가와 마비측 발을 지지하기 위한 발목 보호대). 환자는 또한 선택한 보조 장치를 사용하는 데 훈련을 받아야 한다.

중증의 손상에 맞는 물리치료

이 정도의 손상도에서는 객관적인 신경학적 소견은 대개 환자가 휠체어를 사용해야 한다는 점에서 매우 중요하다. 이는 보통 쿠르츠케(Kurtzke) 척도의 7 등급 이상의 환자를 포함한다.

보통, 하지는 상지보다 더 심하게 손상을 받는다. 그러한 환자의 주요 문제와 그 문제를 해결하기 위한 방법을 확인할 필요가 있다. 돌이킬 수 없는 신경학적 손상이 있는 일부 환자의 경우, 물리 치료는 일시적으로 강직을 감소시키고 상지의 이동성을 향상시킨다. 비록 일시적인 호전이지만 심각하게 손상을 받은 환자에게는 큰 의미가 있다. 심리적으로 긍정적인 영향을 미칠 뿐만 아니라 적극적인 협력을 위한 활동과 동기를 향상시키기 때문이다. 중증 신경계 손상의 모든 환자는 적절한 교정 장치를 장착해야 한다. 이는 환자의 이동성과 자기 관리 개선을 위한 유일한 선택사항이다. **휠체어 환자를 위한 실제 기술 훈련**은 재활 프로그램의 중요한 구성 요소이며 일반적으로 작업 치료사가 해결한다. 작업 치료사는 또한 환자의 자기 관리 및 침대 위 활동 방법을 가르치기 때문에 침대에서만 생활하는 환자에게는 중요한 역할을 한다. 움직일 수 없는 환자에게는 관절 가동성 유지와 관절 및 근육 구축 예방이 매우 중요하다. 가족 구성원에게 가정 환경에서 환자의 보살핌을 돕는 방법을 교육하는 것도 중요하다.

질환의 사회적 측면

다발성 경화증은 종종 어린 시절의 개인에게 영향을 미치며 경우에 따라 조기 장애를 유발한다. 따라서 사회적 측면에서 큰 관심을 기울일 필요가 있다. 다발성 경화증을 앓고 있는 많은 환자들은 질병으로 인해 작업 능력이 감소하여 원래의 직업으로 돌아갈 수 없다. 이는 환자의 정신 상태에 매우 부정적 영향을 준다.독립성 감소와 재발이 점진적으로 진행되어 환자는 불안과 두려움을 느끼게 되며 사회적 고립될 수 있다.

더 심한 경우에는, 환자가 집에서 지내기가 어려워지며 보호 서비스 등 다양한 지원에 의존하는 것이 불가피하게 된다. 적절한 치료를 제공하는 시설에 환자가 입소해야 할 수도 있다. 체코에서는 다발성 경화증(MS) 환자를 추적하고 환자에게 상담을 제공하는 Union Roska와 협력하는 것이 유익하다.

온천 치료

온천 치료는 다발성 경화증(MS)에서 중요한 역할을 한다.특히, 신체 상태가 개선되고 환자의 심리적 건강에 긍정적인 영향을 미친다. 수중 요법 및 운동 활동은 환자의 체력과 운동 능력을 향상시키는 것을 목표로 한다. 온천 치료의 증상 목록에 따르면, 다발성 경화증(MS)을 위한 포괄적인 온천 치료는 일반적으로 첫 번째 에피소드 이후 신경과 의사의 추천에 따라 제공되며, 이전의 온천 치료를 마친 후 2년 후에 제공된다.

온천 치료는 재발하는 동안 수행 될 수 없으며 심한 운동 실조 또는 마비가 있는 환자, 또는 재발이 1년 이내에 발생하는 경우에도 적합하지 않다. 체코에서는 Vraz, Dubi 및 Klimkovice 스파 센터에서 MS 환자를 위한 온천 치료가 제공된다.

1.18 의식 장애 / DEFICITS IN CONSCIOUSNESS

혼수 상태에 있는 환자는 환자가 협력을 할 수 없기 때문에 재활이 어렵다. 또 다른 문제는 정보가 제한적으로만 전달된다는 사실이다. 그들은 시각적 정보를 받을 수 없다. 환자가 기관 내 튜브를 가지고 인공 호흡 또는 인공 영양에 의존하는 경우 미각과 후각 정보가 제한된다. 청각은 보존되지만 환자에는 언어 또는 신경 심리적 결함이 있기 때문에 정보를 이해할 수 없다. 환자에게 접근할 때 치료사는 이러한 정보 제한을 고려해야 하며 환자의 감각 지각의 대부분을 신뢰하기 어렵다.

이러한 이유로 혼수 상태에 있는 환자 재활은 무의미하고 환자가 의식을 회복할 때까지 연기해야 한다고 믿어왔다. 하지만, 이들은 위한 재활 혜택은 최근에 확립되었으며 재활은 이러한 환자의 안정을 위한 치료 요소로 구성되어 있다.

1.18.1 원인 (Causes)

의식이 있다는 것은 자신과 외부 환경을 올바르게 인식하고 외부 환경의 자극에 올바르게 반응할 수 있는 상태이다. 이 기능은 주로 대뇌 피질의 활성 상태에 달려 있다. 이를 활성화하기 위해, 상행망상활성시스템을 통해 비특이적 자극의 필수 유입이 이루어지는 것이 중요하다.

임상에서는 손상되지 않은 부위를 자극한 후에도 환자가 인식하지 못한다면 의식에 제한이나타난 것이다. 의식 상실의 가장 중요한 원인은 외인성 및 내인성 중독, 확산성 뇌 허혈, 뇌내 출혈, 외상성 뇌 손상, 중추신경계(CNS) 진행성 염증, 두개강 내 종양이다. 이러한 원인은 심인성 혼수상태, 감금 증후군, 대뇌피질상실 증후군, 무동성 함구증 및 과수면증과 분명히 구별하여 진단해야 한다.

제한된 의식 상태의 수준 / LEVELS OF QUANTITATIVELLY LIMITED CONSCIOUSNESS

기면(SOMNOLENCE)

의식 결함의 가장 경미한 상태로, 환자는 즉시 질문에 응답하지 않는다. 언어를 사용하여 환자와 소통할 수 있지만, 환자가 자극없이 자발적으로 말을 하지 않으며 잠들어 있다.

혼미(SOPOR)

의식 제한의 중증 상태이며, 고통스러운 자극(꼬집기, 찌르기)에 신음으로 반응한다. 언어를 사용하여 환자와 소통할 수 없으며, 환자는 질문에 반응하지 않는다.

혼수상태(COMA)

혼수상태는 의식 제한의 가장 심각한 상태이며, 표재성일 수도 있고 깊을 수도 있다.

표재성 혼수 상태에서는 각막 반사, 근시 반사 및 광반응이 감소하지만 존재한다. 환자는 사지의 움직임으로 강렬하고 고통스러운 자극에 반응한다. 맥박, 압력, 호흡은 정상일 수 있다.

깊은 혼수 상태에서는 반사작용을 유도할 수 없다. 호흡, 맥박 및 혈압이 비정상적으로 나타나며, 고통스러운 자극에 반응하지 않는다.

각성 혼수 상태 또는 무동성 함구증은 각성의일부 징후가 보존된 인식 상태이다. 환자는 말을 하지 않고, 자발적으로 움직이지 않으며, 호명에 반응하지 않는다. 하지만, 환자의 눈은 사람들의 움직임을 관찰하고 있는 것처럼 열려 있으며 다른 각성의 징후도 보인다.

의식 수준 평가
/ ASSESSMENT OF LEVELS OF CONSCIOUSNESS

환자의 의식 수준을 평가하는 척도들이 개발되어 있다.

- 브뤼셀 혼수 등급
- 혼수 결과 점수
- 글래스고우 혼수 척도(표 1.18.1-1)
- 혼수 관찰 척도
- 글래스고우 결과 척도

일부척도(예: 글래스고우 혼수 계수)는 중요한 신경 행동 결과를 제외하기 때문에 재활 목적으로는 충분하지 않다. 임상 실습에서는 24 시간 모니터링을 하며 환자 행동의 표준화된 관찰, 복합 자극에 대한 반응 및 자율 신경 생리학적 발현의 지속적인 등록을 권장한다. 기계적 모니터링은 전자 신경생리학적 방법을 기반으로 한다.

표 1.18.1-1 글래스고우 혼수 척도

평가 항목	반응 수준	점수
눈뜨기	자발적으로 눈을 뜸	4
	말에 눈을 뜸	3
	통증자극에 눈을 뜸	2
	아무런 반응 없음	1
운동반응	명령에 따름	6
	의도적인 움직임	5
	통증에 대한 굴곡 반응	4
	비정상적인 굴곡 반응	3
	신전반응	2
	반응이 없음	1
언어반응	정확함	5
	부정확하고 오락가락함	4
	한 단어 및 산발적으로 말함	3
	알아들을 수 없는 소리	2
	반응 없음	1

1.18.2 의식 불명 환자를 위한 신경 재활법

이러한 재활 접근법은 여러 원인에 따른 의식 불명으로 인한 결손에 활용될 수 있다. 특히, 심한 뇌졸중 후 특정 환자, 즉 두부 손상 후 환자에게 적합하다. 왜냐하면 지각의 결핍은 그러한 환자에게 공통적으로 심각하게 일어나기 때문이다. 뇌졸중(CVA)과 두부 손상 후 환자의 재활 원리는 1.19.2장의 두부 손상 재활과 1.20.3장의 뇌졸중 후 재활에 자세히 설명되어 있다.

다중 감각 자극은 혼수 상태에 빠진 환자에게 사용되는 주요 재활 방법이다. 연구 문헌에 따르면 이 개념은 "혼수 자극 치료"로 알려져 있다. 이는 지금까지 제시된 개념과 다른 치료 개념이다. 재활의 주요 목표는 예방뿐만 아니라 지각을 향상시키고 주변 환경과의 의사 소통을 장려하는 적극적인 과정으로 활용되는 초기 자극 치료이다. 최종 결과는 향상된 지각력과 첫 번째로 재현된 반응의 성취를 보여준다. 반응의 첫 징후는 종종 숨겨진 형태, 즉 관찰되지 않은 행동에서 나타난다.

감각 자극 치료 중에 환자의 반응을 신경 모니터링하는 것이 좋다. 치료사는 뇌파 측정 중에 자율적인 매개 변수(피부전기저항, 호흡, 심박수) 및 반응을 기록한다. 임상 현장에서는 환자의 행동에 대한 표준화된 관찰과 앞서 언급한 모니터링이 권장된다.

신경 재활 원리는 사용된 감각 자극은 결코 통증이 없으며 환자가 유쾌한 마음을 갖게 해야 한다. 자극 요법은 다음과 같은 조건에서 지시될 수 있다.

- 효율적인 심호흡계 안정성
- 대뇌 압력 정상

복합 감각 자극 치료

이 접근법은 환자와 인사를 나누며 시작하며, 항상 같은 방식으로 이루어진다. 소리 및 촉감 인지를 기반으로 한다. 가장 좋은 방법은 환자의 양쪽 어깨를 접촉하며 이름을 부르며 인사하는 것이다. 환자는 항상 같은 방식으로 다루어지며 환자의 신체에 대한 접촉은 중앙(즉, 어깨 영역)으로 향하는 것이 중요하다.

감각 자극 치료의 형태:

- 약리학 치료
- 전기 치료
- 자기 치료
- 단일 및 복합 치료
- 기저 치료
- 대화 치료

자극 치료 위치

- **구강 안면** - 수많은 감각 자극이 일반적으로 발생하는 부위로써 혼수 상태인 환자가 크게 손상받는 곳이다. 이러한 이유로, 구강 안면의 자극 치료는 매우 중요하다. 이 영역의 자극 치료는 표면 민감도, 진동 및 열 자극 치료를 활용한다.
- **후각** - 환자에게 다양한 상쾌한 향기를 제공한다.
- **미각** - 환자에게 촉촉한 혀에 다양한 종류의 맛을 제공한다.
- **청각** - 자극 치료 중에 신문과 같이 환자가 선호하는 텍스트를 (가족들이) 읽어 준다. 환자는 집에서 최근 사건 소식을 들으며, 환자들은 그들의 이름으로 불려지고, 환자가 가장 좋아하는 음악이 들려지기도 한다.
- **시각**- 시각적 자극은 감은 눈으로 전달되거나 눈꺼풀을 수동으로 들어 올릴 수 있다. 다색의 빛이 이용되며, 환자가 눈을 뜨고 있으면 눈의 위치는 매우 중요해진다.
- **고유 감각, 운동 감각 및 전정** - 위치, 움직임, 균형 및 공간 방향에 대한 지각을 돕는다. 환자는 선택에 따라 수직으로 위치해야 한다.
- **촉각 자극** - 다양한 유형의 마사지, 사지 브러싱, 열 랩(뜨겁거나 차가운 것)이 포함됩니다. 다른 옵션으로는 발 뒤꿈치, 골반 뼈 및 사지의 긴 뼈에 적용되는 진동이 있다. 휴식 효과도 함께 얻을 수 있다.

신경 자극은 매일 약 1시간 동안 3회의 세션으로 진행한다. 자극을 가하는 동안 과부하의 징후를 모니터링해야 한다. 즉, 강직 증가, 심장 박동 증가, 발한 증상 등이다. 자극 치료 및 기타 치료 요법은 환자의 양생법 내에서 철저하게 통합되어야 한다.

1.19 뇌 손상
/ Craniocerebral [Brain] Injuries

1.19.1 원인 및 임상적 양상

뇌 손상 환자의 재활은 근본적인 재활 프로그램 중 하나이다. 체코에서는 입원을 요구하는 약 2만 건의 뇌 손상이 매년 15 % 발생하며 영구적 손상이 발생하는 것으로 추정된다. 그러한 환자 중 젊은 남성과 중년 남성이 대부분이며 어린이들 또한 대다수 포함된다.

뇌 손상은 1차 또는 2차로 분류할 수 있다. 외상의 결과로 즉시 발생하는 1차 부상에는 두개골 골절, 뇌 타박상, 뇌내 및 뇌외 혈종, 뇌 조직 열상 및 미만성 축삭 손상이 포함된다. 2차 변화는 특정 시간이 지난 후에 발생하며, 사실상 뇌내 또는 뇌 외 손상이다.

임상적 심각성의 관점에서 볼 때, 뇌 손상은 경증, 중등도 및 중증으로 구분된다. 경미한 뇌 손상(뇌진탕)은 영구적인 손상 없이 짧은 의식 결핍으로 나타난다. 증상은 1–3개월 후에 가라 앉는다. 중등도 부상은 의식 상실이 몇 분 또는 몇 시간 동안 지속된다. 이 단계에서 뇌 타박상 또는 혈종이 발생한다. 인지적 결핍은 몇 달 동안 지속될 수 있지만, 환자는 보통 완전히 회복된다. 중증 부상에서는 의식 상실은 오래(며칠간, 몇 주간 심지어 몇 달간) 지속되면, 타박상, 혈종 또는 미만성 축삭 손상이 발생하며, 거의 항상 결핍이 남아 있게 된다.

가장 문제가 되는 것은 뇌간 파괴, 피질하 백색질 다발성 손상, 시상 병변 또는 심한 뇌 부종과 같은 광범위하고 복합적인 심각한 뇌 손상이다. 이 상태는 거의 깊은 의식 불명을 동반한다. 이러한 유형의 부상은 **대뇌피질상실 증후군**을 유발할 수 있다.

대뇌피질상실 증후군(APALLIC SYNDROME)

대뇌피질상실 증후군(영구적인 신경손상 식물인간 상태)은 초기의 심각한 의식 불명 상태로 특징지어지며, 이는 각성 상태와 수면 기간이 번갈아 나타나는 상황이 점진적으로 나타난 이후에 드러난다. 환자는 각성 상태에 있는 것처럼 보이지만(각성 무의식이라고 불림), 환자와 소통하는 것은 불가능하다. 환자 시선은 불안정하며 정서적 반응을 이끌어 낼 수는 없다. 그러나, 삼키고 씹는 것과 대근육 운동 기술은 유지된다. 대뇌피질상실 증후군에서 근긴장저하 또는 대조적으로 근긴장항진이나 강직이 일어날 수 있고, 이후 사지부전마비, 안구운동 결손, 추체외로 징후 및 전전두 증후군이 종종 발생한다. 또한 관절주위골화증으로 발전될 큰 위험이 있다. 관절주위골화증은 심각한 뇌 손상 후 최대 14%의 환자에서 발생한다.

이후대뇌피질상실 증후군의 진행은 다양하다.
F. Gerstenbrand의 연구를 근거로, 가장 일반적인 세 가지 형태는 다음과 같다.

1. 전반적으로 지속적 안절부절증은 무엇이든지 잡으려 하고, 입에 넣고, 씹거나 빨며, 부끄러움을 상실하고, 성욕 과다 및 이상황홀감 등이 나타난다(클루버-부시 증후군이라고 함).
2. 주의력과 기억력 결핍이 주로 나타나며, 시간과 장소에 대한 감각 역행이 나타난다(코르사코프 증후군).
3. 정서 불안 및 애정, 주의력, 이해력, 기억력, 상상력 결핍과 관련된 기질성 정신증후군이 발생한다.

대뇌피질상실 증후군은 환자의 52%는 사망하게 되며, 5%만이 완전히 회복한다. 43%는 신경학적 및 심리적으로 복합된 잔류형 결핍을 보인다.

주로 나타나는 잔류형 징후를 기반으로 다음 증후군들이 구별될 수 있다.

- 치매가 우세하다.
- 가성구근 증후군이 있는 강직이 우세하다.
- 파킨슨병이 우세하다.
- 과잉 운동증후군이 우세하다.

위에 나열된 시나리오에서 완전한 회복은 거의 일어나지 않으며, 일반적으로 일정 정도 결핍이 지속된다.

그러나 대뇌피질상실 증후군 환자의 회복이 긍정적이라도 피로 또는 약간의 인지적 결핍은 간헐적으로 또는 영구적으로 지속된다.

1.19.2 뇌손상 재활

물리 치료는 신경학적 손상의 전체 범위를 다루려고 시도한다. 경직을 동반한 중추성 마비, 뇌 신경 손상, 추체외로 결손, 소뇌 기능장애, 언어 결손과 특히 심리적 인지적 결핍을 가진 뇌 손상 환자에게서 다루어야 하는 가장 일반적인 영역이다. 관절가동범위, 관절주위 골화증, 골염, 욕창 및 괄약근 기능장애의 한계를 포함하여 일반적으로 발생할 수 있는 합병증에 주의를 기울인다.

신경학적 증상은 점차적으로 발생하며 손상의 수준(특히 운동과 인지 결핍)은 대개 환자의 상태를 점진적으로 개선하면서 특정 지을 수 있다. 처음에는 관절 뻣뻣함을 예방하고, 이후 신전 또는 굴곡 사지 구축의 형태로 돌이킬 수 없는 합병증을 예방하기 위해 항경련패턴의 운동을 사용하는데 큰 주의를 기울여야 한다. 처음부터 관절가동범위는 충분한 범위에서 올바른 방향으로 수행되어야 한다. 이는 관절 뻣뻣함의 예방에 기여할 뿐만 아니라 관절의 구심성을 촉진시킨다. 급성 단계에서 경직의 본질은 변할 수 있으며 항경련 패턴은 이러한 변화에 따라 선택해야 한다. 상지와 하지 경직의 본질은 손상으로 인해 피질제거술 또는 제뇌술이 이루어졌는지 따라 크게 달라진다. 이 사실은 운동 중 항경련 자세 선택에 중요한 역할을 한다(그림 1.19.2-1). 예를 들어, 상지의 신전 경직 또는 하지의 굴곡 경직에서 항경련 패턴은 편마비 뇌졸중 환자가 따르는 것과 다르다. 물리치료 외에도 작업치료 및 모달리티는 뇌 손상 환자를 위한 재활 프로그램의 필수적인 부분이다.

물리치료

뇌 손상을 입은 환자는 대개 특정 발달 단계를 거친다. 따라서 물리치료는 신경학적 발병의 본질뿐만 아니라 환자의 단계에 따라 수정된다.

급성 단계 물리치료

이 단계에서 재활 치료는 특히 욕창 예방, 괄약근 치료 및 자세 취하기에서 중요한 역할을 한다. 의식 상실을 포함하는 심각한 부상을 입었지만 이후 환자가 특정 반응을 할 수 있을 시 물리치료는 항상 수동적인 운동, 촉진적 방법과 호흡 물리 치료가 반드시 포함되어야 한다.

머리와 목 부위는 첫째 날에 특정 제한을 가한다(**예: 프로브, 기관절개술**). 머리 굴곡은 수행되지 않아야 하지만, 약간의 머리 견인과 이후 머리 회전이 일반적으로 가능하다. 안면 근육 마사지 자극, 수동 눈 뜨고 감기기 등은 유익하다. 이 단계에서는 턱 관절 강성을 예방해야 하며 수동 구강 개방은 적어도 하루에 한 번 수행해야 한다. 저작근이 경련되면 턱관절 가동술을 시행한 후 수축 후 이완을 수행한다. 환자가 부분적으로 협조하고 고통스러운 자극에 반응할 수 있다면 저작근의 통증유발점을 확인하고 치료한다.

흉곽 부위에서는 호흡 경로를 깨끗이 하고 기관지 점액을 방출시키는 케어가 중요하며 이는 주로 호흡의 반사 자극을 통해 관리된다. 환자가 인공 호흡기에 의존하는 경우 물리 치료는 하루 동안 앰부-백을 반복적으로 사용하는 호흡과 함께 이루어지며, 한편 동시에 혈액 가스를 검사한다.

복부 부위에서는 연동 운동이 방해받을 시 통과 방향으로 깊은 촉진을 시행한다. 그러나 저장성 위에서 위식도 반사를 유도하는 것과 관련하여 특별히 주의를 기울여야 한다. 복벽과 횡격막의 반사 자극을 실시하는 것이 도움이 될 수 있다.

상지에서는 손상이 피질제거 상태인지 제뇌상태인지 고려해야 한다. 피질제거에서 상지의 팔꿈치와 손목 굴곡 및 팔의 내전이 있는 경우, 사지는 뇌졸중 환자에서 볼 수 있는 것과 같이 위치한다(**즉, 어깨 외부 회전, 팔꿈치, 손목 및 손가락 신전, 아래팔 회외, 엄지 벌림**). 이를 위해 종종 손목과 손가락 신전 부목을 활용한다. 상지의 크고 작은 관절은 항경련 패턴으로 훈련하며, 수동 대각선 운동으로 실시한다. 어깨관절에 큰 주의를 기울이며, 어깨 관절은 경련을 방지하기 위해 항경련 방향으로 운동해야 한다.

하지에서는 피질제거 및 제뇌에서 관찰되는 발견(**무릎 신전, 발바닥 굴곡**)이 동일하게 관찰되며, 따라서 치료는 두 경우 모두 유사하며 하지 자세 취하기가 손상측 또는 비손상측 위치에 따라 결정된다.(**자세 취하기는 뇌졸중일 때와 동일한 원칙에 근거한다.**) 역시 여기에서도 관절 케어는 매우 중요하다. 목표는 완전 관절 가동범위를 유지하는 것이다. 고관절은 굴곡, 신전, 외전, 발목 배측굴곡 및 외반과 동시에 일어나는 내회전의 항경련 패턴으로 운동된다. 관절 가동범위가 제한되면 진행은 가장 제한된 방향에서 관절낭 패턴에 기초한 덜 제한된 방향으로 이루어진다. 이때 항경련 패턴의 운동이 활용된다. 급성기 환자에서는 발목 관절

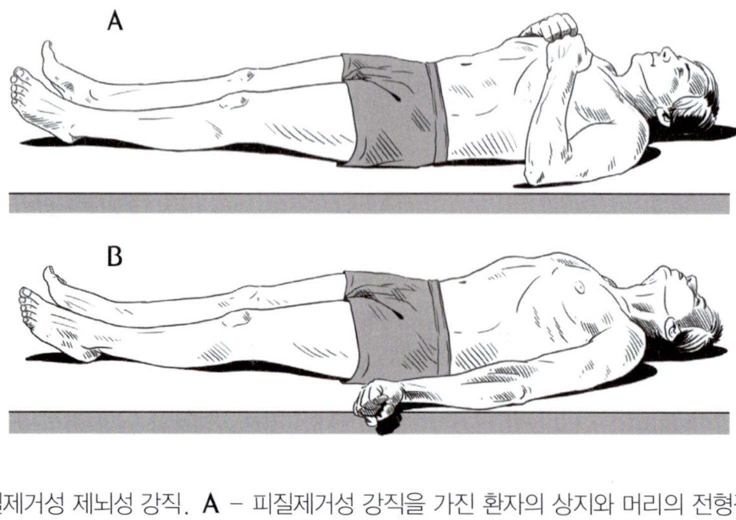

그림 1.19.2-1 피질제거성 제뇌성 강직. A – 피질제거성 강직을 가진 환자의 상지와 머리의 전형적인 정렬. 머리는 약간 신전되어 있으며, 굴곡 강직은 하지에서 우세하며, 발바닥 굴곡이 있는 신전 강직은 하지에서 우세하다. B – 제뇌성 강직을 가진 환자의 사지와 머리의 전형적인 정렬. 머리에는 과신전(후궁반전)이 있으며, 상지에는 신전, 내회전, 내전이 있고, 하지에는 신전과 발바닥 굴곡이 있다.

가동은 필수적이다(고통스러운 제한을 방지하기 위해). 발바닥의 물렁조직을 공격적으로 가동하는 것 또한 유익하다.

아급성과 만성 단계 물리치료

이 단계에서는 일반적으로 수의적 운동 능력이 향상되며 환자는 대체로 협력할 수 있다. 신경생리학적 기법을 관리하는 데 더 많은 시간이 소요된다. 수직화 훈련은 착석 및 이후 균형 훈련과 함께 시작되고 보행 훈련이 이어진다. 또한, 근육 수축과 관절주위 골화증을 예방하기 위해 상하지의 관절 가동범위를 유지해야 한다. 발과 손의 말초 관절의 가동 또한 이루어진다. 척추에서 물렁조직 가동과 이완은 일반적으로 구축이 존재하는 척추주위근에서 수행된다.

뇌 손상 환자에서인지 기능 및 언어 재활은 적절한 시기에 시작해야 한다. 언어 재활은 신경 심리학자와 언어치료사의 협력에 의존한다. 환자의 상태가 허용되고 환자가 충분히 참여할 수 있게 되면, 자기 관리와 일상생활 활동이 실행된다. 환자에게는 적절한 보조기가 제공된다(이동 및 독립성 개선, 구축 예방 등).

뇌 손상을 입은 대부분의 환자에게는 앞서 언급한 전문가와의 장기간 외래 치료와 주의가 필요하다. 전문 센터에서 관리되는 외래 치료는 가장 효과가 있음이 입증되었다. 이러한 전문 센터는 부상의 모든 결과를 해결할 수 있는 여러 분야의 전문가 팀을 활용한다. 이 포괄적인 재활 접근법은 손상의 신체구성뿐만 아니라, 일할 수 있는 능력에 대한 문제를 해결할 수 있으며, 가족 구성원의 개입을 포함한다. 체코에서는 찰스대학의 제 1 의과 대학 재활의학 클리닉에서 뇌 손상 환자에게 이러한 범위까지의 치료를 제공한다. 다양한 경험과 관련된 환자들의 재활에서 오랜 전통이 Luze-Kosumberk에 있는 재활 연구소에서뿐만 아니라 Slapy nad Vltavou에 있는 군사 재활 연구소에서도 관찰된다.

환자 상태가 매우 호전될 가능성이 있고 환자가 적극적으로 협력하면 **온천 치료**도 적절하다. 뇌 손상을 가진 환자에서 나타나는 운동성에 추가하여 인지적 장애가 다루어져야 한다. 움직임 치료, 수중 치료와 특정 직업 관련 치료가 인지장애에 효과가 있는 것으로 알려져 있다. 신경과 의사, 정형외과 의사 또는 재활의학과 의사에 의해 처방된 경우 입원 이후 치료의 연속성을 위해 포괄적 온천 치료가 권고된다. 뇌 손상을 가진 환자에 대한 온천 치료는 Lazne Belohrad, Dubi, Janske Lazne, Jachymov, Karvina,Velke Losiny, Vraz와 Klimkovice에서 이루어진다.

1.20 뇌 혈관 질환 / VASCULAR DISEASES OF THE BRAIN

뇌졸중은 빈번하게 심각한 건강상 장애의 원인이 되고 있으며 이는 의학적, 사회적 및 재정적 문제를 일으킨다. 체코에 뇌졸중 발생률은 매년 10만 명당 350건이 보고되고 있다. 따라서, 체코에서 35,000명이 이 질환으로 고통받는다. 대략 이들 중 2/3가 생존하며 대략 절반 정도가 심각한 장애로 힘들어 하고 영구적으로 의료 시설과 가족에 의존하게 된다. 환자들의 1/3 이상이 60세 이하이다. 재활은 이 질환에서 매우 중요하다.

뇌졸중은 허혈(뇌 전체 또는 부분)이나 뇌조직이나 지주막에서 일어나는 출혈에 의해 발생한다.

1.20.1 허혈성 뇌졸중 (Ischemic Cerebrovascular Accidents)

허혈성 뇌졸중은 모든 뇌혈관 질환의 80%를 차지한다. 정상인 경우, 뇌 혈류량은 뇌 조직 100g당 50-60ml이다. 허혈성 뇌졸중은 뇌 전체나 일부에서 뇌 혈류량의 심각한 감소로 발생한다. 만약에 혈류량이 뇌 조직 100g당 20ml이하로 감소하면 신경 기능이 붕괴되고 임상 징후가 발현한다. 저산소 상태의 뇌 조직은 구조적 변화를 일으켜 뇌경색을 일으킨다. 뇌 허혈의 원인들은 국소적(동맥 경화, 심 질환, 혈액 관련 질환)이거나 전신적(폐 질환으로 인한 완전한 뇌 산소 저하증 또는 증가된 혈액 점도 때문에 일어나는 유동성 문제로 유발되는 저산소증)으로 발생한다.

경동맥 혈류의 허혈

경동맥 혈류에서 발생하는 허혈성 장애 동안 내부 경동맥이나 그것의 분지가 영향을 받을 수 있다. 부상의 위치에 따라, 전두, 후두 및 측두엽 연계나 뇌반구(예: 뇌량)의 심층부와 연계된 징후들이 관찰된다.

허혈은 가장 일반적으로 중대뇌동맥에 영향을 주어 전형적인 임상적 특징을 유발한다(그림 1.20.1-1A,B). 반대측

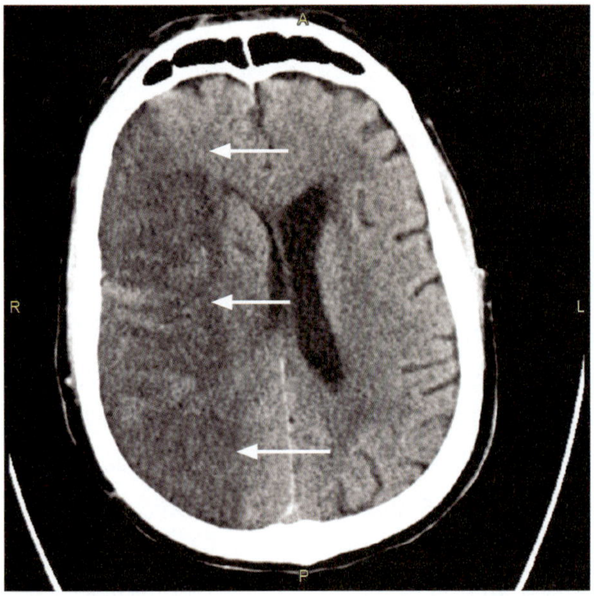

그림 1.20.1-1A 우측 중대뇌 동맥의 허혈 상태 CT 사진.

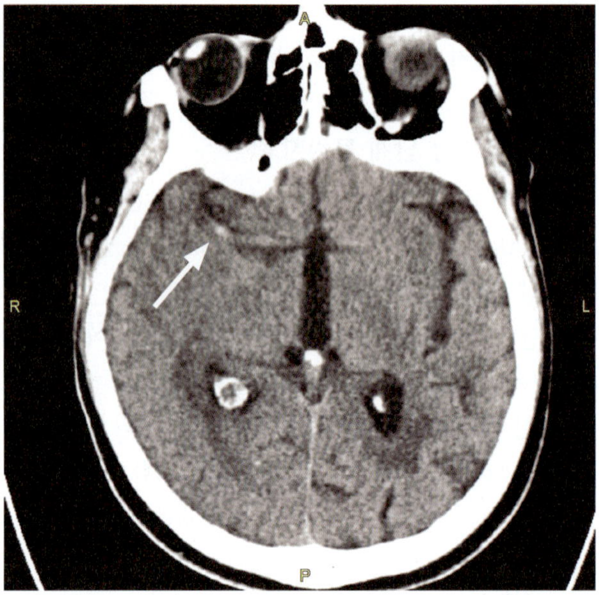

그림 1.20.1-1B 허혈성 질환을 가진 같은 환자에서 중대뇌동맥에서의 혈전.

움직임 장애가 우세하고 상지 원위부와 안면경련이 일어난다. 자주, 반대측 감각과 시각 장애(**동측반맹**)가 존재한다. 상징적 기능의 장애가 또한 발생하는데 이는 우세 반구의 손상을 의미한다. 비우세 반구가 연관되면(**두정엽**), 환자는 자신의 손상의 심각성을 알지 못하고(**편측마비**) 이들은 손상이 존재하지 않는 것처럼 행동하고 이것을 무시하게 된다 – 이것은 무시 증후군으로 알려져 있다. 자주 눈이 손상측으로 편중되고 반대쪽을 향한 시선 마비가 관찰된다. 소위 말하는 **Wernicke-Mann 자세**가 존재한다(그림 1.20.1-2). 그리고 다음과 같은 전형적인 경련성 패턴을 보인다:

- 어깨 하강, 내전 및 내회전
- 전완 회내, 손목 및 손가락 굽힘을 동반한 팔꿈치 굽힘
- 하지 내회전, 힙과 무릎 신전
- 발이 내반과 족저굴곡, 걷는 동안 반전 및 족지 굴곡, 휘돌림걸음(circumduction gait)

내경동맥의 전체 중심부의 허혈성 손상의 징후는 중대뇌동맥의 혈류 내 허혈과 유사하지만, 내경동맥의 다른 분지의 혈류에서 추가적 징후가 나타날 수 있다.

전 대뇌동맥의 허혈은 물론 반대쪽 편마비가 나타나지만, 하지가 좀 더 심각한 손상을 받는다.

앞이마 증후군이 심각한 정신적 장애와 함께 나타난다. 관통하는 중앙 동맥의 혈류 내 허혈과 함께 열공성 뇌경색이 나타나고 운동과 감각 징후가 운동실조 또는 구음장애

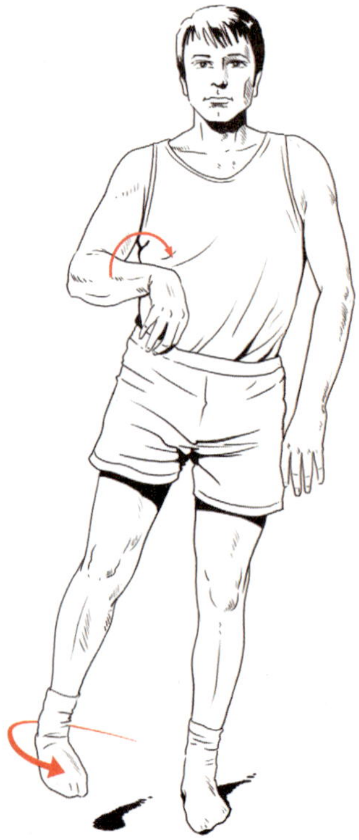

그림 1.20.1-2 우측 사지에 전형적인 경련성 패턴을 보이는 베르니케 맨 자세.

와 함께 존재한다. 게다가, 분리된 국소병증, 다중 저산소 피질 피질하 손상이 관찰되기도 하며 이는 혈관성 치매를 일으킬 수 있다. 뇌 반구의 백색질 내 합쳐진 허혈성 부위는 빈스와그너 질환의 원인이고 이는 인지 기능의 진행성 퇴행이 나타난다.

척추 뇌기저 동맥 순환에서의 허혈

여기서는 척추 동맥, 뇌저 동맥 또는 소뇌 및 뇌간 동맥들이 관여될 수 있다. 뇌간 구조물, 소뇌, 후두엽, 측두엽의 기저, 시상의 후면 및 전정계 그리고 청각 수용체의 손상이 관찰될 수 있다.

후대뇌 동맥 혈류 내 허혈은 시각 장애를 유발할 수 있다. 자주 반대측 동측반맹, 피질맹 또는 다양한 시각적 현상들이 발생하고 때때로 상징적 기능의 장애(예: 실인증), 시각마비와 반대측 감각 장애, 신체 인식과 공간 지각 장애가 발생할 수 있다.

소뇌 동맥 허혈을 동반한 왈렌버그 증후군이 일어난다. 이것은 동측 신소뇌 징후, 호너 증후군, 5번 뇌신경 손상 및 몸통과 사지에서 반대측 해리성 감각 장애와 같은 특징을 가진다. 전정계 증상, 삼킴 장애, 코골이 및 딸꾹질이 일어난다. 뇌간 동맥의 편측 허혈 관여와 함께 편마비가 일어나고 여기서 반대측 편마비가 뇌신경의 편측성 손상과 함께 동반된다. 뇌저 또는 척추 동맥 손상을 가진 징후들은 각 분지들의 손상과 유사하거나 임상적 증상이 혼합되어 나타난다.

질환 경과에 따른 분류

질환 경과의 임상적 증상에 따라 뇌 허혈의 여러 가지 형태가 구별될 수 있다:

1. 24시간 이내에 증상들이 완전히 해결되는 일시적 허혈 장애(TIA)
2. 2주 내에 증상들이 해결되는 가역적 허혈 신경장애(RIND)
3. 증상들이 점차적으로 진행되어 가면서 뇌졸중으로 이행
4. 영구적인 신경적 장애와 함께 비가역적 국소 허혈 장애가 발생하여 뇌졸중이 일어남

1.20.2 출혈성 뇌졸중 (Hemorrhagic Cerebrovascular Accidents)

출혈이 뇌 실질성 조직에 발생하는 출혈성 뇌졸중은 모든 뇌졸중의 15%에서 일어나고 허혈성보다 훨씬 더 사망률이 높다. 이들은 뇌 동맥의 혈관벽 파괴로 인해 발생한다. 출혈이 열공성이거나 명확하게(전신성) 존재할 수 있다. 열공성(전형적) 출혈이 실질 출혈의 80%를 차지하고 자주 중앙 관통 동맥들의 영역에서 나타나는 만성 고혈압에 영향을 받은 혈관 벽의 파괴로 일어난다. 기저핵, 시상 및 뇌랑에 출혈이 일어나고 예후가 좋지 않다. 전신성(비전형적)출혈은 혈관 벽 기형에 의한 파괴로 일어나는데 전형적으로 피질하 영역에 영향을 미친다. 이것은 실질 출혈의 20%를 차지하고 이들의 예후는 비교적 양호하다. 동정맥 기형이나 혈관병증 그리고 응고 장애 부위에서 출혈이 발생한다. 모든 뇌졸중의 약 5%는 지주막하 출혈을 형성하고 이는 윌리스 동맥이나 주 뇌 동맥들이 약해져서 생기는 동맥류의 붕괴로 발생한다. 이런 형태의 대량 출혈은 뇌의 빠른 붕괴를 가져올 수 있고 혈관 강직에 의해 악화되고 때때로 뇌경색의 원인이 될 수 있다.

확산성 출혈(DIFFUSE HEMORRHAGES)

이들은 국소 징후(주로 뇌랑 증후군)와 뇌내 고혈압의 징후와 혼합되어 나타나고 의식 결핍과 관련이 있다. 혈종이 뇌실로 들어가서(혈액머리태아) 합병증을 유발한다(그림 1.20.2-1). 예후는 높은 치명율을 보이면서 좋지 않다.

국소 피질하 출혈(FOCAL SUBCORTICAL HEMORRHAGES)

같은 혈액 순환에서의 허혈성 뇌졸중과 유사하며 이 경우 예후는 낮은 치명율을 보이면서 양호하다(그림 1.20.2-2).

소뇌 출혈(CEREBELLAR HEMORRHAGE)

이것들은 덜 심각하고 종종 두통, 구토, 서는 것과 걸음걸이 장애 및 편측 신소뇌 및 전정계 증상을 동반한다.

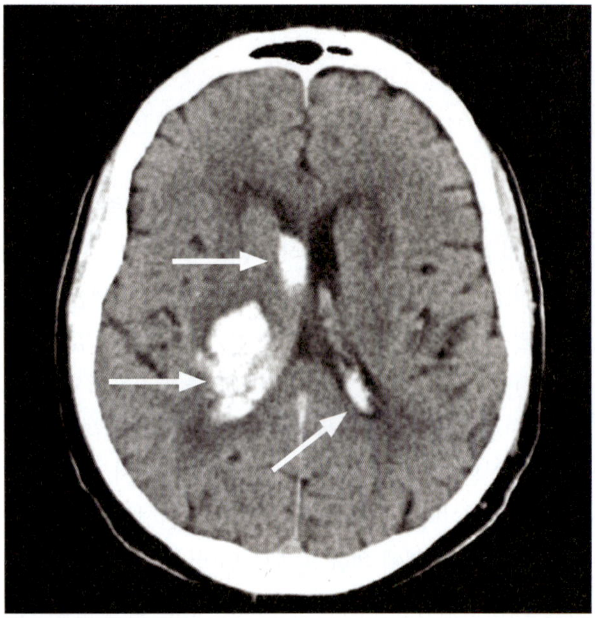

그림 1.20.2-1 기저핵과 뇌실로 중앙 출혈에 대한 CT 스캔.

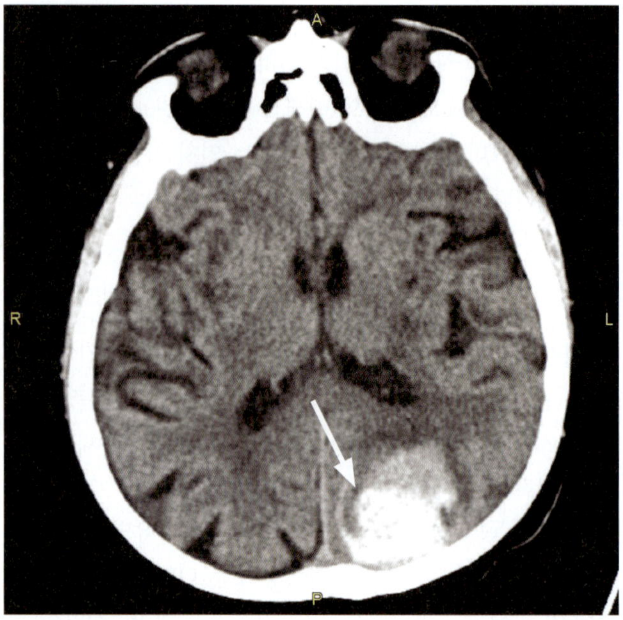

그림 1.20.2-2 좌측 후두부 피질하 출혈에 대한 CT 스캔.

뇌간 출혈(BLEEDING INTO THE BRAIN STEM)

뇌간 증상으로 확인되고 예후는 치명적이다.

지주막하 출혈(SUBARACHNOID HEMORRHAGE)

갑작스럽게 날카로운 통증을 동반하는 두통에 의해 발견되어지고(일반적으로 육체 노동 및 대변 보는 경우), 구역 및 구토, 광선 혐기 및 심리적 변화가 동반된다. 출혈이 심한 경우 환자는 혼수상태에 빠진다. 국소적 징후는 완전히 없거나 경미한 경우에 나타난다. 그러나, 출혈이 뇌 조직에서 발생하면, 징후는 실질적으로 나타난다. 점차적으로 뇌막 증후군이 발생하고 후경부 강직과 다른 뇌막 증상들이 관찰된다. 지주막하 출혈에서 헌트와 헤스 뇌졸중 척도는 임상적 증상의 심각도를 평가하기 위해 사용된다. 이는 임상 징후들을 5단계로 심각도를 분류한다(1단계에서는 경미하고 5단계에서는 혼수상태에 빠진다).

1.20.3 뇌졸중을 위한 재활 (Rehabilitation for a CVA)

뇌졸중 환자를 위한 재활 프로그램은 모든 환자의 신경학적 손상에 초점이 맞춰 개발되어 왔다. 위에서 언급된 임상적 양상에 따르면 뇌졸중환자는 대부분 다음과 같은 증상을 보인다: 감각 장애, 상징적 기능의 문제, 인지 기능, 사지 움직임(중앙 부전 마비), 뇌신경 손상(주로 눈 움직임 신경마비, 안면 신경마비, 측면 혼합 시스템 손상), 표면 과 심부 감각 장애 및 전정 및 소뇌 장애. 언급된 장애들은 포괄적 재활 프로그램에 의해 특별히 해결되어야 한다. 뇌졸중의 경우에는 임상적 증상이 구조적이며 억제적 기능의 증상과 같이 나타난다. 제한적 변화 영역은 물리치료에 의해 특히 영향을 받는다. 형태 변화 부분에서의 감소된 기능 영역은 물리치료를 통해 해결된다. 상부 또는 관련된 원위부에 이차적인 억제적 변화를 방지하는 것이 이 치료의 목적이다. 기존의 재활 계획은 뇌졸중의 단계를 고려하면서 자세 긴장, 자세 및 움직임 패턴과 기능에 대한 평가에 바탕을 둔다. 뇌졸중의 여러 단계들은 뚜렷이 구분되고 각 단계는 다른 물리치료를 요구한다. **급성 단계**에서는 근긴장 저하증이 발생한다(가성 약화). **아급성 단계**에서는 경직이 우세하게 발생한다. **상대적 교정 시기**에는 적절한 진행과정이 나타나는데 이 시기 동안에 상태가 계속 호전되며 더 이상의 호전이 없을 때에는 만성 단계로 접어든다. 위에 언급된 단계들은 중복되는 경향이 있고 따라서 엄격히 구분되지 않는다.

물리치료가 대부분의 환자에게 좋은 재활 프로그램이 된다. 치료는 보이타 방법(Vojta), 신경발달 치료, 고유수용성 신경근 촉진법의 조합이 주로 사용된다. 직업 치료도 매우 좋은 효과를 가져온다. 이러한 방법들의 구성은 모든 단계에서 이루어지고 특별한 접근법은 환자의 현재 상태에 따라 이루어진다. 다음 섹션에서는 뇌졸중의 가장 보편적인 형태인 중대뇌동맥 허혈을 동반하는 편마비를 가진 환자에게 적절한 재활 방법에 대해 기술할 것이다. 그러나, 언급될 여러 방법들은 기본적 물리치료 원칙이 유사하므로 다른 종류의 뇌졸중 환자에게 사용될 것이다.

물리치료

급성 단계 물리치료(Acute Stage Physical Therapy)

이 단계는 몇 일이나 몇 주 동안 지속된다. 환자는 근육 약화, 감소된 근긴장과 균형을 보인다. 이들의 편측 사지가 처져 있고 환자가 이들을 움직이거나 중력에 대항해서 들어올릴 수 없으므로 매달려 있게 된다. 이 지점에서 재활은 매우 중요한 역할을 하고 욕창 발생을 막고 괄약근 문제를 해결하여 피부 영양을 다루는 것을 목표로 한다.

자세취하기가 재활 관리의 핵심 부분이고 다음과 같은 곳에 영향을 미친다:

- 근골격계의 기형을 막음
- 욕창의 예방
- 순환 문제의 예방(혈관 및 림프)
- 중추 신경계에 대한 생리학적 정보의 원천(뇌졸중의 결과로서 적절한 반응의 일시적 결핍이 발생한다.)
- 손상측의 지각과 인식에 도움

환자들이 부정적으로 받아들이고 잘 느낄 수 없는 환경에서 몇 시간 동안 자세를 바꾸지 않고 침대에 누워 있으면 운동 장애와 동반되는 감각 장애가 증가될 수 있다. 이러한 환경에서 자세를 조금만 바꾸어도 감각 기능을 회복할 수 있는 감각 기능의 시작을 유도할 수 있다. 자세취하기는 가능한 빨리 시작해야 하고 몇 가지 중요한 규칙들을 따라야 한다. 야간을 포함하여 이것은 2-3시간마다 수행된다. 특별한 자세를 잡아주는 베개가 사용될 수 있다. 안정성의 결핍이 경직을 가져오므로 각 자세는 안정적이어야 한다. 자세를 잡는 동안 핵심 관절(어깨와 둔부)을 기능적 중립 자세로 잡는 것이 중요하다. 사지 위치는 항 경직 패턴에 기반을 두어야 한다. 사지 원위부는 이들의 기능을 촉진하는 자세로 유지되어야 한다.

자세취하기는 환자가 마비측으로 누워있는지 아니면 비마비측으로 누워있는지 고려해야 한다. 환자가 **바로 누운 자세**인 경우 마비측 상지에 베개 받쳐주어 어깨가 전인되지 않게 하고, 전완이 약간 회외되고 팔꿈치와 손목이 신전된 상태에서 팔이 외회전되어야 한다. 골반이 후인(들임)되고하지가 외회전(바깥돌림)이 되는 것을 방지하기 위해 마비측 하지에 골반과 허벅지 아래에서 베개로 받쳐준다. 무릎은 약간 구부러진다. 머리는 경직이 증가되지 않도록 지나치게 받쳐주어서는 안 된다. 환자는 바로 누운자세를 잠시 유지해야 하는데 이 자세가 하지의 신전 경직을 증가시키기 때문이다.

만약 환자가 **비마비측으로** 누워있다면 자신의 몸 앞에 놓여있는 베개에 마비측 상지가 지지되어 있는 상태에서 이들은 자신의 복부를 향해 약간 기울어지게 되어 어깨는 전인(내밈)되고 팔꿈치는 신전(폄)된다. 하지는 몸 앞의굴곡된 고관절과 무릎에 베개를 받쳐주어 고관절 내전이 일어나지 않게 한다.

만약에 환자가 **마비측으로** 누워있다면 이들은 약간 자신의 등 방향으로 향하게 된다.(등은 베개로 받치고 있다.) 마비측 어깨는 전인되고 팔꿈치는 신전되며 손바닥이 위를 향하면서 전완이 회외되고 손목과 손가락은 신전된다. 마비측 하지에서는 둔부 신전이 되고 무릎은 약간 구부러진다. 미바미측 하지는 둔부에서 굴곡되고 무릎은 자신의 몸 앞에 베개로 받쳐준다(그림 1.20.3-1). 저측굴곡을 예방하기 위해 이전에 사용된 지지대는(작은 상자 등) 이들이 저

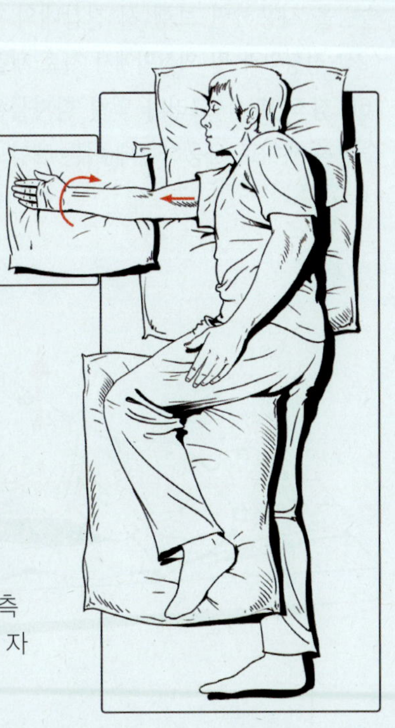

그림 1.20.3-1
항 경직 자세에서 손상측에 대한 뇌졸중 환자의 자세취하기.

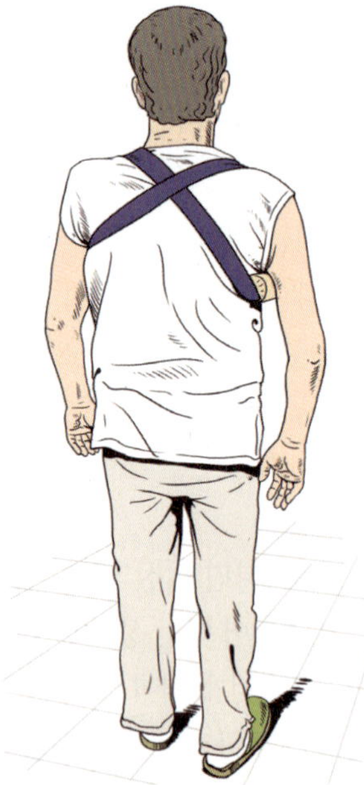

그림 1.20.3-2
어깨 아탈구를 예방하는 마비측 상지의 정형보조기-the axillary roll.

측굴곡근 경직을 유발할 수 있기 때문에 권장되지 않는다. 자세취하기 시마비측 어깨 부상이 방지되어야 하는데 이는 거칠게 다루어져서 발생하게 된다(**예: 당기기**).

특히 앉아있는 상태에서 어깨 아탈구를 방지하기 위해 중력의 영향을 배제해야 하는데 그 이유는 이 아탈구가 나중에 뇌졸중의 무서운 합병증인 오십견을 일으키기 때문이다. 이전에 사용되었던 상지 슬링은 일반적으로 권하지 않는다. 팔걸이 슬링에 있는 상지자세를 고려하면 이것이 상지의 경직성 굽힘 패턴을 유발할 위험이 있다. 팔걸이 슬링을 사용하면 보행 시 견갑대의 협력운동을 제한한다. (**2장 정형외과 및 외상학에서 치료 재활 부분의 그림 2.5.4-16B 참조한다.**) 그러나 몇몇 환자들은 일시적으로 팔걸이 슬링를 제대로 사용하는데 이는 해당 시간에 최선의 선택이 된다. 수직화 단계와 그 이후에 어깨 관절을 보호하고 부하를 줄이기 위해 겨드랑이 부근에 지지대를 이용하는 것은 중요하다(**그림 1.20.3-2**). 급성 단계에 공압 부목이 손상측에 매우 유용한 것으로 나타났다. 이것은 다음과 같은 상지나 하지에게 사용된다:

- 원위부 부종 조절
- 감각 손상이 있는 곳이나 감각 입력이 증가시킬 필요가 있는 경우
- 경직 억제

다음으로, 자세 반사 기전이 실행된다. 이 시기에 보이타(Vojta) 반사 움직임이 유용하다. 이것의 적용은 입체 인지 기능의 발전과 비정상적인 근긴장 조절을 위해 중요하다. 운동은 "항 경직 패턴"에서 작동한다. 마비측로 구르는 것을 연습한 다음 비마비측으로 옮겨간다. 반사 자세 기전을 촉진하기 위해 압박, 두드림, 능동 보조움직임, 자세 재훈련과 능동 움직임 등이 실시된다. 예를 들어, 골반 들어올리기(**브리징**)이 하지가 굽혀진 바로누운 자세에서 시행한다(**그림 1.20.3-3**). 브리징은 골반이 움직이는 동안 일어서고 앉기 위한 준비 단계가 되는데 이는 나중에 역동적 보행의 구성요소가 된다.

편마비 환자는 전형적으로 감소된 휴식기 폐활량과 늑골 호흡에 상대적인 복식호흡을 주로 보인다. 폐 환기 기전이 흉곽과 배 근육의 감소된 강도와 작아진 늑골척추 움직임 때문에 파괴된다. 호흡 운동이 중요하고 보이타 방법은 특히 횡격막 호흡을 촉진하는데 유리하다.

상태가 일반적으로 대부분의 환자에서 향상되고 의지적 움직임이 발생하면서 환자는 아급성 단계로 넘어간다.

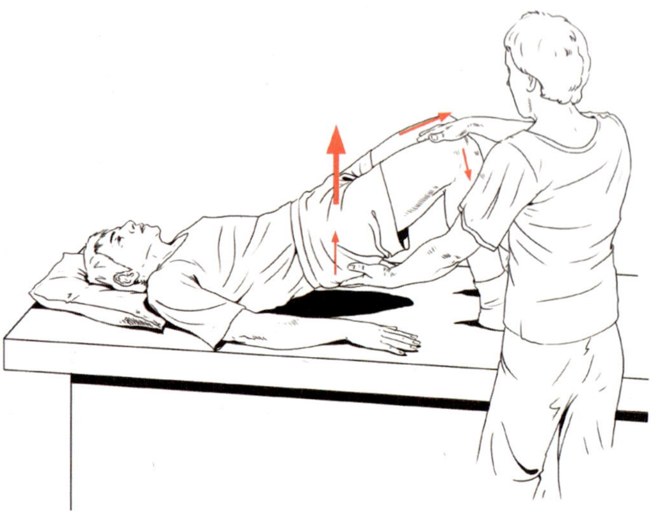

그림 1.20.3-3 캡션: 뇌졸중 환자에서 브리징 운동. 치료사가 마비측 하지가 안정된 상태가 되도록 무릎에 압력을 가하면서 환자가 자신의 골반을 테이블 위로 들어올린다. 치료사의 다른 손은 마비측 골반을 들어올리는 것을 돕는다. 다음으로 골반 회전을 수행하고 이는 조절된 움직임이 회전 없이 발행할 수 없기 때문에 걷기 연습 동안 매우 중요하다. 주어진 질환의 단계에서 수동운동이 중요하며 이는 항 경직 패턴에서 이루어진다.

아급성 단계에 물리치료

이 단계에서 **경직성**이 발생하기 시작한다(때때로 이 단계는 경직 단계라고 언급된다). 재활 시에는 능동적 움직임이 강조되고 그 이후 점차적인 수직화가 일어난다. 수직화 과정은 점차적으로 발생하며 단계별 연속성을 포함한다. 첫 번째 환자는 침대에서 앉은 법을 배운다. 자신의 등이 지지되고 머리와 몸통이 직립이 되어야 한다(흉추후만이 강조되지 않아야 한다). 앉아 있을 때 균형 잡기 훈련이 다음 단계에서 매우 중요하다. 환자가 옆으로 옮겨갈 수 있고 앉을 수 있으며 안정성까지 가지고 있다면 의자 옮겨가기 및 침대 옆에 서있기가 훈련될 수 있다.

조만간 대부분의 환자들은 상지 굴곡과 하지 신전에 영향을 미치는 경향을 보이는 경직을 보인다. 경직을 조절하기 위해 견갑대가 움직임을 보일 때 점진적으로 진행하는 운동을 바로 누운자세나 비마비측으로 누운 자세에서 상하지에 시행한다. 그런 다음, 엎드린 자세에서 팔을 받쳐준 뒤 무릎꿇기 자세를 팔을 받쳐 시행하고 균형을 잡기 위해 네발기기에서 운동을 시행한다. 네발기기 자세에서는 상지 굴곡근과 하지 신전근의 근긴장도가 감소한다. 네발기기 자세에서 키 큰 앉은 자세를 취한 후에 무릎으로 걷기로 이어지는데, 이는 환자의 걸음와 비슷한 올바른 움직임 패턴으로 하지를 사용하므로 매우 중요하다. 그 후 환자는 앉은 상태에서 서는 것을 배운다. 안정적으로 앉은 자세 유지하기 중에서 특히 편측 안정성이 연습된다. 무릎 안정화와 선택적(단독적인) 발 배측굴곡은 또한 중요한 훈련이다. 그런 다음 앉고 서기와 서기후 앉기를 시행한다. 보행 훈련 시마비측 하지에 부하가 걸리기 때문에 평형반응의 저하가 예상된다.이러한 이유 때문에 양 옆으로 체중 이동, 정확한 발 움직임 및 앞뒤로 걷기를 시행한다.

진행이 순조로우면 상대적 회복이 특정 환자들에서 나타난다.이 단계에서 환자는 마비측 팔을 조절할 수 있고 이들의 보행은 매우 향상된다. 경직이 심하지 않은데도 환자가 상하지의 선택적 직임을 하지 못하는 경우가 있다. 사지는 전반적으로 움직임이 가능하다. 물리치료는 더 세밀하고선택적 움직임에 집중하고 동시에 병적인 움직임 패턴을 억제한다. 예를 들어,상지에서 환자들은 동측의 어깨와 팔꿈치 움직임에 독립해서 손목과 손가락들을 움직일 수 있다.손가락의 쥐고 폄과 엄지 맞섬 움직임과 같은 운동은 다양한 상지 자세에서 시행해야 한다. 환자는 배측굴곡과 저측굴곡을 하지 자세와 상관없이 할 수 있어야 하며 마비측 하지가 굴곡과 신전된 상태에서 발목 움직임이 또한 연습해야 한다. 서 있는 자세에서 독립적 배측굴곡이 장려되는데 그 이유는 이것이 없으면 환자가 뒤꿈치 발가락 걷기 패턴을 연습할 수 없기 때문이다. 마비측 사지의 균형 운동이 이루어져야 하고 이 운동 동안 환자는 한 발로 서서 좌우로 체중 교대를 하는 연습을 한다.

이 단계에서 상지에서 굴곡과 회내가 우세하며 이러한 방향으로의 움직임이 이 환자에서는 쉽다. 그러나, 회외와 요측편위는 계속 도전과제로 남아있다. 따라서, 환자들은 혼자 식사를 할 때 숟가락을 입으로 가져가는 것에 어려움을 가진다. 이 단계에서 환자들은 단순한 굴곡과 회내 패턴을 분리할 수 없고꽉 잡기 동작은 단지 회내 상태의 전완에서만 이루어질 수 있다. 꽉 잡기 동작은 팔 자세와 상관없이 연습해야 한다. 이 단계에서는 손에서 사물을 놓아주는 것이 잡는 것보다 더 어렵다. 따라서, 운동은 손 놓기를 포함해야 한다. 단순한 움직임 패턴의 분리(정형화)가 이 단계에서는 중요하다.

어떤 환자는 계속된 회복이 보이는데 다른 환자는 그렇지 않은 경우도 있다. 후자의 경우는 환자가 부정확하게 고정 자세와 움직임 패턴을 보여주는 경우인데 이는 만성 단계에 진입했다는 것을 보여준다.

만성 단계에 물리치료

만성 단계에서는 불량한 자세와 움직임 패턴이 이미 고착화되어 있다. 환자들은 마비측 하지를 고정 받침으로 이용하고 자신의 비마비측 손으로 지팡이에 좀 더 기댄다. 골반 올림, 하지 회전, 무릎 과신전 및 발의 외측면 접촉이 관찰된다. 보행 시 상하지 경직이 두드러진다. 상지가 팔꿈치가 굽혀진 상태에서 몸과 함께 유지된다. 어깨관절 아탈구나 충돌 증후군은 일반적이다. 환자는 긴장성 반사 공동 작용이 존재하는 경우에만 능동적 움직임을 수행할 수 있다. 이러한 환자 중 일부의 경우, 잔존 결과는 부정확하고 지연되거나 매우 짧은 재활의 결과이다. 그러나, 적절하고 올바른 장기간의 재활에도 불구하고 몇몇 환자들은 계속해서 심한 신경학적 장애를 계속 보인다. 일반적으로 회복의 진행을 정확하게 예상할 수 없다. 만성 단계에 특정 환자의 경우에 비교적 전반적인 보행을 시작하지만 마비측의 결여된 움직임을 보인다면 처음부터 체계적인 운동 순서가 더 적절할 수 있다. 이러한 경우에는 움직임 재교육이 시작부터 다시 이루어지고 낮은 자세에서 운동을 시행한다.

심각한 경직을 가진 환자의 경직이 일시적으로라도 억제할 수 없다면 **작업 치료**가 더 적절하다. 이는 환자의 자조관리를 강조하고 특정한 일상생활활동을 훈련하는데 시간이 할애된다. 독립성은 추가적인 협력을 위해 필요한 자신감을 주기 때문에 환자가 주변 환경에 최대한 독립할 수 있는 것을 목표로 한다.

교정 장비(Orthotic Equipment)

뇌졸중 진행의 어떤 단계에서든 서 있거나 보행을 쉽게 수행하기 위한 특정 보조장치는 필요하다(그림 1.20.3-4). 이러한 장치는 불안정환 관절을 받쳐주거나 경직과 이차적 변형의 시작을 방지한다. 이들은 다양한 종류의 장비 즉, 교정기, 부목, 지팡이, 목발, 및 보행 보조기 등을 포함한다. 상지에 대해서는 맞춤식 부목이 손가락과 손의 굽힘 경직이 심한 경우 손과 손가락의 굽힘 구축을 예방하기 위해 사용된다. 어떤 환자는 부목이 야간용으로만 사용되지만 때때로 낮에 이용할 수도 있다. 어깨 관절 지지를 위한 보조도구의 사용은 이미 언급했다. 하지 교정 장치는 때때로 정확한 발 위치를 위해 필요하다. 마비된 하지의 발은 종종 종아리 근육의 경직을 보이고 하지의 전외측 근육의 약화는 발목의 저측굴곡을 만들고 이는 일반적으로 보행패턴에 영향을 미친다. 동시에, 발이 내반되는 경향이 있는 경우 심각한 발목 관절 불안정이 존재한다. 이런 상태는 발목 관절에 신축성 밴드나 테이핑 처리를 하는 경우 심하지 않은 경우에는 효과를 볼 수 있다.

그러나 보다 심각한 손상인 경우는 보행중 발목안정성과 저측굴곡을 방지하기 위해 탄력적인 경골근 당기기나 발목 관절 보조기가 필요하다. 또한 종아리 근육의 굴곡구축이 생기는 것을 예방하는 것이 중요한데 굴곡 구축이 생긴 환자에서는 야간에 저측굴곡을 방지하기 위해 교정기가 사용되어야 한다. 더 심한 무릎 관절 불안정이 존재하고 무릎이 걷는 동안 굽혀지거나 반대로 무릎이 과신전되면 밴드나 교정기로 관절을 지지하는 것이 필요하며 이런 방법으로 보행 시 하지 지지 기능을 도와준다.

뇌졸중 환자에서 몇 가지 **방법들**이 통증을 조절하고, 경직성을 감소시키고, 영양 가치를 향상시키며 부종을 낮춰주고 고유수용성 감각을 좋아지게 하기 위해 사용된다. 이것을 성취하기 위해 특정의 수중 치료가 권고된다(예: 월풀). 전기 치료는 어깨 통증과 같이 진통 효과를 조절하는데 사용할 수 있다. 언어 장애가 있는 뇌졸중 환자는 언어

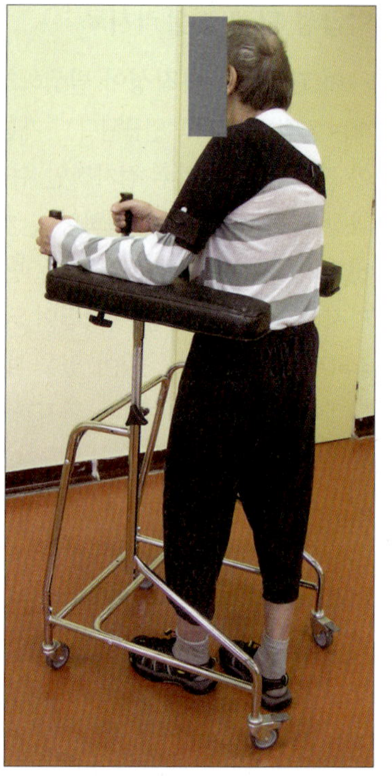

그림 1.20.3-4
우측 중대뇌 동맥 허혈에 의해 좌측 편마비를 가진 환자의 보행훈련에서 보행 보조 장비를 이용하는 경우임.

치료사에게 장기간 치료가 필요하다. 언어 치료는 뇌졸중 환자를 위한 가장 중요한 부분이다. 상징적 기능 장애 시의사 소통 능력의 상실은 환자에게 깊은 충경적인 경험이 될 수 있다. 그러한 환자들은 자극 프로그램을 경험하고 호흡법을 연습하며 발성 장애, 구음 장애 및 연하 곤란 재교육이 필요하다.

심리 사회적 측면과 후속기간의 관리

환자의 장애가 병원에서 퇴원하는 시기에 심해지면 환자는 집으로 보내질 수 없으며 계속된 치료가 보장되어야 한다(재활 시설, 숙련된 간호 시설). 진행 경과가 양호하고 환자가 적절한 가정 환경을 가지고 있다면 환자는 퇴원할 수 있다. 몇 몇 환자들은 퇴원 후 다양한 범위에서 진료 서비스를 이용할 수 있다.

운동성 장애, 제한된 독립성 및 주요 기능 장애는 환자의 생활에 막대한 영향을 준다. 이러한 새로운 현실을 받아들이는 것이 환자와 치료사가 다루어야 할 가장 힘든 일이다. 여기서, 비영리 기관과 국가 기관이 중요한 역할을 맡게 된다. 체코 공화국에서는 뇌졸중 재활 협회가 환자와 의료 종사자에 의해 형성되었다. 환자의 사회로의 복귀가 이 조직의 핵심 목표이다. 공기관 "아파지(Afazie)"가 언어 장애 뇌

졸중 환자에게 재활 프로그램과 상담을 제공한다.

결론적으로, 입원 후 뇌졸중 환자 진료는 전체 협력하는 전체 전문가 팀에 의해 이루어져야 한다는 점을 강조된다. 뇌졸중 환자에 대한 치료의 전체 과정에서 주치의는 대체 불가한 역할을 맡고 가정으로 환자가 보내진 후 환자가 만나는 첫 번째 사람이며 더 많은 후속 조치를 실시해 나가야 한다.

급성 단계가 사라지고 영향 받은 기능들이 회복하고 있는 경우에 **포괄적인 온천 치료**가 실시된다. 움직임을 시작할 때 도움을 주고 독립심을 기르고 환자의 삶의 질을 향상시키는 것이 매우 유용하다. 심혈관적 관점에서 신체적 요구를 다루는 환자의 능력과 관련한 의사의 조언이 제공해야 한다. 포괄적 온천 치료가 신경과 의사와 재활 의사의 추천에 의해 이루어져야 한다. 뇌졸중이 2번 이상 발병한 환자나 심각한 교감 기능장애나 심장 기능이상을 가진 환자에게는 이 방법이 절대 추천하지 않는다. 체코 공화국에서 뇌졸중 환자를 위한 온천 치료는 Dubi, Karvina, Msene, Velke Losiny, Vraze와 Janske Lazne에서 가능하다.

1.21 뇌성마비 / CEREBRAL PALSY

뇌성마비(CP) 또는 소아성 뇌성마비(ICP)로 알려진 이 질환은 런던의 내과 의사인 존 리틀의 이름을 따서 리틀 질환이라고 불리며 존 리틀은 1859년에 이것을 최초로 기술했다. 그것은 산전, 주산기 또는 조산 후 뇌 손상으로 인한 아동 운동 발달의 신경 발달학적이며 비 진행성 병변으로 정의된다. 산전 또는 산후 발생하는 손상은 안정적이지 않고 계속 진행된다. 산후 흉터, 진행성 위축, 수축성 신경 아교증 또는 공동현상이 발생한다. 뇌 이미지 촬영 기법이 장애의 명백한 장애 징후를 보일 수도 있고 그렇지 않을 수도 있다 – 소뇌증, 대뇌증, 수두증, 공뇌증, 뇌이랑 발육부전, 무뇌이랑증 등. 뇌성마비 환자는 운동 장애가 보편적으로 나타난다; 그러나, 많은 경우에 다른 시스템도 또한 손상된다.

역학

뇌성마비는 1,000 명의 신생아 중 1.5–2.5명에게 발생한다. 이것의 발병률은 최근 몇 년간 신생아 사망률의 감소와 관련이 없다. 장기적 유병률이 호주, 덴마크, 미국, 특히 스웨덴에서 관찰되고 있다.

체코에서 뇌성마비 아이들의 유병률에 대한 데이터는 매우 다르다. 체코에서는 대략 16,000 – 20,000명의 아이들이 뇌성마비를 가지고 있고 대략 그 중의 절반이 장기적 재활이 필요하다.

발병 원인

뇌 손상의 원인들은 다양하다. 이들은 세 가지 그룹으로 나누어질 수 있다:

1. **산전** – 자궁 내 감염이 가장 자주 뇌 손상을 유발하는 산전 요인이다. 이 부류는 종종 TORCH(톡소플라스마증, 홍역, 세포비대증, 대상포진)를 포함한다. 다른 원인으로는 발달 기형과 산모가 복용한 약물 등이 있다. 많은 이러한 요인들은 다양한 정도의 미숙한 출생을 야기한다. 조산은 두 가지 이유 중 뇌성마비의 생태학적 요인 중 하나이다. – 즉 이것은 단단한 산도를 통해 나오면서 매우 약한 아기의 머리에 전달되어 손상되며, 동시에 아이는 완전한 성숙한 생물학적 기능을 갖추지 않고 태어나는 것이다. 유전적 요인은 지속적으로 논의되고 있지만, 지금까지 뇌성마비의 입증된 생물학적 요인은 아니다.

2. **주산기** – 비정상적인 출산은 뇌성마비 발병의 가장 빈번한 주산기 요인이다. 이들은 뇌 충격을 일으키는데 특히 허혈과 저산소증을 유발한다. 허혈과 저산소증은 선택적으로 성숙도와 취약성에 따라 각 뇌 구조를 손상시킨다. 허혈이나 저산소증에 의한 뇌 손상에서 핵심 역할은 흥분성 아미노산(아스팔테이트,글루타메이트)과 NMDA 수용체가 세포 안으로 칼슘이 들어와서 활성화되는 것인데 이는 세포가 충분한 활성을 보여주지 못하면 세포 괴사를 유발한다. 미숙아에서 저산소증과 허혈은 뇌실주위 백질연화증의 결과이다. 태중에서는 선택적 신경 괴사가 일찍 확장된 영역 예를 들어 해마, 소뇌 및 기저핵에서 일어난다. 뇌실주위 백질 연화증 중에서 특히 낭포 형태가 뇌성마비 유발의 주된 원인이라고 간주된다. 양측성 후두엽 뇌실 주위 백색연화증은 신생아기에 초음파에 식별되며 이는 거의 99%의 정확도로 CMO의 발생을 예측한다.

3. **산후** – 이것은 주로 초기 신생아 감염, 대부분 기관지 폐렴이나 위장염을 포함한다.

1

원인과 발병 기전

뇌성마비의 원인과 발병 기전은 발달의 개별적으로 예측된 인자의 다원적인 상호관계에 의해 발생하고 지속적인 임상적 원인 재평가의 한 항목이다. 중추신경의 구조적 및 기능적 미숙, 압력을 받는 수동적 대뇌 혈류 불안정, 항 산화 방어 체계의 불충분한 활동이나 활성 아미노산의 독성 작용과 관련된 증가된 민감성 때문에 발생하는 심각한 장애와 더불어 미숙아를 이러한 대뇌적 장애에 노출시키는 것은 바로 심각한 미숙성(32주 이하의 임신기간이나 1,500 그램 이하의 체중)을 유발하게 된다. 뇌성마비의 발생과 그것의 증상은 미숙도와 출생체중에 따라 달라진다. 젠센 외 학자들은 임신기간이나 체중을 고려하지 않은 채 초기 대뇌 장애를 가진 아이들의 40% 이상이 나중에 움직임 기능에 심각한 손상을 보인다. 이들은 또한 신체 능력 침범의 빈도가 각 출생 분류에 따라 다양하지 않지만 인지 능력의 장애 빈도는 소아의 체중 감소에 따라 증가한다는 사실을 알아냈다.

1.21.1 뇌성마비의 위험에 대한 검사

뇌성마비는 미숙아 중 8–10%에서 일어난다. 뇌성마비 아이의 대략 40%가 미숙아이다. 신경 운동 발달에 목표를 둔 검사는 중추 신경 손상을 가진 아이들의 적절한 인식에 중요한 단계가 된다. 즉각적인 운동 행동 동안 비정상적인 양상을 보이는 아이들은 중추 협응력 장애(CCD)로 알려진 임상 부류에 속하게 된다. CCD가 무조건 뇌성마비를 일으킨다는 것은 아니라는 것을 인식하는 것이 중요하다. CCD가 확인된 아이들의 소수에서만 뇌성마비가 발생한다.

CCD 단계에 따라(단계 3과 4) 반복된 신경적 평가가 수행되고 보조적 방법들이 실시된다(특정 대사 검사, 신경생리학적 검사, 초음파 또는 다른 영상진단 기법 – CT, MRI, 유전자 검사 등). 운동 기능 손상의 감별 진단(뇌성마비가 아닌 다른 원인의 제거)은 9개월이 되기 전에 반드시 실시한다. 그러나, 중추신경 손상 여부는 늦어도 2개월이 되기 전까지 밝힐 필요가 있다.

뇌성마비를 가진 아이들을 시기 적절하게 식별함으로써 조기관리를 적용할 수 있으며 조기 치료를 시작할 수 있다는 것을 의미한다. 이러한 접근은 현저히 기능적 장애를 감소시키고 진단이 늦어져서 발생하는 운동과 인지적 장애를 막아준다. 자세 기능의 평가하는 동안 아이의 치료를 시작해야 하는 장애의 심각성을 설명하는 기준을 어떻게 정의할 것인가라는 문제는 여전히 남아있다. 즉각적인 조치가 필요한 근육 기능의 비 특이적 중추 장애를 가진 아이들을 확인하는 것이 중요하다.

지연된 심리 운동 발달이 의심되는 위험에 처한 신생아를 평가하는 데 보이타의 자세 발달 검사를 포함하는 여러 다른 검사들이 사용된다(교재의 종합 부분, A. 진단적 방법, 3장 신경 운동 발달 및 평가).

1.21.2 뇌성마비의 종류와 임상적 증상

뇌성마비의 임상적 양상의 전반적 다양성에도 불구하고 대개 움직임 장애가 가장 명백한데 이는 질환의 초기 단계에서 잘 나타나고 환자에게 가장 심각한 문제를 부여한다. 운동 장애의 특징은 손상된 중추 신경계 영역에 의해서 나타난다. 임상적 양상(주 증상)을 기반으로 뇌성마비의 몇 가지 형태를 구별할 수 있다. 이들은 뇌 성숙기에 점차적으로 발달하고 다른 예후를 보여주며 구축과 관절 기형이 동반되며 같은 치료에도 서로 다르게 반응한다.

경직성 양측 마비(SPASTIC DIPLEGIA)

이는 가장 흔한 뇌성마비의 형태이다. 양하지 마비의 다양한 빈도는 여러 학자들에 의해 보고되고 있다. 데이터는 41%–65%까지 다양하다. 운동성 손상의 심각도는 다양하다. 경직성 양측 마비는 지지없이 양 발을 이용할 수 있는 환자뿐만 아니라 무족인 환자에게도 영향을 미친다. 환자가 독립적 양 발 걸음걸이를 나타내더라도 보행은 병적인 양상을 보여준다. 전형적인 형태의 경직성 양측 마비는 하지가 상지 보다 더 많이 영향을 받는다. 경직성 양측 마비는 모든 사지가 자기 역할을 하지 못하는 사지 마비로서 발전되는데 지지를 하며 잡는 것은 상지로 국한되고 역시 지지를 하며 전진하는 것은 하지로 이루어지는 경우를 말한다. 점차적으로 한쪽 상지가 특정 운동 기능으로 포함하면서(심지어 그것이 병적인 운동 기술이라고 하더라도) 경직성 양측 마비는 삼지마비 단계에서 발달하고 양 상지를 포함하여 경직성 사지마비(quadriplegia)가 일어난다. 보통 마비는 대칭적이 아니며 어떤 경우에는 기능 장애가 단마비 형태로 일어나는데 그 단적인 예로 뇌실 주위 백질 연화증가 있다. 경직성 삼지 마비는 뇌성마비의 독립적 형태로 보고된다. 경직성 삼지마비를 가진 아이들의 수는 심각한 미숙 상태에서 살아남은 아이들의 수가 증가함에 따라 갈수록 커지고 있다. 이러한 아이들의 절반이 간질 증상을 보이며 이들 중 단지 1/3 만이 정상 지능을 가지고 있다. 이것은 치료로 극복하기가 매우 어렵고 심각한 운동 장애이다. 역학적으로 비대칭성 경색을 동반한 뇌실내의 출혈이 일반적이다. 상지에서 심한 장애를 보이는 환자나 모든 사지에서 동일하게 영향을 받는 환자들은 모두 양측성 부전마비 증후군을 가지고 있다. 이 증후군의 발병률은 경직성 양측 마비의 전체 환자의 27%에 해당한다. 대부분의 경우 양측성 부전 마비를 가진 환자들은 정신장애를 동반한다.

경직성 양측 마비를 가진 아이들 중의 1/3이 임신 32주차 전에 태어나고 1/3은 32-36주에 그리고 1/3은 정상적으로 출생한다. 조산은 주산기 요인의 높은 발병률과 관련이 있다.

경직성 양측 마비의 첫 번째 증상은 아이의 운동 행동의 평가를 통해 발달의 초기 상태에서 관찰될 수 있다. 출생 후 첫 한달 동안 특히 선천적 운동성 장애의 경우 병적인 운동 패턴이 보이지만 그것이 아직 정의되지 않았다. 뇌성마비나 다른 증후군 중에서 후반기에 나타나는 형태에서 이것은 비특이적이거나 일반적이다. 임상적 양상은 출생 후 이분기나 삼분기에 더욱 더 뚜렷해진다.

어떤 경우든지 운동 발달이 생리적 운동 발달 중에 전형적으로 관찰되는 운동 패턴의 질이 떨어진다(**교과서의 일반 부분 참고, 3장 신경 운동 발달과 그것의 평가**).

경직성 양측 마비를 가진 모든 아이들은 병적인 양상의 운동성을 보이는 병적인 자세 구조를 보인다. 눈-손-입의 정상적인 발달 패턴은 존재하지 않는다; 그러나, 소위 말하는 실조증이 관찰된다. 이들은 청각이나 시각적 자극이 감정적 부분과 연계될 때 발생하는데 예를 들어 자신들에게 지나가는 물체를 잡으려 할 때 즉 무엇인가 특정 과제를 성취하려 할 때 발생한다. 실조증은 긴장성 목, 긴장성 미로 또는 다른 원초적 자세 반사에서 몸 전체의 일반화된 움직임을 나타낸다.

고딕형 구개나 흉곽아래에 있는 가성 헤리슨능과 같은 이형증 모습이 경직성 양측 마비를 가진 환아에서 일반적이다. 좀 더 심각한 상태에서 경직성 양측 마비를 가진 아이들의 대략 20%가 경직을 보인다(**굴곡 형태가 더 일반적이다**).

경직성 편마비(SPASTIC HEMIPLEGIA)

편마비란 종종 선천적으로 경직성 움직임을 가진 한 쪽 방향 장애를 일컫는다. 신체의 절반이 영향을 받으며 안면 신경과 설하 신경을 포함한다. 경직성 편마비는 **선천성**과 **후천성** 두 가지로 분류된다. 후천성 편마비가 유아기 때 발생한다며 특히 편마비가 확인되기 전에 병적 상태가 있는 경우에는 선천성 편마비와의 구별이 더 어렵다. 안면 신경의 가성 이완과 중추성 마비는 후천성 편마비를 나타낼 가능성이 더 높다. 혈관에서 기인한 후천성 편마비는 특별한 진단과 치료가 필요하다. 선천성 편마비와는 반대로 왼쪽편이 마비되며 실어증도 동반한다. 그러나, 유전적으로 우성반구에 영향을 받으면 어떠한 발달 지체도 관찰되지 않을 수 있다. 간질은 경직성 편측 마비를 가진 아이에게 심각한 합병증을 유발할 수 있다. 이것은 환자 중에 1/3 이상에서 나타난다. 발작은 국소적이고 이차적으로 일반화된다. 대부분이 치료에 의해 통제될 수 있다. 간질의 존재가 정신지체와 밀접한 관련이 있다. 간질을 앓고 있는 50% 이상의 아이들은 정신지체로 고통 받는다. 편마비를 가진 환자에서 정신 지체가 절반 이상의 환자들에서 확인될 수 있다; 간질성 발작이 없는 아이들의 경우 약 1/3이 정신 지체를 가지고 있다. 편마비 증상의 심각성은 상지 손상과 뚜렷이 구별이 되는데 이는 또한 정신 지체와 밀접한 관계가 있다. 뇌성마비의 편마비 타입은 남자 아이에게 좀 더 흔하고 우측 편마비가 좀 더 자주 발생한다. 외사시가 발생할 수 있다. 황반 보존 동측 반맹이 또한 발생할 수 있다(**이들은 치료에 의해서 거의 제거될 수 있다**).

건강한 사지에 비해 편마비 사지의 성자은 지연된다. 편측 발육 부전이 상지에 더욱 더 빈번하게 발생하고 이는 하지보다 항상 더 많이 손상받는다. 이것은 손상의 심각성에 기반하여 측정된다. 손상의 정도는 분리된 동작을 행하는 능력과 발달적으로 젊은 사람들에게서 전형적으로 나타나는 관절 자세를 취하는 능력에 의해서 평가할 수 있다. 심하지 않은 경우 손가락이 분리된 동작을 수행한다. 중증도의 경우에는 단지 전체 사지만 움직일 수 있고 심각한 경우에는 손이나 다른 상지의 분리된 움직임이 불가능하다. 분리된 동작은 특정 움직임 동작을 취하는 능력과 관련된다. 경직성 편마비를 가진 아이는 어깨 전인, 내전, 내회전, 팔꿈치 굴곡과 전인, 손목 굴곡과 척골 편위, 손가락 굴곡이 포함한 신생아 자세를 취한다. 능동적 어깨 굴곡, 외전과 외회전, 팔꿈치 신전과 회외가 평가된다.

손에서는 손목 신전, 무지 맞섬과 외전 그리고 손가락 신전이 평가된다. 아이들이 더 많은 생리적 발달에 가까운 위치로 갈수록 이들의 손상부위는 줄어든다. 심각한 형태의 경우, 신생아에게 전형적인 패턴이 지속된다.

경직성 편마비를 가진 아이는 뼈와 근육에도 발달이 느려지고 손상측의 편측 발육 부전이 일어난다(다리 길이가 평균 1.5cm 차이가 나고 둘레는 1-3cm 정도 차이가 난다).

소뇌 형태

개별적으로 나타나는 소뇌 형태는 거의 존재하지 않는다. 주산기 인자는 장애의 발생에 영향을 준다. 소뇌 증후군을 가진 대부분의 아이들은 정신 지체가 관찰되지만 대개 심각한 것은 아니다. 때때로 소뇌 증후군은 자폐증과 동반한다.

뇌성마비의 소뇌 형태는 뇌 성숙도와 관련 있고 소뇌 장애의 특정 징후들은 뇌 구조 성숙도와 운동 신경 손상 여부에 따라 점차적으로 나타난다. 근육 저긴장증, 몸통 운동 실조, 측정과다증, 의도진전과 몸통 운동 실조 같은 임상 징후가 중추 신경 성숙 과정에서 점차적으로 나타난다.

임상적 양상

저긴장증(Hypotonia)

중추성 저 긴장증과 이와 함께 관련된 지체된 운동 발달이 소뇌 증후군의 임상적 양상을 특징짓는다. 모든 근육들이 이완성 마비와 관절은 큰 각도로 굽혀진다. 근 긴장도의 기준인 관절 운동과 근육 유연성이 **스카프 징후**에서 드러나는데 스카프 징후란 환자가 마치 스카프처럼 자신의 목에 자신의 팔을 감쌀 수 있는 것을 말한다. 팔꿈치가 서로에서 멀리, 서로보다 높이 또는 서로 가로질러 지는지를 평가한다. 다른 징후로는 **제도용 컴퍼스**가 있는데 이 징후에서는 하지가 고관절에서 몸통까지 구부려 질 수 있다. 앉은 자세에서 아이의 몸통이 자신의 하지까지 굽힐 수 있는데 이는 **아마딜도 징후**라고 명명한다. 다음으로 무릎과 팔꿈치 굴곡과 신전의 유연성을 평가하고 발목 범위, 손, 엄지와 손가락 유연성, 팔 올리기 테스트 등을 그 뒤에 검사한다.

아동기에 저긴장증은 소뇌 손상의 명백한 증거일 뿐 아니라 뇌성마비의 단순한 변형 시기이기도 하다. 매우 다른 증후군들이 저긴장증에서 발생할 수 있다. 저긴장증의 시작은 중추신경의 성숙도나 미성숙도에 따라 시간 의존적이다. 유아기의 저긴장증은 항상 감별진단이 이루어 져야 한다. 약간의 상대적 저 긴장증의 수준은 2-5개월 사이에서는 정상으로 간주될 수 있다.

관절 가동범위와 근육 유연성은 병적인 과정의 범위에 의존할 뿐만 아니라 신경시스템의 신경행리학적 상태와 그것의 신경 발달 단계에도 의존한다.

반사는 보존되거나 약간 감소한다. 30%의 아이들이 간질을 보인다.

운동측정장애(Dysmetria)

이것은 움직임이 목표에서 빗나가는 것이다. 움직임의 방향은 정확하지만 마지막 움직임은 더듬거린다. 따라서, 움직임이 부정확하다.

의도 진전(Intention Tremor)

이것은 움직임의 목표에 도달하기 전에 나타나는 떨림이다. 움직임이 거칠고, 불규칙하며 다소 느리고 진폭이 크다. 전형적으로 의도 진전은 움직임이 완료되기 전에 잦아든다. 이것은 상하지에서 관찰된다.

몸통 운동실조(Trunk Ataxia)

이것은 수축 강도와 움직임의 형태 사이의 불균형 때문에 발생하는 몸통의 협응 능력의 부족이다.

협동운동불능증(Asynergy)

협동운동불능증은 여러 근육들의 협동이 원활히 손상을 의미한다.

운동 변환 불능증(Adiadochokinesis)

운동 변환 불능증은 환자가 교대운동을 할 수 없다는 것을 설명한다.

소뇌성 양측 마비(Cerebellar Diplegia)

한 개체로서 소뇌 증후군은 드물다. 종종, 경직이 소뇌 증후군에 동반된다. 운동성 장애의 범위를 고려하면, 이것은 뇌성마비의 분리된 형태로서 분류된다.

이 증후군은 전형적인 증상을 보여준다. 저 긴장 양상이 첫 해의 후반기에 경직성을 보여주기 시작한다. 경직성 굴곡 현상이 관찰되는데 신전 현상은 일반적으로 존재하지 않는다. 증가된 근긴장은 원위부에서 시작되는 데 이는 종종 하퇴 삼두에서 나타나고 이후에 구축이 일어난다. 원시 반사 양상은 결여되거나 하지의 긴장성 잡기가 감소를 보인다. 편측 척추 주위 피부 자극에 대한 반응으로서 몸통 측부 굽힘이 없거나 감소되며 갈랜트 반사가 감소되어 있다. 가성 경련이 원위부 경직의 발달과 함께 나타난다.

운동성 발달은 장애의 정도에 따라 다르고 형태가 다양한 데 경직성 양측 마비와 유사하다.이상적인 경우에 아이들이 2세나 3세에 걷을 수 있다. 좀 더 심각한 경우는 늦어도 5-10세 사이에 수직화를 보인다. 수직화와 양발 보행은 가장 심각한 경우에는 이루어지지 않는다.

뇌성마비의 운동 이상 증후군 (DYSKINETIC FORM OF CEREBRAL PALSY)

이 증후군은 비정상적인 움직임이나 자세에 의해 특징지어 진다. 뇌성마비의 해당 형태는 과다운동증이나 근긴장이상증이 우세한지에 따라 분류된다.

과다 운동 증후군(hyperkinetic form)의 경우에, 불규칙하고 반복적이며 지나친 움직임이 임상적 양상의 핵심이다. 뇌성마비에서 이러한 움직임은 종종 두 가지 형태로 나누어진다:

- **무정위 운동증**(Athetosis) – 가장 일반적; 사지의 근위부에 영향을 미치는 비틀리고 불안정하며 비자발적인 움직임으로 묘사된다.
- **무도병**(Chorea) – 비자발적인 움직임의 속도에 의해서 무정위 운동증과 구별된다; 사지의 원위부가 주로 영향을 받는다.

근긴장이상증(dystonic form)은 신체 자세의 전형적 변화를 가져오는 근긴장에서의 비정상적인 변화에 의해 특징지어진다. 근긴장이상증의 하부 그룹은 비자발적 움직임을 보이지만 과다운동증의 하부 그룹 정도는 아니다. 등척성 수축 장애는 운동 이상 증후군을 나타내는 주요 문제들 중의 하나이다. 따라서, 자발적 움직임이 전신에서 근육그룹을 동원한다.

무정위 운동증은 저긴장뿐만 아니라 과긴장증에서 발생할 수 있고 이것은 생후 3개월 동안 관찰된다. 대부분의 잠재적 무정위 운동증은 신생아 저긴장증에서 발전된다. 저긴장증은 주로 축성(몸통)이나 근위부에 나타난다. 몸통 저긴장증은 란다우 반응에 의해서 확인될 수 있다. 3분기에 신생아의 머리와 골반은 거의 무기력하게 매달려 있고 몸통 불안정을 보이고 이는 다른 증후군에서처럼 자주 관찰되지는 않는다. 몸통은 턱 방향으로 움직인다. 그러나,사지는 굴곡되지만 하지가 신전된 자세에서 갑작스런 후궁반장 자세가 나타난다. 경직성 양측 마비와 편마비와 다르게 무정위 운동증은 전체 움직임을 통해 광범위한 손상을 보인다.몸통 불안정성은 액와들기(axillary suspension)테스트에 명백히 나타난다. 당김 반응 시 생후 1년 동안 목 굴곡 활동이 관찰되지 않는다. 이 검사 중 하지는 굴곡 상태를 유지한다.

생후 3개월 동안 운동 이상증이 아직 명확히 드러나지 않는다. 이 기간 동안 원시 반사와 중추성 청각 장애가 관찰되는데 이는 운동 이상증과 관련이 있다. 청각 안면 반사가 이루어지지 않는 것은 경고 신호가 될 수 있다. 동적 움직임 방해나 지속적인 원시 반사와 감별진단은 부상의 심각성을 예측한다.

갈란트 반사에 대한 지속적이면서 과장된 반응은 장애의 전형적인 징후이다. 경직 형태의 손상과는 대조적으로 하지의 잡기 반응이 두드러지며 생후 1년 또는 몇 년간 지속된다. 반대로 상지의 반사적 잡기는 감소되고 생후 6개월에 이르면 중단된다. 원인은 특히 엄지와 집게손가락 신전이 우세해서 생기는 경향 때문이다. 모로 반사가 생후 9개월까지 지속하며 다양한 외부 자극에 전형적인 반응을 한다. 이미 생후 6개월이 되면 뒤꿈치 반사는 일어나지 않는다. 치골상 신전 반사와 교차 신전 반사는 3개월 안에 없어진다. 보행 자동증은 오랫동안 지속되며, 이는 발걸음으로 알려져 있다(아이는 발꿈치 밀기처럼 이동한다.) 바빈스키 반사는 정상보다 더 오래 지속된다. 하지 스트레칭 반사가 정상이거나 증가한다.

잠재적 운동 이상증의 첫 징후가 생후 6개월 안에 이미 인지될 수 있다. 근긴장이상증이 나타나기 시작한다. 외부 및 때때로 내부 자극을 바탕으로 태아는 긴장성 목 반사(TNR), 긴장성 미로 반사(TLR) 또는 후궁 반장의 패턴으로 근긴장이 과긴장 형태로 변화한다. 이러한 것들은 과긴장 단계에서 발전된 무정위 운동증에서 명백히 드러난다. 저긴장증을 가진 아이들에서 근긴장이상증은 덜 명확하다. 이들은 자세의 갑작스러운 변화에 의해서 촉발된다. 근긴장이상증은 또한 소리에 대한 반응으로 발생하기도 한다.

아이들은 머리 가누기를 힘들어 한다. 뿐만 아니라, 근긴장도에서 많은 변화가 관찰된다. 휴식시에는 아이는 저 긴장증을 보이다가 외부 자극에 대한 갑작스러운 반응으로 후궁반장증과 동반하는 과 긴장증이 발행할 수 있다. 이것이 가라앉고 나면 저 긴장증이 몸통에서 나타난다.

저 긴장증의 심각도는 손상 정도와 정비례 한다. 근긴장이상증뿐만 아니라 하지 원위부의 무정위 운동증이 생후 6개월에 발생한다.

삼키는 것에 심각한 문제를 일으킨다. 삼킴 동안에는 입천장에 혀가 닿아야 하는데 이것이 이루어지지 않으며, 이는 매우 중요하다. 이것은 영양실조를 초래한다. 안면 구강부 자극은 근긴장이상증을 유발한다. 유사하게, 움직임에서 모든 시도는 얼굴을 찡그리게 한다. 생후 9개월 안에 섭식장애가 가장 두드러진다. 과거에는 많은 아이들이 이 기간 동안 사망했다.

아이들은 씹을 수가 없고 이들은 끊임없이 침을 흘린다. 이들의 저작은 아래 턱의 상응하는 측부 공동 움직임 없이 한다. 어떤 경우에는 싫은 미각 자극에 대한 신생아의 반응에서 발견되는 것처럼 아이가 혀를 오랫동안 내밀고 있다. 이 현상은 "테이퍼의 입"이라 불린다. 먹는 동안 이동하는 음식이 혀 내미는 것을 두드러지게 한다.

임상적 양상은 자율신경 불안정(증가된 발한) 및 감정적 우울을 동반한다. 정신적 능력은 일반적으로 정상이다. 어떤 아이들은 정상 이상의 지능을 보여준다. 정신적 이상이 동반되는 징후는 다른 유형의 징후(소뇌성, 경직성 등)와 동반된 무정위 운동증을 포함한다. 자세 불량은 목소리 장애와 음성 발달 지체를 야기한다. 환자들은 발음과 표현에 어려움을 보인다. 말하기가 목이 메고, 폭발적이며 알아듣기 어렵다. 아이가 이야기하려고 할 때 이들은 숨을 들이 쉬고 전체 자세는 공동 움직임을 반영한다. 정상적 정신적 발달을 고려하면, 환자의 말하기는 매우 많은 의사를 전달하는데, 이는 이들이 몇 단어만 사용하여 많은 내용을 표현할 수 있다는 것을 의미한다. 아이들의 표정은 매우 제한적이다.

혼합된 사지 마비(MIXED TETRAPLEGIA)

혼합된 형태의 뇌성마비는 다양한 형태의 중추성 손상이 포함된다. 예들 들면 대개 경직성 양측 마비, 운동 실조 및 근긴장이상증이나 경직성 그리고 이상성 운동 증후군이 결합된다. 이는 대개 심각한 정신 지체를 포함하는 광범위한 뇌손상이다 – 대부분이 정신박약 수준. 이는 또한 정신발달이 그렇게 심각하게 나쁘지 않은 아이들도 포함한다.

대부분의 이러한 아이들은 기관에서 생활을 한다; 이들 중 누구도 미래에 사회에서 독립적으로 살 수 없다. 또한 이들은 평균 수명이 짧다. 이러한 환자들의 50% 이상이 대부분 심한 간질 발작을 가지고 있으며 약으로 조절하기 어렵다. 중추 근이영양증은 삼킴 장애의 결과로서 일반적이다. 신경학적 결과는 손상 타입과 일치한다.

어떤 경우에, 흑내장과 대부분이 양측이 번갈아 가며 나타나는 사시가 관찰된다. 운동학적 발달에 까지, 똑바로 선 자세를 만드는 것이 뒤쳐지면 오랫동안 신생아 수준으로 머물러 있게 된다.

무긴장형 양측 마비(ATONIC DIPLEGIA)

포스터에 따르면 때때로 이것은 무긴장-무정위 형태의 뇌성마비라고 불려진다. 이 형태의 뇌성마비에서는 소뇌는 손상되지 않지만 전두엽은 손상된다. 어떤 징후는 소뇌 증후군과 유사한데 심각한 저 긴장증을 보인다. 스카프, 제도콤파스와 아르마딜로 징후가 존재한다. 저 긴장증 다음으로 이런 종류의 양측 마비는 더욱 심각한 정도의 정신적 장애를 가지는데 일반적으로 정신 박약 수준이다. 생일 1개월 아이는 매우 무관심적이며 자신의 환경에 흥미가 없고 물건에 접촉하지 않으며 어머니를 인식하지 못한다. 이들은 근긴장이상 장애에 의해 외부 자극에 반응한다. 전형적으로 생후 9개월까지는 자세 패턴이 하지를 실질적으로 포함하지 않는다.

첫 해에, 아이가 대퇴가 90°로 외전된 상태로 누워있다. 사두증이 바로 누운자세에서 흔하게 나타난다. 안구진탕은 전형적으로 아이의 임상적 양상의 일부는 아니다.

잠수 반사는 꼭 쥔 손과 함께 상지의 전방 굴곡과 연관된다. 생후 9개월에 액와들기(axillary suspension) 검사를 시행하는 동안, 하지는 굴곡과 근육 긴장은 증가된다.

1.21.3 뇌성마비 재활 (Rehabilitation in Cerebral Palsy)

바람직한 결과와 치료 과정 / DESIRED OUTCOME AND COPING PROCESS

바람직한 결과

뇌성마비는 침범의 다양한 손상을 가진 환자들을 포함한다. 재활 치료는 손상의 정도에 따라 다르며 바람직한 결과는 기간 치료 기대에 의해서 표현될 수 있다. 운동과 심리적 손상의 정도를 고려하면 아이들은 여러 그룹으로 나누어지고 각 그룹은 개인적이고 구체적 방법으로 접근해야 한다.

심각한 운동성 손상과 정신 장애를 가진 환자

이러한 환자에게 수직화를 기대해서는 안되며, 대부분의 여우 앉아 있는 것도 안된다. 이들은 다른 사람의 보살핌에 전적으로 의존한다. 이러한 환자에 주요 목표는 구축과 관절 기형의 예방, 욕창과 호흡을 힘들게 만드는 흉곽 변형 예방이다. 치료는 주로 재활과 예방 치료이다.

심각한 운동 장애와 단지 중증이나 경증의 정신 지체 환자

이러한 환자에서는 가능한 빨리 재활 치료를 하는 것이 매우 중요하다. 구축과 신경적 발전 기형이 심각한 문제를 유발한다. 심지어 집중적이고 정확하면서 적절한 시간에 이루어진 물리치료에도 불구하고 경직영향이나 저 긴장적 양상을 예방할 수 없다. 그러한 아이들에서는 보톡스를 주입한다. 근골격계 관련 수술적 치료도 이루어진다. 보톡스와 외과적 수술의 개입에 대한 지표는 운동학적 분석과 진전되는 형태학적 양상에 기반해야 한다. 인지 기능의 재활은 중요한 역할을 한다.

중증도의 운동 장애와 단지 경미한 정도의 정신 장애를 가진 환자

뇌성마비를 가진 환자의 많은 경우가 중증도의 운동 장애를 가지고 있지만 잘 보전된 정신 능력을 가진 경우도 많이 존재한다. 환자의 협력 능력은 매우 큰 도움이 된다. 이들은 표준 교육을 받을 수 있고 정상적인 학교 생활을 하는 것은 매우 중요하다. 그러나, 이들은 심각한 운동 장애 때문에 이러한 선택에서 배제된다.

경미한 운동 장애와 정신 장애를 가진 환자들

이러한 분류의 환자는 흔하지 않다. 뇌성마비에서 경미한 운동 장애는 일반적으로 정신 지체와 연관성이 없다. 그러나,경미한 정신적 또는 인지적 장애가 특정 환자에게서 확인될 수 있다.

인지적 재활은 매우 효과적이고 때때로 이들의 정신적 운동적 상태를 매우 향상시킨다. 완전한 독립은 아니지만 사회로의 흡수가 이 분류의 환자들의 목표이다. 대부분의 환자에서 심지어 운동 장애는 매우 향상될 수 있다. 포괄적 재활과 의미 있는 학교 생활과 함께, 환자들은 사회에 의존적이 되지 않아야 한다.

정신지체 징후가 없는 경미하고 분리된 운동 장애 환자

이러한 환자들은 경미한 편마비, 경직성 양측 마비 또는 단마비를 가지고 있다. 손상받은 아이들은 매우 협조적이고 운동 및 외관적 장애는 포괄적 재활과 정형외과적 시술로 거의 제거될 수 있다.

대처 과정

장애아를 포함한 보살핌은 가족들에게 많은 부담을 안긴다. 여러 원칙들이 이러한 도전적인 삶의 환경을 다루기 위해 지켜져야 한다:

- 부모들은 자신의 아이에 대해 가능한 많은 것을 알아야 한다 - 아이들의 질환의 특징을 아는 것이 도움이 된다.
- 아이들의 장애는 심각한 불행이 아니지만 일종의 과제이다 - 부모가 상황을 받아들이고 임무를 수행하면서 아이들에 대한 능동적 접근이 이루어진다.
- 부모들은 헌신적으로 해야 하지만 희생되어서는 안 된다.
- 부모들은 현실적이어야 하고 부모는 아이들이 자신에 맞는 치료 순서대로 나아가고 있다는 것을 받아들이는 것이 중요하다.
- 아이는 자신의 장애로부터 고통받지 않는다; 우리는 영향 받은 아이가 신체적으로 정신적으로 고통받는다

고 여긴다. 하지만, 아이는 자신의 상태를 그렇게 인식하지 않는다.

장애가 있는 아이를 위한 모든 보살핌은 적절한 시기에 적절한 수준으로 이루어져야 한다. 우리가 아이와 함께 하거나 계획 중인 모든 것은 올바른 시기에 적절한 수준에서 이루어져야 한다.

뇌성마비에서 재활

뇌성마비를 가진 환자에 대한 재활은 근본적이면서 결정적인 치료적 접근을 나타낸다. 치료 재활의 효과와 이차 합병증의 예방은 대부분이 적절한 시기의 치료 시작에 달려 있다. 이것은 장애의 적절한 확인에 많은 요구를 부여한다. 적용된 물리치료가 증상에 근거한다는 사실을 고려할 때 치료는 진단이 완전히 이루어지지 않은 상태에서 시작된다. 이러한 경우는 정상적 발달(CCD 등급 3과 4)에서 많이 벗어난 것을 포함한다. 중추 신경계의 성숙 과정이 매우 역동적으로 이루어지기 때문에 치료 재활의 적절한 시작은 매우 중요하다(시냅스 형성, 수초화, 세포자멸 등). 이러한 시간에 뇌 조직의 신경가소성이 적절하게 활용될 수 있다.물리치료의 지연된 시작은 발달적으로 원시 운동 패턴(ATNR, STNR 등)의 고정으로 이어지며, 이것은 아이가 운동성의 수단으로 사용한다.

보이타의 반사 운동은 아이가 여전히 협조할 수 없을 때 실시되는 경우가 많다. 유발 지역의 구심성 자극은 중추 신경계를 활성화하고 생리적 발달의 한 부분인 움직임 패턴을 촉진하는데 사용된다. 치료는 발달의 초기 과정에서 매우 중요한 역할을 한다(상세한 내용을 위해서 교재의 일반적 부분을 참조할 것, B. 치료적 접근 1.3.1 장 보이타의 원칙: 반사 운동).

뇌성마비를 가진 아이에서 보이타의 반사 운동

보이타의 반사 운동에 대한 지침은 이것의 적용 동안 발생하는 오류들의 원인들과 관련이 있다.

빈도와 운동 시간

운동의 빈도와 시간은 환자의 나이에 달려 있고 환자의 인내력 수준에 맞게 조절해야 한다. 생후 1개월에는 하루에 3~4번 운동을 시행하고 운동 지속 시간은 10분 이하로 제한한다. 아이가 운동 후 바로 잠이 들지 않도록 하는 것이 중요하다(이것은 환자가 힘들었다는 것을 의미한다). 1세 이후에는 운동 횟수가 두 번으로 감소되고 이들의 지속 시간은 10-15분으로 증가한다.

부모와 아이 교육

아이의 부모 및 아이와 치료자의 관계는 성공적인 치료 결과를 위한 전제 조건 중 하나이다. 환자의 가족에 의한 치료 방법의 선택은 신중해야 한다. 마지막으로, 부모와 아이들 위한 적절한 심리적 접근을 위한 치료자의 선택은 매우 중요해서 치료자는 선택된 치료의 중요성과 긍정적 영향에 대해 자신을 가져야 한다. 적절한 시기의 치료 시작은 성공적인 치료를 위한 결정적인 요인이고 이것은 생후 3개월에 시작하는 것이 아니라 신생아 단계에서 시작해야 한다.

부모는 다음 사항에 대해 충분히 숙지해야 한다:

- 보이타 방법이란 무엇인가?
- 왜 이것을 수행해야 하는가?
- 시행 방법은 무엇인가?
- 어떤 동작의 반응이 바람직한가?
- 어떤 동작의 반응이 부정확한가?
- 그들이 예상하는 긍정적이거나 부정적 반응은 무엇인가?
- 치료의 강도의 시간은 어떠한가?

부모는 아이들과 함께 하루에 몇 번씩 몇 개월 동안 아이들과 규칙적으로 운동해야 하고 어떤 경우는 몇 년씩 해야 한다는 것을 인지해야 한다. 치료사가 이들의 선생님, 충고자 그리고 파트너가 된다. 일반적으로, 아이의 어머니가 아이와 운동하지만 다른 가족 구성원들의 도움이 필요하다. 부모들은 지정된 프로그램을 수행하고 또 수기와 촉진 기술을 활용하는 방법을 배워야 한다. 이들은 바람직한 운동 반응을 인지하는 시각적 기술을 배워야 한다. 이들은 정기적인 점검 세션에 참석하고 아이의 현재 상태와 부모의 학습된 기술이 점검 빈도를 결정하는 요인이 된다. 이들에 의해서 이루어진 돌봄이 정확하게 이루어진 것인지에 대한 그들의 확신이 매우 중요하다.

방법론

보이타 반사 운동을 정확하게 지시하고 관리하는 것은

필수적이지만 또한 꽤 어려운 기술이다. 치료는 치료사의 기술과 경험에 의존한다. 조작 그 자체와 아이와의 소통, 올바른 자세와 자극 부위의 선택이 핵심 부분이다.

아이가 협조를 보일 때 반사 운동은 코어 운동성 훈련에 의해 이루어진다. 물론, 이것은 손상의 심각성에 따라 다르다. 이것은 다음과 같은 훈련을 포함한다:

- 선택적 운동성
- 사물을 만지면서 정보를 얻어내는 능력
- 신체 내 몸 위치와 방향에 대한 자가 평가
- 상황에 맞는 동작을 계획하는 능력
- 시각적 관찰에 의해 정보를 수집하는 능력
- 선택적 주의력 개발

뇌성마비를 가진 아이에서 신경 발전 치료 접근법

신경 발전 치료는 항상 잘 수행된 평가에 기초한다. 평가는 아이의 종합적 평가에 초점을 맞춘다. 아이들 스스로가 어떤 활동을 잘 하는지, 어떤 행동에 도움이 필요한 지 그리고 어떤 행동은 아이들이 성취할 수 없는지가 파악한다. 이들의 움직임 패턴, 자세 긴장성, 연관된 반응과 동반된 문제를 검토된다. 다음으로, 주요 문제가 확인되고 적절한 치료법을 선택한다. **치료 목적은 아이의 자가 관리와 독립성을 향상시키는 것이다.** 하루 동안 운동이 이루어지고 이러한 활동들은 치료적 목적을 달성하기 위해 수정된다. 기형의 예방, 외부 지지 제공과 활동을 유연하게 할 수 있도록 도와주는 것이 보조 장치의 도움으로 이루어진다. 치료사의 지시에 따라 일상 활동을 수행하므로 **부모 역할**은 중요하다. 최적의 결과에 도달하기 위해서는 병원 직원, 선생님, 상담자 등을 포함하여 아이를 돌보는 모든 사람들에 의해 옹일한 접근 방법을 적용해야 한다. 물리치료사는 소위 치료 기술인 핸들링을 수행한다. 치료사는 매일 놀이를 하는 동안 아이를 어떻게 들어올리는지, 어떻게 운반하는 지, 어떤 자세를 잡게 하는지 등을 부모에게 알려주어야 한다. 나이와 발달 수준에 따라 아이에게 동기를 부여하는 것은 중요하다. 어린 아이에서 자연스러운 움직임을 배우는 것이 중요하지만 취학 전 아동이나 취학 연령의 아이들에서는 본인 의지에 따른 움직임 조절이 목표이다. 1세 이하의 아이는 치료사와 20–30분 동안 일주일에 세 번씩 운동하며 추가적인 시간은 부모 교육에 소비된다. 취학 전 아동의 경우에는 운동의 빈도와 성격은 개인의 필요에 따라 결정된다. 취학 연령의 아이의 치료는 수업 시간에 제한된 움직임 활동의 결과로 나타나는 병적 변화를 예방하는 것이 목표이다. 적절한 움직임에 기반한 방과 후 활동을 선택한다.

페토 움직임 치료

이 방법은 뇌성마비 아동을 위한 치료뿐만 아니라 다른 신경 질환에서도 널리 사용된다. 창시자인 안드레아 페토는 학습과 적응 과정이 붕괴되고 학습에서 오류가 움직임 장애에 원인이 된다는 생각하였다. 이 방법은 주로 단체로 이루어지는데 그 이유는 그들은 긍정적이고 동기부여적인 효과를 가지고 있으며 아이들은 사회성을 발전시키면서 서로로부터 배우기 때문이다. 운동은 가구를 사용하여 이루어지는데 그 이유는 이것이 활동적인 특징과 움직임의 향상된 성향 및 공간 감각의 촉진을 가져오기 때문이다. 또한 이 방법은 인지 기능에 대한 치료법도 포함한다.

체성 감각의 발전을 목적으로 하는 운동

체성 감각을 발전시키기 위해서 자신의 움직임에 대한 환자의 완전한 인식을 촉진하는 이들의 능력과 환자가 근육의 과긴장을 인식할 때나 불필요한 근활동을 하는 시기에 기반을 두고 운동이 선택된다. 운동은 숨을 쉬거나 걷는 법 또는 앉거나 서 있는 방법을 가르치지 않는다. 목표는 활동을 정확하게 구별하는 것을 배우는 것이다. 환자가 그들의 자세와 움직임을 완전히 인지하려는 동안, 운동은 천천히 그리고 여러 번 반복한다. 환자는 고유수용성 감각과 외부수용기를 느끼도록 권장한다. 간단히 말해서 이러한 운동을 통해 환자는 그들의 감각적 지각을 "극대화"하고 이런 방법으로 더 나은 움직임 구별법을 배우도록 한다. 예를 들어, 운동 원칙 중의 하나는 서로 다른 어려운 자세에서 독립된 움직임을 연마하는 것을 포함한다.

온천 치료

온천 치료는 뇌성마비 환자에게 포괄적 치료의 핵심적인 부분이며 특정된 교정 정형외과적 시술 후에 매우 도움이 된다. 이 치료법은 특히 독립적으로 움직이고 심각한 심리적 장애를 보이지 않는 경우에 실시된다. 치료가 환자의 자가 돌봄이나 직업 기술을 유지하는데 도움이 된다는 생각을 가지고 있을 때 매우 적절하다. 치료는 주로 움직임 활동, 보이타 방법과 온천 치료를 포함한다. 지침에 따른 포괄적 온천 치료는 21세 이하의 환자에서 신경과 또는 재활의학과 의사에 의해 추천이 되는 경우 이루어진다. 체코에서 뇌성마비를 가진 환자에 대한 온천 치료는 Janske Lazne, Dubi, Klimkovice 와 Vraz에서 이루어진다.

1.21.4 정형외과 의사의 관점에서 본 뇌성마비

정형외과적 수술은 뇌성마비의 경직성 형태에서, 많은 주의를 가지고 운동 이상 형태가 경직성 이상으로 지배할 수 없는 뇌성마비의 혼합 형태에서 자주 선택된다. 뇌성마비 환자는 고관절 내전과 다양한 양상의 굴곡과 내회전을 보인다. 둔부 아탈구와 탈구의 빈도는 뇌성마비 유형과 손상 심각도에 따라 2.6–28% 정도 된다. 무릎 관절은 전형적으로 굴곡되어 있으며 신전은 드물며 발목은 첨족(pes equinus)을 보인다. 종종, 발이 경사진 거골 배열로 외반족을 보인다.

목표는 아이의 수직화를 이끌어내고 서거나 걷거나 자기 관리를 용이하게 하는 것이다, 이러한 이유 때문에 대부분의 수술은 하지에 수행한다. 수직화를 가질 수 없는 사지 마비 형태의 뇌성마비 환자의 경우에 목표는 적어도 침대에서의 기본적인 위생, 휠체어에서 앉거나 움직일 수 있는 능력을 가지는 것이다. 직립이 척행성 발 정렬과 무릎과 고관절 신전으로 가능한다. 척수, 골반과 고관절은 하나의 단위로 봐야 한다.

모든 각각의 영역이 서로 영향을 미치기 때문에 발목, 무릎, 고관절에 대한 전체적인 시각으로 치료한다. 많은 경우에, 보툴리눔 독소 타입 A의 적용은 수술을 지연시킬 수 있다. 특별히 고관절 부위의 경우 요추 소켓을 가진 수정된 외전 부목을 가지고 대칭적 구조를 유지하면서 중심화를 향상시키기 위해 보툴리눔 독소 타입 A와 보조기의 동시 사용이 권고된다. 성공적인 수술과 계획된 수직화를 얻기 위해 지체 지수가 충실히 고려되어야 한다.

정형외과적 수술이 다음을 포함하는 절차들로 나누어질 수 있다:

1. 근육과 건
2. 관절
3. 뼈

수술 권고사항 / INDICATIONS FOR SURGERY

고관절에 수술적 치료 권고사항

근육을 포함하는 외과적 수술은 내전 상태에 있는 하지 배열, 장요근에 대한 양성 토마스 테스트, 대퇴직근에 대한 양성 엘리 테스트(Ely's test), 엑스 레이 영상에서 외측전위 양상을 포함하는 양성의 임상적 증상들을 보이는 경우에 적용할 수 있다. 고관절 근육을 포함하는 가장 일반적인 외과적 시술인 개방형 내전근 근절술이 이루어지는 동안 장내전근과 박근의 근절술 또는 가능하다면 대내전근의 절제술을 시행한다.

폐쇄된 내전근 건절술이 실행되는 동안 장내전근 기시에 있는 결합조직이 가장 보편적으로 절제되는 부분이다. 내전근, 장요근, 심지어 대퇴직근을 포함하는 외과적 수술의 조합은 현저한 외측 전위가 있는 6세 이전의 환자의 경우에 매우 유용하다(관골구에 의해 덮혀지지 않은 대퇴골두의 골화 비율). 향후 외측 이동이 일어날 수 있는 것에 대한 위치 복원과 예방을 할 수 있다. 고관절 근육을 포함하는 수술은 근본적 처치가 될 수 있고 고관절 위치 복원을 위한 예비 단계가 된다(그림 1.21.4-1).

뇌성마비 환자에서 고관절의 뼈를 관련된 시술은 골반의 근위 대퇴부의 외측 전위의 정도, 골반, 외과적 위치 복원과의 조합에 따라 적용한다. 전자하 회전 교정 절골술은 고관절 전경을 교정하는 개별 수술 절차 또는 고관절 의 기하학적 구조를 교정하는 결합된 수술적 치료의 단계들 중의

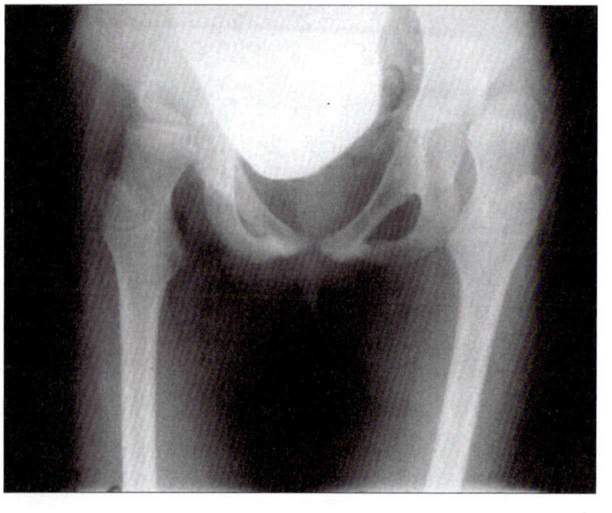

그림 1.21.4-1 신경성 좌측 탈구.

하나로서 적절하다. 둔근이 수술 전에 충분하지 않으면 내반 절골술은 실시되어서는 안 된다. 관골구 형성술(Dega, Pemberton, Wiberg)은 뇌성마비 아동의 고관절 아탈구 후 근육 불균형이 교정되었을 때 개별 시술할 수 있다. 뇌성마비 환자의 85% 정도가 고관절 외전근이 비효율적이지만 부정적인 영향은 받지 않는다. 이것은 10세 이전의 아이들과 내부 골접합술의 사용 없이 소아뼈의 유연성 때문에 더 나이가 많은 아이들에게도 적절하다. 골반 골절술(Steel, Ganz)은 고관절 외측화의 경향을 가진 청소년에게 시행한다. 기간 지속하는 신경성 둔부 탈구를 가진 사지 마비 형태의 뇌성마비를 가진 환자에 대한 치료를 향상시키는 유일한 해결책이 고식적 시술이 되는 경우가 흔하다. 완화 방법은 흔히 오랫동안 신경학적 고관절 탈구를 가진 사지마비 형태의 뇌성마비 환자를 위해 치료를 향상시키는 유일한 해결책이다. 아이들에게 있어, 우리는 많은 국제적인 저자들이 추천하는 근위 대퇴 절제보다 Schanz 외전 절골술을 선호한다.

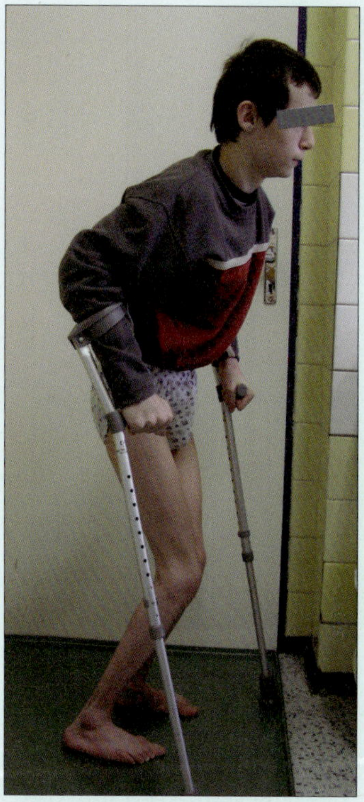

그림 1.21.4-2 무릎 관절의 굴곡 구축, 능동 신전의 부족.

무릎 관절부 수술적 절차를 위한 지침

굴곡 구축이나 슬개건 당김을 동반하는 능동신전의 부족이 무릎 관절 부위에서 가장 흔한 문제이다(그림 1.21.4-2). 수술적 처치는 내측 햄스트링 연장이나 내외측 햄스트링의 조합과 짧아진 슬개건에 의한 슬개골이 올라간 위치를 교정하거나 이행시키는 방법이 있다. 슬개골 원위이동은 만약 슬개건이 신장되어 수동적 무릎 신전이 이루어질 수 있다면 무릎 굴곡근 신장 후 6~12개월 경에 시행할 것을 추천한다. 뇌성마비 환자는 무릎 굴곡 장애는 환자의 직립과 보행을 방해한다. 앉는 자세는 또한 햄스트링 긴장으로 인한 무릎 굴곡근 구축이 되고 골반은 후방 경사가 일어나고 허리의 후만 자세와 차후에 고정된 흉요추 후만이 심해지는 문제가 있다. 굴곡 구축 동안 반건양근과 박근이 "Z" 형태로 일반적으로 길어지는 반면 반막양근과 대퇴이두근은 이들의 건막에 절개를 내어 길어지게 된다. 큰 구축이 이루어지는 경우 며칠이 지난 후 고정장치를 수정해야 하며 신경의 과도한 스트레칭이 되는 걸 막기 위해 보조기는 보다 큰 무릎 신전을 만들기 위해 서서히 조아야 한다. 덩어리뼈로 이식한 슬개건 이행술은 전반슬의 위험을 감소시키기 위해 아이의 성장이 멈추었을 때 이루어진다. 성장기에 슬개골 인대가 주름형성에 의해 짧아질 수 있다.

과상부 굴절 골절술은 강직성 굴곡 변형에 적용된다. 무릎 신전 구축은 아이는 신전된 무릎관절을 가지고 움직이므로 매우 드물다. 이것은 일반적으로 대퇴사두근의 경직성에 의해 발생한다. 구축의 심각성과 동시에 고관절 굴곡 정렬에 기초하여, 근위적 대퇴직근의 원위화나 원위 이동 또는 심지어 내측 굴곡근이나 대퇴이두근으로 이행술이 추천된다. 보조기를 사용하여 다소 전형적인 방법으로 전반슬이 다루어진다.

발목과 발 부위에서 외과적 수술에 대한 지침

첨족이 뇌성마비를 환자에서 나타나는 대표적인 발목 변형이다(그림 1.21.4-3). 스트레이어(Strayer) 테스트는 하퇴 삼두근 이완술의 올바른 적응증인지를 결정한다. 이 테스트가 양성인 경우(**첨족이 무릎 굽힘과 함께 사라진다**), 비복근 이완술이 적용된다 – 가자미근이 그대로 남아있는 스트라이어에 의해 개발된 기법. 부분적으로 양성인 경우 비복근과 가지미근의 일반적인 건막 부위를 이완시키는 것이 적절하다 – 이는 베이커나 불피오(Vulpio)에 의해 개발된 수술 방법이다. 테스트가 음성인 경우 아킬레스 건 연장이 권고된다. 종족은 성급한 신장에 의해 나타날 수 있지만

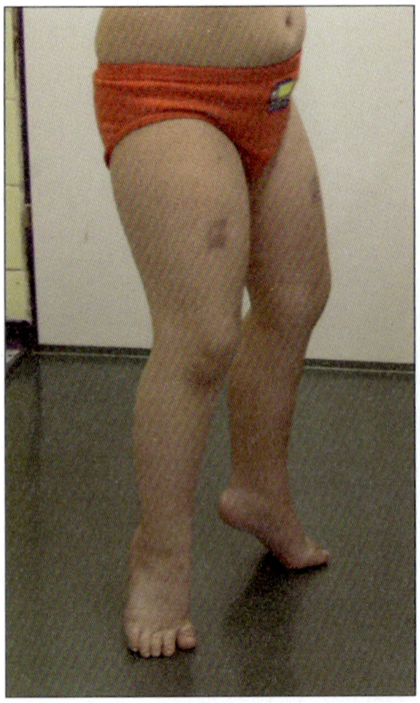

그림 1.21.4-3
경직성 양측 마비의 첨족.

불피오 수술의 결과로도 생길 수 있다. 이 변형은 환자의 안정성을 저해할 수 있다. 아킬레스건 단축이나 삼중 관절 고정술은 이 상황을 완전히 개선시키지 못할 수도 있다. 내반족은 어린 아이에서 전방의 경골건의 반이식에 의해 교정될 수 있고 그보다 더 나이가 많은 아이는 발의 측면에 있는 위에서 언급된 건를 완전히 4번째 또는 5번째 중족골의 기저로 이동하여 교정할 수 있다. 발바닥을 파내는 스타인들러에 기초한 수술이 적용되는데 이는 발바닥 건막과 짧은 발 근육 이완를 포함한다.

뇌성마비 환자에서 가장 흔한 발목 기형인 외반 첨족의 경우에는 첨족 배열이 위에서 언급한 시술(그림 1.21.4-4)을 사용해서 교정될 수 있다. 6살 이상인 아이의 경우에는 발의 안정성을 확보하기 위해 그라이스 거종골 관절고정술이 가장 효과적이다. 원칙적으로 이러한 수술은 이식(경골이나 골반으로 부터)을 포함하는데 거골과 종골의 배열이 교정되는 족근동 영역에 거골과 종골 사이에 이식이 된다. 나이가 더 많은 아이의 경우에는 이러한 안정화 수술이 영(Young)의 역동적 시술에 의해 확장될 수 있다(주상골을 가로질러서 전방 경골근이행술). 골 이식수술은 정확히 제어된 발에서만 이루어지고 이러한 시술이 강직성 변형에서는 사용되지 않는다. 강직된 발의 척행성 배열은 성장이 멈춘 후 수행되는 변형의 유형을 기반으로 한 폐쇄 설상 절골술을 이용한 삼중 관절 고정술 통해 교정할 수 있다.

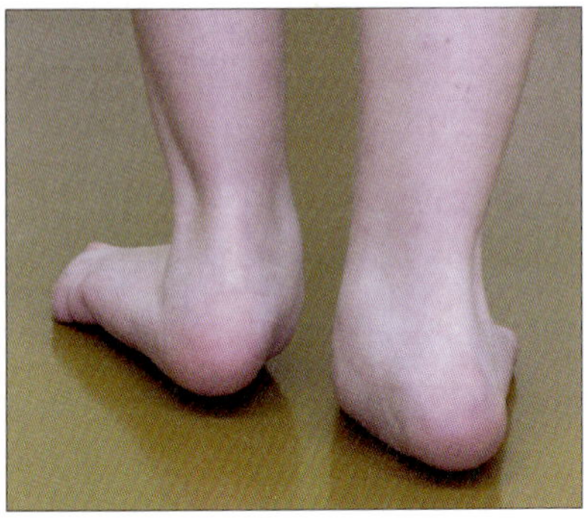

그림 1.21.4-4
초파트(Chopart) 관절에서 붕괴를 보이는 외반첨족.

척추 외과적 수술의 적응증

뇌성마비 환자의 경우 척추 측만증 발병률은 25%에 달한다. 심각한 완전 마비를 가진 뇌성마비 아이의 경우 구조적 척추측만증은 78%에서 발생한다(그림 1.21.4-5). 수술적 중재를 위한 적응증은 호흡의 제약과 앉아 있는 동안 감소된 몸통 균형이 보이는 경우가 포함된다(10살 이상, 척추 측만증의 정도가 40° 이상인 경우). 수술은 척추뼈뿌리통과접근법 장비(T2-L5)로 허리를 포함하는 긴 횡돌기간 융합으로 이루어진다.

수술 후 환자는 TLSO를 착용하고 치료를 완료하는데 이는 손상 정도에 따라 목 소켓이 부착될 수 있다. 심각한 정신 장애, 영양 결핍과 폐활량이 20~30% 미만인 환자에 대해서는 수슬을 금지한다. 대신에, 고관절의 안정화 및 근육 균형이 이루어진 경우에만 수술이 시행된다.

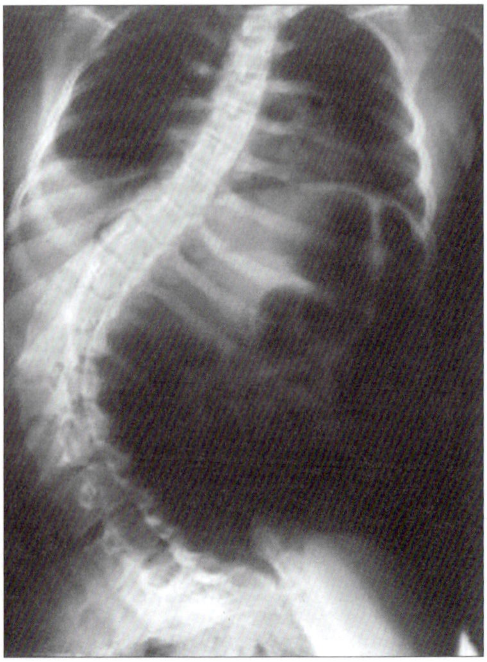

그림 1.21.4-5 경직성 사지마비의 척추 측만증.

상지 외과적 수술의 적응증

뇌성마비 환자의 3~5%에서 상지 수술이 이루어진다. 수술적 중재의 적응증은 편마비가 있는 6-12세 아동의 IQ가 50 이상인 경우에 이루어진다.

수술 결정은 다음과 같은 세 가지 범주에 기초한다:

1. 위생 – 손목이 지나치게 휘어진 경우 피부가 부을 수 있다.
2. 미용
3. 기능

적어도 적절한 수동적 협조가 가능하다면, 환자가 자신의 손에 물건을 쥐고 안정화시켜서 다른 손으로 그것을 사용할 수 있다면 역동적 이식이 고려될 수 있다. 좀 더 심각한 경우에는 이완술과 관절 안정화가 적용될 수 있다. 팔꿈치 굴곡 구축의 경우에 내측상과로부터 근육의 하향 이동이나(**원회내근, 표지굴근**) 척골 근위부와 뼈 사이 막에서 근육의 하향 이동도 고려된다. 이것이 손목 신전의 이완을 이끈다.손목 부근에서 굴곡근의 연장이 추천되고 굴곡근과 신전근의 이행술이 고려될 수 있다. 손목 관절 고정술은 성장이 멈춘 최소한의 기능을 가진 심각한 굴곡 변형에서 적용된다.

상지의 근육과 건수술은 6세까지 시행되어야 한다. 수술 후 환자는 보조기가 제공되어야 한다(**부목, 교정기, 정형외과적 신발**). 정확한 적응만이 올바르게 진행된 수술적 치료와 집중적이고 잘 유도된 수술 후 재활은 뇌성마비 환자에게 성공적 치료로 이어질 수 있다. 수술을 적용할 때 정형외과적 관점은 신경학적 발달학적 관점과 함께 존중되어야 한다(**보이타의 운동 단계**). 재활이 뇌성마비에서 근본적인 치료가 될 수 있지만 정형 외과의는 모든 원칙을 고려해서 환자가 수술에 의해 사회에 잘 적응하도록 노력해야 한다.

- 정형외과의 – 경직된 근육이 당겨져서 발생한 근육 구축과 뼈 이상을 수술적으로 치료해야 한다. 적절한 시간에 이루어진 근육을 포함하는 수술적 치료가 뼈 기형의 형성을 막을 수 있다(**고관절 탈구, 신경원성 슬개골 고위증, 초파트 관절 탈구, 경골 고평부의 축전위 등**). 수술적 치료는 나이가 4-7세인 경우와 성장이 멈추었을 때 이루어진다. 수술을 선택할 때는 여러 가지 요인들을 고려해야 한다 – 아이의 운동성으로 인해 발생하는 결과, 운동 발달의 예후, 수술에 대한 정신적 적응 등. 또한 정형외과 의사와 물리치료사는 보조기의 사용을 고려해야 한다.
- 신경외과의 – 특정 경우에는 경직을 줄이기 위해 선택적 후방 신경근 절개술을 고려해야 한다.
- 신경과 의사 – 보톡스를 처방한다. 이는 많은 기능적 제약을 가져오는 비정상적 경직성 또는 경직형-근긴장 이상적 구축에 적용되고, 근육군에 국한해서 사용하거나 동적 기능성 구축에 적용한다. 이러한 접근법에 대한 적용은 전문화된 부서와 협력하고 논의하며, 무턱대고 다루어서는 안 된다.

1.21.5 신경외과적 치료

상지의 기능적 제한을 유발하는 심한 국소적 경직을 보이는 뇌성마비 형태에서 **후방 신경근 절개술**(SDR) 이라 알려진 경직성을 낮추는 신경 외과적 수술이 수행된다. 이 수술 동안 후척수 신경근의 섬유 중 40–50%는 절단되며 이는 경직성의 구심성 부분에 영향을 미친다. 이는 주로 양측성과 사지마비 형태의 뇌성마비 환장에게 시행되지만, 다른 원인의 경직(**예: 윌슨 병**)에도 수행된다. 이는 오직 특별한 그룹의 환자들에게만 적용되어야 한다. 이는 합병증을 유발할 수 있는 광범위하고 복잡한 수술이다. 가장 심각한 합병증은 감각 상실, 방광 신경 자극 전달 상실과 발기부전이다. 발바닥의 특이한 민감성은 빈번한 합병증이고, 6 주 이내에 해결될 것이다. 마찬가지로 일시적 방광 기능부전이 발생할 수 있다. 다른 합병증으로는 고관절 탈구, 척추 측만증, 수액루, 뇌막염 또는 절개 부위의 감염을 들 수 있다. 몇몇 환자는 폐렴이나 요로 감염에 걸릴 수 있다. 이러한 수술적 절차에 대한 정확한 적용이 합병증을 피하는데 가장 좋은 해결책이다.

수술적 중재의 적응증과 금기증

후방 신경근 절개술은 구심성 신경 섬유의 선택에서만 선택적인 것이 아니고 적절한 환자의 선택에서도 "선택적" 이어야 한다. 이것은 경직성을 가진 모든 환자에게 다 적절한 선택은 아니다. SDR 적용을 위한 환자의 선정은 협력을 통해서 이루어져야 한다. 이러한 구성 팀은 신경외과의, 신경학자, 정형외과 의사와 재활 전문가로 이루어진다. 소아과 의사도 자신의 견해를 제시해야 한다. 신경학과 신경외과학 뉴욕 학회는 손상의 심각성을 바탕으로 두 가지 분류로 SDR에 대한 적합한 환자를 분류한다.

a) 경직성을 가진 환자는 일상생활 활동을 기능적으로 지장을 주며 동시에 이러한 일을 감당할 수 있는 충분한 건강을 가지고 있는 경우. 이러한 분류의 환자는 정신적 장애가 없거나 아니면 경미한 정신적 문제를 가지고 있다. 이러한 환자들은 SDR 후 치료에 적극적으로 참여할 것으로 추정된다.

b) 움직이는데 어려움을 가지고 있어서 경직으로 앉는 것, 위생과 옷 입는 것 등에 장애를 보이는 경우. 이러한 환자에서는 재활 치료가 제한적이다.

후방 신경근 절개술은 또한 경직의 결과로 특히 고관절에서 고통스러운 변형을 보이고 이러한 변형이 정형외과적 치료로 해결하기가 힘든 경우에 해당된다. 이러한 많은 환자들이 심각한 정신적 지체를 보인다. 이러한 환자들에서 수술적 치료의 목표는 고통을 줄이고, 개인적 편안함을 향상시키며 안정감 있는 자세와 어려운 일상 재활 치료를 촉진하는 것이다. 그런 환자의 수술에 대한 주된 이유는 통증을 완화시키는 것이다.

1.21.6 뇌성마비 치료에서 보튤로 독소

오늘날, 보튤로 톡신 주사는 과도한 근활동에 대한 일반적인 치료제이다. 과도한 근긴장은 많은 질병에서 나타난다. 이러한 경우의 예들은 국소 근긴장이상증, 안검 경련, 괄약근 기능장애나 뇌성마비에서 경직성 근긴장이상증이 있다. 치료 목표는 다음과 같다: 감소된 근긴장, 조절되지 않는 수축, 기능과 운동성 향상, 합병증 예방(구축과 변형, 통증과 경축 예방), 재활 운동 촉진, 그리고 환자, 보호자와 가족의 삶의 질 향상이다. 보튤로 독소 타입 A는 유용한 약물 중 하나이다.

보톡스는 화학적 신경 차단을 일으키는 단백질 분해 효소이다. 축삭 신경 종말에 아세틸콜린이 유리되면 근 수축이 일어난다. 보톡스는 방출된 아세틸콜린의 양을 감소시켜 대상 근육에 신호를 전달하는 것을 막아 과도한 근수축이 감소하도록 한다. 이는 영향 받는 근육에 직접 주사로 소량 주입한다. 과도한 근활동을 예방하고 자발적 움직임을 가능하게 한다. 그것은 주의 깊게 선택된 환자의 근긴장을 효과적으로 감소시킨다. 따라서, 이것의 적용은 신경과 의사, 정형외과 의사 및 재활 의사로 구성된 팀에 의해서 검사 후 사용되어야 한다. 보톡스의 효과는 주입 후 2-3일 후에 나타나기 시작한다. 최대 근이완은 2~3주 후에 일어난다. 보톡스 A 타입의 적용 후에 경직의 감소가 (항상) 잔존 생리적 기능의 감소(가끔)와 함께 나타난다. 이러한 반응은 개인별로 다르다.

보톡스 타입 A의 가장 좋은 효과는 다음과 같다:

a) 젊은 연령대
b) 국소적이면서 특이한 경직성 근긴장이상증
c) 기능을 제한하는 동적 구축이 존재하는 경우
d) 특히 여러 가지 용도의 경우; 보톡스 적용의 효과는 3-9개월이며(최대 13-18개월까지 가능); 그 효과는 용량과 부피, 근육 크기, 근 활동, 특정 물리치료와 교정장치에 따라 달라진다.

보톡스 타입 A 적용의 결과에 영향을 미치는 요인들:

a) 근육 약화의 정도
b) 환자의 움직임 협응력과 지적 능력
c) 주로 걸음 패턴의 개선을 목적으로 하는 보조기와 특정 재활의 수준

부작용은 다음과 같다: 독감 증상, 주사 놓은 곳의 국소 통증, 알레르기 반응, 연하곤란, 구음 장애, 복시 및 안검 하수. 이러한 것들은 가역적인 부작용이다. 항 독소 항체의 생성은 반복적으로 사용함에 따라 효과의 감소가 일어난다(이차 비반응자). 독소 효과는 부모, 물리치료사 또는 내과 의사에 의해서 평가될 수 있다.

다음의 임상적 척도이 사용된다:

a) 운동기능 평가지수 (GMFM)
b) 보이타의 운동 단계
c) 코만 경직성 스케일
d) 애쉬워스 경직성 스케일
e) 국제 평가 스케일 (GAS)
f) 동적 영상 기록

보톡스는 숨겨진 기능적 능력을 활용하고, 영향 받은 근육의 성장을 교정하고 장기적 근육 구축과 영구적 골 변형의 예방에 도움을 준다. 이것은 나이가 든 후에도 정형외과적 교정에 대한 필요성을 지연시키고 특정 환자에서 이것은 이러한 교정을 막을 수 있다. 이러한 옵션들의 혜택들은 단지 환자의 기능적 능력에 달려있다.

참고문헌(REFERENCES)

Affolter F, Stricker E. Perceptual Processes as Prerequisites for Complex Human Behavior. Bern: Huber 1980.

Albright AL. Spastic Cerebral Palsy: Approaches to Drug Treatment. CNS Drugs 1995; 4: 17–27.

Alpherts WCJ, Aldenkamp AP. Computerized Neuropsychological Assessment of Cognitive Functioning in Children with Epilepsy. Epilepsia 1990; 31(Suppl 4): S35–S40.

Ambler J. Neuropatie a myopatie. Praha: Triton 1999.

Ambler Z, Bednařík J, Růžička E, eds. Klinická neurologie. Část obecná. 2. vyd. Praha: Triton 2008.

Ambler Z, Jeřábek J. Diferenciální diagnóza závratí. 2. vyd. Praha: Triton 2008.

Ayres AJ, Tickle LS. Hyper-Responsivity to Touch and Vestibular Stimuli as a Predictor of Positive Response to Sensory Integration Procedures by Autistic Children. Am J Occup Ther 1980; 34(6): 375–381.

Ayres AJ. Sensory Integration and Praxis Tests. Los Angeles: Western Psychological Services 1989.

Ayres AJ. Sensory Integration and the Child. Los Angeles: Western Psychological Services, 1979.

Bach-y-Rita P, Kercel SW. Sensory Substitution and the Human-Machine Interface. Trends Cogn Sci 2003; 7: 541–546.

Bednařík J, et al. Nemoci kosterního svalstva. Praha: Triton 2001.

Beneš V. Poranění míchy. Praha: Avicenum 1987.

Bertoti DB. Functional Neurorehabilitation through the Life Span. Philadephia: F. A. Davis Co 2004.

Biel L, Peske N. Raising a Sensory Smart Child: The Definitive Handbook for Helping Your Child with Sensory Integration Issues. New York: Penguin Books 2005.

Black FO. Clinical Status of Computerized Dynamic Posturography in Neurotology. Current Opinion in Otolaryngol Head Neck Surg 2001; 9: 314–318.

Bobath B. Adult Hemiplegia: Evaluation and Treatment. 3rd ed. London: Heinemann Medical Books 1990.

Bobath concept, Internet address: http://www.cadbt.cz.

Bobathová B. Hemiplégia dospelých. Bratislava: Liečreh Gúth 1997.

Bohannon RW, Smith MB. Interrater Reliability of a Modified Ashworth Scale of Muscle Spasticity. Phys Ther 1986; 67: 206–207.

Brandt T, Dieterich M, Strupp M. Vertigo and Dizziness: Common Complaints. London: Springer 2005.

Brandt T, Steddin S, Dataroff B. Therapy for Benign Paroxysmal Positioning Vertigo, Revisited. Neurology 1994; 44(5): 796–800.

Brandt T, Strupp M. General Vestibular Testing. Clin Neurophysiol 2005; 116(2): 406–426.

Brandt T. Vertigo: Its Multisensory Syndromes. London: Springer 1991.

Brázdilová N. Organicky podmíněné dysfunkce CNS. Brno: Institut pro další vzdělávání pracovníků ve zdravotnictví 1996; 149.

Brunnstrom S. Motor Testing Procedures in Hemiplegia Based on Sequential Recovery Stages. Am J Phys Ther 1966; 46: 357–375.

Brunnstrom S. Movement Therapy in Hemiplegia. New York: Harper and Row 1970.

Butler D. Mobilisation of the Nervous System. Berlin, New York: Springer 1995

Capko J. Základy fyziatrické léčby. Praha: Grada Publishing 1998.

Carraro L. Obnova pohybu po cévní mozkové příhodě. Praha: Rehalb 2002.

Case-Smith J, Allen SA, Pratt PN. Occupational Therapy for Children. St. Louis: Mosby 2005.

Castillo Morales R. Die Orofaziale Regulationstherapie. München: Pflaum, 1998.

Castillo Morales R. Orofaciální regulační terapie. Praha: Portál 2006.

Cesarani A, Alpini D. Vertigo and Dizziness Rehabilitation: the MCS method. Berlin: Springer 1999.

Consortium for spinal cord medicine. Acute Management of Autonomic Dysreflexia: Adults with Spinal Cord Injury Presenting to Health-Care Facilities. Washington, DC: Paralyzed Veterans of America 2001.

Consortium for spinal cord medicine: Neurogenic Bowel Management in Adults with Spinal Cord Injury. Washington, DC: Paralyzed Veterans of America 1998.

Cope N, Hall K. Head Injury Rehabilitation: Benefit of Early Intervention. Arch Phys Med Rehabil 1982; 63: 433–437.

Cornell MS. The Hip in Cerebral Palsy. Dev Med Child Neurol 1995; 37: 3–18.

Cotman Exercise: A behavioral Intervention to Enhance Brain Health and Plasticity. Trends in Neurosciences 2002.

Čakrt O, Kolář P, Černý R, Funda T, Jeřábek J. Elektrotaktilní stimulace jazyka: nová možnost rehabilitace posturální stability – kazuistika. Ces a slov Neurol Neurochir 2009; 72(4): 364–368.

Dal Bello-Haas V, Kloos AD, Mitsumoto H. Physical Therapy for a Patient through Six Stages of Amyotrophic Lateral Sclerosis. Phys Ther 1998; 78: 1312–1324.

Dalakas MC, Bartfeld H, Kurland LT, eds. The Post-Polio Syndrome: Advances in the Pathogenesis and Treatment. New York: Academy of Sciences 1995; vol. 753.

Dalakas MC, Illa I. Post-Polio Syndrome: Concepts in Clinical Diagnosis, Pathogenesis, and Etiology. Adv Neurol 1991; 56: 495–511.

Danilov Y, Tyler M. BrainPort Alternative Input to the Brain. J Integr Neurosci 2005; 4(4): 537–550.

Danilov YP, Tyler ME, Skinner KL, et al. Efficacy of Electrotactile Vestibular Substitution in Patients with Peripheral and Central Vestibular Loss. J Vestib Res 2007; 17(2-3): 119–130.

Dlouhá Z. Poliomyelitida včera, dnes a zítra. Zpravodaj Asociace Polio 2003.

Dobeš M, Dobešová P. Cvičíme na velkém míči. Havířov: Domiga 1996.

Doležel, J. Traumatická léze míšní. Urol pro Praxi 2004; 5(4): 146–155.

Downie PA. Cash's Textbook of Neurology for Physiotherapists. 4th ed. Philadelphia: J. B. Lippincott 1992.

Ehler E, Ambler Z. Mononeuropatie. Praha: Galén 2002.

Ehler E. Léze periferních nervů vzniklé při alloplastice kyčelního kloubu. Eurorehab 1996; 6(2): 79–81.

Ehler E. Úžinové syndromy – Tematická příloha. Čes a slov Neurol Neurochir 2000; 63/96(6): 1–28.

Feldenkreis M. Feldenkraisova metoda. Praha: Pragma 1996.

Frenkel HS. Die Behandlung der tabischen Ataxie mit Hilfe der Übung. Kompensatorische Übungstherapie, ihre Grundlagen und Technik. Leipzig: Verlag von F.C.W.Vogel 1900.

Gangale DC. The Source for Oral-Facial Exercises. East Moline: Lingui Systems 2001.

Ganong FW. Přehled lékařské fyziologie. Překlad 20. vyd. Praha: Galén 2005.

Gareth JP, et al. Charcot-Marie-Tooth Disorders: A Handbook for Primary Care Physicians. Upland: Charcot-Marie-Tooth Association 1995.

Gerstenbrand F. Das traumatische apallische Syndrom. Wien-New York: Springer 1967.

Goebel JA. Practical Management of the Dizzy Patient. Philadelphia: Lippincott Williams and Wilkins 2001.

Gonzales H, Khademi M, Andersson M, et al. Prior Poliomyelitis – Ivig Treatment Reduces Proinflammatory Cytokine Production. J Neuroimmunol 2004; 150: 139–144.

Gonzales H. The post-Polio Syndrome – Studies of Immunology and Immunomodulatory Intervention. Division of Rehabilitation Medicine, Department of Public Health Sciences, Stockholm: Karolinska Institutet 2005.

Guth A, Brndiarová A, Sedláková A. K problematike náhlých cievných mozkových príhod v rámci rehabilitačnej medicíny. Rehabilitácia 1987; XX (Suppl 34): 112–117.

Gúth A, Palát M. Periférne obrny v rehabilitačnej medicíne. Rehabilitácia 1986; XIX (Suppl 33): 102–110.

Gúth A. Vyšetrovacie a liečebné metodiky pre fyzioterapeutov. Bratislava: Liečreh Gúth 1995.

Haberlová J, Mazanec R, Seeman P. Dědičné periferní neuropatie. Neurol pro Praxi 2006; 3: 147–152.
Hagberg B, Hagberg G, Beckung E, Uvebrant P. Changing Panorama of Cerebral Palsy in Sweden. VIII. Prevalence and Origin in the Birth Period 1991–1994. Acta Paediatr Scand 2001; 90: 271–277.
Hagberg B, Hagberg G, Olow I. The Changing Panorama of Cerebral Palsy in Sweden 1954–1970. I. Analysis of General Changes. Acta Paediatr Scand 1975; 64: 187–192.
Hagberg B, Hagberg G, Olow I. The Changing Panorama of Cerebral Palsy in Sweden 1954–1970. II. Analysis of Various Syndromes. Acta Paediatr Scand 1975; 64: 193–200.
Hagberg B, Hagberg G, Olow I. The Changing Panorama of Cerebral Palsy in Sweden. VI. Prevalence and Origin during the Birth Period 1983–1986. Acta Paediatr Scand 1993; 82: 387–393.
Hahn A. Otoneurologie: diagnostika a léčba závratí. Praha: Grada Publishing 2004.
Hain CT, Helminski OJ. Anatomy and Physiology of the Normal Vestibular System. In: Herdman S, ed. Vestibular Rehabilitation. 3rd ed. Philadelphia: F. A. Davis Company 2007; 2–19.
Haladová E, et al. Léčebná tělesná výchova. Brno: Institut pro další vzdělávání pracovníků ve zdravotnictví 1997.
Haladová E, Nechvátalová L. Vyšetřovací metody hybného systému. Brno: Institut pro další vzdělávání pracovníků ve zdravotnictví 1997.
Havlová M. Postpoliomyelitický syndrom. Čes a slov Neurol Neurochir 1992; 55/88(1): 8–12.
Havlová M. Problematika „postpoliomyelitického syndromu". Neurol pro Praxi 2002; 3(4): 190–192.
Havlová M, Böhm J, Nováková L. Post-poliomyelitický syndrom. Neurol pro Praxi 2006; 7(1): 23–24.
Hlavačka F, Kundrát J, Križková M, Bačová E. Fyziologické rozsahy hodnôt parametrov stabilometrického vyšetrenia vzpriameneho postoja, vyhodnocovaného počítačom. Čes a slov Neurol Neurochir 1990; 53(2): 107–113.
Horáček O, Mazanec R, Kobesová A, et al. Deformity páteře u hereditární motoricko-senzitivní neuropatie. Čes a slov Neurol Neurochir 2005; 68/101(2): 112–118.
Horáček O, Mazanec R, Morris CE, Kobesová A. Spinal Deformities in Hereditary Motor and Sensory Neuropathy. Spine 2007; 32(22): 2502–2508.
Horáček O, Mazanec R. Bolestivé syndromy u neuralgické amyotrofie brachiálního plexu – příspěvek k diferenciální diagnostice. Rehabil fyz Lék 2007; 14(2): 39–44.
Horáček O. Svalové oslabení u radikulárního syndromu a poruchy stability. Rehabil Fyz Lék 2002; 9(2): 52–55.
Horak FB, Henry MS, Shumway-Cook A. Postural Perturbations: New Insights for Treatment of Balance Disorders. Phys Therapy 1997; 77(5): 517–533.
Horbar JD, Badger GJ, Carpenter JH, et al. Trends in Mortality and Morbidity for Very Low Birth Weight Infants 1991–1999. Pediatrics 2002; 110(1): 143–151.
Hromádková J, et al. Fyzioterapie. Praha: H a H 2002. http://www.mdvu.org/
Chauvel P, Trottier P, Wignal JP, Bancaud J. Somatomotor Seizures of Frontal Lobe Origin. In: Chauvel P, Delgado-Escueta AV, Halgren E, Bancaud J, eds. Frontal Lobe Epilepsies. New York: Raven Press 1992; 185–232.
Chmelová I. Bobath koncept v léčbě dětí s dětskou mozkovou obrnou. Sborník přednášek, IX. Novoměstské dny, Okresní nemocnice v Novém Městě na Moravě 2001.
Christensen A-L. Lurijovo neuropsychologické vyšetření. Bratislava: Psychodiagnostické a didaktické testy 1977.
Ingram TTS. The Neurology of Cerebral Palsy. Arch Dis Child 1966; 41: 337–357.
Irrgang JJ, Whitney SL, Cox ED. Balance and proprioceptive training for rehabilitation of the lower extremity. J Sport Rehabil 1994; 3(1): 68–83.
Janda V, et al. Léčebná tělesná výchova u hemiparetiků. Učební text. Brno: Ústav pro další vzdělávání středních zdravotnických pracovníků 1981.
Janda V, Kabat H. Proprioceptive Facilitation in Therapeutic Exercise. In: Therapeutic Exercise, 2nd ed. New Haven: S. Licht, E. Licht 1965; 301–318.
Janda V, Vávrová M. Senzomotorická stimulace. Rehabilitácia 1992 XXV(3): 14–34.
Janda V. Funkce hybného systému: fysiologie a patofysiologie hybnosti a kinesiologie z hlediska rehabilitace. Praha: SZN 1966.
Janda V. Funkční svalový test. Praha: Grada Publishing 1996.
Janda V. Základy kliniky funkčních (neparetických) hybných poruch. Brno: Ústav pro další vzdělávání středních zdravotnických pracovníků 1982.
Janovský J. Ucelená rehabilitace dětí s tělesným a kombinovaným postižením. Praha: Triton 2001.
Javůrek J, Zounková I. Ošetřování a pohybový režim dětí s centrální koordinační poruchou. Praha: Národní centrum podpory zdraví 1994.
Jedlička P, Keller O, et al. Speciální neurologie. Praha: Galén–Karolinum 2005.
Jedlička P, Krejčí F, Véle F. Vybrané kapitoly z neurofysiologie pro kliniky. Praha: Avicenum 1972.
Jedlička P. Roztroušená skleróza mozkomíšní. Praha: Avicenum 1981.
Jeřábek J. Diferenciální diagnostika závratí. Interní Med pro Praxi 2003; 5(2): 86–92.
Jeřábek J. Závratě a poruchy rovnováhy ve stáří. Praha: Galén 2000.
Jessen Ch, Mackie P, Jarvis S. Epidemiology of Cerebral Palsy. Arch Dis Child Fetal Neonatal Ed 1999; 80(2): F158–F160.
Johansson BB. Brain Plasticity and Stroke Rehabilitation. Stroke 2000, 31(1): 223–230.
Jones D, Playfer J. Parkinson's Disease. In: Stokes M. Physical Management in Neurological Rehabilitation. 2nd ed. London: Elsevier Mosby 2004; 203–219.
Jonsson A, Korfitzen EM, Heltberg A, Ravnborg MH, Byskov-Ottosen E. Effect of Neuropsychological Treatment in Patients with Multiple Sclerosis. Acta Neurol Scand 1993; 88: 394–400.
Juhaňáková M. Rehabilitační postupy u polyneuropatií. In: Neurologie 2005. Praha: Triton 2005; 212–225.
Kaňovský P, Bareš M, Dufek J, et al. Spasticita. Mechanismy, diagnostika a léčba. Praha: Maxdorf 2004.
Kenny E. Infantile Paralysis and Cerebral Diplegia: Method of Restoration of Function, Sydney: Angus and Robertson 1937.
Kenny E. The Treatment of Infantile Paralysis in the Acute Stage. Minneapolis-St. Paul: Bruce Publishing 1941.
Kittel A. Myofunkční terapie. Praha: Grada Publishing 1999.
Knott M, Voss DE. Proprioceptive Neuromuscular Facilitation. Patterns and Techniques. New York: Harper and Row 1967.
Kobesová A, Horáček O, Mazanec R, et al. Dědičné neuropatie – mezioborová diagnóza. Postgrad Med 2007; 9(2): 139–147.
Kobesová A, Horáček O. Možnosti rehabilitace u pacientů s chorobou Charcot-Marie-Tooth. Rehabil Fyz Lék 2002; 1: 23–30.
Kobesová A, Smetana P, Suzan J, et al. Zásady protetické péče u pacientů s hereditární motoricko-senzorickou neuropatií (HMSN). Rehabil Fyz Lék 2004; 4: 169–175.
Kolář P. Posturální aktivita a DMO. Zdravotnické noviny, Lékařské listy 2000; XLIX(29): 1–2.
Koman LA, Mooney JF, Smith B, Goodman A, Mulvaney T. Management of Spasticity in Cerebral Palsy with Botulinum-A Toxin: Report of a Preliminary, Randomized, Double-Blind Trial. J Pediatr Orthop 1994; 14: 299–303.
Kovačiková V, Beranová B. Postavení Vojtovy metody ve fyzioterapii hybných poruch. Rehabilitácia 1998; XXXI(2): 82–85.
Kranowitz CS. The Out-of-Sync Child. New York: Perigee 2003.
Kraus J, et al. Dětská mozková obrna. Praha: Grada Publishing 2005.
Krobot A. Rehabilitace ramenního pletence u hemiparetických nemocných. Neurol pro Praxi 2005; 6(6): 296–301.
Kříž J, Chvostová Š. Vyšetřovací a rehabilitační postupy u pacientů po míšní lézi. Neurol pro Praxi 2009; 10(3): 143–147.
Kříž V. Rehabilitace a její uplatnění po úrazech a operacích. Praha: Avicenum 1986.

Kulišťák P. Model neuropsychologické rehabilitace po úrazech hlavy. In: Preis M, Kučerová H, et al. Neuropsychologie v neurologii. Praha: Grada Publishing 2006; 331–340.

Kurtzke FJ. Rating Neurologic Impairment in Multiple Sclerosis: An expanded Disability Status Scale. Neurology 1983; 33: 1444–1453.

Kyllerman M. The Epidemiology of Chronic Neurologic Diseases of Children in Sweden. In: French JH, Harel P, Casaer P, eds. Child Neurology and Developmental Disabilites. Baltimore: Paul Brookes 1989; 137–143.

Lance JW. Symposium Synopsis. In: Feldman RG, Young RR, Koella WP, eds. Spasticity: Disordered Motor Control. Chicago: Yearbook Medical 1980; 487–489.

Legáth V. Biofeedback v rámci rehabilitačného programu periférnych paréz. Rehabilitácia 1994; XXVII(3): 150–154.

Lin MC, Liaw MY, Chen WJ, et al. Pulmonary Function and Spinal Characteristic. Arch Phys Med Rehabil 2001; 82(3): 335–341.

Lin VW, ed. Spinal Cord Medicine, Principles and Practice. New York: Demos Medical Publishing 2003.

Lippert-Grüner M. Neurorehabilitace. Praha: Galén 2005. Lippertová-Grünerová M. Trauma mozku a jeho rehabilitace. Praha: Galén 2009.

Maitland G. Manipulation der Gelenke. Berlin: Springer 1996.

Malý M, et al. Poranenie miechy a rehabilitácia. Bratislava: Bonus Real 1999.

Matěcha V, Kubíček M. Akutní neurorehabilitace. Počátek, limity, komplikace. Eurorehab 1994; 4(3): 153–166.

Matěcha V, Kulišťák P, et al. Rehabilitace chronického stadia stavů po těžkém kraniocerebrálním poranění. Eurorehab 1997; VII(1–2): 7–32.

Meythaler JM. Rehabilitation of Guillain-Barré Syndrome. Arch Phys Med Rehabil 1997; 78: 872–879.

Miller LJ, Anzalone MA, Lane SJ, et al. Concept Evolution in Sensory Integration: A Proposed Nosology for Diagnosis. Am J Occupational Therapy 2007; 61(2): 135–140.

Miller RG, Rosenberg JA, Gelinas DF, et al. Practice Parameter: The Care of the Patient with Amyotrophic Lateral Sclerosis. Neurology 1999; 52(7): 1311–1323.

Mitsumoto H, Chad DA, Pioro EK. Amyotrophic Lateral Sclerosis. Philadelphia: F. A. Davis 1998.

Mori S. Reflexes, Synergies and Strategies. In: Brandt T, Paulus V, Bles W, eds. Disorders of Posture and Gait, X^{th} International symposium of the Society for Postural and Gait Research. Stuttgart: Georg Thieme Verlag 1990.

Mucha C. Elektroterapeutické postupy v rehabilitačnej liečbe peroneálnej parézy. Rehabilitácia 2002; XXXIX(2): 115–123.

Mucha C. Läsionen peripherer Nerven und der unteren Extremität. Physikalische Therapie 2003; 24/01: 11–14.

Mulder DW, Rosenbaum RA, Pearce J. Late Progression of Poliomyelitis or Forme Fruste Amyotrophic Lateral Sclerosis? Mayo Clinic Proc 1972; 47: 756–761.

Müller J. Tenazo Test nachádzania známych obrázkov. Bratislava: Psychodiagnostické a didaktické testy 1984.

Mumenthaler M, Mattle H. Neurologie. Praha: Grada Publishing 2001.

Mumenthaler M. Neurology. 4th ed. Stuttgart: Georg Thieme Verlag 2003.

Munk H. Zur Physiologie der Grosshirnrinde. Berliner klinische Wochenschrift 1877; 14: 505–506.

Nebudová J. Neurologická diagnostika těžkých kraniocerebrálních poranění. Praha: Avicenum 1984.

Nevšímalová S, Růžička E, Tichý J, et al. Neurologie. Praha: Galén 2002.

Noble J, et al. Analysis of Upper and Lower Extremity Peripheral Nerve Injuries in Population of Patients with Multiple Injuries. J Trauma 1998; 45: 116–122.

Novotný M, Hahn A. Závratě, diagnostika a léčba. Stuttgart: Aesopus Verlag 1997.

Obrda K, Karpíšek J. Rehabilitace nervově nemocných. 3. vyd. Praha: Avicenum 1971.

Ondráčková J. Neuropsychologie a vyšší psychické funkce. Výběr statí z prací prof. A. R. Luriji. Praha: SPN 1980.

Papoušek J. Rehabilitace po cévních mozkových příhodách. Eurorehab 1993; III(4): 207–210.

Pavlů D. Speciální fyzioterapeutické koncepty a metody. Brno: Akademické nakladatelství Cerm 2002.

Perfetti C. Der hemiplegische Patient – Kognitiv-therapeutische Übungen. Pflaum Physiotherapie. München: Richard Pflaum Verlag 1997.

Pfeiffer J, Votava J, Hampl J, Haladová E. Rehabilitace – léčebné, pracovní a sociální aspekty. Praha: SPN 1982.

Pfeiffer J. Ergoterapie. Rehalb o. p. s. 2001.

Pfeiffer J. Facilitační metody v léčebné rehabilitaci. Praha: Avicenum 1976.

Pfeiffer J. Neurologie v rehabilitaci. Pro studium a praxi. Praha: Grada Publishing 2007.

Pfeiffer J. Rehabilitace stavů po náhlé cévní mozkové příhodě. Rehabilitácia 1984; XVII(Suppl 29): 100–111.

Plas J, et al. Neurochirurgie. Praha: Galén–Karolinum 2000. Poděbradský J, Vařeka I. Fyzikální terapie I. Praha: Grada Publishing 1998.

Prechtl HF, et al. An Early Marker for Neurological Deficits after Perinatal Brain Lesions. Lancet 1997; 349: 1361–1363.

Preiss M, Kučerová H. Neuropsychologie v neurologii. Praha: Grada Publishing 2006.

Reitan RM. Ward Halstead's Contributions to Neuropsychology and the Halstead-Reitan Neuropsychological Test Battery. J Clin Psychol 2006; 50(1): 47–70.

Repko M, et al. Neuromuskulární deformity páteře. Komplexní diagnostické, terapeutické, rehabilitační a ošetřovatelské postupy. Praha: Galén 2008.

Rey A, Osterrieth PA. Rey-Osterriethova komplexní figura. Brno a Bratislava: Psychodiagnostika 1997.

Riebelová V, Válka J, Franců M. Dekubity, prevence, konzervativní a chirurgická terapie. Praha: Galén 2000.

Rood MS. Neurophysiological Reactions as a Basis for Physical Therapy. Phys Ther Rev 1954; 34(9): 444–449.

Rood MS. Neurophysiological Mechanisms Utilised in the Treatment of Neuromuscular Dysfunction. Am J Occup Ther 1956; 10(4): 220–224.

Rossini P. Neuromagnetic Integrated Methods Tracking Human Brain Mechanisms of Sensorimotor Areas "Plastic" Reorganisation. Brain Research Reviews 2000; 33(2–3): 131–154.

Roth J, Sekyrová M, Růžička E. Parkinsonova nemoc. Praha: Maxdorf 2005.

Řasová K, Havrdová E. Rehabilitace u roztroušené sklerózy mozkomíšní. Neurol pro Praxi 2005; 6(6): 306–309.

Řasová K, Krásenský J, Havrdová E, et al. Is it Possible to Actively and Purposely Make Use of Plasticity and Adaptability in the Neurorehabilitation Treatment of Multiple Sclerosis Patients? A pilot project. Clin Rehabil 2005; 19(2): 170–181.

Seidl Z, Süssová J, Obenberger J. Komplexní hodnocení dětí s DMO. Možnosti prognózy dětí s dětskou mozkovou obrnou (DMO) na základě komplexního vyšetření. Rehabil fyz Lék 1995; 2(1): 16–18.

Schapiro RT. Symptomatic Therapy of Multiple Sclerosis. Curr Opin Neurol 1994; 7: 229–233.

Schejbalová A. Moderní trendy v ortopedické terapii dětské mozkové obrny. Čes-slov Pediat 2003; 58: 578–585.

Schejbalová A. Neurogenní kyčel u dětské mozkové obrny – efekt ortopedických operací na svalech v oblasti kyčelního kloubu. Čes a slov Neurol Neurochir 2004; 67/100(3): 171–178.

Schejbalová A. Pes equinus u dětské mozkové obrny a možnosti ortopedické intervence. Čes a slov Neurol Neurochir 2004; 67/100(5): 363–368.

Schejbalová A, Frýdl J, Mrzena V, Popelka P. Operační léčení pacientů s DMO na Ortopedické klinice FDL UK Praha-Motol. Acta Chir Orthop Traum Čech 1990; 57(1): 27–31.

Schejbalová A, Smetana V. Musculus iliopsoas – jedna z příčin neurogenní luxace: vlastní technika tenotomie a prolongace. Acta Chir Orthop Traum Čech 2000; 67: 234–238.

Schejbalová A, Trč T. Indikace ortopedických operačních výkonů na kostech v oblasti kyčelního kloubu u pacientů s dětskou mozkovou obrnou. Čes a slov Neurol Neurochir 2004; 67/100 (4): 267–272.

Schejbalová A, Trč T. Ortopedická operační terapie dětské mozkové obrny. Praha: Ortotika s.r.o. 2008.

Schultz JH. Das autogene Training. Konzervative Selbst-Entspannung. Stuttgart: G. Thieme 1970.

Schultz JH. Übungsheft für das autogene Training. Stuttgart: G. Thieme 1977.

Schumm F, Stohr M, Bauer HL, Eck T. Lesionen peripherer Nerven bei totalem Hüftgelenkersatz. Zeitschrift für Orthopedie und ihre Grenzgebiete 1975; 113(6): 1065–1069.

Schusterová B, Krobota A, Bastlová P, Míka R, Míková M. Podstata a cíle léčebné rehabilitace ramenního pletence u hemiparetika. Rehabil Fyz Lék 2004; 11(1): 52–58.

Singbartl F, Basta D, Toldt I, Seidl R, Ernst A. Elektrische und vibrotaktile Rehabilitation von nicht-kompensierten Vestibulopathient. In: Scherer H (ed). Der Gleichgewichtssin: Neues aus Forschung und Klinik. Wien: Springer 2008: 223–226.

Sliwa JA, Bell HK, Mason KD, Gore RM, Nanninga J, Cohen B. Upper Urinary Tract Abnormalities In Multiple Sclerosis Patients With Urinary Symptoms. Arch Phys Med Rehabil 1996; 77(3): 247–251.

Smetana V, Schejbalová A. Naše zkušenosti s operací podle Grice u pacientů postižených dětskou mozkovou obrnou. Acta Chir Orthop Traum Čech 1994; 61(1): 34–38.

Smolíková L. Fámy, skutečnost a současné možnosti rehabilitační terapie u respiračních onemocnění. Zdravotnické noviny, příloha Lékařské listy 2000; XLIX(29):9.

Strnad P, Strnadová V. Traumatický apalický syndrom. Praha: Avicenum 1987.

Strupp M, Arbusow V, Maag KP, et al. Vestibular Exercises Improve Central Vestibulospinal Compensation after Vestibular Neuritis. Neurology 1998; 51(3): 838–844.

Svensson B, Gerdle B, Elert J. Endurance Training in Patients with Multiple Sclerosis. Phys Ther 1994; 74: 1017–1026.

Szabó M, Pelíšková P, Kvapil M, et al. Význam pohybové activity v léčbě diabetes mellitus. Zdravotnické noviny, příloha Lékařské listy 2007; 4: 24–25.

Škodová E, Jedlička I. Klinická logopedie. Praha: Portál 2003.

Šrámková T. Poranění míchy pohledem sexuologa. Praha: Svaz paraplegiků, Centrum informací a pomoci Paraple 1997.

Švestková O, Votava J, Pfeiffer J. Komprehensivní rehabilitace pacientů po náhlé cévní příhodě mozkové. Eurorehab 1993; III(4): 203–206.

Tachdjian MO. Pediatric Orthopedics. 2nd ed. Philadelphia: W. B. Saunders 1990.

Tasseau F, Berard E. Persistent Vegetative State: (Bioethical Approaches for the Management of Traumatic Brain Damaged Patients with a Chronic Vegetative State). Eurorehab 1992; 3: 135–138.

Thom H. Die infantilen Zerebralparesen. 2. Aufl. Stuttgart: Georg Thieme Verlag 1982.

Thompson AJ. Rehabilitation of Progressive Neurological Disorders: A Worthwhile Challenge. Curr Opin Neurol 1996; 9: 437–440.

Tichý J, et al. Neurologie. Praha: Karolinum – nakladatelství Univerzity Karlovy 1997.

Tichý M, Kraus J, Hořínek D, Vaculík M. Selektivní zadní rhizotomy v léčbě těžké formy spasticity u dětské mozkové obrny. Bolest 2004; 7(1): 23–26.

Topp M, Uldall P, Greisen G. Cerebral Palsy Birth in Eastern Denmark 1987–90: Implications for Neonatal Care. Paediatr Perinat Epidemiol 2001; 15(3): 271–277.

Tyler M, Danilov Y, Bach-y-Rita P. Closing an Open-Loop Control System: Vestibular Substitution through the Tongue. J Integr Neurosci 2003; 2(2): 159–164.

Vacek J. Léčebná rehabilitace u svalových dystrofií. Neurol pro Praxi 2005; 6: 302–305.

Vaňásková E, Krajíčková D, Tošnerová V. Rehabilitace nemocných po cévní mozkové příhodě na neurologickém oddělení. Čes a Slov Neurol Neurochir 1996; 92(52): 33–39.

Vaňásková E, Krajíčková D, Tošnerová V. Rehabilitace syndromu bolestivého ramene u nemocných s cévní mozkovou příhodou. Čes a Slov Neurol Neurochir 1997; 93/60(3): 165–167.

Vaňásková E. Testování v neurorehabilitaci. Neurol pro Praxi 2005; 6(6): 311.

Vaňásková E. Testování v rehabilitační praxi – cévní mozkové příhody. Brno: Národní centrum ošetřovatelství a nelékařských zdravotnických oborů 2004.

Vařeka I, Vařeková R. Klinická typologie nohy. Rehabil Fyz Lék 2003; 10(3): 94–102.

Vařeka I, Vařeková R. Patokineziologie nohy a funkční ortézování. Rehabil Fyz Lék 2005; 12(4): 156–166.

Vasiliadis HM. Predictive Factors and Correlates for Pain in PPS Patients. Arch Phys Med Rehabil 2002; 83(8): 1109–1115.

Vašina L, Diamant J. Kapitoly z neuropsychologie. Brno: Masarykova Univerzita 1998.

Véle F. Kineziologie pro klinickou praxi. Praha: Grada Publishing 1997.

Vinci P. Rehabilitation Management of Charcot-Marie-Tooth Disease. Rome: Spazio Immagine Editore 2001.

Vlach O. Léčení deformit páteře. Praha: Avicenum 1986.

Vogenthaler DR. An Overview of Head Injury: Its Consequences and Rehabilitation. Brain Inj 1987; 1(1): 113–127.

Vojta V. Mozkové hybné poruchy v kojeneckém věku. Praha: Grada Publishing 1993.

Vojta V, Peters A. Das Vojta Prinzip. 2. Aufl. Berlin: Springer Verlag 2001.

Vojta V, Peters A. Vojtův princip. Praha: Grada Publishing 1995.

Von Cramon D, Mai N, Ziegler W. Neuropsychologische Diagnostik. Weinheim: Chapman and Hall 1995.

Votava J, Angerová Y, Šplíchal J. Koncepce rehabilitační péče osob po poranění mozku. Eurorehab 1995; V(1): 7–10.

Vrabec P, Lischkeová B, Světlík M, et al. Rovnovážný systém I – obecná část. Praha: Triton 2002.

Welter FL, Schoenle PW. Neurologische Rehabilitation. Stuttgart: Gustav Fischer Verlag 1997.

Wendsche P. Poranění páteře a míchy. Komplexní ošetřovatelskorehabilitační péče u para- a kvadruplegiků. Učební text. Brno: IDVPZ 1993.

Wusteney E, Joy K. The Use of the Neurologic Rehabilitation Model in the Assessment and Treatment of Patients with Balance Impairments. In: Mills VM, Cassidy JW, Katz DI, eds. Neurologic Rehabilitation: A Guide to Diagnosis, Prognosis and Treatment Planning. Malden: Blackwell Science 1997, www.md-cz.org.

Zálišová K. Ovlivnění kondice, únavy a celkového stavu nemocných s roztroušenou mozkomíšní sklerózou komplexním fyzioterapeutickým programem, jehož součástí je aerobní zátěž – pilotní studie. Rehabil Fyz Lék 2000; 7(4): 175–178.

Zálišová K. Roztroušená skleróza mozkomíšní: socio-demografické údaje, charakteristika onemocnění, únava a poruchy spánku. Rehabil fyz Lék 2000; 7(4): 170–174.

Zee DS. Vestibular Adaptation. In: Herdman S, ed. Vestibular Rehabilitation. 3rd ed. Philadelphia: F. A. Davis Company 2007; 19–32.

Zoban P. Pozdní morbidita novorozenců, vývoj v ČR. XIX. Conference Sekce perinatální medicíny České gynekologicko-porodnické společnosti ČLS JEP, Olomouc 2002.

Zounková I. Fyzioterapeutem získané klinické zkušenosti při aplikaci metody Vojtovy a K. a B. Bobathových. Zdravotnické noviny. Příloha Lékařské listy 2000; XLIX(29): 6–7.

Zvěřina E, Stejskal L. Poranění periferních nervů. Praha: Avicenum 1979.

2 정형외과학 및 외상학에서의 재활 치료
TREATMENT REHABILITATION IN ORTHOPEDICS AND TRAUMATOLOGY

재활은 정형외과적 손상 및 외상 치료에서 필수 불가결한 역할을 지닌다. 다수의 구조적 정형외과적 질환은 기능적인 한계로 시작하고 기능적 결손의 결과로 확인된 구조적 변화가 나타난다. 그러므로, 재활은 예방의 목적으로서 그리고 기능적 한계에 대한 시기의 적절한 개입으로 다수의 정형외과적 질환을 방지하는 데 도움을 주기 위해 사용될 수도 있다. 정형외과적 질환이 이미 진행된 경우에도 재활 치료(**부종 조절, 관련 부위 내 구심성 변화, 특정 부위 내 근육 불균형 교정, 등**)는 통증 제거 및 이동성 범위 증대 또는 완전한 기능적 회복이 가능한 기능적 상태에 도달하도록 도울 수 있다.

재활 치료는 관련된 신체 부위(**척추, 관절**)의 기능 회복과 함께 환자의 전반적인 상태(건강)의 회복을 도울 수 있기 때문에 근골격계통의 외과적 수술 후에도 중요하다. 재활 치료는 또한 계획된 복잡한 외과적 수술(**척추 수술, 인공관절대치술**)의 수술 전 관리의 일부로 포함해야 한다. 수술 전 재활 관리는 수술 이후의 회복 시간을 단축시키고 환자가 정상 활동으로의 복귀를 촉진한다.

일반적 부분 / GENERAL SECTION

신경학과 유사하게 정형외과적 치료 재활 접근법은 구조적 진단이 아닌 목표와 선천적 또는 후천적인 정형외과적 상태로 인해 나타나는 만연된 구조적 증상에 따라 선택된다.

재활 접근법이 기능의 회복에 초점이 맞춰져 있다는 사실을 감안하면, 재활 접근법은 정형외과적 외상 원인을 포함하여 정형외과적 질환의 치료뿐만 아니라 예방에 있어서도 중요한 역할을 한다. 근골격계통 내 병리학적 변화는 종종 조화 결핍(**민첩성**)이나 기능적 긴장으로 인해 나타난다.

2.1 형태학적 조직 재형성에 미치는 기능의 영향 / INFLUENCE OF FUNCTION ON MORPHOLOGICAL TISSUE RESTRUCTURING

이러한 과정을 가장 잘 설명할 수 있는 것은 병리적 조건 하에서 뼈의 기능적 적응(**재형성**)의 예이다.

비록 다수의 오래된 명명법은 뼈를 근골격계의 비활성 요소로서 분류하지만, 뼈는 인체에서 가장 활성화된 조직들 가운데 하나에 속한다. 뼈는 정적인 상태와 움직임에 기여할 뿐만 아니라 특히 뼈 자체 조직의 영구적 변화 과정 및 다른 인체 구조 형성에도 기여한다. 뼈는 활성 장기이며 뼈의 활동은 형태적뿐만 아니라 신진대사 측면에서 관찰될 수 있다.

섬유주골(**해면 모양**) 구조는 가장 큰 스트레스 및 압력을 연결하는 궤적 또는 선과 일치한다. 이러한 발견은 뼈 변화의 근본적인 원리로서 작용하고 줄리우스 울프(Julius Wolf)가 처음으로 정의했다. 그의 법칙은 기능적 적용과 관련된 법칙의 일부이며 모든 장기에 적용된다. 울프의 법칙에 의하면, 뼈의 변형은 변화된 모양 및 변화된 기능에 대한 기능적 적응의 결과로서 나타난다. 따라서 뼈의 모양은 이차적인 것으로 주로 기능에 의해 결정된다. 내부 구조의 변화 및 뼈의 외부 모양의 변화는 일반적인 뼈 부하의 결과로서 나타난다. 그러나, 뼈 부하는 적절한가(**생리학적**) 또는 적절하지 못한 가(**병리학적**) 중 한 가지로서 구분될 필요가 있다. 뼈 부하는 외부 힘의 활동에 달려 있는 데 중력이 가장 큰 영향을 미친다. 그러나, 근육이 만들어내는 내부의 힘도 간과할 수 없다. 내부 힘의 영향이 보다 큰 것으로 추정은 되나 이를 측정하기는 더 어렵다. 근육 염좌는 뼈의 축과 모양, 그리고 특히 관절 배열을 형성한다. 이러한 과정은 특히 근육의 힘이 성장기에 성장대에 미치는 활동으로 인해 근육힘이 전체 골격의 발달 및 형성에 중요한 역할을 하는 성장기에 특히나 중요하다. 이러한 이유들로, 근육 균형은 골격 발달이 진행되는 동안 특히나 중요한데 이는 CNS 기능장애(CCD, CP, 이완불완전마비, 등) 또는 기계적 과부하로 인해 지장을 받을 수 있다. 근육 불균형이 초래하는 이러한 형성적 효과는 경직성으로 인해 엉덩이와 무릎 관절 또는 척추와 기타 골격 부위의 발달 과정에서 특징적 변화를 보여주는 CP가 있는 아동들에게서 꽤 흔하다. 고관절에서, 외회전근 및 외향근의 약화(구체적으로 엉덩이 부분)와 모음근의 우세는 앞방향경사 및 몸쪽 넙다리뼈가 바깥굽은 자세가 되게 한다. 아동 및 유아의 기계적 과부하는 뼈연골증의 발병과 뼈끝 성장 결핍에 중요한 역할을 한다. 성인의 경우, 과부하는 엑스선 사진 상에서 관찰되는 뼈의 재형성의 증가로 이어진다. 뼈는 보다 더 조밀해지며 이는 루저(Looser's) 리모델링 구역으로 알려져 있다. 지속적인 과부하는 스트레스 골절의 원인이 된다. 따라서, 기능은 뼈 형성과 뼈 흡수 간 균형에 지대한 영향을 끼친다. 이는 일생 동안 영구적으로 진행되는 변화이다. 뼈 형성 및 흡수 과정은 서로 얽혀 있고 생리적 자극 조건에 의해 제약을 받는다. 균형을 이루기 위해 역동적, 정적 요소가 균형 잡힌 관계를 보여야 한다. 이러한 과정 중 어느 하나가 만연하게 되면 병적 발생으로 나타나게 된다.

실제, 이것은 모든 활동은 역동적으로 정적이라는 양면성을 가져야 함을 암시한다. 일상에서는 이를 근육 단위의 등척성 및 등장성 운동으로서의 근육 활동으로 예시될 수 있다. 하지만 이는 뼈 내에서는 명확하지 않다. 역동적 자극의 특징은 신체 조건 및 개별적 부위의 변화인 반면 정적 자극의 특징은 이러한 조건들이 유지되는 것이다. 생리적 조건 하에서, 고립된 역동적 그리고 정적 부하는 존재하지 않는다. 역동적 부하의 우세는 중력적 요소가 감소하는 경우 나타난다. 즉, 무중력의 상태와 거동불능의 환자, 또는 무력증이 있는 개인의 경우 부분적으로 나타난다. 이와는 대조로, 정적 부하의 우세는 과체중, 비만 또는 체중의 부수적 증가(즉, 다양한 직업적 또는 스포츠 활동뿐만 아니라 일방적인 가방 옮기기)가 나타나는 모든 경우에서 발생한다. 확실한 것은 이러한 원리에 따라 정적 요소가 일방적으로 증가하는 치료법을 계획하게 된다. 예를 들어, 무력증 환자의 경우, 조깅을 하거나, 체중을 싣고 있는 팔다리에 부하를 늘림으로써, 또는 고정된 자세에서 무거운 짐을 옮기고 이를 유지하면서 매트 위에서 오랫동안 압박을 가하는 방식이다. 이러한 요소가 지배적인 경우라면, 감소된 중력 활동이 감소된 공간(물, 해발 고도 1,500~2,000 미터의 고지대에서 머물기)에서 운동을 감소시키는 물리치료 세션이 끝나고 나서도 이 요소는 줄여야 한다.

뼈 재형성의 실제 과정은 양면적 활동의 한 요소(심지어는 확연히 동적인 것으로 보이는 운동조차도 일부 정적 요소가 들어 있음)로서의 정적 부하에 의해 촉발된다. 구체적으로, 중간엽세포의 활성화는 점진적으로 중간엽세포의 기능적 분화 발달로 이어진다. 동시에, 뼈파괴세포(이미 비기능성 뼈 세포의 흡수에 기여하는 세포)들이 활성화된다. 활성화된 이들 뼈파괴세포들은 골조상세포 그리고 전조골세포(preosteoblast)로 순차적으로 바뀐다. 조골세포는 부분적으로 중단되고 휴면 상태에 있게 된다. 평행적 동적 부하 중에는, 이러한 과정이 전조골세포가 조골세포로 발달함으로써 지속된다. 몇몇 호르몬(부갑상샘 호르몬, 칼시토닌)이 이러한 변화 과정에서 중요한 역할을 한다. 칼시토닌은 조골세포의 수를 줄이고 조골세포의 변화를 촉진한다. 조골세포는 파골세포에 의해 흡수된 기존 뼈 조직 정도에 상응하는 수준의 새로운 뼈 조직을 만들어낸다. 이러한 방식으로, 이미 언급된 뼈 형성 및 평행 흡수 과정이 발생한다. 여기에서, 병리학이 예를 들어, 적절치 못한 자극의 결과로서 실제로 대부분 나타난다.

혼합 운동의 정적 및 동적 요소 사이의 최적 비율의 측면에서, 병리학적 그리고 질적 부하는 이상적인 체질량지수(BMI)인 18~25와 환경에 의해 주어진다. 그러나, 이미 언급된 부수적 영향 이외에도, 뼈의 축과 운동 유형의 기여가 고려되어야 한다.

부하에 의존하는 재형성 과정은 종종 다소간 저평가되어 있거나 심지어는 철저히 간과된다. 공존하는 특정 호르몬과 효소적 요소에 대한 관찰은 지배적인 요소로 보인다. 이는 특히 뼈 구조 상의 대부분의 문제가 핵심적인 병리학적 생애 단계 즉, 성장 및 특히 청소년기와 폐경기에 연결되어 있다는 사실에 의해 뒷받침된다. 재형성에 관한 의문이 우세한 시기의 기타 특정 병리학적 변화는 기억되어야 한다.

부하가 뼈 형성에 미치는 효과로부터 일어나는 규칙이 실제 적용되는 경우에는 다양한 부하에 의한 자극은 이상적인 것으로 이는 치료뿐만 아니라 예방에도 적용된다는 것을 분명히 암시할 수 있다. 두 가지 유형의 부하가 보통 재활에 포함되지만, 실제 생활(또는 1차 예방)에서는 그렇지 않다. 그러므로, 이들은 여전히 교육과 광고에서만 찾아

볼 수 있을 뿐 아직 일상 생활의 규칙적인 요소는 되지 않았다. 정적 부하의 상위 요소를 가진 자극의 형태로서 나타난 조깅이 전형적이다(착지는 한 걸음보다 체중 부하 수족부에 3배 많은 부하를 유발한다). 반면에 수영은 정적 요소를 감소시키고 동적 영역에서 도움을 줄 수 있다.

그러나, 항중력 활동에서의 특정한 또는 즉각적 증가는 근골격계의 또 다른 영역에 부정적 영향을 끼칠 수 있다. 다시 말해서, 관절에 근육 혹사와 과부하가 발생하여 순환계 및 호흡계 상의 문제뿐만 아니라, 더 큰 퇴행적 변화의 위험을 초래할 수 있다.

2.2 징후학 상 분류

선천적 또는 후천적 정형외과적 병변에 근거하여 발생하는 기능적 징후들은 다음과 같다.

- 부종
- 물렁조직 내 기능적 변화
- 움직임 분절에서 제한된 운동 범위
- 과운동
- 신경 조절 메커니즘 내 기능이상

재활 치료의 목적은 언급된 기능적 결핍을 제거 또는 보상하고, 자세 안정 근육 기능에 영향을 끼치며, 감각운동 기능을 향상시키고, 변형을 예방하며 환자의 심리 상태에 영향을 끼치기 위함이다.

2.2.1 부종 (Edema)

부종은 조직 내 체액 누적의 결과이다. 다음은 부종의 병인 및 발병 기전이다.

- 혈관계통 내 정수압 증가
- 체액의 클로이드질 삼투압 감소
- 혈관 투과성 증가
- 림프계통의 감소된 흐름

부종은 움직임을 제한하며, 반사적으로 근육을 억제하고, 고유감각에 변화를 주며 특정 부분의 인지(압력, 긴장, 생소함의 인지)를 변화시킨다. 부종은 또한 고통의 근원이 될 수 있다. 부종이 일어나면 분절 순환이 지장을 받는다.

원인 / CAUSES

부종의 원인은 다음과 같다.

- **내과 질환**
  - 심부전증
  - 만성정맥부전
  - 깊은정맥혈전증
  - 신부전증
  - 간 질환
  - 내분비질환
  - 류마티스성 질환
  - 림프부종
  - 알레르기 반응
- **외상**
  - 손상 후
  - 외과 수술 후
- **국부 염증 과정**

치료 전략 / TREATMENT STRATEGIES

다른 일차적 질환의 증상인 부종의 치료는 일차적 질환의 치료를 기반으로 한다. 조직 외상, 조직 과부하 및 염증의 결과로 발병한 부종은 아래와 같은 방법으로 치료를 적용한다.

1. 항염제 및 소염제의 국부 및 전신 처리
2. 물리치료, 치료요법

국부 부종 치료는 치료 요법뿐만 아니라 물리치료 방법을 활용한다. 물렁조직 기법 중에서도 특히 수동 림프 배액(MLD)이 적용된다. 물리치료는 도구를 이용한 림프 배액(혈관공기 요법, Pneuven, Lymphoven), 수치료법(월풀, 온냉교대목욕) 그리고 초음파 치료가 해당된다. 치료 받은 수족은 치료 후 붕대로 감아야 한다. 이어서, 해당 부위에는 무게가 실리지 않아야 하고(자세잡기, 해당 부위 고정) 휴식을 취해야 한다.

복합부위 통증 증후군 내 부종 치료는 통증 회피 원리를 따른다. 수족의 수동 림프 배액은 이러한 시나리오에서 선택할 수 있는 치료법이다.

2.2.2 물렁조직 내 기능적 변화

피부, 피하조직(hypodermis), 근막(fasciae), 근육(**수축성 및 비수축성 특질**), 관절주머니 및 인대는 근골격계의 물렁조직으로 구성된다. 기능적 변화에는 아래의 특징들이 발견된다.

- 피부 및 피하조직의 반사적 변화
- 피부 및 근막 이동성의 변화
- 근긴장도 변화(본 교재의 일반적 부분, A. 진단법, 1.1.2장 근긴장도 측정을 참조할 것)
  - 근긴장도 증가 (과다근육긴장증)
  - 근긴장도 감소 (근육긴장저하)
- 근육 내 반사적 변화

감소된 조직 이동성 및 구조적 재형성, 그리고 그에 상응하는 신체 전반의 동작 부위에 이동성 제한으로 인한 수축은 물렁조직에 영향을 끼친다. 그리고 관련 부위의 기능에 변화를 초래하는 가장 흔한 질환이다. 일반적으로, 하나의 조직 내부의 구조적 변화는 또 다른 조직 내부의 기능 이상을 초래한다. 한 가지 예로 **동결견**으로 알려진 유착관절낭염을 들 수 있다. 동결견이 발병하면, 관절주머니와 인대는 수축하여 어깨의 이동 범위가 줄어들고, 팔이음뼈근 조직 내 긴장도가 바뀌며, 어깨밑근 및 흉근 내 긴장도가 증가하고 점진적 근육 단축이 일어나며 팔이음뼈 및 가슴 내 근막의 이동성이 제한되고 관련된 팔이음뼈 내 피부 및 피하조직의 이동성이 감소한다.

흉터 또한 물렁조직 내 병리적 변화로 구성되며 조직 이동성을 현저하게 제약하고 조직 기능에 영향을 끼칠 수 있다. 예를 들어, 복부 수술 흉터(충수절제술, 복강경검사, 또는 부인과 수술)는 하요추부 통증의 원인이 될 수 있다.

치료 재활 전략 / TREATMENT REHABILITATION STRATEGIES

치료의 목적은 병리적 변화가 발생한 물렁조직의 이동성을 복구하고 근긴장도 및 기타 반사적 변화를 보이는 근육을 치료하기 위함이다. 수기 치료법뿐만 아니라 물리치료법이 활용된다.

물리치료는 물렁조직 기법이 적용되어(본 교재의 일반적 부분, A. 진단법, 1.3장 물렁조직을 참조할 것) 물렁조직의 개별층을 유리한다. 피부주름술이 사용되어 근막의 피하지방 유리와 그와 상응하는 근육의 반사적 유리를 이끈다. 물렁조직은 근막의 수기 유리, 비수축성 근육 구조의 확장 및 수축성 근육 구조의 이완을 포함한다. 브뤠거(Brügger)의 뜨거운 수건 말기 기법이 근육 및 근막 유리에 사용될 수 있다(본 교재 일반적 부분, A. 진단법, 1.3장 물렁조직을 참조할 것).

관절주머니와 인대 내의 구조적 변화를 위해서는 관절 중심 및 중립 자세에서만 물렁조직 기법 이외에도 당김 및 가벼운 관절 운동을 적용할 수 있다. 신경생리학 기반의 운동 또한 이행될 수 있다. 조직 내 병리적 변화는 반사 또는 고전적인 마사지에 의해서도 영향을 받을 수 있다.

구조적 재형성에 영향을 끼칠 수 있는 물리치료법 또한 고려해 볼 수 있다. 초음파, 중고주파 전기 자극 요법 및 레이저가 흔히 이용된다. 혼합된 전기 자극 요법은 근긴장도를 보이는 근육에 사용될 수 있다. 수치료법은 월풀과 수중 마사지를 포함한다.

2.2.3 이동 구역 내 운동 제한 범위

원인 / CAUSES

운동 제한 범위의 원인은 다음을 포함한다.

- **구조적 관절 결핍**(연골 및 뼈 구조 내 병리적 변화)
- **관절주머니 수축** 및 피막주위 연골 구조의 수축. 이는 대부분의 경우 손상 또는 수술 후 장기적 운동억제 및 구역 비활성의 결과이다. 그 결과로 인한 운동 제한 범위와 재형성 구조적 변화가 피막염, 관절염 등과 같은 만성적 과정에서 발생한다.
- **근육 내 병리적 변화:**
  - 근육 단축(본 교재의 일반적 부분, A. 진단법, 1.1.2장 근긴장도 진찰, 단축된 근육 진찰을 참조할 것)
  - 근 약증(본 교재의 일반적 부분, A. 진단법, 1.1.2장 근긴장도 진찰, 근긴장 결핍을 참조할 것)
- **기능적 관절 결핍**(근육 제한)

치료 재활 전략 / TREATMENT REHABILITATION STRATEGIES

제한된 운동 범위를 지닌 환자에 대한 치료 목표는 손상 이전과 동일한 범위를 회복하거나 이러한 범위의 회복을 통해서 자신의 기초적 독립성 내에서 제약을 받지 않는 것이다. 운동 제한은 일종의 관절 놀이 제한 내에서 또는 제한된 수동적 그리고 능동적 운동으로써 발생한다. 해당하는 부위 내 운동 범위를 늘리는 것은 특정 부위의 안정성을 해치면서 달성될 수 없다.

운동 범위를 늘리는 것은 다소 고통스러울 수 있으나 근육 내 방어적 반응을 이끌어내서는 안 된다. 운동 기술을 늘리는 데에 사용되는 기술은 제한과 통증의 원인을 감안해야 한다.

운동 제한의 위치에 기반한, **물렁조직 기법**이 사용되어 근긴장 내 국부 결핍(통증유발점, 근육 단축 및 결합조직 내 결핍)에 의해 유발되는 근육 불균형 교정에 도움을 줄 수 있다.(등척성후 이완운동, 근에너지 기법 및 스트레칭). 이와 같이 적용 가능한 운동 단계에서 진행되는 한계 기반의 기법 이외에도, 치료 부위 내 안정성 향상으로 인해 운동 범위가 늘어나도록 하는 기법들 또한 실시된다. 안정화와 그 뒤의 고유수용성 신경근 촉진법(PNF)을 통한 동적 반전 기법이 바로 그러한 예이다.

또 다른 옵션으로는 동적 자세 안정화(DNS) 훈련으로 하부안정근을 자세 기능에 사용하여 대항근 내 반사 억제를 촉진하여(상부안정근) 결과적으로 운동 범위를 늘리는 것이다. 운동 범위는 근육 이완이 아니라 근육 활성화의 영향을 받는다. 그 효과는 종종 분석 방법을 사용할 때 보다 확연히 드러난다.

특수한 경우, 마취 상태에서 가동화를 이용하거나 국부 마취에서 또는 신경 차단 후 운동하는 것도 가능하다. 목표는 근육 이완 및 무통증 중에 단축된 관절 주머니와 인대를 풀어주는 것이다.

가동화 기법(Mobilization techniques)은 하나의 관절 내 움직임에 영향을 끼치는 면에서 대체불가능한 역할을 한다.

장비(MotoMed) 또는 지속적 수동운동(CPM)을 이용한 운동 또한 실시될 수 있다. 수치료 또한 유익한 효과가 있다.

2.2.4 과 가동성 (Hypermobility)

과 가동성이라는 용어는 관절 놀이와 수동적 그리고 능동적 움직임의 측면에서의 생리적 기준보다 더 큰 관절 이동성의 범위를 의미한다.

원인 / CAUSES

과 가동성의 원인을 토대로 한 분류는 다음과 같다.

- 보상성
- 신경계 질환이 원인
- 구조적
- 국부 병리적(외상후)

2

부위별 과 가동성은 불안정의 원인이 될 수 있다. 통증은 종종 불안정성의 임상적 발현이다.

보상적 과 가동성

보상적 과 가동성은 다양한 운동 제한이 상이한 부위 또는 관절 내에 나타날 때 보상적 메커니즘에서 기인하는 국소적인 병리적 과 가동성이다. 이러한 유형의 과 가동성의 경우, 치료는 저가동성 부위에 집중된다. 저가동성 부위 내 이동성의 복구는 과 가동성 부위 내 기능의 즉각적인 교정으로 이어진다.

신경계 질환 내 과 가동성

이러한 유형의 과 가동성(또는 다소 증가된 무기력)은 특정 신경계 질환, 예를 들어, 소뇌의 기능장애 또는 말초성 불완전마비의 임상적 증상에서 발견된다. 이와 같은 유형의 과 가동성은 또한 운동이상 및 소뇌 형태의 CP, 다운 증후군 및 정신박약에서 나타나는 주의력 부족 행동 과다장애(ADHD)와 과 가동성에서 볼 수 있는 근긴장저하를 포함한다.

구조적 과 가동성

구조적 과 가동성의 특징은 모든 관절에서 일반적으로 발생하는 보통의 기준 이상으로 운동 범위가 늘어나는 것이다. 병의 원인은 확실히 밝혀진 것이 없다. 그러나, 인대 및 근육내 지지 조직의 이완에 의해 임상적으로 간엽세포 기능부전이 나타나는 것으로 여겨지고 있다. 호르몬 변화가 간엽세포 조직의 질적 변화에 개입한다. 구조적 과 가동성은 여성에게서 보다 흔하며 여성 인구의 40%까지 영향을 끼친다. Janda에 따르면, 이러한 유형의 과 가동성은 어린 여아들에게서 보다 확연히 나타나며 나이가 들면서 (대략 40세) 점차 줄어든다.

과 가동성은 또한 중추 협응 장애(경미한 협응 기능장애)에 속하며 최소한의 소뇌 증상, 입체감각인식 결핍 등이 동반된다.

국소적인 병리적(외상후) 과 가동성

불안정이라는 용어는 주로 이러한 유형의 과 가동성을 기술하기 위해 사용된다. 국소적인 병리적 과 가동성은 정적 안정근(관절 주머니와 인대)이 특정 운동 부위 내에서 손상을 입은 후 나타난다.

치료 재활 전략 / TREATMENT REHABILITATION STRATEGIES

재활 치료(물리치료)의 목표는 근육 기능을 통해 불안정한 부위를 안정화시키는 것이다. 안정화 기능 내 근육의 활성화 및 근육 강화를 목표를 하는 운동을 통해 불안정한 부위의 고정성을 보장하는 근육뿐만 아니라 불안정한 운동 부위에 직접 연결된 근육들이 활성화된다. 안정화 기능 내 근육 활성화로 자세 기능 내부의 근육사슬이 감안되어야 한다.

일반적인 원칙들이 안정화 훈련 중에 사용된다. 이러한 일반 원칙에는 관절 압박, 리드미컬한 안정화, 역 안정화, 중립적(중앙)자세에서 움직임 분절의 반사적 활성화, 닫힌 운동 사슬 및 감각 운동 훈련을 포함한다. 탄성을 가진 운동 도구들이 저항 운동에서 가장 보편적으로 이용된다.

2.2.5 신경계 조절 메커니즘 장애

정형외과 질환의 병인학적 해석 및 치료는 주로 해부학 및 생체역학, 그리고 내력의 영향에 대한 의문에 집중된다. 정형외과 질환(외상 포함)의 원인을 고려하고 정형외과적 변형에 대한 치료법을 선택할 때, 움직임 조절 메커니즘의 영향과 그와 관련된 근골격계의 기능이 간과되지 말아야 한다. 이러한 관점을 받아들이게 되면, 특정 관절의 손상은 단순한 국소적 관절 기능장애로 보지 않고 골격 요소뿐만 아니라 CNS의 조절 메커니즘을 포함하는 전반적인 움직임 시스템 기능장애로서 보게 된다. 이러한 관점으로 본다면, 기능장애를 국소적인 것이 아니라 전체적인 시각으로 봐야 한다. 운동 시스템의 적응 능력은 관절 해부학 및 생체역학 뿐만 아니라 조절 기능(특히, 가소성)에 의존한다. 그리고, 이 부분에 대해서 많은 사람들이 주목하고 있다. CNS 기능은 일찍이 형성된 옵션이 사라지지 않고 지속적으로 새로운 자세 운동 옵션의 형성 및 안정화를 허용한다.

또한, 가장 핵심적인 기능은 발을 헛디디거나 낙상 등의 위험한 순간에 근육 반응 속도를 결정하는 것이다. 관절과 뼈 구조의 보호는 근육 시스템의 반응 속도 및 협응 능력 수준에 달려 있다. (즉, 한 개인이 낙상하는 방식, 얼마나 빨리 그리고 어떠한 방식으로 근육 시스템이 하나의 팀 플레이로 반응하느냐, 또는 얼마나 빨리 테니스 스트로크 이후에 아래팔을 이완시킬 수 있느냐)

신경계의 조절 메커니즘 내 장애는 특정 외상, 퇴행성 질환, 부착부병증 및 만성적 염좌, 통증 재발에 의해 발병하는 기타 정형외과적 문제에서 뿐만 아니라 뼈-관절 시스템의 손상 이후 운동 재교육이 제대로 이루어지지 않은 경우에서 중요한 역할을 한다.

정형외과적 소견의 병인학 및 발병기전의 관점에서, 작용하는 힘의 영향 문제 또한 중요하다. 관절에 작용하는 힘은 정형외과적 질환의 발병과 진행 상태에 결정적인 역할을 한다. 모든 부위가 내외부의 힘에 노출되어 있다. 움직임이 일어나는 동안, 외부 힘의 벡터는 회전력 및 전단력에 의해서 늘어난다. 우리는 외부의 힘을 객관화(예: 사체 해부를 통해서 확정, 측정 및 계산이 가능함)할 수 있기 때문에 이러한 외부의 힘을 받아들이고 확신한다. 이러한 힘을 가급적 제거하기 위한 노력이 치료 및 예방적 접근에서 가장 두드러지게 나타난다(정형술, 직장에서 자세, 긴장/부하를 예방하기 위한 스케줄 조정 등).

정형외과적 질환의 실제 발병 및 진행(다시 말해서 척수 기능장애에서 통증 및 신경계 장애의 진행)의 경우, 내부의 힘이 간과될 수 없다. 내부의 힘은 근육의 활동으로 생성되고 개인의 관절 및 뼈에 지대한 작용을 한다. 이러한 힘은 자세 안정화 동안에 발생하고, 외부 힘에 의해서 신체 분절이 영향을 받을 때 안정화 시킨다. 주된 역할은 CNS 조절을 받는 근육의 안정화 기능이다. 안정화 근육 활동은 자동적으로 그리고 비자발적으로 나타난다.

정형외과적 질환의 발병과 진행에 영향을 끼치는 내부의 힘 벡터(근육 활동)는 문제점에 대한 보상작용이 일어나는지, 또는 전반적인 상태의 악화가 발생 하는지를 결정한다. 이러한 힘의 불균형으로 인해서 부위별 안정성은 지장을 받게 되고 통증이 나타나며 척수와 연관된 경우에는 신경계통의 장애가 나타날 수 있다. 대부분의 정형외과적 조건에서는 근육이 생성한 내부의 힘(근육 활동으로 발생한 벡터와 진폭 및 반복 패턴 등)은 외부의 정적인 힘보다 더 중요한 것으로 간주된다. 하지만, 이러한 힘의 영향은 저평가 되고 있다. 왜냐하면 제한된 정량화, 근육 또는 내부 힘의 영향은 개개인이 가진 근육 역학에 의해서 결정될 뿐만 아니라 CNS의 조절 과정에 의존하기 때문이다. 내부 힘의 진단학적 분석에 대한 관심은 미미하다.

위에서 기술한 이유들 때문에, 정형외과적 질환을 내부 힘의 영향, 해부학 및 생체역학 관점으로만 바라 보기에는 힘들다. 대신에, CNS 조절 과정의 질적 수준과 연관된 자세적 근육 안정화를 포함한 임상적 내부 힘의 평가를 사용해야 한다.

수용기로부터 구심성의 변화

구심성 수용기로부터 입력되는 정보의 변화 또는 장애는 조절 메커니즘의 변화를 초래한다. 관절 손상(미세외상)은 관절 및 인대 구조의 손상뿐만 아니라 손상된 부위로부터 오는 구심성 정보의 변화를 포함한다. 예를 들어, 앞십자인대 파열은 단순한 무릎의 생체역학적 문제뿐만 아니라 조절 관계에서도 장애가 발생한다. 왜냐하면, 인대 손상으로 인해서 인대로부터 발생하는 구심성 정보가 사라지기 때문이다. 전체 ACL 조직 중에서 대략 2%는 고유수용성 감각으로 이루어져 있음을 주목해야 한다. 손상된 관절은 건강한 관절보다 CNS에 고유수용성감각 정보는 덜 보내고 통각수용기 정보는 더 보낸다. 많은 환자들이 낮은 수준의 감각(특히, 고유수용성감각)인지를 보인다. 이러한 조절관계에 있어서 문제는 “관절 실명(joint blindness)”으로 명칭하며, 이는 선천성(전반적 또는 부위별) 또는 후천성(다시 말해서, 관절 손상 후)이다. 이러한 조절 기능 장애가 있으면 부상이나 손상을 당할 위험이 있는 순간에서 지연된 근육 반응이 발생한다. 이러한 문제점을 가지고 있는 사람은 과부하에서 발생하는 손상 및 정형외과적 질환이 발생하기 쉽다.

중추 조절 메커니즘 단계에서 운동 학습 장애

중추 구성요소의 질적 수준과 기본적인 운동 패턴이 학습되는 방식은 정형외과적 및 외상성 근골격계 손상의 예방과 치료 동안에 강조될 필요가 있는 요소들로 구성된다. 이는 근육이 자세 안정화와 협응 기능에 관여하는 방식과 외부 힘 및 반복되는 고정적인 부하를 사용한 활동 동안에 어떤 근육이 작동하는 지를 결정한다.

예를 들어, 어깨 외전을 하는 동안에 근육 안정화 기능은 견갑상완리듬이 수행되는 방식, 어깨관절에 부하가 걸리는 방식 및 어떠한 힘이 어깨관절에 영향을 끼치는 지를 판단한다. 이와 유사하게, 볼을 찰 때, 근육들(그리고 CNS)은 외부의 힘이 안정화근을 경유하여 개인의 관절에 어떻게 영향을 끼치는 지를 판단한다. CNS 가소성은 자세 안정화 기능과 연관된 근육들을 우리가 어느 정도까지 변경하고 수정할 수 있는지를 판단한다.

2

치료 재활 전략
/ TREATMENT REHABILITATION STRATEGIES

치료 재활의 목표는 반사적 방법과 움직임 교육 개념을 통해 내부의 힘에 영향을 끼치는 것이다. 환자 교육이 올바르게 이루어지면 이는 정형외과적 질환 또는 손상 재발을 예방할 수 있는 역할을 한다.

물리치료 전략은 관절의 구심성 정보 장애에 영향을 주는 것을 기반으로 한다. 도식(body schema)에 포함시키고 감각운동고리의 반응성에 영향을 주는 것이 치료 계획의 핵심 원리이다. 근육은 보다 신속하게 반응하도록 학습되고 관절로부터 나오는 감각 자극에 대한 협응 능력을 증대시킨다. 구심성 감각 정보들을 증가시키는 다양한 정형외과적 도구를 활용한 균형 운동이 본 목표 달성을 위해서 이용된다. 이 운동은 여러 가지 다양한 형태로 수정될 수 있다. 이러한 전반적이고 체계적인 치료 유형이 감각 자극 방법을 강조하기 위해 사용된다.

근육 안정화 기능의 훈련은 전략적으로 중요한 또 하나의 접근 방식이다. 이는 비자발성 활동으로 반사적 프로그램이 교육 목적으로 필요하다. 자세 개체 발생으로부터 파생된 프로그램들(본 교재의 일반적 부분, A. 진단법, 3장 신경운동 발달과 평가를 참조할 것)은 유익한 효과가 있는 것으로 나타났다.

관절 감각을 향상 시키기 위해서 움직임과 위치에 대한 완전한 인지와 함께 분절별 및 전반적인 운동을 실시한다. 운동 중에, 환자는 운동의 속도, 신체 위치 등을 인지할 필요가 있다. 만일 관절이 중앙(**중립적**) 위치에서 유지되는 경우에는 닫힌사슬운동이 사용될 수 있다(**관절 압박 또는 당김**). 이는 다시 한 번 관절표면(**뼈의 연골 밑 부위**), 관절 주머니, 주변 인대로부터, 그리고 주변 인대로부터 "올바른" 구심성 신경 자극의 양을 증가시킨다.

2.3 병인학과 발병기전에 따른 분류 / CLASIFFICATION ACCORDING TO ETIOLOGY AND PATHOGENESIS

본 항목에서는 정형외과학 및 외상성 손상과 이것들의 재활 치료 중에서 가장 흔한 질병 분류학 부분에 대해서 알아보고자 한다.

특정 질병 분류학 부분으로 보면, 재활이 유일한 치료 항목이면서 예방에 중요한 역할을 한다. 왜냐하면, 질병 분류학 부분의 병인학 및 발병기전에 중요한 영향을 미칠수 있기 때문이다. 기타 정형외과적 질환은 재활로써는 힘들고 수술이 필요하다. 그러한 경우에, 수술 이후에 올바르게 적용된 재활이 좋은 수술 결과에 기여하게 된다. 보상적 기능을 실행하는 것은 재활에서 중요한 역할을 한다.

병인학과 발병기전에 기반을 둔 질환들은 다음과 같이 분류될 수 있다.

- 선천성 발달 장애(2.3.1장)
- 과부하로 인한 물렁조직 손상(2.3.2장)
- 퇴행성 관절 질환(2.3.3장)
- 외상(2.3.5장)
- 류마티스성 질환 – 제3장의 선별된 내부 및 기타 질환의 치료 재활을 참조할 것
- 대사질환 – 제3장의 선별된 내부 및 기타 질환의 치료 재활을 참조할 것
- 종양 – 제4장의 종양학에서의 치료 재활

2.3.1 선천성 발달 장애

선천성 발달 장애는 출생 전에 발달하고 출생 시 이미 분명하게 나타날 수 있는 뼈와 물렁조직의 국소적 변형이다.

병인학 / ETIOLOGY

선천성 발달 장애 형성을 초래하는 요인들은 매우 다양하고 특정한 경우에 이들의 정확한 병인은 밝혀진 바 없다. 예후의 경우, 해당 장애가 배아형성 및 근골격계와 신경계의 분화 중에 또는 태아 발달 후기에 발생하는 지의 여부가 중요하다. 보다 심각한 장애의 경우에는 주로 임신초기에 낙태를 초래한다. 일반적으로, 발육 장애의 발병에 대한 병인학적 요인들은 다음과 같이 분류될 수 있다.

1. 내적(**유전적**)
2. 외적(**변형유발물질**) – 방사능, 유해 물질, 생물학적 돌연변이(**전염병**), 태아저산소증 및 영양 결핍

선천성 발달 장애의 재활 치료 원칙 / REHABILITATION TREATMENT PRINCIPLES IN CONGENITAL DEVELOPMENTAL DEFECTS

이러한 환자들에 대한 재활 치료가 해당 장애의 병인학 또는 발병기전에 영향을 줄 수 없어서, 다음 내용에 초점을 맞춘다.

- 잠재적인 기능을 최대한으로 발휘
- 보상적 메커니즘의 실행
- 보조기 치료
- 수술이 실시된 경우 수술 후 재활

선천성 발달 장애의 확인 및 진단은 출산 전후에 이루어진다. 심각한 경우라면 해당 확인 및 진단 작업의 최적의 시기는 신생아 단계이다.

출생 직후에 재활 치료가 시행된다. 보이타(Vojta)의 반사적 치료 및 신경발달 치료가 재활의 핵심이다. 두 가지 방법은 아동의 생리학적 발달 중에 나타나는 CNS 기능을 촉진시킨다.

선천성 발달 장애가 있는 아동의 경우, 장애 부위는 신체 도식 및 CNS의 운동 프로그램과 운동 실행 중 올바른 기능으로 통합된다.

장애 아동이 치료사와 협조할 수 없는 경우에는 활동적 운동 요소가 치료에 포함된다. 주로 발달 자세 및 순서에 따른 능동적 운동, 닫힌 및 열린 사슬 운동, 그리고 고유수용성 신경근 촉진 방법을 실시한다. 직업 치료는 선천성 발달 장애의 재활에서 중요한 요소이다. 직업치료사는 기능적 손실의 정도를 테스트하고, 환자의 잔존 기능을 사용할 수 있게 하며, 손상 부위의 손실된 기능을 대체하는 보상적 전략을 환자에게 가르친다. 손과 관련된 선천성 발달 장애의 경우, 직업 치료는 엄지손가락 대립운동과 소근육 운동 훈련을 포함한다. 직업치료사는 보조 도구 선정 및 평가에 있어서 교정전문가와 협력한다.

상지의 선천성 발달 장애의 경우, 치료의 목표는 환자가 타인에게 의존하지 않고 자립할 수 있는 기능적 수준을 달성하는 것이다.

하지의 선천성 발달 장애의 경우, 치료 목표는 환자의 직립 및 독립 보행이다.

수술 후 재활

선천성 발달 장애에 대한 수술적 처치 이후에 발생하는 통증, 부종, 제한적 이동성 및 근육 불균형 같은 전형적인 증상들은 치료에 의해 해결된다.

선천성 발달 장애를 교정하기 위한 수술이 독특한 것은 원래 존재하지 않았거나 현저하게 제한된 특정 부위의 기능을 완전히 또는 부분적으로 재생시키기 때문이다. 중추신경계는 이러한 기능을 "인지"하지 못하거나 보상적 메커니즘으로 대체한다.

수술 후 재활의 목표는 부종을 제거하고 운동 범위를 늘리고 근육 불균형을 교정하는 것 뿐만 아니라, 기존의 손상 부위가 새롭게 습득한 기능을 CNS의 운동 프로그램으로 이행하기 위함이다.

선천성 발달 장애의 분류 / CLASSIFICATION OF CONGENITAL DEVELOPMENTAL DEFECTS

- 상지의 선천성 발달 장애
- 하지의 선천성 발달 장애
- 가슴의 선천성 발달 장애
- 척추의 선천성 발달 장애

상지의 선천성 발달 장애

팔이음뼈의 선천성 발달 장애

스프렝겔 (Sprengel) 변형

본 변형은 여아들에게서 발생 빈도수가 더 많은 희귀한 유전성 보통염색체우성 변형이다. 어깨뼈 융기는 빗장뼈 변형 및 단축이 동반된다(그림 2.3.1-1) 결함 부위 상의 목선이 짧아지고 어깨 가동성은 제한되며 어깨위팔 리듬도 영향을 받는다.

치료 방식은 보존적이며 재활을 포함한다. 재활 목표는 팔이음뼈 내 최대 가능 범위를 유지하고 근력을 증가시키는 것이다. 재활은 출생 직후 즉시 적용된다. 보이타(Vojta)의 반사적 이동운동이 도움이 된다.

수술은 팔이음뼈의 기능을 현저히 제한하는 경우에 적용된다. 최근의 경향은 생후 6~9개월 사이의 조직에 교정 수술을 시행한다.

빗장머리뼈 발생이상(Cleidocranial Dysostosis)

본 변형은 빗장뼈와 머리뼈의 비정상적인 뼈형성이 혼합된 경우이다. 빗장뼈는 무형성, 형성이상증, 또는 선천적인 안붙음이 나타난다. 빗장뼈의 부재는 때때로 오목위팔관절불완전탈구 및 삼각근과 등세모근 및 목빗근에서 발견되는 근육 손실이 동반된다.

머리뼈는 정면으로 확장되고 이마봉합선은 개봉되며, 안와가장자리가 돌출된다.

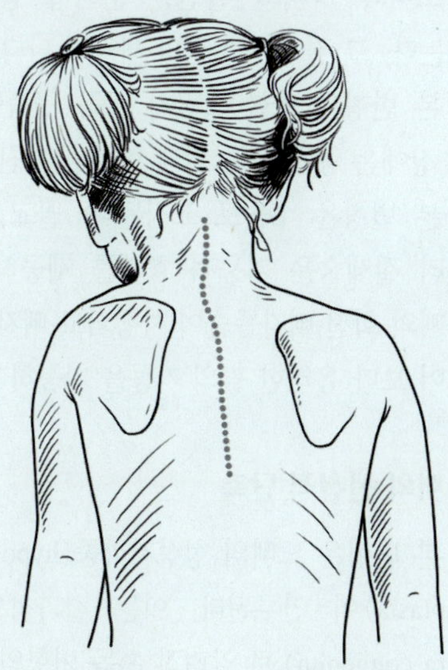

그림 2.3.1-1 스프렝겔 변형.

선천적 빗장뼈 불유합(Congenital Clavicle Nonunion)

본 변형의 임상적 양상은 빗장뼈 중앙 1/3의 비통증성 확장이 나타난다.

생후 초반, 본 변형은 문제를 야기하지 않지만 3세부터 시작하여 팔이음뼈의 앞부분은 각이 지고 단축되며 이로 인해 가동성에 제한이 나타난다.

이 경우, 불유합 절제술, 해면성형(술) 및 뼈이음술의 수술적 중재가 합당하다.

어깨돌기동맥(Os Acromiale)

어깨돌기동맥은 어깨봉우리의 불완전 골화의 결과로 발생한다. 성인에게서 이는 봉우리밑 공간이 자극되어 회전근개(돌림근띠) 병변으로 이어지는 근원이 될 수 있다.

팔꿈치 관절의 선천성 발달 장애

팔꿈치의 선천성 발달 장애, 노갈래의 선천성 발달 장애

이 발달 장애는 희귀하고 종종 증후군의 일부이기 때문에 일반적으로 고립되어 나타나지 않는다. 보존적 치료가 성장 중에 적용되고 치료의 목표는 결합 관절 내 이동성의 최대 범위를 유지하는 것이다. 성장이 완료되면 수술적 중재가 시행된다.

선천적 노자붙음증(Congenital Radioulnar Synostosis)

이 변형은 중배엽 분화에 장애가 있는 동안 발달한다.

노뼈와 자뼈의 완전한 분리가 몸쪽끝에서 일어나지 않는다. 그 결과 이동성의 제약이 나타난다(엎침과 뒤침).

본 변형은 또한 팔꿈치 굴곡 구축이 나타날 수 있다. 이 장애는 종종 양쪽 팔에 영향을 끼친다.

본 변형은 수술로 교정된다. 골교(bony bridge)와 뼈유리 절제술은 기능적 효과를 제공하지 않는다. 노뼈와 자뼈의 회전 뼈자름술이 시행되고 뼈자름된 먼쪽면은 정렬되어 보다 유리한 팔의 기능을 가능하게 한다.

노뼈의 선천적 단축

본 변형은 노뼈의 형성저하증(hypoplasia) 또는 무형성(aplasia)이 연루된다. 이는 결과적으로 '오목손(manus vara congenita)'로 알려진 손목 변형의 원인이 된다.

손목의 선천성 발달 장애

선천성 안굽이 손(Manus Vara Congenita)

본 변형은 노쪽 형성저하증 또는 무형성으로 나타난다. 아래팔은 방사형으로 모가 났으며 단축된다. 손은 노쪽 치우침이 나타나고 손목은 불안정하다. 엄지손가락은 위축되거나 발달이 전혀 이루어지지 않는다. 본 장애는 선천성 심장 결함, 혈액 형성 장애, 그리고 비뇨생식기 장애와 동반되어 나타나기 때문에 이 장애를 가진 환자들은 다른 문제점들이 없는지를 검진할 필요가 있다.

엎침과 폄에서 손목을 안정화시킬 수 없는 것과 엄지손가락의 기능 손실은 손 기능과 관련된 주된 문제들이다. 치료의 목표는 이러한 기능들을 회복하는 것이다.

보존적 치료는 아래팔, 손목, 그리고 손의 재활 및 위치잡기를 포함하고 2~3세까지 적용된다. 수술적 중재는 3세에 시행되고 수술에는 두 가지 단계로 나뉜다. 첫 번째 단계에서는 손목 안정화에 집중한다. 두 번째 단계는 엄지손가락의 기능적 형성을 만들고 두 번째 손가락의 엄지형성술로 마무리 된다.

마델룽(Madelung) 변형

본 변형은 먼쪽 요골 골단의 성장 장애와 연관된다. 이는 자쪽 및 손발바닥 방향으로 노손목관절로부터 손의 불완전 탈구를 야기한다.

치료는 변형의 악화를 급속하게 만드는 것이 청소년기에 발현하기 시작한다는 사실에 주목해서 실시한다. 보존적치료는 재활 및 자세석고붕대고정을 토대로 시작한다. 수술은 성장이 완료되었을 때 적용되고 먼쪽 척골 절제술을 동반한 교정적 노쪽연장뼈자름술이 적용된다. 뼈자름술이 실패한 경우에는 손목관절유합술이 적용된다.

손가락의 선천성 발달 장애

가락굽음증(Camptodactyly)

가락굽음증은 몸쪽손가락뼈사이 관절의 굽힘 변형이다.

손가락옆굽음증(Clinodactyly)

손가락옆굽음증은 좌우면(자쪽, 노쪽 편위) 내 손가락 변형을 의미한다. 다섯째 손가락과 빈도는 덜하지만 넷째 손가락

이 영향을 받는다. 보존적 치료 및 수술적 방법 모두 실패한다면 치료가 어렵다.

손가락붙음증(Syndactyly)

손가락붙음증은 인접한 손가락들의 뼈 또는 물렁조직의 붙음을 말한다. 수술은 붙은 손가락을 분리하기 위해 적용되고 이상적인 수술 적용 시기는 취학 전이다.

엄지손가락 형성저하증(Thumb Hypoplasia)

사물을 쥐는 동안 엄지손가락이 차지하는 중요한 기능을 고려할 때, 본 기능은 해결되어야 할 필요가 있다. 수술적 중재가 권장되고, 수술 유형은 정도의 심각성에 따라 결정한다. 둘째 손가락의 연장 또는 엄지형성술이 시행된다. 미세수술기법은 또 다른 옵션으로 발가락엄지전이수술이 시행된다.

하지의 선천성 발달 장애

엉덩관절의 선천성 발달 장애

발달성 엉덩관절 이형성증은 본래 정상적인 엉덩관절의 변형이다. 원인으로는 하지의 강제적 비정상 위치 또는 자궁내 발달 중 제한된 태아의 움직임을 들 수 있다. 더 자세한 내용은 2.4.5장의 엉덩관절, 소아기 질환을 참조할 것.

무릎관절의 선천성 발달 장애

선천적 무릎 탈구(Congenital Knee Dislocation)

선천적 무릎 탈구의 특징은 무릎과다폄 및 넙다리네갈래근 단축이다. 덜 심각한 형태는 위치 선정의 문제로 이는 자궁 내 태아의 잘못된 위치 선정이 그 원인이다. 구조적 탈구는 보다 심각한 형태로 그 이유는 넙다리곧은근 단축 또는 십자인대의 형성저하증으로 이는 종종 전신병(관절굽음증)의 일부이다.

치료는 변형 수준에 따라 다르다.

- I 종 – 전반슬, 무릎은 과다폄 상태이며, 굽힘 각도는 최소 90° 이다.
- II 종 – 불완전탈구, 정강뼈는 전방으로 불완전탈구되며 굽음 상태로 무릎과 재배치될 수 있다.
- III 종 – 탈구, 정강뼈는 넙다리뼈 쪽을 향해 전방으로 위치를 잡고 있고 무릎 굽음 상태에서 재배치될 수 없다.

보존적 치료는 출생 직후 즉시 실시된다. 위치 변형의 경우, 집중 재활이 적용된다. 물리치료는 분석 치료(물렁조직 기법, 네갈래근의 이완 및 신장, 무릎관절 당김)뿐만 아니라 신경생리학적 기반의 운동(보이타의 반사적 이동운동)이 포함된다. 보다 심각한 변형의 경우, 재활은 자세석고붕대고정과 병행된다. 수술적 중재는 보존적 치료가 효과가 없는 경우 적용된다. 수술은 생후 3~6개월 사이에 시행된다.

치료의 목표는 무릎관절이 0~90° 사이에서 안정적으로 자유롭게 움직일 수 있도록 하는 것이다.

선천적 무릎불완전탈구(Congenital Patellar Subluxation)

선천적 무릎불완전탈구는 바깥쪽 넙다리뼈 융기 상에 고정 위치된 저형성 무릎뼈를 말한다. 무릎 관절은 굽힘 및 밖굽이 변형 또는 넙다리뼈와 관련된 바깥쪽 정강이뼈 회전이 나타난다. 이로 인해서 능동적인 무릎 폄이 제한된다.

이 결함은 전신병(마르팡 증후군, 엘러스–단로스 증후군)에서 나타난다.

수술은 외측 구조를 펴고 무릎뼈인대 부착을 바꾸기 위해서 적용한다.

분열슬개골(Patella Bipartita)

본 변형에서, 무릎뼈는 하나의 골화 중심에서부터 생리학적으로 골화되지 않지만, 해당 무릎뼈의 상외측부는 자체 골화 중심을 갖고 있다. 개별적으로 골화된 부위는 부드러운 모서리를 가지고 있으며 이는 섬유연골조직 옆 나머지 무릎뼈에 연결된다(그림 2.3.1–2). 분열슬개골은 부하가 가중되는 동안 무릎 전면부에 통증을 유발할 수 있다. 이는 무릎뼈인대의 부착부병증이 빈번하게 일어나게 하는 원인이다.

보존적 치료는 일상생활활동 수정 또는 단기 무릎관절 고정을 권장한다. 무릎폄근 구조의 이완 및 신장 그리고 골반과 넙다리근 교정이 치료의 주된 목표이다. 넙다리네갈래근의 근육내 협응 및 넙다리네갈래근과 햄스트링의 상호 활성화를 해결하는 일이 중요하다. 이 과정에서 햄스트링 활성화는 넙다리네갈래근의 활성화와 관련되어 지연되는 일이 없어야 하지만 오히려 선행되어야 한다. 수술적 중재는 별도의 골화 부위 절제술을 적용한다.

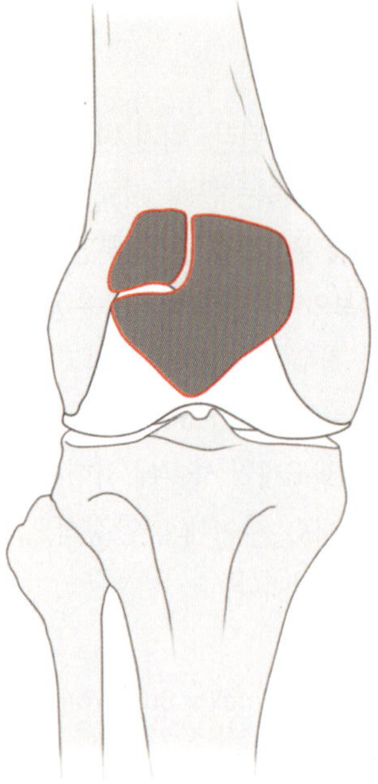

그림 2.3.1-2 분열슬개골.

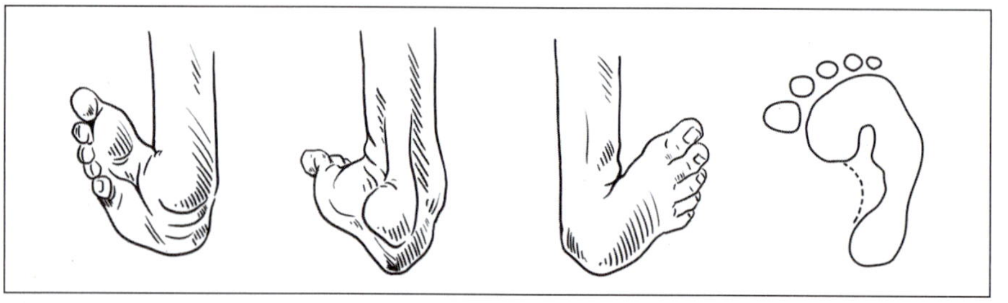

그림 2.3.1-3 발꿈치바깥들린휜발.

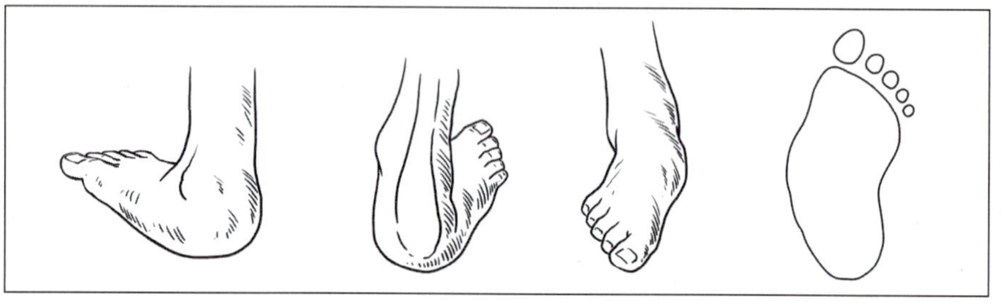

그림 2.3.1-4 발꿈치안쪽들린휜발.

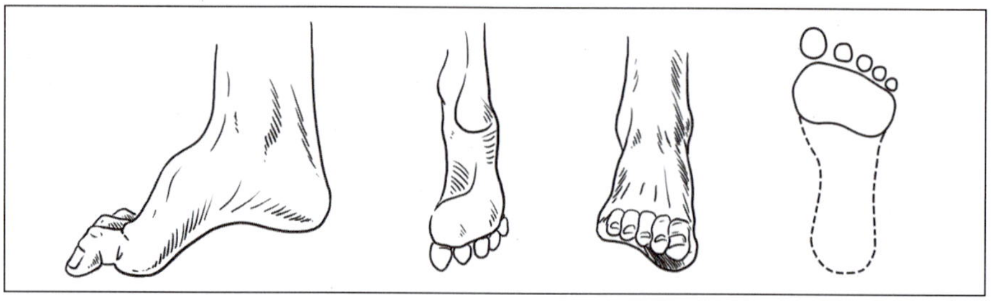

그림 2.3.1-5 요족.

다리와 발의 선천성 발달 장애

그림 2.3.1-3에서 그림 2.3.1-5는 가장 흔한 병리적 발 정렬을 도식적으로 보여준다. 개별적 장애는 뒤에 나오는 내용에 상세하게 기술되어 있다.

휜발(발꿈치바깥들린휜발, Talipes Equinovarus, Pes Equinovarus Congenitus)

휜발은 다음의 변형들을 포함하는 장애이다. 발목관절의 꿈치드린휜발, 안쪽굽은 발꿈치뼈 그리고 앞발모음 및 뒤침. 위에서 기술된 변형들 이외에도, 임상적 양상은 또한 아킬레스힘줄의 단축과 장딴지와 발의 발육부전을 보여준다(그림 2.3.1-6).

본 변형은 신생아 중 1~2%에서 나타나며 남아들에게서 2배 더 흔하다. 장애 아동의 절반은 양쪽 모두에서 해당 장애가 발견된다. 본 장애는 종종 다른 선천성 발달 장애와 동반된다.

진단

휜발은 임상적 양상을 통해 쉽게 진단될 수 있다. 해부학적 측면을 평가하고 치료 효과를 모니터하기 위해 엑스레이를 사용한다. 정강뼈의 축과 측면 및 전후방향의 발꿈치뼈 사이각이 측정된다. 양 각도의 합계가 목말발꿈치 지수로 알려져 있으며 치료의 성공을 가늠하기 위해 사용된다.

분류

1. 경직된, 선천성 휜발
2. 자세성 휜발

경직된 휜발 변형은 수동적으로 정상적인 정렬로 교정시킬 수 없다. 자세성 휜발 변형은 경직된 발의 모든 요소를 포함하고 있으나 수동적으로 생리학적인 정렬상태로 교정시킬 수 없다.

경직된 자세성 휜발 분류는 올바른 치료 선택을 위해 중

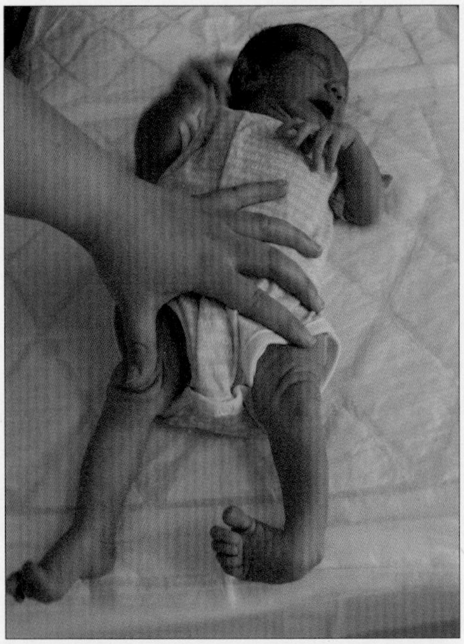

그림 2.3.1-6 휜발.

요하다. 수술적 중재는 경직된 변형 중 60~70%에서 적용된다.

치료

휜발 치료는 진단 직후 시행된다. 치료 개시점이 이를수록 좋은 예후를 기대할 수 있다. 대부분의 경우, 최초의 보존적 치료 이후에는 경직된 휜발을 교정하기 위해 수술적 중재가 뒤따른다.

보존적 치료(Conservative Therapy)

보존적 치료는 경직된 휜발뿐만 아니라 자세성 휜발에 대해서도 적용된다. 신생아의 경우, 생후 1주에 (교정) 연속석고붕대고정에 의한 치료를 시작한다. 석고는 주로 일주일 간격으로 교체된다. 교정 정렬이 달성되면 석고붕대로 6~8주간 해당 정렬 상태를 안정화시켜야 한다. 자세층판대 또는 데니스-브라운 대와 같은 보정 도구들이 치료를 마무리하기 위해 사용된다. 해당 유아가 걷기 시작하면 보정 도구의 사용은 중단된다.

수술적 중재(Surgical Intervention)

일반적으로, 장애가 호전되는 한 석고붕대고정 방식이 적용된다. 만일 지속적인 보존적 치료가 적용되어도 완전한 교정을 달성하지 못하는 경우에는 수술적 중재가 적용된다.

수술은 물렁조직 처치(힘줄 연장, 수정체낭절개) 또는 골 처치 중에서 선택되고 이것들은 대부분 경직된 장애 및 치료 개시가 지연된 환자에게 적용된다.

재활(Rehabilitation)

집중 교정 운동은 출생 직후 그리고 진단 후 즉시 시작 되어야 한다. 환자들은 해당 변형의 개별 부위를 수동적으로 교정하는 운동을 배운다. 또한 환자들은 아킬레스힘줄 신장법을 배운다. 자세성 휜발의 경우, 보이타(Vojta)의 반사적 치료가 도움이 될 수 있다.

외전족(Pes Metatarsus Adducts)

외전족은 선천적인 발 변형으로 최대각으로 발등이 굽혀 있다. 때때로, 해당 발등면은 정강이뼈의 전면부까지 자리 잡을 수 있다. 발꿈치뼈는 바깥굽은 상태이다.

본 변형은 여아들에게서 보다 많이 나타나며 다른 신경근육계 질환의 요소(즉, 선천다발관절굽음증 또는 신경섬유종증)로서 나타날 수 있다.

치료

만일 해당 발이 수동적으로 정상 위치로 돌아온 경우에는 치료가 고려되지 않는다. 경직된 변형의 치료는 교정 위치로의 운동으로 시작한다. 운동을 지시 받은 환자들은 발바닥쪽굽힘 및 자리바꿈 운동을 하루에 10번씩 수 회 시행한다. 2주가 지난 후에도 치료의 효과를 거두지 못한 경우에는 순차적인 석고붕대 고정을 시작한다.

교정 장비는 환자의 기립을 달성하기 위한 치료의 일부분으로 사용한다. 특수한 보조기 삽입은 발의 기능적 평가를 기반으로 적용된다.

선천성 편평발 (Vertical Talus, Pes Planvalgus Congenitus)

선천성 수직 목말뼈, 선천성 가파른 목말뼈 그리고 선천성 볼록한 바깥 굽은발은 희귀한 선천성 발 변형이다. 목말뼈는 최대로 발바닥쪽굽힘 상태이며, 발배뼈는 목말발배관절에서 탈구되어 있다. 이와 같은 자세는 요람 형상의 발바닥을 야기한다. 이 변형에는 아킬레스힘줄의 단축, 발꿈치뼈 뒤집힘, 앞발벌림과 발등굽힘이 있다(그림 2.3.1-7).

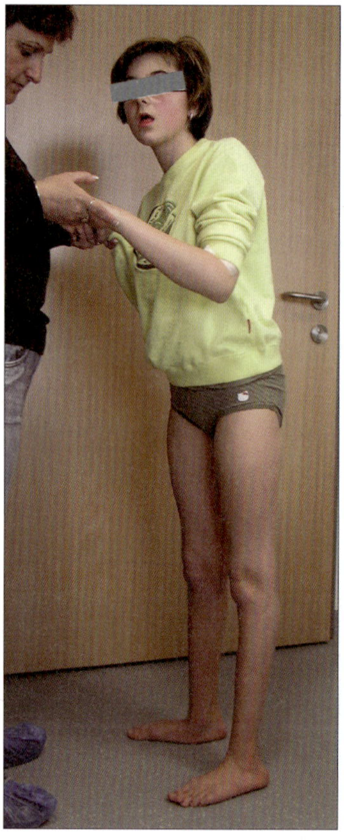

그림 2.3.1-7 뇌성 마비의 외반편평족.

본 변형이 신생아에게 발생할 확률은 십만분의 1이며, 예후적으로 보다 유리한 변이로 독립된 상태이거나 다른 선천성 결함 또는 신경근육계통의 이상을 동반한다.

치료

선천성 수직 목말뼈의 치료는 문제가 많아서 거의 대부분 수술이 필요하다. 치료는 변형 부위에 대한 연쇄석고붕대고정으로 시작하여 발바닥쪽굽힘 및 자리바꿈을 3개월 동안 시행한 뒤에 수술이 적용된다. 원칙적으로, 수술은 물렁조직을 풀어주고 발목뼈를 재배치하여 키르쉬너선(Kirschner's wire)으로 고정시킨다. 경직된 변형의 경우에는 재발의 위험성이 많다. 최종 해결책은 주로 환자의 나이가 더 많아진 후 적용되는 교정 수술이다(Grice에 따른 목말발뒤꿈치 관절외 관절유합술 또는 목말밑 삼중관절유합술).

환자에게 보조 장비를 제공하는 것은 환자의 기립을 달성하기 위한 치료의 일부이다. 특수한 정형외과적 삽입 또는 맞춤형 정형외과적 신는 신발은 기능적 발 평가를 바탕으로 적용된다.

내전족(Metatarsus Varus)

본 변형을 가진 발은 신장의 모양을 나타내며 앞발은 모음과 안쪽번짐, 그리고 발꿈치뼈는 중립적 정렬상태를 갖는다.

내전족은 상대적으로 흔한 선천성 변형이다. 본 변형이 있는 아동 가운데 거의 절반은 양쪽 발 모두에서 나타난다.

치료

상태가 덜 심한 자세 변형은 자발적으로 교정하거나 교정운동을 실시한다. 순차적인 석고붕대고정은 보다 증세가 심각하고 경직된 변형의 경우에 적용된다. 보존적 치료가 효과가 없는 경우에는 4세 이후에 발허리뼈자름술이 필요하다.

과거에는 정렬 상태를 교정하기 위해 신발의 위치를 바꿔 신는 것이 권장되었다(왼쪽 발에는 오른쪽 신발, 오른쪽 발에는 왼쪽 신발).

발가락의 선천적 변형

선천적 엄지발가락안쪽휨

본 변형은 희귀한 선천성 질환으로 큰 발가락이 발허리발가락관절에서 안쪽으로 벗어나있다. 환자 중 1/3이 양쪽 발에 증상을 보인다.

본 변형에 대한 보존적 치료는 성과를 거두지 못했다. 운동, 자세 교정 및 순차적인 석고붕대고정이 효과를 보지 못했다. 이들 변형의 대부분은 수술적 치료가 필요하다.

다섯 번째 발가락 위쪽돌림

본 변형은 다섯 번째 발가락이 모임 상태로 배치된 선천적 변형으로 다섯 번째 발가락은 네 번째 발가락을 가로질러서 위치하고 바깥 회전된 모양이 나타난다. 본 변형은 출생 후 육안으로 확인할 수 있고, 유아기 후반에 신발 착용 시에는 합병증을 경험한다.

치료는 안정화 목적으로 붕대를 이용해 변형을 교정한다. 수술적 중재는 보존적 치료 효과가 없는 경우 적용된다.

가락붙음증 (Syndactyly)

선천적인 발가락 붙음은 기능적 제한을 야기하지 않는다. 모든 발가락이 붙은 경우에는 엄지 발가락들을 수술을 통해 분리시키는 것이 권장된다.

가락과다증 (Polydactyly)

여분의 발가락들이 다섯 번째 발가락, 엄지발가락 또는 중앙(가운데 발가락 중 하나의 중복)에서 발견된다. 중복에는 발허리뼈를 포함하여 하나의 마디뼈 또는 발가락 전체가 포함된다. 가락과다증은 여자에게서 보다 많이 발견되는 흔한 장애이다.

여분의 발가락을 수술로 제거하는 것은 미용 목적 및 기능적 사유와 해당 변형으로 인해 신발을 착용할 수 없는 경우에 시행된다. 수술은 생후 10~12개월 사이에 시행된다.

큰가락증 (Macrodactyly)

결합조직 및 지방조직의 축적이 발가락의 비정상적 비대의 가장 흔한 이유이다. 신경섬유종증이 또 다른 원인일 수 있다.

치료에는 과다 조직을 수술적으로 제거하는 것을 적용한다. 발가락의 기능은 보존된다.

가슴우리의 선천성 발달 장애

오목가슴(Infundibuliform)

본 변형에서, 흉골과 인접한 척추 연골의 하부가 척추방향으로 함몰되어 있다. 본 변형은 대칭 또는 비대칭일 수 있다. 비대칭 변형의 경우, 흉골은 회전되어 있으며 척추옆굽음증이 나타날 수 있다.

본 변형의 발생 확률은 1대 300이며, 남자에게서 보다 흔하다. 본 변형은 독립적으로 발생하거나 마르팡 증후군, 불완전골생성증 또는 구루병과 같은 다른 질환의 증상으로서 나타날 수 있다(그림 2.3.1-8)

진단

진단은 임상적 진찰을 바탕으로 한다. 임상적 진찰은 영상수단과 심장과 폐의 기능적 평가를 실시한다.

흉부 엑스선 촬영이 심장 위치를 확인하기 위해 사용한다. 심전도, 스트레스 테스트(측력계), 심(장)초음파검사 및 폐기능 진찰(폐활량측정법)이 기능적 판단에 도움이 된다.

수술적 중재

수술은 성장이 마무리되기 이전에 심각한 변형에 대해서 적용된다. 목표는 폐기능을 향상시키는 것이다(그림 2.3.1-9, 2.3.1-10)

새가슴(Pectus Carinatum)

본 가슴변형의 특징은 복부방향으로 튀어나온 흉골이다. 본 변형은 폐기능에는 영향을 주지 않는다.

수술적 중재

수술적 중재는 주로 미용 목적으로만 권장된다. 수술을 고려할 경우에는 수술이 심리적 문제까지 해결해 주지 않는 전신 시술이기 때문에 신중을 기할 필요가 있다.

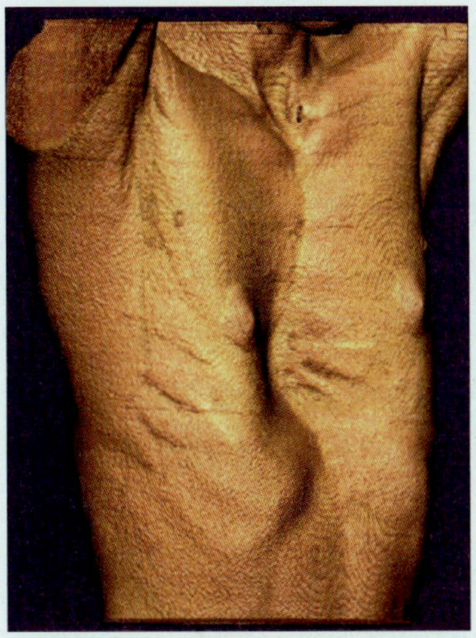

그림 2.3.1-8 CT 3D 재건 - 오목가슴.

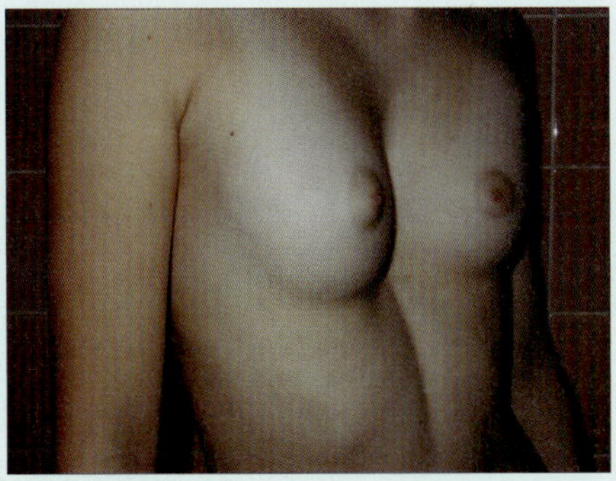

그림 2.3.1-9 14세 여성환자의 오목가슴(수술 전).

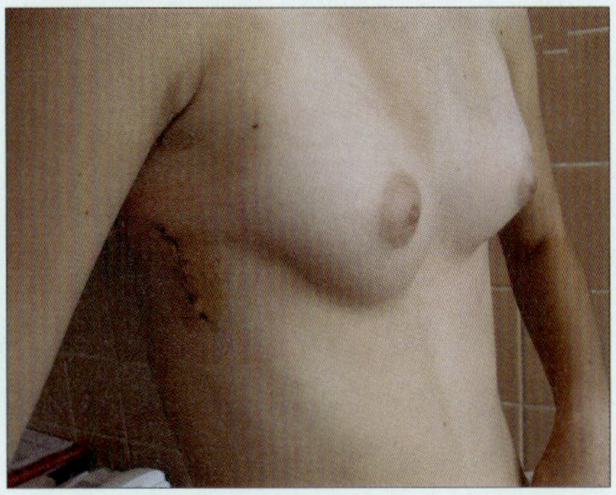

그림 2.3.1-10 동일 환자의 너스(Nuss) 수술 6일 후 모습.

가슴의 선천성 발달 장애에 대한 재활

폐 재활은 가슴의 선천성 발달 장애에 대한 치료의 근본이 되는 방법이다.

본 교재의 일반적 부분에서(2.2 증상학에 따른 분류의 부제인 2.2.2 물렁조직 내 기능적 변화를 참조할 것), 물렁조직과 뼈는 기능 변화에 대한 적응능력을 갖추고 있다. 폐 재활이 올바로 시행되는 경우, 폐 기능은 향상되지만 변형의 구조를 바꾸지는 못한다.

1세까지의 아동일 경우, 폐 재활은 보이타(Vojta)의 반사적 이동운동으로 반사적으로 실시한다.

능동 호흡 운동은 치료에 능동적으로 참여할 수 있는 아동의 호흡 패턴을 해결하기 위해 실시한다. 발살바 및 뮐러 방법의 도움을 통한 가로막 호흡 및 운동은 특히나 중요하다. 운동의 초점은 가슴을 완전히 팽창시키기 위한 환자의 노력에 맞춰진다. 이를 달성하기 위해서, 복근이 협력적으로 작용하여 가로막의 중심건이 완전히 아래쪽으로 이동 할 수 있도록 한다. 복근은 가로막 수축 시 고정점을 형성한다. 들숨을 하면서 가슴안 압력이 증가할 때 배벽이 안으로 들어가면서 꺼지도록 하면 안된다. 가슴 근육의 협력적 활성화는 가로막이 완전히 활성화된 경우 해당 변형의 교정에 중요하다.

가슴우리의 물렁조직 기법(특히, 근막의 이완) 및 물렁조직 기법, 그리고 척추 가동술은 재활 치료의 중요한 요소들이다.

재활은 가슴우리에만 초점을 맞추지는 않는다. 전체적인 자세를 보고 실시할 필요가 있다. 만일 유아 환자가 협조를 잘 하는 경우, 보이타(Vojta)의 반사적 이동운동 치료법이 동시에 적용된다.

척추의 선천성 발달 장애

척수정중갈림증(Diastematomyelia)

척수정중갈림증은 뼈-연골 중격(섬유 모양의)에 의해 척수와 경질막주머니가 비대칭적으로 둘로 나뉘어져 척수 내 분리된 상태이다.

급속하게 성장하는 동안 장애 수준 이하의 신경계 문제는 본 장애의 첫 번째 징후일 수 있다. 척수정중갈림증은 선천성 척주옆굽음증으로 나타날 수 있다. 본 장애가 있는 환자는 결함 부위에 척수병변이 나타날 수 있기 때문에 선천성 척주옆굽음증에 대해 수술적 중재를 고려할 필요가 있다.

수막척수탈출증(Meningomyelocele)

수막척수탈출증은 신경관이 닫히지 않는 선천적 변형이다. 척추의 특정 부위에 장애가 있으며 척수막과 신경구조(척수와 신경근)를 담고 있는 주머니가 장애 수준으로 돌출된다.

이러한 단계에서, 척수와 척수신경뿌리는 구조적으로 손상을 입고 임상적 양상은 특정 수준의 척수병변으로 나타난다.

치료

수막척수탈출증이 있는 유아는 척수막과 신경구조를 담고 있는 주머니를 절제시키고 신경 구조를 척추 내부로 되돌리는 응급 수술이 시행된다. 재활은 수술 직후 시작한다. 보이타의 반사적 이동운동은 재활 치료의 토대를 이룬다. 재활의 목표는 척수 구조의 복구라기 보다는 오히려 보존된 신경 구조의 기능적 잠재성을 극대화하는 것이다. 치료는 또한 척추 병변과 동반되는 증상 특히, 환자가 감염으로부터 합병증에 걸릴 위험성을 높이는 실금 증상을 해결한다.

클리펠-파일증후군(Klippel-Feil Syndrome)

본 증후군은 둘 또는 그 이상의 목뼈가 선천적으로 붙는 것이다. 임상적으로는 기운목과 유사하다.

치료

보존적 치료가 실시되며 재활은 출생 직후 시작한다. 보이타의 반사적 이동운동은 환자의 생후 1년 동안 중요한 역할을 한다.

유아가 적극적인 협조가 가능할 나이가 되면 물렁조직 기법과 근육이완을 실시한다. 적극적 치료는 안면, 목 그리고 몸통 근육 내 근육 불균형 교정에 주안점을 둔다. 발달 위치 및 순서로 실시하는 능동 운동을 가장 많이 사용한다. 클랍의 네발기기 및 고유수용성 감각 촉진 기법 또한 적용될 수 있다.

밀치기 도수기법(Thrust manipulation technique)은 본 선천성 발달 장애에서는 사용되지 않는다.

척추갈림증(Spina Bifida)

척추갈림증은 척추뼈 고리가 닫히지 않는 상대적으로 흔한 척추의 선천성 발달 장애이다. 이 질환은 모든 척추뼈에 영향을 줄 수 있으나 대부분은 L5 또는 S1 척추뼈 고리와 연관된다. 본 장애는 경질막주머니 또는 신경구조에는 영향을 주지 않고 척추 가동성을 제한하지 않는다.

2.3.2 과부하로 인한 물렁조직 손상

본 장에서는 관절주머니, 인대, 힘줄 및 윤활주머니의 손상을 다룬다. 아래에서는 구체적으로 힘줄 손상에 초점을 맞춘다.

힘줄 손상 / TENDON INJURIES

힘줄 손상은 정형외과적 재활 시 마주치는 가장 흔한 물렁조직 문제이다. 병인과 손상의 특성을 고려할 때, 힘줄 손상 치료는 매우 어려워 때때로 실패한다.

병인 및 발병기전

힘줄 손상의 병인 및 발병기전에는 다양한 요소들이 있다. 병인론에서 보면, 외부 요인과 내부 요인이 있다. 주요한 외인 요소는 빈번히 반복되는 부하로 이는 부종과 그에 따른 과부하된 조직의 허혈을 일으킨다. 다른 외부 요소에는 외상, 미세외상, 한기 및 독성힘줄손상이 포함된다. 내부적 요소로는 혈관, 대사 및 내분비 영향, 뼈형성이상 및 CNS 기능이 포함된다. 만성적으로 힘줄이 손상된 환자들에게서 역학적 과부하는 관절 내부 뼈치우침, 다리길이 불일치, 근육불균형 그리고 관절 유연성 문제(분절별 가동성 제한뿐만 아니라 과 가동성)와 같은 해부학적 소인에 의해 증폭된다. 소위 과도기가 이러한 과부하에 대부분 기여하며 여기에는 손상된 해부학적 구역이 활성화되는 방식의 변화, 예를 들어, 테니스 라켓 교체, 달리기 중 신발 교체 등이 포함된다.

본 손상은 중년기에 가장 많이 발생한다. 운동 선수들에게서 흔하고 주된 원인으로는 올바르지 못한 훈련 방식, 훈련 양의 변화 또는 손상된 부위에 부하가 가중되는 방식의 변화이다.

힘줄염증은 종종 전신성 질환의 첫 번째 발현이다. 힘줄염증은 다른 진단을 하는 동안 염두에 둘 필요가 있다.

진단학

임상적 양상

힘줄 부착 부위에서의 통증이 부착부병증의 징후라면 힘줄 내 통증은 건병증의 주관적 징후이다. 통증은 국소적이며 하중이 실리면서 나타나고 휴식 시 줄어든다.

객관적으로 확인된 바는 다음과 같다: 손상된 힘줄의 촉진 또는 힘줄 부착에서, 그리고 근복 내 근긴장도 증가 및 반사적 변화 시 통증. 해당된 근육의 저항 테스트는 양성 반응을 보이거나 손상 부위에 저항을 주는 움직임(해당 근육의 활성화)은 힘줄 부착 부위에서 통증을 유발한다. 병리학적 임상적 양상은 손상된 분절의 관절 내 제한된 반동을 포함한다. 건병증 및 부착부병증은 별도로 나타날 수 있거나 힘줄윤활막염(힘줄주위염)이 동반될 수 있다.

2

건병증(Tendinosis)

건병증은 퇴행성 힘줄 손상이다.

부착부병증(Enthesopathy)

"근육힘줄뼈부착부위(enthesis)"라는 용어는 근육이 부착되는 부위, 뼈의 부착 부위, 부착된 유리질 연골, 연골막과 뼈막으로 부드럽게 이행되는 복막 및 추가적인 구조들(윤활주머니, 종자뼈)을 포함한다.

부착부병증은 힘줄 부착에 대한 퇴행성 손상 또는 힘줄 부착에 국한된 건병증이다.

건주위염, 힘줄주위염, 힘줄윤활막염(Paratenonitis, Peritendinitis, Tenosynovitis)

이 질환들은 힘줄이 실제로 염증에 의해 손상되지 않는 두 층으로 된 힘줄윤활집 염증이다. 여기에는 아킬레스 힘줄, 엄지손가락의 긴 외전근 및 짧은 폄근 힘줄(드퀘르벵 힘줄윤활막염) 그리고 손가락의 굽힘힘줄(오른손의 집게 손가락/엄지손가락)이 포함된다.

영상 진단 방법

진단에 사용되는 영상 방법으로는 초음파 및 자기공명 영상이 있다. 초음파 영상은 쉽게 이용할 수 있으나 자기공명 영상이 물렁조직 진단 시에는 보다 정확하다.

영상 검사의 목표는 손상된 염증성 부위와 퇴행성 부위

를 구별하거나 퇴행성 부위를 따라 나타나는 부분적인 힘줄 파열을 확인하기 위함이다. 검사 결과를 통해서 치료를 어떻게 할지 선택한다.

감별 진단

감별 진단의 측면에서, 다음의 것들이 구분되어야 한다: 척추의 관여, 말초성 압박 신경장애, 무균괴사, 박리성 뼈연골염, 및 염증이나 대사성 질환의 일부로서 전신 건병증.

동시에, 특정 경우에는 만성구획증후군이 나타날 수도 있음을 기억할 필요가 있다. 이 증후군은 특히 본질적으로 등척성 운동을 하거나, 매우 강도 높은 근육 활동 후에 대부분 나타난다. 이런 경우, 해당 징후들이 부착부병증과 유사하지만, 치료 전략은 완전히 다르기 때문에 감별진단이 정말 중요하다.

건병증에 적용되는 동일한 치료가 적용되는 경우 의원성 손상(iatrogenic damage)을 초래할 수 있다.

국소화 (LOCALIZATION)

상지(Upper Extremity)

- 돌림근띠건병증
- 가쪽위관절융기염(테니스 팔꿉증)
- 내측위관절융기염(골프 팔꿉증)
- 드퀘르벵 증후군
- 손가락굽힘근육의 협착성힘줄윤활막염

하지(Lower Extremity)

- 엉덩이모음근부착부병증
- 햄스트링근부착부병증
- 넙다리곧은근부착부병증 - 위앞엉덩뼈가시 상에서 기원 또는 무릎뼈 기저에서의 부착
- 무릎뼈건병증(jumper's knee)
- 아킬레스힘줄의 건주위염, 힘줄주위염 또는 건병증
- 뒤정강근의 건주위염, 힘줄주위염 또는 건병증
- 짧은발바닥근의 부착부병증

치료

올바른 치료 방법을 선택하기 위해 급성형 손상과 만성형 손상을 구분하는 것이 중요하다.

급성형(Acute Form)

급성힘줄손상은 고된 반복 작업(페인트 칠, 나사 조이기 등) 후에 나타난다. 급성형의 경우, 염증이 주를 이루고 임상적 양상은 휴식 시 통증, 부종, 발작, 체온 상승 그리고 힘줄 주위염 및 뼈 마찰음과 같이 염증 가운데 흔히 볼 수 있는 징후들이 주를 이룬다.

치료는 다음을 포함한다.

- 휴식 및 안정화(정형보조기구, 부목)
- 국소 및 전신 항염증제
- 코르티코스테로이드의 국소 적용

만성형(Chronic Form)

일방적으로 반복된 부하로 인한 장기적 미세외상은 만성 손상(늦은 나이에 시작한 경우, 가장 흔한 원인은 잘못된 작업 자세 또는 운동 부하)을 유발한다. 퇴행성이 만성형에 주를 이룬다. 임상적 양상은 움직임 시작과 함께 시작되는 통증, 부하 중 그리고 이후의 통증을 포함한다. 힘줄은 촉진 중에 통증이 나타나고 구조적 변화가 피부 표면과 가까운 곳에서 발견되는 힘줄에서 촉진될 수 있다(아킬레스힘줄, 무릎힘줄, 손목 및 손가락 굽힘근 및 폄근)

치료는 다음을 포함한다.

- 재활
- 수술적 중재

재활 (REHABILITATION)

일반적인 원칙

재활은 손상의 원인과 발병기전에 기반해야 하고 여러 단계를 통해서 순차적으로 실시해야 한다. 재활 중에 힘줄은 다음과 같은 내용을 치료한다 - 통증의 원인, 힘줄과 부하와 염증 및 통증을 발생시키는 원인.

통증 부위 또는 근육 부착 시작점에 영향 미치기

손상된 근육의 부착 시작점에서 통증의 원인이 되는 부종과 염증의 치료는 국소 치료의 목표이다. 물리치료는 물렁조직 기법과 손상 부위의 관절 가동화를 포함한다.

권장되는 요법은 진통효과가 있는 처치(전기요법: DD 전류, TENS)와 항염증 효과가 있는 처치(광선요법: 바이오램프, 레이저)가 포함된다.

근육 내 변화에 영향 미치기(근긴장도 및 해당 근육의 반사적 변화), 해당 부위의 근육에 대한 상호 수축 훈련

근육 이완 및 중립(중앙) 관절 정렬에서 관련된 상하지의 바른 근육 상호수축을 달성하는 것이 본 치료의 목표이다. 물리치료는 등척성후 이완운동(PIR), 반중력 이완운동(AGR), 그리고 브뤠거의 뜨거운 수건 말기 기법을 포함하는 분석 기법(analytical techniques)을 활용한다. 신경생리학적 기반의 운동 또한 포함된다: 보이타의 반사적 이동운동, PNF, 감각운동, 그리고 닫힌 운동사슬 운동. 물리적 요법에는 (근육이완으로서) 초음파 또는 혼합된 전기치료를 실시한다.

자세기능의 영향

근육 내 국소적 변화에 대한 치료는 올바르지 못한 자세 및 병리학적인 편향된 동작에 대한 치료와 병행될 때만 효과적이다. 물리치료는 물렁조직 기법, 척추 가동술, 요골반 안정화 시스템의 근육활성화와 요골반 안정화 시스템의 올바른 패턴 내 활성화를 포함한다. 치료에는 감각운동 요소도 포함된다. 운동은 중립적(중앙) 관절 자세에서 행해진다.

움직임 체계의 수정

환자 문제를 유발하는 병리학적 움직임 패턴은 수정된다. 수정 및 부하량 제거는 손상의 정도에 따른다. 운동 중과 운동 후에 통증이 나타나는 경우에는 부하는 수정될 필요가 있다(부하 중에는 통증은 최소화되거나 사라진다). 만일 통증이 운동 중에는 나타나거나 심화되면 부하는 완전히 제거될 필요가 있다.

보조 장비

재활 치료는 해당 부위의 생체역학적 비율을 향상시키는 보조도구를 사용한다. 그리고, 손상된 근육에 부하를 줄이거나(위관절융기 보조기, 무릎뼈 아래 스트랩, 테이핑) 또는 하지의 중립적(중앙) 관절 정렬 상태를(정형외과적 삽입) 가능하게 한다.

치료 접근방법

재활은 힘줄 과사용 손상에 대한 선택적 치료이다. 근본적인 치료의 원리는 일반적으로 개별 진단에 대해 상이하지 않다.

치료 접근방법을 선택 할때, 건병증은 치료가 급성과 만성에 따라 크게 다르기 때문에 급성 또는 만성의 여부를 정확히 파악할 필요가 있다.

만성 단계는 문자 그대로의 의미처럼 손상 지속 기간으로 진단될 수 없다(만성 단계의 경우에는 6주 이상 지속된다). 주관적인 문제의 지속 기간보다는 병리학적 부하의 기간이 진단을 위해 사용될 필요가 있다. 환자가 비록 오랜 시간 동안 특정 증상을 보이지 않더라도 운동 자세, 올바르지 못한 훈련 기술 등이 만성적인 문제를 야기한다. 만성형 손상에 대한 치료 전략을 세우기 위해서는 과거력이 필수이며 여기에는 작업부하 또는 운동 부하의 유형 및 수단에 대한 질문이 포함된다. 이어서, 우리의 관심은 운동 부하의 변화 및 운동 부하 유형 및 수단이 환자의 증상에 미치는 영향의 가능성에 있다. 즉, 환자가 운동 습관, 운동 장비를 교체했는지 또는 이들이 새로운 운동을 시작했는지의 여부이다.

만성 단계에서, 부동화는 근육 위축증을 일으키기 때문에 유익하지 않다. 오히려, 기능장애를 적극적으로 치료할 필요가 있다. 만성 단계에서, 코르티코스테로이드의 투여는 금기된다. 코르티코스테로이드의 반복된 투여는 임상적 진찰 시 피부와 피하조직을 위축시킨다. 수술 중에는, 괴사와 섬유증 근육 재형성이 나타난다.

정도의 심각성을 진단하고 치료 전략을 수립할 때, CNS의 피질 가소성 또는 이완 및 선택적 움직임 능력이 평가될 필요가 있다. CNS의 조절 과정에 있어서 기능장애는 여러 환자에서 만성적 힘줄손상의 주된 원인이다. 이러한 기능장애는 전문적인 직업으로 인한 고정적인 편측 방향의 부하를 주게 되는 사람들(전문 음악가, 하루 종일 컴퓨터 작업을 하는 사람들 등)에게서 확연히 나타난다. 예를 들어, 이들은 팔이음뼈근을 이완시키는 동안 손목을 움직일 수 없었다. 이들의 상하지는 안정화 근육 내에서 과도한 등척성 활동을 가진 "블록" 형태로 움직인다. 이는 순환계통에도 중대한 영향을 미치기도 한다. 이와 유사하게, 새로운 운동과 움직임 효율성이 결여된 활동을 하는 이들에게서 문제들이 발견된다. 예를 들어, 테니스의 경우, 환자는 스트로크를 마무리하고 다음 스트로크 이전에 앞팔 근육을 이완시키지 못하고 끊임없이 등척성 수축 상태를 유지한다. 등척성 수축은 심각한 순환계통의 문제가 나타나 구획증후군을 유발할 수 있다. 단지 주관적 문제와 국소적 발견만을 진단하는 것으로 문제의 원인을 해결하지 못하기 때문

2

에 위와 같은 상황을 분석할 필요가 있다.

힘줄과 관련된 증상은 항상 근육 내 국소적으로 증가한 긴장이나 연축 또는 구조적인 재형성 변화와 관련 있다. 이러한 변화들은 손상된 근육에만 국한되지 않고 기능적 장애가 사슬처럼 형성되어 다른 근육의 안정화 기능 내에 움직임에 영향을 미친다. 예를 들어, 위관절융기염의 경우, 통증유발점이 팔이음뼈근 또는 손근육에서 발견된다. 이러한 국소적 연축을 이완시켜주는 것이 각 건변증 치료의 표준이 되는 요소이다. 통증유발점 이완은 손으로 심부 근육 마사지를 적용하거나 등척성 후 이완운동을 통해 이루어진다. "건침" 요법 또한 효과가 있다. 적용되는 물리적 기법에는 순환 증가(교대욕), 전기치료, 초음파 그리고 혼합치료를 실시한다. 일부의 경우, 충격파 초음파가 적용된다.

건병증 치료 중에는 근육의 안정화 기능을 강화시키기 위한 운동을 실시해야 한다. 왜냐하면 건병증 발병의 중대한 원인이 되기 때문이다. 이는 높은 수준의 운동선수들에게서 흔히 나타난다. 만성적 위관절융기염의 경우, 앞팔 근육뿐만 아니라 앞팔의 안정화 기능에 중대한 영향을 미치는 하부 어깨뼈 안정근에 주목해야 한다. 이와 유사하게, 모음근의 만성적 힘줄 통증의 경우에는 골반저, 가로막 그리고 하부복근의 안정화 기능에 집중해야 한다. 운동은 해당 근육에 대한 집중적인 활성화다는 이들 근육의 안정화 기능을 포함해서 실시해야 한다. 건병증 치료의 효과는 치료 자극을 통한 원심성 운동으로 증가된다. 만일 힘줄에 미세열상이 일어난 경우, 치료 재활은 힘줄 손상을 유발하는 부하의 정도에 대한 내구성 강화를 포함시켜야 한다. 실제 치료 접근방식과 건병증의 원인이 해결될 필요가 있다.

작업 환경 내 인체공학(워크스테이션 수정)이 중요하다. 운동선수의 경우, 훈련양과 훈련 장비의 유형과 규모가 평가되고 수정된다.

2.3.3 퇴행성 관절질환 (Degenerative Joint Diseases)

일반적으로 퇴행성 관절 질환은 만성적 과부로 인해 발생한다. 퇴행성 관절 질환은 대부분 관절연골에 영향을 미치고 나중에는 연골밑과 주변 물렁조직(관절주머니, 인대)에도 영향을 준다. 뼈관절염은 가장 흔한 퇴행성 관절 질환이다.

퇴행성 관절질환 / OSTEOARTHRITIS

뼈관절염(OA)은 남녀를 가리지 않고 인구의 12~15%에 만연해 있을 정도로 가장 흔한 관절 손상이다. 본 질환은 75세 이상 노인 중 80% 이상에서 발견된다.

뼈관절염이란 용어는 앵글로-색슨 족의 문학에서 사용되었다. 본 용어는 퇴행 및 염증이 동시에 발생하는 질병을 의미한다.

본 용어가 전통적으로는 퇴행이 일차 과정이고 염증은 단지 이차 과정(합병증)으로 이는 치료에 의해 줄어들거나 제거될 수 있음을 암시한다.

병인 및 발병기전(ETIOLOGY AND PATHOGENESIS)

뼈관절염은 연골의 기계적 특질 내 변화로 나타나는 관절 질환이다. 병인론적 관점에서, 뼈관절염은 일차 또는 이차로 구분될 수 있다.

일차(특발) 뼈관절염

관절연골 대사 장애가 본 질환 발병의 기초적인 원인이 된다.

이차 뼈관절염

이차 뼈관절염에서 퇴행 원인으로 알려진 바는 다음과 같다.

- 해부학적 – 선천적 형성이상, 레그-칼베-페르테스병, 다리 길이 차이, 과운동성 증후군
- 외상성 – 관절외상(탈구, 탈구 및 관절내골절), 만성적 미세외상(운동 중 과다부하)
- 대사성 – 당뇨병(DM), 통풍, 스테로이드 대사 결핍
- 염증성 – 류마티스 관절염, 패혈성 관절염

질환을 앓고 있는 관절에서 발견되는 과정은 다음과 같다.

1. 연골 손상 – 연고 표면이 거칠고 고르지 못함. 국소적인 문제가 초기에 연골 내에서 발생하고 후에 연골 손실이 발생함.
2. 연골밑뼈의 재형성활동 – 뼈모세포 활동이 증가하고 연골밑뼈는 경화되며 경화된 뼈의 미세골절이 발생할 수 있음.
3. 뼈곁돌기 형성
4. 연골밑뼈 하부 골수에 거짓낭(pseudocysts) 형성

진단(DIAGNOSIS)

뼈관절염의 진단은 임상 및 소견을 바탕으로 한다.

임상적 양상

환자는 주로 국소적인 염증성 변화와 윤활막염으로 인한 통증 때문에 의사의 도움을 구한다. 이는 대개 뼈관절염이 활성화된 유형이다. 상태가 진행되면, 통증은 관절 변형으로 나타나고 중대한 기능 제한을 초래한다. 대부분의 엑스선 소견은 환자가 가진 문제점의 심각성과 상호 연결되지 않는다. 병리학적인 엑스선 소견이 뚜렷한 일부 환자에게서는 증상이 나타나지 않는 경우도 있다. 대부분의 증상은 큰 관절에서 나타난다.

주관적 증상: 뼈관절염 통증 원인은 관절내 압력 증가, 염증성 윤활막염, 뼈막분리, 근육부착, 힘줄 및 관절주머니의 긴장 증가, 근긴장도 증가, 신경성 통증, 또는 뼈 충혈(bone hyperemia)로 설명된다. 뼈관절염에서, 통증은 주로 활동과 함께 나타나고 휴식으로 완화된다. 일반적으로 움직임 시작 시에 통증이 나타나며, 뼈관절염이 상당 수준 진행된 경우에는 휴식 중에도 나타날 수 있다. 관절경직은 주로 30분 미만이다. 관절 가동성은 위치에 따라 감소하며 관절 불안정성은 증가한다. 만일 체중을 감당하는 관절에 질환이 생긴 경우에는 보행은 제한되고 상지 관절 또는 손의 소관절이 제한될 때는 자가 관리가 제한된다.

객관적 증상: 마찰음을 동반한 관절윤곽의 비대, 물렁조직 부종 및 삼출물, 전형적인 밖굽이(안굽이는 빈도가 낮음) 발생과 함께 무릎관절변형, 제한된 수동적 관절가동범위 및 움직임 패턴 문제.

영상 진단 방법

방사선 사진은 뼈관절염 진단에 있어서 표준이다.

엑스레이상에서 관찰되는 퇴행성 관절의 징후는 다음을 포함한다.

1. 관절 표면의 연골밑 경화
2. 관절 공간 협소화
3. 관절 표면의 모서리에 뼈곁돌기, 관절 표면과 인접한 뼈의 재형성적 변화(기둥 시스템[trabecular system]의 불규칙성 또는 덜불명함, 연골밑 낭성 변화)
4. 연골 공간의 불규칙성 및 부조화

위치(LOCATION)

엉덩관절증(Coxarthrosis)

서혜부 및 넙다리 내부면에서 무릎 방향으로 확산되는 통증이 주된 주관적인 증상이다. 큰돌기부위 내 통증은 동반되는 윤활낭염의 신호이다. 만일 통증이 둔기 부위에서 나타나는 경우에는 허리엉치성 병인도 염두에 둘 필요가 있다.

객관적 증상에는 제한된 가동성과 함께 하지가 단축되어 앞골반기울임과 골반회전 그리고 척추정렬 변화가 나타난다. 정상적 보행패턴이 변경되어 엉덩이모음근의 약화 시 오리걸음이 나타날 수 있다. 삼출물은 중간볼기근을억제할 수 있다. 트렌델렌버그 검사(Trendelenburg test)에에 양성 반응이 나타나고 안쪽돌림, 외전 및 신전의 제한이 엉덩이 벌림근 및 폄근의 약화와 동반되어 나타난다. 모음근은 증가된 긴장도를 보인다.

무릎관절증(Gonarthrosis)

대부분의 경우 외상성 손상의 결과로 편측성의 무릎 관절증이 젊은 남성들에게서 발생하는 반면 양쪽 무릎관절증은 과체중 여성 노인들에게서 보다 흔하다.

주관적으로, 통증은 체중부하, 고르지 못한 지형에서 보행 중, 그리고 계단을 오를 때 무릎 주변에서 나타난다. 상태가 악화되면 쉬는 중에도 통증이 나타난다. 불안정성 또는 무릎꺾인 현상이 나타날 수 있다(하지의 갑작스럽고 통제되지 않는 무릎꺾임 현상으로 낙상의 경향이 있음).

객관적 증상으로는 좋지 못한 관절 정렬상태 및 축성 변형(밖굽이, 안굽이)이 있다.

그 외의 증상으로는 부종 등이 나타난다. 베이커의 거짓낭(Baker's pseudocyst)이 무릎 뒤쪽에서는 가장 일반적으로 나타난다. 근육 불균형의 평가는 햄스트링 내 근긴장 증가, 넙다리 네갈래근(특히, 안쪽 넓은근) 억제를 통해서 가능하다. 마지막으로, 관절가동범위 및 무릎 굽힘 구축 제한이 관찰된다.

관절염이 발생하는 기타 부위로는 발목, 어깨, 팔꿈치 그리고 손목 관절이다.

치료(TREATMENT)

약물요법

전신성 (Global)

증상관련 진통 치료는 진통제, 비스테로이드계 항염증제(NSAIDS)를 적용한다.

원인적 치료는 증상에 따라 서서히 작용하고 효과가 오래 지속되는 약물투여를 적용한다. [SYSADOA – 글루코사민(glucosamine sulfate), 콘드로이틴 황상(chondroitin sulfate), 히알루론산(hyaluronic acid), 디아세레인(diacerein)].

국소성 (Local)

젤 또는 연고 형태의 비스테로이드계 항염증제가 적용되고 코르티코스테로이드는 염증성 관절 통증 또는 휴식 중의 통증 시에 관절 내에 적용한다.

SYSADOA는 관절 내에 적용한다.

수술 방법

수술은 관절경 시술을 포함하는 관절표면 치료(연골 죽은 조직제거술), 부하량 분배에 영향을 주는 수술(교정 뼈자름술) 그리고 관절 대치술 – 이식성형술로 나눈다.

재활(Rehabilitation)

재활 치료가 중요한 역할을 한다. (운동치료를 강조한 물리적 기법).

재활 치료 선택은 질환의 단계와 활성화 수준에 따른다. **과민성 단계**에서는, 관절탈출(joint exodus) 현상이 특히 무릎 관절에 윤활막염의 증상으로 나타날 수 있다. 삼출물은 수의적인 넙다리네갈래근 수축을 막고, 동적 안정근의 위축을 유발하여 관절 불안정성을 야기한다. 이러한 단계에서, 2~3일 동안 적절한 자세와 함께 휴식을 취하는 방법을 적용한다. 엉덩관절증의 경우, 굽힘 구축에 영향을 주는 엎드림 자세, 손상된 하지의 추가적인 회전 자세를 방지하기 위한 하지의 중립적 자세로 바로눕기를 한다. 비활동으로 인한 위축증을 방지하기 위해 복부, 둔부 및 넙다리 근조직의 등척성 운동이 시행된다. 슬링 또는 물을 이용하는 수동적 움직임은 체중부하가 감소되기 때문에 도움이 된다. 통증 완화를 위해서 넙다리뼈 목 방향 또는 다리의 축을 따라서 수동 견인치료를 적용한다. 관절 통증이 해소되고 난 뒤에는 길이가 짧아진 근육을 풀어주고 능동 운동을 점차 증가시키는 것에 중점을 둔다. 보행을 위해 앞팔목발이 권장되고 환자가 향후에는 손상된 하지와 반대편의 상지에 외다리지팡이(single point cane)를 사용하게 된다. 하지 증상이 개선되면, 저항성 운동 및 도르래와 같은 장비를 활용한 능동 운동의 범위를 늘려간다. 관절에 과부하를 주고, 통증이 유발될 정도의 운동범위 끝까지, 그리고 스윙을 하는 움직임은 모두 피해야 한다. 무릎관절에서, 삼출물은 운동 시작 전 제거되어야 한다. 목표는 무릎을 완전히 편 상태를 것으로, 무릎을 편 상태로 하지의 자세를 잡을수 있거나, 최소 10도 정도의 굽힘 상태와 폄 상태를 번갈아 가면서 할수 있어야 한다. 무릎뼈 가동성은 넙다리네갈래근의 올바른 기능을 위해서 필수적인 것이며, 이러한 이유로 무릎뼈 가동술은 치료 프로그램에 포함시켜야 한다. 분명한 것은, 안쪽넓은근을 포함하여 햄스트링 유연성 및 능동적 넙다리네갈래근 강화를 실시해야 한다. 손상 유형을 기반으로 환자는 다양한 종류의 보조기를 사용할 수 있다. 불안정한 표면과 감각운동은 물리치료의 중요한 요소이다.

물리적 요법 (Modalities)

수중 치료는 개별 또는 그룹 운동으로 진행되며 체중이 실리지 않은 상태에서 움직일 수 있도록 한다. 월풀은 부종을 줄이고 통증을 감소시키는 효과가 있다. 근육이완을 위한 전기치료가 적용될 수 있다. 과민성 단계에서, 충혈이 발생되지 않는 범위에서 통증을 감소시키는 전기치료는 효과가 있다. 만성 단계에서는 열치료를 실시한다.(단파, 극초단파 열치료)

움직임 방법의 교정

뼈 관절염 환자에게서는, 손상된 관절의 과부하를 피해서 부하를 최소화하는 것이 가장 기본적인 원리이다.

체중감소는 비만 환자들에게서 또 다른 삶의 방식을 위해서 필요하다.

교정 장비

교정 장비는 손상된 관절에 부하를 줄인다. 대표적으로 정형외과적 신발 및 깔창이 있다. 관절염이 진행되면 체중부하를 받는 관절에 영향을 주게되고, 환자는 외다리 지팡이 또는 팔꿈치 목발 사용이 권장된다. 보조기는 이차 불안정성과 축성관절변형 관절이 있는 환자들에게 처방될 수 있다.

관절성형술(Arthroplasty)

관절성형술에 의한 관절치환(Joint replacement)은 해당 관절이 극심한 통증의 원인이거나 관절 기능이 상당히 악화된 경우에 이용된다. 여러 해 동안, 엉덩이와 무릎 관절이 흔히 대치되어온 반면 어깨, 팔꿈치 그리고 발목 관절은 최근에 들어서야 적용되기 시작했다.

손허리손가락 및 손가락관절과 같은 손의 작은 관절들에 적용되는 수술 방법들이 진화하고 있다. 임플란트는 주로 금속 재료(강철, 금속 합금 및 티타늄)로 제작되고 접촉면은 금속, 폴리에틸렌 또는 세라믹으로 제작된다. 기본적으로 시멘트 및 비-시멘트 관절치환의 두 가지 종류가 존재하나 하이브리드 임플란트 또한 이용되고 있다.

관절성형술의 권장은 손상된 관절이 기립에 관계된 체중부하 관절인지의 여부, 관절가동범위제한이 환자의 독립성에 있어서 큰 영향을 주는지, 그리고 동반질병과 기타 가능한 사유로 인해 임플란트가 용인되지 않거나 거부되는 가에 따르는 등 개별 관절마다 상이하다.

관절성형술 후 재활(Rehabilitation)

실제 물리치료는 수술 전과 수술 후의 2단계로 구성된다. 수술의 성공 여부는 시행되는 물리치료의 질적 수준에 어느 정도는 달려있다.

수술 전 단계(Pre-operative Phase)

재활 프로토콜에 앞서 신체운동학적 분석, 측정 평가 및 표준화 설문지(HAQ, FIM)를 이용한 일상 생활의 질적 평가를 포함하는 상세한 진단이 선행되어야 한다.

수술 전 단계는 다음에 중점을 둔다.

1. **손상 관절 치료** - 목표는 손상 부위 구역 내 근육 균형을 교정하고 구축을 줄이는 것이다.
2. 앞팔 부목 또는 보조 부목, 움켜 쥐기 보조 기구를 사용하여 손상된 하지 상의 체중부하 감소를 통한 보행 운동
3. 손상 부위 이외의 상하지를 이용한 자가 운동
4. 호흡 패턴의 수정
5. 전반적인 건강 상태의 개선
6. **환자 교육** - 환자는 수술 후 초기, 초기 기립의 필요성 및 적극적인 재활 노력에 관해 교육을 받아야 한다.

수술 후 단계(Post-Operative Phase)

구체적인 물리치료는 관절 수술용 재활, 수술 처치 유형, 이용되는 관내인공삽입물의 종류 및 의사의 권고사항 등을 (각기 환자의 특수 요소들 즉, 건강 수준, 연령, 골다공증, 류마티스 질환 등의 기타 질병 등)을 고려한 일반적인 원칙들을 기반으로 한다. 수술이 성공적으로 이루어지면 대개는 기본적 기능을 지속할 정도로 통증이 사라진다. 물리치료의 목표는 수술이 이루어진 관절 상에 체중부하 없이 근조직을 훈련시키고 운동패턴에서 변형적 요소들을 제거하기 위한 노력을 하는 것이다. 물렁조직 재건술을 받은 환자의 경우, 물리치료 진행은 의사가 처방한다.

수술 후 초기 단계

수술 후 초기 단계에서는 호흡 운동과 등척성 근수축이 시행된다. 이 시기의 초점은 혈전색전증 예방에 맞춰진다.

재활 원칙(구축 방지, 자세잡기)을 따른다. 물리적 요법(특히, 냉동요법)을 수술 직후 시작할 수 있다.

입원 중 지속

상지 수술 후, 관련된 상하지에 무게를 없애는 것은 중요한 요소이다. 동시에, 운동 패턴 상의 변화로 인한 과긴장되는 부위인 경추와 흉추도 중요하게 강조해서 고려해야 할 부분이다.

봉합 제거 후(물렁조직 기법, 레이저) 절개 부위의 치료는 모든 환자에게 시행되어야 한다.

하지 수술 후에는 부목의 조정 및 보행 패턴 문제가 다루어져야 한다. 팔다리 길이의 교정 또한 다루어져야 한다.

물리적 요법을 이용한 치료는 치료를 돕고 통증을 완화시킨다. 바이오램프나 레이저가 혈종을 줄이기 위해 사용될 수 있다. 냉동요법은 수술 후 초기에 적용된다. 수중운동은 절개 부위가 완전히 아물어진 후에만 적용된다.

온천 치료(Balneologic Treatment)

포괄적인 온천치료는 정형외과의사, 재활의사 또는 류마티스 전문의가 처방하고 3단계 엉덩관절증 및 무릎관절증, 그리고 다른 부위에 관절염이 오래 지속되고 반복된 경우에 시작한다.

포괄적 온천치료는 관절성형술을 포함하여 관절수술 후 1년이 지난 환자들에게 적용한다.

2

홈 케어

환자는 대치된 관절로 인해 만족할 수준의 운동 범위가 확보되고 타인의 도움 없이 또는 체계적 지원이 마련된 상태에서 가정에서 독립적으로 머물 수 있는 안정적인 조건이 갖춰지면 의료 시설에서 퇴원해야 한다. 퇴원 환자에게는 보조 장치가 제공되어야 한다.

입원 중 환자는 가정 운동 프로그램, 금기해야 할 동작, 그리고 수술 관절의 체중부하 상태에 대한 교육을 받는다. 만일 환자가 가정으로 퇴원할 수 없는 경우, 환자는 특수 의료 시설(재활 기관, 보조 생계 시설 또는 숙련된 간호 시설)로 이송된다.

생활방식 수정 및 제한

환자는 관내인공삽입물의 수명, 마모 가능성 및 적정 부하에 대한 교육을 받아야 한다. 이는 행동 수정, 그리고 종종 체중 변화와도 관련 있다.

초기, 관절성형술은 자기공명영상 또는 자기 요법(magnetic therapy)에 대해서는 금기시되었다. 새로운 임플란트 소재가 사용되고 있기 때문에 앞서의 금기는 더 이상 적용되지 않고 있으며 MRI나 자기요법 시행은 의사가 결정한다.

고관절성형술 (Hip Joint Arthroplasty)

고관절성형술은 넙다리와 절구의 두 가지 요소를 가지고 있다. 세 가지 종류의 관내인공삽입물(시멘트성, 비시멘트성 및 하이브리드)이 사용된다.

시멘트성 관내인공삽입물은 주로 노인 환자들에게 이식된다. 비시멘트성 삽입물은 어린 환자들에게 많이 사용된다. 비시멘트성은 수술 전 더 긴 비체중부하 기간이 필요하며 완전부하는 수술 후 약 6~12주 후 발생하는 임플란트의 표면과 함께 뼈표면의 변화가 있고 난 후에야 허용된다.

권장사항

관절성형술은 손상되고 통제되지 않은 관절염 통증, 그리고 염증성(류마티스성) 질환에 권장된다. 이어서, 외상 후손상 또는 대퇴골두의 무혈성괴사의 경우에 권장된다. 또 다른 권장 대상은 몸쪽넙다리뼈 내 종양 제거 후 관절 재건이 있다.

수술 후 재활 프로토콜

수술 후 초기 단계에 호흡 운동, 자세잡기, 능동적 상지 운동, 등척성 하지 운동 그리고 혈전색전증의 예방이 시행된다. 환자는 수술 후 이틀 또는 3일 후 기립할 수 있다. 엉덩이 굽힘 및 벌림 보조, 균형 잡힌 앉기, 운동을 연습한다. 보조 장비로 일어서기와 하지의 체중부하 줄이기가 수술 지침에 따라 시행된다. 점차적으로, 엎드린 상태에서의 운동(벌림과 폄)이 시작되고, 보조 장비를 갖춘 보행 및 수술된 하지의 체중부하 줄이기를 평가한다. 베개를 양 무릎 사이에 두고 수술과 관계없는 하지로 옆으로 눕기를 연습한다. 정렬상태가 외회전된 경우에는, 수술된 하지는 정렬되어야 하고 필요한 경우 회전방지 부츠가 적용된다. 3주차부터 환자는 계단 운동을 시작한다. 매일 엎드려 눕기는 근구축 방지를 위해 중요하다. 환자는 관내인공삽입물의 이탈을 유발할 수 있는 상황 즉, 수술 받은 하지를 몸의 정중앙선을 기준으로 가로지르기, 침대모서리에 앉기, 무릎펴기로 엉덩이굽힘(과도하게 긴 지렛대)에 대한 교육을 받아야 한다. 환자는 옆으로 누운 채로 양 무릎 사이에 베개를 넣는 것에 대한 교육을 받아야 한다(바람직하지 않은 내전 방지). 외회전(바깥돌림, external rotation)은 제외된다. 환자는 퇴원에 앞서 가정에서 할 수 있는 운동에 대한 교육을 받는다. 가정에서는 하루 2~3회 실시하되 느린 속도로 운동량에 상관없이 실시하며, 각 운동은 5~10회 반복하고, 호흡과 병행되어야 한다. 탈구, 수술 후 마비(넙다리 및 궁둥뼈 신경) 그리고 염증성 합병증상은 가장 흔히 나타나는 합병증이다.

수술 받은 하지는 의사의 지침에 따라서 점차 부하가 실려야 하며 점차적으로 부목 사용을 중단하는 것은 관내인공삽입물의 종류에 따른다. 완전 부하는 의사의 별도 지침이 없는 경우 3~6개월 사이에 나타난다.

무릎관절성형술 (Knee Joint Arthroplasty)

적용대상

손상 관절에서 통제할 수 없는 통증이 나타나거나 형태학적으로 중대한 무릎관절증, 염증성 류마티스 질환, 손상 후 상태(특히, 관절 내 골절), 운동 체계의 전신 결핍(파제트병) 그리고 종양 같이 관절 기능에 현저한 장애가 발생한 경우에 시행된다. 시술의 이점으로는 축의 교정이 가능하다.(그림 2.3.3-1, 2.3.3-2A,B)

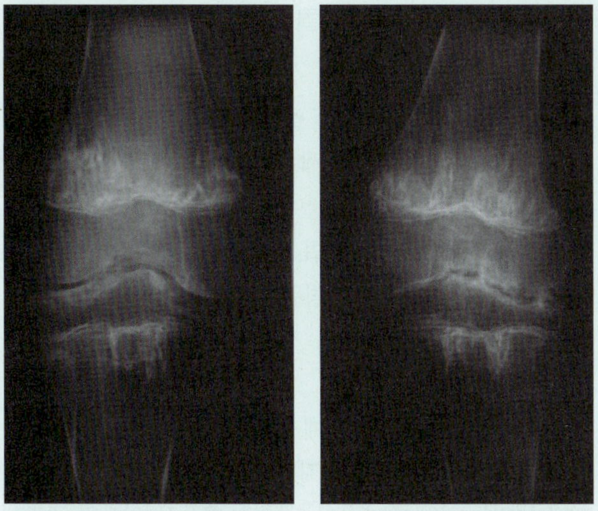

그림 2.3.3-1 무릎, AP 투사. 양 무릎 관절 부위에 현저한 석회화. 넙다리 및 정강관절융기 부위에 손상이 있는 관절 공간의 최대 대칭 협착화.

수술 후 재활 프로토콜

수술 후 초기의 표준 치료는 관련된 사지의 자세잡기, 호흡운동, 사지와 관련이 없는 피트니스 운동, 그리고 혈전색전증 예방을 포함한다. 수술 후 2~3일에 환자는 주로 곧게 선 자세를 취한다. 넙다리 등척성 운동 및 다리의 먼쪽면에 대한 능동적 운동 등과 같은 특정 물리치료를 실시한다. 서기 그리고 걷기는 의사의 지침에 따라 보조 장비 이용 및 해당 하지의 부하를 감소하여 시행한다. 해당 하지의 무릎 관절은 굽힘과 펴기 동작을 교대로 하며 큰 치료 볼을 이용하여 효과를 증대시킨다. 무릎이 충분히 펴진 상태를 유지하는 데에 주안점을 둔다. 냉동요법의 진통 및 항염증 효과가 합병증 예방을 위해 강조될 필요가 있다. 지속적 수동 운동(CPM) 장비와 보조 운동을 시작한다. 환자의 절개 부위가 잘 아물거나 봉합이 제거된 경우 환자는 무리 없이 엎드린 동작을 취할 수 있다. 굽힘 정도도 서서히 커지나 힘을 주어 90°가 넘지 않도록 한다.

각 운동은 5~10회 반복을 하며 하루에 2회를 하되 천천히 하는 것이 가장 좋다. 만일 환자가 사물을 잘 잡는다면(그리고 의사가 금기시하지 않는다면) 앞팔 부목은 수술 직후 체중 부하를 줄인 상태로 사용이 권장된다. 부목은 의사의 권고에 따라 그 사용 빈도를 점차 줄여 나간다. 가시적인 회복은 대개 수술 후 3~6개월 사이에 이루어진다. 이후 환자는 무릎 꿇기, 깊은 웅크림 자세, 그리고 점프동작은 피해야 한다.

발목관절성형술 (Ankle Arthroplasty)

적용 대상

관절성형술은 관절 손상 및 통제 불가능한 관절 통증 시 시행된다. 이러한 상황은 류마티스 질환(특히 류마티스성 관절염)과 관절염(대부분 먼정강뼈의 외상후 관절내 분쇄골절의 이차적 질환)에서 나타난다.

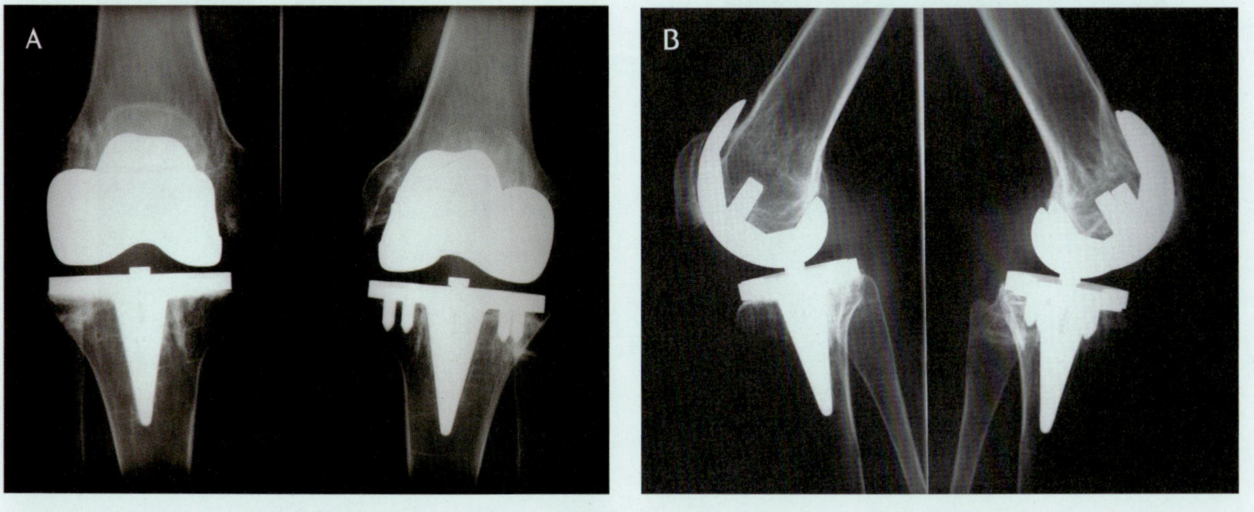

그림 2.3.3-2A,B 어린이특발성관절염. 릴리스의 징후 없이 양 무릎 전체 대치 후 단계(류마티스학회의 방사선진단부의 승인으로 게재).

수술 후 재활 프로토콜

본 수술은 매우 복잡하고 해당 하지는 수술 후 석고붕대 고정 상태로 3~6주 동안 운동이 불가하다. 6~12주 후 하지에 체중 부하를 줄인 채 보행이 가능하다. 소극적이고 보조 운동 및 절개 치료가 재활 개시 시점에 개시된다. 완전한 기능 회복은 대개 수술 후 6~12주 사이에 이루어진다. 재활 치료는 또한 보조기구 평가를 포함하고 환자에게는 특수 정형외과 깔창 또는 정형외과 신발이 제공된다.

어깨관절성형술(Shoulder Joint Arthroplasty)

적용 대상

손상된 관절이 보존적 방식으로 통제가 되지 않는 통증의 근원이거나 관절 기능이 현저히 제한된 경우에 적용된다. 보다 흔한 시나리오는 염증성 류마티스 질환(류마티스성 관절염, 강직척추염), 부상 후 상태, 퇴행성 어깨관절 질환, 움직임 시스템의 결핍 및 종양을 포함한다(그림 2.3.3-3, 2.3.3-4).

수술 후 재활 프로토콜

수술 후 초기 단계에서 상지는 베개를 베고 굽힘 및 약간의 벌림 상태. 그리고 팔꿈치에서 약간의 굽힘 상태를 취한다.(그 결과 해당 자세는 해부학적 정렬에 근접한다.)

혈전색전증 합병증의 예방이 강조된다. 다음 요법이 시행된다: 해당 관절의 냉동요법, 호흡운동, 손가락 및 손목운동, 통증을 유발하지 않는 범위 내에서 수동적 어깨 굽힘 및 벌림, 팔꿈치 운동, 상하지 자세잡기 및 보행 및 휴식 중 걸이(sling) 사용.

지속적인 수동 운동 기계가 활용된다. 어깨 내 근육은 강화되고 환자는 비해당 상지를 이용하여 해당 상지를 굽히거나 벌리는 자세를 배운다. 등척성 운동은 의사의 권고에 따라 시행되고 이후에는 보조를 받은 상태로 어깨 운동 범위 확장과 절개 부위 치료가 시행된다.

수술 후 3주차에 시작되는(의사의 별도 지시가 없는 경우) 어깨뼈(견갑골) 움직임이 없는 적극적인 어깨 운동이 개시될 수 있다. 진자운동이 권장된다. 걸이는 대개 3주 간 사용된다. 특히 ADL 훈련을 위한 작업 치료 또한 치료에 포함된다. 복잡한 치료 개념(가장 흔한 PNF, 보이타의 반사적 이동운동) 또는 이 요소들이 사용되어 수술 후 어깨 상태 재활 효과를 높인다.

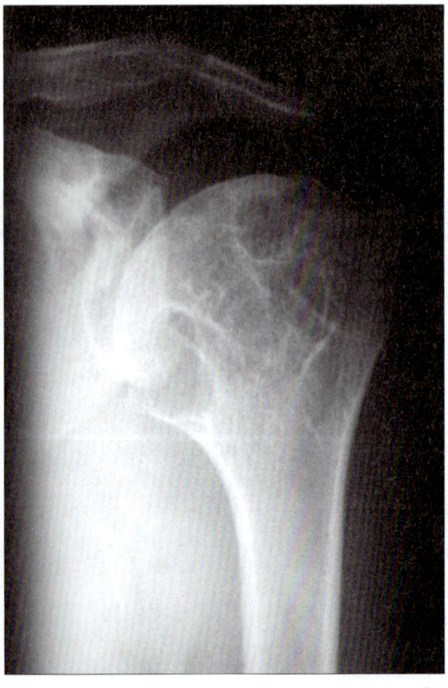

그림 2.3.3-3 왼쪽 위팔뼈머리의 포괄적 낭성리모델링과 손상. 류마티스성 관절염의 진단((류마티스학회의 방사선진단부의 승인으로 게재).

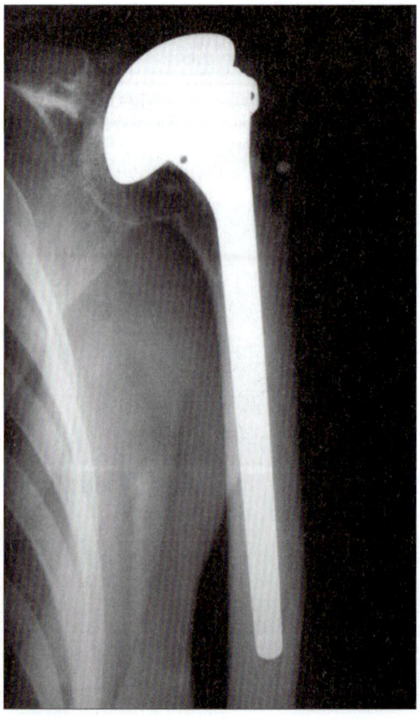

그림 2.3.3-4 이완증상 없이 왼쪽 어깨관절대치술(류마티스학회의 방사선진단부의 승인으로 게재).

팔꿈치관절성형술(Elbow Joint Arthroplasty)

적용 대상

팔꿈치관절대치는 집중적이고 통제불가능한 통증 시 또는 현저한 기능 감소가 나타날 때 특히 양 팔꿈치가 손상을 입고 환자의 독립성에 제한을 가할 때 적용된다. 일상 생활에 충분한 운동 각도는 30~130° 사이이다.

➡ 수술 후 재활 프로토콜

팔꿈치에 대한 수술 처치는 관절주위의 물렁조직의 중대한 재건을 포함하고 물리치료는 의사의 지침에 따라 시행된다.

수술 후 초기에는 컨디션을 위해 비해당 상지를 운동하고 호흡운동이 진행되며 혈전색전증 예방이 시행된다.

치료는 처음에는 수동적이며 보조적으로 이후에 통증을 유발하지 않는 자세에서 시행되어 저항이 없는 능동적인 운동을 이행한다. 운동은 (의사의 별도 지시가 업는 한) 모든 움직임 자세를 포함한다.

2.3.4 염증성 질환 (Inflammatory Diseases)

병인 및 발병기전 / ETIOLOGY AND PATHOGENESIS

염증은 손상에 대한 유기체의 정형화된 반응이다. 이는 선천면역의 필수적 수단이며 항상성의 조절 메커니즘에 속한다. 조직 손상이 과도한 염증 반응 중 나타날 수 있다(자동면역과정). 종종 염증성 반응이 방어 목적으로 개시되었는지 그리고 자동면역 반응의 결과로서 언제 조직손상이 발생하는 지를 판단할 수 없다. 염증성 반응은 혈관이 분포된 조직에서 나타난다. 혈장, 혈액세포, 혈관, 결합조직의 세포 요소 및 세포간 요소 모두가 염증성 반응에 기여한다.

무균염(STERILE INFLAMMATION)

무균염은 급성 또는 만성 과부하에 대한 조직 반응(2.3.2장 과부하가 유발하는 물렁조직 손상을 참조할 것)이며 퇴행성 질환(뼈연골증, 관절증)의 악화 시 발생한다(위의 2.3.3 퇴행성 관절 질환을 참조할 것).

감염성 염증(INFECTIOUS INFLAMMATION)

병인론 기반의 구분

박테리아성, 바이러스성 또는 기생충 인자가 감염성 염증의 근원일 수 있다. 병인론에 기반하여 감염성 염증은 비특이성 및 특이성으로 구분될 수 있다.

비특이성

황색포도구균(Staphylococcus aureus)은 비특이성 고름 염증의 가장 흔한 원인이며 90%의 경우가 감염의 근원이다. 이 박테리아는 항원구조의 변이성, 높은 대사활동, 악화된 대사 상태에 대한 우수한 적응력, 빠른 성장 속도 및 풍부한 효소 성분을 보여준다.

또 다른 원인으로는 연쇄상구균, 프로테우스, 슈도모나스 그리고 대장균을 포함한다. B형 인플루엔자균은 4세 이전의 유아에게서 발견되는 감염의 근원이다. 현재, 병원 내 감염도 주된 문제이다.

특이성

특이성 염증은 결핵, 매독, 브루셀라증 및 진균성 질환을 포함한다.

결핵

결핵은 이 그룹에서 가장 흔한 염증이다. 전 세계적으로, 3천만 명에 가까운 사람들이 다양한 형태의 결핵에 걸려있다. 움직임 시스템에서, 결핵은 해면골, 윤활관절조직 또는 힘줄집에 영향을 준다. 척추가 영향을 받은 경우는 거의 50%에 이른다(포트병). 이 그룹 내 다른 질병들은 흔하지 않다.

임상적 양상

질환이 나타나면 임상적 양상은 중요하지 않을 수 있으며, 다양하게 제시된 내용들을 보면 결핵은 다른 질병을 모방할 수 있다. 증상은 전신 및 국소적이다. 전신 증상은 무력감, 피로, 체중 감소, 야간발한 및 미열이 발생한다. 통증 및 제한된 운동 범위와 같은 국소적 증상도 나타난다.

진찰

처음에 방사능 소견은 음성으로 나타난다. 그 이후, 골다공증과 공간형성이 포착될 수 있다. 현미경 또는 배양 표본은 미생물 양성반응을 보인다(PCR-중합효소연쇄반응은 단 며칠 이내에 미코박테리아를 보여준다).

치료

치료는 장기간의 혼합된 항결핵제 투여를 바탕으로 한다. 수술 치료도 적용될 수 있다. 윤활막절제술이 해당 관절에 그리고 괴사조직절제술은 해당되는 뼈에 시행된다. 결함은 자가이종이식으로 채워진다.

해당 부위의 부동화는 치료의 일부이다. 해당 척추 또는 상·하지 부위에 과부하가 생기면, 해당 부위는 붕괴될 수 있다. 치료의 목표는 해당 상하지의 최대 기능을 보존하는 것이다.

위치에 따른 구분

염증성 반응은 움직임 시스템(근육, 힘줄, 관절주머니, 인대 및 뼈) 내 조직에 영향을 줄 수 있다. 염증성 감염(고름관절염, 골수염, 척추디스크염)은 세균혈증(박테리아가 혈액 순환에 진입)과 패혈증을 일으킬 수 있다. 해당 부위를 바탕으로 다음이 식별될 수 있다.

- 고름관절염
- 고름골수염
- 척추디스크염

고름관절염 (Pyogenic Arthritis)

고름관절염은 관절윤활막의 고름 염증(고름윤활막염)이 발생하는 심각한 질병이다. 관절의 고름 성분은 연골, 인대 및 관절주머니를 파괴할 수 있으며 관절 탈구도 발생할 수 있다. 관절굳음은 종종 고름윤활막염의 결과로 나타난다.

임상적 양상

고열, 떨림 심지어 패열 증세가 흔히 나타난다. 관절은 부어 오르며 통증이 매우 심하다. 관절 움직임은 통증으로 인해 제한되며 피부는 뜨겁고 부어 오르며 붉게 변한다.

진찰

검사실 소견에는 적혈구침강속도(FW)와 C-반응단백질(CRP)가 높게 나타난다. 초음파 검사로 관절 삼출물을 확인한다.

치료

수술 치료(관절주머니 절개)와 세척이 급성 단계에서 시행된다. 동시에, 항생제가 대부분 이중 배합되어 정맥 투여된다. 정맥 주사는 대략 1~2주 소요되고 그 뒤에 경구항생제가 항류마티스제와 함께 6~8주 동안 복용된다.

재활은 수술 다음날 개시된다. 관절 자세잡기와 지속적인 소극적 운동 기계로 소극적 운동범위가 시작된다. 1주 후, 기립 운동이 시행되고 환자에게는 보조 기구가 제공된다.

고름골수염 (Osteomyelitis)

고름골수염(OM)은 비특이성 박테리아 뼈감염증이다. 질환의 진행 상황을 토대로 급성, 아급성 그리고 만성으로 구분될 수 있다.

급성형(Acute Form)

급성 고름골수염은 다음에서와 같이 진행된 감염 유형에 따라 보다 상세하게 구분될 수 있다.

1. 초기 고름골수염, 외인성 - 감염은 외부요인으로부터 직접 뼈로 들어온다.(개방골절, 수술 처치)
2. 혈행고름골수염, 내인성 - 감염은 환자 신체 내부(폐, 신장 그리고 요로, 이비인후 부위 또는 치아 내)에서 시작된다. 감염의 근원은 중심부에서 벗어나 혈행통로를 통해 긴뼈의 뼈몸통끝(허벅지, 팔, 정강이)과 척추뼈몸통과 같이 혈액 순간이 가장 크게 진행되는 구역으로 진입한다.

급성 혈행고름골수염은 유아와 성인의 뼈의 혈액 공급 차이로 인해 유아들에게서 대부분 발견된다. 생후 1년 미만의 유아에게서, 혈관은 성장판을 통해 뼈몸통끝과 뼈끝을 관통한다. 그러므로, 감염은 뼈에서 관절로 자유롭게 확산될 수 있고 관절염을 유발한다. 이 염증성 질환은 비가역적 성장판 손상을 야기하고 상하지의 성장 결핍의 원인이 된다.

생후 1년이 되면 뼈몸통끝과 뼈끝 사이의 성장판은 단단한 장벽을 형성하여 감염원이 뼈에서 관절로 진입하는 것을 막는다.

성인의 고름골수염 발병률은 낮고 주로 척추뼈몸통의 해면골과 골반의 납작뼈에 감염이 된다.

유아의 고름골수염

임상적 양상

임상적 양상은 전신 및 국소적 증상을 포함한다. 전반적인 상태의 변화 즉, 발열 및 떨림이 나타난다. 경미한 증상은 거의 보이지 않는다. 국소적 증상은 부종, 홍반 그리고 체온 증가 현상을 포함한다.

다른 증상으로는 상 · 하지가 아무런 움직임을 보이지 않은 채 진통성 중립적 자세를 유지하는 상하지거짓불완전마비가 포함된다. 해당 유아는 촉진 또는 발병한 상 · 하지의 수동적 관절가동검사에 저항성을 보인다. 국소적 증상은 전신 증상에 의해 종종 드러나지 못한다.

진찰

검사실 소견은 첫 한 시간 만에 100 이상의 높은 적혈구침강속도를 보인다. CRP와 피브리노겐 수치 또한 높게 나타난다. 혈액 검사 결과에서는 골수세포 쪽으로 좌로 이동하는 중성백혈구 수치가 높게 나타난다.

초음파 진찰 결과는 주변 물렁조직 내 활성변화를 보여줄 수 있다. 발병 후 몇 일 이내의 일차 영상은 음성이다. 뼈막덧붙이성장과 재형성성 변화가 발병 후 최소 3주 내에 관찰된다.

치료

치료를 위해서 감염원을 확인하고 혈액배양샘플이 수집되며 감염부위에 뚫기가 시행된다.

이상적인 치료는 혈액 및 추출액 배양 및 민감도 결과를 바탕으로 한 항생제 투입이다. 항생제는 감염 시작부터 6~12주 동안 투여된다. 치료는 감염 부위의 움직임을 포함한다. 부동화는 고름골수염 부위의 회복을 위한 휴식을 보장하고 진통 효과도 있다. 척추체(vertebral body)가 관련된 경우 석고 또는 고정기가 사용된다. 만일 감염된 뼈의 고름집 또는 부골이 진행된 경우에 수술적 중재가 적용된다.

만성형(Chronic Form)

만성 고름골수염은 일차적 또는 이차적일 수 있다.

일차적 만성 고름골수염은 감염 질환으로 낮은 미생물 발병력과 유기체의 우수한 면역 상태가 질병의 급성 진행을 허용하지 않는 경우이다. 일차적 만성 고름골수염도 임상적 또는 배양 소견을 나타내지 않을 수 있다. MRI나 섬광조영술은 해당 질병의 확인이 불가할 수 있다.

이차적 만성 고름골수염은 내인성 또는 외인성 급성 고름골수염에서 진행된다. 이차적 만성 고름골수염의 특징은 경화성뼈비대증 및 약화된 감염원을 포함하는 섬유 또는 과립 모양의 조직을 가진 공간이다.

만성 고름골수염에서, 완화현상이 나타나 짧은 기간 또는 수 년 동안 지속될 수 있다. 만성 고름골수염은 갑자기 악화될 수 있다. 발열, 국소 증상의 재발(부종, 홍반, 체온 증가, 해당 부위 내 운동성 제약), 고름집 또는 샛길이 형성될 수 있다. 이차적 외부 감염은 샛길을 통해 확산될 수 있다. 이러한 이유로, 치료보다는 완화라는 용어가 만성 고름골수염에 사용되고 있다. 면역체계가 약화되면 악화현상이 완화 후 심지어 20~30년 안에 나타날 수 있다.

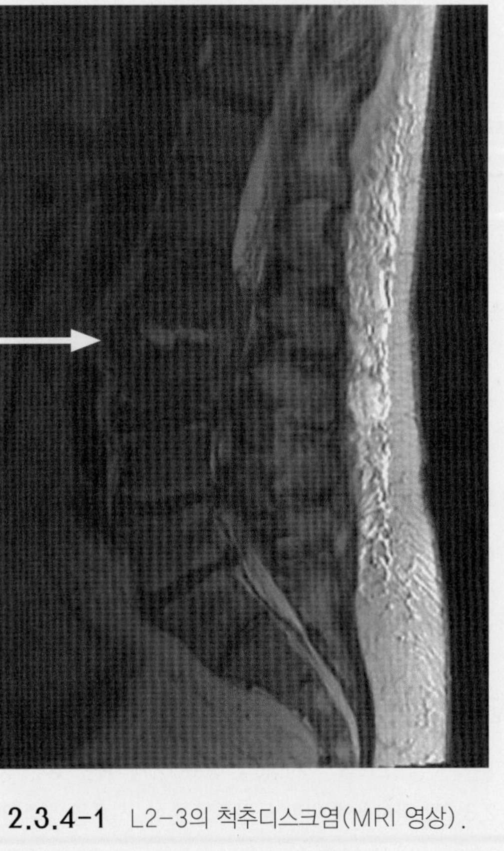

그림 2.3.4-1 L2-3의 척추디스크염(MRI 영상).

방사능 영상, CT 스캔, 3차원 골격섬광조영술 그리고 추출액에서 감염원 배양을 통해 진단을 확인할 수 있다.

치료

만성 고름골수염 치료는 장기적이며 매우 어렵다. 항생제가 장기적으로 투여된다.

수술적 중재는 감염원을 제거하기 위해 사용된다. 괴사조직절제술이 7~14일 간 세척과 함께 시행된다. 만성 고름골수염 치료 중에는 세 가지 핵심 문제(골강, 피부덮개 장애 및 감염 부위 내 혈액 순환 장애)가 해결되어야 한다.

척추디스크염 (Spondylodiscitis)

척추디스크염은 척추내 디스크(그림 2.3.4-1)의 감염성 염증 질환으로 직간접적으로 나타날 수 있다.

첫 번째 시나리오는 디스크 감염이 퇴행 또는 외상으로 인해 수술적 중재 중 가장 흔하게 발현된다. 두 번째 시나리오는 본 질환은 세균물질을 환자 신체 내부의 또 다른 감염 부위에서 디스크로 혈관을 통해 전달되는 것이다.

감염 중에는 디스크 파괴가 처음에 일어나고 후에는 감염원이 해당 부위의 척추체로 확산되고 척추 변형이 시작된다. 임상적 양상은 움직임 중 악화될 뿐만 아니라 휴식 및 야간에도 나타나는 척추 통증을 보여준다.

치료

유발제의 민감도에 따른 항생제 투여는 치료의 토대를 이룬다.

분절 안정화는 치료의 일부이다. 안정화는 확고한 몸통보조 기구(대부분 주에트 보조기)를 사용하거나 척추 수술 처치를 이용하여 시행된다. 수술 처치는 임상 평가 및 영상 소견(엑스선, CT, MRI)을 토대로 시행된다.

재활 원리 / PRINCIPLES OF REHABILITATION

재활은 감염 종류 및 감염 활성도를 기반으로 한다.

무균염(STERILE INFLAMMATION)

재활은 물렁조직 과사용의 경우 시행되는 것과 동일하다(2.3.2장 과사용에 의한 물렁조직 손상, 치료를 참조할 것).

감염성 염증(INFECTIOUS INFLAMMATION)

급성의 경우, 냉동요법은 진통 및 항염증성 효과를 위해 시행된다.

만성의 경우, 재활의 목표는 나타난 증상들(부종, 근육 불균형 및 운동범위제한)을 치료하기 위함이다. 물리치료가 시행된다.

요법들은 수치료(월풀, 수중마사지, 수중테라피)와 항염증성 효과를 위해 초음파술을 포함한다. 해당 부위의 뼈 내부의 국소적 골다공증은 감염성 염증에 의해 빈번히 발생하는 증상이다. 이 경우, 맥동성자기장 및 원거리 전기요법이 효과를 볼 수 있다.

2.3.5 움직임 시스템의 외상학 (Traumatology of the Movement System)

움직임 시스템의 외상학은 외상으로 인한 근골격계 손상의 예방, 진단 및 치료와 관계된 분야이다.

운동 시스템 외상학은 물렁조직 손상(관절주머니, 인대, 힘줄, 근육 및 연골)과 뼈대 손상을 포함한다.

그러나, 외상학 분야는 움직임 시스템 손상 이외에도 다른 시스템 손상도 치료한다. 이것들은 다음을 포함한다.

- CNS 손상 - 머리뇌 및 척수 손상
- 말초신경 손상
- 가슴 손상 - 심장 또는 폐, 기흉, 혈흉의 타박상
- 복부 손상 - 간, 신장, 지라, 골반안기관, 창자
- 혈관 손상

이러한 손상은 단독으로 발생하거나 다발성외상으로서 나타난다.

일반적으로, 결합조직 구조의 결합은 이미 3주 이내에 나타나고 6주 후에 완전 회복된다.

치유 단계(HEALING PHASES)

조직 치유는 3단계로 일어난다. 염증, 점진적 조직 복구 및 물렁조직 재형성이 외상 부위 내에서 나타난다.

염증(Inflammation)

1단계는 혈종 및 괴사조직에 대한 반응을 포함한다. 괴사

는 포식세포에 의해 분해된다. 포식세포는 혈류를 통해 손상 부위에 이른다. 이 치유 단계는 급성 염증으로 알려져 있고 대개 3일 간 지속된다.

복구(Repair)

복구 단계에서, 건강한 조직의 특수 세포들이 모세(혈)관(위성)을 따라 손상 부위에 다다르고 "사슬"을 형성하기 시작하여 새 조직이 나타난다. 새 모세(혈)관은 점진적으로 새 조직에서 자라고 원활한 산소공급을 받는다. 섬유결합소가 형성된다. 손상 후 5일차에 3종 콜라겐이 증가하고 3주차까지 1종 콜라겐섬유가 뒤따른다.

특정 근육이 손상된 후에는 완전하게 발달한 근육 섬유가 발달하지 못하지만 흉터는 결합조직에서부터 형성된다. 근육 섬유들은 작용력 라인을 따라 자체 조직되고 당김을 견딜 수 있다. 그러나, 이것들은 건강한 근육 섬유에 비해 덜 유연하다.

심각한 근육 손상 이후에는 종종 근육 섬유의 최소 숫자는 발달하지 못하고 근육은 손상 이전만큼 크거나 강하지 않지만 예전과 같이 신속하게 수축과 이완을 할 수 있다.

기능 회복

3단계에서, 근력은 향상되고 손상 부위의 또 다른 재형성 현상이 일어난다. 이 단계는 수 일에서 수 주간 지속되고 이는 손상 정도에 따른다.

상처 / WOUNDS

개방형 상처는 베임, 찢김, 찢겨진 타박상, 총상 및 박리 손상으로 구분될 수 있다.

타박상 / CONTUSION

타박상은 단순하게 멍듬, "부딪힘" 또는 분리(박리)를 포함할 수 있다. 박리형 손상은 접선력의 작용으로 발생하는 것으로 조직들이 서로를 향해 움직이게 하여 섬유층 사이에 혈액으로 가득한 공간을 형성하게 한다.

박리형 손상 치료

치료는 해당 공간을 뚫어 혈종을 제거하는 것으로 구성된다. 공간을 뚫은 뒤에는 압박 붕대를 적용하여 해당 공간이 다시 채워지는 것을 방지한다. 그러나, 압박은 다수의 경우에서 효과를 보지 못한다.

만일 해당 공간이 혈액으로 다시 가득 차게 되면, 수술이 적용되어 해당 공간을 절개 후 비우게 된다.

힘줄 손상 / TENDON INJURIES

힘줄 또는 근육 손상은 개방형(상처 손상 중 발생) 또는 폐쇄형(대부분 타박상이 원인)일 수 있다.

손상 중에는 해당 구조의 완전 장애가 발생하여 해당 근육이나 힘줄의 기능이 완전 상실되거나, 힘줄과 근육이 부분적으로 보존되는 부분 장애가 발생한다.

치료

치료는 완전 및 부분 병변의 경우에 상이하다.

완전 병변의 경우, 해당 힘줄은 수술을 통해 2~6주 동안 부동 후 회복된다. 부동 기간은 손상 부위 및 수술 봉합의 힘에 따른다. 부동 기간은 의사의 지침을 따른다. 부분 손상의 경우, 손상 부위는 3~6주 간 움직이지 않는다.

근육 손상 / MUSCLE INJURIES

진단

진단은 환자 병력, 관찰, 촉진 및 기능성 평가를 기반으로 한다. 초음파는 가장 결정적인 방법이다. 초음파는 진단뿐만 아니라 치유 과정을 관찰하고 완전 부하로의 복귀 잠재성을 판단하기 위해 사용된다. 상황에 따라, 초음파는 혈종이 종종 근육 이완 후 2일차에 종종 발생하고 최초에는 드러나지 않기 때문에 이틀 후 반복되어야 한다. 자기공명영상은 근육 병변 진단에 보다 정확하다.

분류

근육 손상은 다양한 방식으로 나타날 수 있다. 근타박상으로 알려진 직접 손상이거나 또는 갑작스런 비조율성 운동 또는 근육 불균형 중에 비대칭성 부하와 같은 간접적인 영향으로 발생한다.

근육 손상은 손상 심각도를 기반으로 분류된다. 만일 해당 손상으로 근육다발을 손상시키지 않는다면 이는 타박상 또는 긴장으로 알려져 있다. 만일 해당 손상이 근육 다발의 온전성에 장애를 유발한 경우, 부분적 또는 완전 근육 파열이 나타난다.

만일 외상이 근막에 장애를 일으킨 경우, 해당 근육은 결함 근막을 통해 돌출되어 근육 탈장(herniation)을 유발할 수 있다. 이는 넙다리 또는 앞아랫다리에 종종 나타나기도 한다.

근육 파열은 혈종 형성을 유발한다. 혈종은 근막에 손상이 없고 표면 위 또는 피부 아래에서 관찰되지 않는다면 엄밀하게 말해서 근내부에 위치한다. 만일 근막이 손상된 경우, 혈종은 근육 사이로 확산되고 근육 사이에서 누출될 수 있다. 만일 대규모 혈종이 발생하거나 치료가 효과를 보지 못한 경우에는 해당 근육은 조기 부하가 올 수 있고 이상적인 염증성 및 반복적인 근육 치유 단계는 나타나지 않고 딴곳근육뼈되기 또는 뼈석회화를 초래할 수 있다.

근육 경련(Muscle Cramp)

근육 경련은 운동 중 적절치 못한 체액 및 이온 손실로 나타난다. 넙다리와 장딴지근에 가장 흔히 발생한다. 근육 경련은 외부 기온 상승 중에 종종 나타난다. 치료에는 즉각적인 운동 중단 후 경련이 일어난 근육에 대한 스트레칭 및 부드러운 마사지 그리고 대항근 자극이나 전해질이 풍부한 음료를 섭취하는 것으로 충분하다.

근육통(Muscle Soreness)

근육통은 부하 중 간헐적인 근육통증으로 대부분 나타나며 대개는 운동 다음 날 나타난다. 근육통의 특징은 통증 근육의 스트레칭 시에 나타나는 통증과 일시적인 근력감소이다. 근육통은 대개 운동을 취미삼는 이들이 운동 시작 시 강도를 높여 해당 근육이 준비가 되지 않을 시 나타난다.

근육통 부위의 적극적 휴식, 얼음 마사지 및 규칙적인 마사지가 효과적인 치료 방법이다. 본질적으로 상이한 저강도 운동이 또한 효과가 있다. 진통 및 항염증성 젤과 연고를 국소적으로 적용할 수 있다.

근좌상(Muscle Strain)

근육팽창은 일반적으로 간접적인 메커니즘에 의해 나타난다. 긴장이 일어나면, 근섬유의 해부학적 지속성이 보존된다. 해당 근섬유는 한계를 초과하여 연장된다. 근긴장은 일회적으로 과도하게 힘을 사용하거나(**급성 긴장**) 또는 지속적으로 과도한 과부하(**만성 긴장**) 후에 나타날 수 있다. 두 가지 모두의 경우에서 근긴장은 편심 수축 중 나타난다. 증상은 운동부족, 과체중, 림프계 긴장 및 반복되는 손상으로 악화된다.

근좌상은 연축과 같은 통증으로 나타나고 통증 인지와 함께 근긴장이 심화되며 특히 해당 근육이 펴질 때 발생한다.

근좌상과 근통증은 명확히 구분되지 않는다. 정확한 진단 및 치료 기간과 방법 선정을 위해서 초음파 진찰이 권장된다.

첫 단계에서, 상대적 휴식 요법이 중요하다. 아이싱(icing)이 해당 부위에 적용된다(15분). 부드럽게 물렁조직을 가동화하는 것은 긴장된 부위의 근육을 이완시킨다. 지압술 마사지는 해당 부위 내 반사적으로 발달한 연축 뿐만 아니라 근육 사슬을 통한 손상에 반응하는 근육 내 연축 부위를 이완시킨다.

근 파열(Muscle Tear)

근육 파열은 간접적 메커니즘으로 보다 빈번히 발생한다. 근섬유의 지속성이 손상되고 혈종이 형성된다.

심각도에 따른 구분

- **1도** – 개별 근섬유의 손상(**섬유의 5% 이하**), 근막은 무손상, 이 경우는 "경미한" 근육 파열로 치료에는 2~3주 소요됨.
- **2도** – 보다 광범위한 손상, 보다 많은 근섬유가 국소적 혈종을 보이며 근막은 손상되지 않고 근육 온전성에도 이상이 없는 상태로 치료에는 2.5~4주가 소요됨.
- **3도** – 다수의 근섬유가 근막의 부분적 파열과 함께 손상되고 출혈이 확산되며 치료는 3~5주가 소요됨.
- **4도** – 근육과 근막이 완전 파열되어 대개 수술과 장기적 재활 치료가 요구됨.

임상적 양상

부분적 또는 전체적 근육 파열은 이동 중 근육 내 고통스런 통증(**"꼬집기"**)과 고통스런 이동 제약으로 나타난다. 초기 단계에는 근육 내부에 빈 공간이 관찰되나 이는 혈종으로 채워지면 사라진다.

치료

급성 단계(Acute Stage)

손상 정도가 환자 병력, 임상 진단 및 초음파 소견을 바탕으로 판단해야 한다. 압박 붕대(탄력 붕대)가 손상된 근육에 적용된다.

요법으로는 얼음팩의 국소 적용(압박 붕대 한 겹 위로 15분간 얼음 적용)을 포함하고 오랜 시간 적용될 경우, 해당 근육의 반응충혈 및 보다 광범위한 혈액관류를 유발할 수 있다. 얼음 요법은 매 시간 반복된다. 직류요법(galvanic) 또한 시행된다.

약물 치료(손상 후 가능한 신속히 항산화제, 섬유소용해효소, 항염증제나 진통제)를 전신에 적용하고 국소적으로는(통증 및 부기 조절을 위해) 연고와 젤을 바른다. 급성 단계(2~5일) 중에는 휴식이 중요하며 휴식 후에는 적극적인 치료를 시행한다.

아급성 및 만성 단계(Subacute and Chronic Stages)

1주차

요법으로는 휴식직류치료가 포함된다. 초음파와 전기요법이 병행되어 근육 및 통증유발점(TrP)을 이완시킨다. 해당 부위에는 레이저가 5~7회 적용되어 조직과 세포 내 대사를 신장시키고 손상된 근육 내 통증을 완화시킨다. 수기 및 도구를 이용한 림프계 배출이 효과가 있으며 격일로 총 5~7회 실시 후 1주에 1~2회로 줄인다. 림프계 배출 중에는 림프계관과 림프절이 배출되고 림프액의 흐름이 개선되어 부종과 혈종을 신속하게 흡수한다. 손상 후 3일차에 시작하는 국소 온열 요법, 부드러운 근육 마사지, 지압 마사지 또는 건침술이 시행된다. 약물요법에는 항염증제와 진통제가 지속적으로 전신 및 국소 투여된다. 효소 치료는 또 하나의 옵션이다.

2주차

요법으로는 전기요법, 초음파, 레이저, 수치료(월풀, 수중 운동)가 포함된다.

해당 부위에 충격파 초음파를 적용하는 것은 또 다른 요법 옵션이다. 충격파 초음파 설정은 미세순환을 개선하고 조직대사를 신장시키며 빠른 치유의 효과가 있다. 충격파는 7~10일 간격으로 3~4회 실시한다.

물리치료가 개시되고 해당 근육의 스트레칭이 포함된다. 스트레칭은 통증 시에만 시행한다. 치료는 척추 및 늑골 가동화와 같은 다른 운동 시스템 부위도 포함한다. 근육 불균형 교정 및 점진적 부하 준비가 다음 단계이다.

3주차

선택된 요법이 계속 시행된다.

환자의 주관적 보고와 객관적 소견을 바탕으로, 근육 부하는 점차 증가된다. 운동 활동은 조절되어야 하며 권장 활동으로는 자전거 운동, 수영 및 평탄지 상에서의 가벼운 조깅이 포함된다.

운동 선수 수준의 활동으로 복귀 전에 해당 근육의 임상 및 초음파 진찰이 시행되어야 한다. 초음파로 혈종 흡수, 흉터 크기 및 근섬유의 조직화를 판단한다.

일반적으로, 손상이 근육 부착(결합조직)에 가까울수록, 치유 기간 및 완전 부하로의 복귀는 더 많은 시간이 소요된다. 완전 부하는 손상 후 3~5주 사이에 점진적으로 이루어진다.

2

관절 손상 / JOINT INJURIES

관절 손상은 염좌, 불완전탈구 및 탈구로 구분된다.

관절 염좌의 경우, 관절의 생리학적 운동 범위가 초과되어 부어 오르며 관절주머니와 인대의 부분 파열이 발생할 수 있다. 또 다른 징후로는 혈종과 관절 출혈을 포함한다(혈관절증 및 운동 범위 감소 및 관절 안정성이 보존된다).

불완전탈구의 경우, 관절주머니와 인대가 파열되고, 관절 일치성이 저하되며, 물렁조직은 관절면 사이에 침착된다. 관절 불안정성은 불완전탈구의 징후 가운데 하나이다.

탈구의 경우, 관절면 사이에 접촉이 완전 손상된다. 징후로는 관절 변형, 운동 범위 제한 및 수동적 범위의 운동 중 튐(springing)을 포함한다. 관절 탈구는 탈구 골절로도 불리는 뼈 손상과도 연관이 있다. 탈구 중에는 신경(마비)와 혈관(허혈)에 손상이 있을 수 있다.

치료

전신 마취 하에서 재배치하는 폐쇄 관절이 관절 탈구의 첫 번째 단계이다. 효과를 보지 못한 경우, 수술에 의한 관절 교정이 시행되고 수술 후 3~6주 동안은 움직이지 않는다.

어깨, 팔꿈치 및 무릎관절의 경우, 상하지는 3~4주 또는 물렁조직이 치료를 요하는 기간 동안 부동화된다.

발목염좌의 경우, 현재 기능성 치료가 선호된다. 부동화는 통증과 부기가 완화될 때까지 손상 후 최소의 시간 동안만 시행되고 통증과 부기가 완화된 후에는 부동화가 완료되어 물리치료가 시행된다.

뼈 손상 - 골절 / BONE INJURIES – FRACTURES

골절은 뼈의 연속성에 있어 강한 손상이다.

병리학적 골절은 최소한의 또는 즉각적인 힘에 대한 노출 시 뼈구조를 변화시키는 또 다른 질병(**종양, 대사질환, 골다공증 등**)의 결과로서 나타난다.

골절 구분

골절 구분은 학자마다 상이하다. 예로, 니어(Neer)의 구분은 조각 수에 따른 몸쪽상박골 골절이며, 웨버(Weber)의 골절 구분은 종아리뼈 상의 골절선 높이와 인대결합 사이의 관계에 따른 먼쪽정강뼈이다.

골절의 구분에는 불일치가 나타난다. 이는 골절의 형태학적 구분을 기반으로 하는 AO **분류**로 교정된다.

골절은 엄격히 정의된 규칙을 갖는 일련의 숫자들로 정의된다. 각각의 뼈는 1부터 8까지 숫자 중에서 지정(**위팔뼈-1, 아래팔-2, 넙다리뼈-3**)되고, 뼈의 모든 부위는 1부터 3까지의 숫자 중에서 지정(**몸쪽면-1, 뼈몸통-2, 먼쪽면-3**)된다.

골절 유형은 문자 A,B,C로 규정된다(**단순골절- A, 분열골절- B, 다분열골절- C**). 개별 유형의 추가 분류는 네 번째 및 다섯 번째 숫자로 나타난다(**숫자 1~3이 다시 사용됨**).

- 첫 번째 숫자 - 손상된 뼈(1 - **위팔뼈**, 2 - **아래팔**, 등)
- 두 번째 숫자 - 뼈 부위(1 - **몸쪽끝**, 2 - **뼈몸통**, 등)
- 세 번째 숫자 - 골절 기본 유형(A,B,C)
- 네 번째 숫자 - 골절의 개별 유형을 나타내는 그룹 (1, 2, 3)
- 다섯 번째 숫자 - 하부그룹(1, 2, 3)

예시(Example):

- AO 2 - 1 - A: 먼쪽위팔뼈의 단순 전위 골절
- AO 1 - 2 - B - 2: 쐐기조각이 있는 위팔뼈몸통 골절

뼈 치유(BONE HEALING)

뼈의 손상이 생긴 경우, 뼈막, 뼈속막, 그리고 하버스계로부터 손상된 뼈로의 혈액 공급에 장애가 발생한다. 재활의 경우, 치유 과정 및 기간이 재활 치료를 이끌기 때문에 뼈 치유에 대한 일반 지식이 중요하다. 치유 중 부하의 세기와 유형은 뼈 치유 과정을 감안해야 한다. 뼈 치유는 일차적 치유 또는 이차적 치유로 구분된다.

이차적 치유

이차적 뼈치유는 보다 흔하고 효과가 더 크다. 치유시간은 대략 6주가 소요된다. 이차적 뼈치유는 보존 방식으로 치료된 골절을 대상으로 하며 3단계로 나뉜다.

첫 번째 단계에서는 염증이 혈종에 대한 반응으로서 골절 부위에 발생한다. 두 번째 단계는 수복단계이다. 육아조직(**섬유모세포, 연골모세포, 뼈모세포의 혼합물**)이 골절 부위에서 생성된다. 세 번째 단계에서는 뼈재형성 및 재광화(remineralization)와 일차적 가골 부위에서 나타난다. 조직 재형성이 압축력 및 견인력 방향으로 나타난다.

일차적 치유

일차적 뼈치유에서는 뼈조각 사이 뼈단위의 직접 성장이 나타난다.

일차적 뼈치유가 나타나기 위해서는 특정 조건들이 갖추어져야 한다. 이러한 조건들은 조각들의 근접 접촉 및 압박을 포함한다. 조각들은 생육 가능해야 하며 이들의 안정성이 보장되어야 한다.

이러한 유형의 치유는 안정적인 뼈이음술로 치료된 골절에서 나타난다. 안정적인 뼈이음술은 위에 언급된 모든 범주를 충족한다.

절대적 또는 상대적 안정성이 안정적 뼈이음술 시스템에서 달성될 수 있다.

일차적 뼈치유는 절대적 안정성 중에 나타난다. 절대적 안정성은 나사 또는 평판(plate)에 의해 가능하다. 나사는 고립(**손허리뼈, 발허리뼈, 정강관절융기, 발목 또는 골반고리 골절에서**)되거나 또 다른 유형의 부동화(**평판**)과 조합하여 사용될 수 있다. 평판은 절대적 안정성을 보장하고 골절의 조기 기능성 치료를 가능케 한다. 단점으로는 물렁조직의 광범위한 손상이다. 과거에는 부목을 이용한 뼈이음술이 긴 뼈의 뼈몸통 골절에 사용되었으나 오늘날에는

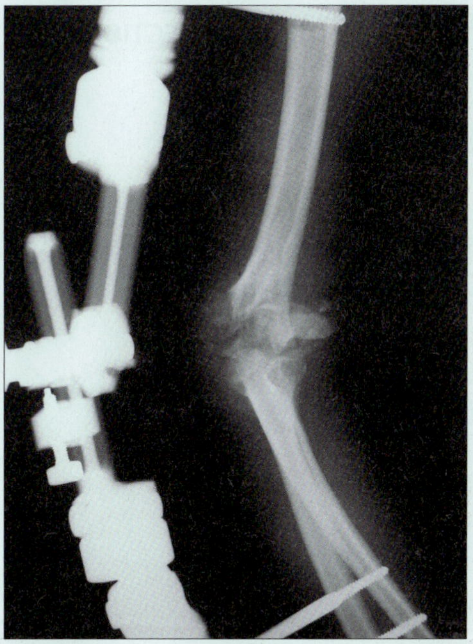

그림 2.3.5-1 팔꿈치관절의 관절내분쇄골절(먼쪽 위팔뼈), 외부 교정기에 의한 안정화 후 이미지.

못으로 대체되었다. 평판 뼈이음술은 뼈끝 및 관절 내 골절에서 시행된다.

이차적 뼈치유는 대개 상대적 안정성에서 나타난다. 못, 케이 와이어(K-wire) 또는 외부 고정기로 척수 내 고정이 사용되었을 때 상대적 안정성이 예상된다. 이들은 뼈몸통 및 뼈몸통끝 골절에 시행된다. 외부 고정기의 장점은 해당 조직 내 최소한의 금속 물질을 사용한 조각 안정화이다. 외부 고정기는 개방골절, 큰물렁조직손상 골절, 골반고리골절 및 다발성외상 후 단기골절안정화에서 시행된다(그림 2.3.5-1).

골절 치유 시간

이차적 뼈치유 또는 보존적 치료 골절 또는 뼈이음술, 케이 와이어, 못 또는 기타 외부 고정기로 치료된 골절의 치유는 대략 6주가 소요된다.

일차적 뼈치료 또는 평판 뼈이음술에 의한 골절 치유는 대략 3개월이 소요된다.

골절부위의 완전한 뼈재형성은 손상으로부터 1년 이내에 나타난다. 대략 그 시점에, 뼈이음술 소재는 제거된다.

주목할 만한 것은 이러한 가이드라인이 엄격하지 않고 골절 치유에 대한 판단은 가골 형성, 잘 확인되지 않는 골절라인, 조각의 정렬, 그리고 뼈이음술(뼈이음술 자재의 느슨해짐)의 효과 여부가 모두 관찰되는 방사능 소견을 토대로 한다. 방사능 추적검사는 치료 후(재배치 및 안정화) 6주차에 나타난다. 이어서, 손상 후 3~12개월 사이에 사진이 촬영된다(이 가이드라인은 참고용이며 골절 유형, 치료 및 현재 임상 소견 등이 감안되어야 한다).

골절이 치유되면 고정기는 제거되고 점진적 체중부하가 허용된다. 재활은 골절 치유 과정 중 개시된다. 완전부하는 골절이 완전히 치유된 후 허용된다.

치료

골절 치료는 뼈치유 유형에 따라 보존적 또는 수술 방식이 될 수 있다.

보존적(Conservative)

보존적 방식으로 치료된 골절의 경우, 이차적 뼈치유가 나타나게 된다.

보존적 치료는 탈구가 없는 골절, 조각의 우호적 정렬 상태를 갖는 골절 및 폐쇄된 재배치 후 탈구 골절에 시행된다. 조각의 고정(석고 또는 보조기구)과 상하지 체중부하/부하의 감소(하지의 경우, 목발, 아래팔 목발)가 치유를 위해서 필수적이다.

수술적(Surgical)

수술적 중재는 탈구되거나 다중분열 또는 분쇄골절, 관절내골절 및 탈구 골절에 시행된다. 수술은 안정적 뼈이음술(위를 참조)에 따라 시행되고 조각의 재배치 및 안정화가 이루어진다. 골절 및 안정화 유형에 따라, 의사는 추가 고정기(석고, 보조기) 사용 여부를 판단한다.

재활(REHABILITATION)

골절 환자의 재활은 치료 직후 개시될 수 있다(골절의 재배치 및 안정화).

치유 중 재활

본 급성 단계에서의 재활 목표는 통증 및 부종 조절, 주변부위의 가동범위 유지를 포함한다. 재활 치료는 해당 상하지의 보조기 또는 석고에 의한 비가동화 여부에 달려있다.

2

부동화된 골절

만일 상하지가 부동화되면, 부동화된 신체 부위로 등척성 근육수축을 시행한다. 반면, 손상으로 인한 방어적 연축 상태에 있는 근육의 반사적 이완을 해결할 필요가 있다. 이어, 개방운동사슬운동이 손상되지 않은 부위 내 운동 범위를 유지하기 위한 목적으로 시행된다. 고유감각신경근육촉진술이 유용하다. 요법으로는 조직확산 및 뼈치유를 지원하는 시술(펄스자기장)을 포함한다.

부동화 없는 골절

골절이 안정적인 뼈이음술에 의해 치료되고 추가적인 부동화를 요하지 않는 경우, 재활은 손상된 부위에만 영향을 끼칠 수 있다. 이 경우, 물리치료는 흉터치료 및 손상된 부위 내 반사적(보이타의 반사적 이동운동, PNF) 또는 분석적 운동 범위를 포함한다. 수기적 림프 배액은 부종 완화를 위해 시행된다.

흉터 치료에 사용되는 요법으로는 광선요법(레이저, 바이오램프) 또는 전기요법(Basset currents)을 포함한다. 상처 은폐 유지 능력은 전기요법의 장점이다. 봉합이 제거되면 수치료가 개시될 수 있다. 냉월풀이 반부종 및 촉진성 시술로서 적용한다. 수중 운동은 치료의 일부이다.

치유된 골절 재활

뼈가 치유되면 점진적인 하지 부하가 허용된다. 부동화된 골절의 경우, 골절이 치유되고 집중 재활이 개시되면 고정기가 제거된다. 목표는 손상 부위 내 운동 범위와 근육 불균형 개선이다.

물렁조직 테크닉, 가동화기법, 반사적 치료(보이타의 반사적 이동운동, PNF, 개방운동사슬운동)의 지속 및 닫힌 운동사슬 및 저항(세라밴드)운동이 시행된다.

개시되는 요법으로는 초음파 또는 혼합전기요법이 포함되고 근긴장도가 높은 근육을 이완시킨다. 월풀 이외에도, 수치료가 냉온교대욕, 수중치료 및 수영을 포함할 수 있다.

스페셜 섹션 / SPECIAL SECTION

2.4 위치에 따른 구분

본 장에서는 위치에 따른 개별 정형외과적 질환과 예상되는 치료 효과를 살펴본다.

- 척추
- 팔이음뼈
- 팔꿈치관절
- 손목 및 손
- 엉덩관절
- 무릎관절
- 발목 및 발

2.4.1 척추 (Spine)

선천성 발달 장애

- 척수정중갈림증
- 수막척수탈출증
- 클리펠-파일증후군
- 척추갈림증

변형

- 척주옆굽음증(척추측만증)
- 척주뒤굽음증
- 허리척주앞굽음증
- 기운목

척추발생통증증후군

선천성 발달 장애 / CONGENITAL DEVELOPMENTAL DEFECTS

척수정중갈림증, 수막척수탈출증, 클리펠-파일증후군 및 척추갈림증은 척추의 선천적 발육 변형에 속한다. 개별 결함에 대한 상세한 설명은 위에 2.3.1장의 선천성 발달 장애, 척추의 선천성 발달 장애를 참조할 것.

변형 / DEFORMITY

척추 변형은 전면 또는 시상면에서 관찰된다. 전면 변형은 척주옆굽음증으로, 시상면의 변형은 척주뒤옆굽음증 또는 척주앞굽음증으로 알려져 있다.

척주옆굽음증(SCOLIOSIS)

세계척추측만연구회(Scoliosis Research Society)는 척주옆굽음증을 척추의 측면이 11° 또는 그 이상으로 기울어진 것으로 정의한다.

척추는 전면 굽힘뿐만 아니라 횡단면에서의 회전을 보여준다. 척추뼈는 변형을 보인다. 가장 큰 변화는 척추의 끝(apex)과 변형척추(transitional vertebrae)부분에서 나타난다. 끝척추는 불규칙적으로 쐐기모양(wedge-shaped)을 보이고 수평 횡단면뿐만 아니라 수직면으로 변형이 나타난다. 끝척추는 오목면 보다 볼록면이 더 높고 시상면에 서 전후 방향으로 평평해진다. 척추뼈가 굽음축에서 멀어질수록, 척추뼈의 쐐기 모양은 덜하고 척추뼈의 회전 및 비틀림은 더 쉽게 관찰된다. 회전은 하나의 척추뼈가 인접 척추뼈에 대한 척추회전으로 이해되며 척추뼈 하나의 가시돌기가 척추 오목면 방향으로 또 다른 척추뼈의 가시돌기가 반대로 이동한 것이다. 비틀림은 척추뼈 상에 가해지고 있는 힘의 방향으로 척추뼈가 비트는 것을 의미한다. 척추의 변화와 함께 늑골 내 변화가 일어나고 여기에는 늑골의 경로, 모양 그리고 길이를 수반한다. 가슴의 오목면 상에는 내부로 깊게 들어간 면이 발달하고 늑골은 서로 가깝게 당겨진다. 이와는 반대로, 볼록면 상에는 늑골은 밖으로 퍼져나가 곱추모양(gibbus)을 형성한다. 가슴측면의 어깨뼈는 두개 및 측면으로 이동하고 어깨뼈가 보다 뒤로 당겨져 위치하고 있는 다른 면과 비교할 때 융기되어 있다. 볼록면 상에서는 엉덩뼈능선이 반대면 보다 낮게 자리잡고 있다 (그림 2.4.1-1).

병인 및 발병기전에 따른 구분

비구조(기능적) 척주옆굽음증

- 자세
- 보상(하지 단축에 대한)
- 히스테리
- 반사(갑작스런 복부 사고)

재활의 관점에서, 자세 척주옆굽음증은 보상적 척주옆굽음증, 반사적 척주옆굽음증 그리고 신경근 통증에서 발견되는 척주옆굽음증을 포함하기 때문에 개별 질병분류학적 단위가 아니다.

구조적 척주옆굽음증 (Structural Scoliosis)

- 특발성 척주옆굽음증
- 선천적 척주옆굽음증
- 신경근육계통 척주옆굽음증
- 신경섬유종증 내 척주옆굽음증
- 외상 내 척주옆굽음증
- 종양증 내 척주옆굽음증
- 염증성 척주옆굽음증
- 대사 질환 내 척주옆굽음증

2

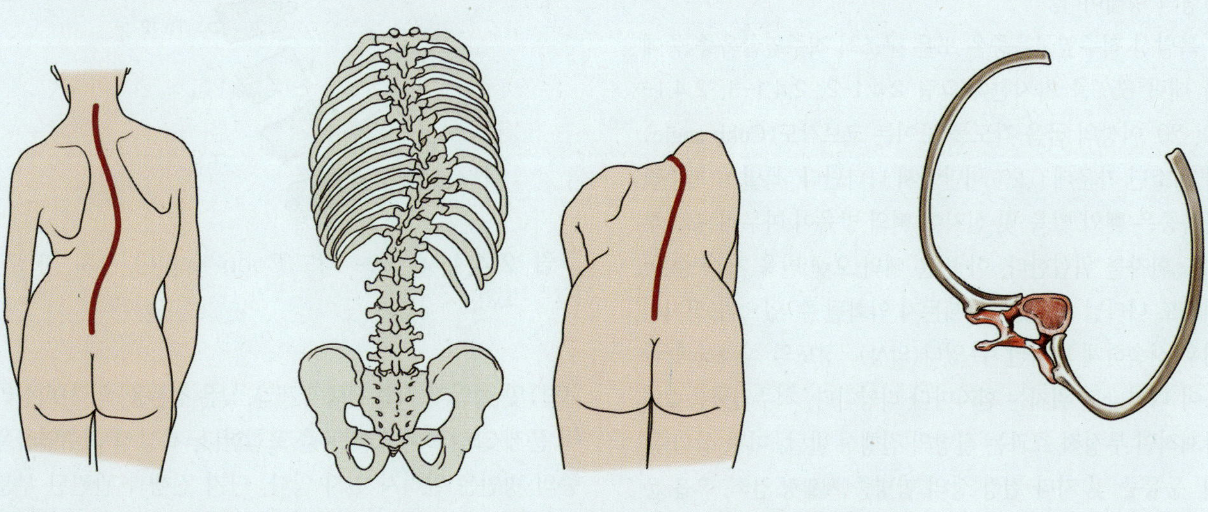

그림 2.4.2-1 앞쪽굽힘 시 척추열 대칭 평가에 사용되는 아담(Adam's)의 앞쪽굽힘 테스트.

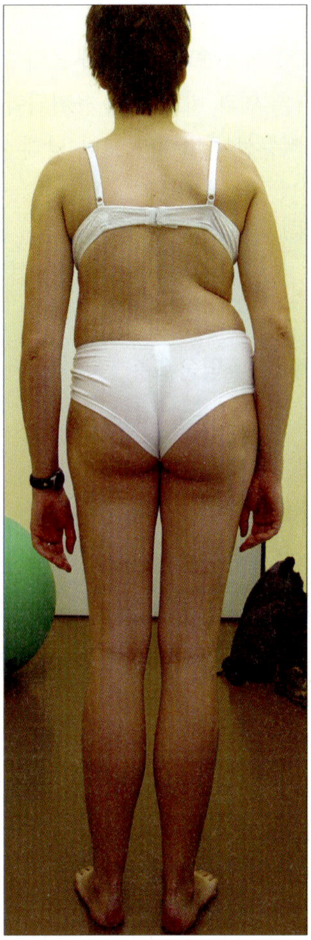

그림 2.4.1-2 특발성 척주옆굽음증을 앓고 있는 성인 환자의 임상적 발견.

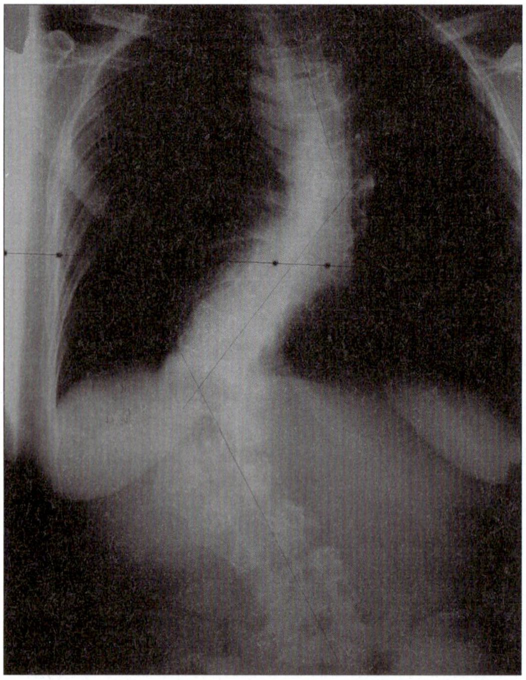

그림 2.4.1-3 옆 그림 속 환자의 엑스선 사진.

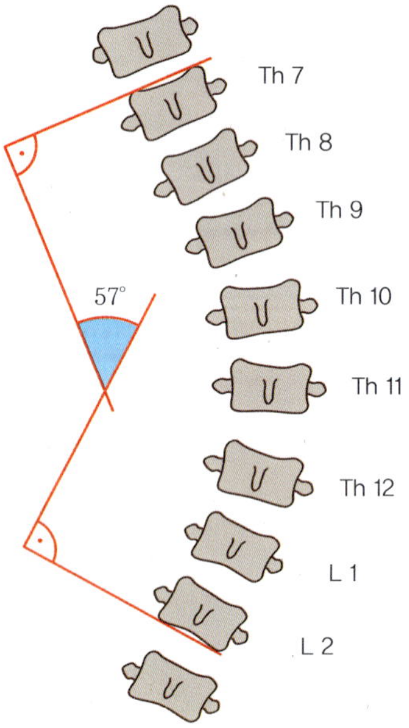

그림 2.4.1-4 코브 각도(Cobb angle) 수치: Th7-57°-L2.

특발성 척주옆굽음증 (Idiopathic Scoliosis)

특발성 척주옆굽음증은 이마면에서 가장 흔한 구조적 변형의 형태이다.

특발성 척주옆굽음증은 모든 구조적 척주옆굽음증 중에서 대략 65%를 차지한다(그림 2.4.1-2, 2.4.1-3, 2.4.1-4). 20° 이상의 굽음 각도를 보이는 코브각도(Cobb angle)가 청소년 가운데 0.2% 미만에서 나타난다. 특발성 척주옆굽음증은 뼈의 발육 및 심지어 뼈의 발육이 마무리된 이후에도 환자를 위협한다. 이 병은 뼈의 오랜 발육 기간 중 언제라도 나타날 수 있고 언제든지 악화될 수 있으며 심지어 매우 신속하게 나타날 수 있다(악성). 정도의 심각성과 굽음이 나타나는 위치는 환자마다 다양하다. 척주옆굽음증의 잠재적인 부정적 효과는 질병의 진행성 발달, 미관 상의 문제, 등통증 및 기타 건강 상의 합병증(폐활량 감소, 호흡 문제, 척주옆뒤굽음 등), 학창 시절 (부정적 자기평가, 사회적 고립) 및 성인기(직업 선택의 제약, 낮은 결혼율)의 사회심리적 문제 그리고 치료 비용을 포함한다. 특발성 척주옆굽음증의 병인은 알려져 있지 않다. 단지 진행과 관련된 부분만이 추정될 뿐이다.

발현 시점에 따른 구분

- 유아 - 생후 3년까지
- 아동 - 3세부터 10세 사이
- 청소년 - 10세 이상

굽음각의 크기에 따른 구분

굽음의 정도는 대부분 Cobb 또는 퍼거슨(Fergusson) 방식으로 측정된다(그림 2.4.1-4).

코브 각도 측정치를 바탕으로 척주옆굽음증은 아래와 같이 구분될 수 있다.

- 10~20°
- 20~40°
- 40~60°
- 60° 이상

위치에 따른 구분(킹 분류)

위치는 주 굽음으로 결정된다. 끝척추뼈를 시작점으로 전면 및 시상면에서 아래의 굽음 유형이 구분된다.

- C1~C6 사이는 목
- C7~T1 사이는 목가슴
- T2~T11 사이는 가슴
- L2~L4 사이는 허리
- L5~S1 사이는 허리엉치

척주옆굽음증의 굽음은 가장 일반적으로 가슴 부위에 위치한다. 중요한 것은 일차굽음과 이차굽음을 구분하는 것이다. 일차굽음은 가장 큰 구조적 변화를 보여준다.

진찰 및 진단

진찰은 스크리닝(screening)진찰과 특이성진찰로 구분된다. 스크리닝진찰은 변형의 조기 감지에 사용된다. 스크리닝진찰은 소아과의사나 기타 전문의 또는 훈련된 의료진이나 심지어는 아동과 지속적인 접촉을 하는 비의료진(체육 교사)이 한다.

물리적 평가의 예리함과 특이성은 진찰자의 기술과 굽음 각도에 달려있다. 연구에 따르면, 특히 훈련된 간호사들이 학교 진찰 중에 20° 이상의 코브 각도를 보이는 모든 아이들을 발견할 수 있다. 평가 특이성은 91%였다. 10° 이상의 굽음 감지에서 진찰의 민감도와 특이성은 각각 73.9%와 77.8%였다. 척주옆굽음증의 조기 감지는 치료 전략과 실질적인 치료 성과를 위해 매우 중요하다. 핵심은 몸통에 대한 기립 진찰이다. 전반적인 굽음, 몸통 보상 및 팔 길이와 비교한 전체 키가 관찰된다. 10세까지의 건강한 아동의 경우, 팔 길이는 몸통 길이와 일치한다. 척주옆굽음증 환자의 경우, 몸통의 길이는 척추 변형으로 인해 단축된다. 척주옆굽음증의 굽음은 굽음의 오목면으로 회전하는 가시돌기의 정렬로 인해 비틀릴 수 있다. 이러한 정렬은 객관적인 결핍 정도와 종종 일치하지 않고 미숙련 검사자가 진찰하는 경우에는 척주옆굽음증의 굽음이 간과되거나 굽음 정도가 저평가될 수 있다.

특이성 진찰 동안 주목하는 부위는 두 곳이다. 첫째는 자세 척주옆굽음증이나 상이한 병인의 척주옆굽음증이 아닌 특발성 척주옆굽음증이 맞는 지를 확인하는 것이다. 이를 정확히 판단하기 위해서는 피부 상의 옅은 갈색 점들("까페오레"점), 신경섬유종증을 암시하는 피하조직 내 연종양, 털 패치, 색소침착 및 척수정중갈림증이 동반되는 허리 부위의 지방종을 찾는다. 혼탁 가능성(점액다당류증), 거미가락증(마르팡 증후군) 그리고 귀바퀴 형상(선천적 척주옆굽음증)을 위해 각막을 진찰한다.

임상 평가 시, 앞굽힘과 함께 경직된 회전이 구조적 척주옆굽음증의 주요 발현이다. 자세 척주옆굽음증에서 굽음은 아동이 앞으로 굽힐 때 굽음이 사라지는 반면, 특발성 척주옆굽음증에서는 굽음은 모든 자세에 유지된다. 구조적 척주옆굽음증의 경우, 최소 또는 최대 척추뼈 회전이 나타나고 어떤 자세에서도 교정되지 않는다. 구조적 척주옆굽음증이 의심될 때, 임상 평가는 방사능 촬영이 수반되어야 한다. 엑스선 필름은 구조적 변화의 크기를 진단하고 굽음각을 측정하며 일차굽음의 여부를 판단한다. 골격 나이는 리서 사인(Risser sign)으로 나타나며(그림 2.4.1-5), 이는 골격 성장이 마무리되었는지의 여부와 해당 질병의 진척 가능 여부를 예측할 수 있는 중요한 징후이다. 리서(Risser) 사인은 장골의 견인골단 융합으로 나타난다. 성장 완료 징후는 100% 신뢰할 수 없으나 일반적으로 척주옆굽음증의 경우 굽음은 견인골단이 엉덩뼈와 융합할 때까지 진행될 수 있다. 성장 완료를 판단할 때는 손목의 방사능 영상이 더 정확하다.

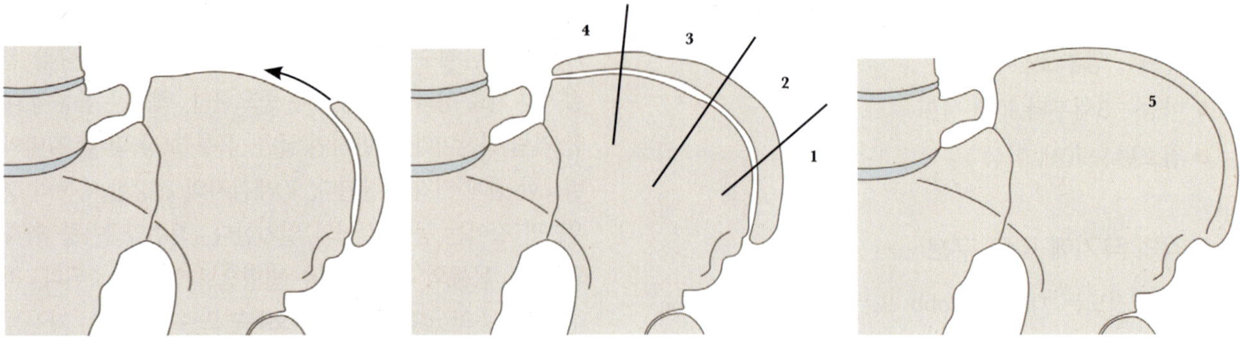

그림 2.4.1-5 척추옆굽음 진행 진단에서 리서(Risser) 징후. 각 수치는 볼기뼈견인골단의 골화정도를 나타냄. 골화는 5 수준에서 마무리된다.

굽음 진행의 위험 요인들

특발성 척주옆굽음증 진단 후의 진찰은 진행성 척주옆굽음증의 굽음 발달 상황에서 위험 요소로서 간주될 수 있는 징후들의 평가에 초점이 맞춰진다. 해당 질병의 진행과 심각성 예측은 최초 발병 시에는 매우 어렵다. 특발성 척주옆굽음증을 보이는 소수의 환자들만이 잠재적으로 임상적 중요성을 보이는 수준까지 진행된다. 선행요인을 가지고 있는 환자들의 진행 확률은 90%까지 다다를 수 있다. 진행 확률에 영향을 미치는 선행위험요인들은 환자의 나이, 성별, 일차 굽음의 위치, 물렁조직상태, 최소의 소뇌 징후 및 굽음 보상을 포함한다.

a) **연령.** 척주옆굽음증 개시의 최초 나이는 예후를 위한 매우 중요한 요소이다. 진단 시점 시 환자의 나이가 어릴수록 예후는 악화된다.

b) **성별.** 특발성 척주굽음증의 발병률은 남아 보다 여아가 더 높다.

c) **굽음 위치.** 일차 굽음 위치는 예후 기준 가운데 하나이다. 가슴 척주옆굽음증은 보다 꼬리쪽에 위치한 일차 굽음증보다 덜 우호적 예후를 보인다. 허리 척주옆굽음증은 심각한 수준까지 이르지는 않는다. 다중 일차 변형을 갖는 척주옆굽음증은 우호적 예후를 보인다(예: 이중 굽음이 단일 굽음보다 더 나은 예후를 보인다).

d) **물렁조직 상태.** 피부와 관절이완증을 진단한다. 특발성 척주옆굽음증의 경우, 물렁조직 이완증은 굽음 진행에 있어서 중대한 위험 요소이다.

e) **최소 소뇌 징후.** 소뇌 기능에 대한 신중한 진단은 특히나 굽음의 진행에 대한 중요한 결과 가치를 지닌다. 잠재적 진행을 보이는 환자의 경우(종종 양성), 구소뇌의 소뇌마비의 경미한 징후가 나타난다. 최소 소뇌 증후군과 물렁조직이완증은 잠재적 진행성 굽음에 대한 가장 중대한 징후로 간주된다.

f) **굽음 보상.** 골반과 연관된 몸통 보상은 뒤통수 중간에서 중단된 추선으로 판단된다. 악화 중인 굽음의 경우, 추선은 엉치뼈 중앙에서부터 벗어난다. 보상은 엉치뼈 중앙에서 발꿈치 사이까지 중단된 추선으로 평가될 수도 있다. 악화 정도가 심할수록 진행 소질은 더 크다. 특발성 척주옆굽음증의 경우, 악화되는 굽음은 신경성 척주옆굽음증 만큼이나 빈번하지 않다.

g) **유전적 요소.** 척주옆굽증의 가족 내 이력에 관한 물음은 가족 내 이력과 해당 질환의 향후 진행 가능성과의 상관 관계로 인해 기억될 필요가 있다. 부모와 조부모의 과거 병력을 면밀하게 들여다봐야 한다. 만일 양성적 임상 소견이 확인되면 부모와 조부모의 기립 엑스선 영상이 확보되어야 한다.

반면, 골격이 보다 성숙되고 굽음이 적은 아동이 나이를 먹을수록 해당 질환의 진행 가능성은 작아진다. 19° 이하로 굽음각이 진행될 가능성은 13~15세 여아의 경우는 10% 그리고 15세 이상 아동의 경우는 4%이다. 또 다른 연구결과에 따르면, 10° 이상의 진행성 굽음의 진행 가능성은 34%, 20° 이상은 18%, 30° 이상은 8%이다. 굽음 치료를 받은 적이 없는 환자를 관찰한 연구 결과에 따르면, 사례의 25%가 25°에 이르기 전에 진행이 중단되었고, 12%가 29°에 도달하기 전에 중단되었다.

치료

척추옆굽음증의 조기 진단은 해당 질환의 진행에 영향을 미치는 가장 중요한 요소에 속한다. 작은 굽음에 대한 보존적 치료의 즉각적인 개시는 굽음 진행을 방지할 수 있고 척추옆굽음증의 진행으로 인한 합병증을 피할 수 있다. 일부 단기간에 걸친 연구 결과에 따르면, 보존적 치료는 굽음 정도가 작은 환자들보다 굽음 정도가 어느 정도 진행된 환자(이들은 수술이 필요하다)에게서 효과를 볼 가능성이 훨씬 적은 것으로 예상할 수 있다. 스웨덴에서 10년 간 시행된 연구는 간접적인 증거를 통해 조기 진단과 시의 적절한 치료의 효과를 뒷받침하고자 했다. 스크리닝(screening)을 뒷받침하기 위한 조직적인 홍보 캠페인을 하는 중에, 연구자들은 척추옆굽음증을 위한 지역 상담 클리닉에 문의한 환자의 수와 사용된 고정기의 수치가 크게 증가했을 뿐만 아니라 문의한 환자의 평균 연령과 평균 굽음각, 그리고 굽음각이 40°를 초과하는 굽음의 수 그리고 수술을 요하는 사례들이 줄었음을 발견했다. 이와 유사하게, 영국에서 발표된 연구에 따르면, 스크리닝으로 확인된 척추옆굽음증의 사례가 증가했고 굽음각은 감소했다. 미네소타 주 전 지역의 21만명의 학생들을 대상으로 8년 간 매년 실시한 스크리닝 결과에 따르면 새로운 환자에게서 평균 굽음각은 감소했고 고정기나 수술을 요하는 환자의 숫자도 감소했다.

특발성 척추옆굽음증에 대한 알려진 치료법은 없다. 증상 치료만 남아있을 뿐이다. 목표는 굽음이 진행되는 것을 막는 것이다. 물리치료와 척추 고정기는 특발성 척추옆굽음증에 대한 근본적인 보존적 치료술이다. 특정 경우에, 수술적 중재는 필요하다.

진단과 치료에 있어서, 이는 다양한 의료 분과에 적용되는 상태이다. 소아과의사, 정형외과의사, 재활의사, 물리치료사 그리고 어떤 경우에는 신경과의사까지 참여한다. 교정전문가 또한 매우 중요한 역할을 한다.

근거가 부족한것과는 상관없이, 아래는 치료 효과의 극대화를 위해 매우 중요한 것으로 간주된다.

- 척추옆굽음증의 조기 진단(보다 적은 굽음각)과 즉각적인 치료의 시행(치료가 우선). 굽음각이 커진 상태에서의 치료는 질환의 진행으로 인하여 효과를 제한시킨다.
- 잠재적 진행의 위험 요소 진찰 및 진단
- 잠재적 진행 위험 요소가 있는 환자의 경우, 집중적이고 구체적인 치료 재활이 개시되어야 하고 여기에는 굽음각이 작은 환자들의 부모가 포함되어야 한다. 지속적으로 고정기를 착용하는 것 또한 중요하다.
- 환자, 부모, 의사(정형외과의사, 소아과의사), 물리치료사 및 교정전문가 간 협조 구축
- 운동 활동이 지나치게 제한되지 않아야 한다.

선천적 척추옆굽음증

선천적 옆굽음증은 척추 발달 중 장애로 인해 나타난다. 첫 장애는 척추뼈몸통 형성 시 결핍(대부분 쐐기척추뼈)으로 척추뼈의 끝이 된다(그림 2.4.1-6). 부위 별 장애의 경우, 개별 척추뼈몸통의 분리가 일어나지 않고 척추의 일부가 선반으로 연결된다. 선반 부위에서, 척추뼈몸통은 자라지 않고 척추옆굽음증이 발현한다(그림 2.4.1-7).

출생 직후 관찰되는 선천적 척추옆굽음증은 성장 중 발달할 수 있고 그렇지 않을 수도 있다. 진행형 변형은 악화되고 다른 문제들은 어린 나이에는(생후 2~4년) 뼈자름술과 척추유합술의 대상이 된다.

신경근계 척추옆굽음증

신경근 척추옆굽음증은 중추신경계 및 말초신경계 마비 시 그리고 일차근육병(근육병) 시 CNS 결핍으로 일어난다. 치료는 굽음 진행 경과를 따른다. 특정 경우에, 현저한 굽음의 진행은 전면 및 시상면 악화 중 관찰될 수 있다(그림 2.4.1-8, 그림 2.4.1-9, 그림 2.4.1-10).

신경섬유종증 내 척추옆굽음증

척추의 신경섬유종증은 병변이 나타나는 척추 부위의 짧은 굽음을 유발한다. 이러한 유형의 척추옆굽음증은 피부의 전형적인 옅은 갈색(까페오레)점이 나타나면 의심된다. 하나의 옵션으로 추정되는 경우, 굽음이 진행을 보이며 신경섬유종을 제거하고 교정융합을 시행하는 것이 중요하다.

기타 척추옆굽음증의 유형

이 경우에는 염증(결핵, 손상 후, 척추 수술 후 상태와 다양한 뼈끝형성이상, 불완전뼈형성증, 점액다당류증 및 마르팡 증후군)이 나타난다.

2

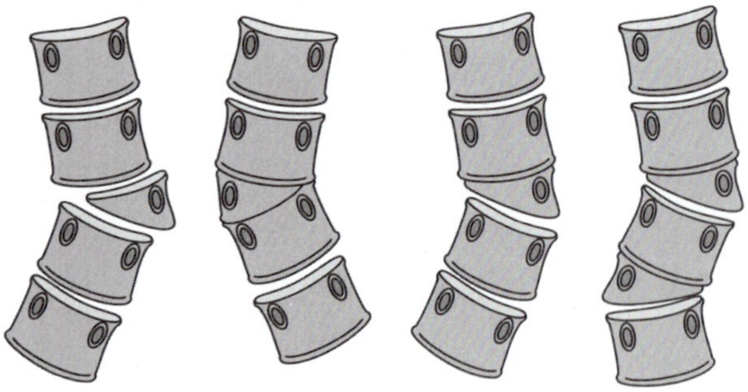

그림 2.4.1-6 척추뼈몸통 형성 시 결손.

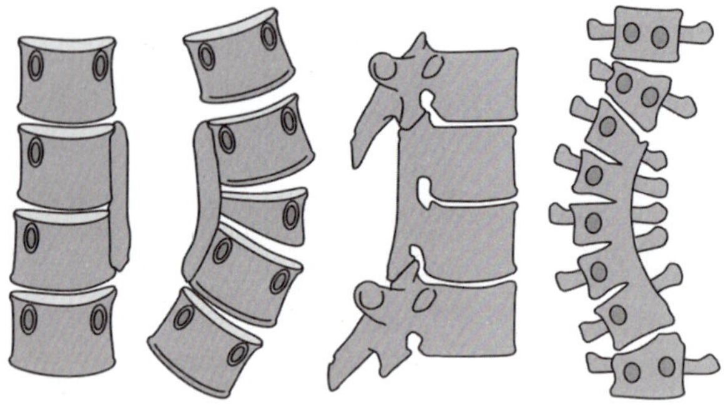

그림 2.4.1-7 척추 분절 시 결손.

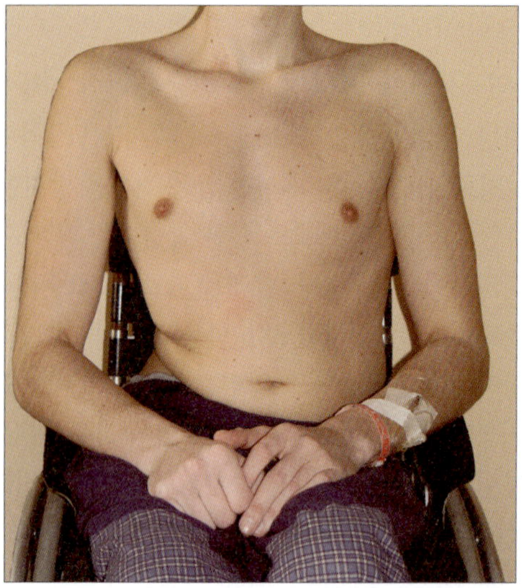

그림 2.4.1-8 신경근육성 척주옆굽음증 환자의 임상 사진(전면).

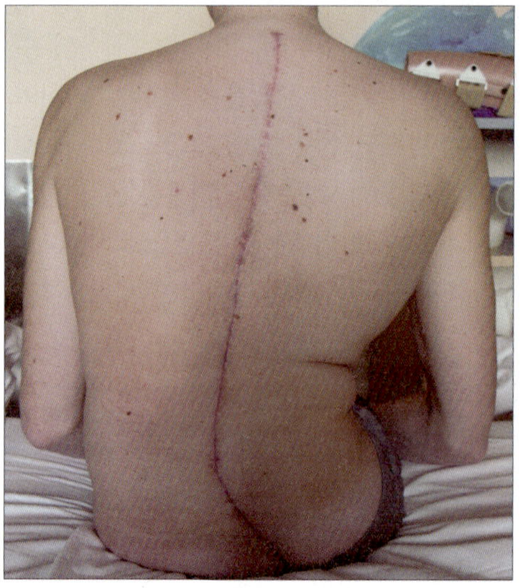

그림 2.4.1-9 신경근육성 척주옆굽음증 환자의 임상 사진(후면).

재활(Rehabilitation)

굽음 진행에 영향을 주고 고정기의 효과를 향상시키기 위한 치료 촉진을 위해 운동이 권장된다. 물리치료를 뒷받침하는 과학적 근거는 제한적이다. 이에 관해 발표된 연구 사례는 소수에 불과하다. 물리치료 시행 기간도 분명하지 않다. 물리치료에는 규칙적인 운동이나 접근방법이 다양한 특정치료기술이 포함될 수 있다.

신체운동학적 분석은 구체적인 물리치료술 선택을 위한 토대를 제공한다. 치료술 선택 시 척주옆굽음증의 유형, 굽음각, 환자 나이 그리고 특정 치료술은 훈련을 받은 이(주로 부모)가 일상적 보조를 요하기 때문에 환자와 환자 부모의 협력 가능성을 고려해야 한다.

골격 발달에 있어서 근육 기능의 구체적인 형성적 영향은 주로 물리치료술 범위 내에서 사용된다. 치료는 거의 대부분 개인운동이다. 근조직에 영향을 주는 테크닉은 상이하지만, 다음의 원칙이 항상 준수되어야 한다.

- 개별 부위에 영향을 미치는 특정 자발성(길게 늅기) 근조직의 활성화. 특발성 척주옆굽음증에서는 대칭성이 손상된다.
- 근조직의 충분하지 못한 차별성과 배쪽 근조직과 등쪽 근조직 간 시너지 결핍에 영향을 주기 위한 노력
- 호흡 기능의 운동학이 완전 손상되기 때문에 올바른 골반 정렬(골반은 회전으로 정렬된다) 시 가로막 호흡으로 설정되어야 한다. 이 운동은 골반이 교정된 후 시행된다.
- 운동은 거의 대부분 견인(traction) 시 시행된다.
- 운동은 근육기능에 주안점을 두고 가동화 기술이 수반된다.

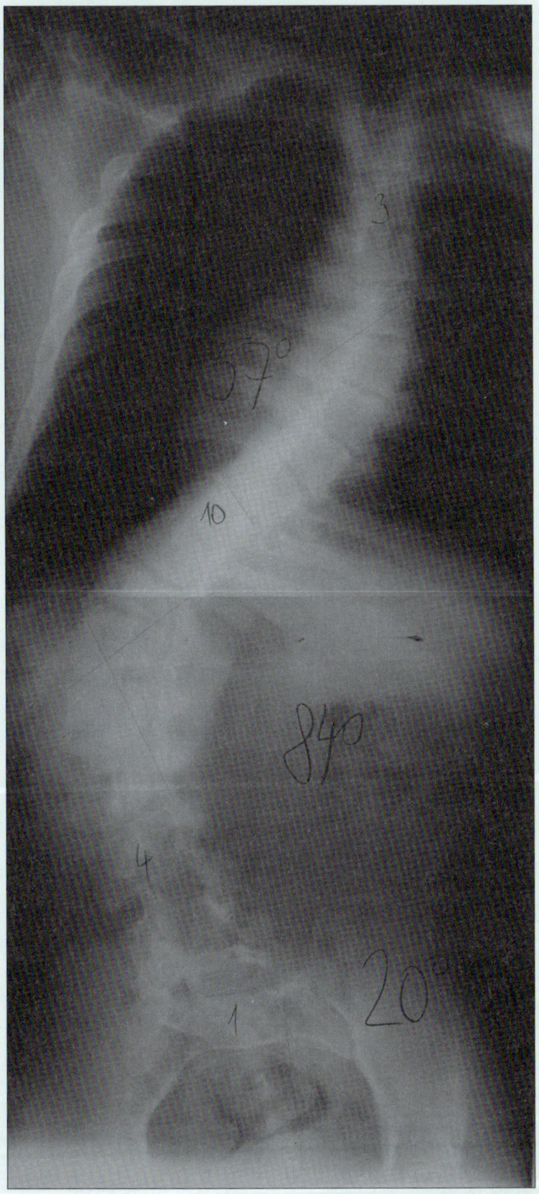

그림 2.4.1-10 그림 2.4.1-8과 9 환자의 방사능 사진.

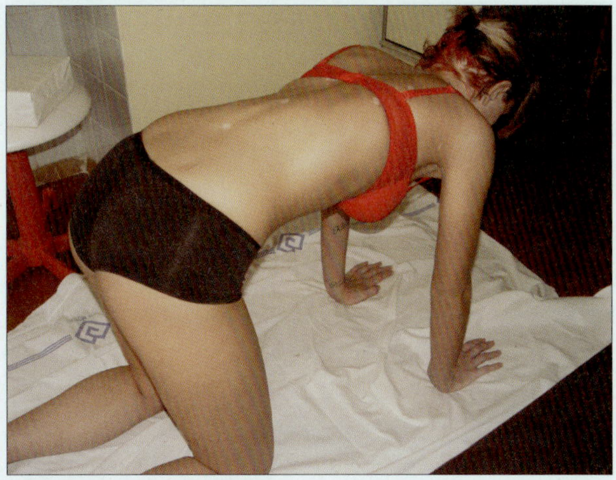

그림 2.4.1-11 클라프(Klapp) 네발기기 동작 - 출발 자세 - 옆에서 바라본 모습.

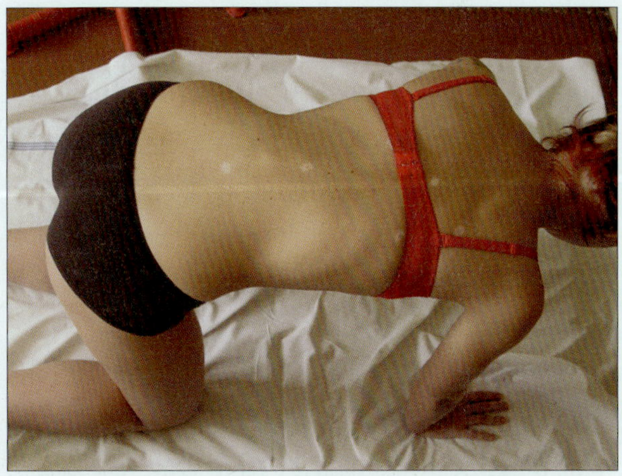

그림 2.4.1-12 클라프(Klapp) 네발기기 동작 - 시작 자세 - 위에서 바라본 모습.

척주옆굽음증 치료에 가장 흔히 사용되는 방법에는 클라프(Klapp)의 기어가기 치료법, 슈로스(Schroth) 및 보이타(Vojta) 치료법이 있다.

클라프(Klapp)의 네발기기 치료법

이 치료법은 독일의 정형외과의사인 루돌프 클라프(Rudolf Klapp, 1873~1949)가 개발한 것으로 사족 자세로 이동하는 것이다. "기어다니는 운동"의 근본적 개념은 초기에는 자세가 바르지 못한 소아 환자들에게 적용되었다.

운동 원리는 네 곳 지지점 사이의 척추 배치를 토대로 한 것으로 자발적 이동(네발기기)이 회전근육과 척추근육 강화와 스트레칭에 직접적인 영향을 준다(그림 2.4.1-11, 그림 2.4.1-12). 본 치료법은 두 가지 기본적인 네발기기 유형 즉, 상호네발기기(Kreuzgang)와 비상호네발기기(Passgang)를 이용한다. 첫 번째 유형의 네발기기에서는 푸시 오프(push-off) 상하지는 대측성인 반면 두 번째 유형에서는 동측성이다. 교차 네발기기는 C자형 척주옆굽음증에서 그리고 동측성 네발기기는 S자형 척주옆굽음증에서 적용된다. 운동 방식은 수정될 수 있으며 이로 인해 굽음 교정은 척주옆굽음증 환자에게서 나타난다(몸통이 수직적 또는 수평적 굽음으로의 이동, 아치 이루기, 스윙 동작 등) (그림 2.4.1-13). 운동 중에는 구체적 원칙이 적용될 필요가 있다.

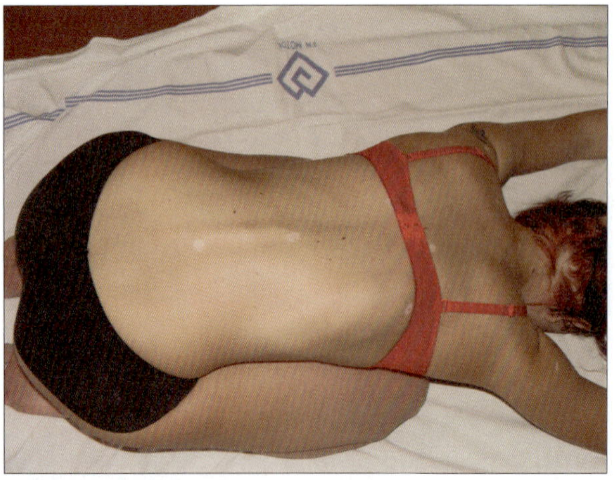

그림 2.4.1-13 클라프 네발기기 동작 - 깊은 네발기기.

운동은 구체적으로 결정된 최초 자세에서 시작하고, 주요 관절 및 기립척추정렬에서 외부 회전과 경미한 벌림을 유지하여 진행 단계에서 느리고 부드러운 사지 압박을 매트 방향으로 향하도록 해야 한다. 과거에는 이러한 원칙이 기계적이어서 환자들은 하루에 수 시간을 이 운동에 할애했다. 현재의 경향은 발육 신체운동 지식이 기반이 되는 개념 이론을 적용한다.

무리가 덜한 자세(아래팔 지지 vs. 손)에서 보다 어려운 자세(무릎꿇기, 버니 홉, 거미자세, 아치형)(그림 2.4.1-14)로 진행하는 것이 보다 유익한 이유가 바로 여기에 있다. 주요 관절은 정렬되고 호흡 패턴은 해결되며 가동화 및 스트레칭 기법이 적용된다. 전체적으로, 척추 자세는 개선되고 코어 근육은 강화된다. 자세 안정성 유지를 위한 운동 또한 효과를 볼 수 있다.

적용 대상

척추옆굽음증의 발현 시, 올바르지 않은 자세, 자세 안정성 결여, 운동 시스템의 기능적 결핍, 근육 불균형과 약화된 코어 근육

적용 금기 대상

운동(근육운동, 정신적으로)을 숙달할 수 없는 상태 및 상 · 하지의 부하 및 체중부하가 금기된 상황

슈로스 치료법(Schroth Method)

카타리나 슈로스(Katharina Schroth)는 척추옆굽음증을 3차원 변형으로 보았다. 슈로스는 몸통이 서로 겹쳐있는 세 개의 직각블록으로 나누었다.

1. 골반(복부 아래에서부터 늑골까지)
2. 가슴(복부에서부터 T6와 늑골 하부의 3분의 1까지)
3. 어깨(어깨에서 아래턱뼈까지)

척추옆굽음증의 경우, 이러한 블록들은 전면부로 이동하여 서로를 향해 회전하며 쐐기 형상을 이루어 비틀리게 된다. 과회전의 결과로 신체는 붕괴되고 단축된다. 따라서, 전면, 횡단면 및 시상면에서 결핍이 나타난다. 슈로스가 선택한 운동은 이러한 상태를 기반으로 한다.

운동 목적은 다음과 같다.

- 시상면에서의 적극적 확장
- 전면에서의 측면굽힘
- 시상면에서의 반대방향 회전
- 치료 중에는 다음의 운동 요소가 적용된다.
- 세로축 방향으로 연장

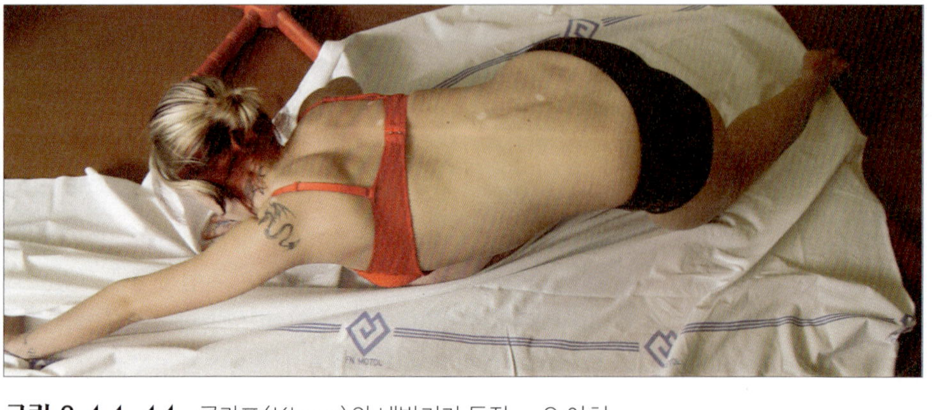

그림 2.4.1-14 클라프(Klapp)의 네발기기 동작 - C 아치.

- 특정 골반 교정
- 반대방향회전으로 지지되는 자세에서 근육운동
- 반대방향회전 정렬에서 특정호흡운동

이 방법은 높은 동기부여 및 환자의 협력을 전제로 한다.

보이타 치료법(Vojta's Method)

특발성 척주옆굽음증 발현은 상호 패턴 경향 내 제약(지지 및 위상 기능 중 상·하지 차이가 나타나는 교차패턴)을 의미하고 자발성 근조직의 조직화 시간 및 공간발달순서가 결여된다.

전신 반사적 네발기기 패턴은 근육시너지와 건강한 운동발달 토대의 역할을 하는 운동 개체발생의 부분적 패턴을 포함한다. 이러한 패턴들을 포함시킴으로써 손상된 자발성근조직 기능에 영향을 끼쳐 CNS에서 전체 축골격으로 확산되는 상호 패턴을 통제한다.

보이타의 방법은 다음의 경우에 척주옆굽음증 치료에서 적용된다.

- 깊은근조직의 특정 활성화로 척추 정렬에 영향을 준다. 만일 개별 척추 부위의 정렬에 손상이 있는 경우, 상호 운동 모델은 이행될 수 없다.
- 자발적 통제가 어렵고(즉, 앞톱니근, 배가로근 등) 자세 기능에 핵심인 근육의 특정 활성화
- 자세패턴 개선, 특정 부위의 "각성" 및 CNS가 제외된 특정 부위의 포함
- 올바른 호흡 패턴의 활성화, 호흡 및 자세 기능에 가로막 포함

보이타의 방법을 사용한 척주옆굽음증 치료 중에는 두 가지 또는 세 가지 치료 모델 모두가 이행된다(반사적 네발기기, 반사적 구르기 및 최초 자세). 반사적으로 유발된 모든 모델의 경우, 근육은 특정 자세(바로 눕기, 옆으로 눕기 또는 앞으로 눕기) 및 계획된 이동성에 상응하는 기능으로 활성화된다. 각각의 이와 같은 운동 발현에서는 생리학적 인간 개체발생의 부분패턴과 일치하는 근육 시너지가 발견될 수 있다.

환자의 적극적인 참여가 중요하다. 물리치료사는 치료를 이끌고 환자의 어머니(또는 가족 구성원)를 교육한다. 숙련된 물리치료사가 부족하면 본 치료법의 효과는 제대로 나타나지 않는다. 본 치료법은 요법의 정확성 요구와 환자와 함께 보내야 하는 시간을 고려하게 된다면 결코 쉽지 않다. 본 치료법의 효과는 다른 요인들(물렁조직의 질적 상태, 일차굽음의 위치, 연령 및 소뇌의 징후)에도 달려 있다. 올바로 시행되지 못한 치료법은 근육불균형을 초래하여 심지어 굽음의 악화를 유발하는 등 효과를 내지 못하고 심지어 해로울 수도 있다.

신체활동의 수정

특정 운동에 이어서, 라이프스타일의 수정이 매우 중요하다. 어떠한 일치된 견해가 존재하지 않기 때문에 환자 및 환자 부모에 대한 교육이 대다수의 경우에는 역효과를 낳는다. 운동 활동이 척주옆굽음증 발달에 어떠한 효과를 내는 지에 대해 입증된 바가 없다. 지나치게 신체활동을 억제하지 않을 것을 권장한다. 병리학적 신체자세를 유발하는 장기적인 정적 부하 및 편측성 부하가 바람직하지 않은 유일한 조건이다.

2

정형보조기구 치료

교정 지원에 의한 치료의 목표는 척주옆굽음증의 굽음 상태를 개선하고 특히 척추변형의 심화를 방지하는 것이다. 고정기를 이용한 치료는 굽음을 교정하기 위해 즉시 이행되었을 때 일반적으로 효과적이다. 정형보조기구를 이용한 환자의 최초 방사능 소견은 50~60% 정도 굽음이 교정된 것을 보여준다. 장기적 연구(5년 이상의 관찰)결과는 즉각적 교정은 어느 정도는 일시적인 것임을 보여주었다. 정형보조기구를 이용한 치료를 수년간 진행한 경우에는 고정기를 착용한 경우와 비교했을 때 전반적으로 평균 2~4도 정도로 개선 정도가 점진적으로 줄어드는 것을 보여주었다.

굽음 진행 예방에 있어서 정형보조기구의 중요성은 덜 분명하다. 그 이유는 이러한 치료에도 불구하고, 척주옆굽음증은 지속해서 심화될 수 있기 때문이다. 현재까지 정형보조기구의 효과를 확증하는 어떠한 전향연구 결과도 발표된 바 없다. 치료받지 않은 통제 집단을 포함하는 후향 연구에서는 정형보조기구로 치료된 환자들은 치료받지 않은 환자들보다 굽음 진행 정도가 더 작았다. 그러나, 그 차이는 통계적으로 중요하지 않았다. 정형보조기구의 이점을 탐구하는 연구에서 일치된 대조군의 부재는 연구 결과에서 정형보조기구의 독립적 효과에 대한 해석을 제한한다. 증상이

심화될 고위험군에 속한 환자들에게서(관절 및 피부 이완, 일차 굽음의 수준 등), 물리치료와 병행된 고정기를 포함하는 치료는 보존적 치료의 유일한 옵션이다.

고정기에 의한 치료 효과는 환자의 협력에 의해 대개 제한적이다. 일반적으로, 고정기의 하루 권장 착용 시간은 23시간이다. 청소년기에, 이러한 시간 간격을 지키는 것이 매우 중요하여 이는 고정기를 착용하는 전반적 시간에 현저한 영향을 미친다. 한 연구 결과에 따르면 환자들은 권장 시간에서 평균 65%정도를 착용했으며 15%의 환자들이 적극적으로 협조했다. 이러한 결과는 종종 환자의 신체 이미지 인지 및 고정기를 착용했을 때의 심리적 영향과 관계가 있다. 일부 연구들에서는 고정기 착용과 심리적 효과 사이의 관계, 위축된 자기 이미지와 환자의 주변 환경 내 손상된 관계를 보여주었다.

환자와 환자 부모의 참여를 이끌어내는 것은 특발성 척주옆굽음증 치료 중 가장 중요한 과제에 속한다. 특히 가슴부위에서 특발성 척주옆굽음증이 10세 이전에 발생한 환자들의 협력이 특히나 중요하다. 이들은 과운동성 및 최소 소뇌 증상을 보인다. 이러한 환자들의 경우, 굽음 정도가 작은 경우에 정형보조기구가 이미 적용되어야 한다.

수술 치료

수술 교정의 목표는 늑골봉우리와 골반 회전을 감소시키고 안정성을 확보하는 것이다. 현재, 굽음 진행이 40~50°보다 크지 않을 경우에는 수술적 중재는 고려되지 않는다. 수술의 효과를 평가한 몇몇 임상 연구보고서에 따르면 수술은 비수술적 방법으로 치료된 환자 집단과 비교했을 때 전면의 굽음을 교정할 수 있다. 그러나 수술은 안정성 유지와 다른 면을 교정함에 있어서는 현저한 제약이 있음을 보여준다.

척주뒤굽음증 – 척주후만증(HYPERKYPHOSIS)

척주뒤굽음증은 등쪽이 볼록해지는 척추 굽음증으로 그 정도가 생리적 범위를 지나친다(그림 2.4.1-15A, 2.4.1-15B). 병인을 바탕으로 척주뒤굽음증은 다음과 같이 분류된다.

I. 쇼이에르만 병(청소년기 척주뒤굽음증)
II. 선천성
III. 자세성
IV. 이차적 척주뒤굽음증
(척추후궁절제술 후, 외상 후, 방사능 치료 후, 골다공증, 종양, 베흐트레브 병)

청소년기 척주뒤굽음증(쇼이에르만 병)

청소년기 척주뒤굽음증은 구조적인 척추 결함으로 대부분의 경우 성장기 말 성장급증 중에 나타난다. 이는 올바르지 못한 자세와 연관된 자세성 척주뒤굽음증과 구분될 필요가 있으며 척추의 구조적 변화에 의해 나타나지 않는다. 자세성 척주뒤굽음증의 경우, 가족성 과이동성 증후군(종종 근육긴장저하가 수반되는 피부와 관절의 가벼운 과운동성의 보통염색체 우성의 유전적 징후)의 경우와 상당부분 중첩된다. 구조적 척주뒤굽음증의 진행이 심화되는 시기는 급성 단계로 알려져 있다. 발병률은 매우 높다(일부 연구는 20%까지 보고한다). 척추뼈몸통은 전면으로 평평해지고 쐐기 모양을 보인다. 추간판은 높이에서 작고 슈몰결절은 사례의 40%에서 발견된다. 소위 낮은 수준의 쇼이에르만 병은 척추 정렬과 척추 역동성에 가장 중요한 영향을 미치며 척주뒤굽음증의 꼭대기는 T11레벨 또는 하부에 있으며 보다 가중된 과다앞굽음증이 동반된다. 과다굽음증 환자들에게서 허리엉치결합 부위에서 퇴행성 변화와 디스크탈출증으로 발전될 경향이 매우 크다.

치료

규칙적인 신체 활동의 수정이 중요한 역할을 한다. 급성 단계에서, 폭넓은 신체 활동은 제한될 필요가 있다. 이는 엘리트 운동 선수들에게도 적용된다. 만일 성장이 급성 단계에 있지 않은 경우에는 활동은 제한될 필요가 없다. 운동 선수들의 경우, 뼈성장도 및 신장이 진단된다. 만일 성장 완료까지 5% 미만이 남은 경우에는 추가 진행은 문제가 되지 않는다. 문제는 해당 질환이 급성 단계에서 거의 확인이 되지 않는다는 것이다. 운동은 근육 균형을 이루기 위한 목적으로 이용된다. 환자가 흉추의 부위별 가동성을 확보할 필요가 있기 때문에 가운데 흉추의 가동화가 시행된다. 이 부위에서 척추는 전체로("en bloc") 움직인다. 척주뒤굽음증 정렬은 흉추의 회전 부위의 손실을 유발하고 이는 아래경추의 움직임으로 만회된다. 흉추 훈련 연습(정립자세)은 어깨모음근의 활성화 없이 이루어져야 한다. 척추 운동이 효과가 있다. 보다 심각한 형태의 경우, 개선된 밀워키 보조기(Milwaukee brace)가 척주뒤굽음증의 꼭대기

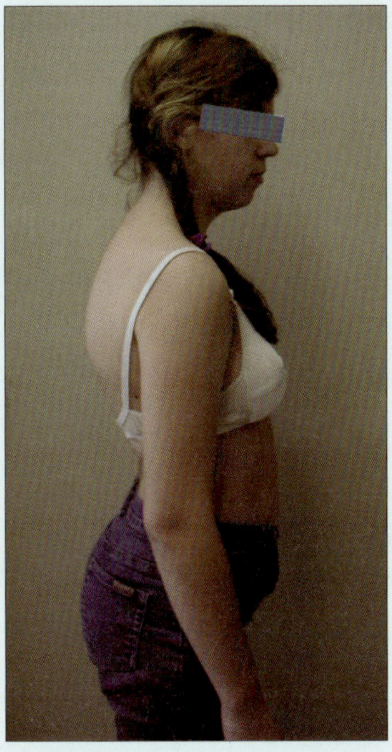

그림 2.4.1-15A
20세 여성의 척추뒤굽음증.

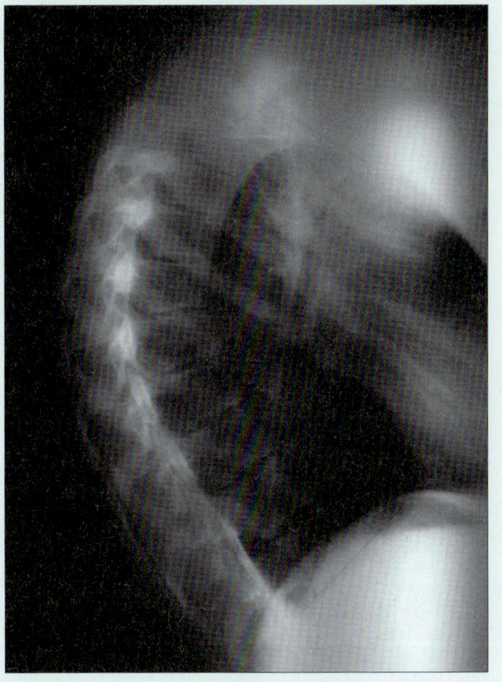

그림 2.4.1-15B
동일 여성환자의 방사는 사진.

에서 아래쪽으로 가까운 곳에 골반 소켓과 2개의 세로 지지대와 함께 적용된다.

허리척주앞굽음증-허리전만증 (LUMBAR HYPERLORDOSIS)

허리척주앞굽음증의 가장 흔한 원인은 엉덩이굽힘구축에 연결된 엉덩관절 내 장애이다. 골반은 앞쪽으로 기울어진다. 골반기울임의 진찰 중에 눈여겨보는 곳은 엉치뼈의 경사각이다(본 교재의 일반적 부분, A. 진단법, 1.2.1장 척추의 운동학, 골반과 가슴 부위 해부학적 지표를 참조할 것).

재활 치료는 복근 강화가 주로 권장되나 가로막, 복근 및 골반기저 근육의 상호 활성화에 중점을 둔다. 복강 내 압력의 변화를 통해, 이러한 근육 시너지 효과는 척추의 전면 안정성을 보장하고 척추의 과다앞굽음 정렬에 기여한다. 엉덩이굽힘근육은 팽팽해질 때 펴진다.

기운목(TORTICOLLIS)

선천성 근육사경(기운목)

목과 머리 변형인 기운목의 가장 흔한 원인은 복장빗장꼭지돌기의 편측성구축 및 근막과 기타 물렁조직의 이차적 단축이다.

병인은 확실하지 않다. 종종, 출생 중 외상이 하부근육 내 혈관 장애를 일으키는 원인이 되는 움직임으로 간주된다. 메커니즘은 볼크만허혈구축과 유사하다. 근내 섬유화는 빗장뼈 부착 지점에서 대부분 일어나지만 근육에 광범위하게 영향을 미칠 수도 있다. 사례의 75%는 오른편에서 발생하고 여아들에게서 더 많이 발견된다. 기운목이 있는 아동의 7~20%에서 엉덩이형성이상과 기타 운동 시스템 장애가 발견된다(스프렝겔 변형, 경추의 선천성 변형, 발꿈치안쪽들린휜발).

임상적 양상

첫 징후는 출생 직후 또는 생후 2~3주에 관찰될 수 있다. 머리는 수축근육면으로 기울어져 있으며 턱은 반대방향을 향하고 있다. 몇몇 경우에서, 팔이음뼈는 병변 위로 융기되어 있으며 비대칭이 자세 전체에서 반영된다(그림 2.4.1-16).

복장빗장꼭지돌기는 탱탱하게 촉진되어 있다. 방치된 경우, 두개 및 얼굴의 이차변형이 나타난다. 병변면에서 얼굴은 외부 압력으로 인해 납작해진다(아기는 주로 배와 병변면의 얼굴을 바닥에 대고 잔다.). 안면 척주옆굽음증이 나타난다(그림 2.4.1-17). 두 개의 뒤통수전면의 지름은 줄어들고 쏠린머리증이 발달한다(그림 2.4.1-18). 비대칭은 성장하면서 보다 뚜렷해지고 눈과 귀의 수준이 상이하다.

치료

치료는 진단 직후 개시될 필요가 있다. 최초 치료는 보이타의 반사적 이동운동, 수동적 스트레칭 및 경추의 가동화를 시행한다. 부모는 가정에서 하루에 4~6회, 1회에 10~15분간 실시한다. 아이는 엎드린 자세로 잠에 들지 않도록 해야 한다. 요람은 아이가 자신의 머리를 제한된 회전면을 향할 수 있도록 배치한다. 아이를 올바로 안는 것이 치료의 중요한 요소이다. 보존적 치료가 초기에 개시되어 지속적인 운동이 이루어질 때 구축에 대한 수술적 시행은 통상 불필요하다. 수술은 기운목이 한 살까지 보존적 치료를 통해서 효과를 보지 못하거나 근육과 안면 비대칭의 섬유화 재형성이 나타나는 경우 시행된다.

성인의 기운목(Muscular Torticollis in Adults)

성인기의 기운목 증상은 선천성 유형보다 흔하다. 그러나, 원인은 알려져 있지 않다. 증상은 대부분 30대와 40대 사이에서 가장 흔하다. 기운목의 정도는 다양하다. 대개, 1~5년 사이에는 급속도로 진행된 후 멈춘다. 전체 사례의 10~20%는 자발적 퇴행이 나타날 수 있다. 치료는 복합부위통증증후군(6장 통증의 치료 재활, 6.4장 복합부위통증증후군을 참조할 것)과 유사하다.

후천성 기운목(Acquired Muscular Torticollis)

후천성 기운목은 박테리아가 원인이며 사이질성 근육염과 섬유조직염이 나타난다. 재활은 감염 지표 상태에 따라 시행된다.

외상후 기운목(Post-Traumatic Torticollis)

외상후 기운목의 원인은 뒤틀림, 탈구, 골절 및 환자가 갑자기 고개를 돌린 후에 느끼는 경추 통증 시 불완전탈구 등으로 나타난다. 근육 연축이 발생한다. 치료는 가동화, 경추당김과 근육이완이다.

6~12세 사이의 아동의 경우에는 상기도 감염이나 편도염(그리젤 증후군) 후 나타날 수 있다. 다시 한번, PIR를 이용하여 수축된 근육의 움직임, 당김, 이완을 포함하여 증상에 대한 치료를 한다.

경직기운목(Spastic Torticollis)

경직기운목은 신경성 질병이다. 경직기운목의 특징은 목의 근조직이 주로 한 방향으로 뒤틀려 움직이는 것이다. 이러한 움직임은 다양한 특징(무정위성, 무도병성 등)을 가질 수 있고 서로 다른 목 근육들이 관련될 수 있다(복장빗장꼭지돌기, 널판근, 목갈비근).

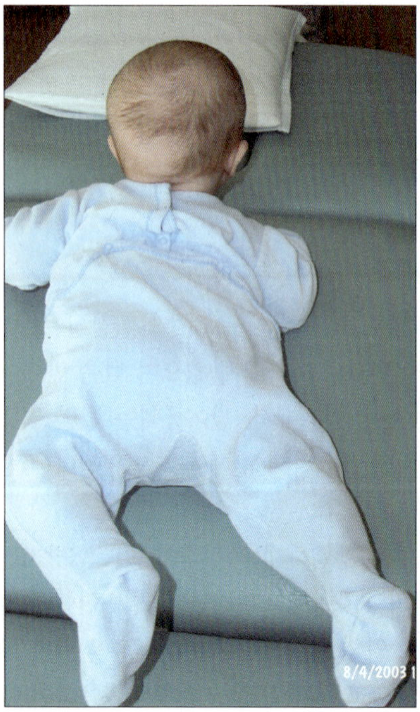

그림 2.4.1-16
기운목의 자세패턴 비대칭.

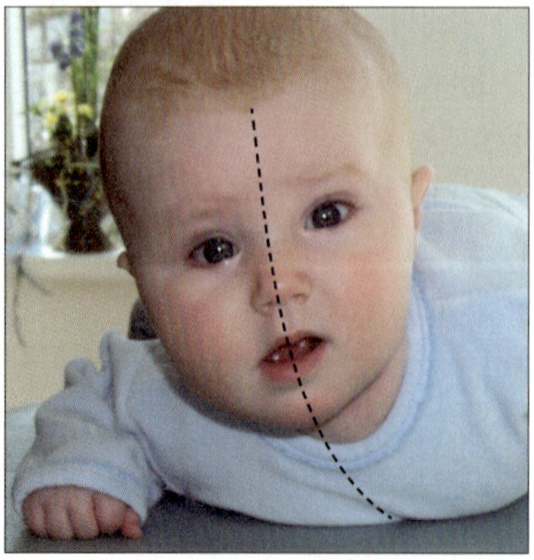

그림 2.4.1-17
기운목의 안면 척주옆굽음증.

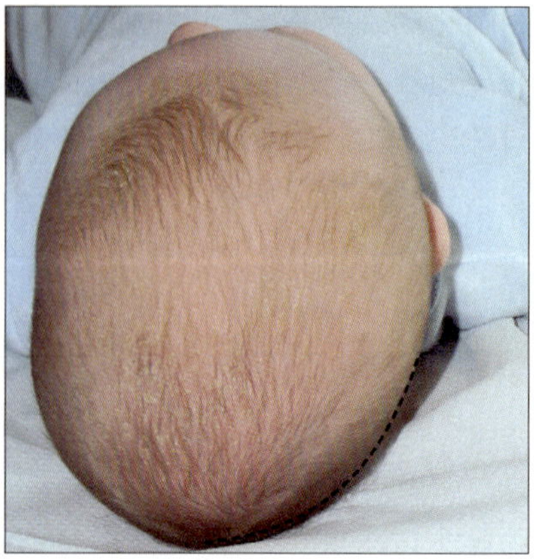

그림 2.4.1-18
기운목의 쏠린머리증.

종종, 환자들은 이와 같은 불쾌한 비자발성 움직임(흔히 머리를 자신의 손에 기댐)을 최소화하는 자세를 발견한다. 운동과다증의 반대면 상의 안뜰(평형) 시스템을 자극하면 통증이 줄어든다. 재활 치료는 부수적일 뿐이다. 치료법 선택 시, 겉질 조절(자발적 조절이 동반된 운동)을 갖는 운동이 선택되어 다양하게 수정된다. 비자발성 움직임을 억제하는 자세를 발견하고 사용하려는 노력을 한다. 보이타의 반사 운동은 이러한 상황에서는 충분한 효과를 보이지 않는 듯 하다. 과운동증의 결과로서 나타나는 근육 비대칭을 교정하기 위해 노력한다. 이완 방법 또한 시행된다.

또한, 보툴로톡신(Botulotoxin)과 수술적 중재(시상정위 결핍 또는 말초신경 개입) 또한 적용될 수 있다. 신경수술 처치의 효과는 크지 않다.

급성 기운목(Acute Torticollis)

급성 기운목은 근육 연축과 연계된 소위 목의 "뒤틀림(kink)"과 연관된다. 급성 기운목은 어린 환자들에게서 더 흔하다. 급성 기운목은 갑작스런 움직임이나 바이러스에 의해 나타난다. 두 가지 원인을 구분하기는 쉽지 않다. 급성 기운목의 경우, 핵심 치료는 물렁조직 가동 및 휴식이다. 요법과 수치료는 증세를 악화시킬 수 있기 때문에 권장되지 않는다.

척추발생통증증후군 / VERTEBROGENIC PAIN SYNDROME

통계에 따르면 등통증은 의사에게 진찰을 구하는 가장 흔한 원인에 속하며 가장 왕성한 사회생활이 높은 시기(30~55세 사이에서 가장 많이 발병한다.)에 영향을 주기 때문에 가장 흔한 직장 병가의 원인에 속한다. 성인 가운데 70%가 등통증을 경험한 바 있다. 보네띠 등에 따르면, 허리통증 또는 궁둥신경통은 대략 인구의 80%가 최소한 한 번 경험하는 질병이다. 생산 연령대에서 해마다 등통증을 겪는 비율은 이들 중 대략 30~40%이며 이 가운데 5~10%는 병가를 필요로 한다. 동일 비율의 환자들이 만성 단계로 이행된다. 의료 사유로 인한 장애의 50%는 등통증으로 인한 것이다. 등통증의 원인은 다양하며 이는 앞서의 높은 발병률의 주된 이유이기도 하다.

병인 및 발병기전

현대 영상 촬영 기법을 통해 등통증에 기여하는 여러 원인들을 밝혀 내었다. 척추 문제의 가장 중요한 원인에는 다음이 포함된다.

- 근골격계 손상
- 추간판 돌출 및 탈출
- 추간판 및 추간판 관절 내 퇴행성 변화
- 척추관협착증
- 뼈침착 또는 인대석회화로 인한 척주관 내 신경압박
- 척추 및 척추주위 감염
- 해부학적 변형(척추전방전위증, 융추 등)
- 전신병(특히, 일차적 또는 전이종양, 자가면역질환)

최근 들어서, 척추 질환의 병인 및 발병기전을 바라보는 시각이 끊임없이 진화하고 있다. 그러나, 본 영역 내 중대한 진행에도 불구하고 증상, 병리적 변화 및 영상 판독 결과 사이에 충분한 연관 관계가 성립되지 않았기 때문에 명확한 진단을 내릴 수 없다.

영상 촬영 기법을 통해 신경계통 현상과 현저한 주관적 통증이 결여된 주목할 만한 구조적 현상을 발견할 수 있다. 그 이유는 기능적 반응으로 인하여 척추는 주변 관절보다 더 뛰어난 순응력을 보여주기 때문이다. 오늘날, 수많은 학자들에 의해 추간판탈출증이 건강한 성인 중 대략 20~30%에게서 척수지주막조형술(PMG), CT 또는 MRI를 통해 관찰될 수 있음을 보여주었다. 이 경우, 무증상원반탈출증이 나타날 수 있으며 이는 급성 또는 만성 질환을 초래하지 않을 수 있음이 많은 사람들에게서 그리고 다양한 기술이 동원된 진찰을 통해 증명되어왔다. 유사한 상황이 척추 구역 내 다른 증상(척추관 협착증, 척추전방전위증)에서 발견된다.

기능적 반응을 통해, 척추는 만회할 수 있는 엄청난 역량을 지니고 있다. 우호적인 기능적 조건에서, 척추는 현저한 자가 복구 능력을 보여준다(본 교재의 일반적 부분, 기능적 결핍에 영향을 주는 치료 재활, 운동 시스템의 기능적 결핍 장의 그림 1과 2를 참조할 것).

또한 중요한 사실은 현재 기법을 사용했을 때, 등통증을 앓고 있는 다수의 환자들에게서, 진단을 내릴 수 없는 "비특이성" 또는 "특발성"을 의미하는 통증을 유발하는 어떠한 형태학적 현상을 찾을 수 없다는 점이다. 여기에는 미미한 연관성만 갖는 형태학적 변화가 확인된 다수의 환자들을 포함시켜야 한다.

형태학적 소견 및 신경학적 소견과 주관적 문제의 정도 사이의 뚜렷한 관계를 진단 측면에서 규명이 어려운 이유 가운데 한 가지는 임상 진단 중에 발견되는 매우 복잡한 기능적 변화에 대한 충분한 지식이 없다는 점에 있다.

예후적 측면의 상황을 진단하고 치료 전략을 세우기 위해서는 해당 병변은 신경학적 및 형태학적 측면에서 그리고 언제나 기능적 맥락에서 살펴봐야 한다.

병인 및 발병기전에 따른 분류

개별 원인은 형태학적 소견을 바탕으로 한다. 척추의 국소적 소견은 현대적 진단 기술을 통해 정확하고도 해부학적으로 묘사할 수 있다. 방사능 영상(**역동영상 포함**), CT, MRI, 섬광조영술 및 추간판조영술을 바탕으로 국소적인 해부학적 소견 및 해당 소견의 전신 및 국소적 수준에서 다른 구조들과의 생체역학적 관계가 보다 정확하게 확인되어야 한다. 해부학적 분류의 도움으로, 병리학적 소견을 갖는 중요성을 더 잘 이해할 수 있게 되고 어느 정도까지는 병변의 진행에 대한 예후를 제대로 정리할 수 있게 되었다. 국소적인 해부학적 소견은 임상적으로 스스로 나타나지 않을 수 있거나 이미 자가 복구되었을 수 있다. 그러므로, 기능성 변화와 다인성 발병기전의 자발적 발생은 연관성이 있을 뿐만 아니라 복잡하고 개별적인 사례들은 개별적으로 다뤄질 필요가 있다.

구조적 원인들

국소적인 형태학적 사진을 올바로 구분하기 위해서는 병리학적 정의와 해부학적 정의가 중요하다. 척추발생통증증후군의 주요 구조적(**형태학적**) 원인에는 다음이 포함된다.

- 추간판의 개입
- 추간(면)관절의 퇴행
- 척추간협착증
- 척주관 비정상
- 척추전방전위증
- 골다공증
- 강직척추염
- 감염
- 종양

기능적 원인들

기능적 원인에는 해부학적으로 정의되지 않은 결함들을 포함한다. 여기에는 다음을 포함한다.

- CNS의 조절기능의 장애
- 통각수용기 처리의 장애
- 심리적 장애

추간판 개입(Intervertebral Disc Involvement)

디스크 퇴행(Disc Degeneration)

디스크 퇴행은 젤라틴 구조(**속질핵**) 내 전형적인 손실을 보이는 디스크 구조 또는 아밀로이드 및 라이포푸신 침착이 있는 섬유증 디스크 구조 내부의 변화를 포함한다.

퇴행성 과정의 첫 발현은 디스크 중심부의 째짐 현상으로 이는 점차 증가하여 섬유테까지 진행된다. 이어 디스크 내부에 공간을 형성하고 높이의 손실이 발생하여 방사능 영상으로 확인될 수 있다.

퇴행성 질환의 가장 흔한 발현은 대개 수평 방향으로 인접한 척추뼈몸통 상의 뼈곁돌기들을 포함한다. 뼈곁돌기들은 처음에는 전면에서, 그리고 나중에는 척추뼈몸통의 후면으로 자란다.

디스크 돌출, 탈출(Disc Protrusion, Herniation)

지난 40년 간, 허리추간판성질병의 발병기전에 관한 의견에 있어서 진단 영상술과 수술처치의 발달과 관련되어 중대한 변화가 있었다. 병인론적 사진에서는 대개 후면으로 섬유고리 상의 열상과 속질성 물질의 일부가 가쪽, 뒤가쪽, 또는 안쪽 방향으로 척주관을 향해 탈출된 것이 뚜렷하게 관찰된다.

추간판 개입의 정도는 상이하고 네 가지로 구분될 수 있다.

1. 융기원반 – 척추뼈몸통을 넘어선 대칭성 원반융기
2. 원반탈출(돌출, 탈출) – 속질핵의 중심 물질이 섬유고리 내 결함 쪽으로 탈출하고 척추뼈 둘레를 넘어선 원반의 초점돌출이 나타남.
3. 원반탈출 – 속질핵이 섬유고리의 외부층을 관통하나 핵물질의 나머지와 연결 상태를 유지함.
4. 원반이 분리된 탈출 – 후방세로인대에 구멍이 생기고 속질핵의 하나 또는 그 이상의 파편들이 경질

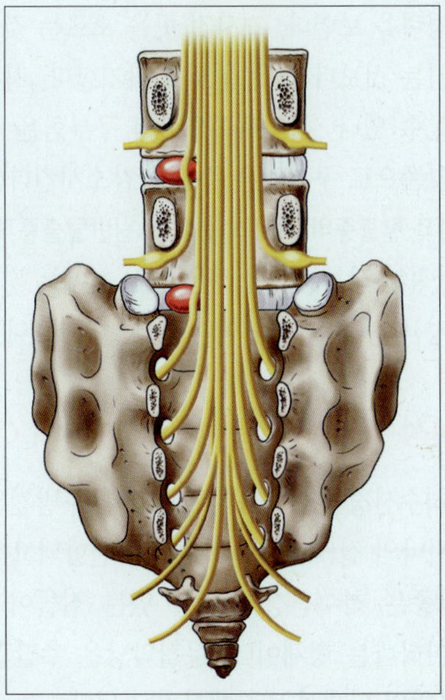

그림 2.4.1-19 L4-5와 L5-S1에서 가쪽원반탈출.

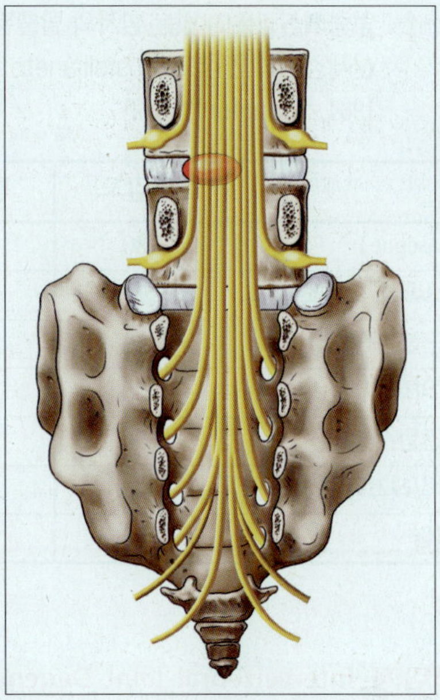

그림 2.4.1-20 L4-5에서 안쪽원반탈출.

막 바깥공간 내부에서 이동하나 척주관 속으로는 이동하지 않음,

원반탈출증의 임상학적 중요성은 건강한 개인들을 대상으로 한 진찰(CT, MRI) 중 대략 20~30%에서 확인될 수 있다는 사실은 이미 알려져 있다. 이러한 탈출증은 신경학적으로는 증상이 없으며 어떠한 문제도 수반되지 않지만, 기능적으로는 전혀 증상이 없지 않으므로 이는 탈출증이 근육과 물렁조직 내부의 기능적 반응변화와 항상 연계되어 있음을 의미한다. 알라트(Allat)에 따르면, 원반탈출은 아무런 문제를 보고하지 않은 개인들 중 39%에서 발견된다. 신경뿌리조영술 중에 알라트는 사례 중 50%에서 원반돌출을 24%에서 원반탈출을 보여주었다. 허리통증이나 신경근 증후군을 보이지 않았던 52명의 피실험자를 대상으로 한 하부허리척추의 CT 촬영 결과에서 대상 중 35.4%가 비정상을 보였고, 40세 이하의 피실험자들 중 거의 20%에서 원반탈출이 관찰되었다. 허리통증이 없는 302명의 여성의 허리척추의 MRI 촬영 결과는 원반퇴행 징후는 나이와 비례했다. 제시된 데이터는 발현된 어떠한 문제가 없음에도 원반탈출 무증상이 나타날 수 있음을 보여준다.

대다수의 사례에서, 병변은 지속적인 탈출증에도 불구하고 보존적 치료를 통해 교정된다. 정립 진찰이 가능한 새로운 MRI 연구들은 병리학적 소견과 진찰이 시행된 자세 사이의 관계를 보여준다. 엎드려 누운 환자에게서는 발견된 정도가 극히 미미했으나 정립한 경우에는 그 장애가 확연하게 드러났다. 이러한 맥락에서, 새로운 용어 즉, 연원반(soft disc)이 소개된다. L4-5와 L5-S1 지점에서 임상학적으로 중요한 허리원반탈출증의 대부분은 L5와 S1 척수신경근 상의 운동 및 감각 부위에서 신경학적 결함을 일으킨다. L4-5 지점에서 가쪽원반탈출은 S1 압박보다는 빈도가 덜하고 대개의 경우 L5 척수신경근 압박을 일으킨다. L5와 S1 척수신경근의 혼합은 하지 내 모든 척수신경근 증후군에서 가장 흔한 형태이다. 이는 L4-L5에 의한 것보다는 빈도는 덜하고 대개 L5-S1 지점의 원반탈출에 의해 야기된다. 안쪽 L4-5 원반탈출은 S1-4 뿐만 아니라 L5 척수신경근의 개입을 야기할 수 있으나 L4 척수신경근은 개입되지 않는다.

보상적 메커니즘의 결과로서, 원반탈출은 신경학적 징후 또는 심지어 주관적 소견의 근원이 아닐 수도 있다. 예시된 원반탈출은 언제나 임상적 양상 및 기능적 맥락에서 관찰될 필요가 있다. 다수의 경우, 허리통증은 하지로 방사되는 통증을 선행한다. 바로 이 점이 원반탈출이 척수신경근 증후군의 원인으로서 뿐만 아니라 허리통증의 원인으로서 여겨져야 하는 이유이다. 동시에, 허리통증은 발달하고 신경근 자극과 유사하게 하지까지 확산되지만 신경학적 소견은 부재하다(그림 2.4.1-19, 2.4.1-20, 표 2.4.1-1).

표 2.4.1-1 엉덩뼈신경통이 있는 환자의 탈출된 추간판 신체검사의 민감도 (Kostelijanetz et al., 1984, Spangfortt, 1972)

테스트	민감도	특이도
라제그(Laségue)	.80	0.40
"교차(crossed)" 라제그	.25	.90
긴엄지폄근불완전마비	.50	.70
발등굽힘 약화	.06	.95
발바닥쪽굽힘 약화	.06	.95
감소된 아킬레스건 반사	.50	.60
감각적 결핍	.50	.50

추간관절퇴행(Intervertebral Joint Degeneration)

관절퇴행은 방사능 소견이 수반되지 않을 수 있다.

몇몇 경우에서, 이는 가쪽오목 방향으로 움직이고 신경근 압박을 유발하는 윤활막낭의 발달을 야기한다. 이러한 소견은 원반퇴행성 변화와 일치하지 않을 수 있다. 이들은 고립된 것일 수 있다.

척추관협착(Spinal Stenosis)

척추관협착은 척추관, 가쪽오목 또는 신경근관의 국소적, 구역 또는 전체 협착을 일으키는 모든 변화를 포함한다. 발달 상태에 따라, 선천적 또는 후천적일 수 있다. 후천적 척추관협착의 주된 원인은 종말판, 갈고리돌기, 추간판, 비대된 황색인대 및 관절주머니 상의 뼈곁돌기를 포함한다. 척추관협착은 척추수술처치의 결과일 수도 있다. 척추관협착은 위치에 따라 아래와 같이 구분될 수 있다.

- 척주관의 중심협착
- 가쪽오목협착
- 척추사이구멍협착
- 구멍밖협착

허리협착의 임상적 양상은 복잡하나 전형적인 특징을 보인다. 즉, 엎드려 눕거나 앉은 자세에서는 나타나지 않는 하지의 신경근 통증을 유발하는 허리통증이 포함된다. 전형적인 징후는 신경성 간헐적 절뚝거림으로 환자는 특정 거리를 걷고 난 후 하지의 먼쪽면에서 감각이상 또는 무감각으로 진행되어 환자가 멈춰서 쪼그려 앉게 하는 장딴지 근육에서의 경련을 보인다. 경사진 곳을 오르는 것이 경사진 곳을 내려가는 것보다 적은 문제를 야기한다. 자전거는 문제 없이 탈 수 있다. 허리뒤쪽으로의 구부림은 증상을 심화시키고 앞쪽으로 구부림은 증상을 감소시킨다(당김이 가장 고통스럽고 탈출증의 위치가 중요한 원반탈출증과는 대조적으로). 객관적인 신경학적 소견은 휴식 시에는 정상적일 수 있으나 신경근 징후는 부하 이후 나타날 수 있다.

척추관 이상(Abnormality of the Spinal Canal)

융합된 척수신경근은 환자의 8~10%에서 발견된다. 척수신경근은 하나의 집(sheath) 내부에서 연합되고 발견된다. 척수주위낭종은 척수신경을 덮고 있는 집들이 방추처럼 확장되어 나타나는 형체이다. 윤활막낭은 추간관절, 특히 허리엉치부위의 퇴행성 변화에서 발견된다.

척추전방전위증(Spondylolisthesis)

척추전방전위증은 척추 부위 내 두개추가 전면으로 이동한 것이다. 특정 유형에서, 진행성부위척추뒤굽음증이 나타나서 이동한 척추뼈가 아래척추의 전면경계를 중심으로 회전한다. 이 병변은 병인론적으로 다양한 종류의 여러 집단을 포함한다. 개별 유형은 발생빈도, 병리학적 중요성, 이탈진행속도, 예후 및 치료 별로 다양하다. 마르체티(Marchetti)와 바르톨로찌(Bartolozzi)의 분류는 가장 유용한 것으로 보인다. 척추전방전위증은 발달성 또는 후천성으로 대부분 구분될 수 있다.

발달성 척추전방전위증(Developmental Spondylolisthesis)

발달성 척추전방전위증의 특징은 형성이상증이다. 형성이상증으로 묘사되는 변화는 대부분의 경우 유전적 기원을 갖는다. 현재로서는 선천적 소질적인 부분과 두 발 동물의 생활 방식 또는 척추 내 퇴행성 변화 부분으로 원인을 정립하기가 매우 어렵다. 현재까지 병리적 과부하에 있어서 어떤 변화가 일차적 또는 이차적 변화인지 분명하지 않다. 형성이상 변화는 특히 엉치뼈의 머리부분에서 발견된다. 대부분의 경우에는 S1 끝판의 형상의 변화가 수반된다. 보통은 겹겹이 쌓은 형상을 취하며 영국 문학에서는 "천공 돔(sacral dome)"으로 알려져 있다. 형성이상 변화는 엉치뼈 또는 엉치뼈대각(STA), 엉치뼈 전체 형상, 특히 척추뒤굽

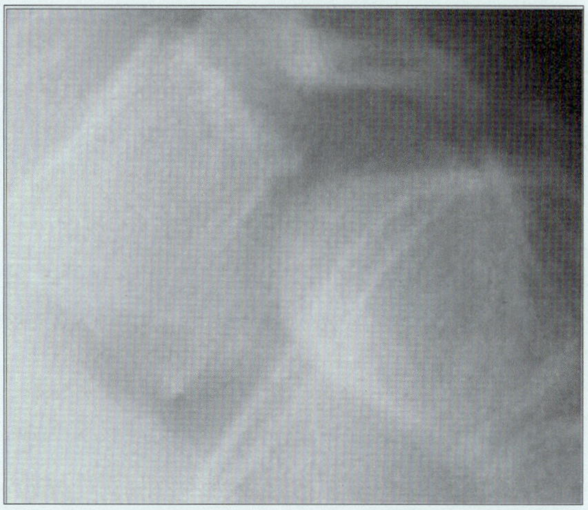

그림 2.4.1-21 L5-S1 선천성 척추전방전위증: "엉치(뼈)돔(dome)".

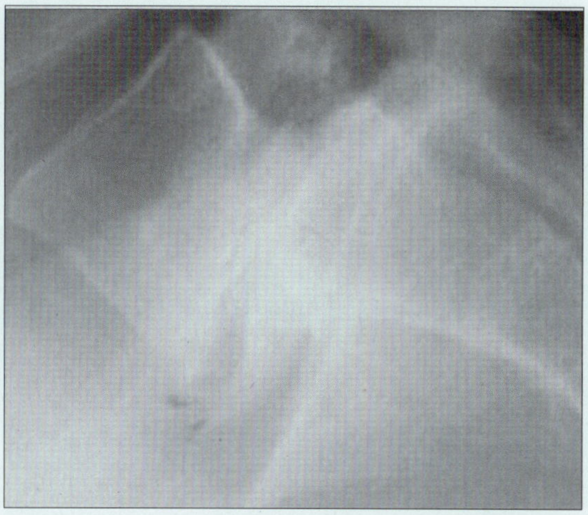

그림 2.4.1-22 L5-S1 선천성 척추전방전위증: "엉치(뼈)립(lip)".

음 형상과 척추 아치의 부분적 또는 전체적 결함(**척추갈림증, 척추뼈고리뿐만 아니라 관절간부[잘룩]의 무형성 또는 관절 형상의 변화**)와 관련 있는 끝판 각도의 변화를 포함한다. L5 척추뼈몸통 형상의 변화 또한 중요하다. 변화 정도는 후방벽의 사이즈와 전방벽의 사이즈 사이의 비율로 나타낼 수 있다. 이 비율은 허리 지수(index)로 알려져 있고 로랑(Laurent)에 기초하고 있다.

발달성 척추전방전위증 그룹은 "낮은 등급의 형성이상"과 "높은 등급의 형성이상"의 하부그룹으로 분류된다. 두 하부그룹은 손상된 관절간부 형태나 연장된 관절간부에서 발견된다. 척추분리증(**관절관부의 손상**)은 대개 가쪽 이미지로 감지된다(그림 2.4.1-21, 2.4.1-22, 2.4.1-23).

결함의 나이를 판단하기 위해서, Tc골격섬광조영술이 적용된다. 결함 내부에 방사능 복합물의 누적은 척추분리증의 실제 발현에 선행된다. 비스듬하게 바라본 용해 결함은 개 목줄을 연상시켜 문학에서는 "스코티 개 징후(Scottie dog sign)"으로 알려져 있다. "낮은 등급의 형성이상" 그룹의 특징은 형성이상 징후가 나타나지만 척추뼈 끝판의 평행 정렬이 보존되고 구역 척추뒤굽음증이 부재하다는 것이다. 만일 이 그룹이 50% 이상 진행된 경우, 이는 "높은 등급의 형성이상"으로 알려져 있다. 척추뼈몸통은 끝판아래에서 오목한 형태의 전형적인 사다리꼴 모습을 취한다. 이는 구역 척주뒤굽음으로 표현되며 이탈 크기는 척추하수증에서 50% 이상 높다.

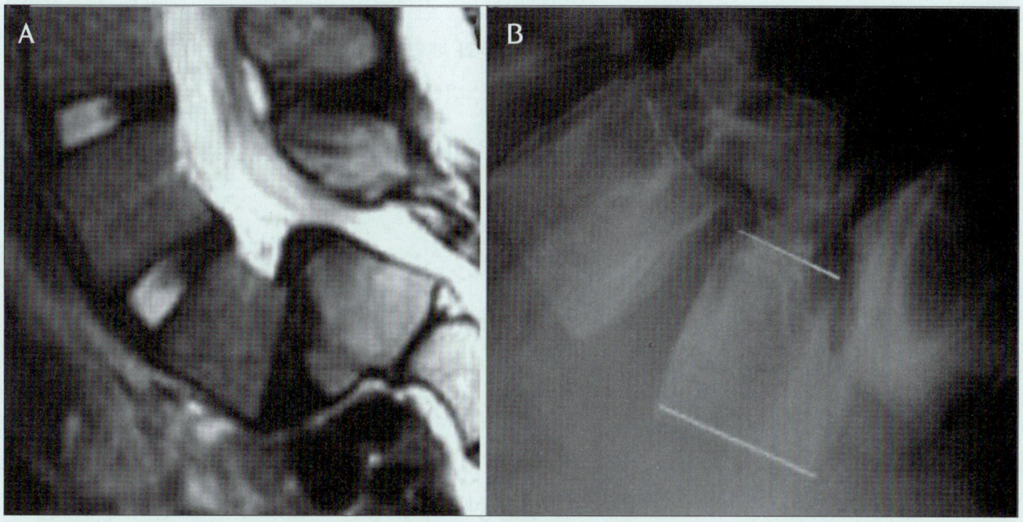

그림 2.4.1-23 L5-S1 선천성 척추전방전위증: L5 척추뼈몸통의 도끼 모양으로의 변화. A – MRI 영상, B – 방사능 사진.

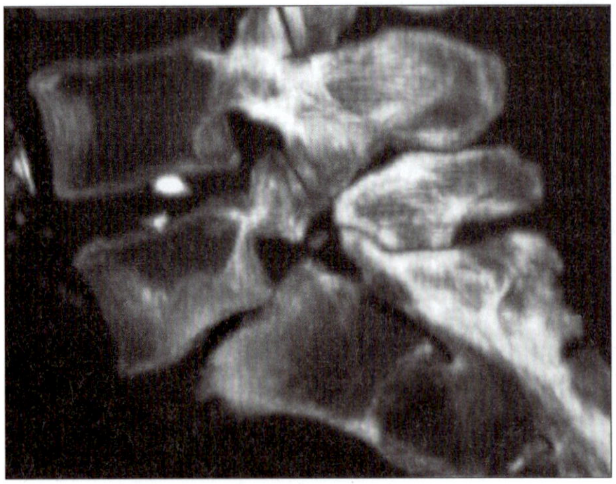

그림 2.4.1-24 MRI 상의 퇴행성 척추전방전위증(L5-S1).

후천성 척추전방전위증(Acquired Spondylolistheses)

후천성 척추전방전위증은 외상성, 수술후, 병리학적 그리고 퇴행성으로 구분된다(그림 2.4.1-24). 외상성 척추전방전위증은 급성외상으로 인해 하부그룹으로 나뉘게 되는데 여기에는 실제 엄청난 힘에 의해 나타나는 특수 척추손상과 관절간부의 스트레스 골절 이후의 척추분리증을 토대로 나타나는 "스트레스 골절"이라 불리는 그룹이다.

골다공증(Osteoporosis)

골다공증은 척추 질환의 가장 흔한 원인으로 특히 노년층에서 흔히 발견된다. 골다공증은 3장 선정된 내부 및 기타 질병의 치료 재활의 부제인 3.8.4 골다공증에서 자세히 다루게 된다. 본 장에서는 골다공증과 척추발생 증후군과의 관계를 간략하게 다룰 것이다. 골다공증 자체로는 고통스럽지 않고 등통증을 유발하지 않는다. 통증은 구조적 변화가 발생할 때에만 나타나며 압박골절이 가장 흔하다. 등허리이음부에서 가장 흔하게 나타난다. 몸통 안정화는 해당 부위에 부착되는 근육을 활성화시키기 때문에 매우 고통스럽다. 급성 단계의 특징은 자세 변화 중 가로막과 척추옆 근조직으로 퍼져나가는 경련이다. 대부분의 환자들은 자신들의 무감각으로 인해 손상을 잘 보고하지 않는다. 이러한 현상은 남성보다 여성에게서 3배 더 발견된다. 1차 진료에서 등통증을 호소하는 환자 중 약 4%가 압박 골절을 보고한다. 압박 골절이 있는 백인 여성은 아프리카계 나 멕시코계에서 미국 여성들보다 4배가 더 많았다.

강직척추염(Ankylosing Spondylitis)

강직척추염은 전신의 만성적 진행형 염증성 척추 질환으로 여성보다 남성에게서 더 발견된다. 발병 나이는 대부분 20세 전후이다. 척추 통증 이후의 첫 증상은 아킬레스힘줄 통증(**반복성 힘줄주위염**)과 반복성 홍체성모체염이다.

자세한 내용은 3장의 선별된 내부 및 기타 질환의 치료 재활의 3.8.3장 강직척추염을 참조할 것.

감염(Infections)

척추의 박테리아성 감염 증상은 매우 심각하다. 대부분의 경우, 상이한 근원에서 나온 혈행파종의 결과로 나타난다. 환자의 0.01%가 통증을 호소한다. 환자의 50%까지는 본 감염은 황색포도알균이 유발된다. 약물 중독의 경우 해당 박테리아는 슈도모나스(속), 대장균 및 프로테우스(속)를 포함한다. 많은 경우, 병인 매개체는 확인될 수 없고 절반의 경우에서 허리척추가 영향을 입는다. 신경계통의 병변은 대부분 경추에서 나타나고 대개 첫 번째 증상은 통증이다. 고열, 떨림, 발열 및 무력감이 동반되는 급성 감염 또는 패혈증은 발병 개시 시점에 일부 환자에게서만 나타난다. 가장 중요한 감염은 고름집융합을 야기하는 결핵골수염(**포트병**)의 조기 발현이다. 수술후 합병증인 추간판염도 예외가 아니다. 수술후 척추감염 사례의 수는 수술 기간과 정도에 달려있다. 감염은 주사 후 상당히 자주 나타난다.

류마티스성 질환 또한 감염의 일부이다. 류마티스관절염의 파괴적 염증의 중심부는 여전히 존재하며, 가끔 C2의 오목 부위에서 발견되며 이는 이후 척수압박과 함께 병리적 골절을 유발할 수 있다.

감염 유무를 진단하기 위해서는 감염 지표의 상승(CRP **상승, 적혈구와 백혈구 침전 증가**)에만 의존할 수 없다. 진찰에는 영상 수단이 동반되어야 한다.

종양(Tumors)

양성종양

- **풋뼈뼈종**(Osteoid osteoma)이 휴식 및 야간에 나타나는 통증으로 발현된다. 척주옆굽음증이 나타난다. 치료는 급진적이고 발병근원의 복합 절제술이 포함된다..
- **혈관종**은 대개 증상이 없으며 일부 환자에게서만 통

증이 나타날 수 있다. 이 양성종양은 진행을 보이지 않는다. 모니터링을 위해 정기적으로 방사능 선별이 시행된다.

- **뼈모세포증**은 척수압박을 유발할 수 있다. 진행성의 경우에는 뼈육종으로 발전할 수 있다. 불완전 제거 시 재발한다.

종양과 유사한 증상

척추뼈몸통에 위치한 호산구육아종은 이 분류에 속하고 명확하게 파악되지 않는 뼈용해로 발현된다. 동맥류뼈낭종이 국소적으로 파괴적인 원인으로 인해 병리학적 골절의 원인이 될 수 있다. 편평척추(칼페병)가 유아기에 나타난다. 등뼈에 대한 방사능 소견은 정상줄기(pedicles)와 아치가 있는 손상된 척추뼈몸통을 보여준다. 척주뒤굽음증은 최소한으로 나타나거나 전혀 발견되지 않는다.

악성종양

종양은 척추발생 증후군을 가진 환자 중 0.7%의 통증 원인이다. 여기에는 상이한 종양에서 기인한 종양전이 또는 뼈에서 기인한 일차악성종양을 포함할 수 있다. 다발골수종 또는 척삭증은 이 부위에서 가장 흔한 일차악성종양이다. 풍부한 정맥망을 고려할 때 이 곳에서 전이가 빈번히 일어난다. 이들은 용골성(대부분 자주)이거나 뼈형성성(특히 전립샘 종양에서)일 수 있다.

이 경우, 상이한 진단의 경우, 물리적 진단은 과거력보다 큰 도움을 주지 못한다. 진행성 경과보고서가 주관적 평가보다 주요하다. 특히 평범한 척추발생 질환의 조기 발현을 보이지 않는 노인 환자들에게서 특히 그렇다. 또 다른 중요한 단서로는 과거병력, 휴식 중 통증, 최근의 보존적 치료술의 실패 그리고 체중 감소가 포함된다(표 2.4.1-2).

물리적 진찰 중에는 악성의 존재는 다중신경근 내 자발적으로 중단된 동반증상 및 양쪽결핍으로 알 수 있다. 관절진단 시(관절움직임 평가)에는 물렁조직 저항성과 별개로 나타나는 통증이 대부분이다. 이 요소는 매우 구체적이다. 척추전이의 근원은 대부분 유방, 폐, 전립샘, 신장 및 갑상샘이 포함된다. 그러므로, 과거력 정보의 어떠한 것이라도 양성인 경우의 진찰은 해당 장기에 대한 추가 진찰에 집중한다.

표 2.4.1-2 허리 부위의 통증을 유발하는 암과 관련 척추 질병의 진단에서 병변의 추정 신뢰도

과거력 데이터	민감도	특이도
나이 50세 이상	0.77	0.71
설명할 수 없는 체중감소	0.31	0.98
과거력의 악성	0.15	0.94
효과 없는 보존치료 (1개월 이상)	0.31	0.90
50세 이상, 악성 과거력, 설명할 수 없는 체중감소, 효과없는 보존치료	1.00	0.60

CNS 조절 기능 결핍

근육활동이 척추에 미치는 영향은 주로 안정화 기능의 질적 수준과 당김의 정도에 달려 있으며 이는 척추의 재형성 역량을 의미한다. 이와 같이 중심부에서 조절된 기능이 적절치 못하면 환자는 비대칭적으로 분포되고 과도한 근력을 사용하게 되고 기계적으로 필요한 만큼 이상으로 많은 근육을 사용하게 한다. 이는 활동수정에 대한 옵션이 없이 근육안정화 중에 정형화된 편측활동을 야기한다.

이러한 기능들은 다수의 요인에 달려있으며
가장 중요한 요인들은 다음과 같다.

요인 1

움직임 시스템 중심부의 질적 수준. 올바르고 프로그램화된 운동의 발달 및 다양한 자세에서 고정되고 정형화된 움직임의 재설계 모두 중앙신경구조의 질적 수준에 달려있다. 겉질기능의 형성력은 지속적으로 새롭고 다양한 자세의 형성 및 고정을 가능하게 하지만 일찍이 형성된 변형의 중단 없이는 불가능하다. 이는 어느 정도까지는 변형 발달에 영향을 주고 악화를 촉진할 수 있다.

일반적으로, 가소성에 의해 정의되는 중심조절요소의 질적 수준은 임상학적으로 선별적 움직임이나 움직임 차별화의 능력으로 드러난다. 물론 이완 능력 없이는 가능하지 않다. 예를 들어, 컴퓨터 작업은 이러한 기능장애가 흔하게 나타날 수 있다. 컴퓨터 마우스로 작업하는 경우, 손목은 이완되어야 하고 가능한 이완된 다른 근육으로 작업을 수행해야 한다. 그러나, 그러한 움직임은 대개 다른 부위로도 옮겨간다. 예를 들어, 손목이 고정되면 어깨에서 시작되어 움직임의 안정화는 손목 움직임과 기계적인 관계가 없으며 이완되어야 하는 위등세모근, 어깨올림근, 목갈비근 등

이 제공한다. 이러한 운동 기능장애는 기타 다양한 움직임 활동 중에 영구적이 되고 정형화되어 활성화된다.

특정 기능들은 신체 이미지와 긴밀히 연관되어 있으며 실제 신체 이미지는 꽤 다르다. 이러한 이미지의 불완전성은 병리학적 상황 하에서 부적절한 보상 옵션을 의미한다. 실인증과 입체감각인식 능력이 결핍되어 공간적 신체 인지 결핍이 있는 환자들은 수술 처치에 효과가 잘 나타나지 않는다. 대부분의 환자들은 수술 처치가 빛을 보지 못한다. 이 기능 영역에서 우리의 진단 방향은 상당히 중요하다.

위에서 언급된 능력들은 분별 및 깊은 자각 평가 중 분별력의 수준과 긴밀하게 연관되어 있다. 이러한 기능은 평가에도 포함된다.

운동 시스템의 중심겉질 요소의 질은 움직임 재교육에 대한 개별 반응의 해석 중에 중요하고 필수적인 수술 개입의 경우에는 수술 결과에 영향을 미친다. 수술의 경우, 이러한 기능들이 저평가될 수밖에 없다.

국소적 척추발생 소견이 있는 환자들의 경우, 특히 CNS 기능이 충분치 않고 수술적 중재가 고려되고 있다면 치료는 이러한 기능의 훈련에 집중할 필요가 있다.

요인 2

움직임 정형화의 발달, 훈련 및 교정 방식. 운동 패턴을 발달시킬 때, 경제적인 운동 정형성을 구축하는 것이 중요하다. 이론적으로, 학습된 움직임이 효율적이야 하며 이는 해당 움직임을 기계적으로 달성하고 가능하게 하는 근육만을 포함시킨다는 것을 의미한다. 결과적으로 최적의 관절 및 결합조직 부하로 연결된다.

호흡 패턴은 예시의 역할을 한다. 생리학적 호흡 중에는 가슴의 아래면은 확장되고 흉골은 전후방향으로 움직인다. 그리고 나서, 가로막과 갈비사이근이 호흡에 관여한다. 척추발생 질환을 앓고 있는 환자들은 이러한 유형의 호흡 장애가 관찰된다. 대부분의 경우, 부속근육들의 활성화(가슴, 목갈비근)가 이루어지고 난 후 이러한 부속근육을 안정화시켜야 하는 또 다른 근육들을 활성화시킨다(다시 말해서, 뒤통수밑). 호흡 중에는 호흡과 기계적 연관성이 없는 근육들이 포함되고 있다. 유사하게, 척추 안정화를 보장하는 패턴은 대개의 경우 제대로 형성되지 않는다. 환자는 이러한 정형성을 자발적으로 수정할 수 없다.

진행형 통각 결핍

척추발생 증후군에서, 다른 기능성 결핍 다음으로, 소위 숨겨진 중앙 결핍이 다뤄져야 한다. 조기 확인과 치료가 중요하다. 이들은 분명한 병리학적인 신경계통 증후군이라기보다는 만성적 문제로 진행되는 경향이 높아져서 나타나며 순응 메커니즘의 실패에 기여하는 중요한 원인 가운데 속하는 증상이다.

기능적 두뇌 재조직이 중대한 주변의 병리학적 요소의 부재에서 지속적인 통증이 유발될 수 있는 방법은 많다. 통증 억제 감소가 그 중 한 가지이며 비정상적인 과민 상태를 유발한다. 통증 각인의 재활성화나 운동 중 감각운동 불일치에 대한 반응으로서 CNS가 발생시킨 통증은 다른 가정이다. 이 메커니즘들은 아마도 동시에(공동활성화) 존재한다. CNS 변화 패턴은 많은 연구에서 일치하고 CNS 변화 정도는 해당 질환의 기간과 심각 수준에 비례한다. 안타깝게도, 이러한 뇌 변화의 가역 수준에 대해 알려진 바는 없다.

문제의 만성적 진행 경향은 통각수용계의 과민 수준으로 설명할 수 있으며, 이는 통증인지 촉진이 주변으로부터 통각수용이 거의 또는 전혀 없는 상태에서 나타나는 것을 의미한다. 이는 척수와 뇌 주변 수준의 변화나 이러한 영역들의 조합 변화에서 나타날 수 있다.

중대한 주변의 병리학적 증상의 부재 속에서 만성적 척추발생 통증에 대한 인지는 통증의 중앙 각인의 존재를 유발할 수 있다. 이는 과거 허리통증 사례가 특히 각인을 강화함으로써 나타나는 만성적 진행을 유발할 수 있는 지를 설명한다. 이러한 몸 감각 및 운동 시스템 내 기능적 재조직은 근골격 통증에서 관찰되고 이러한 변화의 정도는 허리통증(LBP)의 만성성과 함께 커진다. 이러한 중심수정은 다른 통증성 및 비통증성 인풋(input)을 몸감각(somatosensory) 시스템으로의 처리뿐만 아니라 운동 시스템 상의 효과에 영향을 주는 통증의 각인으로 관찰될 수 있다.

완드(Wand)와 오코넬(O'connel)은 겉질 재조직이 운동과 연계된 지속적인 통증을 어떻게 유발하는 지를 설명하는 또 다른 대체 메커니즘을 언급한다. 이들의 저서에서는 몸고유감각인풋의 수정된 겉질표시가 운동의도와 운동 사이의 불일치에 잘못된 신호를 전달할 수 있다고 말한다. CNS 내부의 운동 활동 형성은 예상된 반응(반응)에서의 각각의 일탈을 확인할 목적으로 관측되는 감각 피드백 시스템과 밀접한 관련이 있다. 그러나, 만일 운동 아웃풋과 감각 피드백 사이의 충돌이 일어나면 생성된 통증은 정보처리의 맥락에서 비정상적 존재를 알리는 경고신호의 기능을 할 것으로 추정된다. 저자들에 따르면, 만성적 비특이성 허리통증(CNSLBP)을 앓고 있는 환자의 등에 S1 표시의 확장과 관련한 변화는 일차 몸감각겉질(S1)에서 발견되어 등의 비정상적 고유감각표시를 위한 토대가 되어 감각운동(sensorymotor) 부조화의 원인이 될 수 있다.

만성적 비특이성 허리 통증을 앓고 있는 환자의 수정된 뇌기능에 대한 중요한 자료 또한 존재한다. 한 연구결과는 등근육의 전기자극에 대한 반응인 자기장 유발에 대한 기록을 바탕으로 한다. 일차몸감각겉질의 반응성 증가와 CNSLBP 등쪽의 S1 표시 확장이 관측되었다. CNSLBP 환자의 두뇌변화에 대한 또 다른 연구 결과는 억제성통증조절과 관련 있는 부위의 뇌줄기 회(색)질의 퇴행을 보여주었다.

심리적 장애

심리적 과거력은 결핍의 실제 원인을 규명하고 예후를 평가하며 치료 계획을 구축하기 위해 중요하다. 우리의 실험이 확증해 주는 것처럼, 심리적 스트레스는 실제 신경뿌리증후군을 포함하여 허리통증의 병인 및 발병기전에서 매우 공통적인 역할을 한다. 스트레스의 결과로, 악화 현상이 종종 신경적 무증상 원반탈출 또는 기타 언급된 아래허리 부위의 구조상 결핍에서 나타난다(그 원인으로는 특히 자율신경반사 부위의 반사적 병인론적 메커니즘의 영향을 들 수 있다). 동시에 이러한 결핍은 실제 치료 시에는 중대한 합병증으로 종종 장기화를 초래한다. 와들 등(Waddle et al) 심리적 스트레스의 다른 인자들과 상호 연관이 있는 정신성 또는 무기성 증상을 다섯 가지로 분류했다.

1. 표면적 또는 통괄적인 민감도의 부조화
2. 머리끝에 압박을 가할 때 모의축성부하 중이나 모의척추회전 중의 통증. 환자가 옆면/엉덩이를 회전하는 동안 환자의 팔을 잡아 한쪽 면으로 잡아당긴다. 어깨와 엉덩이를 동시에 회전해야 한다.
3. 긴장 이동 평가 시 부적절한 반응. 예를 들어, 환자는 엎드린 자세에서 자신의 하지를 들어올릴 때 통증을 호소하지만 엉덩이 당김 각도가 동일한 자세에서 앉은 상태로 무릎을 완전히 펼 수 있다.
4. 힘과 감각의 국소적 결핍으로 개별신경근의 피부분절과 일치하지 않음.
5. 신체 검사 중의 과민방응.

위에서 단 한 가지 증상만 나타나는 것은 제한된 가치를 갖지만, 다섯 가지 중에서 세 가지가 해당되는 경우는 심리적 결핍을 나타낸다.

구조적 및 기능적 결핍의 결과

추간판성 통증

추간판성 통증은 원반퇴행 또는 원반돌출 그리고 신경근압박이 없는 원반탈출에서 흔하게 나타난다.

주관적 증상

하지로 퍼져나가지 않는 등통증은 주된 증상이다. 통증은 복내 압박이 증가하면 뚜렷해진다(기침, 재채기). 최대 증상은 앞으로 조금만 기울여도 나타난다. 환자들은 옷을 입고 신발을 착용하며 개인 위생(양치질) 중에 통증을 호소한다.

객관적 징후

급성 단계에서, 방어적 자세 패턴이 전형적이다. 앞으로 구부리기가 제한되면 '발을 똑바로 펴기'(Straight Leg Test, Lasegue Test)는 주로 양성 반응을 나타낸다(본 교재의 일반적 부분, A. 진단법, 1.2.1장 척추, 골반 그리고 가슴의 운동학, 긴장조작 평가를 참조할 것). 진통자세와 일치하지 않는 모든 움직임은 대개의 경우 매우 제한된다. 만일 환자가 앞으로 누울 수 있는 경우, 허리 부위의 도약은 특히 결핍 부위에서 극심한 통증을 유발한다. 분절 움직임 시 통증은 관절 제약이 해결된 이후에도 지속된다.

만성적인 경우, 시리악스(Cyriax)에 따르면, 고통스런 제약은 중요한 징후이다(본 교재의 일반적 부분, A. 진단법, 1.2.2장 팔이음뼈의 운동학, 키리아스의 고통스런 아치를 참조할 것).

추간판성 통증 및 급성 허리통증의 감별 진단

급성 허리통증은 근육 결합조직의 과부하 또는 급성 관절고정/제약으로 나타난다.

추간판성 통증에서 그 심각한 정도는 종종 신경뿌리증후군의 통증과 동일한데 그 이유는 신경뿌리증후군은 본질적으로 추간판성 통증이 완화된 상태이기 때문이다. 예후의 경우, 허리 부위의 추간판성 통증은 신경근 압박이 있는 원반탈추보다 더 크다. 실제로, 추간판성 허리통증은 진단학적으로 급성 허리통증과 구분될 필요가 있다.

추간판성 통증의 치료가 제대로 이루어지지 않은 경우, 증상은 악화되고 신경근압박까지 발전할 수 있다.

신경뿌리증후군(Radicular Syndrome)

신경뿌리증후군은 추간원반에 의한 신경근압박, 추간관절의 퇴행성 변화로 인한 뼈곁돌기 그리고 척주관협착증 또는 추간구멍의 결과이다.

주관적 소견

신경뿌리증후군은 예리한 등통증을 포함하며 이와 상응하는 신경근피부분절 및 상응하는 피부분절의 감각 결핍으로 진행될 수 있다. 통증 및 감각 결핍은 국소적으로 뚜렷하게 나타난다. 또 다른 기억축진증상은 하지의 고립 또는 실조, 약화, 헛디딤, 그리고 낙상이다.

객관적 소견

보호자세패턴과 진통몸통제가 진찰 시에 발견된다.

해당 척추부위의 역동성은 현저하게 제한되고 통증자세와 상응하지 않는 움직임은 통증을 유발한다. 해당 부위(진찰 가능한 경우)는 제한된 도약을 보여주고 극심한 통증을 유발한다.

신경학적 진찰은 상응하는 피부분절의 감각결핍(감각과민증)과 상응하는 신경근 근육분절의 근육약화를 보여준다. 해당 신경근을 포함하는 긴장 조작은 양성반응을 보인다.

거짓신경뿌리 증후군(Pseudoradicular Syndrome)

거짓신경뿌리 증후군은 신경근 압박의 발현의 맥락에서 언급될 필요가 있다. 임상 경험을 토대로, 실제 신경근 증후군과 유사한 통증이 무릎과 때때로 무릎 아래쪽을 향해 넙다리 전면으로 퍼져나가는 거짓신경뿌리 L4 증후군, 다리의 가쪽면을 따라 복사뼈 가쪽으로 퍼지는 L5 증후군, 그리고 후면을 따라 발꿈치쪽으로 퍼지는 S1 증후군에서 관찰될 수 있다. L5 와 S1 증후군에서, Lasegue 테스트는 양성반응이다. 통증 외에도, 상응하는 부위에서 이상감각과 통각과민증이 관찰된다. 원심으로 퍼지는 통증(무릎 아래)은 넙다리 후면으로 퍼지는 통증이라기 보다는 실제 신경뿌리병을 암시한다. 이와 같은 거짓신경뿌리증의 발현은 다양한 구조에서 발달할 수 있다. 예를 들어, 거짓신경뿌리 S1 증후군은 L5~S1 부위의 장애 뿐만 아니라 엉치엉덩 기능장애 또는 보다 머리척추부위의 사슬처럼 연결된 결핍에 의해 야기될 수 있다. 이러한 각각의 증후군은 근육연축을 보인다. 그러나, 추간판성 등통증과 유사한 거짓신경뿌리 증후군은 허리 부위의 보다 심각한 증상에 대한 보상을 반영할 수 있다. 종종, 문제의 근원을 확인하기 위해서 원반탈출 사진이 이용된다. 감각운동 관계(아래 참조)의 기능적 진단은 이러한 과정을 지원하게 된다.

르윗(Lewit)에 따르면, 이는 "불완전한 신경뿌리 증후군"으로 신경근 자체가 아닌 신경근 집(sheath) 상의 압력이 가해진다.

특수 치료(SPECIFIC TREATMENT)

재활(Rehabilitation)

해부학적 및 기능적 발견(CNS 요소의 질, 심리적 측면, 근육안정화 기능 등)이 치료법 선택 시 신중하게 고려될 필요가 있다. 보존적 치료 프로그램을 선택하기 위해서는 급성인지 만성인지를 판단해야 한다(구조적 발견 개시의 측면에서). 만성 단계는 급성 단계보다 상이한 전략을 요구한다. 약물 치료와 휴식 일정이 뒤따르는 급성 단계와는 달리, 만성 단계에서의 보존적 치료에서는 환자 내부의 힘을 통해 환자의 상태에 영향을 미치는 특별한 운동들이 주를 이룬다. 인체공학적 그리고 활동상의 주의를 기울이는 것이 도움이 되고 보조 고정기를 유념해 둘 필요가 있다.

임상 결과에도 불구하고, 소수의 전향연구들이 개별적인 형태학적 연구에서 물리치료의 효과를 평가했다. 예를 들어, 맥닐리(McNeely), 토랜스(Torrance) 그리고 맥기(Magee)가 척추분리증을 갖는 척추전방전위증에 대한 물리치료의 효과를 진단한 71편의 논문을 검토했다. 여기에서 52편은 연구로 제시되었으나 단 2편 만이 진정한 의미에서의 전향연구였다. 이들 연구는 모두 개별적 또는 다른 유형의 치료와 혼합된 형태의 특수 운동을 제안했다. 동시에, 연구에서는 척추전방전위증이 야기하는 등통증에 대해 특수 운동이 갖는 중대한 긍정적 효과가 제시되었다.

보존적 치료의 주안점은 비단 운동뿐만이 아니다. 치료 결과는 운동의 특수성, 수단 및 적용 강도 그리고 적용되는 기능을 자세와 보편적 활동들과의 통합에 따라 좌우된다.

안정화 기능의 영향

상당 부분 국제 연구의 결과와도 일치하는 우리의 임상 경험을 바탕으로 척추 안정화 기능의 특수 훈련과 이 기능을 일반적인 기능 속에 포함시키는 것이 척추 결핍 환자에 대한 보존적 치료 중에 중요한 요소로 고려된다.

근육 안정화 기능에 영향을 주는 것은 흔히 추정되는 것 만큼이나 운동에 대한 문제가 아니다. 오히려 학습 시스템이다. 이 경우, 근육 훈련은 해부학적으로 정의된 기원 및 삽입에 따르지 않는다. 또한 척추발생 결핍 치료를 위해 고안된 특정 시스템에서 제시되고 논의되는 것처럼 당김 운동과 폄 운동만을 이행하는 것만으로는 충분하지 않다. 안정화 기능, 또는 부위 강화를 통한 타 근육들과의 공동 활성화의 경우, 우리의 주된 **목표는 근육의 실제 기능** 시에 근육에 영향을 주는 것이다. 이는 실제 근육 강화의 문제일 뿐만 아니라 시너지 효과에 근육을 동원하거나 포함시키는 것이다. 외부 자극에 대한 반응 중에 척추 및 몸통 근육이 제대로 동원되지 않는다면 부하의 부조화가 일어난다. 장애가 발생한 기능은 구조적 증상과 문제 개시의 실제 원인병리론적 인자가 된다. 특정 움직임 중에 활성화되는 근육들 사이에서 확고한 피드백(기억)이 생성되어 모든 관련된 근육들이 마지막에는 기능성 단위를 형성한다. 만일 이러한 근육 시너지 효과가 모든 움직임으로 통합되면(상하지의 각각의 움직임 중), 개별 움직임은 이러한 근육들을 사실상 지속적으로 전체로서 포함시키게 되며 이는 근육 과부하를 일으켜 작용력의 정형화된 반복의 결과를 낳는다.

생리적으로 발육 중인 아동에서 관찰되는 것과 비슷한 수준의 안정화 근육 활동이 치료의 주된 목표이다. 생리적으로 발육 중인 아동의 근육 활동은 보이타의 반사적 이동으로 나타나는 근육 시너지와 정확하게 일치한다. 이는 기본적 자세 패턴으로 모든 움직임에 통합되고(상 · 하지 포함) 최적의 생체역학적 관절 부하를 가능케 한다. 미성숙한 뒤굽은 척추는 정확히 이러한 패턴을 통해 척추전후굽음으로 발달한다(굽음은 비정상적 자세 발달에서 상이하다). 다른 모든 해부학적 시스템(가슴의 형상 및 정렬, 골반각, 넙다리 뒤틀림, 골간경부각)은 유사한 방식으로 발달한다.

근육 안정화 기능의 훈련과 관련해서, 본 교재의 일반적 부분, B. 치료법, 1.1.4장 동적인 신경근육 안정화를 참조할 것.

척추 안정화의 자세 패턴-요약

외부힘(물체 들기, 물체 잡기, 대규모 힘의 중심부를 포함하는 저항에 맞선 상하지의 움직임, 자세 변화 등)의 활동 중 근육 동원은 언제나 척추 안정화와 연관되어 있으며 생리학적 상황 하에서 명확한 조절 근육 시너지를 보여준다. 근육의 안정화 힘이 유발하는 내부의 힘은 추간판과 관절교합에 가해진다. 근육 활성화 중 조정은 각각 부하의 종류에 대한 힘의 벡터를 결정한다. 외부힘의 활동 중 척추를 강화하는 근육 시너지는 엎드린 자세, 앉은 자세 그리고 선 자세에서 동일하다. 이는 모든 자세와 연결되어 있다. 이러한 안정화 시너지의 평가 및 재교육이 치료의 목표이다.

생리적 시나리오 하에서 척추의 안정화 기능

척추폄근은 척추 안정화(강화) 시에 언제나 관여한다. 이들의 활성화는 순서대로(타이밍)로 일어난다. 처음에는 깊은폄근이 관여하고 보다 큰 근육을 요구하는 상황에서만 표면 근육의 수축을 일으킨다. 이들의 기능은 깊은목신근들로 구성된 당김 시너지와 가로막, 복근 및 골반기저부근간 시너지로 균형을 이룬다.

척추 안정화 중에 가로막은 수축하고 가로막의 윤곽은 평평해지며 호흡과 별개로 발생한다. 평평해진 가로막은 복강 내 물질에 압력을 가하고 이는 점착성탄력기둥의 역할을 하며 복내 압력을 증가시킨다. 흉곽하구와 복강은 팽창한다. 기능적 그리고 생체역학적 측면에서, 복장근의 부착과 갈비가로막각 사이의 축 정렬이 가로막 안정화 기능에 중요하다. 축의 정렬은 수축 시 가슴, 어깨 그리고 척추의 최초 정렬 시 이루어진다. 생리적 상황에서, 이 축은 거의 수평 정렬된다. 안정화 중에 시상면의 가로막 축의 비스듬한 정렬과 흉곽하부의 발달 미약은 활동 증가와 척추폄근의 우세와 관련이 있다. 활성화 중 가슴꼬리의 정렬을 유지하기 위해서는 복근 활동은 가슴근, 목갈비근 및 목빗

2

근(가슴의 상부 안정자)과 함께 균형을 이룰 필요가 있다(가슴의 하부 안정자)

골반기저부, 가로막 및 복근의 동시활동은 복간 압력 조정에 기여한다. 골반기울임과 특히 골반과 관련된 가슴의 정렬은 합력 벡터에 매우 중요하다(그림 2.4.1-25). 심지어 가슴이 전방으로의 미세한 이동은 표면적인 척추폄근의 과도한 활동을 일으킨다.

외부힘의 작용 중에는 복근은 가슴의 하부 안정자로서의 역할을 한다. 이들의 임무는 안정화 중에 가슴머리의 동시 움직임을 방지하기 위함이다. 이들은 늑골 상에서 고정점을 형성하여 가로막의 둔마를 허용한다. 가로막의 둔마와 함께, 복근은 복간 압력을 증가시키기 위하여 복근의 동심성 또는 등척성 활동으로 안정화를 돕는다.

외부힘의 작용 즉, 자세(안정화) 활동 중에는 가로막의 납작한 모양으로의 수축(가로막의 긴장기능) 또는 가로막 긴장의 기저 증가 중(그림 2.4.1-26)에 호흡계의 움직임이 있다. 수축의 정도 또는 가로막의 기저 납작한 모양 형태는 외부힘의 세기에 달려있다. 복내 압력이 증가하고 호흡이 발생하는 단계에서는 가로막과 복근 간 협력이 필수적이다.

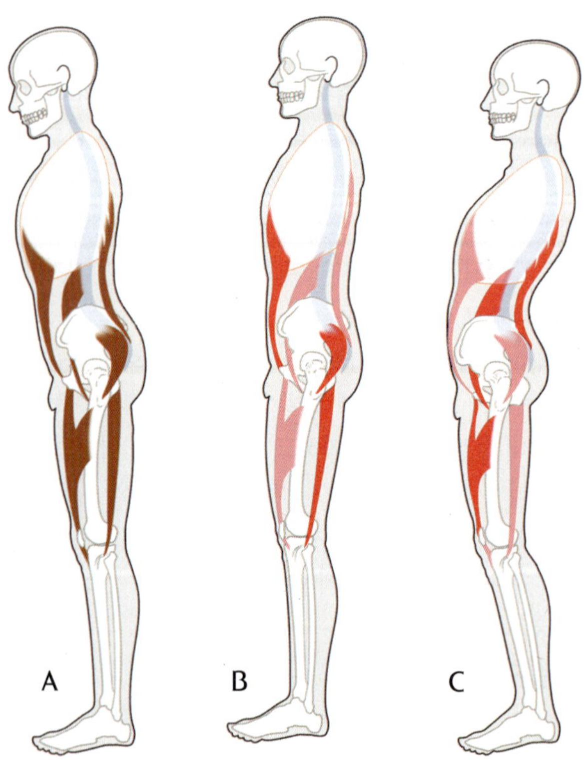

그림 2.4.1-25 선 자세에서 골반과 가슴의 정렬.
A - 생리적 자세, B,C - 비대칭 정렬.

가로막 긴장 증가 중에는 복근은 가로막의 들숨 수축에 지나치게 약해진다. 만일 이러한 협력에 장애가 생기면, 가슴의 상부 안정자가 호흡에 관여하여 불충분한 전방 척추 안정화와 척추폄근의 과부하를 야기한다.

병리적 시나리오에서 척추의 안정화 기능

약화된 전방 척추 안정화를 보유한 환자에세서 가로막의 충분한 납작화는 일어나지 않는다. 가슴의 하부면은 확장하지 않고 복강 내 물질은 꼬리모양으로 밀리지 않고 이러한 불충분성은 표면적인 척추폄근의 과 활성화로 보상된다. 가로막 수축 약화의 주된 원인은 다음과 같다.

- 시상면 내 가로막 축의 비스듬 정렬. 가슴은 가슴의 상부 안정자에 "매달린다"(가슴근, 목갈비근, 목빗근)
- 특히 하부면의 가슴 경직성은 횡단면 내 늑간 공간과 가슴의 확장 능력을 감소시킨다.
- 가슴 상하부 안정자의 불균형. 짧아진 가슴근은 어깨를 끌어올려 내민다. 어깨뒤당김 중에 가슴근은 가슴을 끌어올려 들숨 정렬을 이루게 한다. 유사하게, 이는 경직가슴척추뒤굽음 환자에게서 나타난다. 이 경우, 가슴과 척추는 전체로 움직인다. 그리고 나서, 최대로 가능한 가슴척추강화 중에는 가슴우리가 들숨정렬상에 위치하게 된다.
- 가로막과 복근 수축 간 타이밍 장애. 복근 활동은 가로막 활성화를 위한 고정점을 보장하고 동시에 가로막에 의해 압박을 받고 있는 복강 물질에 반하게 된다. 복근의 등척성 및 동심성 활동은 가로막 납작화와 함께 지속적으로 일어난다. 병리학적 시나리오에서, 배곧은근과 배바깥빗근 윗면의 동심성 활동은 가로막 활동을 선행하며 이는 보상적 전략이다. 불충분한 활동은 배속빗근, 배가로근 및 배곧은근의 아래면에서 발견된다.

평가는 생리적 안정화로부터의 편위를 측정하기 위해 사용된다. 올바른 근육 동원과 근육 훈련은 포괄적인 형태학적 발견에 대한 충분한 보상을 가능하게 하여 더 이상 증세의 진행이 나타나지 않고 환자는 최소한의 증상도 보이지 않게 된다.

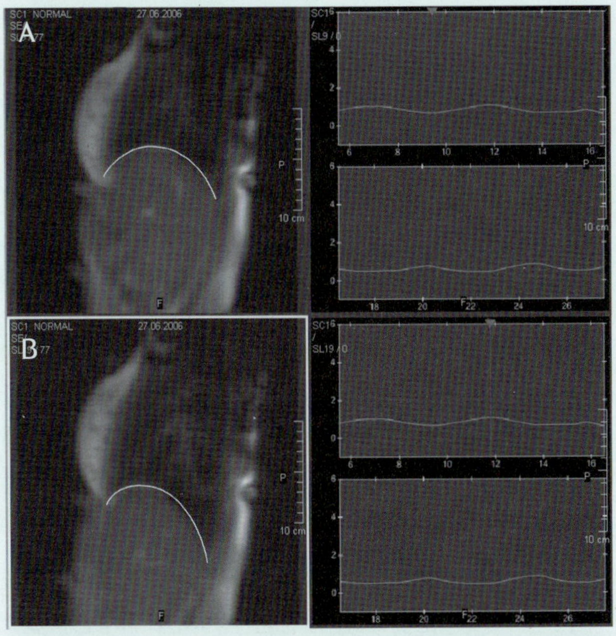

그림 2.4.1-26 MRI 영상에서 가로막의 들숨(B)과 날숨(A) 위치 및 호흡운동기록기. 외부의 힘이 작용하는 동안 날숨 위치의 윤곽은 휴식 중 호흡보다 더 편평해진다. B의 아랫선은 외부의 힘이 작용하는 동안 가로막의 날숨 위치를 나타내고 윗선은 휴식 호흡 중 가로막의 날숨 위치를 나타낸다.

치료-강의 접근법(Therapeutic-Teaching Approach)

본 접근법의 의도는 환자가 장기간의 치료에 참여하기보다는 올바른 근육 안정화 시너지를 자발적으로 숙달하고 이를 규칙적으로 일상 생활에 통합시키는 것이다. 모든 환자가 평생 동안 매일 운동에 참여할 것이라고 예상할 수 없다. 그러므로, 목표는 근육을 활성화에 영향을 주어 각 개인이 일상생활에서 이러한 근육들을 활성화시킬 수 있도록 하는 것이다.

환자는 치료에 적극적으로 임하여야 하며 이는 성공적 치료를 위한 필수요건이다.

치료는 단발성이 아닌 대개 연속적인 방문으로 구성된다. 치료는 깊은척추 안정화 시스템에 초점이 맞춰진다. 이는 척추, 가슴 및 골반을 안정화하는 근육의 시너지이다. 깊은척추안정화시스템 훈련은 개별적 접근방식에도 불구하고 대부분의 환자들에게 유사한 원리들로 구성된다.

- 가슴우리의 경직성과 역동성에 영향주기(본 교재의 일반적 부분, B. 치료법, 1.1.4장, 동적인 신경근육 안정화를 참조할 것)
- 가슴척추의 바로선정렬에 영향주기(본 교재의 일반적 부분, B. 치료법, 1.1.4장, 동적인 신경근육 안정화를 참조할 것)
- 복근과의 시너지 효과로 가로막 기능의 안정화 훈련(본 교재의 일반적 부분, B. 치료법, 1.1.4장, 동적 신경근육 안정화를 참조할 것)

  가로막 활성화는 생리적 안정화에 중요한 역할을 한다. 이 운동을 통해, 환자는 가로막을 이용하는 법을 배우게 되고 실제 우리가 가로막의 기능에 대해서는 인식하고 있지 않다. 환자의 인식 및 치료사의 피드백으로 구성된 치료 기간 후에는 가로막의 해부학적 위치 정보에 대해서 아는 바가 없더라도 가로막 위치에 대해 간접적으로 인식하게 된다.
- 호흡 패턴 훈련(본 교재의 일반적 부분, B. 치료법, 1.1.4장, 동적 신경근육 안정화를 참조할 것)

  치료사는 환자와 함께 가로막 호흡을 연습한다. 목표는 부속호흡근육의 관여 없이도 가로막을 호흡과 안정화 기능에 포함시키는 것이다. 훈련 중에는 몸통은 곧게 서고 가슴은 꼬리쪽 정렬을 이뤄야 한다. 갈비뼈는 들숨 중에는 비스듬하게 움직인다(날개 움직임). 복근은 가로막 지지대의 역할을 한다. 복장뼈는 배쪽으로 움직이고 호흡 중에는 융기하지 않는다. 들숨 중에 가슴하부구멍은 팽창한다. 복벽은 전방뿐만 아니라 사방으로(가쪽 및 등쪽으로) 팽창한다. 배꼽은 머리쪽으로 움직이지 말아야 한다(머리방향으로의 바람직하지 못한 근육의 당김). 훈련은 다양한 자세에서 실시된다.
- 지지 기능을 이용한 촉진. 목적이 있는 움직임과 곧게 선 자세는 지지 부위에서부터 발생한다. 직선정렬, 올바른 호흡 패턴 등은 바르지 못한 지지로 달성할 수 없다. 다시 말해서, 근육 대칭은 안정화 중에 달성될 수 없다. 이러한 이유로, 선택한 자세에서의 주안점은 지지의 올바른 중심(발, 손, 안쪽의 위관절융기)에 두어야 한다. 발은 곧게 선 신체 자세의 기초적 지지를 형성한다. 그러므로, 지지 기능의 교정 및 훈련은 매우 중요하다. 근육의 사전 스트레칭, 발바닥의 지지점은 CNS에 구심성 신호를 보내어 곧게 선 신체 자세를 활성화시킨다. 가로막과 가슴 모두는 자신들의 정렬과 호흡을 바꿈으로써 발 근육 운동에 대해 반응한다. 환자는 먼거리를 포함하는 발 근육조직의 활성화에서 기인한 근육 반응을

인지하는 것을 배워야 한다. 발기능의 안정화 훈련은 척추 안정화 훈련의 중요한 부분이며 간과되지 않아야 한다.

- 반사적 이동 원리(본 교재의 일반적 부분, B. 치료법, 1.1.4장, 동적인 신경근육 안정화를 참조할 것)의 활용
- 강의 최초 단계에서는 보이타 반사적 시뮬레이션에 의해 활성화된 모델을 사용하여 복부 고정기의 근육(가로막, 복부 및 골반기저부 근육)과 등근육 사이의 근육시너지의 균형잡힌 활성화를 달성한다. 이 모델은 깊은척추안정화의 개별 요소들을 통합한다.
- 근육안정화 기능 훈련에 자세개체발생 원리의 활용(본 교재의 일반적 부분, B. 치료법, 1.1.4 장, 동적인 신경근육 안정화를 참조할 것) 발달 순서에서 안정화 기능 훈련은 척추안정화 기능 훈련을 위한 또 다른 접근법이다. 자세개체발생 원리가 이행될 수 있다.

기타 재활 기술(Other Rehabilitation Techniques)

가동술 테크닉 및 통증유발점 영향 주기

가동술 치료의 목표는 관절 놀이를 포함하는 생리적 관절 가동성의 복구이다. 이전에 급성 단계에서의 가동화 기술이라는 개념은 금기시되었다. 이는 추력(thrust) 기술의 결과와 연관된 경험에서 나왔다. 그러나 만일 가동술 테크닉이 가볍게 적용되고 일반 원리들이 감안된다면 오히려 통증을 완화시키기 때문에 치료법에서 배제시켜야 할 이유가 없다.

가동술 테크닉의 일반 원리

환자의 자세: 환자는 최대로 이완하고 호흡을 참지 않도록 하는 자세를 취한다. 치료사의 위치 및 잡기는 가동화 부위의 한 요소를 안정시켜야 한다.

치료사의 자세: 치료사가 환자를 향해서 자리를 잡고 안정시키는 방식을 결정한다. 주로, 치료사는 안정적인 자세로 편안하게 서 있어야 한다. 만일 치료사 자신이 편하지 않다면 환자 또한 편할 수 없다. 환자와 호흡 패턴을 동기화하는 것이 중요하다. 움직임은 몸 전체에서 나와야 하고 대부분은 다리와 골반에서부터 나와야 한다.

안정화: 척추는 최초 자세("잠그기, locking")에서 또는 손을 이용하여 대부분 안정된다. 실제 가동화 중에는 관절이 중립적으로 정렬되어 관절 주머니가 긴장하지 않도록 하는 것이 중요하다. 관절 주머니는 잠길 수 없다. 이는 근육 이완을 촉진한다. 치료사의 터치 방향은 제한된 가동성 또는 관절 놀이, 활주 운동 또는 당김과 일치한다.

사전 스트레칭: 척추에서, 기능적 움직임과 관절 놀이는 종종 정확히 구분될 수 없다. 그러므로, 그 차이는 사전 스트레칭을 위한 셋업 중에도 대개 구분이 되지 않는다.

가동술: 실제 가동술 중에는, 저진폭도약(low amplitude springing)이 정확하게 특정 방향으로 시행된다. 때때로 가동술은 최소한의 압력을 적용하는 동안 대기하여 관절 내 사전긴장을 발생시킨다(관절 놀이나 기능적 움직임의 관점에서는 차이가 없다).

근육 촉진 또는 억제 방법을 이용한 가동화: 특정 근육 집단을 목표로 한 기술은 구분된다(PIR 즉, 대항근 시뮬레이션의 결과로서의 억제와 그리고 전반적 효과를 갖는 기술들 즉, 사전 스트레칭이 특정 부위에서 달성된 후 통증유발점의 자극, 호흡 연합운동, 눈 운동을 이용한 촉진 등).

통증유발점 릴리스: 관절 부위의 반사적 영향의 요소로서 TrP 릴리스(깊은 마사지, 건침 등)는 가동술 테크닉의 본질적인 요소가 되어야 한다. 이는 비강압적 가동술 중에 효과적 치료를 위한 필수요건이다.

테스트: 가동술 직후, 치료법의 효과가 평가된다.

척추가동화는 말초의 관절가동술과 특정한 기술적 측면에서 상이하다. 예를 들어, 상·하지 관절보다 하나의 척추 부위를 움직이는 것이 더 어렵다. 척추의 경우, 관절 놀이와 기능적 움직임을 구분하는 것 또한 더 어렵다. 척추의 하나의 운동부위는 능동적으로 움직일 수 없고 다른 부위의 수동적 움직임은 어느 정도는 관절 놀이이다. 견인술은 관절 놀이의 측면에서 가장 확실한 기술이다. 관절 놀이 중에는 관절 면이 서로에서부터 밀려난다(예: 허리 회전과 목가슴 부위에서 전후도약). 우리는 또한 직간접 기술을 구분한다.

구체적인 촉진이 몇 가지 방법으로 이루어질 수 있다. 늘 가능하지는 않지만, 이상적인 것은 관절의 먼쪽면 또는 몸쪽면의 직접 안정화로 종종 상하지 조작 중에 종종 적용되는 시나리오이다. 또 다른 방법은 "잠그기"로 경추가 치료 예정이거나 허리척추 가동술 중 하지와 골반을 "잠그는" 경우 머리를 사용한다. 치료사는 조작되고 있는 부

위를 제외하고 모든 운동 부위를 "잠그려는" 시도를 한다.

원칙적으로, "잠그기"는 조작되지 않고 있는 모든 부위가 사전 스트레칭의 마지막 자세에 자리잡고 있음을 암시한다. "잠그기"의 실제 메커니즘은 뼈 구조 또는 인대성 스트레칭의 완전한 중단으로 이루어진다. 하지만, 심지어 이 경우에도, 조작 이전에 사전 스트레칭이 필수적이다. "잠그기"는 언제나 상대적이고 만일 큰 힘이 적용된다면 특수하게 적용하는 것은 불가능하다. 물론, 롱 레버(long lever)도 장점이 있다(매우 적은 힘이 요구되고 기술은 부드러우나 여전히 효과적이다). 하지만 롱 레버는 힘이 과도하지 않은 경우에만 특별하다.

잠그기는 주로 옆으로 굽히기와 회전의 적절한 조합 그리고 조합된 운동의 적용을 통해 달성된다. 앞으로 굽히기와 회전이 허리 척추에서는 반대 방향으로 나타나기 때문에(척추앞굽음증의 경우), 잠그기는 옆으로 굽히기와 회전을 같은 방향으로 함으로써 달성된다. 척추뒤굽음증의 경우에는 반대이기 때문에, 반대 방향으로의 옆으로 굽히기와 회전이 혼합된다. 가슴척추에서는 척추가 대개 옆으로 굽히기의 반대 방향으로 회전하기 때문에 잠그기는 동일한 방향으로 옆으로 굽히기와 회전을 함으로써 달성될 수 있다(상황이 반대일 때 뒤로 굽히기는 제외). 경추의 경우, 회전은 같은 쪽 옆으로 굽히기가 동반되고 잠그기는 반대방향으로 옆으로 굽히기와 회전을 함으로써 나타난다.

구체적인 촉진이 직접 접촉에 의해 달성될 수 있음은 자명하다. 따라서, 척추뼈는 최소한 한쪽 방향으로 안정화될 수 있다. 예를 들어, 치료사가 반대 방향으로의 회전을 방지하고자 하면 측면에서부터 가시돌기를 안정화시킬 수 있다. 만일 치료사가 압박을 적용하면, 척추뼈는 튀거나 추력이 시행된다. 뒤이어, 이러한 힘은 대부분의 경우 힘이 적용되고 있는 부위에서 힘이 가해진다. 지압요법사들 역시 갑작스런 추력이 줄지어 쌓여있는 벽돌 가운데 돌출된 벽돌 위로 갑자기 가해진 망치와 같은 역할을 한다고 믿는다.

보다 특수하고 동시에 고도의 효과적인 기술은 잠그기와 직접 접촉의 혼합을 통해 가능하다. 하지만, 잠그기와 접촉은 동일한 부위를 목표로 삼아야 한다. 더욱이, 우수한 안정화(수기 접촉)가 잠그기보다 언제나 더 신뢰할 만하다.

위에서 주어진 정보는 척추뼈를 안정시키거나 또는 그 반대로 척추뼈를 움직이는 손은 지렛대의 역할을 하는 다른 손보다 반대방향으로 움직인다는 것을 암시한다. 이는 대부분의 경우에 사실이다. 하지만, 일부 기술은 양 손이 동일한 방향 또는 동일한 힘으로 작용하는 경우에 사용되고 아래척추뼈는 한 자세로만 안정화된다(예: 환자가 안장에 앉은 자세로 달성되는 골반 안정화는 또한 간접적으로 허리 척추뼈를 안정시킨다). 이러한 기술에서, 치료사는 중요한 지렛대 작용 중에는 주로 잠그기에 의존한다. 대부분의 경우, 앞서 언급된 기술들은 위험성이 없고 매우 효과적인 당김 조작에 사용된다. 이들의 특수성은 사용되는 기술의 정도가 가볍지 않은 경우 더 큰 논란을 일으킨다.

더 큰 척주 부위의 가동화 중에 이로운 특수성이 덜한 기술 역시 존재한다. 긴 축 당김은 가장 흔한 기술이다. 가장 수동적인 운동이 가동화를 위해 이와 같은 방식으로 사용될 수 있다.

혼란을 피하기 위해, 척추의 긴 축을 따라 이루어지는 당김은 추간 부위의 당김과 구분될 필요가 있다. 차이점은 종단 당김이 추간판 위에 가해지고 반면, 작은 추간관절의 당김은 동일 축(회전 부위에서만)을 따라 회전하는 동안에 나타나는 허리척추에서 가장 확연하다. 대조적으로 경추에서는 긴 축 당김이 관절뿐만 아니라 원반 위에서 작용한다.

인지 바탕의 운동

겉질 형성력 결핍 및 그와 연관된 실인증 및 입체감인지 결핍이 있는 환자에게, 특수한 안정화 기능 훈련 이외에 최대 자세 및 운동 인지 훈련이 권장된다.

이 운동에서 환자는 자신이 움직이는 방식, 근육이 근긴장을 보이는 장소 및 근활성화가 과도한 장소를 충분히 인지해야 한다. 운동의 목표는 호흡, 걷기, 앉기 또는 서기의 방법을 훈련하는 것이 아닌 정확한 구분을 학습하는 것이다. 운동은 서서히 수 차례에 걸쳐 반복 시행하고 환자는 자세 및 움직임을 완전히 인지하기 위해 노력한다. 환자는 자기고유감각 및 외부자극인식(exteroception)을 읽어내야 한다. 휄든크라이스(Feldenkrais) 방식, 태극권 또는 요가가 위에서 기술한 맥락에 적합해 보인다.

춤페릭(Cumperik)의 척추 운동(자세-호흡-집중)

춤페릭에 따르면 척추 운동은 자세 기능에 영향을 주는 운동군에 속한다. 척추 운동은 전형적인 강화 또는 스트레칭 요소가 없으며 CNS에 의한 동작 반응의 변화를 이끄는 구심성의 변화를 바탕으로 한다.

운동 중 유지되는 정돈(포지션 셋업)과정이 모든 운동

을 선행한다. 최초 자세의 "올바른(이상적인)"정렬은 척추 발생 문제를 예방한다. 척추 외에 협응성 및 다양한 근육 시너지가 호흡 및 발 자세와 통합하는 것을 포함하는 몸 전체가 문제 예방에 기여한다. 특정 운동을 위해 한 자세를 유지하는 전체가 서로 연결된 복합성은 하나의 "프로그램"의 형태로 각인되고 후에 "촉발되는" CNS에 이를 활성화시킨다.

유아 시기에 제대로 된 기능을 한 곧게 선 신체 자세를 위한 프로그램의 갱신은 다양한 이유로 인해(청소년기와 그 후) 수정되거나 "가려지며" 이는 운동을 통해 발산된다.

다음 문단에서는 기타 모든 운동의 토대 및 부분의 역할을 하는 곧게 선 정렬의 개별 요소를 다룬다. 그리고 이러한 개별 요소 없이는 운동의 효과는 불확실하다(보다 자세한 내용은 Cumpelik, 2006을 참조할 것).

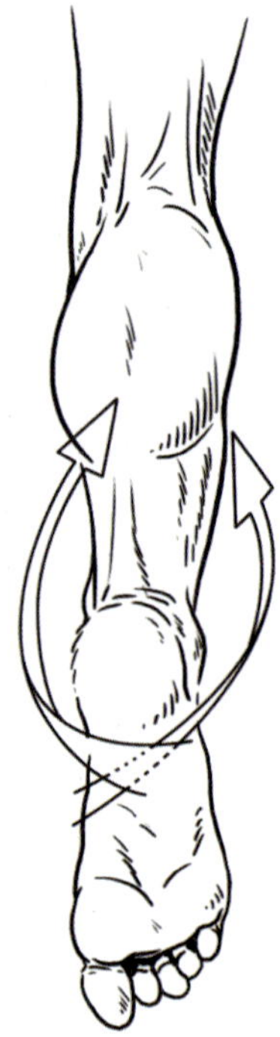

그림 2.4.1-27 발 정렬에 영향을 주는 긴종아리근, 뒤정강근 및 짧은다리굽힘근육의 당김.

운동 예시

출발 자세: 고관절과 슬관절을 굴곡한 자세(hooklying), 무릎은 분리, 팔은 벌림, 손바닥은 하늘을 향함.

운동 실행: 환자는 자신의 발을 쥘 수 있는 위치로 가져온다. 이는 환자가 자신의 발바닥을 개방함을 의미한다. 이 기능은 주로 긴종아리근과 뒤정강근(그림 2.4.1-27)과 사이근(그림 2.4.1-28 A,B)이 가능하게 한다. 형성된 모양과 발의 근육 사전 스트레칭(잡기)는 CNS에 구심자극을 촉발하고 뒤 이어 곧게 선 자세를 활성화시킨다. 만일 발의 위치가 올바르면 가로막은 자동으로 "이상적인" 호흡 패턴으로 설정되고 엉덩이와 팔이음뼈에서 변화가 일어난다. 이러한 호흡 운동 중에는 갈비뼈는 가쪽으로 움직이고 복장뼈는 융기하지 않으며 배속 물질이 지탱하는 가로막은 복간 압력을 증가시키고 몸을 안정시킨다. 척추 곧게 세우기는 이러한 변화를 바탕으로 일어난다(환자는 마치 몇 센티미터 자란 것처럼 몸이 가벼워짐을 인지한다). 그리고 나서, 척추의 회전 운동이 시행되어 발, 무릎 그리고 골반은 오른쪽으로 움직이고 동시에 머리는 왼쪽으로 움직인다(그림 2.4.1-29). 이러한 발의 출발 자세는 운동 전 과정 중에 유지된다. 이상적인 조건에서는 이 자세는 운동이 끝난 이후에도 지속된다.

중요한 개념은 환자가 이러한 잡기와 보다 먼 부위에서 일어나는 변화를 깨닫는 것이다. 그 후, 곧게 선 자세는 경직된 자세가 아니라 오히려 어떤 자세에서도 작용근과 대항근 사이의 협력을 보장하는 프로그램이다.

집중력 또는 현재 시행 중인 활동에 관심을 유지하는 능력은 이러한 운동의 효과를 유지하는 중요한 요소이다. 이는 근육협력과 운동인지 능력을 향상시킨다. 연습을 많이 하면 호흡 운동은 진단 도구가 되기도 한다. "축성 골격"에서 시작된 운동은 스트레칭과 안정화 이후 더 부드러워진다. 체계적이고 느긋한 접근이 중요하다. 그때서야 비로소 운동은 영구적인 효과 즉, 향상된 척추 안정화, 관절 이

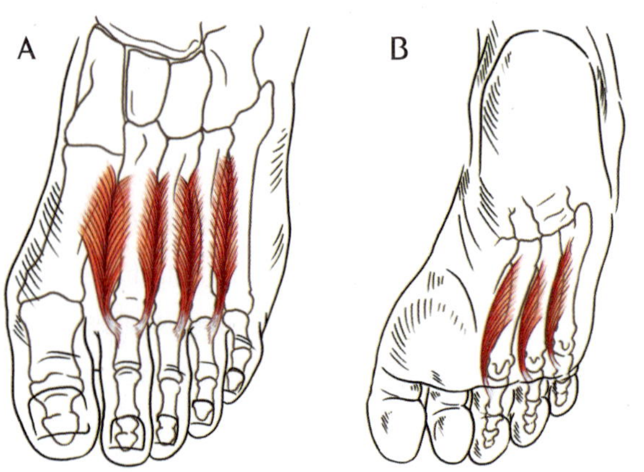

그림 2.4.1-28 A,B 뼈사이근.
A – 등쪽사이, B – 발바닥쪽사이.

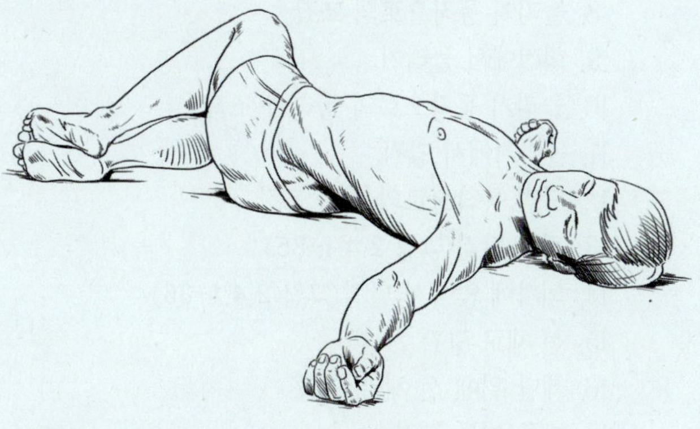

그림 2.4.1-29 바로 누운 자세에서의 척추운동.

동성, 운동 협력, 올바르지 못한 자세 습관의 교정이 나타날 수 있다. 이 밖에도 이러한 운동은 운동 후에도 지속되는 심적으로 안정된 느낌을 받기 때문에 스트레스(그리고 유사한 장애)의 감소 또한 나타날 수 있다. 이 방법은 만성적 통증, 특히 자세 기능 이상에서 나타나는 통증의 예방과 치료에 효과적이다. 또한 개별 척추 부위의 불균형 및 불충분한 안정화에서 기인하는 재발성 과다관절사용 시에도 효과를 볼 수 있다.

인지 과정은 이미 언급된 대로 자세 운동의 핵심 요소이다. 예를 들어, 개별 근조직(다시 말해서, 깊은 등근육)을 직접 통제하는 것이 불가능하다는 것은 알려진 사실이다. 오히려, 근조직은 정신을 운동의 목적에 집중하여 자동으로 지지점을 구축하는 간접적인 방식으로 통제될 수 있다. 운동의 경험을 살리는 것은 점차적으로 이러한 지지점에 대한 인지를 강화하고 후에는 긴장의 변화, 심지어 지지점에서부터 먼 부위에서도 고유감각을 통해 근이완을 인지할 수 있게 된다.

권장 자세 운동은 각 단계별로 점차 심화되는 과정들을 특징으로 한다. 처음에 환자는 심적으로 훈련이 되지 않고 미세인지능력이 부족하더라도 (해부 지식을 바탕으로 한) 운동 기술의 본질에 따라 자세를 취하는 법을 배울 필요가 있다. 자세의 외적 표현에 주안점을 둔다. 이 단계에서, 자세의 전체적인 틀은 프로그램 전반에 대한 이해이며 세부적인 부분은 아직 강조되지 않는다. 최초 자세에서 안정성과 느긋함을 숙달하는 것이 중요하다. 자세 확실성의 인지는 보다 분명하고 명확해지며 다음 단계로의 이행을 가능하게 한다. 새롭게 습득한 자세로부터 CNS의 구심성 변화는 최초 자세에 대한 인지를 변경하여 올바르게 정리한다. 인지는 이제 분명해지고 초기 수정된 자세는 더 이상 새로운 자세 습득의 걸림돌이 되지 않는 반면 결과적인 움직임은 조정되고 자연스러워진다. 인지는 집중적, 또는 명상적 집중으로 이전한다. 피아노 연주가 이 상황에 어울리는 비유이다. 피아노 연주 기법을 숙달한 대가는 음악만을 인지하며 자신의 움직임이 완전히 자동적이라는 것을 알아차리지 못한 채 자신의 몸 움직임을 통해 청중에게 음악을 연주하고 이를 중재한다. 비유적으로, 피아노 연주자가 처음 단계에서 건반 위에서 손가락 및 여러 손가락들이 움직이는 기법을 숙달하는 것을 배우는 것처럼, 환자도 처음에는 정확한 동작 기법을 찾고 정확한 동작에 기여하는 사슬같이 얽힌 근육의 움직임을 배우며 이들을 통제하는 법을 배운다. 두 번째 단계에서는 전환이 발생한다. 유사하게, 피아노 연주자의 관심이 손가락의 자리 바꾸기 교정에서 음악에 보다 집중하는 것처럼, 환자의 주의력도 특정 자세를 숙달할 때 움직임 전환 시로 이동한다. 피아노 연주자의 손가락은 이제 음악을 자유자재로 연주할 수 있고 같은 방식으로 환자의 운동 시스템도 의도된 몸동작을 자유자재로 구사하게 된다. 이 단계에서 나타나는 주의의 전환은 보다 심화된 자세의 통제가 가능할 수 있게 한다.

운동 중, 주의력은 자세, 자세의 특징 및 가능한 변화에 맞춰진다. 올바른 신체 자세는 주로 척추 질환 예방에 사용될 뿐만 아니라 다른 신체 기능의 기능에도 간접적인 영향을 준다. 다양한 신체 요소들(호흡, 근육 시너지, 발아치 지탱, 정신 집중)이 기여하는 자세, 이들의 협력 및 통합은 "운동" 될 수 있기 보다는 오히려 구축된다.

맥켄지 치료법(McKenzie Therapy)

로빈 맥켄지는 척추 환자들을 위한 치료법을 개발했다.

이 치료법의 철학은 1차, 2차 그리고 3차 예방을 포함한다. 치료법은 척추 통증의 근원이 기계적 요인을 가지고 있으며 따라서 기계적으로 해결해야 한다는 원리를 바탕으로 한다. 환자가 책임의식과 치료에 대한 적극성을 갖도록 이끄는 것이 본 치료법의 중요한 요소이다. 환자는 수용자라기 보다는 치료의 적극적 참여자이다.

치료는 환자의 문제 분류를 바탕으로 선택된다. 치료 또는 자가 치료가 진단 후 적용된다.

주관적 증상 및 객관적 평가를 바탕으로 증후군은 세 가지 유형으로 구분된다.

1. **자세** 증후군 – 자세 증후군은 특정 자세에서의 바르

2

지 못한 신체 자세이다. 정상 조직에 가해지는 압력이 비정상적이며 척추 부위에 국소적 통증만을 야기한다. 전체 기계적 문제가 정렬의 과부하에 바탕을 두기 때문에 평가 중에는 반복된 동작 테스트가 어떠한 증상도 유발시키지 않는다. 치료의 성공은 올바른 자세 및 환자 행동에 관한 환자 교육에 달려있다.

2. 대조적으로, 두 번째 증후군의 특징은 비정상 조직에 가해지는 정상적인 압력이다. 이 증후군은 **기능 이상**으로서 알려져 있고 기능 이상의 유형은 진찰 중 판단된다. 만일 당김 동작 시 증상이 나타나는 경우에 이는 당김 기능 이상이다. 유사하게, 기타 다수의 기능 이상들이 기술되었다. 예를 들어, 폄 기능이상과 경추에서의 회전 기능 이상이 있다. 기능 이상 유형의 평가와 확인 후에는 기능 이상 방향으로의 치료가 선택된다. 기능 이상의 경우, 증상 부위의 특징은 신경근부착을 예외로 하는 척추 부위이다. 치료는 단축된 조직의 스트레칭을 포함한다. 치료 효과가 서서히 나타나기 때문에 환자의 동기 부여가 필요하다. 점차적으로, 운동 범위는 증가하고 통증은 감소한다. 조직 재형성은 늦어도 3주 후에는 발생한다. 물론 치료에는 자세 교정이 포함된다.

3. 척주관 내 해부학적 병변의 존재는 **장애** 증후군으로 알려져 있다. 이 증후군은 경추 및 요추에서 대부분 나타난다. 두 가지 경우에서, 이는 증상학에 따라 하부 분류(7가지 유형이 있다)된다. 임상적으로, 이 유형들은 위치, 유형 및 통증 경과를 기반으로 구분되고 객관적으로는 제한된 운동범위와 디스크 내부의 속질핵 변화 유형을 토대로 한다. 진찰 시 반복된 동작 테스트는 양성 반응을 보인다. 치료는 평가 결과를 바탕으로 한다. 다음 원칙은 요추의 경우이다(자세 및 운동).

1. 앞으로 눕기(그림 2.4.1-30)
2. 앞으로 늘리기(그림 2.4.1-31, 2.4.1-32)
3. 안정화 벨트 착용 상태에서 앞으로 늘리기 (그림 2.4.1-33A)
4. 기울임 탁자를 이용한 앞으로 늘리기 (그림 2.4.1-33B)
5. 뻗기 계속
6. 선 채로 늘리기(그림 2.4.1-34)
7. 늘리기 동작으로의 가동
8. 늘리기 동작으로의 조작
9. 회전에서 늘리기
10. 늘리기 동작으로의 돌리기 조작
11. 돌리기에서 당김
12. 당김 동작으로의 회전 조작
13. 뒤로 당김(그림 2.4.1-35)
14. 의자에 앉아서 당김(그림 2.4.1-36)
15. 선 채로 당김
16. 계단 위에 선 채로 당김
17. 가쪽 이동 교정
18. 가쪽 이동의 자가교정(그림 2.4.1-37)

치료 원리는 통증에 대한 반응을 토대로 한다. 치료사는 중심화 현상의 안내를 받고(아래 참조), 이러한 이유로 치료 선택은 추가적인 조직 병리현상이 일어나지 않도록 매우 보수적이다. 다시 한 번, 자세 교정이 핵심이다. 모든 증후군은 정확한 진단을 바탕으로 상이한 치료를 요구한다.

진단은 개별 환자들을 바탕으로 이루어지며 기능적 맥락에서 치료 방법을 결정한다. 병변은 다른 질병들과 일치하며 일상생활 중의 징후에 대한 상세한 정보가 수집되어야 한다. 환자가 내원한 순간부터 앉고 서는 방식을 포함하여 이들의 모든 움직임이 관찰된다. 환자는 정적 상황 및 움직임 중에 평가된다. 환자는 다양한 자세 및 방향에서 평가되고 반복된 동작 테스트가 실행된다. 움직임의 상태는 항상 평가된다. 경추는 요추와 비교하여 더 복잡하다. 단순 당김과 폄 이외에도 내밈과 수축이 실행되고 다른 흔한 동작이 평가된다.

요추 평가 중 반복된 동작 테스트의 예

환자는 뒤로 누운 상태에서 자신의 하지를 한 번 배쪽으로 끌어오면 치료사는 주관적 증상을 묻는다. 그리고 나서, 동일한 동작이 동일한 자세에서 10번 실행되고 주관적 증상이 보고된다. 선 채로 구부리기, 앞으로 늘리기 등의 동작 중에도 적용되는 절차는 유사하다. 평가 중에는 주관적 증상이 문서화되고 치료사의 객관적 소견과 비교된다.

이 방법에서, 중심화라는 용어가 사용된다. 주변부에서 중심선으로의 증상의 이동과 반복된 동작의 결과로서 통증의 감소가 좋은 예후의 징후이다. 이와는 대조로, 주변화의 특징은 증상 악화로 진찰이 반복되어야 하고 치료법은 수정되어야 한다.

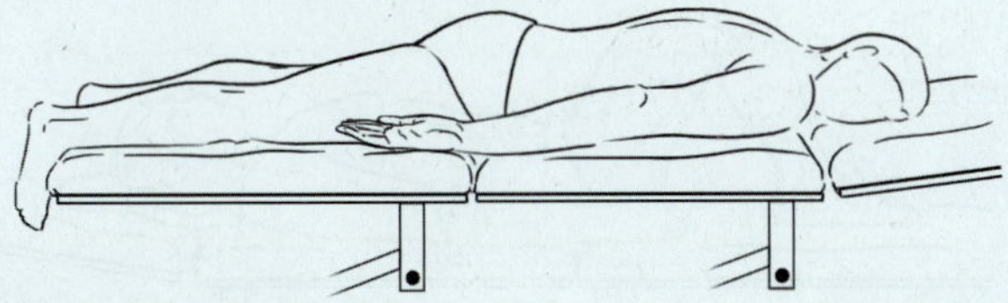

그림 2.4.1-30 첫 급성 및 통증심화 단계에서 사용된 간단 앞으로 눕기.

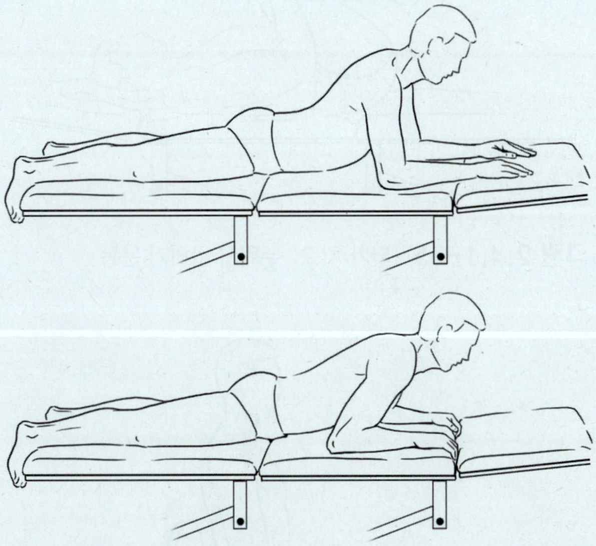

그림 2.4.1-31 원반탈출의 첫 단계에서 통증 심화상태에서 대부분 사용된 부분 늘리기.

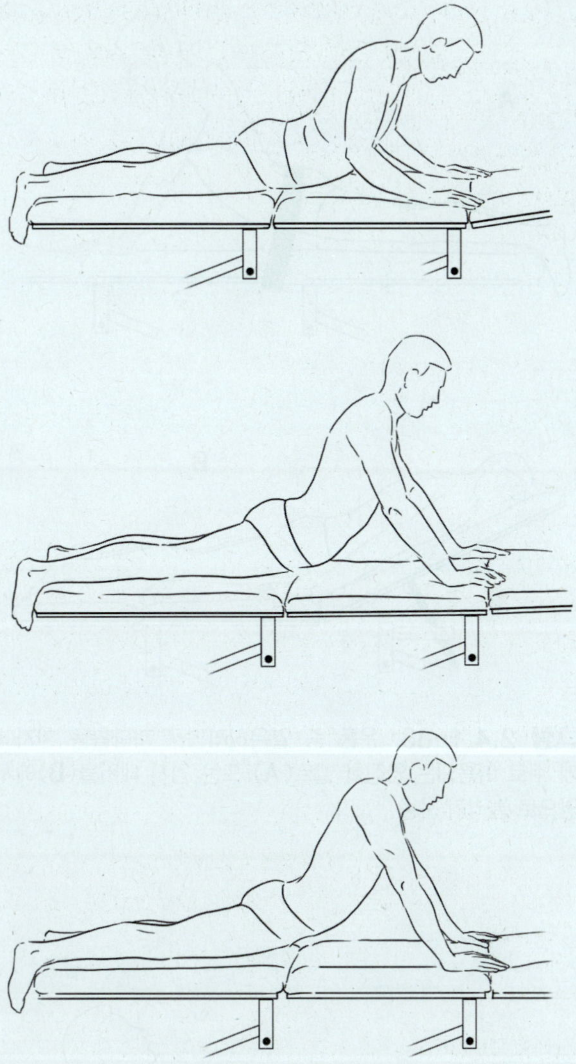

그림 2.4.1-32 허리완전늘리기에서 깊은 날숨으로 마무리되는 늘리기 예시.

흉추는 이전처럼 많은 문제를 보이지 않는다. 어깨의 상부각 위에서 나타나는 문제들은 목의 문제로 다루어진다. 어깨 하부각 아래의 증상들은 요추의 일부로 다루어진다. 치료는 늘림, 당김 또는 가쪽 원리를 활용한 자세 교정 원리를 바탕으로 한다. 일반적으로, 가장 흔한 증후군인 장애 증후군의 치료 중에는 증상 중심화(주변부에서 중심으로의 이동하는 증상) 또는 제거를 유발하는 동작이 선택된다.

치료의 주요 목표는 개별 부위뿐만 아니라 기능적, 통증 조절 및 예방 측면에서의 환자의 상태를 교정하는 것이다. 이동 효과는 반복된 동작으로 나타나며 대부분은 자가 치료이다. 올바로 선택된 빈도, 이동 범위의 정도 및 환자 교육이 중요하다.

가장 흔히 사용되는 기법은 다음을 포함한다: 앞으로 늘리기, 이완된 늘리기, 뒤로 당김, 계단 위에 올라서서

당김과 가쪽 이동 교정

통증의 중심화, 통증 성격의 변화(지속적/간헐적), 통증 빈도의 감소, 동작 범위 증가, 동작 복구 및 약품 의존도 감소들은 모두 치료로 인한 개선된 증상이다. 치료로 인한 개선이 없는 경우, 가쪽 요소가 간과되지 않았는지의 여부를 확인할 필요가 있다. 또 다른 원인들은 치료 기간이 지나치게 짧거나 환자가 전체 운동 동작을 이행하지 않았거나 운동이 올바로 이행되지 않은 경우(예를 들어, 늘리기가 등펌근을 이용하여 이행됨)들이 포함된다.

전이 증상, 비기계적인 증상(행위 결핍)이 있는 환자, 비정상적 신체 구조 및 급성 염증성 질환을 갖고 있는 환자, 어떠한 움직임이나 동작으로도 증상에 변화가 없으며 주

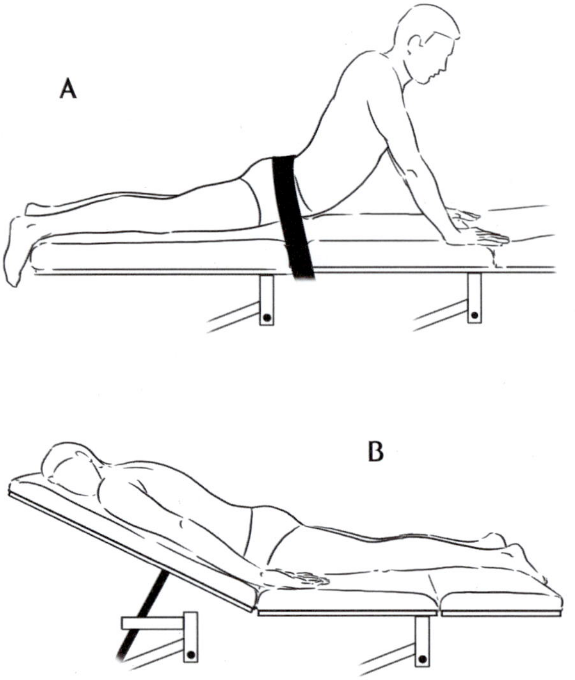

그림 2.4.1-33 운동 중 얕은허리폄근 과다활동 환자에게 주로 이용되는 안정화 벨트(**A**) 또는 경사 테이블(**B**)에서 앞으로 늘리기 운동.

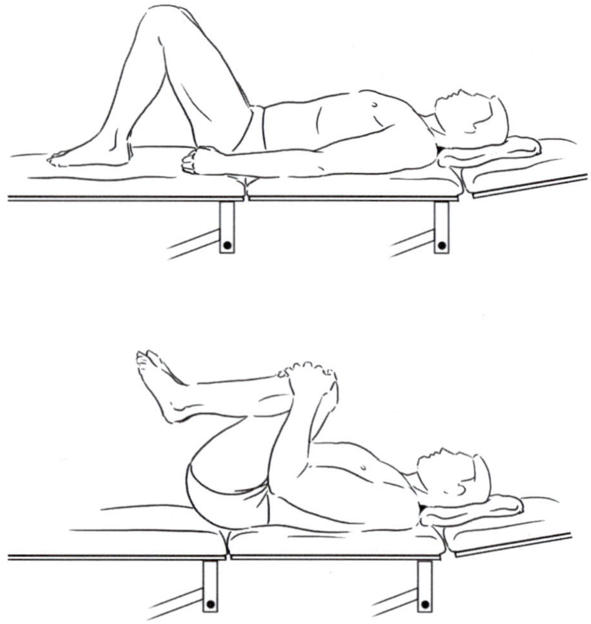

그림 2.4.1-35 자가 치료: 누워서 굽히기 운동.

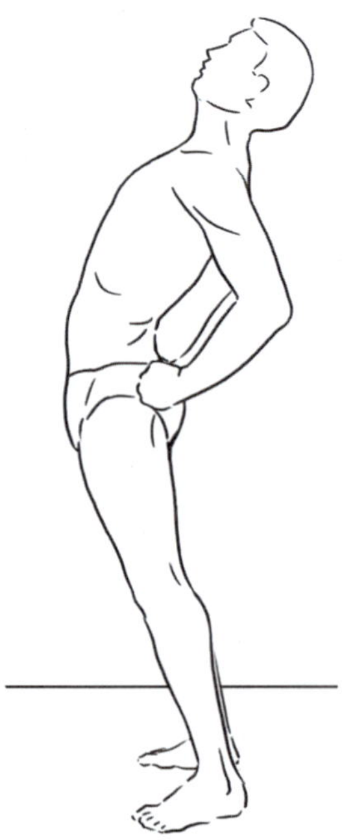

그림 2.4.1-34 자가 치료: 예방목적으로 주로 이용되는 서서 늘리기.

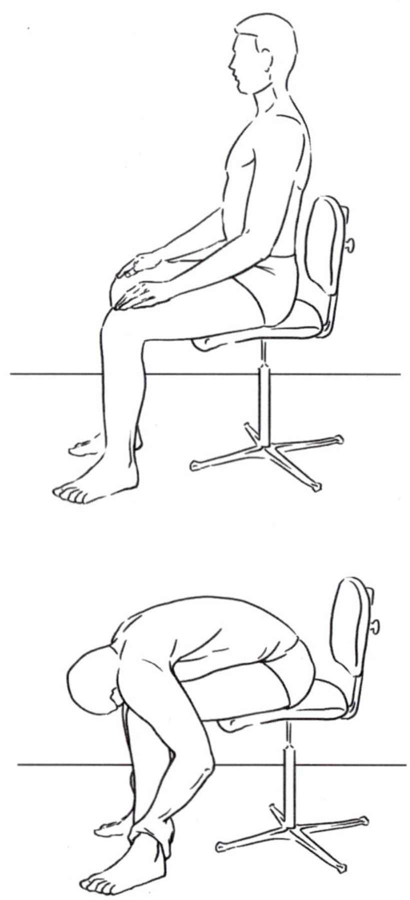

그림 2.4.1-36 의자에 앉아서 굽히기.

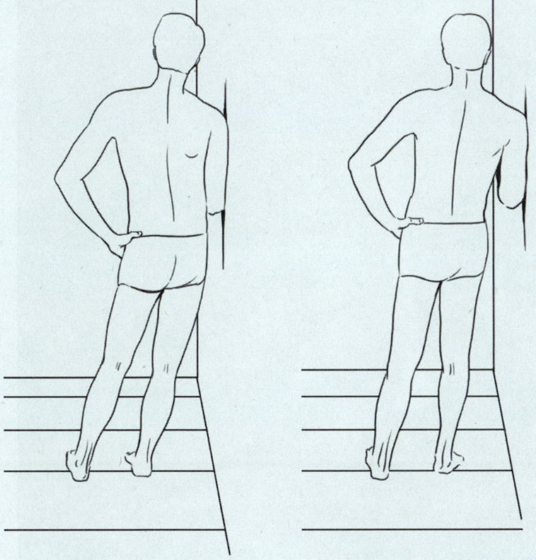

그림 2.4.1-37 자가 치료 – 벽면에 기댄 채 골반 사분의 일의 가쪽으로 이동 교정.

변화가 나타나거나 중증 신경계통 결핍을 보이는 환자는 치료가 금기된다. 데이터를 바탕으로, 맥켄지 치료법은 척추수술 후 증상을 보이는 환자들에게서 성공적인 결과를 낳는다. 맥켄지 치료법의 적용이 보편적인 것은 아니지만 선택 옵션에 종종 포함된다. 치료는 동작 분석을 바탕으로 적용되어야 한다. 우리의 경험을 비추어 볼 때, 척추폄근의 우세 속에 몸통 안정화 근육의 시너지 결핍을 보이는 환자들은 장기적으로 긍정적인 효과를 보지 못한다(그림 2.4.1-38)

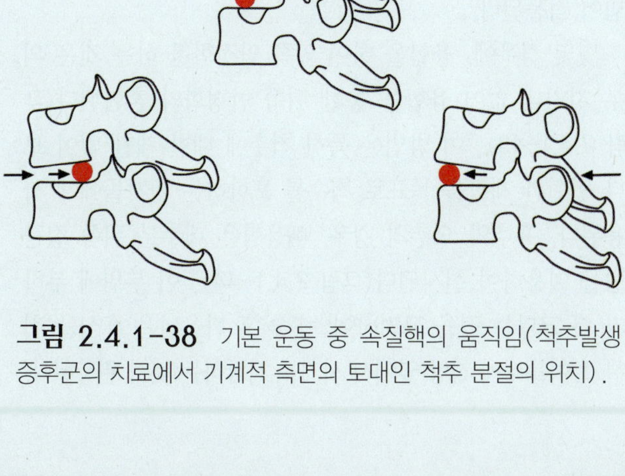

그림 2.4.1-38 기본 운동 중 속질핵의 움직임(척추발생 증후군의 치료에서 기계적 측면의 토대인 척추 분절의 위치).

약물 치료(Pharmaceutical Treatment)

항류마티스제, 진통제 및 근육 이완제가 신경근 증후군 치료에 적용되는 주요 약물들이다. 이들은 국소 마취제와 코르티코스테로이드 또는 항경련제, 항우울제 및 말초신경재생에 영향을 주는 약물로 보완된다. 근육 이완제가 척추 환자에게 적용될 때, 특히 과운동성을 보이는 환자들의 경우에는 각별한 주의를 기울여야 한다. 이런 경우에, 근육 이완제를 사용한 치료의 금기가 고려된다.

침습적 수술(Invasive Procedures)

전산화단층촬영법(CT)을 이용한 개입 방법

진단 평가에 따라, 다음을 시행한다.

- CT를 이용한 관절면 신경제거
- CT를 이용한 치근주위 치료

얇은 층에 있는 척추 분절을 검사한 축성 이미지는 병리적으로 관련된 추간 관절 또는 신경근에 삽입된 바늘을 정확하게 통제하고 혼합된 치료를 정확하게 적용한다. 대조물질로 혼합 치료를 표시하여 분포상태를 관찰할 수 있다.

수술 치료

일반적으로 수술이 필요한 경우는 통제 불가능한 통증, 신경구조와 관련되고 앞서 언급된 징후들이 미래에 예상될 수 있는 불안정이 있을 때이다. 외상의 경우 수술이 절대적으로 필요한 경우는 신경계통 요소의 손상과 개방 손상이다. 상대적으로 필요한 경우는 불안정, 50% 이상의 척주관 협착, 50% 이상의 척추뼈몸통의 앞쪽 경계 감소, 15~20° 이상의 척추뒤굽음증, 다발골절이 있을 때이다. 인대 불안정은 뼈 불안정보다 특히 장기적인 관점에서 더 심각하다. 퇴행성 척추 관련 및 변형의 경우, 일반적인 권장사항이 적용되지만, 특정 병리학에 따라 수정된다. 수술이 근본적인 역할을 하는 종양의 경우에는 상황이 다르다. 대부분의 경우, 고형 종양은 다른 방법으로는 제거할 수 없다. 척추 감염의 경우, 고름집과 심각한 뼈 손상이 있는 환자의 경우 주로 수술적 치료가 적용된다.

단순 절제술(Simple Resection)

추간판절제술이 가장 흔한 절제술이며 실질적으로 요추에 실시되는 가장 흔한 수술이다. 이 수술은 보통 척추 정렬과 역동성을 저해하지 않기 때문에 수술 후 급성통증이 가라앉을 때까지만 침대휴식이 권장된다. 환자는 수술 후 하루나 이틀 후에 보조 목발을 이용하여 걷게 된다. 환자의 상태에 따라, 목발 사용을 점차적으로 줄이며 전체 체중부하가 허용된다. 경추 추간판절제술은 대부분의 경우 더 이상 시행되지 않는다. 단순절제술은 주변의 국소 종양을 제거하는데 적용된다. 흔한 수술로는 감염부위의 괴사 물질 절제, 노년층 환자의 심각한 관절 및 척추증 척추의 감압 또는 신경구조에 압박을 가하는 수술불가능 요소의 적용 중 감압이 있다. 이런 환자들의 경우, 전반적인 몸상태가 허용하는 경우 지지대 없는 기립자세가 권장된다.

뼈이음술(Osteosynthesis)

뼈이음술로 볼 수 있는 세 가지 수술만 척추에 시행한다. 치아상돌기 골절의 직접적인 피닝(pinning) (그림 2.4.1-39; 그림 2.4.1-40), 허리척추뼈분리증이 있는 어린 환자의 관절간부결함의 복구 및 교수형 골절의 C2뿌리의 직접적인 뼈이음술. 뼈 치유에는 보통 석 달이 소요된다. 이 기간 동안 환자는 경추 외부지지대, 주로 필라델피아 칼라를 착용한다. 집중재활은 골절이 안전하게 치유된 이후까지 연기한다. 요추수술을 한 환자는 같은 기간 동안 보조 목발을 사용한다.

주변 분절의 뼈융합(관절유합술)

뼈 융합은 모든 척추 분절에 빈번하게 사용되는 수술 기법이다. 이 기법은 개별적으로 실행되거나 척추기구의 보충으로 사용된다. 상부경추의 경우, 뼈융합은 종종 C1-C2 융합 (그림 2.4.1-41)이나 고리뒤통수 고정(머리에서 목으로의 연결) (그림 2.4.1-42)을 보완한다.

환자는 앉아 있으며, 가능하면 수술 후 하루 뒤에 일어선다. 환자는 필라델피아 칼라 또는 다른 외부 지지대를 석 달 동안 착용한다. 뼈 상태가 좋은 어린 환자의 경우 같은 기간 동안 부드러운 칼라를 사용하고 외부지지대는 전혀 사용하지 않아도 된다. 특히 노인 환자들의 경우 조기 움직임이 중요하다. 하부경추의 경우 대부분의 수술은 앞쪽 접근법이 사용된다. 앞서 언급된 상부경추와 같은 수술법이 적용된다.

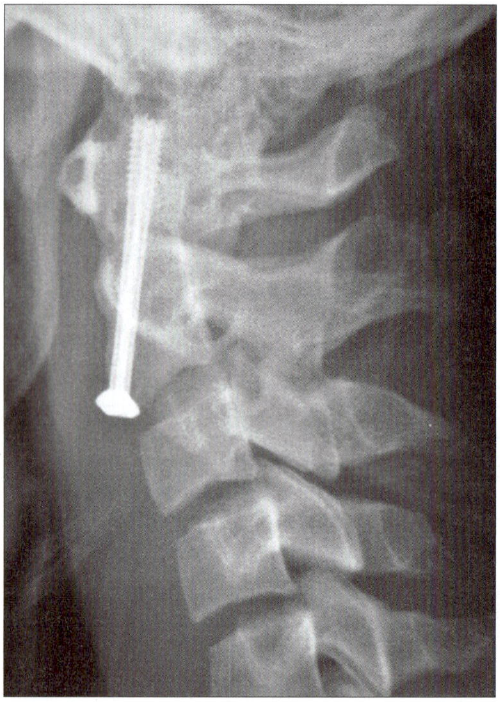

그림 2.4.1-39 치상골절의 고정(가쪽 투사).

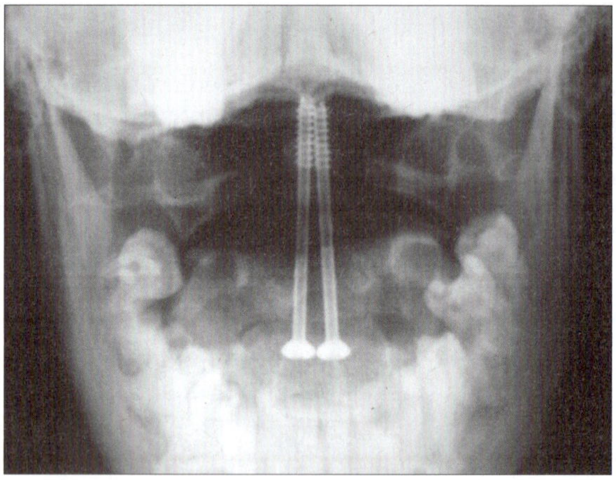

그림 2.4.1-40 치상골절의 고정(입을 연 채 방사능 사진).

몇몇 경우에, 융합을 하여 앞쪽 안정화를 하는 것은 외부 지지대 없이 융합을 통한 뒤쪽 안정화와 혼합된다(그림 2.4.1-43). 이 방법은 특히 척추에 대한 제한 없이 보다 빈번한 재활을 목표로 척수를 포함하는 환자들에게 사용된다. 흉추와 요추의 경우, 뼈융합은 대부분 뒤쪽 접근법을 이용하여 실시된다(그림 2.4.1-44). 이 부위에 부하가 더 크다는 점을 고려하여, 수술 후 다음날은 휴식을 취하고 이틀째에 침상 옆에서 서기를 시작하는 것이 권장된다.

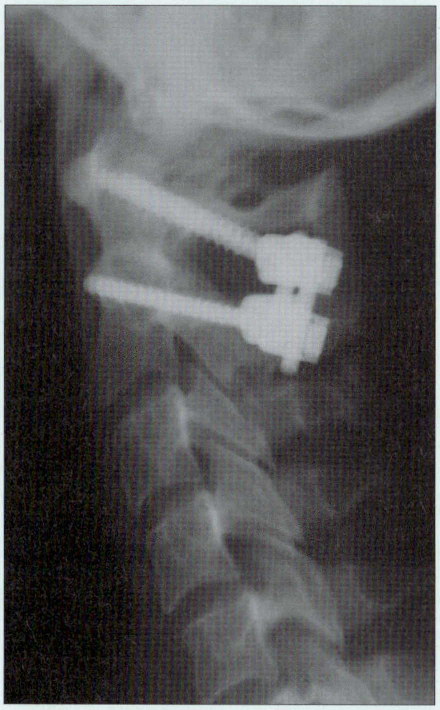

그림 2.4.1-41 C1-C2 고정.

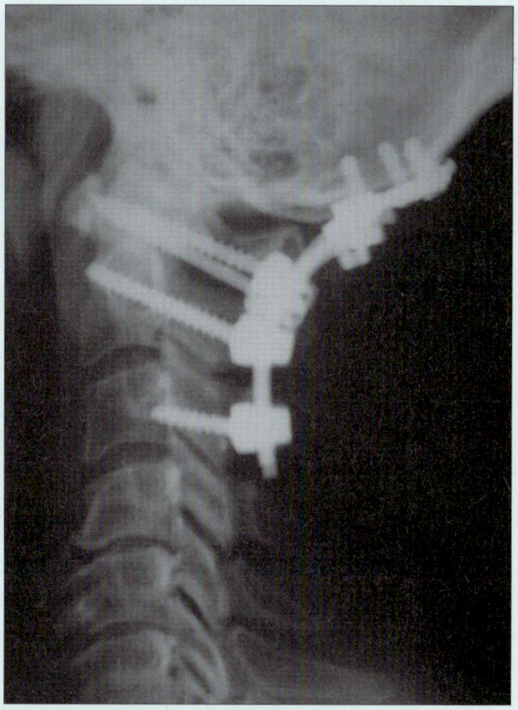

그림 2.4.1-42 고리뒤통수 고정.

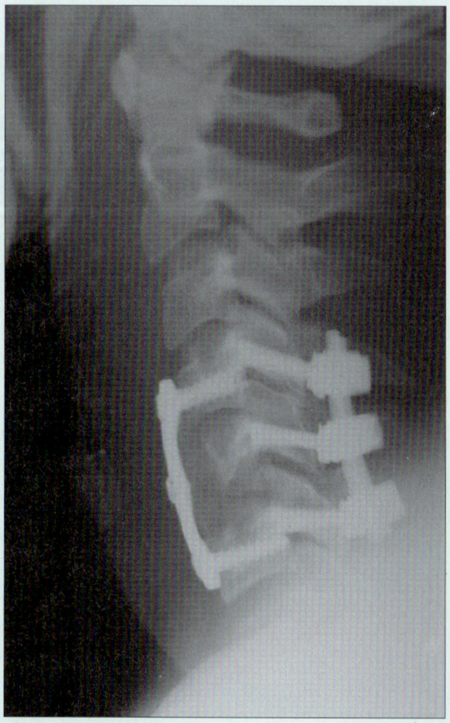

그림 2.4.1-43 뼈융합으로 전후 안정화 혼합.

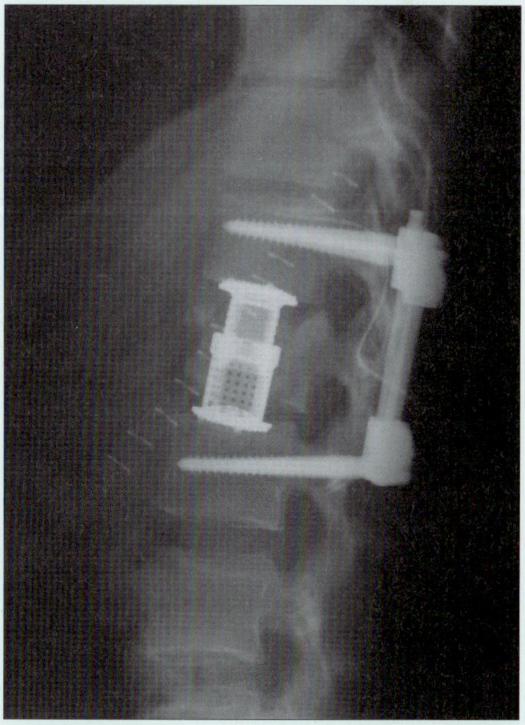

그림 2.4.1-44 뒤쪽 접근법을 이용한 뼈융합고정술.

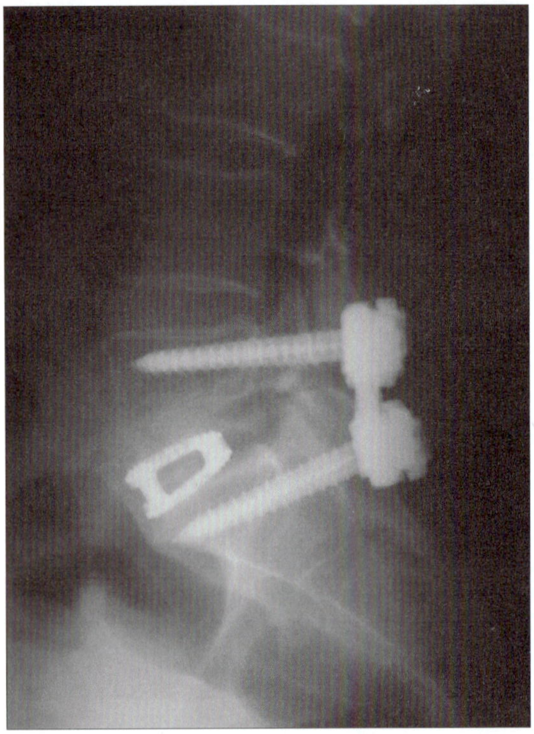

그림 2.4.1-45 360° 척추융합.

그 다음날부터, 환자의 건강 상태에 따라 환자는 보조 목발을 사용한 보행이 진행된다.

이런 상황에서도, 석 달간의 장기적인 뼈이식 치유 기간을 설정한다. 이 기간 동안 환자는 점차적으로 목발 사용을 줄이면서 완전한 체중부하를 시행한다. 이 기간 이후에는 특정 재활이 권장된다. 척수가 연관된 환자의 경우, 혼합된 전후수술이 선호되며 하반신 마비 프로토콜에 기반한 즉각적인 재활이 뒤따른다. 한 차례 수술에서 소위 360° 척추 융합 치료를 받은 퇴행성 질환 환자(그림 2.4.1-45)는 수술 후 급성 통증 단계에만 목발이 요구된다.

이동성 척추 안정화

원칙적으로 두 가지 이동성 척추 안정화 방법이 있다. 금속 이동성 임플란트를 이용한 추간판 대체(그림 2.4.2-46) 또는 제한적인 척추 분절 움직임과 함께 뒤쪽 고정(그림 2.4.2-47). 첫 번째 유형은 경추 및 요추 부위에 사용되며, 두 번째 유형은 요추 부위에만 사용된다. 두 종류 모두 퇴행성 변화의 치료 시에만 사용된다. 첫 주의 치료는 위에서 언급된 치료법과 동일하다. 이러한 수술이 뼈이식을 수반하지 않다는 사실을 고려할 때, 재활을 연기할 이유가 없으며 즉시 시작되어야 한다.

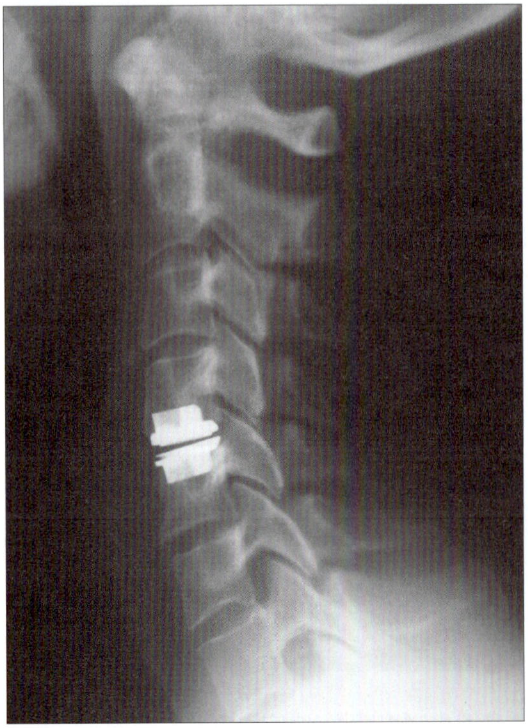

그림 2.4.1-46 금속이동성 임플란트에 의한 원반대치.

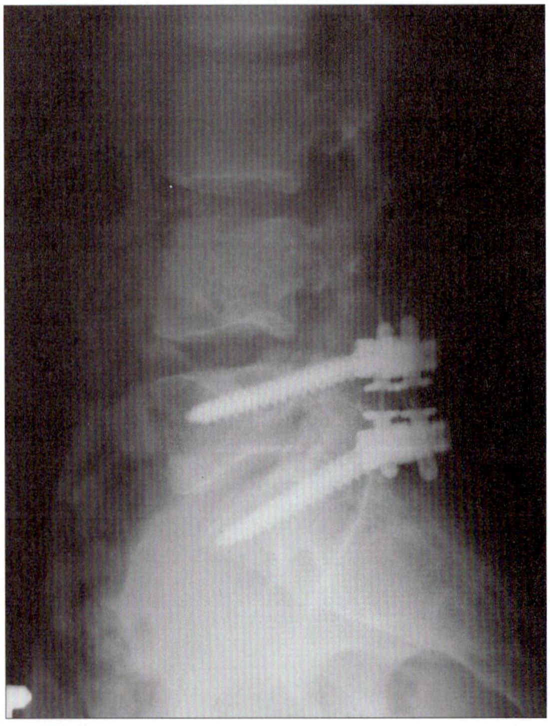

그림 2.4.1-47 제한된 척추분절움직이의 뒤쪽고정.

2.4.2 팔이음뼈 (Shoulder Girdle)

선천성 발달 장애

- 스프렝겔 변형
- 빗장머리뼈 형성이상
- 선천성 쇄골 거짓관절증
- 어깨돌기 동맥

물렁조직 손상

- 부딪힘 증후군
- 석회힘줄염
- 봉우리밑주머니염
- 두갈래근힘줄염 증후군
- 굳은어깨증후군

퇴행성 질환

- 오목위팔 관절염
- 봉우리빗장 관절염

외상 병변

- 오목위팔 탈구
- 봉우리빗장관절 탈구
- 복장빗장 탈구
- 몸쪽위팔뼈 골절
- 불안정
- 오목위팔 불안정

선천성 팔이음뼈 발달 장애 / CONGENITAL DEVELOPMENTAL DEFECTS OF THE SHOULDER GIRDLE

스프렝겔 변형, 빗장머리뼈형성이상, 선천성 쇄골 거짓관절증, 어깨돌기동맥은 선천성 팔이음뼈 발달 장애에 해당된다. 이들의 병인, 발병기전, 치료는 2.3.1장 선천성 발달 장애, 선천성 상지 발달 장애에서 기술되어 있다.

물렁조직 손상 / SOFT TISSUE INJURIES

부딪힘증후군(IMPINGEMENT SYNDROME)

"부딪힘(impingement)"이라는 것은 "꼬집기(pinch)"를 의미한다. 이것은 70~120° 사이로 벌리는 동안 "fornix humeri"(어깨뼈 봉우리와 부리어깨봉우리 인대로 이루어짐)에 부딪혀서 물렁조직(부리어깨봉우리인대, 가시위인대, 봉우리밑 주머니)에 고통스러운 압박이 가해진다. 이것은 팔이음뼈에 구조적 또는 기능적 변화의 결과로 나타난다(그림 2.4.2-1).

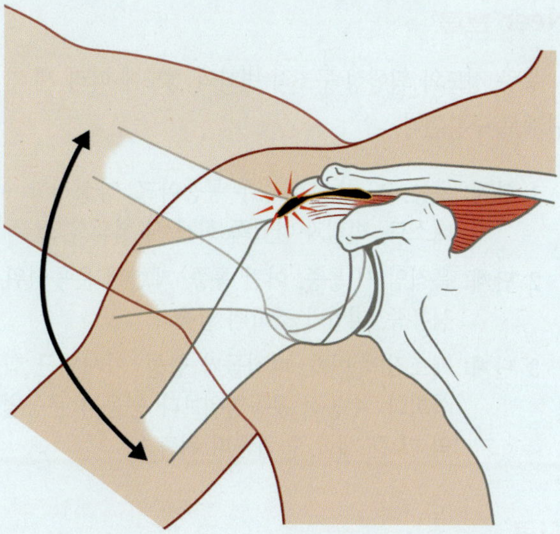

그림 2.4.2-1 가시위근 힘줄 부딪힘 증후군의 원리.

병인 및 발병기전

부딪힘증후군의 구조적 원인에는 어깨뼈봉우리의 아래 표면의 변화, 갈고리모양의 어깨뼈봉우리와 같은 뼈 구조의 해부학적 이상, 어깨뼈봉우리 앞측뼈돌기, 두드러진 AC 관절, 돌림근띠의 손상 후 및 퇴행성 변화가 있다.

부딪힘증후군의 기능적 원인에는 안쪽에서 돌아간 위팔뼈, 흉부척추후만증과 함께 어깨의 돌출, 가시위근 약화, 위팔두갈래근연축, 벌림근과 외부 회전근 및 어깨뼈 안정자 사이의 근육 조화의 기타 결손들이 있으며, 이는 어깨를 벌리는 동안 어깨위팔 리듬 기능장애를 초래한다.

임상적 증상

부하가 있을 때와 휴식 중의 통증은 주된 주관적 증상이다. 야간 통증이 일반적이어서 환자는 해당 어깨 쪽으로 돌아 누울 수 없다.

객관적 증상으로는 가시위근 힘줄을 만졌을 때 통증을 느끼며 양성 통증아크가 나타난다(본 교재의 일반적 부분, A. 진단법 1.2.2장 팔이음뼈 운동학 참조).

Neer 분류

통증 정도와 퇴행성 구조적 변화의 정도에 따라 세 가지 단계로 구분된다.

1 단계: 둔통, 90° 벌리는 경우 통증아크, 양성저항 테스트, 벌림과 바깥쪽 회전 시 힘의 감소

2 단계: 움직임 시 통증, 야간 통증, 제한된 운동범위, 섬유증, 피압박 조직의 염증

3 단계: 뼈조직의 변화, 뼈곁돌기 형성, 가시위근 힘줄 석회화, 수동적 운동범위보다 능동적 운동범위의 더 큰 제한, 돌림근띠 위축증

치료

치료법 선택은 힘줄 연관 정도에 따른다.

1급 (Grade I)

처음에는 관절과 팔이음뼈 근육의 철저한 검사, 경추 및 흉추, 늑골 움직임 제한에 대한 평가, 척추 안정화 평가를 통해 부딪힘증후군의 발병 원인과 결과를 다루는 것을 치료의 기반으로 삼는다. 이를 통해 어깨위팔 리듬 기능장애의 원인과 위팔뼈의 능동적인 외부 회전의 제한을 확인하게 될 것이다. 통증유발점은 가시위근 자체, 등세모근 상부 및 중부, 세모근, 마름근, 흉근, 위팔두갈래근에서 발견된다. PIR, AEC 또는 다른 물렁조직 방법으로 가시위근에 통증유발점 치료를 한 후 즉각적인 통증 완화를 느낄 수 있다. 가시위근 통증유발점은 어깨위팔 리듬을 포함한 팔이음뼈의 생체역학 관계가 교정되지 않는 경우에 종종 재발한다. 어깨위팔 리듬은 보통 위쪽 어깨뼈 안정자를 보다 신속하게 동원하여 그로 인한 아래쪽 안정자의 약화를 통해 변경된다(앞톱니근, 아래쪽 등세모근). 어깨뼈 모음근에서 통증유발점 치료가 필요하며, 이는 어깨뼈 안쪽면을 따라 종종 발견된다. 어깨뼈 모음근에서의 통증유발점는 안쪽 회전 시에 신전의 이차적 제한을 유발하며, 이것은 팔꿈치를 이용하여 팔 전체를 몸 뒤로 움직이는 것과 어깨뼈 사이에 닿는 기능을 할 수 없게 되는 것이다. "통증아크"의 급성 통증이 가라앉을 때, 통증은 내부회전과 함께 최대한 벌림 시에 지속될 수 있다. 이 단계에서, 등세모근의 이완을 강조하면서 벌리는 동작, 특히 처음에 60°로 벌리는 동안 상부 및 하부 안정자의 활동 변화가 중요하다. 이것은 하부 어깨뼈 안정자의 활성화를 요구하며 몸통 안정근(가로막, 복근, 심부 핵심 근육조직)을 통해 몸통으로 안정자가 삽입되어야 한다. 이런 동시 활성화를 회복하기 위해, 갈비척추를 무제한으로 움직일 수 있도록 최대한 흉추를 곧게 펴는 것이 중요하다. 이 단계에서, 통증유발점에 대해 레이저나 혼합 전기치료를 적용하는 것이 도움이 된다.

2급 (Grade II)

치료 접근법은 부딪힘증후군 2급과 비슷하다. 게다가, 오목위팔 관절과 어깨뼈의 견인과 움직임이 도움이 된다. 이 단계에서 봉우리밑물렁조직에 염증이 발생할 때, 충격파 초음파, 통증 전류(양극 벡터장 – 간섭파, 레이저, 초음파) 또는 혼합 전기치료가 관련 근육들의 반사적 변화를 경감시키는데 도움이 된다.

3급 (Grade III)

3급 부딪힘의 특징은 가시위근힘줄의 상당한 변화, 뼈곁돌기 형성 그리고 돌림근띠위축증이다. 봉우리밑 감압, 부리어깨봉우리 인대 절개, 부분적으로 먼쪽어깨뼈봉우리 성형술과 함께 수술이 적용된다.

봉우리밑 부분을 포함하는 수술, 대개 감압이나 윤활낭 절제술의 경우 조직 치유에 부동화는 필요치 않다. 이와는 대조적으로 유착이 형성되는 것을 예방하는 노력을 해야 한다. 따라서 배출 제거 후 다음 날 수동적 운동을 개시한다. 수술 후 통증이 가라앉을 때 능동적인 어깨 움직임 운동을 시행한다. 수중치료 또한 도움이 된다. 굳은어깨증후군에서 시행되는 수정체낭절제술 이후 유사한 치료 방법이 실시된다.

수술과 절개 치유 후에, 주로 바깥쪽 회전근의 전기 자극, 부드러운 등척성 운동, 폐쇄운동사슬 운동, 그리고 마지막으로 개방운동사슬 운동을 시작한다. 모든 운동과 자세를 취하는 동안, 어깨뼈의 중립위와 오목위팔 벌림이나 굽힘 각도와 관련된 최적의 위치에 주의를 기울인다.

어깨관절 관절경검사 후 재활(봉우리밑감압, 죽은조직제거술, 피막유리, 어깨뼈봉우리성형술)

치료는 수술 이후 기간으로 선택한다.

1단계 (수술 후 0~2주)

수술 후, 1~2일 간 얼음 찜질을 한다. 이후에 통증 조절의 목적이나 활동 이후에 냉동요법이 사용된다. 환자 편의

를 위해 걸이 사용이 권장된다. 의사의 권장이 있는 경우 고정기를 사용한다. 환자는 손목과 팔꿈치의 능동적 움직임을 실시하고 추의 움직임과 같이 어깨관절과 어깨뼈 안정 운동을 시작한다. 모든 부위에서 부드러운 PIR(끝느낌에 주의를 기울여야 함), 물렁조직 테크닉, 수동운동범위 및 조심스러운 스트레칭을 실시한다. 허용된 위치에서 안정화 운동 이외에 강화나 능동 운동은 아직 포함되지 않는다. 또한 어깨관절 중심화도 실시된다. 환자는 규칙적인 일상 활동을 시작한다. 움직임은 엄격하게 통증 역치에 맞추어 이루어진다. 다음을 실시한다: 뒤침 상태에서 굽힘, 도움을 받으며 올림 또는 바로 누워 굽힘(항중력 상승), 바로 누운 상태에서만 중립위에서 바깥쪽 회전(예: 지팡이를 사용), 등 뒤로 안쪽 회전, 90° 이상의 벌림은 피한다(위팔뼈머리가 원개/어깨지붕에 닿는다). 환자가 보상적 움직임을 사용하지 않도록 관찰하고 올바른 자세를 배우도록 한다.

2단계 (수술 후 2~6주)

이 단계에서, 근육힘의 정도에 따라 근육의 점차적인 능동적 움직임과 함께 능동적인 보조 움직임을 시작한다. 돌림근띠와 어깨뼈 근육의 안정화 운동도 포함된다. 어깨뼈, 오목위팔 관절, AC, SC관절, 갈비뼈의 움직임 또한 시행한다. 바로 누워서 올림이나 굽힘과 팔꿈치를 이용한 서기, 물리치료사나 다른 팔의 도움을 받기도 한다. 아래팔을 뒤친 채 벌림과 바깥 회전으로 움직이는 것도 허용되며, 이는 환자가 팔꿈치를 이용하여 자신의 손을 머리 뒤에 놓은 다음 팔꿈치를 머리쪽으로 당기는 것을 의미한다. 환자는 문옆에 서있다가 팔을 바깥쪽 회전으로 움직여 문을 열고 안쪽 회전으로 움직여 문을 닫는 것과 같은 방법으로 중립 위치에서 수평 벌림과 바깥 회전 운동을 한다. 저항밴드, 벽사다리, 테라피마스터(Therapi Master)에서의 능동 운동을 사용한다. PNF, 보이타 반사적 이동운동의 요소 등도 사용된다. 근육 통증이 발병한 경우 운동은 제한되거나 일시적으로 중단된다. 능동적 벌림의 경우 주의를 기하도록 환자에게 지속적으로 인지시킨다.

3단계 (수술 후 6~12주)

치료를 받는 동안, 어깨 운동범위와 근육힘은 덤벨, 역기, 저항성 운동을 활용함으로써 모든 부위면에서 점차적으로 증가된다. 물리치료사가 시행하는 PIR 및 모든 부위면에서 수동적 스트레칭을 포함하여 동적 어깨 안정화를 계속해서 시행 한다. 다음으로 환자는 저항밴드를 바깥쪽 회전, 안쪽 회전, 굽힘, 늘림으로 당기고 위팔두갈래근을 이용하여 팔꿈치 굽힘을 하면서(예를 들어, 질환이 없는 방향으로 옆으로 누워 운동하기, 팔꿈치를 옆으로 90° 모양 만들기, 바깥쪽 회전 방향으로 손 들어올리기) 힘을 증가시킨다. 환자는 벽 사다리의 위쪽으로 또는 벽에서 해당되는 팔의 굽힘 운동을 할 수 있다. 몸을 점진적으로 벽쪽을 향해 움직이고 팔이 벽 아래로 미끄러지게 하는 동시에 벽을 부드럽게 누를 수 있다(팔을 뻗어 벌림과 모음 방향으로 벽에 더 접촉을 하여 팔의 위치를 안쪽이나 바깥쪽 회전으로 바꿀 수 있다). 환자가 모퉁이를 마주보면서 팔을 벌린 채 바깥쪽으로 회전하고 벽에 팔을 대고 기대어 가슴근육을 스트레칭하는 모퉁이 자가스트레칭도 도움이 된다. 이 자세는 팔을 벽에 대는 PIR에도 잘 활용된다.

2

석회화힘줄염(CALCIFIC TENDINITIS)

이 질환의 특징은 돌림근띠 안에 칼슘이 누적되는 것이다. 석회화 이전에 돌림근띠 힘줄의 퇴행성 변화, 주로 가시위근 힘줄의 소위 임계 부위의 변화가 일어나며, 만성적인 물렁조직 압박으로 혈관 공급에 지장을 입게 된다.

임상적 증상

석회화힘줄염은 봉우리밑 부위의 통증으로 발현되며, 이것은 부딪힘증후군에서 경험하는 통증과 유사하다. 통증은 세모근을 따라 닿아있는 곳까지 퍼져나간다. 극심한 통증이 수반되며 운동범위가 즉시 제한되고 특히 돌림근띠에서 어깨근육 위축증으로 이어진다(그림 2.4.2.-2).

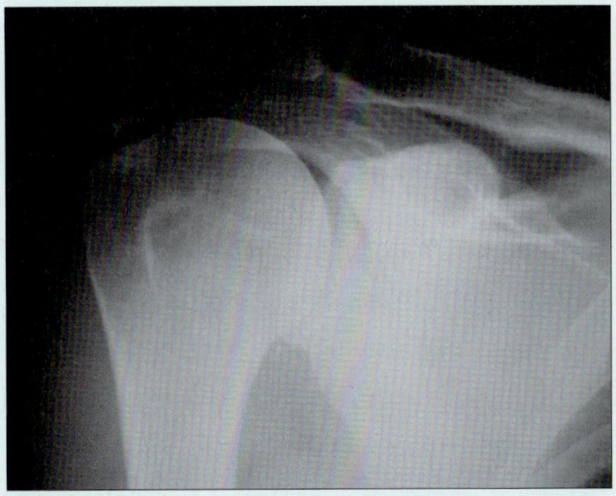

그림 2.4.2-2 더 큰 위팔뼈 결절에서 가시위근힘줄이 닿는 곳에서의 석회화.

재활(Rehabilitation)

재활은 부딪힘증후군에서와 유사한 운동요소 및 원리로 이루어진다. 평가 중에, 돌림근띠 힘줄 과부하의 원인을 찾아야 하며 치료는 이러한 기전을(어깨위팔 리듬 기능장애, 하부 어깨뼈 안정자의 억제, 가슴 회전과 분절 확장의 손실 등) 최소화하거나 보상하는데 집중해야 한다.

치료요법에는 레이저, 초음파나 충격파 초음파가 있으나, 이것은 어깨 근육에 힘이 생기고 올바른 어깨위팔 리듬을 숙달한 후에만 도움이 된다.

봉우리밑주머니염(SUBACROMIAL BURSITIS)

봉우리밑주머니염은 종종 부딪힘증후군이나 석회화힘줄염과 같은 다른 어깨 질환의 일부로 발견된다. 염증으로 인해 윤활낭이 변형되고 액체로 채워진다.

임상적 증상

임상상에는 일반적으로 휴식 시 통증, 야간 통증이 나타나 환자가 잠을 잘 수 없게 하며 모든 방향으로 어깨를 움직일 때 통증이 나타난다.

재활

치료의 목표는 염증을 줄이는 것이다. 휴식이 권장되며 데소(Desault)붕대를 하여 팔을 움직이지 않게 한다.

수동적 기법으로는 PIR이나 AEC를 사용하여 연축된 근육의 이완을 실시하고, 오목위팔 관절 움직임과 견인, 경추 및 요추 동역학의 회복, 갈비뼈와 가슴근막 움직임이 활용된다.

치료요법에는 냉동요법, 전기치료에서의 진통 전류, 초음파와 레이저가 있다.

돌림근띠 째짐(ROTATOR CUFF TEARS)

돌림근띠 째짐은 부딪힘증후군과 밀접하게 연관되어 있다. 이것은 만성적 과부하와 미세외상의 결과로, 또는 증상에만 의존된 반복적인 코르티코스테로이드의 국소적 적용 후 나타나는 돌림근띠 힘줄에서의 만성적 퇴행성 변화와 함께 종종 발생한다. 급성 돌림근띠 째짐은 흔하지 않다. 돌림근띠 째짐은 60세 이상의 남성에게서 보다 자주 발생한다.

임상적 양상

주관적인 발견은 보통 활동을 하는 동안과 휴식 시 만성적 어깨 통증과 야간 통증이다.

객관적으로는 얼핏 보기에 팔의 "거짓불완전마비"까지 어깨의 능동적 운동범위가 제한되는 것이 주를 이룬다. 수동적 운동범위는 제한을 받지 않는다. 또한 임상상에는 특히 가시위근과 세모근에서의 돌림근띠위축증이 포함된다.

Gschwend에 따른 분류

1. 째짐이 가시위근 또는 어깨밑근에 영향을 준다. 병변의 크기는 1 cm에 이른다.
2. 째짐은 가시위근 또는 어깨밑근을 포함하며 병변은 2cm까지 커진다.
3. 째짐이 가시위근과 동시에 어깨밑근이나 가시아래근을 포함한다.
4. 째짐이 띠 전체에 영향을 미치며, 머리부분이 "벗겨져나간" 띠이다.

치료

돌림근띠 째짐은 대개 수술로 치료가 된다. 수술적 치료는 힘줄의 봉합이나 재건술로 이루어진다. 봉우리밑 감압도 종종 본 수술의 한 부분이다.

수술 후, 벌림근 부동화 셋트로 60° 벌림을 하고, 6주 동안 움직이지 않도록 한다.

위팔뼈 머리에 봉합이나 재건술을 포함한 돌림근띠 수술 후, 재건된 근육의 능동적 수축은 수술 후 최소 6주간 허용되지 않는다. 이 기간 동안, 환자는 물리치료사가 시행하거나 지속적인 수동적 운동기계가 시행하는 수동적 운동을 실시한다. 더 짧은 시간 간격(10~15분)으로 하루에 2회 또는 3회 운동이 권장된다. 능동적 벌림과 굽힘은 엄격하게 금지된다. 6주 후, 환자는 능동적 보조 운동을 시작한다. 움직임을 시작할 때 어깨뼈의 연합운동은 방지해야 한다. 운동에는 개방 및 폐쇄 운동사슬이 포함된다. 수중치료 또한 도움이 된다.

재활

수술 후 재활치료의 선택은 원래의 병인 범위에 따른다.

Gschwend에 따른 1급 및 2급

1 단계 (수술 수 0~2주 후):

다음이 권장된다. 슬링(걸이), 일일 1~2회 냉동요법, 수동적 운동범위는 90° 벌림으로 제한, 20° 폄, 70° 안쪽 회전(등 뒤로는 아님). 물렁조직 테크닉, 안정화 운동, 추 운동(코드만 운동)이 시행된다.

2 단계 (수술 후 2~6주):

주간에 슬링 사용은 줄어든다. 환자에게 자세인지를 가르친다. 어깨 관절이 안정화된다. 물렁조직 테크닉, 가동성뿐만 아니라 어깨뼈 안정화도 잊어서는 안 된다.

3 단계 (6~12주):

슬링은 야간에만 사용한다. 더 이상 운동 범위의 제한이 없다. 이전 프로그램들과 유사하게 모든 범위에서 능동적 보조 및 능동적 운동(저항밴드, PNF, 안정화 운동 중 준최대등척수축 사용)이 시작된다. 어깨뼈 안정자와 돌림근띠의 부드러운 강화 운동을 점차적으로 실시한다.

4 단계 (12~18주):

저항운동이 통합되고, 자세인지를 권장하며 움직임의 질에 주안점을 두고 환자들은 나름대로 규칙적인 일상 생활을 하게 된다.

Gschwend에 따른 3급 및 4급

1 단계 (수술 후 0~2주):

운동 중을 제외하고 보조기의 지속적 착용이 권장되며, 그 외 지침은 소형 또는 중형의 돌림근띠 째짐의 재활과 같다.

2 단계 (수술 후 2~6주):

접근법은 역시 소형 또는 중형의 돌림근띠 째짐 수술 이후와 같지만, 운동이나 목욕, 휴식을 취하며 앉아 있는 경우를 제외하고 보조기는 계속 착용한다.

3 단계 (수술 후 6~12주):

보조기 사용 중단이 권장된다. 팔을 머리 위로 들어올릴 때를 제외하고는 운동범위에 어떠한 제한도 없다.

4 단계 (수술 후 12~18주):

치유와 재활에 합병증이 없는 경우 저항 운동이 포함된다. 운동경기 참여는 6개월 후에는 제한 없이 허용된다.

두갈래근힘줄염 증후군(SYNDROME OF THE LONG HEAD OF THE BICEPS TENDON)

LHBT의 힘줄염

LHBT는 대개 힘줄염과 함께 나타난다. 어깨와 팔꿈치를 굽힐 때 특히 앞쪽에서 어깨 통증으로 발현된다. 팔을 몸 뒤로 움직이는 것에 상당한 영향을 미치며 Yergasos 테스트에서 양성(통증)반응을 보인다(본 교재의 일반적 부분, A. 진단법, 1.2 팔이음뼈의 운동학, 팔이음뼈 특별 검사를 참조).

두갈래근이 활성화되는 동안 염발음 소리가 느껴질 수 있다. 초음파 테스트로 염증과 힘줄윤활막염이 관찰된다. 염증은 손 밑으로 공을 칠 때(배구, 테니스), 반복적으로 손에 충격을 가할 때(체조) 또는 어깨를 약간 구부린 상태, 팔꿈치가 굽힌 상태, 아래팔이 뒤친 상태로(웨이터, 잭해머를 사용하는 광부 등) 팔이 유지되는 불리한 작업 위치로 근육 과부하가 있을 때 급성으로 발생한다. 하부 어깨뼈 안정자와 몸통 안정 근육조직의 질도 역시 LHBT 발병에 중요한 역할을 한다.

치료

치료에는 재활 밖에 없다. 급성 단계에서, 위팔두갈래근의 통증유발점은 AEC나 PIR, 물렁조직 테크닉에 의한 힘줄 부위의 이완, 뜨거운 수건 말이(Brüger)로 치료한다.

또한, 가슴근, 어깨뼈 모음근, 위팔세갈래근에서의 통증유발점도 치료된다. 어깨뼈의 움직임이 회복될 필요가 있다. 어깨 모음근의 아픈 힘줄은 이완되어야 하고, 게다가 가능한 경추 및 흉추 제한 또는 갈비척추 관절 제한도 이완되어야 한다. 급성 단계와 통증이 가라앉은 경우의 치료로는 관련된 근육의 근육 시너지를 내게 하는 방법으로 팔이음뼈 이동성과 안정성을 확보한다(보이타 방법, PNF).

LHBT의 불완전탈구

LHBT의 불완전탈구는 위팔뼈 횡단 인대의 째짐과 함께 발생한다. 인대의 째짐으로 힘줄이 어깨밑근 힘줄 위 안쪽으로 이동한다(그림 2.4.2-3).

2

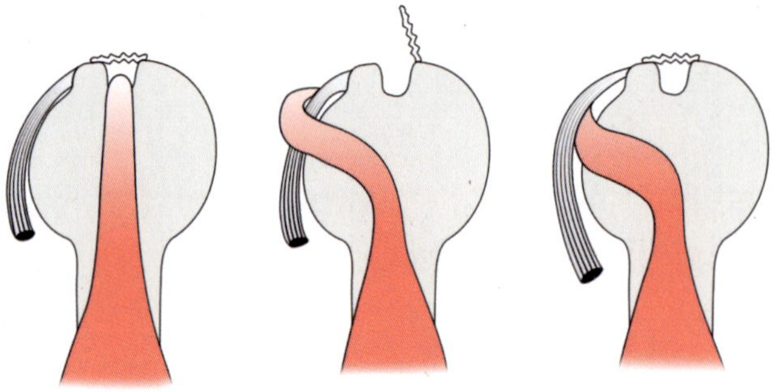

그림 2.4.2-3 LHBT 불완전탈구.

위팔뼈 가로인대의 손상은 어깨뼈가 올라간 상태로 무리하게 어깨를 굽힐 때 발생한다. 환자는 어깨 앞쪽에서 터짐과 날카로운 통증을 경험한다. 그리고 앞쪽 어깨통증은 지속되며 위팔두갈래근의 수축과 증가한다. 두갈래근 역시 힘의 약화를 보인다.

임상 평가에서 Yergon 테스트는 양성이다.

치료

힘줄이 불안정하고 가로 인대 째짐이 나타나면 인대 수술이 필요하다. 약 2~3주 동안 움직이지 않고 난 후, 부드러운 수동적 스트레칭과 등척성 운동이 개시된다. 수술 후 어깨-가슴 및 오목위팔 관절의 기능을 재생시키면서 집중 재활을 계속 한다.

두갈래근 힘줄 파열(Biceps Tendon Rupture)

LHBT 유리는 억지로 어깨를 벌리고 늘릴 때 그리고 종종 반복적인 국소 코르티코스테로이드 투여 이후 근위삽입 부분에서 발생한다.

근복의 파열이나 위팔래근 짧은 머리의 유리는 팔꿈치를 90°로 굽히고 무거운 물체를 들어올릴 때 주로 먼쪽 삽입 부분에서 발생한다. 임상적으로, 이 질환은 근복과 국소 혈종의 뒤당김에 의해 발현된다.

치료

일반적으로, 째진 힘줄이나 째진 힘줄의 재건술을 위해 수술적 치료가 필요하다. 의사의 지침에 따라(수술 후 약 4~6주) 능동적 운동이 시작된다. 봉합을 제거하고 난 뒤 통증이 없는 가벼운 팔꿈치 운동범위가 실시된다. 이후 모든 면에서 수동적 어깨 및 팔꿈치 운동범위, 그리고 나서 등척성 운동, 폐쇄운동사슬 운동, 그리고 저항에 대항한 동적 운동, 부드러운 PIR 테크닉 등이 시행된다. 운동 강도는 환자의 인내심에 따라, 그리고 어깨나 팔을 움직이는 동안 통증 발생의 가능성에 따라 수정된다. 치료요법에는 결합조직 치유 효과가 있는 수중요법이나 전기요법(먼쪽 전기치료 – Basset 전류)이 있다.

굳은어깨 증후군(FROZEN SHOULDER SYNDROME)

굳은어깨 증후군은 고통스러운 어깨 상태가 빠르게 진행되며 모든 방향에서 움직임에 대한 상당한 제한이 나타난다.

병인 및 발병기전

이 질환의 병인 및 발병기전은 다양하다. 이전 어깨 외상, 장기적인 부동화, 부딪힘증후군, 자가면역질환, 갑상샘 기능장애 또는 당뇨병 모두 이 증후군의 발병에 영향을 미칠 수 있다. 50세나 60세 여성에게서 보다 흔히 발견된다.

임상적 증상

통증이 첫 번째 징후이다. 일반적으로 움직임 시에 통증이 나타나며 부하와 함께 증가한다. 심지어 휴식을 취할 때도 통증이 느껴지며 야간에는 잠을 이루지 못하기도 한다.

제한된 운동범위가 또 다른 징후이다. 90° 위로 팔을 올리는 것과 펼치는 동작에 점차적으로 제한이 발생한다. 환자는 기본적인 자립으로 일상생활동작에 제한을 받는다.

객관적으로는 수동적 및 능동적 운동범위의 상당한 제한과 관절 역할이 최소한으로 제한된다. 저항 테스트는 보통 음성반응을 보인다. 어깨밑근, 세모근, 큰원근, 넓은등근에서 고통스러운 TrP가 발견된다. 통증유발점은 어깨뼈 모음근에서도 발견되며 이차적으로 상부 등세모근과 위팔두갈래근에서 발견된다. 어깨위팔 리듬은 겨드랑이뒤쪽 근육의 긴장도 증가로 상당한 기능장애를 보인다. 어깨뼈와 팔 움직임은 같은 각도로 이루어지며 이는 위팔뼈를 60°로 벌릴 때 최대 어깨뼈 회전(60°)이 이루어지도록 한다.

게다가, 상부 등세모근 활성화, 따라서 어깨뼈 올림에 의해 모든 움직임이 시작된다. 수동적으로 어깨뼈를 위팔뼈에서 "분리(dissociate)"시키고자 하는 노력 중에 제한이 발생한다.

세 가지 단계로 구별되며 각 단계는 약 3~4개월 지속된다.

1. 급성 및 준급성 단계: 극심한 통증이 나타난다.
2. 뻣뻣함이 진행되는 단계: 통증은 가라앉고 움직임의 제한이 지배적이다.
3. 움직임 회복 단계

재활(Rehabilitation)

재활 전략은 임상발견과 질병의 단계에 따라 선택된다. 치료에서는 오목위팔 관절의 견인과 움직임이 도움이 되는 것으로 나타났다. 물렁조직 테크닉에는 겨드랑이뒤쪽(넓은등근, 큰원근)과 앞쪽 축성 주름, 어깨뼈 안쪽으로 어깨모음근, 어깨뼈의 안쪽 및 배쪽면의 어깨밑근 이완이 포함된다. 어깨밑근의 수축된 섬유도 촉진시킬 수 있으며 팔을 부드럽게 조금 벌리면서 견인 후 겨드랑이를 통해 허혈압박으로 치료될 수 있다. 어깨밑근의 PIR은 어깨 통증을 유발하며, 따라서 AEC 방법을 대신 사용해야 한다.

이완이 일어날 때까지 어깨뼈와 위팔뼈를 부드럽게 분리한다. (환자는 팔을 테이블에서 뗀 채로 엎드린다. 어깨뼈를 위에서부터 안정시키고 위팔뼈를 부드럽게 벌리면서 바깥쪽으로 회전한다.) 어떤 상황에서도 환자는 고통을 참고 운동해야 하며, 이것은 어깨근육 조직의 보다 큰 반사연축을 유발한다. 흉추를 강화시켜 최적의 어깨뼈 위치를 찾게 되며 이로 인해 하부 어깨뼈 안정자를 보다 잘 활용할 수 있다.

부드러운 움직임 운동은 몸통을 곧게 세우고 반대쪽 팔을 팔꿈치나 손에 지탱한 채로 앞으로 구부리면서 추와 같이 움직인다. 이와 유사하게, 굽히거나 벌리는 동작은 팔을 테이블 가장자리 너머에 놓고 작은 공을 손에 쥐고 엎드린 상태에서도 시행할 수 있다. 볼 안쪽으로 미는 것은 어깨관절이 지탱할 수 있도록 한다. 가동성의 제한은 공을 옆이나 앞으로 굴리면서 개선될 수 있다. 2단계에는 수중치료가 적절하고 효과적이다.

급성단계에서 통증을 감소시키는 요법에는 Träbert전류나 중파전류(isoplanar 벡터장)와 같은 통증 전류가 포함된다. 근육 이완을 위해, 어깨뼈의 안쪽과 가쪽 경계에 전극을 적용하여 벌림이 최소 20°에서 보존되는 경우 혼합 전기치료나 고전압 치료가 적용될 수 있다. 벌림이 없는 경우, 특히 겨드랑이 뒤쪽에서 먼쪽 전기치료가(f = 182 Hz) 권장된다.

퇴행성 질환 / DEGENERATIVE DISEASES

오목위팔 관절염(GLENOHUMERAL ARTHRITIS)

병인 및 발병기전

오목위팔 관절염은 선천성 형성이상증, 신진대사 장애, 외상 및 외상 후, 혈관, 패혈 및 무균염증 중에 나타날 수 있다. 퇴행성 관절염의 경우, 처음에는 관절 뒤쪽의 연골이 손상을 입고 머리 중간 부분에서 먼저 까짐이 생기고 뒤 이어 원형뼈곁돌기가 생긴다. 염증으로 인한 관절염에서는 연골 전체가 손상된다. 회전근개 증후군 후에 나타나는 관절염은 봉우리밑 부분 위팔뼈의 관절표면에 영향을 준다. 불안정으로 인해 생긴 관절염은 소켓의 앞쪽이나 뒤쪽 테두리에 영향을 주며, 후에는 위팔뼈 머리에 영향을 준다. 관절염과 동시에 윤활막염, 관절피막 뒤당김, 돌림근띠의 뒤당김이나 구축과 같은 물렁조직의 반응 변화가 생긴다.

임상적 양상

어깨를 움직일 때 통증은 초기에는 움직임을 시작할 때 후에는 부하가 있을 때와 휴식을 취할 때 나타나는 주관적 징후이다.

객관적으로는 운동범위의 제한과 움직일 때 염발음이 나타난다.

재활(Rehabilitation)

치료 요법들은 통증과 염증 완화에 효과적이다. 급성 단계에서는, Priessnitz 붕대(매 3시간마다 교체), 전기치료(isoplanar 벡터장), TENS 또는 레이저가 시행된다. 휴식 시 통증이 나타나지 않는 만성 단계에서는 SF 전류(dipolar 벡터장, DD 전류 또는 저주파 자기 치료)가 효과적이다. 만성단계에서 수중요법은 제한적인 움직임을 개선하는데 효과적이다.

도수 치료에서, 반사적 연축과 후인 근육(어깨밑근, 가슴근, 넓은등근)의 이완에 주의를 기울인다. 오목위팔과 덧팔이음뼈 관절 견인과 부드러운 움직임은 통증을 완화시킨다. 경추 및 흉추와 갈비뼈의 움직임이 회복되어야 한다. 심한 어깨관절염의 경우 관내인공삽입물에 의한 전체관절의 교체가 필요하다.

봉우리빗장관절염(ACROMIOCLAVICULAR ARTHRITIS)

병인 및 발병기전

특히 관절과 인대의 미세외상으로 인한 어깨손상 이후 봉우리빗장(AC) 관절연골의 손상이 비교적 흔하다(Norris, 1998). 반복된 외상으로 봉우리빗장관절 불안정이 나타나서 이후에 디스크와 관절연골의 손상 및 뼈곁돌기가 형성된다. 이 손상은 운동선수들과 던지기나 무거운 물건 들기, 손에 충격을 주면서 AC관절에 무리를 주는 직업에서 발견된다.

임상적 증상

수동적 운동범위의 한계점에 다다를 때 고통스러운 수평 모음(스카프 징후)이 전형적인 징후이다. 팔 들어올리기, 벌림 및 완전히 들어올림(180도)시 통증이 나타난다. 움직임은 염발음을 유발한다. 봉우리빗장관절이 비틀리면서 만질 때 통증이 느껴진다.

재활(Rehabilitation)

급성 단계에서, 휴식, 극심한 통증을 유발하는 움직임의 제한, 가능한 데소(Desault)붕대가 권장된다. 레이저, 먼쪽 전기치료, 양극 벡터장 또는 저주파 자기 치료가 효과가 있다. 도수적 분리와 관절 운동은 일반적으로 통증을 완화시키며 일시적인 관절 운동을 통해 전체 팔이음뼈의 움직임을 향상시킨다.

다른 접근법으로는 근육 과경련 이완과 반응적 변화(상부 및 중부 등세모근, 가시위근, 앞쪽 세모근), 억제된 근육(뒤쪽세모근, 외부회전근, 앞톱니근, 하부등세모근)의 활성화, 팔이음뼈의 움직임 패턴과 움직임과 관련된 모든 프로그램에서 위의 근육들의 사용된다.

외상 병변 / TRAUMATIC LESIONS

오목위팔뼈 탈구(GLENOHUMERAL DISLOCATION)

오목위팔뼈의 탈구 시, 위팔뼈머리와 관절와의 관절 표면 사이의 이탈이 나타나고 관절 피막, 하부 오목위팔뼈 인대, 오목테두리가 손상된다.

병인 및 발병기전

대부분의 오목위팔뼈 탈구는 앞쪽 탈구이며, 어깨를 벌리고 바깥쪽으로 회전할 때 팔 쪽으로 넘어지면서 이로 인해 과다 폄이 발생하여 나타난다.

뒤쪽 탈구는 흔치 않고 어깨를 굽히고, 모으며, 안쪽회전하는 동안 팔 쪽으로 넘어질 때 발생한다.

임상적 양상

앞쪽 탈구에서는 어깨관절이 변형되고 관절 앞쪽면에서 위팔뼈머리가 손으로 만져진다. 사지는 통증범위에 있으며, 능동적이고 수동적인 움직임은 수행될 수 없으며 수동적인 움직임을 수행하는 효과 동안은 튕김현상이 관찰된다.

치료

오목위팔뼈 관절의 급성 외상 탈구는 보존적 치료가 시행되며 오목위팔뼈 관절의 재배치와 팔이음뼈를 안정시킨다.

최초 오목위팔뼈 탈구가 나타나면 치료 중에는 움직이지 않는 것이 필수적이다. 데소 붕대를 사용하여 모음과 안쪽 회전에서 팔을 움직이지 않도록 한다. 6주 동안 움직이지 않는다. 만일 올바른 관절 고정을 유지하지 못한다면 탈구가 재발한다.

재활(Rehabilitation)

재활 기간 동안 관절은 고정되어야 한다. 급성 단계에서 치료요법은 냉동요법과 휴식 직류전기치료가 있다. 고정 중에 물리치료는 주변 부위, 즉 경추 및 흉추, 손목 그리고 손에 집중된다. 움직임을 시작하면 재활은 오목위팔뼈에 직접 이루어진다. 6주차부터 관절 접근 등척성 운동이 시행된다. 굽힘, 폄, 약간의 저항을 느끼면서 안쪽 회전, 45°까지 벌리는 능동적 동작이 허용된다. 8주차부터는 90°로 벌리는 능동적 동작을 계속하며 바깥쪽으로의 회전을 시작한다.

돌림근띠 근육과 하부 어깨뼈 안정자의 활성화를 목적으로 보이타 방법이 적용될 수 있다. 처음에는 반사적 구르기를 사용하고 이후 바깥쪽으로 더 크게 회전할 수 있을 때 반사적 네발기기 또는 자세 1을 적용한다. 환자가 어깨를 움직일 수 있는 범위에 따라 이 자세는 수정될 수 있다.

손상 후 3주까지는 완전히 벌리고 바깥쪽으로 회전하는 것은 금한다. 치료요법으로는 TENS 전기요법 또는 중주파 전류를 이용하여 세모근과 가시위근에 전기자극을 주게 된다. 바이오피드백도 이용할 수 있다. 6~8주 동안, 환자는 보조기를 사용해야 한다.

봉우리빗장관절 탈구(ACROMIOCLAVICULAR DISLOCATION)

봉우리빗장관절의 급성 탈구 또는 불완전탈구는 어깨로 넘어지기(어깨뼈 봉우리 아래쪽으로 충격이 미친다), 바깥쪽에서 어깨관절에 미치는 충격, 또는 팔꿈치로 넘어지면서 발생한다. 외상 중에, AC관절의 인대와 피막이 찢어진다. 만성 AC관절의 불안정은 인대가 이완되는 동안 발생되며 염발음을 수반한다.

임상적 증상

부종, AC관절 변형, 만졌을 때 느껴지는 통증이 전형적인 객관적 증상이다. 수평 위로 어깨를 능동적으로 움직이는 것에 제한을 받는다. 수동적 운동범위는 완전히 이루어질 수 있으나 통증이 있다. 쇄골의 가쪽 들어올림도 나타날 수 있다. 비틀림에서부터 관절 탈구까지 세 등급으로 구별된다.

치료

수술적 교정이 필요하지 않은 경우 2~3주간 데소붕대를 사용한다. 봉우리빗장관절과 부리어깨봉우리인대가 완전히 파열되어 탈구가 된 것은 수술로 치료한다. 스포츠 외상학(특히, 미국)에서는 완전 탈구는 관절 고정을 적용하지 않고서도 보통 비수술적(보존적으로) 치료한다. 손상 후 이틀째부터 재활이 시작된다.

재활(Rehabilitation)

초기 재활은 어깨뼈 안정화, 경추의 부드러운 움직임, 등척성 및 안정화 운동으로 제한된다. 상부 등세모근과 겨드랑이 뒤쪽 및 앞쪽에는 물렁조직 테크닉을 사용한다. 이 기간에 보이타 반사적 구르기의 1단계가 적용될 수 있다. 2주차에는 통증에 대한 능동적 운동이 실시된다. 폐쇄운동사슬 운동은 처음에는 팔꿈치에서 시작하여 이후에는 손도 적용한다. 운동 중에는 어깨뼈의 하부 배열뿐만 아니라 흉추를 곧게 한 채 흉곽의 하강 배열, 따라서 하부 어깨뼈 안정자와 몸통 근육조직의 공동활성화가 이루어지도록 해야 한다. 팔이음뼈 근육의 활성화와 신체 패턴의 개입을 개선하기 위해 반사적 구르기의 2단계를 사용할 수 있다. 관절의 운동범위 정도에 따라 반사적 네발기기의 수정 자세 또는 보이타의 첫 번째 자세를 적용할 수 있다. PNF 대각선 I과 II의 확장요소도 실행할 수 있다. 이후, 플라이오메트릭 강화 요소들도 포함시킬 수 있다. 치료요법으로는 기능적, 반사적으로 약화된 근육에 대한 전기 자극이 있다.

복장빗장뼈 탈구(STERNOCLAVICULAR DISLOCATION)

복장빗장(SC) 관절 탈구는 어깨로 넘어질 때 가장 빈번하게 발생한다. 앞쪽 어깨로 넘어지면서 안쪽 빗장뼈 끝의 앞 탈구가 발생한다. 어깨 뒤쪽으로 넘어질 때, 빗장뼈 안쪽 끝의 뒤 탈구가 일어나지만, 이는 드물다(그림 2.4.2-4).

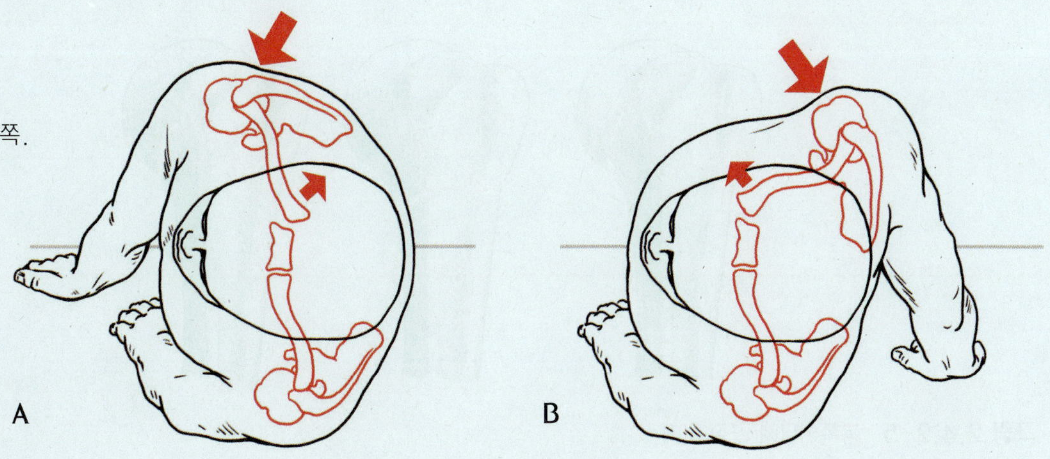

그림 2.4.2-4
복장빗장뼈 탈구.
A – 뒤쪽, B – 앞쪽.

임상적 양상

앞 탈구의 경우, 빗장뼈머리 탈구로 인해 관절이 확장된다. 환자는 어깨관절에 통증을 느끼고 있으며, 수평 굽힘으로 움직일 때 통증을 느끼고 염발음을 낸다. 뒤 탈구는 팔 감각 이상으로 발생할 수 있는 세로칸 기관(기관, 식도)이나 팔신경얼기가 손상될 수 있기 때문에 위험하다.

치료

탈구의 경우 SC 관절의 폐쇄적 재배치가 권장된다. 관절 피막 재건과 함께 개방형 재배치의 시행 빈도는 비교적 낮다. 최소 2~3주 동안 슬링을 이용하여 움직이지 않는 기간이 지난 후 재활이 시작된다.

재활(Rehabilitation)

초기에는 등척성 운동이 실시되고 그 이후에 폐쇄운동사슬 운동을 실시한다. 앞탈구의 경우, 펴고 안쪽으로 회전하는 움직임은 제한된다. 가슴근육과 그 연막의 방어적 연축을 예방하기 위해 물렁조직 테크닉이 사용된다.

몸쪽위팔뼈 골절

재활(Rehabilitation)

Bastlova et al.(2004)에 따라, 몸쪽위팔뼈 골절의 전체 재활 과정은 4단계로 나뉜다.

1. 준급성 단계 재활: 반사적, 비정상조직 변화의 예방
2. 어깨-가슴 관절의 가동성 회복
3. 오목위팔 관절의 신경근육 안정화
4. 팔이음뼈의 특정 운동 기술의 재활

1단계

간단한 골절의 경우, 손상 후 며칠 이내에 1단계가 시작된다. 복잡한 골절의 경우에는 두 번째 주에 시작된다(그림 2.4.2-5). 치료는 목과 가슴부분의 움직임 개선과 강화 그리고 어깨뼈 배열의 최적화에 집중한다.

2단계

관절 고정의 상태를 점차적으로 줄여나가는 것이 2단계의 특징이다. 어깨뼈와 주변 근육의 올바른 기능 회복이 도수 치료의 목표이다. 여기에는 아래쪽 어깨뼈 각도 주변의 힘줄과 근육의 힘줄 구조(안쪽과 등쪽으로 큰마름모근과 큰원근, 안쪽과 배쪽으로 앞톱니근, 가쪽으로 큰원근)를 포함한다. 척추에 있는 근육들의 물렁조직 가동화와 어깨뼈의 위각 (어깨올림근, 위등세모근)에 주의를 기울인다.

이 기간에는 보이타 반사적 구르기의 1단계가 적용될 수 있으며 전신의 활성화를 통해 위 언급된 근육들의 긴장도를 줄이고 몸통, 척추, 어깨 안정자 근육의 긴장도를 증가시킨다. PNF 방법도 어깨근육 대항근의 부드러운 리듬 안정화 또는 서서히 전환하는 것을 이용함으로써 도움이 된다.

상태와 상황에 따라 손상이나 수술 후 2~3주부터 능동적인 팔 운동이 시작된다. 환자가 앞으로 구부린 자세에서 반대쪽 아래팔로 침대에 기댄 상태에서 추 동작을 하도록 한다. 굽힘이나 폄 또는 "8" 모양을 상상하면서 움직이고 점차 크기를 키운다.

움직이지 않는 동안, 겨드랑이 앞뒤 근육이 짧아지거나 반사적으로 연축된다. 위팔두갈래근에서도 비슷한 상황이 발생한다. 이 근육들을 이완시키기 위해서 물렁조직 테크닉

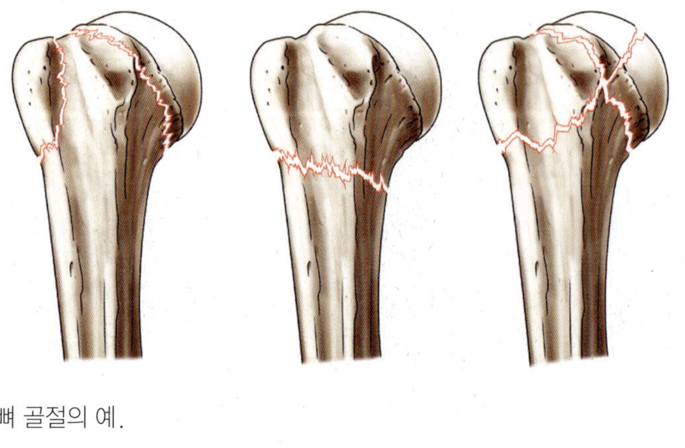

그림 2.4.2-5 몸쪽위팔뼈 골절의 예.

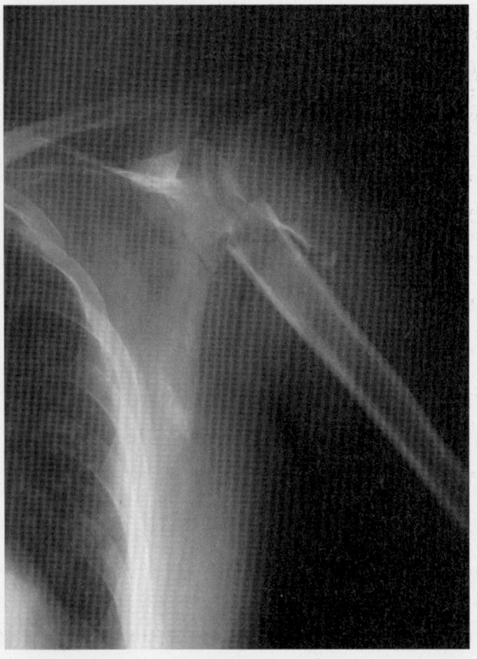

그림 2.4.2-6 봉우리골절이 수반되는 몸쪽위팔뼈골절.

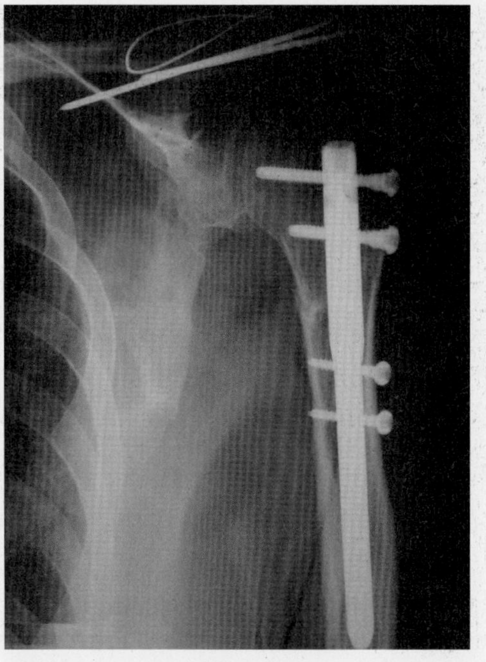

그림 2.4.2-7 몸쪽위팔뼈골절의 뼈이음술을 통한 수술적 고정.

이나 신경생리학에 기반한 방법들(보이타, PNF)이 사용된다. 이와는 대조적으로, 위팔세갈래근은 손상 후엔 긴장이 줄어들고 약해지는 것으로 알려진 근육이다. 돌림근띠 근육, 특히 바깥쪽 회전근의 이용은 대개의 경우 금지된다. 따라서 단계별 동작을 실행하는 동안과 이후 팔 지지 기능을 연습하는 동안 능동적인 바깥쪽 회전에 주의를 기울인다. 팔이음뼈 안정을 향상시키기 위해 기능성 테이핑이 사용될 수 있다.

3단계

몸쪽위팔뼈 골절 이후에 3단계 재활 전략에는 신경근육 보상, 또는 수동적 어깨관절 안정을 보장하는 손상된 주변 구조의 대체가 포함한다(Bastlova, 2004). 위팔뼈를 통한 축성 부하가 점차적으로 증가하는 폐쇄운동사슬의 운동뿐만 아니라 개방운동사슬에서의 움직임은 팔의 추 동작 운동 형태로 계속된다. 팔은 아래팔이나 손으로 지탱될 수 있다. 체중부하의 "양"은 기댈 때 사용되는 체중의 양을 조정함으로써 가능하다. 이외에도, 부드러운 폼과 공 등의 불안정한 표면을 가진 물체를 이용하여 팔에 압력을 가할 수 있다.

4단계

집중 재활의 마지막 단계는 손상 후 4주가 끝날 때, 때로는 2개월 째에 합병증상을 보이지 않는 초기 재활환자에게 시작한다(Bastlova, 2004).

재활의 본 단계를 시작하기 위한 전제조건은 어깨의 운동범위가 적당해야 하고 최소한 135°까지 들어올림과 벌림을 할 수 있어야 한다(어깨-위팔뼈 리듬). 팔이음뼈 근육조직의 구체적인 운동에는 지탱을 통한 안정화 기능 연습, 대항근을 천천히 전환하거나 가속-감속 동작을 빠르게 교대하면서(플라이오메트릭 운동) 구심성 및 원심성 동작을 번갈아 하는 근육에 대한 훈련이 포함된다. 이 운동에서는 탄성밴드의 저항력을 이용하거나 다양한 무게의 공을 벽에 던진다. 이 단계에서, 스포츠나 직업에 특정한 팔 동작을 연습한다.

몸쪽위팔뼈골절 이후 집중적이고 완전한 재활을 하면서 팔이음뼈 기능의 만족스러운 회복을 위해서 대개 3~4개월이 소요된다. 그러나 재활은 홈 프로그램의 형태이고 규칙적인 홈 프로그램과 관련된 운동을 물리치료사가 매 2~3주 간격으로 방문하여 6개월 동안 지속되어야 한다(그림 2.4.2-6, 그림 2.4.2-7).

불안정 / INSTABILITY

오목위팔 불안정(GLENOHUMERAL INSTABILITY)

외상 후 불안정(탈구 재발)

오목위팔 탈구 시, 피막 아래 오목위팔 인대와 테두리가 째진다. 이런 구조들이 치유되지 않는 경우(불충분한 관절 고정 시간 또는 광범위한 손상의 결과로), 관절 불안정이 생기며 이는 관절 탈구 재발의 원인이 된다.

치료

오목테두리 째짐과 그로 인한 관절 불안정의 경우에는 동적(근육)관절의 안정성 회복을 위해 수술 교정을 하고 이후에는 재활을 하는 것이 필요하다.

안정 시술 이후 재활

1단계(수술 후 0~2주)

고정기로 팔을 고정하여 움직이지 않게 한다. 물리치료 중에만 고정기를 제거할 수 있다. 팔이음뼈의 물렁조직 테크닉을 시행한다. 수동적으로 90° 굽히는 동작이 허용된다. 손을 등 뒤로 하여 바깥쪽 회전, 폄, 안쪽 회전을 할 때 주의를 기울여야 한다. 환자는 팔꿈치, 손, 손가락에 능동적 운동을 실시한다.

2단계 (수술 후 2~5주)

점차적으로 고정기 사용을 중단하고 관절의 운동 범위는 점차적으로 증가시킨다. 환자는 추 동작, 안정화 운동, 수동적 운동을 실시한다. 3주 경에는 팔을 등 뒤로 한 채 안쪽으로 회전시키는 것을 시작한다. 중립위에서 30°까지 바깥쪽으로 회전하는 것과 어깨를 뒤쳐 굽히는 것을 참고 실시 한다. 벌림과 폄에서 어깨의 바깥쪽 회전은 피한다.

3단계 (수술 후 5~8주)

도움을 받고 능동적으로 움직이는 것과 어깨의 독립적인 능동 움직임을 전체 운동범위까지 점차적으로 추가하는 것이 시작된다. 동적 안정화, PIR, 스트레칭하여 굽히기, 안쪽 회전, 수평 모음이 시행된다. 중립위에서 바깥쪽 회전 범위는 점차 증가된다. 하지만 벌림에서 바깥쪽 회전은 여전히 피해야 한다.

4단계 (수술 후 8~12주)

바깥쪽 회전과 함께 어깨 벌림을 포함하여 제한 없는 운동범위와 강화가 허용된다.

다중 방향의 비외상성 불안정(습관성 탈구)

이 유형은 일반적으로 오목형성이상과 같은 선천성 장애, 전신질환, 팔신경얼기 마비, 반신불완전마비 또는 정신질환에서 발생한다.

관절 과잉운동의 경우, 재활은 보통 근육, 특히 돌림근띠 활성화와 운동패턴으로의 통합을 통한 동적관절 안정 훈련과 함께 할 때 효과적이다.

재활 (Rehabilitation)

앞쪽 오목위팔 관절 불안정의 물리치료는 어깨 불안정(통증)으로 인해 나타날 수 있는 증상들과 운동과 일상활동 중에 팔이음뼈의 동적 안정성 향상에 초점을 둔다.

물리치료 중에는, 관절 불안정의 기간을 고려해야 한다. 장기간의 불안정의 경우, 팔을 내밀고 안쪽으로 회전하여 정지된 배열에서 나타나는 근막, 특히 빗장가슴근막의 반응변화를 해소한다. 이 경우 빗장가슴근막은 스트레칭 테크닉으로 치료된다. 중부 및 상부 등세모근 부위의 긴장도 증가와 통증유발점의 민감도는 어깨모음근에게서 전형적으로 나타난다. 위팔세갈래근이 닿는 곳은 민감하다. 팔이음뼈의 안정화 운동은 치료의 중요한 요소이다. 움직임은 팔의 중립관절 위치와 생리학적으로 확립된 지지기반에서 시작된다. 안정성 개선을 위해, 처음에는 폐쇄운동사슬에서 운동을 실시하고 개방운동사슬로의 운동이 권장된다. 이를 위해, 팔의 고유감각을 촉진시키기 위한 슬링이나 현수 운동을 적용할 수 있다. 보이타 반사적 이동운동을 할 때, 팔을 지지 기능으로 이용하는 운동으로 시작하는 것이 유용하다. 해당 부위의 안정성을 증가시키면서 통증을 감소시킨다. 통증이 가라앉고 팔이음뼈 근육조직의 공동활성화가 개선될 때, 운동 루틴은 앞으로 걷기 단계의 보이타 방법과 저항밴드를 사용한 개방운동사슬에서의 운동을 포함할 수 있다. 치료에 PNF 테크닉도 또한 활용할 수 있다(안정화 역전 또는 리드믹한 안정화).

일반적으로, 관절오목의 형성이상과 관련된 불안정에서는 재활이 효과가 나타나지 않고, 이 경우에는 수술이 필요하다(뼈자름술).

팔이음뼈 통증의 감별진단 / DIFFERENTIAL DIAGNOSIS OF SHOULDER GIRDLE PAIN

다음은 팔이음뼈 병리의 감별진단에서 통증의 근원이 아닌 것들이다.

- C3-C7 분절의 제한과 통증(예: C5 관련된 통증은 가쪽 어깨에서 인지된다.)
- 목가슴이음부, 갈비뼈 1-4에서의 제한
- 흉추의 제한, 제한된 능동적 분절 움직임
- 가로막, 쓸개, 심장, 지라의 연관통증
- 팔이음뼈 근육(등세모근, 가시위근, 가시아래근, 어깨밑근, 어깨올림근)의 통증유발점 연관통증
- 가슴 및 등 근막뒤당김

팔이음뼈 기능장애 재활의 일반 원리 / GENERAL PRINCIPLES OF REHABILITATION OF SHOUDLER GIRDLE DYSFUNCTIONS

본 교재의 일반적 부분 1.2.2 팔이음뼈의 운동학에서 설명했듯이, 오목위팔 관절의 움직임은 시상면의 굽힘과 폄, 이마면의 벌림과 모음, 가로면에서의 수평벌림, 수평 모음 및 회전(안쪽, 바깥쪽)을 포함한다. 하지만, 팔이음뼈의 움직임은 오목위팔 관절 자체의 움직임에만 국한되지는 않으며, 타관절들(복장빗장, 봉우리빗장관절, 어깨가슴)도 이런 움직임에 관여하며, 치료 시에는 이 모든 것들이 고려되어야 한다. 오목위팔과 어깨 움직임 사이의 시너지는 생리학적 어깨 움직임에 중요하다. 움직임을 시행하는 근육뿐만 아니라 이런 움직임을 안정적으로 해주는 근육들에도 의존하는 엄격하게 정의된 근육 조화를 필요로 한다. 이상적인 움직임에서 조금이라도 벗어나는 것은 팔이음뼈의 어떤 부분에서의 과부하를 유발할 수 있고 이는 통증으로 발현된다. 움직임에 관여하는 근육의 기능과 어깨의 안정화는 몸통 안정화와 밀접하게 관련되어 있다. 이것은 앞톱니근의 약화와 하부 어깨뼈 안정자의 과부하는 가슴을 안정적으로 해주는 가로막과 복부 근육의 불충분한 안정화 기능의 결과이다.

임상적으로, 벌리는 동안 과도한 어깨뼈 들림과 더 큰 회전이 발생한다. 어깨 재활의 관점에서 어깨는 관절 고정에 민감하게 반응하는 관절이다. 어깨 고정 동안, 상당한 움직임의 제한이 단지 며칠 만에 나타난다. 이것은 안정화와 연관된 고정의 결과는 아닐 수도 있지만 환자가 통증의 자세를 찾을 수 밖에 없는 고통스러운 상태의 결과일 수는 있다. 전형적인 통증 자세는 어깨뼈의 모음, 내밈, 들림이다. 따라서 이것은 예를 들어, 경직이 발생하면서 보이는 것과 비슷한 자세이다. 관절은 계통발생학적으로 또는 개체발생학적으로 더 오래된 배열에서 자리잡고 있다. 이 위치는 근육긴장항진, 어깨 모음근과 위쪽 어깨 안정자(위쪽 등세모근과 어깨올림근)의 단축과 관련되어 있다. 대조적으로, 대항근 기능을 가진 근육들은 억제된다(어깨 벌림근과 아래쪽 어깨 안정자). 뒤로 당겨진 물렁조직은 어깨 관절을 이 위치로 고정시킨다. 고통스러운 상태에서, 관절 피막의 방어적 패턴으로 인해 바깥쪽 회전과 벌림에서 제한이 나타난다. 이것들은 개체발생학적으로 가장 최근의 움직임(자세)이며 인간은 3세 이후에야 이런 자세를 숙달하고, 이점이 바로 이 어깨 위치가 가장 취약한 이유이다.

환자는 어깨 범위 제한을 아주 민감하게 인지한다. 어깨는 수술 처치 자체가 고통스럽기 때문에 심지어 수술 처치 이후에도 방어적 패턴에 크게 집착하는 경향이 있다. 이것은 수술 처치를 계속 존중하면서 어깨 관절 고정 상태를 가능한 단축시켜야 하는 이유이다. 나이가 있는 환자들의 경우, 두갈래근힘줄염 이후 어깨가 뻣뻣해지는 경향이 더 크다. 따라서, 저항에 대한 능동적인 팔꿈치 굽힘을 예외로 하여 수술 후 둘째 날부터 집중 재활이 시작되어야 한다. 이완증을 증가시키지 않는 환자를 위한 재활 프로토콜에 있어서, 경험상 될 수 있는 한 간단하고 가벼운 안정화 운동으로 시작하는 것, 초기에는 수술 전이나 수술 후 또는 심지어 비수술 환자의 경우에도 정적인 자세만을 유지하면서 시작하는 것이 도움이 되는 것으로 나타난다. 관절 피막 패턴과 최대 운동 범위에서 끝느낌에 근거하여 조기 움직임을 포함하여 균형 잡힌 프로그램을 계획하고 계속적으로 수정하는 것이 중요하다. 기능 안정화 또는 완전한 어깨 움직임의 회복이 성공적인 재활 프로그램의 주요 목적이다. 이 목적은 운동범위의 안정과 운동뿐만 아니라 통증을 감소시키면서 달성할 수 있다. 어떤 경우에는, 통각을 감소시키기 위하여 신경차단법이 사용된다. 재활로 개선되지 않는 더 광범위한 구조적 불안정은 수술이 권장된다.

2

2.4.3 팔꿈치 관절 (Elbow Joint)

선천성 발달 장애

- 선천성 팔꿈치 관절 탈구
- 선천성 노갈래 탈구
- 선천성 노자붙음증
- 선천성 요골척골 단축
- 선천성 요골척골 불유합

물렁조직 과사용 손상

- 가쪽위관절융기염 (테니스 팔꿈치)
- 위관절융기염(창던지기 선수 또는 골프선수 팔꿈치)
- 위팔세갈래근부착부병증
- 팔꿈치머리 윤활낭염(학생들의 팔꿈치)

퇴행성 질환

- 팔꿈치 관절염

외상 병터

- 탈구
- 소아 골절
- 성인 골절

외상후 변화

- 굴곡 구축
- 축성 변형
- 볼크만(Volkmann) 구축

선천성 발달 장애 / CONGENITAL DEVELOPMENTAL DEFECTS

팔꿈치 관절의 선천성 발달 장애에는 선천성 팔꿈치 탈구, 선천성 위팔뼈머리 탈구, 선천성 노자붙음증, 선천성 요골척골 불유합이 있다. 이들의 병인, 발병, 치료는 2.3.1 선천성 발달 장애, 선천성 상지 발달 장애에 설명되어 있다.

물렁조직 과사용 손상 / OVERUSE SOFT TISSUE INJURIES

부착부병증(ENTHESOPATHY)

가쪽위관절융기염(안쪽의 위관절융기염)

가쪽(요측) 위관절융기염(테니스 엘보우)는 손목 폄근(주로 긴노쪽손목폄근), 손가락 폄근, 위팔뼈 및 노갈래의 노관절융기에서 손뒤침는 곳에 생긴 손상이다.

임상적 증상에서는 부하에 따른(들어올리는 운동, 무거운 물체 나르기) 통증, 움켜잡을 때의 통증이 보인다. 급성 위관절융기염의 경우 부종이 나타나며, 만성인 경우 근육이 이는 곳에서 근위축이 나타난다. 손목과 손가락 폄근은 보통 증가된 긴장도(또는 종종 감소된 긴장도)를 보이고 근육힘살에 다발 반사성 변화가 생긴다.

노쪽손목폄근, 손가락폄근(주로 둘째와 셋째 손가락)과 뒤침근의 저항테스트는 양성을 보이며 손 움켜쥠은 고통스럽다. 팔꿈치 관절의 탄력성은 제한적이다.

감별을 위해, 통증이 이는 곳의 실제 위치를 제대로 결정할 필요가 있으며 이는 팔꿈치 부분이 팔근육(위팔두갈래근, 위팔세갈래근), 팔이음뼈(특히, 어깨밑근, 가시아래근, 가시위근, 큰가슴근, 작은가슴근), 윗가슴 구조(목갈비근), 척추와 종종 연관된 통증 부위이기 때문이다. 대응 근육에서의 활성 통증유발점이나 외상 상해는 연관통증의 전형적인 징후이다. 정적 또는 동적 기능장애나 신경뿌리 자극이 있는 동안 경추와 흉추의 연관통증은 연관통증의 추가 원인이 될 수 있다. 테니스 팔꿈치의 보존적 치료는 소수 환자의 경우에만(약 10%) 효과가 나타나지 않으며 이 경우 수술이 필요하다.

안쪽의 위관절융기염(척골위관절융기염)

척골위관절융기염(골프선수, 창더지기선수 팔꿈치)은 위팔뼈 안쪽의 위관절융기에서 손목과 손가락 폄근과 원엎침근의 이는 곳에 생긴 손상이다.

임상적 증상은 가쪽 위관절융기염과 유사하다. 증가된 긴장도와 반사적 변화가 손목과 손가락 폄근의 근육힘살과 원엎침근에서 발견된다. 저항된 손목 굽힘에서 통증이 느껴지고 팔꿈치를 펴고 뒤치는 것이 제한된다.

감별진단을 통해 통증의 원인이 척골신경에 있는지 여부를 판단해야 하며 이는 척골신경이 자쪽 고랑신경(팔꿉굴)을 통과하기 때문이다. 하지만, 이 신경이 연루된 것은 안쪽 위관절융기염을 수반할 수 있다. 그런 경우, 척골신경을 가동시키기 위해 신경역동학을 활용할 필요가 있다.

위팔세갈래근부착부병증

이 질환은 팔꿈치머리 부분의 위팔세갈래근 힘줄의 염증성 퇴행적 변화와 관련이 있다. 임상적 증상에서는 통증, 특히 팔꿈치를 펼 때 통증을 보인다.

세갈래근 힘줄은 반사적 변화와 함께 증가된 긴장도를 보이며, 만질 경우 힘줄 부착에 통증이 느껴지고, 저항에 대한 팔꿈치 신전이 고통스러우며 팔꿈치를 폈을 때의 끝느낌도 역시 고통스러울 수 있다. 급성의 경우 근육 부착에서 부종과 마찰이 나타난다.

부착부병증 재활

치료는 급성과 만성에 따라 다르다. (윗부분 2.3.2 물렁조직 과사용 손상, 치료 참고한다.)

급성(Acute Form)

비교적 드문 장기간의 일(나사못 박기, 정원 일, 흔치 않은 운동)의 결과로 자주 발생한다. 만성과는 대조적으로, 통증, 부종, 피부온도 증가, 기능적 제한과 같은 특정 염증의 특성들이 더 두드러지게 보인다 만성 부착부병증의 경우, 염증과 피부온도 증가는 그렇게 잘 나타나지 않는다. 급성의 단계에서, 부종은 주변조직에서 나타난다. 급성인 경우 휴식이 필요하고 때때로 급성통증이 가라앉을 때까지 단기간 움직이지 않아야 한다. 치료요법에는 냉동요법이 있고 가끔 역동전류 치료법을 사용하기도 한다. 부드러운 특정 물렁조직 가동술과 림프배출이 권장된다. 약물요법에는 주로 비스테로이드 항염증제를 국부적으로(연고, 젤) 또는 전신에(경구 복용) 사용할 수 있다. 국소마취와 코르티코스테로이드를 투여하는 것도 권장된다. 급성 부착부병증이 만성의 단계로 진행되는 경우, 만성 부착부병증에 시행되는 접근 방법을 사용한다(아래 참조).

만성(Chronic Form)

만성의 경우는 주로 힘줄 부분의 만성적인 과사용의 결과로 발생하며 보통은 사지와 몸통의 상반부의 근육 불균형(자세 불균형, 특히 상부교차증후군)으로 인해 생긴다. 자세가 대칭적인 사람에게도 만성적인 부적절한 부하의 결과로(예: 잘못된 인체공학적 환경에서의 작업) 또는 일반적인 대사 장애나 중독의 결과로 부착부병증이 발생할 수 있다. 만성 부착부병증은 대개 편측이며 우세한 사지에 영향을 주어 환자의 일상 활동에 상당한 영향을 미친다. 치료에서는 대응 근육의 증가된 긴장도와 통증유발점을 해결해야 한다(후등척성 이완운동, 압박 치료, 상호억제, 물렁조직 테크닉). 게다가, 관절 움직임을 회복하고 유지해야 하며(견인, 가동술, 능동적-수동적 관절가동범위) 근육조절 및 활동이 개선되어야 한다(감각운동 요소, 발달운동학에 기반한 운동, 보이타(Vojta)법, 닫힌 사슬 운동, PNF). 물리적 기법에는 열, 전기, 초음파, 혼합 전기치료, 레이저, 충격파 초음파, 자기치료법이 있다. 치료에는 또한 작업 활동에서의 가능한 변화와 함께 인체공학적 평가와 변경, 정형용 교정 장비(위관절융기 고정기)가 있다.

팔꿈치머리 윤활낭염(Olecranon Bursitis)

이 손상은 팔꿈치머리 윤활낭에 영향을 주며(사무직 또는 학생 팔꿈치), 피부와 뼈 사이에 노출되어 있다(팔꿈치머리). 윤활낭은 팔꿈치 부분에서 가장 빈번하게 영향을 받는 부위이다.

이 윤활낭에 염증은 주로 외상(무딘 힘) 후에 또는 만성 미세외상(작업 활동 중 팔꿈치에 의지)에서 발생한다. 윤활낭의 염증은 장액의 증가를 일으키고 이는 크기가 급격하게 커지게 한다(몇 센티미터까지 커질 수 있다). 외상 이후, 혈액으로 채워지고, 점차 장액으로 희석된다.

임상적 증상에서는 팔꿈치 관절 윗부분에서 압박과 통증이 나타난다. 팔꿈치머리 윗부분에서 촉진되는 조직은 통증이 있으며 액으로 채워져 있다.

윤활낭이 감염될 수 있으며 이는 고름윤활낭염으로 알려져 있다. 상태의 전반적인 변화 뿐만 아니라 (열) 안정 시, 야간에 통증이 나타난다. 임상적으로, 고름윤활낭염은 또한 윤활낭 주변에 홍반과 피부온도 증가가 나타난다. 윤활낭은 갈색 삼출물로 채워진다. 팔꿈치 움직임이 제한되고 통증을 느낀다.

치료

윤활낭염의 보존적 치료로 천자와 내용물 제거를 한다. 만약 감염 상태와 액이 깨끗하다면, 압박을 하고 필요한 경우 국소 마취와 항염증제를 복용한다. 박테리아 감염이 있는 경우, 보조기로 팔을 움직이지 못하게 하고 테스트를 위해 액을 추출한다. 그리고 실험실 결과에 따라 항생제를 처방한다.

재활 (Rehabilitation)

재활에는 물리적 기법이 있으며 천자 이후 냉동요법이 권장된다. 무균 염증에서는 초음파나 림프배출 등 항부종 치료가 도움이 된다.

2

팔꿈치머리 윤활낭염은 빈번하게 재발한다. 재활의 관점에서, 작업환경에서(앉기 연습, 작업실 변경 등) 그리고 일상의 활동에서 인체공학적 평가와 중재를 하는 것이 중요하다. 보호 소매 (발포체로 만든)를 이용하면 질병 부위를 보호하는데 도움이 되는 것으로 보고되고 있다. 보존적 치료가 효과가 없고 질병이 계속 재발한다면 윤활낭 절제를 하는 수술이 필요하다.

퇴행성 팔꿈치 관절 질환 / DEGENERATIVE DISEASES OF THE ELBOW JOINT

팔꿈치 관절염(ELBOW JOINT ARTHRITIS)

팔꿈치 관절염은 체중 부하를 받는 관절에서 발견되는 관절염보다는 적게 발생한다.

병인 및 발병

팔꿈치 관절의 퇴행성 변화의 병인과 발병은 다양한 요인들이 작용한다. 다음은 관절염의 발생 원인들이다.

- 콜라겐 구조와 콜라겐 섬유 형태의 크고 작은 편위
- 결합조직 기관의 증가된 이완과 근육 안정기능의 손실로 인해 자주 발생되는 관절 불안정
- 외상 후 변화
- 신체 대사 질환 및 연골세포의 대사 결핍
- 작업활동과 관련된 과도한 부하 및 부적합한 운동 활동

외상 후 변화(관절표면 부조화, 뼈의 혈관 공급 장애의 결과로 인한 괴사, 만성적 염증 과정 등)가 팔꿈치 관절염이 가장 자주 일어나는 원인이다.

임상적 증상

팔꿈치 관절염의 임상적 증상은 움직일 때의 통증이다. 관절염이 많이 진행된 경우, 휴식 및 밤에 통증이 나타난다. 관절염이 진행되면서 관절 부종이 나타난다. 굴곡과 신전, 회전 시 운동범위가 제한되며 점진적으로 팔꿈치 굽힘 수축이 나타난다. 많이 진행된 단계에서는, 팔꿈치 운동범위의 제한과 구축으로 인해 환자가 스스로를 돌보는 능력, 특히 손에서 입으로 또는 손에서 머리로의 움직임이 감소된다.

재활(Rehabilitation)

관절염 치료에서는 물리치료가 필수 불가결한 역할을 한다. 적당한 운동이 있는 활동을 권장하고 관절과 근육 기능이 치료 과정에 상당한 영향을 미친다.

관절염이 있는 관절의 변화에서 근육 긴장도는 상대적으로 증가하고 근육은 과다긴장을 하게 되며 이로 인해 기능과 신진대사의 상태가 변화된다. 이러한 결과는 통증 증가의 원인이 된다. 견인을 이용하여 관절로 이루어진 표면의 거리를 넓히는 것이 관절에서의 통각을 감소시키고 근육 긴장도를 줄여줄 것이다. 견인 테크닉이 다른 관절 조작 이전에 하는 첫 번째 단계이다. 증가된 근육 긴장도를 해결하기 위해서, 물렁조직 테크닉, PIR, 상호억제, 부드러운 움직임, 통증유발점 치료를 위한 특정 테크닉(건침술, 압박치료, 스프레이와 스트레칭 등), 삽입 (힘줄) 및 통증점 치료(뜨거운 수건 말이, 특정 물렁조직 가동술, 주입)과 같은 테크닉을 시행한다.

치료의 또 다른 단계로는 근육 협응 및 상호 활성화의 교정, 안정화 근육의 기능 개선이다. 신경생리학적 근거에 기반을 둔 방법들이 적용된다. PNF(예: 리듬 안정화), 감각운동 요소(불안정한 표면들), 지속적으로 관절 중립위를 유지하면서 닫힌사슬운동, 발달운동학에 기반한 운동이 있다. 보이타(Vojta)와 펠든크라이스(Feldenkrais) 방법도 포함될 수 있다. 근육 협응 및 안정화 기능을 연습하는 것은 관절이 중립위가 되도록 해주고 이것은 관절 표면의 부하를 개선하고 연골의 마모를 감소시킨다. 동시에 관절 안정성도 향상된다. 이는 관절 표면의 마찰이 증가하는 것과 부분 이탈하는 경향을 예방해준다.

관절에 과부하를 주는 움직임 활동을 없애면서 환자의 활동 스케줄을 수정하는 것이 물리치료의 중요한 요소이다.

퇴행성 질환의 활동에 근거한 물리적 기법 적용도 권장된다. 관절염의 진행 중, 특히 전기치료와(역동전류, TENS, 아이소플레이너벡터장) 같은 통증을 감소시켜 주는 방법이 도움이 된다. 완화 중에는 관절 주변의 물렁조직을 다루고 유리하는 시술이 권장되며 역동전류, TENS, 쌍극 벡터장, 박동 자기장 또는 먼쪽 전기치료(VAS 07, 중주파 전료 L25)가 있다. 치료 계획에는 인체공학도 포함되어야 한다.

외상 병변 / TRAUMATIC LESIONS

탈구(DISLOCATIONS)

탈구는 관절 표면 사이에 접촉 면적이 줄어드는 것이다. 즉, 관절 표면 테두리가 박리되는 현상으로, 탈구 골절이라고 한다. 팔꿈치 부분의 신경혈관다발 손상은 또 다른 합병증일 수 있다. 탈구는 움직이는 팔꿈치 관절로 넘어질 때 가장 빈번하게 발생한다.

치료

전신마취 하에 팔꿈치 관절의 닫힌 또는 열린 재배치가 적용된다. 치료 후에는, 부목이나 보조기를 이용하여 팔을 움직이지 못하도록 한다. 움직이지 않는 기간은 의사가 결정한다.

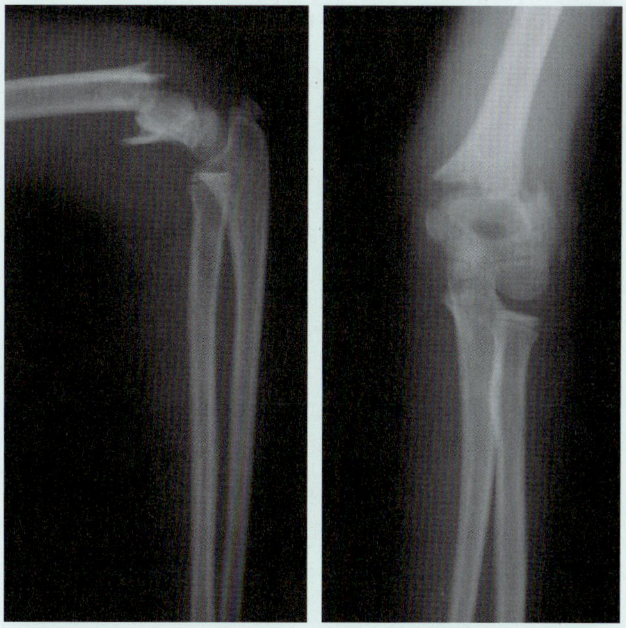

그림 2.4.3-1A 8세 소아의 위팔뼈관절융기위 골절.

팔꿈치 관절 부분의 골절

소아 팔꿈치 부분 골절

위팔뼈관절융기위 골절(그림 2.4.3-1 A,B).

성인 팔꿈치 부분 골절

- 먼쪽위팔뼈 관절
- 팔꿈치머리 골절
- 노갈래 골절

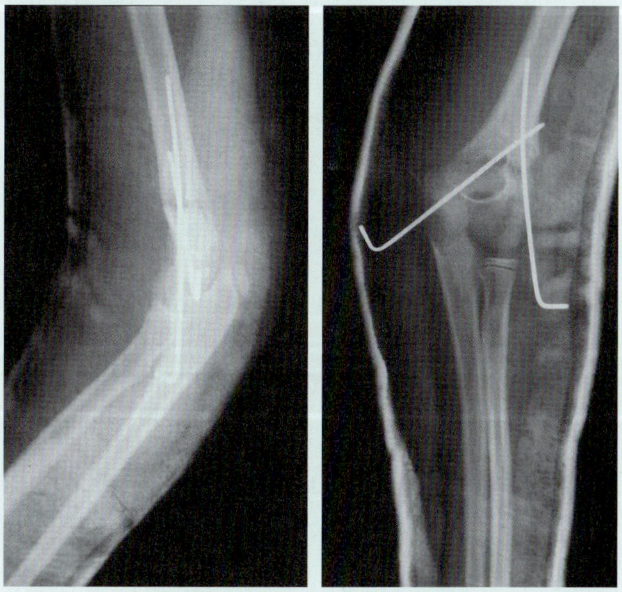

그림 2.4.3-1B 2개의 K 와이어로 재배치 및 고정을 한 후 위팔뼈관절융기위 골절.

외상성 손상에서 재활(REHABILITATION IN TRAUMATIC LESIONS)

물리치료의 시작 시기는 의사가 결정한다. 재활치료의 목표는 부종 조절, 관절가동범위 증가, 근육 불균형 개선, 몸 전체를 움직일때 팔을 포함 시키는 것이다.

물리치료 방법에는 근육, 인대 및 관절주머니의 이완을 위한 연부 조직술, 짧아진 구조의 스트레칭, 팔꿈치 관절의 부드러운 움직임이 포함된다. 근육의 긴장도가 증가된 경우, PIR이 사용된다. 운동범위를 증가시키기 위하여, 보이타(Vojta)의 반사적 이동운동, PNF, 닫힌 및 열린 사슬 운동과 같은 신경생리학적 근거에 기반한 운동이 실시된다. 물리치료는 손상이 있는 상지의 다른 분절(**손목, 손, 어깨**) 들도 고려 할 필요가 있다. 그리고, 어깨뼈를 안정화시키고 경추 및 흉추를 치료해야 한다.

사용되는 물리적 기법에는 염증을 줄여주는 방법, 수동 또는 기계적 림프배출, 수치료(**월풀, 교대욕**), 물렁조직과 뼈의 치유 속도를 가속화시키는 시술(**진동 자기장, 원거리 전기치료**)가 포함된다. 외상성 팔꿈치 손상 후 환자들은 포괄적인 광천요법을 받을 수도 있다.

외상성 손상 후 합병증
/ POST-TRAUMATIC COMPLICATIONS

팔꿈치 신전 구축

고정화 이후 팔꿈치 신전의 제한 또는 관절 주위 골화의 형성은 팔꿈치 골절 후 합병증을 유발할 수 있다. 고정 이후 제한된 신전은 굴곡 구축에 의해 유발되며, 이는 섬유화,주변 근육조직의 단축과 긴장도 증가뿐만 아니라 관절주머니의 결합조직에 변화로 인해 발생한다. 관절주머니는 특히 팔꿈치의 고정이 장기화되면서 뻣뻣해진다. 근육은 여러 가지 이유로 짧아질 수 있다(예: 손상 후 또는 수술 후 출혈, 과다근육긴장증으로 인한 장기간의 통각, 교감신경계의 병리적 활성화 등).

재활(Rehabilitation)

치료에는 움직임과 관련된 주변의 물렁조직을 이완시키는 어느 정도 고온의 수치료 방법을 혼합한 부드러운 능동적 움직임이 있다. 주변 근육의 경우 물렁조직 기법과 PIR 기법이 사용된다. 통각을 줄이고 전체 상지의 근육 불균형을 예방하기 위해 경추와 상부 흉추를 치료한다. 재활 성공률은 높다.

팔꿈치의 축성 변형

안굽이팔꿈치(Cubitus Varus)

팔꿈치 관절의 안쪽굽은 변형은 아이들의 관절융기위팔뼈 골절 이후에 적절하지 못한 뼈의 재위치 결과로 발생한다. 15° 미만의 안쪽굽이 변형은 미용상의 문제가 있을 뿐이다. 15° 이상의 변형은 부하에 따른 통증, 관절 불안정, 근력 약화가 동반된다. 시간이 지나면서 팔꿈치 관절에 퇴행성 변화도 나타나기 시작한다.

밖굽이팔꿈치(Cubitus Valgus)

팔꿈치가 밖으로 굽는 기준은 여성의 경우 20°, 남성의 경우 10°이다. 이보다 큰 각도는 변형으로 간주한다. 팔꿈치가 밖으로 굽는 변형은 아이들의 먼쪽위팔뼈 골절로 인해 발생하며 성장연골이 조기 융합되거나 불유합이 형성된다. 밖굽이 변형은 부하에 따른 통증, 관절 불안정, 제한된 팔꿈치 신전이 나타난다. 척골신경의 과민성이나 마비까지 일어날 수 있다.

측성변형의 치료

측성변형을 교정하기 위해 수술이 필요하다. 먼쪽위팔뼈 자름술, 측성 교정 및 안정화를 적용한다. 척골신경과 연관된 밖굽이 변형의 경우 시술에는 신경박리술이나 신경전위술이 포함된다.

볼크만(Volkmann) 구축

위팔뼈관절융기위 골절은 보통 소아에게서 나타나는 팔꿈치 부분 골절이다. 이런 골절에서 손상이 될 때, 골절 회복을 하는 동안 또는 꽉 끼는 석고붕대와 함께 부종에 의한 압박으로 신경혈관다발이 손상될 위험이 높다. 신경혈관다발이 손상된 경우, 그로 인해 볼크만의 갈퀴 같은 구축이 생기면서 아래팔과 손 근육조직의 허혈괴사가 발생할 수 있다. 이런 구축에서 아래팔은 내전되고, 손목은 굽힘되며, 손허리손가락 관절은 과신전되고 나머지 손가락 관절은 굽힘된다. 이 구축은 환자의 독립성을 상당히 제한한다.

재활(Rehabilitation)

재활은 볼크만 구축 치료의 주요 요소이다. 근육조직과 근막을 치료하기 위해 물렁조직 테크닉이 사용되며 부드럽게 관절을 움직여 해당 관절 및 주변 관절을 치료한다. 짧아진 구조를 스트레칭하기 전에 건열 치료를 시행하는데 콜라겐을 이완시켜주기 때문이다. 수동적, 능동적 움직임은 관절 가동범위와 가동성을 유지해준다. 대각선 PNF 면을 포함시키는 운동이 도움이 되는 것으로 밝혀졌다.

신경생리학적인 근거를 바탕으로 하는 다른 방법들은 상응하는 근육의 긴장도를 정상화시킨다. 모든 움직임과 운동은 최저 통증 역치까지만 시행되어야 하며 이는 증가된 통증이 교감신경계를 활성화시켜 이미 영향을 받은 근육에 혈액 공급을 감소시키기 때문이다. 물리적 기법에는 통증 감소 및 염증을 줄이는 방법을 적용한다. 전기치료(역동전류), 교대욕 또는 해당되는 팔에 부드러운 강찰법(stroking), 도수 및 기계를 이용한 림프배액도 이용할 수 있다. 만성적 변화의 단계에서는 보조 장치, 특히 보조기와 순차적 석고붕대를 지속적으로 사용해야 한다.

2.4.4. 손목과 손 (Wrist and Hand)

선천성 발달 장애

- 선천성 오목손
- 마델룽(Madelung) 변형
- 가락굽음증
- 측만지증
- 합지증
- 무지 저형성증

물렁조직 과사용 손상

- 방아쇠모지, 수지
- 드퀘르벵(De Quervain) 질환
- 듀피트렌(Dupuytren) 구축

퇴행성 관절 손상

- 수근관절증
- 지절간관절염

외상성 병변

- 물렁조직 손상
- 탈구
- 골절

손상후 손목 상태

- 손목 불안정
- 주상골불유합

손목 및 손 손상에 대한 일반적 재활 원칙

선천성 발달 장애 / CONGENITAL DEVELOPMENTAL DEFECTS

손목과 손의 선천성 발달장애에는 선천성 안굽이 손(congenital manus vara), 마델룽 변형(Madelung's deformity), 가락굽음증(camptodactyly), 측만지증(clinodactyly), 합지증(syndactyly), 무지 저형성증이 있다. 이들의 병인, 발병, 치료법은 2.3.1장 선천성 발달 장애, 선천성 상지 발달 장애에서 설명되어 있다.

물렁조직 과사용 손상 / OVERUSE SOFT TISSUE INJURIES

건막염(TENOSYNOVITIS)

방아쇠 무지, 수지(Trigger Thumb, Finger)

엄지 또는 손가락 굽힘근의 협착성건초염이다. 엄지나 손가락의 굽힘근이 A1 활차(pulley) 부위에서 영향을 받아 통과하지 못하는 것이다. 이 손상은 과부하와 미세외상으로 인해 생기거나 기능성 질환(보통은 류마티스관절염)의 증상 중 하나일 수도 있다. 만성적인 과부하를 받으면 힘줄에 염증이 생기고 섬유증 재발이 발생된다. 이렇게 변형된 힘줄은 활차 부분의 통로를 상대적으로 좁게 만든다.

임상사진에는 손바닥뼈 윗부분의 힘줄에 두꺼워진 구조(손으로 만질 수 있는 매듭같은 것)가 나타나고 엄지나 손가락의 수동관절가동범위의 최대 굴곡과 신전 시 통증을 보인다. 손가락을 움직이는 동안 "튀기(popping)"가 일어나는데 이는 힘줄의 확장 부위가 활차 위를 통과할 때 저항을 이겨내는 것이다. 만성적인 단계에서 굽힘 힘줄과 건초 사이에 유착이 발생한다.

치료

치료는 약물 사용에 국한시킨다. 국소마취를 하고 4~6주의 간격을 두고 최대 3회까지 코르티코스테로이드를 투여한다. 만성적 단계에서는 활차 유리술을 포함한 수술적 치료가 권장된다. 수술 후 절개 부위의 유착을 예방하기 위해 엄지의 굴곡과 신전 범위에서 조심스럽게 움직이는 것이 필요하다.

재활치료에는 물리치료가 포함된다. 치료법에는 물렁조직 테크닉과 해당 힘줄에 가벼운 압력 마사지, 손과 손목 관절의 운동, 아래팔과 손 근육의 통증유발점 치료가 있다. 이 질환의 원인 중 하나인 견갑대 불안정을 해소하는 것도 치료의 한 부분이다. 그 방법으로는 진통제와 항염제 치료가 있다. 초음파와 레이저가 권장되며 이는 구조적 변화가 일어나는 부위에 직접 적용한다. 올바른 인체공학의 활용, 특히 주먹을 꽉 쥐었다 펴는 훈련도 역시 재활의 한 요소이다.

드퀘르벵 병(De Quervain's Disease)

이 건초염은 요골의 경상돌기 부근에 장무지 외전근과 단무지 신전의 힘줄에 영향을 준다. 이 부위에서 힘줄집은 섬유-뼈 관을 형성한다.

임상적 증상으로는 체중부하 시 손목의 요골 측면에 통증이 나타난다.

장무지외전근과 단무지신전근의 힘줄 및 요골의 경상돌기 부위가 부어 있고, 만지면 통증을 느낀다. 저항된 엄지 신전과 외전은 통증을 유발한다. 핀켈스타인 검사(Finkelstein test)를 통해 드퀘르벵 병을 진단한다. 이 특별한 테스트에서, 엄지를 집게손가락 아래로 하여 손바닥으로 움켜쥔 채(주먹) 손을 움직여 손목의 요골 측면을 척측으로 내전시켜 요골의 경상 돌기 부근에 통증을 유발한다.

치료

마찬가지로, 치료는 국소마취를 하고 4~6주 간격으로 최대 3회까지 코르티코스테로이드를 국부 투여한다. 보존적 치료가 효과가 없을 경우에는 수술적 치료가 권장되며 엄지의 긴 외전근과 짧은 신근의 힘줄 집을 이완시킨다. 수술 후, 수술부위의 유착을 방지하기 위해 엄지의 굴곡과 신전 범위에서 부드럽게 움직이는 것이 필요하다.

건초염 재활(Rehabilitation for Tenosynovitis)

건초의 염증은 과사용으로 인해 나타나는 질환의 전형적인 예이며, 종종 특정 해부학적 매개변수(좁아진 손목터널과 기타 포착증, 뼈 성장 등) 특성으로 인해 정도가 더 심해진다. 진행상황을 근거로, 급성과 만성을 구별한다. 급성 변화는 갑작스러운 비생리학적인 긴장(대단히 힘든 작업 활동, 부적당한 운동, 추위의 결과로 등)으로 인해 발생한다. 만성적 형태는 반복되는 외상이나 미세외상(잘못된 작업 인체공학) 때문에 생긴다.

급성의 형태에서, 보조기나 부목을 하고 1주~2주 동안 쉬면서 움직이지 않거나 기능성 테이핑을 하는 것이 권장된다. 냉동요법이 필요하다. 수동적으로 부드럽게 부분 림프배출을 하고 아래팔과 손 근육의 근긴장과 통증유발점을 제거하는 치료적 방법을 적용한다.

만성의 형태에서, 가장 중요한 요소들은 인체공학적 교정, 운동 활동 중 테크닉 변화 및 근육 활동의 협응 교정(해당 근육의 근긴장 교정, 시기의 최적화, 근육 이완 능력 증진, 등)이다. 특히 근위 관절(어깨)과 척추의 정렬이 개선되어야 한다. 따라서 잘못된 자세를 개선하고 중립적 정렬 상태로 교정해주는 방법을 적용한다.

힘줄과 건초의 염증이 나타나는 만성의 형태에서는 물렁조직과 근육이완 테크닉을 실시한다. 관절압박, 가동성, 조작을 통한 중심화로 해당 부위에 치료를 적용한다. 그 방법으로는 온열, 초음파, 교대욕이 있다.

듀프이트렌 구축(Dupuytren's contracture)

손바닥널힘줄에 나타나는 질환이다. 발병 원인은 분명하지는 않지만 근섬유모세포 기능장애가 원인들 중 하나이다. 이 질환은 보통 당뇨병과 간질환이나 알콜중독이 있는 환자들에게 발견된다.

병이 진행되는 동안, 손바닥널힘줄이 점차 두꺼워지고 짧아지면서 손바닥과 손가락에 결합조직 결절이 생긴다. 원래 건막의 결합조직의 미세하고 부드러운 세로줄이 성질이 변화면서 병리학적으로 변경된 조직은 뒤당김이 일어나 굴곡 구축을 유발하는 흉터의 특징과 같은 양상을 보인다. 손가락의 힘줄과 굽힘근육건초는 보통 이 유형의 질환에 영향을 받지 않는다.

치료

원인이 알려지지 않은 질환이므로, 원인에 대한 특별한 치료법은 없다. 환자가 활동이나 작업 중 통증을 보이거나(예: 손바닥에 압력이 가해질 때) 또는 병리학적으로 강한 띠와 결절이 생기거나 굴곡 구축이 매트 위 손의 위치를 제한하는 경우 수술이 권장된다(테이블 위 테스트).

첫 번째 옵션은 널힘줄절제술로, 널힘줄의 모든 손상 결합조직을 제거하게 된다. 다른 수술로는 국소마치를 하고 피부를 통해 삽입된 바늘로 짧아진 줄을 절제하여 기본적인 손가락 관절들의 구축이 부분적으로 구축을 이완되도록 한다. 수술 후, 한달 동안 밤사이에 석고붕대를 사용하여 굽힘된 손가락 위치에서 치유되는 것을 방지한다. 이런 유형의 처치는, 보통 널힘줄절제술을 하기 전 일시적인 해결책으로 환자의 안정감을 증가시켜 굽힘된 손가락이 일상적인 활동을 방해하지 않도록 하며 구축으로 인한 피부주름 감염을 회복시켜준다. 노년의 환자들의 경우에는 좋은 해결 방법이 될 수 있다.

재활(Rehabilitation)

수술 치료가 적합하지 않은 환자들의 경우, 현재 손가락의 신전 가동범위를 유지하고 손가락 굴곡 구축의 진행을 예방하기 위한 재활치료를 실시한다. 치료에는 열치료와 스트레칭 운동이 있다. 안정적인 지지와 손바닥을 펴는 것에 주의하면서 물렁조직 테크닉과 닫힌 사슬 운동을 실시한다. 초음파 방법도 적용한다.

수술 수, 부종 조절과 절개 관리가 치료의 중요한 요소이다. 수술후 기간에 작업요법, 특히 미세 운동 기술과 쥐는 동작들을 실시한다.

퇴행성 관절 손상 / DEGENERATIVE JOINT INJURIES

퇴행성 관절 변화는 종종 만성적인 과부하, 근육 불균형, 관절 중심이탈의 결과로 발생한다. 외상후 변화와 전신병도 퇴행성 질환이 발병하는 원인들 중 하나이다. 임상의 관점에서, 가장 심각한 것은 엄지의 손목손허리 관절염(수근관절증), 손목 관절 및 손가락뼈사이 관절 질환이다.

수근관절증(RHIZARTHROSIS)

수근관절증, 즉 엄지의 근위관절의 관절염은 엄지의 손목손허리 관절에 발생하는 퇴행성 질환이다. 이 관절은 해부학적으로는 안장관절이지만, 기능적으로는 둥근 관절의 역할을 하여 엄지가 다른 손가락들과 마주 향할 수 있도록 하는데 중요하다. 손목손허리관절은 미세외상에 취약하다.

임상 사진에는 엄지를 움직일 때, 특히 다른 손가락들과 마주 향할 때 통증이 나타난다. 근위관절을 만져보면 관절 구조가 제대로 확인되지 않는다. 촉진 시 관절에 통증이 심하고 움직임이 제한적이며 마찰과 튀는 현상이 느껴진다. 엄지손가락 근육의 위축이 임상적 증상으로 나타난다.

치료

손 관절의 관절염 치료는 일반적인 관절염에 시행되는 치료와 동일하다.

약물요법으로는 국소 마취와 함께 코르티코스테로이드를 함께 사용한다. 물리치료로는 증가된 근육긴장도 및 통증유발점을 치료하여 근육 불균형을 회복시킨다. 견인법도 사용된다. 수근관절증(rhizarthrosis)에서 치료사는 작업 인체공학을 수정하기 위해 노력한다. 작업 도구 및 펜을 제대로 잡도록 교육시키는 것도 중요하다. 잡을 때는 경직되어서는 안되고 근위 근육이 이완되면서 최소한의 근육 활동만 하도록 해야 한다. 운동선수(대개 배구선수들)의 경우 보조기나 운동 테이프로 엄지를 안정시키는 것이 이롭다. 만성 단계에서는 열, 전기 및 자기 요법을 적용한다.

손가락뼈사이 관절의 관절염

손 관절 관절염은 헤베르덴 결절(먼쪽손가락뼈사이관절)과 부샤르 결절(근위 손가락뼈사이관절)에서 나타난다. 다른 류마티스성 질환과 구별하기 위해 감별 진단이 필요하다.

외상성 병변 / TRAUMATIC LESIONS

물렁조직 손상

간접적이거나 무딘 힘은 힘줄이나 신경혈관다발의 손상을 유발할 수 있다.

손목 및 손의 힘줄 손상(굽힘근육, 폄근육)

힘줄파괴는 단독적이거나 연관된 손목이나 손의 손상 일환으로 발생할 수 있으며, 이 경우 힘줄 손상은 손뼈와 신경혈관 다발이 포함된다.

신경혈관다발 손상

대개의 경우 신경혈관다발은 먼쪽 아래팔의 손바닥에서 손상이 일어난다. 보통 날카로운 물체에 의한 손상(베임 또는 잘림)이 원인이다. 손상이 있는 경우 정중신경이나 척골신경, 요골동맥, 척골 동맥의 손상(잘림)이 일어날 수 있다. 손가락 굽힘근육 손상도 흔하다.

먼쪽아래팔의 골절 및 그에 따른 파편이나 부종에 의한 신경혈관다발 압박도 손상의 또 다른 원인이 될 수 있다. 동맥이나 신경은 열린 또는 닫힌 손가락 부상으로 손상될 수 있다.

힘줄과 신경혈관다발 손상의 치료

힘줄의 외과적 봉합은 치료의 기본이다. 독립적인 부상에서, 주요 힘줄 복구는 부상 후 6~12시간 이내에 실시되야 하는 것이 이상적이다. 관여한 힘줄을 덮는 피부의 회복은 제대로 된 힘줄 회복의 전제 조건이며, 그렇지 않을 시, 괴사괴사가 발생한다.

팔목과 손의 부상과 관련된 주요 치료는 신경, 동맥 및 골절을 포함한다. 힘줄 회복은 골절 안정화 단계에서 동시에 시행될 수 있거나 이차적으로 수행할 수 있다.

힘줄, 신경혈관다발의 동시적 부상의 경우, 신경과 힘줄, 그리고 적어도 최소 한 개의 손가락 동맥의 복구가 모두 동시에 24시간 이내에 이루어진다.

힘줄 부상 시의 재활

과거에는 외과적 복구 이후 3에서 4주 정도 동안 사지를 고정하였다. 최근에는, 초기 재활이 실시된다. 힘줄 복구는 재활 기간 중 긴장 없이 유지되어야 할 필요가 있다. 이러한 상태는 클라이너트 방법(Kleinert method)을 통해 유지되는데, 이는 사지가 부목에 의해 안정화된 상태를 유지하지만, 도르레 시스템으로 해당된 부분의 움직임을 허용되는 반 활동적인 움직임법이다. 굽힘 근육 회복 시에, 굽힘은 수동적으로 움직이게 하고, 신전은 저항력에 대항하여 움직이도록 한다. 이러한 상황은 폄근 복구 시 반대로 실시한다. 지속된 수동 운동을 통해서 영향을 받은 분절의 수동적 가동술은 이른 회복을 위한 또 다른 가능성을 제공한다.

힘줄 회복 시간은 4~6주 정도이고, 이 기간 이후 힘줄은 점차적으로 부하가 가해질 수 있다. 운동은 케니(Knny)나 PNF를 기반으로 하여 분석적으로 실시한다.

가장 최신의 재활 접근법인 부하의 피라미드 시스템은 효과가 있었는데, 이는 손가락 굴근의 재활과정 중에 사용되었다. 이는 난이도가 다양한 몇몇 가지 단계로 구성된 등급 시스템이다.

치료적용은 항염증 치료, 초음파, 림프배출과 월풀과 교대욕을 포함한 수치료를 포함한다. 재활은 또한 작업치료를 포함하는데, 특히 세밀한 운동 능력이나 쥐는 동작 등을 목표로 한다.

탈구(DISLOCATIONS)

요수근관절, 손목 뼈, 손목손허리뼈, 손허리손가락, 손가락뼈사이관절 등의 탈구를 포함한다.

골절(FRACTURES)

먼쪽 아래팔 골절(Distal Forearm Fractures)

먼쪽 아래팔 골절은 뼈대에서 가장 흔한 부상 중 하나이다. 그리고 몸쪽 넙다리뼈 골절 및 척추뼈 몸통 압박골절 다음으로, 심각한 골다공증과 연관된 임상학적 부분이다.

이 그룹은 또한 Colle's 골절을 "loco typo"(전형적 부위) 골절로 분류한다. 이는 팔목이 신전되고 아래팔은 축방향으로 펴진 상태로 넘어지면서 발생한다. 이로 인해서, 먼쪽 노뼈의 골절과 등쪽 방향의 탈구가 발생한다.(2.4.4-1)

예전에 Sudeck의 동통성 신경이영양증(algoneuro-dystrophy)으로 알려져 있었던 복합부위통증증후군(Complex regional pain syndrome; CRPS)은 먼쪽 아래팔 골절의 가장 흔한 합병증이다. (6장 통증 상황의 재활 치료에서 6.4 복합부의 통증증후군을 참고한다.)

발배 골절 (Navicular Fracture)

골절은 손바닥으로 넘어졌을 때 발생한다. 임상 사진은 부종과 해부학적 코담배갑(anatomical snuffbox)의 촉진을 동반한 통증을 나타낸다.(fossa tabatiere; 팔목의 뒤안쪽 부위의 삼각형으로 한쪽 긴엄지폄근과 다른 쪽 짧은엄지폄근, 긴엄지벌림근에 의해 정의된다.)

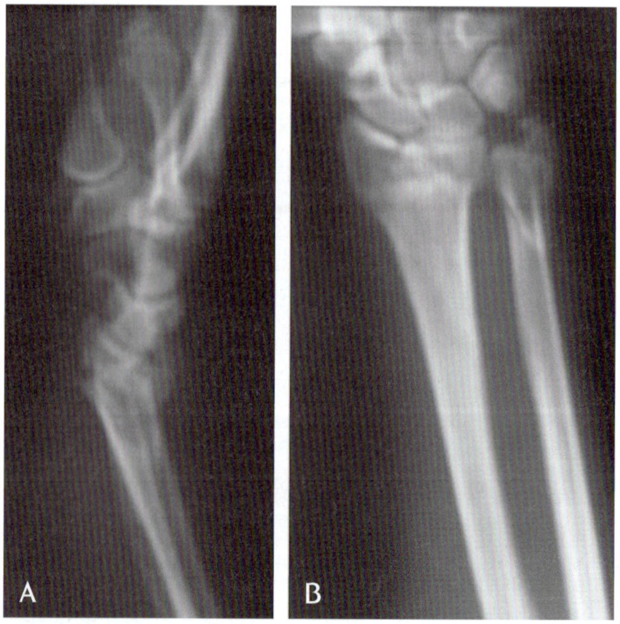

그림 2.4.4-1 왼쪽 말단 아래팔 측면에서 Colle's 골절. (A) 전후방 (B) 영상.

세로축 방향으로 첫 번째 또는 두 번째 손가락을 톡톡 두드림으로 인해 발생하는 통증은 발배 골절의 전형적인 징후이다. 진단은 네 가지 방사선 필름을 통해 확정된다. 검사는 칼슘 손실(decalcification) 때문에 손상 후 2~4주 동안 반복해야 한다. 그리고, 이 기간 동안 골절 라인 좋아졌는지 체크한다.

발배 골절의 치료(Treatment of a Navicular Fracture)

전위되지 않은 발배 골절은 보존적 치료를 적용한다. 손가락 1번과 2번을 고정하기 위한 석고 붕대가 12주 정도 적용된다. 골절 안정화를 포함한 수술은 또 다른 선택사항이다.

전위된 발배 골절의 경우, 수술을 적용한다. 초기에 기능적 치료를 시행할 수 있다면, 수술 치료에 도움이 될 수 있다.

발배 골절의 합병증으로 회복이 완벽히 되지 않거나, 뼈의 불유합이 발생한다.

팔목과 손가락에서의 탈구와 골절 치료

수술적 치료 이후, 탈구된 골절을 재배치하고 안정화하기 위해, 부목이나 고정기 등을 사용하여 해당되는 부위의 움직임을 제한시킬 수 있다. 움직임이 제한되는 기간은 보통 2–6주 정도이며 정확한 기간은 방사선소견과 임상적 평가에 근거한 정형외과 의사나 외상전문의사의 치료에 따라 결정된다.

탈구와 골절의 재활

움직임이 제한된 기간 중에서도, 치료 과정을 가속화하기 위해 양식이 적용될 수 있다. 펄스 자기장과 원격 전기요법(distant electrotherapy)이 가장 흔하게 적용된다.

고정화 기간 이후에는 물리치료 요법이 시작된다. 치료의 목적은 안정성을 유지하면서 해당된 부위의 움직임 회복 범위를 확보하는 것을 포함한다. 작업요법은 팔목과 손 부상 시 재활에서 중요한 요소 중 하나이다. 이는 쥐거나 세밀한 움직임 기능 등을 포함한 손의 기능을 회복하도록 고안되었다.

외상 후 증상들 / POST-TRAUMATIC CONDITIONS

축성 변형, 움직임 범위의 제한, 팔목 불안정성과 불유합 등은 팔목과 손에 가해지는 외상의 결과들에 포함된다.

팔목 불안정성(WRIST INSTABILITY)

손목 불안정성은 인대 병변에 의한 손목 뼈의 비정상적인 정렬로 정의된다. 불안정성은 팔목 비틀림의 결과로 인해 발달한다. 손목이 펴짐으로 세로축방향으로 사지로 떨어지는 경우는 손목의 인대 구조에 대한 상해와 관련된 손목 비틀림의 가장 흔한 원인이다. 팔목 불안정성의 진단은 환자의 병력(과거력)과 임상적 평가에 근거하며 영상 테스트로 보관된다. 과거력은 그 어떤 외상, 팔목으로 떨어지는 것과 부상 후 팔목 통증 등을 포함한다. 이후 뒤따르는 증상이 없는 기간은 몇 년까지 갈 수도 있다. 후에, 팔목 통증이 나타났을 때, 대부분은 무언가를 들 때나 팔목에 제한이 느껴지거나 "점핑"하는 느낌, 팔목이 튀어나오는 느낌, 팔목 움직임 범위의 제한과 줄어든 근력 등이 수반된다. 관절염 같은 퇴행성 변화는 팔목에서 발견되는 경우 팔목 불안전성 결과를 낳는다. 영상 진단방법은 방사선 시험(네이티브 영상[native image], 동적 영상[dynamic images]), 전산화단층촬영법(관절 조영술[arthrographic]), 그리고 자기공명을 포함한다.

치료(Treatment)

외상 후 팔목 불안정성을 위해서는 수술이 제시되며 수술 목적은 손목뼈의 정확한 정렬을 회복하고 유지하는 것이다. 물렁조직 시술(인대봉합이나 재건술, 인대성형수술, capsulodesis 등) 또는 개별 손목뼈의 제한된 관절유합술(arthrodeses)같은 뼈를 포함하는 시술들이 시행(즉, 손배-반달뼈[scaphoid-lunate], 손배-알머리뼈[scaphoid-capitate]) 된다.

팔목 불안정성을 위한 재활

치료의 목적은 팔목을 안정화하는 것이다. 팔목과 손 관절의 관절 중심화가 이루어진다. 안정적인 어깨뼈 위에 모든 상체 팔 관절이 중립적인 정렬을 함으로써 안정화 기능 시 근육의 사용과 활동을 촉진한다.

신경생리학적 원칙에 근거한 운동 방법은 보히타의 반사 이동(Vojta's reflex locomotion)이나 PNF 등이 쓰일 뿐만 아니라, 상지 팔관절에서의 독립된 움직임의 사용과 연습 또한 사용된다.

2

발배뼈 불유합(NAVICULAR NON-UNION)

발배뼈의 불유합은 골절이 발견되지 않았거나 골절 치료가 제대로 시행되지 않았을 때 발달된다. 하지만, 발배뼈의 불유합은 또한 제대로 시행된 보존적이거나 외과적인 치료를 통해서 나아질 수 있다.

불유합의 임상적 그림은 해부학적 요측와(fossa radialis)에서의 통증을 포함하며, 특히나 부하와 객관적인 결과는 골절의 발견과 동일하다. 시간이 지나면서, 퇴행성 변화(**관절염**)는 발달하는데, 초반에는 노쪽손목 부위에서부터 나중에는 팔목 전체에서 일어난다.

팔목과 손 부상을 위한 일반적인 재활 원칙 / GENERAL REHABILITATION PRINCIPLES FOR WRIST AND HAND INJURIES

흔히, 손 구조의 부상은 다양한 원인에 기인한다고 이야기할 수 있다. 손 구조에 가해지는 부상들은 종종 제대로 되지 않은 작업 인간공학, 그리고 예를 들어 외상 후 증상, 근육 불균형, 움직임 조화운동불능, 대사 질병이나 심지어 심리적 스트레스 등과 같은 결함과 관련하여 야기된다.

손 이상기능의 특정한 이유들은 정형외과적 선천적 발달 장애 및 중추신경계의 결핍 등을 포함한다(**뇌성마비, 뇌혈관사고 등**).

사람에게, 가장 구체적이고 중요한 손의 기능은 손으로 조작하는 것 또는 열린 운동 사슬에서 작업할 때 등을 포함한다. 이런 이유 때문에 근위와 축성 관절의 최적화된 안정성을 포함하는 운동들과 작업치료가 손 치료의 가장 큰 기둥으로 보이는 경향이 있다. 위에서 언급한 올바른 작업 환경에서의 인체 공학은 중요한 역할을한다.

손 영역은 또한 연관통증 부위로 알려진 부위이다. 통증은 손의 짧은 근육의 국소 미세 경련(Trp)으로 인해 발생할 수도 있다.

2.4.5 엉덩관절 (Hip Joint)

소아외과적 질환(Pediatric Diseases)

- 선천발달적 엉덩뼈 형성이상
- 넓다리뼈머리끝분리
- 레그-칼베-페르테스병(Legg-Calve-Perthes Disease)
- 엉덩관절의 일과성 활막염

성인 질환(Adulthood Diseases)

- 물렁조직의 과한 사용으로 인한 부상
  - 힙 모음근 부착부병증
  - 넙다리곧은근 부착부병증
  - 뒤넙다리근육 부착부병증
- 퇴행성 질환
  - 골관절염(Osteoarthritis)
- 외상
  - 샅굴부위 부상
  - 엉덩관절 탈구
  - 관골구 골절
  - 몸쪽 대퇴 골절

소아 질환들 / PEDIATRIC DISEASES

선천성 엉덩관절 이형성증(CONGENITAL HIP DYSPLASIA)

선천적 엉덩형성이상증은 예전에 해부학적으로 일반적인 엉덩관절의 기형을 의미하는데, 엉덩관절의 발달은 하지의 좋지 않은 위치, 자궁내 발달 중이나 출산 직후 태아의 제한된 움직임에 영향을 받는다. 관골구형성이상(Acetabular dysplasia)은 유전적인 조건에 영향을 받으며 탈구 자체의 이유가 된다.

엉덩관절 발달형성이상(developmental dysplasia of the hip; DDH)란 용어는 외국 문헌에서 사용되므로, 엉덩관절의 선천적 형성이상보다는 더 발달적이다. 이는 증상이 있는 엉덩관절 탈골을 포함하지는 않는다(**기형학적, 신경성 또는 병리학적**). 이 질환은 형태학적 변형의 넓은 스펙트럼을 포함하며 기능적인 결함과 연관되어 있다. 이 결함은 다양한 정도의 엉덩관절 불안정 또는 엉덩관절 탈중앙화(**불완전탈구**[subluxation], **탈구**[dislocation])로 이끈다.

선천성 엉덩관절 이형상증은 지리학적 위치와 인종별 근거하여 눈에 띄는 차이를 보여준다. 선천성 엉덩관절 이형성증의 발병률이 높은 지역은 중부 및 동부 유럽 국가가 포함된다. 초음파 검사에 따르면, 선천성 엉덩관절 이형성증의 발병률은 중유럽에서 4 %를 넘지 않으며 출생 아동의 편치 않은 엉덩관절은 0.15%에 불과하다. 관골구형성이상에는, 남자와 여자의 비율이 1:1인 반면에 엉덩이 불완전탈구와 탈구의 비율은 1:4까지 올라간다.

모든 신생아들에게서의 엉덩관절의 기본적인 시험은 출생 후 3주 이내에 이루어져야 하며 추가적으로 6~8주 후, 그리고 12~14주 후 정도에 시행해야 한다. 기본적인 시험은 임상적 판단과 초음파 영상을 포함한다. 만약 병리학적 발견이 엉덩이 부위에서 발견된다면, 더 추가적인 조치가 필요하다.

신생아와 유아들의 임상적 평가

환자의 병력은 아이의 부모들과 자매나 남매의 선천성 엉덩관절 이형상증의 경우에 관한 정보 또는 운동계의 다른 선천적 발달결함의 경우, 임신의 과정, 분만 유형, 그리고 산후 회복 등을 모두 포함한다.

평가 (Assessment)

어린이들에게는 다른 선천성 발달 장애의 징후를 관찰하고 실제적인엉덩관절 평가를 포함하여 포괄적인 평가를 받는다. 여기에는 다음과 같은 관찰이 포함된다.

- 벌리는 움직임 시 범위 제한, 엉덩관절 벌림의 대칭이나 비대칭 여부
- 근긴장, 엉덩이 모음근 수축
- 모음근 소켓의 깊이: 치료사는 오목한 부분 안에 있는 넙다리뼈머리를 촉진하려 시도할 것이다.
- 음부-넙다리(Genito-femora)와 엉덩이의 뒤쪽, 엉덩이 및 엉덩이의 비대칭성

선천성 엉덩관절 이형상증의 진단을 위한 세부적인 시험

베트만 징후(Bettman Sign)

하지 길이가 엉덩이 굽힘의 90°에서 비교된다. 엉덩관절의 과도한 움직임은 병리학의 징후이다.

오르토나니 징후(Ortolani Sign)

하지가 벌려지고 바깥을 회전할 때, 엉덩관절에서 감지할 수 있는 또한 들릴만한 소리가 들린다. 이 현상은 탈중앙화된 관절의 재배치를 동반한다.

발로우 징후(Barlow's Sign)

발로우 징후는 불안정하고 탈구된 엉덩이에서 변위가 양성인 징후이다. 느슨해진 관절주머니가 엉덩관절에서 전-후방 움직임 향상을 허용한다.

르다마니 징후(LeDamany Sign)

본 징후는 느슨하고 탈구될 수 있는 엉덩이에 대한 징후이다. 벌림 움직임 중, 엉덩관절에서의 내회전과 굽힘이 일어나고, 넙다리머리가 관골구 어귀(rim)을 넘어 '위로' 움직인다.

영상 진단방법을 통한 시험

엉덩관절의 초음파 평가

본 평가는 특별히 훈련된 정형외과의사(가끔씩은 영상의학과 의사)에 의해 수행된다. 어린이는 옆으로 눕는다. 7.5 MHz 또는 5 MHz의 선형 탐색법이 평가에 사용된다. 정면 엉덩관절의 초음파 영상은 관골구 발달과 뼈와 연골 테두리의 상태를 평가한다. 다음에 나오는 것들이 측정된다.

- 앵글 α - 주요 선(볼기뼈의 측면 가장자리를 통해 투영된 선)과 뼈둘레의 선에 의해 형성되는 각도
- 앵글 β - 기본 선과 연골 테두리에 의해 형성되는 선

Graf에 따르면, 결과는 네 가지 유형으로 분류된다:

유형 I – 성숙한 엉덩관절. 관골구 발달이 정상적이라면 생리적 엉덩관절.

유형 II (그림 2.4.5-1)

a) 관골구 발달이 충분하다. 관골구 골화가 생리학적으로 3개월 정도의 연령까지 증가한다.

b) 관골구 발달이 충분하다. 관골구 골화가 3개월 정도의 연령 이상으로 늦춰진다.

c) 엉덩이가 위험에 처한다. 엉덩관절이 중앙화한다. 관골구가 충분치 못하게 발달되었고 뼈지붕의 둘레가 납작해져 있다. 적극적인 평가가 시행되어야 한다. 만약 관절에 압력이 가해졌을 때 넙다리머리의 탈중심화가 발생하면, 소견은 IId로 평가된다.

d) 탈중심화된 엉덩이

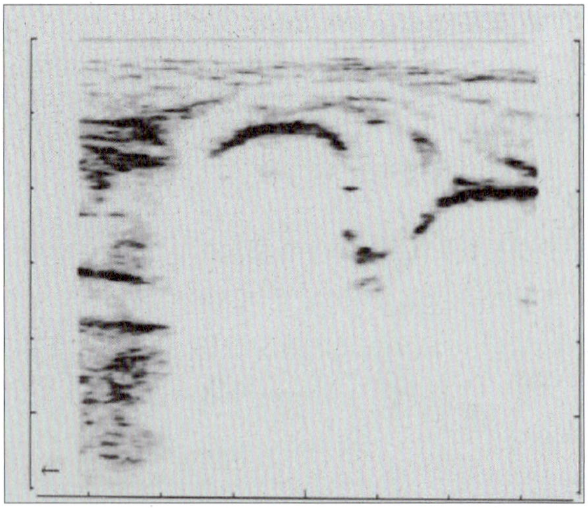

그림 2.4.5-1 1 등급 관골구형성이상의 초음파 사진 - Graf에 따른 유형 Ⅱc.

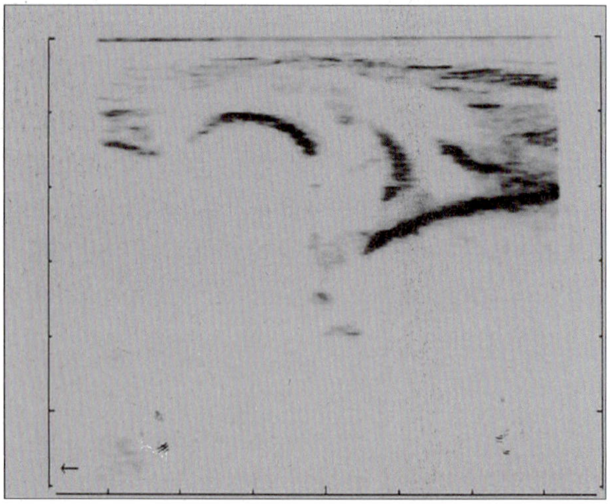

그림 2.4.5-2 엉덩이 탈구의 초음파 영상-Graf에 따른 유형 Ⅳ.

유형 III – 탈중심화된(**부분이탈**) 엉덩이. 이 경우 심각한 상태의 형성이상이 일어난다. 관골구 발달이 부족하다; 뼈지붕의 테두리가 납작해진다; 연골 천장이 몸쪽으로 밀린다(**천장 뒤집힘**).

유형 IV – 전위된 엉덩이(그림 2.4.5-2). 관골구 연골 천장이 변형된다.(**서로 밀려서 멀어진다**); 테두리(labrum)가 엉덩관절로 끼어들어 재배치하는데에 장애로 작용할 수 있다.

방사선 시험(Radiologic Examination)

방사선 영상은 임상적 평가와 초음파 소견이 서로 다를 때, 또는 추가적인 확인이 필요할 때 사용된다. 골반 전체와 양쪽 엉덩이 사진을 모두 찍어야 한다(그림 2.4.5-3). 근위 넙다리뼈와 관골구 사이의 관계가 영상에서 평가된다. 하기의 지표가 평가된다:

- **AC 각도** — 관골구의 부하구역 각도를 나타낸다. Y 연골의 중앙과 관골구 테두리를 연결하는 선에 의해 형성된다. 기준은 3개월 정도의 연령에 25-30° 정도이다(그림 2.4.5-4).
- **CE 각도** — 와이버그(Wiberg) 각도 - 넙다리뼈 머리의 중앙을 관통하는 수직적인 선과 넙다리뼈 머리의 중앙과 관골구 테두리를 연결하는 선에 의해 형성된다. 각도는 20°이다.
- **CCD 각도** — 넙다리뼈 몸통의 축과 넙다리뼈 머리의 중앙을 교차하는 넙다리뼈목의 축 사이의 각도(그림 2.4.5-5).

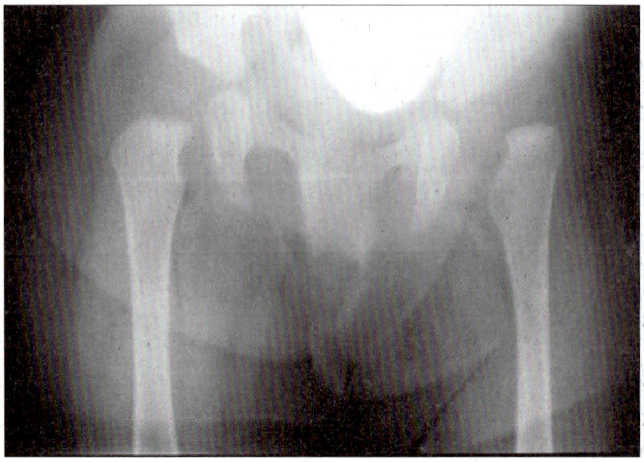

그림 2.4.5-3 왼쪽 엉덩이 어긋남.

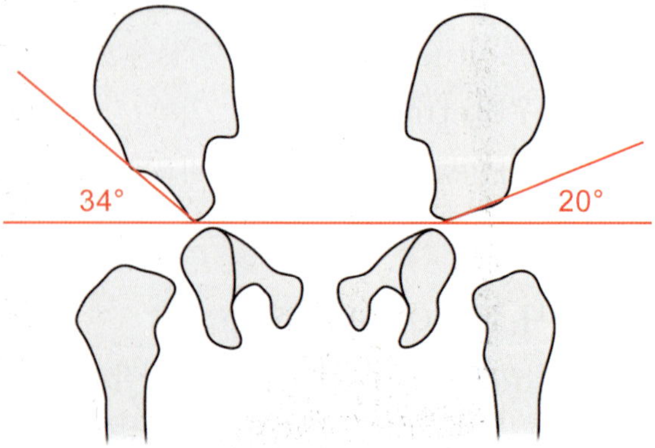

그림 2.4.5.-4 AC 각도.

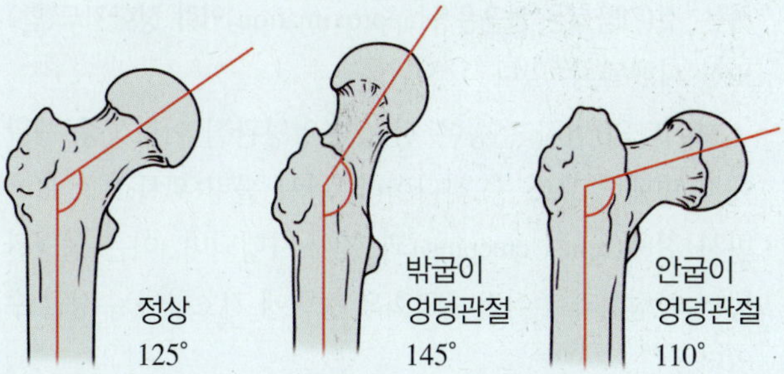

그림 2.4.5-5 CCD 각도.

방사선적 소견에 따른 구분

1. 관골구형성이상(Acetabular dysplasia):
   — 가파른 천장, AC 각도가 30°보다 큼
   — 엉덩이가 중앙화됨.
2. 불완전탈구(Subluxation):
   — 가파른 천장, AC 각도가 30°보다 큼
   — 넙다리뼈 머리가 탈중심화 됨.
   — CCD 각도가 130°보다 큼.
3. 탈구(Dislocation)
   — 가파르고 짧은 천장
   — 넙다리뼈 머리가 관골구와 접해 있지 않으며 근위 쪽으로 이동했다.

현재 방사선 진단은 선천성 발달 장애의 평가에 중요하다. (아동의 3개월 째부터 사용할 수 있다). 초음파 시험은 신생아와 만 1살 정도까지의 아동들에게 사용될 수 있는 선택 방법이다.

치료(Treatment)

치료의 목적은 탈중심화된 위치로부터 중앙화되고 안정화된 엉덩관절을 발달시키는 것이다. 치료는 보존적이거나 외과적일 수 있다. 치료의 선정은 병리학적 심각도에 따라 달라지며 임상학적, 초음파적 또는 방사선 시험의 결과에 따라 결정될 수 있다.

보존적 치료(Conservative Treatment)

벌림 장치가 보존적 치료 중에는 사용된다. 결정은 그라프(Graf)에 따른 엉덩관절의 유형에 근거하여 이루어진다. (위의 초음파 평가에 관한 장을 본다.)

- **유형** I — 치료 없이
- **유형** IIa — 치료 없이 또는 예방적 벌림 고정
- **유형** IIb — 벌림 도구, 예를 들어, 프레이카 담요 (Frejka blanket) 등을 사용
- **유형** IIc — 벌림 도구, 예를 들어, 파브릭 벨트 등을 사용
- **유형** IId, III**와** IV — 부분적으로 이탈되거나 탈구된 엉덩이의 경우, 환자는 병원에 입원한다.

치료는 엉덩관절이 재배치되는 동안 당김을 포함한다. 이는 파블릭 벨트를 사용한 치료와 동반된다. 위에서 언급된 치료가 엉덩관절의 안정화에 눈에 띄는 향상을 보이지 않을 때와 관절 조영술 시험이 관절 재배치에 방해를 보이지 않을 경우 나선형석고붕대를 사용한다. 당김 치료가 실패할 때, 엉덩관절의 개방 및 재배치와 같은 외과적 중재가 제시된다.

외과적 치료(Surgical Treatment)

보존적 치료가 실패하고 엉덩관절이 소켓으로 들어갈 수 없이 잔존할 때 사용된다. 외과적 치료의 목적은 보존적 치료와 같이, 중앙화되고 안정화된 엉덩관절을 만드는 것이다(그림 2.4.5-6).

수술 전에, 관절주머니, 물렁조직, 그리고 넙다리뼈머리의 모양과 크기 변화 등을 측정하기 위해 관절 조영술적 평가가 시행된다. 특정 관절내 폐색의 경우 닫힌 상태에서의 재배치는 실패할 수 있는데, 이는 관절 조영술을 통해

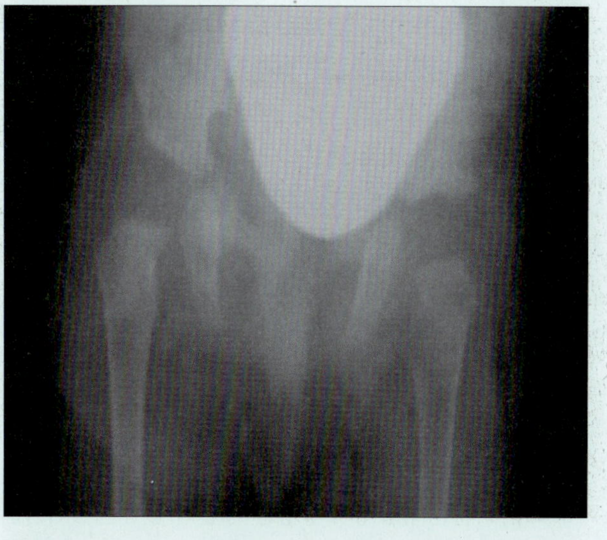

그림 2.4.5-6 왼쪽 엉덩이 탈구-개방 재배치 이후 상태.

구분할 수 있다. 관절 내 폐색은 관골구 내 시상베개(섬유 지방 조직)의 비대, 관골구 인대 또는 넙다리뼈머리의 인대의 횡단 등을 포함한다. 탈구된 엉덩이 재배치의 또 다른 방해물은 관절 주머니의 좁아짐과 압력에 따른 상순의 변형, 그리고 조직학적 변화 등이 있다.

선천성 엉덩관절 이형상증을 위한 외과적 치료에는 3가지 그룹으로 분류된다.

1. 재배치적 수술(Repositioning surgery)— 넙다리뼈머리를 소켓으로 옮기고 재배치를 막는 방해물을 제거하는 개방적 재배치를 포함하는 시술.
2. 골반을 포함하는 수술(Surgery involving the pelvis) (천장 시술) (그림 2.4.5-7에서 그림 2.4.5-12)— 절구형성이상을 교정하고 넙다리머리를 관절 주머니에 유지시키기 위해 골반에 행하는 시술. 이러한 시술은 절구성형술과 골반 뼈자름술을 포함한다.
3. 넙다리뼈를 포함한 시술(Procedures involving the femoral bone)— 이상적인 해부학적 지표를 회복하기 위해 근위 넙다리뼈에 행하는 시술(목 앞방향경사의 각도와 CCD 각도). 여기에는 근위 내반슬 및 외반된 넙다리 탈선 절단술이 포함된다.

재활(Rehabilitation)

재활은 선천성 엉덩관절 이형상증 치료에 가장 중요한 요소이며 진단이 내려지는 직후부터 당장 프로그램에 포함되어 시행되어야 한다.

치료는 다양한 신체적 치료 방법을 복합적으로 사용한다. 기본은 유아를 제대로 다루는 것인데, 이는 핸들링(handling)이라 알려져 있다. 모든 핸들링 중, 물리치료사들과 부모들은 지속적으로 굽힘, 당김, 그리고 외회전 시 중앙화된 엉덩관절의 정렬을 유지할 필요가 있다. 물리치료사들은 부모들에게 제대로된 핸들링 기술을 훈련시켜야 하며 당김은 변형의 악화에 이를 수 있음을, 그리고 몇몇 상황에서, 해당된 엉덩관절의 탈구까지 이를 수 있음을 교육시켜야 한다.

당김 구축을 바로잡기 위해 모음근의 부드러운 물렁조직 유연화와 같은 물렁조직 기법이 사용된다. 똑같은 목적으로, 제한된 유동성의 방향을 향한 수동적인 움직임을 동반한 엉덩이 당김이 시행된다. 관절에 약간의 압력을 가하는 것(가끔씩은 접근운동[approximation]이라 칭하기도 함) 또한 시행될 수 있다.

보이타의 반사 운동은 선천성 엉덩관절 이형상증 재활에서 명백한 요소 중 하나이다. 반사 롤링(위치 P R I)은 반사 집중(reflex creeping)과 함께 시행되며, 이는 엉덩관절의 안정성과 주어진 중앙화의 능력에 기초하여 수정될 수 있다.

넙다리뼈머리끝분리증(SCFE)

넙다리뼈머리끝분리증(slipped capital femoral epiphysis)이 일어나면, 넙다리뼈머리는 등쪽과 안쪽으로 분리된다.

이는 10만 중에 2-13명 정도에게 일어난다. 본 증상은 남자 아이들에게 더 흔하며 8세~17세 사이에서 종종 나타난다. 환자의 40% 정도에게서 반대쪽 엉덩관절 또한 약 1년 반 정도 후에 영향을 받게 된다.

병인과 발병기전(Etiology and Pathogenesis)

뼈끝분리(골단분리)는 호르몬 불균형과 연관되어 있으며 갑상샘저하증, 생식샘기능저하증, 범뇌하수체저하증을 가진 아이들, 그리고 비만 아동들에게서 관찰된다.

청소년기에는 성장판이 견고함을 잃고 뼈끝은 외력의 결과로 미끄러진다. 뼈끝이 관절 오목(joint fossa)에 남게 되고, 넙다리뼈목은 외부로 회전하여 넙다리머리가 뒤굽힘(retroversion)과 안굽이(varum)로 탈구된다. 넙다리뼈목의 전방과 위쪽 부위가 돌출되고 엉덩이 벌림과 안쪽 돌림에 제한이 생긴다. 윤활 내층은 염증이 되고 관절은 액체로 가득차게 된다.

구분(Classification)

시간의 경과에 따른 구분

성장판의 확장(전분리, preslip)이 SCFE의 첫 번째 징후이다. 엉덩이 통증이 발생하고 방사선 영상에서 확장되고 비규칙적이며 제대로 형성되지 않은 성장판이 관찰된다.

전분리(preslip)은 SCFE의 초기 징후이다.

1. **급성 분리**(Acute slip): 최소한의 부상(센 걸음, 뛰기, 가벼운 낙상 등)을 동반한 엉덩관절에서의 갑작스러운 날카로운 통증. 과거력에는 3주 이내 엉덩이 통증의 이른 시작 등이 있다.

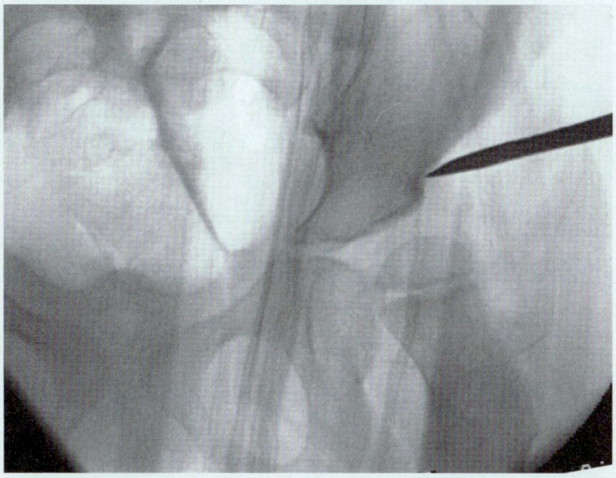

그림 2.4.5-7 관골구성형술 이전 왼쪽 관골구의 형성이상

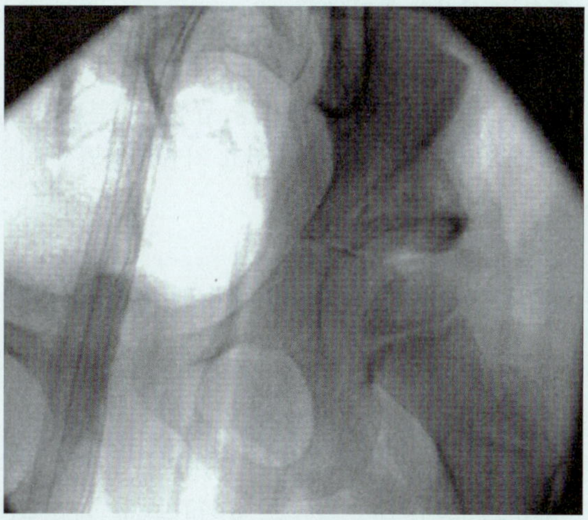

그림 2.4.5-8 관골구성형술 후 왼쪽 관골구의 형성이상

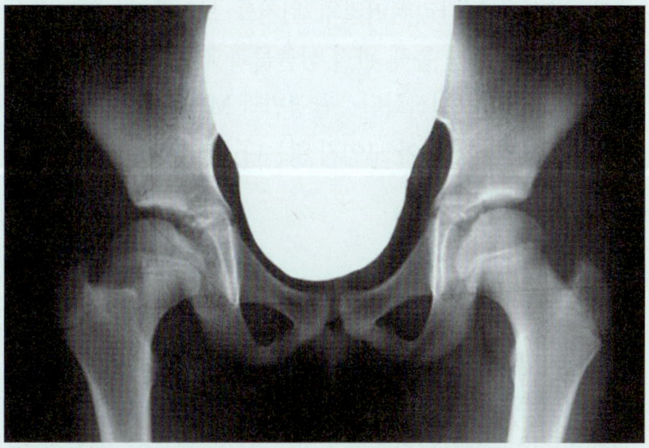

그림 2.4.5-9 오른쪽 관골구의 형성이상

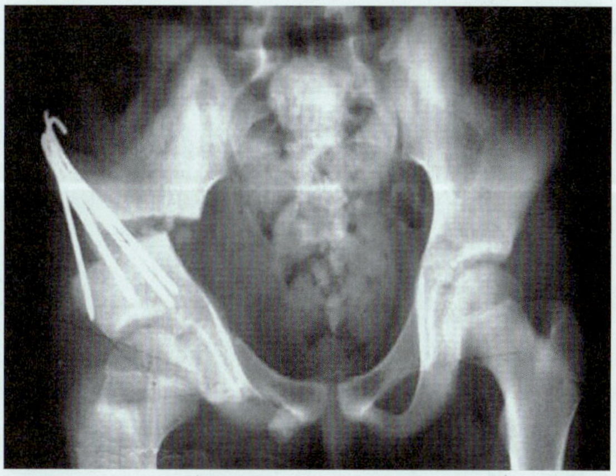

그림 2.4.5-10 Steel의 삼중 골반 뼈자름술 후 오른쪽 관골구의 형성이상

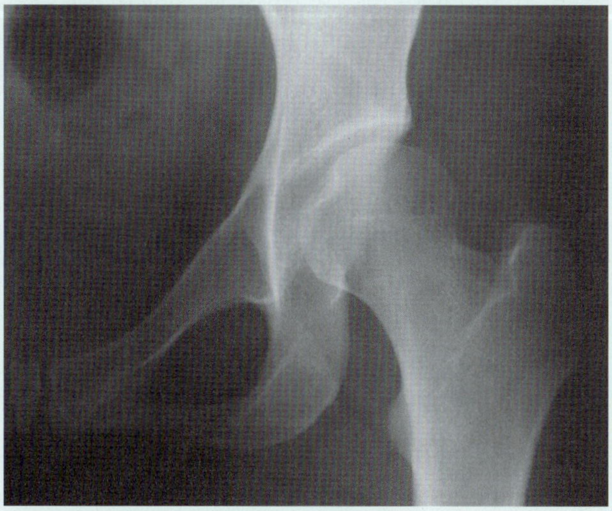

그림 2.4.5-11 왼쪽 관골구의 형성이상

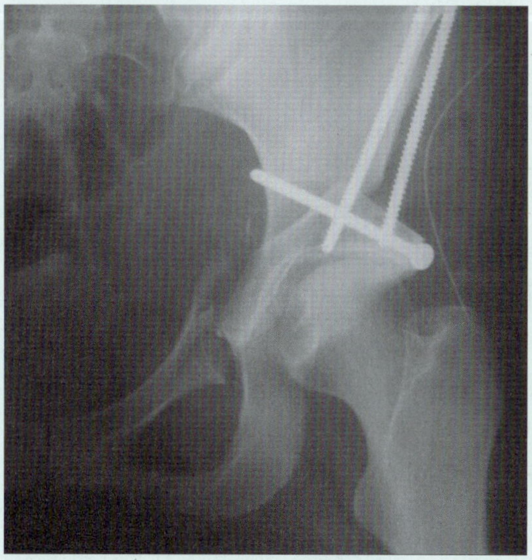

그림 2.4.5-12 Ganz의 관골구 주위 뼈자름술 후 왼쪽 관골구의 형성이상

2. **주로 만성적인 분리**(Primarily chronic slip): 부하 중의 엉덩이 통증
3. **만성적으로 나타나는 SCFE 중 급성 뼈끝분리**: 엉덩이 통증이 3주 이상 지속되었고 최소한의 외상 이후 악화되었다.

분리의 안정성에 따른 구분

1. 안정적인 분리 – 환자가 영향을 받는 엉덩이의 부하를 견딜 수 있으며 목발을 짚고 보행할 수 있음
2. 불안정적인 분리 – 환자가 무게를 줄임에도 불구하고 부하를 더 이상 견딜 수 없으며 목발을 짚고 보행할 수 없음.

AP와 측면투영법(lateral projections) 상의 방사선적 소견에 따른 구분

1. 가벼움: 넙다리 몸쪽 넙다리뼈머리의 이동이 너비의 1/3 미만임. 넙다리뼈머리와 뼈몸통 사이의 각도가 30° 미만임.
2. 중간: 넙다리뼈머리가 넙다리 목 너비의 1/3에서 1/2 정도 이동함. 넙다리뼈머리와 뼈몸통 사이의 각도가 30-50° 정도.
3. 심함: 넙다리뼈머리가 넙다리 목 너비의 1/2 이상 이동함. 넙다리뼈머리와 뼈몸통 사이 각도가 50° 이상임.

진단(Diagnosis)

임상적 증상

주요 만성 분리(primary chronic slippage)에 있어서, 첫 번째 징후는 엉덩관절 통증 및 통증 활동을 포함하며 통증은 둔하게 나타난다. 아이에게는 샅굴부위의 통증이 보이고 허벅지의 앞쪽과 안쪽에 통증을 나타낸다. 통증은 무릎 부분에도 나타낼 수 있다. 부하 중이나 부하 후 무릎 통증은 엉덩관절 병리학의 첫 번째 징후이다. 그러므로, 따라야 할 원칙은: **무릎 통증을 가진 환자들에게서 엉덩관절 평가는 항상 시행되어야 할 필요가 있다.**

객관적인 증상으로는 엉덩이 내회전의 제한과 사지의 외회전 그리고 엉덩이 굽힘 시의 벌림 현상 등이 있을 수 있다. 임상적 사진은 또한 영향을 받는 하지가 짧아지는 증상 또한 포함한다. 아이는 말단으로 설 수 없으며 발목으로 서 있을 경우 한쪽 발목 자세에서 엉덩관절 불안정이 보인다. (양성적인 트렌델렌버그 징후[positive Trendelenburg sign]). 보행 패턴은 병리학적이며 아이는 무게를 빼고 영향을 받는 하지를 편하게 하려 할 것이다.

급성 분리(acute slippage)에서, 통증은 날카롭고 환자는 영향을 받는 하지를 딛고 서 있을 수 없으며, 이에 따라 보행도 불가하다.

영상 기술(Imaging Techniques)

방사선적 영상이 두 가지 방향으로 시행된다; 전방–후방과 축(axial) 방향이다. 방사선 영상은 성장판의 확장을 보여주고(전분리, preslip) 넙다리뼈 목의 축과 넙다리뼈의 축과 관련된 넙다리뼈머리의 위치를 보여준다. 엉덩관절의 초음파 평가를 통해 관절 삼출물과 뼈끝의 등쪽 이동을 평가할 수 있다. 전산화단층촬영법과 MRI 영상은 SCFE의 진단에 필요한 것 같아 보이지 않는다.

치료(Treatment)

만성적 분리에서, 목의 후방 측면에서 넙다리뼈머리의 이동과 배치가 일어나며 관절의 성정 공간이 비성숙하게 닫히게 된다. 근위 넙다리 재형성이 일어난다. 급성 뼈끝분리가 발달하여 넙다리뼈머리와 목의 접촉이 완전히 멀어지는 결과에 이를 수 있으며 이에 따라 넙다리뼈머리가 혈관경화 괴사(avascular necrosis)의 위험에 처하게 된다.

본 질병의 결과와 과정을 보았을 때, 외과적 중재는 항상 필요하게 된다. 첫 번째 과정의 유형은 뼈끝유합술을 포함하는데, 예를 들어 K–철사 배치를 통한 나사 이식을 활용한 뼈끝유합술이 있으며, 이는 넙다리뼈머리 회전을 막아주게 된다. 시술 직후에, 환자는 일어서서 아래팔 목발로 영향을 받는 하지에 줄어든 무게를 견디면서 약 3개월 동안 보행할 수 있다. 넙다리뼈머리의 분리가 30°를 넘어서면, 수정 돌기사이 뼈자름술이 시행된다. 50°~70° 사이의 넙다리뼈머리 분리에서, 넙다리뼈 목의 뼈자름술이 시행된다 (그림 2.4.5–13 과 14; 그림 2.4.5–15 와 16).

재활(Rehabilitation)

수술 이후에 재활이 시행해야 한다. 물리치료는 물렁조직 기법을 포함하는데, 과다긴장 근육 긴장을 풀어주고

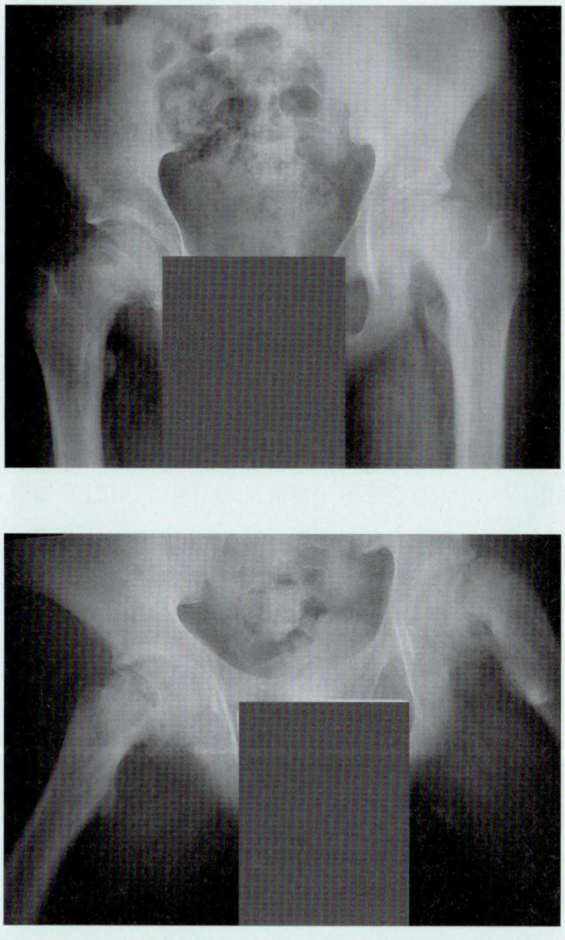

그림 2.4.5-13과 14 양쪽 넙다리뼈머리끝분리증. 오른쪽이 1단계, 왼쪽이 2단계. AP 투영(13)과 입구 투영(14).

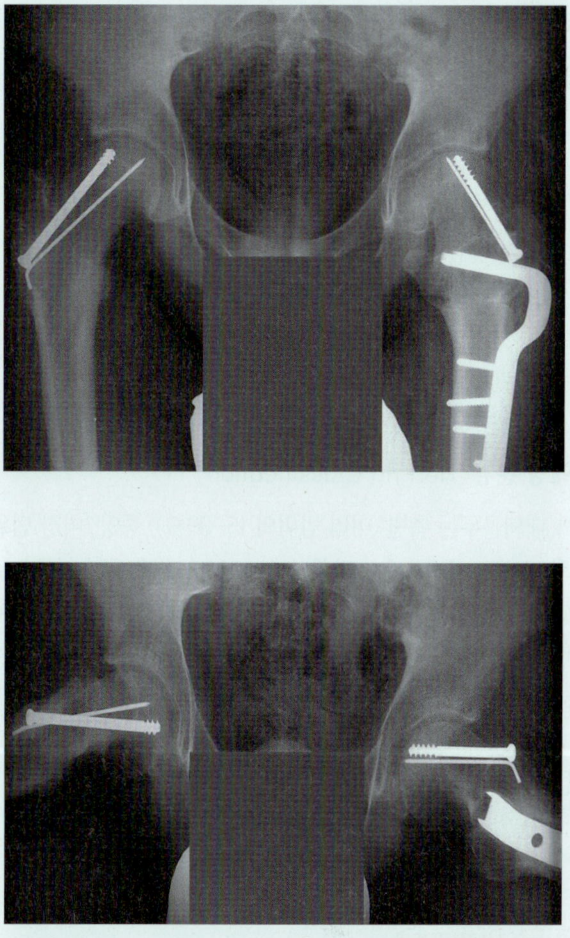

그림 2.4.5-15과 16 양쪽 넙다리뼈머리끝분리증 - 오른쪽이 Immahäuser-Weber에 따른 제자리의 골단유합술과 뼈끝유합술을 포함한 교정 다평면의 교정형 넙다리 뼈자름술. AP 투영과(15) 입구 투영(16).

(특히, 엉덩이 굽힘근과 모음근), 부드러운 엉덩이 당김과 움직임 범위 그리고 골반과 넓적다리 근육조직의 활성화와 강화를 도모한다. 치료는 보이타의 치료법, PNF 그리고 열린사슬 운동 등을 포함한다. 부하가 허용되었을 때, 불안정한 표면과 폐쇄형 운동 사슬 운동과 함께 감각운동 훈련이 시행된다. 양식은 뼈끝유합술이나 뼈자름술 이후 회복을 가속화하기 위해 수치료(월풀, 아쿠아 요법), 자기 치료법 또는 원거리 전기 치료법 등이 있다. 환자들은 통합적인 온천학적 치료를 처방받게 된다.

레그-칼베-페르테스 병(LEGG-CALVE-PERTHES DISEASE)

페르테스 병(또는 레그-칼베-페르테스) 또는 납작엉덩관절(coxa plana)은 혈관 공급 상의 문제로 발생되어 뒤따르는 넙다리뼈머리의 재형성과 괴사 증상이다. 본 과정은 넙다리뼈머리의 변형과 관절 표면의 일치를 막고 이에 따른 엉덩관절의 전관절증에 이를 수 있게 한다.

페르테스 병은 남자 아이들에게 더 자주 나타나며(4:1 비율로) 2세~12세 사이의 아이들에게 가장 자주 일어난다(가장 자주는 5세~8세 사이). 10%의 경우, 포함은 상호적이다.

병인과 발병기전

현재, 본 질환은 응고병에서 분리된 형태와 연결되어 있다. 동맥과 정맥 공급 상의 방해, 외상, 일과성 엉덩이 윤활막염은 넙다리뼈머리 괴사에 이르는 또 다른 요소들이다.

방사선 소견에 근거한 분류들

캐터럴 분류(Catterall Classification)

I. 뼈 끝의 전방 면에 영향을 주는 괴사

II. 괴사가 넙다리뼈머리의 많은 부분에 영향을 미침; 앞가쪽 격리가 발생한다.

III. 괴사가 넙다리뼈머리의 대부분의 영향을 미침; 머리의 뒤안쪽 지점이 보존된다.

IV. 괴사가 넙다리뼈머리 전체에 영향을 미침

헤링 분류(Herring Classification)

대퇴골두는 측면 (머리 범위의 15–30 %), 중앙 (머리 범위의 50 %), 내측 (머리 범위의 20–30 %)의 세 가지 기둥으로 나뉜다. 만약 괴사가 측면 기둥의 많은 부분에 영향을 미치면, 병의 예후는 더 심각해지고 넙다리뼈머리의 변형(납작해짐)이 더 자주 일어나게 된다.

A. 측면 기둥이 전혀 영향을 받지 않음
B. 측면 기둥의 50% 이상이 영향을 받음
C. 측면 기둥 높이의 50% 미만이 보존됨

진단(Diagnosis)

임상적 증상

통증은 주관적인 징후이다. 이는 엉덩관절, 샅굴부위, 또는 큰 돌기부분에서 일어난다. 통증은 연관되어 나타날 수 있는데 예를 들어, 아이가 무릎 통증을 호소할 수 있다.

통증은 아침에 최소화되며 그의 강도는 날이 지나갈 수록 엉덩관절에 하중이 가해지면서 강해진다. 쉬면 통증은 다시 잦아든다.

절뚝거림(limping)은 **객관적인 소견**이며, 이는 통증(스스로 엉덩이에 무게를 줄이기 위해 대처하는 행동)과 엉덩관절의 불안전성(엉덩이 안정화 근육의 약화가 관찰되었을 때)에 의해 발생한다. 임상적 상황은 벌림과 내회전 시의 제한된 움직임의 범위, 그리고 하지의 펼쳐졌을 때 내회전의 제한(구르기[roll] 테스트) 등이 있다.

임상적 소견의 범위는 질병의 단계와 상관이 있다.

1. **초반 괴사 단계**(Early necrotic) – 아이가 엉덩이 통증을 호소하고 다리를 저는 것과 증상이 없는 기간이 교대하며 반복되는 단계.
2. **넙다리뼈머리 균열**(Femoral head fragmentation) – 연골및 뼛조각 형성의 시작 – 이 단계에서, 증상은 더 강화될 수 있다; 머리가 무너지고 변형될 수 있으며 엉덩이 움직임의 범위가 제한된다.
3. **회복단계**(Repair stage) – 넙다리뼈머리뼈 재발생 증상이 서서히 줄어든다.

영상 방법(Imaging Methods)

방사선 필름은 두 가지 투영을 포함한다. 첫 번째 필름은 질병의 단계를 보여준다(괴사, 분열, 회복). 그리고 넙다리뼈머리 포함의 정도(Catterall에 따른 분류법에 따라)에 따라. MRI 는 괴사의 정도를 정확하게 제시한다. MRI와 섬광조영술을 함께 하면 넙다리뼈머리 재형성 변형이 진행되는 중의 초반 진단에 효과를 볼 수 있다.

치료(Treatment)

치료 목적은 대퇴골두의 중심 위치를 달성하는 것인데, 이는 관절 표면의 최대 접촉을 의미한다(근절, containment). 엉덩관절 내 넙다리뼈머리의 이상적인 정렬을 유지하는 것은 치료의 중점이다. 만약 머리가 관골구에 의해 제대로 덮여져 있다면, 괴사 부위에 부하가 심하게 가해지지는 않게 될 것이며 넙다리뼈머리 변형도 일어나지 않을 것이다. 최근에는, 보존적 치료 뿐만 아니라 외과적 치료 또한 사용된다.

보존적 치료법(Conservative Treatment)

보존적 치료법은 외전 장치(외전 및 내회전 시 엉덩이를 유지하는 부목 또는 버팀대)의 적용으로 구성된다. 아틀란타 고정기(Atlanta Brace)가 가장 흔하게 쓰인다. 벌림 고정기에서, 환자들은 자유롭게 움직이고 걸을 수 있다. 벌림 고정기 치료는 18개월 정도 지속된다.

외과적 치료법(Surgical Treatment)

시술의 두 가지 유형이 넙다리뼈머리의 근절을 성취할 수 있다: 골반 뼈자름술(가장 자주는 Salter에 근거하여)(그림 2.4.5-17; 그림 2.4.5-18; 그림 2.4.5-19) 또는 근위 넙다리뼈의 변화 뼈자름술(varization osteotomy)이 그것이다. 두 가지 시술 모두 함께 시행될 수도 있다(그림 2.4.5-20; 그림 2.4.5-21; 그림 2.4.5-22).

수술 후에, 사지들은 수상석고붕대에 6주 정도 고정된다.

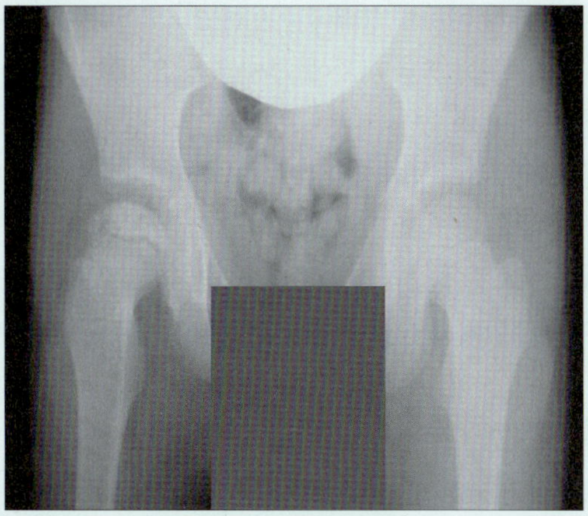

그림 2.4.5-17 오른쪽 페르테스병.

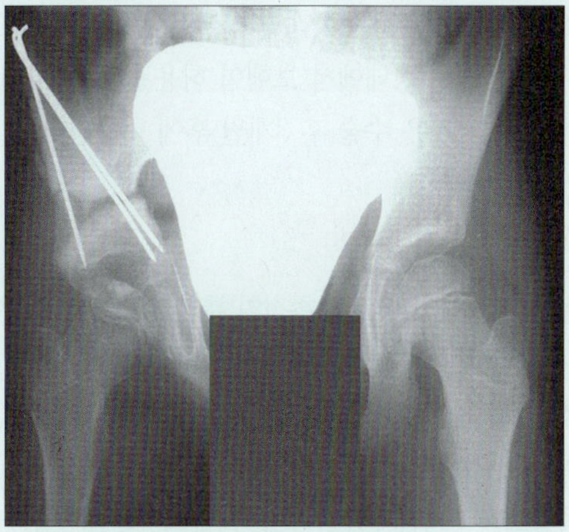

그림 2.4.5-18 골반 솔쳐 뼈자름술 후에 따른 오른쪽 레그-칼베-페르테스병.

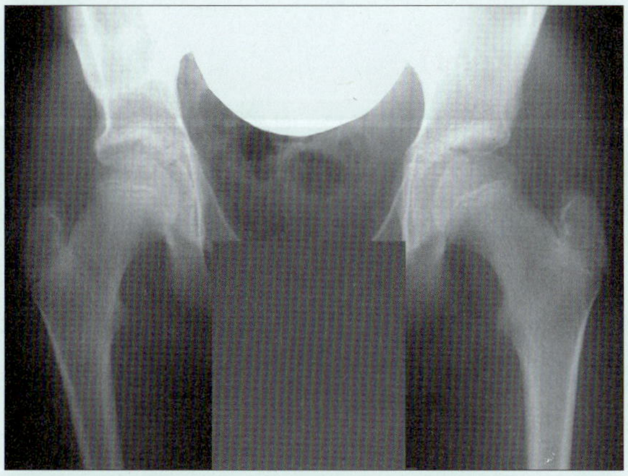

그림 2.4.5-19 솔터 뼈자름술 후 넙다리뼈머리 재형성이 완성된 이후의 오른쪽 페르테스 병.

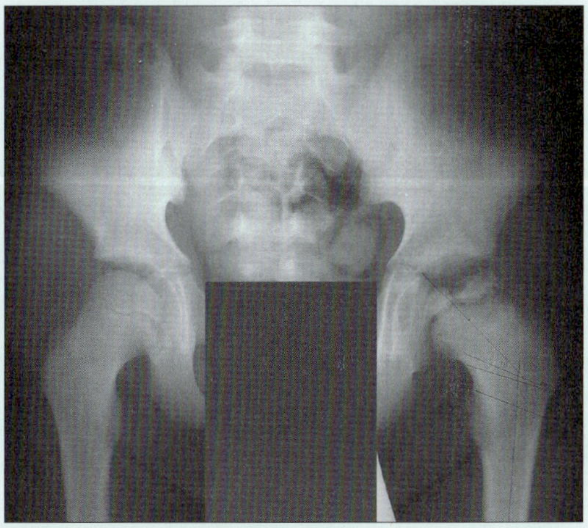

그림 2.4.5-20 왼쪽 페르테스 병.

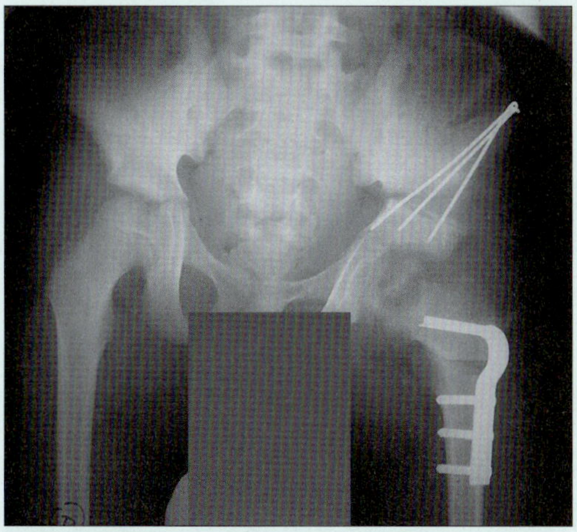

그림 2.4.5-21 솔터 골반 뼈자름술과 변화 넙다리 뼈자름술 후의 왼쪽 페르테스 병.

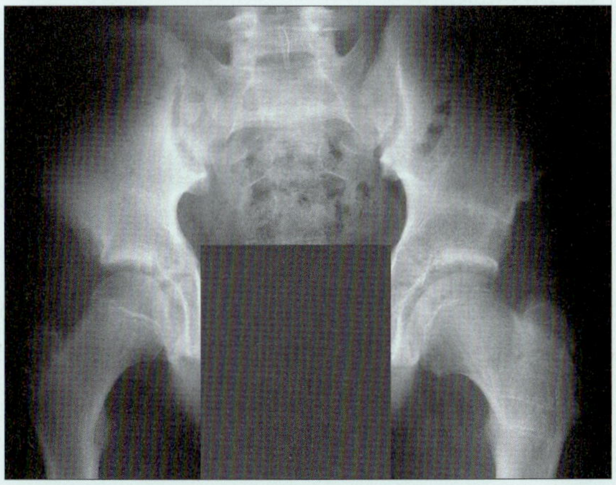

그림 2.4.5-22 넙다리뼈머리의 안전한 재형성에 따른 왼쪽 페르테스 병 - 구면적으로 일치하는 엉덩이.

그에 뒤따른 6주 동안은 아래팔 목발을 사용, 하지에 부담되는 무게를 줄인 상태에서 보행이 허용된다. 하지에 모든 무게를 가하는 것은 수술 후 3개월 후에 허용된다.

재활(Rehabilitation)

재활은 페르테스 병의 보존적일 뿐 아니라 외과적 치료법 모두 제시된다.

물리치료의 목적은 엉덩이 움직임 범위를 유지하고 향상시키며 골반과 넙다리 근육조직의 균형을 재건하는 것이다. 물렁조직 기법은 당김과 관절에 부드러운 압력을 가함으로써 엉덩관절의 중앙화를 시키는 것, 긴장과 활성화를 향상시켜 근육을 이완시키는 것, 그리고 제대로 된 움직임 패턴을 포함함으로써 엉덩관절 안정화 근육조직을 강화하는 것, 이 모든 것들이 지시될 수 있다.

골반 이음뼈 근육을 할성화하기 위한 위치, 지지, 및 통증유발점의 반사성 영향이 실시된다. 게다가, 발달적 위치와 순서에서의 활동적인 운동, PNF와 열린사슬운동도 시행된다. 환자가 하중을 견딜 수 있을 때, 닫힌운동사슬과 감각운동 훈련, 그리고 불안정한 표면에서의 훈련 등이 시행된다.

회복을 가속화하기 위해, 간헐자기장과 원격 전기요법이 시행된다. 통합적인 온천학적 치료도 페르테스 병을 가진 환자들에게 필요하다.

엉덩이의 일과성 윤활막염 (Trainsient synovitis of the hip)

엉덩이의 일과성 활액낭염은 삼출물을 동반한 엉덩관절의 염증성 질환이다.

병인과 발병기전

엉덩이의 일과성 활액낭염은 아이들에게서 나타나는 가장 흔한 엉덩관절의 병리학적 증상으로 2세에서 12세 사이에(가장 흔하게는 5-6세 사이에) 일어난다. 이는 동시에 또 다른 염증성 과정, 바이러스, 상기도(upper respiratory) 감염이나 예방접종에 대한 반응으로 일어난다.

진단(Diagnosis)

임상적 증상(Clinical Presentation)

주관적인 증상으로는 밤 동안 일어난 엉덩이 통증의 발발로, 어린이가 아침에 침대에서 일어날 수 없다거나 다리를 절거나 영향을 받는 사지에 무게를 실을 수 없는 상태를 포함한다.

병력으로는 증상이 나타나기 14일 전부터 발열을 동반한 질환이 있다고 보고한다.

객관적 소견에는 다리를 벌리고 구부리고 안쪽으로 회전할 때에 제한되고 통증을 동반한 엉덩이 움직임 범위이다.

시험(Examination)

실험실 결과는 염증 값의 상승을 밝혀낼 수 있다. 엉덩관절의 초음파 이미지는 부종과 삼출물을 포함한 관절 주머니의 확장을 드러낸다. 페르테스 병의 감별진단과 소아 뼈끝분리 증상은 방사선적 영상과 함께 측정되어야 할 필요가 있다.

치료(Treatment)

일과성 활액낭염의 치료는 보존적이다. 치료의 시작은 한 주간의 휴식으로 시작된다. 이로 인해 영향을 받는 사지에 하중을 줄이고 항염증을 시행한다.

일과성 윤활막염 급성 단계에서의 재활은 부드러운 당김과 환자가 견딜 수 있을 만큼의 냉동요법으로 제한된다. 급성 증상이 줄어들면, 수치료 또한 실시될 수 있다. (수치료, 월풀 등)

성인 질환 / ADULTHOOD DISEASES

물렁조직 부상의 과다사용 (OVERUSE SOFT TISSUE INJURIES)

엉덩관절은 모음근, 넙다리곧은근과 넙다리뒤인대 부착부병증을 포함한다.

부착부병증의 진단은 임상적 시험과 초음파와 MRI를 사용한 영상 요법에 근거하여 판단된다.

엉덩이 모음근 부착부병

임상적 증상은 부하 중 결합(symphysis) 시 근육 이는 곳에서부터 통증을 포함한다. 통증은 하복부 부위나 무릎을 향한 안쪽 허벅지까지 뻗쳐나갈 수 있다.

객관적인 소견은 결합 시 근육 이는 곳에서부터의 촉진

(palpation)을 동반한 통증, 긴장의 상승, 엉덩이 모음근에서의 반사성 변화 등이 있다. 엉덩이의 외회전이 제한될 수 있으며 통증을 동반할 수 있다. 저항에 대한 엉덩이 모음이 통증을 유발할 수 있으며 내복사근(internal obliques)의 약화가 관찰된다.

임상적 소견은 자세적 전방 골반 기울임, 바깥굽은무릎, 바깥굽은 발꿈치뼈, 발목과 발의 불안정성 및 평발 등과 같은 정렬의 변화를 포함한다.

넙다리곧은근 부착부병증

임상적 증상은 하중 중의 샅굴지역에서의 통증을 포함한다. 통증은 무릎을 향한 전방 허벅지로까지 연결될 수 있다. 객관적인 소견은 상전장골극(anterior superior iliac spine) 바로 아래, 근육의 이는 곳과 위쪽 세 번째 근육 위에서부터의 촉진을 동반한 통증이 있다. 상승된 긴장과 근육 배쪽에서의 반사성 변화, 또는 넙다리곧은근의 짧아짐 등이 눈에 띈다. 근육의 긴장은 고관절 신전을 제한시키며 저항에 맞서 고관절을 구부릴 때 통증을 동반할 수 있다. 아이들에게서 성장기에 나타나는 넙다리곧은근 부착부병증은 힘줄 지역에서의 무균 괴사의 발달과 연결될 수 있다.

뒤넙다리근 부착부병증

임상적 증상으로는 앞으로 구부릴 때 영향을 받는 하지쪽 둔부 아래의 통증이 있다. 이 통증은 허벅지의 후방 면을 따라 무릎 쪽으로까지 이동할 수 있다.

객관적 소견은 궁둥뼈결절 상 근육 이르는 곳에서부터의 눈에 띄는 촉진을 동반한 통증과 근육 배(muscle bellies)의 상승된 긴장이 있다. 허벅지의 후방을 향한 스트레칭이 통증을 동반할 수 있으며 앞으로 구부리는 것 또한 제한된다. 바로 누워서 평가하는 중에, 반대편과 비교했을 때 매트 위에 있는 신전된 상지 위치는 제한적이며 마지막 느낌(end-feel)은 통증을 동반한다. 어린이들에게는, 궁둥뼈결절의 무균괴사가 일어날 수 있다.

엉덩관절 부착부병증의 재활

치료는 질병의 병인과 발병기전에 근거하며 몇 단계의 국면에 걸쳐 일어난다:

1. 국소화된 통증 부위나 근육 기시점의 치료

근육 기시점 통증이 원인이라 할 수 있는 부종과 염증의 치료는 국소 치료의 목적이다. 운동 요법은 물렁조직 기술과 영향을 받는 부분(엉덩관절 견인법)의 가동성을 이용한다. 제시된 양식에는 진통 효과를 가진 시술 – 전기요법(DD 전류, TENS)과 항염증성 효과를 가진 시술–광선요법(바이오 램프, 레이저)이 있다.

2. 증가된 근육 긴장과 상응하는 근육의 반응성 변화치료

치료 목적은 근육의 이완이다. 운동요법은 분석 기술(PIR, AGR)과 신경생리학적 기술(PNF나 보이타 운동 반응)을 사용한다. 양식은 초음파(근육 이완 과정의 일환으로) 또는 이와 결합된 치료를 사용한다.

3. 척추, 골반, 그리고 하지의 자세적 기능의 치료와 문제의 근원인 병리학적 움직임 패턴의 교정

근육에서의 국소 변화 치료는 병리학적 자세와 병리학적 움직임 스테레오타입의 치료와 동시에 진행될 때에만 비로소 효과가 있다. 물리치료는 물렁조직 기법과 척추 동원, 척추와 골반을 안정화시키는 근육을 올바른 움직임 패턴으로 활성화하는 것 등을 포함한다. 치료는 또한 감각운동 훈련을 시행하며, 이 훈련들은 발, 발목, 무릎과 엉덩관절이 중앙화된 위치에서 시행된다. 치료에는 또한 환자에게 정형학적 신발 추가도 포함된다.

퇴행병(Digenerative Disease)

엉덩이의 골관절염(엉덩관절증, Coxarthrosis)

엉덩이 골관절염은 퇴행병이다. 2차적인 관절염은 몸의 노화의 결과가 아니라, 기능적 장애의 결과에 따른 것이다. 기능적 장애는 엉덩관절 부위에 기능적 변화를 가져온다.

기존의 관절염적 증상은 엉덩이 형성이상과 넙다리 뼈끝머리 분리, 레그–칼베–페르테스 병 등이 있을 수 있다. 이차적인 엉덩이 골관절염은 점차적으로 기존의 관절염적 증상으로부터 발전된다. 엉덩관절 관절염은 보존적이고 외과적인 치료를 포함한다. 이는 2.3.3장의 관절과 골관절염의 퇴행병에서 더 자세히 알아볼 수 있다.

외상적 병터(Traumatic Lesions)

엉덩관절에서 외상적 병터는 샅굴부위 부상, 엉덩관절 탈구, 절구 골절과 몸쪽 넙다리 골절 등이 있다.

샅굴부위 부상(Groin Injury)

샅굴부위 부상에서, 모음근육 기시점에서의 팽창이나 부분적 파열이 두덩뼈(pubic bone)에서 일어난다. 부상은 종종 만성적인 엉덩이 모음근 부착부병증과 함께 일어나며 엘리트 운동선수들, 특히 하키선수나 축구선수들에게서 흔히 일어난다.

가로막, 골반바닥과 복근 쇠약(특히 배속빗근[internal obliques])은 본 부상의 가장 주요한 원인이다. 가로막의 힘을 시험할 때, 환자는 바로 누운 자세여야 한다. 환자는 하지를 중력에 저항하여 엉덩이로부터 90°까지 구부리고 무릎을 구부리도록 주문을 받는다. 원하지 않는 반응은 전방 골반 기울임, 가슴의 들숨정렬과 샅굴 안 오목면 등이 있다.

주관적인 징후들은 갑작스럽게 두덩결합의 근육 기시점에서 나타나는 급성 통증과 이로 인한 복근까지 연결되는 통증, 샅굴부위와 허벅지 안쪽의 통증 등이 있다.

객관적인 소견은 근육 기시점에서 촉진을 동반한 심각한 통증, 근육에서 반사성 변화들, 저항을 받는 모음과 구부림 시 통증이 있다. 감별 진단에서 샅굴부위 부상은 넙다리절구 부딪힘(femoroacetabular impingement)과 칸사이근막 윤활낭염(iliopectineal bursitis)과는 구분되어야 한다.(90도 굽힘 시 엉덩관절의 제한되고 내전 및 내회전 시 통증을 동반)

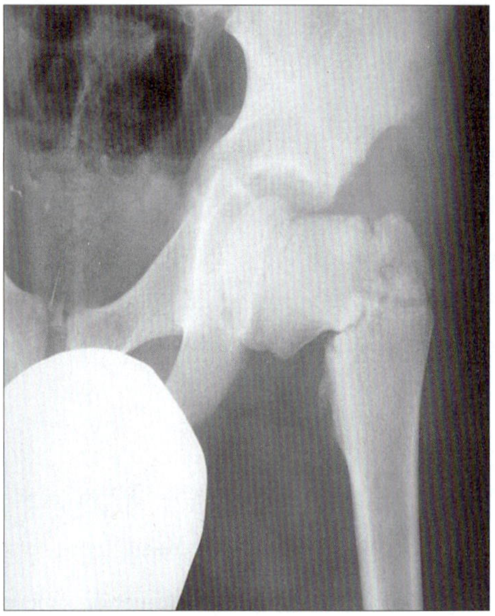

그림 2.4.5-23 12세 소년에게서 나타나는 넙다리목 골절- 보이지(Boitzy) 유형 II.

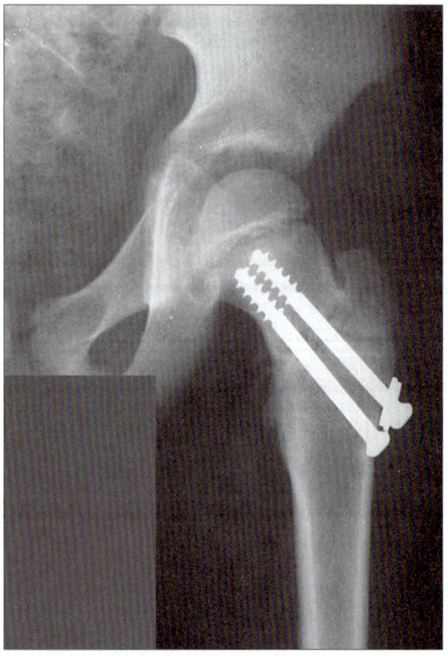

그림 2.4.5-24 같은 소년의 넙다리목 골절로 두 개의 스펀지오스(spongiose) 나사를 사용한 뼈이음술 후.

엉덩관절 탈구(Hip Joint Dislocation)

엉덩관절 탈구는 소위 고-에너지 부상(차 사고, 높은 곳에서의 낙상)이라고 불리는 것에 해당된다. 탈구된 머리의 위치에 근거하여, 탈구는 전방, 후방, 중앙 탈구로 분류된다.

후방 탈구는 종종 절구의 후방 능선 조각이 부서지는 증상과 동반된다. 이는 탈구 유형의 집합체인 궁둥신경의 부상 위험을 제기한다. 중앙 탈구에서, 절구 관절의 표면적이 뚫고 나오게 된다.

근위부의 넙다리 골절

넙다리뼈의 몸쪽 골절들은 조금 더 성숙한 나이의 사람들에게 가장 흔한 골절이다. 이것은 최소한의 충격으로도 골절을 유발할 수 있는(일반적으로 측면으로 떨어지는 낙상 사고 시 발생) 뼈대 뼈엉성증과 긴밀하게 연관되어 있다.

근위부 넙다리 골절은 위치에 따라 넙다리목 골절, 돌기골절, 그리고 돌기밑 골절 등으로 분류될 수 있다. 분류는 외과적 시술의 선정에 아주 중요하다(그림 2.4.5-23; 그림 2.4.5-24).

현재, 전체 내부 인공 삽입물의 삽입은 일부 대퇴 경부 골절에 대한 선택 방법이다; 가끔씩, 생물학적으로 나이

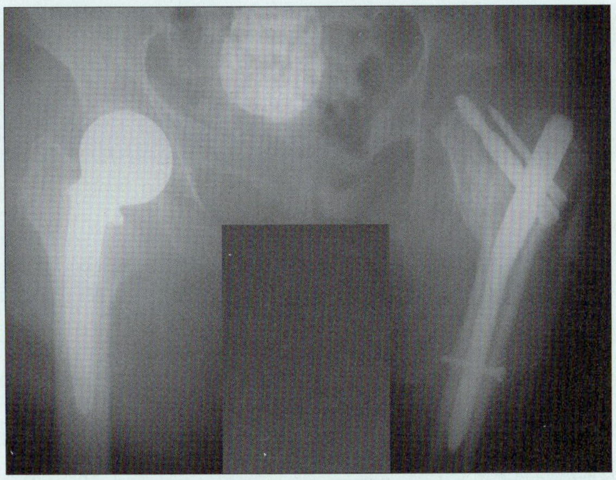

그림 2.4.5-25 왼쪽 그림은 넙다리목 골절을 위한 경부머리 관내장치 착상 이후의 엉덩이 상태를 보여주고, 왼쪽은 대퇴골 전자 간 골절 이후 안정적인 뼈이음술에 의한 치료를 나타낸다.

가 들고 기능이 어려운 환자들에게 경부머리 내외보철물(cervicocapital endo) - 인공삽입물이 사용되기도 한다. 돌기와 돌기밑 골절에서, 특정한 골수 내 뼈이음술의 유형이 제시된다.

재활은 수술 후 시작되며 수직화(verticalization)가 일찍 시작된다(그림 2.4.5-25).

외상적 부상에서의 재활

엉덩관절의 안정성을 유지하면서 엉덩이 움직임 범위를 회복하는 것이 재활 치료의 목적이다. 치료는 조직이 나을 시간을 존중해야 하며 하지에 가해지는 부하에 관해서는 물리치료사의 허용된 부담 하중에 대한 결정이 필요하다. 대부분의 엉덩이 부위의 골절은 안정 뼈이음술이나 관내장치로 치료되며 이른 재활은 아래의 과정들에 뒤따라 시작될 수 있다.

수술 후 합병증(**폐렴, 깊은혈관 혈전증**[deep vein thrombosis])의 방지를 위해서 환자들은 호흡요법 및 지구력 요법을 받으며 이는 일어서는 데의 준비 과정의 역할을 한다. 동시에 부종 관리, 부드러운 물렁조직 운동, 가동범위 증가 및 약한 근육 촉진을 위해 절개 관리(incision care)가 시작된다.

수술이 지난 후 이미 1일에서 3일 정도가 되면 수직화가 시작되어, 처음에는 앉기를, 견딜 수 있는 한계치에 맞추어서, 서기까지를 진행한다. 서기에서 영향을 받는 하지는 부담 중량의 지침을 따라야 한다. 다음에 언급되는 수직화에서 서기까지, 보행기나 아래팔 목발 등을 사용하여 영향을 받는 하지에 하중을 줄인 채로 보행 훈련이 시작된다. 이것은 처음에는 지면 높이에서 시행되다가 추후에 계단까지 추가하여 실행된다. 뼈이음술과 모든 인공삽입물에 이어, 환자는 줄어든 하중 상태를 3개월 정도 유지한다. 경부머리 관내장치를 삽입한 후 환자는 수술 후 약 10-14일 동안 절개가 완료되면 하중을 완전히 견딜 수 있다.

재활은 물리적 요법, 작업치료, 사회적 평가를 포함한다. 물리적 요법으로는 수치료법(**아쿠아 요법, 토탈바디 월풀, 영향을 받는 하지 월풀**)을 포함한다. 수치료는 절개가 치유되고 봉합이 제거된 이후에 실행된다.

간헐 자기치료(pulsed magnetic therapy) 또는 원거리 전기요법(distant electrotherapy)은 부상 부위의 뼈 회복을 가속화하는 데에 효과적이다. 부종을 관리하는 데에 수동적으로 또는 기구를 사용한 림프배출(lymphatic drainage)이 사용된다. 작업요법(occupational therapy)은 일상생활의 활동을 독립적으로 연습하는 것(ADL)과 제대로 된 보조장치를 고르는 것(**올려진 변기, 샤워 또는 목욕 의자, 미끄러짐 방지 매트, 손잡이 등**)을 포함한다.

종종, 환자들은 재활 세팅 속에서 계속된 치료를 보장하기 위하여 요양원 같은 사회적 평가를 거쳐야 한다. 환자들에게 허용된 또다른 옵션은 간호와 돌봄 그리고 재활 보살핌을 집에 구비하여 놓고 집으로 돌아가는 것이다.

다른 부위에서 엉덩관절로 오는 연관통증

엉덩이의 감별진단 중 다음에 나오는 것들은 고려 대상에서 제외되어야 한다:

1. **허리척추 부위에서의 기능적 병리학**(제한). 각각의 제한은 특정 근육에서의 근육 긴장도 변화에 반응한다. 이러한 변화는 근육통 원인이 될 수 있으며 근처 인대로까지 통증이 연관될 수 있다.

L2-L3 제한 상황에서, 볼기근(gluteus medius)에서의 반사성 변화가 발견된다. L3-L4 제한 상황에서, 넙다리곧은근에서의 변화가 보인다. L4-L5 제한 상황에서 궁둥구멍근(piriformis)이 포함되며 L5-S1 제한 상황에서는 엉덩허리근(iliopsoas)이 포함된다. 궁둥구멍근과 볼기근에서의 반사성 변화는 더 큰 돌기(trochanter)로의 근육 삽입으로 연관될 수 있으며 돌기 윤활낭염을 모방할 수 있다.

2. **허리 척추 부위에서의 구조적 병리학**(신경뿌리 압박). 살굴부위와 전방 및 안쪽 허벅지 면을 향한 L4 피부분절(dermatome)에서의 신경뿌리 영사는 엉덩관절 병리학에서의 통증을 모방할 수 있다. 허벅지의 후면을 향한 L5 피부분절(dermatome)에서의 신경뿌리 영사는 큰돌기(greater trochanter)로부터의 통증을 모방할 수 있다.

2.4.6 무릎관절 (Knee Joint)

선천적 발달 결함

- 선천적 무릎 탈구(Congenital knee dislocation)
- 선천적 무릎골 탈구(Congenital patellar dislocation)
- 무릎뼈 이분(Bipartite patella)

물렁조직 부상의 과사용

- 힘줄염(Tendinopathies)
  - 무릎 힘줄염(jumper's knee)
  - 넙다리곧은근 부착부병증
  - 엉덩이 모음근 부착부병증
  - 넙다리두갈래근 부착부병증
- 무균괴사 Aseptic necrosis
  - 오즈굿-슐래터 병(Osgood-Schlatter disease)
  - 신딩-라슨-요한슨 증후군(**무릎 꼭지의 뼈연골증**)
  - 박리뼈연골염 (Osteochondritis Dissecans)

퇴행병들 (Degenerative Diseases)

- 무릎넙다리관절 기능장애
- 무릎관절증(Gonarthrosis)

외상적인 부상들

- 물렁조직 무릎 부상과 그들의 결과

무릎관절의 선천적 발달 결함 / CONGENITAL DEVELOPMENTAL DEFECTS OF THE KNEE JOINT

무릎의 선천적 발달 결함에는 선천적 무릎 탈구, 선천적 무릎뼈 탈구, 그리고 무릎뼈이분(bipartite patella)이 있다. 이들의 병인과 발병기전, 그리고 치료는 2.3.1장의 선천적 발달 결함에서 다루고 있다.

물렁조직 과다사용 부상 / OVERUSE SOFT TISSUE INJURIES

건염(Tendinopatheis)

무릎뼈 건염 /Patellar Tendonitis(Jumper's Knee)

본 증상은 무릎 힘줄에 추가되는 통증으로 나타나는데 이는 또한 뛰는 사람들의 무릎이라고 불리기도 한다. 통증은 무릎 꼭지에 위치하거나 힘줄이나 이것의 정강뼈거친면의 삽입에 위치한다. 이 상태는 일반적으로 무릎관절의 벌림근에서 극단적으로 하중을 견디는 선수들(**농구, 배구선수, 점프하는 사람들**)에게 가장 자주 일어난다.

임상 증상에는 부하가 걸리는 동안 전방 무릎 통증이 포함되며, 나중에는 휴식을 취할 수도 있다. 객관적인 결과로는 기시점의 촉진과 통증은 물론 무릎힘줄 및 무릎힘줄 삽입뿐 아니라 손상 부위의 건재 및 물렁조직의 부종증상도 포함된다. 저항된 무릎 폄은 통증을 동반하고 쪼그리고 앉거나 쪼그려서 일어날 때도 통증이 느껴진다. 허벅지 근육의 변화는 또한 대퇴사두근의 근력과 반사적 변화, 근육 긴장의 증가를 포함한 객관적인 결과에 대한 일부이다.

넙다리곧은근 부착부병

본 부상은 무릎골 맨 아래의 넙다리곧은건에서 느껴지는 삽입 통증을 일컫는다. 본 부상은 종종 자전거 선수나 점프 선수들에게서 나타난다. 임상적 그림으로는 하중을 가할 시 무릎골 맨 아래에서의 통증을 포함한다. 객관적인 소견으로는 무릎골 기본에서의 촉진을 동반한 통증과 무릎뼈 기반의 측면에서 느껴지는 큰 통증이 있다. 평가 중 넙다리곧은근의 축소 또한 보여진다.

엉덩이 모음근 부착부병증

본 증상은 안쪽 정강 돌기(medial tibial condyle)(거위발 pes anserine)의 엉덩이 모음근에서의 삽입 통증으로 드러난다. 거위발 부상(pes anserine injury)은 삽입 아래의 윤활주머니(bursa)의 자극과 함께 나타난다.

임상적 증상으로는 무릎관절 안쪽 면의 통증을 포함하며, 특히나 하중을 가하는 중에 심해진다. 객관적인 소견으로는 부종과 정강돌기 앞안쪽 면에서의 촉진을 동반한 통증을 포함한다. 엉덩이 모음근은 상승된 긴장과 반사성 변화를 보여준다. 상승된 근육 긴장은 바깥 회전 시 엉덩이 움직임 범위의 제한의 결과를 낳고, 바깥 회전으로 최대한 벌렸을 때 무릎 안쪽 면에서의 통증을 유발할 수 있다. 감별진단에는 안쪽반달병터(medial meniscus lesion), 안쪽 곁가지 인대 병터(medial collateral ligament lesion) 또는 무릎관절증(gonarthrosis)이 포함되어야 한다.

넙다리두갈래건의 부착부병증

본 부상은 달리기 선수들에게서 흔하며 긴 걷기운동 후에도 나타날 수 있다. 임상적 사진은 걷는 도중 무릎 측면에서 느껴지는 심각한 통증을 포함한다. 객관적인 소견으로는 부종과 종아리뼈 머리(fibular head)에서 인대 삽입 촉진 시 일어나는 통증을 포함한다. 넙다리두갈래근(biceps femoris muscle)은 중간과 아래에서 3번째 근육에서 상승된 긴장과 반사성 변화를 나타낸다. 감별 진단으로는 가쪽 반달 병터(lateral meniscus lesion)가 있다.

무릎의 무균괴사(ASEPTIC NECROSIS OF THE KNEE)

원칙적으로, 무릎의 무균괴사는 성장하는 골격에서 "물렁조직 과다사용 부상"을 의미한다. 무균괴사는 과다사용한 근육의 삽입 시 뼈의 재형성 변화를 포함하는데, 이는 성장 시 본 부분의 뼈가 "더 부드럽고", 그래서 하중에 대해 결합조직보다 저항성이 약하기 때문에 일어난다.

오즈굿-슐래터 병(Osgood-Schlatter Disease) (정강뼈거친면의 무균괴사)

본 부상은 정강뼈(tibia)(정강뼈거친면)의 몸쪽 견인골단(apophysis)을 포함한다. 이러한 과도하게 사용한 상태는 활발한 청소년 시기, 주로 8세에서 15세에 거친 나이에 나타나며, 이는 최대한의 성장을 보이는 시기이다. 이는 웨이트 리프팅이나 축구, 자전거 타기, 테니스나 그 외의 스포츠 중 무릎 폄근 장치에 가해지는 과다한 부하 때문에 일어난다.

임상적 증상으로는 아래의 활동 중, 그리고 활동 후, 또는 추위에 노출된 후에 경험하는 정강결절(tibial tubercle)에서의 통증을 포함한다. 객관적 소견으로는 물렁조직의 부종과 정강결절에서의 촉진 시 통증을 포함한다; 저항하는 무릎 폄근, 작은 스쿼트와 스쿼트에서 올라올 때 통증을 느낀다. 임상 소견으로는 뒤넙다리근육의 뻐근함 또한 보일 수 있다. 자연적 방사선 영상의 측면 뷰에서는 몸쪽 정강견인골단(apophysis)의 불규칙한 모양과 골절을 보인다(그림 2.4.6-1).

본 증상은 12에서 24개월 정도 지속될 수 있으며 몸쪽 정강견인골단(apophysis closes)의 성장 공간이 닫히면 증상이 줄어든다.

치료(Treatment)

치료는 주로 보존적이며 아래의 사항들을 포함한다:

1. 소견에 근거한 **체중부하 제한**(50~75%까지); 가끔씩 무릎관절은 무릎 고정기로 펴는 것이 고정된다.
2. 증상을 관리하기 위한 **물리적 요법**. 제시된 시술들은 냉동요법(cryotherapy)과 프리니츠 랩(Priessnitz wraps)의 사용이 있다. 초음파 또한 가끔씩 제시된다. 하지만, 이는 아주 조심스럽게 고려되어야 하는데, 왜냐하면 성장판에 대한 고강도의 초음파 레벨과 그 적용은 성장판의 손상을 가함으로써 성장판의 미성숙한 닫힘과 그에 따른 무릎젖힘(knee recurvatum)을 발달시킬 수 있다. 정강뼈거친면 견인골단(apophysis)의 재형성은 간헐자기장 또는 원격 전기치료의 적용을 통해 가속화시킬 수 있다.
3. 하지의 근육 불균형을 교정하는 **운동요법**. 닫힌 운동사슬 운동(closed kinetic chain exercise)과 고유감각 신경근육자극(proprioceptive neuromuscular stimulation)이 실시된다.

신딩-라슨-요한슨 증후군(Sinding-Larsen-Johansson Syndrome) (무릎 꼭지의 뼈연골증)

본 증상은 10세~13세 나이에서 일어난다. 임상적 사진은 물건을 들 때 무릎 꼭지에서의 통증을 동반한 무릎골 건염과 비슷하며 특히나 계단을 오를 때 더욱 비슷하다. 무릎 꼭지주변의 부위가 부풀어 오르며, 촉진마다 통증을 느끼게 되며 무릎을 펼 때 저항과 통증을 느낀다. 방사선 측면 뷰는 재형성 변화나 아래 무릎골극(inferior patellar pole)에서 조각남(fragmentaton)을 보여준다(그림 2.4.6-2).

치료(Treatment)

치료는 무릎골 건염과 비슷하다- 무릎골 건염에 관한 하부 장을 본다(Jumper's Knee).

2

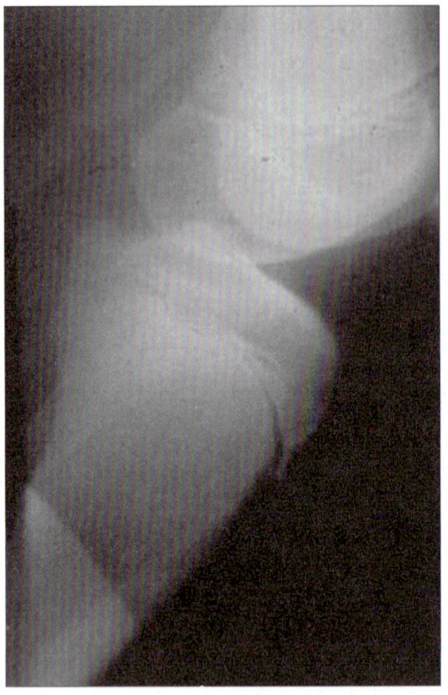

그림 2.4.6-1 오즈굿-슐래터 병.

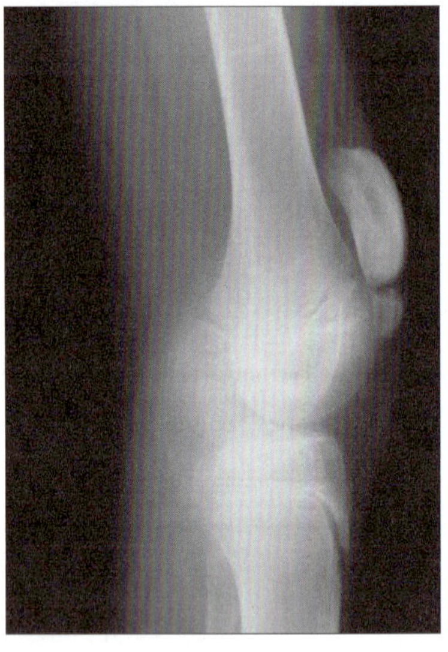

그림 2.4.6-2 신딩-라슨-요한슨 병(Morbus Sinding-Larsen-Johansson).

박리뼈연골염(Osteochondritis Dissecans)

박리뼈연골염은 국소적 무균 연골및 괴사(local aseptic subchondral necrosis)로 취약한 부위의 관절면에 영향을 준다. 뼈연골증(osteochondrosis dissecans) 중에는 연골 및 뼈에서 윤곽이 분명한 부위에서 괴사가 일어난다. 만약 괴사가 자발적으로 낫지 않는다면, 괴사된 뼈의 조각이 떨어진다. 뼈 조각 위의 연골(cartilage)은 점차적으로 퇴화한다. 안쪽 넙다리 돌기(medial femoral condyle)가 가장 흔하게 영향을 받는다(그림 2.4.6-3).

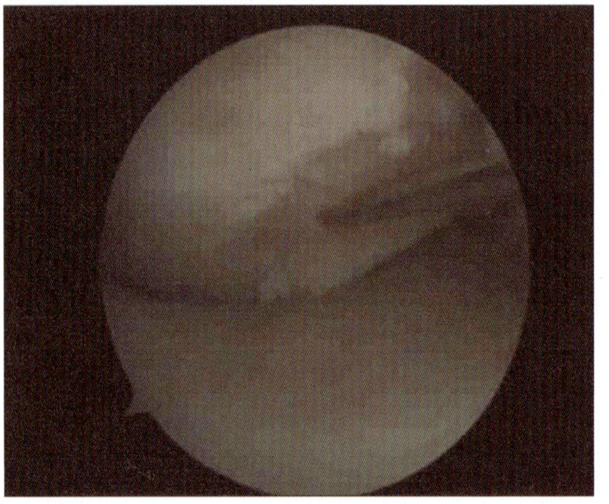

그림 2.4.6-3 뼈연골증(osteochondrosis) 중 안쪽 넙다리돌기에서의 조각에 대한 관절경 소견.

박리뼈연골염(Osteochondritis Dissecans)은 운동 선수들에게서 일어나며, 가장 흔하게는 청소년기 소년들(5세에서 15세 사이) 또는 성인의 형태(15세 이상의 연령)에게서 일어난다.

임상적 증상으로는 물건을 들 때, 그리고 든 후의 무딘 무릎 통증과 안쪽 넙다리돌기 통증이 있다. 윌슨의 시험은 박리뼈연골염(Osteochondritis Dissecans)을 위한 특수한 시험으로 무릎이 90°까지 구부리고 안쪽으로 회전하는 시험이다. 무릎을 안쪽 회전에서 펴는 움직임을 할 때, 관절의 안쪽 면에서의 통증이 30° 정도 일어나며, 무릎이 바깥으로 회전할 때 통증이 사라진다. 진단을 설립하기 위해서 이미지 테스트가 시행된다. 자연 방사선 필름은 연골밑(subchondral) 조각난 부위를 투명하게 보여준다; 다음 단계에서, 그 부위는 경화성 절단(sclerotic edge) 또는 부서짐을 보여준다. 부위를 알아내는 것과 부위 위에 위치한 연골 범위와 상태는 CT와 MRI로 확인할 수 있다.

치료(Treatment)

소아형의 예후는 좋다. 뼈연골염(Osteochondritis)은 보통 보존적 치료로 치유되는데, 보존적 치료는 제한된 활동과 체중 부하의 경감을 포함한다.

관절경수술(Arthroscopic surgery)은 주로 성인형에서 제시된다. 만약 조각이 제거되지 않는다면, 회복을 자극하기 위해 부위에 구멍을 뚫는 것이 시행된다. 조각이 제거되고 연골이 보존된다면, 조각은 안정화된다. 망가진 연골을 가진 조각은 운동을 하고, 빈 곳은 자가이식이나 조직 접착제로 자기 공간을 확보한 골연골 자가이식 전달(osteochondrous autograft transfer)(모자이크 성형술[mosaicplasty])을 통해 채워진다.

퇴행성 질환 / DEGENERATIVE DISEASES

무릎골넙다리관절 장애(PATELLOFEMORAL JOINT DISORDERS)

무릎골넙다리 기능장애는 통증(전방 무릎과 무릎골 옆 무릎 통증– 이러한 이유로 본 기능장애는 가끔씩 전방무릎통증 증후군[anterior knee pain syndrome]이라 불리기도 한다), 무릎 폄근에서의 근육 불균형, 그리고 몇몇 경우에, 염증으로 인한 특정 무릎 폄근 기구의 불안정성으로 특징지어질 수 있다. Griffin에 따르면(1995), 증가한 Q–각도가 원인 중의 하나라고 한다. 이것은 무릎골 중앙을 통과하는 앞위엉덩뼈가시와 정강뼈 거친면과 무릎골 중앙을 연결하는 선이 이루는 각도를 일컫는다(그림 2.4.6–4). 다른 이유로는 안쪽넓은(vastus medialis)의 약화, 허벅지와 슬개골고위(patella alta)의 측면 근막(myofascial)구조의 약화가 있다. Q–각도에서 넙다리네갈래근이 20° 이상의 활성화로 무릎골이 측면 방향으로 당겨져서 무릎골이 측면 넙다리돌기에게 압박을 가하는 결과를 초래한다.

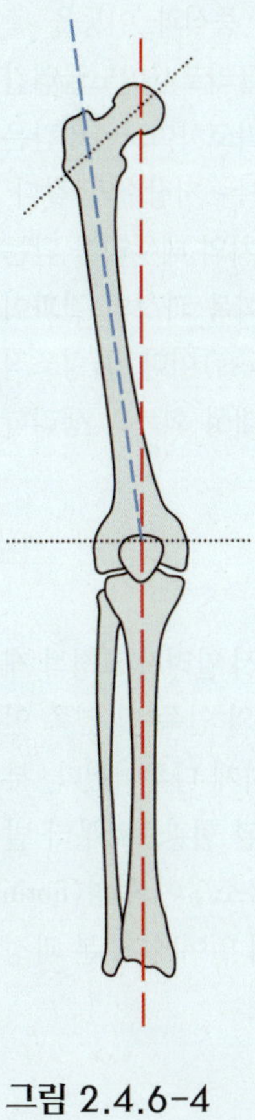
그림 2.4.6-4
Q–각도.

무릎골넙다리 기능장애의 임상적 증상으로는 계단을 내려올 때, 언덕을 아래로 걸어올 때, 무릎을 구부릴 때, 쭈그려 앉을 때, 그리고 무릎을 구부린 채 오래 있는 자세(차를 탄다거나 운전을 하는 등) 시, 슬개후의(retropatellar) 전방 무릎 통증을 포함한다. 객관적인 소견으로는 무릎골(관절면, articular facets)의 안쪽 면에서의 촉진과 함께 일어나는 통증, 감소된 무릎골 유동성, 넙다리고랑(femoral groove)에서의 무릎골 전환 시 통증 수반, 자세를 바꿀 시 무릎골 아래에서의 관절 비열음 촉진 가능 등을 포함한다. 무릎골넙다리 관절의 "스트레스" 평가에서는 양성적이다(이러한 평가들의 원칙은 무릎골 관절면과 넙다리고랑의 관절면 사이에 압력을 가하는 것이다)(그림 2.4.6–5). 본 증상은 전형적으로 15세에서 18세 연령 사이의 소녀들에게서 자주 일어난다. 이 시기 중에는 무릎골 연골이 1 cm 정도 두께가 된다. 이러한 증상의 병인과 발병기전은 호르몬 변화에 영향을 받는다고 볼 수 있다. 활동 또한 증상을 유발할 수 있다.

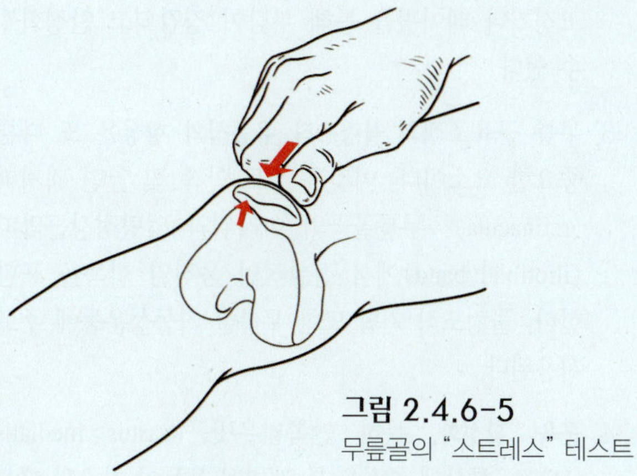
그림 2.4.6-5
무릎골의 "스트레스" 테스트.

재활(Rehabilitation)

물리치료는 무릎골넙다리 기능장애를 위한 재활의 기본이다. 치료는 6가지 단계로 설명될 수 있다:

1. 첫 번째 단계는 **무릎에서 삼출물을 모두 제거하는 것이다.** 20 ml 이하의 삼출물도 넙다리네갈래근의 방해를 유발할 수 있으며, 특히나 안쪽넓은근에서는 더 큰 영향을 받게 된다. 양식으로는 혈관–공기치료(vaso–pneumatic treatment), DD–CP 전류와 냉동요법(cryotherapy)을 포함한다.

2. **통증은 무릎 방해의 원인이 되기에 제거해야 한다.** 삼출물이나 무릎골 압박은 통증 원인이 될 수 있다. 통증은 넙다리네갈래근의 반사성 변화에서부터 연관될 수 있다. 물리치료는 물렁조직 기법과 무릎골 운동, 부드러운 무릎관절 당김과 종아리머리의 운동 등을 시행한다. 넙다리네갈래근은 물렁조직 기법에 의해 치료되며, 동시에, 근육 이완이 시행된다. 양식은 진통 시술(analgesic procedures)–전기 요법(DD 전류, TENS), 넙다리네갈래근을 위한 근육 이완 시술(전기요법과 함께한 초음파 요법), 그리고 수치료법(특히, 월풀) 등이 포함된다. 무릎골넙다리 관절은 특별히

고정기나 테이핑을 통해 부담이 경감되고 안정화될 수 있다.

3. 무릎 근육조직의 **물렁조직 유동성의 향상**은 또 다른 중요한 요소이다. 이것은 주로 안쪽 및 옆면 지지띠(retinacula), 무릎골극의 아래위와 엉덩정강근막띠(iliotibial band)에서 정상적인 움직임 회복을 포함한다. 물렁조직 기법 또한 무릎골 가동성운동에 주로 사용된다.
4. **근육 활성화**, 특히 안쪽넓은빗근(vastus medialis oblique) **향상**에 중점을 둔 개별적 운동이 치료의 핵심 포인트이다. 현재, 본 교재의 저자들은 안쪽넓은근 촉진을 위한 발달적 선(developmental lines)을 사용한 닫힌운동사슬 훈련을 추천한다.
5. 고유감각과 신경근적 조정을 향상하기 위하여 감각운동에서의 요소들(흔들림판, 평형성 검사[Posturomed] 등)과 플라이오메트릭 훈련이 실시된다.
6. 마지막 지점은 맥커넬 테이핑(McConnell taping)이나 정형외과적 기구들(무릎골을 가이드해주는 고정기, 무릎골 스트랩 등)을 통한 **무릎 부위에서의 생체역학적 관계를 향상**시키기 위한 노력을 포함한다.

무릎관절증(Gonarthrosis)

무릎관절증은 무릎관절의 퇴행병이다. 이것은 주로 만성적 관절에의 과도한 하중 부담에 의해 초래된다. 전 관절염적 증상에 이어 무릎 불안전성과 함께 반달판(meniscus)과 인대에 이르는 무릎 부위에서의 외상을 포함한다. 병인과 발병기전 뿐 아니라, 무릎관절증의 보존적 그리고 외과적 치료에 관한 정보는 2.3.3장의 퇴행성 관절 질환에 설명이 되어 있다.

외상적 병터 / TRAUMATIC LESIONS

무릎의 물렁조직 부상 (SOFT TISSUE INJURIES OF THE KNEE)

무릎의 물렁조직 부상은 운동선수 부상에서 흔하게 일어난다. 가장 흔한 부상은 무릎관절 삠, 십자인대 및 곁인대 부상, 반달 찢김(meniscal tears) 등이며, 그리고 복합적인 부상이 있을 수 있다.

물리치료는 무릎 물렁조직 부상을 가진 환자들의 치료에 필수적인 요소이다. 효과적으로 시행된 물리치료는 환자들을 일상적 활동으로 더 빨리 되돌려주고 다른 운동계 부상으로부터 방지하는 역할을 한다.

무릎 구조의 회복의 생리학

물렁조직 회복에 대한 생리학을 이해하는 것은 부상당한 후 수술을 마친 물렁조직 무릎 구조의 재활을 성공적으로 하는 데에 기초적인 조건 중 하나이다.

물렁조직 회복의 생리학

물렁조직 회복은 복잡한 형태학적, 생화학적, 생리학적 과정이 포함된다. 일반적으로, 모든 과정이 섬유모세포(fibroblasts), 내피세포(endothelia), 작은포식세포(microphages), 과립백혈구(granulocytes), 림프구(lymphocytes), 형질세포(plasmocytes)이 풍부한 육아조직(granulation tissue)의 형성으로부터 시작한다고 말할 수 있다. 새로운 모세혈관들이 육아조직을 형성한다.

혈소판유래성장인자(Platelet-derived growth factor; PDGF)와 다른 매개체들이 섬유모세포 증식과 이동을 촉진한다. 섬유모세포(fibroblasts)는 글리코사미노글리칸(glycosaminoglycan)을 생성한다–글리코사미노글리칸은 스스로 부풀어서 콜라겐섬유를 저장하는 저장소와 같다. 새롭게 형성된 콜라겐은 "수축"하고 상처의 테두리를 닫는다. 콜라겐 섬유나 흉터(**섬유조직**)는 회복 과정의 결과이다. 이것은 치유적 과정(reparative process)이다. 물렁조직 평가와 무릎 치료의 측면에서부터, 인대성 회복의 생리학을 이해하는 것은 중요하다.

인대성 회복의 생리학

관절 바깥의 인대 회복은 다른 부위에서 알려진 교정적 재형성 과정과 유사하다. 본 과정은 토끼의 안쪽 및 옆쪽 인대 회복을 다루는 몇몇 연구에서 자세하게 다루어졌다. 부상의 결과로, 혈종(hematoma)이 파괴된 혈관으로부터 발달할 수 있고, 이어 조직 혈관화와 섬유소덩이 형성(fibrin clot formation)과 조직 혈관화와 회복이 일어난다. 본 과정은 네 가지 단계로 나뉘어진다:

1. 급성 염증성 단계
2. 증식의 우세를 동반한 아급성(Subacute) 단계

(대략 6주 동안)

3. 재형성되는 단계 - 회복
4. 회복의 완성 단계

완전한 회복(ad integrum)은 대략 부상으로부터 12개월 이후 일어난다.

자가이식회복의 생리학

이식된 인대의 회복을 이해하는 것은 중요하다. 임상적 시행에서, 이것은 주로 전방십자인대(anterior cruciate ligament, ACL) 복구를 포함한다. 현재, 가장 흔하게 사용되는 이식은 무릎골건(paterllar tendon), 넙다리뒤인대건, 또는 시신(시체, cadaver)이다. 합성 물질을 사용한 이식은 더 이상 일반적으로 사용되지 않는다.

몇몇 실험적, 임상학적 연구에서 십자인대 중 하나의 자가적 그리고 생물학적 대체가 사용될 시, 생리학적 그리고 생체역학적 재형성을 거친다.

자가이식의 정의는 개인 몸의 한 부위에서 수확한 조직을 그 후에 동일한 개인의 몸의 다른 부위에 이식하는 것을 의미한다. 무릎골건에서 채취하여 전방십자인대의 대체로 사용된 자가이식은 이식 시 무혈관 상태가 된다. 생물학적 과정은 관절 내에서 혈관화로 이끌기도 한다. 이러한 사실이 실험적 연구로부터 증명되어 왔다. 이식 후에, 무릎골 이식은 점차적으로 무릎의 물렁조직으로부터 나타나는 혈관윤활조직에 의해 덮여지게 된다. 이러한 윤활 과정은 수술 후 첫 4주에서 6주 사이에 일어난다. 이 시간 동안, 이식된 혈관 중심에서 허혈성괴사가 나타난다. 즉, 이식은 혈관괴사와 재혈관화 사이의 과정에서 순수한 역할을 수행한다.

운이 좋게도, 이식의 "윤활화(ynovialization)"을 시작하는 물렁조직도 재혈관화 과정을 거쳐, 무릎아래가지(infrapatellar branch)와 윤활막(synovium)으로부터의 혈관들이 이식 조직을 통과하여 재혈관화를 일으킨다. 이러한 완전한 혈관재형성(revascularization) 과정은 대략 수술 후 30주 정도 걸린다.

재혈관화의 과정과 함께, 이식된 무릎골건은 기초적인 형태학적, 생화학적, 그리고 생체역학적 변화를 통과한다. 토끼에게 시행된 실험적 연구는 관절 내 환경에서 이식 인대화가 이루어진다고 증명한 바 있다. 무릎골 이식의 변화는 대략 30주 정도 걸리며 세포의 점차적인 형태학적 변화, 아교질 측면상(collagenous profile), 그리고 섬유질의 평행정렬 등으로 특징지을 수 있다.

자가이식에서 이러한 형태학적, 생체역학적 측면상의 변화들은 "정상적인" ACL(Amiel, Kleiner, Roux, 1986)과 동일한 상태이다. 하지만, 재형성된 이식의 생물 재료의 성질은 낮은 질을 보여준다. 실험 연구들에 따르면, 이러한 유형의 이식들은 원래 인대의 100% 정도의 힘에 절대 닿을 수 없다.

수술이 끝난 상태에서 부하를 가할 것인가 말 것인가의 문제는 관절바깥인대의 회복, 재혈관화와 자가이식의 재형성 전 과정에서 중요한 질문이다. 장기적인 고정(9주)은 콜라겐 섬유질의 평행 구성을 파괴하고 콜라겐 다발의 숫자와 사이즈의 축소를 가져온다. 이러한 형태학적 변화는 인대의 흡수 능력을 줄이고 긴장도를 증가시킨다. 변화는 또한 인대 삽입에 의한 약화에서도 보여진다. 뼈-인대-뼈 복합체의 고정으로 인해 초래되는 생화학적 그리고 형태학적 변화는 아주 빠르게 진행된다. 하지만, 이러한 변화들은 되돌릴 수 있어 보이며 회복 과정은 아주 느리고 몇 달이나 지속될 수 있다. 또한 (수술이나 부상 이후에) 부하가 일찍 가중된 인대가 고정된 인대보다 더 강하다는 것도 증명되었다. 자연적으로, 부하를 가하고 운동 시간을 측정하는 것이 조심스럽게 시행될 필요가 있다. 어느 정도가 필요한 지는 일반적으로 인대와 물렁조직의 회복 과정에 근거하여 결정되기도 한다.

반월상 연골 부상과 회복 이후의 재활

무릎 부상의 총 횟수를 고려할 때, 반월판(meniscus)을 포함한 무릎 부상은 꽤나 흔한 편이다. 그 이유는 아마도 운동 활동, 특히 상대적으로(체코에서) 스쿼시나 스케이팅, 스노우보딩 등과 같은 새로운 스포츠에 관심이 있는 인구의 증가 때문일 것이다. 위험이 증가함과 동시에, 정형외과적 외상학, 진단과 치료(특히, 관절경[Arthroscopic]을 사용한)의 선택지의 필요성 또한 증가하였다. 반달 부상은 외상에 뒤따르는 초기 단계에 꽤나 정확하게 진단될 수 있으며, 이러한 이유로, 더 일찍 수술로 치료될 수 있다. 이는 불가피하게 재활 접근법에의 변화와 연결되어 있다. 결국, 이것이 환자들에게 효과적이며 제 때를 맞춘 치료는 환자들이 일이나 운동적인 활동에 더 빨리 돌아갈 수 있도록 해준다(그림 2.4.6-6).

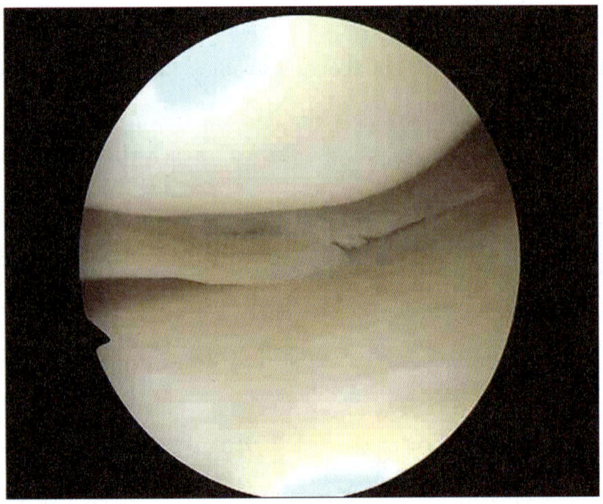

그림 2.4.6-6 안쪽반달병터에 대한 관절경적 소견.

최근까지, 관절의 이른 가동성 운동에 대한 요구가 낮으면서, 외과적 시술이 반달 부상에 가장 적합한 치료라는 의견이 우세하였다. 재활 프로그램이 전형적인 프로토콜에 따라 계발되어 3가지 단계가 나타난다: 최대한의 보호를 하는 단계, 보호를 줄이는 단계, 그리고 활동으로 돌아가는 단계. 알고리즘에 따르면, 환자의 무릎관절은 수술 후 반달(물렁조직)의 보호와 회복을 위해 장기간 동안 고정화되어야 한다. 이러한 시행은 종종 무릎관절의 오그라듬, 물렁조직 접합과 관절 연골에의 영양공급의 감소에 이르게 할 수 있다. 이에 따른 재활은 실제적인 무릎 부상보다는 이차적인 문제를 해결하는 데에 더 신경 쓴다. 재활은 시간이 걸리고, 많은 환자들에게서 무릎펴기 장치들의 과도한 사용 때문에 무릎골넙다리뼈 증후군이 발달되었다. 실제적인 프로그램은 감각기관적 운동을 포함하지 않았으며 강화 운동은 개방 또는 폐쇄된 운동사슬에서 무릎관절에 가해지는 힘의 지식에 기반하지 않았다. 왜냐하면 이는 환자들의 특별한 요구를 건드릴 수 없는 일반적인 원칙들에 따라 계발되었기 때문이다.

현재, 반달 찢김은 초기 관절경 개입을 통해 정형외과학적으로 치료된다. 그러므로, 재활은 이러한 사실에 영향을 받아야 한다. 일반적으로, 관절경 반달수술 이후 환자들에게 사용되는 현대 재활 접근법은 동일하며, 각각, ACL 부상을 가진 환자들에게 사용되는 재활 원칙에 기반한다. 가장 흔하게 사용되는 프로그램은 다섯 가지 기능적인 단계를 포함한다. 프로그램의 길이는 다양하며, 몇 주가 걸릴 수도, 또는 몇 개월이 걸릴 수도 있고, 부상의 유형, 외과적 기술, 그리고 환자의 동기 등에 따라 달라진다. 실제적 단계의 기간은 동일하지 않다. 한 단계에서 다음 단계로 개개인에 따라 부드럽게 전환된다. 의사와 물리치료사, 그리고 환자 간의 수준 있는 의사소통 방법을 정립하는 것이 중요한 요소이다(다른 진단에서도 마찬가지이다).

단계 I – 초기 보호를 위한 가동성운동
(Early Protective Mobilization)

이 국면은 관절경 시술 직후에 바로 시작된다. 목적은 물렁조직 결합을 막고 피막유동성을 유지하며 관절 구조에 영양을 공급하는 것이다. 통증과 부종은 근육 활동을 제한하고 근력을 줄이므로 통증과 부종을 줄이는 데에 특별한 관심을 가져야 한다.

이것은 특히나 넙다리네갈래근의 반사성 쇠약을 포함한다. 부종에 따른 관절주머니의 뻐근함은 반사적으로 하지 전체의 활동을 저하시킬 수 있다.

수술을 끝난 직후의 단계에서, 냉동요법 같은 양식들이 부종과 통증을 줄이기 위해 권장된다. 또한 통증 관리를 위한 전기요법(IF, TENS)과 물렁조직 회복 과정을 촉진시키기 위한 자기요법(magnetic therapy) 또한 권장된다. 허벅지 물렁조직 가동성과 수동 림프배출은 관절을 감싸는 물렁조직들의 치료에 중요한 요소들이다. 현재, 비스테로이드성 항염증제가 시행되고 있다. 그들의 적용은 부종 형성이 쉬운 환자들이나 물렁조직 개입이 큰 환자들에게 중요하다. 게다가, 관절 움직임 범위의 유지를 위한 운동이 실시된다. 운동은 활동적일 수도, 수동적일 수도, 능동보조운동일 수도 있다. CPM의 사용은 더 이상 필요해 보이지 않는다. 이 부위에서의 감각기관 신호들을 유지하고 힘을 유지하기 위해 가능한 순간부터 최대한 빨리 하지의 먼 측면이 활성화된다. 운동의 자세(눕기, 앉기, 서기)는 하중 제한에 기반하여 선택된다. 부분적에서 완전한 체중 부하까지 가는 과정은 외과적 시술과 보호 필요의 정도에 따라 결정된다. 부분적인 슬관절반월연골절제술(meniscectomy) 후의 환자들은 가장 간단한 상황에 둔다. 즉각적인 부분적 체중부하(50%)가 권장되며, 완전한 체중 부하까지 빠른 진전(1주 안에)을 하는 것이 권장된다. 반월봉합을 한 환자는 더 많은 주의가 필요하다. 회복 단계 중에는, 발가락을 건드리는 체중 부하가 권장된다. 대략 4주 정도 안에, 부분적 체중부하(50%)가 권장되며 6주 정도의 기간을 두고 완전한 체중 부하까지 진전시키는 것이 좋다. 이러한 가이드라인은 따라야 한다. 초기에 공격적인 압력 가할 시 관절 삼출액의 반복적 형성에 이를 수 있다는 것을 강조할 필요가 있다. 삼출액은 회복 과정에 부정적인 영향을 미칠 것이다. 이러한 경우, 수평적 포지션에서의 운동이 선택될 수 있다. 4주 째에, 앉은 상태에서의 안정화 운동과 물속에서 부하를 줄인 상태에서의 운동을 하는 것이 사용될 수 있다.

단계 II - 신경근 고유수용성감각 훈련 (Neuromuscular Proprioceptive Training)

신경근 고유수용성감각 훈련은 반월 부상을 가진 환자들의 재할 프로그램에서 중추적인 역할을 한다. 사람의 반월 패턴에 대한 연구들은 세 가지 다른 형태의 기계적 수용기를 보여주었다(Day et al., 1985). 루피니소체(Ruffini corpuscle), 골지힘줄기관, 그리고 파치니소체(pacinian corpuscles)가 그것이다. 이들의 존재는 반월이 CNS에게 들감각정보(afferent sensory information)를 제공하는 데에 중요한 역할을 할 수 있다는 것을 증명해주며 결과적으로 무릎관절의 생체역학적 기능에 영향을 줄 수 있다는 것을 보여준다. 하지만, 이러한 관찰은 과학적인 연구를 통해 확정되지는 않았다.

반달의 기능은 넙다리네갈래근, 반막모양근과 오금근의 관계에 의해 생체역학적으로 재강화된다. Kapandji는 무릎 폄 중에는 반달이 반달무릎골(meniscopatellar)섬유에 의해 전방으로 당겨지며 후방으로 구부려질 때에는 반막모양근을 통한다는 것을 언급하였다. 그들은 동적인 안정화 근육으로부터 독립되어 기능하지 않는다. 이것이 바로 신경근 고유수용성감각과 관절 기능을 회복하고 미래의 부상을 방지하기 위한 조정 뿐 아니라, 물렁조직의 유연성을 회복하는 것이 중요한 이유이다.

반달 부상 후의 환자들에게서 이루어지는 신경근 고유수용성감각 훈련은 단단한 바닥과 편편하지 않은 표면적(균형판, 샌들 등), 평형성검사(Posturomed), 미니 트램폴린 등에서 이루어지는 다양한 운동들을 통해 시행된다. 이러한 운동은 운동 범위를 완전히 회복하기도 전에 시작하는 것이 권장되나 운동은 관절 정렬의 변화를 유도하여 관절 내 물렁조직에 압력을 주며, 이러한 방식으로 관절의 신경수용체(neuroreceptor)가 CNS에 구심신호(afferent signal)를 보내며, 결과적으로 근육 수축의 조절을 제공하게 된다. 물리치료사는 환자들을 자극하여 다양한 극단적인 포지션에서의 운동 중 네갈래근과 뒤넙다리근육(hamgstring)의 동시 수축의 지속적인 수준을 유지하도록 한다.

신경근 고유수용성감각 프로그램은 기능적 활동 중 관절내 구조(이 경우에는 반달)에 가해지는 반복된 미세외상 또는 큰외상이 잘 조절된 근육 동시 수축으로 인해 최소화된다는 소견에 근거한다. 환자가 불안정적인 표면 위에서의 운동 중 동적인 안정성을 성취하자마자, 다른 기능적 활동이 프로그램 안에 포함될 수 있다. 저자의 경험에 따르면, 이러한 운동들은 동적인 무릎 조절능력을 증가시킬 뿐만 아니라, 눈에 띄게 환자들이 물리치료사들과 더 협력하도록 도와주는 계기가 되기도 한다.

단계 III - 동적인 안정자 근육의 강화 (Strengthening of the Dynamic Stabilizers)

이 단계를 시작하기 위한 기준은 완전하고 통증이 없는 무릎 운동의 범위, 잘 조절된 동적 안정자 근육의 동시 수축과 신경근 고유수용성감각 재활 프로그램에서의 능숙도 등을 포함한다. 완전한 무릎 구부림의 제거와 함께 닫힌 운동 사슬 훈련이 선호된다. 이러한 기준들이 최대한 길게 지켜주는 것을 권장한다. 하지만, 우리는 활동적인 운동선수들에게서 "갑자기" 이미 만들어 놓은 훈련의 프로그램을 바꾸고 코치의 생각하는 방식을 바꾸는 것이 얼마나 어렵고 복잡한 일인 지를 인식하고 있다. 하지만, 과도한 엇갈림(shearing)과 압축력에 의해 물렁조직에 가해질 만한 손상이 제거되고 무릎골넙다리 관절이 필요 없이 부하가 많이 가해지지 않을 때에야 비로소 힘강화 훈련이 효과적일 수 있다는 것을 모든 재활 팀이 인식할 필요가 있다.

단계 IV - 기능적 훈련(Functional Training)

지도되는 재활은 이 단계에서 끝이 난다. 환자는 이 프로그램을 계속하도록 지도받아야 하는데, 이 프로그램은 그들의 일반적인 일상생활을 위한 힘(strength), 지구력(endurance)과 신경근 고유수용성감각 기능을 유지하거나 증가시키는 것을 목표로 한다. 본 프로그램은, 물론, 관절내 물렁조직, 관절면(연골의 손상을 동반한 경우)과 연골및 뼈 구조에 필요한 보호의 정도에 따라 조정될 수 있다. 일반적으로, 무거운 부하를 가진 반복적인 움직임들은 최소화되어야 한다. 상황은 무릎에서 고난이도의 기능적 재능을 요구하는 운동 활동을 수행해야하는 운동선수들에게서 더 복잡해진다.

환자들(운동선수들)은 4가지 단계 전환되기 위해 아래의 기준을 충족시켜야 한다:

- 통증이 없는 완전한 범위의 움직임
- 영향을 받는 하지의 힘은 닫힌사슬운동(레그 프레스)에서의 20회 반복 운동 시 처음과 비교하여 마지막에 10% 이상의 차이가 있어서는 안 된다.
- 환자가 불안정한 표면 위에서 하지 한쪽에 완전한 체중 부하를 실은 상태에서 좋은 힘 조절을 보여준다.
- 열린사슬운동 중 등운동성 테스트는 커다란 엇갈림 힘의 존재 때문에 반복적으로 사용된다.

재활의 모든 멤버들과 운동처방팀 사이의 긴밀한 협력이 유지될 필요가 있다(의사, 물리치료사, 환자와 코치). 통증이나 부종이 계속해서 반복된다면, 의사와 상의해야 한다.

단계 V – 일상활동으로의 회복과 프로그램 유지

환자가 부상 이전의(수술 이전) 상태를 성취할 때 완전한(심지어 더 경쟁력 있는) 수준의 활동으로의 회복이 허용된다. 동시에, 부상방지의 필요성이 중요하다. 무릎의 힘, 지구력과 동적인 안정화가 유지되어야 하나. 환자들은 제대로된 자세조절을 교육받아야 한다. 왜냐하면 모든 움직임 활동 중 자세가 무릎관절 부상의 방지에 중요한 역할을 하기 때문이다.

일반적으로, 환자는 이 재활 단계의 모든 원칙들을 이해해야 하며, 독립적으로 이러한 원칙들을 일상생활 동안 수행해야 한다.

반달 문제를 가진 환자들을 위한 재활 프로토콜을 계발하는 위의 원칙들은 기본적으로 정확한 진단과 조직 손상의 정확한 범위에 근거한다. 모든 환자들은 부상의 유형과 그들의 기능적 목적에 따라 자기만의 고유한 재활 프로그램이 필요하기 때문에 단 하나의 엄격한 아웃라인이 만들어 질 수는 없다. 저자는 가속화된 기능적 활동 회복을 위한 비현실적인 요구를 거부하고 각각의 재활 프로그램 단계 사이에서 조심스러운 전환에 고민을 할 것을 추천한다.

안쪽곁가지 인대(MCL) 부상 이후의 재활

무릎 인대 구조에의 부상은 정형외과와 스포츠 의학에서 꽤나 흔하다. 인대는 무릎의 수동적인 안정화근육 그룹 사이에 속해있으며 그들의 부상은 심각하게 무릎의 안정화에 영향을 미친다. 일반적으로, 어떤 치료(보존적이든 외과적이든)를 정형외과 의사나 외상학의사가 선택할 지는 주요하지 않다. 어떤 경우라도, 아래의 재활은 아주 중요하고 대체할 수 없다. 이는 모든 치료 과정을 커버하며 제 때 시행한 재활 치료는 바로 부상 직후부터 시작하는 것이란 것을 우리는 쉽게 확인할 수 있다.

부상의 메커니즘(Mechanism of Injury)

허벅지의 측면이나 아래쪽 다리에 가해지는 직접적인 외부력에 의해, 또는 외반력을 향상시키는 접촉하지 않는 활동에 의해 안쪽 구조에의 부상은 초래될 수 있다. 장기간에 걸친 연구에 따르면, MCL 부상의 대다수는 직접적인 힘의 결과로 이루어진다는 것을 보여주었다. 휴스턴과 배럿(Hughston and Barrett)에 따르면, 이것은 환자들의 86%에서 일어난다. 종종, 직접적인 MCL 부상은 ACL과 안쪽 반달 부상과 함께 일어난다.

치료(Treatment)

독립된 MCL 부상의 보존적 치료는 25년 전, 예전에 설명된 바 있다. 우리의 경험에 근거하면, 독립된 MCL부상(I,II,III)을 포함하는 모든 단계의 재활 프로그램은 3단계로 나뉠 수 있다. 첫 번째 단계는 통증과 부종 관리에 집중하고 운동 범위를 회복하는 데에 집중한다. 두 번째 단계의 목적으로는 통합적인 힘 조절 능력을 훈련하는 것과 전반적인 자세 안정성을 포함한다. 세 번째 단계는 기구에서 행해지는 닫힌 사슬 힘강화 운동으로 하지에서의 완전한 힘을 회복하기 위한 것이다. 같은 분류가 구할 수 있는 문서에서 찾을 수 있을 것이다. 하지만, 우리의 의견은 개개별 단계에서 치료적 접근법 선택의 측면에서 다양하다. 개별 단계의 지속기간은 직접적으로 부상의 정도에 의존한다. 낮은 단계에서 더 높은 단계로 전환하는 것은 재활 과정의 결과에 달려있으며 이것은 완전히 개별적이다.

단계 I

시작 단계에서, 통증과 부종, 그리고 염증 조절이 주요 목적이 된다. 냉동요법의 다양한 수단과, 더 심한 경우, 압력을 동반한 냉동요법이 사용된다. 차가움은 통증을 완화시키고 압박은 부종 형성을 제한시키며 안정화의 지각을 향상시킨다.

처음부터 가동범위가 회복(유지)되고, 특히 폄이 일어

난다. 관절을 둘러싸는 물렁조직 가동성과 모든 방향에서 무릎골 가동성이 똑같이 중요하다. 향상된 근육 긴장의 경우 (특히, 허벅지의 후방 면에서), 어떠한 기술도 긴장을 줄이기 위해 선택될 수 있다. 수축성 그리고 비수축성 물렁조직의 치료는 관절 가동성을 회복하는 데에 필수적인 단계이다.

기능적 가동성을 유지하는 것은 첫 번째 단계에서 가장 빠르면 빠를 수록 좋으며 중요하다. 눈에 띄는 정도의 통증을 동반하고 눈에 띄는 무릎 불안전성을 보이거나 보행패턴 시 통증이 존재할 시 보조 기구가 사용될 수 있다. 보행 중 심리적 장벽 또한 흔하게 일어난다. 그러므로 보행패턴의 통증을 방지하기 위해서 목발이 권장되지만, 필요한 시간 동안에만 사용되도록 권장한다.

다음 단계로 진행하는 기준은 부종이 없어지고 활동적인 무릎의 움직임 범위가 0°~90°로 되고 기본적인 네갈래근 수축을 시행할 수 있는 능력을 회복했을 때이다.

단계 II

하지의 근력을 강화하는 것(특히나 폄근 그룹)이 이 단계의 주요 목표이다. Griffin은 닫힌운동사슬에서의 운동기구들을 사용한(킥백, 레그프레스, 스쿼트 등) 근력강화 운동을 권장한다. 처음에 그는 가벼운 하중으로 많은 반복을 하는 운동을 권장한다. 나중에는, 반복의 횟수가 줄어들고 하중이 늘어난다. 우리는 처음부터, 앉았을 때, 섰을 때, 그리고 둘 다의 상황에서 활동적인 힘 강화 운동을 실시하는 것이 낫다고 믿는다. 그리고 나중에 한쪽 하지를 단단한 표면 위에 두고 운동한 후, 충분한 안정화가 성취되면, 불안정한 표면으로 진전하고 공운동으로까지 진전한다. 이러한 운동들의 중요성은 고유수용성감각의 효과와 힘을 증가하고 동적인 안정화 근육들의 조절 능력을 향상하는 데에 있으며, 이를 통해 향상된 단계에서 동시 수축과 허벅지 근육조직의 시너지를 이룰 수 있다.

단계 III

부상 전 수준의 기능적 활동으로의 환자 회복이 본 단계의 목표이다. 원칙적으로, 이 단계는 스포츠 활동에 종사하는 개인들에게만 적용된다. 이 단계에서는 (Griffin과는 정반대로) 기구를 사용하여 닫힌사슬운동으로 근력강화 운동을 포함할 것을 권장한다.

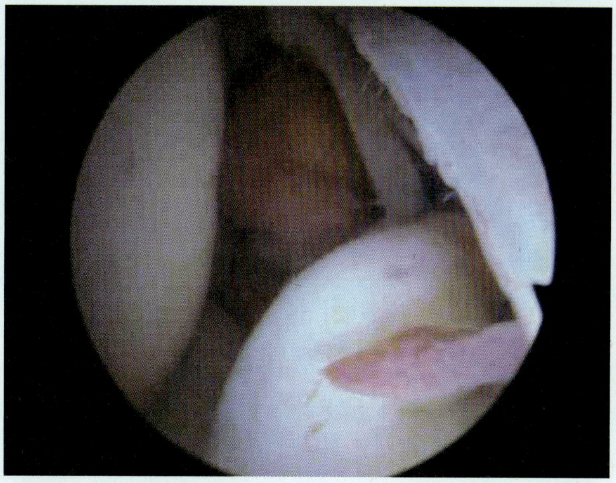

그림 2.4.6-7 ACL 찢김의 관절경 소견.

전방 십자인대 부상과 재건에 뒤따르는 재활

전방십자인대(ACL) 부상은 심각하게 무릎 기능에 영향을 주는 부상이다(그림 2.4.6-7). 부상은 종종 스포츠 활동과 연관되어 있다 – 스키, 축구, 테니스, 스쿼시 등. 불안전성의 인지, 관절의 비효율성, 반복되는 관절 포기(joint giving way)의 발생과 재발하는 관절 메움(joint filling)이 주요 증상 중 하나이다. 부상은 종종 안쪽반달 부상과 MCL찢김(ACL, MCL, 반월판이 같이 손상 = unhappy triad)과 함께 일어난다. 불충분하게 치료된 결과들은 무릎 관절증 발병을 초래할 수도 있다.

관절경은 정확한 진단을 허용해줄 뿐만 아니라 성공적인 치료 또한 가능하게 해준다. 완벽하게 이식 된 중앙 집중화로 이 인대를 완벽하게 재건하는 것은 이식 된 인대의 올바른 기능에 필수적이다. 무릎 고정은 필요치 않고 그리고 관절은 연결 조직계의 이차 손상을 방지하기 위하여 수술 후 하루가 지난 후부터 움직일 수 있다. 오늘 가장 흔하게 사용되는 이식은 인터퍼렌셜 나사로(interferential screws) 안정화된 무릎골건 단면이나 반건양근(semitendinosus) 또는 두덩 이식(gracilis graft)과 그 안정화를 포함한다. 몇몇 시나리오에서 시체이식(cadaver graft)이 사용되기도 한다.

조기 인대 재건술은 무릎 관절의 장기적인 수명을 연장시키나 수술을 미루거나 ACL의 영원한 부재는 다른 관절 내 손상의 위험을 심각하게 증가시키며, 특히나 활동적이고 운동을 하는 개인들에게는 더 심해진다. 임상적으로, 눈에 띄는 불안정성과 반월 회복에 뒤따르는 무릎의 증상은 이차적 골관절염의 사건을 장기적으로 증가시킨다.

실재 재활 프로그램

재활 프로토콜은 5가지 단계로 나뉘어진다. 모든 프로그램은 수술 전 단계와 함께 시작한다. 2번째 단계는 실재 원 상태로 회복(재건) 중 시작되며 회복을 시작한 14일 이내에 끝이 난다. 3단계는 재건 이후 3 번째, 4번째, 5번째 주를 포함한다. 4단계는 재건 이후 최대 8주까지의 시간을 포함한다. 최종 단계이자 5번째 단계는 전 단계 이후 부드럽게 따라오며 (주로) 운동 활동으로의 완전한, 기능적 회복으로 돌아왔을 때 완성된다.

우리는 이러한 시간에 기반한 구분과 모든 재활 과정의 제시된 단계가 하기에 따라 결정됨을 인지한다:

- 수술 유형
- 외과적 시술의 기술
- 의사가 사용 가능한 기술적 기구
- 환자의 동기부여
- 환자 신체의 회복 가능성
- 환자의 이전 움직임 경험
- 환자의 근내 조정의 정도
- 사회적 요소
- 물리치료사의 성격, 지식, 그리고 전공

단계 I – (수술 전 단계)

재활은 즉, 다른 무릎 구조의 가능한 병발을 동반한 ACL 손상과 같은 부상의 순간부터 시작된다. 이것은 두 부분으로 나뉠 수 있다.

무릎의 물렁조직 재활

부종 조절과 움직임의 모든 범위를 보존하는 것이 가장 중요한 측면이다. 통증고 관절내 출혈의 증가를 방지하기 위하여 압력을 동반한 차가운 것의 적용을 결합하는 것이 유익하다. 통증이 조정되고 부종이 사라지면, 포커스는 무릎의 움직임 범위를 늘리는 것으로 이동한다(만약 제한된다면). 완전히 펴는 것이 가능해지고 이것을 유지할 수 있는 능력이 특별히 중요하다. 수동적인 움직임의 범위, 흔한 위치결정(positioning), 허벅지 등면의 근육의 이완과 앉거나 서서하는 수정된 활동적인 운동들이 이 목표를 성취하기 위해 실시된다. 관절의 굽힘을 유지하기 위해서, 같은 방법과 운동이 수술 후 단계에 사용된다. 급성 수술 후 단계가 잦아들면, 보행과 근육 기능을 재건하는 데에 관심을 쏟아야 한다. 환자는 보통 보조적인 기구를 가지고 보행한다. 왜냐하면 완전한 체중부하는 권장되지 않으며, 대부분의 경우, 고정기의 사용과 같은 방지적인 움직임 고정이 사용된다. 고정기는 서서 하는 활동적인 운동 중에는 벗을 수 있다. 우리는 환자가 절지 않고 걸을 수 있게 되면 바로 목발 사용을 멈추는 것을 권장한다. 안정화 운동은 계속되어야 한다; 처음에, 단단한 표면과 후에는 안정적이지 않은 표면에서 시행한다. 힘(strength)강화 훈련은 환자가 안정성에서 눈에 띄는 향상을 보이고 평범한 보행 패턴을 보일 때에 시작된다. 이러한 경우 우리는 닫힌 운동 사슬에서의 운동으로 진전하기를 권장한다.

그 다음 목적은 환자가 재건 수술을 준비할 수 있게 하여 무릎에 부종이나 물렁조직 결함이 없게 하며, 움직임 범위가 일반적인 한계 안에 있고 환자들이 일반적인 보행 패턴을 가지게 하는 것이다. 환자가 안정화와 힘 강화 프로그램을 동시에 시행하기 위해서, 환자는 자기가 돌아올 수 있는, 그래서 수술 후 재활 단계 중 더 발달할 수 있는 한 세트의 기본적인 움직임 기술을 가져야 한다.

수술의 시간을 잘 재는 것이 중요하다. 우리는 초동 외상 이후 3개월 보다 전에 재건을 시행하는 것을 권장하지 않는다. 무릎 물렁조직의 완전한 회복이 허용되어야 한다. 몇몇 경우에서, 이 기간이 짧아지면, 수술 후 재활은 다양한 복합 요소에 따라 영향을 받게 된다(흔한 부종, 연장된 관절 유동성 제한, 허벅지 근육계에서의 부족한 동시 수축 활동). 이러한 합병증은 환자에게 심리적으로 나쁜 영향을 미칠 뿐 아니라 전반적으로 재활 기간의 연장에 이르게 한다.

수술을 연기하는 다른 장점은 이것이 환자들이 신경근육계가 미래의 요구에 준비할 수 있도록 허용해준다는 것이다. 환자는 수술 후 치료기간 동안 자기들이 치러야 할 모든 방법과 기술에 소개를 받게 된다. 이것이 실질적으로 환자들을 모든 과정동안 독려할 것이며 강하게 동기부여를 할 것이다.

수술 준비(Preparation for Surgery)

환자가 수술적 과정과 수술 후 재활을 잘 이해하는 것이 수술 전 기간의 목적 중 하나이다. 외과적 시술은 외과의사에 의해 환자들에게 설명된다. 물리치료사는 의사보다 환자와 훨씬 더 많은 시간을 보내게 되며 전문적으로 이러한 영역에 대한 질문에 대답을 할 준비가 되어 있어야 한다.

환자들과 그들의 환경들에게 수술 후 첫 14일 정도가 실재적인 재활의 측면에서 가장 중요한 기간이라는 것을 강조할 필요가 있다. 일, 학교, 그리고 일간 일정이 재활의 필요에 맞게 아낌없이 조정되어야 한다. 수술 후 단계의 초반에는 합병증을 방지하기 위하여 조정을 하는 것이 중요하다. 물리치료사 또한 환자들에게 모든 기능을 완전하게 회복하는 것에 대한 교육을 할 필요가 있는데, 이는 보행의 생물학적 과정과 다른 물렁조직의 회복에 달려 있다.

모든 정보를 제공받은 환자는 고도로 동기부여가 되며, 정신적으로도 모든 재활 기간의 시간 동안 준비될 수 있다. 그리고 미성숙하게 일상적, 그리고 운동적 활동으로 돌아갈 시도를 하지 않음으로써 성공적인 재활 코스를 밟을 수 있게 될 것이다.

단계 II (수술 후 0-2 주)

이 단계가 **모든 재활 프로그램 중 가장 중요한 시간이라는 것을** 한 번 더 강조하고 싶다. 외과 의사가 무릎에서의 완전한 움직임 범위를 조정할 때 이는 시작된다.

우리는 가속화된 재활이라는 용어에 대해 완전히 동의한다. 이는 다섯 가지 중요한 지표를 포함한다.

- 완전한 폄을 유지하는 것
- 수술 후 부종을 컨트롤하고 하지를 올릴 수 있는 것
- 외과적 절개 회복을 허용하는 것
- 네갈래근 활동을 보존하는 것
- 본 기간의 마지막에 90도의 무릎 굽힘을 성취하는 것

수술 후 단계 초반에는, 환자의 전반적인 상태, 특히 그들의 통증에 대한 인식이 존중되어야 한다. 환자의 상태에 따라, 환자는 하지를 올리고 냉찜질을 하거나 다른 유형의 냉동요법을 시행한다. 렌든 배출관(Redon drain)이 제거되면, 몇몇 중앙은 CPM을 0°에서 30°의 범위에 사용하고 몇몇은 10-90° 사이의 범위에 사용한다. 우리의 경험에 따르면, 하지만, CPM을 사용하는 환자와 이를 사용하지 않는 환자 사이의 별다른 차이는 없었다. 첫 번째 며칠 간의 재활은 무릎골 동원, 관절 주변의 물렁조직 동원, 림프 배액과 폄근의 등척수축(isometric contraction)을 포함하여야 한다. 우리는 커다란 공을 사용하여 위치결정(positioning)과 움직임에서 굽힘-폄의 범위를 시행하는 것을 권장한다.

추후의 보살핌은 환자가 집에 돌아가는 시간에 달려 있다. 보통 수술 후 3-4일 후에 환자는 집에 돌아간다. 퇴원 시, 환자는 집에서 스스로 보살피는 지시 사항을 받게 되며 추가의 재활을 지도해 줄 물리치료사와의 연락을 구축한다. 전반적인 접근이 "가속화된" 재활처럼 보일지라도, 하지는 비교적으로 쉼의 상태를 유지해야 한다.

2단계의 후반기에는, "공식적인" 재활이 시작된다. 환자는 매일 치료를 받고 치료는 무릎 물렁조직의 동원과 범위를 증가하기 위한 힘을 가하지 않은 수동적인 움직임, 만약 잘 펴지지 않는다면 펴는 것에 포함한 치료에 집중한다. 억제기술(Inhibition techniques)이 뒷다리폄근의 긴장을 줄이기 위해 사용되며 무릎골 동원이 포함된다. 환자는 무릎 폄근의 근위수축, 무릎을 편 상태로 모든 면 상에서 최소한의 범위를 통과하는 활동적인 운동, 물렁조직 동원과 허벅지 근육 조직의 셀프 마사지(**부종 빼내기**) 등을 포함하는 집에서 하는 프로그램을 지도받는다. 환자는 안정화를 향상시키기 위하여 보행 중 보조 기구를 계속해서 사용하며 30°에서 60°의 범위로 제한된 짧은 무릎 고정기를 사용한다. 양식은 허벅지 근육자극, 절개의 치료를 위한 생체 자극적인 광선요법(biostimulatory phototherapy)과 지속적인 냉동요법 등을 포함한다. 발전의 기준은 다음의 단계를 포함한다:

- 90° 굽힘
- 최소한의 부종
- 가시적인 무릎 폄근의 등축 활동.
- 최대 확장- 이 기준은 절대적이지 않다.

단계 III (3-5 주)

이 단계에, 더 큰 무릎 구부림을 향해 진전하는 것이 계속되어야 한다. 이것은 이식 수확(graft harvesting) 후 흉터 동원과 주변 물렁조직에서의 지속적인 긴장 감소와 연결되어 있다. 활동적인 운동은 앉고 하는 것, 대칭적으로 양 쪽의 하지에 체중부하를 한 상태에서 바닥에 서서 시행하는 안정화 운동, 그리고 공을 가지고 하는 운동을 포함한다.

구부림이 100°에서 110°에 이르면, 고정 자전거를 추가할 수 있다. 환자는 병발한 사지를 완전한 회전까지 전환할 수있어야 한다. 처음에는, 분당 80-90 사이클 정도의 리듬으로 최소한의 하중(0.5-1 W/kg)이 선택된다. 총 시간

2

과 간격의 숫자는 순환 움직임에 대한 물렁조직의 반응과 환자의 전반적인 신체 상태에 따라 결정된다. 일반적으로 10–15분 정도가 2–3분 정도의 간격을 가지고 선택된다. 움직임에 관련하여서는, 완전한 폄이 본 단계의 전반기 동안에 획득되어야 한다. 수치료법– 월풀과 온수(36–37℃)를 채운 수영장에서의 아쿠아 테라피– 등의 양식이 사용된다. 물의 긴장이완 효과가 관절의 움직임을 향상시킨다.

이 단계의 마지막에는, 무릎관절이 더 이상의 부종을 보이면 안된다. 일반적인 보행 패턴을 보여야 하며 거의 일반적인 관절 안정화를 보여야 한다. 대부분의 환자는 향상된 안정화와 근력에 만족할 것이다. 이것은 더 큰 활동을 원하게 할 것이다. 하지만, 기억해야 할 것은 이 시간 기간 동안, 자가 이식의 재혈관화 과정이 지숙되고 이식은 아직도 엇갈림이나 압력에 노출되었을 때 높은 위험의 부상 가능성을 가지고 있다는 사실이다.

단계 Ⅳ (6–8 주)

이 단계에서, 복잡하지 않은 회복을 한 환자는 불안정한 표면에서 조정(coordination)과 힘강화 운동–덧신 연습(exercise sandals), 흔들림판(rocker boards), 포스튜로메드(Posturomed), 공 등을 활용한–을 학습한다. 이러한 위치에서, 환자는 그의 상지를 독립적으로 사용할 수(공 토스, 물건을 잡기) 있다. 운동선수는 러닝머신 위에서 달리기를 시작할 수 있거나 부드러운 표면에서 달릴 수 있다(속도를 내지 않거나 방향전환을 하지 않은 상태에서). 이 단계에서만, 우리는 닫힌 사슬 운동(미니 스쿼트, 레그프레스, 스텝업 등)을 포함하는 것을 추천한다. 하지만, 운동은 하중의 반작용으로 심각한 통증이나 부종을 초래하면 안되며, 움직임의 조정력이 반복으로 인해 피로해지게 하면 안된다.

수술 후 8주가 끝날 때 즈음이면 통원 환자의 물리치료는 완성된다. 추가적인 과정은 기능적 목표와 일상생활활동의 유형과 강도(스포츠)에 달려 있다.

단계 V (완전한 8주로부터)

재활 통원 치료를 완성한 모든 환자는 운동 원칙을 지시받고 집에서 시행하는 프로그램을 받게 된다. 집에서 하는 치료는 개별적이고 특정 개개인이 노출한 요구사항의 유형과 강도에 따라 달라진다. 운동선수들은 코치나 팀의 물리치료사들과 연락하여 훈련 스케쥴을 구체화해야 한다.

훈련은 조정운동(coordination exercise)을 포함해야 하며 60° 이상으로 무릎이 구부려지는 반복되는 하중을 방지할 필요가 있다. 근력 훈동 중에는 닫힌 사슬 운동이 선호된다. 운동 후 근육의 불균형을 예방하기 위해 품질 재생에 특별한 주의를 기울여야 한다.

제한된 시간 속에서, 물리치료사들은 스포츠 영역에도 참석하려고 시도하며(웨이트 룸, 인라인 스케이팅, 자전거타기 등) 특별한 상황에서의 위험 요소를 집어낸다. 만약 관심이 있다면, 자전거는 점검될 수 있으며 그 프레임의 높이나 길이, 손잡이의 높이 페달의 세팅 등대한 권장이 있을 수 있다. 물론 이것은 물리치료사의 지식과 기술이 필요하다. 대신에, 환자들은 이러한 권장사항에 아주 고마워해야 하며 물리치료사의 능력에 대한 신뢰가 깊어져야 한다.

가장 잘 시행된 외과 시술조차도 재활 없이는 완전한 질로 돌이킬 수는 없기 때문에, 부상과 ACL재건 이후 따라오는 재활의 중요성은 더욱 증가한다. 그러므로, 의사, 물리치료사 그리고 환자 간의 팀워크가 꽤나 필수적이다.

2.4.7 발목과 발 (Ankle and Foot)

발목과 발의 선천적 발달 결함

- 휜 발(clubfoot)(선천적 꿈치바깥들린휜발)
- 발꿈치벌림조막발(Pes calcaneovalgus)
- 선천적 수직 목말뼈(Congenital vertical talus) (선천적 외반편평족)
- 발허리 내전(Metatarsus adductus)
- 선천적 엄지발가락안쪽휨증(Congenital hallux varus)
- 새끼 손가락 상관(Digitus quintus supraductus)
- 손발가락붙음증(Syndactyly)
- 가락과다증(Polydactyly)
- 큰가락증(Macrodactyly)

정렬 변형

- 편평발 Flat foot
- 엄지발가락가쪽휨증 Hallux valgus
- 엄지발가락굽음증 Hallux rigidus
- Matatarsalgia
- 발가락 변형 (망치발가락 및 휜발가락)

물렁조직 과다사용 부상

- 힘줄주위염(Peritendinitis), 아킬레스 힘줄염(Achilles tendon tendinosis)

- 힘줄윤활막염(Tenosynovitis), 정강후방건염(tibialis posterior tendinosis)
- 짧은 발비닥근육(short plantar muscles)의 부착부병증, 뒤꿈치돌기(heel spur) (발톱 발꿈치뼈)
- 전방 정강 징후군(Tibialis anterior syndrome)

퇴행병들

- 박리뼈연골염(Osteochondritis Dissecans)
- 골관절염(Osteoarthritis)

외상적 병터

- 아킬레스 힘줄 파열(Achilles tendon rupture)
- 발목 힘줄 부상(Ankle ligamentous injury)

선천적 발달장애 / CONGENTIAL DEVELOPMENTAL DEFECTS

발목과 발의 선천적 발달장애로는 흰발(club foot), 발꿈치벌림조막발(Pes calcaneovalgus), 수직 목말뼈(Congenital vertical talus)(선천적 외반편평족[congenial pes planovalgus]), 발허리 내전(Metatarsus adductus, 선천적 엄지발가락안쪽휨증(Congenital hallux varus), 새끼 손가락 상관(Digitus quintus supraductus), 손발가락붙음증(Syndactyly), 가락과다증(Polydactyly), 큰가락증(Macrodactyly)(그들의 병인과 발병기전, 그리고 치료법은 2.3.1 장의 선천적 발달장애, 발목과 발의 선천적 발달장가 설명되어 있다.) 등이 있다.

일반적인 선천적 발달 장애의 치료

선천적 발달 장애는 위치적 또는 구조적으로 구분된다. 재활은 위치적 결함의 치료에서 중요한 역할을 한다. 구조적인 결함의 경우에는 외과학과 재활학적 치료가 함께 실시된다. 재활치료는 발목과 발의 기능을 변화시킴으로써 그들의 발달에 긍정적인 영향을 미칠 수 있다.

정렬 기형 / ALIGNMENT DEFORMITIES

편평발(Flat foot)

편평발은 세로 발 아치가 줄어든 증상을 가진 바깥굽은 발꿈치(Calcaneal valgus)를 일컫는 넓은 용어이다.

편평발의 종류

1. **선천적 편평발**(Congenital flat foot)
   a) 경직 — 선천적으로 가파른 목말뼈
   b) 유연 — 발꿈치벌림증(pes calcaneovalgus)
2. **후천적 편평발**(Acquired flat foot)
   a) 연결 조직의 이완 상승 시
   b) 신경근육계적 질환 - 불완전마비(pareses), 근육병(myopathies) 시
   c) 류마티스병(rheumatic diseases) 시
   d) 구축(contracture) 시

본 하위 장에서 후천적 정적변형(acquired static deformity)으로써 편평발, 예를 들어, 연결조직의 이완 상승 등을 다룬다.

어린이들에게서 나타나는 편평발 (외반편평족) (Flat Foot in Children) (Pes Planovalgus)

발은 6세~7세 사이에 발달된다. 이때까지 하지는 생리학적으로 발꿈치뼈가 바깥으로 굽은 상태(calcaneal valgus), 무릎이 바깥으로 굽은 상태(knee valgus), 그리고 엉덩이가 바깥으로 굽은 채로 안쪽으로 회전된 상태(hip valgus and internal rotation)로 위치되어 있다. 20°가 넘는 발꿈치뼈의 바깥 굽힘은 병리학적이라 진단된다. 바깥굽은 발꿈치 다음으로, 본 변형은 발목 축의 안쪽 회전과 발바닥과 안쪽에 있는 목말뼈(talus)가 낮춰지는 증상, 발 앞쪽(forefoot)의 벌려짐 또는 모아짐, 그리고 1차 광선 내전(1st ray pronation)을 포함한다.

임상적 증상(Clinical Presentation)

아이들에게서, 편평발은 주로 증상이 없다. 문제는 청소년기에 이를 때까지 나타나지 않는다. 증상은 발에서 느껴지는 피로감과 발 안쪽에서 시작하여 정강이 안쪽까지 연결되는 통증(안쪽 정강근육)을 포함한다. 객관적인 소견으로는 아킬레스힘줄 단축으로, 이는 발내전(foot pronation)의 원인 중 하나이다. 본 단축은 종종 불분명한 병인과 함께 한 쪽에서만 일어난다. 단축은 쇼파 관절(Chopart joint)의 정렬이 중립적인 위치에 있을 때(중앙화) 무릎을 완전히 폄친 상태에서 일어나는 발목의 후방굽힘으로 평가된다.

치료(Treatment)

편평발의 치료에 관한 의견은 다양한 단계로 다양하다. 보존적인 치료가 필수적이다:

1. 발 아치를 지지해주고 발꿈치를 가이드해줄 수 있는 (단단한 발꿈치 대) **질 좋은 신발을 신는 것**.
2. 일상생활 동안 **발바닥을 자극하고 촉진시키는 것** - 부드럽고 편편하지 않은 평면(풀밭이나 모래 등)을 걷기
3. **수동적 지지** — 기능 평가에 근거한 정형외과적 삽입
4. **적극적 치료** — 물리치료

저자들은 첫 번째 두 가지 원칙에 동의한다; 하지만 정형외과적 삽입과 물리치료를 사용한 편평발의 수동적 수정에 관해서는 의견이 다양하다. 편평발은 종종 나쁜 자세나 체질적 과도한 유동성(hypermobility)의 증상으로 발달되는 것을 고려할 때, 우리의 의견으로는 물리치료가 제시되어야 한다. 물리치료는 게임의 형식으로 일어나는데, 치료는 편평발 자체를 집중할 뿐만 아니라, 이에 영향을 주는 전반적인 자세에도 집중해야 한다. 감각운동적 훈련 요소가 필수적이다 - 발 지지를 훈련하기, 발목과 무릎, 엉덩관절의 중립적 정렬에서의 "짧은" 발, 그리고 골반과 몸통의 제대로 된 정렬이 그것이다.

외과적 삽입은 증상적 편평발(symptomatic flat foot)과 발의 안쪽 경계가 볼록한 편평발의 경우에 권장된다. 정형외과적 삽입은 환자에 맞춰서 따로 만들어져야 하며, 또한, 발바닥 세로아치를 교정하기 위한 안쪽 쐐기를 포함해야 한다. 이를 통해 가로아치(transverse arch)를 지지하고 삽입물의 바깥쪽 테두리를 증가시켜 바깥굽은 발꿈치뼈(calcaneal valgus)의 제대로된 가이드를 허용하게 해준다.

성인에게서 나타나는 후천적 편평발

이것은 장기간에 걸친 과도한 사용으로 인해 발달되는 정적 변형이다. 이것은 유아 시절의 편평발로부터 발달될 수도 있고, 또는 예전에 그 어떤 변형이 없었던 발에서도 나타날 수 있다.

장기간의 정적 부하에 노출된 후 라던가, 발에 잘 맞지 않는 신발과 호르몬의 불균형(임신, 완경 등) 또한 편평발의 발달에 기여할 수 있다.

임상적 증상은 발목과 목말밑관절(subtalar joint) 통증을 포함하는데, 대부분의 통증은 바깥 복사뼈 아래에서 느껴진다. 통증은 정강이의 안쪽 면까지 뻗쳐나갈 수 있다. 객간적인 소견으로는 바깥굽은 발꿈치뼈(calcaneal valgus)를 포함하는데, 이 경우 발꿈치의 측면 테두리는 발바닥에서 떨어지게 된다. 발 앞쪽(forefoot)은 벌려지거나 내전되어 있다. 객관적인 소견으로는 또한 부종과 정맥류가 있다. 보행 평가 중, 바닥에서 발을 푸는 것이 불가하고, 바닥과 발의 접촉이 견고하며 발은 고유의 충격 흡수 기능을 상실한다.

편평발은 발목과 발 부위에서의 삽입 통증(insertional pain)의 발달에 기여하는 요인 중 하나이다(그림 2.4.7-1).

치료(Treatment)

환자에게 발 보조기학을 맞춰주는 것은 보존적 치료의 기본이다.

보조기 삽입은 환자의 발에서 석고를 떠서 만들어진 발자국에 근거하여 맞춤 제작된다. 삽입은 안쪽 쐐기와 가로 아치 지지대를 포함한다. 정형외과적 해결책의 또 다른 옵션은 신발 수정으로, 심각한 변형의 경우 특별 제작한 신발을 조립하는 것도 고려해볼 수 있다.

재활은 편평발을 가진 환자들에게 제시되나. 물리치료에는 감각운동 훈련과 발바닥 조작, 발 압력 분배 훈련, 세 포인트 지지 훈련과 중립적인 정렬 시 하지에서의 "짧은" 발 등이 있다. 치료는 또한 물렁조직 기법과 발 관절 동원, 그리고 단축되거나 긴장된 근육 동원과 스트레칭이 있다.

물리적 요법으로는 항염증성 시술 — 예로, 수동 또는 기구를 사용한 림프배출법과 온냉교대목욕과 발디딤목욕(stepping baths) 또는 차가운 월풀 등으로 구성된 수치료법을 포함한다. 초음파, 전기요법(DD 전류, TENS)과 결합된 전기요법이 근육의 이완에 사용될 수 있다.

외과적 중재는 심각한 통증을 유발하거나 눈에 띄게 일상생활을 제한하는 편평발의 경우에만 제시된다. 이러한 경우에는 목말밑관절(subtalar joint)의 삼중 관절유합술(triple arthrodesis)이 시행된다.

엄지발가락가쪽휨(HALLUX VALGUS)

엄지발가락가쪽휨은 엄지 발가락에 의해 정의되는 앞쪽 발의 정렬 변형을 일컫는다. 이 경우 엄지발가락은 바깥으로 휘어져 있으며 첫 번째 발허리발허리와 돌출머리가 바깥으로 정렬된 상태의 발허리발가락관절(metatarso-phalangeal articulation; MTP)에서 회전되어 있다.

아래 요소들이 엄지발가락가쪽휨에 기여하는 것들이다.

1. **선천적 선행요인**(Congenital predisposing factors) (첫 번째 발허리의 길이, 과도한 유연성, 결합조직의 유약함)
2. **직접적인 영향들** (잘 맞지 않는 신발)
3. **간접적인 영향들** (편평발, 연장된 정적인 부하)

엄지 발가락의 바깥 굽음 현상과 회전 변형 그리고 첫 번째 발허리 돌출의 바깥 굽음에 더해 객관적인 소견은 하기를 포함한다:

- 발허리 머리 안쪽 표면 위의 관절 주머니와 윤활주머니의 비대
- 종자뼈(sesamoid bones)의 측면 이동, 첫 번째 발허리 머리의 증가된 하중
- 몸쪽 손가락뼈의 측면 불완전탈구, MTP 관절에서의 관절염 발발
- 발허리 II–IV들의 발바닥 면을 향한 아래쪽 이동; 발바닥 수직적 아치의 높이 감소

기능적인 직립 평가 중, 엄지 발가락이 지지를 위해 사용되지 않으면, 바닥에서 발을 푸는 것이 영향을 받게 되고 보행 중 엄지 발가락으로부터 밀어내는 것 또한 약화된다.

치료(Treatment)

보존적 치료는 기능적 평가에 근거한 기능적 정형외과적 맞춤을 포함한다.

발가락 사이의 고무 수정도구가 사용되며 엄지발가락과 두 번째 발가락 사이에 위치하게 된다. 야간 보조기가 안쪽 면에 적용되며 엄지 발가락이 스트랩에 고정되어 그 쪽을 향해 당겨진다. 안쪽 쐐기를 가진 정형외과적 안창과 가로 아치 지지대가 사용된다.

재활(Rehabilitation)

치료의 목적은 첫 번째 선축(first ray axis)을 향상시키고 엄지발가락을 지지하는 데에 포함시키며 서거나 보행 시에 바닥을 미는 기능을 하도록 하는 것이다.

감각운동 훈련(고유감각 촉진)은 치료에 중요한 요소이다. 발바닥이 촉진되고, "작은" 발을 훈련시키고 세 포인트의 지지점이 훈련된다. 물리치료는 물렁조직 기법과 발 관절 동원, 그리고 MTP관절에서의 엄지 발가락 당김을 포함한다. 양식은 주로 수치료법–월풀, 교대욕, 그리고 발디딤 목욕–을 포함한다.

외과적 중재(Surgical Intervention)

수십 개의 외과적 시술들이 설명되었지만, 아래 네 가지 유형의 외과적 중재들이 대부분 사용되었다:

1. **물렁조직 시술**(Soft tissue procedures)
2. **절제관절성형술**(Resection arthroplasties), 이를 통해 몸쪽 가락뼈의 아랫부분이 제거되고, MTP 관절 움직임이 보존된다.
3. **첫 번째 선 뼈자름술**(First ray osteotomy)
4. MTP **엄지 발가락의 관절유합술**

2

엄지발가락굽음증(HALLUX RIGIDUS)

뻣뻣한 엄지발가락은 엄지 발가락의 허리발가락 관절(metatarsophalangeal joint)에서 축성 변형 발달 없이 진행되는퇴행성 관절염으로 정의된다.

임상적 증상은 보행 중 통증을 포함한다. 객관적인 소견은 대부분이 관절의 등쪽에서의 뼈곁돌기(osteophytess)의 형성에 의한 MTP 관절 변형을 포함한다. MTP관절에서의 움직임은 고통을 동반하고 폄 시에 제한이 있다.

서 있거나 보행하는 기능적 평가 중, 발의 바깥쪽에 하중이 가해지고 엄지 발가락을 통한 발뗌이 부족하다.

치료(Treatment)

아래의 증상이 있을 때 외과적 중재가 제시된다:

1. **발허리 머리 재형성**, 뼈곁돌기(osteophytes) 제거
2. **MTP관절 관절유합술**
3. **MTP관절 절제관절성형술**, 또는 몸쪽 가락뼈 아래쪽 제거와 발허리머리의 뼈곁돌기 제거

MTP 관절에서의 움직임을 보존한 상태에서 아래의 외과적 시술을 시행한 후에는, MTP 관절에서 성취된 움직임을 유지하는 것을 목표로 시행하는 재활이 제시된다.

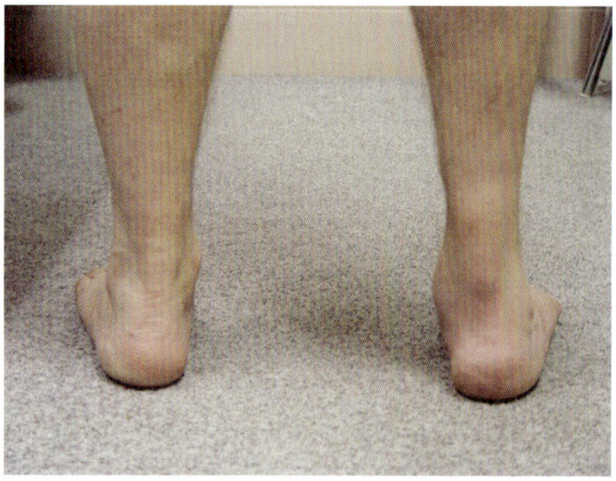

그림 2.4.7-1 후천적인 편평발에서의 바깥굽은 발꿈치(Calcaneal valgus).

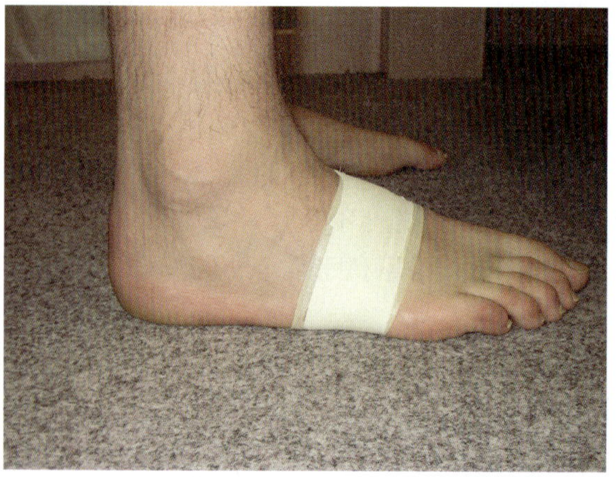

그림 2.4.7-2 가로 편평발을 위한 테이핑.

발허리통증(METATARSALGIA)

발허리통증은 발 앞쪽에서 발견되는 통증으로 리스프랑 관절(Lisfrank articulation)의 말단에서 발견된다. 가장 흔한 이유는 발 앞쪽 부위의 가로로 넓어지는 현상(“**가로 편평발**”)이다. 본 정렬 변형은 발허리의 펴짐, 엄지발가락 바깥굽음과 이에 따른 첫 번째 발허리의 약화, 그리고 발허리 2-4까지의 과도한 중량 부하로 정의된다.

가로 편평발은 서 있거나 보행 중 발에 잘 맞지 않는 신발을 신었을 때 하중을 받으면서 장기간에 의해 발달된다. (**여자들의 경우, 하이힐이나 뾰족한 굽**)

임상적 증상은 발 앞 쪽의 통증과 보행 중 통증을 포함한다. 통증은 가끔씩 두 번째, 3번째 손가락에서의 지각착오를 수반하며, 이는 모튼의 신경통(Morton's neuralgia)이라 알려져 있다.

객관적인 소견으로는 발 앞쪽 부분의 가로 확장하는 것, 발허리머리 2-4번이 발 바닥에서 더 나타나는 것, 촉진에 통증 반응을 보이며 발 바닥의 피부가 발허리머리 부위의 압점을 보여주는 것 등이 있다. 엄지 발가락이 벌려져 있을 때, 새끼 발가락은 당김 상태에 있으며 발가락 폄근을 잡아당기는 힘이 증가하면서 이로 인해 발가락의 굽힘 변형의 결과를 낳는다(**망치발가락**).

가로 편평발의 재활

기능적 정형외과적 부품은 보존적 치료의 가장 중요한 부분이다. 각각의 삽입물들은 가로 발 지지대를 포함하여 제작될 수 있으며 신발은 가로 발 지지대를 붙임으로써 변형될 수 있다. 낮은 굽의 신발이 권장된다(2~3 cm).

물리치료는 발바닥의 부드러운 물렁조직 기법과 관절 동원, 그리고 스트레칭과 근육 구축을 이완하기 위한 위치 잡기 등을 포함한다. 테이핑을 하는 것은 통증을 관리하는 빠르고 효과적인 방법으로, 벌어진 발 앞쪽 면을 감싸는 것이다(그림 2.4.7-2).

가로 편평발의 외과적 중재

발허리 뼈자름술이 시행된다. 심각한 변형의 경우 발허리머리 절제술이 시행된다. 시술은 엄지발가락가쪽휨 시술과 함께 진행될 수 있다.

발가락 변형(TOE DEFORMITIES)

망치발가락(Hammer Toe)(Digitus Hamatus)

Digitus Hamatus, 또는 망치발가락은 근위지간관절(proximal interphalangeal joint)의 굽힘 변형이다. 발허리발가락관절에서, 근위 가락뼈는 과도하게 펴질 수 있으며 발허리머리의 등쪽으로 근위 가락뼈의 아래가 불안전탈구로 될 수 있다.

휜발가락(Club Toe) (Digitus Malleus)

Digitus malleus 또는 휜발가락은 말단지간관절(distal interphalangeal joint)에서의 굽힘 변형이다. 변형은 긴 발가락 굽힘근의 과도한 당김으로 발생된다.

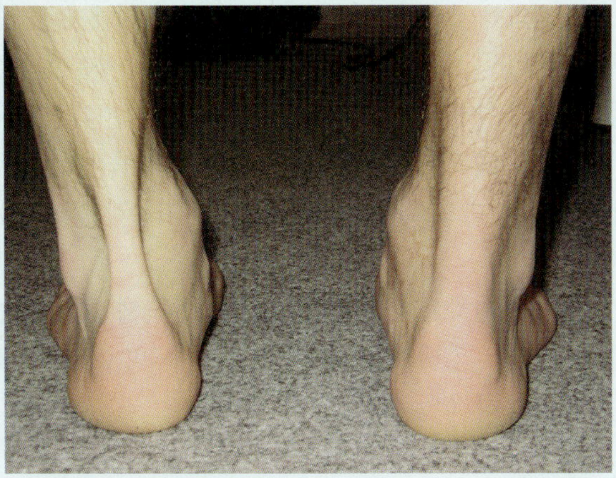

그림 2.4.7-3 힘줄주위염(peritendinitis)을 앓고 있는 아킬레스 힘줄 건병증.

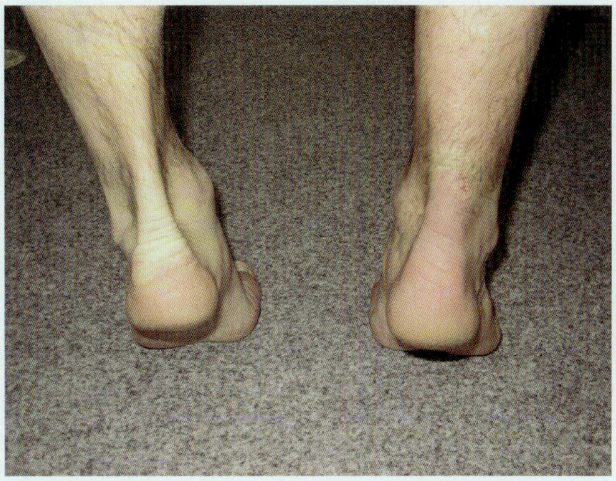

그림 2.4.7-4 힘줄주위염(peritendinitis)을 앓고 있는 아킬레스 힘줄 건염-발가락을 딛고 서 있기.

물렁조직 과다사용 부상 / OVERUSE SOFT TISSUE INJURIES

힘줄주위염(Peritendinitis) (힘줄윤활막염), 아킬레스 힘줄염(Achilles Tendon Tendinosis)

힘줄주위염은 아킬레스 건의 두 겹의 윤활집에 일어난 **염증성** 부상이다. 힘줄염은 아킬레스 힘줄 구조에 일어나는 **퇴행성** 부상이다(그림 2.4.7-3). 본 부상은 운동선수들에게 흔하며 종종 딱딱한 표면에서 부하를 가할 때, 또는 신발을 바꾸었는데 신발이 힘줄을 누른다거나 신발을 신을 때 건에 압박이 갈 때 등과 연결되어 있다.

임상 그림은 활동의 전과 후에 나타나는 아킬레스 힘줄의 통증을 포함한다; 통증은 움직임의 시작 시 나타난다. 객관적인 소견으로는 전체 힘줄의 부종이나 또는 전형적인 물레 같은 힘줄의 중간 세 번째의 비대증, 그리고 힘줄과 힘줄 아래의 구조의 촉진 시 발생하는 통증이 있다. 평가 중에 약한 염발음(마찰음)이 촉진될 수 있다. 발가락으로 서 있는 것은 고통스럽다. 종아리 세갈래근은 증가된 긴장도를 나타내고 배 근육은 반사적 변화를 보여준다. 근육에서의 긴장은 발목의 후방 굽힘으로써의 움직임을 제한한다. 만성적인 염증과 함께, 종아리 세갈래근 위축증, 특히나 장딴지근(gastrocnemius)의 안쪽 머리부분이 나타난다(그림 2.4.7-4). 평가에는 서 있는 자세 (발바닥 정렬, 발바닥의 무게 분포, 발가락과의 접촉)와 보행 중 기능적인 하체 평가가 포함된다(발을 바닥에서 떨어질 때 자세가 바닥에서 풀리는 것을 관찰).

힘줄윤활막염, 후방 정강 건염(TENOSYNOVITIS, POSTERIOR TIBIALIS TENDINOSIS)

힘줄윤활막염은 후방 정강 근육에 있는 힘줄집의 염증이다. 건염은 부상 정강이 힘줄에 나타나는 퇴행성 부상이다. 이러한 구조의 부상은 아킬레스 힘줄의 염증성 그리고 퇴행성 부상과 비슷한 임상적 증상을 보여준다.

후방정강힘줄인지 아킬레스 힘줄 부상인지의 감별 진단을 위해 영상 요법(초음파나 MRI)이 사용된다.

발바닥의 짧은 근육에서 발생하는 부착부병증, 발꿈치뼈 돌기(발톱 종골, CALCAR CALCANEI)

이것은 발바닥의 짧은 근육에서 발생하는 삽입 통증으로, 짧은 발가락굽힘근(flexor digitorum brevis), 발가락네모근(quadratus plantae), 긴엄지벌림근(abductor pollicis longus)에 과도한 하중이 부과될 때 발달한다.

임상적 증상은 발꿈치 통증으로, 처음에는 움직임 시작 시(몇 걸음 걷다보면 사라진다), 그리고 나중에는 활동 중이나 활동 후에까지 통증이 일어난다. 객관적 결과에는 촉진 및 부종 시 통증이 포함되며 종아리 결절의 근원에 마찰음이 존재할 수 있다. 짧은 발바닥 근육과 후방 정강이는 증가된 긴장을 보여주며 촉진 시 통증을 느낀다. 발의 역학이 변하게 된다. 본 부상의 또 한 가지 가능한 원인은 발꿈치의 발바깥 굽음이나 바깥쪽 정렬이다. 이 때문에 발의 기능 평가가 서서하거나 보행 시 실행되는 것이다.

본 기능 평가 동안, 발꿈치의 축이 관찰될 뿐만 아니라, 목말밑 관절과 무릎, 엉덩이, 골반과의 정렬이 평가된다.

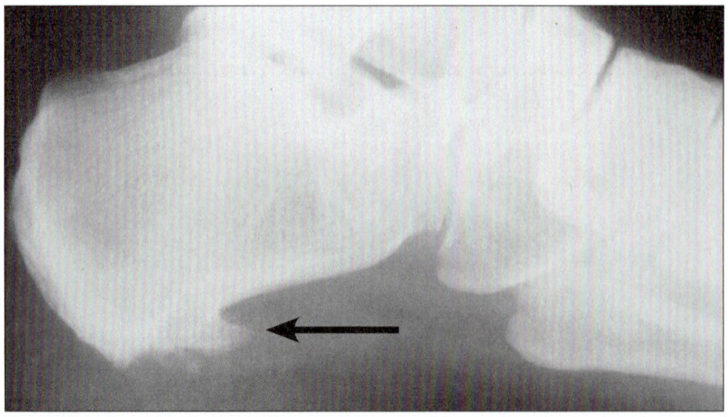

그림 2.4.7-5 발꿈치 돌기; 발톱 종골(calcar calcanei).

짧은발 굴근 힘줄의 부착부병증은 위를 향한(supinated) 발에서 더 흔하게 발견된다. 만성적인 상태에서, 짧은발 근육 뿌리의 석회화가 발생하며 발꿈치 돌기가 발달한다. 이는 엑스레이 필름에서 측면 발꿈치 측면을 통해 관찰할 수 있다(그림 2.4.7-5).

힘줄 부상의 재활

치료는 주로 보존적이다. 약물도 제시되며 하기를 포함한다: 진통제와 국소 또는 체계적 비스테로이드성 항염증제. 마취제를 포함한 코르티코스테로이드(corticosteroid) 주사의 국소적 시행은 또 다른 옵션이다. 질문은 아킬레스 힘줄을 둘러싼 조직에의 코르티코스테로이드의 적용에 관한 것이다. 몇몇 저자들은 이를 추천하지 않는데 왜냐하면 높은 위험도의 힘줄에서의 괴사 형성과 이에 따른 파열의 위험 때문이다.

재활에서, 통증이 있는 힘줄이나 이것의 삽입은 물렁조직 기법과 부드러운 관절 동원을 통해 치료된다. 치료는 또한 감각운동 훈련을 포함한다. 처음에는, 전 하지가 중립적인 정렬 상태에 있을 때 발바닥에 가해지는 세 지점 무게 분배가 시행되고 그 다음은 닫힌 사슬에서, 다음은 닫힌 사슬에서 시행된 후 열린 사슬에서 시행된다. 불안정한 표면이 실시되고 훈련은 안정화플랫폼을 포함할 수도 있다. 치료 목적은 제대로된 중립 정렬 시 하지 근육의 동시 활성화와 척추 안정화 상태에서의 제대로 된 정렬이다. 치료의 다음 단계는 일상생활의 움직임(걷기 등)으로 전환하는 것을 포함하며, 운동선수들에게는, 그들의 특별한 움직임 활동으로 전환하게 된다.

물리적 요법은 항염증, 통증 조절, 그리고 근육 이완 시술을 포함한다.

정형외과적 기구 또한 영향을 받는 구조에 가해지는 체중 부하의 감량을 보장하기 위해 필수적이다. 환자는 특별한 정형외과적 안창을 사용하며 운동선수의 신발은 개량된다.

다른 옵션으로는 발꿈치를 올리거나 영향을 받는 부위에 테이핑을 함으로써 발꿈치에 무게를 가하지 않게 하는 것이다.

염증을 제거하고 바뀐 힘줄주위의 퇴행을 제거하는 수술이 만성적인 아킬레스 힘줄 부상에게 지시되며 이는 보존적 치료와 상응하지 않는다.

정강 전방 증후군(TIBIALIS ANTERIOR SYNDROME)

본 증후군은 정강이뼈와 종아리뼈 사이에 있는 아래쪽 다리의 안쪽 면에 있는 근육의 전방 근막 부분에서 일어나는 국소빈혈을 포함한다. 구조적으로는 장기화된 활동(**긴 산책, 장거리 달리기**)에 노출된 후 손상을 입는데, 이럴 경우 부종이 일어나고 뒤따라 국소빈혈과 근육과 전방근막 부분에서의 신경의 괴사를 초래한다.

임상적 증상은 뻣뻣함과 저림 그리고 아래쪽 다리 전방 면에서의 강도 높은 통증을 보여준다. 객관적 소견으로는 아래쪽 다리의 전방 면에서의 촉진 시 부종과 통증을 포함하며, 환자는 활동적인 발목 움직임이나 발가락 후방구부림을 수행할 수 없다. 그리고 발의 등쪽 면에서 감각저하(hypesthesia)가 발견된다.

전방 정강뼈 증후군의 재활

전방 정강 근육 부상은 전방 근막 부분의 감압을 시행하는 외과적 치료를 필요로 한다. 재활 치료는 수술 후 관리의 부분으로, 재활의 목적은 신경의 기능과 정강뼈 전방 부분에 구조적으로 변화된 근육을 회복시키는 것이다.

물리치료 중, 물렁조직 기법, 흉터의 동원, 근막과 근육 그리고 부드러운 발과 발목관절의 동원 기술이 실시된다.

근육 촉진, 활성화와 강화 또한 분석적 기술을 통해 실시된다(**수동 근육 시험에 근거한 운동들**). 게다가, 신경생리학적 기본에 근거한 운동(**보이타 치료법**[Vojta therapy], PNF, **감각운동 훈련**), 개방/폐쇄형 운동 사슬에서의 운동과 구축을 방지하기 위한 운동방법이 사용된다.

물리적 요법은 또한 근육의 신경근육 전기활성을 포함할 수 있는데, 근육 점수가 0-1인 근육에는 수동 근력평가 근육 점수가 2-3인 근육에게는 전기적 자극(**전자**

체조, electrogymnastics)을 테스트할 수 있다. 항염증성 효과를 가진 시술은(수동 또는 기구를 사용한 림프배출, 초음파, 수치료법 – 월풀, 교대욕) 자극적 효과를 가진 시술(광선요법, 바이오램프, 레이저, 간선 자기장 그리고 원거리 전기치료) 등이 사용된다. 환자는 정형외과적 도구들을 제공받는데, 예를 들어 8자 모양의 스트랩이나 종아리 스트랩 또는 종아리 고정기 등이다.

외상적 병터 / TRAUMATIC LESIONS

아킬레스 힘줄 파열(Achilles Tendon Rupture)

아킬레스 힘줄의 파열은 대략 삽입으로부터 2–5 cm 정도 떨어진 지점(본 부위에서는 힘줄에 가는 혈관공급이 최소화된다)에서 일어나며, 퇴행적으로 변형된 힘줄에서 자주 일어난다. 아킬레스 힘줄 파열은 중년 남자들에게서 가장 흔하게 나타난다. 파열은 갑작스러운 가속이나 빠르게 속도를 감속해야 할 때, 또는 갑작스럽게 움직임의 방향을 바꿔야 하는 운동 활동 중 일어난다. 전형적인 스포츠로는 테니스, 스쿼시, 축구, 농구와 배구 등이 있다.

임상적 증상(Clinical Presentation)

찢김의 부위에서 시끄러운 염발음이 들리고 날카로운 통증이 발생한다. 부상을 입은 사람은 영향을 받은 하지를 딛고 무게를 견딜 수 있고 발목 후방굽힘도 할 수 있다; 하지만, 그들의 발가락을 딛고 서 있을 수는 없다. 객관적인 소견은 파열 지점에서의 부종과 혈종 그리고 힘줄에서의 결함이 촉진될 수 있다. 톰슨의 검사(Thompson's Test)는 아킬레스 힘줄 파열을 위한 특별한 시험으로, 양성 테스트에서 종아리세갈래근에 가해지는 수동적 압력이 발목의 후방 굽힘을 생산할 수 없다.

치료(Treatment)

부상은 아킬레스 힘줄의 봉합을 통해 외과적으로 치료된다. 수술이 끝나면 긴 석고붕대를 감게 된다. 이를 통해 수술 부위의 하중을 3주 정도 줄일 수 있다(무릎에서의 약간의 구부림과 발목의 발바닥쪽 회전). 3주 후에는, 석고 붕대는 교환되고 발목은 중립적인 위치로 재위치 잡으며 석고는 무릎 아래로 내려간다. 고정화의 총 기간은 6–8주 정도 지속된다. 환자는 영향을 받은 사지에서의 체중부하를 줄이기 위해 아래팔 목발을 3개월 동안 사용한다.

발목염좌 장치에 부상(INJURY TO THE ANKLE LIGAMENTOUS APPARATUS)

급성 발목 불안정(Acute Ankle Instability)

급성 불안정은 발목 삠에서 일어난다. 삐는 것은 팽창(distension)을 포함할 수 있으며, 부분적 또는 완전한 힘줄의 파열이나 관절주머니 파열 등이 힘의 규모에 따라 포함될 수도 있다. 전방 목말종아리와 인대아 관절주머니의 앞가쪽면은 가장 자주 영향을 받는 구조이다.

임상적 증상

삠이나 부분적 인대 파열이나 관절주머니 파열에서, 환자는 제한 없이 움직임 활동을 완성할 수 있다. 부종과 통증, 움직임의 제한된 범위는 나중에 일어나며, 활동이 종료되고 난 다음에 일어난다. 완전한 인대 찢김에서, 즉각적인 통증이 느껴지고, 거대한 국소 부종과 측면 발목 아래에서의 혈종이 일어난다. 그리고 환자는 물리적 활동을 더 이상 지속할 수 없는데 이는 그들이 영향을 받는 하지에 무게를 견딜 수 없기 때문이다.

완전한 전방 목말종아리 인대 찢김의 진단은 매달림 자세에서 방사선 필름에 근거하여 판단된다. 본 시험은 외상전문의사가 시행하며 그들은 촬영 도중 발목을 모았다가 위치를 바꾸었다가를 시행한다. 만약 정강관절의 사이가 측면으로 일어난다면, 비교 이미지가 반대쪽에서 얻을 수 있으며, 포함되지 않은 사지가 거짓된 양성 시험의 가능성을 없애준다.

치료(Treatment)

보존적 치료는 발목 삠과 부분적인 인대 찢김에서 제시된다. 고정기나 덧대가 부상 이후 3주에서 6주 정도 사용된다. 기능적 치료는 또 다른 옵션인데, 이에서는 부상 직후 붕대를 감쌀 뿐이다. 양식은 냉동요법과 직류전류를 포함한다. 재활은 통증과 부종이 줄어들고 난 후에 시작한다.

두 가지의 재활 접근법이 완전한 찢김에서 사용될 수 있다. 첫 번째는 극단적인 방법으로 수술을 포함한다. 본 수술에서는 찢어진 피막과 인대를 봉합한다. 두 번째 방법은 기능적 치료로, 하지가 3주~4주 정도 덧대나 고정기에 의해 고정된다. 이를 통해 하지의 체중 부하를 가능하게 해준다. 재활은 고정 기간이 완성되고 난 후에 시작한다. 현재, 보존적인 기능 치료가 급성 불안정 부상에는 더 선호되는 편이다.

만성적 가쪽 발목 불안정

본 상태는 보통 인대의 급성 부상의 결과로 관절의 가쪽 면에서 일어난다.

임상적 증상은 울퉁불퉁한 표면을 걸을 때의 불안정성에 대한 인식과 재발하는 삠을 포함한다. 객관적인 소견으로는 부종, 가쪽 발목 구조의 촉진을 동반한 통증, 불안정, 그리고 모으고 역전하는 데에 늘어난 발목 움직임 범위 등을 포함한다. 진단은 방사선 사진을 통해 확정할 수 있다.

치료(Treatment)

젊고 물리적으로 활동적인 환자들에게는 수술적 개입이 제시된다. 흉터를 감싸는 물렁조직의 긴장을 향상시킴으로써 재건 시술이 시행된다. 또한 전망 목말종아리인대 성형술은 짧은종아리건 이식을 사용하여 시행될 수 있다.

발목과 발의 부상 및 인대적 장치 수술 이후의 재활 치료

인대 부상(일반적으로 물렁조직)은 발목에서 가장 자주 일어나는 부상이다. 보존적이거나 외과적인 치료 시, 물리치료적 보살핌은 대체 불가능하다. 또한, 특정 양식이 부상 직후 바로 사용되어야 할 필요가 있다. 전반적인 과정은 세 가지 단계로 나뉜다.

단계 I – 부상 후 초기 단계

부종을 낮추고, 다른 물렁조직의 손상을 막으면서 회복 과정을 시작하는것이 본 단계의 목표이다.

총 재활 과정은 PRICE로 알려져 있는데, 이것은 각 접근 방법의 첫 번째 알파벳을 따서 만든 용어이다.

P	Protection (**보호**)
R	Rest (**휴식**)
I	Ice (**얼음**)
C	Compression (**압박**)
E	Elevation (**올리기**)

Protection [보호] — 3주에서 6주 정도 줄어든 체중부하 또는 완전한 체중부하의 없앰을 보장해야 한다.

Rest [휴식] — 병발의 정도에 따라 물렁조직에 일어날 수 있는 추가로 일어날 기계적 손상을 방지하기 위해 움직임 동작들이 제거된다. 등급 I = 24시간, 등급 II = 3–5일 간, 등급 III 3–7일 간.

Ice [얼음] — 조직 안으로 피가 흐르는 것을 막고 특히나 급성 단계의 통증을 줄이기 위해 냉동요법을 시행한다.

Compression [압박] — 영향을 받은 부위를 탄성 있는 랩으로 감싸 압박한다.

Elevation [올리기] — 관련 있는 사지를 가슴 높이 위로 올려서 영향을 받은 부위의 부종을 최소화한다. (부상 이후 약 70시간 정도까지).

모든 이러한 행동들은 부상당한 부위(종아리와 허벅지)의 마사지에 의한 제대로된 자리잡기 또는 림프배출로 보완되어야 한다. 급성 단계의 행동 강도는 부상의 심각도와 직접적으로 연결되며 이것은 의사에 의해 지도된다.

단계 II – 부상 후 후반 단계

물렁조직의 회복을 돕는 것, 근육 활동과 고유감각 기능의 점진적인 회복이 본 단계의 목표. 양식에 더하여(초음파, IF 전류, TENS), 물렁조직 기법과 관절 도원이 사용되며, 우리의 평가에 기반하여, 활동적인 운동이 시작된다.

여기에는 아래의 것들이 포함된다:

- 등장성 운동(Isotonic exercises)
- 고유감각 운동(Proprioceptive exercises)
- 닫힌 운동 사슬 훈련(Closed–kinetic chain exercises)

다음 단계로 진전하기 위한 기준은 아래의 것을 포함한다:

- 영향을 받은 하지의 안정성 (불안정한 표면을 포함하여)
- 평범한 보행 패턴
- 부종이 없고 활동 중이나 후에 통증이 없는 상태

단계 III – 스포츠에 특수한 활동을 준비하기

본 단계의 목표는 예전 수준의 활동으로 기능적으로 돌아가는 것이다. 이 단계에서만이, 우리는 외부적인 부하(힘

강화 기구)를 사용한 힘 강화 훈련, 특히 닫힌 운동 사슬과 가속과 움직임의 방향의 변화를 포함한 속도 조절 운동(훈련)을 포함할 것을 추천한다. 영국 문헌에서 본 훈련은 SAQ(Speed; 속도, Agility; 민첩함, Quickness; 빠름)라는 약자로 언급되었다. 이 모든 단계는 치료 돌봄의 부분이 아니라, 오히려 스포츠 훈련의 한 부분이라고 볼 수 있다. 일반적으로, 이것들은 운동선수들이 그들의 특정한 운동 활동으로 돌아갈 수 있도록 준비하도록 만들어진 상황들이다. 그러므로, 본 단계는 코치들이나 스포츠 물리치료사들의 기능 속에 있다고 볼 수 있다.

발목 및 발 골절에 따른 인대 부상 수술에 대한 환자의 물리치료법은 동일하다. 물론, 수술 절차의 심각성뿐만 아니라 영향을 받는 모든 구조물의 치유를 위한 생물학적 타임 라인은 존중되어야 한다. 개별 단계에서 적절한 활동의 단계로의 전환하는 시간은 특별한 의사에 의해 결정되어야 한다. 수술 후 가능한 빨리 물렁조직 기술을 포함한 항염제가 시행된다. 물리치료의 완전한 과정은 아래의 시간 단계에 따라 시행된다:

물렁조직과 관절의 치료 ➜ 동원 ➜ 고유감각 ➜ 안정화 운동 ➜ 힘 운동.

2.5 보조기학 / ORTHOTICS

보조기학은 정형학적 보철학의 한 부분이다. 그리고 이것은 제시, 조작 그리고 보조기의 적용을 총괄한다. 보조기는 구조적 조정이나 신경이나 근골격계의 기능적 성격을 위해 외부적으로 적용되는 기구이다.

보조기학은 몇몇 임상 영역과 겹쳐지는 부분이 많다. 정형학적 돌봄이 성공적이기 위해서는 전반적인 치료 맥락 속의 기구의 기능적 목표가 정확하게 확인해야 할 필요가 있다. 이는 기구 적용의 시간, 목적, 시행, 그리고 아래에 깔려 있는 효과의 메커니즘과 보조기 자체의 기능을 포함한다.

이 요구사항을 수행하기 위하여, 재활 팀의 각각의 멤버들 사이의 의사소통이 필수적이다. 재활 팀은 항상 정형외과 의사와 가장 최신의 정형외과적 보철학이나 보조기학의 기술적 선택지를 완전히 파악하고 있는 보철외과의를 포함해야 한다. 또한, 교육받은 환자의 협력과 의사에 의해 처방된 기구의 기능에 관한 후속조치도 따라야 하며 물리치료사나 작업치료사들도 포함되어야 한다.

2.5.1 보조기의 분류의 기술적 개요

문서에 따르면, 보조기는 다양한 기준에 근거해 설명된다:

- 제작의 유형 — 카운터에서 살 수 있는지, 또는 주문 제작된 보조기인지
- **재료의 유형** — 직물, 가죽, 금속, 저온과 고온의 플라스틱 또는 합성수지
- **목적**(Purpose) — 치료 보조기, 일시적으로 사용되는 보조기 또는 보통 영원히 사용되는 보상적 보조기
- **기능**(Function) — 고정, 지지, 균형, 교정, 안정화와 체중 부하 감소
- **구조**(Construction) — 기구의 구조와 각기 부위에 대한 기구의 영향-정적이거나 동적인 보조기
- 환자의 몸 **위치** — 몸통 또는 사지 정형술

본 분류는 사지나 몸통의 어느 부분이 어떤 보조기에 의해 영향을 받아야 하는지(그림 2.5.1-1) 엄격하게 결정하는 국제 보조기 분류법에 따라 구체화된다. 원하는 기능적 효과는 항상 지정된 모든 장치에 수반되어야 한다.

카운터에서 살 수 있는 보조기 / OVER-THE-COUNTER ORTHOSES

이것들은 보통 즉각적인 사용을 위한 것이거나 부상 후 또는 수술 후 상태일 때, 류머티즘이나 퇴행병, 그리고 특정한 선천적 결함(예를 들어,s 어린이들의 엉덩관절)을 위해 사용된다. 그들은 규격화 사이즈로 많은 구조적 디자인으로 나온다. 이러한 보조기의 치료적 효과는 견고하거나 유연한 안정화의 보장, 제대로 된 정렬과 온도 절연 효과 등을 포함한다. 더 가벼운 종류의 보조기는 잘 늘어나는 천 재질로 만들어진 간단한 랩으로 된 것도 있다. 더 복잡한 종류의 보조기는 또한 강화와 잘 늘어나는 스트랩(강화 보조기)를 포함하기도 한다. 관절 안정화를 위한 보조기 디자인들은 보통 플라스틱이나 금속 막대기를 가지고 있어서, 이것들이 견고한 기능을 하거나 관절 모자가 특별히 제한된 움직임을 하거나 자유롭게 움직이도록 해준다. 더 복잡한 보조기는 운동선수들의 활동을 위해 디자인 된 것으로, 이것들은 현대의 합성 수지들로 만들어진다.

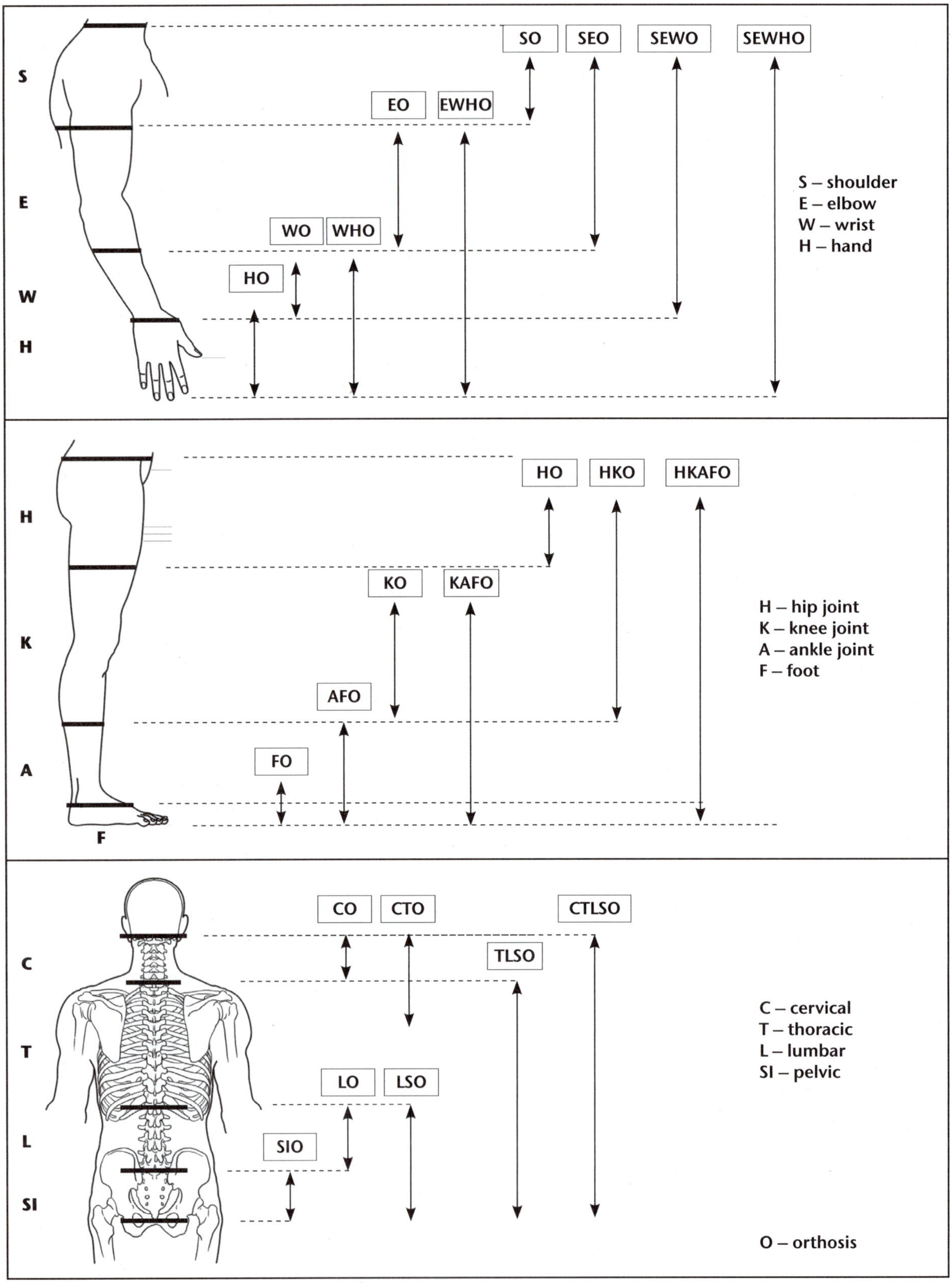

그림 2.5.1-1 보조기의 국제 분류.

더 나은 개괄을 위하여, 카운터에서 살 수 있는 것들은 소위 말하는 분류 그룹에서 그들의 제시에 근거하여, 환자의 몸의 위치와 기능적 비교를 할 수 있다. 이러한 보조기들을 사용할 수 있는 것은 커다란 장점이다. 더 심각한 부상을 가진 환자들에게 수정의 가능성이 낮다는 것은 그들에게 큰 단점으로 다가온다.

주문제작 보조기학 / CUSTOM-MADE ORTHOTICS

이렇게 개별적으로 만들어진 보조기들은 개별 환자들의 특별한 치수에 근거하여 제작된다. 기구에 근거하여, 그림이라던가 신체 부위의 아웃라인, 제봉선, 형판, 플란토그램(plantograms)(발자국) 등과 같은 "이차원적인" 아웃라인이 먼저 형성되된다. 개별 보조기들은 형판으로부터 치수에 근거하여 만들어지고 보조기의 제작 조각들로부터 조립된다. 이러하 조각들은 환자의 몸에 맞게 조리빈다.

더 복잡한 기구들은 "3차원적인" 기구들로, 이러한 기구들의 아웃라인은 석고 제작, 각인 또는 디지털 컴퓨터 디자인(Computer Aided Deigne; CAD) 모델로 제작된다. 견고한 보조기를 위해, 석고는 이러한 치수에 근거하여 제작되며 더 수정된다. 수정된 석고 모델은 정형학적 조작의 기초가 된다. 기구의 제작 시, 재질 선정과 제작의 디자인 작업 자체는 기본적인 정형학적 요구 수준에 근거하며, 이들은 환자들의 개별적인 치수를 획득하기 위하여 의사에 의해 구체적으로 제시되어야 한다. 환자의 전반적인 건강 또한 고려되어야 한다.

주문제작한 보조기의 장점으로는 환자의 제시를 고려할 수 있는 능력, 내부 상황이 바뀌었을 때 기구를 수정할 수 있는 능력과 조건 등이 있다. 이러한 유형의 보조기를 만들기 위해 드는 시간과 경제적 부담이 가장 큰 단점이라고 할 수 있다.

2.5.2 보조기의 기능적 제시 (Functional Indications for Orthoses)

보조기의 제시는 환자의 기능적 결함, 근육 테스트, 보행 패턴, 쥐는 것 등의 평가에 근거하며 환자들의 독립성의 평가에 고려된다. 동시에, 추가적인 질환(심장호흡적 기능[cardiorespiratory function], 신경혈관의 상태[neurovascular state], 피부 조건[skin condition], 인지 기능[cognitive functions])과 환자가 기구를 사용하는 데의 협력 여부 등이 고려되어야 한다.

정형학적 기구를 착용하는 중 문제를 제거하기 위하여, 환자는 동기 부여가 되어 있어야 하며 또한 기구를 사용할 수 있어야 한다. 환자는 기구를 입거나 벗을 때, 기구를 유지할 때 뿐 아니라, 지속적으로 관리하면서(아마도 체중이 변하거나 건강 상태의 변화에 따라 기구 수정이 필요할 수 있다.) 기구가 제공하는 필요한 도움에 대해 존중하는 마음을 가져야 한다.

정형학적 적용이 보통 실패하는 이유는 바로 제대로 정의되지 않은 한계점, 불분명한 기능적 목표 및 장치의 기술적 가능성과 환자에 대한 적합성으로 인한 너무나 비현실적인 최종 결과에 대한 기대이다.

제대로 선택된 기구는 기능적 요구사항을 수행하고, 기구 사용 중 환자의 편의를 보장하며 이차적 문제, 예를 들어 피부 발진이라든가 근처 관절에 힘을 과다 부하하여 보행 중 힘이 더 들게 한다거나 통증을 유발하는 등과 같은 문제를 유발하면 안된다. 장기적으로 보조기를 사용하는 환자들의 경우, 화장적 제시법과 환자 복장에 최소한의 변화를 가져오는 것 또한 고려되어야 한다.

표시에 대한 고려사항은 보조기의 적용이 달성해야 하는 특정 기능적 요구를 포함해야 하며 필요한 건설적인 옵션을 설정해야 한다.

마지막 결정 중, 요구되는 제작 디자인이 카운터에서 살 수 있는 기준인지 아니면 주문 제작해야 하는 보조기의 수준인지, 그리고 정형외과적 교정전문가(orthopedic orthotist)의 기술적 그리고 재질적 능력 안에 원하는 보조기를 제작할 수 있는 수준인지가 고려되어야 한다. 정형외과적 치료의 마지막 측면을 고려할 때, 정형외과적 기구 적용의 전반적인 기여도가 고려되어야 하며, 이는 재활 보살핌을 조작하기 위한 짧은 입원 기간을 포함할 수 있다. 다른 사람으로부터의 추가적인 도움을 받아야 한다거나 사회적 서비스의 도움을 받아야 하는지에 대한 환자의 필요성이 눈에 띄게 감소되었는지도 고려되어야 한다.

보조기의 기능적 요구사항
/ FUNCTIONAL DEMANDS OF ORTHOSES

- **고정**(immobilization) — 외상이나 염증 후 사지가 고정된다.
- **동원**(Mobilization) — 움직임의 범위를 증가시킨다(예: 구축 시)
- **안정화**(Stabilization) — 급성 또는 만성 불안정 중 사지 관절을 안정화시킨다.
- **움직임 제한** — 개별적 부위의 제한(예: 힘줄 부상)
- **수정 기능**(Corrective function) — 특정한 형태학적 또는 기능적 정렬로 석고를 뜬다.
- **보유 기능**(Retention function) — 획득된 기능적 정렬의 유지
- **지지 기능**(Support function) — 근육 기능의 지지, 부위 풀림 등
- **균형 기능**(Balance function) — 단축의 수정
- **부하 감소 기능**(Unweighting function) — 사지의 체중 부하 기능의 보상이나 지지

보조기의 활동 원칙
/ ACTION PRINCIPLES OF ORTHOSES

- 접지(Contact surface) — 관절의 바깥 쪽이나 전체 사지 또는 몸통 관절의 고정
- 3 포인트 원칙 — 사지와 몸통의 수정적 보조기에서
- 풀기(Derotation) — 정형외과적 삽입 시, 사지와 몸통 보조기에서.
- 주의 분리(Distraction) — 주어진 몸의 동작 부위에서 주의를 분리시키기
- 기대기(Reclination) — 척추 기둥을 똑바로 펴거나, 확장하는 동작
- 공 원칙(Ball principle) — 몸통 보조기 안에서 허리 척추앞굽음(lumbar lordosis)에 저항한 복강(abdominal cavity)의 압박
- 진통제 고정기(Analgesic brace) — 탄성 있는 고정, 온도 고정기(thermal brace)

2.5.3 금기사항들

보조기 사용할 때 금기사항들은 조심스러운 임상 평가와 환자의 병력, 치료적 평가, 그리고 보조기 적용 시의 기술적 옵션에 근거하며, 아래의 사항들을 포함한다:

- 사지 보조기 적용을 위한 적절하지 않은 근력의 사용(고강도 에너지의 요구)
- 심폐 쇠약
- 정맥계 부전, 혈전정맥염(thrombophlebitis)(하지 보조기 적용을 위한)
- 불안정한 사지 둘레 (하지에서의 요동치는 부종)
- 피부 상태
- 더 긴 지속의 줄어든 인내력과 피부에 가해지는 지속적인 압력
- 환자의 불복종과 뒤따르는 보살핌과 정기적인 검진을 보장할 수 있는 능력 부족

2.5.4 상지 보조기(Upper Extremity Orthoses)

보조기 구체화는 보조기 적용을 사용한 좋은 치료 효과를 위해 중요하다. 처방을 받을 때, 요구되는 보조기의 범위와 조각은 국제 표준 규격(그림 2.5.1-1을 참고)을 사용하여 설명되어야 할 뿐만 아니라, 보조기에 대한 기능적 요구사항(보조기가 움직임을 제한하기 위해 사용되는 경우, 보조기는 조각을 포함해야 할 필요가 있으며, 그 조각을 활용한 움직임 제한의 범위 또한 포함되어야 한다.) 또한 함께 서술되어야 한다. 재질에 대한 구체화, 무엇으로부터 보조기가 제작되었는가, 하는 문제도 중요하다(천 재질, 가죽, 플라스틱, 환자의 신체에 바로 맞추어지는 낮은 온도의 폴리에스테르 등).

몇몇 경우에서, 의사는 보조기의 견고한 부분의 위치에 관계한 구조적인 조직(바의 위치와 손발바닥, 등쪽, 척골 또는 앞쪽 팔의 방사면에 가해지는 힘), 예를 들어, 말단 사지 경직에서, 또는 물렁조직이 뼈이음술의 재질에 의한 압박 위험에 있을 때 등 또한 구체화해야 한다.

보조기라는 용어과 명명법은 지속적인 변화를 거친다. 문서에서 보조기라는 개별적인 명칭은 가끔씩 통합되지 않으며, 종종 브랜드 이름에 근거하여 사용하곤 한다(덧대, 고정기, 보조기, 스트랩 등). 1989년 부목 분류법(SCS)는 미국 손 치료사 협회(UCLA)에서 개발되었으며, 학기 간 의사 소통을 원활하게하고 상지 보조기를 처방할 때 오해를 최소화한다. 부목 구분법은 상지 보조기와 부목 제작법, 위치, 동작의 방향, 그리고 보조기 자체의 기능적인 효과에 근거하여 설명한다(그림 2.5.4-1).

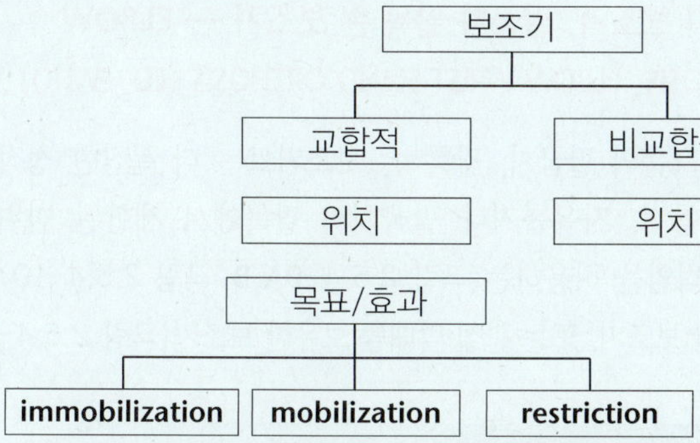

그림 2.5.4-1 상지 보조기의 SCS 구분법.

부목 분류법 / SCS CLASSIFICATION

구성에 따라 보조기는 팔걸이를 사용하여 관절로 (관절로) 또는 비관절로 (관절 없이) 분류할 수 있다.

보조기 위치는 국제적으로 사용되는 상지 보조기의 구분법에 근거한다(그림 2.5.1-1을 참고). 관절 영향의 우선 사항이 먼저 설립되어야 한다. 주요 관절은 기능적으로 보조기에 영향을 받는 것이다. 이차적 관절은 보조기와 합쳐지는 부분으로 안정화와 편안함을 위함이다. 이러한 설명적인 구분법은 중요한데, 이 기술 분류는 예를 들어, 동적 손가락 부목의 올바른 제작에 중요하다.

보조기 설명은 원하는 간절 위치와 관련한 힘의 방향(당기는지, 누르는지)과 모든 면에서의 움직임의 효율성에 관련하여 설명해야 한다. 굽힘과 폄, 방사형, 그리고 척골 편위, 뒤침, 엎침, 모음과 각각 조각의 벌림을 위한 요구 조건들을 모두 포함해야 한다.

부목(SCS) 분류에 따른 보조기 기능 설명 / DESCRITPION OF ORTHOSIS FUNCTION ACCORDING TO SCS CLASSIFICATION

고정(Immobilization) — 말단부 또는 그 절편을 해부학적 또는 휴식상태로 유지한다. 이것은 관절성 또는 비관절성 보조기를 포함할 수 있다. 보통, 이들은 간단한 유형의 보조기를 포함한다.

동원(Mobilization) — 수축 시 관절이나 물렁조직 구조의 스트레칭에서의 움직임을 보장한다. 회복 과정은 기계적 노력에 의해 촉진된다.

제한(Restriction) — 제한이나 상지 관절에서 움직이면 안되는 범위를 확인해야 한다. 제한 보조기는 동적이거나 정적일 수 있다.

상지 보조기의 기본적인 개요 / BASIC OVERVIEW OF UPPER EXTREMITY ORTHOSES

손 보조기 — HAND ORTHOSIS (HO)

손이나 손가락 보조기(HO)는 딱딱한(그림 2.5.4-2), 정적인 또는 동적인 손가락 폄근이나 굴근 보조기를 포함한다(그림 2.5.4-3; 그림 2.5.4-4A,B). 추가적으로, 이 그룹은 안정화 또는 엄지 손가락 강화 보조기(그림 2.5.4-5)도 포함하며 류마티즘 관절염에서의 손가락 척골 편위(ulnar deviation)의 수정을 위한 보조기도 포함한다.

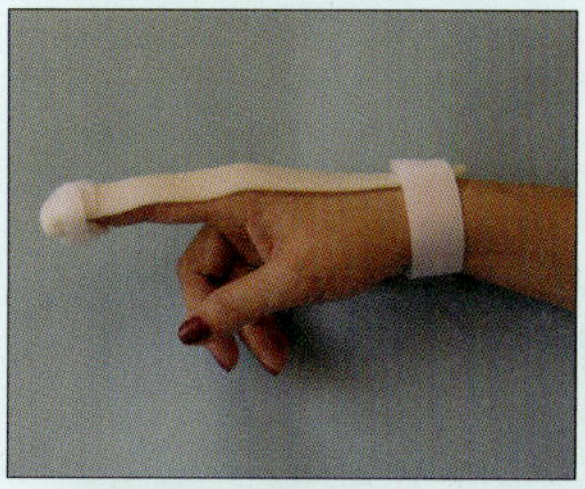

그림 2.5.4-2 HO – 단단한 손가락 보조기.

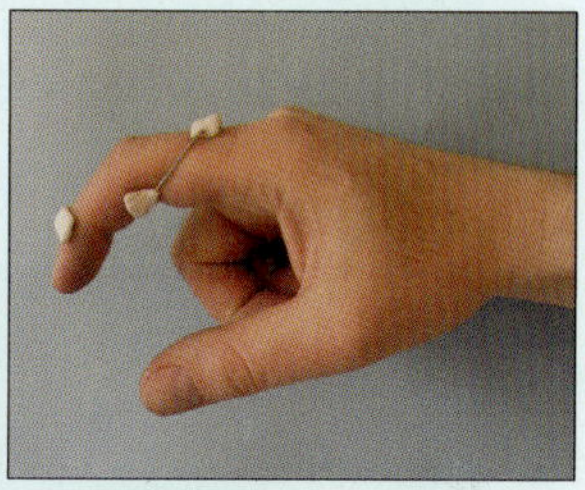

그림 2.5.4-3 HO – 동적인 손가락 굽힘 보조기.

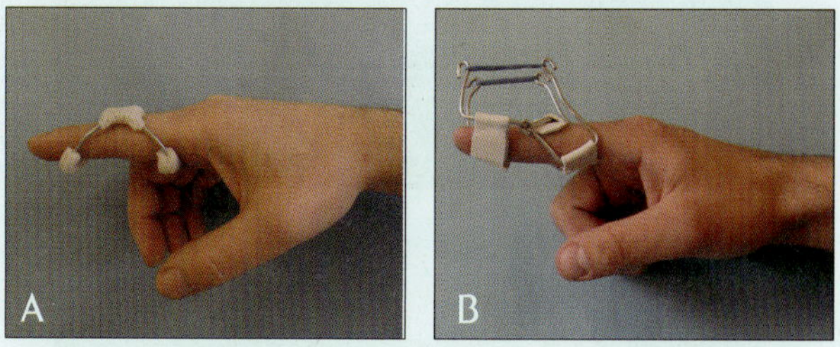

그림 2.5.4-4 A,B HO – 동적인 손가락 폄 보조기.

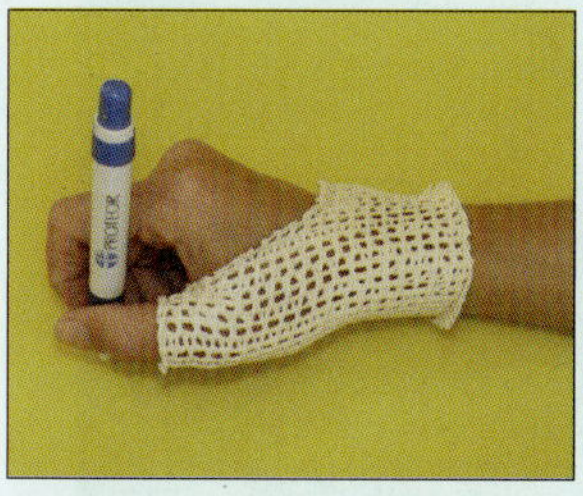

그림 2.5.4-5 HO – 열가소성 수지로 만들어진 엄지 손가락 안정화 보조기.

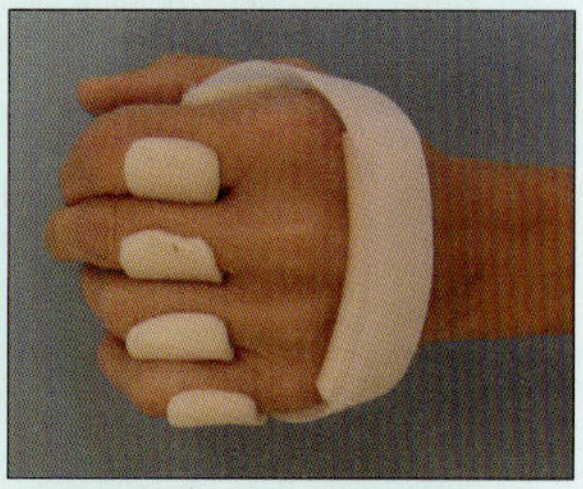

그림 2.5.4-6 HO – 손가락 척골 편위(ulnar deviation)에서의 수정보조기.

2

팔목 보조기, 팔목과 손 보조기 — WRIST ORTHOSIS, WRIST HAND ORTHOSIS (WO, WHO)

기능적 요구사항에 근거하여, 팔목과 손 보조기는 탄력적인 고정기로 분류되어, 팔목과 단단한 고정 요소들을 안정화한다(그림 2.5.4-7). 제작 디자인에 근거하여, 보조기는 정적 보조기와 동적 보조기로 분류된다(그림 2.5.4-8).

팔꿈치 보조기, 팔꿈치 팔목 손 보조기 — ELBOW ORTHOSIS, ELBOW WRIST HAND ORTHOSIS (EO, EWHO)

본 그룹의 팔꿈치, 팔목 손 보조기로는 더 복잡한 정적 또는 동적, 자유롭거나 팔꿈치와 팔목에서 제한된 범위의 움직임을 허용하는(그림 2.5.4-9A,B; 그림 2.5.4-10) 견고한 보조기, 또는 관절 막대를 보유한 보조기(그림 2.5.4-

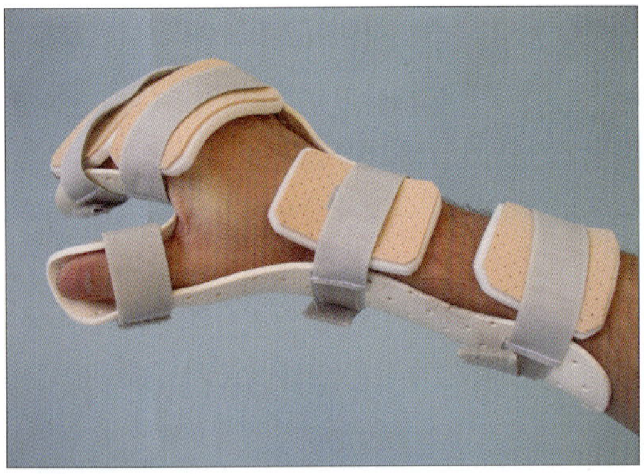

그림 2.5.4-7 WHO – 팔목과 손 위치 보조기.

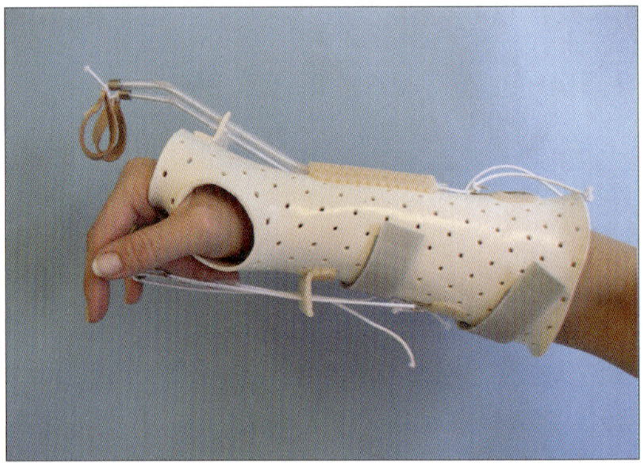

그림 2.5.4-8 WHO – 손의 힘줄 기관의 복합 부상을 위한 동적 구부림/ 폄 보조기.

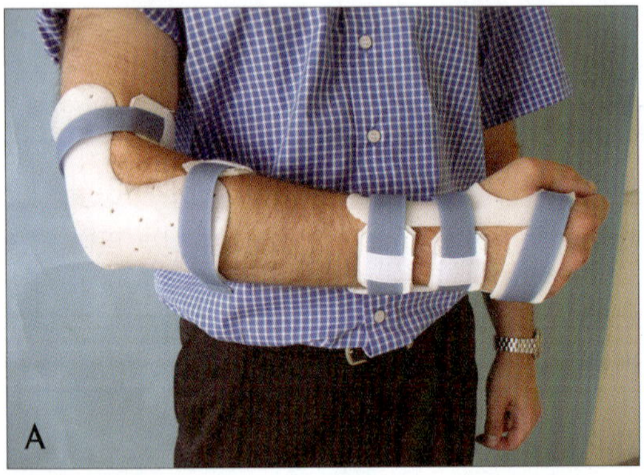

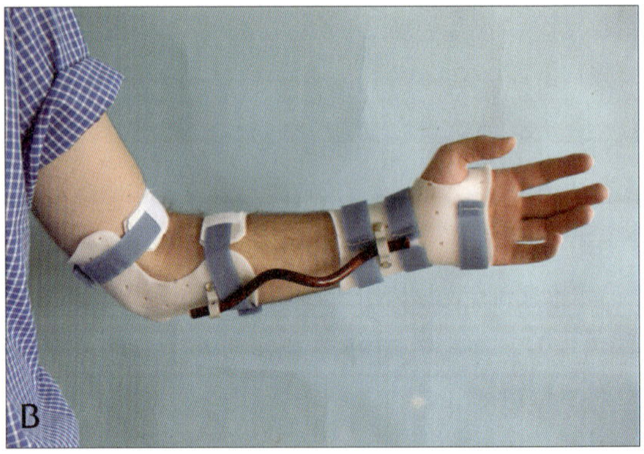

그림 2.5.4-9 A,B EWHO – 동적인 팔 앞쪽 풀림 보조기.

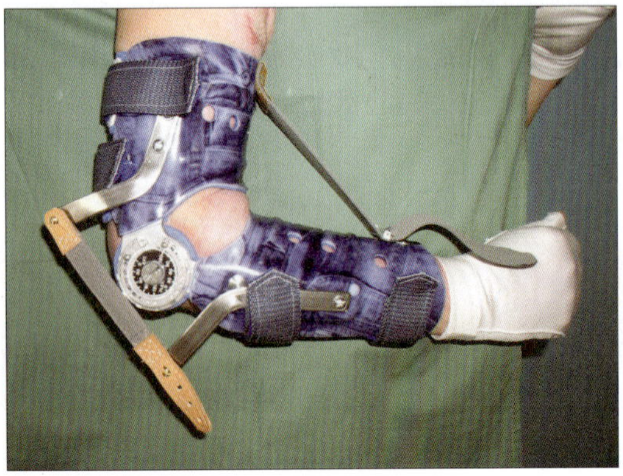

그림 2.5.4-10 EO – 동적인 팔꿈치 동원 보조기.

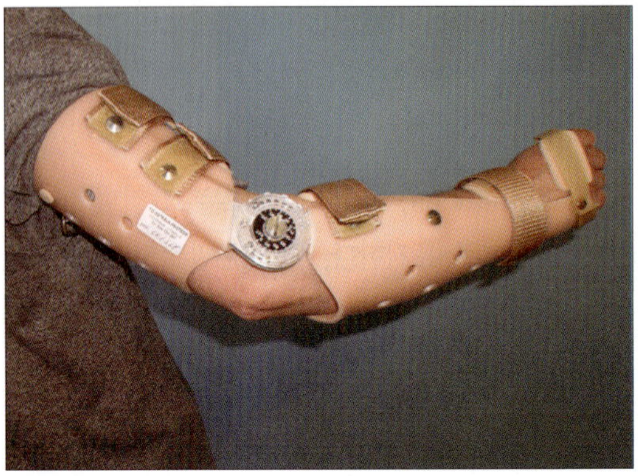

그림 2.5.4-11 EWHO – 팔꿈치에서의 제한된 범위의 동적 보조기.

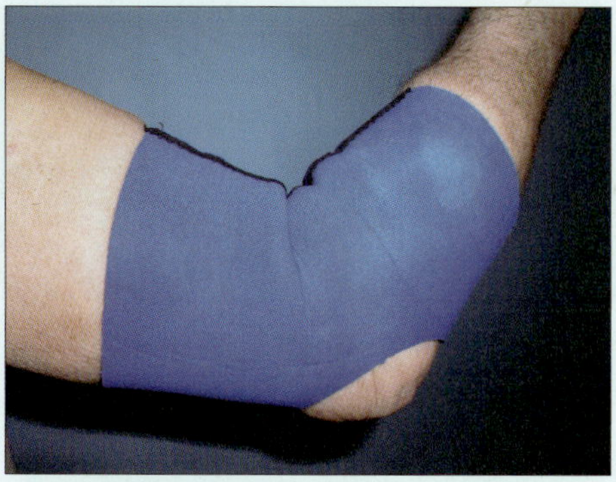

그림 2.5.4-12 EO – 탄성 있는 팔꿈치 고정기.

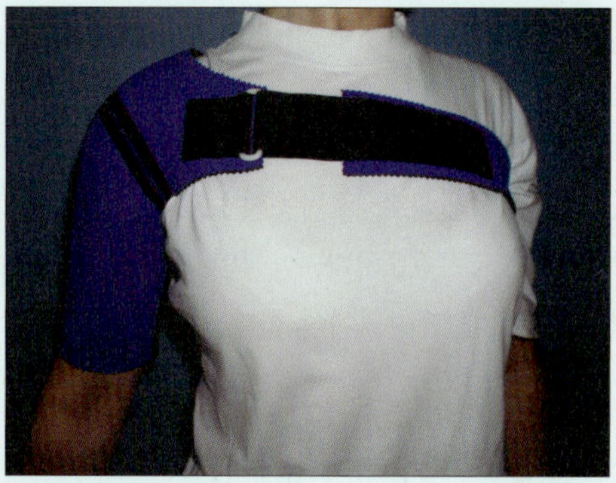

그림 2.5.4-14 SO – 탄성 있는 어깨 고정기.

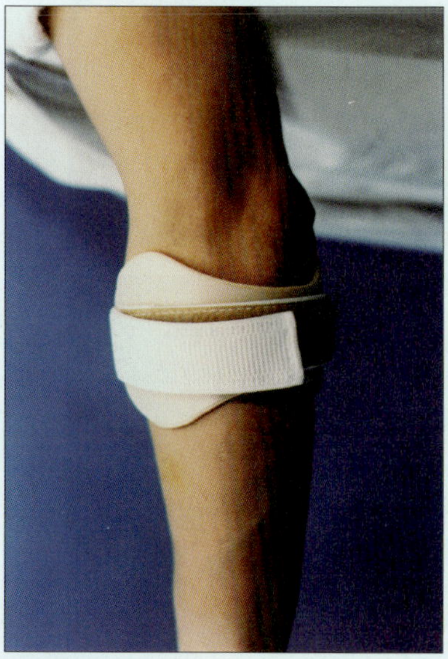

그림 2.5.4-13 EO – 위관절 고정기.

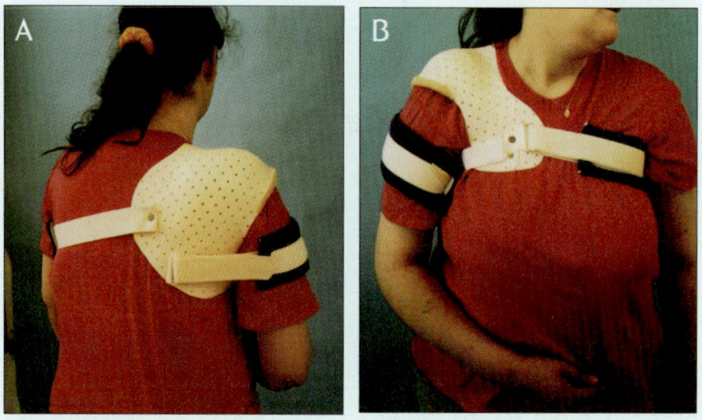

그림 2.5.4-15 A,B SO – 열가소성 소재로 만들어진 어깨 안정화 보조기.

11), 간단한 탄성 있는 재강화 고정기(그림 2.5.4-12) 또는 위관절융기 스트랩(그림 2.5.4-13) 등을 포함한다.

어깨 보조기, 어깨 팔꿈치 보조기, 어깨 팔꿈치 팔목 손 보조기 — SHOULDER ORTHOSIS, SHOULDER ELBOW ORTHOSIS, SHOULDER ELBOW WRIST HAND ORTHOSIS (SO, SEO, SEWHO)

어깨 보조기는 뼈대를 회복하기 위해 요구되는 위치를 보장하는 벌림 고정기 또는 신경근육적 부상과 불안정할 시 어깨관절을 지지하는 탄성 있는 재강화 고정 기구(그림 2.5.4-14, 그림 2.5.4-15 A,B)를 포함한다. 본 그룹은 간단한 팔 걸개(그림 2.5.4-16 A,B,C)를 포함한다.

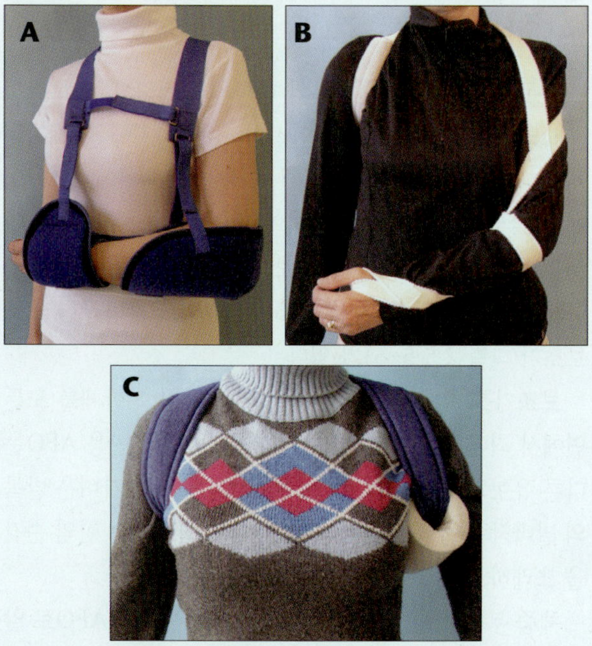

그림 2.5.4-16 A,B,C **A** – SEWHO-상지 팔 걸이; **B** – 팔신경얼개마비(brachial plexus paresis) 시 사용하는 상지 걸이, **C** – 어깨 상승 시 보조하는 팔 걸이.

2.5.5 하지 보조기(Lower Extremity Orthoses)

정적이고 동적 기능을 수행하는 하지의 체중 부하 기능을 고려할 때, 제대로 된 기능적 보조기를 선택하는 것이 환자에게 극도로 중요하다. 아래의 기준들이 적절한 보조기를 선택할 때에 고려되어야 한다:

- 사지의 기능적 상태 평가
- 사지의 체중부하 상태 평가
- 움직임의 범위와 개별 조각의 안정성
- 근력
- 가능한 사지 단축

하지 보조기의 기본적인 분류 / BASIC CLASSIFICATION OF LOWER EXTREMITY ORTHOSES

발 보조기 — FOOT ORTHOSIS (FO)

부적절한 발이나 발가락 정렬 시 또는 발바닥 결함을 줄일 수 있는 체중 부하의 요구를 줄이기 위하여(정형학적 삽입)(그림 2.5.5-1A,B) 발 보조기가 적용된다. 심각한 변형의 경우, 발가락 교정기가 적용된다(그림 2.5.5-2A,B).

발목-발 보조기 — ANKLE-FOOT ORTHOSIS (AFO)

발목 보조기가 발과 발목의 변형을 교정하고, 발목관절(talocrural articulation)을 안정화하며, 하지에 가해지는 체중 부하의 감소를 보장하기 위해 사용되나. 보조기의 개요로는 TC관절에서 움직임의 범위를 미리 정할 수 있는 기능을 가진 견고한 발목 보조기(그림 2.5.5-3), 발목 탄성 재강화 고정기(그림 2.5.5-4) 그리고 후방굽힘 보조 보조기(그림 2.5.5-5)가 있다.

보조기를 통한 견고한 발목은 발목과 발 복합체를 모든 면에서 최대한의 고정을 제공한다. 전방 바닥 반응 AFO는 다른 유형의 AFO이다. 이 보조기들의 원칙은 가벼운 발목의 발바닥쪽 굽힘에 있다. 이는 무릎에 확장하는 힘의 순간을 초래하고 시상면에서의 안정성을 증가시킨다.

체중 부하를 줄이는 유형의 AFO는 무릎힘줄 AFO로 알려져 있는데(사미엔토 원칙, Sarmiento principle을 사용한다), 이것 또한 AFO의 다른 유형이다. 이것의 주요 목적은 보행 중 하지의 말단 조각에 가해지는 축성 부하를 줄

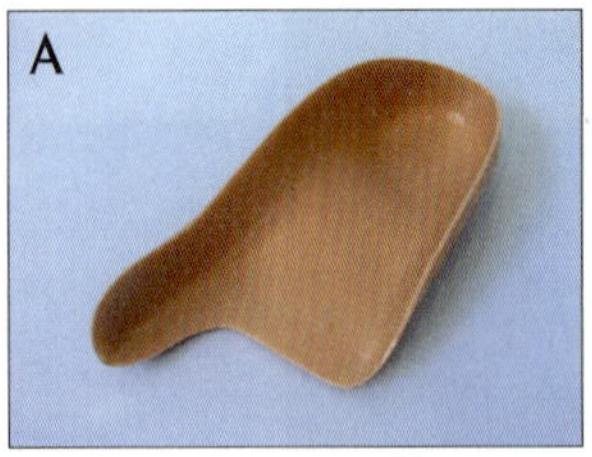

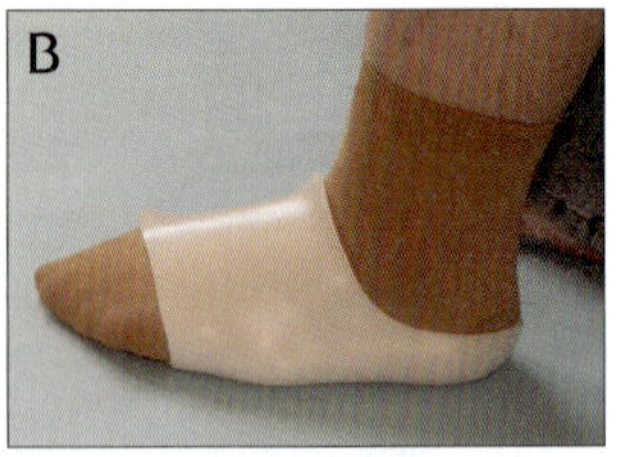

그림 2.5.5-1A,B FO. **A** – 앞쪽 발의 모음에 영향을 주는 발 보조기; **B** – 5번째 발허리 뿌리 골절의 안정화.

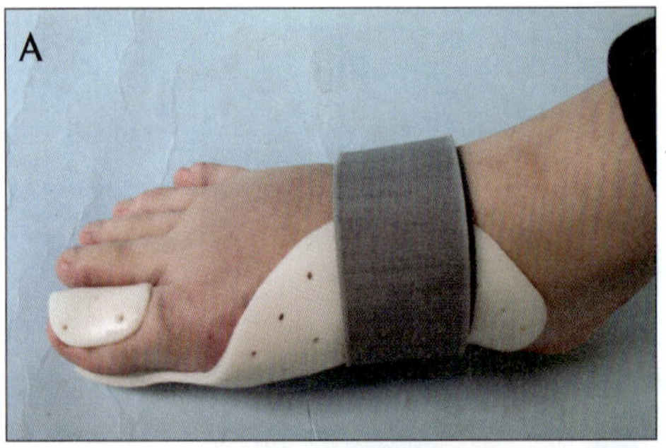

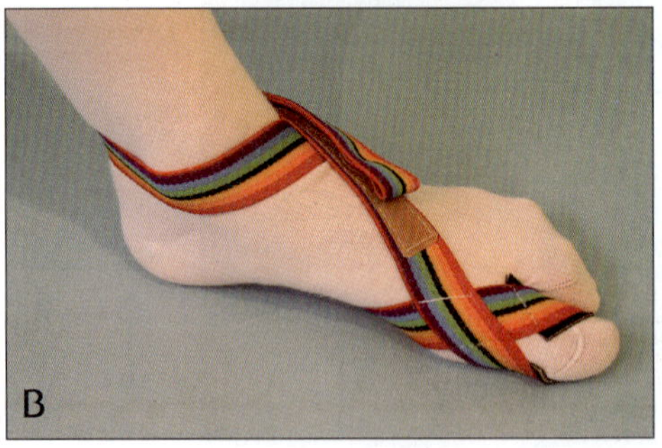

그림 2.5.5-2A,B FO. **A** – 엄지발가락가쪽휨을 수정하기 위한 야간 덧대; **B** – 엄지발가락가쪽휨 스트랩.

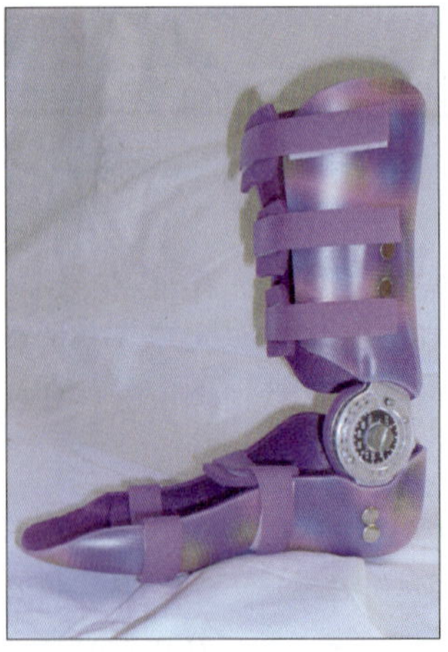

그림 2.5.5-3
AFO – 발목다리 관절에서의 움직임 범위를 정할 수 있는 옵션을 가진 보정기.

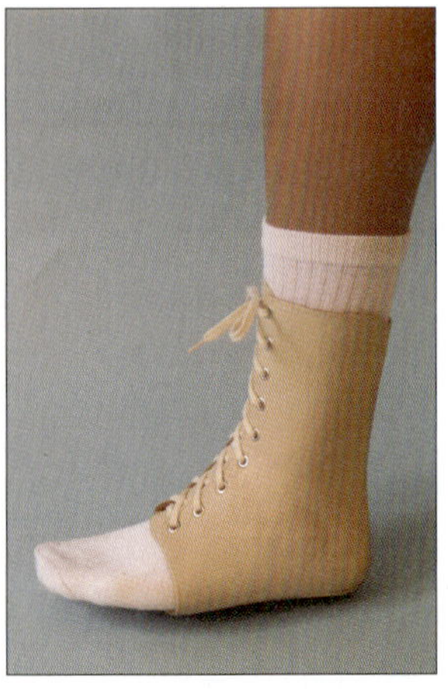

그림 2.5.5-4
AFO – 가죽 보조기.

이는 것이다. 이것의 사용은, 예를 들어, 골절의 기능적 치료 중 또는 발의 발바닥 면에서 결함의 완전한 회복을 허용하기 위하여 사용된다. 그러나 이 장치는 보조기가 지지 부위에서 피부가 손상되지 않고 대퇴사두근이 무릎 안정성을 유지하기에 충분한 강도를 나타내는 경우에만 사용할 수 있다.

동적 AFO로는 플라스틱, 금속, 그리고 또한 복합 조작 재료 등을 포함한다. 정적인 AFO와는 반대로, 그들은 시상면에서의 발목 움직임을 허용한다. 후방 잎 용수철(posterior leaf spring; PLS) AFO는 열가소성 재질의 보조기로, 보조기의 안쪽 및 측면 테두리가 양쪽 망치뼈의 연결 뒤에 위치하게 된다(그림 2.5.5-6). 본 디자인은 실제 발목 관절에서의 움직임을 허용해주고 그 범위는 보조기 제작시 사용한 재질의 두께에 따라 정해진다.

발등굽힘 보조 AFO는, PLS와는 대조되게, 삽입된 스프링 메커니즘을 구비한 기계적 발목 관절을 사용한다(그림 2.5.5-7). 이 보조기는 동요 단계에 발의 발등굽힘을 도와주고 초반의 발꿈치 딛기와 중간 자세 사이에 부드러운 전환을 보장해 준다. 보조기의 발과 정강이 부분 사이에 플라스틱 발목 관절이 삽입된 플라스틱 AFO는 열가소성 수지로 만들어진다. 보조기가 효과적으로 기능하기 위해서, 발목은 최소한 5°의 발등굽힘이 있어야 한다. 발바닥굽힘의 정도는 멈춤에 의해 제한될 수 있다.

복합 재질로 만들어진 AFO는 탄성이 있는 발꿈치 딛기 중 보조기의 발바닥 부분의 탄성적인 골격에 축적된 에너지를 사용한다. 이러한 보조기는 활동적인 환자들을 위해 디자인된다(그림 2.5.5-8 A,B).

AFO 착용의 효과가 완전하기 위해서는 환자 신발의 유형과 조건 또한 영향을 준다. 신발의 다른 발꿈치 높이는 보조기의 생체역학적 기능을 눈에 띄게 바꿔버린다.

무릎 보조기 — KNEE ORTHOSIS (KO)

가장 간단한 무릎 보조기로는 무릎 아래 스트랩, 탄성 있는 무릎 강하 고정기와 관절 막대를 가진 무릎 보조기가 있다. 만약 동적인 안정화가 필요하다면, 지속적으로 견고한 구부림을 가진 보조기 또는 움직임에 제한이 있는 보조기가 선택된다. 심각하게 불안정성과 무릎관절의 변형이 복합된 경우에는, 견고한 구조를 가진 보조기가 지시되며 TC관절은 기구를 안정화하기 위해 2차적 관절로 사용된다. 수정 KO는 세 포인트 원칙에 근거하여 무릎

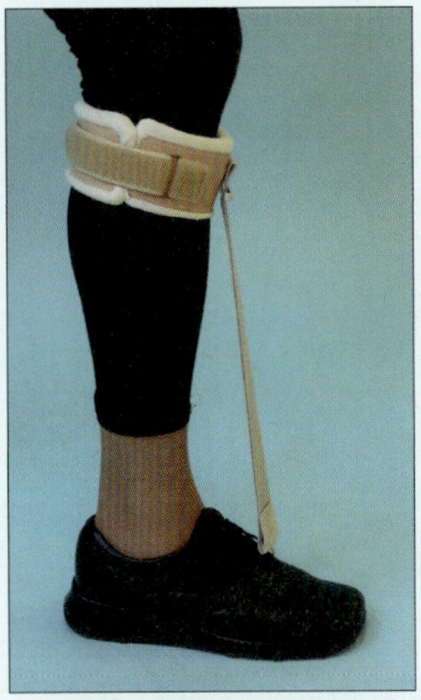

그림 2.5.5-5
AFO – 발등굽힘 보조기.

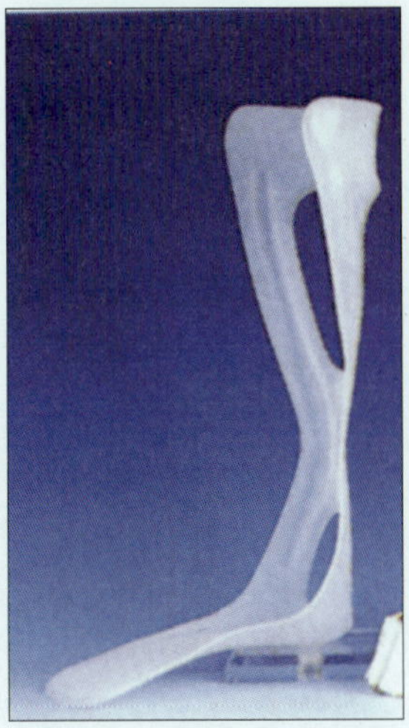

그림 2.5.5-6
AFO – 후방 잎 스프링 (posterior leaf spring).

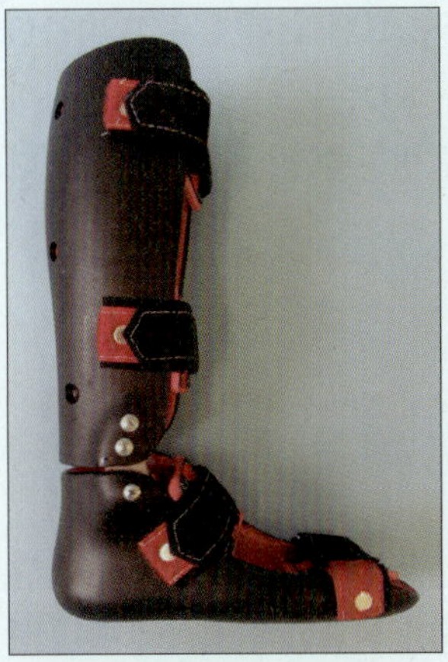

그림 2.5.5-7
기계적 발목 관절과 함께한 AFO.

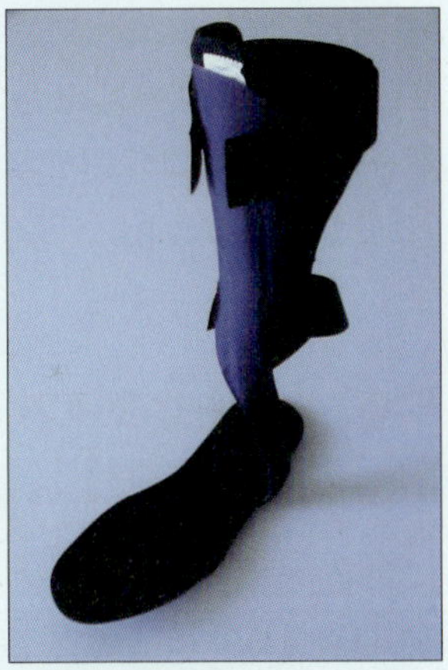

그림 2.5.5-8A
복합 재료로 만들어진 AFO.

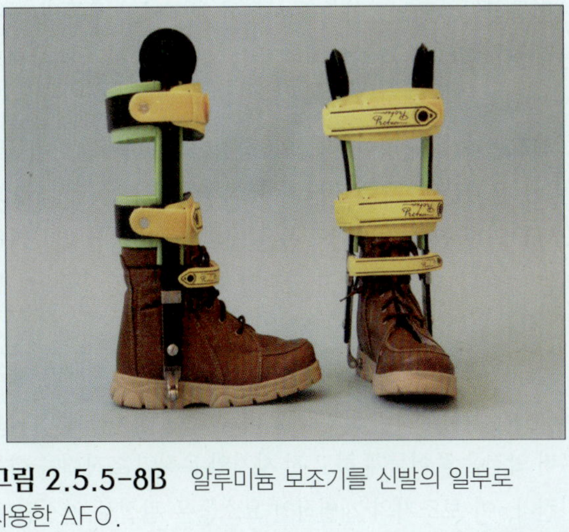

그림 2.5.5-8B 알루미늄 보조기를 신발의 일부로 사용한 AFO.

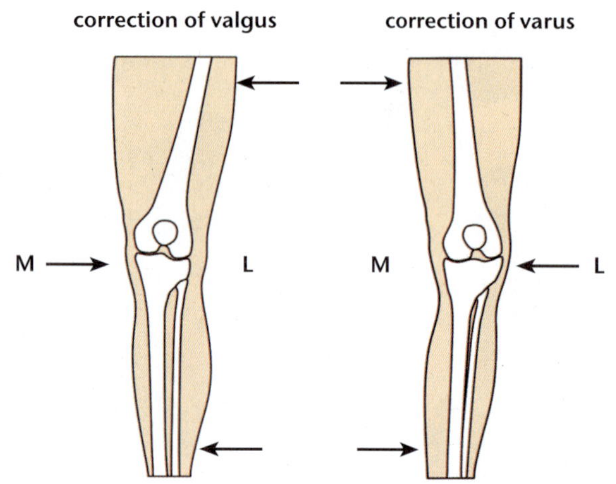

그림 2.5.5-9A 무릎 안굽힘과 바깥굽힘의 수정 모형, M = 안쪽(medially), L = 가쪽(laterally).

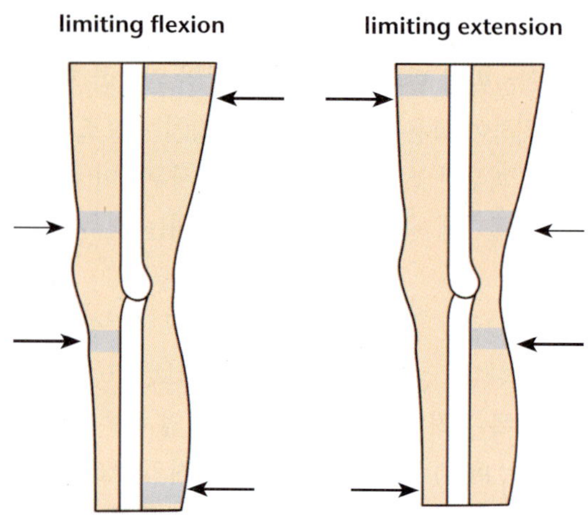

그림 2.5.5-9B 무릎 굽힘과 폄의 수정 모형.

정렬에 영향을 미친다. 가장 자주, 다른 KO와 비슷하게, 본 기구들은 관절과 조절 가능한 스트랩과 함께 관절의 측면 또는 안쪽에 막대를 갖고 있다. KO는 무릎 안굽이 또는 바깥굽이, 또는 심지어 젖힌 무릎 변형 수정에도 쓰일 수 있다(그림 2.5.5-9 A,B).

무릎-발목-발 보조기 — KNEE-ANKLE-FOOT ORTHOSIS (KAFO)

무릎, 발목, 발 보조기는 안정화가 필요하고 무릎과 발목 관절에서의 움직임 컨트롤이 필요한 환자들에게서 선택된다. KAFO는 환자의 허벅지에서 발까지 뻗는 보조기이다. 이 범위는 실재 AFO의 기능을 허용해주며, 동시에 시상면과 정면에서의 무릎관절의 조정을 허용해준다.

전통적인 AFO는 가죽을 사용한 보조기의 무릎과 발목 관절을 연결하는 금속 막대로 만들어지거나 사지에 부착되는 벨크로 스트랩이다.

견고함과 내구성이 이들의 장점이다. 하지만, 내구성은 더 무거운 무게를 감당해야 이루어진다. 이런 유명의 KAFO의 단점은 접지면의 좁은 범위, 신발의 안창에 가해지는 늘어난 부담, 그리고 외관상 보기에 좋지 않은 점 등이 있다.

플라스틱 KAFO는 환자의 사지를 뜬 석고로부터 제작된다. 이것은 사지의 표면적과 더 견고한 접촉을 보장함으로써 압점을 줄어들게 하고 전 사지의 움직임 조작력을 향상시킨다. 이 보조기의 개별적인 요소들은 관절로 연결된다. 이 보조기 장점은 낮은 무게와 더 나은 외형이다. 하지만, 플라스틱 KAFO는 피부의 상태와 사지의 사이즈나 부피의 제한을 받는다(그림 2.5.5-10).

특별한 KAFO는 가벼운 구조물 재질(탄소, 티타늄 등)로 만들어지며, 환자의 개별 측정치에 근거하여 제작되나. 가벼운 무게가 이들의 주요 장점이다. 단점으로는 보조기 아치 부분에서 상대적으로 낮은 접촉면인데, 이로 인해 견딜 수 없는 압점 때문에 눈에 띄는 무릎관절의 변형의 수정이나 안정화를 허용하지 않을 수 있다. 가벼운 무게 때문에, 이것은 낮은 하지 마비를 가진 환자들에게서 사용된다(그림 2.5.5-11 A,B).

KAFO의 기능은 제작 시 사용되는 관절의 유형에 달려있다. 단일 축 무릎관절은 시상 면에서 무제한의 구부림과 폄을 허용한다. 이 유형의 관절은 서는 단계에서 안정성을 유지할 수 있는 충분한 근력을 보여주는 환자들에게 적당하지만, 동시에, 무릎관절의 초반 변형을 보여주는 사람에게도 적당하다: 젖힌 무릎, 밖굽이 또는 안굽이무릎.

잠금장치를 가진 단일 축 무릎관절은 폄 시 관절을 잠금으로써, 무릎의 모든 면에 견고한 안정성을 제공한다. 이러한 유형의 관절은 서 있는 단계 내내 무릎관절의 조정을 할 능력이 저하되어서 있는 초반과 중간에 점차적인 부하와 함께 특히나 갑작스런 무릎 구부림으로 이어질 수 있는 환자들에게 적합하다.

보조기의 무릎관절은 무릎 구부림의 다양한 각도에서 사용되거나 잠길 수 있다. 이것은 완전이 무릎을 펼 수 없는 환자들에게서 사용된다. 예를 들어, 무릎 굽힘근이 구축되

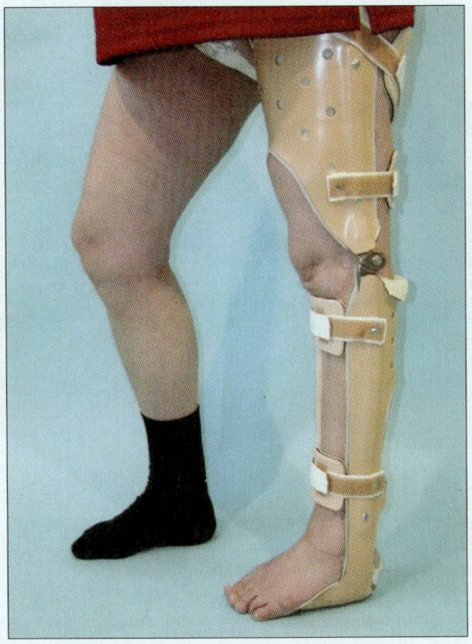

그림 2.5.5-10 KAFO – 석고로 만들어진 보조기.

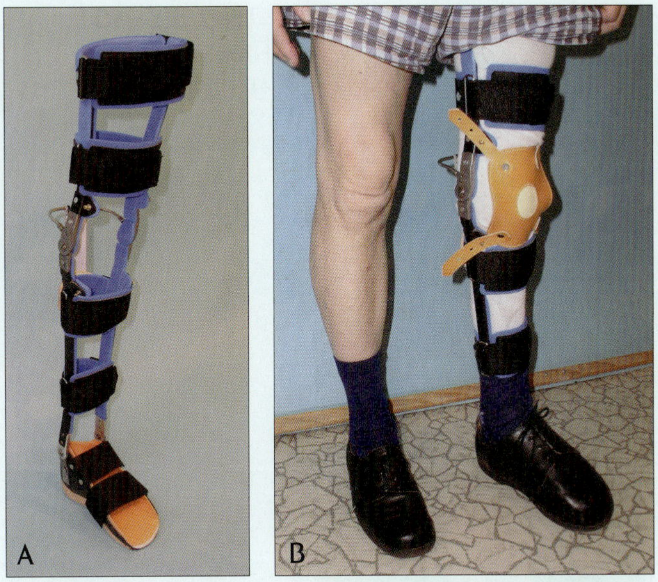

그림 2.5.5-11 A,B KAFO – 특수 탄소 보조기.

었을 때와 같은 경우이다. 기계적 또는 마이크로프로세서로 조정되는 보조기의 무릎관절은 선 자세나 보행의 동요 단계를 조정해주는데, 이것은 KAFO 무릎관절에서 사용되는 메커니즘 중 복잡한 메커니즘에 속한다. 이러한 유형의 관절은 발꿈치를 바닥에 처음 놓을 때 자동적으로 잠겨지며 서 있는 단계의 마지막에 발꿈치가 발바닥에서 떨어지는 순간 잠금이 풀릴 때까지 서 있는 단계 내내 잠긴 상태를 유지한다. 이러한 유형의 무릎관절을 선택할 때 환자의 인지적 기능은 고려되어야 하는데, 왜냐하면 환자가 이 기구를 활용하기 위해 메커니즘을 이해해야 하기 때문이다.

엉덩이-무릎-발목-발 보조기 — HIP-KNEE-ANKLE-FOOT ORTHOSIS (HKAFO)

HKAFO의 제시는 항상 꼼꼼한 고려와 다양한 장르의 전문가들과의 상담 후에 진행되어야 한다. 이러한 유형의 보조기는 착용하고 벗기가 불편한 도구의 전형적인 예시로, 환자뿐만 아니라, 치료 보조사들에게 상당히 복잡할 수 있다(그림 2.5.5-12A,B).

그 전의 보조기와는 대조적으로, 이러한 보조기들은 탄성이 있거나 견고한 허리 소켓과 엉덩관절의 안정화를 보장해주기 위한 제한된 움직임 범위를 가진 엉덩이 막대로 이루어져 있다. 몇몇 유형의 상호보행보조기(Reciprocal Gait Orthoses; RGO)(그림 2.5.5-13)는 보조기의 엉덩관절을 서로 연결하는 보우든 케이블(Bowden cable)을 갖추고 있다. 무게중심이 이동하고 한쪽 엉덩관절이 동요하는 단계에 있을 때, 다른 엉덩관절에서 폄이 유발되었을 때 직립 단계가 된다. 이것은 양쪽 엉덩관절의 동시적인 굽힘을 제거하고 보행 중 “접는 칼(clasp knife)” 현상의 위험을 줄여

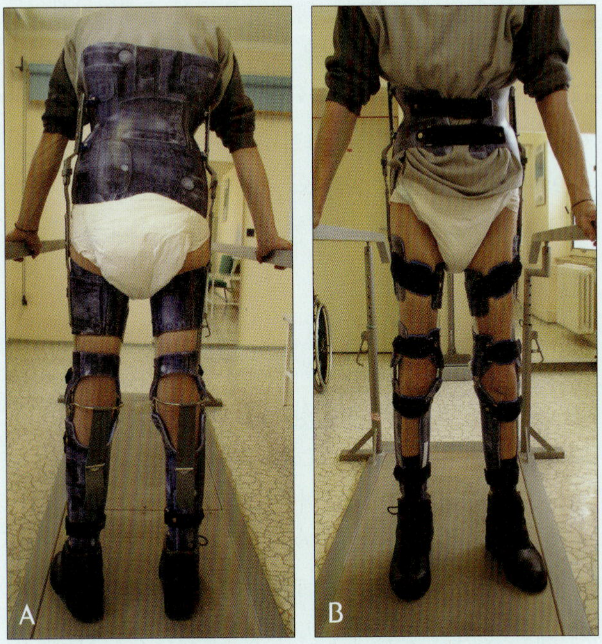

그림 2.5.5-12 A,B HKAFO – 엉덩이, 무릎, 그리고 발목 관절을 안정화시키는 보조기.

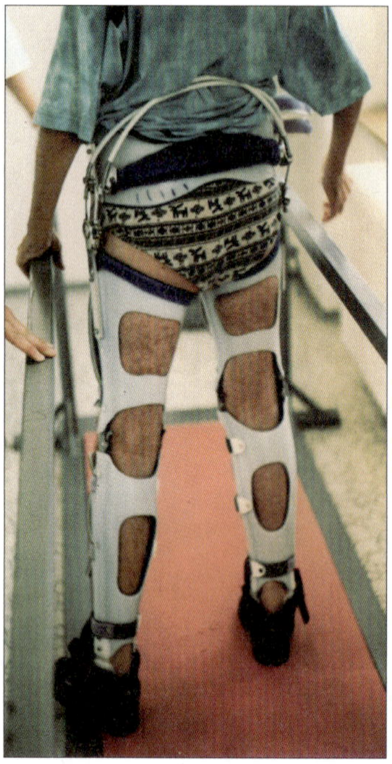

그림 2.5.5-13 HKAFO - 상호 보행 보조기.

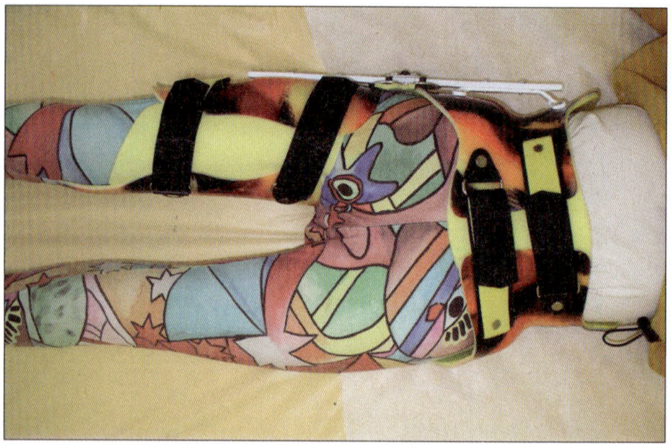

그림 2.5.5-14 HO - 근위 넙다리와 엉덩관절의 안정화를 위한 보조기.

준다. 본 보조기는 척수수막탈출증(myelomeningocele)을 가진 아동들에게 제시되며, 외상적 하반신마비(paraplegia)를 가진 환자, 그리고 근육퇴행위축(muscular dystrophy)을 가진 환자들에게서도 제시된다.

본 보조기의 제시는 본 도구 적용의 모든 중요한 측면을 상세히 평가하고 감별한 후에 진행되어야 한다.

간단한 엉덩이 보조기는 총체적 엉덩이 관내인공삽입물 이후 따라오는 불안정성 경우 안정화용 보조기로 사용되거나 아이들의 엉덩이 벌림 위치를 보장하기 위해 사용된다. 이들은 근위 넙다리 외상(그림 2.5.5-14)에 뒤따른 환자들의 직립화의 경우, 또는 외상에 따른 신경근육적 병발이나 뇌성마비의 경우 중요한 도구로 기능한다.

2.5.6 몸통 보조기 (Trunk Orthoses)

몸통 보조기의 적용은 외상 이후 척수 불안정성과 관련되어 있는 많은 문제를 치료하는 데에, 또는 척추 변형의 치료를 위한 핵심적인 부분이다.

척추 상태를 가진 환자들에게 몸통 보조기를 권유하는 것은 척추 불안정성과 근막계(myofascial system)의 상태에 대한 정확한 판단에 근거한다. 이러한 경우, 몸통 보조기는 척추 골절을 안정화 시키거나 수술적 안정화 이후 보조적 기구로 제시된다.

척추 통증을 가진 환자들의 경우, 부드러운 허리 벨트가 종종 정기적으로 제시되는데, 이것은 환자들이 그것을 "목발"처럼 사용함으로써 환자의 수동성을 강화시킨다.

소아들에게서 나타나는 척수 기형의 치료는 주로 주문 제작된 몸통 보조기가 사용된다. 이러한 도구들은 척추측만증(scoliosis)의 치료를 전문으로 하는 병원에서의 숙련된 의사들에 의해서만 제시될 수 있다. 똑같이, 척추 측만증을 위한 코르셋 제작 또한 충분한 경험과 기술적 능숙도, 훈련된 인력을 가진 안정된 교정 센터 그리고 인공 삽입물 센터에서 시행되어야 한다.

몸통 보조기를 장착할 때, 만약 동시적인 심폐 병발이 나타날 수 있는 지, 환자의 상태를 더 악화시킬 수 있는 환자의 동반질병(comorbidity)이 고려되어야 한다.

보조기 서정 중, 기능적 요구사항 또한 고려되어야 한다. 보조기가 외상, 염증성 척수 상태, 척추 손상 후에 견고한 몸통 안정화를 제공해야 하는 것인지, 아니면 근력 약화로 인한 통증이 발생하는 척수 상태를 보조하는 도구로서 사용되는 것인지 미리 정의 되어야 한다. 환자는 몸통 보조기의 사용에 대해 면밀히 꼼꼼하게 교육 받아야 한다.

몸통 보조기의 기본적인 분류 / BASIC CLASSIFICATION OF TRUNK ORTHOSES

몸통 보조기를 포함한 용어는 통합되지 않았다. 용어로는 보조기, 코르셋, 허리띠 또는 복대 등과 같은 용어가 사용되어 왔다. 몸통 보조기를 선정할 때, 몸통의 위치를 포함하고 동시적으로 구성 디자인을 (고정, 기댐, 구부림, 폄, 산만화, 풀기) 설명하는 국제적인 구분에 따른 몸통 보조기를 사용하는 것이 권장되며, 보조기가 만들어지는 재료는 그 기능적 요구사항을 충족해야 한다. 척추 외상과 척추측만증의 치료를 위한 각각의 몸통 보조기는 조심스럽게 사이즈를 측정하여 모으고 석고 본을 떠야 한다. 이로부터 모델이 추후에 더 수정될 수 있다. 제작은 의사와 정형외과적 보철 기술팀과의 긴밀한 협력이 필요하다.

목가슴 보조기— CERVICOTHORACIC ORTHOSES (CTO)

목가슴 보조기는 퇴행성 목뼈 손상 및 근육을 위해서 부드러운 또는 딱딱한 목걸이(목이음부)(그림 2.5.6-1)를 사용한다. 더 심각한 목뼈 및 위쪽 가슴 부위 불안정성에서는 딱딱하거나 턱과 후두부위를 지지 해주는 형태로 이루어진 조정 가능한 목 보조기를 사용한다(그림 2.5.6-2).

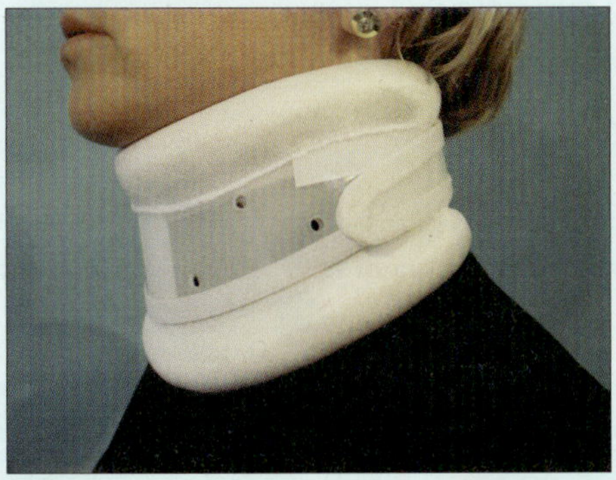

그림 2.5.6-1 CO – 목 플라스틱 걸이(cervical plastic collar).

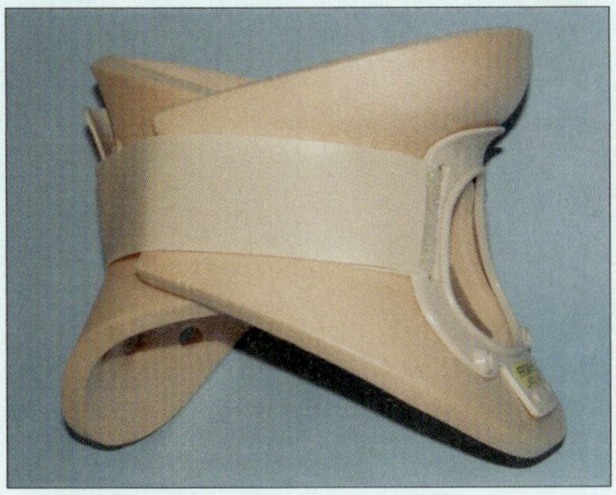

그림 2.5.6-2A CTO – 필라델피아 걸이 (Philadelphia collar).

가슴 보조기 — THORACIC ORTHOSES (TO)

가슴보조기는 가슴부위의 안정화 또는 쇄골의 경직된 안정화 장치로 사용되는 단순하게 된 탄성 벨트 및 브레이스로 설계되었다.

등허리 보조기 — THORACOLUMBAR ORTHOSES (TLO)

등허리 보조기는 잘 구부려지는 탄성 있는 재질로 만들어진 허리 보조기를 포함한다. 이것은 강화 재료들과 다른 보조 요소(모든 표면 덮개, 어깨 스트랩 수축 등)로 보완된다. 만약 견고한 안정화가 필요할 때면 플라스틱 몸통 보조기가 제작된다.

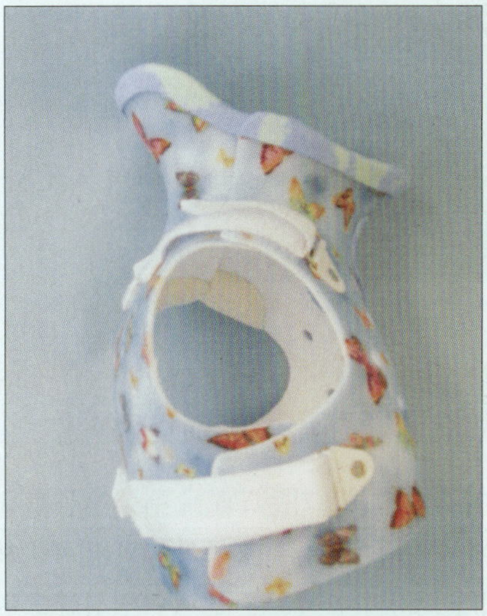

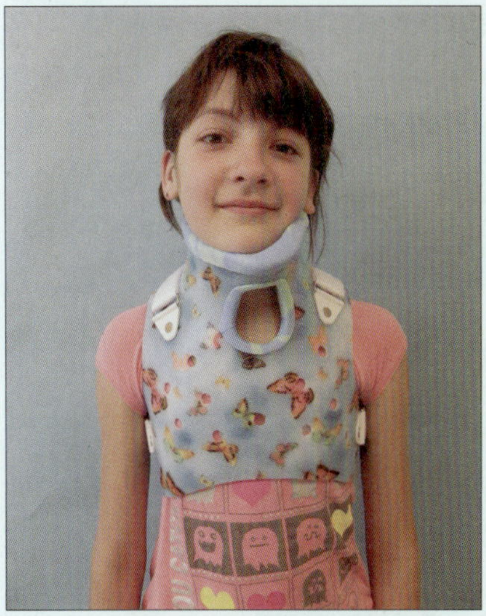

그림 2.5.6-2B CTO – 개별 이판 보조기(미네르바, Minerva).

등허리엉치뼈 보조기 — THORACOLUMBOSACRAL ORTHOSIS (TLSO)

등허리엉치뼈 보조기는 다단계 전이성 척추 관련 또는 외상 후 광범위한 체간 안정화에 사용되는 척추 측만증 또는 대퇴부 보조기를 치료하는 데 사용되는 교정 용 반란군 보조기이다 (그림 2.5.6-3).

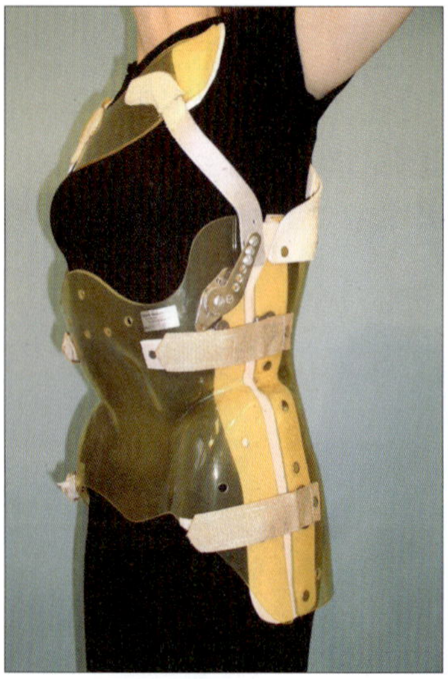

그림 2.5.6-3
TLSO – 이판 (두 부분) 보조기.

목등허리엉치뼈 보조기 — CERVICOTHORACO LUMBOSACRAL ORTHOSIS (CTLSO)

목등허리엉치뼈보조기는 고도로 뒤틀린 몸통 교정을 위한 상태에 제시되며, 척추측만증의 치료(**밀워키 보조기**)에 제시되거나 외상이나 척수 수술 이후 안정화를 위해 사용된다(그림 2.5.6-4).

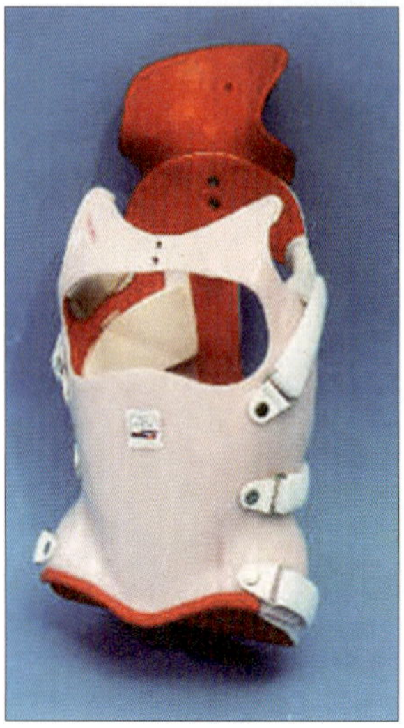

그림 2.5.6-4
CTLSO – 이판 보조기.

2.5.7 소아정형외과학에서 일반적으로 적용되는 보조기

선천적 꿈치바깥들린휜발 (곤봉발) / Congenital Pes Equinovarus (Club Foot)

정형외과의사에 의한 추천에 의한 일련의 석고 붕대 이후 보존적 또는 수술 후 치료에서 정형학적 치료가 제시된다. 보존적 치료에서, KAFO 보조기가 적용된다. 변형을 수정하기 위하여, 목말밑 비틀림과 꿈치들린휜발의 정렬 및 안굽이 발꿈치뼈의 동시적인 교정이 보장되어야 한다 (그림 2.5.7-1). 수술 후 기간 동안, 짧은 AFO 보조기가 효과를 입증해 왔다. 낮이나 밤 동안 보조기를 위치하는 것이 최소한 수술 이후 3년 동안 적용되어야 한다. 안굽이 방지 신발 또한 보행을 위해 착용되어야 하는데, 이것 또한 계속 하기에 힘이 들 수 있다. 첫 번째 MTP와 발꿈치 입방관절(calcaneocuboid joint) 부위에 제대로 된 압력을 가하면서 사용하는 안굽이 방지의 적용은 효과적일 수 있다. (그림 2.5.5-1 참고)

발허리 모음증(Metatarsus Adductus)

보존적 치료의 일부분으로 무릎 위의 6주 간의 석고 붕대 이후 수정적인 AFO가 보통 제시된다(그림 2.5.7-2).

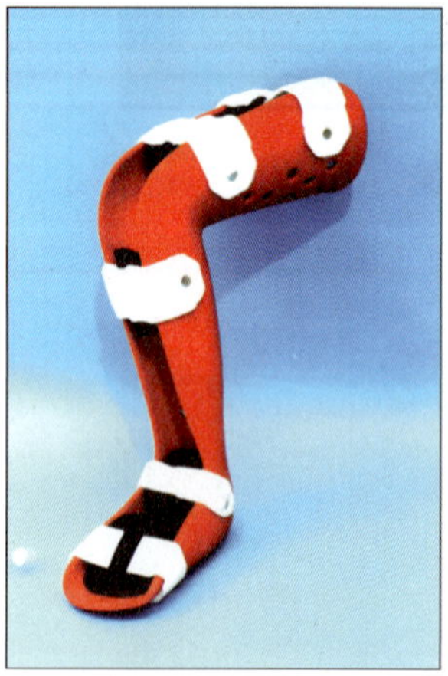

그림 2.5.7-1
KAFO – 휜 발(clubfoot) 치료를 완성하기 위한 위치잡기 보조기.

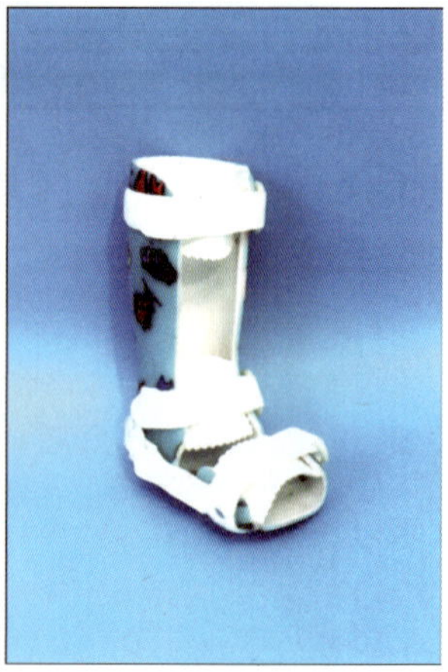

그림 2.5.7-2
AFO – 발허리 내전 (metatarsus adductus) 치료의 완성을 위한 교정 보조기.

발꿈치벌림발(Pes Calcaneovalgus)

완전한 발등굽힘 쪽으로 위치한 발은 보조기의 사용을 통해 직립보행 상태의 위치로 배치된다. 보조기의 적용은 견고한 구축에서만 제시되는데, 이 구축 상태에서 발의 정렬은 강렬한 운동 이후에도 수정될 수 없다.

관절굽음증에서의 발 변형(Foot Deformities in Arthrogryposis)

치료의 목표로는 구축 관리, 발 형태 향상과 발바닥걸음 발의 접촉을 보장하는 것 등이 있다. 정형학적-보조기적 관리에서, 사지의 수직 정렬에 다양한 단계에서 영향을 미치는 위치 교정적 보조기의 적용이 활용된다.

편평발(Flat Foot)

3단계의 외반편평족(pes planovalgus)에서 정형외과적 도구가 제시된다. 지시를 위해, 성장하는 개인의 생리학적 변화가 고려되어야 한다. 3세의 연령에 발생하는 생리학적 밖굽이 무릎(genu valgum)은 눈에 띄게 바깥굽은 발꿈치(Calcaneal valgus)의 눈에 띄는 증가를 초래할 수 있으며 이 연령에 15° 축은 정상이라고 여겨지기 때문이다. 기능적 삽입은 발 정렬을 수정해야 하며 반복되는 외반 정렬(valgus alignment)로의 이동을 방지해야 한다. 이것은 열가소성 발꿈치 컵이나 발꿈치 부위의 측면 정지에 의해 성취할 수 있다. 앞쪽 발의 벌림은 정형외과적 삽입의 뒤침 동작에 의해 영향을 받을 수 있다. 심각한 편평발에서의 정형외과적 삽입의 효과는 항상 의사에 의해 검진되어야 하며 그래서 발 보조기가 추가적으로 수정될 수 있어야 한다. 견고한 정형외과적 삽입은 적절하게, 질 높고 여유 있는 신발에서 착용되어야 한다. 보조기의 효과는 만약 상황들이 적절하지 않으면 줄어들게 되어 있다. 정형외과적 삽입물은 발이 성장함에 따라 주기적으로 바뀌어야 한다. 적용의 총 기간은 2년 정도이다. 정형외과적 삽입물에 따른 편평발 치료의 효능성에 대한 입장은 다양하다.

오스굿-슐래터 병 (무릎골 인대염) / Osgood-Schlatter Disease Patellar Ligament (Tendinopathy)

무릎아래 고정기와 스트랩은 무릎골건 삽입의 긴장을 줄이기 위해 사용된다.

무릎골 탈구(Patellar Dislocation)

보조기와 특수 고정기는 재발하는 무릎골 부분탈구와 탈구에 적용되거나 수술 후 재건 단계 이후에 사용된다.

안굽이무릎, 밖굽이무릎, 젖힌 무릎 (Genu Varum, Genu Valgum, Genu Recurvatum)

이러한 두 가지 상황을 위한 정형외과적 치료의 고려는 이러한 상황들의 병인론에 근거한다. 우리는 절대 무릎관절 병리학에 독립된 정형학적 해법책에만 집중해선 안된다. 보행 중 발의 안정성과 발꿈치의 수직 위치가 보장되어야 한다. 발의 견고한 발바닥 쪽 구부림 정렬은 젖힌 무릎이 발생할 때에는 제거되어야 한다. 정형외과 의사에 의한 또는 발전문가에 의한 동시적인 발꿈치뼈의 사정 없이 보조기의 적용은 이러한 경우 큰 실수가 될 것이다. 삼점 압력의 원칙이 안굽이무릎이나 밖굽이무릎(그림 2.5.5-9를 본다.), 그리고 프리스트레치(그림 2.5.7-3)의 정형학적 교정 시 사용된다. 이러한 경우, 하지 보조기가 위치에 적용되고 밤에 사용된다. 보행용 보조기는 기립 및 보행 중에 진행되는 변형에서만 적용된다.

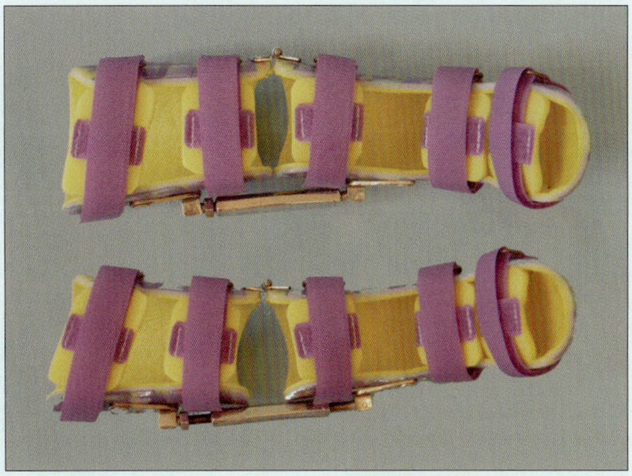

그림 2.5.7-3 KO - 프리스트레치를 가진 무릎 보조기.

2

선천적 발달적 엉덩형성이상 (Congenital Developmental Hip Dysplasia)

다양한 도구들이 엉덩관절 벌림과 재배치를 보장하는 선천적 발달 엉덩형성이상의 치료를 위해 점차적으로 계발되고 있다.

체코의 정형학 학교는 이 분야에서 많은 성공을 기록한 바 있다. 파블릭 장구는 발달성 엉덩형성이상의 치료에 세계에서 가장 자주 사용되는 도구이다. 파블릭 장구는 장구의 제대로 된 셋업을 통한 "움직임의 제한을 통한 기능적 치료"라는 원칙을 사용한다. 장구는 벌림 구축이 안되는 상태에서의 엉덩이 불완전탈구의 치료에사용된다. 프레이카의 베개 부목(Frejka's pillow Splint)은 잘 알려져 있고 아직도 사용되는 도구이다. 이러한 도구의 적용과 셋업은 숙련된 정형오과 의사가 시행하는 정규적인 검진을 요구로 한다. 치료가 성공적이기 위해서, 부모들은 조심스럽게 교육되어야 할 필요가 있으며, 치료를 잘 수행해나가야 한다.

레그-칼베-페르테스 병(Legg-Calve-Perthes Disease)

레그-칼베-페르테스 병의 치료에 대한 입장은 정형외과적 도구에 따라 다양하다. 입장의 다양성은 그 임상적 증상과 질병의 과정의 종류에 반영되듯 다양하다. 각각의 치료적 접근법들은 그 고유의 장점이 있으며 그에 따르는 비판 또한 존재한다. 의사의 경험과 주어진 치료기관에서 사용되는 치료가 항상 가장 중요하다. 엉덩이 관절 외전을 통한 "방지" 차원의 치료 보장은 보조기 적용의 기본 원칙으로 작용한다. 아틀란타 고정기(그림 2.5.7-4)와 타치디얀(Tachdjian) 고정기(그림 2.5.7-5)가 가장 자주 사용되는 도구들이다.

사지 퇴화 결함(Limb Reduction Defects)

특별화된 유형의 개별적 보조기(정형학적 보철물)가 사지의 선천적 결함에 적용된다. 이것은 사지의 제한된 기능을 대체하거나 보조해주며, 동시에, 외관적인 형태에도 도움을 준다. 보조기를 서택할 때 무게를 지탱하는 뼈와 관절의 형태적이고 기능적인 상태가 평가되어야 한다. 도구의 기능적 요구사항은 경험과 선천적 발달장애 시 발생하는 형태학적 변화에 대한 좋은 지식을 필요로 한다. 광범위하게 받아 들여진 스완슨(Swanson) 분류는 해부학적 위치와 유형에 따라 발달 장애를 분류하는 다양한 사지 종단의 방향을 잘 제공한다. 정형학적 인공삽입물은 사지 단축과 관절 불안정 그리고 외관적 미용에 관계된다(그림 2.5.7-6).

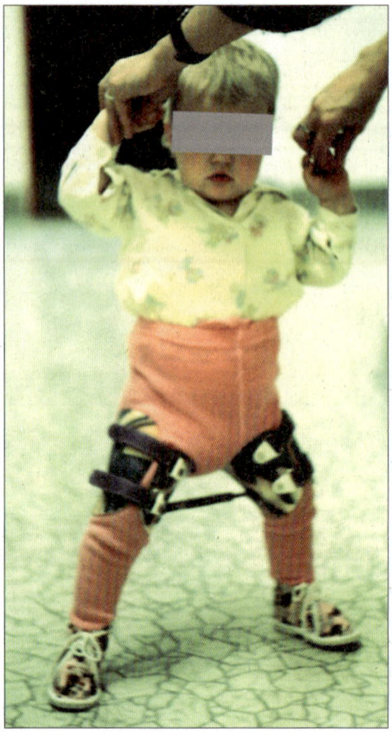

그림 2.5.7-4
HO - 아틀란타 고정기.

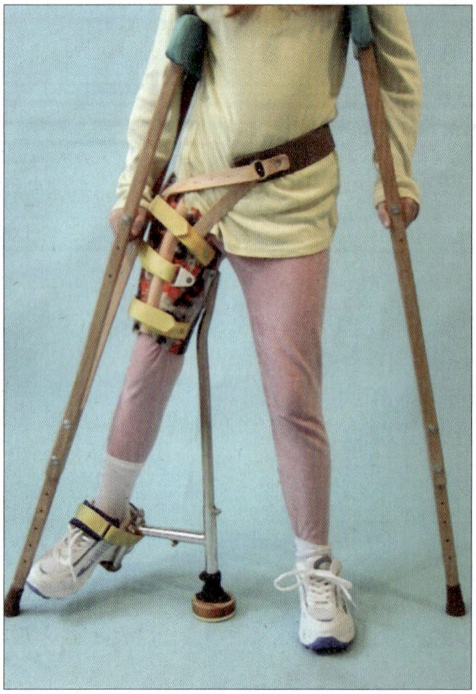

그림 2.5.7-5
HKAFO - 타치디안(Tachdjian) 고정기.

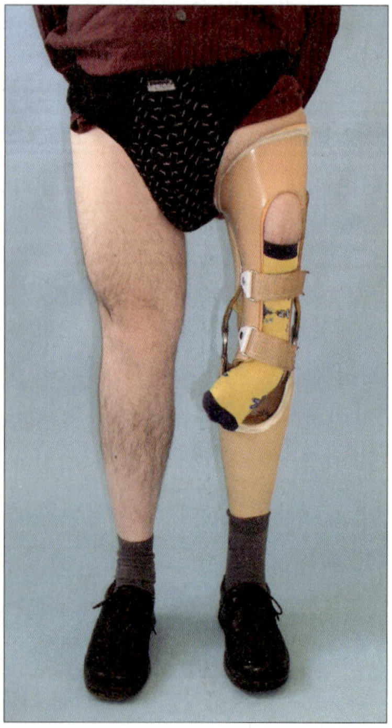

그림 2.5.7-6 하지의 결함을 줄여주는 정형학적 보철기.

척추측만증(Scoliosis)

척추측만증의 성공적인 치료는 변형의 초기 상태에 감지하는 것에 근거한다. 코르셋을 통한 치료는 20°와 40° 사이의 코브 앵글(Cobb Angle)에 영향을 주도록 디자인되었다. 코르셋 치료의 목적은 영구적인 굽이 교정 또는 변형 진전의 방지이다. 지시에 대한 고려사항은 굽힘의 정도와 진행 상황 그리고 뼈의 성숙도에 근거한, 척추 측만증 점수를 평가하는 표에 설명되어 있다. (**표 2.5.7-1 측추 측만증 점수와 2.5.7-2. 점수에 근거한 보조기 지시를 보라.**)

코르셋의 생체역학적 동작은 동적인 척추 확장과 굽힘 풀림 증상을 제거한 골반의 중립 정렬의 원칙에 근거한다.

척추 측만증 치료의 긴 역사 동안, 많은 코르셋이 계발되었다. 코르셋의 유형은 굽힘 꼭지점의 위치에 근거하여 선택된다.

가장 자주 적용되는 코르셋으로는 세뉴(Cheneau), 리용(Lyon) (**그림 2.5.7-7A,B**) 그리고 세뉴-보스턴-와이즈바덴 코르셋(Cheneau-Boston-Weisbaden corsets; CBW)이 있다. 최근 들어, 고도 교정(hypercorrection)의 원리를 사용하며 밤에만 사용되는 다른 유형의 코르셋 또한 척추 측만증의 치료에 효과적이었다(**찰스턴[Charleston]의 구부리는 고정기, 캐언[CAEN]의 코르셋**)

코르셋은 밤에 사용하는 고도 교정(hypercorrective) 보조기를 포함하여 하루에 23시간 정도 적용된다. 만약 보조기가 청소년 기간 동안 좋은 결과를 보인다면 착용의 시간은 줄어들 수도 있다. 하지만, 굽이 교정의 손실이 방지되어야 할 필요가 있다. 코르셋의 적용을 사용한 척추 측만증의 치료에 관한 의견은 다양하다. 몇몇 저자들은 청소년기의 교정기 착용 시간을 하루 16시간으로 줄이는 것을 권고하기도 한다. 또 다른 사람들은 척추측만 굽이를 모니터하고 40°를 넘어가는 진전 케이스에 관해서 수술을 시행하는 것을 권고하기도 한다. 코르셋 착용으로 치료된 환자들의 60%에서 척추측만 굽이가 악화되지 않는 것으로 보이는 통계에 따라, 코르셋 치료법은 지속적으로 선택되는 방법이 될 것으로 보인다. 환자와 부모들의 교육이 치료의 필수적인 요소이다. 코르셋을 착용하는 중에 움직임 활동을 금지하는 것은 권고되지 않는다. 우리는 어린이나 환경에 아무런 위험이 없으며 레크리에이션 스포츠를 포함하여 아동이 숙달 할 수있는 모든 활동을 권장한다.

표 2.5.7-1 척추 측만증 점수

점수	0	1	2
진행정도	0°	5° 이하	5° 이상
코브 앵글	20° 이하	20-30°	30° 이상
성숙도	R 4+5	R 2+3	R 0+1

표 2.5.7-2 점수에 근거한 정형학적 지시사항

0-2점	없음
3점	보조기 착용 및 임상 소견 고려
4-6점	있음

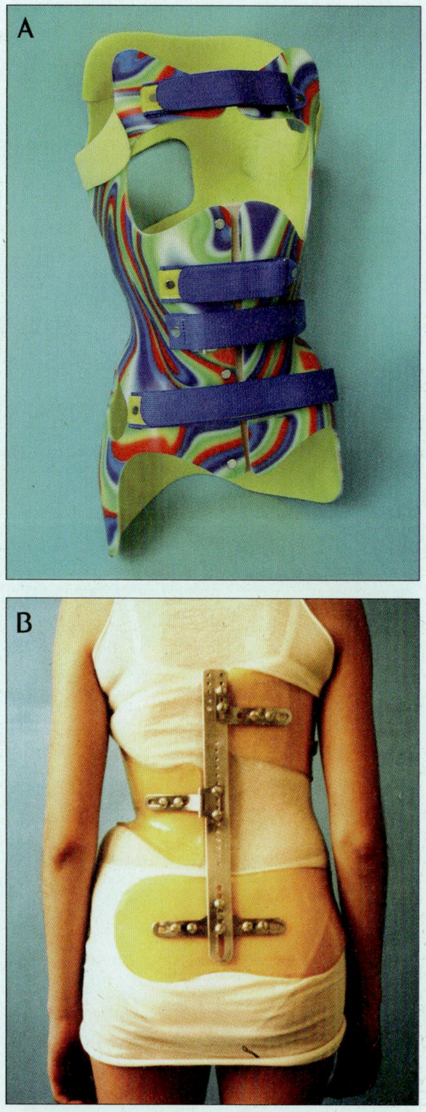

그림 2.5.7-7A,B TLSO. **A** - 세뉴 코르셋(Cheneau corset); **B** - 스태크나라(Lyon)코르셋(Stagnara corset).

2.5.8 성인 환자들을 위해 정형외과학에서 일반적으로 사용되는 보조기

무릎과 엉덩관절에 총 관내장치를 사용하는 중 발생하는 합병증에 관한 정형외과적 옵션

총 엉덩이 교체의 탈구나 총 인공삽입물 추출의 경우, 엉덩이 안정화 보조기가 적용될 수 있다. 총 무릎 적출 교체의 경우 보행 중 무릎의 안정성을 보장하는 두 소매 KAFO가 유익한 것으로 보인다. 본 보조기의 더 짧은 무릎 삽입 부분이 앉아서 이동하거나 침대 위에서 움직일 때 눈에 띄는 통증을 가진 환자들을 위해 디자인된다(그림 2.5.8-1).

류마티스성 관절염에서 사용되는 보조기 사용

야간 손 덧대가 손가락의 진행성 척골 변형에 적용된다. (그림 2.5.4-6을 본다). 열가소성 "손가락" 보조기가 쥐는 것을 편안하게 하기 위해 적용된다.

안정화 및 **교정용 무릎 보조기**가 안굽이무릎이나 밖굽이무릎이 있는 하지에 사용된다. 특별한 **정형학적 삽입물**이나 개별화된 직접적인 신발에 적용된 포스팅이 발 변형에 영향을 주며 발바닥 압력을 줄여준다. 심각한 발 변형의 경우, 일반적인 신발을 신는 것을 피하고 주문 제작한 정형외과적 신발을 신는 것이 권장된다.

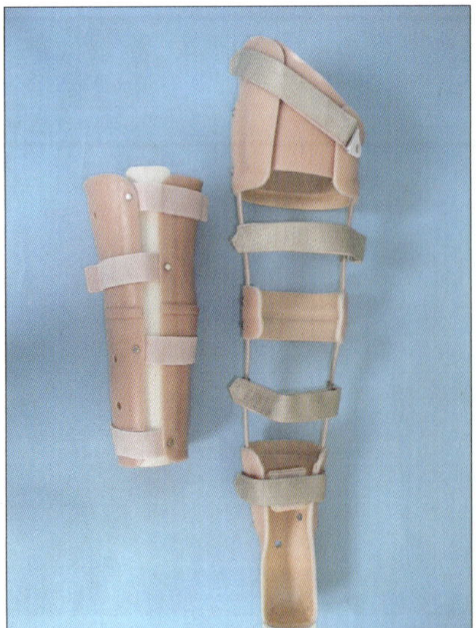

그림 2.5.8-1 총 무릎 인공삽입물의 추출 이후 안정화를 위한 복합 무릎(KO)과 KAFO.

다리 길이 차이(LEG LENGTH DISCREPANCY)

짧은 사지를 교정하기 위하여 다양한 옵션이 사용될 수 있다. **발꿈치를 드는 것**은 1 cm 정도의 단축을 교정하기 위해 사용된다. 5 cm에 달하는 단축을 교정하기 위해서는, 일반적인 신발 바깥 쪽에 붙이는 구두창(outersole)이 만들어 질 수 있으며, 아니면 정형학적 신발이 따로 만들어 질 수도 있다. 구두창이 수정되었을 때, 발의 뗌(unwinding)을 촉진하기 위하여 발허리 아치(천장)은 보존되어야 한다. 더 큰 단축의 경우, 정형학적 신발을 통해 제작될 수 있는 확장 샌달이 적용될 수 있다. 8센티미터이거나 그 이상의 사지 단축의 경우 신발을 대체할 수 있는 보조기가 제시된다. **정형학적 인공삽입물**(그림 2.5.7-7을 본다.)은 눈에 띄는 사지 단축을 포함한 선천적 발달 장애를 가진 환자들을 위해 제작된다. 이러한 특별한 도구는 특수 보철물이라 알려져 있다.

장기간의 석고붕대나 보조기의 착용과 함께, 사지의 기능적 늘임이 일어나며 반대쪽 신발 또한 교정되어야 한다. 또한, 발바닥쪽으로 굽혀진 한쪽 발 안정화는 기능적인 늘임을 초래할 수 있으며 적당한 수정은 영향을 받는 부분 발꿈치 아래의 교정 뿐 아니라 수평적 골반 정렬을 획득하기 위하여 반대쪽 신발의 교정 또한 요구한다.

발 결함의 치료를 위한 정형학적 진료(ORTHOTIC CARE FOR THE TEATMENT OF FOOT DEFECTS)

체코에서, 당뇨 합병증의 결과로 대략 5,000명의 발 절단이 시행된다. 증가한 발 압력을 빨리 감지하는 것과 위험에 처한 부위에 무게를 제 때 줄이는 것이 발 결함의 시작을 줄일 것이다.

표면적 궤양(superficial ulceration)을 동반한 압력을 줄이기 위하여 자동조절되는 특별한 도구가 사용된다. 발의 앞이나 뒤에서 발견되는 더 광범위한 결함에서는, 해당 부위에의 압력을 줄이기 위하여 특별한 신발이 사용된다(그림 2.5.8-2A,B). 도구들이 사용될 때, 압력 궤양이 실제로 압력이 증가한 영약 밖에 있는지 평가하기 위해 신중한 결정을 내려야 한다. 하지만 어지럼증이나 균형 결함을 가진 나이든 환자의 경우, 넘어지는 것에 대한 공포감이 있기 때문에 해당 부위에 압력을 줄이는 신발을 거부하는 것이 좋다. 이것은 종종 해당 부위의 회복을 줄이는 결과를 초래하곤 한다. 그러한 경우, 압력 궤양 부위나 뼈 융기(bony prominences) 부분에 구멍을 낸 를 패딩을 사용한다. 이러한 유형의 중재적 시술은 안에 넓은 공간을 가진 신발을 사용할 것이 요구된다. 이러한 이유 때문에, 당뇨환자의 신발은 아주 인기가 많아졌다.

만약 압력을 완화시키는 신발이 충분하지 않다면, 발의 앞쪽 면에 압력을 줄이는 제거 가능한 보조기와(그림 2.5.8-3), 다양한 종류의 AFO가 발끔치의 압력을 줄이기 위해 사용될 뿐만 아니라 보행기 또는 바코페드 부츠(Vacoped boots)가 사용된다. 발의 중간 부분의 결함을 가진 환자나 발의 안쪽 측면, 골수염이나 급성 단계의 샤르코 유형 신경병(Charcot type neuropathy)(그림 2.5.8-4)으로 인한 심각한 변형을 가진 환자들에게 환자의 발을 위한 내장 등자가 구비된 수정된 알궤버(Algöver orthosis) 보조기를 통해 발의 하중을 완전히 줄여주는 것이 유익한 것으로 알려져 있다. 이러한 유형의 보조기에는, 골반의 수평정렬을 위하여 반대쪽 신발 또한 수정되어야 한다.

치료가 완료되고 나서도 압력 궤양의 재발을 방지하기 위해 적당한 신발이 착용되어야 한다.

허리 통증에 사용되는 몸통 보조기 적용에 대한 노트(NOTES TO APPLICATION OF TRUNK ORTHOSIS IN LOW BACK PAIN)

허리 통증을 위한 몸통 보조기는 종종 과대 평가 되며 다발성 특성을 가진 지속적 문제를 가진 환자들의 해결책으로 카운터에서 처방된 바 있다. 허리 고정기는 분명 환자가 해당 부위에 하중이 가해지는 상황에서 해당 부위를 보조적으로 고정하여 움직임을 허용하게 하기에 적절하다.

때로는 전상상경사(ASIS)를 횡단하는 좁은 요추 받침만이 복근 근육 연합운동(Synkinesis)에 도움이 되는 것으로 밝혀졌다. 몸통 보조기의 안정화 - 견고한 플라스틱 허리 고정기-는 척추전방전위증(spondylolisthesis)과 같은 심각한 불안정의 상황일 때 제시된다.

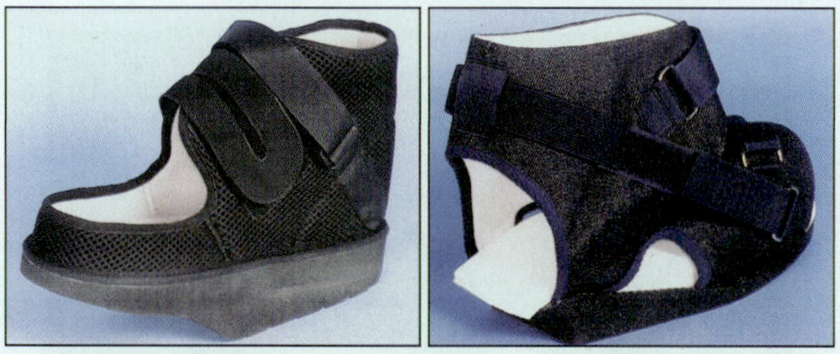

그림 2.5.8-2A 발의 앞쪽과 뒤쪽의 압력을 줄이기 위한 수술 후 신발.

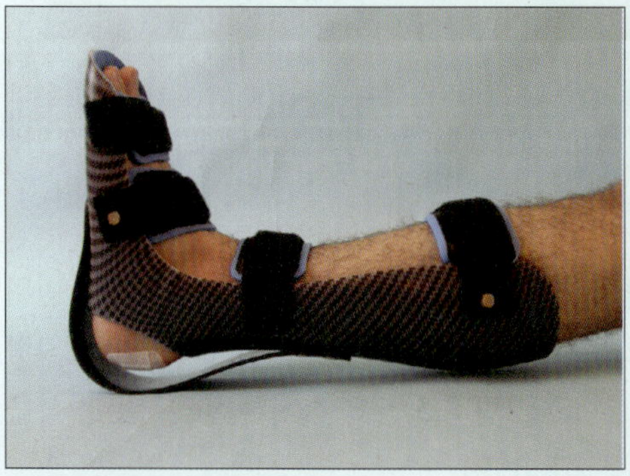

그림 2.5.8-2B AFO - 발 뒷부분의 압력을 줄이기 위한 수술 후 보조기.

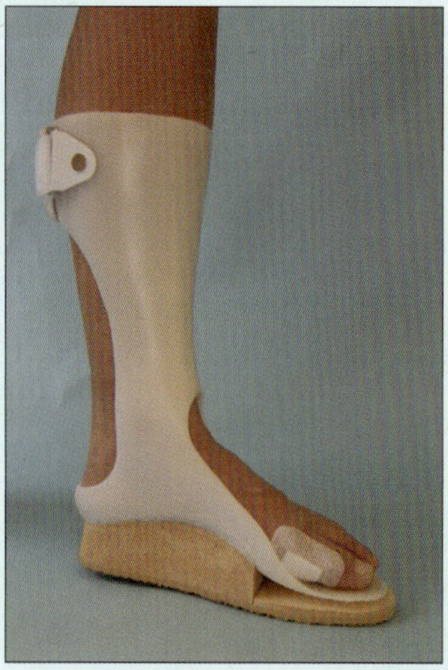

그림 2.5.8-3 앞 발의 하중을 줄여주는 기능을 가진 AFO.

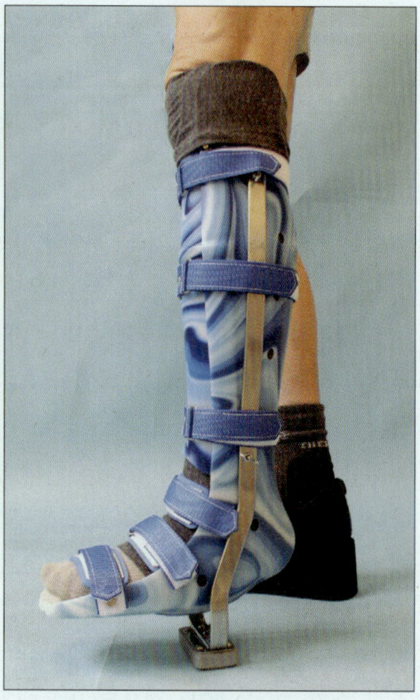

그림 2.5.8-4 AFO - 알궤버(Algöver)에 따라 수정된 보조기.

2

성인에게 나타나는 발 변형을 위한 정형외과적 기구들

발가락의 변형을 수정하기 위한 보조기의 사용은 만약 환자가 사용하지 않거나, 동시에 발을 변형시키지 않은 적절한 신발을 신지 않았을 때 문제가 될 수 있다. 발가락이나 발가락 안쪽 수정 도구들은 발가락이 만약 꽉 끼는 신발 안에 모여서 있을 때에는 그 기능을 잃게 된다. 엄지발가락 가쪽휨을 수정하기 위해 위치를 **바로 잡는 보조기들은**, 보통 카운터에서 의사의 처방전 없이 살 수 있는데, 변형의 진행을 방지하고 근육 구축을 이완시키기 위해 사용된다. 이것들은 위치 잡기를 위해 밤 동안에 사용되거나 수술이 끝난 초동 단계에 물렁조직의 회복을 위하여 적절한 위치를 유지하기 위해 사용된다. 망치발가락을 수정하기 위하여(그림 2.5.8-5) 테이핑이나 실리콘 슬립의 사용, 또는 파이프 같은 발가락 수정도구 등이 자주 사용된다.

페도바로스코프(pedobaroscope) 상의 보행 평가 시, 발 앞쪽 면의 병리학적 압력 분배 또는 병리하적 발꿈치뼈 축이 관찰될 수 있다(그림 2.5.8-6). 수정 발가락 보조기 적용의 목표(**정형외과적 삽입**)는 발바닥의 압력을 대칭적으로 분배시켜서 이러한 방법으로 불리한 국소화된 과도 압력을 줄이는 것이다. 정확한 족학적(podologic) 평가에 근거하여, 눈에 띄는 통증의 이완 효과는 발허리, 종자뼈염, 그리고 종골 통증을 위해 보장된다. 발바닥널힘줄(plantar aponeurosis)의 부착부병증에 테이핑 또한 효과적이다.

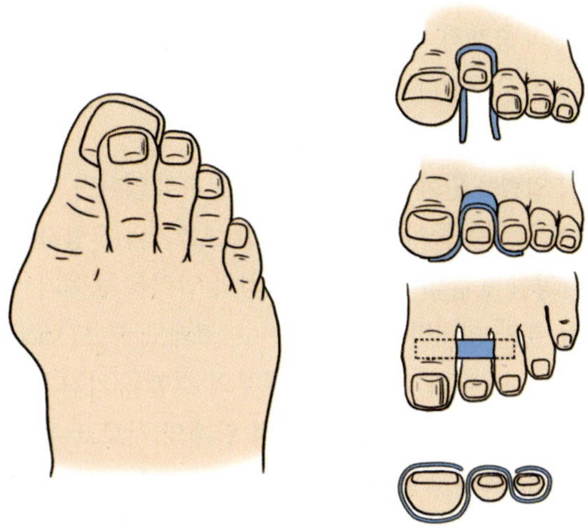

그림 2.5.8-5 발가락 변형 교정을 위한 테이핑.

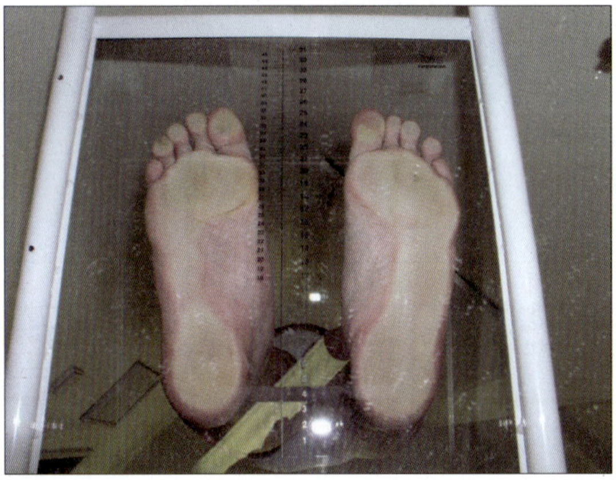

그림 2.5.8-6 페도바로스코프(pedobaroscope) 위에서의 시험 중 발바닥에 가해지는 병리학적 무게 분배.

하지와 상지의 급성 및 만성 관절 불안정성을 위한 정형외과적 옵션들

발목 관절 불안정을 위해, 불안정성의 정도에 근거하여 다양한 정도의 지지를 제공하는 카운터에서 구매할 수 있는 고정기들은 효과적이라고 증명된 바 있다. 테이핑은 더 부드러운 관절 부상과 힘줄 삠에서 좋은 결과를 제공할 수 있다.

무릎 보조기의 선택과 효과는 인대 부상의 유형에 근거한다. 그림(그림 2.5.8-7)은 보조기 구성의 유형들이 어떻게 무릎의 다른 인대적 병터에 영향을 주는지를 보여준다.

상지에서, 어깨관절의 불안정성은 정형외과적 관리에서 커다란 도전이다. 일반적으로 사용되는 어깨 보조기는 열가소성 수지, 가죽, 또는 섬유로 만들어지며 추가적인 당기기 메커니즘은 스트랩을 통해 이루어진다. 고정기는 움직임과 일상 생활을 허용하지만, 어깨의 부분의 움직임 범위를 제한시키고 반복되는 탈구를 방지(그림 2.5.4-14과 그림 2.5.4-15를 본다.)(그림 2.5.8-8)하거나 부딪히는 증상을 완화한다(그림 2.5.8-9).

척수 외상 시의 보조기(ORTHOSES IN SPINAL TRAUMA)

몸통 보조기는 안정적인 척수 골절의 보존적 치료에서 제시되거나 뼈이음술 이후 척추 기둥 안정화의 방법으로 사용된다.

목의 단단한 받침 또는 CTO(그림 2.5.6-2를 본다)가 목 척수의 인대 부상 또는 불안정한 척수 골절 인대 부상

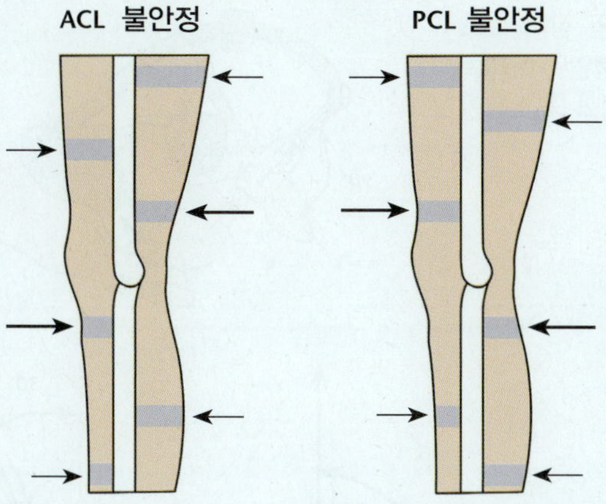

그림 2.5.8-7 ACL과 PCL 부상에서의 무릎 보조기(knee orthosis) 사용 모형.

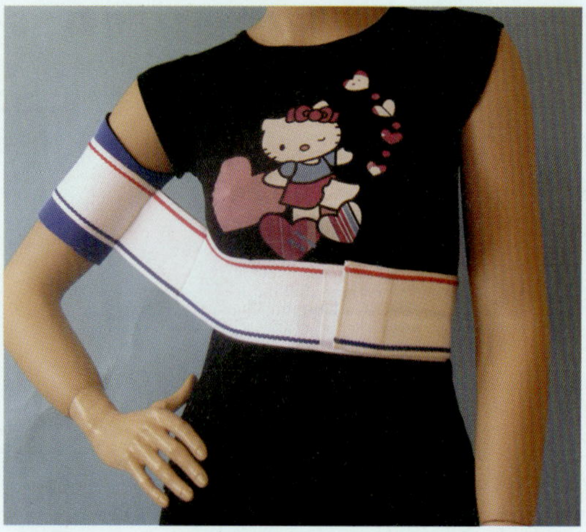

그림 2.5.8-9 말단 스트랩이 달린 어깨 보조기.

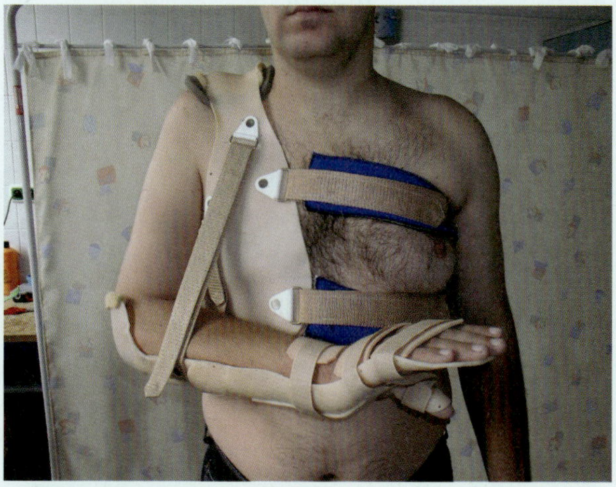

그림.2.5.8-8 피츠라프(Fitslaf)의 팔신경얼기 병터 수술 후 재건 **수정된** 어깨 보조기.

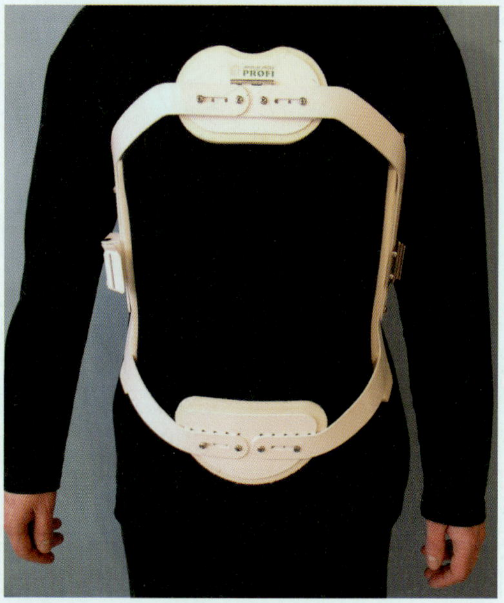

그림 2.5.8-10 주에트(Jewett) 고정기.

에서 제시된다.

주에트(Jewett) 고정기(그림 2.5.8-10)는 등허리 접합에서의 안정적인 척수 골절에서 효과적이며 T10-L3 부분의 안정화를 허용하기 위해 수정될 수 있다. **견고한 두 개의 관이 있는 몸통 보조기**는 모든 면에서의 안정성을 보장하며, 더 넓은 다층의 척수 부상에 사용된다.(그림 2.5.6-4를 본다.)

그와 분리된 그룹은 종양학적 병발을 가진 환자들을 위한 병리적 척수 병터에서 몸통 보조기의 적용을 포함한다. 이러한 환자군에서 몸통 보조기의 사용에 대한 주된 관점은, 수직으로 설 때의 지지 기능, 혹시 가능한 변형 진전의 방지, 그리고 주로, 향상과 고강도의 통증을 가진 환자에서의 보살핌 촉진이다. 종양적 병발을 가진 환자들은 주로 활동에 내성이 줄어들며 외부적으로 적용된 기구에 적응하는 데에 어려움을 겪는다.

손의 힘줄 부상 시 정형학적 옵션

부상당한 힘줄 구조의 움직임에 영향을 미치는 손가락 구부림이나 펴는 보조기, 스트랩을 동반한 동적인 팔목 그리고 손 보조기(WHO)가 가장 자주 사용된다. 손가락 당기기의 제대로된 배치(그림 2.5.8-11A,B)가 보조기를 적용할 때 고려되어야 한다. 이것은 특별히 교정전문가들에게 정확히 알려져야 하는데, 어떤 손과 손가락 부위가 고정되

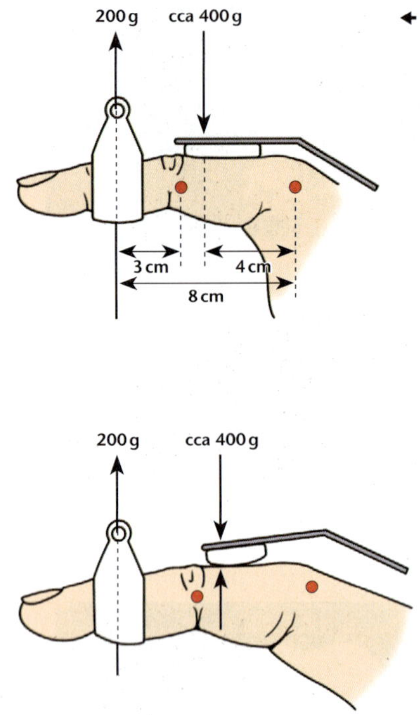

그림 2.5.8-11A 동적인 상지 보조기에서 당기는 활동의 모형안. 아래쪽 사진이 고리의 잘못된 배치와 국소적인 압박 패딩을 보여준다.

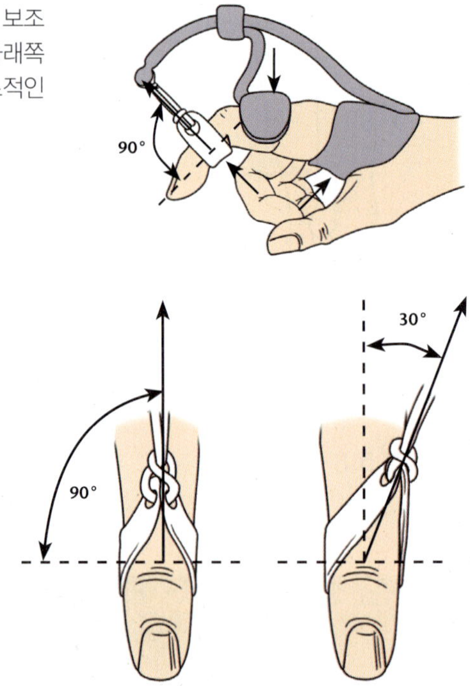

그림 2.5.8-11B 동적인 상지 보조기의 모형안 동작 - 90° 정도 각도에서 당긴다, 적절하지 않은 당기는 힘이 오른 쪽에서 보인다.

어야 하고, 반면에 어떤 것이 움직여야 하고 어디까지 움직여야 하는지 구체적으로 전달되어야 한다.

하지에서의 힘줄 부상의 기능적 치료 (FUNCTIONAL TREATMENT OF TENDON INJURIES IN THE LOWER EXTREMITY)

최근에, 아킬레스 힘줄 파열 같은 하지 힘줄 부상의 치료에서, 걷는 부츠(**워커 유형**) 보조기나 주문제작된 플라스틱 보조기(**모르텐슨**[Mortensen])들이 제작된 바 있다. 그들은 석고 붕대에서 일반적으로 고정되었을 때와 비교하여 회복 시간을 눈에 띄게 줄여주면서 아킬레스 힘줄에서의 부분적인 움직임을 허용해준다.

하지 골절의 기능적 치료 (FUNCTIONAL TREATMENT OF LOWER EXTREMITY FRACTURES)

1981년, 사리멘토(Sarmiento)와 라타(Lata)는 서로 독립적으로 이런 유형의 치료를 처음으로 설명한 바 있다. 본 치료의 원칙은 연장되거나 견고한 고정 없는 즉각적인 (**초기**) 사지 동원이다. 콜라겐 섬유가 움직임의 방향 동안에 일어나며, 부하가 걸리고 움직임이 일어나는 동안 새로이 형성된 조직들의 구성에 긍정적인 영향을 미친다. 통증이 사람들의 기능적 활동의 정도를 안내해 줄 것이다.

이 방법이 처음 설명되었을 당시에, 석고 보조기가 사용되었다. 현대 기술의 발달과 함께, 두 소매를 감싸는 플라스틱 보조기와 같은 도구들이 적용되어, 사지에의 완전한 또는 부분적인 체중부하 도중 주어진 부위에 체중 부하를 줄이는 것을 보장해 준다. AFO의 지지점은 정강, 무릎 골건, 그리고 넙다리 돌기(그림 2.5.8-12 A-C)를 포함한다. KAFO 유형 보조기에서 궁둥뼈결절에서의 지지함으로써 줄어든 무게 하중이 보장된다.

머리 외상 후 환자들의 정형외과적 케어 (ORTHOTIC CARE IN PATIENTS AFTER CRANIALTRAUMA)

장기적으로 지속된 콤마 상태의 환자는 다른 측면들 사이에서도, 구축이 발달할 위험이 있으며, 특히 말단 사지에서 구축이 일어날 위험이 있다. 상지나 하지의 그 어떤 조각에서라도 일어날 수 있는 구부림 구축의 방지를 위해 위치잡기 도구가 사용되어야 한다. 심한 발바닥 굽힘 자세의 개발은 근대적인 보철 치료 시대에 심각한 결점이 있다.

이 위치는 환자의 뇌 기능이 향상되고 종종 환자의 이동성을 크게 제한하는 남아있는 유일한 결함이다.

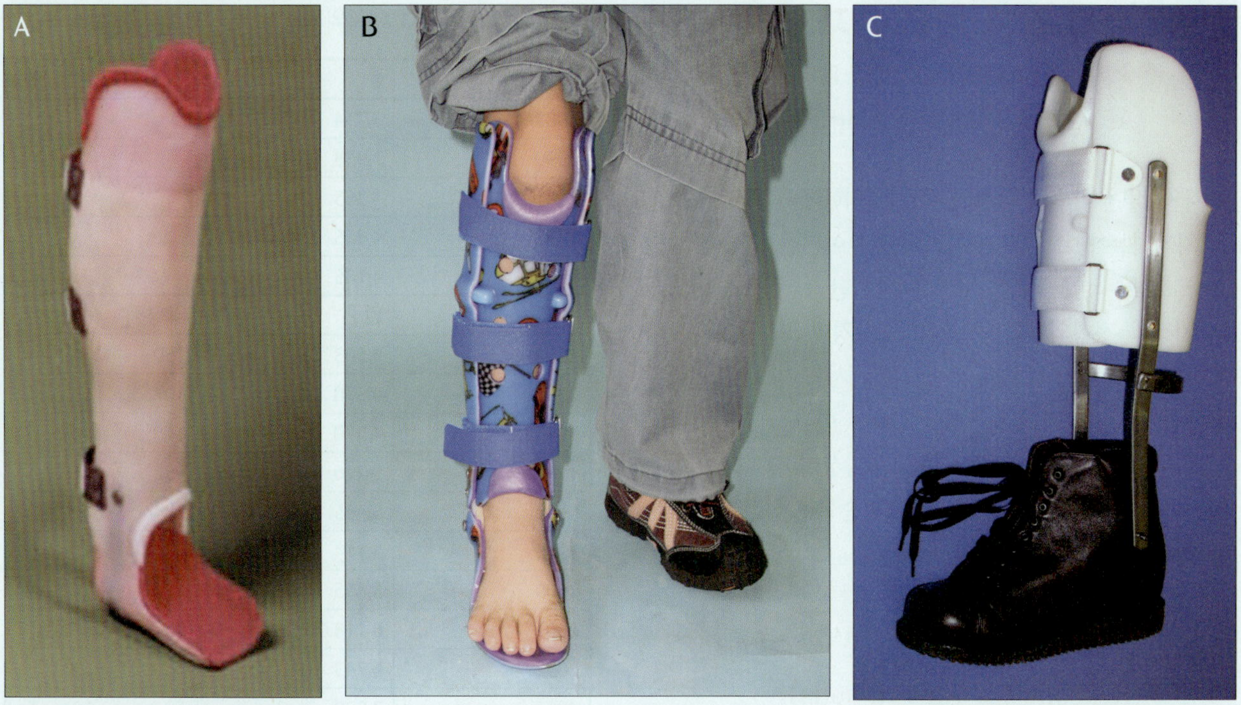

그림 2.5.8-12A,B,C AFO - 사리멘토(Sarmiento) - 유형 보조기.

화상 부상 이후 환자들의 정형외과적 관리 (ORTHOTIC MANAGEMENT FOR PATIENTS FOLLOWING BURN INJURIES)

관절 구축에 영향을 주는 사지 교정 기구의 숫자는 다전문 관리를 넘나드는 이러한 환자들에게 제시될 수 있다.

현대의 접근은 압박 의상을 사용하는 것과 젤이나 실리콘 패딩으로 된 **화상 마스크**를 사용하여 비대흉터종 흉터를 줄일 수 있도록 한다(그림 2.5.8-13A,B,C).

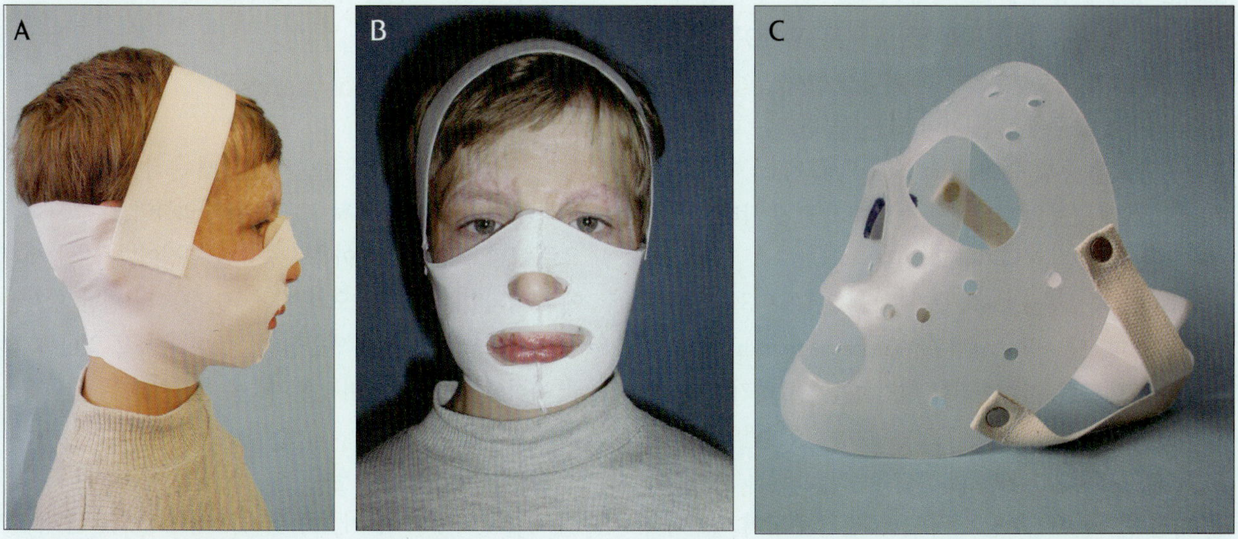

그림 2.5.8-13A,B,C 화상 부상에서 비대흉터종흉터hypertrophic keloid scars를 줄이기 위한 얼굴 마스트.

2.6 사지 절단 이후 환자의 재활 / REHABILITATION OF PATIENTS AFTER EXTREMITY AMPUTATION

사지 절단 이후의 환자의 치료는 의학에서 중요한 부분을 차지하는데, 보철학과 물리치료는 이러한 의학에서 중요하고 필수적인 역할을 차지한다. 절단 이후 사지의 상태는 지식과 정형외과학, 보조기학, 신경학, 통증 관리, 사회적 그리고 직업적 재활과 심리학에서의 방법을 포함한 통합적이고 치료적인 접근법을 필요로 한다.

어떤 사지의 절단도 항상 몸의 통합성에 중요한 영향을 미친다. 신체 결핍 다음으로, 사지의 손실은 심리학적 결과를 초래하게 된다.

2.6.1 절단의 이유 (Reasons for Amputations)

사지 절단은 하지 절단이 가장 흔한데, 다양한 병인론과 발병 요인이 있다. 대부분의 절단은 혈관의 이유 때문에 일어난다; 체코에서, 1년에 몇 천 명이 이런 경우가 있었다. 뼈육종에 따른 수술은 종종 사지의 손상을 동반하는데, 어린 나이에 자주 일어난다. 이러한 시술은 흔한 것은 아니며, 1/10의 정도이다. 가끔씩, 관리할 수 없는 골수염에 의한 절단, 심각한 형태적 결함 또는 눈에 띄는 한쪽 하지의 단축 등의 경우 수술이 필요하다.

하지의 순환 문제는 의료 관리에서 뿐만 아니라 사회적 그리고 경제적 영역에서도 현재 커다란 이슈이다. 동맥 병발은 유행적 형질이다. 세기가 변하면서, WHO는 이러한 증상을 어떻게 치료하는가 뿐만 아니라, 헤아릴 수 없는 치료의 경제적 요구에 관한 가이드라인을 만드는 데에 집중했다. '당뇨발 증후군(Diabetic Foot Syndrome)'이라 불리는 책이 세계 곳곳의 나라에서 각각 하지 혈관 상태의 치료에 쓰이는 비용들을 열거하고 있다.

WHO에 따르면, 당뇨의 숫자는 2025년까지 3억까지 늘어날 것이다. 당뇨병적 대혈관증(macroangiopathies)의 늘어나는 트렌드로부터, 이러한 환자들을 치료하기 위한 자원들이 계산되었다. 만약, 체코에서, 총 3,714번의 절단이 1989년에 시술되었다면, 2007년에는 당뇨병적 대혈관증을 가진 환자들에게서만 이미 7,859번의 절단이 이루어지게 된다. 그러므로, 지난 18년 동안, 숫자는 2배가 되었다.

표 2.6.1-1 체코에서의 절단의 숫자와 그 이유들

년도	총	
1989	3,714	
1990	3,953	
1991	4,365	
1992	4,465	
1993	4,185	
	혈관	**외상적**
1994	4,503	150
1995	4,578	107
1996	4,970	116
1997	5,226	95
1998	5,465	99
1999	5,114	87
2000	5,865	58
2001	6,118	85
2002	6,743	73
2003	7,029	60
2004	7,444	102
2005	7,859	90
2006	7,834	70
2007	7,853	
2008	8,169	

만약 이런 비율로 계속 숫자가 늘어나게 된다면, 13000의 절단이 체코에서 일어나게 될 것이다. 표 2.6.1-1은 1989~2008년 사이 혈관적 그리고 외상적 이유에 따른 절단의 숫자를 나열한다.

2.6.2 보철학 (Prosthetics)

인공삽입물은 하지가 절단되었을 때 움직임을 허용하는 기계적 장치이다. 보철적 도구들은 심리학적으로, 사회적으로 그리고 경제적인 이유로 중요한 결정이다. 지난 세기에 시행되었던 연구는 오직 대략 70~90%의 절단 환자만이 효과적으로 그들의 인공삽입물을 사용하고 있다는 점을 지적한 바 있다. 나머지 환자들은 움직이기 위해 휠체어를 사용한다.

사지 인공삽입물은 남은 사지의 근력에 의해 조정되는 기계적 도구이다. 이것은 상지와 하지에 적용된다. 소위 **근전기 보철물**(myoelectric prostheses)이라 불리는 것

들은, 전기 모터에 의해 전원을 공급받는데, 상지가 절단되었을 때 사용된다. 그들의 활동을 시작하는 신호는 운동신경 근처에서 인식되는 자극(impulse)이다. 비슷하게, 하지에서, 다양한 기술적 옵션이 사용되고 움직임은 컴퓨터에 의해 조정된다. 하지만 이렇게 소위 지능적인 인공삽입물이라 불리는 것들은 가격이 비싸며 보험에 의해 보상되지 않는다.

인공삽입물의 구조(Structure of a Prosthesis)

표준적인 하지 인공삽입물은 3가지 기본 부위로 이루어져 있다. 이것들은 소켓, 다리(shank), 그리고 발(foot)을 포함한다. 남은 사지의 소켓은 남은 사지처럼 모양이 되어서로 잘 맞도록 한다. 흡인의 원칙이 사용된다. 과거에는, 소켓이 남은 사지에 스트랩으로 고정되었었다. 소켓의 하지는 어댑터- 보조기의 옆에 붙는 부분으로, 금속 다리-를 포함한다. 오늘날, 다리는 가볍과 견고하며 탄성이 있는 금속 프레임으로 만들어진다. 발은 금속 틀의 끝에 부착된다. 만들어진 틀은 부드러운 석고로 덮어서 인공삽입물이 최대한 남은 사지와 비슷한 모양이 되도록 한다. 이러한 유형의 인공삽입물은 오직 무릎 아래의 절단에서만 사용된다. 절단이 더 높은 부위에서 이루어졌을때, 예를 들어 허벅지 등에서, 도구는 무릎관절을 함께 보유해야 한다. 그렇지 않으면, 이것의 구성은 예전의 시나리오와 완전히 똑같을 것이다. 무릎관절은 어댑터에 연결된다.

인공삽입물과의 보행(Gait with a Prosthesis)

몇몇 인공 삽입물을 가진 절단 환자들이 왜 보행할 수 없거나 보행하기를 거부하는지는 밝혀져야 할 지점이다. 1990년, 인공삽입물을 보유한 절단의 에너지 소비에 대해 연구가 이루어졌으며 결과는 **인공삽입물을 사용한 절단이 예상한 것보다 훨씬 더 어렵다는** 것이다. 우리는 보조기로 보행할 때의 산소 소비량을 관찰하였다. 허벅지 절단에서, 산소 소비는 건강한 개인의 양발 보행과 비교하여 대략 400% 정도 수준이었다. 1970년대에, 인공삽입물로 보행할 시 EKG가 연구되었으며, 그 때에도, 활동 중 심장 질환의 예후가 있는 환자들에게 인공삽입물은 금기화되었다.

기준의 제시(Indication Criteria)

만약 개인이 그들의 인공 삽입물을 단순히 외관적인 악세서리가 아니라, 걷기를 위해 사용한다면, 이것은 기능적 인공삽입물이라 한다. 절단을 한 환자는 기능적인 인공삽입물을 제공받기 위하여 특정한 **신체적, 심리적, 사회적 기준**을 맞추어야 한다. 기능적 인공삽입물의 신체적 기준은 보통 병 때문에 보조기를 쓸 수 없는 환자들에 의해 맞춰지지 않는다.

보행 중에 악화될 수 있는 산소 전달 시스템 다음으로 특히 사지 부위 및 허리 관절의 뻣뻣함(강직)에서 절단된 쪽의 위축된 근육이 포함된다. 길이, 부피, 그리고 남은 사지 근육의 세기 등이 인공삽입물을 사용한 효과적인 보행을 허용해주는 중요한 값이다. 이러한 이유로 외과 의사는 남은 사지가 항상 최적의 길이를 유지하도록 시도하고 성형 수술을 통해 남은 사지의 최대 근육 적용 범위를 보장한다. 굽힘근과 폄근 그룹은 근육 패딩이 절개 위에 존재하도록 함께 봉합된다. 똑같은 이유로, 넙다리신경은 세로축에 수직으로 가로로 절단되며 이것의 끝은 초소한의 절단 신경종과 함께 회복될 수 있다. 다른 메커니즘 외에, "절단 신경종"은 상상 통증을 불러 일으키는 가능한 유발점이 될 수 있다. 본 관점은 만약 신경종의 주변이 주사기나 전기적 자극에 의해 자극받으면 통증이 발생할 수 있다는 사실이 더 뒷받침해준다. 반대로, 만약 국소적 마취가 그 주변에 적용이 될 때, 상상 통증은 종종 사라지곤 한다.

특정 해부학적 · 생리학적 조건들이 인공삽입물로 보행하려는 절단 환자들에게 맞추어져야 한다. **남은 사지의 모양과 길이**가 가장 기본적인 요건들이다. 남은 사지는 특정한 최소한의 길이와 모양을 가져야 기구를 몸에 붙일 수 있다. 하지에서, 남은 사지는 가장 중요한 부분인데, 왜냐하면 이것이야 말로 앞으로 걸음을 딛도록 해주기 때문이다. 대략 넙다리의 1/3 정도의 길이가 남은 사지의 가장 최적의 길이이다. 남은 사지 인공삽입물을 사용한 움직임에 힘과 속도를 제공하는 레버와 같다. 남은 사지가 길수록, 힘은 더 커진다. 최적으로, 잔여 사지는 원통형이고 원추형으로 원뿔 모양이어야 한다.

남은 사지 관리(Residual Limb Care)

절단 후에, 남은 사지는 오랜 기간에 걸쳐 발달하며(1년이나 그 이상) 환자들에게 그것을 어떻게 관리할 지를 알려주는 사람은 물리치료사이다.

잘 늘어나는 에이스랩으로 밴드를 묶는 것은, 남은 사지의 모양을 잡는 데에 도움을 줄 뿐 아니라, 남은 사지 관리의 가장 중요한 요소이다. 또한, 온도에 대한 관용성 또한 포함된다 – 이는 따뜻한 물과 차가운 물을 반복해서 바꿔서 사용하는 샤워를 통해 시행될 수 있다. 과정은 완전이 차가운 물로 완성된다. 머리를 빗는 것은 피부의 감각을 회복하는 데에 중요한 과정이다. 또한, 남은 사지들의 위치 잡기는 압력이나 모래 주머니 등을 이용한 무게 잡아 당기기, 또는 삽입된 겔 등을 통해 이루어진다. 위치잡기는 구부림 구축의 발달을 방지하는데, 이는 도구를 제작하는 중의 보철외과의에는 불쾌한 합병증이 될 수도 있다. 처음에는, 수동적인 것으로, 그리고 나중에는 활동적인 움직임으로 남아 있는 사지들을 자극시키고 근골계를 유지하는 것이 좋다.

또한, 움직임을 상상하는 것 또한 중요하다. 본 방법을 통해, 환자는 사지를 포함하지 않은 상태에서 운동을 진행하면서도, 사지를 포함한 운동을 한다고 상상할 수 있다. 다년 간의 경험을 토대로, 본 접근법은 상상 통증의 제한된 발발에 기여할 수 있다고 보여진다.

보행 훈련(Gait Training)

절단 직후, 환자의 상태가 허용되자 마자, 환자가 수직으로 일어서는 것이 시작되어야 한다. 젊고 근육이 준비된 환자들에게 플랫폼 보행 보조기, 평행봉 및 겨드랑이와 다음에 팔뚝 목발과 같은 다양한 보조 장치가 사용된다. 굴곡 구축을 위한 위험 때문에 앉는 데 오랜 휴식 시간을 권장하지 않는다.

환자가 설 수 있게 되자마자, 균형 훈련이 시작되어야 한다. 이것은 보행 훈련 후에 시작된다. 무릎 위 보조기를 가진 환자들의 경우, 보행 훈련은 닫힌 무릎관절에서 처음 시작되고, 다음 단계에서 무릎관절이 풀리게 된다.

무릎 아래가 한 쪽으로 기운 환자, 그리고 무릎 위를 절단한 환자들은 나이나 수반되는 질병, 그리고 전반적인 건강 등 몇몇 사실들만 고려한다면 그 어떤 보조 기구들 없이도 보행하도록 배울 수 있다. 몇몇 환자들은, 하지만, 한 점을 찍는 지팡이나 앞 팔 목발을 사용하는데, 이는 균형잡기가 힘들다는 점과 떨어지는 것에 대한 두려움 때문이며 이러한 두려움은 특히나 더 힘들고 불안정한 지형에서는 더해진다. 이것은 항상 참여하지 않는 부분에서 사용된다. 목발/지팡이는 보조기구를 갖춘 사지와 함께 앞으로 나갈 수 있다.

인공삽입물 처방(Prosthesis Prescription)

현재의 규율에 근거하여, 인공삽입물은 보험사와 계약을 맺은 의사가 처방을 내릴 수 있다(전공은 정형외과적 보철외과의, 외과 의사, 정형외과의사, 재활 의사 또는 신경과 의사에 의해). 인공삽입물 제작은 절단 직후 최대한 빨리 찾아야 한다. 초반의 보조물 피팅은 경계가 정확히 있지 않다. 남은 사지가 오랜 시간 동안 그 모양을 유지한다면, 소켓은 거기에 맞추기 위해 수정되어야 한다. 남은 사지가 안정적일 때 최종 인공삽입물은 배정된다. 표준 인공삽입물은 매 2년 마다 처방을 받을 수 있다. 수리와 수정은 보험으로 커버할 수 있다. 보험사들은 어떤 도구가 제작되는지에 근거하여 다섯 가지 카테고리(환자의 심리적 잠재력, 직업, 사용의 영역 등)를 만들어서 환자의 필요를 충족하면서 동시에 경제적으로 효율적일 수 있도록 한다.

건강의 측면에서, 인공삽입물의 가장 중요한 기술적 제작(인공삽입물 제작을 위한 기본 요소들의 선정)은환자의 잠재적 기능적 능력에 근거한다. 이러한 기능적 능력은 보철외과의와 치료를 진행 중이거나 아래의 평가를 진행하는 의사의 기대치에 근거한다:

- 환자 병력(절단 이전의 환자의 사정 자료를 포함하여)
- 환자 현재 상태(남은 사지의 상태와 다른 건강적 측면)
- 인공 사지 사용에 대한 환자의 긍정적인 동기부여

보험사의 규정에 따른 절단 환자들의 분류

인공삽입물의 기능적 제시는 환자의 예상되는 활동 수준과 전반적인 건강을 고려하여 사지 인공 삽입물을 위한 부품의 포함에 의해 제안된다. 이것은 환자의 기능적 잠재력에 근거한다. 보험사는 절단 환자를 아래의 5가지 분류로 나누어 놓았다.

1. 활동의 정도 = 0. **보행 불능 환자.**

   치료 목표: 환자의 외관상 모습과 휠체어 유동성

2. 활동의 정도 = 1. **실내 보행.**
   치료 목표: 일어서고 집 안에서 보행하는 것을 촉진하는 것
3. 활동의 정도 = 2. **지역사회에서 제한된 보행.**
   치료 목표: 실내보행을 위한 인공삽입물을 사용하여 제한된 정도의 지역사회 보행까지 넓혀가는 것; 환자는 인공삽입물을 한 상태에서 제한된 시간 동안 보행이 가능하지만 불안정하거나 장벽이 있는 곳은 아주 작은 지형에서만 극복 가능하다.
4. 활동의 정도 = 3. **지역사회에서 무제한적인 보행.**
   치료 목표: 실내와 지역사회 보행용 이공삽입물을 사용하여 제한 없이 보행하는 것; 환자는 대부분의 불안정하거나 장애물이 있는 지형을 극복할 수 있으며 작은 부하의 일을 수행할 수 있다.
5. 활동의 정도 = 4. **지역사회에서 요구가 있는 무제한적인 보행;** 이것은 완전히 일할 수 있는 개인을 포함한다; 본 범주는 보험에 의해 커버되지 않는 특별한 스포츠용 보철물을 포함하지 않는다.

개개별 인공삽입물의 부품 선정은 이러한 구분에 근거한다. 예를 들어, 가장 새 종류인, 바이오닉스 관절은 아주 고가이다. (체코 크라운으로 50만에 달한다.)

2.6.3 절단에서 일어날 수 있는 합병증들

1558년에 암브로이스 패런(Ambrois Paren)에 의해 이미 설명되었음에도 불구하고, 헛통증(Phantom Pain)은 오늘 날까지도 미스터리로 남아 있다. 헛통증의 병인은 아직 제대로 설명되지 않았다. 가장 최신의 문서는 헛통증을 신체 모형안 결함으로 언급한 바 있다. 수술 직후 초반 대부분의 환자들이 헛통증을 경험하는 것은 사실이다. 실제 통증은 환자의 70% 정도에게서 경험된다. 치료는 어렵다; 아편을 포함한 특정한 진통제나 신경전도 자극이 효과적이라 증명된 바 있다.

신경이나 뇌 구조를 올리는 등의 외과적 시술은 원하는 만큼의 효과를 창출하지 못했다. 슬픈 사실은, 몇몇 개인들이, 모든 가능한 의학적 치료를 하고 신경외과적 과정을 거침에도 불구하고, 통제할 수 있는 헛통증 때문에 자살에 이르기까지 한다는 것이다.

2.7 재활 도구들 / REHABILITATION TOOLS

재활에는 다양한 종류의 도구들이 사용된다. 그 도구들은 재활 도구들 또는 보조적인 도구들(그림 2.7-1)로 알려져 있다. 재활 도구들은 환자의 의학적 상태를 향상시키거나 안정화시키고, 악화를 방지하며, 신체적 한계의 결과물을 보상하거나 최소화하고 기능의 손실을 대체하는 것(예: 보행 등)에 기여하며 해부학적 구조나 생리학적 과정을 수정한다.

이러한 아이템들은 총 17개의 서브 그룹으로 나뉘어진다. 재활은 주로 정형외과적, 보철기구적, 화장적/미학적 보철물, 그리고 움직임 보조적 기구 등을 사용한다.

4번째 서브그룹에 포함된 재활 보조는 보험으로 계약된 의사에 의해 처방받을 수 있다. 의사들은 정형외과학이나 정형외과적 보철학, 재활 전문의, 외과의사, 신경과 의사, 그리고 몇몇 경우에는, 종양 전문의 들이 가능하다. 본 서브그룹은 카운터에서 구매할 수 있는 보조기와 가슴 보철물, 사지 덮개 또는 보호대 등을 포함한다.

하부그룹 개괄:	
01	드레싱 재료
02	실금(incontinence) 보조
03	상처 치료 제품들
04 와 05	정형학적 보철학을 위한 보조기구들, 카운터에서 구매할 수 있는 것과 주문 제작할 수 있는 보조기구 모두
06	압박 스타킹과 소매
07	휠체어 및 움직임을 위한 모든 보조 기구들
08	보청기
09	안경 및 시력 보조기구들
10	호흡 및 흡입 보조기구
11	당뇨병 보조기구
12	장애가 있는 사람들을 위한 보상 보조물
13	욕창 방지 매트, 자리, 매트리스, 방지 헬멧과 압박 마사지를 위한 기구들
14 와 15	청각 및 시각 장애를 가진 환자들을 위한 보조
16	보철학
17	후두절제술 이후의 환자들을 위한 보조

5번째 서브그룹에 포함된 재활 보조물은 정형외과적 보철외과의, 정형외과의사, 외과의사, 재활 의사, 또는 신경학자에 의해 처방될 수 있다. 제공자는 사전적으로 특히나 경제적으로 비싼 도구(특별히 코드로 나열된다.)의 경제적 예상치를 제출해야 한다. 이 서브그룹은 주문 제작된 정형외과적 신발, 앉았을 때의 안정화를 위한 몸통 보조기와 표준 그리고 특별한 상지와 하지 보철물을 포함한다.

7번째 서브그룹에 포함되는 재활은 비록 정형외과의사나 신경과의사 또는 내과의사로부터 처방을 받을 수도 있지만, 재활 의사 영역 안에 있다. 여기에는 의료 유모차, 성인용 삼륜 자전거 및 가정 및 공동체 보행을 위한 수동 및 전동 휠체어가 포함된다. 이 모든 장치에는 수많은 액세서리가 들어 있다. 모든 액세서리에 대해 특별 쿠폰을 작성해야한다. 하위 그룹 7의 소개에서 특정 장치를 처방할 수 있는 기능적 결핍의 정도와 진단을 구체적으로 정의한다. 이 도구는 일시적으로 또는 영구적으로 제공될 수 있다.

*전동 휠체어*는 하지의 기준을 충족하는 움직일 수 없는 환자들에게 제공된다:

1. 독립적인 보행을 방해하는 양쪽 하지의 병발은, 수동 휠체어나 한 손을 사용한 메커니즘을 사용할 끌 힘이 없는 상지와 결합한 환자들에게 제공된다.
2. 두 사지가 관련되어 신체적 수요 증가를 용인하지 않는 심각한 만성 질환과 함께 독립적인 운동을 방해한다. 요청은 전문시설이나 만성 질환 분야의 전문가가 수행한 스트레스 평가를 수반해야한다.
3. 환자의 신체적 또는 정신적 능력은 스트레스에 관한 시술에 대해 이야기하는 규율 361/2000번에 상응해야 한다. 심리학자, 안과의사, 내과의사 또는 정형외과의 시험이 필수적이다. 물리치료는 환자의 근육 테스트를 실시한다. 재활 의사는 조작의 다른 방법을 설립하기 위해 다른 악세서리를 제안한다. (어떤 손을 사용할지 또는 다른 방법을 사용할지)

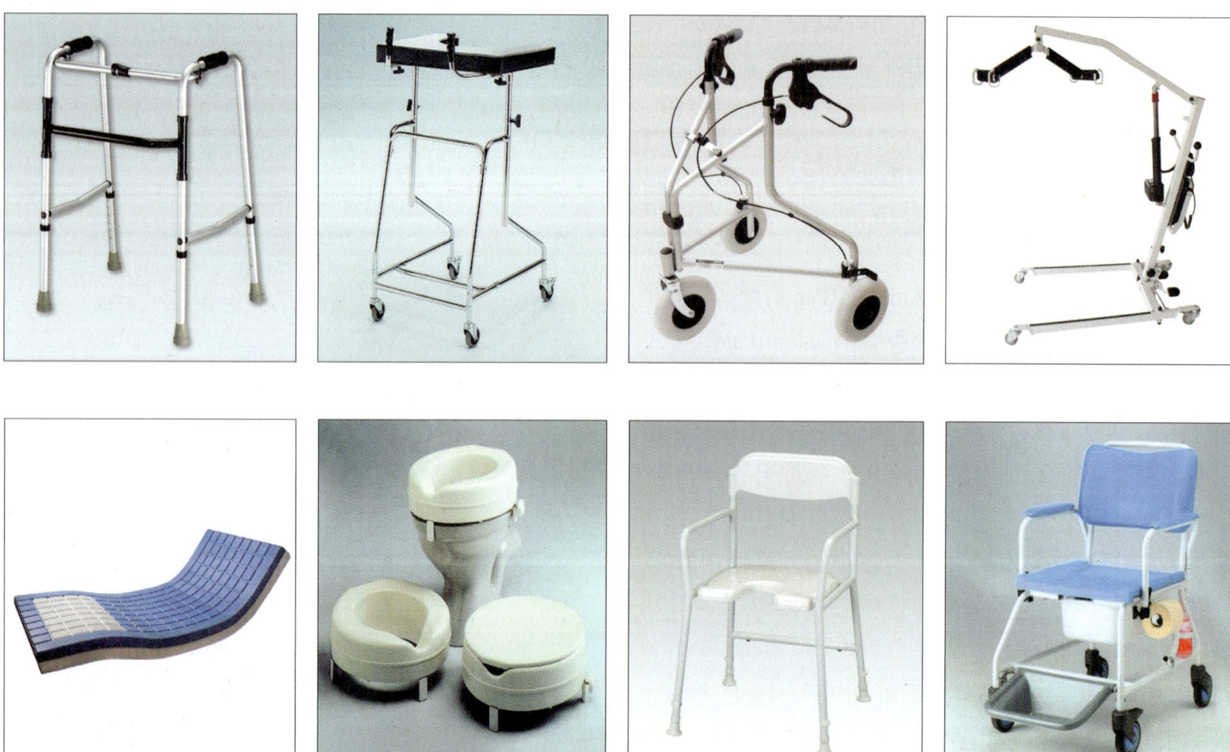

그림 2.7-1 재활 도구의 예시들.

12번째 하부그룹에서의 재활 보조는 주로 움직임 기능을 촉진하거나 허용한다. 그들은 다양한 보행 결함을 보상하건 독립성의 기능과 편안함을 증가시키는 데에 사용된다. 그들은 재활에서 가장 자주 사용된다. 그들은 다양한 종류의 목발, 지팡이, 보행기, 이동좌변기, 샤워 의사 및 목욕자리 등을 포함한다. 종종, 보조 기구들은 상승된 변기대나 올림대, 위치 도구들, 수지 테이블 등을 포함한다.

요즘, 움직임이 눈에 띄게 제한된 개인들, 예를 들어 뇌혈관 사고 후와 같은 경우, 이런 환자들의 보살핌을 촉진하기 위하여 전기적 또는 기계적 위치 잡기용 침대들이 자주 처방된다. 위치잡기 테이블을 처방하기 전에, 의사는 침대를 조작하는 사람이 그것을 사용할 능력이 있는지 없는지를 먼저 평가할 필요가 있다.

16번째 하부 그룹에서의 재활 보조로는 정형외과적 신발이 있겠다. 보험사들은 어떤 환자들이 간단하고 복합적이며 아주 복잡한 정형외과적 신발을 제공받을 수 있는 지에 대한 특별한 제시사항을 설립한 바 있다. 신발의 수리와 수정 또한 보험에서 커버될 수 있다. 본 하부 그룹은 또한 표준, 특수 제작된, 그리고 특별한 정형외과적 신발 안창 또한 포함한다. 특별한 신발은 당뇨발증후군(diabetic foot syndrome)을 앓고 있는 당뇨병 환자들에게 제공 가능하다. 이것은 당뇨 클리닉에 있는 발 전문가에게서 처방받을 수 있으며 담당 의사에게서 승인된다.

몇몇 도구들은 일반적인 진료의에게서 처방받을 수 있다. 이러한 도구들은 의학 기구들의 목록에서 알파벳 Z로 표시되며 담당 의사로부터의 승인이 필요하다. 기구의 유형을 설명하는 서류와 이것의 필요성이 전문가에 의해 제시되어야 한다.

아주 비싼 도구들의 경우(예: 생체공학적 관절을 가진 특정한 유형의 인공삽입물, 특별한 전기 휠체어, 호흡기 등), 예비적인 재정 분석이 제출되어야 한다.

몇몇 도구들은 특정한 전문가들에 의해서만 처방될 수 있다. 모든 제한 사항들은 의학 기구의 목록에 항상 제시되어야 한다.

재활 의사들은 이 영역에서 아주 비싼 특권을 가지고 있다. 대부분의 유동성 기구들은 신경외과의사, 정형외과적 보철외과의 또는 정형외과의와 함께 처방될 수 있다. 특별한 도구들(예: 호흡기, 전자후부, 청진기 등과 같은)은 결핵 호흡계 전문가(tuberculosis respiratory specialist) 또는 이비과학 후두전문의(otorhino laryngologist)에 의해서만 처방될 수 있다.

물리치료사들 또한 환자들에게 도구를 제안할 수 있다. 종종, 물리치료사들은 환자들에게 맞추기 위해 도구를을 수정해야 할 필요가 있다. 많은 보조 기구들이 추후에 조정될 수 있도록, 특히 높이의 경우에서 만들어진다. 잘 맞지 않는 기구는 환자들에게 추가적인 문제를 야기할 수 있다. 겨드랑 목발의 제대로 적용되지 않은 높이가 예시 중 하나라 할 수 있겠다. 제대로 맞기만 한다면, 겨드랑이 지지대는 겨드랑 꼭대기 바로 아래 3 cm에 맞아야 한다. 만약 겨드랑 목발이 너무 높고 지지력이 겨드랑이를 밀게 된다면, 신경혈관다발이 눌릴 수 있다. 팔꿈치 구부림이 30°를 넘지 않기 위해서 앞팔 목발은 조정될 필요가 있다. 만약 구부림이 30°를 넘어가면, 상지 근육에의 과도한 긴장과 그들의 미성숙한 피로가 발생할 수 있다.

대부분의 움직임 보조 기구들의 내구성은 5년이다. 만약 그것보다 전에 손상이 된다면, 보철 기술자가 손상의 정도를 판단하고 수리에 드는 비용을 산출해 낸다. 전담의가 환자의 도구가 수리되어야 하는지 아니면 새로운 기구를 사용해야 하는 지를 결정한다.

만약 질환이 진행되고 새로운 증상이 새로운 기구를 요구하게 된다면, 의사는 환자를 진단하고 새로운 도구를 권장할 것이다(예: 환자가 더 이상 기계적 휠체어를 끌고 다닐 능력이 없으며 전자동을 사용해야 한다는 등의). 환자가 더 이상 필요하지 않은 도구들은, 만약 상태가 좋다면 보험사로 회수되어 재정비 되며 다른 환자에게 제공된다.

2

참고문헌(REFERENCES)

Allat JP. Low Back Pain, Sciatica and Lumbar Intervertebral Disc Herniation. Rheumatology in Europe 1994; 23(2): 55–57.

Alm A. Survial of Part of Patellar Tendon Transposed for Reconstruction of the Anterior Cruciate Ligament. Act Chir Scand 1973; 139(5): 443–447.

Amiel D, Kleiner JB, Roux RD, et al. The Phenomenon of "Ligamentization": Anterior Cruciate Ligament Reconstruction with Autogenous Patellar Tendon. J Orthop Res 1986; 4: 162–172.

Arnoczky SP, Travin GB, Marshall JL. Anterior Cruciate Ligament Replacement Using Patellar Tendon: In Evaluation of Graft Revascularization in the Dog. J Bone Joint Surg 1982; 64-A: 217–224.

Baehler A. Orthopadie – technische Indikationen. Bern: Verlag Hans Huber 1996.

Baliki M, et al. Chronic Pain and the Emotional Brain: Specific Brain Activity Associated with Spontaneous Fluctuations of Intensity of Chronic Back Pain. J Neuroscience 2006; 26(17): 12, 165–173.

Bastlová P, Krobot A, Míková M, Skoumal P, Freiwald J. Strategie rehabilitace po frakturách proximálního humeru. Rehabil Fyz Lék 2004; 11(1):1–18.

Bartoníček J, Doskočil M, Heřt J, Sosna A. Chirurgická anatomie velkých končetinových kloubů. Praha: Avicenum 1991.

Bém R, Hrášek J, Pavlů J. Léčba syndromu diabetické nohy odlehčením. In: Jirkovská A. Syndrom diabetické nohy. Praha: Maxdorf 2006; 99–120.

Bernhardt K, Irby S, Kaufman K. Consumer Opinions of a Stance Control Knee Orthosis. Prosthet Orthot Int 2006; 30(3): 246–256.

Bonetti M, Fontana A, Cotticelli B, et al. Intraforaminal Versus Periradicular Steroidal Infiltrations in Lower Back Pain: Randomized Controlled Study. Am J Neuroradiol 2005; 5: 996–1000.

Bosall D, Bradford DS, Winter RB, et al. Management of Severe Spondylolisthesis in Children and Adolescents. J Bone Joint Surg 1990; 72-A: 1060–1066.

Broulík P. Osteoporóza. Praha: Maxdorf 2009.

Brozmanová B. Ortopedická protetika. Bratislava: Osveta 1991.

Brügger A. Gesunde Korperhaltung im Alltag. 3. Aufl. Zurich: A. Brügger Verlag 1990.

Bunnell W. The Natural History of Idiopathic Scoliosis Before Skeletal Maturity. Spine 1986; 11: 773–776.

Carr W, Moe J, Winter R, Lonstein J. Treatment of Idiopathic Scoliosis in the Milwaukee Brace. J Bone Joint Surg Am 1980; 62: 599–612.

Clancy WG, Narechania RG, Rosenberg TD, et al. Anterior and Posterior Cruciate Ligament Reconstruction in Rhesus Monkeys: A Histologic, Microangiographic, and Biomechanical Analysis. J Bone Joint Surg Am 1981; 63A: 1270.

Cmunt E, Roubíček V. Ortotika. Rehabilitace 1987; XX: Suppl 35.

Cmunt E. Ortopedická obuv. Praha: J. Cendelín 1996.

Čech O. Stabilní osteosyntéza v traumatologii a ortopedii. Praha: Avicenum 1982.

Černý P, Mařík I, Zubina P. Trupové ortézy pro léčení skoliózy (1. část). Ortop Protet 1989; 1(1): 32–34.

Černý P, Mařík I, Zubina P. Trupové ortézy pro léčení skoliózy (2. část). Ortop Protet 2000; 2(1): 18–20.

Čumpelík J, Véle F. Vztah mezi dechovými pohyby a držením těla. Rehabil fyz Lék 2006; 2: 62–70.

Čumpelík J, Véle F. Yoga-Based Training for Spinal Stability. In: Liebenson C. Rehabilitation of the Spine. A Practitioner's Manual. Philadelphia: Lippincott Williams and Wilkins 2006: 566–584.

Day B, et al. The Vascular and Nerve Supply to the Human Meniscus. Arthroscopy 1985; 1: 58–62.

DeWald CJ, Vartabedian JE, Rodts MF, et al. Evaluation and Management of High-Grade Spondylolisthesis in Adults. Spine 2005; 30, Suppl 6: 49–59.

Deyo RA, Diehl AK. Cancer as a Cause of Back Pain: Frequency, Clinical Presentation and Diagnostic Strategies. J Gen Intern Med 1988; 3(3): 230–238.

DiRaimondo C, Green N. Brace-Wear Compliance in Patients with Adolescent Idiopathic Scoliosis. J Pediatr Orthop 1988; 8(2): 143–146.

Doherty M, Doherty J. Klinicke vyšetřeni v revmatologii. Praha: Grada Publishing 2000.

Dungl P, et al. Ortopedie. Praha: Grada Publishing 2005.

Dungl P. Ortopedie a traumatologie nohy. Praha: Avicenum 1989.

Dvir Z, Danielatrakci R, Mirovski Y. The Effect of Frontal Loading on Static and Dynamic Balance Reactions in Patients with Chronic Low Back Dysfunction. Basic and Applied Myology 1997; 2: 91–96.

Dylevský I, Druga R, Pařízková O. Funkční anatomie člověka. Praha: Grada Publishing 2000.

Field E, Abdelmoty E. The Effect of Back Injury and Load on Ability to Replicate a Novel Posture. J Back Musculoskel Rehab 1997; 3: 199–207.

Flor H. Cortical reorganization and chronic pain: implications for rehabilitation. J Rehab 2003; 35(5): 66–72.

Griffin LY. Rehabilitation of the Injured Knee. St. Louis: Mosby 1995.

Gross JM, Fetto J, Rosen E. Vyšetření pohybového aparátu. Praha: Triton 2005.

Hadraba I. Úchop v protetice (1. část). Ortop Protet 2001; 3(4): 14–18.

Hadraba I. Úchop v protetice (2. část). Ortop Protet 2001; 3(5): 32–38.

Hadraba I. Úchop v protetice (3. část). Ortop Protet 2002; 4(6): 30–37.

Hanson DS, Bridwell KH, Rhee JM, et al. Correlation of Pelvic Incidence with Low- and High-Grade Isthmic Spondylolisthesis. Spine 2002; 27: 2026–2029.

Harms J, Sturz H, et al. Severe Spondylolisthesis. Darmstadt: Steinkopff Springer 2002.

Hellali M. Idiopatické skoliózy a jejich korekce korzetem CAEN. Ortop Protet 2001; 3(4): 12–13.

Hrazdíra L, et al. Bandáž ramene s distálním tahem při léčbě bolestivého ramene sportovce. Ortopedická protetika 2003; 5(11): 14–15.

Hudeček M, Wernio J, Šlechta J. Korekční ortézy v léčbě posturálních vad kloubních kontraktur po rozsáhlých popáleninách. Ortop Protet 2005; 7(12): 24–28.

Hudeček M, Wernio J, Šlechta J. Upravená Milwaukee ortéza pro korekci hrudní hyperkyfózy. Ortop Protet 2004; 6(6): 12–13.

Chmelová J, Džupa V, Pavelka T, et al. Diagnostika zlomenin pánve a acetabula. Praha: Galén 2009.

Christodoulou AG, Prince HG, Webb JK, et al. Adolescent Idiopathic Scoliosis. J Bone Joint Surg 1987; 69: 13–16.

Illiašová M, Mališka L, Nováková E. Terapie bederní páteře přístupem Robina McKenzie. Praha: Eva Nováková 2001.

Indelicato PA. Non-Operative Treatment of Complete Tears of the Medial Collateral Ligament of the Knee. J Bone Point Surg 1983; 65: 323–329.

Insall JN. Surgery of the Knee. 2nd ed. New York: Churchill Livingstone 1993.

Irby S, Bernhardt K, Kaufman K. Gait Changes Over Time in Stance Control Orthosis Users. Prosthetics and Orthotics International 2007; 31(4): 353–361.

Jakob RP. The Knee and the Cruciate Ligaments. New York: Springer Verlag 1992

Janda V, et al. Svalové funkční testy. Praha: Grada Publishing 2004.

Jirkovská A, Fejfarová V. Léčba speciálními kontaktními fixacemi. In: Jirkovská A, et al. Syndrom diabetické nohy: komplexní týmová péče. Praha: Maxdorf 2006; 121–133.

Johnstone M. Restoration of Motor Function in the Stroke Patients. London: Churchill Livingstone 1983.

Jonasson-Rajala E, Josefsson E, Lundberg B, Nilsson H. Boston Thoracic Brace in the Treatment of Idiopathic Scoliosis: Initial Correction. Clin Orthop 1984; 183: 37–41.

Kahn AJ, Teitelbaum SL, Malone JD, Krukowski M. The Relationship of Monocytic Cells to the Differentiation and Resorption of Bone. Prog Clin Biol Res 1982; 110: 239–248.

Kálal J. Amputace končetiny a tělesná zátěž. In: Kučera M, et al. Pohybový systém a zátěž. Praha: Grada Publishing 1997; 235–242.

Kálal J. K současným problemům lokomoce amputovaných na dolní končetině. Rehabilitácia 2005; 42(1): 20–29.

Kálal J. Možnosti funkčního protézování amputovaných. Bratislava: Eurorehab 2004.

Kálal J. Rehabilitace amputovaných. Univerzita J. E. Purkyně v Ústí nad Labem: Ústav zdravotnickych studii 2003.

Kaňovský P, Bareš M, Dufek J, et al. Spasticita: mechanismy, diagnostika a léčba. Praha: Maxdorf 2004.

Kapandji IA. The physiology of the Joints: Lower Limb. Vol 2. New York: Churchill Livingstone 1987.

Kasík J. Vertebrogenní kořenové syndromy. Praha: Grada Publishing 2002.

Kobesová A, et al. Zásady protetické péče u pacientů s hereditární motoricko-senzorickou neuropatií (HMSN). Rehabil fyz Lék 2004; 11(4): 169–175.

Kobesová A, Horáček O. Možnosti rehabilitace u pacientů s chorobou Charcot-Marie-Tooth. Rehabil fyz Lék 2002; 9(1): 23–30.

Kolář P. Facilitation of Agonist-Antagonist Co-activation by Reflex Stimulation Methods. In: Rehabilitation of the Spine. A Practitioner's Manual by Craig Liebenson. 2nd ed. Philadelphia: Lippincott, William and Wilkins 2006; 531–565.

Kolář P. Vadné držení těla z pohledu posturálni ontogeneze. Pediat pro Praxi 2002; 3(3): 106–109.

Kolář P. Vertebrogenní obtíže a stabilizační funkce svalů – diagnostika. Rehabil fyz Lék 2006; 13(4): 155–170.

Kosteljanetz M, Espersen JO, Halaburt H, MileticT. Predictive Value of Clinical and Surgical Findings in Patients with Lumbago-Sciatica. Acta Neurochir 1984; 73: 67–66.

Kosteljanetz M, Espersen JO, Halaburt H, Miletic T. Predictive Value of Clinical and Surgical Findings in Patients with Lumbago-Sciatica. A prospective Study (Part I). Acta Neurochir 1984; 73(1–2): 67–76.

Kostuik J. Operative Treatment of Idiopathic Scoliosis. J Bone Surg Am 1990; 72: 1108–1113.

Kozák J. Komentáře ke článku Systém »červenych praporků« v diagnostice a terapii bolestí zad. Bolest 2004; 7(2): 27–31.

Kraus J, et al. Dětská mozková obrna. Praha: Grada Publishing 2005.

Krawczyk P, et al. FCP ortézy – aplikace, indikace a kontraindikace. Ortop Protet 2004; 6(11): 11–12.

Krawczyk P, et al. Korzetoterapie u onkologických pacientů. Ortop Protet 2002; 4(7): 14–18.

Krawczyk P, et al. Ramenní ortéza jako vyhodné řešení luxace ramene u nemocného s plegií brachiálního plexu. Rehabil fyz Lék 2004; 11(2): 85–87.

Krawczyk P, Záhumenský E. Ortotická podpora při mezioborové léčbě diabetické nohy. Pohybové ústrojí 2007; 14(3–4): 382–388.

Krawczyk P. Záhumensky, E. Ortotická podpora vertikalizace pacientů s DMO. Pohybové ústrojí 2005; 12(1–2).

Laasonen EM. Atrophy of Sacrospinalis Muscle Groups in Patients with Chronic Diffusely Radiating Low-Back-Pain. Neuroradiology 1984; 26: 9–13.

Labelle H, Roussouly P, Berthonnaud E, et al. The Importance of Spino-Pelvic Balance in L5–S1 Developmental Spondylolisthesis. A Review of Pertinent Radiologic Measurements. Spine 2005; 27–34.

Lewit K. Manipulační léčba. 5. vyd. Praha: Sdělovací technika–ČLS JEP 2003.

Lísalová J, Opletal P. Základní chirurgické přístupy k syndromu diabetické nohy. Ortop Protet 2003; 5(8): 4–9.

Lonstein J, Carlson M. Prediction of Curve Progression in Untreated Idiopathic Scoliosis During Growth. J Bone Joint Surg Am 1984; 66: 1061–1071.

Lusardi MM, Nielsen CC. Orthotics and prosthetics in rehabilitation. 2nd ed. St. Louis: Saunders Elsevier 2007.

Lutz G, Stuart M, Sim F. Rehabilitative Techniques for Athletes after Reconstruction of the Anterior Cruciate Ligament. Mayo Clin Proc 1990; 65: 1322–1329.

Magee DJ. Orthopaedic Physical Assessment. Philadelphia: W. B. Saunders 2002.

Marchetti PG, Bartolozzi P. Classification of Spondylolisthesis as a Guideline for Treatment. In: Bridwell KH, De-Wald RL. The Textbook of Spinal Surgery. 2nd ed. Philadelphia: Lippincot-Raven Publisher 1997; 1211–1254.

Mařík I, et al. New Limb Orthoses with High Bending. Pre-Stressing. Orthopadie-Technik Quarterly 2003; III: 7–12.

Mařík I. Řízená remodelace u systémovych vad skeletu v období růstu: metoda volby konzervativního léčení deformit dlouhých kostí. Iatrike Techne 2003; (2): 73–77.

Mařík I. Systémové, končetinové a kombinované vady skeletu. Pohybové ústrojí 2001; 8(3 a 4): 102–256.

Mayer TG, Smith SS, Keeley, et al. Quantification of Lumbar Function. Part 2: Sagittal Plane Trunk Strength in Chronic Low Back Pain Patients. Spine 1985; 10: 757–764.

Mičánková Adamová B, Bednařík J. Vertebrogenní algický syndrom. In: Skála B, et al. Chronické choroby pohybového aparátu. Doporučený diagnostický a léčebný postup pro všeobecné lékaře. Praha: Společnost všeobecného lékařstvi ČLS JEP 2007: 4–8.

Neer CS. Impingement Lesions. Clin Orthop 1983; 173(2): 70–77.

Nordgren B, Scheile R, Linroth K. Evaluation and Prediction of Back Pain during Military Field Service. Scand J Rehabil 1980; 12: 1–7.

Noris Ch. Back Stability. Champaign: Human Kinetic 2008.

Norris TR, Lipson SR. Management of the Unstable Prosthetic Shoulder Arthroplasty. Instr Course Lect 1998; 47: 141–148.

Obrda K, Karpíšek J. Rehabilitace nervově nemocných. Praha: Avicenum 1971.

Poděbradský J, Vařeka I. Fyzikální terapie I. Praha: Grada Publishing 1998.

Poul J, et al. Dětská ortopedie. Praha: Galén 2009.

Poul J, Smutný M. Problematika subluxace kyčle při DMO a její léčba ortézou. Ortop Protet 1989; 1(1): 26–31.

Rosický J. Stavebnicová abdukční ramenní ortéza. Ortop Protet 2002; 4(6): 9–14.

Rosický J. Stavebnicový stabilizační korzet typ Jewet. Ortop Protet 2001; 3(5): 13–22.

Seifert W, Steinfeldt F. Indikace různých typů ortéz u pacientů po obrně. Ortop Protet 2003; 5(8): 19–23.

Shelbourne KD, Klootwyk TE, DeCarlo MS. Update on Accelerated Rehabilitation after Anterior Cruciate Ligament Reconstruction. J Orthop Sports Phys Ther 1992; 15: 303–308.

Schejbalová A, Trč T. Ortopedická operační terapie dětské mozkové obrny. Praha: Ortotika 2008.

Schmidt-Wilcke T, et al. Affective Components and Intensity of Pain Correlate with Structural Differences in Gray Matter in Chronic Back Pain Patients. Pain 2006; 125: 89–97.

Smrčka V. Extenzory ruky. Brno: IDVPZ 1998.

Smrčka V. Poranění flexorových šlach ruky. Praha: Victoria Publishing 1995.

Sosna A, Vavřík P, Krbec M, Pokorný D, et al. Základy ortopedie. Praha: Triton 2001.

Sosna A. Ortopedie. Praha: Státní pedagogické nakladatelství 1990.

Spangfort EV. The Lumbar Disc Herniation. A Computer-Aided Analysis of 2,504 Operations. Acta Orthop Scand 1972; 142 (Suppl): 1–95.

Stehlik J, Štulík J. Zlomeniny patní kosti. Praha: Galén 2005.

Šnajdauf J, Cvachovec K, Trč T. Dětská traumatologie. Praha: Galén 2004.

Thompson RG, et al. Atlas of Orthotics: Biomechanical Principles and Application. Washington: AAOS 1983.
Vander-Schilden J. Improvements in Rehabilitation of the Postmenisectomized or Meniscal-Repaired Patient. Clin Orthop 1990; 252: 73–79.
Vele F. Kineziologie pro klinickou praxi. Praha: Grada Publishing 1997.
Vlach O. Léčení deformit páteře. Praha: Avicenum 1986.
Vojta V. Vojtův princip. Praha: Grada Publishing 1995.
Waddell G, McCulloch JA, Kummel E, Venner RM. Nonorganic Physical Signs in Low Back Pain. Spine 1980; 5: 117–125.
Wand B, O'Connel N. Chronic Non-Specific Low Back Pain – Subgroups or a Single Mechanism? Musculoskeletal Disorders 2008; 9(11).
Wiesel SW, Weinstein JN, Herkowitz HN, Dvořak J, Bell GR. The Lumbar Spine. Philadelphia: W. B. Saunders 1996.
Wiltse LL, Newman PH, Macnab I. Classification of Spondylolysis and Spondylolisthesis. Clin Orthop 1976; 117: 23–28.
Wolf HD. Neurophysiologische Aspekte der manuellen Medizin. Berlin: Springer Verlag 1983.
Wolff J. Das Gesetz der Transformation der Knochen. Berlin: Hirschwald 1892.
Záhumenský E, Hlaváček P. Profylaktická a terapeutická obuv. In: Tošenovský P, Edmonds ME, et al. Moderní léčba syndromu diabetické nohy. Praha: Galén 2004; 167–180.
Záhumenský E. Protetická problematika diabetické nohy. In: Rušavý Z, et al. Diabetická noha. Praha: Galén 1998: 155–173.

3 선별된 내과질환 및 기타 질병을 위한 재활 치료

TREATMENT REHABILITATION FOR SELECTED INTERNAL AND OTHER DISEASES

지난 수십 년 동안 내과질환에 대한 재활은 크게 발전해 왔다. 오랫동안 재활은 정형 외과, 외상 수술 및 신경학에서 특히 더 중요하다고 추정되었기 때문에 운동이 지배적인 다른 전문 분야에 비해 내과질환 재활의 중요성은 가려져 있었다.

운동 치료는 아마도 기존에 히포크라테스가 표명한 가장 오래된 치료법으로 여겨질 수 있다. 히포크라테스는 만성 폐쇄성폐질환(COPD)의 약물치료와 병행하여 첫 달 동안 매일 경기장을 20회 걷는 것을 권장했다. 경기장의 길이는 180미터였으며, 두 번째 달부터는 10회가 추가되었다. 4개월이 될 때까지 환자는 경기장 80회, 또는 14,400미터를 걸어야 한다. 그는 환자들에게 이러한 자신의 치료 계획을 따르면 1년 이내에 나을 수 있을 것이라고 약속했다. 이후 운동 요법은 모든 치료의 구성 요소가 되었다. 물론 이는 재활이 약리학적 치료에 어떻게 영향을 미칠 수 있는지, 반대로 교감 신경계의 베타 차단제를 사용하는 약물 치료가 운동 요법의 결과에 어떤 영향을 미칠 수 있는지, 또는 페이스메이커를 지닌 환자가 어떻게 반응할 수 있는지에 대한 고려로 이어진다. 재활은 다른 치료에 영향을 미칠 수 있는가? 특히 운동 치료를 병행하는 당뇨병 환자가 혈당을 감소시키는 약물 복용량을 줄이는 것이 필요하다. 심각한 만성 폐쇄성 폐질환 증상에서 산소를 투여할 필요성이 감소된 경우 신체 활동(**하중**)에 대해 어떻게 적응하는가에 대한 의문이 남는다. 또한 신체 활동이 기질 대사 또는 가장 영향을 받은 골 대사 및 다른 영역들에 어떤 영향을 미치는가? 최근 몇 년 동안 신체 활동이 인간 면역계에 미치는 영향에 대해 주의 깊게 연구하고 있다.

심각하게 발병한 환자의 치료를 위해 어떻게 재활을 점진적으로 적용하는 지에 대한 문제들이 대두된다. 이들 중 하나는 지금까지 거의 알려지지 않은 만성 폐쇄성 폐질환 환자의 운동성 **탈포화 문제**(exertional desaturation)이다. 이 문제는 적응 감소의 징후 또는 점차적으로 강도가 증가하는 보다 강한 스트레스 테스트의 결과로 간주될 수 있다. 동일한 환자에서 보행 테스트까지는 불포화 상태가 나타나지 않으며 에르고미터 활동 중에는 나타나지 않는다.

호흡 곤란 환자에게 근력 운동 또는 저항 운동을 실시하는 것은 또 다른 새로운 문제이다. 근육 대사는 예를 들어 지질 대사와 같은 신체 활동에 대한 반응에 더 큰 영향을 미치고, 동시에 환자는 근력을 유지하는 이점을 분명히 보여주었다. 그러나 만성 폐쇄성 폐질환 환자의 동맥 그물 혈압이 증가하는 것에 대한 우려는 합당한가? 또는 비합리적인가? 저항 운동은 심장 출량에 부담을 주지 않으므로 더 많이 실시해도 되는가? 이와 같이 연구해야 할 과제들이 많이 있다.

또한 재활의 이점 환자의 삶의 방식에 반영된다. 그들의 삶의 수준은 전문적 및 사회적 활동에 참여할 수 있을 뿐만 아니라 가족 관계에서도 높아진다.

최근의 메타 분석에 따르면 경미한 질병 수준에 있는 환자는 2–3개월 동안 지속되는 재활 프로그램이 적절하며, 더 심각한 병발을 가진 환자는 장기 프로그램에 참여해야 한다. 어떠한 경우에도, 환자들은 (**나머지 평생 동안**) 더 건강한 생활 방식을 기꺼이 받아들이는 것이 바람직하다.

포괄적인 재활치료는 의료관계자의 관심 영역만이 아니다. 적절한 사회적 및 법률적 관계, 더불어 지역사회 및 기타 지역과의 관계를 갖지 않고는 기능할 수 없다. 재활 과정에 대한 올바른 해석을 위해서는 1차 및 2차 예방 프로그램의 실현과 가족, 인근 주변 환경 및 전체 지역사회의 협력 및 지원이 필요하다. 다양한 운동 활동, 올바른 영양, 흡연 제한 및 예방 프로그램의 적용 및 재정적 지원 등이 포함된다.

재활로 혜택을 볼 수 있는 모든 사람들이 무제한으로 접근할 수 있도록 치료 개념을 실행에 옮기는 데는 많은 노력이 필요하다. 이런 어려움에도 불구하고, 이미 일부 국가에서는 시행하고 있다. 치료 개념의 주요 구성 요소는 의료 서비스를 기반으로 해야 한다. 특정 지역에서 사회적, 교육적 및 기타 재활 치료를 위한 구성 요소는 주 또는 지역사회

협회에 의존할 수 있다. 현재 이러한 치료 개념을 구현하는데 가장 진보된 국가로 영국을 예로 들 수 있다. 영국에서는 도움이 필요한 환자의 약 40%(**여성보다 남성이 적음**)가 이 서비스를 활용하고 있다. 이 개념은 캐나다(**특히 퀘벡 주**)에서도 널리 구현되고 있다. 독일에서는 심혈관이나 폐질환 환자를 위한 다소 비조직적인 기관들이 있으며, 이들은 체육 단체 및 공동 단체 또는 보험회사의 도움을 받아 예방 재활 및 운동 치료를 제공한다.

이 치료 개념은 체코에서도 오랫동안 지속되어 오고 있다. 예를 들어, 1960년대에 프라하-모톨 소아과 클리닉에서 천식 소아 환자의 신체 활동을 연구를 위한 그룹이 결성되었다. 실험 결과는 더 도전적인 운동 활동이 천식이 있는 환자에게 도움이 된다는 것을 보여주었다. 즉, 환자들은 피로에 대한 저항력이 강해지며, 이로 인해 일상 생활에 필요한 활동을 관리할 수 있었다. 기관지 경련 발생이 감소하며 천식 환자는 잠재적인 호흡 곤란을 관리할 수 있다. 이러한 결과를 기반으로 천식 아동을 위한 리컨디셔닝 여름 캠프를 운영하였다.

재활과 2차 예방

2차 예방 방법 중 한가지 방법에서만 재활치료를 감소시킬 경우 치료 과정이 제한될 수 있다. 이는 대사 증후군 치료 중에 종종 발생하며 심장 합병증 환자, 당뇨병 환자, 만성 폐쇄성 폐질환 및 과체중자에게 합병증을 일으킨다. 이때, 질병 억제를 최우선 과제로 선정하게 되며, 위험 요소의 일부에 직접 영향을 미치는 차원에서 예방의 대상을 환자가 아닌 실제 질병으로 설정한다. 물론 이것이 운동 요법이 2차 예방으로써 긍정적인 효과가 나타나지 않는 것을 의미하지는 않는다. 그러나 이 효과는 치료 과정의 일부로만 이해되며, 주요 목표는 아니다. 주요 목표는 재활의 진정한 실현이다. 앞서 언급한 개념을 완전히 실현해야 하는 또 다른 이유는 지난 20년 동안 개발된 외과 및 기타 침습적인 절차뿐만 아니라 이전에 언급한 질병의 포괄적인 치료 결과를 활용하여 환자의 신체적 상태를 이전보다 훨씬 더 나은 상태가 되게 해야 한다는 것이다. 따라서 다른 신체적, 심리적 및 사회적 개입으로 이러한 결과를 보완하거나 강화할 필요가 있다.

재활 치료가 의료 기관만의 독점일 수는 없다. 질병의 중요한 단계에서 의료가 지배적일 수는 있지만, 재활의 다른 구성 요소는 특히 사회적 및 심리적으로 병행하여 발전해야 한다. 다음과 같은 기간에는 지배적일 수 있다.

호흡 물리치료 및 운동 요법은 환자가 치료 과정에 적극적으로 참여하는 것을 기반으로 성공의 여부가 결정되며, 환자 스스로 점차적으로 전반적인 치료 과정을 책임지는 방법이다. 수동적인 종속자에서 적극적인 참여자로 환자의 역할을 변화시키기 위해서는 많은 재활 종사자가 지니고 있는 전통적인 습관 외에도 재활에 대한 전문적인 접근 방식 및 사고의 변화가 필요하다. 이 위치에 있는 환자는 더 많은 정보를 찾을 것이며 환자의 아이디어들이 치료 성공에 기여할 것이다. 이러한 요구는 긍정적으로 받아들여져야 하며 자연스럽게 해결되어야 한다.

그러나 현재 소수 의료 인력만이 이러한 유형의 사고를 지니고 있다. 하지만, 시간이 흐름에 따라 환자 스스로 태도와 사고를 변화시킬 것으로 기대하고 있다.

만성 질환에서는 점차적으로 심화되고 더 많은 합병증을 일으키는 경향이 있는 돌이킬 수 없는 변화가 종종 나타난다. 따라서 질병 증상을 억제하고, 병발의 과정에 영향을 미치고, 환자의 삶을 연장하기 위해 의료 치료의 목표를 설정하고 노력을 다하고 있다. 즉, 현재 치료의 효과를 높이기 위한 노력이 이루어지고 있다. 지난 10년 간 환자의 삶의 질을 영구적으로 유지하거나 증가시킴으로써 이러한 노력을 뒷받침하는 시도가 점점 더 많이 이루어지고 있다. 이는 현대 치료로 얻게 된 삶의 연장이 환자의 상태를 풍부하게 하는 적절한 신체 활동으로 충족되었다는 것을 의미하고 있으며, 다소 성공적인 치료를 수동적으로 받아들이는 것을 의미하지 않는다.

삶의 연장은 명확한 용어이며 더 이상 설명할 필요가 없지만, 삶의 질을 향상시키는 것이 무엇을 의미하는지 정의하는 것은 훨씬 어렵다.

국제적 합의에 도달할 수 있도록 이 용어의 맥락을 정의하고 통합하려는 많은 연구가 발표되었다. **삶의 질**이라는 용어는 현재 광범위하게 사용되며 건강, 개인적, 물질적 및 사회적 만족을 포함하여 기본적으로 모든 긍정적인 것들을 포함할 수 있다. 이러한 포괄성으로 인해 용어의 의미를 제한하고 **건강에 초점을 맞춘 삶의 질**이라는 용어가 사용되고 있다. 예컨대 신체적, 정서적 및 사회적인 몇 가지 기본 생활 영역에서 환자의 정상적인 기능에 근접하는 생활 방식을 의미한다. 또한 이 용어는 이러한 기능을 허용하는 특정 기능 수준의 성취 또는 유지를 포함한다. 물론, 일상 활동을 독립적으로 이루어 내는 것 또한 포함한다.

이 지표 평가의 필수 요소는 환자의 협조 및 준수에 달려 있다. 명확성을 위해, 체력, 폐 기능 등과 같은 특정한 보조적인 객관적 지표를 사용할 수 있다. 그러나 환자의 실제 활동을 대체할 수는 없다.

삶의 질을 평가할 때, 우리는 하나의 결정 지표, 즉 호흡곤란의 존재에 초점을 맞출 수 있거나 만성 폐쇄성 폐질환의 과정(기침, 가래 형성)에서 전형적으로 나타나는 특정 지표들과 신체 피로에 대한 저항력, 마음의 균형 및 원활한 사회적 관계와 같은 삶에 영향을 미치는 특징들을 관찰할 수 있다.

일반적 부분 / GENERAL SECTION

3.1 신체활동 적응을 포함하여 재활치료에 활용되는 생리학적 기제

적응(adaptation)은 신체 활동의 행동을 포함하여 삶의 필수적인 활동이며 외부 요인의 영향에 대한 반응이다. 이는 여러 시스템, 즉 심장 호흡기, 면역, 중추신경계의 기능 변화와 신진대사의 변화로 나타난다. 이 장에서는 이러한 적응적 변화를 일반적인 수준에서 자세하게 설명할 것이다.

3.1.1 심장계 적응 (Cardiac System Adaptation)

반복적인 스트레스에 대한 반응의 징후로서 신체적 스트레스에 대한 적응은 환자의 운동 체계 최적화 후 몇 주 또는 몇 달 후에 임상적으로 나타난다. 그러나 분자 수준에서, 수많은 조절 분자의 전사에서 일어나는 변화는 이미 단일, 장기간 및 강한 부하의 결과로 관찰될 수 있다. 교훈적인 이유로, 심장 적응은 심근의 적응, 세포 내 수준의 적응, 신경호르몬으로 매개되는 통제 수준의 적응의 측면에서 말초, 혈관, 중앙으로 나눌 수 있다. 실제로 이러한 모든 변화는 동시에 일어난다. 몇 달간 중요한 동적 구성요소로 반복된 하중으로 인한 심장계 적응은 다음과 같이 간결하게 특징지을 수 있다.

- 부교감신경을 증가시키고 동방결절의 자발적 탈분극을 감소시킴으로써 휴식기 맥박 감소
- 확장말기 심장 부피 증가
- 심근 수축성 개선과 수축기 심장 부피 증가
- 경량 및 중량 하중 강도에서 심박 출량 감소
- 단기 허혈성 병증을 손상 없이 극복할 수 있는 능력
- 심장 노화 속도 저하

순환계의 조절적 변화, 특히 적응, 휴식기 미주신경긴장항진증에서의 증가, 역동성의 변화 및 교감신경계의 영향, 뿐만 아니라, 실제 심장 근육 조직의 변화는 심장의 스트레스 적응과 전반적인 순환에 영향을 미친다. 이들은 여러 종류의 자극에 의해 유도된다.

- 호르몬(카테콜아민, 갑상선 호르몬, 성장 호르몬 및 인슐린 유사 성장인자 호르몬-1O), 펩타이드 성장인자 및 사이토 카인과 같은 외부의 체액성 요소들
- 기계적으로 - 근육 수축 그 자체
- 수축이 더 자주 자극되는 결과에 따른 칼슘 농도 변화. 그 결과는 많은 양의 물질군의 합성에서 후속적으로 일어나는 변화로 인한 심근 세포의 변형된 유전자 발현이며, 이는 대부분 칼슘 이온 전달 영역에서 가장 자주 나타난다.
- **저산소증**: 허혈성 심근 세포는 다수의 조절 물질, 즉 심방성 나트륨이뇨펩티드의 유전자 발현을 감소시키고, 또한 상이한 형태로 하중에 적응한다. 즉, 길게 늘어나지 않고 부피가 줄어든다.

심실 부피, 특히 좌심실의 적응력 증가는 격렬한 지구력 훈련의 결과이며, 몇 달 후에는 대칭벽이 다소 두꺼워진다. 건강한 좌심실은 경미하고 대칭적인 원심성 비대를 보이며 적절한 지구력 훈련에 반응한다. 심근육이 두꺼워지는 것은 심장의 저항 작용이 주로 일어나는 강력한 (일반적으로 과도하고 부정확하게 구조화된) 근력 훈련에 의해서만 유도된다.

이 경우, 심실들은 다소 작아지며, 이는 심장 좌측의 압력 과부하에 대한 반응으로 좌심실의 동심성 비대와 비슷한 상태이다. 대조적으로, 장기간 정적 하중을 받지 않은 근육이라도 과도한 연속적 하중 없이 잘 수행된 저항 운동을 할 경우에는 동심성 심장 비대는 나타나지 않는다. 운동에 따른 심장 비대는 유사한 병리학적 조건(심장의 압력

또는 부피 과부하에 따른 동심성 또는 원심성 비대)과 다르며, 특히 심실 이완 기능이 양호한 경우와 다르다. 분자 수준에서 볼 때, 건강한, 과부하 또는 허혈성 심근의 적응은 실질적으로 다르다.

좌심실이 극한 운동에 적응하는 것은 또한 특정 위험을 초래한다. 운동으로 인한 비대는 운동을 그만두면 퇴보하지만, 심근 세포 수준에서만 퇴행한다. 운동성 비대가 발생한 시점에 결합 조직의 기질은 퇴행하지 않고 좌심실의 확장 기능을 악화시킬 수 있다.

말초 순환의 적응은 여러 영역에서 나타나며 다음과 같은 특징들이 있다.

- 혈장 용량 증가
- 섬유소 용해 시스템의 바람직한 증가
- 내피 기능 향상
- 근육 모세혈관화 증가
- 근육 적응과 혈액 내 산소 추출 증가

혈관의 내피 세포는 신경 자극과 독립적으로 신체 활동 상태를 초기에, 쉽고 명확하게 기록할 수 있는 최초의 세포 구조이다. 증가된 동맥 체적으로 발생한 내피의 물리적 자극에 반응하여 많은 조절 물질의 배출이 변경되며, 이는 혈관 근육의 확장, 모세 혈관을 증식 시키며, 혈액의 특성들 또한 변화시킬 수 있다(혈액의 응고 및 염증 인자 억제 효과). 내피에서 아미노산 L- 알기닌으로부터 산화 질소를 합성하는 것은 중요한 조절 경로이며, 이는 반복되는 하중에 따라 점차적으로 역동성을 변화시킨다. 혈관의 평활근 가용성은 훈련으로 높아진다. 이것은 무산소 임계점에서 약한 장기간 하중 또는 강력한 단기간 하중보다 가벼운 강도로 더 자주 발생한다. 적응은 운동하는 근육 그룹의 범위에 달려 있다. 팔 근육 훈련 후에는 말초 저항이 훈련된 근육에서만 변화한다. 하지 훈련 후에는 근육의 전체 동맥 시스템에서 변화가 발견된다. 근육의 혈관 확장은 독립적으로 또는 아세틸콜린 효과가 증가하며 나타난 산화 질소에 의해 유발된다.

혈관확장 하중은 건강한 사람들과 순환기의 출력이 증가한 환자의 적응에 따라 높아진다. 혈관의 평활근에서 탄력이 감소한 결과, 말초 저항이 감소하고 탄성 혈관의 강성이 줄어든다. 휴식기의 수축 및 이완 혈압이 떨어지고 동일한 하중에서 상승하는 혈압 또한 감소한다.

내피 기능 손상은 산화스트레스를 증가시키는 많은 질병과 관련이 있다. 적응을 통해 신체 활동은 비록 그 자체로 산화스트레스가 있지만, 항산화 시스템의 기능을 향상시켜 손상된 내피의 기능을 향상시킬 수 있다.

가벼운 준최대치의 하중은 말초 적응이 더 빠르게 일어나게 한다. 동일한 하중 강도를 받는 동안 교감신경 부신 활동은 감소하며, 불과 몇 주 만에 심장 박동수(HR)는 휴식기에서뿐만 아니라 하중을 받는 중에도 낮은 값을 나타낸다. 적응된 시스템에서는 근육 섬유의 산화 효소가 증가하여 접근 가능한 산소를 더 많이 사용할 수 있기 때문에 비적응 시스템에서와 같이 활성 영역을 통해 혈류를 근본적으로 제한할 필요가 없다. 동정맥의 큰 차이가 그 증거이다. 더 큰 동맥 용량으로 생리학적으로 확대된 심장은 매우 효율적이며, 높은 HR에서도 높은 분당박출량에 도달할 수 있으며 수축기의 부피를 증가시킬 수 있다. 휴식을 취할 때, 더 높은 미주신경긴장으로 보완된 이러한 상태에서는 낮은 HR을 나타낸다. 분당 40 펄스보다 낮다. 적응된 시스템의 박출률은 평균보다 약간 낮은 미주신경긴장항진증에 기인할 수 있다. 그러나 최소한의 하중과 미주신경긴장 감소로 인해 같은 연령대의 적응하지 않은 사람들에게 있는 하중 값보다 높아집니다. 대부분의 사람들에게 심장 수축기 용량은 이미 적당한 하중 수준에서 최대에 도달하고 더 이상 증가하지 않으며 최대 수준에서 다소 떨어진다. 우수한 중장거리 육상 운동선수의 적응된 심장은 거의 최대 하중까지 수축기 용량을 증가시킨다.

규칙적인 신체 활동은 동일한 활동을 하는 동안 에너지 소비를 줄임으로써 보다 효율적으로 작동하는 심장 근육으로 산소를 더 많이 전달한다. 이는 절대적으로 동일한 하중에서 심근의 산소 소비와 밀접한 관련이 있는 부산물[HR 및 혈압(BP)]의 낮은 값으로 확인된다. 전기적 안정성은 향상되는데, 이는 단기 빈혈에 저항하는 근세포의 능력 향상과 하중을 받는 동안 상승한 심근관류와 박출율에 기인한다. 죽상 경화증 병발의 위험은 장기간의 집중 훈련으로 감소시킬 수 있다. 이는 개선된 지질 프로파일의 조합, 내피에 대한 긍정적인 영향, 염증 매개체의 생산 감소 및 플라즈마 항산화 능력 향상에 따른 것이다. 이 적응은 또한 혈소판 응집 감소와 섬유소 용해 활성 증가를 일으킨다. 산화 효소의 활성과 크렙스 회로의 용량 증가를 초래하는 젖산의 호기성 사용은 2배로 증가한다. 효소 미토콘드리아 성분의 노화는 느려진다. 훈련된 근육의 모세혈관망의 밀도는 약 3개월 간의 훈련 후에 증가하여 최고조에 이른다. 카테터법에 의해 확인된 최신 데이터에 따르면, 이러한 유형의 훈련은 죽상경화판 형성을 감소시키거나 심지어 멈추게 하고, 어떤 경우에는 그들을 용해시킨다. 하중 적응은 또한 심장 동맥의 죽상경화성 내피에서 염증 매개체의 형성 감소에 상당한 영향을 미치므로 플라크 안정화를 유도한다.

요약하면, 고도로 적응된 순환계를 가진 사람은 정기적인 활동 중에 수송계에 많은 에너지가 활용되지 않으며, 휴식기의 낮은 심박동수와 적응에 의한 대사 변화가 동맥의 죽상경화를 늦추어 그들의 심장을 살릴 수 있다고 말할 수 있다.

3.1.2 호흡계 적응 (Pulmonary System Adaptation)

규칙적인 신체 활동은 순환계와 마찬가지로 호흡이 동일한 수송계의 구성요소이기 때문에 호흡계 적응을 유도한다. 산화 효소의 증가된 활동은 에너지를 얻고 당분해를 제한하는 형태의 다양한 활용을 위해 산소의 더 많은 공급을 활용하며 이는 젖산의 생산을 많이 감소시키고 따라서 대사성 산화 및 활동 시 호흡 곤란을 제한한다. 증가된 적응은 각각의 요구되는 낮은 호흡이 산소 전달에 필요하기 때문에 향상된 호흡 효율을 가져온다; 산소 저하에 상응하는 호흡. 호흡 기전이 향상되고 만성 폐쇄성 폐질환을 가진 환자에서 활동하는 동안 역동적 초 인플레이션의 시작이 감소된다.

낮은 값을 확인하는 정적인 폐활량 측정 시험의 결과는 폐쇄의 징후를 제시한다. 그러나, 적응과 신체 활동의 결과로서 이들은 비가역적 폐 조직 손상의 범위에 의존하므로 이들은 기본적으로 변하지 않는다. 그러나, 기능적 스트레스 시험의 값들은 말초 순환 및 근육 요인들과 함께 이루어지는 적응의 결과로서 향상된다. 만성 폐쇄성 폐질환을 가진 환자에서 압력 차이의 병적 변화들은 건강한 사람과 비교할 때 호흡이 길어지는 것을 보여준다. 이것은 산소 호흡과 동일한 것에서의 변화에 의해 증명된다. 이에 따르면, 환자는 건강한 사람과 비교했을 때 산소 1리터를 얻기 위해서 많이 증가한 호흡을 필요로 한다(그림 3.1.2-1).

만성 폐쇄성 폐질환을 가진 환자의 경우에 추가적인 근육과 더 많은 호흡 활동 때문에 20%까지 증가하는 반면에

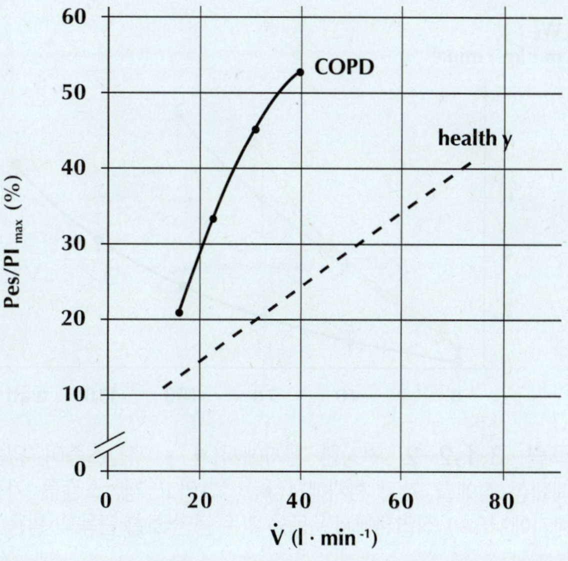

그림 3.1.2-1 호흡 작업 - (Pes/PI_{max}) 증가하는 호흡과 관련하여 COPD를 가진 환자와 정상인에서 신체 활동 동안의 비교.

휴식 시 호흡 동안 건강인에서 호흡 근육에 의한 산소 소비는 전체 소비량에서 미미한 3% 수준이다. 증가된 신체 활동 중에 호흡 근육에 의해서 증가된 산소 소비는 환자의 수행에서 제한 요소가 된다. 호흡 근육의 증가된 활동과 이들의 불균형에서 이루어지는 다양한 장애들은 또한 에너지 요구를 증대시킨다(그림 3.1.2-2). 한 예는 초인플레이션의 시작을 유발하는 근육의 수축 균형에서 장애를 가진 횡격막의 낮은 효율이 될 수 있다. 공기 교환에서의 장애는 환자가 적어도 두 번의 호흡을 하도록 정상적인 $PaCO_2$= 동맥혈 이산화탄소 분압을 유지를 강요한다. 일반적인 매일 일상생활에서 이들은 일반적인 50%가 확실히 충분하지 않고 이들이 더 높은 폐와 흉곽의 정적 저항을 극복하도록 강요해서 더 높은 비율의 폐활량(VC)을 이용해야 한다.

일상 활동은 호흡 기능의 심저 적응을 증가하는데 이는 경미한 상태와 젊은 환자에서 앞에서 언급한 장애를 부분적으로 제한하고 이들에게 말초 순환 보유의 보상적 능력을 사용하는 것을 가르쳐준다. 이는 또한 더 나은 호흡 근육 조정을 가져오고 이에 따라 호흡하는 노력이 줄어들게 된다.

치유되지 않는 폐 조직 변화를 동반하는 좀 더 심각한 경우에서는 대사적 근육 기능에 기반한 폐와 다른 기전들이 활용된다. 지금까지, 알려지지 않은 원인과 아마도 구조적으로 투여된 코르티코스테로이드가 근육 장애 및 근육통

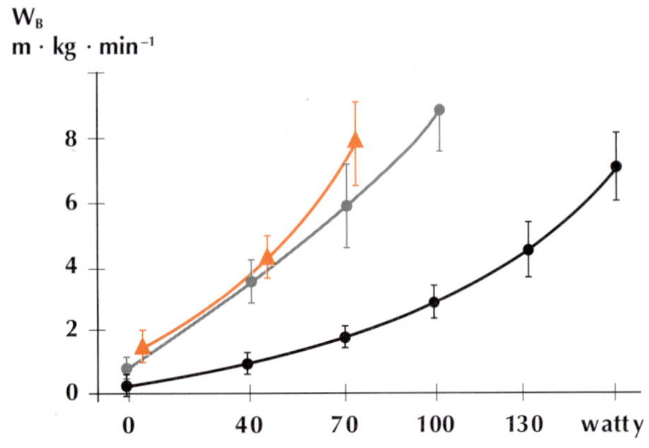

그림 3.1.2-2 건강한 환자에서(●), 저산소증이 없는 폐쇄성 장애를 가진 환자에서(●), 그리고 저산소증을 가진 환자에서(▲) 작업계에서 운동을 하는 동안 호흡 근육의 활동.

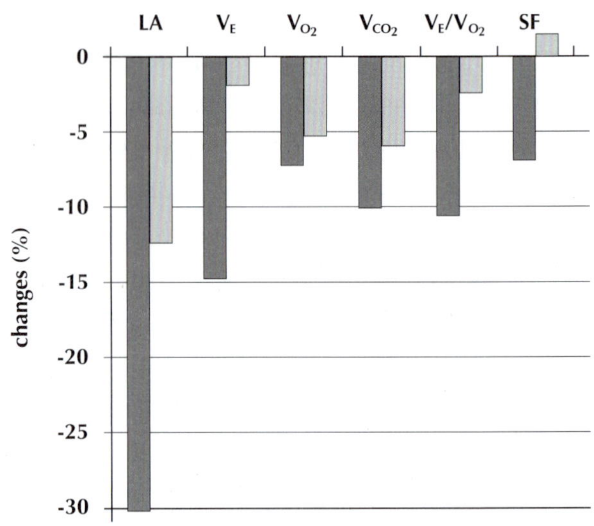

그림 3.1.2-3 COPD를 가진 환자에서 재활 전과 재활 후에 호흡 지시자들의 비율 변화; 두 그룹에서 1 초에(FEV_1) 강요된 호기 용적은 대략 30~40%였다. 가장 큰 영향(어두운 기둥)을 가진 그룹은 작업계에서 일주일에 5번, 30분 동안 1 W · kg^{-1}만큼의 강도로 8주에 걸쳐 훈련을 받았다. 두 번째 그룹(연한 기둥)은 같은 기간 동안 40분 동안 0.5 W · kg^{-1}에서 훈련을 받았다. 전반적인 에너지 소비는 같았지만 강도는 달랐다. 첫 번째 그룹에서 모든 변화는 중요했다. 두 번째 그룹에서는 단지 젖산만이 감소했다. 이 결과는 특정 임계점이 존재하고 이로부터 운동 치료가 효과적이라는 것을 제시한다.

을 유발한다. 어느 정도 선에서 만성 폐쇄성 폐질환을 가진 환자에서뿐만 아니라 건강한 개인에서의 기본적 적응 변화는 동일한 신체 활동 동안 감소되는 호흡 요구를 포함하면서 100%까지 큰 사지 근육의 산화적 효소 능력을 배가시켜서 공급된 산소의 활용을 증가시키고 더 큰 신체 활동을 가능하게 하고 삶의 질을 향상시킨다.

폐 시스템 적응의 장기적 결과는 운동 치료를 위한 정확한 방법과 지시에 의존한다. 비가역적 폐기종 변화 때문에 폐 이식을 경험한 많은 환자들이 특히 정상적인 활동을 하는 능력에서 예상했던 전반적인 향상을 보이지 못했다. 이러한 사실은 만성 폐쇄성 폐질환의 단계에서 폐 기능이 더 이상 결정적이지 않고 질환은 원칙적으로 많은 근육에 영향을 미치는 질환이 된다는 것을 보여준다. 저항적 지구력 훈련에 의한 이들의 치료가 핵심이 된다. 이것이 치료 효과가 평가될 때 다른 형태의 호흡 훈련은 빈번히 사용되지 않지만 최상의 지속과 강도가 예상이 되면 큰 근육 그룹의 훈련이 가장 효과적이라고 평가되는 이유이다(그림 3.1.2-3).

3.1.3 대사적 적응(Metabolic Adaptation)

부하에 대한 대사적 적응은 전통적으로 기질적 대사의 영역들로 나누어지고 특히 **지방과 당 대사**가 중요하며 또한 **골 대사**가 이루어지는 다른 영역들의 적응은 명백히 가장 중요하다. 최신 정보에 따르면 기질 적응은 면역 체계의 적응과 관련되어 있는 통합된 부분이다. 아데노신 단일 인산 활성 단백질 키네이스는 부하 반응의 시작점이다. 이것은 지방산의 베타 산화뿐만 아니라 당 전송에 영향을 주는 많은 유전자들의 유전자 발현을 변화시킨다.

이러한 적응은 또한 지방산의 탄수화물에 의한 세포내로 전송을 발생시키는 능력을 포함한다. 인간 근육에서 생성되는 IL-6 = 인터 루킨 6은 핵심 조절물질 중의 하나이며 현재까지 부정적인 조절 역할을 가지고 있는 물질로서 설명되었다(**염증 촉진**). 이것의 휴지기 값은 부하 발생 동안 200%까지 증가한다. 인터 루킨 6의 더 많은 생성은 암 괴사 인자의 생산을 감소시키고 또 죽상경화증 과정의 촉진에 기여하는 조용한 염증 반응을 또한 줄여준다.

근육에서 탄수화물의 생산과 분해는 많은 물질들에 의해 영향을 받는데 이중에서 이들의 생산에 가장 강력한 영향력은 성장 호르몬, 테스토스테론 및 인슐린 유사성장인자에서 관찰될 수 있다. 반대로 글루코코르티코이드는 단백질 이화 작용으로의 균형을 조정하는데 가장 큰 영향력을 가진다. 더 짧고 강한 부하는 단백질 동화 호르몬의 지배를 유발한다. 길고 낮은 강도의 부하는 단백질 이화 작용 물질의 지배적인 효과를 일으킬 수 있다. 반복되는 근육 수축에 의한 약간의 과부하는 특히 등장성 부하에 추가해서 신장성 수축을 포함하는 경우, 특히 위성 근육 세포의 IGF=인슐린 유사성장인자 -1 매개 활성을 이끌어 내는데 이는 보상적 근육 비대의 촉진을 가져온다. 부하에 의해 만들어지는 성장 호르몬은 IGF=인슐린 유사성장인자 -1에 시너지 효과를 가져온다.

훈련 중 특히 지구력 훈련은 증가된 지방의 사용을 위한 대사를 자극하고 따라서 근육 글라이코젠의 연소를 제한한다. 인슐린, 카테콜아민 및 성장 호르몬의 완벽한 조합과 세포 하부 수준에서 향상된 미토콘드리아 기능을 유발하고 세포 내 지방 저장의 원활한 이용은 이 장치의 복잡한 제어 기전을 형성한다. 빠른 섬유의 극단적인 "신속한 산화" 섬유로의 효소적 및 단백질 구성에서의 변화는 중요하다. 이런 형태의 대사적 적응은 같은 부하 강도 동안 카테콜아민의 감소된 생성을 유도하고 단지 몇 일 동안의 훈련 이후 일어난다. 간 근육과 지방 조직은 특히 길고 더 강도가 높은 지구력 부하 후 인슐린과 당에 증가된 민감도를 보인다. 1/3이나 1/2만큼 근육에서 **증가된 인슐린 수용체 반응성**이 주요 영향이다. 이것은 인슐린의 낮은 혈장 농도를 가져온다. 만약에 부하가 제 시간에 반복되지 않으면 반응은 24-48 시간 이후에 그리고 인슐린 저항성 환자에서는 더욱더 빨리 사라진다. 길고 규칙적인 운동에서 인슐린 생성은 감소하고 이것은 감소된 수준에 의해서 명료해진다.

규칙적인 지구력 신체 활동이 일주일 정도 지속되면 이는 하루 종일 증가된 인슐린 수용체 반응을 일으키고 낮은 인슐린 수준에서 정상적인 당 농도를 유지하며 동시에 지방 조직의 지방 분해를 차단한다. 향상된 당 대사 이외에도 더 높고 빠른 지방 산의 공급이 부하 동안 일어난다. 육체적으로 활발한 사람은 내장 지방이 적고 2형 당뇨병을 잘 보이지 않는다. 이러한 대사적 적응은 VO_{2max}를 증가시키기 위해 필요한 것보다 더 빨리 그리고 더 낮은 부하 강도에서 발생한다. 이러한 긍정적인 결과가 단지 근육과 인슐린에 대한 다른 조직의 증가된 민감도의 결과라서 이것의 감소된 생산을 유발한 것만은 아니다. 이것은 증가된 근육 조직과 전반적인 대사에서의 변화를 이끌어내는 적응 과정의 가장 오랫동안 알려진 결과이다. 단지 지구력에 기반을 둔 것이 아닌 저항 훈련과 결합하여 신체 활동에 대한 적응은 콜레스테롤과 트리글리세라이드의 감소된 혈액 내 수준, 증가된 HDL 농도 및 감소된 LDL 수준을 가져온다. 적당한 지질 상태와 함께 부하에 의해 야기되는 산화성 스트레스가 감소되고 이는 죽상경화증의 과정을 더욱더 느리게 한다. 이것은 오직 지구력 다이나믹 부하의 장려에서 저항 훈련이나 강도 훈련의 현대적 형태와 지구력의 조합을 장려하는 방향으로 운동 치료 경향이 바뀌는 이유이다. 전반적 대사에 대한 신체 활동의 선호하는 영향 때문에 허혈성 심 질환의 위험에 있는 2형 당뇨병을 가진 환자의 일차 및 이차적 예방에서 운동 치료는 매우 중요하다. 운동 치료의 방어적 효과는 정적인 삶을 사는 개인과 비교할 때 사망률을 거의 40%가량 낮춰준다.

3.1.4 면역 적응(Immunity Adaptation)

지난 10년 간, 면역계에 대한 신체 활동의 영향을 조사한 연구의 수가 매우 증가해왔다. 이러한 연구는 운동이 면역 기능에 긍정적이거나 부정적인 영향을 가지고 있다는 것을 보여준다. 최종 결과는 부하의 형태에 의해서 이루어진다 - 이것의 강도, 지구력 및 반복 빈도. 여러 가지 역학 연구에 따르면 "J" 커브의 형태가 신체 활동의 타입과 감염을 일으키는 행동 후 형태에서의 면역 체계의 상태 사이의 관계를 설명해준다. 이 커브에 따르면, 오랫동안 이루어지는 강도 높은 신체 활동이 반대로 작용하는 반면에 좌식 생활과 비교할 때 정기적인 가벼운 신체 활동이 면역 기능을 강화한다고 알려준다(바이러스와 접촉할 확률이 100~500% 증가).

강력하고, 도전적이며 지속적인 신체 활동(지구력과 강도는 각 개인의 신체 상태에 따라 달라진다.)은 일시적인 면역 억제 효과를 보여준다. 연구에 따르면 엘리트 선수들에서 목통과 독감 증상이 일반인에서 보다 더 자주 일어나고 상기도 감염은 이러한 개인들에서 더 오랫동안 지속된다. 그러나, 단지 일부의 연구만이 장기간의 격렬한 운동 활동의 면역 억제 영향과 임상적으로 증명된 질환 사이에서의 관계를 보여주었다. 연구가 운동선수에서 질환을(예: 인후염, 코 막힘, 높은 열) 평가하기 위해 질문지에서 자주 사용하는 증상들은 주관적이고 다른 비 전염성 원인들에 의해서 야기될 수 있다(알레르기, 공기 상태에 의해 유발되는 무균적 감염). 감염 여부를 확인하기 위해 신중하게 실행된 점막을 시험한 개인들이 적극적으로 스포츠에 참여한 연구는 명백히 이러한 상기도의 감염이 힘든 신체 활동 후에 어떤 경우도 감염의 근원을 보여주지 않는다는 것을 설명했다.

힘든 신체 활동에 대한 **면역계 반응**은 여러 가지 면에서 감염, 매독 또는 외상에 의해 이루어지는 것들과 비교할 만하다. 이러한 것들은 다음의 변화들을 포함한다:

a) 순환하는 백혈구 수에서 급격한 증가(특히, 림프구와 호중구)
b) 염증성(TNF α, 인터루킨-1β) 및 항 염증성 사코카인(인터루킨-5, 인터루킨-10, 인터루킨 1수용체 길항제) 증가, 급성기 단백질(C 반응성 단백질, CRP 포함) - 동시에 인터루킨-6의 많은 증가는 운동하는 동안 수축하는 근육 섬유로부터 배출 때문이다.
c) 호르몬 수준 증가 - 코르티졸 수준이 인터루킨-6에 의해 영향을 받을 때 아드레날린, 콜티졸, 성장 호르몬 프로락틴
d) 인터루킨-6, 인터루킨-10 및 인터루킨-1수용체 길항제의 많은 증가에 기반하여 순환하는 1 형 helper T cell의 수가 감소하고, 반면에 2 형 helper T cell 수준은 변함이 없다.
e) 활동 후 몇 시간 동안 지속하는 단핵구의 표면에 Toll 유사수용체 1,2 및 4의 발현이 감소
f) 호중구 활성, 하지만 반면에 몇 시간 동안 지속되는 활동 완료 후 이들의 기능적 특성의 감소(탈과립화, 산화적 폭발)
g) 순환하는 HK 세포의 수 증가; 그러나 활동 이전에 원래 값의 절반 이하로 감소
h) 활동이 1.5 시간 이상 길어지면 순환하는 림프구의 수가 몇 시간 동안의 활동 이후 활동 전 원래 값 아래로 내려간다.
i) 주조직 적합성 복합체 2형과 대식세포의 능력을 보여주는 항원의 발현 감소

활발한 신체 활동에 의해 변화된 면역 기능은 3-24시간이 지나면 원래 상태로 점차 돌아온다. 단면 연구에 따르면 마지막 운동 후 24시간 이상이 지나서 운동 선수에서 관찰되는 다른 면역 기능을 포함하여 백혈구 수가 일반인들과 크게 다르지 않다. 따라서, 쉬는 경우에 운동 선수와 일반인의 면역 기능은 큰 차이를 보이지 않는다.

스트레스 호르몬(카테콜아민과 글루코코르티코이드)는 면역 시스템에서 신체 활동의 영향을 중재하는 주요 물질 중의 하나이다. 과거에, 스트레스 호르몬은 오랫동안 순수한 면역 억제제로 간주되었다. 그러나, 현재 연구에 의하면 이러한 활동은 훨씬 더 다양한 특징을 가지고 있고 면역계의 각 구성은 이러한 기질에 매우 다르게 반응할 수 있다.}(예: 면역 자극 활동은 카테콜아민에 의한 호중구의 포식 기능을 활성화하여 관찰된다.) 다른 반응들이 또한 전체적으로나 또는 부분적으로 관찰될 수 있는데 특정 국소 반응이 항염증적임에도 불구하고 여기서 이러한 물질들의 전체적 활동은 헬퍼 T 세포 2의 유도 변화와 함께 항염증적이다.

아드레날린과 놀아드레날린의 동맥 혈장내 농도가 신체 활동의 강도와 시간에 비례적으로 증가하고 VO_{2max}의 각 값에 상대적으로 표현된다. 같은 운동을 하더라도 운동 선수의 부신은 일반인보다 더 많은 아드레날린을 분비한다. 이것은 스포츠 부신 수질로서 알려져 있다. 베타 AR의 표현은 각각의 백혈구(자연살해 세포가 대부분, CD4+ 세포는 거의 없음)과 개인별 다양한 단계에 따라 다르다. 각 백혈구의 표면에 이러한 수용체의 수는 카테콜아민에 대한 민감성을 결정하고 따라서 스트레스 반응 동안 움직임의 정도도 결정된다. 신체 활동 중에 베타 AR의 차단으로 백혈구 증가증을 치료하면 아드레날린이 명확히 세포를(특히, 자연살해 세포) 가장자리 혈관 부위, 림프 노드, 지라 및 장에서 혈액으로 보내게 된다. 카테콜아민을 투여한 후 두 양상이 일반적으로 명확히 구분된다: 빠른 것은 (30분까지) 림프구 움직임과 연관되고 느린 것은(투여 후 2-4시간) 상대적인 림프구 감소증을 동반한 과립구 증가증을 보인다.

B와 T림프구의 수는 상대적으로 변화가 없지만 카테콜아민은 특히 자연살해 세포와 호중구의 순환에 영향을 미친다. 카테콜아민은 또한 직 · 간접적으로 변화된 사이토카인 생성의 경로를 통해 T 세포 증식을 억제한다(인터루킨-1, 인터루킨-2, IFN-γ를 억제). β2-AR이 헬퍼 T 세포2 세포가 아닌 헬퍼 T 세포1 세포상에서 표현된다는 것을 고려하면 카테콜아민은 헬퍼 T 세포2 축의 사이토카인 분비가 아닌 인터루킨-4의 생산에 주로 영향을 미친다. 그러나, 같은 종류의 수용체를 사용하면서 이들은 현재 세포로부터 항 염증 사이토카인 인터루킨-10과 인터루킨-6 항원의 분비를 자극한다.

콜티졸의 혈장 내 농도는 지속적인 활동에 비례하여 증가한다. 카테콜아민과 다르게 콜티졸은 여러 시간 지연과 함께 작동하는데 이는 이 호르몬이 단기적 신체 활동과 연

계된 즉각적인 변화를 아마도 유도하지 않는다는 가설을 지지하게 된다. 코르티코스테로이드는 인간 단핵구와 수지상 세포의 B7 발현을 억제하는데 이는 각각 항원 전달 세포에서 클래스 2 주조직 적합성 복합체 발현의 하향 조절에 관여하며 이것은 T 림프구의 항원 제시 세포 결합 활성화에 대한 제한적 효과를 가져온다. 단기 글루코코르티코이드의 한 용량을 투여한 후 순환하는 호중구의 수가 증가하는 반면에 림프구, 단핵구, 호산구 및 호염구의 수는 감소한다. 호중구 수의 증가는 골수, 경계 및 감소된 유출(**혈관외 유출**)로부터 증가된 유입에 의해 이루어진다. 이러한 변화는 염증 지역에서 세포의 축적에 대해서 작동하는데 이는 부분적으로 글루코콜티코이드의 항 염증 작용을 설명한다. 위에서 언급된 다른 세포들의 수 감소는 명백히 혈관에서 림프 조직으로의 이동에 의해서 야기된다. 글루코코르티코이드는 카테콜아민과 함께 시너지 효과를 내고 현재 세포에 의한 인터루킨-12 항원의 생산을 저해하여 헬퍼 T 세포1 세포를 자극함으로써 위에서 언급한 헬퍼 T 세포 2 변화를 야기한다. 유사하게, 이들은 인터루킨-1, 종양 괴사 인자 및 감마 인터 페론의 생성을 억제한다. 그러나, 카테콜아민과는 달리 글루코코르티코이드는 헬퍼 T 세포 2에 직접 작용하고 이런 방법으로 인터루킨-4와 인터루킨-10의 생산을 가능하게 한다.

수지상 세포(Dendritic cells; DC)는 신체활동과 관련하여 매우 중요한 역할을 한다. 이러한 세포들은 가장 효과적인 항원 생성 세포로 간주된다. 어떤 연구들은 신체 활동 후에 세포 면역 기본 구성의 기능과 수에서 일어나는 초기 변화를 설명했다; 하지만 순환하는 수지상 세포의 행동은 단지 부분적으로만 연구되었고 지금까지 결과는 신체 활동 동안 면역에서의 무시 못할 중요성을 보여준다. 이들은 강도 높은 신체 활동 후 전염병으로의 증가된 가능성에 대한 현재 지식들을 다른 무엇보다도 더 잘 설명한다.

신체에서, 수지상 세포는 성숙된 형태와 비성숙된 형태 두 가지로 발견된다. 미성숙된 형태는 전략적으로 조직에 퍼져있고 이는 신체의 바깥 층과 주위 환경에 존재한다. 가장 많은 수는 피부와 폐 및 소화계의 점막에서 발견되며 이는 전체 세포 수의 1-25%를 구성한다. 점막에 있는 수지상 세포는 자신의 수지를 점막 표면에 있는 상피세포까지 확장하고 음식이나 흡입된 항원의 샘플들을 활발하게 수집한다. 수지상 세포는 소량으로 거의 모든 장기와 조직에서 발견되며 역동적으로 혈액과 림프 사이를 오간다.

신체 내에 존재하는 감염이 없으면 미성숙 수지상 세포는 건강한 조직의 죽은 세포와 세포간 용액에서 용해된 분자들을 계속해서 흡수한다. 조직과 림프 노드 사이의 경로에서 이들은 흡수된 분자들을 처리하고 표면상에서 주조직 적합성 복합체 단백질과 복합체를 이루어 이들의 조각들을 노출한다. 그러한 정상적인 자가 항원을 인식하지 못하는 특정 T 림프구는 활성화되지 않는다. 이들은 완전히 저해되거나 이들이 조절 T세포가 되어 주어진 항원에 대한 면역 반응을 억제한다. 미성숙 수지상 세포는 자신의 조직에 대해 내성 유지에 중요한 역할을 한다.

미성숙 수지상 세포가 잠재적으로 기관에 위험할 수 있는 자극체를 인식하면(**대부분, 이들은 병원체이거나 괴사에 의해 죽지 않는 자신의 세포들이다**), 이들은 활성화되어 성숙 수지상 세포가 된다. 이러한 위험한 분자 구조들은 해당되는 Toll 유사수용체에 의해 인식된다. 다양한 수용체에 의해 일어난 활성화는 수지상 세포의 분화를 이끌고 이는 이들의 성향에서 큰 변화와 관련이 있다. 성숙한 수지상 세포는 조직에서 림프 노드와 다른 이차 림프 기관으로 움직여 가고 해당 환경에서 입자를 흡수하는 능력을 상실하고 활성이 있는 항원 제시 세포(APC)로 변한다. 이것은 주조직 적합성 복합체 단백질 표현, 함께 자극되는 분자들(**주변부 막 단백질80, 주변부 막 단백질 86**) 및 유착 분자의 많은 증가와 항원 특정 이펙터 T 림프구(**즉, 인터루킨-1, 인터루킨-6, 종양괴사인자 및 인터루킨-12**)의 분화를 위한 이상적인 자극에 필요한 사이토카인의 생성에 의해 보여진다. 단지 성숙한 수지상 세포가 전구 T 림프구를 활성화하는데 이는 아직 항원을 만나지 않은 것을 의미한다. 수지상 세포는 대략 2-3일간 지속되는데 이 기간 동안 이들은 T 림프구를 활성화시키고 세포자멸을 통해 사라진다. 수지상 세포의 공급은 계속해서 골수와 혈액 단핵구의 전구체에서 이루어진다. 급성 및 만성적 신체 활동은 수지상 세포 표면에서 함께 자극되는 분자들과 Toll 유사수용체의 발현을 매우 감소시킨다.

위에서 언급된 미성숙 및 성숙 수지상 세포는 골수성 수지상 세포로서 알려져 있다. 이러한 세포에 첨가해서, 형태적으로나 기능적으로 다른 형질 세포 수지상 세포가 존재한다. 골수성 수지상 세포는 거의 Toll 유사수용체를 일반적으로 표현하고 이들의 주요 기능은 성숙 단계에 있는 특정 항원 T 림프구를 자극하는 것이다. 형질 세포 수지상 세포는 주로 핵산 Toll 유사수용체-7과 Toll 유사수용체-9

의 수용체를 표현한다. 이것은 오랫동안 알려진 사실인 이들이 바이러스를 만나면 많은 양의 인터페론 알파를 생산한다는 것을 설명해준다. Toll 유사수용체-7과 Toll 유사수용체-9은 바이럴 RNA와 DNA에 의해 각각 효과적으로 자극된다. 또한 수지상 세포에서 이들의 자극 후 성숙이 일어나고 특정 항원 T 림프구를 위한 활성 APC로 변환이 일어난다. 무엇보다도 IFN-α p수지상 세포의 생산은 자연살해 세포의 활성에 중요한데 이는 바이러스에 대한 신체의 방어 기전에 크게 공헌한다.

인터루킨-6, 아드레날린 및 콜티졸 증가와 신체 활동에 의해 야기되는 추가적인 Toll 유사수용체, 항원 제시 세포의 표현 저하는 면역 장치의 세포성 부분의 저하를 이끌어 내면서 오히려 헬퍼 T 세포2 반응으로의 변화로 이끄는 사이토카인 헬퍼 T 세포1 세포와 대식세포의 형성을 억제하여 후 행동 면역 억제 및 이에 따른 더 높은 감염의 소인을 유발한다. 그러나, 이러한 변화는 명백히 신체의 항 염증 능력을 감소시켜 중요한 건강상 혜택을 가져온다. 일반적인 신체 활동을 보이는 개인들은 낮은 수치의 염증 지시자(즉, C 반응성 단백질) 농도를 보이고 특정 만성 질환의 위험을 낮춘다(심혈관 및 대사성 질환 등). 이러한 이유 때문에 강도 높은 신체 활동과 연관된 바이러스 감염으로의 높은 소인은 '단지 장기적 항 염증 활동에 대한 작은 단서일 뿐이다'라는 가정이 이루어진다.

3.2 심폐 장애를 가진 환자에서 기능적 스트레스 시험

심폐 기관 장애를 가진 환자를 위한 재활의 근간은 환자에게 자신들의 전반적인 생활 습관의 변화 하에 운동에 대하 활발한 태도가 치료의 중요한 부분이라는 것을 확인시키는데 있다. 대부분의 재활 활동에서 환자의 신체 상태와 쉬는 상태에서는 드러나지 않는 병적인 징후에 목적을 둔 신체 활동에 대한 반응을 아는 것이 바람직하다.

3.2.1 실험실 스트레스 시험

지침:

- 감소된 관상동맥 혈류량의 진단; 증상을 가진 환자에서 위험과 예후의 평가, 허혈성 심장 질환이나 여러 가지 위험 요인을 가진 사람들; 수반되는 치료를 최적화하려는 목표를 가진 초기 입원 후 시기에 심근 경색을 가진 환자; 재혈관 형성 전후 절차; 예후를 결정하고 운동 치료를 제안하기 위해 만성 심장 질환을 가진 환자에서; 부정맥 때문에 심장 이식 대기 명단에 오르기 전의 환자에서
- 활동에 의존하는 증상의 치료 효과를 점검: 부정맥, 파행, 운동 시 호흡 곤란, 활동성 고혈압, 약물의 변화
- 운동, 여행 그리고 일상생활에서 도전적 활동으로 복귀 하기 전(ADL)
- 감독하에 이루어지는 운동 치료 프로그램 가입 전(재활 의사, 물리치료사, 당뇨병 전문가, 폐 전문가 또는 심장 전문가에 의해서 수정됨)
- 감독하에 이루어지는 운동 치료, 재활 또는 물리치료의 효과를 점검
- 나이가 많은 환자의 기능 평가를 포함하는 활동 분석; 또한 하지 절단 후 환자에 대한 요구와 인공물을 가지고 걸음 걸이 훈련을 경험하는 이들의 능력을 평가하는 것을 포함한다; 선별적 수술 후 초기 후 수술 기간의 위험을 평가하는 기능적 진단
- 신체 활동을 습관적으로 증가하는 동기 유발

금기 사항:

- 급성 감염병
- 심근 경색(첫 4일)
- 불안정한 협심증
- 악화중인 1형 및 2형 당뇨병
- 산도 균형에서 심각한 장애
- 이전에 감지되었거나 지금까지 치료되지 않은 좌측 관상동맥 줄기의 협착
- 전기적 심근 불안정
- 대동맥 박리
- 급성 염증 심장병
- 급성 폐색전증
- 판막 협착
- 심장 장애 New York Heart Association-심부전 환자상태 분류법 3 & 4
- 심각한 동맥 저산소증, 전반적 호흡 부전
- 후속 뇌졸증 (3개월)
- 육체적 활동에 제약을 가하는 움직임 체계 장애
- 심각한 빈혈

- 중증도의 갑상선 및 내분비 병변
- 충분히 치료되지 않은 고혈압
- 대사적 기능 장애를 포함하는 상태
- 폐 색전증 이후 초기

3.2.2 기능성 부하 시험의 기본 용어

신체 활동 및 수행

신체 활동(Physical fitness)이란 주위 영향을 잘 활용하는 것을 포함하는(외부 환경) 신체 활동과 그에 따른 스트레스를 관리하는 능력이다.

수행(Performance)이란 특정 움직임 환경에서 측정된 활동을 수행하는 능력으로 일반적으로 정의되는 좁은 의미의 용어이다. 이것은 운동 수행과 밀접하게 관련 있는 용어이다. 운동 수행은 속도, 강도 및 지구력의 관점에서 일반적으로 평가된다. 정신 운동 조정 및 민첩성은 수행이라는 용어 외부에서 정의된다.

강도 훈련(Strength performance)은 강도가 높은 단기적인 신체 활동을 수행하는 능력이다(특정 거리에서 힘 활동으로서 표현된다). 이것은 근육 조직, 그 구조(특정 근육 섬유), 이것의 활성화 능력 및 움직임 보정 면에서 명백하고 대사에 의해서는 뚜렷이 구분되지 않는다.

지구력

지구력은 강도 훈련보다 측정하기가 매우 어려워서 **지구력 단련**이란 용어가 사용된다. 이것은 지속되는 육체적 부하를 견디는 능력이다(이미 정착된 사용법에 따르면 이는 수 분에서 수 시간에 이른다). 기초는 조절을 통해서 방어적 저해 기작 반사가 일어날 때까지(피로) 부하가 지속가능하고 균형 잡힌 상태로 신체적 스트레스에 충분히 오랜 시간 동안 저항하는 능력을 일컫는다. 피로는 지나친 상태를 예방한다. 지구력 단련은 매우 다면적인데 이것은 유전과 다양한 기능들 즉 대사적, 심폐적, 운동성 및 심리적 기능들의 조합으로 간주된다.

최대 산소 소비

최대 산소 소비(최대 유산소 능력, VO_{2max})는 유산소적으로 영양소를 활용하는 전반적 능력을 표현하고 동시에 이것은 지구력 단련을 예측하는 가장 의존적 값이라고 간주된다. 이것은 최대 수준까지 각 등급별 훈련 시험 동안 최고로 높이 성취된 산소 소비로서 측정된다.

이것은 1분 동안 1 kg의 무게에 대해 소비된 산소를 밀리리터 단위로 표현한 것이다. 영국 논문에서는 다양한 휴지기 표상의 산소 소비, 따라서, MET로 표현된다. 이것의 값은 일 분 안에 킬로그램 당 3.5 ml이고, 이것은 1MET로 알려져 있다. 의학적 상태 때문에 심폐 장치가 점차적으로 천천히 최대량으로 운동되는 가정하에 얻어진 산소 소비의 최대값이 사용된다(VO_{2peak}).

작업계와 트레드밀(Ergometer and Treadmill)

작업계와 트레드밀은 실험실 스트레스 시험을 위한 핵심 도구로 활용된다. 자전거 작업계에서 환자는 미리 설정된 값으로 스트레스 시험에 노출된다. 운동량은 watt로 표시되는데 이는 킬로그램당 watt로 즉, 환자의 몸무게와 관련되어 측정되어야 한다. 회전 속도에 독립적으로 부하를 선택하는 옵션을 가진 작업계와 함께 환자는 분당 55–75회전 사이에서 페달 속도를 결정할 수 있다. 최대로, 부하가 이 한계 이상으로 점차적으로 증가할 수 있다. 트레드밀에 비해 이것이 가지는 장점은 EKG 스캐닝 동안 음영이 적다는 것이다; 이것은 더 쉬운 침습성 또는 비침습성 평가이다; 훨씬 더 안전하고 부하에서 선형적 증가를 더 용이하게 얻을 수 있다(그림 3.2.2-1).

트레드밀은 상체와 하체의 부하를 포함하는 생리적인 역동적 양상을 이용한다. 이것은 이 장비의 가장 큰 장점이다: 달리는 동안 환자는 최대로 부하를 가질 수 있고 최대 산소 소비는 작업계보다 10% 더 크다. 트레드밀의 각도와 속도에 의한 최대 운동은 환자가 손잡이를 쥐고 있지 않았거나 트레드밀의 속도가 천천히 증가했다고 가정할 때 단지

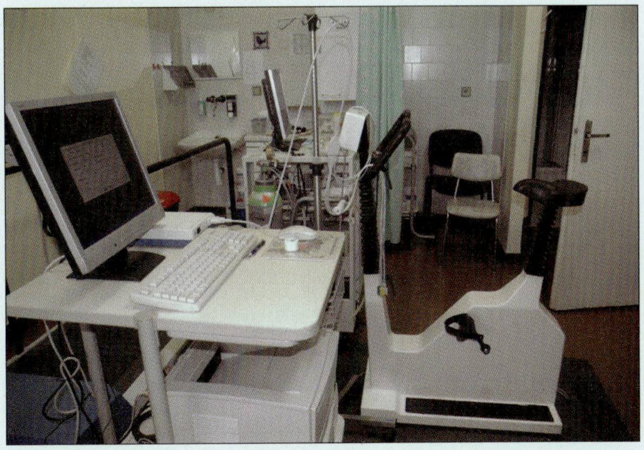

그림 3.2.2-1 작업계가 비치된 스트레스 시험 실험실.

대략의 산소 소비 값만 측정할 수 있다. 스트레스 프로토콜의 설명이 문서화되어야 한다. 트레드밀은 선수들에 의해서 특히 선호된다. 작업계는 유럽 스트레스 시험 학교에 의해 선호되는데 그 이유는 높은 수준의 스트레스 EKG 기록과 시험 동안 혈압 측정이 용이하기 때문이다.

3.2.3 부적합한 개인들의 신체활동평가

기본 시험 영역(Basic Testing Domains)

만성 질환자나 노인과 같이 부적합한 개인들에서 신체 활동 시험은 세 가지 주요 영역을 가진다:

기능적 대사 영역

최대 등급 별 스트레스 시험을 통한 표준 시험에 의해 선정된 환자에서만 감지될 수 있는데 이는 주로 선수들에서 수행된다. 최대 부하로 증가하는 동안 환자는 시험 초기에 즉 8~16분 사이에 최대치를 경험한다. 이런 시험 동안 대략 두 번째 그리고 세 번째로 높은 강도의 운동 사이에 환자는 무산소 역치로 알려진 규칙적 한계점을 경험한다(젖산이 3-5mmol/l 사이로 급격한 증가 그리고 증가된 산소 소비와 관련한 것보다 더 큰 분당 호흡에서의 비선형적 증가). 부하 강도가 무산소 역치 이상으로 증가하면서, 산소 소비가 계속해서 증가하지만 역치 이하의 강도에서만큼 급격히 증가하지는 않는다. 호흡기 부하에서 추가적인 증가 동안, 교환 계수(산소 소비에 의해 나누어진 이산화탄소의 소비)가 1.0에 근접한 값에서 증가하고 이는 1.10-1.25 수준까지의 무산소 역치 이내이다. 이 시간에 최대 산소 스트레스를 얻었기 때문에 피로가 발생하는데 이때 최대 산소 소비가 얻어졌다(VO_{2max}).

증상적 영역

건강한 운동 선수와 달리 많은 노인들과 만성질환을 가진 환자에서 신체활동 증상에 의해 제한되며 따라서, 명확한 병적 징후는 부정적인 감정과 연관된다(증상적으로 제한된 부하). 이러한 것은 대개 근골격계 장애나 작동하는 근육의 국소 허혈, 허혈성 심질환을 가진 협심증, 심장이나 폐에서 기원한 호흡 곤란, 부하 동안 또는 특정 대사적 및 내분비 질환으로 인한 낮은 심장 혈액량을 가진 병적인 피로에서 발생하는 통증을 포함한다.

의지 영역

신체 활동은 의지적 특징에 의해서 제한된다. 환자가 불확실성, 강한 부하를 동반하는 부정적인 경험에 의해 제한되거나 우울하면, 이들은 안 좋은 방향으로 육체적 스트레스를 받아들이거나 시험을 최대치까지 참아내지 못한다. 매우 낮은 신체 활동력을 가진 건강한 개인에서도 불쾌하거나 특이한 감각을 참아내는 의도적인 행위나 또는 참아내는 능력의 결여도 동일하다.

심각한 만성 운동 저하 상태에서 오는 증상적으로 제한된 부하의 인식과 분화는 단순한 기능적 시험을 가진 좋은 경험이나 다소 비싼 장비를 이용하는 경험 중에 하나를 포함하는데 예를 들어 환자 부하 완료 순간에 호흡 교환 계수를 보여주어서 대사성 산화의 호흡 보상 수준을 보여주는 호흡 기체 교환 신속 분석기가 한 예이다. 환자가 의지적으로나 증상적으로 제한적이면 준최대 실험실 시험중의 하나가 실시될 수 있다.

부하 타입의 선택(Selection of Loading Type)

자전거 작업계에서 최대 또는 증상 제한적 부하까지의 점차적으로 증가되는 시험이 부적절한 환자의 스트레스 시험의 황금률로 남아있다. 핵심 순환 매개변수들은 EKG 기록에 의해서 관찰되고 가스 교환을 측정하거나 혈압에 의해서도 관찰된다(24시간 BP 기록을 포함하는 자동 측정 도구의 신뢰성의 경우 부하 동안 혈압의 최고치에 대해서는 논쟁이 이루어지고 있다).

가능하면, 작은 근육 그룹의 일시적인 **정적 부하**에 의해서 일어나고 – 대개 이것은 피로가 유발되는 비지배적 손의 최대 자발적 수축의 1/3에 해당한다 – 잠깐 동안의 휴식(BP와 원래 값으로 회복되는 펄스를 위한 경우 일반적으로 5~10분이면 충분하다.) 이후 시험은 역동적 부하와 함께 계속된다. 이러한 초기 잠깐 동안의 근력 평가는 문제가 있는 환자를 구별하는데 도움이 될 수 있다. 특히, 불안하고 비협조적이며 피로를 극복하는 능력이 좋지 못한 경우가 이에 해당한다.

실험실 조건에서는 세 가지 대안 중 하나가 **역동적 부하**(등장성)을 위해서 선택된다 – 트레드밀 – 양묘기 작업계(상체 작업계; 걸을 수 없는 환자나 자전거 작업계를 사용할 수 없는 환자).

작업계나 **자전거 작업계**는 항상 환자가 트레드밀보다 선호하거나 적어도 최근에 자전거를 이용한 환자에게서 선택된다. 진행된 하지 관절염을 가진 환자에서는 다른 방법이 선택되어야 한다: 트레드밀 또는 상체 작업계.

작업반에 대한 부하는 일반적으로 환자의 체중에 기반하여 선택된다. 2~4분 동안 한 단계 지속을 하는 스트레스 시험 원칙의 고전적 계획에 따르면, 부하는 점차적으로 최대치까지 중단 없이 증가된다. 좋은 EKG 기록을 얻기 위해 그리고 혈압 수치를 위한 수 초간 중단이 적절하다. 매우 부적절한 환자에서는 강도가 0.25W · kg^{-1}에서 시작하여 0.25W · kg^{-1}만큼씩 증가한다.

빨리 걷는 편인 대부분의 환자에서는 0.5W · kg^{-1} 강도에서 시작한다. 부하는 0.24–0.5W · kg^{-1}만큼 증가한다. 60세 이하의 매우 적절한 환자에서는 1 단계가 1W · kg^{-1}에서 선택되고 부하는 1W · kg^{-1}만큼 증가한다. 폐에 관련된 원인에서는 원칙이 때때로 최대치로 계속적인 선형적 부하 증가를 제안한다. 격렬한 정도가 추정되어야 하고 최대치가 10–13분 사이에 얻어진다. 이러한 방법들은 결합될 수 있다. 1–3 준최대 등급(예: 0.5와 1 W · kg^{-1}) 이후 시험이 같은 방법으로 계속되어야 할 지 또는 증상 한계 노력인 최대치까지 점진적인 부하 증가를 하는 3–7분 가량의 부하가 완료되어야 할지를 결정해야 한다. 하나의 준부하 등급의 길이는 일정하다. 따라서, 시작할 때, 2, 3 또는 4분의 길이가 선택된다. 심장 연구자들은 2분을 추천하지만 생리적 관점에서는 이것은 의문시 된다. 특히 나이가 많거나 부적절한 환자에서 대략 3~4분 후에 균형 상태가 발생하지만 대부분의 경우 한 등급의 부하를 충분히 오랫동안 유지하도록 동기를 부여하기가 어려워 시험이 너무 조기에 종료된다. WHO에 의한 고전적 추천은 3분 이었다.

트레드밀은 높은 빈도의 합병증, EKG 적용이 어렵고 혈압 측정이 용이하지 않으면서도 더 크고, 시끄러우며 가격이 비싸고 종종 강한 시험 중에 중단이 된다. 작업계와 비교해서 장점은 약 10%가량 더 높은 VO_{2max}를 가진 상체 근육의 더 큰 부하를 감당하고 약 5–10 맥박 정도의 더 큰 최대 맥박을 얻을 수 있다.

부하 강도는 수정된 노튼 원칙에서처럼 트레드밀 속도와 기울기에 의해 조정된다(표 3.2.3-1).

다른 시설들은 운동선수에게 더욱 적절한 브루스에 의한 원칙을 사용한다(표 3.2.3-2).

표 3.2.3-1 수정된 노튼 프로토콜

활동 수준	운동 시 (min)	속도 (km/h)	트레드밀 경사(%)
1	3	0.8	0
2	3	2.4	0
3	3	3.2	0
4	3	3.2	3.5
5	3	3.2	7.0
6	3	4.8	7.0
7	3	4.8	10.5
8	3	4.8	13.5

표 3.2.3-2 브루스 원칙

활동 수준	운동 시간 (min)	속도 (km/h)	트레드밀 기울기(%)
1	3	2.7	10
2	3	4.0	12
3	3	5.5	14
4	3	6.8	16
5	3	8.1	18
6	3	8.9	20
7	3	9.7	22
8	3	10.4	24
9	3	11.3	26
10	3	12.1	28

3.2.4 준 최대 스트레스 시험에 기반한 신체활동 평가

가스 교환 평가 타입의 부족 때문에 그리고 위험에 처한 환자를 최대로 스트레스를 줄 필요 없이 수행을 평가하는 시험을 찾으려는 노력에서 **인덱스** W170이라는 특정 시험이 지나친 관심을 받았다. 부 최대 스트레스 시험은 증상과 낮은 동기 부여로 인해 신체적 수행이 제한적인 환자에게는 매우 적절한 해결책인데 이러한 경우에는 때때로 많은 사람들이 그들의 단련 수준에 따라 운동하는 그룹으로 나누어져야 한다. 시험의 이름이 암시하듯이 원칙적으로 시험은 매우 주관적인 최대 부하가 이루어져서는 안 되며 이들은 질환 변화의 초기 진단에는 적절하지 않다. 결과가 음성이라고 해서 질환이 최대 부하 동안 증상을 보이지 않는다는 것을 의미하지는 않는다. 준 최대 시험은 약물 효력의 첫 번째 점검으로서 사용되지만 이는 일상생활 동안 신체 활동의 주관적 최대 강도에 도달하지 못하는 환자들에게만 적절하다. 이러한 시험들의 결과 값은 수십 분 동안 지속하는 특수한 장기 스트레스 테스트 원칙에 의해서 행해질 수 있으며 이는 높은 시간 요구 때문에 실제 임상에서는 이루어지지 않는다.

실험실 외부에서 부 최대 시험

실험실 외부에서 특정 조건에서 수행하는 개인의 능력이 평가된다. 해당 시험은 단체 운동 치료 동안 환자 그룹에서 개인의 수행을 계층화하는데 특히 적절하다. 이것은 잘 협력하는 개인들에 한해서만 수행될 수 있다. 시험 표준은 같은 거리와 환경을 사용하는 것이 필요하다 – 공원, 병원 홀, 그리고 치료 시설이나 관광지.

시험에 대한 두 가지 주요 대안들이 존재한다:

a) 주어진 거리와 환자가 감정적으로 부정적이거나 병적인 증상을 느끼지 않고 가능한 빨리 그것을 완성하는 시간의 측정

b) 스트레스 시험의 주어진 시간 – 걸어간 거리가 측정됨(“가능한 빨리 20분 동안 걷기”).

거리, 시간 및 속도가 환자의 기능적 단련 수준에 의해서 결정되고 이것은 경험을 요구하며 적어도 어느 정도까지 동질성을 가진 그룹의 환자가 필요하다. 옵션들에 기반하여 맥박, 혈압 및 EKG를 포함하는 순환 매개변수들이 시험 동안 측정된다 – BP 와 EKG를 검토하여 “오프라인”으로 또는 원격측정에 의해 이루어진다. 실험실 외부에서는 맥박 산소 측정을 통해 감소된 헤모글로빈 포화의 운동성에 의해 동맥 저산소증이 간접적으로 측정될 수 있다. 신체 활동의 다양한 수준에서 맥박을 단순히 얻기 위해서는 맥박이 시계에서 읽혀질 수 있는 가슴 벨트와 같은 외부 장치에 의해서 측정될 수 있다(이들은 스포츠 테스트기라고 언급된다). 6분 걷기 시험은 다양한 연령 층에 공인된 참조값을 가진 실험실 외부에서 이루어지는 준 최대 시험에 대한 가장 보편적인 대안이다. 환자는 6분 동안 가능한 빨리 걷도록 요구된다. 이는 폐 질환을 가진 성인 환자에서 주로 사용된다. 실험실 외부 시험은 이전에 심혈관 질환을 가진 환자에서 사용되었다 – Master's two step test가 가장 잘 알려져 있다.

준 최대 실험실 시험(Submaximal Laboratory Tests)

의사가 일반적으로 더 정확한 실험실 평가를 사용하는 반면에 오늘날 물리치료사는 실험실 외부에서 또는 그룹 운동 동안 직접적으로 준 최대 시험을 선정한다.

증상에 제한적인 신체 활동을 가진 환자에서 준 최대 시험은 일반적으로 자전거 작업계와 안정 상태의 수행과 이들의 맥박 반응 사이의 관계에 근거를 둔다. 이들은 단련에서 변화와 약물의 효과를 평가한다.(또한, 추가적인 운동 치료 동안 환자의 안전에 대한 인식도 잊지 않아야 한다.)

원칙적으로, 증상에 제한적인 신체 활동이나 나이에 기반한 예상되는 최대 맥박 비율의 85%에 이르는 것에 의해 완료되는 시험을 준 최대 시험이 포함할 수 있다. 세계적으로, 심장 전문가에 대한 이러한 표준화된 시험은 GXT로서 알려져 있다(등급별 운동 시험 또는 심장 부하 시험). 실험실에서 시험이 부 최대인지 아니면 이것이 환자의 진정한 대사 최대치에 이르렀는지는 구별하기가 어렵기 때문에 평가는 시험의 종료에 대한 원인을 명시해야 한다.

수행 인덱스 W 170, W 150 및 W 130은 안정한 상태에서의 맥박과 일치하는 자전거 작업계 상에서의 신체 활동의 강도를 제공한다. 이들은 몸무게의 킬로그램 당 와트로서 항상 표현되어야 한다; 즉, 인덱스 W 170/kg은 환자가 작업반 상에서 존재하는 무게의 킬로그램 당 몇 와트에서 분당 170 맥박이라는 균형 잡힌 맥을 보여주는 지를 나타낸다. 이들은 일반적으로 한 번의 시험 동안 두 번 또는 그 이상의 강도를 가진 그래프를 통해 결정된다. 여러 가지 이유 때문에 이들은 낮은 결과 값을 가지고 있고 이들의 인기는 이것의 임상적 중요성에 부합되지 않는다; 즉, 베타 차단제에 의해서 치료받는 환자들은 부적절하게 높은 인덱스를 보여준다.

3.2.5 스트레스 시험의 평가

스트레스 시험의 기록은 항상 다음을 포함한다.

1. 스트레스 시험 지정에 대한 이유는 환자의 약, 상대적인 금기와 관련된 가능한 상태, 선택된 스트레스 시험 원칙의 타입이 있다(강도는 지속적으로 몸무게의 킬로그램 당 와트로서 표현된다).

2. 신체적 요구와 관련된 모든 환자의 부정적 반응들

3. 스트레스 시험의 각 개인 등급에 대한 주요 심호흡 매개 변수의 객관적 묘사는 맥박 증가, 수축기 혈압 증가, 감소된 관상동맥 혈류량의 증상 등장, 부정맥 및 스트레스 시험 동안 헤모글로빈 포화의 EKG 및 역동성에 대한 다른 병리 상태들을 포함한다(맥박 산소 측정기는 자신의 병력에서 호흡 곤란을 가진 모든 환자에서 평가를 위해 규칙적으로 시행되어야 한다). 스트레스 시험 동안 수축기 혈압은 심근육의 적절한 수축기의 신호로서 일어난다. 스트레스 시험에 대한 반응; 그러나, 비례해야 한다. 젊거나 중년의 환자에서는 몸무게의 킬로그램 당 각 와트에 대한 30 mm Hg만큼의 증가는 수축기 혈압 상승의 상위 한계치와 휴식기 때의 한계치 차이로 간주된다. 250 mmHg 이상의 수축기 혈압은 스트레스 시험의 계속적인 사용에 금기사항이 된다.

4. 주관적 최대치 또는 증상으로 시험 상의 스트레스 시험 종료에 대한 이유는 스트레스 시험을 제한했다. 감소된 단련에 대한 원인의 차별화된 진단을 위해서 심한 신체 활동 동안 환자가 근육에 의해서 또는 호흡 곤란에 의해서 더욱 제한되었는지 아는 것은 중요하다.

5. 혈압 증가 및 스트레스 시험의 강도 사이의 관계에 대한 정보. **긴장성 반응**은 250 mmHg 이상에서 최대치이다(어떤 위험 인자도 가지고 있지 않은 젊고 적합한 사람에서는 280 mm Hg 이상이고 뇌졸중이나 일시적 허혈성 장애를 경험한 환자에서는 그 이하가 된다). 최대 신체 스트레스는 몸무게 킬로그램 당 와트로 수축기 혈압을 평가하기 위해 표현된다. 작업계에서의 최대 스트레스 시험에서 휴지기 값과 비교할 때 수축기 혈압에서 증가는 젊은 사람에서는 1 W · kg^{-1} 당 30 mm Hg를 넘어서는 안 되고 나이가 많은 사람에서는 1 W · kg^{-1} 당 40 mm Hg 이상이면 안된다. 이전 강도보다 증가했는데도 수축기 혈압이 상승하지 않는 경우 스트레스 시험에 대한 병적인 반응이 또한 의심된다. (예외: 최초 준비 운동 수준에서 더 높은 수준으로의 변화된다.)

6. 가스 교환을 등록하는 시험에서 – **폐활량 작업계** – 과호흡에 의해 보상된 이어진 대사적 산성화를 이용하여 유산소 대사 최대치가 얻어졌는지가 문서화된다. 이러한 상황에서 RER이나 호기된 이산화탄소와 흡기된 산소사이의 비율이 스트레스 시험의 분 당 마지막 분기에서 1.1 이상이 되어야 하고 최대 산소 소비 측정치는 VO_{2max}로 표기된다. 이 상태가 얻어지지 않으면 이것은 VO_{2peak}으로 표기된다. 환자가 진정한 대사적 최대치에 이르지 않았다면, 환자가 스트레스 시험을 왜 조기에 종료되었는 지에 대한 이유가 규명되어야 한다.

7. 가스 교환 등록 없는 시험에서 산소 소비는 최대 강도에서 와트에 의한 수행능력으로 구할 수 있다(트레드밀에서 기울어진 각 및 벨트 속도에서 구할 수 있다). RER은 적합하지 않고 환자가 대사적 최대치에 이르렀는지가 단지 맥박에 의해서만 확인될 수 있다 – 이것은 10개의 맥박의 표준 편차를 가진 값이다. 이러한 많은 인구 분포적 차이에서는 "예상되는 맥박" 값이 사용되는 지의 여부가 매우 논쟁적이다. 같은 단련 수준을 가진 두 사람에서 한 사람이 낮은 역치에서 최대 맥박을 가지고 있고 다른 사람이 높은 역치에서 최대 맥박을 가지고 있다면 이는 최대 맥박 빈도에서 40회만큼 차이가 난다. 작업계의 최대 강도에서 VO_{2peak} 또는 VO_{2max}의 감산의 형태로 이루어진 단순화가 단지 스트레스 시험 원칙이 적절하게 진행되고 환자에게 10–15분에 걸친 시험 동안 그리고 부적절한 환자에서는 8–12분간에 걸쳐 최대 수행이 이루어지는 경우에만 허용될 수 있다(시험의 준비 단계 포함). 환자가 진정한 최대치에 이르렀는지에 대한 추정은 예상되는 최대 맥박 비율의 퍼센티지가 아니라 검사자의 경험에 의해서만 이루어진다. 일반적으로, 몸무게의 킬로그램 당 와트로 표현되는 천천히 증가된 강도에서 얻어지는 소비(몸무게의 킬로그램 당 밀리리터로 계산)에 대해, 산소 소비는 휴지기 소비에 추가된 몸무게당 킬로그램에 대한 와트로 표시된 부하의 12.8배에 해당한다. 1 MET가 휴지기 산소 소비에 대한 표 값으로 사용될 수 있다.

즉, 3.5 ml · kg^{-1} · min^{-1}이다. 이 공식은 무산소 역치 강도에 도달하기 전에 더 정확하다. 따라서, 특히 천천히 진행되는 순환계 질환을 가진 환자와 상대적으로 낮은 강도의 운동 동안 스트레스 시험 역치를 보여주는 부적절한 환자에서는 이 것이 VO_{2max}에 대한 현실을 과대평가하게 된다.

스트레스 시험의 조기 종료에 대한 지침

- 협심증으로 인한 중증도 에서부터 심한 통증
- 방향 감각 상실, 운동 실조, 어지러움, 실신
- 1 mm 이상의 EKG 상 ST 구간 상승, 2 mm 이상에서 수평에서 빨리 ST 구간의 처짐으로 이행
- 스트레스 시험 동안 심각한 부정맥의 시작
- 이전 강도와 비교할 때 10~20 mm Hg 이상으로 혈압 감소
- 청색증의 시작 또는 HbO_2 포화가 빠르게 감소
- 진행성 호흡 곤란
- 심실 빈맥과 확연히 구분되지 않는 EKG 상 타워 분지(Tawar branch)의 막힘 시작

스트레스 시험 평가의 원칙

스트레스 시험 평가 동안 기본적인 중요 매개변수가 기준값과 비교되고 신체적 부하에 대한 환자의 개인적 인지와 확인된 병리가 평가된다.

단순화된 스트레스 시험 평가가 전형적인 진단 심장학 시험으로서 간주될 수 있다.

양성 스트레스 시험

a) EKG 상에서 80 ms 또는 그 이상의 강도에 의해 야기된 수평 또는 하강 ST 부분은 심내막하 허혈을 야기하는 감소된 관상 관류량의 존재에 대한 고전적인 양성 스트레스 시험으로 간주된다; 또한 J 지점에서 80 milliseond 이상 지속하는 QRS의 끝부분까지의 사이 간격에서 2 mm 이상 상승하는 침하가 의심된다. 스트레스 시험에 의해 야기된 협심증은 스트레스 시험의 신뢰성을 높인다.

b) 혈압 하강과 관련된 ST 부분 상승.

c) 위험군 환자에서 의심스러운 ST 부분 침하를 가진 협심증에 의해 야기된 고전적 통증

음성 스트레스 시험

스트레스 시험은 심혈관 장치 기능장애의 주관적 또는 객관적 징후를 야기하지 않았다.

비전형적(비정상) 스트레스 시험

작은 비정상 상태가 스트레스 시험 동안 발생하였지만 지나치게 결과에 영향을 주지 않았다. 몇 달이 지난 후 다시 비정상 상태를 평가하는 것이 권고된다.

스트레스 시험의 비진단적 결과

이것은 협조가 힘든 환자와 기술적인 이유 때문에 발생한 운동 장치 장애로 말미암아 증상이 제한적인 스트레스 시험에서 발생한다.

심장학 관점에서 스트레스 시험의 평가는 너무 복잡하여 우리는 이 주제에 대한 전문가의 의견을 들을 것을 추천한다. 그러나, ICHS 진단 표준으로서 추천된 방법인 코로나로그러피와 비교할 때 스트레스 시험 EKG는 단지 80% 민감도와 80% 특이성을 보여준다는 것을 기억해야 한다.

치료 효과의 평가

최초 추천 방법이 수행되고 재평가 시험이 이것의 효과를 평가하기 위해서 약리적 또는 다른 치료 후 역시 시행되었다(같은 부하 강도 동안 스트레스 시험 내성 및 병리적 결과를 비교하여).

스포츠, 여행 그리고 일상생활의 도전적 활동으로 돌아가지 전에 환자의 단련 수준 및 부하 동안의 병리적 결과의 생성이 설정되어야 한다. 수행은 추천값과 신체 활동의 계획된 강도와 비교된다. 도움이 요구되는 운동을 시작하기 전에(재활 의사, 물리치료사, 당뇨병 전문가, 폐 전문가 그리고 심장 전문의에 의한 수정을 포함), 신체 활동 동안 심호흡계의 단련 수준과 병리 기전이 설정된다. 연령 추천값과 위험 요인의 범위 비교 후 운동과 약물의 선택된 목표의 범주 내에서 적절한 강도가 설정된다. 만약에 환자가 최대로 스트레스를 받으면 훈련 강도는 펄스 리저브 또는 최대 산소 소비의 비율에서 얻어진다. 지구력에 대해서 일반적인 강도는 무산소 역치 또는 그 이상과 근접한 강도에서의 훈련 동안 점차적인 짧은 간격을 여러 차례 삽입하면서 이루어지는 심박 리저브 또는 VO_{2max}의 50~60%에 이른다. 만약에 환자가 스트레스 시험 동안 VO_{2peak}에 도달하면, 스트레스 시험이 전문가에 의한 운동 수행의 실험적 지식에 기반한 개인 운동 처방을 제시하는데 기준으로서 사용된다. 운동의 필요에 대한 개인별 무산소 한계점의 설정은 실제적으로 동기부여가 안 되면서 최대 부하를 연장하는 필요성과 이것의 지나친 섬세함 때문에 재활 환경에서 자주 사용되지 않는다.

3.2.6 노인의 기능적 능력에 대한 평가를 포함하는 활동의 평가

뉴욕 심장 협회(NYHA)는 연령을 고려하지 않고 환자들을 신체적 단련에 따라 4가지 그룹으로 나누었다. NYHA 2-3 그룹에 있는 환자들은 감독이 존재하는 운동 치료가 지정된다(1그룹 환자는 기능적으로 제한이 없고 환자에게 가정 운동 프로그램을 주는 것으로 충분하다). 만성 심장 장애가 있거나 NYHA 단계 3과 4에 해당하는 단련 수준을 가진 환자는 특별 재활이 고려된다.

NYHA 분류

- **1 그룹** — 신체 단련에서 기능적 제한이 없다. MET 7에 이를 수 있고 7 km/hr의 속도로 걸을 수 있으며 심장 증상이 없이 19 km/hr 속도로 자전거를 탈 수 있다.
- **2 그룹** — 약간의 기능적 제약, 5-7MET에 이르고 가정에서 그리고 신체적 과부하가 없는 운동 환경에서 모든 종류의 운동을 할 수가 있다. (미국에서 보험회사는 MET 5이하부터 장애로 간주한다).
- **3 그룹** — 뚜렷한 기능적 제약을 가지며 2-4 MET에 해당한다. 꽃밭에서 괭이질을 할 수 있지만 나무를 쪼개지 못하고 약간 울퉁불퉁한 지역에서는 빨리 걸을 수 없다.
- **4 그룹** — 매우 심각한 기능적 제한이 있고 휴식기 또는 최소 신체적 요구에서 심장 기능 장애를 가지며 작업 능력은 MET 2 이하이다. 환자는 가정에서 독립하는데 어려움을 가진다.

이 분류는 75세까지 연령에 맞춰져 있다. 얻어진 신체 활동을 바탕으로 MET로 재계산하여 폐기능 검사와 단순 작업계로 비교하면 신뢰할 만한 결과를 얻을 수 있다. 하지 절단이 있는 환자에서 상체 작업계에 처방된 강도는 자전거 작업반에 적용된 강도의 절반이다. 최대 산소 소비는, 그러나, 추천 값과 함께 비교될 수 없다. 의족을 가지고 걷기 연습을 하는 경우, 환자는 절단 전 무게의 0.5 W/kg 이상 강도를 견뎌야 한다. 낮은 단련 수준을 나타내는 환자에서 어깨 근육이 광범위하게 강화되어야 한다.

3.2.7 허혈성 심장 질환(IHD)을 가진 환자에서 특정 스트레스 시험 적응

2005년에 출간된 메타 분석은 IHD를 가진 환자에서 운동 치료의 결과에 초점을 둔 48개의 연구를 검토했는데 (-7~-32%에 이르는 95% 간격 신뢰성을 보임) 이는 운동이 이 질환으로 인한 사망률을 26%까지 낮추었다. 동시에, 숫자와 재 경색은 감소되지 않은 것으로 확인되었는데 이것은 갑작스러운 심장 마비 시작의 위험이 동시에 감소되었고 따라서 생존 확률이 증가되었다는 사실에 의해서 설명될 수 있다. 사망률은 감소되었고 따라서 병적 상태는 증가하였다.

운동 치료의 전반적 영향은 논란의 여지가 없고 VO_{2max}는 초기 값에 의존하여 몇 달 만에 10-60% 정도 증가한다; 감소가 크고 초기 값이 낮을수록 증가는 더 커진다. 동맥정맥 차이도 또한 커지거나 더 큰 산소 추출이 필요한 혈류의 범위를 감소시키고 순환의 효과를 증가시킨다. 가장 긍정적인 활동이 첫 2-3개월에서 발생하지만 심장 배출량에서의 뚜렷한 증가가 점차적으로 이루어지면서 재활 프로그램에 참여한 지 대략 1년 후에 배출 비율과 수축기 배출을 통해 준 최대 부하 동안 증가에 이른다.

적절한 적응을 유발하는 부하 스트레스의 확인은 여전히 문제로 남아있다. 강도는 VO_{2max}의 비율로 표현될 수 있는데 이는 필요한 정확도를 가지고 있고 심장 박동에 의해서도 표현이 가능하지만 이는 덜 정확하다. 다른 옵션으로는 다양한 훈련 부하 지속의 확인이 있으며 이는 예측된 강도 수준이 동반되어야 한다. 주 당 훈련 횟수가 중요한 정보이다. 가장 잘 조절된 연구는 70-85%의 심장 박동 강도로 대략 20분 동안 일주일에 3회 훈련하는 것을 추천한다. 현재는, **저항 운동**으로 유산소 운동을 보조하는 것이 추천된다. 이것의 강도는 1회 반복 최대치의 비율로서 표현된다(RM). 전반적인 훈련 시간이 5분간의 준비 운동과 같은 양의 쿨 다운 시간에 의해서 증가하여 총 시간은 30분에 이를 수 있다. 시간이 흐른 후 계속된 향상이 존재하면 훈련 시간은 다소 증가될 수 있다.

환자가 위의 방식으로 자주 발생하는 기존의 **재활 프로그램**을 훈련하는 것이 최고이다. 5-6 km/hr의 속도로 빨리 걷는 것이 훈련의 최고 이상적인 형태이다.

다른 운동 훈련의 첨가는 제한적인 훈련을 가진 증가된 강도 보다 최종 결과에서 이상적인 효과를 보여주지 않는다. 저항 훈련은 60세 이상의 사람에서 빠른 연축 산화 섬유의 산화적 능력을 증가시킨다. 가파르지 않은 외부 지형에서 걷는 것은 하지에 어떠한 운동장애로 보이지 않는 정기 검사를 하지 않는 환자에게 가장 적당하다. 환자가 가장 익숙한 2–3 km 길이 루프가 선택하기 가장 쉽다. 주간 운동을 통한 에너지 소비는 대략 1,000 kcal이며, 이는 약 16 km에 해당한다. 이 값은 예방에 매우 효과적이고 심근 경색의 위험을 30–40% 정도 낮추어 준다. 이것은 5 km/hr의 속도로 한 주에 약 세 시간 정도 걷게 한다. 추천되는 최대 HR은 약 60–75%이다.

정형외과적 문제를 가진 환자에서 상황은 더욱 힘들다. 이들은 작업계에서 페달을 밟고 물속에서 수영하거나 운동할 수 있다. 작업반이 만약에 환자에게 적합하다면 가장 용이하다. 다른 형태의 신체 활동을 찾는 복잡한 방법은 환자의 협조를 구하는 것을 어렵게 만든다.

합병증을 가지고 있거나, 더 심각한 상태 그리고 정기적인 검사를 필요로 하는 환자는 최대 HR 65% 정도의 낮은 강도로 시작할 수 있다.

실질적인 추천이 인용된다: 해당 강도 이하로 운동하는 것은 호흡 곤란을 유발한다. 환자의 운동 강도가 허혈에 의해 제한을 받는 경우에도 운동을 하는 것이 권고되는데 그 이유는 내피 기능에 긍정적인 영향을 가져오고 신체활동과 심장 근육 펌프 기능에 증가를 가져와서 관상동맥의 경직 발생을 감소시키기 때문이다. 어떤 연구에 따르면 운동이 스텐트 삽입보다 더 효과적이라고 한다. 협심증을 가진 환자에서는 야기된 협심증에서 운동이 허혈을 감소시키고 EKG 상에서 ST 구역 처짐의 감소를 보여주는 것으로 알려져 있다. 훈련 원칙은 심근 경색 원칙과 유사하다.

파행을 가진 환자는 운동을 꼭 해야 한다; 100% 정도의 파행 거리 증가가 예상될 수 있다. 지금까지 감독하 운동 프로그램 참여 후 향상을 보여주는 연구에 의해 확실한 결과가 증명되었다. 운동은 환자가 치료를 받고 항상 수술 후 운동이 추천된다 하더라도 증상이 낮은 부하에서 증가한다면 추천되지 않는다.

3.3 기능적 폐 평가

3.3.1 운동 시스템에서 그리고 특정 기관에서 장애를 가진 환자의 폐 기능장애 시작의 원인들

다음의 조건들이 비정상적인 폐 기능 결과를 일으킨다: 만성 신경 근육 질환, 흉곽 기형, 흉곽 내부 또는 복강 내 형성에 의한 호흡계의 압박, 비정상적 혈관 구조, 반복되거나 자주 일어나는 호흡기 감염, 기관지 과활동(기관지 평활근의 증가된 수축[경직]), 비만, 특정 질환에서 경직된 흉곽, 단측 마비, 성대 마비, 폐와 흉곽의 성장과 발달 장애를 포함하는 횡격막 장애(방사능 치료 후와 같은 의원성 영향 포함).

아이들에서, 폐 기능(PF)은 호흡계의 자연스러운 발전에 의해 심각하게 영향을 받는다. 생리학적으로, 소아 폐는 출생 당시 미성숙된 기관이다. 만약 비정상적인 영향이 특정 기간 동안 미성숙 기관에 영향을 주면, 폐 조직 실질, 호흡 기도 및 폐 혈관 네트워크의 재형성이 발생할 수 있다. 게다가, 폐 발달은 다양한 태생 전후 질환에 대한 강도 높은 치료에 의해 영향을 받을 수 있다(산소 치료의 영향, 인공 폐 호흡, 흉곽 절제와 같은 광범위한 심장 수술과 같은 상태 등).

3.3.2 진단적 치료

폐 기능 시험(PFT)은 재활에서 사용되는 진단 방법이다. 이것은 해당 구성과 전반적인 호흡계(RS) 기능을 평가하는 시험 방법들이다. 기능적 관점에서 호흡계는 세 가지 부분으로 이루어진다: 폐 그 자체, 폐 실질 조직의 정적 및 동적 부피와 탄력성 평가, 막힘 평가 또는 반대로 호흡기도의 "특이적" 간격과 이것의 반응 포함; 그리고 형태, 배열 및 운동성을 평가하는 흉곽. 특수한 부분이 특히 평활근 기능을 포함하는 호흡기 근육을 위해서 고안된다.

PFT의 근본적인 방법은 유속, 부피 및 압력을 측정하는 물리학 원칙들에 기반한다. 다른 추가적인 방법들은 부분적 산소 및 이산화탄소 압력 및 폐 모세혈관 막을 통한 특정 기체의 변화 율(예: 헬륨과 일산화탄소)과 같은 다른 원칙들을 활용한다.

기능 시험의 방법은 협조적인 환자(대략 3–4세 사이에 시작함)를 위한 방법과 비협조적인 환자(출생에서 3–4세 이르는 환자)를 위한 방법을 포함한다. 이러한 분류에 대한 원인은 나이(시험기간 동안 낮은 협조 수준, 특정 호흡 전략의 실행을 위한 운동 조정 수준이 낮음)나 해당 질환이 폐 기능 평가(예: 침대에서 생활하는 척수 부상을 가진 환자, 호흡 장비에 의존하는 환자)의 완전한 적용에 제약을 가하기 때문에 주어진 장애를 가진 환자를 위해 개발된 특정 방법을 선정하는데 필요하기 때문이다. 그러나, 대개는 폐 기능 시험 방법은 다음과 같이 분류된다:

- 폐 용적
- 호흡경로 간격
- 폐 탄력성
- 폐 확장 능력
- 호흡 근육 기능

또한, 여러 가지 다른 새로운 방법들(예: 흉곽 호흡 잡음의 전자적 기록, 흉곽 떨림, 호기 컨덴서 평가 또는 호기된 산화 질소 분석)이 지난 10-15년간 등장했다. 그러나, 이들의 상세한 설명은 이 책의 범위를 벗어난다.

움직임 장애를 가지고 있거나 척수 부상과 같은 심각한 부상을 당한 후 환자의 삶의 질은 호흡계의 기능적 상태에 의해 영향을 받을 수 있다. 이러한 환자에서 폐 기능이 재활 영향과 추가 치료에 대한 필요성의 지시자 역할을 한다. 잠재적인 폐 기능 기형은 단기 및 특히 장기 치료 결과의 평가에 영향을 미친다. 호흡 기능 그 자체(예: 폐 생체 기능의 범위)와 움직임 장치 상태(어깨관절에서 움직임 제한 또는 제한된 횡격막 기능)가 중요한 기능을 한다. 하나 또는 두 개의 이전에 언급된 기관의 장애 동안 신체의 적응은 신체 활동뿐만 아니라 휴식기에도 특정한 역할을 한다. 따라서, 다양한 재활 방법과 함께 폐 기능 시험은 움직임 장치 장애를 가진 환자의 삶의 질의 포괄적인 평가의 한 부분이 된다.

이 장의 목표는 움직임 장치 장애를 가진 환자에서 폐 기능 이상의 시험에 대한 옵션들의 기본적 정보를 요약하고 이러한 환자에서 폐 기능 시험의 다양한 임상적 해석을 이해하는 것이다.

기술적 장비

폐 기능 시험을 위한 현재 장비는 일반적으로 측정의 원칙에 기반하지만 컴퓨터 데이터 처리의 확장된 가능성을 활용한다. 신체 체적 기록법이 한 예가 될 수 있다. 멘지스

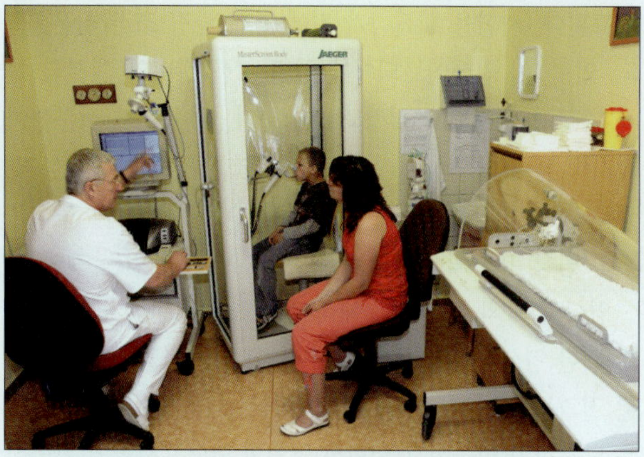

그림 3.3.2-1 폐 기능 시험 실험실을 위한 표준 장비는 신체 혈량계 및 특정한 추가적 보조 기구 세트를 포함한다. (예: 임펄스 오실로메트리 모듈 - 폐 확산 능력을 측정하기 위해 컴퓨터 스크린 또는 장비를 참고하기 바란다.) 신생아 환자(우측에 임상 체임버)를 위한 신체 혈량계는 특수한 장비로 간주된다.

(1790)에 의한 원래 이론은 1956년 두보이스에 의해 정립되었고 이는 오늘날 컴퓨터 상에서 아무런 변화 없이 사용된다. 다른 예는 데이터 처리(빠른 포리어 변형에 의해) 및 진동계 측정(자극 진동계)에 의한 호흡경로 간격을 설명하는데 있어서 많은 진보가 있다. 아날로그 변수(흐름, 압력)의 디지털화 및 컴퓨터 처리(예: 흐름 신호를 부피 신호로 통합), 그래픽 처리(예: 흐름 체적 커브의 제시) 및 통계적 데이터 처리(예: 측정된 매개변수의 하루 동안의 변화 및 환자의 최고 개인 값과 이들의 비교)의 엄청난 발전은 현대 폐, 재활 및 스포츠 의학 전문가들에게 다양한 종류의 도구를 전해준다. 이들의 선택은 각 환자의 요구(예: 사지 마비를 가진 환자는 일반적인 혈량계로는 평가될 수 없다) 및 치료하는 의료진이나 연구팀의 임상적 질문들에 달려있다(그림 3.3.2-1). 몇 가지 예외를 제외하고는 견고한 경쟁 때문에 좋은 장비가 어떠한 임상 시설의 특정 요구를 기반해서 쉽게 얻어질 수 있기 때문에 특정 이름과 제조사 이름은 이번 장에서 언급되지 않는다.

폐 기능 시험을 위한 절차

폐 기능 시험을 시작하기 전에 환자의 정확한 인구 통계적 및 병력 기록이 확보되어야 한다. 이것들은 주로 측정값과 추천 값의 비교를 위해서 필요하다. 특정 팀은 강요된 호흡법 동안 환자의 완전한 협조를 요구하기 때문에 환자에게 PF 시험의 목적과 형태 및 중요성을 알리는 것이

권고된다. 시험을 시작하기 전에 주위 환경 조건(실온, 습도, 압력)이 업데이트되어야 하고 시험 장비와 센서의 눈금 측정이 수정되고 설정되어야 한다. 검사자의 전문성이 정기적 훈련에 의해서 확보되어야 한다(기술적 신뢰성 및 정확도 그리고 검사자에 의한 환자 치료). 시험의 목적은 후속 임상 평가를 허용하는 재생가능 기록을 얻는 것이다.

임상 결과의 부가적인 해석이 최초의 질문에 답변을 주기 위한 임상적 제안을 포함해야 한다. 디지털적으로 처리된 결과는 임상적 결과 없이 남겨질 수 없다. 사용된 방법은 도구적 방법들이고(이미징 방법이 아님) 시험의 기술적 측면뿐만이 아니라 모든 해석을 요구한다.

폐 기능 시험의 방법들

정적인 폐용량

정적인 폐용량(그림 3.3.2-2)은 신체 혈량계 또는 비협조적인 환자에서 희석 방법에 의해서 측정된다. 특정 혈량계는 휠체어에 앉아있는 동안 환자가 평가될 수 있는 사지마비를 가진 환자를 위해서 개발되었다.

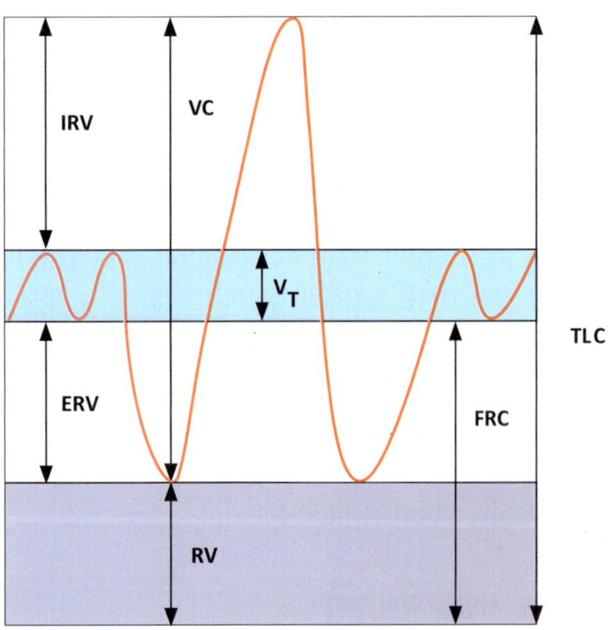

그림 3.3.2-2 용적-시간 및 정적인 폐용적의 호흡 기록지: 폐활량(VC), 1회 호흡량(VT), 흡기 예비량(IRV), 호기 예비량(ERV), 기능적 잔기량(FRC), 총 폐 기능 용량(TLC) 및 잔기 용적(RV).

활동적 폐용량

활동적 폐용량(그림 3.3.2-3)은 강요된 최대 호기법 시행 동안 얻어진다. 얻어진 매개변수는 주로 폐 크기, 운동 능력 및 가능한 폐 초과 인플레이션과 같은 호흡계의 부피 측정 매개변수를 평가하는데 주로 사용된다(개인 폐용적의 비율에서 가능한 변화에 기반하여). 비협조적 소아 환자에서는 환자의 흉곽과 복부에서 가해진 외부 압력이 사용될 수 있다(압박 방법–빠른 흉곽 및 복부 압박). 폐용적 매개변수는 증가되거나 감소된 값에 도달할 수 있다.

호흡경로 간격

호흡경로 간격은 전형적으로 강제 최대 호기 방법 동안 흐름–용적 커브와 신체 체적 기록을 통해 증가된 호흡처럼 휴식기에 측정된다. 가능한 호흡 경로 폐쇄는 2개의 완전히 다른 방법에 의해서 확인된다. 두 개의 측정법의 결과들은 상세한 평가와 가능한 폐쇄 위치의 확인을 위해 사용되는 여러 개의 매개변수들을 포함한다. 호흡경로 간격의 매개변수들은 감소되거나 증가된 값에 도달할 수 있다. 비협조적 소아와 성인 환자에서 다음의 방법들이 선택될 수 있다: 호흡 동안 중앙과 말초 호흡 경로의 저항 정의를 허용하는 다양한 범위의 진동 신호(5–20 Hz 범위 내)에서 오는 활동을 이용하는 자극 진동 측정(IOS)과 여러 가지의 다른 변수들. 다음으로, 작은 음성 압력(−0.3 ~ −0.5 kPa)에 의한 휴식기 호기 흐름 제한을 시험하는 것이 수행된다(음성 호기 압력, NEP)(아래 참조). 이 휴식기 EFL 이외에, 최대 호기 제한이 또한 인식된다(강제 최대 호기 동안 측정). 다른 방법은 중재기 기술이라고 불리는데 이는 전반적으로 호흡 장치의 저항을 측정한다(RInt). 호기 흐름은 휴지기 호기 측정 도안 매우 짧게 중단된다(100 mx). Rint는 중단 전후에 압력과 흐름에서의 차이로서 계산된다.

기관지 반응성

기관지 반응성은 기관지 확장과 기관지 수축에 의한 휴지기 시험의 끝에서 측정된다. 폐활량 측정 시험 이후 기관지 확장 준비제제는 흡입을 통해 주입되고 폐활량 측정 시험이 20~30분 동안 반복된다. 양성 시험이 측정 값과 기준값 사이의 비율로부터 평가된다.

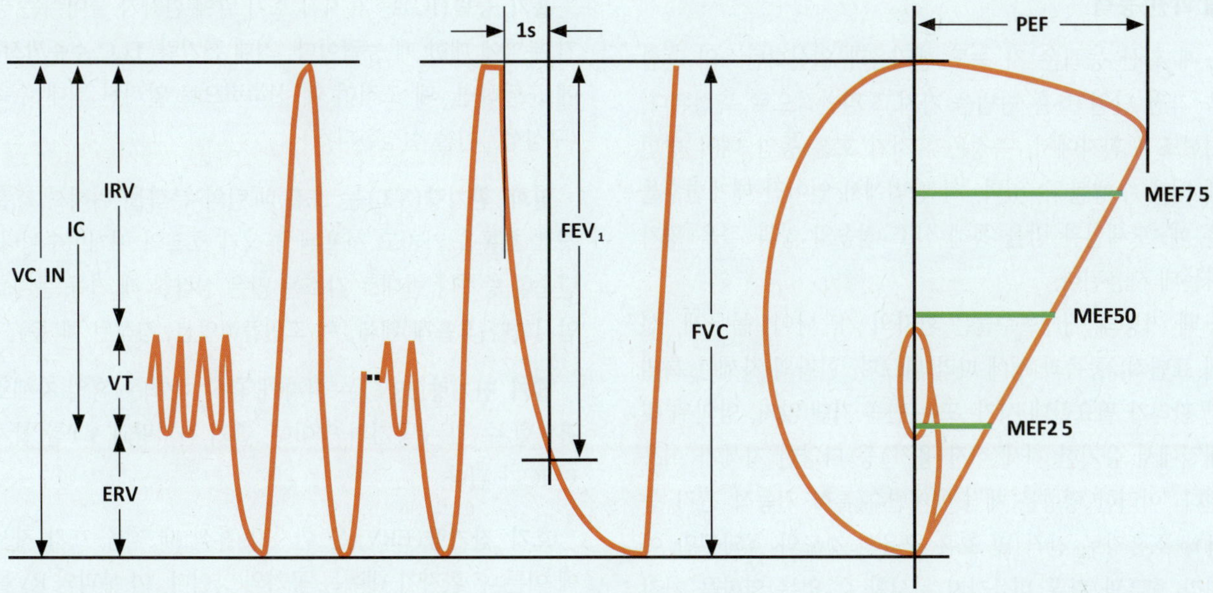

그림 3.3.2-3 용적 시간 및 흐름 용적 커브의 호흡 기록계에서 얻어진 기능적 매개변수들(90° 각도로 회전된다): 흡기 폐활량(VC IN), 흡기 능력(IC), 1회 호흡량(VT), 흡기 잔기량(IRV), 호기 잔기량(ERV), 1초 폐활량(FEV), 강제 폐활량(FVC), 최대 호기 흐름(MEF25, MEF50 및 MEF75) 및 최고 호기 흐름(PEF).

폐 탄성

폐 탄성은 풍선 탐침이 식도의 아래로 삽입된 후 측정된다(그림 3.3.2-4). 폐의 다양한 용적 수준 정적 상태 하에 측정된 폐 반동 압력의 값뿐만 아니라 정적 폐 탄성이 측정된다. 폐 반동 압력은 흉곽 탄성이 제거될 때 폐 조직 자체의 줄어드는 힘에 대한 매우 정확한 지시자이다. 비협조적 영아와 신생아에서는 근거한 방법들이 사용될 수 있다; 그러나, 이들은 전체 폐 시스템의 탄성을 측정한다. (폐/흉곽 콤플렉스). 폐 탄성 매개변수들은 증가되거나 감소된 값에 이를 수 있다.

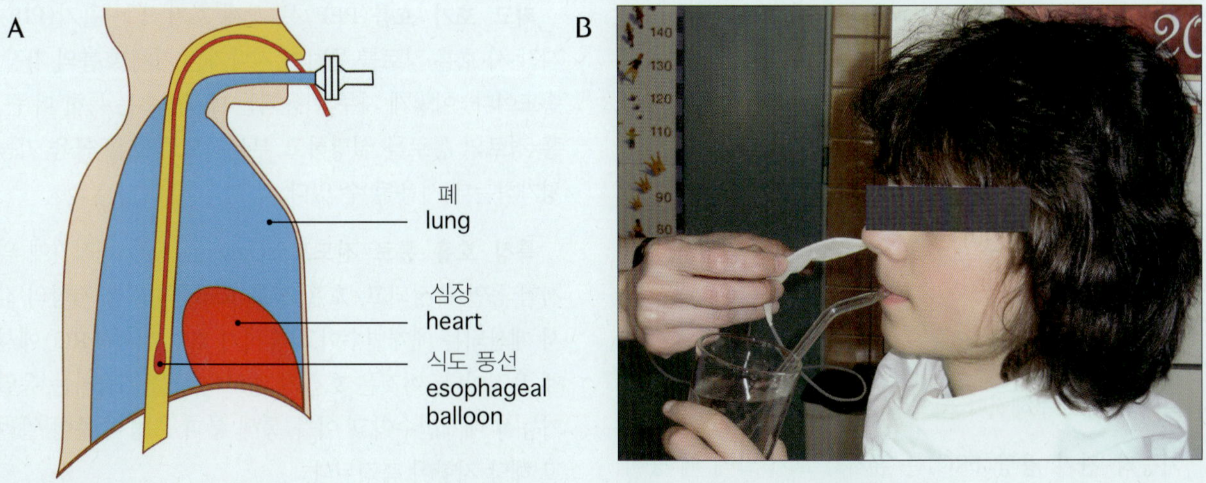

그림 3.3.2-4 식도 풍선 방법에 의한 폐 신축성 측정. A- 식도의 하부에 식도 풍선을 설치; B - 비인두 접근을 통한 식도 풍선 삽입 과정.

폐 확산 능력

폐 확산 능력은 저 농도 헬리움과 일산화탄소의 혼합을 가진 단일 호흡 방법을 가지고 일반적으로 측정된다. 비협조적 환자에서, 측정은 휴지기 호흡 동안 대안 방법에 의해 수행될 수 있다. 이 방법에서 얻어진 매개변수들은 폐-모세혈관 막을 통해 산소 전송의 양과 질을 평가하는데 사용된다.

폐 기능의 매개변수들은 환자의 키, 나이, 몸무게, 신체 표면적, 종족과 성에 따라 다르다. 환자의 자세는 특별한 관리가 필요한데 서기, 또는 반쯤 기댄 앉기, 앙와위 및 내전에서 융기한 자세(하지 융기)등 다양한 자세가 이용된다. 이러한 영향은 체적 매개변수(특히 기능적 잔기 능력), 호흡경로 간격 및 호흡 근육의 강도와 효과뿐만 아니라 호흡과 관류 비율까지 무시할 수 없는 영향을 가지고 있다. 앞서 언급한 변화의 상세한 기술은 이 장의 범위를 벗어난다.

폐 기능 매개변수의 기술

지시자(매개변수)의 표준 설정이 폐 기능을 평가할 때 사용된다. 이러한 지시자들을 평가하는 방법과 이들의 평가(예: 시험의 재생산) 및 기준 값과의 비교는 매우 엄격하게 정의된다(표준화). 그림 3.3.2-5는 호기와 흡기 방법의 개괄적 그림을 가진 흐름-용적 커브를 보여준다. 폐활량(VC)은 완전환 흡기(호기 VC) 이후 느린 완전한 호기 동안 또는 반대로 완전한 호기(흡기 VC) 이후 완전한 흡기 동안 동원되는 폐 능력이다. 건강한 개인에서는 VC의 크기가 강제 폐활량과 다르지 않다.

강제 폐활량(FVC)는 VC와 같고 호기뿐만 아니라 흡기도 강요된다는 사실에서만 VC와 차이가 난다. 만약에 FVC가 VC와 매우 크게 다르면 이러한 차이의 임상 기원을 평가하는데 도움을 주기 위해 추가 시험이 추천된다(신체 체적 기록법과 호흡 근육 기능 평가가 가장 적절하다).

총 폐능력(TLC)은 폐의 크기를 기술하는 능력이다. 이것은 흡기 및 기능적 잔기 능력의 합이나 폐활량과 잔기 용적의 합계로 구해진다.

기능적 잔기 용량(FRC)는 휴지기 호기 말에 폐 용적에 대한 폐 능력이다. 이 위치에서는, 폐 조직의 수축힘과 흉곽의 확장력이 균형을 이룬다. 이것은 때때로 완화 부피라고 불린다.

흡기 능력(IC)는 휴지기 호기 말에 환자가 들이쉬는 공기 부피에 대한 폐 능력이다. 최대 흡기량(TLC 수준까지)에 도달하면, 폐 조직이 폐 신축력으로 알려진 최대 수축(구심성) 힘을 설명한다.

일회 환기량(VT)는 호흡 패턴의 분석을 위해서 호흡경로 흐름을 가지고 사용된 휴식기 호흡의 매개변수이다. 단순한 증가나 반대로 감소는 많은 심각한 폐 기능 문제를 암시한다(호흡계 폐쇄, 폐 초인플레이션, 경직된 폐 등).

흡기 잔기량(IRV)는 환자가 휴식 때 최종 흡입 자세로 흡입할 수 있는 공기의 양이다. 흡기 잔기량과 VT를 합치면 IC가 된다.

호기 잔기량(ERV)은 환자가 휴식 때 최종 호기 자세에 이른 후 환자가 내쉬는 공기의 양이다. 이 부피와 RV를 합치면 FRC를 얻게된다.

잔기량(RV)은 모든 흡기 노력에도 불구하고 폐에 남아있는 공기의 잔기량을 의미한다.

최대 호기 흐름(MEF)은 흡기 및 강요된 호기 시 호흡기 경로를 통해 지나가는 가스 흐름의 속도이다. 이것은 대개 FVC의 세 가지 부피 측정법에서 측정된다(결과는 MER25, MEF50 및 MEF75가 된다). 측정된 MEF 값은 호흡경로 간격을 기술하는데 이용된다. MEF가 측정되는 부피 측정 수준은 가능한 호흡 경로 폐쇄의 위치에 중요하다. MEF/TLC는 TLC의 각 유닛마다 교정되는 최대 호기 흐름이다.

최고 호기 흐름(PEF)은 강제 호기 또는 흡기(PIF)의 시작 시 호흡 경로를 통하여 지나가는 기체 흐름의 가장 큰 속도이다. 이렇게 자주 이용되는 매개변수는 특히 더 큰 호흡 경로의 통로를 설명하고 부분적으로 호흡 근육 기능을 평가하는데 사용될 수 있다.

특정 호흡 통로 전도도(sGaw)는 신체 체적기에 의한 시험 동안 측정되고, 호흡 경로(Raw)의 흐름 저항의 값에서 계산되는 매개변수이고 휴식기 호기 위치(FRC)에서의 폐 용적이다. 이것은 호흡기 경로 저항을 기술하는 유일한 기능적 매개변수이고 이를 통해 부피 측정 수준이 알려지고 해당 저항이 측정된다.

1초당 강제 호기 부피(FEV_1)은 전반적인 호흡경로 간격을 기술하는 가장 일반적인 역동적 폐 부피(각 시간 단위

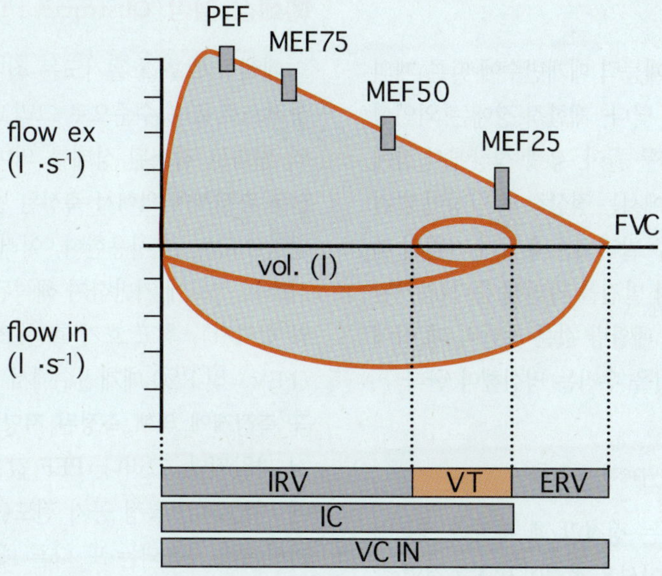

그림 3.3.2-5 흐름 용적 커브로부터 얻어진 기능적 매개변수: 강제 폐활량(FVC), 흡기 능력(IC), 일회 환기량(VT), 흡기 잔기량(IRV), 호기 잔기량(ERV), 최대 호기 흐름(MEF25, MEF50 및 MER75), 최고 호기 흐름(PEF).

마다 교정)이다. 1초당 강제 호기 부피가 낮을수록 호흡경로 간격의 제한이 더 심각해진다. 1초당 강제 호기 부피/강제 폐활량의 비율은 기능적 진단을 구체화하고 잘못된 양성 폐쇄 결과를 구별하는데 도움을 준다. 소아에서 1초당 강제 호기 부피 매개변수의 중요성은 불확실하다.

호기 흐름 제한(EFL)은 기관지 기관 기질의 자율 조정 능력인데 이는 호기 동안 개인 흐름 값의 지나침을 허용하지 않는다. 최대 호기 흐름 제한 및 휴식기 호기 흐름 제한은 최대 회기 동안 확인된다. 휴식기 EFL 측정이 NEP 도구에 의해서 수행되는데 이는 환자의 입으로 휴식기 호기 동안 낮은 음성 압력(일반적으로 −0.5kPa)을 가져온다.

정적 폐 탄성(C_{st})은 경폐 압력에서 유닛 변화 동안 폐의 부피 변화를 기술한다(경폐 압력은 식도와 구강 압력 사이의 실질적 차이이다). 이 C_{st}값이 높을수록 폐는 더욱더 탄력이 있다. C_{st}/TLC는 특정 정적 폐 탄성력이고 따라서 TLC 단위당 교정된 정적 폐 탄성력의 값이기도 하다.

정적 폐 반동 압력(P_{st})은 100%, 90% 및 60%의 TLC에서 측정된 폐 엽에서의 최소 부피를 이끌어내는 폐 기질의 축소되는 구심력의 값이다. 이 값이 높을수록 폐는 더 경직된다; 즉, 더 굳어진 폐는 더 높은 탄력을 가진다.

3.3.3 폐 기능 시험에서 결과의 해석과 적용

폐 기능 시험의 결과를 정확하게 해석하기 위해서 환자의 정확한 인체 측정 데이터(나이, 성, 키, 몸무게 등)와 병력(즉, 직 · 간접적 흡연, 과거 병력 등)이 알려져야 한다. 동시에, 적절한 정상치 값들이 선정되어야 한다. 회귀 공식이 환자의 인체 측정 데이터 입력 후, 필요한 매개 변수의 정상 값을 제공하는 측정 값과 정상 값을 비교하는데 사용된다. 오늘날, 빨리 변화하고 있는 환경(향상된 영양 제공 및 변화된 움직임 습관 등)에서 적절한 정상 값을 선정하기 위해 정상 값의 특징이 알려져야 한다(환자의 수, 그들의 인종, 나이, 인체 측정 데이터 등). 낮은 동질성을 야기하는 증가된 인구 이동은 여기에서 심지어 상대적으로 작은 영역에서도 적용된다(예: 대도시 결집). 이러한 이유 때문에, 많은 조밀하게 특화된 정상치(예: 모든 흑인들)가 이러한 부 인구 그룹에서 인체 측정 데이터에 기반해서 발전되었다.

다음의 방법들은 정상치와 실제치를 비교하기 위해서 일반적으로 사용된다. 정상치(평균 ±2 SD)의 간격을 가진 기준의 비율로 또는 Z 값이라고 불리는 측정된 매개변수의 평균과 표준 편차를 포함하는 방법을 사용해서 결과가 표현된다. 이것은 건강한 참여자의 사용된 기준 값의 크리 교정과 매개변수의 생리적 인구 다양성을 허용한다.

제한적 폐 장애

제한적 폐 장애에서는, 총 폐능력 매개변수에 따른 폐의 크기가 평균 정상치보다 매우 낮다. 제한적 장애는 외인성이나 내인성이 될 수 있다. 예를 들어, 흉곽 성장에서 장애에 의해 야기된 흉곽외적 제한에서는 정상적 폐 탄성이 발견된다. 간질성 폐 과정에서 자주 발견되는 흉곽내 기원의 제한은 증가한 폐 탄성의 동시적 발견을 확인해 준다(증가된 폐 경직성). 단순하게 감소된 폐활량 값은 제한적 폐 장애의 감지에 충분하지 않다는 것을 우리는 명심해야 한다.

폐 초인플레이션(Lung Hyperinflation)

폐 초인플레이션이란 용어는 정적인 폐 부피의 병적인 재분포를 설명한다. 초인플레이션은 정적이거나 동적일 수 있다. 정적인(지속적, 고정적) 초인플레이션은 폐활량 손상에 증가된 잔기 용적을 특징으로 한다. 기능적 관점에서 이동성 폐 부피는 감소하고 비 이동성 잔기 폐 부피는 증가하는데 이는 기체 교환에는 관여하지 않는다. 낮아진 흡기 능력 및 작은 호흡량 및 활동성에 의존하면서 때때로 휴식기 호흡 곤란을 동반하는 증가된 호흡 비율은 정적인 폐 초인플레이션의 결과이다.

기능적 비율에서 장기간의 병리적 변화, 예를 들어, 말초 호흡 경로에서 막힘이나 심각한 흉곽 기형은 정적 초인플레이션의 시작에 필요하다. 흡기 능력과 관련된 준급성적으로 증가한 기능적 잔기 능력의 값은 동적인(변화하는) 폐 초인플레이션에서 전형적으로 나타난다. 예를 들어, 이러한 동적인 초인플레이션은 천식 공격이나 기관지 수축 시험(민감한 개인들에서)에서 일어난다.

정상 조건에서 기능적 잔기 용량 : 흡기 능력 비율은 대략 1:1이다. 즉, 휴식기 호기 말엽에, 건강한 개인은 폐에 존재하는 같은 양의 공기를 흡입할 수 있다. 동적인 초인플레이션을 가진 환자에서, 휴지기 말단 호기 위치는 더 높게 위치된다; 따라서, 환자는 휴식기 호기의 끝에 위치하고 여전히 약간 "흡기" 상태에 있게 된다. 동적인 폐 초인플레이션은 일반적으로 증가된 기관지 반응성에 의해 야기된다; 소아 인구에서 더 많은 원인들이 존재한다. 이것은 대개 막힘을 해결하여 교정된다 – 약물 또는 적절한 재활이나 최상의 결과를 위해서는, 이러한 방법 두 가지 모두를 사용하여서 가능하다.

폐쇄성 결함(Obstructive Deficits)

폐쇄성 말초 호흡기도는 최대 호기 흐름(MEF)이 비정상적으로 25% 수준으로 그리고 폐활량의 50% 및 X5에서의 변화로 감소된 상태를 의미한다(5 Hz의 빈도로 자극 진동 측정계에 의해서 측정된 반응). 어떤 실험실은 1초 폐활량(FEV_1)을 사용한다. 이러한 폐쇄성 장애의 심각도는 감소의 정도에 기반하여 해석된다(정상 기준의 50% 이하의 값까지). 최고 호기 흐름(PEF)의 감소, 및 1초 폐활량(FEV) 및 R20 매개변수에서 변화(20 Hz의 빈도에서 자극 측정계에 의해 측정된 저항)가 중앙 호흡 경로 막힘에서 관찰된다. 그러나, PEF 값은 또한 호흡기 근육의 강도에 의존한다. 특정 공기 전도(sGaw)는 공기도 폐쇄를 평가하는데 사용되는 또 다른 매개변수이다. 정상치의 60% 이하 sGaw는 중앙 호흡기도의 심각한 폐쇄를 설명한다. 소위, 특정 흐름 값들은 기도 폐쇄의 임상적 중요성의 실제 범위의 정확한 평가를 위해서 사용된다. 이들은 폐 크기를 위해 조정된 측정된 MEF 값에 의해서 얻어진다.

만약에 환자가 폐쇄를 가진 제한적 장애를 보여주면, 이들의 기능 결과치는 혼합된 호흡 장애로 결론 내려 진다. 그러나, 특정 MEF의 값이 기초 평가 동안 정상 범위에 있으면(이것은 폐 크기에 맞춰진 MEF 이다), 이것은 분리된 제한적 폐 장애이다. 더 작은 호흡기도의 절대적 간격은 감소되고 저 작은 폐 크기를 고려하면 이러한 기도의 전반적 반경은 환자에게 충분하고 이것은 폐쇄적 장애가 아니다.

폐 탄성 실질에서의 변화

탄력이 있으면서 굳어진 폐들은 폐 실질 조직의 병적으로 변화된 특징을 나타낸다. 폐 탄성은 폐 반동 압력(Pst)에 기반하여 평가된다. 추가적으로, 정적(Cst) 또는 때때로 동적(Cdyn) 폐 적응 값이 사용된다. 증가된 폐 탄성은 더 굳어진 폐에서 관찰되고 반대로 감소된 폐 탄성은 더 유연한 폐와 관련된다(더 큰 폐 연동과 연관된다). 작으면서 동시에 굳은 폐의 기능적 발견은 폐 내적으로 기원한 제한적 장애로서 해석된다. 신생아와 작은 아이에서 호흡 장치의 컴플라이언스(Crs)가 적절하게 측정되고 폐 자체에서의 컴플라이언스의 증가 또는 감소로서 해석될 수 있다. 이것은 골화 과정의 시작에 앞서 소아 환자에서 높은 흉곽 유연성에 의해 생리적으로 주어진다.

임상적으로 적용

재활에서 폐 기능(PF)는 다음과 같은 정보를 얻기 위해 사용된다:

1. 특정 재활 중 그리고 완성 이후 재활 치료(물리치료)에 앞서(1회) 움직임 장치 장애를 가진 환자에서 PF 장애의 1회성 시험
2. 움직임 장치 장애의 발달 과정 및 장기간 재활 프로그램의 효과를 관찰하는 동안 PF 장애의 장기적 관찰
3. 장기적 치료 과정에서 척수 부상 후 환자에서 호흡 장치 장애의 전개
4. 신생아 시기에 호흡 장치 장애의 시작(생리적 또는 병리적)

위의 제시된 목적을 위해서, PF 시험 방법의 수정된 사항이 사용될 수 있다. 이 방법은 부분적으로 재활팀의 특정 요구사항과 이들의 가정(이들의 과학적 질문) 때문에 그리고 부분적으로 평가된 환자의 특정성(임상적 상태 및 평가된 환자의 연령과 관련된 PF 시험 방법 선정에서의 필요한 수정사항이다.) 때문에 선정된다.

위에 언급된 영역을 위한 적절한 방법들의 예들:

- 폐활량 측정(폐활량 기록 부피-시간, 최대 힘 흐름-부피 커브), 다른 방법(예: 호흡장치 저항을 평가하는 중재 방법, NEP 방법)에 의한 호흡 기조 간격을 측정하기, 호흡 근육의 기능을 측정하기(PE_{max}, PI_{max}, PO.1을 측정하여서), 기관지 운동성 시험, 신체 체적 측정 또는 폐 탄력성과 폐 확산 능력의 추가적인 측정;
- 물리치료사의 추천에 기반해서 변형된 같은 시험;
- 폐활량 측정, 기도 간격 측정(위 참조), 호흡 근육 기능 측정(PE_{max}, PI_{max}, PO.1을 측정하여서) 그리고 기관지 운동성 시험;
- 휴식기 호흡 패턴의 분석, MEP에 의한 기도 간격 측정, 중재법에 의한 호흡 장치 저항 측정, 호흡기 근육의 휴식기 기능 측정(PO.1 방법), 신체 체적 기록(2세 이하의 환자에서는 특정 버전이 필요하다) 또는 환자 협조를 요구하지 않는 방법에 의한 폐 탄성의 추가적 측정.

스페셜 부분 / SPECIAL SECTION

개인 타입과 여러 그룹의 질환들의 검토가 이 장의 특수 분야에서 언급된다. 이러한 질환들은 내과 영역에 속하고 치료 재활은 이들의 포괄적 치료와 전반적인 치료 전략의 핵심적인 부분이다. 부하와 신체 시험에 대한 개인 별 신체의 반응들이 대부분 이 장의 일반적 분야에서 설명되었지만 이 장의 다음 부분은 개인별 임상적 질병분류 그룹과 단위에서 이러한 결과들(치료 재활에 대한 접근법들과 함께)의 특별한 적용을 다룬다.

3.4 호흡계 질환

3.4.1 기관지 천식을 위한 재활

상태의 간략한 설명

기관지 천식은 기원이 계속해서 연구의 주제가 되는 질환이다. 현재, 이것은 내재적 면역의 오류이고 항원 자극에 부적절한 반응에 의한 개체의 비목적성 방어의 면역 병리학적 상태라고 고려된다. 또한, 알레르기에 대한 특정 유전적 상태가 존재한다.

위와 같은 이유 때문에 임상 과정에서 상세한 가족 병력이 중요하다. 양쪽 부모 모두가 알레르기 반응을 보이지 않으면 비선택적 인구에서 알레르기 발현 확률은 대략 12-15%이다. 한쪽 부모가 알레르기를 보이면 발현 확률이 20%로 올라가고 양쪽 부모 모두가 알레르기를 보이면 대략 40%에서 증상을 보인다. 천식을 가진 환자의 전반적인 숫자는 1-13% 정도이다. 차이점은 사용된 연구방법과 장소에 따라 발생한다. 꽃가루 알러젠은 가장 일반적이고 곰팡이과 진드기에 의해서 나타난다. 일반적인 알레르기는 먼지, 화학 물질, 미생물, 다양한 기생충, 특정 음식, 약물 등 다양하다.

천식의 진단은 **임상적 양상**에 의해서 이루어진다. 이러한 것은 기관지 막힘에 의해 야기되는 전형적인 천명, 점막 염증을 동반하는 호흡기 통로에서 지나친 점액 분비 및 횡격막에서 흡기 근육 경직에 의한 흉곽의 최대 흡기를 포함한다. 환자는 숨을 내쉴 수가 없다. 이러한 신호들은 다음을 포함한다: 기관지 점막의 과활동, 발작 동안의 호기 호흡 곤란 및 호흡기 통로의 일시적 막힘. 천식의 50% 이상

이 5세 이전의 아동에서 발생한다. 젊은 성년기가 또 다른 천식 다발 연령이다. 50세 이후에는 천식이 잘 발생하지 않는다. 반복된 발생 이후 천식으로 변환되는 재발성 바이러스 폐쇄성 기관지염이 발생한 후 아동기 천식이 자주 일어난다. 급성 감염의 징후가 가라앉고 감염성 알레르기 반응이 빈번히 발생한다.

질환이 더 오랫동안 지속되고 더 많은 빈도가 발생할수록 동반되는 신체 증상이 더욱 심각해진다. 아이들이 근육 약화, 감소된 신체적 균형 및 신체 활동의 감소를 보인 후 자세 불안정, 흉곽 기형 및 움직임 균형의 기능적 제한을 보인다. 특별한 요구 즉 아이들 놀이 활동이나 자유로운 육체적 행동이 부모나 의사에 의해 제한을 받는 경우 또래 아이들과 시간을 못 보내게 되고 이로 인해 자주 정신적 문제를 보인다.

원칙적으로 특정 부분에서만 성인 천식이 아이들 천식과 다르다. 점차적으로 알레르기에 의한 상태라기 보다는 과 활동성 상태가 더 일반적이다. 만성 감염의 징후가 만성 기관지염과 유사한 천식과 함께 나타난다. 아이들에게서 전형적인 가역적 막힘이 감소하고 처음에 활동 후 그 다음에는 쉬는 상태에서의 호흡곤란이 발생한다. 기능적 평가 동안 제한적 변화와 만성 폐쇄성 질환의 징후가 섬유성 변화의 결과로서 확인될 수 있다.

개인적 정도 차이는 발작 빈도에 따라 다르다. 이들이 완전히 사라지면 완전한 회복을 의미한다; 간헐적 등장은 부분적 회복을 나타낸다. **천식** 지속 상태가 천식 발작 후 나타난다(위중한 천식).

기능 시험의 경로와 결과에 따라 천식은 다음과 같이 분류될 수 있다:

- 간헐성 천식(주 당 1회 이하의 증상을 보인다.)
- 완만한 경과(주 당 1회 이상의 증상을 보이면서 80% 이상의 PEF 및 FEV를 가진다.)
- 중증도(빈번한 증상, 1주일에 야간 증상이 1회 이하, 60-80%의 PEF나 FEV_1)
- 심각한 경과(영구적인 증상, 빈번한 야간 증상, 60% 이하의 PEF나 FEV_1)

기능 시험. 기능 시험 결과는 환자의 현재 상태에 따라 변동이 심하다. 막힘의 정도를 평가하기 위해서 최대 호기 흐름 방법(PEF), 강요된 호기 방법(FEV_1)와 강제성 호기 및 흡기 동안의 흐름-부피 커브(FV 커브)가 사용될 수 있다. 천식 과활동 시험이 중요한 역할을 할 수 있다; 막힘 가역성을 평가하는 기관지 확장 시험과 기관지 자극 시험이 있다. 이들은 히스타민, 메타콜아민 및 신체적 활동을 사용한다.

재활 옵션과 운동 요법의 목표

서로 다른 방법들이 아이와 어른의 재활을 위해서 사용된다. 아이들은 실제적으로 발작 기간 사이에 어떤 심각한 증상을 경험하지 않지만, 어른들은 종종 만성 폐쇄성 폐질환의 시작이나 만성 기관지염을 보인다. 아이들에서, **호흡 운동**(호흡 체조)와 유사한 방법이 발생하거나 지속적인 흉곽 기형과 관련된 근육의 약화를 해결하기 위해 사용된다. 이러한 시나리오가 예상되지 않는다면 천식 발작 동안 호흡 운동을 측정한 데로 환자가 좁아진 호흡 통로를 통해 공기를 내뱉으려고 할 때 발생하는 강도보다 더 심한 경우를 천식을 가진 환자의 호흡기 근육이 보이기 때문에 호흡 운동은 별로 의미가 없다. **환자의 운동 수준을 향상시키는 것**이 매우 중요한데 이는 전반적인 치료뿐만이 아니라 추위와 신체적 활동에 대한 내성을 향상시키고 활동 후 기관지 경직에 대한 반응을 진전시키는데도 매우 유용하다. 천식을 가진 환자에서 신체 활동에 대한 반응이 원칙적으로 정상인들과 다르지 않는데도 불구하고 특히 VO_{2max}는 양적으로 더 낮다. 즉각적인 원인은 질환 자체가 아니라 감소된 육체적 활동, 아이들의 신체활동에 대한 지난친 경계 및 비활동적 생활이다. 그러나, 천식을 가진 아이들의 육체적 활동은 건강한 아이들과 크게 다르지 않다. 천식을 가진 남자아이들은 건강한 아이들과 축구에서 같은 강도의 훈련량을 보인다. 몇 달 동안의 훈련을 받은 후 결과는 발작의 빈도 감소와 증가된 운동량에 의해 신체적 향상을 보일 뿐만 아니라 이들이 더 이상 다른 아이들에 대해 열등감을 가지지 않기 때문에 정신적 건강에서도 긍정적인 신호를 보인다. 운동 치료의 8개 연구에서의 메타 분석에서, 앤더슨은 적어도 4주 동안 20~30분 동안 일주일에 3번 운동을 한 아이들에게서 대부분이 증가된 VO_{2max}와 증가된 심박동과 호흡을 동반하는 향상된 상태를 보였다. 피실험자의 대부분이 천식과 기관지 반응성에서 변화를 보이지 않았다.

천식 환자는 수영을 선호하는데 이는 기관지 경직의 빈도가 낮고 이 운동 동안 저항에 대한 전형적 호흡에 의해 설명된다. β_2-교감신경 흥분제가 전 처리된 중증도의 천식을 가진 모든 훈련생에서 수영 시 증가된 활동과 VO_{2max}

가 관찰된다. 같은 신체 활동 동안 낮은 호흡을 보이는 증가된 적응이 훈련 프로그램의 유도 이전 보다 더 심한 활동에서만 기관지 경직이 발생하는 것을 보인다.

연구에 따르면, 특히 수영과 더 강도가 높은 신체 활동이 약물의 사용과 입원 기간을 줄여준다. 아이들은 학교에 결석을 덜 하게 된다; 천식을 가진 18명의 아이들에서 결석한 날짜가 평균 185일에서 69일로 줄어들었다. 전 년과 비교해서 발작의 현저한 감소는 가장 중요한 사실이었다. 천식을 가진 아이들에 의한 감소되고 제한된 활동에 대한 초기 주장은 수 년 전에 반박되었다.

천식을 가진 아이들은 이들이 천식 발작 중이 아니라면 건강한 아이들과 같은 운동에 참여할 수 있다. 운동 유발 기관지 발작을 야기하는 특정 제한들은 약에 의해서 제어될 수 있다.

운동 유발 기관지 발작

운동에 의해 발생하는 기관지 경직이나 덜 정확한 공식 용어 운동 유발 천식은 천식이나 알러지를 가진 환자뿐만 아니라 천식이 없는 건강한 환자에서도 매우 흔한 현상이다. 명확한 이유 없이 이것은 특히 운동선수들에서 더욱더 많은 진단이 이루어지고 있다.

이러한 현상은 특정 자극적 물질을 흡입했을 때 발생하는 방어적 생리 반응에 포함된다. 여러 데이터에 따르면 차가운 공기의 흡입(영하 20℃ 이하)은 건강한 사람에서도 기관지 경직을 유발한다. 이것은 강한 신체 활동 후 5-15분 후에 발생하는데 이는 호흡 곤란, 기침, 천명, 재채기, 증가된 분비 및 간헐적 흉압을 보인다. FEV를 이용해서 쉽게 진단이 이루어지는데 이는 외부에서 이루어진 시험 동안 신체 활동 후 약 10% 감소하고 실험실 시험 동안에는 15% 감소한다. 운동 유발 천식이 치료되지 않으면 한 시간 안에 멈춘다. 약물 투여 없이 자연스럽게 발생하고 멈추면 더 심한 신체 활동 이후 새로운 발작이 발생하지 않는 불응기가 일어난다. 이러한 기간은 몇 시간 동안 지속될 수 있다.

맥파든은 운동 유발 천식의 근본 원인은 과호흡의 결과로서 호흡 통로의 냉각이라고 주장했다. 30-40ℓ 부피의 호흡을 할 때, 운동하는 개인은 입으로 호흡을 시작하고 이것은 온도와 습도가 내려가는 흡입된 공기의 질을 변화시킨다. 이것은 18℃까지 냉각을 유발하는 점막의 표면에서 액체의 더 많은 소실을 유발한다. 이러한 변화는 반사적으로 기관지 경직을 유발하는 호흡계에서의 수용체를 자극한다. 점막은 부종을 유발하는 과도한 순환을 일으켜 다시 한 번 더 예열하는 노력에 의해서 냉각에 반응하면서 작은 기관지의 통로를 더 좁게 한다. 동시에, 일시적인 탈수가 일어나 운동 유발 천식을 유발하는 고장성을 일으킨다.

입대 전 120명의 성인을 시험한 결과 약 7%가 운동 유발 천식을 보였다. 8주 동안 특수 부대에서의 강도 높은 훈련 이후 이 사람들과 다른 이들에서의 차이는 없었다. 이 연구의 결과로 운동 유발 천식의 발생이 개인을 훈련에서 제외하거나 신체적으로 힘든 일을 못하게 하는 원인이 되지 않는다. 이 현상의 현재 발생은 과거 경험과 다르다. 랄슨에 의하면 이는 일반인들의 3%와 비교하여 스웨덴 크로스 컨트리 스키 선수의 33%에서 일어난다. 적어도 두 개 이상의 임상 증상과 메타콜린 시험에 의해서 확진이 이루어지고 약 10%만이 이전에 천식 질환을 가진 것으로 간주되었다.

영하 20℃와 같은 매우 낮은 온도와 30-50%로 낮아진 습도에서 운동 유발 천식과 낮은 1초당 강제 호기 부피 값이 발견되었다. 이러한 현상들은 과다 호흡이 200 l/min에 다다랐을 때의 최대 운동량 이후 매우 일반적이었다. 최근 자료에 따르면, 여름 운동에 참가한 운동 선수들은 운동 유발 천식에서 배제되지 않았다. 1984년에 운동 유발 천식이 호수 올림픽 선수들의 8.6%에서 발생했다. 1996년에, 이 현상은 하계 올림픽 참가자중에서 15.3%에서 관찰되었다; 1998년에 동계 올림픽 참가자중에서 21.9%에서 나타났다. 운동 선수와 올림픽 경기의 예상 참가자 중에서 이루어진 연구에서 운동 유발 천식의 증가를 보였다. 예를 들어, 2007년에 이탈리아 선수의 34.7%에서 그리고 2005년에 핀란드 선수 중 26.5%에서 나타났다. 지난 5년 동안 8개의 단면 연구에 따르면, 운동 유발 천식의 빈도가 25-35%만큼 증가했다. 이러한 사실에 대한 원인은 단지 추측될 뿐이다. 알러젠의 증가된 등장 및 천식 환자의 증가와 같은 외부 요인 이외에도 발전된 진단 도구 및 치료자의 폭넓은 지식이 이러한 결과를 가져온다.

천식과 운동 유발 천식의 빈도는 자동차 산업에 의해 발생하는 높은 오염에 또한 의존한다. 예를 들어, 한 대형 이벤트에서 젊은 남자들이 신체 활동에 참여했는데 수 천명의 이들은 큰 도시의 운동장에서 운동을 했다. 2년 후 참가자의 약 10%에서 기관지 천식이 나타났다. 더 많은 조사 후 단지 고속도로 근처에 위치한 운동장에서 운동을 한 사람들이 영향을 받았다는 것을 보여주었다. 운동을 하지 않는 남자 아이들에서 위험도가 3.3배 높았다. 낮은 오염 지역에서는 운동 선수나 비운동 선수에서 어떠한 천식의 시작도 이루어지지 않았다.

천식의 예방과 치료 및 운동 유발 기관지 경직

천식 치료는 복잡하고 약리학적 치료와 함께 환자의 재교육을 요구한다. 원칙은 호흡 감염의 완전한 치료, 독감 감염 및 기관지 점막의 과다 활동 감소를 포함한다.

실험에 따르면 신체 활동 전에 코르티코스테로이드의 흡입이 위약과 비교했을 때 중요한 영향을 보이지 않는다. 이중 맹검 연구에서, 구강에 의한 로이코트리엔 길항제와 네도크로밀 흡입이 예상된 결과를 보여주지 않았다. 베타 길항제의 사용은 어떤 이점도 존재하지 않았다. 예방을 위해서, 폴모테롤이 위약과 비교해서 효과를 보였고 운동 유발 천식과 감소된 1초당 강제 호기 부피를 예방했다. 뿐만 아니라, 알부테롤, 살부타몰, 메타프로테롤과 털부라틴이 효과가 있다; 이러한 모든 약물은 거의 4시간 동안 작용한다. 근래 문헌에 따르면 소아 환자보다 성인 천식 환자에서 운동 요법의 효과를 평가한 연구는 거의 보이지 않지만 결과는 유사하다.

운동 요법의 효과는 특정 기후와 상태에서 훨씬 더 효과적이다. 대부분의 연구자들은 중간 및 고 지대에서의 산악 환경을 추천한다. 많은 연구들이 특히 진드기에 알레르기가 있는 아이들에서 고산 지대에서 약 6개월 머문 후 감소된 기관지 반응과 염증성 변화를 보여준다. 또한, 이들은 특히 코르티코스테로이드와 같은 약물에 대한 필요성을 감소시킨다.

3.4.2 만성 폐쇄성 폐질환에서 재활

만성 폐쇄성 폐질환의 공식 정의가 주요 연구자들이 모인 회의에서 이루어졌고 여기서 이 질환의 정의, 분류 및 치료가 정의되었고 이 질환의 빈도를 낮추기 위한 합의도 이루어졌다.

이 질환은 충분히 가역적이지 않은 제한된 기관지 공기 흐름에 의해 특징지어진다. 폐쇄가 갈수록 악화되고 동시에 염증성 반응이 해로운 입자의 흡입으로 발생한다. 특징적 징후는 기침, 가래 및 활동 유발 호흡 곤란이다. 초기 정의가 폐기종의 존재를 강조했고 이는 다소 만성 기관지염에 의한 결과이다. 천식과 폐기종은 만성 폐쇄성 폐질환의 전구 증상이다.

질환은 다양한 강도를 가진 단계에서 발생할 수 있다:

- **1 단계:** 경미 — 경미한 공기 흐름 제한을 보인다. (FEV_1/FVC <70%, 하지만 1초당 강제 호기 부피는 80% 이상이라고 예상)
- **2 단계:** 중증도 — 50%<1초당 강제 호기 부피<80% 예상; 운동 후 호흡이 가빠짐
- **3 단계:** 30%<1초당 강제 호기 부피<50%인 좀 더 심각한 기관지 막힘을 보인다.
- **4 단계:** 매우 심각 — 30% 이하의 1초당 강제 호기 부피가 예상되고 추가적으로 만성 호흡 질환이 예견된다.

호흡계 및 우측 순환 장액 징후가 발생하고 60 mmHg 이하의 부분적 산소 압의 감소 및 50 mm Hg 이상의 이산화탄소의 증가가 관찰된다.

유병률 연구는 흡연이 결정적 원인이고 현재까지로 남성에서 더 많이 발생한다. 현재로, 여성 환자의 수가 급격히 증가하고 있는데 이는 여성 흡연 인구의 증가, 낮은 저항성 및 요리와 같은 가스가 많은 환경에서 보내는 시간의 증가에 의해 설명된다. 다른 요인들은 농부와 같이 작업장의 나쁜 공기 및 장기간의 기후 영향을 포함한다. 그러나, 흡연 중에서 특히 간접 흡연이 가장 심각한 원인이다. 다른 중요한 원인으로는 유전적 문제가 있는데 한 예가 알파 안티트립신 결함이며 이는 흡연 또는 나쁜 공기와 같은 외부 요인의 부정적 영향을 증가시킨다. 만성 폐쇄성 폐질환의 치사율은 환자가 담배를 시작한 연령이 한 해에 핀 담배의 개수만큼 중요하다. 하지만, 만성 폐쇄성 폐질환은 모든 흡연자에서 발생하지 않고 따라서, 위험은 이미 언급된 유전적 요인에 의해서 결정된다.

시간이 지남에 따라, 만성 폐쇄성 폐질환이 진행되면서 **폐 고혈압**이 발생하고 이는 동맥 저산소증의 악화와 동반되고 그 이후에 과탄산혈증이 일어난다. 예후가 나쁜 심장 합병증과 함께 심장의 우측 장애가 **폐성심**을 유발한다.

치료는 건강을 향상시켜야 하고 육체 활동에 특정 내성을 가져야 한다. 그러나, 약물을 쓰지 않으면 폐 조직 손상에 의한 폐 기능 감소를 변화할 수 있다. 주요 약물은 1초당 강제 호기 부피를 증가시키는 기관지 확장제이다. 이 계통은 β2-작용제, 항콜린제 및 세오필린을 포함한다. 코르

티코스테로이드가 구강이나 흡입으로 투여되는 다른 타입의 약물이다. 최근에, 흡입제가 선호되는데 그 이유는 이 약이 태블릿 형태나 많은 양이 투여되면 사지의 근육에서 산화성 느린 단수축 근육 섬유에 장기적이거나 영구적인 손상을 일으키기 때문이다.

말초근육기능장애 (PERIPHERAL MUSCLE DYSFUNCTION)

만성 폐쇄성 폐질환을 가진 환자에서 큰 근육의 생검 연구는 오랫동안 주장된 데로 저산소증에 의해서 야기되지 않고 아마도 감소된 신체 활동이나 정적인 생활 방식에 의해서 야기된다. 근육 약화는 움직이는 동안 명백하고 통증이 허벅지 근육에서 국소적으로 나타난다. 상지 보다 하지에 더 빈번하게 나타난다. 근육 조직의 손실은 감소된 강도를 유발한다; 그러나, 허벅지 근육의 단면은 건강한 개인의 그것과 유사하다. 강도의 감소가 감소된 운동 능력과 관련이 있는데 이는 폐 기능의 상태를 고려하지 않을 때 사망률을 예측하는 신뢰성 있고 독립적인 기준이 된다.

외측광근의 조직적 및 형태적 조사는 활동하지 않을 때 느린 단수축 산화 섬유의 수가 감소하는 반면 빠른 단수축 섬유의 수는 증가한다는 것을 보여준다. 동시에, 근육의 모세혈관이 감소하여 산소 공급이 줄어든다. 이러한 결과는 만성 폐쇄성 폐질환이 더 진행된 환자에서 확연히 드러난다.

형태적 변화는 두 개의 중요 산화 미토콘드리아 효소인 시트레이트 합성제와 HADH의 감소된 활성을 야기한다. 이 모든 것은 산화성 인산화를 통한 에너지 배출에서 심각한 기능 장애와 젖산을 생산하는 당 분해 형태에서의 증가를 제안한다. 첫 번째의 경우는 약 30% 감소를 그리고 후자에서는 약 34% 증가가 보고되었다. 모든 큰 근육들이 같은 방식으로 영향을 받지는 않는다. 상지의 강도가 상대적으로 더 많이 보존된다. 상황은 횡격막의 경우에도 유사하다. 지금까지, 이러한 기능장애의 원인은 명확하지 않다.

많은 연구자들이 다양한 원인을 고려하는데 이는 **만성적 비활동** 및 탈조건화 및 만성 염증과 저산소증, 코르티코스테로이드 치료 및 전해질 불균형 등 여러 가지 다른 요인들이 있다. 많은 학자들은 만성적 비활동이 이 기능 장애 시작의 핵심이라고 믿고 있다. 호흡 곤란에 대한 두려움이 이 환자들의 신체 활동을 감소시킨다. 이것은 증가된 신체적 활동에 저항하는 비활동을 야기하고 따라서, 더 많은 근육 활동에 대한 심리적 저항이 증가한다. 비가역적 근육 손상은 이러한 환자들에서 삶의 질을 감소시킨다. 이러한 사실은 왜 폐 이식을 경험하고 증가된 산소 공급에 대한 희망을 가진 특정 환자들이 자신의 신체 활동을 향상시킬 수 없는가에 대한 이유를 설명해준다.

만성 폐쇄성 폐질환을 가진 환자의 재활

재활 방법의 직접 적용과 그러한 환자에서 운동은 **호흡 운동**(호흡 체조)의 반복적인 사용과 **신체 활동에 대한 증가된 적응**의 형태로 나타난다. 첫 번째 형태는 원래 좀 더 장기적이며 적응은 몇 주나 몇 달간 지속하는 운동을 일어난 후 발생한다. 대부분의 프로그램은 적어도 8주간 지속하고 결과는 좀 더 길다. 그럼에도 불구하고, 훈련이 방해되면, 얻어진 적응의 정도가 점차적으로 감소하기 시작한다. 따라서, 이러한 환자들을 위해 단지 몇 주만 걸리고 획득된 결과는 영구적이라는 인상을 주는 프로그램을 구성하는 것은 실수이다. 이러한 결과는 장기적 운동 치료에 대한 소개라고 이해되어야 한다. Troosters(2005)에 따르면, 6개월 간 지속된 걷기, 자전거 및 계단 오르기 그리고 초기 최대 시험의 60% 강도로 이루어지는 저항 훈련과 같은 운동의 혜택은 18개월 정도 지속되었다. 적당한 침범을 가진 환자에서의 다른 혜택은 운동하는 동안 감소된 역동적 초인플레이션과 질환 과정에서 나타나며 급성 홍반을 일으키는 염증성 반응이 감소된다는 것이다. 적응이 부분적으로 여러 기전에 의해서 특정 폐 기능의 제한을 대신하고 운동이 계속되면 개선이 이루어진다. 호흡 체조는 직접 작용하고 즉각적인 개선을 가져오지만 이들의 작동은 단기적이고 개별적 교육이 매일 또는 주당 몇 번씩 반복되어야 한다.

적응의 시작은 60-80%의 최대치를 가진 필요한 부하 강도를 요구하며 충분한 지속성을 가진 생리적 결과에 근거한다. 이것은 1 단계 또는 2 단계의 환자와 좀 더 심각한 침범을 가진 환자에서 발생한다. 그러나, 이것은 단지 강도의 많은 감소뿐만 아니라 지구력 운동, 이완 운동 및 저항 운동의 측정 요인들의 동시 사용을 요구한다. 만성 폐쇄성 폐질환을 가진 환자에 대한 운동 치료에 대한 금기 사항은 신체 운동 중에 폐 동맥의 압력을 많이 증가시키는 것이다. 그러나, 직접적인 측정을 가진 실험은 이 증가가 상대적으로 미미하고 수면 동안 등록된 값을 초과하지 않는다.

1초당 강제 호기 부피 값은 운동 그룹에게 포함되는 적절한 기준이다. 40% 이상의 예측된 값 이상을 가진 환자에서 더 높은 강도가 이용된다; 40% 이하를 가진 환자에서 선택된 강도는 매우 낮다. 결과는 삶의 질, 호흡 곤란 정도 및 보그의 스케일에 따라 노력의 주관적 인지를 결정하는 표준화된 질문지에 의해 평가된다. 기술적인 요구가 있지만 좀 더 신뢰할 수 있는 것은 VO_{2max}를 결정하는 것이며 이를 통해 호흡 장애가 있는 부적합한 환자에게도 주관적 최대량이 측정될 수 있다. 산소에 상당하는 호흡이 계산되면 능력과 호흡 효율에 대한 다른 가치 있는 정보가 얻어진다.

일반적으로, 임상에서 노력의 정도를 결정하는데 **맥박 산소 측정기**가 매우 도움이 된다. 이 장치는 노력 동안 부분적인 호흡 약화의 정도를 신속하고 정확하게 측정한다. 가슴 스트랩과 손목 시계가 심장 박동을 측정하기 위해 사용된다(도구가 특정 환자에게 시험된 후).

많은 환자에서 만성 폐쇄성 폐질환을 위한 운동 치료의 적용은 많은 흥미 있는 사실을 발견하는데 도움을 주었다. 여러 명의 환자에서 대략 40%는 운동 요법을 나머지는 호흡 물리치료라는 대안적 요법이 적용되었는데 이들은 거의 변화가 없었다. 경험에 따르면 환자의 근육 강도가 잘 보존되어 있으면 심지어 호흡기능이 많이 떨어져 있더라도 미래 운동에 더 잘 반응하게 된다. 삶의 질의 요인들을 향상시켜 운동에 반응하는 환자는 운동 요법에서 얻어가는 것이 많지 않다.

만성 폐쇄성 폐질환 환자들의 **운동요법**에 대한 주요 금기사항은 다음과 같다:

- 폐성심이 악화된 경우
- 우측 심장의 과부하와 폐 고혈압
- 약에 의해서 제어가 안 되는 심한 기관지 천식
- 운동성 저산소증(걷는 동안 보다 작업계에서 잘 나타나지 않는다.)
- 심각한 부정맥
- 신체적 활동에 참여를 제한하는 다른 심각한 질환

경미하거나 중증도의 만성 폐쇄성 폐질환을 가진 환자를 위한 프로그램

이 프로그램은 다음의 실험에서 발전되었다. 1초당 강제호기 부피를 가진 환자에서 43±16%가 더 높은 강도의 운동을 경험했고 두 번째 그룹은 50% 더 낮은 강도를 경험했다. 환자 나이는 69±7세 였다. 그 프로그램은 8주간 지속되었고 각 참가자는 16번의 세션을 가졌다. 첫 번째 형태의 강도 높은 신체 활동은 약 80% 강도로 일주일에 두 번하는 트레드밀과 작업계로 이루어졌고 이는 초기 최대 시험에서 달성되었다. 운동 세션은 30~40분 정도 지속되었고 몇 분 동안의 준비 운동과 특정 지침 원칙을 지키기 위해 세션 마지막에 쿨 다운을 추가하여 약간 더 길어졌다.

운동 세션 동안 환자의 상태는 10포인트 보그 스케일에 의해 점검되었고 운동의 인식과 짧은 호흡은 7단계를 통과하지 않아야 하고 4단계 이하로 가서도 안된다. 심장 박동은 초기 시험 시 해당 값 이상으로 증가하면 안된다.

더 강도 높은 신체 운동을 한 환자들은 모든 지침에서 더 나은 결과를 보였다. 첫 번째 그룹에서 운동성 호흡 곤란이 매우 감소되었지만 두 번째 그룹에서는 그렇지 않았다. 그럼에도 불구하고 두 번째 그룹도 약간의 향상을 보였다. 지구력 걷기가 두 그룹에서 모드 증가했고 건강 시험 점수가 향상되었고 다른 보조적 지시자처럼 앉았다 서기 시험도 좋아졌다.

이 연구는 강도가 더 높은 프로그램의 객관적인 장점을 보여주었지만 두 번째 그룹은 단지 약간의 진보만 보였다. 두 프로그램을 더 상세하게 분석하는 것을 어렵지만 강도 높은 프로그램이 운동에 필요한 적응을 유발했고 이는 몇 달 동안 지속할 가능성이 매우 높다. 강도가 덜 높은 프로그램은 적응을 유발하지는 않지만 운동 훈련과 **일간 운동을 더 잘 활용하는 것은 삶**과 걷기 지구력에서 증가된 점수를 이끌어냈다. 환자가 지속적인 신체 활동을 하지 않으면 해당 변화는 단기적일 뿐이지만 그럼에도 불구하고 환자에게는 이롭다.

대부분의 연구자들은 강도가 높은 운동은 도움이 더 많이 되지만 단지 경미하거나 중증도의 천식을 가진 환자에게 권고된다고 얘기한다. 가장 효과가 있는 강도는 30분 동안 지속하고 일 주일에 3-5회 실시하는 것이다. 짧은 호흡에 의해 제한적인 환자들의 경우에는 높아진 핸들 바를 가진 작업계에서 운동을 할 때보다 걷을 때 동맥혈에서 헤모글로빈 포화의 하강과 함께 운동성 부분 호흡 부족증이 발생한다. 동맥 저산소증 그 자체로 운동을 하는 동안 산소 보충기를 사용해야 한다.

만성 폐쇄성 폐질환에서 운동 요법을 포함하는 보조적 방법

어떤 환자들은 운동 치료에 충분히 반응하지 않기 때문에 특정 보조적 수단이 추천되는데 이는 재활 방법의 효과

를 강화하고 촉진시켜준다. 이러한 방법에 대한 전반적인 견해와 이들의 가능한 해석은 다음과 같다:

1. 사강을 증가하여 이루어지는 깊은 호흡

사강을 증가하여 깊은 호흡이 이루어지는 것은 침대에 누워있는 환자에게 매우 적합한 방법이다. 정상 탄산 상태의 과호흡이 수행되고 여기서 환자는 30 cm 길이와 3 cm의 너비를 가진 튜브에서 숨을 쉰다. 이 추가된 사강은 대략 20-30 l/min만큼 호흡을 증가시킨다. 이 방법은 물리치료사의 감독하에 이루어진다. 숙달이 되면 하루에 2-3회 실시되어야 한다. 제조사는 길이가 조정가능하고 호흡을 깊이 하는데 사용되는 테이블을 가진 튜브를 공급한다.

2. 오랫동안 지속하는 기관지 확장기의 도움을 받은 운동 치료

기관지 확장은 오랫동안 지속되는 항콜린성 효과를 가진 티오트로피엄에 의해서 유발된다. 이것은 하루에 한 번 18 ㎍의 용량을 투여한다. 이것은 초기 시험 상 80%의 증가된 강도를 허용하기 때문에 8주간 지속되는 재활 프로그램에 효과가 있다고 알려져 있다. 결과는 휴식 시 과 인플레이션 감소 특히 운동 시 감소를 가져온다. 티오트로피엄을 받은 환자의 경우는 3개월 이후에도 재활 프로그램의 지속되는 효과가 재활 프로그램이 끝나면 효과가 바로 중단되는 환자에 비해 매우 오래갔다.

동시에 부가적 발견으로서 연구자들은 호흡 곤란을 낮추고 능력을 증가시키는데 사용되는 시험된 약물의 효과가 알부테롤의 투여와 비교할 때 훨씬 더 성공적이라고 주장했다.

흡입 보조 기구의 사용과 함께 운동 치료를 하면 더 효과적인 결과가 나왔다(카사부리, 2009).

3. 운동 치료 및 동시에 산소 투여

증가된 작업 능력과 함께 짧은 호흡이 감소하고 긍정적인 효과가 일찍 일어난다. 이러한 방법은 특히 쉴 때 저산소증을 보이는 환자들에게 사용된다. 운동하는 동안 지구력이 증가하면서 수행 능력도 향상된다. 분 당 3리터의 산소가 투여되었을 때 운동 시간이 50% 증가했다. 재활 프로그램의 경과를 향상시키는 방법은 이 방법의 장점이다.

종종 헬리옥스의 혼합제제가 사용되는데 이는 28% 산소와 72% 헬륨을 가지고 있다. 호흡기 경로 내에서 낮아진 저항과 더 쉬운 폐 비우기와 같은 장점을 가진다.

4. 흡기 압력 도움

흡기 압력 보조기는 증가된 호흡 경로 저항과 동반하는 부적합한 호흡과 호흡기 근육에서의 요구 사이의 갈등을 완화시켜 준다. 흡입 근육의 활동은 10 cm 물의 압력 저하에 의해 촉진될 수 있다.

이 방법의 도움으로 이러한 변화들이 호흡 곤란 정도에 대한 질문지에서의 평가에서는 명백하지 않았는데도 불구하고 운동 최대 수행의 75%에 이르는 등 좀 더 심각한 만성 폐쇄성 폐질환을 가진 환자의 운동 능력이 증가하였다. 이 방법은 또한 특정한 단점을 가지고 있다. 이것은 치료자의 감독이 필요하여 비용이 증가하게 된다. 또한, 마스크를 끼거나 마우스피스를 사용하는 것은 환자에게 불편하고 대화를 제한한다.

높은 과탄산혈증을 가진 환자는 운동할 때 이 방법을 사용해야 하는데 그 이유는 흡입 근육이 약할 때 일어나는 충족되지 않은 호흡 요구 시 발생하는 만성 폐포 저호흡의 시작을 예방하기 때문이다. 이 방법은 하루에 3시간, 일주일에 5일 또는 3주 동안 세션의 경우, 하루 동안 간헐적으로 사용되는 일시적인 치료방법으로 침범구역이 더 넓은 환자에서 사용될 수 있다. 여기에 해당하는 환자는 제어 그룹의 환자와 비교할 때 6분 걷기 시험에서 향상을 보였다(어떤 중재도 없이).

5. 운동 치료와 흡입 근육 훈련

이 방법의 지속적인 사용은 그다지 효과가 좋지 않다. 이 방법은 60% 이하로 감소된 구강 내 흡입 압력을 보이는 심각한 흡입 근육 약화를 가진 환자에서만 효과가 있다. 이 근육들의 훈련의 결과가 중요했지만 이들은 6분 걷기 시험이나 다른 삶의 지표 시험 동안 어떤 변화도 보이지 않았다. 혜택은 만성 과탄소혈증을 가진 환자에서만 명백했고 이 환자에서 동맥혈 이산화탄소 분압이 45 mm Hg보다 높았다.

6. 운동 치료 및 간격 훈련

모든 환자들이 필요한 걷는 속도를 가지고 오랫동안 균형 잡힌 상태에서 사이클을 탈 수가 없다. 그러한 경우에 간격 훈련이 사용된다. 이것은 규칙적으로 강도가 변하는 신체 활동의 원칙에 기반한다. 이러한 형태의 훈련 동안 30초에서 1분이 가장 적절한 훈련 시간이다. 신체가 같은 순환과 에너지 지표를 가지는 동안 자신의 수행 능력을 2배로 만드는 기전은 명확하지가 않다. 대부분, ATP와 에너지가 풍부한 인산은 초기 단계에서 분해되고 이들은 이어지는 휴식 단계에서 신속히 재합성한다.

Vogiastizis(2005)는 강요된 흡기가 50-60%에 이르는 만성 폐쇄성 폐질환을 가진 무작위로 선택된 환자들의 두 그룹을 비교했다. 두 그룹은 같은 양의 일을 수행했다; 그러나, 한 그룹은 12주 동안 40분 일주일에 2회씩 연속적으로 초기에 설정된 50%의 최대 강도로 작업계에서 운동을 했다. 두 번째 그룹은 30초 휴식기를 갖는 30초 동안 이루어지는 100% 강도를 가지는 운동을 간헐적으로 했다. 적응의 효과를 지우기 위해 강도가 매달 재설정되었고 점차적으로 증가되었다. 결과는 두 그룹에서 운동에 대한 내성의 중요한 증가를 보였고 최대 강도에서 수행되는 간헐적 운동은 상대적인 호흡 곤란 감소를 동행했다. 이것은 좀 더 많은 침범을 가진 특정 환자들이 특별한 물리적 신체 요구를 하는 일을 수행하는 이유를 설명해준다. 짧은 간격은 에너지가 풍부한 인산에 의해서 채워지고 강한 무산소적 당분해는 일어나지 않는다.

7. 만성 폐쇄성 폐질환을 가진 환자에서 저항 훈련

저항 훈련은 특히 작은 근육을 사용하는데 초점을 맞추고 각 움직임은 세트 별로 여러 번 반복된다. 예를 들어, 최대 8번 반복이 한 세트에서 추천된다. 강도는 최대 수행의 퍼센티지로 결정되고 이는 단지 한 번만 수행될 수 있다(1회 반복 최대치, RM). 75%의 1 RM 강도를 사용하는 것이 추천된다.

이러한 방법은 특히 나이가 많고 약한 만성 폐쇄성 폐질환을 가진 환자에서 매우 효과적이고 잘 활용된다. 유사한 결과가 지구력 및 강도 훈련 동안 이루어질 수 있다; 그러나, 시간이 많이 걸리고 노력이 더 많이 요구된다. 특별한 이점이 근육 섬유에서의 변화에서 관찰된다. 나이가 든 남자들은 저항 훈련 이후 산화 섬유의 증가를 보였고 이는 젊은 환자에서는 관찰되지 않는다.

저항과 지구력 훈련의 조합은 매우 이상적이다. 호흡계에 대한 요구는 줄어들고 운동은 짧은 호흡에 의해서 저해되지 않는다. 이러한 운동은 진행된 근육 장애를 가진 환자에서 더욱 효과적이다.

8. 신경 근육 전기 자극

신체적 활동에 근거한 운동 치료의 결과 및 적용은 증가된 호흡 곤란과 감소된 심혈관 시스템 능력에 의해 매우 제한된다. 따라서, 이 방법은 어떤 경우에 심호흡계 기능을 대신하고 근육 섬유에 직접적으로 작동할 수 있다. 이것은 더 높은 센터의 자극을 대체하고 같은 효과를 이끌어낸다. 이것은 근육 강도를 증가하고 근육 조직 증가를 촉진하는데 이는 환자가 전혀 움직이지 못하는 경우에 특히 잘 활용된다. 효과는 고통이나 다른 불필요한 부작용 없이 일어난다.

환자를 침대에서 의자로 활동을 옮기는 경우와 같이 효과적인 적응을 위해서는 최소 14일 이상의 시간이 지나야 한다. 이 치료 방법은 가정 내에서의 환자에게도 사용될 수 있다.

9. 재활 프로그램 처방의 예

예시 1

중증도의 만성 폐쇄성 폐질환을 가진 53세 남자가 1초당 강제 호기 부피가 68%이고 79%의 이산화탄소 전송 요인을 가지고 있는데 일상생활 중에 짧은 호흡과 근육 통증을 보였다. 그는 외래 환자로 치료받고 있다. 그는 티오트로피움, 살부타몰, 포르모테롤 및 아세틸시스타인을 복용한다. 그는 과체중이고 체질량지수는 28.3이다. 그는 작업계에서 최대 부하가 90W이고 예상 값이 60%이며 심장 박동이 16 l/min이었다. 그는 보그 호흡 곤란 스케일에서 9단계를 가지고 있다(그림 3.4.2-1).

6분 걷기 시험 동안 환자는 455미터를 걸었고 반복되었을 때 499미터를 걷고 예상치 값이 68%였다. 회전 모멘트에서 사두근 강도가 예상 값 74%이다.

추천되는 운동 치료:

- 지구력 훈련: 작업계 1회, 최대 시험 60%에서 20분 또는 54와트
- 트레드밀에서 걷기: 1회, 6분 걷기 시험의 예상값 80%에서 20분, 또는 4 km/hr의 속도.
- 저항 훈련:
  - 하지 저항 훈련(레그 프레스): 3회, 70%의 1 Rm(=80 kg)에서 8번 반복 (70% of 80 kg = 56 kg);
  - 윗몸 일으키기(복부 크런치): 3회, 1 Rm의 70%인 46 kg에서 8회 반복;
  - 측면 풀 다운: 3회, 1 Rm의 70%인 46 kg에서 8번 반복;

– 체스트 프레스:

3회, 1 Rm의 70%인 42 kg에서 8회 반복

주: 영양제 및 보충제는 이 단계에서 필요하지가 않다.

예시 2

심한 만성 폐쇄성 폐질환을 가진 55세 여성(FEV_1 = 23%이고, CO전송 요인이 43% 예상치). 그녀는 높은 수준의 호흡장애를 가지고 있고 독립적으로 일상생활을 할 수 없다. 그녀는 티오트로피엄, 포르모테롤 및 Quar R2를 복용한다. 매우 낮은 체질량지수(17.3)를 가지고 있고 낮은 저장 지방조직을 가지고 있다. 작업계 운동 기간 동안 매우 낮은 최대 능력이 25와트에서 확인되었고 이는 예상치의 22%이며, 6분 시험은 390미터였고 이는 예상치의 59%이다. 그녀는 또한 작업계에서 운동하고 걷기 시험 동안 감소된 산소포화를 보였다.

추천되는 운동 치료:

- 작업계 운동: 10회, 최초 시험의 60%에서 2분간 (15와트)
- 트레드밀 훈련: 4회, 6분 걷기 시험(3.1 km/h)의 80%에서 5분 간
- 저항 훈련:
  - 레그 프레스: 3회, 1 Rm= 14 kg의 70%에서 8회 반복
  - 복부 크런치: 3회, 1 Rm= 14 kg의 70%에서 8회 반복
  - 측면 풀 다운: 3회, 1 Rm= 11 kg의 70%에서 8회 반복

주: 선택된 운동에서 목록에 있는 저항 운동은 운동 수준의 한 예이다. 운동의 이러한 선택은 항상 적당하다고 할 수 없고 개인적으로 수정되어야 한다. 저항 밴드(세라밴드)를 가지고 운동하는 것은 적절하다.

흡입 운동 훈련, 단백질 영양 보충제 및 난드로렌을 2주마다 한 번씩 실행하는 것이 호흡기 근육 기능, 체중 및 신체 구성을 향상하는데 도움이 된다.

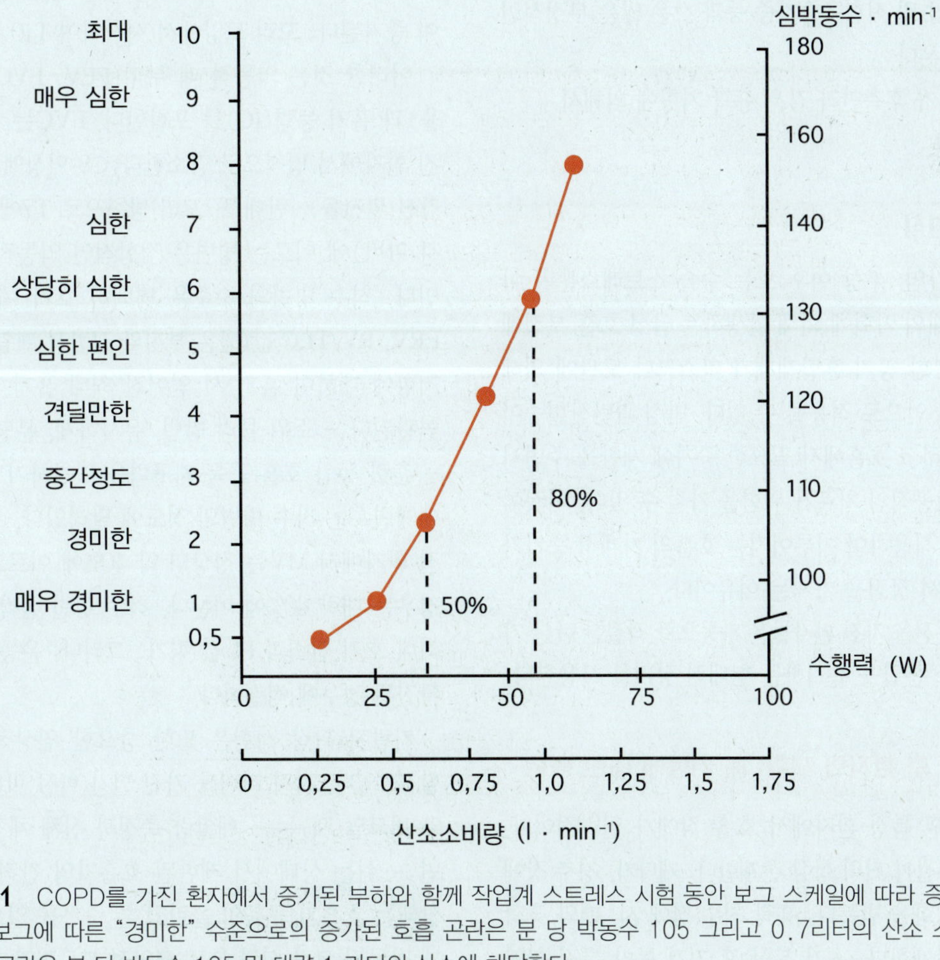

그림 3.4.2-1 COPD를 가진 환자에서 증가된 부하와 함께 작업계 스트레스 시험 동안 보그 스케일에 따라 증가된 호흡곤란과 에너지 소비. 보그에 따른 "경미한" 수준으로의 증가된 호흡 곤란은 분 당 박동수 105 그리고 0.7리터의 산소 소비에 해당한다. "심각한" 호흡 곤란은 분 당 박동수 125 및 대략 1 리터의 산소에 해당한다.

3.4.3 다른 호흡기 장애에서 재활의 적용

신경 근육 장애와 흉곽 기형에서 호흡기 문제

주된 그리고 부차적 호흡기 근육 강도의 손실이나 감소는 근육 마비, 후측만, 심각한 비만 이나 사지 마비와 같은 기계적 과부하의 결과이다. 원인이 다양하지만 결과는 폐포 이산화탄소의 부분 압 증가 및 산소 감소를 동반하는 폐포 저호흡이다. 신체 활동에 의한 에너지 소비가 증가하는 경우가 증가된 호흡과 동반되어야 하기 때문에 이의 지연이나 증가 실패는 감소된 산소 공급과 이산화탄소 함유를 가져온다. 일반적인 40 mm Hg 이상으로 증가하는 것은 호흡 반사 증가를 유발하고 이러한 시스템의 실패는 저산소증과 과탄산혈증을 가져온다.

다양한 장애, 뇌혈관 문제, 마비 및 두뇌 손상에 의해 야기되는 감소된 근육 강도는 급성 또는 만성 저호흡을 유발할 수 있다. 이러한 상태들은 폐 고혈압, 심장 우측부 과부하, 증가된 뇌압 및 적혈구증가증 등과 같은 많은 부정적인 영향들을 가져온다.

유사한 상태가 후측만과 같은 흉곽 기형에 의해서 일어날 수 있다.

치료와 재활 원칙

급성 호흡 감염, 부상 이후 또는 수술 스트레스뿐만 아니라, 만성 상태의 악화에 의해 발생하는 급성 호흡 부전에서 산소가 풍부한 공기 혼합재제가 마스크나 도관에 의해서 호흡기 통로 안으로 적용될 수 있다. 만성 과탄산혈증이 민감도를 저해하고 호흡에서 필요한 증가에 제한을 주면서 이 단순하고 성공적인 치료가 위험을 가질 수 있다. 이것이 산소 호흡기를 사용하여 이루어지는 호흡의 기계적 증가가 이러한 상황에서 장점을 가지는 이유이다.

만성 호흡 부전을 가진 환자들은 자동으로 적절한 탄산 가스 분압과 산소 분압을 유지하는 현대적 장비를 사용한다.

척수 부상 후 환자의 재활: 폐 기능에 대한 영향

척수 부상 후 특정 환자에서 호흡 장애가 일반적이다. 변화된 호흡 기전이 거의 항상 존재한다; 게다가, 경추 장애 시 담객출이 영향을 받는다. 흉곽 척수 장애 시, 폐와 흉곽 충격이 종종 존재한다. 초기 부상 후 기간 동안 특정 환자들은 인공 폐 호흡기 및 그에 따른 기관 절개술 관을 사용한다. 척수 부상을 가진 모든 환자들이 무기폐의 위험이 있고 제한된 자가 폐 청결 능력을 가지고 있어서 기관지 폐렴의 발생 가능성이 높게 된다.

호흡기 합병증을 막고, 추가적인 유효한 임상 데이터를 얻고, 의료를 향상시키며 결과적으로 척수 장애를 가진 환자의 삶의 질을 향상하기 위해 폐 기능 시험이 이용된다. 특정 수반되는 호흡계 징후 및 폐 기능장애의 병리생리학적 기전에 대한 새로운 정보가 얻어질 수 있다. 제시된 이러한 이유들에도 불구하고 특정의 고전적인 방법과 수정된 방법들이 사용될 수 있다. 척수 부상 후 호흡기 기형의 정도와 심각도는 척수 부상의 정도에 따라 다르다. 이러한 기형들이 전체 부상 후 기간 동안 발생할 수 있다. 임상적 측면에서, SCI 이후 또는 아 급성 단계에서 만성 단계 동안 얻어진 폐 기능 시험의 결과는 매우 중요하다. 이 시간 동안 특정 재활의 즉각적인 결과가 폐 기능 지시자에 의해 평가될 수 있다(그림 3.4.3-1).

몇 개의 폐 기능 지시자들은 척수 병변의 정도에 기반하여 증가된다; 꼬리 모양에서 시작하여 T10 수준에 이른다.

이러한 것은 역동적 폐 부피(FEV, FVC 및 이들의 비율)과 흡기 능력(IC)를 포함한다. FVC는 사지 마비를 가진 환자에서 병적으로 감소한다(C8 이상에서 척수 부상을 가진 환자들). 반대로, 꼬리 방향으로 T7에서 L3(양측 하지 마비)에 이르는 병변은 정상적인 역동적 폐 부피를 보인다. 척수 병변의 수준은 명백히 호기 예비 부피의 값, ERV, RV/TLC 값(남은 부피와 전반적 폐활량의 비율) 및 저항에 대하여 흡기 시 얻어진 최대 흡기 압력 값(PI)와 연관된다 – 소위 뮬러 방법. 유사하게, 분당 환기량(MV) – 훈련 동안 호흡 근육 지구력을 평가하기 위해 사용되는 매개변수는 척수 병변의 정도에 달려있다. 사지 마비를 가진 환자에서 MV는 정상의 약 40%에 이르고 하지 마비인 경우는 대략 60%에 이른다. 척수 병변 심각도와 관련하여 최대 호기 압력과 PI 값 평가; 그러나, 운동성 병변이라고 확진된 경우에 적절하다.

기관지 확장 시험은 또한 중요한 임상적 정보를 제공할 수 있다. 사지 마비를 가진 환자(하지 마비를 가진 환자와 비교할 때)는 – 폐활량 측정과 신체 체적 기록에 의하면 – 쉬는 상태에서 제한된 호흡기의 간격을 보인다. 이 상태는 호흡기 근육의 콜린성 톤 증가를 일으키고 이는 대개 잘못된 교감 신경 분포(영양적 불균형과 그에 따른 혈관

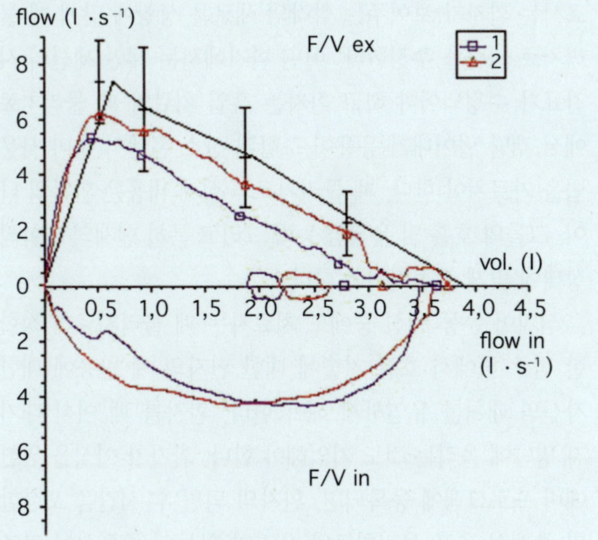

그림 3.4.3-1 재활 이전(커브 1)과 재활 후 20분(커브 2)에 척수 부상을 가진 환자에서 측정된 흐름 부피 커브. 호흡계 트랙 청소율의 지시자에서 향상과 강요된 주요 폐 기능에서의 약간의 증가가 관찰될 수 있다.

운동성 기관지 수축을 일으킨다) 와 확장에 의해 깊은 흡기 동안 반응하는 그리고 이런 방식으로 기관지 수축을 방지하는 호흡기 근육의 장애로 발생한다. 기관지 확장을 야기하는 준비성 흡기, 기관지 수축의 억제 촉진 및 그에 따른 휴식기 호흡 경로 간격의 정상화 이후에 이러한 긍정적인 반응이 일어난다.

폐 기능 시험의 결과를 정확히 해석하기 위해서 그리고 척수 장애를 가진 환자를 위한 최고의 치료 결과를 얻기 위해 부상 전부터의 완전한 병력 정보(**예; 흡연, 간접 흡연, 만성 폐 질환의 증상, 증가된 BMI**)뿐만 아니라 부상 후의 모든 임상적 정보(**폐 충격, 외상성 기흉**) 그리고 모든 부상 후 합병증(**즉, 성문하 막힘, 기관 연하증 등**)이 충분히 검토되고 평가된다.

위의 임상적 양상과 호흡 장애의 대부분은 감소된 폐 용적(**FEV, FVC 및 이들의 비율**)과 관련이 있고 이런 식으로 장기적 및 단기적 임상 경로에 영향을 줄 수 있다; 동시에, 가장 심한 신경적 침범을 가진 척수 병변 환자들은 앞서 언급한 역동적 용적의 엄청난 감소를 보인다.

척수 부상을 가진 환자에서 폐 기능 지시자는 폐 재활의 효과에 대한 유용한 정보를 제공한다. 예를 들어, 경추 척수 병변을 가진 환자에서 호흡 근육의 기능에서 점차적인 향상이 관찰될 수 있고 증가된 기침 효과에 의해 설명될 수 있다. 시험 동안, 흡기 근육 강도를 관찰하는 것이 매우 중요하고 이는 폐 초인플레이션과 함께 줄어든다(**정적인 폐 용적의 병적 재구성**) 그리고 이것은 이들이 흡입 시작 시 기계적으로 부정적인 자세에서 관찰되는 이유이다. 최대 흡입 압력을 측정하는 것은 흡기 근육의 강도 시험으로서 이루어진다(그림 3.4.3-2).

유사하게, 가로지르는 척수 병변을 가진 환자에서 폐 기능 시험은 재활과 재활 프로그램의 효과 평가에 매우 유용한 도구이다. 향상된 호흡 효과(**증가된 호흡 용적 및 동종산소 흡입 감소**)는 척수 부상 직후의 환자에서 6주 간의 훈련 프로그램 이후 관찰되었다. 척수 부상을 가진 환자에서 단기 및 장기 폐 기능을 시험하기 위해 각 환자에 대한 특정 건강 상태를 고려한 특정 방법과 변화가 지시된다. 예를 들어, 이것들은 FVC 측정 동안 표준 방법의 변환을 포함하는데 여기서 용적 안정기가 적어도 0.5초간 잔기 용적 수준에서(**FVC 방법의 마지막에**) 유지되거나 또는 역 보외법을 통한 호기 용적의 증명이 요구된다. 환자의 협력을 요구하지 않는 방법들이 동일하게 포함될 수 있다. 예를 들어, 충격 측정, 해석기 또는 호기 제한을 설정하기 위한 쉬는 상태에서 호기 시 작은 음 압력의 적용이 있다(**NEP 방법**) (그림 3.4.3-3).

3

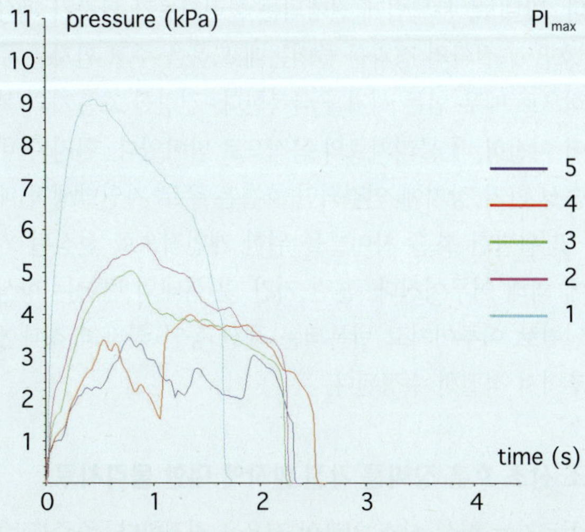

그림 3.4.3-2 부상 후 15~18주(커브 1-1), 및 35주(커브 5)동안 높은 척수 병변(C4)을 가진 환자에서 최대 흡기 압력의 발전. y축은 최대 흡기 압력[kPa]를 보이고 x축은 [s] 시간을 보인다. PI_{max} 값의 점차적인 증가는 향상된 횡격막 기능과 연관되어 관찰될 수 있다.

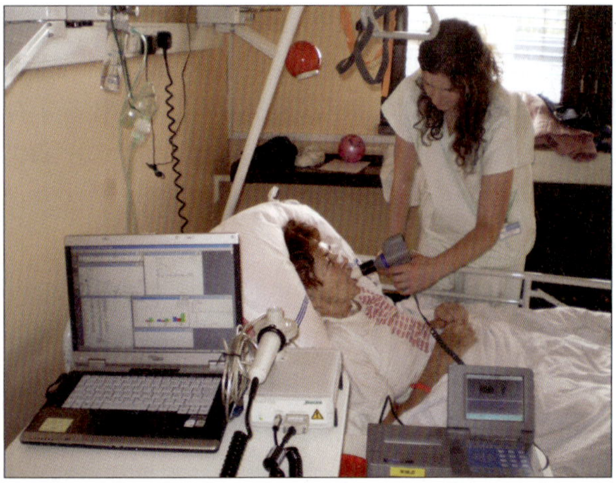

그림 3.4.3-3 척수 부상을 가진 환자에서 이동식 장비에 의한 폐 기능 시험. 보여진 장비는 폐활량 측정, 최대 흡기 및 호기 압력의 설정, 중재 기술(Rint)에 의한 호흡 트랙 저항 측정 및 호기 제한의 설정(NEP 방법)에 사용된다.

호흡기 지지를 사용하는 환자의 재활

비침습성 보조 호흡기를 사용하는 환자를 위한 물리치료

어떤 경우에는 CPAT를 사용하고 영구적 저산소증 및 수반되는 과탄소혈증을 가진 환자에 대해서는 BiPAP에 의한 비 침습성 환기를 이용한 치료가 고려되어야 한다.

이러한 치료가 물리치료를 생략하는 이유가 되지는 않는다. 반대로, 부드럽게 진행되는 물리치료가 환자가 폐쇄성 호흡기 질환의 경과를 줄이는데 도움을 주고 환자는 주관적으로 매우 힘든 시기를 극복한다. 건강한 호흡기의 복원이 여전히 폐 물리치료의 목적으로 남아있다. 환자가 비침습성 환기 장치에 연결되면 호흡은 주로 자연발생적 배출 및 활발한 호흡 사이클을 위한 개인적으로 선정된 기술에 의해 이루어진다. 훈련 기간 및 형태의 변화는 항상 개인별로 이루어지고 반복되는 세션 동안 환자의 상태에 맞추어서 적절히 수정된다.

보조 산소 호흡 장비를 가진 환자에 대한 물리치료

치료자는 항상 산소 치료의 적용을 결정한다. 중증도 수준의 질환과 야간 및 일간 저포화 상태를 가진 환자에서 장기간의 가정 내 산소 치료가 실시된다. 적절한 시간에 시작된 장기적 산소 치료는 환자가 더 나은 재활 치료를 가지고 폐 동맥 혈관 수축을 예방하고 심장벽을 보호한다. 물리치료사는 환자가 보여주는 각각의 새로운 상황에 맞게 폐 물리치료 기술을 수정한다. 어떤 환자에서는 개인 세션의 시간표가 수정되어야 하고 환자는 흡입 치료와 폐 물리치료에서 객담 덜어내기 응용이 조합된 산소 콘덴서 장비 사용법을 가르쳐야 한다. 폐 물리치료의 실제 내용은 환자의 나이, 그들의 호흡 및 움직임 능력 그리고 특히 현재의 의학적 상태에 맞게 수정되어야 한다.

심지어 운동 세션 중에도 치료자는 폐 물리치료의 적합한 범주 하에서 호흡 기술에 대한 환자의 폐 반응에 대한 자신의 대처를 유연하게 해야 한다. 환자를 폐 이식 대기자 명단에 올리는 것도 기억해야 한다. 환자가 이식을 위한 예비 프로그램에 등록되면, 환자의 퇴원 후 시간을 포함한 비 중재성 호흡 물리치료와 움직임 활동의 중요성이 강조되어야 한다. 이러한 노력은 외래 환자 물리치료 컨설팅의 형태로 치료받는 환자의 경우에 계속되며 환자의 의사 특히 전체 이식 과정을 준비하는 의사의 동의가 중요하다. 좋은 신체 단련을 유지하는 것은 자전거 작업계 또는 하이킹에 의해 이루어진다. 산소 포화도 측정에 의해 얻어진 값은 산소 장비를 이용하는 환자를 위한 개인별 훈련 프로그램을 정밀하게 조정하는데 도움을 준다.

3.4.4 만성 폐 장애를 가진 환자의 재활에서 사용되는 방법 및 치료법

본 교재의 총설, B의 치료 접근과 1.2.4장 폐 신체 치료 – 호흡기도 위생준수방법과 기술을 참조하기 바란다.

3.5 흉곽부의 수술적 절차

흉곽에서 수술적 치료는 현재 매우 보편화되어 있고 여러 가지 원인 때문에 시행된다. 이들은 폐 기능 지시자들을 포함하는데 예를 들어, 허혈성 심질환, 우회술에서 이식까지의 수술을 포함하는 심장 지시 사항들뿐만 아니라 폐암이나 만성 폐쇄성 폐질환에서 폐 조직 감소를 포함한다.

재활과 운동 요법은 생존 및 회복의 희망을 증가하기 위해 수술 전에 환자의 준비 상태를 향상시켜야 한다. 여기서, 정확하게 처방된 운동 요법이 중요하다. 폐 물리치료의 각 방법들의 훈련은 다른 목표이고 대개 객담 제거,

호흡기 조정 향상 및 호흡의 이상적 수준에 도달 등을 포함한다(WOB). 사지 움직임과 호흡의 조정을 향상시키기 위해 호흡 운동의 다양한 방법적 접근들이 사용되고 나중에 기술된다(호흡 체조). 신경 근육의 전반적 활성화를 위해서 그리고 근육 활성화, 시간 및 근육의 기능적 안정화를 향상시키기 위해 신경생리학적 기준에 근거한 여러 방법들이 사용될 수 있다.

3.5.1 폐 수술 후 재활

폐 절차의 범위에 기반하여 다음이 구별된다: 폐 부분 절제, 엽 절제, 편측 폐 절제 및 이식. 측부 또는 전방 측부 흉곽 절제가 폐 수술을 위한 가장 보편적인 접근법이다.

물리치료 원칙은 각 개인별로 다르지 않고 운동 치료의 접근에서만 약간의 차이가 존재한다. 대기 수술에서(여러 달의 지연에 대해 위험이 존재하지 않음), **전처치**가 중요하며 지구력 향상 및 수술 전 움직임 장치의 기능적 장애를 최소화하는 것을 포함한다. 시술 전 환자의 단련 상태를 증가하는 것은 수술 후 회복기를 위해 매우 중요하다. 수술 후에 발생하는 신체 자극은 이상적으로 처방된 신체 활동, 적용 및 보상 기전에 의해 향상된다. 수술 후 모든 강화 운동은 수술 후 회복 기간을 빨리 증가시킨다.

폐절제술에 있어서 20 ml · kg^{-1} · min^{-1}은 일반적으로 불충분한 유산소 활동으로 간주되고 15 ml · kg^{-1} · min^{-1}는 로브 절제에서 불충분한 것으로 간주된다. 그러나, 이러한 값들도 개인적으로 환자의 전반적인 건강 상태를 고려하여 평가되어야 한다. 낮은 값에서는 수술 위험이 증가하고 이른 수술 후 회복 시간이 연장된다.

호흡 준비(Breathing Preparation)

호흡 준비는 물리치료의 근간이고 두 가지 단계로 발생해야 한다: 수술 전 · 후.

시술 전 시기에서 물리치료는 수술 전후 물리치료의 중요성에 대한 설명, 폐 물리치료 실제 기술의 훈련, 절제 관리, 호흡 흉곽 편위를 강조하는 호흡 기술, 흡기 및 호기 호흡 시뮬레이터를 가지고 하는 호흡 훈련, 휴식, 자세 잡기, 유연한 객담 제거, 정확한 자세 유지, 즉, 하지 움직임, 팔의 움직임, 체간, 체간 근육 스트레칭 등을 포함한다. 각 물리치료사는 적어도 부분적으로 환자의 정신 상태를 이해해야 하고 이들의 불안을 과소평가 해서는 안 되는데 이는 환자의 좋은 협조를 방해할 수 있다. 시술 후 첫 시간에 특히 물리치료의 부재는 수술 후 경과에 부정적인 영향을 미칠 수 있다. 폐 물리치료의 실질적인 수술 후 기술의 연마는 환자의 불안을 떨쳐 주고 수술 후에 집중 치료실에서 머무는 동안 자신감을 가지게 해준다.

수술 후 물리치료. 가능한 빨리 지정 의사와 면담을 한 뒤, 물리치료사는 하루에 2-4회 반복되어야 하는 집중 훈련을 시작해야 한다.

가장 일반적인 훈련 방법은 다음을 포함한다: 활동적 호기 기술, 표준 호흡기도위생, 흉곽 호흡법을 통한 즉각적 호흡 회복 및 흉곽의 수동적 압박 등. 물리치료는 호흡기 간격을 향상시키고, 최대한 부드럽고 최소한의 호기 상태에서 객담 제거를 유지하며 기관지 폐쇄를 감소시키고 호흡 매개변수를 향상시키며 지속적으로 수술 후 폐 합병증을 예방하고 이들의 좋지 않은 상태를 제거해야 한다. 가능한 빨리, 물리치료사는 환자에게 호흡 시뮬레이터를 사용하여 독립적으로 운동하는 법을 가르쳐야 한다. 호기 플로터, 아카펠라 및 흡기 시뮬레이터가 가장 보편적으로 사용된다. 물리치료사는 호기 연습을 위한 운동 도구를 추천한다.

물리치료사는 항상 환자의 치료와 관련된 스태프 들과 면밀히 협조해야 한다. 간호사들은 환자의 개인별 요구사항들을 고려하여 물리치료사들에게 교육을 받은 후 재활의 요소들을 설정하여야 한다. 초기 수직화, 하지 혈관의 활동 촉진 운동 및 독립성이 수술 후 몇 시간이 지나서 훈련되어야 한다. 이차 예방책으로 환자가 그들에게 주어진 진단에 적합한 단체 재활 운동에 참가하는 것이 바람직하다. 이들은 유사한 상태를 가진 다른 환자들을 만나고 자신의 경험을 교환하며 가장 중요한 것으로서 이들은 감독하에 운동하고 이런 방식으로 자신의 신체 단련을 강화할 수 있다.

3.5.2 심장 수술 후 재활

체코에서, 가장 보편적인 심장 수술은 허혈성 심장 질환을 치료하기 위한 것이다(대략 63%); 그러나, 이들의 빈도는 PTCA를 사용하는 것의 증가와 비례하여 감소한다.

이것 다음으로 수술 심장 밸브 수선(23%), 선천성 심장 기형(8%), 심장 이식(약 1%) 그리고 기타 심장 수술(5%)가 뒤를 따른다. 평균 흉골 절개는 가장 일반적으로 사용되는 수술적 치료이다.

3

수술 전 단련 향상과 근골격 장애의 교정

이 텍스트의 앞 부분에서 언급된 이유들 때문에 대기 심장 수술을 가진 환자들을 포함하여 환자의 수술 전 시술에서 "전처치"를 포함하는 것은 매우 바람직하다. 수술 전 재활 원칙은 기본적으로 폐 수술 전 재활의 원칙과 다르지 않다. 환자들의 순환 장치의 현재 상태 때문에 신체적 운동 시 더 많은 장애의 가능성만이 고려되어야 한다.

수술 후 재활 접근

폐 수술에서 보다 심장 수술 후 더 많은 환자들이 지속적인 감시를 필요로 한다. 환자의 현재 상태에 기반하여 치료를 수정하기 위해 물리치료사는 협심증의 존재, 심장 박동의 혈류적 보상, 부정맥의 존재, 헤모글로빈 산소 포화, 혈압, 맥박, 기침, 신체 온도 순환 및 사지의 원부 온도를 항상 감시해야 한다.

수술 후 물리치료의 원칙은 폐 수술 후와 같지만 심장 수술 후 재활은 수술 시술 기술과 심각도에 의해 주어진 특정 주의 사항들을 따라야 한다.

운동 치료 / EXERCISE THERAPY

심장 수술 이후 심장 재활은 4가지 양상으로 나누어지고 심근경색 후 환자에 대한 유사한 원칙을 따른다. 심장 재활의 목표는 환자의 심폐 기능을 향상시키는 것이다.

1 양상 심장 재활

첫 번째 양상은 환자가 입원한 동안 일어난다. 운동은 1-5 단계에 의해 설명된다(표 3.5.2-1) 그리고 이것은 환자의 현재 상태의 평가에 따라 치료 의사에 의해 결정된다. 수술 후 경과가 합병증 없이 발생하면, 좋은 근골격계 기능을 가진 젊은 환자에서의 심장 재활은 다음과 같이 일어난다:

수술 후 1-2일: 깊은 정맥 혈전증을 예방하기 위한 침상 운동; 첫 날은 중력의 영향을 최소화한 단순한 사지 운동을 포함한다. 둘째 날은 사지를 표면위로 올린다. 이러한 단순한 운동은 이들의 의학적 상태가 허용하는 한 기계적 폐 호흡 장치에 연결된 환자에 의해서 이루어진다.

수술 후 3-4일: 침대에 앉아있거나 침대 옆에 서서 환자는 일반적으로 심장 수술 유닛이나 일반 수술 유닛으로 전송된다.

수술 후 5-6일: 방에서 걷기

수술 후 7-10일: 복도에서 걷기

수술 후 11-14일: 빠른 속도로 병동 주위를 걷기, 가능하다면 계단도 이용한다.

특정 상태의 심장에 한해서는 심장이 박동하는 동안 최소 흉곽 절제를 이용해서 흉골 절개 없이 수술이 수행된다. 이러한 수술적 접근은 수술 후 합병증에 대한 위험과 통증을 줄여준다. 환자들은 또한 그들의 호흡 기전에서 심각한 변화를 보이지 않고 점액 생성도 줄어든다. 재활 동안 운동의 정도는 환자의 상태에 따라 치료자에 의해 결정된다. 체외 순환 후 환자에 대해 반대로, 이들은 이른 시간 운동과 수직화가 허용된다. 일반적으로 이러한 환자들은 이미 수술 후 하루가 지나서 앉기 시작하고 수술 후 이틀이 지나면 설 수 있다. 폐 물리치료의 관점에서 두 가지 외과적 시술에 대한 동일한 기술이 사용된다; 그러나, 기침을 하는 동안 흉골의 안정화가 또한 필요하지 않다.

집중 치료실에서 재활

재활은 가능한 빨리 그리고 수술 후 24시간이 지나지 않아서 시작된다. 일반적으로, 첫 번째 물리치료 방문은 시술한 날 이루어진다.

심장 수술을 한 환자들은 통상적으로 수술한 날 또는 수술하고 하루가 지난 후 기계 호흡 장치에 연결된다. 폐 물리치료는 물리치료의 근간이다. 수술 후 호흡 합병증의 예방과 치료에 이것은 매우 중요하다. 인공 폐 호흡에 연결된 환자에서는 접촉과 반사 호흡 기법이 사용되는데 이는 호흡 경로에서 분비물 제거를 촉진하고 이상적인 호흡 패턴을 가질 수 있도록 도와준다.

환자의 발관이 이루어지는 경우 물리치료사의 참석은 많은 경우(환자, 의사 및 물리치료사)에 도움이 되는데 그 이유는 발관 후 첫 순간을 효과적으로 그리고 부드럽게 환자가 극복하도록 도움이 되고 이들의 첫 번째 객담 처리를 또한 도와준다. 다른 폐 물리치료 원칙은 폐 수술에서 사용되는 원칙과 동일하다. 그러나, 기침의 점검은 불안정한 흉골의 시작을 예방하는데 중요하고 이는 제어되지 않은 기침에 의해 과부하가 걸리기 때문이다. 횡격막에서 가능한

표 3.5.2-1 수술 후 입원 중인 환자의 임상적 단계에 따른 활동 강도의 선택

	단계 0	단계 1	단계 2	단계 3	단계 4	단계 5
재활적 신체 활동						
운동	없음	눕기	눕기, 앉기	눕기, 앉기, 서기	앉기, 서기, 걷기	앉기, 서기, 걷기 + 계단
다른 신체 활동						
음식	침대에서	반쯤 앉아서	앉아서	침대의 끝부분	테이블에 앉아서	
위생	수동적	침대에서 절반 정도 앉아서 목욕	침대에서 앉아서 씻고 그 후 화장실로 이동	앉거나 서서 씻고 화장실로 이동	앉거나 서서 씻고 위생 팀으로 이송	

장애가 기억 되어야 하고 이는 횡격막 신경 손상의 결과로 심장 재활 이후 발생할 수 있다. 횡격막의 편측 마비가 완전히 증상이 없을 수 있거나 짧은 호흡, 신체 활동의 과민 증상이나 호흡기 약화에 의해 설명될 수 있다. 횡격막 장애는 폐의 아래 로브에 위치한 무기폐의 발달을 가져오기도 한다. 만약에 횡격막 장애가 정말로 발생하면, 호흡 물리치료가 반사 호흡을 다루고 배출 기술이 폐의 저환기 부분에서 분비물을 제거하는데 도움을 준다. 만약에 횡격막 신경이 부분적으로 손상이 되면, 재생된 신경이 1년이나 2년이 지나서 70–90%에서 향상된 횡격막 기능을 가져온다.

스텝다운 유닛에서 재활

환자들은 4일 째 오후에 더 이상 지속적으로 감시될 필요가 없다면 스텝다운 유닛으로 이동된다. 물리치료사의 감독하에 이 유닛에 머무는 동안 물리치료는 폐 물리치료 기술, 스트레칭 운동 및 단련 운동 그리고 걷기가 포함되는데 환자들은 퇴원하기 전에 한 층의 계단 정도를 시도해 볼 수 있다. 단련 훈련 동안 물리치료사는 운동에 의해 야기된 증가된 심장 박동을 감시한다. 폐 수술과 유사하게 환자는 절제 부분 케어와 가정 내 운동에 대해 퇴원 전에 교육을 받는다. 영양 및 식단 추천이 제공된다.

퇴원해서 집에서 관리하기 전에 준 최대 스트레스 시험이 수행되고 이는 환자의 이후 심장 재활에 대한 기본으로 간주된다.

장기 재활 케어

재활 치료는 일반적으로 발달 프로토콜에 의해 이루어진다.

2 양상(수술 후 2-6주)

이것은 가정 환경으로의 이동과 외래환자 재활을 포함하는 중요한 단계이다. 재활 계획은 환자 주치의, 심장 전문가, 물리치료사 및 환자 집 근처의 재활 의사에 의해 미리 토의되어야 한다. 절제 케어와 수술 후 잔량 문제를 제외하면 원칙적으로 재활은 심근 경색 후 환자 재활과 크게 다르지 않다. 케어의 연속성은 약리학적 중재를 포함하여 특히 잘 확인되어야 한다. 온천 치료의 적절한 타이밍이 고려되어야 하는데 이는 독일의 경우처럼 이른 입원 후 케어 이후에 직접적으로 이루어진다. 특수 심장 유닛에서 수술 후 가능한 짧은 시간만 머무를 수 있는 경제적 원인을 고려하면 특수화된 외래 환자 팀 케어에 대한 기회가 고려된다.

물리적 단련 최적화의 시작이 허용되는 근골격계 및 심호흡계 환자에서는 주관적 중간 정도의 강도를 가진 신체 활동이 선정된다. 지속 시간은 처음에 20분에서 시작하여 점차적으로 한 시간까지 증가한다. 스트레스 시험은 퇴원 시 심장 평가의 한 부분이고 적절히 수정되어서 동적 부하의 최대 권고 강도가 설정될 수 있어야 한다(예: 맥박을 이용). 심장 재활의 위험 범위가 설정되어야 하고 필요한 경우 지속적인 EKG 감시하에 운동이 요구되며 이는 지금까지 실질적으로 매우 이루기가 어렵다.

3 양상(수술 후 7-12주)

규칙적인 회복 요법으로 이동이 이 시간에 이루어진다. 환자는 적절한 지속 부하를 연습해야 하는데 이는 환자의 근골격계 및 심혈관 상태에 적합한 저항 훈련과 결합된 중간 강도의 지속 부하를 가지고 일주일에 3회 정도 실시된다.

4 양상(수술 후 13주 또는 그 이상)

성공적인 재활의 기본은 생활 방식 변화에 달려있다. 환자는 심장 재활 동안 자신들이 얻은 프로그램을 계속 유지한다. 환자가 어떤 이유에서 개인이나 단체 운동 세션에 참석할 수 없으면, 이들은 다음과 같은 추천 목록을 따라야 한다.

심장 수술 후 환자들에게 추천되지 않는 활동들이 아래에 있다:

- 무거운 물체를 들어올리거나 운반
- 절제 상처가 아물기 전에 운전
- 머리 위로 이루어지는 지속적인 상지 활동
- 점프와 리바운드를 포함하는 운동
- 저항 훈련의 형태로 이루어진 강화 운동 (이것은 경험이 많은 물리치료사의 감독하에서만 이루어져야 한다.)
- 심장 수술 이후 환자들에게 다음과 같은 활동들이 추천된다.
- 충분한 휴식기를 가지는 적절한 강도의 운동
- 점막 형성을 막기 위해, 환자는 호흡 운동을 포함하는 병원에서 배운 폐 물리치료를 계속 해야 한다.
- 점차 증가하면서 적어도 30분 정도의 인내력 증진 신체 활동을 매일 한다(걷기, 부착용 작업계, 절제 부위가 치유된 후 수영)
- 심장 부정맥, 호흡 곤란 또는 불안이 있는 경우는 휴식을 취할 것
- 따뜻한 곳에서 시원한 지역으로 이동하는 것에 익숙해지기
- 몇 주간의 간격을 두고 심장 수술을 한 환자의 경우에는 재활 전문가와 상담을 해야 한다.

흉곽 수술에서 재활 접근에 따른 위에 제시된 권고안들은 일반적으로 적용되지만 흉곽 수술의 심각성과 고령에서 수술이 증가하고 있는 것을 고려하면 각 환자들의 개인별 요구는 특히 존중되어야 하고 이들의 현재 건강과 신체적 단련 정도가 충분히 고려되어야 한다. 다른 의학 분야와 마찬가지로 흉곽 수술에서도 환자, 의사 및 물리치료사가 파트너가 되어 환자에게 최상의 삶의 질을 제공하기 위해 최선을 다해야 한다.

수술 후 합병증

폐 합병증(Pulmonary Complications)

폐 합병증은 수술 후 사망률의 중요한 부분을 구성한다(저산소증, 무기폐, 폐 부종, 폐렴 및 기관지 폐렴, 삼출액, 횡격막 장애 등). 이들의 발생은 다양하고 수술 시술의 형태에 따라 다르다. 위험군에는 만성 폐쇄성 폐질환을 가진 환자, 만성 기관지염(흡연자), 기관지 확장증, 폐기종, 감소된 폐 탄성, 증가된 잔기량 및 증가된 사강을 포함한다. 심장 수술 동안 이러한 합병증들은 복재 정맥 이식을 가진 환자에서 보다 내부 흉부 동맥으로부터의 동맥 이식을 가진 환자에서 더욱 빈번하게 발생한다.

심혈관 합병증(Cardiovascular Complications)

이들은 체외 순환을 가진 수술을 경험한 환자나 수술 전 뉴욕 심장 학회심부전 중증도 분류(New York Hear Association) 4 또는 3 그룹에 속한 환자에서 주로 발생한다. 이들은 특히 수술 후 부정맥 또는 뇌혈관사고에서 발생한다. 그러나, **혈전 색전증**은 환자의 수술 후 비운동성과 연계된 가장 빈번한 심혈관 합병증이다.

통증

수술 부위와 그 주변에서 통증은 다양한 강도와 지속시간을 가진다(수술 부위의 크기 와 위치 그리고 통증 강도에 대한 환자의 인식에 달려있다). 많은 환자들이 고통을 견디는데 어려움을 가진다; 이들은 불안하고, 지치며 오로지 통증에만 신경을 쓴다. 이러한 통증은 반사적으로 호흡을 느리게 하는 호흡 편차와 관련이 있다. 이런 방식으로 통증 억제는 폐 합병증의 치료에 도움이 된다. 특정 물리치료 기술이 통증을 감소시키는데 도움을 주지만 때때로 환자가 통증약을 먹어서 물리치료사와 협력을 잘하게 되고 따라서 재활의 영향이 매우 좋아지는 장점이 또한 존재한다. SSRI 항우울제의 시작(4-6 주 전에)은 통증 임계치를 높여주는데 이는 치료 의사와 상담을 해야한다. 절개 부위가 아직 아물지 않았고 수술 후 구토가 빈번하게 발생되면, 항구토제가 구토 동안 발생하는 반사적 복부 브레이싱에 의한 엄청난 통증을 없애준다.

3.6 허혈성 심장 질환 / ISCHEMIC HEART DISEASE; IHD

체코에서는 IHD를 가진 환자에 대한 장기적 재활 및 심장 재활이 단지 등장하는 과정에 있다. 몇 달 동안 구성된 개인별 치료 계획은 단지 일부의 환자만을 치료해준다. 체코 심장 학회의 최근 권고안은 2006년에 제정되었고 외래 환자 치료, 개인 가정 운동 또는 입원 후 온천 치료 등을 권고한다.

미국 심장 학회와 심혈관 및 폐 재활 협회는 모든 심장 재활 프로그램과 이차 예방 프로그램은 **최대한 위험 요인**을 제한하고, 건강한 습관을 형성해서 유지하고, 심혈관 질환을 가진 환자에서 활발한 삶의 방식을 지지하는 목표를 가져야 한다고 결론을 내렸다. 2007년에 초기 권고안에 대한 보충이 이루어졌는데 이는 중요하다고 고려되는 핵심 부분의 목록을 담고 있다. 이 출판물은 환자의 기본 평가, 영양 검토, 이상지질혈증, 고혈압, 비만, 2형 당뇨, 흡연, 심리사회적 중재 및 신체 활동과 관련된 카운셀링을 포함하는 영향력 있는 위험 요인들 그리고 심장 재활을 포함하는 심장 장애를 가진 환자들을 위한 재활 프로그램의 모든 핵심 구성 요인들의 시험, 중재 및 예상되는 결과에 대한 추천을 망라하고 있다.

초기 권고안들과 비교해 볼 때, 이것은 바람직한 지질 구성에서 변화, 이러한 변화들을 어떻게 성취하는 가에 관한 전략 그리고 환자가 실제로 처방 받은 약을 복용하는 지에 대한 확인에 대한 중요성을 포함하는데 이들은 실제로 심혈관 질환을 낮추는데 중요한 요인들 중 하나라고 알려져 있다. 권고안들 중에서 다른 변화들의 기본은 위험요인을 수정하고 활발한 생활 습관을 유지하는 것이 평생 동안 이루어진다는 발견이다. 변화된 생활 습관 및 약물 치료에 대한 환자의 **충실도**를 최적화하는 방법에 대한 전략 포함하는 것이 진정한 치료 효과를 얻는데 핵심적인 부분이다. 따라서, 이러한 방법을 위한 프로그램들은 일반의와 치료하는 심장 전문가와 조화를 이루면서 수행될 필요가 있다. 가장 규모가 큰 미국 전문가 협회의 상호 추천에 따르면, 이러한 의사는 더욱더 중재안을 관찰하고 이들을 장기적으로 수정할 것이다. 심장 장애를 가진 환자의 재활은 너무 복잡해서 일반의 또는 이들과 협력하는 심장 전문의에 의해서 이루어져야 하는 체코에서는 이러한 경향이 설정되어야 한다. 재활 전문가를 포함한 협력이 없으면 최상의 결과는 성취될 수 없다.

권고안의 소개에서 이들의 목적은 분명히 명확해진다: "이러한 추천들은 심장 환자들의 재활에 종사하는 직원들을 도와주어야 하고 의료 종사자와 보험 및 건강 정책의 개발에 종사하는 사람들과 케어 수혜자들을 잘 선도하여 이들이 어떤 범위까지 실제 프로그램이 완전하지를 구별할 수 있다. 의료에 재정을 부담하는 사람들은 적절히 심장 재활과 이차 예방에 투자하여 포괄적인 케어가 전문가 팀에 의해 확인될 수 있다."

핵심 부분들의 요약이 이것의 복잡성 때문에 너무 중요해서 이들의 근본적인 부분이 이 시간에 여기서 나열된다.

복잡한 재활 계획의 핵심 부분

환자 평가

병력(환자 히스토리)

병력은 현재와 이전의 심혈관 질환(좌심실의 기능 포함), 수술, 동방질병(말초 혈관 질환, 뇌혈관 질환, 당뇨, 근골격계 및 신경근육 질환, 우울증 및 현재 상태와 관련될 수 있는 다른 질환들을 포함), 심혈관 질환 증상, 약물(용량, 빈도 및 약에 대한 환자의 내성 포함), 마지막 인플루엔자 백신 접종 날짜, 심혈관 위험 인자의 존재 및 생활 습관을 구분한다. 또한, 모든 핵심 구성 요소들이 병력을 완결해야 한다.

신체적 평가

심폐 기관 및 침습성 심혈관 과정, 정형외과적 및 신경적 조건들이 평가된다(박동 및 규칙성, 혈압, 심장 및 폐 청진 및 하지의 조사 및 촉진 그리고 부종 및 동맥파 존재 포함). 필요하다면 다른 신체적 평가가 수행된다. 검사자는 인지 기능 평가를 또한 포함한다.

시험: 휴지기 12 전극 EKG를 취하고, 환자가 어떻게 자신의 건강과 삶의 질을 받아들이는지 설정하며; 필요하면 추가 시험을 실시한다.

중재

여러분이 정보를 찾는 문서로서 이는 환자의 현재 상태를 묘사하고 개인별 수정 및 발전을 이끌어낸다:

1. 목표를 우선시하고 위험 감소를 이끌어내는 전략을 세우기 위한 환자의 치료 계획
2. 퇴원 후 후속 점검을 계획한다. 이 기간 동안 설정된 목표를 고려하여 진전이 이루어 졌는지 검토하고 이 차 예방에서 장기적 변화를 이루었는지 조사한다.

치료 계획과 정지 점검 스케줄을 환자, 가족 및 일차 치료 의사와 함께 토론한다. 동시에, 치료 의사와 심장 전문의의 지시에 따라 환자가 적절한 용량의 아스피린, 클로피도그렐, 베타 차단제, 혈중지질저하약, ACE 억제제 또는 안지오텐신 수용체 차단제를 복용하는 지 확인한다. 환자가 매 년 인플루엔자 백신을 받는 지 확인한다.

예상되는 결과

문서화된 환자 평가 및 단기 목표(몇 주 또는 몇 달)를 포함하는 환자의 치료 계획이 중재 전략에서 요약된다. 이것은 일반의와 계획의 최종 요약본에 대한 토론을 포함하기도 한다.

퇴원은 약물 복용을 포함하여 환자가 충분히 제시된 계획을 이행했는지에 대한 정보 및 이들이 인플루엔자 백신이 투여되었는지(그렇지 않다면 그에 대한 이유)가 포함되어야 하고 또한 더 많은 치료와 검토를 요구하는 특정 영역을 포함해야 한다.

병원에서 퇴원할 때 계획안은 장기적 계획과 어떻게 성취할 것인지에 대한 방법이 포함되어야 한다.

영양 컨설팅

평가

- 일간 에너지 섭취 및 포화 지방의 내용, 트랜스 지방산, 콜레스테롤, 나트륨 및 영양소 내용 확인
- 과일, 채소, 시리얼 및 생선의 섭취를 포함하는 식습관을 설정한다. 외식할 때 몇 인분을 먹는 지 그리고 음주량을 설정한다.
- 몸무게, 고혈압, 당뇨, 심장병, 신장병 및 다른 동방 질병에 대한 핵심 부분에서 언급된 것처럼 영양적 중재를 위한 목표를 설정한다.

중재

- NCEP 전문가 패널에 기반한 콜레스테레롤 및 트랜스 지방산에 대한 한계를 이행하는 식단 수정안을 처방한다; 체중, 고혈압, 당뇨, 심장 질환 및 다른 동방 질병에 대한 핵심 부분과 공조하는 필요성에 기반한 식단을 수정한다; 추천안은 문화적 선호도를 충분히 고려해야 한다.
- 환자를 교육시키고 식단 목표와 그것을 성취하기 위한 충고(이들이 함께 거주하는 가족이나 배우자에게도)를 제공한다.
- 교육과 관련된 행동적 변화를 포함하고 이들을 어떻게 고수할 것인지에 대한 전략도 추천한다.

예상되는 결과

환자는 지속적으로 제안되는 식단을 고수한다. 환자는 기본적인 식단 원칙 즉 영양 에너지 내용과 지방 및 콜레스테롤의 농도를 이해한다. 이 계획은 이것이 환자의 식습관에서 오류를 수정하는 방식으로 설정되었다.

체중 관리

평가

환자의 몸무게, 신장, 허리 둘레를 얻어서 이들의 BMI를 계산한다.

중재

BMI가 25 이상 그리고 허리가 남자에서 102 cm 그리고 여성에서 88 cm 이상의 허리 사이즈인 환자의 경우:

- 환자의 위험 요인들에 기반한 체중 감소의 단기 및 장기 계획을 설정한다; 예로, 6개월 동안 한 주에 0.45–0.9 kg의 속도로 적어도 전체 체중의 5% 또는 10%를 감소시킨다; 총 칼로리 섭취를 줄이는 목표를 가지고 식단, 운동 및 행동 프로그램의 조합을 설정하지만 에너지 소비를 증가하더라도 적당한 영양과 섬유를 섭취하는 것을 유지한다; 계획의 운동 부분은 일간 장거리 걷기(60–90분)를 포함해야 한다.
- 기술된 체중 감소를 얻는 목표는 매일 2,100–4,200kJ 만큼의 칼로리 섭취를 줄이는 것이다.

예상되는 결과

- 단기: 환자가 점차적으로 체중을 줄여가는 지에 따라 식단 계획을 유지하고 적절한 중재안을 제시한다. 체중이 줄지 않으면 환자를 특별 프로그램에 가입시킨다.
- 장기: 이전에 제시된 최종 체중 목표를 성취하기 위해 환자는 식단과 운동 프로그램을 충실히 이행한다.

원본 권고안에서는 혈압 관리, 이상 지질 혈증, 당뇨, 금연 및 심리사회적 관리가 이루어졌으며 이들은 팀간 협력을 포함하는 협업적 문제 해결이 필요하며 이것은 이 책 구성의 수준을 넘어선다.

신체적 활동

평가

신체 활동의 현재 수준(질문지, 계보기)를 설정하고 가정 내, 직장 및 여가 시 수요를 요약한다. 운전, 성생활, 스포츠, 일과 같은 환자에게 적절한 일간 활동을 확인한다. 어떤 범위까지 환자가 자신의 행동, 자신감, 신체 활동 증가를 막는 장애물 및 긍정적인 변화를 만드는데 도움이 되는 이들의 사회적 지원을 변화하려 하는지를 설정한다.

중재

- 환자에게 신체 검사뿐만 아니라, 최초 평가 시 이들이 얼마나 많은 신체 활동을 필요로 하는지에 대해 알려준다. 프로그램은 환자의 개인별 요구사항을 강조해야 한다(심장 재활 부분 참고). 컨설팅의 일부로서 교육적 자료를 제공하고 노역일을 하는 환자를 위한 운동 시뮬레이션이나 운동 내성을 고려하게 된다.
- 계속적으로 그리고 끈기 있게 환자에게 자극을 주어 이들이 매일 중간 강도의 신체 활동을 적어도 30-60분 정도하도록 한다(적어도 일주일에 5회). 증가된 신체 활동을 일상생활에 포함시키는 방법을 제안할 수 있는지 평가한다(예: 입구에서 멀리 떨어져서 주차하기, 항상 2층 이하는 걷기, 점심 시간 동안 걷기).
- 근골격계 부상 위험을 최소화하는 낮은 강도의 유산소 운동을 추천한다. 몇 달의 과정 동안 신체 활동의 점차적인 증가를 추천한다.
- 이들이 익숙하지 않은 힘든 운동에 대해 환자들에게 미리 경고한다(예: 스쿼시, 배드민턴, 눈 삽질하기).
- 좀 더 힘든 신체 활동을 참아내는 이들의 능력이 증가하도록 환자의 운동 프로그램을 재설정한다.

예상되는 결과

환자가 다음을 보인다:

a) 가정, 일, 및 여가 시 신체 활동에 더욱더 적극적으로 참여;
b) 향상된 심리 사회적 상태, 스트레스 감소, 사회적 독립성 증가 및 장애 예방, 목표를 성취하는데 더 독립적이 됨;
c) 향상된 유산소 단련, 감소된 지방 구성 및 감소된 심혈관 위험(특히, 정적인 생활패턴을 보이다가 규칙적인 신체 활동으로 활발한 생활을 하는 환자).

운동 훈련

평가

- 감독하에 운동 기반한 심장 재활 프로그램 참가 전에 증상이 유발될 때까지 신체 운동을 하는 것이 추천된다. 환자의 임상 징후가 감소할 때 평가는 항상 반복되어야 한다. 시험된 매개변수는 맥박 평가, 리듬, 순환 장애의 징후, EKG에서 ST 부분의 변화, 혈류 역학, 운동의 주관적 인지와 신체 단련을 포함해야 한다.
- 환자의 평가 및 스트레스 시험 결과에 따라 심장 재활 동안 필요한 감독의 필요한 수준을 결정한다. 2000년이나 2003년의 미국 심장 학회의 추천에 기반하여 심장 재활을 위한 전반적인 위험 계층화를 사용한다.

중재

- 평가, 위험이 계층화, 동방 질병(예: 말초 동맥 질환, 근골격계 상태), 환자의 목표와 프로그램 목표에 기반한 유산소 및 저항 훈련에 대한 개인적 인식을 설정한다. 운동 프로그램은 프로그램의 팀장 의사 또는 담당 의사에 의해서 검토되고, 수정되며 승인되어야 한다. 운동 처방은 운동 빈도, 강도, 지속 시간, 타입 및 진행 방법을 포함해야 한다.
- 유산소 운동의 경우, 다음이 권고된다: 일주일에 3-5일의 빈도, 50-80% 강도 및 20-60분의 지속시간.

3

활동의 유형: 걷기, 트레드밀, 자전거, 노젓기, 계단 오르기, 상하체 작업계, 다른 지속적이거나 간격이 존재하는 유형의 훈련.

- 저항 훈련의 경우, 다음이 추천된다: 일 주일에 2-3회, 약간의 피로감을 느끼는 10-15회 반복, 1-3 세트, 특정 근육 부분을 위한 8-10회 반복. 운동 타입: 단순한 운동, 저항 밴드, 커프 웨이트, 아령, 덤벨, 풀리 및 근육 강화 장비.

예상되는 결과

환자는 안전한 운동 원칙을 이해하고 경고 신호를 인식한다. 환자는 부하에 적응하고 운동에 기인한 병적 증상을 덜 보이게 되며 날씬해지고 기분이 좋아진다.

3.7 대사 장애 / METABOLIC DISTURBANCES

대사 질환은 낮은 빈도를 보이는 수 백 개의 선천성 대사 장애와 더 높은 빈도를 보이는 몇 개의 질환을 포함한다. 이들은 당뇨병과 비가족성 형태의 이상 지질 혈증을 포함한다. 이 장은 주로 당뇨병과 성인 환자에서 가장 흔한 사망원인인 허혈성 심장 질환의 합병증을 다룰 것이다. 간단히, 당뇨병은 1형 당뇨로서 알려진 인슐린 의존 자가면역 형과 인슐린 저항 증후군의 결과인 2형 당뇨, 임신성 당뇨병(이 경우 운동이 최고의 예방책이긴 하지만 운동에 의해서 치유될 수는 없다.) 및 다른 형태의 당뇨로 분류될 수 있다. 1960년대에 대사 질환에 대한 운동 요법은 스포츠 의학으로 통합된 부서간 동의를 통해 심장 재활과 연계되어 있다.

오늘날, 이러한 질환의 운동요법은 의학 팀 내에서 다른 전문가와 협업하여 심장 전문가나 당뇨병 전문가의 치료로 통합되는 경향이 있다.

3.7.1 당뇨병 - 제 2형

이것은 이상 지질 혈증과 함께 가장 흔한 대사성 질환이다. 체코에서 이것의 빈도는 세계에서 가장 높은 수준이다. 2형 당뇨병의 시작은 환자가 인슐린 저항을 보이면서 수십 년 전에 시작이 된다. **인슐린 저항**(IR)은 특히 근육에서의 인슐린 수용체의 감소된 민감도인데 이들은 식사 후 글루코스의 증가에 대한 보상을 위해 더 많은 인슐린을 필요로 한다. 이 질환은 인슐린 저항 증후군(대사적 증후군과 같다)의 후기 증상인데 이는 초기 IR 시작과 함께 안드로이드 형태 비만, 고혈압, 이상지질 혈증을 동반하는 지방 대사 기능장애, 더 높은 혈액 응고 및 죽상동맥경화증의 촉진을 포함한다. 높은 수준의 인슐린이 혈액 내 혈당 수준을 감당하지 못하면 2형 당뇨가 발생한다. 당뇨 또는 이것이 증상을 보이기 전에 신경증과 미세혈관병증이 모세혈관 수준에서 나타난다. 처음에, 신경증은 자율신경계에 먼저 침범하고 그 후 구심성 신경 섬유와 운동 기술에 영향을 준다. 미세혈관병증은 특히, 심장벽, 신장, 망막 그리고 특히 하지의 원위부에 영향을 미친다.

당뇨병은 대부분의 하지 절단의 원인이 되며 특히 허혈성 심질환과 뇌졸증의 사망률을 높이며 움직임에 대한 단순 비만의 영향을 두드러지게 한다. 이것은 신체 요법과 심장 재활이 중요한 역할을 하는 질환군에 포함된다. 운동이 IR을 가진 환자에서 당뇨를 예방하는 가장 좋은 방법이고(유병율이 증가하는 체코에서 이러한 환자의 수가 백만 명이 넘었다) 명백한 DM을 가진 환자의 대부분에서 가장 중요한 치료이지만, 효과적인 운동 치료가 아직 임상 치료에 충분히 잘 통합되지 않았다. 최상의 운동 치료가 많은 혜택을 가져오지만 최소한의 신체 활동은 환자에 도움을 주지 않으며 반대로 부적절하거나 매우 오랫동안 높은 강도를 운동을 하는 것은 비효율적이다. 지나친 운동 제한을 가진 알리비스틱 요법은 지나친 강도 부하를 허용하는 것과 같은 방법으로 환자에게 이롭지 않다.

여전히 인슐린을 생산하는 능력을 가진 2형 당뇨병을 가진 환자는 운동에 대한 초기 반응 동안 건강한 사람보다 매우 더 높은 혈당증을 보인다. 이 질환의 이 상태에서 간에서 병적으로 높고 빠른 당 분해와 경도의 운동 동안 장으로부터 증가된 이동에 의해 고혈당이 발생한다. 빨리 증가하는 혈당증을 가진 인슐린 저항은 췌장의 베타 세포에 많은 자극을 주어서 지질 분해를 차단하는 이 단계에서 인슐린 수준을 엄청나게 증가시키게 한다.

운동에 대한 정확히 선정된 반응은 환자의 기본 문제를 향상시킨다. 당뇨병 환자는 적절한 강도의 장기적으로 지속된 부하를 통해 절반 정도까지 인슐린 수용체(질환의 초기에는 수용체 민감도가 건강한 사람들과 비교할 때 가장 일반적으로 30-40% 정도까지 최악의 상태에 있으므로 규칙적인 운동에 의해서 제거될 수 있다.)의 민감도를 향상시킨다. 그러나, 건강한 개인과 비교할 때 증가된 수용체 민감도는 10-20 시간 이상 지속되지 않는데 이것이 규칙적인 운동에 대한 이유이다. 증가된 수용체 민감도의 관점에서 부하가 지속적이고(짧은 간헐적 부하는 지나치게 무산소 당분해와 젖산 형성을 자극한다.) 적절한 강도를 가지는 것이 바람직하다. 무산소 임계치에 접근하는 지나친 강도는 비정상적으로 젖산과 지방의 사용을 악화시킨다. 2형 당뇨의 악화 시(식단 문제, 바이러스 감염의 전구기, 만성 염증의 활성화 등)그리고 일반적으로 견딜 수 있는 강도에서의 신체 활동을 하는 동안 반 조절성 스트레스 호르몬인 콜티졸이 몇 십분 후에 생산되고 이는 인슐린의 효과를 매우 감소시킨다. 당뇨병이 충분히 제어되지 않으면 콜티졸이 생산되어 일상생활 수준에서의 강도에서 대사성 장애가 발생할 수 있다. 신체 활동이 혈당증의 또 다른 증가를 가져오고 이는 케토산증을 유발할 수도 있다.

이것이 바로 덜 안정적인 환자에서 그리고 운동 요법의 시작 시기에 신체 활동 전후로 환자의 당 수준이 감시되어야 하는 이유이다. 만약에 계획된 운동 치료 동안 당 수준이 너무 높으면 치료가 수정되어야 하고 운동은 수정 후 시작되어야 한다. 당뇨병을 가진 비만 환자에서 식단 변화와 함께 이루어진 제대로 설정되고 잘 수행된 운동 치료 동안, 4-6주가 지나면 많은 환자에서 당뇨병 그 자체가 매우 호전된다. 비만 환자에서 이것은 인슐린 저항을 감소시키고 5-10% 체중 감소를 가져오는데 이는 운동 치료와는 별개로 발생한다. 이전 인슐린 저항 증후군과 연계된 동방 질병이 일반적이고 이것은 신체 활동을 조정하는 이유이다.

운동 프로토콜을 개발하는 원칙은 다음과 같다:

- 안정된 건강은 이상적인 식단과 꾸준한 감독 하 신체활동을 통한 영구적인 삶 패턴의 변화에 의해서만 이루어질 수 있다. 환자가 충분히 동기를 부여 받으면 - 2형 당뇨를 가진 환자를 그들의 식단과 활동 습관에서의 장기적 변화를 가지도록 하는 것은 치료 팀의 가장 힘든 목표이다 - 물리치료사와 협업하여 내과의사는 환자의 건강과 신체적 단련 정도에 따라 개인 별 운동 프로그램을 설정한다. 체코에서, 이들은 일반적으로 신체 의학 전문의, 당뇨병 전문의, 체중 관리 전문가 또는 일차 치료자들로 이루어진다. 이 팀은 영양사와 심리학자를 포함해야 한다.
- 처음에, 내과 의사는 질병의 상태와 이것의 합병증을 평가한다(허혈성 심 질환, 허혈성 하지 질환, 일시적 허혈성 발작 후 상태, 뇌졸증 후 상태, 당뇨병성 신경증의 범위, 망막증, 당뇨병 발을 가진 환자에서 움직임 위험성). 인슐린 저항 증후군의 다른 증상들이 다음의 존재와 함께 고려되어야 한다: 비만 정도 및 근골격계 시스템의 상태 및 이것과 연계된 고혈압, 신경병증의 정도 및 자기 수용 부족.
- 스트레스 시험이 수행되고 이는 다음과 같은 질문에 해답을 제공한다:
  - 환자가 스트레스 EKG상에서 허혈의 징후를 보이는가? (10년 이상 후 당뇨병 환자의 절반 이상에서 존재하는 당뇨병성 자율 신경병증을 가진 환자가 통증 상태를 지각하지 못하기 때문에 매우 주의해야 한다. 이들은 비특이적 증상이나 숨가쁨에 대한 시험을 중단할 것이다. 이들은 일반적으로 가능한 부정맥조차 인식하지 못한다.)
  - 환자가 여러분이 저강도로 오랫동안 환자에 부하를 가하는 것이 필요한 다른 병적인 징후를 보이는가? 이러한 것들은 수축기 압이 220 mm Hg가 넘는 운동, 운동 동안의 진행성 부정맥, 더 많은 운동의 경우에 발생하는 혈압 하강, 파행의 어려움, 방향 감각 상실 또는 운동으로 인한 15 mmol/L 이상으로 당 증가에 대한 가장 빈번한 과긴장성 반응이다.
  - 환자의 최대 맥박은 어떠한가? 이것은 약물의 결과로서 또한 동방결절의 변시성 불안정 및 자율 신경병증의 결과로서 병적으로 낮을 수 있다.
  - 최대 부하에서 환자의 맥박은 어떠한가? 이것은 의도적으로 교감 신경계의 베타 차단제의 영향으로 낮을 수 있고 또한 동방결절의 변시성 불안정이나 자율신경병증에 의해서 병적으로 낮을 수 있다.
  - 환자의 무산소 역치나 이들의 최대 유산소 능력은 어떠한가?
  - 환자가 신체적 활동을 제한하는 다른 어떤 징후를 보이는가? 근골격계 구조적 장애, 심신성 문제, 우울증 또는 갑상선저하증을 포함하는 많은 요인들이 존재할 수 있다.

그런 다음, 내과 의사는 운동 요법에서 전문의와 상의를 할 것이고 이들은 함께 이상적으로 45분 동안 무산소 역치에 접근하는 훈련 펄스에서 몇 주간에 걸쳐 얻어지는 충분히 장기적이고 강도가 있는 신체 활동을 획득하는 목표를 가진 개인별 운동 프로그램을 설정할 것이다(준비 운동 시간이나 쿨 다운 시간은 포함하지 않는다). 첫 번째 단계 동안 지구력을 기르는 것이 주요 목표이다. 안정화된 환자에서 후반 기에는 근육량을 늘이기 위해 저항 훈련을 추가한다. 이 단계에서, 무산소 역치 이하보다 약간 낮은 목표 강도는 더 이상 적절하지 않다; 운동에 근거한 지구력 훈련 동안, 대략 50–55%의 펄스 범위에서의 강도가 오랫동안의 신체 활동에서 지방을 태우는데 더 낫다. 과체중인 안정적 환자의 경우에는 신체 활동의 강도보다는 지구력을 바꾸는 것이 더 낫다. 2형 당뇨를 가진 환자는 선택된 움직임 활동에서 65%의 펄스 범위에서 무산소 역치를 보이지만 운동 치료의 강도가 낮아져야 하는 스트레스 시험 동안 발생하는 병적인 결과들의 빈도를 고려하면 2형 당뇨를 가진 환자에서 이 공식을 사용하는 것은 적절하지가 않다. 신체 활동은 이상적으로는 매일 하면 좋지만 주 당 적어도 4회는 실시해야 한다.

훈련 박동이 폐기능 검사에 의해 수행된 처음 스트레스 시험으로부터 얻어지는데 이 기간 동안 낮은 관상동맥예비력 과 혈압의 병적인 반응은 배제될 수 있고 환자의 최대 유산소 능력이 설정될 수 있다(VO_{2max}, VO_{2peak}). 만약에 폐 기능 시험이 적절하지 않으면 환자는 두 번 시험되어야 한다. 처음에, 신체 활동에 대한 순환 반응이 핵심이다. 두 번째 시험은 운동 치료의 초기 몇 주 동안을 위한 훈련 맥박을 설정하기 위해서 행해진다. 많은 환자들이 질환이 많이 진행된 후에만 운동 치료를 받아들이는데 이 경우 강도 높은 부하가 위험을 야기할 수 있다. 따라서, 상대적 금기 사항의 목록이 다소 상세히 기술되어 있다.

신체 활동에 대한 상대적 금기 사항

2형 당뇨를 가진 환자에서 운동 치료에 대한 상대적 금기 사항은 운동 치료를 금지하는 이유가 아니고 다소 충분히 그것을 고치는 것이다.

이 목록은 다음을 포함한다:

- 임상적으로 심각한 허혈성 심장 질환 – 지난 6주에 걸쳐 발생한 심근경색, 불안정한 협심증(적당한 강도의 운동 치료가 심근경색 후 첫째 주에 포함된다. 그러나, 이것은 허혈성 심질환을 가진 환자 재활에서 전문가의 영역 내에 포함되어야 한다–운동 치료 동안 심근 경색과 2형 당뇨를 가진 환자에서 합병증 위험이 매우 높다).
- 만성 심장 질환 – 심장 문제의 지식에 대한 우선 요건이 여기에 해당된다; 가벼운 운동은 재활의 효과적인 부분이다.
- TIA 이후에 환자에서 약물 투여와 운동 치료를 언제 시작하는 지에 대한 문제가 오늘날까지 해결되고 있지 않다.
- 증식적 망막병증 – 숨을 멈춘 상태에서 무거운 것을 들어올리는 동안 망막이 분리될 위험이 있다. (가벼운 저항에 대한 작은 근육그룹이 호흡을 중단하지 않고 운동될 수 있다.)
- 증상적 자세 저혈압을 가진 자율 신경병증 – 졸도 및 부정맥의 위험(누워있는 동안 운동하는 것이 매우 적절하다; 그러나, 이러한 매개변수를 구성하고 처방하는 것이 어렵다).
- 발에 감각을 못 느끼는 진행성 단계 말초 신경병증 – 발 부상의 위험(32–25°의 상대적으로 따뜻한 물속에서 수영하는 것이 최적이다.)
- 인슐린 치료를 할 때 2형 당뇨에서 적절한 시간에 저혈당을 인식하는 능력의 결여.
- 산악 등반이나 잠수와 같은 의식 장애, 미세 조정의 결여 또는 방향 감각의 일시적 상실과 같은 건강상 위험이나 심지어 사망을 초래할 수 있는 신체 활동은 금기 시 된다.
- 강도가 높고 긴 운동 세션을 처방할 때 베타 차단제로 치료받은 환자들이 저혈당 증세를 인식하는 능력이 매우 떨어져 있다는 것을 기억해야 한다. 이러한 이유 때문에 신체 활동 전후에 당을 점검하는 것이 지시되어 있으며 반복되어야 한다. (특히, 인슐린으로 치료받는 환자에서는 이것이 특히 중요하다).

3.7.2 제 1형 당뇨병

이 형태의 당뇨병은 췌장의 베타 세포를 포함하는 자가면역 과정에 의해 발생한다. 임상적으로 고혈당과 빈뇨, 구갈 및 케토산증을 동반하는 대사적 장애를 보인다. 환자들은 자신들의 현재 당 수준과 신체 활동의 계획된 강도에 기반하여 평생동안 인슐린에 의존한다. 인슐린 과용량에 의해 이들은 급격히 저혈당증에 빠지게 된다. 심지어 1형 당뇨를 가진 환자들은 신체 활동의 결과로서 인슐린 수용체의 민감성에 영향을 받을 수 있다. 감소된 인슐린 용량은 증가된 근육 활동, 증가된 수용체 민감성 및 운동 시 간에서 감소된 당 생산의 조합에 의해서 얻어질 수 있다. 운동에 대한 반응을 준비하면서 적용된 인슐린 용량이 신체 활동 전에 감소되어야 하거나 당 흡입이 증가되거나 아니면 두 가지가 모두 발생해야 한다. 특히 운동량을 늘리기 전에 인슐린 용량은 감소되어야 한다. 환자가 운동 전에 5-10 mmol/l 사이의 당 수준을 가지고 있다면 이들은 운동 하기 60-90분 전에 대략 20-40g의 설탕을 더 먹어야 한다. 초기 당이 10-15 mmol/l 사이라면, 실제 신체 활동이 당 감소를 이상적인 수준까지 낮추기 때문에 설탕 섭취가 증가될 필요가 없다. 당 수준이 15 mmol/l 이상이라면 케토산증 때문에 당뇨가 더 악화될 수가 있어서 환자는 신체 활동에 참여하지 않아야 한다. 신체 활동이 한 시간 이상 동안 지속되고 당 수준이 5mmol/l 이하로 떨어지면, 설탕이 시간 당 10-20g 정도가 지속적으로 공급될 수 있다(예를 들어, 설탕 20g은 200ml의 주스와 일치한다).

임상적으로 합병증이 없는 1형 당뇨를 가진 매우 안정된 젊은 환자에서 스포츠와 힘든 신체 활동에 대한 기본 지침은 다음과 같다:

- 스포츠는 절대적으로 필요하지 않지만 이후에 합병증의 위험을 감소시킨다. 운동을 규칙적으로 하는 것은 어렵고 따라서 운동 활동을 시작하고 인슐린 농도를 변화시키기 전에 장기적이면서 실질적인 옵션이 고려되어야 하는 이유이다. 가능하다면, 1년 동안 규칙적으로 운동을 한다.
- 움직임 조정에서 빨리 나타나는 장애의 발생 가능성을 가진 운동과 그 이후 의식 장애 또는 여러분의 삶을 위험에 둘 수 있는 경우는 다음의 두 가지 조건이 만족되면 반드시 고려되어야 한다:
  - a) 여러분의 당뇨는 오랫동안 제어되어 왔다
  - b) 여러분은 안전하게 진행되는 저혈당 공격 신호를 인식할 수 있다.
- 계획된 운동 전 60-90분 경에 탄수화물이 풍부한 소량의 음식을 섭취한다.
- 하루의 특정 시간 이나 특정 음식에 따라 인슐린 용량을 감소시키고 이것을 격렬하게 작동하는 근육에 적용시키지 않는다. 더 오래되고 지구력에 기반한 운동은 25%나 50%까지 인슐린 용량을 감소시키는 것과 상응한다. 불규칙적인 운동을 하는 동안 환자는 이들이 운동 후 저혈당에 빠질 수 있다는 것을 알게 되고 따라서 이들은 전체적인 인슐린 용량을 바꾸어야 한다.
- 당 반응을 좀 더 자주 검사하면서 운동 습관이 천천히 바뀌어야 한다. 환자의 상태가 안정적이고 이들의 수행 능력이 충분하면, 환자는 좀 더 힘든 운동에 참여하는 것을 고려할 수 있다. 환자의 능력이 운동 수행에 의해서 제한되지 않지만 이들의 재생성은 더 늦게 될 수 있다. 근육양이 증가하기 때문에 근육을 늘리는 운동은 바람직하다; 그러나, 이들은 경쟁적인 수준에서는 위험할 수 있다.
- 환자는 여분의 설탕 없이 스포츠 활동에 참여해서는 안 되고 이들은 자신들 주위의 사람들에게 힘들고 지속적인 운동을 하는 경우 저혈당증에 빠질 수 있다고 경고해야 한다. 저혈당증은 운동 시 뿐만 아니라 인슐린 수용체가 운동에 의해서 야기된 높은 민감도를 보임에 따라 운동 후 몇 시간이 지나서도 발생할 수 있다. 신체 활동 전에 설탕의 불충분한 섭취와 투여된 인슐린이 부적절하거나 용량이 적당하지 않으면 역시 저혈당증을 유발할 수 있다.

3.8 류마티스성 질환

류마티스는 다양한 원인, 병 진행, 임상적 양상 및 예후를 가진 수 백 개의 질환을 포함한다. 재활의, 물리치료사, 직업 치료사 및 사회 복지사를 포함하는 여러 부서의 팀이 이러한 질환의 치료와 진단에 포함된다.

질환 변형 항 류마티스성 약물(DMARDs)를 요구하는 가장 심각한 질환들은 전반적인 염증성 결합 조직 질환을 포함한다(예: 류마티스성 관절염, 다발성 근염, 홍반성 낭창 등).

강직성 척추염(베흐트레브 병)은 척추염을 가진 일종의 관절염들의 전형적인 경우이다(척추 관절염). 이러한 질환에서 관절과 근육 조직에서 염증 반응이 많은 관절간 구조적 기관 신호에 의해 동반된다(예: 대동맥에서 장애, 척수성 폐 섬유증, 홍채 모양체염 등). 류마티스 부서는 골다공증, 뼈 및 연골 질환을 가진 환자와 섬유 근육통과 같은 다양한 통증성 질환을 가진 경우도 관찰합니다. 증상에 대한 상세한 분류와 각 개인별 류마티스 질환의 치료에 대해서는 임상 류마티스 교재를 참고하기 바란다.

약물과 수술을 동반한 재활 치료가 이 질환의 포괄적인 치료의 주류를 이루고 이들이 기능적 능력, 독립성, 주관적 증상 및 환자의 사회적 통합에 많은 영향을 미친다.

재활 치료의 목적은 기능적 손상의 악화를 예방하는 것뿐만 아니라 약물(진통제, 비스테로이드계 항 류마티스성 약)로 증상 치료의 범위를 최소화하거나 류마티스 수술에 환자를 기능적으로 준비시켜 수술 치료가 예상한 결과를 가져오도록 하는 것이다.

구조적 염증 질환에서 **재활 치료의 선택**은 근골격계 시스템뿐만 아니라 내부 기관과 다른 관절 간 증상들이 관여되기 때문에 제한적이다. 이러한 질환들은 선천적으로 만성적이고 종종 약물에 의한 영구적인 치료를 필요로 하며 따라서 재활 치료가 장기적이다.

단기적 재활 프로그램을 설정할 때 특정 행동과 관련하여(만성 질환의 급성 악화를 의미) 운동 치료의 영역으로부터 접근법 및 빈도, 강도 및 각 개인별 세션의 기간을 선택하는 것이 필요하다. 각 모드의 선정은 질병 활성도 및 국소 징후의 존재에 달려있다.

장기적 재활 계획은 연속된 재활 치료(온천 치료, 재활 설정), 적절한 교정 및 보조 장치 또는 가정 내 치료를 포함한다. 류마티스 질환을 가진 환자에서 전반적인 완화에 대한 전략을 배우는 것이 중요하고 생리적 호흡 패턴을 개발한다. 내적 스트레스 및 이완하는 능력은 중요한 신경 면역학적 관계를 보여준다. 향상된 신체 미용 개념이 이완을 배우는데 있어서 선결 요건이다.

치료 재활의 지침은 질환 활동을 참고하여 병력과 기본적인 운동 요법 평가에 달려있다.

성인에서 류마티스성 관절염과 아이들에서 청소년 류마티스성 관절염은 일차적으로 말초 관절의 다양한 관절 침범을 가진 만성적 염증 질환의 예들이다.

3.8.1 류마티스 관절염

류마티스 관절염은 관절 활막 라이닝, 점액낭 및 인대에 영향을 미치는 만성 염증성 관절 질환이다. 이는 다양한 관절 간 징후 및 결절의 발달 또는 혈관염을 보인다. RA를 가진 환자의 2/3 이상에서 혈청이 단백질 분해 효소 합성과 함께 류마티스 인자를 설명해준다.

자가 면역 반응을 야기하는 다양한 형태의 바이러스와 박테리아와 같은 외부적 요인의 영향뿐만 아니라 유전적 소인이 의심된다. 환자들은 특정 대립 유전자인 조직적합성 항원 DR4 또는 조직적합성 항원 DR1에 의해 공유되는 항원 결정기의 보유자가 된다. 환자의 혈청은 류마티스 요인이라고 잘 알려진 자가 항원을 보인다(RF); 그러나, 이것은 모든 환자에서 존재하지 않을 수 있다. 만성 활막 염증은 비화농성 림프절염 형성을 유발하는데 이것의 침범과 단백질 분해 효소의 합성이 연골 파괴, 연골하 뼈 파괴 및 관절 주위 구조물에 대한 손상을 가져온다. 류마티스 관절염은 약 1%의 유병율을 가진 가장 흔한 염증성 류마티스 질환이다. 모든 연령층에서 발견된다. 30–50세 사이의 연령층에서 주로 발견되고 남성 보다는 여성에서 더 흔하다(2–3:1).

임상적 양상

다양한 강도의 관절 통증이 첫 번째 주관적 징후 중 하나가 된다. 오전 경직과 제한된 관절 움직임을 동반하면서 오전에 그리고 휴식기에 더 악화된다. 오전 경직이 일반적으로 1시간 이상 동안 지속한다. 관절 증상이 있기 전에 피로, 처짐, 열, 수면 장애 및 우울과 같은 전신 증상이 나타날 수 있다. 객관적 평가에 따르면, 중수지관절, 근위 지절간 관절, 손목, 중족 지절관절을 포함하여 거의 항상 무릎

관절에 가장 흔하게 영향을 미치는 다 관절 대칭적 관절염을 보인다.

무릎 염증이나 질환 활동은 관절 부종, 만지면 아프면서 능동 및 수동적 움직임의 제한을 보인다. 관절 주위의 피부가 더 따뜻할 수 있다; 그러나, 홍반은 임상적 양상이 아니다. 무릎 손상이 무릎의 기형을 유발한다. 특징적인 기형은 척골 일탈을 가진 중수지관절 아탈구를 포함한다. 지절간 관절은 근위 지절간 관절 굽힘과 원위 지절간 관절의 과다 신전 및 중수지관절 굽힘과 원위 지절간 관절 과다 신전을 동반하는 스완 목 결함에 의해 형성되는 전형적인 부터니어(Boutonniere) 기형(**단추 구멍**)을 보인다. 손목에서 불안정하게 손바닥 방향으로의 변화가 존재하거나 심지어 관절 강직이 관찰되는 경우도 있다. 빈번한 팔꿈치 침범은 심각한 독립성 제한의 원인이 될 수 있다. 어깨 영역에서 관절 손상을 제외하고 견봉하낭, 회전근개 건 및 이두근 인대의 긴 두부와 같은 관절 주위 조직이 영향을 받을 수 있는데 이는 상완골 머리 부분 이동을 야기할 수 있다. 고관절염은 이것이 관절 손상을 야기하고 전체 관절 대체를 요구하기 때문에 RA에서 매우 중요한 발견이다. 무릎 관절염의 경우 슬와 지역에서 베이커 낭이 합병증을 일으킨다. 연골의 점차적인 손실과 인대 손상이 전후방 불안정을 야기하고 이 후에는 내반슬을 야기하기도 하며 특히 더 자주 외반슬을 일으킨다. 망치 족지, 무지 외반증 및 편평족과 같은 발 관절 기형을 가진 중족 지절관절 침범은 걸음걸이 이상을 가속화하여 환자의 움직임에 심각한 제한을 가져온다. 근육 위축이 또한 존재한다. 아탈구 및 수평 인대 손상, 척추 디스크염, 골다공증 골절 또는 편평 두개저를 가진 C1–C2 레벨에서의 경추 침범은 심각하게 삶을 위협하는 합병증을 보인다. 질환의 무증상적 경과는 경추 척수병증 및 척추뇌저동맥부전의 시작에 의해서 악화될 수 있다. 경추 척수의 임상적 양상은 경추두개 및 경추 상완 증상들을 포함한다. 관절 침범에 추가하여 굽힘근지지때 아래 중앙 신경 압박이 손목 터널 증후군의 임상적 증상과 함께 매우 일반적이다.

RA는 염증 매개인자의 전신 활동, 순환 호르몬의 수준 변화, 칼슘 대사 변화, 무기력 및 RA를 치료하는 약물의 영향에 의해 설명되는 이차 골다공증을 동반한다. 관절 부위 골다공증은 가장 심각한 문제이다.

기능적 진단

건강 진단 진단지(HAQ)는 장애 인덱스에 의해 건강을 평가하는 가장 일반적인 진단지이다. 관절염 영향 평가 기준(AIMS)는 기능적 평가 이외에도 심리적 기준을 포함하는 가장 일반적으로 사용되는 장치이다. 진단지는 운동성, 독립성, 특수 손 동작 및 여가 및 일 관련 활동, 즉, 환자의 독립성을 위해 필요한 활동과 관련된 일상 생활의 활동을 평가한다. 질병 활동의 실험실 자료나 X 선 촬영은 환자의 기능적 능력과 관련이 없을 수 있기 때문에 기능의 정기적 평가는 매우 유용하다. 스타인브로커 기능 분류(**클래스 I–IV**)는 환자의 기능적 능력과 관련된 검사 정보를 제공하는 반면 환자가 질환 시작의 초기에 적절히 치료를 받고 가능적 자세와 활발한 운동에 대해 교육을 받으면 심각한 구조적 관절 손상은 작업 활동에서의 제한적 수준과 관련성이 없을 수 있다.

치료

재활 치료

질환의 특징에 대한 환자 교육, 경로, 예후, 의료 시술의 형태 및 협조 그리고 질환 관리에 충실하기 등은 비 약리적 치료 전략에서 가장 중요한 것들이다.

상태 관리

신체 휴식은 전반적인 염증 반응을 감소시킨다; 그러나, 장기적인 휴식 접근은 섬유성 재형성을 동반하여 비가역적인 관절 경직을 야기하여 기능적 활동과 독립성에 많은 영향을 미친다. 따라서, 신체 활동은 환자의 일간 요법의 일부분이다. 굽힘 구축의 예방은 자세 잡기와 기능적 부목을 통해서 이루어진다.

운동과 모드 선택

운동과 모드의 선택은 질환 양상과 상태, 환자의 나이, 다른 기관의 영향 및 협조에 달려있다. 초기에는, 심각한 구조적 관절 손상이나 관절 기형이 존재하지 않는데, 이런 경우는 운동 요법이 예방에 초점을 맞춘다. 좀 더 진행된 경우에는 기형의 악화가 예방되어야 하고 심각한 기형의 단계에서는 독립성을 유지하기 위해 움직임 보상을 연습하는데 초점을 둔다. 높은 체액성 및 국소 활동의 단계

3

에서는 재활의 범위 내에서 자세 잡기 원칙에 충실하면서 2-3일 정도의 침대 휴식이 추천된다. 전략은 슬링에서 자세잡기를 포함한다. 개인적으로 만들어진 열가소성 부목은 예방뿐만 아니라 교정을 위해서도 필요하다. 이들은 통증을 줄여준다. 적어도 하루에 한 번, 관절은 최대 움직임 범위 내에서 수동적으로 움직여 져야 한다. 세로 사지 축을 따라 끄는 것이 고통을 감소시켜준다. 치료는 일반적으로 가장 고통스러운 관절과 근육의 이완에 의해 시작된다. 이 단계에서 해당 관절 주위의 근육의 등장성 수축은 근육 강도를 유지하는데 도움을 준다. 질병 활동이 가라앉으면 환자는 점차적으로 더 활동적이 될 필요가 있다. 특정 근육의 위축이 기형을 일으킬 가능성이 있으면 더 많은 주의를 주어야 한다. 상지에서는 이러한 것들은 특히 손목 신전, 손가락 및 이들의 짧은 근육들 그리고 팔꿈치 신전 근육들을 포함한다. 하지에서는 이러한 것들은 무릎 신전 근육과 발아치 근육들을 포함한다.

치료 훈련 동안, 통증을 극복하는 문제는 자주 토론된다. 오늘날, 통증이 더 이상 제한 요인으로 간주하지 않는다. 치료 동안 환자는 특정 수준의 통증을 참아야 한다. 운동 후 두 시간 이내에 통증이 줄어들거나 다음날 완전히 가라앉는 것이 중요하다. 오후가 환자에게 일반적으로 더욱더 편리하다. 회복기 동안 또는 낮은 질환 활동기 동안 종종 환자의 움켜쥐는 손 기능에 따라 겨드랑이 목발을 이용하여 전완 목발을 가지고 이루어지는 걸음 훈련 및 움직임과 근육 강도의 범위를 향상시키면서 근육 톤을 증가하는 활발한 운동에 초점을 맞춘다. 치료는 또한 유산소 적응 훈련을 포함한다.

치료 훈련의 원칙들

치료 운동은 장기적으로 수행되어야 하고 진행되어야 하지만 통증과 피로를 증가시켜서는 안된다. 갑작스러운 염증의 시작, 심각한 내부 장기 침범, 열이 나고 심각한 관절의 변화(괴사)의 경우에는 이것은 더욱더 적절하지 않다. 완전한 범위의 움직임을 유지하는데 사용되는 치료 운동 방법은 관절 움직임(**스트레칭, 움직임**)과 근육 확장이나 신장을 포함한다. 스트레칭은 하루에 몇 번씩 시행된다. 경부 물렁조직에 집중된 스트레칭에 중점을 둔 기술이 이용된다. 의사나 경력이 오래된 물리치료사는 특정 경우에 부드러운 움직임을 이용해 이완시키는 동작을 수행한다. 관절 운동은 통증과 관절 경직에서 주관적인 평온을 가져오고 특히 상지 관절에서 미세한 운동 기술과 독립성에서의 향상을 도모한다. 근육 강도의 감소는 비활동, 활액막염, 근육 수축에 제약 및 약물 부작용의 결과이다. 등장성 활동이 적어도 하루에 2-4번 정도 반복되어야 한다. 저항은 항상 수동적이다; 도르래는 적절하지 않다. 운동을 하기 전에 차가운 팩이 대략 10분 정도 적용될 수 있다. 단체 운동이 류마티스나 온천 시설에서 지정될 수 있다. 환자들은 더 심한 결함, 질환 활동 및 내부 장기 침범에 기반하여 그룹으로 나누어진다.

물리적 요법

질환의 급성기에 한랭 요법의 국소 진통 및 항 염증 효과는 유익한 것으로 알려져 있다. 입원 환자의 경우 국소적 한랭 요법이 −160도의 평균 온도에서 기체로 변하는 액화 질소를 이용한 도구의 사용에 의해 이용될 수 있다. 몇몇 국가에서는 −170도의 온도를 가진 차가운 공간에서 잠깐 동안 머무는 몸 전체 적용이 응용된다. 회복기 동안 파라핀을 이용한 열 응용, 월풀 및 수중 물리치료가 적절하다. 초음파와 레이저의 치료 효과가 특히 손과 발 관절에서 보조적 치료로서 사용된다.

환자의 현재 상태를 수용하는 변형된 환자 접근법이 항상 재활 치료와 개별 모드에 항상 필요하다. 포괄적인 온천 치료가 류마티스 전문가에 의해 추천된다. 금기 사항은 진행성 염증 질환 활동과 독립적인 움직임의 부족에 적응된다.

직업 치료

직업 치료가 치료의 중요한 부분인데 이는 다양한 기술과 함께 관절 보호에 관한 교육, 인체 공학적 수정과 관련된 컨설팅 및 보조 장비의 이용을 포함한다.

환자의 침범 정도에 기반하여 환자는 목발이 필요한 경우도 있다. 겨드랑이 목발은 심각한 손 관절 기형과 제한된 악력을 가진 경우 지시된다. 맞춤식 신발, 융기된 화장실 변기 의자, 샤워 의자, 다양한 접근 도구, 열가소성 부목, 교정기 및 경부 칼라 등이 종종 요구된다.

수술적 중재

수술적 처치는 예방적 수술 – 활막절제술 및 재건 수술 – 골절개술, 관절 고정술, 척추유합술 및 관절형성술을 포함한다.

약물적 치료

소위 말하는 질환 교정 항 류마티스 약물(DMARDs)이 약물 치료의 근간을 이루고 객관적으로 염증 반응을 억제한다(실험실 결과에 따르면) 그리고 질환의 진행을 느리게 하는데 이는 환자의 삶의 질을 향상시킨다. 코르티코스테로이드가 신속하고 강하게 작동하는 항 염증성 약물이고 이들은 전신적으로 또는 관절 내부를 통해서 주입된다. 증상에 따라 작동하는 약물로서 비스테로이드계 항 류마티스 약물은 통증을 제어할 뿐만 아니라, 운동 신경을 자극하여 관절 경직을 줄여준다.

질환 교정 항 류마티스 약물을 가지고 이루어지는 전통적인 치료에 반응하지 않는 환자에게는 종양괴사인자 알파 차단제를 이용한 생물학적 치료가 고려될 수 있다.

예후

예후는 침습성 변화의 시작율, 포괄적 치료의 성공 및 관절 간 침범의 존재에 따라 달라진다. 제어되지 않는 다발성 관절염은 5년 후 50%의 환자에서 그리고 10년 후 90%의 환자에서 장애를 야기한다. 류마티스성 관절염은 특히 여성의 경우에 수명을 최대 10년까지 단축할 수 있다.

제한된 기능은 적절한 약물과 재활 치료에 의해 향상된다.

3.8.2 청소년 류마티스 관절염 (청소년 특발성 관절염)

청소년 류마티스 관절염은 16세 전에 발병하여 적어도 6주간 지속하는 원인이 알려지지 않은 만성 감염성 질환이다. 이것은 아이들에서 가장 일반적인 류마티스 질환이다. 성인 질환과 비슷하게 일차적으로 인체 백혈구 항원 시스템에 유전적 소인이 있다. 분류는 임상 증상에 따라서 이루어진다.

가장 보편적으로 7가지 타입의 청소년 류마티스 관절염이 구분된다:

1. 전신성 관절염
2. 음성 류마티스 요소를 가진 다발성 관절염(RF)
3. 양성 RF를 가진 다발성 관절염
4. 소수성 관절염
5. 확장된 소수성 관절염
6. 부착부염을 가진 관절염
7. 건선성 관절염

질환의 시작은 전체 신체에서 중요한 변화를 동반하는 열에 의해 이루어진다. 폐 합병증이나 간 기능 장애가 발생할 수 있다. 순환성 항 염증 사이토킨의 증가와 이들의 저해제(인터루킨-6, 인터루킨-18, 종양괴사인자-R, 인터루킨 1수용체 길항제) 및 페리틴 농도 증가와 같은 비특이적 염증 활동의 증가를 보인다.

임상적 특징

소수성 관절염은 단일 사이클의 간헐적이면서 지속적인 질환으로 명시된다. 때때로 진행성 형태는 다발성 관절염으로 발전된다. 관절염은 만성 전포도막염에 의해 후발적으로 나타나는데 이는 관절 염증 활동과 무관하다. 관절 손상의 속도와 진행 정도는 적절한 시간에 이루어지는 진단, 치료 및 성장 장애나 골다공증과 같은 합병증의 발생에 달려있다. 단지 특정 형태가 성인 환자에서의 류마티스 관절염과 유사하지만 여기서의 임상적 양상은 염증이 성장판에 영향을 줄 수 있다는 사실에 의해서 수정될 수 있다.

짧아진 "망원경" 손가락을 가진 짐승의 앞다리와 유사한 손이 느린 골격 성장 때문에 손 부위에서 발생할 수 있다. 새와 같은 얼굴을 가진 짧아진 하악골을 보인다.

치료

파괴적 관절 변화를 예방하기 위해 제 시간에 치료가 이루어져야 한다. 청소년 류마티스 관절염 치료는 성인에서 RA의 치료와 유사하다. 약물적 치료와 재활이 치료 중심이다.

재활 치료

재활 치료는 다중 부서 접근의 부분이 되어야 한다. 청소년 류마티스 관절염을 가진 환자에서 재활 치료의 선택; 그러나, 이것은 특히 방법과 치료 알고리즘의 선택에서 성인의 재활 프로그램의 특징과 다른 소아 환자의 재활 특징의 세부사항을 상세히 고려해야 한다.

물리치료

물리치료는 움직임 기능을 유지하거나 복구하는 것에 초점을 두어야 한다. 아이의 활동이 특정 기능에 맞추어서 이루어져야 한다. 좋은 치료 결과는 운동이 강한 동기와 어울릴 때 성취될 수 있다. 신체 활동의 정확한 처방은 환자의 연령, 질환 단계 및 골다공증의 존재에 기반하여 이루어져야 한다. 치료법을 위해서 놀이 형태와 직업적 치료 접근으로 이루어지는 신체운동학적 타깃형 운동을 이용하는 것이 좋다. 만약에 아이가 치료에 활발하게 참여할 수 없다면 반사 치료가 사용될 수 있다. 호흡 치료가 폐 합병증을 가진 환자에서 좋은 효과를 보일 수 있다. 가족과 부모의 협력이 항상 신중하게 평가되어야 한다.

증거 기반 의학(EBM) 기준을 충족시키는 최근 연구에 따르면, 트레드밀에서 이루어지는 유산소 지구력 기반 운동이나 자전거 작업계를 활용한 조합된 운동 프로그램이 JRA를 가진 환자의 재활에서 심혈관 적응을 위한 가장 효과가 있는 치료 방법이다. 지구력 훈련은 짧아지는 경향이 있는 그러한 근육 그룹의 촉진 후 스트레칭에 의해 보상된다. 마지막으로 특정 운동 치료가 최고 높은 수준에서 운동 기능을 유지하기 위해 수행된다. 미세한 운동 신경에 영향을 주는 직업 치료도 좋은 옵션이 된다.

물리적 요법

물리적 요법은 통증을 제어하고 부종을 감소시키기 위해 급성 염증 단계에서 주로 사용된다. 이러한 환자 그룹을 위한 물리 요법을 선택할 때 일반적인 원칙이 적용된다. 활발한 염증 반응 시 사지 고정과 자세 잡기가 추천된다. 얼음 목욕에 얼음 팩을 적용하는 경우 한냉요법이 추천된다.

약물 치료

약물 치료는 비스테로이드계 항 염증 약물, 코르티코스테로이드 및 메소트렉세이트의 적용을 포함한다. 새로운 치료 방법은 종양괴사인자 용해성 수용체에 영향을 주는 물질과 같은 생물학적 수단의 적용을 포함한다. 약물의 투여는 골다공증을 제어하고 이 질환과 동반되는 다른 합병증을 치료하는데 사용된다.

예후

예후는 초기 진단, 약리학적 치료 및 계속되는 재활에 달려있다. 굽힘 수축의 빠른 전개, 영향 받은 부분의 성장에서 국소적 변화 및 전반적인 성장 결함이 장애의 정도에 영향을 줄 수 있다.

3.8.3 강직성 척추염

강직성 척추염이나 베흐테루 질환은 원래 중축 골격에 영향을 주는 척추 관절증 그룹에 속하는 전형적인 질환으로 분류된다. 강직성 척추염은 중축 골격, 천장 관절, 골단 관절 및 척수의 늑골 척추 관절에 주로 영향을 주는 만성적인 염증성 질환이다. 이 질환은 일반적으로 남성에서 보다 더 흔하고(7-10:1 비율) 20이나 30대 초에 시작한다. 성인 인구에서 유병율은 약 0.5-1%이다.

척추 관절증은 세 가지 주요 증상에 의해서 특징이 나타난다:

a) **관절**, 하지의 중간이나 큰 관절에 특이적으로 영향을 미친다.
b) **축**, 척추염이나 천장 관절염 등으로 척수의 염증성 침범
c) **관절 외적**, 점막과 피부 병변, 눈과 심혈관계를 침범

일차 염증이 관절의 활액막을 침범하는 류마티스 관절염과 달리, 강직성 척추염에서의 일차 병변은 침범한 해당 뼈 근처의 관절 캡슐, 인대 및 건에 영향을 미친다.

이 질환의 원인은 잘 알려져 있지 않다; 종종, 감염, 유전적 및 면역 유전적 요인들이 보고된다. 이 질환은 조직적합성 항원-B27 항원과 밀접한 관련성을 보인다. 조직적합성 항원-B 27 항원의 단순한 존재; 그러나, 강직성 척추염의 직접적인 원인이라고 보기에 충분하지 않으며 강직성 척추염을 가진 일부 환자들은 이 항원을 전혀 보이지 않는다.

중축 골격 관절의 염증성 반응은 연속되는 신생 골 형성, 척추 간 디스크이 물렁조직 링의 말초 섬유의 골화 및 두 인접한 척추 사이에서 인대결합의 생성 및 부분적인 관절 강직증 및 관절 골유합을 유발하는 천장 관절의 골화를 동반한다.

임상적 양상

강직성 척추염의 첫 번째 징후는 대부분의 경우 발꿈치나 좌식 골(sitting bone) 주위에서 관절 통증, 삽입 통증 또는 착부염을 보인다. 이 질환은 눈에 보이는 증상을 좀처럼 나타내지 않는다 - 포도막염 또는 홍채모양체염(15~30%). 척수 부위의 일차 통증을 갖는 등 통증이 주된 증상이다. 약 30분 이상 지속되는 오전 경직과 준비 운

동 후 약간 완화되는 야간 그리고 이른 아침의 휴식기 통증의 염증성 반응이 전형적이다. 척수의 점차적인 경직에 의해 야기되는 척수 움직임 제한은 단지 특정 부분에만 영향을 미치지만 질병이 진행됨에 따라 이것은 완전한 척수 경직을 유발할 수 있다. 척수에서 질환 진행에 따르면 **상향 및 하향 형태**가 구분된다.

장애의 관점에서 보면, 근위부 관절 침범은 소위 말하는 **고관절 및 견관절 형태**이다. 이것은 급성 통증성 염증과 이에 수반되는 손상, 기형 및 관절 강직증을 동반하는 대칭성 고관절염 중에서 가장 심각한 형태이다. **강직성 척추염의 말초성 형태**에서, 관절염 후 관절 기형을 가진 만성 관절염 증후군이 발생한다. 질환의 초기 단계에서 이미 고통스러운 부종이 흉쇄 관절, 흉골 늑골에서 발생하고 드물게 견봉쇄골 및 하악 관절에서 나타난다. 척추간 디스크나 골다공증 척추 골절에서 손상을 동반하는 척추 추간판염이 척수와 신경 말단 압박을 불러올 수 있다. 경추 C1–C3가 불안정할 때, 환추후두 이탈이 하부 경추 척수 강직을 동반하며 발생할 수 있다. 질환 발생의 급성 양상과 유사하게 급성 기간은 일반적으로 열, 통증 및 전반적인 피로와 증가된 실험실 염증 지시자를 보인다; 봄과 가을에 계절적 악화가 일반적이다. 강직성 척추염의 경과는 경미하고 더 이상 진행되지 않는다; 그러나, 반면에 심각한 형태에서는, 이것이 매우 빨리 강직으로 진행될 수 있다.

다른 기관들이 영향을 받으면, 이들은 1–5%에서 대동맥을 포함하고 4–7%에서 척추증 폐 섬유화를 보이며 2–8%에서는 신경증적 압박 증후군을 야기한다. 골다공증이 진행되는 질환 양상과 함께 나타날 수 있다. 호흡성 합병증의 결과로서 폐 환기가 감소되고 늑골척추 관절 경직 때문에 흉곽의 감소된 운동성에 의해 폐 환기가 감소가 야기될 수 있다.

진단

1984년부터 강직성 척추염의 수정된 진단 기준에 근거하여 강직성 척추염의 명확한 진단을 위해서 방사선이 적어도 2기의 양측성 천장관절염의 존재를 확인해야 하고 다음의 임상적 기준 중의 한 가지가 확보되어야 한다:

- 운동하면 괜찮아지고 휴식에 의해서 사라지지 않는 3개월 이상 동안 지속되는 경직을 가진 하부 등 통증
- 전방 및 연직면 상에서 제한된 요추 척수 움직임

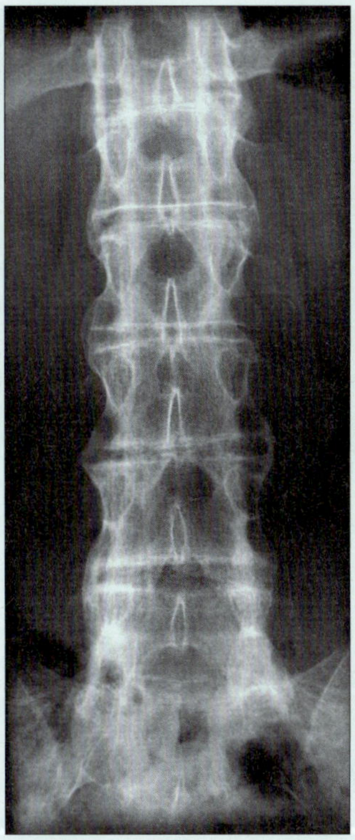

그림 3.8.3-1 강직성 척추염의 방사선 소견 – 소위 말하는 대나무 막대 이미지.

- 제한된 흉곽 운동

척추의 대칭적 인대증식이 척수를 "대나무 막대" 모양을 주기 때문에 발전된 상태를 확인하는 것은 어렵지 않다 (그림 3.8.3-1). 임상 양상이 간헐적이고 방사선 소견이 천천히 나타나기 때문에 강직성 척추염의 이른 진단을 위해서 좀 더 긴 모니터링이 종종 요구된다. **임상 평가** 동안 통증 타입이나 말초 관절 부종에 관련된 자료에만 주의하는 것이 아니고 천장 관절의 수동적 평가에도 관심을 가지는 것이 중요하다. 초기 단계에, 천장 관절은 재발하는 제약성을 보이는데 이는 더 많은 특별 주의를 기울여야 하는 강직성 척추염의 첫 번째 징후일 수 있다. 흉곽 운동을 포함하는 척수의 **동적인 평가**는 제한된 호흡 능력의 기능적 장애를 확인하는데 중요하다. 뿐만 아니라, 천장 및 척수 관절의 방사적 소견이 중요하며 급성 단계에서 증가된 반응성 값의 실험실 소견과 최종적으로 양성 인체 백혈구 항원–B27도 간과해서는 안 된다(그림 3.8.3–2).

류마티스적 관점에서 강직성 척추염의 발전적 단계는 주로 천장 및 척수 관절의 방사선 소견에 기반하여 평가된다. 전구 증상이 천장관절의 임상적 평가 동안 진단될 수

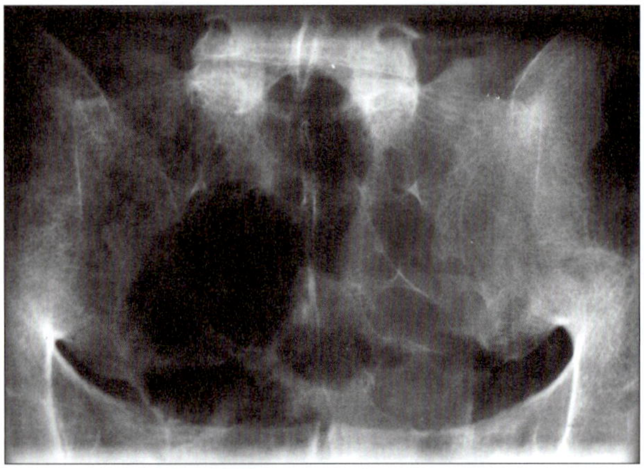

그림 3.8.3-2 강직성 척추염에서 천장관절의 방사선 소견.

있다; 그러나, 이러한 평가의 결과는 비특이적이다. 류마티스 전문가에 의한 시험과 감시가 재발 문제와 전형적인 증상을 가진 환자에서 필요하다.

기능적 진단

자세 평가 동안 특징적인 소견은 미세한 무릎 및 둔부 수축, 평평한 요추 척추전만증, 과전만증을 가진 심각한 흉곽 척추 후만 및 전방머리자세 및 돌출한 복부벽을 보인다. 척수의 동적 평가는 세 가지 평면에서 제한된 척수 운동성을 보인다. 다음 사항은 양성이다: 토마이어 시험 및 포레스티어 돌출보, 쇼버와 스티보 거리가 제한적이다 – 본 교재의 총설에서 그림 1.2.1-22, A. 진단적 접근, 1.2.1장의 척수, 골반 및 흉곽의 운동 요법, 흉곽 운동성의 평가를 참조하기 바란다. 흉곽 운동의 평가 동안 최대 호기 및 최대 흡기 시 유두 높이에서 흉곽의 둘레에 최소한의 차이가 존재하고 폐활량은 감소되며 흉곽은 촉진 시 매우 경직되어 있다. 점프할 때 천장관절에서의 저항과 함께 임상 평가 동안 흉곽 경직은 이 질환의 매우 중요한 초기 임상 징후 중의 하나이다. 형태적 관절 변화에서 관절 제한은 캡슐 패턴으로 등장한다. 굽힌 상태에서 둔부 관절 강직은 걷기를 심각하게 제한한다. 기능적 능력을 평가하기 위해 배스 강직성 척추염 기능 인덱스(BASFI)가 사용된다. 일상적인 업무를 행하는 것과 생활 환경에 관련된 10가지 질문에 환자는 답변을 한다. 평가의 결과는 0 mm(활동이 쉽게 수행됨)에서 100 mm(활동이 이루어지지 않음)에 이르는 시각적 아날로그 스케일상에서 표현된 평균값이다.

치료

재활 치료

상태 관리

일간 운동 프로그램, 질환 경과에 대한 초기 교육 및 환자의 협조와 관련된 상태 관리는 심각한 기능 장애를 가진 환자에서도 적어도 약간의 운동 가능성을 유지하기 위해 필수적인 것이다.

물리치료

물리치료가 강직성 척추염의 치료에서 기능적 역할을 가지고 있다. 활발한 움직임은 이러한 환자에서 평생 동안 해야 할 일이며 움직임을 유지하는 것은 삶의 질에 중대하게 영향을 미친다. 물리치료의 목표는 강직성 척추염의 경과를 느리게 만들고 척추 후굴 자세를 예방하는 것이다. 물리치료는 척수 및 흉곽 운동을 유지하고, 근육 불균형을 해결하며 원위부 관절의 움직임 범위를 유지하고 자세 교정을 이루며 최대 호흡 능력을 가지게 하고 환자의 전반적인 운동 상태를 향상시키는 것이다.

운동 치료 선정은 강직성 척추염의 단계, 질환 활동도, 추가적인 기관의 침범 및 환자의 연령에 의존한다.

높은 활동의 단계에서는 예방적 자세 잡기, 끄는 동작과 결합된 수동 운동 및 호흡 운동에 의해서 기형의 시작을 예방하는 것이 중요하다. 물렁조직 기술을 적용하기 전에 조직을 준비시키는 것이 통증을 제어하는데 도움을 준다. 운동은 진통 자세에 기반하며 이는 환자의 전반적인 이완에 도움을 준다. 근육 위축은 등장성 운동을 실시한 후 나타난다.

경중도의 질환 활동 단계에서, 치료는 자세 재교육, 자세 잡기, 천장 관절의 부드러운 움직임 및 척수를 위한 신경근육 기술과 갈비뼈 움직임을 포함한다; 추력 기술(thrust)은 피해야 한다. 물리치료사의 감독 하 치료는 짧아진 근육의 이완, 척수 운동 및 안정적 장치 와 흉곽 호흡을 목적으로 하는 운동을 포함한다. 신경 면역 관점에서 호흡 패턴의 다양한 수정 연습과 관련된 일반적 이완 기술을 훈련하는 것은 중요하다. 자기 신체 실인증 훈련은 조정을 발전시켜 질환의 결과로서 움직임의 더 나은 보상적 제어를 확보한다. 단체 행동의 목표는 최상의 움직임의 예방적 유지나 회복이다(스트레칭, 뒤로 굽히기 운동, 물렁조직을 배출하는 시각적으로 제어된 스윙 동작, 완전한 움직임 범위로의 이동 등). 운동을 하는 동안, 다양한 도구가 사용된다 – 공, 지팡이, 저항 밴드. 벽 부착 바는 매달리는 것이 흉곽 척수에 교정적 효과를 가져오기 때문에 매우 유용하다. 이들은 가정용으로 추천된다. 단체 운동은 환자에게 정신적 안정을 가져온다. 운동 치료는 환자의 일상생활에서 필요한 부분이고 처음에는 물리치료사의 감독하에 이루어지지만 환자가 운동 루틴에 익숙해지면 하루에 적어도 20~30분씩 독립적으로 수행한다.

물리적 요법

개인적 또는 그룹 운동을 포함하는 수중 운동, 근육의 수축을 이완하는 마사지, 월풀 및 스코틀랜드 샤워는 모두 유용하다. 자기장 적용은 통증 감소를 가져오는 효과적인 방법이다. 치료 목표에 기반하여 전기 치료 및 초음파가 통증 제어와 근육 이완을 위해서 효과적이다.

포괄적 온천 치료는 질환의 2 단계에서 시작되는 경우 류마티스 전문가에 의해 처방된다. 금기사항은 진행성 질환 활동 및 더욱 심각한 장기 침범을 포함한다.

약물 치료

특정 약물 치료가 이 시간에 적절하지 않다. 활발한 질병 진행기에는 비스테로이드성 항 류마티스 약물이 증상을 제어하기 위해 사용된다; 술파살라진과 메소트렉세이트가 질환의 말초 형태에서 이용된다. 강직성 척추염의 치료에서 획기적인 것은 종양괴사인자 알파 저해제에 의한 "생물학적 치료"를 나타낸다; 그러나, 이 치료에 대한 기준은 엄격히 정의되어 있다. 치료 부작용은 치료 과정에서 모니터링되어야 한다.

류마티스 수술

토털 관내 장치가 관절 파괴 후에 그리고 강직성 고관절염을 위해 필요하다; 그러나, 수술 치료의 최종 결과는 이차 이소성 칼슘화에 의해 감소된다.

질병 경로와 예후

기능적 제약과 장애는 주로 초기 진단, 질병 경과, 치료 및 특히 환자의 협조에 달려있다. 둔부 및 무릎 관절 그리고 다른 장기가 영향을 받고 호흡계 기능이 제약 받으면 장애가 심해진다.

초기에 진단을 받으면, 생활과 일 관점에서 우호적이고 70–75%의 환자가 좋은 예후를 보이면서 활동적이 된다. 일시적 일 중단은 염증성 과정의 재발과 증가된 통증에 의해 야기될 수 있다. 경미한 형태는 천장 관절과 요추 영역으로 한정된다. 가장 임상적으로 명백한 경우에는 척수 강직 경과는 흉부에서 경부 영역으로 진행된다. 말초 관절 증후군을 가진 환자는 다 악화된 예후를 보인다.

체코에서는, 프라하에 있는 류마티스 학회에 의해 설립된 베흐테루 질환을 가진 환자들의 모임을 포함한 지역별 민간 단체가 존재한다. 이 단체는 이 질환을 가진 환자들을 연계해주고, 이들의 권익을 향상하고 보호하며, 사회적 환경에서 이들의 교육을 확보하고 이들의 클럽 활동 모임을 장려하면서 이들의 완전하면서도 평등한 삶을 지켜준다.

3.8.4 골다공증 (Osteoporosis)

골다공증(OP)은 감소된 골 밀도와 뼈 미세 구조의 분열을 특징으로 하는 전신성 대사 질환으로 뼈를 약하게 하여 작은 충격에도 골절이 일어날 가능성을 높인다.

원인

골 부피의 약 60%까지 유전적 성격을 지닌다. **골 부피의 전체 양**(소위 말하는 최고 골 부피, PBM)은 20세까지 축적된 최고양을 가지고 30세까지 신체 활동에 의해 영향을 받는다. 골다공증의 시작에 대한 위험 요인은 이른 폐경기, 에스트로젠 결핍을 동반한 호르몬 장애, 갑상선 질환, 만성 신장 부전, 당뇨병, 이식 후 상태, 장기적인 비활동 등을 포함한다. 골다공증은 전신성과 국소성으로 분류될 수 있다. 전신성 OP는 일차성 또는 이차성이 될 수 있다. **일차성** OP는 폐경후(어떤 연구자들은 에스트로젠 부족을 근거로 해서 이차성 그룹으로 간주한다), 노인성, 청소년, 젊은 성인을 포함한다. **이차적** 전신성 OP는 내분비 영향(갑상선 항진증, 부갑상선 기능항진증, 성선 기능저하증, 1형 당뇨병 등), 특발성 영향(코르티코스테로이드, 항경련제, 혈전 방지제, 면역 억제제, 이뇨제, 완하제 등), 영양적 영향(단백질과 칼슘 부족), 비활동, 만성 염증 질환, 암 등에 의존한다. 비운동성은 국소 골다공증의 가장 흔한 원인이다. 관절결 골다공증은 만성 류마티스 질환에서 발생한다.

3

역학

선진 유럽에서 OP는 전체 인구의 5-6%에 영향을 미친다. 노인성 골다공증은 75세 이상에서 2:1의 여자와 남자 비율로 나타난다. 증상이 있는 척추 압박이 75세의 이상의 여성에서 20-40%의 비율로 발견된다.

임상적 양상

척추 골절의 50%가 사고로 발생한다; 그러나, 골절은 종종 특정 충격 기전 없이 급성적으로 발생한다. 골다공증 골절은 전완과 근위 대퇴부 골절을 포함한다. 골다공증은 통증이 없고 주관적 증상만이 골절과 함께 나타난다. 자주 첫 번째 증상은 중앙 흉부와 상부 요추 척수 사이에서의 갑작스러운 급성 통증인데 이는 앉아 있거나 서있을 때의 정적 부하 하에서 악화되고 눕는 것에 의해서 완화된다. 통증은 횡격막의 움직임과 관련이 있고 이것은 이 증상이 흡기 시 등장하여 갈비뼈 각도를 따라 퍼져나가는 이유이다. 환자의 독립성은 제한적이다. 객관적인 조사에 따르면 이것은 진통성 신체 자세, 척추 주위 반사성 근육 경직, 흉부와 요추 척수의 제한적 펴기 및 극돌기 자극 시 통증을 보인다. 쐐기 모양 골절에서 흉부 척추 후만증이 두드러지고, 요추 척추 전만증이 수평이 되며 신장이 점차적으로 감소한다.

진단

방사선 소견은 골 부피가 30%만큼 감소했을 때만 증가된 반투명을 보인다. 따라서, 휴식 시 견갑골 사이 통증과 관련된 환자 병력이 전구기에 강조된다. 골절 부위와 골다공증 결과는 더욱 완전한 평가를 위한 신호이다. 골밀도 측정기는 OP 진단의 표준이다. 실험실 시험은 차별적 진단과 치료의 역동성 및 효과성을 보여준다(칼슘의 혈청 농도, 알칼리성 탈인산화 효소, 골교체의 생화학적 표시기 등).

기능적 진단

흉부 운동, 척추 주위 근육과 수축의 증가된 톤, 부정확한 호흡 패턴 및 걸음걸이 패턴의 결함 외에 모든 방향에서 흉부와 요추 척수의 역동성에서의 제한이 관찰된다.

치료

약리학적 치료

OP의 형태와 골 전문가의 지도에 따라 약물이 처방된다. 이것은 칼슘, 비타민 D, 호르몬 대체 치료, 비스포스포네이트, 칼시토닌 등을 포함한다.

재활 치료

물리치료

치료 운동은 매우 중요하다. 운동 프로그램은 OP의 심각도와 환자의 능력에 따라 특화되어야 한다. 치료 운동의 목적은 신체 자세를 향상시키고 더 이상의 골절을 예방하기 위해 근육 코르셋을 유지해야 한다. 척수 안정 장치의 활동을 교정하기 위해 장요근과 흉근의 근육 수축 이완이 또한 목표이다. 호흡 운동은 활발한 운동의 분리할 수 없는 부분이다. 운동은 통증을 야기하거나 증가시키면 안된다; 스윙 동작과 척수 굽힘을 포함하는 운동은 적절하지가 않다. 노인 환자에서는 최대 강도가 없는 저항 운동이 도움이 되고 각각의 운동은 연속적으로 10-15회 반복된다. 재활 프로그램은 낙하 회복을 포함해야 한다. 운동 치료는 규칙적이고 장기적이어야 한다. OP의 합병증과 환자의 상태에 따라 경직 또는 반경직 보조기가 바람직하다. 이들의 지지 효과는 척수 안정기의 등장성 활성에 의해 도움을 받아야 한다.

급성기 동안, 휴식, 예방적 자세 훈련, 호흡 운동, 특정 복부 및 이후 흉부 호흡, 골반과 대퇴부 등장성 수축 및 수동적 운동이 이루어져야 한다.

물리적 요법

물리 요법은 하루에 2-3회 정도의 부드러운 마사지 후 20-30분 동안 적외선 램프에서 예열을 한 후 낮은 주파수의 진통 전기요법(TENS)에 의해 통증을 줄이는 것을 포함한다.

물 치료는 수영장 치료, 훨풀 및 거품 목욕을 포함한다. 급성기가 가라앉으면, 임상적 양상은 척수의 후굴증 변화와 관련된 만성 통증, 증가된 근육 톤 및 인대 긴장을 포함한다. 골다공증이 안정화되는 동안 **여가 활동**이 추천된다. 이러한 것은 적절한 단련과 근육 조화를 유지하기 위한 가벼운 하이킹(워킹)(일주일에 3회 이상 3-5km 걷기), 수평면에서 자전거 타기 및 수영을 포함한다. 수영이 척수 뼈의 밀도를 향상시키는데 적합하지는 않지만, 전반적인 단련과 근육 톤을 유지하는데 도움이 된다. 골다공증을 가진 환자에서 수영이 너무 더운 물에서 행해져서는 안 되고 특징적으로 다양해야 한다(따뜻한 물에서 떠 있는 것은 추천되지 않는다). 또한, 무거운 물체 들어올리기, 점프 또는 갑작스러운 움직임은 추천되지 않는다.

OP 예방의 근간은 최대 골 부피를 얻기 위해 지정된 시간 동안 이루어지는 충분한 신체 활동에 있다. 성인기에 골 소실 예방이 중요하다.

포괄적인 온천 치료가 내과의사나 류마티스 전문가에 의해 추천될 수 있다. 금기사항은 급성 악화와 척추 및 다른 뼈의 새로운 압박 골절 이후 특정한 상태를 포함한다.

예후

환자의 기능적 잠재력은 연령, 골절 타입, 다른 기관의 침범 및 다른 합병증에 달려있다. 근위 대퇴 골절 이후 첫 해에 생존하는 환자의 2/3가 보조적 장비와 도움을 필요로 한다(고령의 여성에서 특히 발생하는 전형적인 골절). 절반은 영구적으로 입원을 해야 한다. 하부 흉골 및 상부 요추 척수에서 무증상적 척추 압박은 만성 등 통증을 야기할 수 있고 종종 입원이나 더 높은 사망률과는 관계가 없다. 그러나, 이들은 반복되는 검사와 직업 불안정 때문에 심각한 건강적 및 재정적 문제를 낳고 약 10%의 개인에서는 장기적 입원이 요구된다.

골다공증 골절의 심각도(특히, 대퇴부 목에서)는 특히 이들의 결과에 존재한다. 대퇴부 목 골절 후, 대략 20~30%의 환자가 1년 이내에 사망하고 3~40%가 다른 사람의 도움에 의존하게 된다.

3.8.5 섬유근육통 증후군 (Fibromyalgia Syndrome)

섬유근육통 증후군(FMS)는 원인이 불명확하고 의견이 분분하지만 류마티스성 질환이라고 분류되어 있다. 섬유근육통 증후군은 일반적으로 폭넓게 환자의 생물학적, 심리적, 사회적 및 경제적 생활에 영향을 미치는 통증 상태이다. 사회의 발달 정도와는 무관하게 모든 인종에서 발견된다. 발병율은 일반적으로 전체 인구의 2-4%에서 보고된다. 18세기에 근골격계 물렁조직의 고통스러운 상태가 근육 류마티스라고 알려졌다.

이것은 관절 류마티즘과 함께 류마티스성 질환으로 분류된다. 섬유 근육통이라는 용어는 주된 증상으로 만성적인 근육 통증을 보여주는 통증 상태를 기술하기 위해 1976년에 PS Hench에 의해 만들어졌다. 1990년에 미국 류마티스 학회(ACR)는 여러 주요 시설(다자 연구)에서 온 제어된 데이터 자료를 기반으로 FMS 증상의 확립을 위한 통계적 접근을 개발했다. 다음의 사항은 FMS 진단을 위한 결정적 기준이다: (1) 4 kg의 촉압에서 통증이 느껴지는 18개 압통점에서 적어도 11개가 존재할 것 (2) 최소 3개월이나 그 이상 동안 존재하는 전신 통증. 이러한 압통점들은 (목 뒤, 등세모근, 하부 경추 척수, 글루티얼, 큰돌기, 극상근, 두 번째 갈비뼈, 측면 상과 및 무릎) FMS 진단을 위한 결정 요인으로서 작동한다(그림 3.8.5-1).

이러한 기준들은 섬유근육통 증후군에 매우 중요하다(이 질환에 대한 현재 지식을 고려하면); 그러나, 섬유근육통 증후군을 다른 물렁조직 통증 증후군과 구별하는 차별적 진단은 매우 복잡하다.

섬유근육통 증후군은 진단과 치료에 대해서 특별한 접근이 필요하고 또한 각 환자 별로 특화된 방법이 요구된다. 과거에는, 발전된 섬유근육통 증후군을 가진 환자들은 신경증적이라고 고려되었고 따라서 사람들이 의료서비스를 지나치게 많이 이용하거나 심지어 꾀병인 경우도 있었다. 환자와 가까운 사람들은 환자의 행동에서 변화를 이해하지 않았고 환자들은 의료진들에 의한 지나치게 단순화된 방법에 종속되었다. 환자들은 자신의 문제를 부정하고 계속해서 도전적인 활동에 참가함에 따라 처음에 그들의 신뢰성을 잃었다. 이후, 다른 사람들에게 자신들의 문제에 대한 확인을 주기 위한 노력도 성공적이지 못했다. 1970년대에, FMS 증상의 시작과 환자의 진단 사이에 시간이 9년을 초과했다. 현재, 이것은 3년 이하이다(미국에서).

섬유근육통 증후군을 가진 환자에서, 비약리적 치료와 재활은 특정 면에서 표준 접근과 달랐으며 이러한 차이점이 확인되지 않으면 역설적인 효과가 관찰된다.

그림 3.8.5-2는 섬유근육통 증후군 시작과 진행의 가상적 인과 모형을 보여준다.

임상적 양상과 진단

18개 중에서 11개의 활발한 압통점 이상이 FMS에 대한 주된 기준이다. 이러한 활동은 촉진이나 압력 통각계에

3

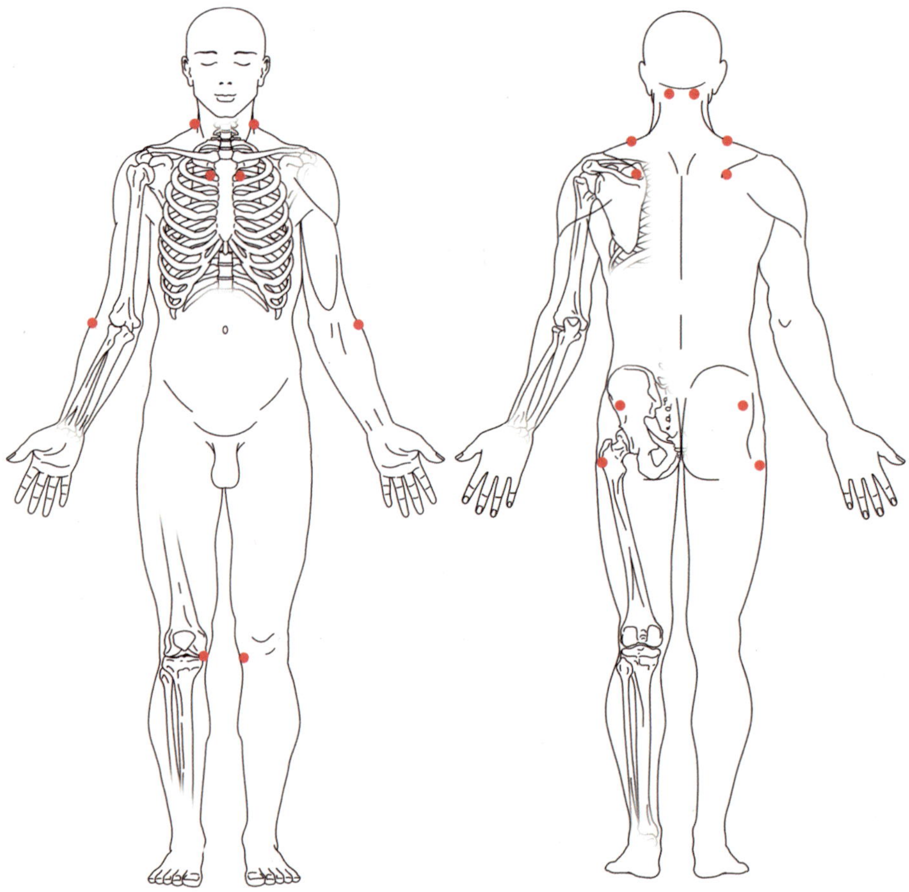

그림 3.8.5-1 압통지점. 만약에 4kg의 압력(더 작은 경우도 유효함)이 18개 중에서 11군데서 통증을 유발하면 FMS의 주요 진단 기준이 충족된다.

의한 4kg 압력에 의해 시험된다. 수치가 질환의 좀 더 민감한 정량을 위해서 사용된다. 각 압통점에서 4kg에 대한 환자의 반응은 0 = 통증이 없음; 1= 통증은 있지만 신체 반응은 없음, 2= 강한 위축을 동반한 통증 그리고 4= 통증이 있고 표준 시험은 가능하지 않다(0–76 사이의 값이 존재). 국소 통증이 시험 이후에 몇 일 동안 지속된다. ACR 분류에 따르면 3개월 이상 동안 지속되는 통증은 다른 기준이 적용된다. 임상적 관점에서 표 3.8.5-1에 있는 다른 양상들과 감염에 의한 면역계 이상(예: 라임 질환), 부상 후 상태, 피로 또는 다른 영향을 포함하는 그러한 징후들을 관찰하는 것이 중요하다. 만약에 FMS가 치료하기 힘들다면 다른 규칙이 적용된다: 모든 징후를 보이는 FMS 진행을 기다리기보다는 덜 엄격한 진단 도구로 선행적인 치료를 하는 것이 바람직하다.

환자 병력은 적어도 3개월 동안 지속되는 전신성 통증을 보인다. 통증이 몸 전체에서 존재한다(우측 및 좌측 그리고 아래 위 모두). 게다가, 목 부위, 전방 흉곽 표면 및 흉부와 요추 척수 부분의 수준에서 축 통증이 존재해야 한다.

차별적 진단

FMS에서 차별적 진단은 매우 복잡하다. 여러 가지 이유들이 존재한다; 그 중의 한 가지는 원인이 뚜렷하지 않은 경우인데 이것은 아마도 다발성 원인이 될 수 있다. 어떤 연구자들은 FMS에서 만성 피로증후군으로의 진행이나 FMS의 증후는 얼만 없는데 반하여 뚜렷한 만성 피로 증후군의 양상을 보이는 경우를 주장한다. 만성 피로 증후군과 FMS는 임상적 평가에서 매우 공통점이 많다.

근막 동통 증후군과 FMS의 동시 발생이 대략 70% 환자에서 보고된다. 많은 환자들이 또한 과민성 대장 증후군을 보인다. CNS로 증가된 통증 자극 전달 및 증가된 중추 감작이 핵심적이라고 가정된다. 각 개인들의 증상 강도가 점차적으로 계속해서 증가하기 때문에 이들의 존재에 대한

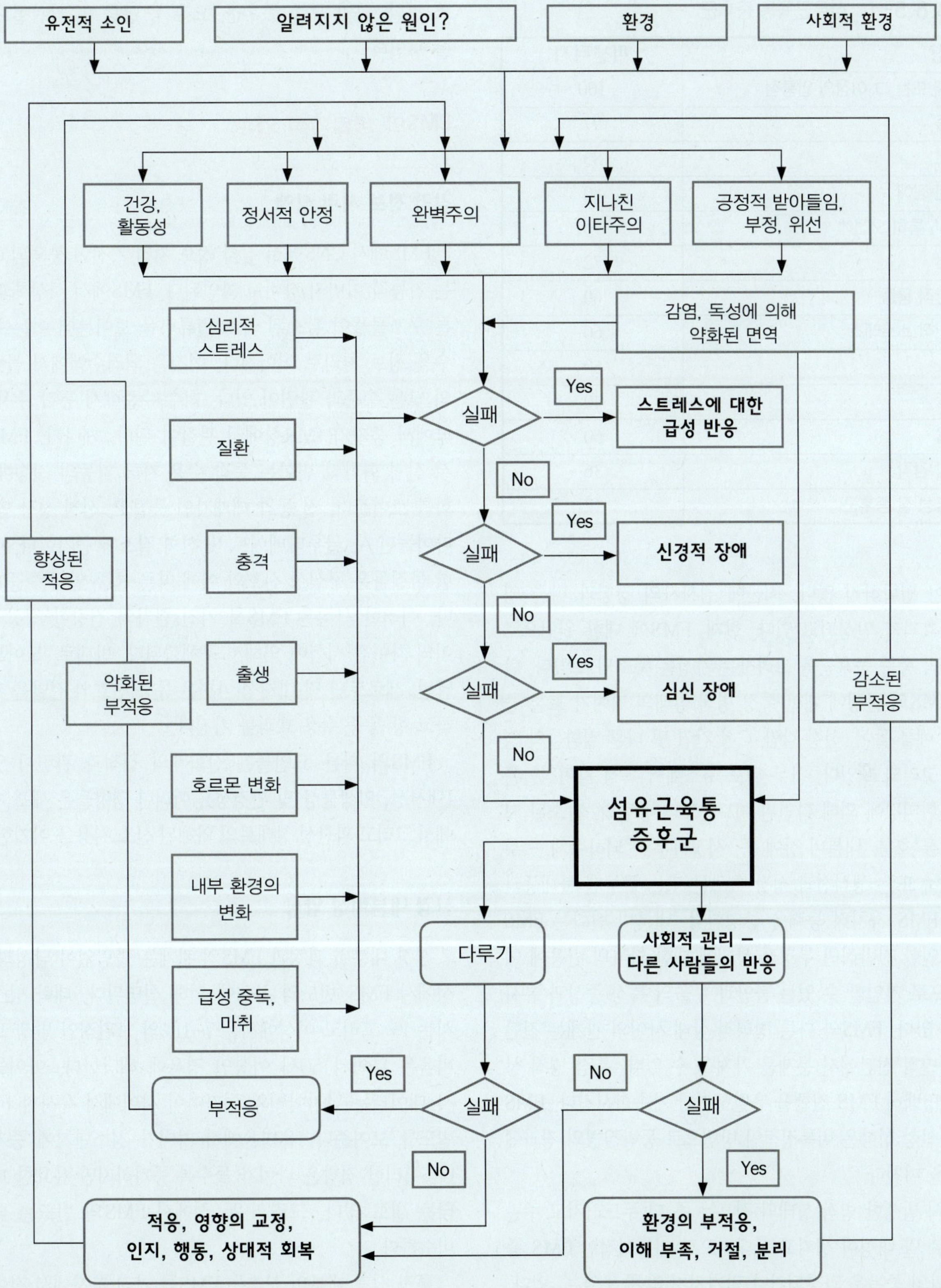

그림 3.8.5-2 섬유 근육통의 시작과 진행. 첫 번째 줄은 기본적인 원인들을 포함한다; 두 번째 줄은 개인적 성향을 포함한다. 좌측 컬럼은 가장 흔한 유발 과정을 포함한다(정신적 스트레스, 질환 등). 우측 컬럼은 면역에서의 점차적 약화(감염, 독소, 항체 치료), 전형적인 병적 반응 과 침범의 정도에 기반하는 유발 과정을 포함한다: 스트레스, 신경적 결함, 심신적 장애(예를 들어, 심혈관계 - 허혈성 심장 질환, 심근 경색, 피부 - 건선 등), 그리고 섬유 근육통 증후군(면역 결여, 만성 피로 증후군, 자가 면역 질환 등과 같은 개체에서 발생하는 전반적인 장애의 다른 형태) 및 가족과 의료진의 반대와 이해 부족과 같은 사회적 환경에서 FMS를 가진 환자의 부적응. 화살표는 원인의 방향을 보여준다.

표 3.8.5-1 섬유근육통 증후군

증상	퍼센티지
11개 또는 그 이상의 압통점	100
통증	97
피로	83
수면 장애	80
경직, 특히 오전에	76
불안	72
일반적 통증	60
정신적 스트레스	60
빈뇨	60
부종	40
우울	50
이상 감각	36
자극성 장 증후군	12

규명이 명확하지 않다. 최근에 검사자의 경험과 다른 영향의 효과가 인정되고 있다. 현재, FMS에 대한 원인으로서 근막 통증 증후군을 고려하는 가정은 축소되고 있다. 단지, FMS의 발생에 대한 특정 병적 상태의 기여가 토론 중이다. 예를 들어, 신경 감염, C형 간염 및 다른 질환들의 영향이 고려되고 있다. 하부 세포 구조에서 특정 차이점들은 전자 현미경에 의해 확인된 미토콘드리아 변화, 감소된 시상 혈류 흐름, 내분비 장애 즉, 시상하부 – 뇌하수체 – 부신의 축 또는 생식선과 성장 호르몬 또는 글루텐 불내증과 같은 FMS 자치적 능력을 증명한다. 내분비 변화는 FMS에 기인한 전반적인 부정적 상태에 대한 환자의 반응에 이차적으로 기인할 수 있는 불안과 우울의 특정 증상과 유사할 수 있다. FMS와 다른 병리적 상태 사이의 관계는 진단과 차별적 진단에서 문제를 가져올 수 있다. 특정 병적 상태는 명백히 FMS 진행을 유발하거나 가속화시킨다. FMS의 전신성 성향은 비특징적인 방법으로 동방질병의 경과에 영향을 미친다.

동시 발생한 병적 상태의 징후는 좀 더 두드러지고 주관적으로 덜 내성이 생기고 상대적으로 비특이적인 FMS 증상들과의 중복은 과장되거나 믿겨지지 않게 보일 수 있다.

FMS를 가진 환자들은 일반적으로 더 높은 동방 질병 빈도를 보인다. 과민성 대장 증상이 일반 인구에서 보다 3.5배 더 높게 나타난다. 뿐만 아니라, FMS를 가진 환자들은 더 높은 빈도로 생리통, 간질성 방광염, 다른 류마티스 질환, 근막 통증 증후군, 요추 등 통증 및 악관절 통증을 보인다.

FMS의 생물학적 양상

감각 정보 처리 장애

FMS에서 CNS에서 감각 정보 처리 기전이 붕괴되고 이는 기능적 이미지 장비로 확인된다. FMS에서 시상핵과 다른 구조물들이 감소된 국소 혈류량을 보이는데 이는 통각 수용 정보 처리로 이어진다. 이것은 뇌척수액에서 물질 P의 낮은 수준과 관련이 있다. 척수 수준에서 통각 수용 자극에서 증가가 fMR상에서 관찰이 된다. 게다가, FMS에서 신경 화학적 변화는 통각 수용 자극 활동의 전송에 변화를 보여준다. 전 통각 매개자인 물질 P, 신경 성장 인자, 다이놀핀 A, 글루타메이트 및 산화 질소가 증가한다. 이러한 물질들은 구심성 신호와 이에 따른 통증 인식을 증가한다. 이러한 사실은 FMS를 가진 환자와 건강한 정상인사이의 차이점 시험에 의해서 구체화된다. 반대로, 노아드레날린, 세로토닌 및 내재성 아편은 통증 신호의 전달을 저해하고 항 통증 수용 효과를 가진다.

FMS의 다른 요인들은 산화제의 집적과 관련이 있다(**대사성, 미생물성 및 환경성**). 이러한 영향들은 세포 수준에서 그리고 과산성 상태로의 와해된 산소 사용을 야기한다.

신경 내분비성 양상

신경 내분비 과정과 FMS의 관계는 틀림없이 남성과 여성에서 FMS 빈도의 차이에 의해 설명된다. 대략 남성에서는 1% 그리고 여성에서는 7–11%의 보편적인 발생 보고 비율은 나이가 50세 이상인 경우에 해당한다. 아이들에서 데이터는 남자아이와 여자아이 사이에서 유사한 FMS 빈도를 보여준다. 유병율에서 차이가 청소년기에 증가한다. 이러한 경향은 나이가 들수록 증가하지만 유효한 데이터는 별로 없다. 고령의 두 성에서 FMS의 빈도는 다소 비슷하다.

특정 신경 내분비 간소는 FMS를 가진 환자에서 장애적 변화를 지적하는데 이러한 장애의 원인은 여전히 불명확하다. 시상하부–뇌하수체–부신 축은 부신피질 자극호르몬의 증가된 형성을 보여주는데 예를 들어, 이는 신체 활동 중에 혈당증을 야기할 수 있다(**인슐린 유발 저혈당증**).

증가된 부신피질 자극호르몬 생산 동안, 혈장 콜티졸의 수준이 감소되고 추가로, 낮에 변동이 심하다. 이것이 FMS를 가진 환자에서 신체 활동에 대해 전반적으로 낮은 내성을 가지는 원인들 중의 하나가 될 수 있다. 시상하부–뇌하수체–부신 축은 틀림없이 여성에서 FMS의 증가된 빈도에 특히 중요하다. FMS 빈도의 약 30% 정도는 산과적 시술 이후에 발생한다(자궁 절제술, 난소절제술). 에스트로젠의 영향이 의심되지만 세로토닌의 CNS 생성에서 차이는 남성과 비교할 때 여성에서 FMS의 더 높은 빈도에서 중요하다. 시상하부–뇌하수체–성장 호르몬 축의 중요성은 FMS 증후군의 완전한 중단에 대해서 성장 호르몬의 비경구 투여의 영향을 지지한다. 이러한 변화는 영구적이지 않고, 이러한 접근은 반복되어야 하며 재정적 요구가 높고 따라서, 이것은 시술되지 않는다.

근육 장치

섬유근육통 증후군은 근육 통증, 피로 및 긴장에서의 변화를 동반한다. 몇몇 연구에서는 미토콘드리아 기형, 근육 섬유 위축(2형) 및 붉은 섬유 붕괴를 보인다.

임상적으로, 전반적인 근육 약화가 관찰되거나 느린 재생을 보이는 일회성 강성 요구 업무 이후의 약화가 수 십분 동안 지속된다. FMS의 초기 상태에서 이것은 원위 상지에서 관찰된다. 환자는 "첫 시도"에서 자물쇠를 열 수 있다. 그러나, 그들이 성공하지 못하면 이들은 다른 사람의 도움을 요구하거나 몇 분 동안 기다려야 한다. 이러한 양상은 FMS의 시작 단계에서 존재하는데 이는 때때로 복잡한 국소 통증 증후군이 첫 번째 진단 가정으로 고려되는 이유이다. 진행의 후반에 증상이 퇴행할 수 있다. 만약에 환자의 상태가 충분히 안정적이지 않고 환자가 단기적 근육 활동을 경험한다면 단기간에 증상이 심하게 악화될 수 있다.

근육 약화 양상과 통증 및 감소된 재생은 환자에 따라서 다를 수 있다. 이들은 종종 침범의 정도와 다른 환경에 따라 다를 수 있다. 예를 들어 마사지사가 특정 FMS 상태를 고려하지 않으면 일반적인 마사지 후 기계적 자극에 매우 비전형적인 통증 반응을 보인다(종종, 이것은 강한 접촉에 대한 반응이다). 만약에 치료자가 FMS의 특이성을 고려하지 않고, 피드백 없이 즉 환자의 반응을 고려하지 않고 일반적인 운동 처방(운동 강도)을 사용하면 유사한 양상이 물리치료 동안 상대적으로 불균형적인 근육 부하에 대한 반응으로서 나타난다. 때때로 통점에서 마취제의 주사와 같은 침습성 치료에 대한 반응으로서 증가된 통증이 발생한다. 이러한 형태의 반응은 FMS의 전형인 전반적으로 높은 활성도와 관련이 있다. 이것은 말초에서 CNS로 그리고 CNS의 높은 전반적인 활성도를 통증 수용과 구심성 자극(예: 치료자로부터의 수동적 적대감이 존재할 때)과 같은 다른 자극으로 통증 수용 신호의 더 높은 "전송"을 수반하는 자유신경종말 A–δ 와 C 섬유의 높은 활성도와 관련이 있다.

FMS는 자극과 반응 사이에서 불균형적인 관계를 특징적으로 보인다. 이것은 압력, 진동, 소리에 대한 반응 및 침습성 치료, 신체적 활동, 독한 약물, 구성심 자극, 갈등 및 많은 사람이 존재하는 경우 의사 소통 요구에 대한 낮은 내성을 포함하는 신체 통합에서의 장애를 포함한다.

순환 장치

FMS에서 통증 수용 정보의 전송 및 처리를 도와주는 시상핵과 다른 뇌 구조를 통한 감소된 혈류 흐름이 존재한다. 임상적으로 사지의 원위부로의 감소된 혈류량의 증상은 차가운 손발에서 뚜렷하게 나타난다. 감소된 심폐 장치 기능은 근육 통증과 피로로 인한 제한된 움직임의 이차적 영향이라고 간주될 수 있다.

3

FMS의 심리적 양상

심리 생리학적 양상

FMS의 심리 생리학적 양상은 신경 쇠약증과 연관된다; 따라서, 전반적인 약화와 불편함을 보인다. 증가된 CNS 활성도, 통증과 구심성 기전과 연관된 뇌 구조를 통한 낮은 혈류량, 심한 피로 및 FMS의 결과에 의한 제한된 생활 습관에서 기인하는 자연스러운 좌절은 구심성 및 신경증 장애와 유사할 수 있다. 매우 높은 빈도의 불안 그리고 영향받은 환자의 50%에서 우울증이 발생할 수 있는데 특히 시험의 임상적 기준 및 조건을 고려해서 평가하기 어려운 우울증인 경우가 많다. 이러한 경우는 피로, 지침 및 졸음과 같은 신체적 질환의 전형적인 증상을 포함한다.

성격과 위험 행동

FMS에서 성격 문제는 많은 연구가 이루어지지 않았다; 그러나, 몇 가지 경우는 임상적으로 명백하다. 이들은 다른 심신 장애에서 발견되는 비특이적 영향들이다. 하지만, 이들은 FMS를 가진 환자에서 더 악화된 형태로 관찰된다.

FMS를 가진 환자들은 완벽주의, 지나친 이타심 또는 지나친 복종, 긍정적인 자기 인식 및 부정 그리고 피로의 은폐 및 FMS의 초기 증상을 보인다. 이러한 위험 특징들은 모순적으로 초기 신체 지구력, 심리적 안정 및 자신에 대한 무관용을 포함한다. 잠재적 환자들은 신체적 정신적으로 힘든 활동을 하고 기꺼이 다른 사람으로부터의 요구사항들을 받아들인다. 이들은 수반되는 피로를 잘 참아내고 성공적으로 FMS의 초기 증상을 숨긴다. 이들이 피로하거나 증상이 발생하면 이들은 이 사실을 감추고 이들 주위의 사람들은 이들을 이해하지 못하거나 믿지 않는다. 이러한 환자들은 이들이 모든 것을 다룰 수 있다는 기대를 발전시킨다. 이 환자들은 비대칭적 대화를 통해서 더 주고 덜 받으려는 성향을 보인다. 다른 사람들은 힘들이지 않고 이러한 혜택을 취한다. 환자는 자신이 자신의 문제를 숨기지 못하면 이들은 매우 당혹스러워 한다. 이러한 문제들이 환자의 가까운 가족에 의해서 목격되면, 이들은 선입견이 있는 것으로 간주되고 예상치 못한 의지력 결여, 반대 또는 이해할 수 없는 성격적 변화로 인식된다. 위험 특징과 자신 파괴적 행동은 여성에서 더욱 빈번하게 발견된다.

이러한 양상들은 FMS가 진행되면서 사라지지 않는다. FMS의 징후는 부분적 차도를 포함하여 불안정한 강도를 보인다. 일시적 회복 동안 지나친 자기 파괴적 행동에 대한 욕구를 가진 환자들은 자신의 행동을 새롭게 하거나 심지어 통증이 있는 근육의 집중적인 강화와 같은 유사한 재활 활동을 추가한다. 이것은 증상 악화를 가속화시키고 이차적 장애를 가져온다. 이러한 상태는 여러 가지 측면에서 환자에게 당혹스럽다. 이들은 정상적인 행동을 할 수가 없고 심지어 사회적으로 고립된다. 이들은 자신들이 열등하고 존재감이 없다고 느낀다. 이들은 자신들이 "자신의 신체 내부의 수감자"라고 느낀다.

사회적 심리적 측면

FMS의 사회적 및 심리적 양상은 이전에 언급된 성격 및 행동 구성에 관련이 있다. 환자는 이러한 행동으로 이끌려 가는데 좀 더 정확히 표현하자면 이들은 이러한 상황을 자신들이 선택한다. 이들의 아동기는 불균형적인 "감정 교환"을 포함하여 적절치 못한 의사소통을 보인다. 자신들의 부모와 가까운 가족으로부터 사랑을 얻기 위해 이들은 사랑을 받을 근거가 필요하고 지나치게 요구할 수는 없었다. 이러한 환경에서 성장한 사람은 나쁜 친구들에게서 "쉬운 먹이감"이 되거나 그들 스스로 "나에게 맡겨, 그러면 내가 다 해줄게"라는 순종적인 성향을 만든다. 인간 관계에서의 장애는 특히 이러한 특징을 가진 인간성에서 FMS 증상의 자연스러운 결과이다. 이러한 사람이 활발하고 사교적인 친구를 가지고 있다면 이들은 같은 방식으로 관계를 유지해 나갈 수 없다. 이들의 친한 친구들이 "더 많은 요구와 욕심"에 익숙해져 있고 환자는 이런 방식을 계속 유지할 수 있다면 이들은 친구들의 관심을 잃거나 후퇴하고 자신들을 고립시킨다.

FMS의 심리적 양상에 대한 내용

기술된 성격과 심리적 과정은 임상 관찰의 결과이다. 따라서, 이들은 근거에 중심을 두지 않고 이들의 정확한 타당성을 기다리게 된다. 이러한 양상들은 여성에서 특히 발견되었다. FMS의 첫 번째 양상에 대한 여성 환자의 기술된 반응들은 행동 변화, 피로, 근육 통증 및 약화에 대한 자연스러운 반응의 덜 세련된 형태이다. 이러한 변화들은 환자와 주변 가족들에 의해서 이해될 수가 없어서 환자는 자신들의 일상 생활을 의식적인 것이면서 필요한 것으로 치부한다.

위험군에 속하는 앞서 기술된 환자 이외에도 FMS를 가진 다른 환자들의 경우에 대부분의 기술된 심리적 위험 상태가 실제적으로 발생하지 않는 경우도 있다. 그러한 환자의 경우에 FMS는 면역 체계의 심각한 장애, 감염(**라임 질환, 단핵증**), 그리고 급성 질환이나 부상과 같은 지속되는 스트레스 성 장애 때문에 발생한다. 전형적인 상황들은 죽어가는 가족의 돌봄, 부업으로 해결되는 재정적 문제 또는 아이와 부동산을 포함하는 이혼 소송과 함께 발생하는 부상에 대한 치료를 포함한다. 이러한 상황에서 우리는 만성피로 증후군의 양상을 발견한다.

치료

치료와 재활은 포괄적이어야 하고 물리치료, 환자 교육, 심리 치료, 약물 치료 및 생활 습관 교정을 포함해야 한다. 치료는 환자와 치료자 사이의 관계에 특별한 의무를 부담한다. 증상의 중단은 일정하지 않고 완전한 회복의 가능성은 낮다.

환자 및 치료자 관계

치료자와 환자 사이의 소통은 전반적인 치료와 재활의 매우 중요한 부분이다. FMS를 가진 환자의 치료 동안 다른 특정적 조건들이 고려되어야 한다. CNS의 증가된 활성도, 자율 및 신경 호르몬 불균형, 구심성 신경의 심리 생리학적 기전의 붕괴, 통증 및 진통제 그리고 자극 강도와 심리적 및 생리적 반응도 사이의 관계에서의 불일치를 고려할 때, 이것은 환자가 소통하는 동안 더 민감해지고, "일관성이 없으면서" 때때로 이해하기가 어렵고 마음을 읽기가 어렵다. 다른 문제는 환자가 일반적으로 명확한 결과가 없는 연속적 시험에 의해서 당황하고 또한 의사, 가족 및 다른 사람들에 의해 자신들의 문제가 명확하지 않으면 불안해 한다. 이러한 상황에서는 환자의 평가에 대해서 의료진과 가족 사이에서의 의견의 불일치가 종종 발생한다. 환자는 자신의 첫 번째 인식과 현재의 인식 및 자신의 자가 진단에서의 차이와 자신의 능력 및 여러 선택들 사이에서 매우 당황한다.

몇 년 또는 몇 달에 걸친 자신의 포괄적인 치료를 제어하는 시설에서 그러한 환자의 접촉 빈도는 특별히 지정된 시간 제한을 가지고 있지 않다. 포괄적인 신체적 및 심리적 평가 및 환자의 사회적, 직업적 및 재정적 상황의 평가가 필요하다. 자신의 의사 특히 심리 치료사와의 첫 번째 대면이 긴장 없이 이루어져야 하고 환자의 문제에 대해서 고무적이어야 하며 선입견을 가져서는 안된다. 이는 환자가 즉각적으로 자신을 표현하도록 해야 한다. 경험이 많은 의사는 일반적으로 이미 가용한 의료 기록으로부터 환자의 건강을 평가하고 가능하다면 추가적인 제안을 한다. 물리치료사는 일반 환자와 비교하여 감촉 및 통증 수용 자극과 관련된 개인적 특성과 운동 신경에서의 개인적 차이를 확보해야 한다.

환자가 의료진과 좋은 관계를 유지하면 환자의 의사 소통이 특정 의학적 및 비 의학적 문제들이 새로운 시각에서 조명된다. 예를 들어, 환자를 다른 전문가에게 맡기는 것은 나아지지 않는 환자를 제거하기 위한 시도로 간주된다. 정신 감정에 대한 지시는 벌로 간주될 수도 있고 우울증 때문에 이루어진 퇴직에 대한 원인으로 적당한 진단이 되지 않는 환자를 도우려는 "좋은 노력"으로 간주될 수도 있다. 뿐만 아니라, 새로운 검사에 대한 가족의 노력은 "환자가 과장하고 있다"라는 가정을 확인하기 위한 노력으로, 또는 환자에 대한 적개심의 보상으로서 및 예를 들어 "환자를 위해서 우리가 무엇을 더 해줄 수 있겠어?"와 같은 충분하지 못했던 돌봄에 대한 죄책감으로서 간주될 수 있다. FMS를 가진 환자의 최초 평가의 주요 목적은 좋은 치료 관계를 설정하고 의료진에 대한 환자의 신뢰를 복구하는 것이다. "기술적인 세부 내용"이 이후에 마련될 것이다.

최초 진단의 결과는 환자의 치료와 재활에 공헌하는 모든 의료진에 의해서 토론되어야 한다. 결과는 환자와 환자의 문제에 대한 일반적으로 통합된 접근이어야 한다. 의견에서 폐쇄적인 갈등은 치료를 더 복잡하게 한다. 환자와의 대화는 치료 초기에 특히 일관성이 있어야 하고 감정적으로 지지되어야 한다. 공유된 의사 결정은 치료와 재활 동안 모든 협조에 매우 중요한 양상이다. 환자는 명백히 설명된 장점과 단점을 이해하고 치료 선정에 동참하면서 자신있게 모든 치료와 재활 프로그램을 받아들여야 한다.

➔ 재활 치료

물리치료

물리치료를 이용할 때 물리치료사와 환자의 협력과 환자의 피드백에 대한 치료사의 이해가 매우 중요하다. FMS에서 감각 기전이 붕괴되면 치료적으로 효과적인 자극의 강도와 불편하거나 해로운 활동 사이에 작은 차이가 존재한다. 일반적으로 다음과 같은 실험적 규칙이 적용된다: "낮거나 중간 강도의 자극은 치료 효과를 가지고 있다." 이 영향은 점차적이고 잠복기를 거쳐서 발생한다. 고강도 자극은 바람직하지 못한 결과를 가지고 때때로 잠복기 이후 즉각적인 효과를 가지기도 한다. FMS 경험이 없는 물리치료사는 부정적인 치료 결과를 가져온다고 알려져 있다. 예를 들어, 경험이 없는 물리치료사는 통증을 제어하는데 이 통증은 지나친 자극과 치료에 대한 부정적인 반응에서 온다. 경고 신호는 불쾌한 인식이나 "전 통증"이며, 통증 그 자체는 아니다. 부드럽고 적당한 강도의 물렁조직 운동성은 좋은 피드백과 접촉이 설정되면 효과적일 수 있다.

섬유 근육통은 통증 기전에서 장애를 포함한다. 치료를 위한 에너지를 활성화 하거나 배출하는 과정과 진통 기전은 쉽게 활성화되고 그 후 심하게 "공회전 되면서 악화되고" 신체에 손상을 가져온다. 이러한 "공회전"은 쉽게 시작이 되지만 멈추기가 어렵고 시간이 걸린다.

특별 물리치료 접근은 FMS에서 존재하는 온도 조절 결함을 고려해야 한다. 사지의 원위부에서 국소적 혈류 장애과 추위를 느끼는데 결함을 보이는 것이 관찰된다. 따라서, 예를 들어, 적외선 가열 램프를 가지고 치료 전에 몸을 따뜻하게 하는 것이 중요하다.

규칙적 운동과 신체 운동

FMS를 가진 환자의 신체 활동 능력은 개인별고 다르고 시간에 따라서도 다르다. 극단적인 경우 기본적인 활동을 독립적으로 못한다. 따라서, 기능적 운동의 현재 상태가 시간의 개념을 고려하는 동안 평가되어야 한다. 등락이 일반적으로 시간에 따라 나타난다; 일반적으로 아침에 가장 좋지 않고 환자 별로 큰 차이가 존재한다. 게다가, 등락이 몇 칠 또는 장지적으로 나타날 수 있다. 어떤 경우에는 특별한 원인이 확인되지 않는다. 또한, 이들은 자신의 일상생활에서의 오류, 비정상적으로 국소화되거나 증가된 근육 부하 대인 관계 또는 다른 심리적 원인과 관계가 있다. 비정상적인 양으로 운동을 하는 경우 특히 "경직된 근육을 풀어주기"와 같은 목표를 가지고 재활을 가속화하는 노력은 환자의 상태를 악화시키는 가장 일반적인 원인이다. 그러한 시도는 증상의 악화를 가져오고 그러한 실수 후에는 악화된 증상이 가라앉는데 시간이 오래 걸린다. 근위부 근육의 기능은 원위부 근육보다 더 빨리 재생된다(**주로 미세한 운동 기술**).

개인에 맞춰진 운동 치료 프로그램이 핵심이다. 이것은 점차적으로 환자의 신체 요구를 진행시켜 나가는 것이 필요하다. 훈련은 근육 불균형과 심저 안정화 장치의 약화를 고려한 자세 운동, 수동적 스트레칭, 가벼운 저항을 가진 강화 운동 및 저빈도의 반복을 포함해야 하고 점차적으로 유산소 운동도 포함해야 한다(**자전거, 걷기 및 수영**).

급성기에는 신체 활동이나 물리 요법은 추천되지 않고 단지 휴식과 보온이 권장된다. 통증과 근육 약화가 잦아들면 수중 치료가 적절하다. 유산소 운동이 초기에 배제되어야 한다. 운동은 특화되어야 하고 현재 운동 수준에서 등락을 고려하면서 점차적으로 진행되며 "환자가 좀 더 편안하게 진행되어 갈 수 있다"는 느낌을 가지고 종료되어야 한다.

좀 더 큰 수준의 탈조건화를 가진 환자에서 운동 프로그램은 하루에 5분씩 낮은 수준의 운동에서 일주일에 3-4번씩 30-40분 운동으로 서서히 증가되어야 한다. 환자의 통증 내성을 넘어서지 않고 신체 활동을 규칙적으로 하는 것이 물리치료의 주요 가이드라인이다. 이완 훈련이 또한 적절하다. 하루가 동적 및 이완 양상으로 분리되어야 한다(**하루 일정 보조 맞추기**).

환자와 협력하면서 경험이 많은 물리치료사가 운동을 선정해서 처방해야 한다. 환자는 자신의 현재 상태와 느낌을 바탕으로 자신의 가정 운동 프로그램을 수정해야 한다. 운동은 격일로 (**하루는 쉽게 하루는 힘들게**) 휴식과 함께 진행되어야 한다. 일반적으로, FMS를 가진 대부분의 환자들은 자신들의 운동은 과도하게 하고 휴식은 지나치게 짧게 하는 경우가 많다. 물리치료사들도 자신들이 일반적인 과정에서 FMS를 가진 환자로 자신의 운동을 구성할 때 이러한 경향을 가진다. 자신의 운동을 지나치게 많이 하는 경향을 가진 환자들은 이들의 증상이 처음 가라앉을 때 지금까지는 여러분은 여러분이 할 수 없는 것으로부터 고통을 받았지만 지금은 여러분은 자발적으로 여러분이 하는 것을 제한하는 것으로부터 고통 받아야 한다"라는 말이 상기될 수 있다.

물리적 요법(Modalities)

추천되는 물리적 요법은 수중 치료와 다른 온천 치료의 형태로 전반적인 이완 과정을 포함한다. 열 치료는 국소 혈류를 증가시키고 근육 긴장을 감소시키기 위해 가정용 치료로 사용될 수 있다. 차가운 팩이나 다른 형태의 한냉요법이 통점에서 통증을 감소시키고 "순환성" 통증을 줄이는데 사용된다. 추천되는 신체 운동은 수영, 자전거, 걷기 및 노르딕 걷기가 있다.

약물 치료(Pharmacotherapy)

FMS를 위한 약물 치료는 강한 자극 동안 모순적 반응을 포함하는 어떤 자극에 대한 환자의 넓은 반응 범위의 전반적인 원칙을 고려하면서 다양한 범위의 약을 투여하는 것을 포함한다. 통증을 제어하기 위해 진통제(**파라체타몰**)와 비스테로이드계 항 류마티스 약물이 투여된다. 삼환성 항우울제 또는 항불안제가 불안과 수면 장애를 위해 추천된다. 따라 투여된 진통제와 비교할 때 정신과 약물과 진통제의 시너지 효과가 이러한 환자들에게 더욱더 유용하다. 만성 통증은 항간질 약물 그룹 내에서 조진통제에 의해서 잘 제어된다: 가바펜틴과 프레가발린.

심리 치료(Psychotherapy)

FMS에서 심리 치료는 적절한 교육을 밀접히 따른다. 이것은 위험과 환자의 "자기 파괴적" 태도를 바로잡아주고 적절히 처리하는 방법을 모색한다. FMS가 발생하기 전에 생활 습관을 충분히 회복하는 궁극적인 기회 없이 각 증상별 점차적인 변화로 이르기 위한 환자의 변화하는 신체적 성향에 따라 적절하게 행동을 변화시키는데 도움을 준다. 뿐만 아니라, 제한된 신체 능력과 그로 인한 변화된 사회적 관계에 따른 삶의 가치 변화를 이루도록 도움을 준다.

FMS 원인이 아마도 신경적 원인에 근거하므로 인지 행동 치료가 심리 치료의 핵심이 된다. 이것은 일반적으로 원인이 일차적으로 환자의 심리적 충격이나 문제에 존재하지 않는 신체 병리적 변화의 결과로서 모든 통증 상태에 적용된다. 심리 치료사에 의한 **인지 행동 치료**는 치료의 전반적인 방향과 조화를 이루어야 한다. 동시에, 환자는 제니콥슨의 진행성 휴식, 슐츠의 자가 훈련 및 마칵의 활성화 방법과 같은 **자가 치료** 방법에 대해 교육을 받아야 한다. 신체를 이용한 운동과 운동 장치의 수동적 치료의 조합을 포함하는 심리 치료 방법은 좀 더 범위가 넓은 방법으로 보인다. 불행하게도, 실질적인 이것의 적용은 연구 중이다.

FMS의 일반적인 경과에서 일주일에 1-2회 정도의 세션이면 보통의 경우에 충분하다. 그 후, 세션의 빈도가 더 줄어들 수 있다. 하지만 개방적 심리치료 관계가 환자가 다른 증상 악화로 고통 받는 경우 가능한 위기를 해결할 빠른 선택을 가능하게 한다.

심리치료는 일반적으로 개별적이다. 가족과 함께 협력하는 것은 환자의 실제 상태를 받아들이고 사회적 관계를 이루기 위한 수반되는 전략을 가능하게 한다. 만약에 FMS 증상이 잠재적 신경증 및 구심성 결여의 악화를 가져오거나 가족 붕괴를 유발한다면, 특별한 치료가 필요하고 이는 FMS에서의 표준 범위 치료를 넘어선다.

교육

환자와 그의 가족은 질환, 치료, 회복, 과장, 시뮬레이션, 다른 인지적 스키마 및 질환이 무엇인지, 그것이 무엇을 의미하는 지 및 이것의 경로와 종료에 관해서 어떤 생각을 가지게 된다. 섬유 근육통은 이러한 일반적으로 받아들여지는 스키마에 적합하지 않다. FMS 증상은 의심스러워 보이고, 명확한 원인이 없으며, 열이나 발진과 같은 명확한 징후도 없고 이들은 의사가 자신들이 어떠한 형태의 질환을 다루고 있는지 명확하지 않은 상태에서 매우 오랫동안 존재한다. 결과적으로 환자는 처음에 주저하면서 매우 불편해 한다. 후에, 이들은 자신들의 가족이 자신을 이해하지 못한다는 당혹감을 경험한다.

초반에, 치료와 재활은 매우 엄격하여 환자는 FMS가 무엇인지, 경과 동안 무엇이 발생할지, 어떠한 요구가 환자와 가족에게 주어질지에 대한 정보를 가지게 된다. 자주 이러한 정보는 부정에 의해 동반된다. 현실에 대한 점차적인 인식, 일시적인 증상 향상의 인식 및 완전한 회복으로의 작은 변화가 이러한 문제를 해결하기 위한 초반 경향의 "회상"의 위험과 관련이 있다. 증상이 가라앉을 때 환자는 자신의 치료 과정을 중단하고, 일반적인 운동 활동을 시도하려는 경향에 굴복하며, 집을 완전히 깨끗이 치우고, 겨울을 대비해 나무를 마련하며 환자의 의사에 의해서 지시되지 않는 "기적의" 약이나 치료 과정을 시도한다. 이러한 경우는 몇 일이 지나면 증상의 재발을 가져온다. 새로 발생한 증상은 일반적으로 더 강도가 높고 덜 저항적 이여서 상대적 치료에 대한 희망을 감소시킨다. 따라서, 이러한 증상이 가라앉으면 우리는 반복적으로 환자에게 "당신이 당신 자신에게 가장 큰 위험이다"라고 강조하면서 이러한 위험에 대하여 상기시켜야 한다.

환자의 교육과 함께, 환자의 가족도 잘 교육을 받아야 한다. FMS를 가진 전형적인 환자들은 자신들을 감적적으로, 및 직업적으로 사람들과 어울리기 때문에 이러한 경향은 가장 가까운 사람들에서 처리되어야 한다. 이러한 경향을 가진 대부분의 사람들이 스스로 환자에 대한 흥미를 잃게 된다.

FMS를 가진 환자에게 가장 좋은 교육 자료가 전세계적으로 존재한다. 그러나, 이러한 자료는 체코어로는 존재하지 않는다.

지지 그룹

지지 그룹이나 온라인 채팅을 통해서 FMS 환자 사이에서 소통과 협력은 환자의 재활과 FMS로의 적응에 도움이 된다. 이러한 대화는 여러 단계의 FMS에서 유사한 관련성을 가진 다른 환자와 경험을 공유하게 해준다. 이러한 소통은 정신적 문제를 가진 경우 도움을 주고 전문가에 의한 케어가 적절하지 않은 경우에도 환자의 적응에 도움을 준다. 이러한 환경에서 환자의 적응은 다른 문제로부터 고통 받는 것에 대한 인식과 자신의 문제에 대한 이해의 부족을 교정하는데 도움을 준다. 이러한 대화 형태의 위험은 다른 사람들과 분리되는 같은 운명을 가진 다른 사람들과의 공동체를 형성하게 되는 것이다. 이러한 의사 소통은 체코에서는 부족하고 실행될 필요가 있다.

3.9 다른 장애와 질환

이 장은 많은 특징들과 중복되는 질환의 치료를 포함하는 일반적인 정보를 제공한다. 이러한 질환들은 일반적으로 합병증으로 발생한다.

3.9.1 림프수종 및 치료 (Lymphedema and Treatment)

림프 혈관의 존재는 BC 5 세기경에 이미 히포크라테스와 갈렌에게 알려졌다. 림프관의 첫 번째 해부학적 기술은 G.Aselli가 "우유 혈관"이 림프 노드로 들어간다는 것을 기술한 밀란에서의 기사를 출판한 1627년으로 거슬러 간다. 결과적으로 많은 해부학자들이 림프관과 관련된 지식들을 탐구했다.

1954년에 킨모스는 오일에 기반한 대조 도구를 가지고 직접적인 림프 묘사를 수행하여 림프관의 기술에 공헌하였다. 오늘날, 이것은 림프 시스템 이미징 장치에 표준으로 작동하고 특히 림프신티그라피에서의 기능에 유용하다.

포괄적인 소염 림프수종 치료로 이어지는 수동적 림프 배수 조건하에서 포함된 특수 수동 형태의 배액 발견에 의해 림프 수종의 치료는 매우 많은 영향을 받았다. 수동 림프 배액 방법은 에센에서 1963년에 J.Asdonk에 의해 실행에 옮겨졌다.

체코에서는 수동 림프 배액에 대한 첫 훈련이 칼로비 베리에서 1992년에 이루어졌고, 같은 해에 체코 림프 협회가 설립되었다.

림프 장치의 해부학

림프관은 인간 신체의 모든 조직에서 존재한다. 이들은 림프 전 혈관 주위 공간으로서 세포간 공간에서 막힌 종단으로서 시작한다. 림프 모세혈관 망은 이들로부터 형성되고 이 내부에서 림프액이 림프 소집강으로 배수된다. 이러한 소집강은 림프액이 뒤로 흐르는 것을 예방하는 밸브를 가지고 있고 또한 혈관의 벽내에 근육 조직을 포함한다.

림프 소집강의 수축, 모세혈관에서 림프 액 형성의 속도와 여과 압력, 호흡 운동, 큰 혈관 트렁크 압력, 골격근 수축 및 림프관을 둘러싼 동맥의 맥박에 의해서 림프액 상향 움직임이 확인된다. 수집강에서 림프액은 흉관을 통해서 배수되고 그런 후 정맥 혈관으로 흘러간다. 림프관에 위치한 림프 노드는 여과 단위로서 작동하고 신체의 방어 장치에서 매우 중요한 역할을 한다.

림프액 형성의 기전

세포 간 공간에서 림프 흐름이 중단되자 마자, 많은 양의 단백질 부종이 형성되기 시작한다. 림프 수종은 연관된 영역에서 물렁조직의 만성 염증 과정뿐만 아니라 부피의 증가도 초래한다. 이러한 두 가지 요인들은 점차적인 섬유화 또는 심지어 경화를 일으키는 점차적인 물렁조직 재형성을 가져온다.

림프수종 분류

원인에 따른 분류:

1. **일차성** (림프 장치의 유전적 이형성)
   - 비가족성 (메이지 증후군)
   - 가족성(논 밀로이 증후군)

2. **이차적**
   - 양성: 수술 후, 방사선 치료 후, 염증 후, 기생충, 충격 후, 인위적
   - 혼합된 원인을 가진 결합성 부종 (예: 정맥 림프수종, 지질 림프수종)
   - 악성: 일차적 종양 압박이나 림프 노드에서 전이의 결과로 림프 망의 봉쇄에 의해서.

임상적 단계에 기반한 림프 수종의 분류:

- **0 단계** — 잠재적 림프 수종: 림프 배액이 감소하지만 부종의 임상적 특징이 아직 존재하지 않는다.
- **1 단계** — 가역적 림프 수종: 일시적이면서 임상적으로 확인된 부종을 동반한 림프 장치의 더욱 뚜렷한 장애

- **2 단계** — 비가역적 림프 수종: 물렁조직 액 흡수와 림프 장치의 운송 능력 비율이 영구적으로 붕괴되어 간질 공간에서 단백질이 쌓이는 부종
- **3 단계** — 상피병: 피부, 피하 조직 및 침범된 영역에서 발견되는 다른 조직의 기형적인 섬유화 및 경화 재형성을 동반하는 만성적 림프 부전에 기반한 거대한 림프 수종

진단 및 차별적 진단

환자 병력 및 임상적 검사가 모든 종류의 림프 수종을 진단하는데 핵심적인 부분이다. 단지 부적절한 차별 진단에서만 림포신티그래피와 정맥의 초음파 진단을 포함하는 이미징 기법이 사용된다. 다른 이미징 기법은 단지 보조적으로 사용되어야 한다.

부종의 주관적 인지, 긴장, 압력이나 비특이적 통증이 오류가 있는 림프 장치의 주된 징후이다. 잠복기에서 그리고 종종 가역적 상태에서 임상적 소견은 일반적으로 부족하다. 때때로 단독이 유일한 임상적 소견일 수 있다.

더 진행된 단계에서 진단은 어떤 문제도 일으키지 않는데 이 경우 부종이 주된 임상적 소견이다. 심장과 신장 시스템이 림프 수종에서 조사되어야 하는데 이는 치료에 반응하지 않고 일반적으로 부종의 차별적 진단으로 나타난다. 진단이 계속해서 정확하지 않으면 림포신티그래피가 사용된다. 방사성 대조 림포그래피는 대부분의 림프 수종에서 금기시 된다. 기원이 명확하지 않은 부종과 종양에서 이차적 림프 수종에 전형적인 위치에서 부종의 경우에는 포괄적 종양 평가가 수행되어야 한다.

치료

물리치료와 약물 치료의 조합이 이상적이다. 물리치료의 목표는 일차적으로 림프 장치의 보존된 흡수 능력과 전송 기능을 유지하고 압박 붕대를 통해 얻어진 부피 감소를 유지하는 것이다. 포괄적 소염 치료는 수동 림프 배액, 도구적 림프 배액, 압박 치료, 단일이나 여러 층의 압박 붕대, 압박 소매, 운동성 및 호흡 운동, 수중 치료(**차가운 월풀과 수중 운동**), 피부 관리 및 적절한 생활 습관을 포함한다.

수동 림프 배액

수동 림프 배액에 대한 기본 규칙

수동 림프 배액은 림프 장치의 기능에 영향을 주는 부드러운 촉진 기술이다. 이것의 목표는 혈류를 강화시키지 않고 림프액을 배액하는 것을 일차적으로 돕는 것이다. 수동 림프 배액은 아프지 않아야 한다. 조직으로의 압력은 림프 장치 그 자체의 수축 능력을 일으켜야 한다. 압력의 등급이 정해져야 한다(30–40mm Hg). 스트로크 빈도가 매 초마다 존재해야 하고 적어도 5–7 형태의 스트로크가 전체 표면 회전 모션을 포함하여 전환되어야 한다. 모든 동작은 중앙 부분이 말초보다 이전에 신중하게 다루어져야 하므로 중앙을 향해야 한다.

지침:

- 정맥과 혼합 림프 기원의 부종
- 수술 후, 부상 후 및 염증 후 부종
- 계획된 정형외과 및 외상치료 절차에서 수술 전 처치
- 수덱 증후군
- 다리 하부 궤양 및 만성적 부상
- 신경성 장애에서 강직성 마비
- 스포츠 의학
- 미용

수동(및 도구적) 림프 배액에 금기 사항:

- 예를 들어 피부와 같은 치료되어야 하는 영역에서 정맥 감염을 포함하는 피부 및 물렁조직 감염
- 화농성 피부 부상 및 궤양
- 치료되지 않았거나 재발하는 종양
- 증가된 갑상선 기능(**갑상선 기능 항진증**)
- 심장 장애
- 제어되지 않은 기관지 천식 및 만성 기관지염
- 제어되지 않은 허혈성 심장 질환
- 제어되지 않은 고혈압

약물 치료

약물 치료의 목적은 높은 단백질 농도를 가진 간질에 축적되는 림프액을 감소시켜 림프 장치의 전송 능력을 증가하는 것이다. 이것은 림프관에 있는 단백질 침전물의 분해, 조직에 고정된 면역 복합물의 제거에 의한 간질성 축적 단백질

의 제거 및 유동적 성분에서의 향상에 의해 이루어질 수 있다. 현재, 전신성 효소 치료 약물이 최고의 선택 약물이다.

약물의 타입

전신성 효소 치료

단백질 분해 효소의 약리학적 영향은 이러한 약물들의 핵심 성분이며 다음을 포함한다:

- 림프 장치의 전송 능력 증가
- 간질에 축적된 단백질 분해
- 림프관에 축적물의 분해
- 유동성 성향 향상
- 정맥 환수량 증가
- 염증성 합병증과 섬유화의 예방 및 치료
- 정상 피부를 통한 림프액 소실 감소(림프 유출)
- 분비 완화와 림프 유출의 치료
- 만성 질환 치유 향상

정맥 장치에 대한 약물 치료

정맥 장치에 영향을 주는 약물이 림프 수종 치료에 또한 사용된다. 이들의 일차 효과는 정맥 장치에 영향을 주는 것에 있다. 림프 장치에 대한 영향은 이차적이다.

이뇨제

림프 수종의 치료를 위해, 극단적인 예외를 제외하고 이뇨제는 금기 시 된다.

치료 빈도

1. 환자의 상태가 항상 고려되어야 한다.
2. 부종 예방과 계획된 정형외과적 시술 – 복합 소염 치료(CDT)로서 수술 전 1주일 및 실 제거 후 1주일
3. 전신성 효소 치료가 시술 일주일 전에 시작해야 한다 – 시술 24시간 전에 중단되고 부종의 경우 수술 후 2일째 재 시작하거나 경구 투여도 가능하다.
4. 포괄적 소염 치료를 시작하기 위해 종양을 가진 환자에서 림프 수종을 치료하기 위해 종양 전문가의 동의가 필요하다.
5. 림프신티그래피 결과를 참고하면서 잠복기에 치료를 시작하는 것이 가장 이상적이다.

부종 예방

림프 치료는 정형외과적 및 외상적 그리고 수술 후 부종이나 림프 수종 그 자체가 의심되는 다른 형태의 수술에서 계획된 수술을 위한 수술 전 처리에서 중요한 역할을 한다(예: 성형외과적 및 재생적 시술, 혈관 수술 등).

수술 전 림프 치료는 수술 부위에서 미세 순환을 향상시키고, 외상이나 수술 후 잔기 부종을 제거하며, 잠복기 림프 수종에 영향을 미치고 수술 후 염증과 정맥성 합병증의 위험을 감소시킨다. 정형외과적 및 외상 후 시술 후 환자에서 어떤 이유에서든 부종의 포괄적 치료는 복잡하지 않은 조직 치유와 이르고 효과적인 재활을 시작하는 능력에 중요한 역할을 한다.

예후

림프 수종은 만성적이면서 일반적으로 평생을 가는 질환이지만 이것의 경과는 치료에 의해서 매우 영향을 받는다. 목표는 초기 진단과 포괄적인 소염 치료의 즉각적인 시작이다. 이런 경우에, 부종 자체만 줄이는 것이 아니라 섬유화와 경화를 포함하는 물렁조직에서 만성 염증성 변화를 줄이는 것이다.

3.9.2 변실금의 치료 재활 (Treatment Rehabilitation of Bowel Incontinence)

소화계 장애의 로마 기준은 3세 이상에서 적어도 한 달 동안 제어되지 않는 변실금 증세로 정의한다.

변실금은 매우 높은 빈도롤 발생한다. 체코에서 은퇴 후 시설에서 거주하는 사람들에서 변실금의 유병율은 1997년에 63%였다. 독일에서 부분적 실금의 유병율은 20%였고 완전한 실금은 5%였다. 아이들과 노인들이 대부분의 환자를 구성한다. 변실금의 평균 유병율은 일반 인구에서 약 5%에 이른다. 60세 이상의 경우 이 수치는 15%에 이른다. 이 문제를 가진 환자의 수는 평균 연령이 증가함에 따라 상승할 것으로 예상된다.

표 3.9.2-1 변실금에서 요인들에 대한 고찰. 몇 가지 기능적 요인들이 해부학적이나 신경적 장애를 일으킬 수 있다.

구조적 원인	신경적 원인	기능적 실금
출산 시 골반바닥 근육 손상	여러 가지 뇌혈관사고	특발성 (고령이 가장 보편적)
이전 수술	이형성 또는 CNS 종양	과민성 대장
치핵(말기)	치매 및 유관 질환	설사
직장 탈장	뇌 및 척수 부상	순간적인 내부 평활근 이완
평활근의 크고 작은 외상(골반 부상)	다발성 경화	거대 직장, 숙변(아이들에서 유분증)
	파킨스 병	
유전적 기형(이분 척추, 폐쇄 항문)	CNS의 퇴행성 질환	
항문과 직장의 기질성 질환(종양 등)	말초성 신경병증(즉, 당뇨)	
	외음부 신경병증 (대변 시 긴장)	

실금은 부분적이거나 완전할 수 있다. 전형적인 부분적 실금은 기체의 제어되지 않는 통과나 설사를 하는 동안 속옷에 묻어 나오는 경우에 의해 설명된다. 완전한 실금은 정상 상태에서 변의 제어되지 않는 통과를 예방하는 능력의 빈번한 소실로 정의된다.

원인

실금을 가진 환자에서 해부학적(**예: 직장 탈장, 선천적 기형, 치핵 등**) 또는 신경적 원인이 발견될 수 있다(**예: 감지 장애, 외음부 신경병증, 다발성 경화 등**).

많은 환자들이 기능적 실금을 가지는데 구조적 또는 신경적 이상은 관찰되지 않는다. 기능적 실금은 숙변을 가진 환자(**아이들에서는 유분증**)와 과민성 대장증상 또는 설사 환자에서 종종 관찰된다. 변실금에서 가장 보편적인 원인들은 표 3.9.2-1에서 열거되어 있다.

치료

항 설사제가 가장 단순한 해결책이다. 변비나 폐쇄성 대변종이 원인인 경우, 규칙적 배변과 대변종 분출과 관련된 케어가 이루어져야 한다. 많은 연구들이 물리치료에서 생물학적 피드백을 사용하여 변실금 치료의 주제에 대해 세계적으로 출판되고 있다. 체코에서 지금까지 시험되지 않은 것은 천골 신경의 영구적인 전기 자극이다. 마지막으로, 박근 성형술, 결합조직 부분의 근절을 가진 괄약근의 봉합이나 인공 괄약근을 포함한 외과적 수술이 사용된다. 이러한 기술들이 체코에서는 흔하지 않다는 것이 언급될 필요가 있다.

물리치료 접근법

생체 피드백에 기반한 특정 운동과 물리치료는 평활근 기능에 영향을 미치는 주요 치료법들 중의 하나이다. 운동은 복부 압력을 제어하는 훈련에 초점을 맞춘다. 횡격막, 골반바닥 및 복근의 하부 사이에서의 시너지 효과가 매우 중요한 역할을 한다. 실금에서 횡격막은 항상 약하기 때문에 이것의 기능 훈련이 비 호흡적 기능을 향상시키는 노력에서 시작되는 이유이다.

생체 피드백 치료 방법은 안전성과 낮은 비용 때문에 다른 것보다 실금에 치료에 중요한 역할을 한다. 이 방법은 이 기능(**생체 신호라 칭함**)에 의해 제공된 정보를 바탕으로 검사를 받은 사람이 자신만의 기능에 영향을 주는 것을 가능하게 한다. 실금의 경우에 이러한 신호들은 직장과 항문 영역에서 압력과 인지이고 이들은 때때로 전기근육 신호가 된다. 이 정보를 고려하면 환자는 치료자의 도움으로 괄약근의 수축 기능을 향상시키거나 기초 톤을 증가 또는 감소시키고 수축 내성을 향상시킨다. 결과적으로, 이것은 증상의 향상을 가져오고 완전한 회복도 가능하게 한다.

몇 년간의 실금 후 치료된 환자도 예외는 아니다. 생체 피드백은 실금을 가진 57~92%의 환자에서 향상을 보인다.

3.10 노인 의학 / GERIATRICS

사망률의 감소는 인류 문명의 자연스러운 발전의 현실이다. 산업화가 이루어진 나라에서 대부분의 사람들은 65세를 넘어서 훨씬 더 오래 산다. 2010 – 2015년 사이에 즉 전쟁 이후 시기 동안 낮은 출생률과 고령화가 사회의 연령층을 변화시킨다 – 의료 시설에서 이용자의 대부분을 차지하면서 사회에서 고령자의 비율이 매우 높다(1869년에 체코에서 60세 이상인 사람의 비율이 6.2%였는데 2050년에는 이것이 50% 이상이 될 것이다). 동시에, 매우 오랫동안 산 사람의 숫자가 현저히 증가하고 있다. 이러한 현상은 "고령화 인구에서 오래 사는 인구"로 전환이 되고 있다.

재활에서 기능적 적합 또는 무능력은 나이가 드는 동안 건강에 매우 중요한 요인이다. 고령에서 기능적 독립성과 특정 질환 사이의 관계는 변하고 멀어진다. 특정 질환의 양상과 결과뿐만 아니라 다단계 기능적 장애, 기능적 악화, 상호 연관된 단련으로서 건강 잠재력의 감소, 지구력 및 신체적 창조적 적응은 또한 매우 중요하다. 고령화를 통해서, 의료 서비스는 질환의 예방, 진단, 치료 및 환자의 재활뿐만 아니라 고통 감소, 건강 강화, 잠재적 저하 늦추기, 기능적 단련 강화와 그에 따른 전반적인 삶의 질에 기반한 의료에 초점을 두며 특정 질환에만 연계되어 있지 않다.

고령에서 장애의 시작은 다음과 같다:

- 갑작스러움(심한 장애, 빨리 시작되는 장애) – 외상, 뇌혈관 사고
- 점차적임
- 단일 이유, 특정 질환과 연관 – 예를 들어 알츠하이머 질환, 파킨슨 질환, 나이에 기반한 황반 변성
- 여러 가지 원인 – 노인성 쇠약

신체적 장애의 전개 동안 하지의 침범과 운동성(안정성)이 상지의 침범과 독립성보다 더 중요하다. S.G. Leveille과 동료들은 이들의 권위 있는 여성 건강 및 노화 연구에서 핵심 원인에 근거한 신체적으로 결정되는 노인성 장애의 5가지 형태를 구분하는데 이는 다음을 포함한다: 고통, 불안정, 근육 약화, 비효율(호흡이 짧고 피로함), 또는 다른 이유.

모든 연구에 따르면 여성들이 더 오래 사는 데도 불구하고 (100세 이상 구분에서 4:1의 비율), 이들은 또한 더 높은 빈도의 장애 및 의존성을 남성보다 더 많이 보인다.

부적절하고 외로운 여자들이 노인성 의학을 지배한다. 만성 질환과 약간의 장애를 가진 환자의 수명이 늘어나지만 고령에서 심각한 장애의 발생율에서의 장기적 감소는 매우 중요하다. 이것은 고령에서 질환의 확대 없이 성공적이면서 건강하고 활동적인 고령의 현실적 개념을 지지하며, 이는 세계보건기구에 의한 건강 21 프로젝트의 추구 사항이기도 하다.

재활 동안(신체적 또는 직업적 치료) 고령 인구와 관련된 다음의 특정 양상이 상기되어야 한다:

a) 나이에 의해 결정되는 질환의 증가된 유병율, 이는 고령 질환이라고 불린다(예: 동맥경화, 뇌혈관 질환, 퇴행성 골관절염 및 근골격계 장치, 근골격계 부상 및 수술, 만성 폐쇄성 폐질환, 심장 질환)

b) 고령에서 치료와 재활을 위한 상태와 질환의 희귀성 (예: 비전형적 임상 양상, 퇴축 변화의 영향과 동반 질병, 치매를 포함)

c) 노령 표현형의 진행과 기능적 악화, 약화 또는 장애

사회적 관점에서 고령화 인구와 젊은 노인에 대한 우선 요건은 일할 능력을 보존 및 강화하고 심각한 질환을 제한하는 것이다.

3.10.1 고령 표현형과 퇴축성 악화

고령 표현형 – 나이든 외모, 기능적 장애 및 제한성 포함 – 은 각 개인에서 다양한 방법으로 표현될 수 있는 여러 가지 요인에 의해서 결정되고 다양한 수준으로 영향 받을 수 있다:

a) 유전자형 (장수로 가는 소인 포함) 및 생물학적 퇴축

b) 질환의 양상 과 결과, 이들의 조합(다양한 이환율) 과 약물 치료

c) 생활 습관의 결과, 특히 신체 활동(탈조건 및 비활동으로 인한 근육 위축) 및 영양(비만, 영양실조)

d) 신체적(요구, 안전, 강조 또는 기능적 장애의 완환, 장벽, 장애 유도 상황) 및 사회적 환경(사회적 역할 및 참여, 가난)으로부터 영향

e) 심리적 상태(노화에 적응, 동기, 열망 및 기대, 역할 인식)

기능적 단련의 상실과 노화 표현형의 발전은 원칙적으로 실제 생물학적 퇴축보다는 다른 좀 더 영향력 있는 요인들에 의해 결정될 수 있다. 재활의 관점에서 성공적인 노화로의 기여, 건강한 노화 재설정 프로그램 및 기능적 장애, 근육 약화나 관절 패턴 장애의 적절한 교정과 함께 이루어지는 기능적 장애의 케어가 매우 중요한 역할을 한다. 이러한 방법으로 재활은 질환이나 기능적 능력 관점에서의 치유뿐만 아니라 이들의 자세, 걸음걸이, 및 정신적 상태, 노화로의 적응, 자가 존경 및 자신감에 영향을 미친다.

3.10.2 노인성 쇠약 및 노인성 증후군

용어 노인성 쇠약이란 건강적 잠재력의 낮은 수준에서 기능적 능력의 다원인적으로 결정된 심각한 손실을 묘사할 때 사용된다(감소된 단련, 지구력 및 적응성). 이러한 일반적으로 받아들여지는 개념의 약화는 이것의 운영성과 수치화에 존재하는데 이는 낮은 운동성이 근육 약화를 가져오고 근육 약화가 다시 낮은 운동성을 가져오는 것과 같이 원인과 결과가 혼동하는 상호 영향력 있는 요인들의 나선형 개발에 의해 주어진다. 가장 잘 받아들여지는 기준은 L.Fried 팀에 의해 요약되었다:

a) 한 해에 5 kg 이상의 비의도적 체중 감소
b) 피로 및 지침
c) 근육 약화
d) 신체 활동의 소실
e) 느린 걸음

앞서 언급된 연구에서 이렇게 정의된 쇠약의 유병율은 65세 이상의 경우에 7%였다.

노인성 쇠약은 일반적으로 노인성 증후군과 증상에 의해서 확인된다. 증상이 단일 원인을 가진 여러 증상들 중의 하나라는 일반적인 이해와는 반대로 "노인성 증후군"은 임상적으로 중요하고, 자주 전형화되며, 여러 원인을 가진 것으로 결정되고 일반적으로 잘 해결되지 않는 증상으로서 간주된다.

1970년대에 B.Isaacs는 이들 중에서 노인성 의학에서 가장 우선순위를 가지는 노인성 의학의 거장으로서 가장 중요한 개념을 정의했다. 이러한 것들은 특발성 침범(바람직하지 않은 약물 부작용, 무운동 증후군을 포함하는 노인성 입원)과 동반하는 불안정, 비운동성, 실금 및 지능적 장애(섬망, 치매)를 포함했다. 오늘날, 이것은 주로 다음과 같은 노인성 증후군을 포함한다: 체중 감소를 동반하는 거식증, 탈조건과 근육 약화를 가진 저운동성, 불안정과 넘어짐, 비운동성, 인지적 장애 및 행동 장애, 실금 또는 말기 노인성 장애를 포함한다. 이러한 증후군들은 종종 약한 환자의 임상적 문제를 훨씬 잘 묘사하고 중재적 수순과 치료 연속성의 조정 관점에서, 긴 목록을 가진 질환에서 보다 더 목적적으로 설명한다. 재활적 관점에서 가장 중요한 증후군은 저운동성, 비운동성 및 낙상과 같은 불안정성(낙상의 공포가 노인을 뚜렷이 제한할 수 있는 중요한 유관된 문제이며 또한 재활에 대한 지침이기도 하다)을 포함한다.

저운동성, 탈조건 및 근육 약화의 노인성 증후군

/ GERIATRIC SYNDROMES OF HYPOMOBILITY, DECONDITIONING AND MUSCLE WEAKNESS

저운동성(HYPOMOBILITY)

노령에서 저운동성은 종종 포괄적인 심신 성향을 보인다. 이것은 종종 평생 지속되는 신체 활동에 대한 반감(편안), 움직임 불편을 극복하려는 동기의 상실(배우자 잃음, 은퇴, 걷기 파트너의 상실, 외로움) 그리고 이것의 영향력 증가(통증, 특히 근골격, 호흡이 가빠짐, 피로, 움직임 패턴에서 불안전한 변화), 불안정(중앙 또는 말초 전정 증후군, 신경병증, 마비, 골관절염), 공간에서 불안정(시각적 장애), 낙상의 두려움, 우울, 의욕감퇴를 동반한 치매, 추체외로 증후군, 영양 결핍(비만 과 영양실조) 등을 포함한다. 하강형 나선 영역에서 저운동성은 탈조건, 근육 약화 및 움직임 패턴의 악화를 가져오며 이는 더욱더 저운동성을 나쁘게 만든다. 여러 원인들이 재조건 프로그램에 대한 대부분의 노인들의 낮은 협조를 유발한다; 따라서, 운동 프로그램뿐만 아니라 불편을 감소하는 노력과 동기에 대한 포괄적 접근을 필요로 한다.

탈조건(DECONDITIONING)

움직임 저하는 점차적으로 또는 빨리(수술이나 부상 후 유병기 동안 움직임 제한) 이미 퇴축적으로 감소된 최대 유산소 능력(대사적, 순환적, 근육 변화)에서의 현저한 감소를 가진 탈조건 및 신체 활동에 대한 낮은 내성을 가져

3

온다. 일상적으로 이러한 활동은 사람의 최대 유산소 능력의 75% 증가를 넘어서고 이는 대략 불편에 대한 대략적 한계치가 된다(**피로, 가쁜 호흡**). 지금까지, 이러한 상태는 질환(**허혈성 심장 질환, 호흡 부족**)의 증상으로서 평가되고 노인들은 비효과적인 약물을 받고 특히 이들은 휴식을 취하도록 권고되는데 이것이 이들의 건강을 더욱 악화시킨다. 반대로, 재조건 프로그램은 혜택이 90대에서도 얻어질 수 있도록 해야 한다.

근육 감소증(SARCOPENIA)

근육 감소증은 재활과 전반적인 의학에서 중요한 노인성 요건이다. 이것은 근육양의 감소, 속도 및 수축 강도의 축소를 동반하여 노인기에 발생하는 근 위축과 약화로서 정의된다. 이것은 악액질과 기아 동안의 근육 약화와는 구별된다. 이것은 근육 긴장보다 근육 양상에 더 많은 영향을 가져오고 원래 다발성 원인을 가진다.

이것의 발생의 가장 중요한 원인은 퇴축적 변화, 특히 자유 라디칼의 영향, 신경 종단의 중단(**신경 제거 위축 그림**) 및 호르몬 조절의 변화(**안드로젠의 감소, 성장 호르몬 및 IGF-1, 이것은 근육 조직에서 주된 적응 인자이다**)를 포함한다. 근육 성장의 주된 부정적인 조절 인자는 마이오스태틴으로 이의 표현이 나이가 많아지면서 그리고 활동량이 줄어들면서 증가한다. 염증성 사이토카인도 단백질과 비타민 D 결핍 그리고 신체적 비활동과 함께 부정적으로 활용된다(**고령에서 만성 염증의 영향**). 신체 활동이 명백히 75-80세의 경우 근육 활동의 감소에 대한 주요 원인이고 다른 퇴축적 변화도 원인이 된다. 누워있는 동안 근육 강도는 특히 대퇴사두근의 경우 4-6주 사이에 40% 정도 감소한다. 따라서, 비운동 증후군의 재활적 예방이 중요하다. 근육 감소증은 저움직임, 추락을 동반한 불안정, 비활동(**독립성 상실 수준까지**) 및 움직임 장애 증후군의 시작을 가져온다. 영양 실조와 비타민 D 결핍(**생물학적으로 가치있는 영양, 영양가가 있는 식단 - 예를 들어, 당뇨병 환자의 경우 누트리드링크 또는 다이아십, 비타민 D 제재, 콜레칼시페롤, 얼고칼시페롤 등**)을 제거하면서 동화적 도움(**테스토스테론이 가장 효과적이다; 그러나, 난드롤렌이 더 안전하다.**)을 동반한 부드러운 저항 훈련이 도움이 된다. 동화 환경이 10주의 자극 후 근육에서 생겨나고 이것은 IGF-1에서의 증가와 마이오신 중 체인 유전자의 표현으로 확인된다. 심각한 비만을 가진 환자에서 근육 감소증은 복잡한 문제이다.

노인성 수정과 재활 활동의 연속성 / GERIATRIC MODIFICATIONS AND CONTINUITY OF REHABILITATION ACTIVITIES

노화 동안 재활 활동은 특별한 나이에 맞게 수정될 필요가 없고 재활에 참가하는 개인의 특정 상황에 맞게 이루어져야 한다. 유사한 연령대의 이질성이 증가함에 따라 건강 접근의 개인화가 이루어져야 한다.

질병 상태에 맞게 지시된 재활 절차는 노인성 쇠약을 포함하는 동방질병에 따라 그리고 심혈관 질환, 진행된 골다공증 및 근육 약화와 주로 관찰되는 안전 요건에 따라 수정되어야 한다. 특히, 재조건 프로그램에서 스트레스 시험은 관상 관류량과 심장 근육 전기적 안정성을 평가하는데 반드시 포함되어야 한다. 그러나, 체코에서 M.Macek 이 지적한 대로 재조건 프로그램은 안전하고 이들의 위험은 종종 지나치게 과장된다. 일반적으로 부드러운 운동에 대한 필요성이 알려져 있다. 저항 훈련을 포함하는 운동 세션이 짧아져야 하고(**특정 경우 10분**) 신체적 부하를 위한 근육 준비운동이 선행되어야 한다.

심각한 인지 장애가 노화 과정 중에 재활 절차의 주요 제한점이다. 심지어 그러한 경우에도 각 개인은 객관적으로 평가되고 이들의 재활 활동은 상황에 맞게 수정되어야 한다. 효과적이지 않은 노력 예를 들어 진행성 치매 환자에게 복잡한 개인 운동을 가르치는 것은 지양해야 한다. 그러나, 이러한 훈련은 환자의 가족이나 치료자와 함께 수행되어야 한다(**예: 통증 증후군을 치료할 때**). 많은 고령의 환자들이 치매를 가지고 있다고 부당하게 생각되며 따라서 이러한 환자의 재활이 잘못된 방향으로 감소된다. 이러한 실수에 대한 이유는 부적절한 방법의 사용(**불명확한 지침, 시간 때문에 급하게 접근**), 선입견, 환자의 피로 또는 다른 일시적 소견, 감각 장애(**청력 장애**), 명확하지 못한 상태를 일시적으로 가지는 혼미한 영구적 치매, 약물의 억제적 효과 등을 포함할 수 있다.

정신 치료 및 재활 활동의 도덕적 연계성은 매우 중요하다. 젊은 사람들과 비교하여 연장자들은 부당한 대접을 받는다. 의료 서비스 내에서 이들은 차별의 위험에 있고 부적절한 진료를 받으며 자신의 사회적 역할에 문제가 생긴다. 따라서, 노인 환자에서 재활 활동의 중요한 부분은 존엄성, 긍정적 동기, 자율과 자기 실현을 촉진하는 것이다. 일반적인 실수는 예를 들어, 지나치게 환자의 선택을 제한한다든지 의사결정 능력 부정(강요된 재활), 무감각(진통제 없이 고통스러운 시술 강행), 환자의 생활 습관을 의료 시설에 강제로 맞추게 하기 및 환자의 활동 의미를 의심하는 것을 포함한다. 이러한 이유들 때문에 노인 재활 활동의 중심은 외래 환자 환경으로 변해야 한다.

재활 치료의 효과를 확인하기 위해 이것은 환자의 전반적 평가가 선행되어야 한다. 환자의 완전한 치료의 조율이 제한적이거나 실종된 독립성을 가진 약한 노인 환자의 포괄적인 장기적 치료를 위해서 매우 중요하다. 이것은 **포괄적 노인 환자 평가**(CGA) 또는 노인 환자 평가 및 관리(GEM)을 포함한다. 의사와 간호사가(예: 가정 치료) 자신의 능력과 지식의 범주 내에서 환자의 기능적 측면을 평가하고 영향을 주는 것이 필요하지만 원칙적으로 재활 전문가가 입원 환자 및 외래 환자 노인 팀의 핵심적인 역할을 맡아야 한다(예: 공동체 기반 노인센터). 단지 이런 방법으로 환자의 문제에 대한 다각적 이해, 예후 및 효과적인 의도적 중재가 확인될 수 있다. 말기 환자는 도덕적으로 민감한 경우를 보여준다. 고식적 치료를 통해 재활 관리자는 자신의 환자가 죽어가고 있고 이것이 지시되면 재활은 붕괴되지 않고(예: 의도적으로 수면을 취하도록 유도됨) 단지 도움이 되면서 고식적인 중재가 선택되어야 한다는 것을 알아야 한다.

3.10.3 노인 인구에서 움직임 활동 선택의 원칙

운동 활동을 통해서 움직임을 유지하는 것은 건강 향상과 삶의 질을 높인다. 개체에 대한 움직임의 긍정적인 효과는 움직임 활동의 적절한 선택에 달려있다.

선택은 다음을 고려해야 한다:

1. 건강
2. 연령
3. 성
4. 운동 경험 및 환자의 단련 수준

건강

대부분의 노인 환자는 만성 질환을 보이고 진단에 기반하여 신체적 활동의 제한은 신체 활동의 시작부터 신중히 고려해야 한다. 환자의 병력과 주관적 및 객관적 평가에 기반하여, 신체 활동의 적절한 운동과 강도가 선정된다(강도는 심장 박동의 안전한 수준에서 제어된다). 그리고 신체 활동의 제한, 형태, 기간 및 강도는 명확하게 설정된다. 개인은 신체 활동 동안 자신의 증상을 감독하는데 있어서 교육을 받아야 하며 증상이 나타나면 운동을 중단할 수 있어야 한다.

나이

개인의 단련 정도를 시험하고 나이에 맞는 규칙에 따라 결정하는 것이 중요하다. 이 시험을 바탕으로 안전한 심장 박동에 대한 한계와 훈련 형태가 결정된다. 적절한 움직임 활동과 강도를 결정하기 위해 전반적인 단련 평가, 움직임 및 근골격계 기능이 개인의 실제 나이보다 더 중요하게 간주되어야 한다.

성

신체의 구성에 대한 성별 차이는 일상생활의 부분인 신체 활동 및 개인의 일간 활동으로 특히 구성되는 운동 활동에 대한 다른 전제들을 만들어 낸다. 여성의 경우, 특정 형태의 신체 활동에 제한들 두는 높은 빈도의 골다공증이 존재한다(점프와 추락의 위험이 있는 활동은 금지된다). 반면에, 뼈를 자극하기 위해 특정 수준의 부하로 여성들은 저항 훈련과 운동에서 혜택을 본다.

운동 경험과 단련 수준

운동과 단련은 어릴 때 가장 잘 얻어진다. 이들은 좀 더 오랫동안 지속하는 성질을 가진다. 평생 동안 운동에 참여한 개인들은 늦은 나이에 운동을 시작한 사람보다 노화가 진행될 때 신체 활동을 더 잘 다룬다.

운동 프로그램을 시작하기 전에 평가

- 운동을 포함하여 상세한 병력을 가진 인턴에 의해 조사
- EKG 기록을 가진 스트레스 시험, 혈압 측정 및 운동을 위한 환자의 안전한 심장 박동을 얻는다.
- 움직임 패턴을 평가하기 위해 근골격계의 기본적 평가
- 동맥 경화의 생성에 대한 위험을 평가하기 위한 기본적 생화학 시험: 혈액에서 지방 대사, 간 및 신장 기능 및 당 내성

3

운동 프로그램

- 개인 프로그램
- 걷기, 수영 프로그램
- 측정기에서 개인 훈련
- 가정 운동 프로그램
- 단체 운동(60분, 일주일에 1-2회)
- 일주일 정도의 재조건화 (이상적으로 년간 2회)

15명 정도가 운동 프로그램에서 이상적이다. 아침 준비 운동이 이상적이어서 전체 관절 운동은 일상생활의 일반적인 활동을 위해 준비된다. 이것은 개인의 요구에 따라 20분까지 지속될 수 있다. 깊은 척수 안정장치를 활성화하는 운동, 호흡 운동 및 관절 움직임을 촉진하는 운동이 일반적으로 포함된다.

운동 수행의 원칙

- 수행되는 활동에 대한 방법과 기술을 개인에게 알린다. (특히, 보행 운동)
- 모든 사람은 신체 활동에 대한 자신의 강도 한계를 알아야 한다.(맥박, 보그 호흡 곤란 스케일)
- 모든 중년 환자는 병원에서 스트레스 시험을 경험해야 한다.
- 준비 운동을 포함하여 신체 활동을 위한 지속적인 습관을 만든다. (신체 자세와 같은 시작 자세에 중점)
- 운동의 재생 단계를 확인한다.(이완, 휴식, 휴식기 맥박 및 혈압이 정상 범위에 있어야 한다.)

대칭에 중점을 둔 운동 세션은 주로 관절 범위를 증가시키고 근육 스트레칭을 촉진하는 균형에 초점을 둔 운동만을 포함할 수 있다. 이후에 동적 강화 운동 및 움직임 양상 훈련이 이루어진다. 직립 신체 자세를 유지하는 근육에 대해 지나친 요구가 없는 저위 운동 자세가 선호된다. 능력과 신체 활동에 기반하여, 더 높은 운동 자세에서의 훈련이 이루어진다. 지원받는 동작이 선정되고 느린 리듬으로 수행된다. 원하는 효과를 얻기 위해 선정된 시작 위치의 정확한 파악과 정확한 운동 실행에 중점을 둔다. 신체 자세를 향상시키고 정확한 호흡뿐만 아니라 걸음걸이 패턴에 특별한 관심이 주어진다. 이러한 패턴에 대한 모든 가정이 움직임 장치에서 형성되고 호흡과 이완을 통해서 조정된다.

활성화 방법과 깊은 안정화 장치의 정착이 활용된다. 운동은 20~60분이 소요된다.

운동 원칙

- 높은 위치로 점차적으로 이동하는 낮은 자세로 시작한다.
- 지속적으로 정확한 시작 위치에 초점을 맞춘다.
- 조정에 많은 요구를 두지 않고 단순한 운동을 선호한다.
- 운동은 숨을 멈춘 동안 수행되지 않을 수 있다; 운동은 호흡과 보조를 맞춘다.
- 이완 운동(자가 훈련)이 최종적으로 수행되어야 한다.
- 깊은 안정화 장치를 활성화한다.

반면에, 전통적인 **운동 세션**은 이것의 목적을 바탕으로 여러 부분으로 구성된다. **초반 구성**은 혈액 순환과 준비 과정을 증가하기 위해 더 많은 요구를 포함하는 활동을 포함한다. 강도는 높지 않아야 한다. 이러한 부분은 일반적으로 5~10분 정도 지속된다. 이것은 심혈관 질환의 점차적인 준비 운동과 더 도전적인 활동을 위한 신체 준비를 포함한다. 이것은 **균형 잡기**에 선행된다. 각 운동의 실행에 관련하여 이것은 더욱더 힘이 든다. 운동은 특정 목적과 그 이후의 활동에 따라 선정된다. 이것은 균형 과정이기 때문에 이 전 문단에서 언급된 원칙은 여기에 적용된다. 신체 활동의 강도는 낮고 주로 느린 움직임이 수행된다. **진화하는 부분**은 다양한 목적을 가진 다양한 내용으로 구성된다. 많은 신체적 활동이 환자의 흥미와 요구에 따라 적용된다.

신체 활동의 강도는 최대 상태의 60%, 즉 준최대치를 초과하지 않아야 한다. 방향성을 위해서, 신체 활동 동안 추천되는 심장 박동의 설정을 위한 알고리즘이 선행될 수 있는데 이는 환자의 연령에서 170을 빼는 것이다. 신체 요구 수준의 기본적 지침과 피로의 징후는 감시된다. 안전한 맥박의 한계는 알려진 심혈관 질환을 가진 환자나 심한 운동으로 인해 위험해 질 수 있는 환자의 경우 감시되어야 한다. 일반적으로 안전한 심장 박동은 스트레스 시험에 기반하여 의사에 의해 결정된다.

결론적으로 개체는 안정화되면서 휴식 상태로 돌아간다.

재조건화 상태(Reconditioning Stays)

1,500-1,700 kcal로 음식 섭취를 감소한 상태에서 년 간 2회 정도가 이상적이다.

프로그램:

- 30분 동안 아침 준비 운동
- 60분 동안 늦은 아침 및 오후 운동
- 하루에 2번 정도 4-6 km 정도 숲속에서 제한적 걷기
- 30-40분 정도 오후 걷기 (모든 환자들이 설정된 심장 박동으로 존재한다.)
- 오후 휴식기
- 휴식 동안 3번 정도 저녁 교육

걷기, 자전거 타기, 수영 등과 같은 다른 형태가 추가로 해당 프로그램에 삽입되어야 하는데 그 이유는 이들이 특정한 포맷을 가지고, 다른 상황에서 신체를 활성화시키고 움직임 장치에 대해 특별한 요구를 부과하기 때문이다. 각각의 이러한 활동들은 오류 없이 준비되어야 하고 균형이 잡히게 설정되어 운동 장치가 각 활동의 요구를 잘 다룰 수 있고 이들에 대해 준비가 잘 되고 이들의 요구조건에 잘 부합되어야 한다.

신체 활동의 단체 구성 형태들은 경험이 많은 물리치료사의 감독하에 추천될 수 있다. 증거에 기반한 중재는 좋은 결과를 가져온다. 그러나, 구성된 운동 세션의 출석은 정기적인 일간 가정내 운동에 단순한 지침일 뿐이다. 단지 이런 방법으로만 예상되는 결과가 성취될 수 있다.

참고문헌(REFERENCES)

Ackermann A. To Reduce Excessive Costs of Incontinence: HILMAS May Help. Pflege Z 2001; 54(2): 87–88.

Aijanseppa S, et al. Physical Functioning in Elderly Europeans: 10 Year Changes in the North and South: the HALE Project. J Epidemiol Community Health 2005; 59(5): 413–419.

Alušík Š, Řehák V. Revmatologie. Praha: Triton 2002.

American Thoracic Society. Statement on Cardiopulmonary Exercise Testing. Am J Respir Crit Care Med 2003; 167(2): 211–277.

Anderson SD. The Mechanism of Exercise Induced Asthma. J Allergy Clin Immunol 2000; 106(3): 453–459.

Anton A, et al. Predicting the Results of Noninvasive Ventilation in Severe Acute Exacerbation of Patients with Chronic Airflow Limitation. Chest 2000; 117: 828–833.

Asdonk J. Physikalische Lymphdrainage- und Oedemtherapie bei chronisch- venoeser Insuficienz. Z Lymphologie 1981; 2.

Balady GJ, et al. Core Components of Cardiac Rehabilitation/ Secondary Prevention Programs. Circulation 2007; 115: 2675–2682.

Benda K, et al. Lymfedém – komplexní fyzioterapie, lymfodrenáže a doplňující léčebná péče. Brno: Národní centrum ošetřovatelství a nelékařských zdravotnických oborů 2007.

Benschop RJ, et al. Beta2-Adrenergic Stimulation Causes Detachment of Natural Killer Cells from Cultured Endothelium. Eur J Immunol 1993; 23(12): 3242–3247.

Blotta MH, DeKruyff RH, Umetsu DT. Corticosteroids Inhibit IL-12 Production in Human Monocytes and Enhance their Capacity to Induce IL-4 Synthesis in CD4+ Lymphocytes. J Immunol 1997; 158(12): 5589–5595.

Borst SE. Interventions for Sarcopenia and Muscle Weakness in Older People. Age Ageing 2004; 33(6): 548–555.

Bronnum-Hansen H. Health Expectancy in Denmark: 1987–2000. Eur J Public Health 2005; 15(1): 20–25.

Cakmaka A, Bolukbas N. Juvenile Rheumatoid Arthritis: Physical Therapy and Rehabilitation. South Med J 2005; 98(2): 212–216.

Casaburi R. Physiologic Benefits of Exercise Training in Rehabilitation of Patients with Severe Chronic Obstructive Pulmonary Disease. Am J Respir Crit Care Med 1997; 155(5): 1541–1551.

Casaburi R, ZuWallak R. Pulmonary Rehabilitation for Management of Chronic Obstructive Pulmonary Disease. N Engl J Med 2009; 360(13): 1329–1335.

Cochrane LM, Clark CJ. Benefits and Problems of a Physical Training Programme for Asthmatic Patients. Thorax 1990; 45(5): 345–351.

Concannon DC. BIPAP – A Simple and Effective Method of Ventilatory Support in End-Stage Cystic Fibrosis. ECFC 1997; 251–254.

Davidson C, Treacher D. Respiratory Critical Care. London: Arnold 2002.

de Jong W, et al. Quality of Life in Patients with Cystic Fibrosis. Pediatric Pulmonology 1997; 23(23): 95–100.

Delvaux M. Digestive Health in the Elderly: Faecal Incontinence in Adults. Aliment Pharmacol Ther 2003; 18(Suppl 3): 84–89.

Donner CF, Ambrosino N, Goldstein R. Pulmonary Rehabilitation. London: Hodder Arnold 2005.

Donner CF, Decramer M. Pulmonary Rehabilitation. Sheffield: ERS 2000; 5(monogr 13).

Drbal C. Budoucnost zdraví a zdravotnicví. Studie Národohospodářského ústavu J. Hlávky. Praha: Národohospodářský ústav Josefa Hlávky 2008: 4.

Drossman DA. The Functional Gastrointestinal Disorders: Diagnosis, Pathophysiology, and Treatment. Boston: Little Brown 1994.

Elenkov IJ, Papanicolaou DA, Wilder RL, Chrousos GP. Modulatory Effects of Glucocorticoids and Catecholamines on Human Interleukin-12 and Interleukin-10 Production: Clinical Implications. Proc Assoc Am Physicians 1996; 108(5): 374–381.

Elenkov IJ, Wilder RL, Chrousos GP, Vizi ES. The Sympathetic Nerve an Integrative Interface between Two Supersystems: The brain and the Immune System. Pharmacol Rev 2000; 52(4): 595–638.

Erban J. Dlouhodobá domácí oxygenoterapie. Praha: Maxdorf Jessenius 2004.

Fishman AP. Pulmonary Rehabilitation. New York: Marcel Dekker Inc 1996.

Foldi M, Kubik S. Lehrbuch der Lymphologie: fur Mediziner und Physiotherapeuten. 6. Aufl. Stuttgart: Urban Fischer Verlag 2005.

Franssen FM, et al. Limb Muscle Dysfunction in COPD: Effects of Muscle Wasting and Exercise Training. Med Sci Sports Exerc 2005; 37(1): 2–9.

Fried LP, Tangen CM, Walston J, et al. Frailty in Older Adults: Evidence for a Phenotype. J Gerontol A Biol Sci Med Sci 2001; 56(3): M146–156.

3

Galbo H. Hormonal and Metabolic Adaptation to Exercise. New York: Thieme Verlag 1983.
Gimamberardino MA. Update on Fibromyalgia Syndrome. Pain, Clinical Updates 2008; XVI(4).
Girndt M, Sester U, Kaul H, Hunger F, Kohler H. Glucocorticoids Inhibit Activation-Dependent Expression of Costimulatory Molecule B7-1 in Human Monocytes. Transplantation 1998; 66: 370–375.
Gleeson M, McFarlin BK, Flynn MG. Exercise and Toll-like Receptors. Exerc Immunol Rev 2006; 12: 34–53.
GOLD – Global Initiative for Chronic Obstructive Lung Disease. Global Strategy for the Diagnosis, Management and Prevention of COPD 2008. http://www.goldcopd.com
Goldenberg DL. Fibromyalgia Syndrome a Decade Later. Arch Intern Med 1999; 159(8): 777–785.
Hayes SC, et al. Lymphedema after Breast Cancer: Incidence, Risk Factors, and Effect on Upper Body Function. J Clin Oncol 2008; 26(21): 3536–3542.
Heath GW, Ford, ES, Craven TE, et al. Exercise and the Incidence of Upper Respiratory Tract Infections. Med Sci Sports Exerc 1991; 23(2): 152–157.
Hollenberg M, Ngo LH, Turner D, et al. Treadmill Exercise Testing in an Epidemiologic Study of Elderly Subjects. J Gerontol 1998; 53(4)A, B: 259–268.
Hong CZ. Current Research on Myofascial Trigger Points – Pathophysiological Studies. J Musculoskel Pain 1999; 7(1): 121–129.
Chaloupka L, Elbl L. Zátěžové metody v kardiologii. Praha: Grada Publishing 2003.
Chevaillier J. Autogenic Drainage. In: Physiotherapy in the Treatment of Cystic Fibrosis (CF). 3rd ed. Oslo: IPG/CF (International Physiotherapy Group for Cystic Fibrosis) and Cystic Fibrosis Worldwide (CFW) 2002.
Isaacs B. Toward Description of Geriatrics. J Chron Dis 1972; 25(8): 425–432.
JoAnne MF, Barry F, Sanderson B, et al. Association of Cardiovascular and Pulmonary Rehabilitation, Prevention, Nutrition, Physical Activity, and Metabolism; and the American Clinical Cardiology; the Councils on Cardiovascular Nursing, Epidemiology and Exercise, Cardiac Rehabilitation, and Prevention Committee, the Council on 2007 Update: A Scientific Statement >From the American Heart Association Core Components of Cardiac Rehabilitation/Secondary Prevention Programs. Circulation2007; 115: 2675–2682.
http://circ.ahajournals.org/cgi/content/full/115/20/2675
Jobin J, Maltais F, Poirier P, et al. Advancing the Frontiers of Cardiopulmonary Rehabilitation. Champaign: Human Kinetics 2002.
Kalvach Z, et al. Geriatrické syndromy a geriatrický pacient. Praha: Grada Publishing 2008.
Kalvach Z, Zadák Z, Jirák R, Zavázalová H, Sucharda P, eds. Geriatrie a gerontologie. Praha: Grada Publishing 2004.
Kinmonth JB, Tailor GW. The Lymphatic Circulation of Lymphoedema. Ann Surg 1954; 61: 589–593.
Kjaer M, Dela F. Endocrine Responses to Exercise. In: Hoffman-Goetz L. Exercise and Immune Function. Boca Raton: CRC Press 1996: 1–20.
Klener P, et al. Vnitřní lékařství. 3. vyd. Praha: Galén–Karolinum 2006.
Knotek P, Knotková H. Psychological Processes in Chronic Pain: Structural Model. J Pain Management 2008; 3: 295–306.
Kolář P. Vertebrogenní obtíže a stabilizační funkce páteře – terapie. Rehabil fyz Lék 2007; 14(1): 3–17.
Kolář P. Vertebrogenní obtíže a stabilizační funkce svalů – diagnostika. Rehabil fyz Lék 2006; 13(4): 155–170.
Kolář P, Lewit, K. Význam hlubokého stabilizačního systému v rámci vertebrogenních obtíží. Neurol pro Praxi; 2005(5): 270–275.
Kralová M, Matějíčková V. Rehabilitace u revmatických nemocí. Praha: Avicenum 1985.
Krsnich-Sriwise S. Fibromyalgia Syndrome: An overview. Phys Ther 1997; 77(1): 68–75.
Křížová H, Bechyně M. Přínos lymfoscintigrafie pro diagnostiku lymfedému končetin. Čs Pediat 2001; 56(3): 116–119.
Křížová H, Wald M, Barkmanová J. Lymfoscintigrafie u pacientek s nekončetinovým lymfedémem po disekci axily a radioterapii. Klin Onkol 2006; 5: 252–255.
Lancaster GI, Halson SL, Khan Q, et al. The Effects of Acute Exhaustive Exercise and Intensified Training on Type 1/Type 2T Cell Distribution and Cytokine Production. Exerc Immunol Rev 2004; 10: 91–106.
Larsson K, Ohlsen P, Larsson L, et al. High Prevalence of Asthma in Cross-Country Skiers. BMJ 1993; 307: 1326–1329.
Leveille SG, Fried LP, McMullen W, Guralnik JM. Advancing the Taxonomy of Disability in Older Adults. J Gerontol A Biol Sci Med Sci 2004; 59(1): 86–93.
Lewis MI, Fournier M, Storer TW, et al. Skeletal Muscle Adaptations to Testosterone and Resistance Training in Men with COPD. J Appl Physiol 2007; 103(4): 1299–1310.
Lewit K. Manipulační léčba. 5. přeprac. vyd. Praha: Sdělovací technika 2003.
Lumbrano E, D'Angelo S, Pardone WJ, et al. Effect of Combination Treatment of an Intensive Rehabilitation Program and Etanercept in Patients with Ankylosing Spondylitis. J Rheumatol 2006; 33(10): 2029–2034.
Máček, M. Pohybová aktivita při chronických chorobách dýchacího systému u dětí a dospělých. Med Sp Bo Slov 2001; 10(1): 1–10.
Máček M, Máčková J, Radvanský J. Proč a jakou pohybovou aktivitu ve vyšším věku? Prakt Lék 2006; 86(6): 336–340.
Máček M, Smolíková L. Fyzioterapie a pohybová léčba u chronické obstrukční plicní nemoci. Praha: Vltavin 2002.
Máček M, Vávra J. Fyziologie a patofyziologie tělesné zátěže. 2. vyd. Praha: Avicenum 1988.
Maltais F. Skeletal Muscle Adaptation in Endurance Training in Patients with COPD. Am J Respir Crit Care Med 1996; 154(2): 442–447.
McArdle WD, Katch FL, Katch VL. Exercise Physiology: Energy, Nutrition and Human Performance. 5th ed. Philadelphia: Lippincot, Williams and Wilkins 2001.
McFadden ER Jr, Lenner KA, Strol KP. Postexertional Airway Rewarming and Thermally Induced Asthma. J Clin Invest 1986; 78: 18–25.
Meyer S, Hohlfeld P, Achtari C, et al. Pelvic Floor Education after Vaginal Delivery. Obstet Gynecol 2001; 97(5): 673–677.
Moldofsky H. The Significance of the Sleeping-Waking Brain for the Understanding of Widespread Musculoskeletal Pain and Fatigue in Fibromyalgia Syndrome and Allied Syndromes. Joint Bone Spine 2008; 75(4): 397–402.
Muir J-F, Ambrosino N, Simonds AK. Noninvasive Mechanical Ventilation. Sheffield: ERS 2001; 6: monogr 16.
Musil J, Petřík F, Trefný M. Pneumologie. Praha: Karolinum 2007.
Nieman DC, Johansen LM, Lee JW, Arabatzis K. Infectious Episodes in Runners before and after the Los Angeles Marathon. J Sports Med Phys Fitness 1990; 30(3): 316–328.
Northoff H, Berg A, Wienstock C. Similarities and Differences of the Immune Response to Exercise and Trauma: the IFN-gamma Concept. Can J Physiol Pharmacol 1998; 76(5): 497–504.
Okijufi A, Turk DC. Fibromyalgia Syndrome: Prevalent and Perplexing. Pain, Clinical Updates 2003; XI(3).
Opdekamp C, Sergysels R. Respiratory Physiotherapy in Lung Disease. Rev Med Brux 2003; 24(4): 231–235.
Pařízková J, Lisá L, et al. Obezita v dětství a dospívání. Praha: Galén–Karolinum 2007.
Pavelka K, Rovenský J, eds. Klinická revmatologie. Praha: Galén 2003.
Perenboom RJ, Van Herten LM, Boshuizen HC, Van Den Bos GA. Trends in Disability-Free Life Expectancy. Disabil Rehabil 2004; 26(7): 377–386.
Petrek JA, Pressman PI, Smith RA. Lymphedema: Current Issues in Research and Management. CA Cancer J Clin 2000; 50(5): 292–307.

Pryor JA, Prasad SA. Physiotherapy for Respiratory and Cardiac Problems: Adults and Paediatrics. 3rd ed. Edinburgh: Churchill Livingstone 2002.

Pyne DB. Regulation of Neutrophil Function during Exercise. Sports Med 1994; 17(4): 245–258.

Richardson RS, Leek BT, et al. Reduced Mechanical Efficiency in Chronic Obstructive Pulmonary Disease but Normal Peak VO2 with Small Muscle Mass Exercise. Am J Resp Crit Care Med 2004; 169(1): 89–96.

Russell IJ, Bieber Ch. Myofascial Pain and Fibromyalgia Syndrome. In: McMahon SB, Koltzenburg M, eds. Wall and Melzack's Textbook of Pain. 5th ed. Philadelphia: Elsevier/Churchill Livingstone 2006; 669–681.

Sanders VM, Baker RA, Ramer-Quinn DS, et al. Differential Expression of the Beta-2-Adrenergic Receptor by Th1 and Th2 Clones: Implications for Cytokine Production and B Cell Help. J Immunol 1997; 158(9): 4200–4210.

Shomon MJ. Living Well with Chronic Fatigue Syndrome and Fibromyalgia. New York: Harper Coollins 2004.

Smolíková L, Horáček O, Kolář P. Plicní rehabilitace a respirační fyzioterapie. Postgrad Med 2001; 3(5): 522–532.

Smolíková L, Máček M. Fyzioterapie a pohybová léčba u chronických plicních onemocnění. Praha: Blue Wings 2006.

Smolíková L, Pivec M, Rychnovský T, et al. Plicní rehabilitace a CHOPN. Postgrad Med 2005: 7(4): 376–385.

Spence L, Nissen MD, Sloots TP, et al. Upper Respiratory Illness Aetiology and Symptomatology in Elite and Recreationally-Competitive Athletes. Brain Behav Immun 2005; 19(5): 469–470.

Steensberg A, Fischer CP, Keller C, et al. IL-6 Enhances Plasma IL-1ra, IL-10, and Cortisol in Humans. Am J Physiol Endocrinol Metab 2003; 285: E433–E437.

Steensberg A, van Hall G, Osada T, et al. Production of Interleukin- 6 in Contracting Human Skeletal Muscles Can Account for the Exercise-Induced Increase in Plasma Interleukin-6. J Physiol 2000; 529(1): 237–242.

Stein B. Pregabalin Effective for Fibromyalgia Pain regardless of Patient Anxiety or Depression in Abstract THU0358. In: EULAR: The Annual Congress of the European League against Rheumatism. Paris, June 13, 2008. Zurrich: European League Against Rheumatism 2008.

Svačina Š, Bretšnajdrová A. Obezita a diabetes. Praha: Maxdorf 2000.

Škrha J, et al. Diabetologie. Praha: Galén 2009.

Švehlová M. Plicní rehabilitace a respirační fyzioterapie v domácím prostředí. Praha: Vltavín 2006.

Tasmuth T, von Smitten K, Kalso E. Pain and Other Symptoms during the First Year after Radical and Conservative Surgery for Breast Cancer. Br J Cancer 1996; 74(12): 2024–2031.

Tauchmanová H, Gubzová Z. Revmatologická rehabilitácia. In: Rovenský J, Pavelka K. Klinická reumatológia. Martin: Osveta 2000; 965–986.

The Diagnosis and the Treatment of Peripheral Lymphedema. Consensus Document of the International Society of Lymphology Executive Committee. Lymphology 1995; 28(3): 113–117.

Tlapák P. Tvarování těla pro muže a ženy. 4. vyd. Praha: ARSCI 2004.

Topinková E, Neuwirth J, Staňková M, et al. Urinary and Faecal Incontinence in Geriatric Facilities in the Czech Republic. Čas Lék čes 1997; 136: 573–577.

Trojan S, Druga R, et al. Fyziologie a léčebná rehabilitace motoriky člověka. 3. přeprac. vyd. Praha: Grada Publishing 2005.

Troosters T, Casaburi R, Gosselink R, Decramer M. Pulmonary Rehabilitation in Chronic Obstructive Pulmonary Disease. Am J Respir Crit Care Med 2005; 172: 19–38.

Van der Schans CP. The Scientific Evaluation of Chest Physical Therapy. Pediatr Pulmonol 2000; 30(Suppl 20): 142–144.

Vávrová V, et al. Cystická fibróza. Praha: Grada Publishing 2006.

Véle F. Kineziologie. 2. vyd. Praha: Triton 2006.

Vogiatzis I, Nanas S, Roussos C. Interval Training as an Alternative Modality to Continuous Exercise in Patients with COPD. Eur Respir J 2002; 20(1): 12–19.

Wagener JS, Headley AA. Cystic Fibrosis: Current Trends in Respiratory Care. Respir Care 2003; 48(3): 234–247.

Wald M, Eliska O, Krizova H. Non-Extremity Lymphedema Following Axilla Dissection and Radiotherapy and its Relationship to the Postmastectomy Syndrome. Lymphology 2004; 37(Suppl): 613–615.

Wald M, et al. Proteázy v medikamentózní léčbě lymfedému. Prakt Flebol 2000; IX(Suppl): 11–14.

Walston J, Hadley EC, Ferrucci L, et al. Research Agenda for Frailty in Older Adults: Toward a Better Understanding of Physiology and Etiology: Summary from the American Geriatrics Society/ National Institute on Ageing Research Conference on Frailty in Older Adults. J Am Geriatr Soc 2006; 54(6): 991–1001.

Webb AK, Dodd ME. Exercise and Sport in Cystic Fibrosis: Benefits and Risks. Br J Sports Med 1999; 33(2): 77–78.

Webb AK, Dodd ME. Exercise and Training for Adults with Cystic Fibrosis. 2nd ed. In: Hodson ME, Geddes DM, eds. Cystic Fibrosis. London: Arnold 2000; 433–444.

Weiler JM, Ryan EJ. Asthma in US Olympic Athletes who Participated in the 1998 Olympic Winter Games. J Allergy Clin Immunol 2000; 106(2): 267–271.

Woods J, Lu Q, Ceddia MA, Lowder T. Special Feature for the Olympics: Effects of Exercise on the Immune System: Exercise-Induced Modulation of Macrophage Function. Immunol Cell Biol 2000; 78(5): 545–553.

4 종양에서 재활 치료

TREATMENT REHABILITATION IN ONCOLOGY

체코에서 매년 66,000건의 새로운 종양 발생이 일어나고 대략 29,000명이 암으로 사망한다. 체코에서 사망 4건당 1건이 종양으로 인한 사망이다. 암의 빈도와 형태는 성에 따라 다르다.

체코에서 폐암이 남성에서 1위이고(십만 명 중 92.5명) 여성에서는 유방암이 1위이다(여성 십만 명당 110.5명).

확장되고 있는 다양한 치료 모드가 암을 가진 사람의 5년 생존율을 늘이고 있다. 따라서, 포괄적인 재활의 중요성이 이러한 환자에서 증가하고 있다. 이것의 목표는 최대한으로 삶의 질을 보장하고, 독립성을 기르고 일상생활로 복귀하고 최소한의 제약만을 가지고 일을 하는 것이다. 재활치료는 종양을 가진 환자에서의 치료와 함께 예방에서 가장 중요한 부분이다.

Klener에 따르면 암 예방의 개인별 수준은 다음과 같이 구분될 수 있다:

- **1차 예방** — 환경을 보호하는 조치를 취함. 이것은 금연, 적절한 식습관 및 위험 환경에 노출을 감소시키는 위생 습관을 포함한다.
- **2차 예방** — 암의 초기 진단을 위한 예방적 검사를 통해 암 가능성이 있는 환자를 색출한다.
- **3차 예방** — 초기 질환 재발을 확인하기 위해 암에서 생존환 환자들을 관찰
- **4차 예방** — (근래에 고안됨) 환자의 삶의 질을 낮추는 진행성 난치성 질환을 예방한다. 이것은 적절한 시간에 통증 치료, 적절한 수술적 치료, 뼈가 관련된 경우 정형외과적 시술 및 정신과 치료와 사회적 지지를 포함한다.

종양을 가진 환자에서 재활 상세 치료

종양을 가진 환자에 대한 재활 치료는 상세 내용을 가지고 있고 다음과 같은 것에 의존한다:

- 영향 받은 해부학적 영역
- 암의 조직학적 타입
- 질환의 단계
- 바람직하지 않은 부작용을 가진 종양 치료
- 환자의 연령
- 예후
- 환자의 심리적 상태
- 환자의 사회적 지지

재활 치료의 기본적 목적과 평가

도식적으로 치료 재활 목표는 다음과 같은 4가지로 분류될 수 있다:

- 2차, 3차 및 4차적 예방 (예방적 재활)
- 영향 받은 조직의 회복 (회복적 재활)
- 지지적 (상태의 진행을 예방)
- 일시적인 치료 (질환 진행에 의해 야기되는 합병증 예방)

가족 치료나 가정 치료에서 도움을 주는 사회 봉사자와 관련된 다른 의학적 특수 치료를 가진 포괄적 팀워크가 적절한 재활 치료의 기본이다. 초기 평가 동안 특정 세계 분류, 예를 들어, 카노프스키의 분류, FIM 또는 표 4.1과 같은 WHO 분류를 사용한 전반적인 기능적 평가를 수행하는 것이 적절하다. 만성 병치료의 기능적 평가(FACIT System)가 종양을 가진 환자에서 삶의 질을 평가하기 위해 개발되었다. 이것은 암 치료의 기능적 평가(FACT), 인간 면역 결핍 바이러스 감염의 기능적 평가(FAHI) 및 다발성 경화의 기능적 평가(FAMS)를 포함한다. 암 치료 설문지(FACT-G)의 기능적 평가는 종양에서 분류 장치의 핵심적인 부분이다.

4

표 4.1 카토프스키에 따른 수행 평가와 비교하여 WHO 포인트 스케일에 따른 신체 수행의 평가(클레너 P 외, 2006)

등급(WHO)	신체 활동의 포괄적 상태	카르노프스키(%)
0	제한 없이 신체활동을 수행할 수 있다.	90—100
1	무거운 신체적 활동은 할 수 없지만 가벼운 운동은 할 수 있다.	70—80
2	혼자 있을 수는 있지만 일을 할 수는 없다. 하루 중 절반 이상을 침대 밖에서 보낸다.	50—60
3	제한된 독립 생활. 하루 중 50% 이상을 침대에서 보낸다.	30—40
4	다른 사람들에 의존한다. 영구적으로 침대에서 생활한다.	20—30
-	죽어가는 환자	0—20

종양적 치료 및 질환 진행은 임상적 상태에서의 변화를 야기하여 각 환자에서 분류 단계의 이동을 가져온다.

재활 치료 합병증

암을 가진 환자의 재활 치료는 계획된 화학 치료, 방사선 치료, 면역 치료 또는 종양 치료의 바람직하지 않은 부작용 때문에 자주 중단된다.

가장 일반적인 합병증은 다음과 같다:

- 내과적 성향(빈혈, 세포 독성에 의한 심장근육 세포의 손상에 따른 심근병증, 골수억제에 따른 감염 등)
- 신경적 성향(뇌병증, 부전 마비, 다발성 신경염 등)
- 수술적 성향(다양한 해부학적 구조물의 압박, 장 폐쇄와 같은 종양적 상태의 합병증 등)
- 정형과적 성향(뼈를 포함하는 전이 등)
- 비뇨기적 성향(방광염, 소변 장애 등)

일반적 부분 / GENERAL SECTION

4.1 종양을 가진 환자에서 통증 패턴

4.1.1 통증 패턴과 이에 대한 치료

통증은 전이가 없는 일차적 종양 질환을 가진 환자의 30–50% 그리고 말기 암환자의 90%에서 존재한다. 치료 전략은 약리적 치료와 비약리적 치료의 정확한 선택에 달려 있다. 급성과 만성 통증의 구별, 통증의 타입, 강도, 영역 및 다양한 활동과 수면에 대한 통증의 영향이 성공적인 치료를 결정한다.

급성 통증은 경고 기능을 가진 방어적 메커니즘이다(급성 복부/복막염, 화상, 골절). 그러나, 통증이 경고 기능을 가지고 있지 않으면 이것은 만성 통증이다.

상태가 성공적으로 치료된 후 통증이 3–6개월 지속되거나 원래 상태가 안정화되든지 또는 이것이 만성 질환을 동반하는 경우에 **만성 통증**이 발생한다. 통증이란 적절한 평가가 신체 기관의 병리적 기원을 가지고 있지 않은데도 감각 운동 지각의 결과 또는 전반적인 복잡한 과정에 의해 통증이 존재하는 것을 의미하는 신체적 주관적 인식이다.

만성 통증은 종양적 및 비종양적으로 구분될 수 있다. 종양적 통증은 훨씬 더 명확하게 정의되며 더 명확한 병리생리학적 증거를 보여준다. 만성적 통증이 주로 존재하고 종양을 가진 환자에서 가장 보편적인 질환의 신호이다. 고정적인 중앙 통증 패턴 때문에 통증 제어가 매우 복잡하다. 진행성 종양을 가진 환자의 90%에서 나타난다. 이것은 신체적 및 정신적 문제를 야기할 뿐만 아니라 환자의 사회생활에도 부정적인 영향을 가져오며 환자의 존재를 위험에 빠트린다(예: 일로 복귀가 어려움).

통증과 일반적으로 모든 주관적인 불쾌한 감정은 일반적인 신경전달물질(뉴로키닌, P 물질, 노르아드레날린 등)의 경로를 거쳐서 우울한 기분을 야기하고 그 후에 자율신경의 장애와 면역 체계의 약화를 가져오는 시상과 시상하부 영역에 결함을 가져온다. 종양을 가진 환자에서 이러한 생리적 반응은 몇 배로 증가하며 전반적인 임상적 상태에서 반영된다.

환자의 65~75%에서 통증은 다른 장기, 물렁조직, 신경에 대한 종양의 침범이나 골 조직으로의 침투에 의해서 발생한다. 15~25%의 환자에서 수술, 방사선 치료, 신경 구조 파괴를 가져오는 세포 증식 억제 치료, 스테로이드성 위성류마티즘의 시작, 무균성 골괴사, 점막염, 물렁조직에 서섬유성 변화, 육아종, 자극성 흉터 등에 의해 통증이 야기될 수 있다. 5~10%의 환자에서는 통증이 종양적 문제와 상관이 없다.

종양성 통증의 치료 원칙은 세계보건기구에 의해 설정되어 있고 권고적 접근으로서 유효하다.

4.1.2 종양적 통증의 분류

- **통각수용기성 체성 통증** — 영향 받은 조직, 피부, 피하 조직 및 골 전이로 인한 골막에서 기계적 수용체, 온도 수용체 및 화학 수용체(통각, 말초 통증 수용체)의 자극에 의해서 발생한다. 종양을 가진 환자에서 어떤 학자들은 또한 통각 내장 통증을 구별한다(체강으로 암 전이, 림프절 침범, 가슴막이나 간막의 팽창 등)
- **신경병증 통증(말초신경 병증 통증), 신경성 말초** — 말초 신경 자극, 수초의 손상, 축삭돌기 세포 또는 신경 압박에 의해 발생한다. 방종양성 증후군과 독성 말초신경병증 등을 동반한다.
- **구심로 차단 시상 환상지통(신경병증 중추통증, 신경성중추)** — 종양이 신경뿌리, 신경총 또는 말초신경 내에서 성장하거나 피부와 심부 신경의 침범을 포함하는 수술 후 통증 증후군 또는 팬텀 통증이나 사지 절단 후 작열통과 같이 뇌와 척수 대사를 포함하는 병변에서 발생한다.
- **자율신경 장애성 통증(반응성 통증)** — 교감신경이 여기서 중요한 역할을 한다. 급성 부상에서는 교감신경이 긍정적인 역할을 하지만 만성 통증에서는 이것은 특정한 병적 변화를 유발한다. 초기 통증 자극은 교감자율신경을 활성화시키고 이는 국소적 혈관 수축을 야기한다(혈관벽이 좁아짐). 불충분한 순환과 조직 영양의 결과로 영양 변화가 발생한다. 복합부위 통증 증후군(CRPS) 1 타입(반사 교감신경 영양 실조) 및 2형(작열통)이 자율신경 장애의 한 예이다.
- **심인성 통증** — 심리적 상태와 감정에 책임이 있는 CNS의 구조적 변화와 주위 환경에서 정보를 처리하는 능력의 변화 또는 기관의 변화에서 발생한다. 어떤 경우에는 기관 구조의 어떤 것도 변화를 보이지 않는 경우도 있다; 그러나, 환자는 이들이 정확하게 묘사하거나 통증 부위를 정확히 얘기하지 못하는 통증을 경험한다.

암 그 자체에 의해 야기되는 통증은 통각 체성(뼈와 골막 통증, 물렁조직 통증), 통각 내장 통증(암 전이에 의해 림프 절로, 기관 구조의 확장에 의한 체강으로); 반사성 교감신경성 이영양증으로 특징지어지는 통증을 포함하는 신경 구조의 직접적인 자극을 가진 신경성 말초 통증 및 특정 뇌(시상) 또는 척수 구조의 종양이나 허혈성 침범을 포함하는 신경성 통증으로 구분된다. 개인 통증 임계점과 이들의 심리적 상태에 기반하여 통증은 신경 감각, 인지적 과정 및 감정적 구성을 가진다.

4.2 재활 프로그램의 중재나 수정을 위한 매개변수

4

4.2.1 실험실 값

백혈구(Leukocytes)

- 백혈구가 4.5 · 10^9/l 이하인 경우(감소된 면역성)

백혈구 수가 줄어들면 개인별 재활 치료는 환자의 임상적 소견에 기반하여 선택되어야 한다(열, 불쾌감 및 피로). 근육 활동은 실험실 결과를 훼손하는 일시적인 백혈구 증가증을 가져온다. (따라서, 환자가 안정된 상태에 있어도 혈액 시험 전에는 환자의 신체 활동을 자제하는 것이 바람직하다.)

헤모글로빈(Hemoglobin)

- **75 g/l 이하:** 침상에서 최소한의 신체적 활동, 수동적 움직임 및 자세
- **75-100 g/l:** 완전한 범위의 동작만 가능, 등척성 근육 활동, 수동 근육 시험 시 3단계까지 근육 활동 증가, 전

반적인 운동성을 유지한다; 유산소 운동 및 집중적 근육 수축이 적절하지 않다.

- **100-120 g/l:** 집중적 근육 수축이 실시될 수 있고, 가벼운 유산소 운동과 완전한 범위의 동작 가능

혈소판 / Thrombocytes (Platelets)

혈소판 감소는 고혈압, 근육 및 관절 내 출혈을 증가시킬 수 있다. **환자의 일상 생활은 다음과 같은 실험실 수치를 따라야 한다:**

- **25 · 10^9/l 이하:** 신체 활동이 어렵다.
- **25-50 · 10^9/l:** 활발한 범위에서 신체 활동과 동작이 이루어진다.
- **50 · 10^9/l 이하:** 등척성 또는 부드러운 수축성 근육 활동, 심한 스트레칭 및 중등도의 수축성 근육 활동은 추천되지 않는다.

4.2.2 장골 전이

대퇴골, 경골, 상완골에 대한 치료는 침범의 백분율에 따라 달라진다:

- **골막 침범이 50% 이상** — 치밀골의 50% 이상 침범은 주어진 부분의 동작 결여를 야기하고 보조장비를 이용한 제한적 움직임 및 적절한 자세에 대한 필요성을 요구한다;
- **골막 침범이 50% 이하** — 치밀골 침범이 20-50%인 경우는 재활이 움직임을 유지하는데 도움을 준다; 즉각적인 관절 움직임 내의 활발한 활동이 허락된다.
- **골막 침범이 25% 이하** — 0-25%의 치밀골 침범과 대퇴 지역에서 3cm 이상의 병변은 준최대 등척 근육 운동과 적절한 개인별 유산소 운동을 허용한다.

4.2.3 재활 치료를 수정하는 다른 매개변수

중요 장기, 혈관 또는 뼈 압박

재활: 상태의 심각성을 검토하고 종양 전문가와 상의한다.

늑막, 심막, 복막 뒤의 삼출물과 복수

삼출물과 복수는 통증, 숨가쁨 및 제한된 장기 움직임을 동반한다.

재활: 단지 준최대치 등척성 근육 움직임과 전반적인 동작의 보존이 적절하다.

변화된 의식, 혼수상태 또는 증가된 뇌내 압력

재활: 자세, 수동적 운동(1장 신경학에서 치료 재활, 1.18절 의식의 장애 참조할 것).

미네랄 불균형

- **K+가 3.0 mmol/l 이하:** 근육 세포 막에서 감소된 전송을 동반하는 탈분극 변화, 골격근 경직 및 부정맥의 잠재적 위한
- **K+가 6.0 mmol/l 이상:** 빈맥, 부정맥 또는 심지어 심장 마비의 가능성
- **Na+가 130mmol/l 이하:** 피로, 근육 약화, 졸음 또는 변화된 의식
- **증가된 Ca^{2+}:** 탈분극 변화, 근육 세포 막에서 감소된 전송, 골격근 경직
- **증가된 Mg^{2+}:** 근육 세포 막에서 탈분극 변화, 심장 부정맥의 위험, 골격근 경직
- **저혈당증 2 mmol/l 이하:** 골격근 경직

  재활: 환자의 임상적 증상에 기반한 개인별 신체 활동

심각한 기립성 저혈압 또는 고혈압

맥박이 분당 100회 이상인 경우, 혈압이 160 mm Hg 이상이 되면 심각한 고혈압이 발생한다. 혈압 문제를 동반하는 다른 합병증들은 심각한 심박 장애를 포함한다.

재활: 환자의 임상적 증상에 기반한 개인별 재활 프로그램이 적당하다.

4.3 재활 접근 / REHABILITATION APPROACHES

재활 원칙

- 재활, 신체 치료 기술, 방법, 치료 접근 및 보조기 사용 결정은 개인 별로 다르다.
- 물리 기구는 전극 간 영역을 고려하고 림프액이 흐르는 곳은 적용을 제거하면서 일차 종양에서 먼 부위에 적용될 수 있다.
- 종양 전문가와 협력 및 악성 종양 분류의 평가가 암의 범위, 림프절 침범 및 원거리 전이 장소를 결정하는데 중요하다.

1943년-1952년에 개발된 TNM 분류는 UICC에 의해 사용된다. 질환의 단계에 기반한 기준, 문서화 및 분류는 AJCC의 분류와 동일하다.

악성 종양의 TNM 분류는 세 가지 성분의 설정에 기반한 질환의 해부학적 범위를 설명한다: T(종양) - 일차 종양의 범위, N(노듈성) - 국소적 림프절의 존재 유뮤 및 범위, M(전이) - 전이의 존재 유무. 문자에 숫자를 첨가하여 악성 종양의 범위를 설정한다(TO, T1, T2, T3, T4; NO, N1, N2, N3; MO, M1).

4.3.1 물리적 요법(Modalities)

온도 치료(Thermotherapy)

적용 선택:

- **한냉요법/음성 온도 치료:** 온도 치료의 기본적 금기 사항을 고려한다(전체, 국소)(이어지는 반응적 충혈에 주의한다).
- **완전한 수요법:** 온도, 기계적 및 움직임 에너지의 활동; 선택: 완전히 차가운 목욕, 중간 정도 및 따뜻한 37℃의 물 온도를 사용한 완전한 수치료(주의: 37℃에서 시작하여 5분 당 0.1℃씩 온도를 올리는 것은 순환량 증가를 가져온다).
- 국소적(부분적) 수치료 - 중간 온도, 양성(열), 음성(한냉 치료) 및 변환.

주의: 37℃ 이상의 물 온도를 가진 국소적 시술의 적용과 함께, 교감성 및 내장성 신체 반응의 원칙이 적용된다.

전기 치료(lectrotherapy)

적용 원칙:

- 전이나 암 영역에 다양한 수준에서의 신경계에 통증 자극을 감소시키기 위해 매개변수에 따라 단지 경피 전기 자극을 적용한다.
- 암이나 전이 영역 외부인 경우, 세포 성장 억제 시술 후 말초 신경병증에서 특히 원심성-구심성 직류 전류를 이용한 진통성 저중 주파수를 가지는 단일 방향 전기요법을 이용한다.
- 근육 장치에서 약하거나 신경이 미치지 못하는 근육의 자극을 위해서 전기요법이 사용된다.

광 치료(광 에너지를 활용한 전기 자기장 방사선)

- 400 nm 이하의 파장을 가진 자외선 광선이 피부 표층에서 변화를 야기한다(피부 감염에 주의한다: 피부 암, 피부 전이)
- 760 nm 이상의 파장을 가진 적외선 파장은 효과와 충혈의 형성 때문에 온도 요법으로서 분류될 수 있다.
- 레이저와 바이오램프는 온도 및 광화학 효과를 가지고 있는 극성화 빛을 사용한다.

주의: 물리 치료에서 레이저 또는 극성 빛을 적용하는 것은 단지 종양 원 발생 장소, 전이 장소 및 림프 강에서 멀리 떨어진 지역에만 가능하다(TNM 분류에 따라).

4.3.2 물리치료 기술

물리치료 기술은 원칙적으로 다른 환자들과 유사하지만 환자의 임상적 및 심리적 상태와 협조하는 능력이 고려되어야 하기 때문에 이들의 적용은 개인별로 이루어져야 한다. 가장 일반적으로 적용되는 원칙들은 다음과 같다:

- **수동적 기술** — 종양 금기 사항을 고려하여 움직임 기술과 물렁조직 기법이 일반적으로 사용된다; 그러나, 이들은 암이나 전이 부위에는 적용될 수 없다. 추천되지 않는 기술(얼굴, 압력 마사지)은 해당 림프절과 강에 자극을 유발하는 것을 포함한다. 동시에, 피부에 자극을 예방하기 위해 특히 주의해야 한다.
- **수동 림프 배액 또는 도구 압력 치료** — 이 기술은 종양 금기 사항을 고려할 때 자주 사용된다; 피부의

연속성은 특히 고려되어야 한다.

- **이완 기술** — 자율적 훈련, 생체 피드백, 슐츠 자율훈련법, 제이콥슨의 진행성 근육 이완을 포함하는 자율적 및 감정적 균형을 바로잡기 위해 이들은 근육의 촉진과 심리적 이완에 중점을 둔다.
- **신경생리학적 근간에 기본을 둔 기술 및 치료 방법** — 이들은 신경적 합병증을 보이는 종양 침범을 가진 환자에서 주로 이용된다. 환자의 주관적 및 객관적 상태를 고려하여 환자의 협력 정도와 옵션이 항상 먼저 평가되어야 한다.

고유수용성 신경근 촉진법(PNF), 신경 발달학 접근(Bobath), 감각 운동 자극 및 보이타(Vojta)의 반사 운동이 자주 사용된다.

4.3.3 금기사항 (Contraindications)

종양이나 해당 림프강 영역에 포함되는 피부에 자극을 주는 모든 방법이나 시술들이 금기 시 된다.

자율적 기증, 세포성 대사, 국소 충혈 및 종양 영역에서 혈관 확장을 일으키는 모든 방법들이 더 높은 빈도의 암 확장의 위험 때문에 금기 시 된다.

금기되는 방법들:

- 초음파
- 투열 요법
- 일차적 종양 부위에서 열(양성) 온도 치료의 사용(파라핀, 펠로이드 및 핫 팩)
- 적외선을 이용한 광치료
- 37℃ 이상의 수치료
- 자기장 치료
- 일차 종양과 관련된 전기 치료(TENS는 예외적)
- 대사 증가, 자율 기능에 영향 및 다른 위험 요인(종양 환자에서 일반적임), 예를 들면, 코르티코 치료 또는 열 상태 같은 경우 때문에 보이타의 반사 운동은 금기 시 된다.
- 암세포의 영향을 받는 부위, 해당되는 림프절 영역 또는 근래에 종양을 제거한 부위의 조직에 자극이나 마사지
- 골격의 전이적 침범과 이웃 영역에는 시술이 엄격히 금기 시 된다.

4.4 재활 치료에 영향을 미치는 특정 요인들

종양을 가진 환자의 재활 치료에 영향을 주는 특정 요인들은 다음을 포함한다:

- 물렁조직 변화와 신경조직 압박을 가진 암 조직 덩어리
- 근육 섬유와 골 세포에 대한 병적인 영향을 고려하여 코르티코스테로이드의 적용을 이용한 치료
- 전이 침범 동안 골격을 안정화시키는 시술, 암 덩어리의 수술적 제거, 각 기관 및 림프 조직의 절개
- 부정적인 부작용을 가진 화학 요법 적용
  - 심장 독성을 가진 많은 제재 및 심혈관계 수행의 감소는 확장된 심장병증에 의한 영구적 심장 근육 손상을 초래한다.
  - 말초 다발성 신경 병증을 가져오는 신경 독성, 근육 활동과 조정에서 변화로 인한 근육 신경 장애, 감각 장애, 영양 변화 및 통증 증후군의 시작
- 영양 상태; 종양과 종양 치료는 체중 감소, 식욕 부진, 음식 흡수 장애를 가져온다. 혐기성 당분해 유도를 가져오는 TNF 알파와 같은 사이토카인의 증가, 근육에서 아미노산의 분비, 간 지방 분비, 알부민 합성의 감소 및 증가된 체온은 모두 악액질화를 가져온다. 이러한 시술은 근육 퇴화 및 점차적인 악액질화를 야기한다;
- 각 기관 장치에 영향을 주는 장기화된 비활동 및 비운동성:
  - 근골격계(근육과 근막 수축, 근육 퇴화, 하루 3% 정도의 근육 강화 소실을 가져오는 감소된 근육 강도와 지구력, 골다공증). 이 질환은 또한 교감신경계 활동의 증가, 감소된 근육 긴장, 근육 무긴장증, 결합조직 감소, 골다공증, 신체의 이화 반응, 신체 혈관 운동 및 자기 수용 적응 장애, 감소된 심혈관 기능 및 산소를 이용하는 감소된 조직 능력을 동반하는 저운동성 질환을 포함한다.
  - 심혈관계(증가된 심박동, 감소된 심장 혈류량, 자세적 저혈압, 혈전 합병증)
  - 내분비계 (감소된 조직 대사, 증가된 이화 작용, 음성 질소 균형, 골다공증, 당 불내성)
  - 호흡기계(감소된 호흡 빈도와 폐용량, 무기폐,

불완전 호흡, 폐색전증의 위험)

– 소화기계 (감소된 연동 운동, 변비, 식욕 부진);

– 비뇨기계 (요폐, 결석증, 감염)

– 피부와 피하 조직 (압력 궤양의 생성, 느린 상처 회복)

– 심리적 및 사회적 양상 (우울, 현실 부정, 두려움, 걱정, 죽음에 대한 공포, 지능적 및 사회적 고립, 실직, 가족의 경제 사정 악화, 배우자 관계 영향)

- 감염적 합병증 — 특히 림프 증식성 질환에서 DNA 바이러스에 의해 바이러스성 감염이 이루어짐; 고체성 종양에서는 드물다. 박테리아 감염이 모든 고체성 종양 감염의 90%를 나타낸다. 그람 양성 균에 의한 감염이 지배적이다. 급성 백혈병과 골수 이식 후에는 진균 감염이 매우 흔하다.

종양을 가진 환자에 대한 재활 프로그램과 그것의 강도와 빈도를 선택할 때 지시 사항, 금기 사항 및 환자의 현재 건강 상태가 개인별로 엄격히 고려되어야 한다.

스페셜 부분 / SPECIAL SECTION

4.5 전이성 침범

4.5.1 골격에 대한 전이성 침범

일차적인 뼈 종양이나 전이성 침범이 골격을 포함할 수 있다. 골격에 대한 일차적 종양 침범은 젊은 나이에서의 악성 종양의 대략 1–2%를 차지하는 육종에 의해서 이루어진다. 골육종, 연골육종, 큰 세포 골 육종 및 물렁조직 육종(횡문근육종, 평활근육종, 지방육종, 섬유육종, 악성중피종, 관절액 모세포종, 신경외배엽 육종 및 악성 섬유조직구종)을 특별히 포함하는 다양한 간엽성 종양을 포함한다.

일반적으로 골 전이가 유방, 폐, 전립선, 신장 및 갑상선 암의 말기에서 관찰된다. 광범위한 골수 침범이 악성 혈액암에서 일반적이다(예: 백혈병, 다발성 골수종, 악성 림프종). 가장 일반적으로 영향 받는 영역은 척추, 골반, 대퇴, 갈비뼈 및 두개골을 포함한다. 임상적 특징은 다양한 강도의 통증, 국소적 불안정성 및 다양한 신경적 증상을 포함한다. 전이성 여부는 아직 확정되지 않았다.

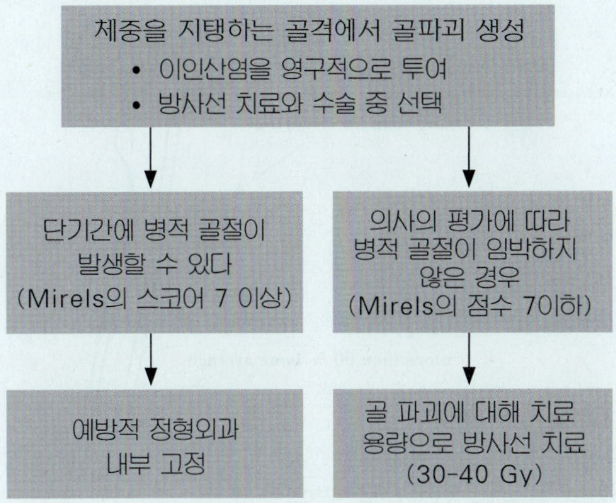

그림 4.5.1-1 뼈의 골파괴성 전이 침범에서 치료 전략 선택.

뼈의 전이 과정은 용해성 또는 가소성 병변 또는 혼합된 형태를 보인다. **용해성 병변**은 유방, 폐, 신장, 소화기 계통, 신경모세포종, 림프종 및 흑색 종양에서 일반적이다. **가소성 병변**은 전립선 암에서 보편적이다. 두 가지 형태의 병변은 한 형태의 암에서 ***동시에*** 발생할 수 있다.

재활 방법을 선택할 때 골절의 위험이 고려되어야 한다(그림 4.5.1–1). **골분해 병변의 존재** 또는 **복합적 전이 존재** 여부는 병적 골절을 일으킬 가능성이 각각 48%와 32%이다. 하지만 **골가소성** 전이 병변의 존재는 때때로 병적 골절을 유발한다. 국제 통계에 따르면 유방암은 장골 골절의 30~50%에 책임이 있다. 절반 이상이 근위 상완골에 국한되어 있다. 종양 괴사와 증가된 골 조직 약화 때문에 진통적 방사능 치료 이후 6–8주 경에 더 높은 빈도의 골절 위험이 있다. 종양에서 병적인 골절 위험은 **Mirels의 점수 체계**를 따른다.

미렐은 통계적으로 다음을 설명한다:

- 골 너비의 1/3 – 2/3 내에서 전이성 변변의 5%가 병적인 골절을 유발한다.
- 골 너비의 2/3 이상에서 전이성 병변의 대략 80%가 병적인 골절을 유발한다(그림 4.5.1–2).

척수의 종양 질환

척수에서 종양은 일차와 이차(**전이**)로 구분된다. 일차는 양성이나 악성으로 더 세분화된다. 일차성 척수 종양은 매우 드물다. 양성 종양은 자주 혈관종을 포함하고 드물게

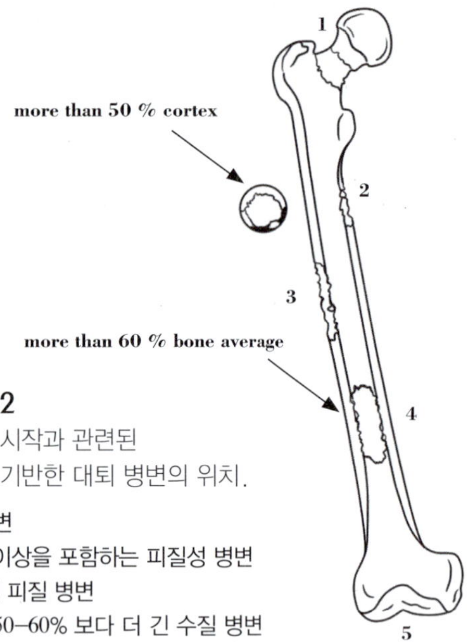

그림 4.5.1-2
골절의 위험과 시작과 관련된
전이성 침범에 기반한 대퇴 병변의 위치.

1. 돌기 사이 병변
2. 피질의 50% 이상을 포함하는 피질성 병변
3. 2.5cm 이상인 피질 병변
4. 뼈 반지름의 50–60% 보다 더 긴 수질 병변
5. 관절 표면 병변을 지탱하는 무게

외골연성 외골종, 유골종, 골모세포종, 거대세포종, 호산구성육아종, 동맥류 골낭종 및 편평추를 포함한다. 골수종은 척색종, 악성 림프종, 골육종, 연골육종 및 유잉 육종과 함께 가장 일반적인 일차성 악성 척수 종양이다. 이차성 종양에 의해 야기되는 전이성 척수 종양 침범은 훨씬 더 일반적이다. 자주, 젖샘, 폐, 신장, 전립선, 갑상선 및 소화기에서의 일차성 종양이 척수로 전이되기도 한다.

임상적으로 척수 종양은 영향 받은 영역이나 가능한 종양 확장 또는 병적 골절에 의해 영향 받은 수준에서 신경적 침범이나 신경 뿌리 자극에 의해 등 통증으로 표현되기도 한다. 자주, 등 통증이나 신경적 징후가 종양적 침범의 첫 번째 증상이다.

척수 종양의 진단은 신경적 평가를 포함하는 임상적 시험에 기초한다. 이것은 두 가지 투시에 의한 단순한 방사선 촬영, 시상면과 정면 재구성을 포함하는 횡단면에서 CT 촬영 및 삼차원 MRI에 의해 이루어진다. 혈관 조영술이 종양의 혈행성 감염을 평가하기 위해 이루어진다. PET, CT 또는 신티그램촬영이 다른 침범을 배제하기 위해 사용된다. 병적인 구조의 생체검사로 진단적 알고리즘을 완성한다.

모든 시험이 완료되면 가능한 수술적 치료가 종양 팀에 의해서 계획된다. 수술적 시술이 근치적 및 고식적 치료로 나누어진다. 근치적 시술은 오직 양성 질환과 작은 내부 구획적 악성 종양인 경우만 해당된다. 양성 종양은 제거되고 결함은 뼈 조직이나 금속 골 대체재에 의해 대체될 수 있다. 전체 지역이 내부 보정물에 의해 연계된다. 내부 구획적 악성 종양의 경우에는 전체 척수의 절개가 이루어지는데 "엔 블록" 절제술이 가장 효과가 좋다. 전이의 경우에는 통증 제어, 척수 관 감압 및 신경적 침범의 향상이나 완화가 고식적 치료의 목적이다. 이 경우에 수술적 치료의 범위는 "수명"에 달려있고 이것은 엄격히 개인적이다. 일반적으로, 더 유연하고 부담이 덜 가는 감압 시술은 3개월의 수명을 가진 환자에게 시술된다. 환자와 상의하여 6개월 이상의 수명을 가진 환자의 경우에 광범위한 절제가 이루어진다. 척추 성형술이 전이를 가진 척추 몸체의 단일 병적 골절을 예방하거나 치료하기 위해 수행된다(척수 압박 없이). 이 시술에서 척추 몸체가 뼈 시멘트로 채워진다. 이것은 양성 혈관종의 치료에 추천된다.

종양 질환과 사지에 대한 수술적 접근

침범된 사지의 최대 가능 기능과 길이의 보존이 상 · 하지의 골 구조를 포함하는 수술을 경험한 성인과 아이들에서 현재 이루어진다.

제거 시술이 최선책이다. 종양 덩어리의 제거는 골 이식과 합성 골 구조물을 이용하여 이루어진다.

건강한 조직을 최대한 많이 보존하려는 노력에서도 외과의는 종양 근치도의 원칙을 따라야 한다 – 절제술은 침범되지 않은 조직의 영역까지 이루어져야 한다.

수술적 치료 접근

사지 보전 수술

근래 경향은 절제 시술과 골 은행으로부터 골이식을 받거나 골 합성 물질을 이식 받는 경우 사지의 최대한의 길이를 보존하는 노력이 반영되어야 하는 것이다.

상지에 대한 선택 옵션:

- 견갑골 절제술
- 틱호프-린드버그 시술 (견갑골, 쇄골 및 근위부 상완골이 어깨 복합체의 최소한의 손상만을 가하면서 제거되어야 한다; 어깨는 기능이 없지만 팔꿈치와 손은 충분히 기능을 할 수 있다)
- 모든 어깨 관내장치의 일반적 형태 또는 침범된 조직의 더 많은 절제를 위해 종양 관내 장치의 적용이

허용된 경우

- 손목과 전완에서 수술 후 움직임의 다양한 옵션을 가진 전완골 수준에서 절제

하지에 대한 치료 옵션:

- 둔부 관절 관내 장치를 가진 근위 대퇴 절제; 오늘날, 근위부 대퇴 절제와 일반적인 관내 장치의 사용 이후 둔부 관절 관내 장치는 매우 전형적이다; 이러한 설치는 침범된 조직의 더 많은 절제를 허용한다.
- 이어지는 관절 고정술과 느리고 에너지를 요구하는 걸음걸이를 가지는 관내 장치의 가장 일반적인 형태(또는 종양 관내 장치라 불림) 또는 "엔 블록" 절제(원위 대퇴와 근위 경골)에 의해서 무릎 부위가 전이성 침범에서 가능한 옵션이다.
- 골합성에 의한 대퇴골 또는 경골에서 이어지는 고정을 이용한 대퇴 골간 또는 경골 골간 절제
- 금속도구에 의한 가능한 고정을 활용한 비골 절제술

급진적 사지 절단 시술

오늘날 종양 수술에서 사지 절단 시술은 다음의 경우에만 지정된다:

- 종양적 과격성 원칙에 충실하여 일차 절제가 다른 사지 구제 수술을 허락하는 조직 부분을 포함하지 않는 경우
- 종양이 지나치게 심하여 환자 예후가 단기적인 경우
- 주어진 장소에서 종양이 재발한 경우

사지 절단은 환자에게 엄청난 상실이고 이들의 기능적 상태에서 엄청난 변화이다. 수술 기술과 절제 부위의 선택이 정확한 고정물 부착과 좋은 재활 결과를 결정한다.

상지와 하지 절단의 개인적 수준의 분류는 그림 4.5.1-3에서 나타나 있다. 상지와 하지에서 절단 시술은 탈구 시술에 의한 관절에서 관절의 외부적 또는 직접적으로 뼈 골간에서 수행될 수 있다.

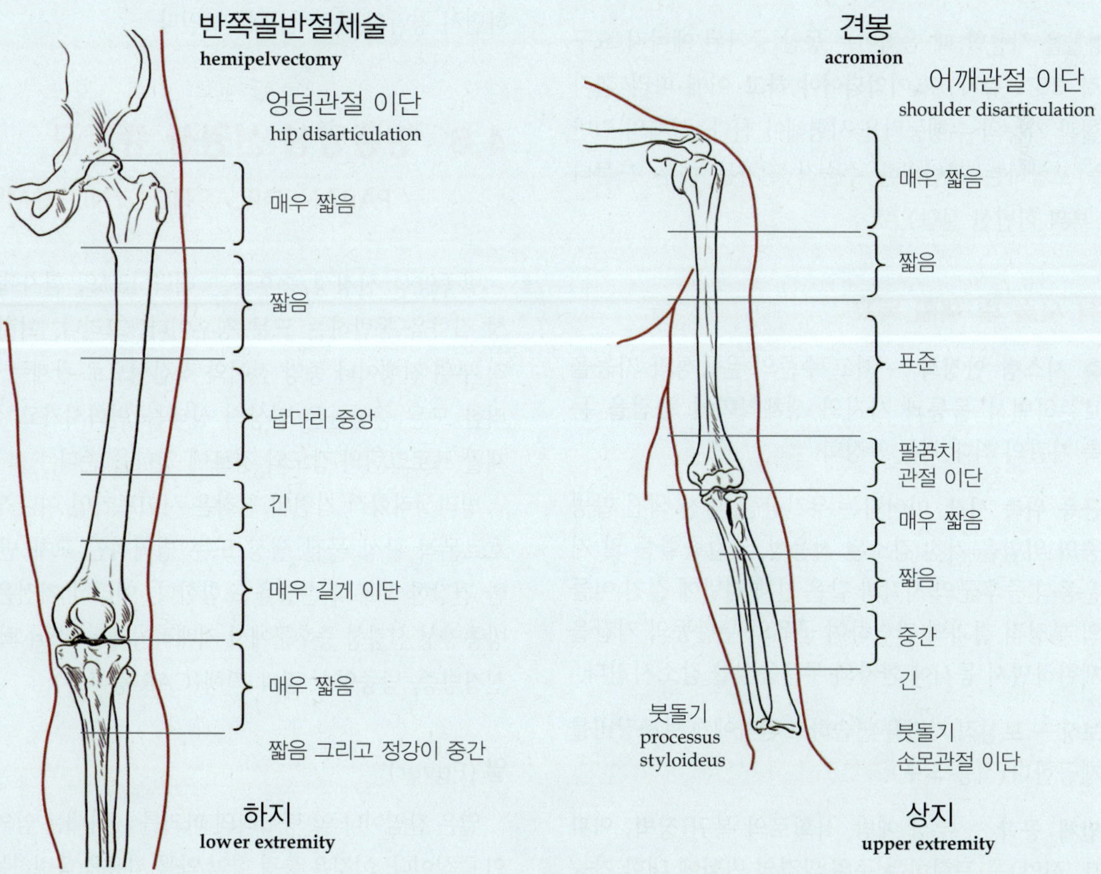

그림 4.5.1-3 종양 진단을 받은 환자에서 상지와 하지에 대한 절단 수준의 분류.

상지 절단의 형태:

- 견갑골과 흉골 사이 절단이라 불리는 어깨관절 위 절단
- 상완골 지역에서 팔꿈치 관절 위로 절제
- 전완 및 손 부위에서 팔꿈치 아래로 절단

하지 절단의 형태:

- 반쪽 골반 절제술과 둔부 관절 절단 — 재활 프로그램은 수직화와 개인적 필요에 기반한 걸음 훈련에 초점을 둔다.
- 대퇴부 지역 절단 — 재활 프로그램은 인공물, 척수 안정화 및 보조 도구를 사용한 움직임 훈련에 초점을 둔다; 허벅지 보형물이 사용되는 경우, 환자의 증가된 에너지 요구(거의 80% 가량 증가)가 고려되어야 한다; 동시에 환자의 심혈관 기능이 시험되어야 한다
- 다리 하부와 원위부 다리 절단 — 재활 프로그램은 보형물 삽입, 척수 안정화 및 보조기를 이용한 움직임 훈련에 초점을 둔다.

보형물을 사용할 때 움직이는 동안 증가된 에너지 요구량(대략 35% 증가)이 **기억되어야 하고** 이에 따라 환자의 심혈관 기능의 수행능력을 시험해야 한다. 신체의 절반 절단을 포함하는 광범위한 수술적 절차는 매우 드물다(요추 부위 하반신 절단).

수술적 시술 후 재활 목표

- **축 시스템 안정화** — 최고 수준의 운동성과 기능을 보존하면서 몸통과 사지의 생체역학에 중점을 둔 축 기관의 최대 가능 안정화
- **근육 위축 시작,** 이어지는 무긴장증, 혈전 색전 합병증의 위험을 가진 감소된 적응성, 고칼슘혈증 및 저운동성 증후군의 시작과 같은 신체 전반에 걸친 이들의 부정적 결과와 관련하여 근육의 무활동의 기간을 제한하면서 동시에 환자의 무운동성을 감소시킨다.
- **보상** — 보상적 기전을 연습하고 환자에게 보조장비를 제공한다(적응 도구).
- **인체 공학** — 부상 예방, 사회로의 복귀(장벽, 아파트, 직업)를 포함하는 주위 환경의 변화에 대한 가능성을 고려한다.

4.5.2 뇌와 척수의 전이성 침범

종양 질환 경과에서 중추신경은 전이에 의한 신경적 합병증의 결과로서 자주 영향을 받는다(혈소판 감소증에서 출혈 또는 감염이 상대적으로 일반적이다).

뇌 침범(Brain Involvement)

다음과 같은 경우 가장 일반적으로 뇌에 전이가 된다: 폐 및 유방암, 악성 흑색종, 덜 빈번하게 혈액성 악성 종양과 비뇨생식계 종양. 전이의 80%가 대뇌 안에서 발견되고 뇌막에서 거의 40%가 확인된다.

척수 침범(Spinal Cord Involvement)

대략 70%에서 전이가 흉곽에서 발견되고 20%는 요천 지역에서 그리고 약 10%가 경추 지역에서 생긴다. 대략 5%의 환자가 척수 압박의 임상적 증상을 보인다. 약 95%의 경우에서 증가된 복부 내 압력과 뇌막을 확장할 때 경추와 요추 척수에서 굽힘이 이루어지는 경우 통증을 동반하면서 경막외 종양 침투를 보인다.

4.6 방종양성 신경성 증후군 / PARANEOPLASTIC SYNDROMES

방종양성 신경성 증후군은 대략 15%의 환자에서 종양성 질환을 동반하는 드문 징후이다; 그러나, 이것은 일차적 부위 진행이나 종양 전이와 직접적으로 관계는 없다. 이러한 모든 증상들은 임상적 상태를 변화시키고 심각하게 재활 프로그램의 강도와 경로에 영향을 준다.

병리생리학적 기전의 원칙은 사이토카인 이나 암세포의 호르몬적 활성 물질 생성 또는 병리적인 교차 반응에 의한 건강한 세포의 손상을 포함한다. 이러한 기전은 신경적 방종양성 신경성 증후군에서 지배적이다 — 소뇌 퇴행, 말초 신경병증, 방종양성 망막 퇴행(CAR 증후군).

열 (Fever)

열은 감염이나 암 덩어리의 파괴를 나타내는 암의 보편적인 증상이다. 이것은 특정 항암 약물 사용을 동반하는 바람직하지 않은 부작용으로 간주된다(세포증식 억제제, 인터페론).

거식증과 체중 감소

거식증과 체중 감소가 종양을 가진 환자에서 암 악액질에 대한 주된 이유이다. 병리 기전에서 위장 운동 및 식욕을 조절하는 시상하부에 영향을 주는 체액성 인자가 활발하다.

내분비계 증후군 (Endocrine Syndromes)

- 쿠싱 증후군 — 암 조직에 의한 부신피질 자극호르몬의 지나친 생산에 의해 야기된다; 고혈압, 고혈당 및 저칼륨혈증을 동반한다.
- 저나트륨혈증, 물의 재흡수를 동반하는 저염소혈증, 혈청 저삼투압증, 뇨고삼투압증, 물 중독의 징후를 가지는 부적절한 항이뇨 호르몬 분비 증후군(나트륨 농도가 일반적으로 120 mmol/l 이하거나 더 낮다)
- 고칼슘혈증 증후군 — 뼈로 전이가 이루어진 암에서 발생한다. 이것은 전이 과정에 의한 조직 파괴와 연관이 있다.
- 저혈당 — 호르몬적으로 활성화된 파생물을 생산하는 암세포에 의해 야기된다.

방종양성 신경 증후군 (Paraneoplastic Neurological Syndromes)

이 증후군은 악성 종양을 가진 환자의 10–15%에서만 발생한다. 이들은 뇌, 뇌간, 소뇌, 척수 및 말초신경에서 나타난다. 시작은 특정 항원의 생성에 의해서 일어난다. 생성된 항원은 신경 조직 파괴를 일으키는 신경 항원과 반응한다. 방종양성 신경성 증후군에서 뇌 침범은 다음의 방식으로 자주 이루어진다:

- 진행성 다병소성 뇌병증 — 이것은 특히 림프 증식성 질환에서 매우 흔하다; 정신적 장애와 언어 장애를 동반한다.
- 방종양성 망막 변성(CAR 증후군) — 색맹, 야맹증 및 후기 실명과 함께 시작된다; 흑색종과 폐암에서 흔하다.
- 소뇌 퇴행 — 푸르키네 세포의 확산적 중단 및 운동 실조, 구음 장애 및 치매를 보인다; 폐암, 난소암, 유방암 및 호츠킨(악성림프 육아종) 병에서 가장 흔하다.
- 괴사성 척수염 — IgG 항뉴런 항체의 소견을 보이면서 호츠킨 병(악성림프 육아종)과 폐암에서 자주 관찰된다.
- 말초 신경병증 — 축삭 변성 및 탈수초에 의해서 야기되고 종양을 가진 환자의 1%에서 발생한다.
- 이튼-람버트 근무력증 증후군 — 시냅스 전 말초 콜린성 신경 전달의 장애에 의해서 발생한다; 임상적으로 중증근무력증과 유사하다; 폐암에서 자주 발견된다.

방종양성 근골격계 증후군 (Paraneoplastic Musculoskeletal Syndromes)

- 세 가지 특징을 가진 비대성 골관절증: 망치 발가락, 골막증 및 관절염 — 폐암, 흉선종 및 전이를 포함하는 다른 흉곽 내 종양에서 특히 발생한다.
- 자쿠드 관절증 — 빨리 증식하는 무통증 관절증으로 폐암에서 흔하다.
- 방종양성 다발성 관절염 — 류마티스 관절염과 유사하다; 임상적으로 오전에 관절의 경직이 존재한다; 유방암에서 흔하다.
- 피부근염 증후군 — 난소와 유방암에서 발생한다; 진정한 방종양성 과정은 일부 환자에서만 발생한다.

혈액성 변화 (Hematological Changes)

혈액성 변화는 혈액 구성요소의 수 변화와 응고 장애를 포함한다. 이들은 빈혈, 적혈구 과다증, 백혈구 증가증 및 혈소판 증가증에서 명확히 드러난다. 응고 장애는 간헐적 정맥염이나 파종성 혈관내 혈액응고 증후군에서 흔하다.

피부 징후 (Skin Signs)

악성 림프종에서 가려움증, 대상포진 및 포진형 피부염이 흔하다. 과색소침착은 멜라닌 세포나 리포트로핀을 자극하는 호르몬 생성의 증상이다. 흑색 극세포종은 때때로 소화기 종양과 동반하고 이것은 검은 착색, 거친 표면 및 사마귀모양 성장을 보이고 겨드랑이, 회음부 및 가슴 아래에서 발견된다. 다모증과 천포창은 방종양성이다.

4

4.7 종양 치료의 부작용

종양 치료에서 부정적인 부작용은 매우 흔하다. 이들은 화학 치료 이후에 잘 나타난다. 자주, 이들은 일반적인 증식 조직에서 화학 요법의 세포 독성 영향과 관계가 있다(표 4.7-1). 정균제의 가장 중요한 영향은 다음을 포함한다:

- 혈액 생성에서 장애 — 과립구 감소증
- 위장관계 독성 — 점막염, 혈변, 구토, 장 운동 장애
- 피부와 피부 부속물 손상(부속기) — 색소 변화, 모낭염
- 폐 손상 — 간질성 폐 섬유증
- 심장 손상 — 독성 심근병증
- 신장 손상 — 신독성
- 신경 독성

신경적 증상

일반적으로 종양을 가진 환자에서 신경적 증상과 징후는 다양한 범위의 임상 증상을 보여준다. 이들은 투여된 종양 약제의 부작용으로 인한 전반적 질환 양상, 전이 및 방종양성 증후군 외에 CNS의 일차 종양과 말초신경 구조에서의 종양(예: 종양 압박 또는 종양에 의해 변형된 주위 조직)에서 발생한다. 종양 약제의 부작용의 신경적 증상은 아급성 소뇌 변형 증후군, 말초 운동 및 감각 신경병증, 신경 근육 전송 결여, 치매 및 반사 교감신경 위축과 같은 다양한 증상을 포함한다. 염증성, 종양성, 스테로이드성 근위 근병증 및 악액질성 약화가 또한 일반적이다.

4.7.1 소뇌 증후군 (Cerebellar Syndrome)

특정 프로토콜에서 화학 요법의 적용은 며칠 내에 임상 증상의 빠른 시작을 보이는 급성 소뇌 독성을 유발한다. 일반적으로, 소뇌 증후군은 일시적이고 화학 요법이 중단되면 사라진다.

심각하거나 비가역적인 소뇌 증후군은 통계적으로 많은 화학 요법 치료를 받은 환자의 8-20%에서 보고된다.

임상적으로 몸통과 사지 운동 실조, 구음장애 및 안구진탕을 보인다. 소뇌에서 푸르킨제 세포의 소실은 병리생리학적으로 설명되어 왔다. 병리 기전은 아직 알려져 있지 않다.

4.7.2 말초 다발성 신경병증 (Peripheral Polyneuropathy)

말초 다발성 신경병증은 여러 악성 종양에서 방종양성 증후군의 증상으로서 세포 증식 억제 치료의 가장 일반적인 부작용이다. 이것은 광선요법과 영양 결핍에 의해서 증가한다. 약간 가역적인 형태의 감각 운동 신경병증은 화학 요법이나 방사선 치료를 받은 종양 환자에서 항상 나타난다.

다발성 신경병증의 신경 병리학적 원인

신경 섬유의 개인별 형태는 화학 요법의 형태에 따라 영향을 받는다. 이것은 일반적으로 고유 수용성 감각, 진동 및 심부 반사의 결함을 일으키는 큰 감각 신경 섬유의 수초의 독성 침범을 포함한다. 임상적으로, 균형 장애와 걸음걸이 실조를 가져오는 감각 운동 실조가 나타난다.

객관적으로, 감소된 인대 반사 및 손상된 고유수용성 감각과 운동 감각을 동반하는 손상된 심부 및 부분적 촉각 감각이 나타난다. 뿐만 아니라, 심각한 감각 장애가 특히 야간에 존재한다.

고유 수용성 감각 장애는 관절 약화와 관절 연골의 퇴행을 동반하는 보호적 및 감각적 기전을 가져온다.

통증과 온도 감각을 전송하는 작은 감각 신경 섬유를 포함하는 수초 파괴와 함께 가벼운 터치가 때리는 것으로 간주되는 둔탁한 심부 또는 화상성 통증이 주된 임상 증상이다.

객관적으로, 온도, 촉각 및 통증 감각의 장애가 존재한다. 진동은 최소한 또는 전혀 영향을 받지 않는다. 인대 반사가 감소되지 않는다.

다발성 신경 병증 시작의 병리 기전은 명확하지 않지만 축삭돌기 미세소관 기능 영향을 가지는 세포증식 억제제의 축삭 전송에 대한 독성 손상과 축삭 중단을 가져오는 이어지는 대사적 변화가 중요한 원인이라고 추측된다.

말초 다발성 신경병증은 각각의 축삭의 신경돌기에 일차적 손상을 가지는 대칭성 감각 운동 침범을 특징으로 한다. 근전계 시험은 세동이나 다상 운동 유닛 가능성을 보여준다. 엄격한 운동이나 감각 침범은 단지 가끔 나타난다.

운동 신경병증은 다양한 수준의 운동 기능 침범을 동반하는 하부 운동 뉴런의 점차적인 분리 소실을 보여주는

표 4.7-1 세포 증식 억제 및 호르몬 요법 부작용 검토 (클레너 P 외, 2006)

부작용	다양한 세포 증식 억제에 보편적으로 나타남	다른 점(차이)
즉각적 (수 시간 – 며칠)	오심과 구토	출혈성 방광염(Cyclophosphamide, Ifosfamide)
	혈관 염증	열, 오한 (Bleomycin)
	국소적 괴사	저칼슘혈증 (Mitramycin)
	통풍	고혈압(Procarbazine)
	아나필락시스	저혈압(Tenipozide)
	신기능 부전	이전 방사선 부위에서 피부 반응(Recall)
	피부 발진	(Actinomycin D)
	기형 유발 효과	과민성 반응 (Paclitaxel)
초기 (며칠 – 몇 주)	백혈구 감소증	장 폐색(vinca–alkaloid)
	혈소판 감소증	체액 저류(에스트로젠)
	탈모	정신병(코르티코이드)
	구내염	DIC (L–asparaginase)
	설사	폐 침윤(methotrexate)
	거대적아구증	소뇌 실조(5–FU)
		이독성(Cisplatin)
		독감 증상 (DTIC)
원발성 (몇 주 – 몇 달)	빈혈	말초 신경병증(Vincristine)
	무정자증	심장독성(anthracyclines, mitoxantrone)
	간세포 병소	변비(Vincristine)
	과색소침착	쿠싱 증후군(코르티코스테로이드)
	폐 섬유증	SIADH (Vincristine, ara–C)
		남성화(안드로젠)
		여성화(에스트로젠)
		담즙울혈(Mercaptopurine)
		에디슨 증후군(Busulfan)
후기 (몇 달–몇 년)	불임	백내장(busulfan)
	성선기능저하증	간경변(methotrexate)
	이차적 악성	방광암(cyclophosphamide)
		골다공증(코르티코스테로이드)
		뇌병증(methotrexate)

반사궁의 구심성 부분에서 자극 전송 장애를 나타낸다.

감각 신경병증은 후방 신경절 뿌리에서 염증성 반응과 뉴런 손상에 의해 나타난다. 이것은 문자 그대로 배근 신경절염으로 알려져 있다. 말초 신경병증은 일반적으로 가역적이거나 적어도 부분적으로 가역적이다.

임상 양상은 다양하다: 통증, 이상 감각, 감각 감퇴(**장갑과 양말 형태**), 지각 부전, 손상된 온도 감각, 원위 근육의 거짓불완전 마비, 균형 소실과 불안정. 종양 치료 이후 환자들은 걷는 동안 안정감 소실과 손에서 감각의 부족을 보고한다.

말초 신경병증 치료

말초 신경 병증에서 치료 재활

- **혈관 공압 치료** — 상 하지에 작용하는 특별 실린더에서 과압과 저압을 전환하는데 사용된다. 림프 유출 이나 림프 배액을 향상시키는 것이 이 치료의 주요 작용이다. 동시에, 정맥 환류량과 혈류가 증가한다.
- **휴식 기 수직 직류 전기 치료** — 음극의 자극 효과 또는 양극의 억제 효과나 아모스 전기 흐름을 사용한다.
- **합성 및 분석 기술** — 근육 기능 향상을 목적으로 하는 분석적 기법은 좀처럼 사용되지 않는다(수동 근육 시험에 기반한 운동 과 케니에 기반한 운동이 사용된다). 재활에 사용되는 모든 다른 기술들은 소위 말하는 합성 기술과 방법으로서 이는 근육 활동이 공활성화 되고 시너지 효과 패턴으로 나타난다.
- **생활 방식 수정** — 편안한 신발, 헐렁한 양말, 부상 예방, 피부 화상 예방 및 부정적인 심리적 자극 최소화(스트레스).

재활 치료는 환자의 임상 상태가 자주 질환 진행과 반복되는 종양 치료에 따라 변동이 심하기 때문에 항상 장기적으로 이루어져야 한다. 항상 재활 프로그램은 반복되어야 한다.

4.7.3 호르몬 치료 (Hormone Therapy)

호르몬 치료는 유방, 전립선 및 자궁내막 암의 포괄적인 치료에서 중요한 역할을 한다. 부정적인 부작용은 피로, 일과성 열감 및 졸음, 운동실조 및 관절통을 포함하는 자율신경계 증상을 포함하는 두통을 가진다.

4.7.4 면역 치료 (Immunotherapy)

근래에, 종양에서 면역 치료는 인터페론 치료 중에 부작용을 경험하는 환자에게 중요한 치료법이 되었다. 이것의 적용은 독감 증후군, 근육통, 관절통, 두통, 근육 경직, 운동 실조, 둔감각, 피로, 열, 떨림, 불쾌감, 심리적 장애, 조울증, 우울, 환청, 코마 및 시각 장애와 같은 부정적인 부작용이 동반된다.

4.8 물렁조직과 근육 조직 / SOFT TISSUES AND MUSCLE TISSUE

종양 조직의 증식은 미세혈관증 및 리모델링 또는 근육 세포 위축을 동반하는 근육 세포의 효소적 연계 반응에서 병적 상태를 가진 세포 수준의 심각한 대사적 및 생화학적 변화를 가져온다.

가능한 수술 치료에서 암에 의한 건강한 조직의 침범은 근육 섬유 리모델링, 수축 및 근육 활성화의 시기에서 광범위한 손상을 유발한다. 이러한 병적인 상태는 스테로이드성 근병증을 유발하는 코르티코스테로이드의 빈번한 사용, 피부, 피하 조직 및 근 섬유와 근막에 손상을 가져오는 방사선 치료에 의해 두드러진다.

화학요법은 물렁조직 구조에 부작용을 가져오고 식욕 부진, 오심, 구토, 감소된 운동성, 영양실조 또는 심지어 말초 신경병증의 가능성이 동반된다. 종양 질환은 스트레스 요인으로서 감소된 통증 임계치와 증가된 근육 긴장을 유발한다.

4.9 방사능 치료 / RADIATION THERAPY

적용 형태:

- **강한 수준** — 종양 덩어리를 줄이거나 원래 종양 부위에서 수술 후 보호적 방사선으로 사용된다.
- **고식적 수준** — 뇌와 뼈로의 전이에서 통증을 제어하고 상대정맥 증후군과 병적인 뼈 골절과 같은 합병증을 예방하기 위해 사용된다.

부정적인 부작용

- **초기** — 백혈구 감소증, 혈소판 감소증, 피로, 세포 박리, 점막 변화(감소된 침 분비, 점막염, 맛봉우리 민감도 감소), 오심, 구토 및 거식증; 방사선 치료 후 식도염, 직장염, 방광염 및 무월경 또는 성욕 감소가 일반적이다.
- **후기** — 구축을 동반한 물렁조직 섬유화, 피부 위축 이나 궤양, 골 괴사, 림프수종, 폐 섬유화, 위장관 협착 또는 만성 방광염 및 신장염; 횡단성 척수염, 뇌 괴사, 구강건조증, 청각 및 시각 장애, 내분비 장애 및 후기 악성 종양이 흔하다.

심리적 측면에서 남성에서는 발기 부전 그리고 여성에서는 불임이 발생할 수 있다는 것이 기억되어야 한다.

화학 요법과 방사선 치료의 동시 적용이 독성 작용을 두드러지게 한다.

방사선 치료의 시간적 추이

신경 독성:

- **초기** — 효과가 드물다.
- **아급성** — CNS 방사선 치료 이후 신경 세포의 탈수초에 기반하여 방사선 뇌병증. 임상적 증상은 다양하고 코르티코스테로이드에 반응을 잘한다. 자주 이들은 가역적이다.
- **만성적** — 코르티코스테로이드 투여에 대해 최소한의 반응을 가진 치료를 받고 1-2년 후 외피 백색 물질의 응고 괴사에 근거한 지연된 방사선 뇌병증.

CNS 방사선 치료 후 뇌 위축이 발생할 수 있고 기억 상실과 인지 장애가 동반될 수도 있다.

주의: 방사선 치료 동안 신경 조직에 대한 코르티코스테로이드의 보호 작용이 근거를 얻고 있다. (Dexamethansone이 가장 일반적으로 투여된다.)

방사선에 의한 근육 손상

고용량(50 Gy 이상)이 적용되면 근육 세포에서 후기 독성을 야기할 수 있지만 근육 세포는 상대적으로 방사선 치료의 효과에 저항적이다. 근육 세포에 대한 방사선 치료의 초기 효과는 일반적이지 않다. 후기 효과는 방사선 치료가 끝난 후 몇 달이나 1년 후에 관찰된다. 임상적으로 근육 수축, 감소된 근육 강도 및 가능한 병적 골절이 관찰된다.

방사선에 의한 척수 손상

방사선 민감도의 측면에서 척수는 뇌 조직보다 더 민감하다. 척수에 대한 방사선 위치에 기반하여 다양한 양의 방사선 용량이 척수와 척수 관의 해부학적 매개 변수를 기반으로 투여된다: 경추 척수에는 대략 40 Gy 정도, 흉곽 척수에는 45 Gy 정도 그리고 요추 척수에는 50 Gy가 적용된다. 코르티코스테로이드가 예방적으로 척수 조직을 보호하기 위해 투여된다. **Reagan에 의해 개발된 분류**는 손상의 정도를 표현하기 위해 사용된다:

- **I 타입** — 일시적 형태, 소위 레밋 증후군이라 불린다(척수를 따라 "전기 흐름"이 이루어짐, 종종 귀, 코 및 목구멍 부위에서 방사선 치료 후 이루어진다). 방사선 치료 후 4개월 이내에 발생하고 몇 주 또는 몇 달 동안 지속된다. 사지 둔 감각 및 사지를 따라 이루어진 척수 "전기" 충격이 특징적이다. 증상이 특히 목 굽힘에 의해 자극된다. 임상적 특징은 가역적이고 종종 몇 달이 지나면 사라진다. 이들은 탈수초화 및 노출된 축삭돌기의 증가된 민감성에 의해 야기된다.
- **II 타입** — 하지의 약한 마비와 척수 앞뿔에 대한 손상의 결과로서 감각 소실이 특징적으로 나타난다.
- **III 타입** — 양측 하지 마비 및 사지 마비의 빠른 진행, 해당하는 척수 혈관에 대한 방사선 변화와 척수 경색의 결과로 감각 손실이 존재한다. 임상적 증상은 몇 시간 이내에 나타난다.
- **IV 타입** — 이것은 만성 진행성 방사선 후 척수병증의 가장 보편적인 형태이다. 임상적 징후가 서서히 나타나고 피로, 근육 약화, 감각 장애, 둔감각, 상·하지 통증, 걸음걸이 이상 또는 완전한 경련성 또는 탄력 없는 부전 마비를 보인다. 게다가, 내장 및 방광 기능의 장애가 존재한다. 예후는 좋지 않다.

횡단성 척수염, 지연된 방사선 척수병증(방사선 치료 후 9-18개월 지나서), 브라운-세쿼드 임상 증상, 근통, 상부 운동 뉴런 장애와 드물게 하부 운동 뉴런 장애에 의한 평활근 장애와 같은 다양한 임상증상이 척수에 대한 방사선 손상에 의해 나타난다.

방사선에 의한 상완 또는 요추 신경총병증이 척수 방사능 치료 후 몇 달 또는 수 년 후에 나타날 수 있다.

4.10 림프수종 / LYMPHEDEMA

림프수종은 종양에서 가장 보편적인 합병증이다. 원인은 외과적 수술에 의한 림프 흐름 차단, 종양 조직 압박 또는 방사선 치료 후 섬유화가 있다. 유방암을 가진 환자에서 해당 림프 절과 흉곽 벽의 방사선 치료 후 겨드랑이 내용물 적출술을 포함하는 연속된 수술이 림프수종에 의해 영향을 받는 큰 그룹을 형성하게 된다. 다른 일반적인 그룹

4

은 골반 및 서혜부 림프 노드의 연속된 방사선 치료 후 산과적 종양을 가지 환자에서 형성된다. 다음으로 가장 보편적인 그룹은 전립선 암, 신장 암, 물렁조직 육종의 림프절 절제술 후 또는 화학 요법의 정맥 부위 주사 후 환자들에게서 나타난다.

치료적 관점에서 다음과 같은 것이 구별될 수 있다:

- **가역적 부종 단계** (임상적으로 – 부드러운 부종, 음성 스테머 징후인데 이는 손가락에 의해 주름이 생기고 피부에 보조개가 만들어지는 것을 의미한다.);
- **비가역적 부종 단계** (임상적으로 – 영구적인 부종, 섬유화, 경화 및 기형의 형성을 보이는 양성의 스테머 징후).

림프수종에 대한 더 많은 정보를 원한다면 3장 선택된 내과적 및 다른 질환, 3.9.1장 림프성 부종과 치료를 참고하기 바란다.

참고문헌(REFERENCES)

Bechyně M. Terapie lymfedému. Praha: Phlebomedica 1993.

DeLisa JA. Rehabilitatiton Medicine/Principles and Practice. 3rd ed. Philadelphia: Lippincott-Raven 1998.

DeVita jr. VT, Hellman S, Rosenberg SA. Cancer, Principles and Practice of Oncology. 7th ed. Philadelphia: Lippincott 2005.

Dietz JH. Rehabilitation Oncology. New York: John Wiley and Sons 1981.

Goodgold J. Rehabilitation Medicine. Toronto: Mosby 1998.

Janda V. Funkční svalový test. Praha: Grada Publishing 1996.

Janda V, Kraus J. Neurologie pro rehabilitační pracovníky. Praha: Avicenum 1987.

Klener P. Klinická onkologie. Praha: Galén 2002.

Klener P. Protinádorová chemoterapie. Praha: Galén 1996.

Klener P, et al. Vnitřní lékařstvi. 3., přeprac. a dopl. vyd. Galén–Karolinum 2006.

Kolář P. Facilitation of Agonist-Antagonist Co-Activation by Reflex Stimulation Methods. In: Rehabilitation of the Spine. A Practitioner's Manual by Craig Liebenson. 2nd ed. Philadelphia: Lippincott, William and Wilkins 2006; 531–565.

Kopecký J, Sumerová J, Kopecká P. Rehabilitace po operacích prsů. Ostrava: Zdravotně-sociální fakulta Ostravské univerzity 2000.

Kottke FJ, Amate EA. Clinical Advances in Physical Medicine and Rehabilitation. Washington: Pan American Health Organization 1991.

Mirels H. Metastatic disease in long bones. A Proposed Scoring System for Diagnosing Impending Pathological Fractures. Clin Orthop 1989; 36(249): 256–264.

Poděbradský J, Vařeka I. Fyzikální terapie I, II. Praha: Grada Publishing 1998.

Reagan TJ, Thomas JE, Colby jr. MY. Chronic Progressive Radiation Myelopathy. JAMA 1968; 203(2): 106–110.

Smolíková L, Horáček O, Kolář P. Plicní rehabilitace a respirační fyzioterapie. Postgrad Med 2001; 3(5): 522–532.

Trávníčková Kittlerová O, Hradil V, Vacek J. Rehabilitace pacientů s onkologickou diagnózou. Praha: Triton 2004.

Véle F. Kineziologie pro klinickou praxi. Praha: Grada Publishing 1997.

5 부인과와 산과에서 재활 치료

TREATMENT REHABILITATION IN GYNECOLOGY AND OBSTETRICS

부인과와 산과에서 치료 재활은 치료 자체로서 그리고 예방 차원에서 매우 중요한 역할을 한다. 선택된 부인과적 상태에서 움직임 장치 기능이 병인적 요인으로 간주될 때 이것은 원인적 효과는 가정될 수 있다.

감염, 생리통, 수술 후 장애 및 생리학적 과정과 같은 다양한 부인과적 병리 와 임신 및 6주간의 산후 기간들은 움직임 장치 등의 구조에 직접적인 영향을 미친다. 임상적으로 원인이 일차적으로 부인과적인지 또는 내장 전이 패턴을 가진 움직임 장치 장애인지를 구별하는 것이 어렵다.

이 섹션에서는 개인적인 부인과적 증후군과 상태를 특별한 질환(**질병 분류에 따라**)으로 기술되고 기능적 증상과 재활 치료를 포함한다.

5.1 기능적 장애를 가진 부인과적 증후군의 고찰

일반적으로 부인과적 질환들은 움직임 장치의 기능적 장애와 밀접하게 관련되어 있다. 이러한 관계, 즉, 이 병인적 의미가 충분히 증명되지 않았지만 모든 부인과적 질환은 수용체를 통해 CNS에 의해 이루어진다는 것을 고려해야 한다. 그런 다음, CNS는 적절하게 평활근을 포함한 **근육**에서 방어적 **변화**(**근육 긴장의 변화**)를 일으킨다. 근육과 다른 물렁조직은 또한 특정 부인과적 질환과 관계된 체액성 작용에 민감하게 또한 반응한다. 이것의 결과는 치료나 피임약의 투여와 관련하여 나타난다. 근육 긴장과 물렁조직 긴장에서 변화를 통해 관절 기능이 또한 영향을 받는다. (**특히, 이것의 한계: 반면에 기능적 운동성을 가져오는 증가된 물렁조직 이완이 호르몬 변화에서 관찰된다.**) 완전한 이해는 통각과민 영역과 같은 피부 반응에서 변화 및 증가된 **피부묘기증** 등을 포함한다. 반사 관계를 제외하고 신경 분포와 혈관 및 림프관 공급을 포함하는 밀접한 해부학적 관계가 내장 산과적 영역과 움직임 장치 사이에서 기능적 관계에 관여한다.

많은 경우에 부인과적 침범이 주관적으로 천골 부분에서 통증으로 인식된다. 요추 영역에서 통증은 월경, 임신, 출산, 부인과적 질환이나 다음과 같은 수술 동안 여성 생식기관에서 기인할 수 있다. 캐럴 루잇은 일반적인 기능상 척수 및 골반 장애의 결과로 월경 동안 천골 지역에서 넓은 통증을 보고하는 부정적인 부인과적 소견을 가진 여성들을 지적한다. 그는 요통 제한이나 장골근 경련을 동반한 천장관절 이동이 나타나는 월경통을 가진 여성들이 높은 비율(79%)을 가진다고 보고한다.

임상적으로, 어떤 경우의 부인과적 장애(**월경 곤란, 월경 통증 및 때때로 기능적 불임**)에서 움직임 장치 증상이 매우 유사하고 비슷한 특징들을 보인다는 것은 중요하다. 이러한 것은 방어적 운동 패턴이다. 근육 장치의 기능적 장애를 보이는 등 통증을 가진 환자에서 부인과적 원인의 가능성이 고려되어야 한다(**골반 전굴, 골반바닥 경직, 편측성 둔근 저긴장, 둔부 내전근 영역에서 통증유발점 등**) (그림 5.1-1). 이러한 상황에서 부인과 의사와 상의를 하고 가능한 부인과적 원인을 제거해나가는 것이 권고된다. 그러나, 많은 경우의 기능적 척수 및 골반 장애가 부인과적 질환으로 오인되는 경우가 존재한다.

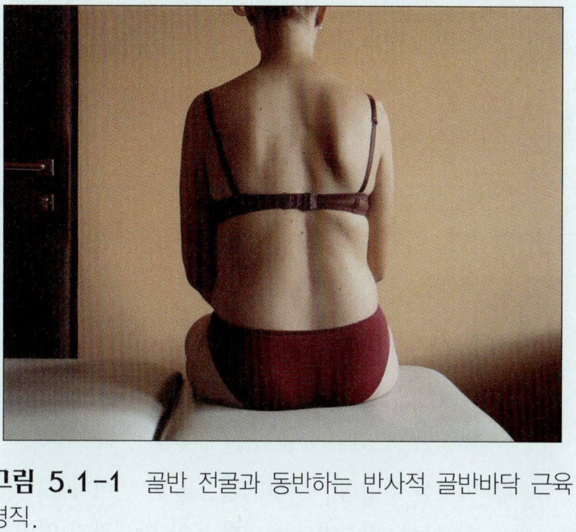

그림 5.1-1 골반 전굴과 동반하는 반사적 골반바닥 근육 경직.

5

요통을 야기하는 부인과적 상태 이외에 기술된 기능적 장애가 움직임 장치에서 하는 역할과 관련해서 또는 부인과적 장애의 원인과 병리에서 요추부 척수에서 구조적 증상(허리 디스크, 척추 전방 전위증)로서 반대적인 관계가 근래에 토론되고 있다. 이러한 움직임 장치 장애는 작은 골반의 감소된 혈액 순환을 결정하고, 골반 내 압력에 영향을 주고, 만성 병적 구심성 신경의 원인이 되며 근육 경직을 일으키는데 이들은 항상 생식기관에 의한 기능적 반응을 동반한다. 임상적 경험은 이러한 기능적 관계를 확진한다; 그러나, 실험적으로 이러한 체성내장 영향은 특히 이것의 시간이 지난 후 활동에 대해서는 충분히 확인되지 않았다.

움직임 장치 기능에 의해 영향을 받는 부인과적 장애는 월경 불순, 월경 곤란, 월경 전 증후군, 특정 부인과적 감염, 기능적 불임 및 폐경기 장애(갱년기)를 포함한다.

월경 주기 장애와 기능적 불임 / DYSFUNCTIONS OF THE MENSTRUAL CYCLE AND FUNCTIONAL STERILITY

월경 주기 장애의 구분:

- 월경 시작 장애(조숙 월경과 늦은 월경)
- 주기 동안 출혈 장애(예: 월경 과다 또는 월경 과소)
- 출혈 빈도에서 장애(희발 또는 빈발 월경)
- 장애적 출혈
- 무월경
- 생리통

무월경과 생리통은 재활에 의해 가장 영향을 자주 받는 월경 주기 장애 중에 하나이다.

무월경(AMENORRHEA)

무월경은 임신을 제외하고 가임기 중 월경이 부재하는 것을 말한다. 이것은 다양한 이유가 있을 수 있고 다음과 같이 분류된다:

1. **시작 시기에 기반**
   a) **일차성 무월경** — 15세까지 월경 출혈이 일어나지 않는다. 원인은 종종 생물학적이다.
   b) **이차성 무월경** — 이미 월경을 한 번이나 그 이상 한 여성. 월경이 4–6개월 동안 발생하지 않았다. 원인은 대개 기능적인 것이다.
2. **임상적 특징에 기반**
   a) **생리적** — 사춘기 전, 임신, 수유기 및 폐경 후
   b) **병리적** — 기능적 주기 내에서 특정 부분에서 장애 때문에 월경의 장지적 부재(대뇌피질, 시상하부, 뇌하수체, 난소, 자궁).

무월경은 가장 빈번한 심신 부인과적 장애 중 하나이다. 작은 골반을 통한 비정상적이면서 불충분한 혈액 순환이 이것을 유발한다.

월경통(DYSMENORRHEA)

월경통은 여성이 일을 할 수 없도록 하는 심각한 통증과 합병증을 동반하는 월경을 일컫는다.

합병증의 시작에 기반하여 이것은 다음과 같이 분류될 수 있다:

1. **일차성 월경통**
   초경과 함께 시작한다. 각 월경 시 출혈이 통증과 동반된다.
2. **이차성 월경통**
   인생 후반기에 나타나는 월경 시 통증을 동반한 합병증.

원인들(Causes)

가장 일반적인 생물학적 원인은 감염, 종양, 경관 협착, 자궁 내막증, 자궁 후굴, 자궁의 선천적 기형을 포함한다.

기능적 장애는 종종 자율신경 근긴장 이상에 의해 야기된다. 일반적인 소견은 자궁내 혈관에서 교감신경 활성도, 자궁의 증가된 수축 능력 및 월경 시 불완전한 자궁 내막 축출을 포함한다.

이러한 기능적 장애에서, 근골격계 장치의 기능적 장애는 항상 발견된다. 고통스러운 월경과 관련이 있는 근골격계 장치의 기능적 장애는 하부 복부에서 고통스러운 저항이나 심부 안정화계의 약화(횡격막 기능장애와 복부 내 압력 조정에서 장애를 동반하는 골반바닥 시너지)와 같이 촉진되는 장골근의 경직을 포함하는데 이는 요천 부위 외에도, 골반과 몸 전체에서 나쁜 자세를 유발한다. 각각의 부분적 과사용은 기능장애의 시작을 유발하고(특히, 기능적 제약)

이에 따라 통각이 증가된다. 월경통의 경우에 특히 요천 부위의 만성적 과사용이 존재한다. 월경을 하는 동안 그리고 월경 후 첫날에 이러한 과사용이 증가하고 이 기간 동안 호르몬 활동의 결과로 인대 이완이 증가한다(**임신과 유사**). 만약에 여성이 만성적으로 척수 안정화에 대한 감소된 능력을 보인다면 증가된 인대 이완 시기에 그녀는 움직임 장치에서 반사적 변화를 일으킬 위험에 있다(**예: 제한, 통증유발점, TPs, 통각 과민 영역 등**). 이것은 이 전체 영역에서 통증 증가를 일으킨다. 고통스러운 자극을 기반으로 반사적 변화는 또한 혈관 장치에서 발생하는데(**특히, 혈관 수축**) 이는 감소된 혈류를 야기한다. 감소된 국소적 저산소증은 통각을 자극하는 조직 매개자의 제거를 유발한다.

불임(STERILITY)

불임이라는 것은 가임의 정상 여성이 일주일에 2회 이상 성관계를 가지지만 1년 이상 동안 임신이 되지 않는 경우를 말한다. 불임증(infertility)란 것은 여성이 임신은 하지만 출산을 하지 못하는 경우이다: 따라서, 유산이 된다. 시작의 원인에 따라, 이것은 다음과 같이 분류될 수 있다:

- **생물학적** — 난소의, 난관복막의, 자궁적 요소, 자궁 내막증 및 호르몬 영향
- **기능적** — 원인들이 선천적으로 정신적인 경우나 근골격근 장치에서의 기능적 장애들이다. 기능적 장애를 가진 환자들은 재활에 적절하다. 그러나, 파트너의 불임여부가 조사되어야 한다.

어떤 이유에서 건 불임은 항상 스트레스의 원인이고 따라서 근골격계에서 설명이 되고 이차적으로 상황이 더 나빠질 수 있다.

기능적 결손으로 인한 부인과 증상의 재활

산과적 기능과 움직임 장치 사이에서의 밀접한 상호 관계가 특정 산과적 증후군에서 재활 접근에 대한 기본을 형성한다. 물리적 치료는 항상 신중하게 선택된 신체 운동학적 분석에 기반한다. 무월경, 월경 곤란 및 기능적 불임에서의 움직임 장치의 임상적 양상이 유사한 것을 고려하면 이 문제는 동시에 기술될 수 있다.

부인과적 침범에서 운동 패턴

부인과적 침범과 관련된 운동 패턴이나 그 윤곽은 다음과 같은 움직임 장치 결함을 가지고 있다.

편측 또는 양측 골반 바닥 경련이 있는 경직된 골반 전굴

경직은 시상면과 횡단면에서 골반 뼈를 회전하는 경향이 있다. 이러한 변화들은 결합선을 통해서 반대 방향으로 향하는 대측성 골반 뼈로 전송된다. 기계적 에너지 전송에 공헌하는 결합선과 다른 구성물은(**천장 관절, 꼬리뼈**) 매우 극단적으로 힘에 의해 긴장된다. 일반적인 관찰은 꼬리뼈에서 옆에서 그리고 두개골의 위치에서 만질 수 있는 천미골 관절과 천골결절 인대의 촉진 시 통증을 포함한다. 꼬리뼈가 골반바닥 근육들에 대한 지지선으로 작용하기 때문에(**그림 5.1-2**), 이러한 자주 잊혀지는 뼈는 작은 골반에서 내장 통증을 일으킬 수 있다. 직립 상태에서 환자의 전상방장골 척수와 후상방 장골 척수는 수평적이지 않다. 일반적으로, 좌측 후방 및 우측 상방 척수가 우측 후방 및 좌측 전방보다 높이 위치한다. 이러한 병적인 골반 배열에서 미골근이 수축하고 천골 및 엉덩이 관절에서 기능적 움짐임에 영향을 준다(**대부분의 경우 우측에서**).

통증유발점이 천미골 접합부에 있는 대둔근 삽입부에서, 엉덩이 외부 회전근에서 그리고 융기된 전상장골극(ASIS)의 측면에 있는 엉덩이 내전근에서 발견된다. 이것은 일반적으로 우측 편을 포함한다. 환자가 앉아 있을 때 이 측면에서 둔주름이 뒤에서 봤을 때 낮게 있으면서 회전된 것으로 보인다.

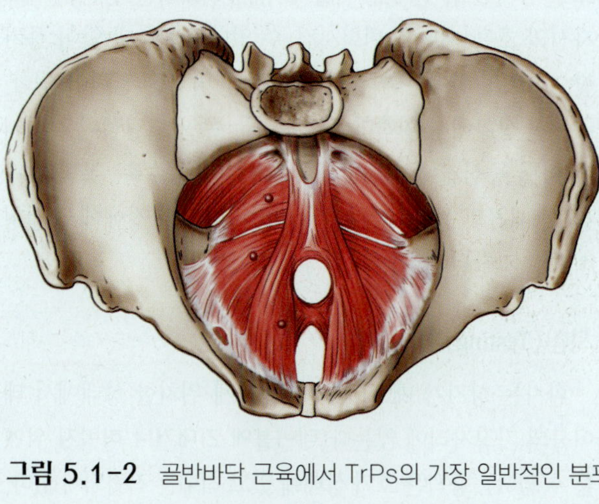

그림 5.1-2 골반바닥 근육에서 TrPs의 가장 일반적인 분포.

5

소둔근 약화와 저긴장성은 일반적으로 존재한다. 바로 누운 자세에서 환자는 충분히 등위적으로 이러한 근육들을 활성화할 수 없어서 이들은 걷는 동안 불충분하게 활성화 된다. 이러한 기능 장애는 척추 주위 및 햄스트링 근육의 증가된 활동으로 보상된다. 특히 서 있는 경우 정적인 부하에 감소된 내성이 특징적으로 나타난다. 환자들은 한 가지 위치에서 서 있을 수 없다. 정적인 자세에서 짧은 시간 이후 이들은 자신의 자세를 즉시 바꾸어야 한다. 이들은 상지로 기울이거나 편안한 자세로 자신의 위치를 바꾸는데 이 기간 동안 이들은 자주 자신의 하지에서 무게중심을 변형한다.

요근과 요방형근에서 증가된 긴장을 가진 흉요추 제한과 환추 후두 관절에서의 제한이 경직된 골반 전굴과 항상 동반된다. 이러한 환자들은 자주 두통을 보인다.

복부 내부 압력 조절 동안 호흡 패턴과 근육 조정 장애

복부 내부 또는 골반 내부 압력 조절 장애를 포함하는 호흡 패턴에서의 장애는 나열된 부인과 증후군의 일반적인 초기 증상이다. 두 가지 증상이 이들의 밀접한 관계 때문에 함께 기술된다.

평가 동안 근육 시너지에서 조정 장애가 횡격막, 복근 및 골반바닥 근육 그리고 이에 따른 척추 주위 근육 사이에서 발견된다. 호흡 패턴 장애가 전형적으로 보조 호흡 근육의 과사용과 함께 나타난다. 흡기 동안 하부 흉곽벽 또는 갈비뼈 간 공간이 확장되지 않는다. 흉골이 호흡 시 아래 위로 움직인다. 흡기 동안 복부 벽 특히 윗부분이 안으로 당겨진다. 환자는 이들이 심지어 교육을 받은 후에도 자신의 호흡 패턴을 변화시킬 수 없다. 복부 내 압이 증가할 때 호흡 장애는 역설적 횡격막과 밀접한 관련이 있다. 주어진 상황에서 횡격막이 수축하는 동안 고정점이 갈비뼈가 아닌 중심건에 위치한다. 상부 복근의 수축, 복벽의 당김 및 배꼽의 동시적 두부 움직임이 이러한 장애에서 전형적으로 관찰된다.

시험(Testing)

환자는 상지가 매트 위에 자유롭게 위치한 상태에서 테이블의 가장자리에 앉는다(테이블에 기대거나 허벅지 위에 둘 수 없다). 흉곽은 호기 상태에 있고 척수는 직립되어 있다. 처음에, 검사자는 하부 갈비뼈를 밖에서 그리고 아래 갈비뼈 밑에서 촉진한다. 검사자는 바깥 복근에 대항하여 부드럽게 밀어 본다. 촉진을 통해서 검사자는 하부 갈비뼈의 배열과 활동을 동시에 검사한다. 흡기 동안 검사자는 갈비뼈의 움직임과 흉곽을 관찰한다. 생리적 측면에서 흉곽은 확장하고 이는 두부 움직임 보다는 측면에서 촉진을 통해 감지된다. 다음으로, 환자는 검사자의 손가락에 대항해서 역 압력을 가하거나 흉곽의 아래 부분을 확장하여 복부내 압력을 증가한다. 전체 시험 동안 척수는 직립으로 남아있고 흉곽은 꼬리뼈 축 상에 남아있다.

시험은 복부 고정과 골반바닥 활성화와 연계되어 횡격막을 활성화하는 환자의 능력을 평가한다. 활성화 동안 근육 활성화에서 대칭과 비대칭이 관찰된다. 정확한 활성화 동안 환자는 촉진에 대항하여 자신의 근육을 활성화하고 늑간 공간을 확대하면서 측면에서 흉곽의 하부를 확장한다. 촉진 저항에 대항하는 불충분하거나 비대칭적인 근육 활성화, 하부 흉곽 구멍 및 늑간 공간의 불충분한 바깥쪽 확장 그리고 환자가 흉곽의 꼬리뼈 축을 유지할 수 없다는 가정 중 어떤 것도 비생리적이라고 간주될 수 없다. 같은 가정하에 또는 흡기 나 발살바 방법 동안 대퇴골두위 사타구니 영역이 촉진된다. 생리적 환경에서 복부 벽은 흡기 동안 확장되고 복강 안 압력이 증가하며 이것은 촉진에 의해 감지된다. 병리적인 현상을 가진 여성에서 환자가 정확한 기전으로 지시될 때 조차도 저항이 감지되지 않는다(그림 5.1-3).

기능적 부인과 장애에서 재활

재활 치료는 물렁조직에서 기능적 장애에 영향을 미치는 것, 관절-근육 장치, 복부 내 압력 조절 동안 근육 시너지의 조정, 작은 골반 영역에서 향상된 순환에 주로 근거한다.

기능적 병리 상태를 교정하여 움직임 장치의 그러한 반사적 반응이 얻어지고(자율신경계 포함) 따라서 부인과적 문제의 교정을 나타내게 된다. 치료 선택은 신체 운동 분석에 근거한다.

물렁조직 기법(Soft Tissue Techniques)

이것은 골반, 요추 및 흉곽 영역에서 물렁조직을 배출하는 것을 목표로 하는 기술이다.

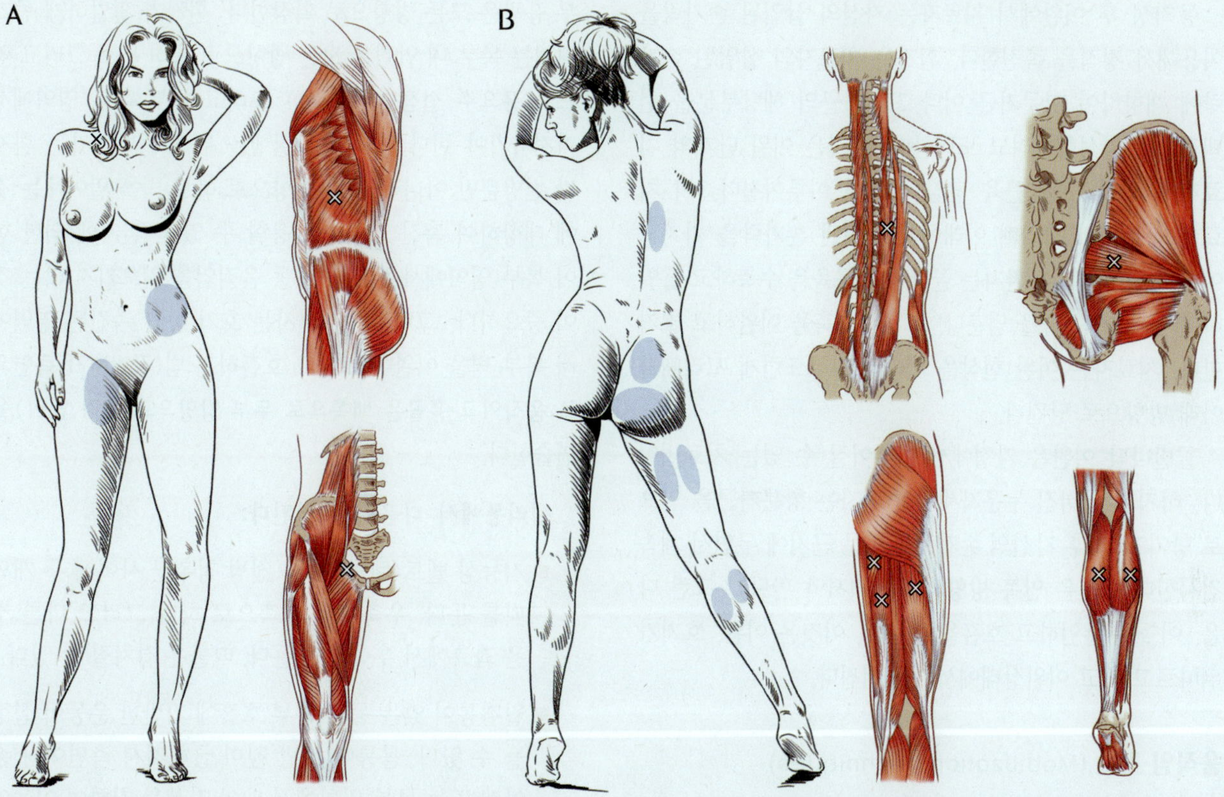

그림 5.1-3 기능적 부인과 장애를 가진 환자에서 자세 패턴 내에서 통증유발점의 가장 일반적인 분포(X에 의해 표시됨). A – 전방, B – 후방.

흉곽 경직과 운동성에 영향

흉곽의 흡기 축 이완과 흉곽 척수 움직임과 독립적으로 흉곽의 분리된 움직임을 얻는 것이 향상된 흉곽 운동성을 얻는 것의 목적이다(**감소된 경직성**). 첫 번째 단계는 피부, 피하 조직, 근막 및 흉곽의 근육을 이완하고 정확한 호흡 패턴을 연습하는 것이다.

방법(Method)

환자가 하지는 굽혀져 있으면서 약간 외전되고 발이 매트 위에 위치한 바로누운 자세를 취한다. 흉곽 척수는 곧게 펴져 있다. 이 배열에서, 치료자는 측면 흉곽벽을 최대 후방 축으로 이완한다. 이러한 방법 동안 어깨 거들이 융기되면 이것은 안정화될 필요가 있다. 환자는 흉곽의 낮은 부분으로 호흡을 하려고 한다. 복부 및 부속 호흡 근육들이 이완될 필요가 있다.

흉요부 근막의 스트레칭이 흉곽의 후방 하부의 이완을 위한 다른 중요한 방법이다.

골반바닥을 이완시키는 방법

방법(Method)

환자가 테이블 끝에 무릎을 꿇는다. 자신의 전완에 기대어 머리를 구부린다. 이 자세에서, 우측 손의 두 번째 또는 세 번째 손가락을 직장에 삽입한다. 검사자는 자신의 왼쪽 손으로 위에서 골반을 안정화시키고 환자의 꼬리뼈를 안정화시키기 위해 그들의 오른쪽 손을 사용한다. 처음에 검사자는 아래 꼬리뼈에서 왼쪽으로 그 다음 오른쪽으로 촉진에 의해 평가한다. 경직은 일반적으로 비대칭적인데 이는 단지 몇 가지 근육 섬유의 경직이 한 방향에서만 촉진되는 이유이다.

치료하는 동안 근육 경직을 완화하기 위해 물렁조직 기법이 사용된다(**구조물이 경계부위로 확장되고 이완 현상을 기다리는 것을 포함한다**). 하방으로 꼬리뼈 부위에서 작은 순환적 모션이나 직접적으로 당기는 것이 사용될 수 있다. 이러한 방법으로도 경직이 이완되지 않으면 등척성 후 이완 운동이 사용될 수 있다.

5

등척성 후 이완에서 치료자는 자신의 삽입된 손가락을 이용해서 경직을 촉진한다. 환자는 치료자의 삽입된 손가락에 대항하여 항문거근 이나 꼬리거근의 해당부분을 선택적으로 활성화하려고 노력한다. 이것은 이완 단계와 치료자에 의한 수동 근육 당김 이전에 이루어진다. 이 치료는 복부에서 꼬리뼈 아래에서 삽입된 손가락을 가지고 이루어 진다. 그 후 환자는 골반바닥 근육을 수축하고 흡입하며 약 10초간 숨을 멈춘다. 그 후, 수축을 이완하고 호기한다. 치료자는 이완 현상을 기다리고 부드럽게 꼬리뼈를 아래 방향으로 당긴다.

골반바닥 이완은 가정에서 이루어질 수 있는 치료법이다. 하지가 굽혀진 누운자세에서 환자는 항문거근을 안으로 당기고 그 후 자신의 손가락을 항문 근처에 두면서 계속 검사한다(**이것은 안쪽 방향으로 당겨져야 한다**). 그런 다음, 이들은 흡입하고 호흡을 멈춘다. 이것은 이완, 호기가 뒤따르고 최고 이완상태에서 이루어진다.

움직임 기술 (Mobilization Techniques)

다음의 기술들이 여성 생식기 장애에서 사용된다:

- 요추 척수 운동성이 측면 굽힘과 회전으로 이루어진다.
- 갈비뼈와 중간 흉곽 척수 움직임
- 천장관절 움직임. 일반적으로 이 관절은 골반바닥 근육 이완이나 두개골 관절 움직임 이후 스스로를 교정하는 능력이 있어서 움직일 필요는 없다.

가정 내 치료가 루드밀라 모지소바(Ludmila Mojzisova) 방법을 이용한다.

심부 척추의 안정화계의 활성화

척추 안정화 동안, 다음의 근육 활성이 발생한다: 처음에 심부 척추 확장근이 활성화되고 그 후 연속적으로 심부 경부 수축근과 증가된 복부 내 압력의 시너지 효과에 의해서 균형이 잡히는데 이는 횡격막, 복부 근육 및 골반바닥의 최상 시너지 효과에 의해 얻어진다.

훈련은 하지가 굽혀진 상태로 바로누운 자세에서 수행된다. 다리 아랫부분은 의자에 놓여진다. 둔부는 90°로 굽혀진다. 이 자세에서 환자는 내쉬고 치료자는 수동적으로 그리고 부드럽게 꼬리 방향으로 흉곽을 누른다. 복부와 하부 흉곽은 모든 방향으로 확장한다. 환자가 활발하게 증가시키는 복부 내 압력은 모든 방향으로 특히 뒤로 그리고 옆으로(**흉요추 접점 수준에서**) 그리고 하부 복부 영역에서 퍼져나가야 한다. 더 나은 실행을 위해서 치료자는 환자가 전방뿐만 아니라 모든 방향으로 복부 벽을 밀어내는 것에 대항하여 촉진 압력을 사용할 수 있다. 환자에 의한 힘이 복부 영역에서 두부와 공동 움직임을 일으키지 않는 것이 중요하다. 그런 다음, 환자는 호기 동안 촉진된 영역에서 복부 벽을 이완하지 않고 호흡하는 법(**갈비뼈가 측면으로 움직이고 흉골은 배쪽으로 두부 방향으로 융기 없이**)을 연습한다.

생리통에서 다음이 추천된다:

- 기능성 벨트(**테이프**) — 전방 척추근 사이에 두 개의 띠를 둔다. 우측에서 좌측으로 하나 그리고 다른 것은 좌측에서 우측으로 둔다. 띠들은 겹쳐질 수 있다.
- 월경통이 있는 동안 복부 호흡에 기반한 운동이 실행될 수 있다. 몸통이 전방 깊이 굽혀져서 측면이나 손 아래 또는 무릎 위치에서 태아 자세를 취하여 이들이 행해진다. 복부 벽의 접촉을 통해 좋은 호흡 제어를 위한 잠재력을 고려하면 이러한 자세는 매우 유익하다.

루드밀라 모지소바 방법(Method by Ludmila Mojzisova)

오늘날, 여성의 기능적 불임의 치료는 이 방법이 일차적으로 허리통증을 가진 환자에게 사용되는데도 불구하고 루드밀라 모지소바 방법이 응용된다. 이 방법은 운동 기술, 직장을 통한 항문거근의 이완 및 활발한 일간 운동에 대한 여러 활동들을 포함한다. 전체 치료 방법은 환자의 활발한 참여와 일간 운동을 요구한다.

설정은 총 12개 운동을 포함한다. 운동은 골반바닥 근육과 함께 정확한 골반 배열을 확보하는 복부 근육과 둔근을 변화하는데 초점을 둔다. 강화는 등척성으로 수행되고 호흡에 의해 촉진된다. 운동은 움직임과 스트레칭 효과를 가지는데 예를 들어 천장 관절이나 각각의 척수 분절을 이완하는 운동을 말한다.

운동은 반사적으로 평활근 긴장에 영향을 주고 작은 골반 영역에 순환을 향상시키며 기능적 향상과 감소된 부인과적 문제를 가져온다. 이 방법은 남자들에서도 사용될 수 있다. 이들은 총 12개의 운동을 사용하고 향상된 정자발육 계도와 변비 완화를 가져온다.

5.2 월경 전 증후군과 폐경 / PREMENSTRUAL SYNDROME AND MENOPAUSE

월경 전 증후군은 기간 동안의 후반을 포함하는 심리적, 신체적 및 자율 증상의 조합이다(월경 전 5-14일 전에 시작되고 월경 출혈이 시작하면서 사라진다).

월경 전 증후군 / PREMENSTRUAL SYNDROME

월경 전 증후군의 원인들은 명확하지 않다. 이것은 더 많은 요인들에 의해 촉진될 수 있고 다음의 경우가 이에 해당한다:

- 심리적 요인
- 호르몬적 요인 - 에스트로젠의 지나친 활동, 황체의 기능 저하
- 자율신경계 장애(교감신경 - 시상하부 후측 영역의 기능 저하)
- 고프로락틴혈증

월경 전 증후군의 주요 **증상**은 부종, 두통, 오심, 복부 팽만, 포만감, 심리적 변화, 감정적 유연성, 불안, 우울 및 불면을 포함한다. 이러한 상태는 큰 정신적 스트레스 이후 및 무배란 주기 동안 발생한다.

폐경 / MENOPAUSE

폐경이나 갱년기는 마지막 월경 전 기간과 일년 동안 지속하는 기간이다. 이러한 시간에서 난소에서 생식 호르몬의 생산이 천천히 줄어들고 명백한 호르몬적 불균형이 등장한다. 용어의 명확성을 위해 이러한 상태와 관련이 있는 다른 부인과적 용어가 나열된다.

폐경, 폐경 전, 폐경 후

폐경이란 난소에 의한 생식 호르몬(에스트로젠 및 제스타젠)의 감소된 생산으로 월경이 영구적으로 중단되는 것을 말한다. 생식 호르몬의 수준이 너무 낮아서 월경이 발생할 수 없다. 폐경의 평균 연령은 49-51세이다. 45세 이전이면 이르고 55세 이후이면 지연된 것이다.

폐경 전이란 폐경 이전의 시간이다. **폐경 전후 증후군**(갱년기)은 폐경 직전에 시작해 폐경 후 일년 까지를 말하는데 이 기간 동안 난소에서 생식 호르몬의 생성이 중단되고 호르몬 불균형의 증상이 나타난다.

폐경후 증후군은 난소 기능의 중단 시기이다. 이것은 폐경이 발생한 지 일년 후에 시작된다.

폐경기에는 대부분의 여성들이(70-80%) 이들이 지금까지 보여주지 않았던 특정 문제들을 보인다. 이것을 폐경기 증후군(갱년기)라고 부른다.

폐경기 증후군

폐경기 증후군은 다음과 같은 증상을 가진다:

일과성 열감, 발한, 두통, 빈맥, 소화기 문제, 불안 및 우울

에스트로젠의 부족을 고려하면, 질의 위축(감염이 발생한다), 요도(하부 요로 감염이 발생하면서 실금이 나타난다), 다른 점막 조직, 피부 및 가슴의 위축이 일어나며 골반바닥의 저하된 근육 긴장, 및 자궁 지지 장치의 위축이 나타날 수 있다. 자궁 탈출이나 질 벽 탈출의 등장이 일반적이다. 골다공증이 폐경 후 증후군의 다른 중요한 양상이다.

월경 전 증후군과 폐경기 치료 재활

치료 재활의 기전

영향:

- 이완 훈련이 전반적인 완화를 가져오고 부교감 신경의 방향으로 자율 균형을 이동할 수 있다.
- 신체 활동 동안 엔도르핀이 분비되고 이는 고통의 경감과 즐거운 감정을 유발한다.
- 특정 피질 영역의 활성화는 휴식기에 뉴런의 억제를 야기하고 이것은 특히 전두엽 피질에서 억제를 야기하며; 간단히 말해서, 운동은 불안한 감정을 해소해준다.
- 운동하는 동안 기계 수용기의 자극은 통증 인식을 감소한다 — 게이트 이론
- 정기적인 신체 활동 중에 신체 가꾸기는 자신에 대한 인식을 긍정적으로 하게 된다.

재활에 의해서 영향을 받는 증후군 / SYNDROMES THAT CAN BE AFFECTED BY REHABILITATION

자율신경 신호(**오심, 불안, 우울**)가 월경 전 및 폐경 증후군의 주된 증상이다. 이러한 변화들은 특정 범위까지 위에 언급된 기전을 통해서 물리치료 방법에 의해 영향을 받을 수 있다. 식단에서 칼슘 섭취를 포함하여 골다공증은 운동을 필요로 한다. 신체 활동 중에 골아세포가 활성화되어 골격이 기능적으로 재형성된다. 또한, 근육 강화와 조정을 향상시키는 운동은 매우 유용한데(**예: 감각 운동 원칙에 기반한 운동들**), 이들은 개인의 안정감과 추락 예방 기능을 향상시킨다. 지구력 훈련과 조깅이 단지 골다공증뿐만 아니라 심혈관 및 호흡 질환의 예방에 추천된다.

좀 더 상세한 내용은 3.8.4 골다공증을 포함하는 3장의 선택된 내부 및 기타 질환의 치료 재활을 참고하기 바란다.

가슴 위축이 흉근 및 어깨거들 근육을 목표로 하는 운동에 의해서 지연될 수 있다. 적절하고 규칙적인 신체 활동은 호르몬과 자율신경 균형을 잘 유지시켜 준다.

골반바닥, 요도 및 질 위축. 신체 치료 관점에서, 환자는 자신의 골반바닥 근육을 인식하고 이들을 제어하는 방법을 배우며 이들을 강화하고 운동 패턴 교정에 활용해야 한다. 골반바닥 근육을 훈련하는 것은 골반 영역의 순환에 영향을 주고 전반적으로 자율신경계의 톤을 잘 조절한다. 척수 축과 자세 유지 근육의 일반적인 긴장이 골반바닥 근육 긴장의 최적화에 의해 영향을 받을 수 있다.

5.3 골반 염증 질환

골반 염증 질환은 자궁, 나팔관 및 난소에 영향을 줄 수 있다. 염증이 나팔관과 난소에만 국한된다면, 이것은 부속기염이 된다; 따라서, 자궁 부속기관의 염증이 된다. 임상적으로, 하복부에서 천골통, 월경통 또는 비특이적 통증으로서 나타날 수 있다. 부속기염에 기반하여 물렁조직 성장이 골반 지역에서 형성될 수 있는데 이는 불임을 야기할 수 있다.

골반 염증 질환 이후 재활

아급성 및 만성 상태에 대해 물리치료가 적용될 수 있고 특히 삼출액의 흡수를 가속화하고 주위 조직에 부착되는 것을 예방하여 여성 불임의 원인 중에 하나인 나팔관 협착을 예방한다. 목표는 작은 골반에서 혈액 순환을 향상시키는 것이다.

골반 염증 질환 이후 치료 재활은 다음을 활용한다:

- 흉터, 근막 및 내부 협착을 위한 물렁조직 기법(**이전열 처리 — 적외선, 뜨거운 수건 등으로 더 나은 결과가 만들어질 수 있다.**)
- 요추 척수, 요천, 천장 관절, 둔부, 흉곽 척수 및 갈비뼈 관절의 운동성
- 골반바닥 근육의 이완과 강화
- 심부 안정화계의 강화
- 호흡 운동

5.4 부인과학에서 해부학적 장애

부인과학에서 해부학적 장애는 여성 생식계에서 선천성 기형(**무형성, 형성 부전, 편측 발달, 잉여 장기의 발달, 연계 장애 및 기관의 막힘**) 또는 생식 기관의 오류적 위치(**위치, 각도, 만곡**)를 포함한다.

생식 기관 형성 부전의 원인들은 특정 범위에서 유전적 영향, 시상하부뇌하수체 장애와 말단 장기에서 에스트로젠 수용체 수준의 장애를 포함할 수 있다.

후굴 자궁은 자유 또는 경직 형태로 분류될 수 있다. 자유로운 역행과는 대조적으로 부인과 검사 중에는 경직된 후굴의 경우 더글러스의 공간(Douglas' space)에서 손가락으로 자궁을 밀어 낼 수 없습니다. 염증이나 자궁내막증의 결과로 발달한 협착에 의해 이것은 배막의 후방 앞에 고정되어 있다. 원인과 병리적 기전의 관점에서 후굴은 선천성이거나 후천성일 수 있다. 임상적으로 천골통, 월경통 또는 월경 과다에 의해 특징지어진다. 후굴은 때때로 불임과 관련이 될 수 있다.

부인과학에서 해부학적 장애의 재활

여성 생식 기관의 해부학적 결함으로 인해 골반 부위와 척추 부위의 운동 시스템의 모든 기능적 변화로 인해 재활은 환자의 삶의 질을 떨어 뜨리고 따라서 치료는이 관점에서도 중요하다.

그러나, 우리는 통각 수용 자극이 항상 신체의 자율 기능에 영향을 미치고 이에 따라 특정 재활이 작은 골반 영역에서 특히 순환을 변화시킨다는 것을 잊을 수 없다. 이것은 특히 이미 해부학적으로 영향을 받은 기관의 영양 상태에 기여한다. 이러한 경우에 교정된 횡격막 호흡 연습이 근골격계 장치의 기능적 장애를 예방하기 때문에(특히, 골반바닥 근육 긴장 교정 및 요추 척수의 안정성 증가) 호흡 패턴 교정이 중요하다. 게다가, 횡격막 호흡에서 복부와 골반 지역에서 압력 매개변수는 정기적으로 종종 변하므로 이것이 내부 기관 보류 장치의 움직임을 이끌어내므로 운동성 향상을 가져온다(이것은 빈 내부 장기에 적용된다).

근골격계 테크닉과 호흡 패턴 교정이 작은 골반에서 해부학적으로 문제가 있는 구조에서도 생리학적 변수의 개선에 제공한다.

치료 재활은 **생식기관 형성 부전**(물리치료는 작은 골반에서 혈액 순환을 향상시키는데 초점을 둔다)과 **후굴 자궁**에서 가장 큰 이득을 가져온다.

후굴 자궁을 위한 운동

때때로, 시상면에서(전후방) 자궁 위치를 이완하는 다음과 같은 운동은 자궁 위치를 교정하는데 도움을 준다:

- 누운자세에서, 종아리를 의자에 두거나 큰 운동 공에 둔다. 환자가 자신의 골반을 멀리 두거나(위쪽) 매트로 향하게 한다(아래쪽).
- 누운자세에서, 환자는 자신의 하지를 머리 뒤로 두고 적당한 시간 동안 이 위치에 머물러 있는다. 움직임이 몇 차례 반복된다. 하지는 신장될 수 있거나 무릎이 약간 굽어진다.

5.5 부인과적 수술 절차

부인과학 외과 수술은 매우 다양하고 짧은 절차부터 시작하여 수 분간 지속되며 수 시간 동안 광범위한 수술로 끝나기도 한다. 부인과 의사는 외과의사 또는 비뇨기과 전문의와 함께 작업한다. 수술 부위 - 내부 생식 기관 - 복강경 검사로 접근되거나 아니면 전통적으로 복벽이나 질을 통한 개방 접근으로 이루어진다. 어떤 수술은 단지 연구된 기관에 대한 정보를 제공만 하고(진단적 시술), 다른 수술은 치료 효과를 가진다(예: 낭종 제거나 실금에서 성형외과적 시술). 어떤 경우에는 전체 영향을 받은 기관이 제거된다. 부인과적 수술은 질이나 가슴에서 수행되는 시술도 포함한다.

부인과에서 작은 수술적 치료는 자궁에서 경부 횡단 시술을 포함한다(진단적 또는 수술적 자궁경 수술, 소파술). 이러한 수술들은 일반적으로 재활을 위해 지시되지 않는다.

재활 치료는 광범위한 수술 치료 후 포괄적인 치료의 구성 요소이다. 광범위한 수술 치료는 접근 방법에 따라 분류된다:

- **복강 개복술** — 자궁 부속물, 자궁 몸체, 하강한 자궁을 포함하는 시술 및 탈선, 비뇨기 부인과적 및 종양 부인과적 시술 포함
- **복부 복강경 수술** — 계획된(불임, 자궁내막증, 협착) 또는 응급(급성 통증, 자궁외 임신 등) 진단적 절차 및 수술적 절차(범위는 개복술과 일치한다)
- **질 수술** — 외부 생식기 및 회음부 수술, 질 입구 영역, 질 수술, 경부 및 자궁 그리고 요실금 수술

수술이 개복술, 복강술 또는 질 수술로 하는 것에 대한 결정은 개인의 상태에 달려있다. 개복술에 의한 수술의 경우, 절제 부위가 검상 돌기에 이를 수 있어 복부 벽의 기능을 심각하게 저해할 수 있다.

수술 전 후 재활

가능하면, 재활은 수술 전에 시작되어야 한다. 이러한 준비는 수술 타입 및 회복기에 이루어지는 운동에 대한 환자 교육을 포함한다. 수술 전에 증가된 단련이 환자의 후속 회복을 향상시키고 가속화하기 때문에 단련 훈련을 시작하는 것이 좋다.

운동의 타입(Types of Exercises)

길어진 호기 및 횡격막 호흡

이러한 운동들은 연속적인 기능장애를 예방하는데 공헌하는 전반적인 척수 안정화를 향상시킨다(예: 요구되는 자세로 장기간 누워있는 것에 의해 발생하는 제한 등).

횡격막 호흡 동안 횡격막의 이상적인 하강은 상하 방향으로 이 기관의 움직임 방향 변환을 야기한다. 이러한 방식으로 기관들과 이들의 조직의 긴장이 연속적으로 확장되고

5

(각 호흡 사이클마다), 이것은 부분적으로 가능한 협착과 회복 조직의 수축을 예방할 수 있다.

혈전 색전증의 예방

외과적 자세가 하지 혈액 순환을 느리게 하고 따라서 환자의 혈전 색전증을 발생하게 한다. 이것은 혈액 순환이 보조되어야 하는 이유이다. 이것은 원위부 하지 관절을 포함하는 운동과 하지 등척성 수축에 의해 얻어질 수 있다. 추천되는 운동은 누운자세에서 발가락 굽힘과 신전, 발목 굽히기 및 발바닥 굽히기, 발목 회전 운동 또는 슬와를 매트 쪽으로 압박하기를 포함한다. 혈전 색전증 예방은 하지를 붕대로 감싸는 것이 필요하다. 에이스 랩은 두부 방향으로 붕대의 압력을 감소시키면서 발가락에서 허벅지까지 적용된다. 하지는 붕대 압박 동안 올려야 한다.

절제 부위 지지대 착용 후 기침하기

전신 마취와 삽관은 호흡계 자극(인두염, 기침)과 오심을 야기한다. 호흡 통로는 기침에 의해서 청소되어야 한다. 환자는 대개 자신들이 복부 내 압력 증가, 절제 부위를 둘러싼 근육의 갑작스러운 활성화와 이에 따른 통증을 느끼기 때문에 기침하는 것을 피한다. 그러나, 절제 부위를 지지하는 동안 쉽게 기침을 할 수 있다. 하지가 굽혀진 상태에서(이완된 복부 근육) 개복술 이후 환자는 자신의 손바닥으로 수술 부위를 안정화시킬 수 있고 호기 후에 기침을 하는 것이 가능하다. 질 수술의 경우에 환자는 골반바닥과 회음부를 안전화시키기 위해서 기침을 하기 전에 직장과 질을 안으로 당긴다.

침대 위에서 가동성과 이동하는 훈련

침대에서 구르기. 환자는 누운자세에서 통나무 구르기에 의해 옆쪽으로 돈다. 전환기에 무릎과 둔부는 약간 굽어진다.

침대에서 이동. 환자는 옆으로 돌 수 있고 침대의 옆쪽으로 옮겨간다. 그런 다음, 천천히 침대에서 하지를 낮추고 동시에 자신의 팔꿈치와 손으로 그 다음 상지의 하부로 들어 올린다. 이러한 방법으로 앉는 것이 복부 근육의 최소한의 활동으로 가능해진다. 앉아서 환자는 눈을 감지 않고 흡기와 호기를 수행한다. 그 후 발목과 무릎을 움직인다. 기립성 저혈압이 존재하지 않으면 환자는 서서 걷을 수 있다. 질을 통한 계획된 수술의 경우에 환자는 며칠 동안 앉는 것이 허락되지 않는다. 이들은 앉는 것을 생략하고 침대에서 벗어나도록 지시된다.

근육 활성화와 정확한 움직임 패턴에서 강화 운동

이 방법은 환자의 상태, 움직임 능력, 인지, 움직임 조정 및 수술 치료 범위와 성격에 기반하여 개인별로 항상 평가된다.

수술 후

재활의 목표는 주로 환자 신체의 빠른 회복과 이차적 변화의 예방이다. 재활은 수술이 이루어진 날 과 같이 가능한 빨리 시작되는데 환자의 연령, 심리적 및 신체적 상태 그리고 수술의 범위와 성질에 달려있다.

수술한 날

수술한 날, 환자는 진통제와 마취제의 영향을 받는다. 재활 지시사항과 금기사항은 의사에 의해 결정된다.

운동 세션을 짧지만 여러 번 반복될 수 있다.

방법:

- 혈전 색전 예방
- 절제 부위 지지대를 가지고 기침 하기
- 연장된 호기와 함께 호흡 훈련(이러한 방법으로 신체는 더 쉽게 마취제를 제거할 수 있다.)

수술 후 첫 날

수술 후 첫 날에는 운동은 하루에 세 번 적어도 15분씩 진행되어야 한다. 운동은 바로 누운자세 및 옆으로 누워서 실시된다.

방법:

- 전날에 하던 운동이 반복된다.
- 동적인 호흡 운동이 상지 공동 활성화와 함께 이루어진다 – 예를 들어, 흡기 동안 누운자세에서 상지 굽힘 그리고 호기 동안 몸통과 함께 팔을 가지고 시작점으로 돌아가기
- 비교적 큰 하지 관절의 활동적인 움직임 – 예를 들어, 바로누운 자세에서 뒤꿈치 미끌림을 통해 무릎과 둔부 굽힘
- 등척성 운동 (둔부와 허벅지 근육 등)

- 옆으로 구르기
- 침대에서 이동

질 수술 후 다음 날과 둘째 날

이 시기에 환자는 일반적으로 삽관을 가지고 있다(며칠 동안). 삽관을 움직여서 요로를 자극하지 않는 운동이 요로 감염을 예방하기 위해 선택된다.

방법:

- 둔부 움직임과 골반바닥 수축은 피해진다; 운동이 엎드려서 이루어질 수 있다.
- 삽관이 제거되면 골반바닥 강화 운동이 적절하다. 처음에, 환자는 골반바닥의 수축을 따로 시도한다. (질, 요도, 직장을 안쪽으로 당긴다.) 그 후 횡격막, 복근 및 골반바닥의 특정 공동 수축인 심부 근육 안정화계의 조화된 활성화가 이루어진다.
- 5일 째에 삽관이 제거되면 기립 운동이 수행될 수 있다.

복부 접근을 이용한 수술 후 2일 차

복부 접근을 한 수술 후 다음날 심한 복근 활동을 요구하는 운동은 피해야 한다.

방법:

- 전 날 운동이 반복된다.
- 골반바닥 강화 운동
- 골반 부위의 순환을 향상시키는 운동
- 골반 관절에서 더 다양한 움직임을 가진 운동

복부 접근을 이용한 수술 후 다음 날과 3일째

- 전 날 한 운동이 반복된다.
- 엎드린 상태에서 운동과 자세 - 복근과 절제 부위 당기기, 협착 방지, 장 연동 운동 향상
- 절제 부위 관리(봉합 제거 후) - 시작부터, 절제 부위와 그 주위에 대한 물렁조직 움직임 기술이 수행될 필요가 있다. 게다가, 수술 부위에서 물렁조직 협착의 발생이 예방되어야한다. 또한, 복강경 검사 이후 절제는 간과되어서는 안된다. 이들은 피부 표면에서는 작게 보이지만 실제 절제 부위에서 아주 멀리 떨어진 깊은 곳까지 침범할 수 있다. 이러한 이유 때문에, 물렁조직 움직임 관점에서 피부 아래 수술 절차가 더욱 더 광범위해지면서 절제가 직접적으로 피부의 위에서 이루어지지 않은 영역뿐만 아니라 심부 조직과 피하조직에서 저항을 관찰하는 것이 중요하다. 이러한 경우에 압박 마사지 또는 피부 주름 펴기 기술이 사용된다. 이러한 기술은 증가된 국소 순환 및 아무는 조직의 당김을 야기한다. 구식 절제에서 이것은 특히 흉터가 남은 결합 조직을 당기는 것을 포함한다.
- 몸통이 굽혀진 상태에서 걷는 것은 피해야 한다.

퇴원 후

다음 두 달 동안 정확한 골반바닥 기능에 초점을 둔 가정에서 이루어지는 정기적인 운동의 중요성에 대해 환자에게 충분히 교육을 시켜야 한다.

수술 후 합병증 (수술 후 절제)

부인과적 복강경술에서 수술 절제는 범위에 따라 다양하다. 수술 후, 복부 공간은 층으로 봉합된다.(모든 층을 한 번에 닫는 기술은 복강 벽 봉합에서는 거의 사용되지 않는다.) 이것은 배막, 근육 층(주의: 오늘날 근육은 부인과적 복강경 수술에서 봉합되지 않는다), 근막, 피하조직 및 피부를 포함한다. 흉터란 상처 회복과 불완전한 손상 조직의 재생 결과이다. 원래 이것은 수술 시술의 범위에 따라 표면에서 깊은 층까지의 모든 물렁조직 층에서 발견되는 결합조직 구조이다. 흉터조직과 주위 원래 조직은 여러 면에서 다르다. 흉터조직은 항상 이것이 대체한 원래 조직보다 중요하지 않다. 이것의 해부학적 구조는 매우 다르고 이것은 단지 적은 수의 기능적 세포와 혈관으로 구성되어 있다. 피부나 근육과는 대조적으로 이것은 탄성 섬유를 거의 가지고 있지 않으며 이것이 주어진 영역의 연속성과 탄력성을 약하게 한다. 시간이 지남에 따라, 이 흉터 조직은 경직이 되면서 수축되는 경향이 있다(흉터와 건강한 조직 사이의 생체 역학적 차이를 강조한다). 흉터와 연관된 문제는(주위 조직의 자극)은 수술 후 장시간이 흘러 거의 명확해진다.

절제 부위가 잘 완치되면(생리학적으로), 물렁조직 운동성이 심각하게 영향을 받지 않는다. 이러한 절제들은 일반적으로 임상적으로 관련성이 없다. 그러나, 복부 수술 후, 문제가 되는 흉터는 대부분 발달해서 물렁조직 기능을 붕괴시킨다. 이러한 흉터는 일반적으로 협착적 또는 활성된 흉터라고 언급된다.

5

활성된 흉터

활성된 흉터는 증가된 피부 마찰과 불완전한 피부 유연성, 스트레칭에 저항하는 두꺼워진 피하 주름 및 심부 물렁조직 층의 감소된 운동성에 의해서 확인된다. 촉진 시 통증이 흉터와 주위 조직의 낮은 민감도 및 흉터조직 당김과 함께 전형적으로 나타난다(**핀으로 찌르거나 타는 것과 유사한 느낌**). 복부 영역에서 활성화 흉터는 복부 벽 각 층의 움직임에 대한 촉진적 평가에 기반하여 진단된다(**릴리스 현상을 사용하는 동안**). 수술 후 흉터에서, 심부 층에서의 변화가 정확하게 피부에 대한 절제 위치에 대응하지 않을 수 있기 때문에 전체 복부 영역은 평가되어야 한다. 복부 벽 부위에서 흉터의 특징적인 신호는 몸통을 뒤로 굽히는데 있어서 제한을 가진다는 것인데 이는 환자가 요추 영역에서 통증으로 느끼게 된다. 활성적 절제는 반사적으로 신체의 반응에 영향을 주는 통각의 원천이며 직접적으로 움직임 장치 기능에 영향을 준다. 활성은 국소적일 뿐만 아니라 감각 운동 루프가 여러 시냅스로 구성되어 있어서 원래 전체적이다. 국소적이면서 파괴적 구심성 신경이 연관 부분에서뿐만 아니라 전체 운동 패턴에서 운동 반응에 도달할 수 있다. 이 반응은 완전히 자동적이며 환자의 의지와는 무관하다. 이것의 목적은 특히 영향 받은 부분의 위치나 움직임에 영향을 미친다. 이것은 흉터 영역에서 감소된 당김과 감소된 구심성 자극을 유발하는 근육 긴장의 반사적 예비 프로그래밍을 이끌어낸다.

복부 영역에서 활성화 흉터는 다양한 임상적 문제를 야기시킬 수 있다. 이것은 요추 척추성 통증 증후군과 유사한 통증 상태의 시작을 매우 자주 이끌어낸다. 이것은 활성화 흉터가 임상 치료 동안 해결되어야 하는 이유이다.

수술 후 활성화 흉터의 치료는 수동적으로 흉터와 주위 조직에서 이루어진다. 그 범위는 기능적 결과에 따라 다르다. 치료 동안, 손가락에서 매우 부드러운 압박이 한계점에 다다를 때 까지 사용된다. 그 후 치료사는 이것이 완화될 때까지 기다린다.

효과적인 기술:

- **피부 당김** — 얕은 층
- **결합조직 주름 당김** — 심부 결합조직 층
- **압력을 응용** — 심부 결합조직 층
- 뼈에 대항하여 심부 조직(막)의 이동
- 뜨거운 수건 감기 적용

5.6 요실금 / URINARY INCONTINENCE

요실금은 의도하지 않은 요분비 상태이다(**비자발적**). ICS에 따르면 외부 요로와 요로 실금은 구별되어 다음과 같이 네 가지로 분류된다:

- **자극 실금**은 소변을 보고 싶은 욕구와 관련된 소변의 비자발적 분비를 말한다. 그러나, 모든 욕구가 항상 요분비나 자극 실금을 유발하지는 않는다. 이것이 바로 실금을 가지고 있거나 가지고 있지 않다는 의미의 용어, 과활동 방광이 근래에 사용되는 이유이다. 욕구는 두 가지 형태의 기능적 장애와 관련이 있다. 운동성 욕구는 배뇨근의 비제한적 수축과 과활동에 의한 감각적 욕구에 의해서 야기된다;
- **순수 스트레스성 유발 실금**(GSI)은 증가된 복부 내 압력 동안 비의지적 요분비 상태인데 이때 방광내 압력은 배뇨근의 동시 수축 없이 최대 요로 압력을 수동적으로 지배한다. 환자는 증가된 신체 활동, 자세 변화, 기침, 웃음, 재채기 등으로 인해 요분비를 경험한다.
- 실금의 **혼합 형태** - 요분비의 욕구와 스트레스가 존재한다.
- **반사적 실금**은 하부 요로에서 신경적 장애로 인해 배뇨근의 과다 반사로 인해 발생하는 요분비를 의미한다. 과량으로 인한 실금은 방광의 지나친 팽창으로 인한 비 의지성 요분비를 의미한다.

진단(Diagnosis)

실금을 치료하기 위해서 소변의 자발적인 상실의 원인이 설정되어 정확한 치료 방법이 선정되어야 한다. 신중한 병력 확인, 신체 검사, 소변 검사, 임상적 스트레스 및 특수 시험, 비뇨부인과적 및 비뇨 역동적 평가, 이미징 기술 및 방광 내시경에 기반을 둔 정확한 진단이 이루어져야 한다. 뿐만 아니라, 항문 성기 주변 영역에서 피부 감각의 신경학적 검사, 항문 반사 평가 및 항문 평활근의 의지적 수축 등 이 모든 것이 반드시 이루어져야 한다.

치료(Treatment)

요실금의 치료는 실금의 형태에 따라 이루어져야 한다. 이것은 일반적으로 비뇨 역동적 시험을 포함하는 진단 방법에 의해서 결정될 수 있다. 스트레스성 실금은 **수술**로 치료될 수 있다. 다른 형태의 실금에 대해서 수술적 치료는 금기 시 된다. 욕구 및 반사 실금에서 수술적 치료는 단지 특수한 상황에서만 수행된다. 수술은 혼합된 형태의 스트레스와 욕구 실금에서 수행될 수 있다; 그러나, 스트레스 요인이 시작에 더 많은 영향을 미친다면 더 나쁜 결과를 가져올 수 있다. 심각한 스트레스성 요실금의 경우에 다른 원인들이 물리 치료 방법을 이용한 다면 수술적 중재가 이루어질 수 있다.

행동 치료 또는 습관, 행동 및 생활 방식에서 변화를 요구하는 치료가 비뇨 부인과적 치료에서 핵심적인 부분이고 이는 환자의 완전한 협조를 요구한다. **교육적 면담**은 환자와의 가까운 관계를 설정하고 이들의 신뢰를 이끌어내는 명백히 유일한 방법이다. 실금에 대한 확실한 효과를 가진 요인들은 비만의 경우 체중의 감소, 지나친 신체 활동의 제한(연장되고 반복되는 무거운 물체 들어올리기), 충분하지만 제어된 수액 섭취 및 규칙적인 장 운동을 포함한다. 뿐만 아니라 이것은 적절한 운동, 가정 운동 프로그램, 비뇨적 낙농, 가정 내에서 실금에 대한 적절한 상황 설정, 스트레스 제거, 휴식과 최상의 소변을 위한 충분한 시간 허용 그리고 마지막으로 정확한 움직임 패턴을 포함한다. 실금에 대해서 의문시 되는 비효과 흡연, 매틸잔틴 및 카페인 섭취, 여성의 경우 출산의 빈도 등을 포함한다.

재활(Rehabilitation)

물리치료는 골반바닥 근육 활성화의 사용, 생물학적 피드백의 활용 및 변화된 형태, 자세, 신경근육학적 기능 및 골반바닥 근육 조정에 의한 요로 압력에서 갑작스러운 감소를 예방하는 전기적 자극에 기반한다. 생리적 환경에서 증가된 복부 내 압력 동안(기침, 웃음 등), 골반바닥 근육의 동시적 반사 수축이 발생하고 복부 내 압력이 요도의 근위부 1/3 지점으로 전송된다. 병리학적 시나리오에서 요도 과다운동성은 치골요도 인대 이완 및 골반바닥 근육의 지지적 기능의 손실로서 발생한다. 증가된 복부 내 압력과 함께 이 압력을 요도의 근위 1/3로 전달이 발생하지 않고 요도 압력은 방광내압보다 낮고 이는 비자발적 요로 분비를 야기한다.

요실금의 치료에서 물리치료 적용의 첫 언급은 1948년에 미국 부인과 의사 A.H Kegel에 의해 처음 이루어졌다. 그의 관찰에 따르면, 환자는 골반바닥의 몇 번에 걸친 빠른 수축을 보였다. 이들의 효과는 질 내부로 손가락을 삽입하여 제어되었다. 이 부인과 의사는 케젤 질압기 피드백을 가진 운동들의 조합을 추천했고 원래 연구들은 이 방법을 가지고 84%의 성공 사례를 보도했다. 그의 연구의 단점은 그가 욕구, 스트레스 및 혼합된 형태의 실금을 구분하지 않았다는 것이다.

현재는 요실금의 **조사와 치료**의 다음과 같은 알고리즘이 사용된다. 비뇨기과 의사나 비뇨 부인과 의사에 의한 진단 후, 물리치료사가 모든 세 가지 평면에서 골반 배열에 초점을 둔 완전한 **운동요법 분석** 및 꼬리뼈, 천장 관절 및 인대 구조의 평가를 실시한다. 그런 다음, 복부 벽과 물렁 조직이 **촉진법**으로 조사된다. 특히 복벽의 협조되지 않은 수축을 이끌어내고, 척수 안정화 동안 및 복부 내압이 증가하는 동시에 횡경막, 심근 허리 근육 및 골반저 근육의 상호 작용을 방해하는 파열 직전의 검사, 경혈점 및 활동성 반흔에 초점을 둔다.

골반바닥 근육의 실제 평가는 관찰, 촉진 및 근육 운동 기능 평가로 구성된다. 관찰은 부인과적 입장에서 수행된다. 환자는 이들의 복부 내압을 증가시키고 골반을 낮추어서 골반바닥 근육을 수축하도록 요구된다. 만약에 최소한이나 활동이 없다면 또는 움직임이 시작된 후 회음부 흔들림이 근육 불균형의 징후로서 즉 기능장애가 관찰되며 특히 촉진 시 민감성이 예상될 수 있다. 이러한 이유 때문에 촉진은 매우 부드러워야 한다. 골반바닥 근육의 운동 기능 평가가 질 접근이나 직장 접근을 통해 수행될 수 있다. 평가는 다음과 같은 매개변수를 확인하는 완전한 계획을 사용한다: 수축 수행과 강도(수행), 수축의 기간(지구력), 반복, 빠른 수축, 융기, 공동 수축 및 골반바닥 근육의 반사적 수축의 시간. 운동 평가가 완료되면 이완하는 골반바닥 근육의 능력이 평가되어야 한다.

페리오네오미터(Perineometer, 골반바닥 근육의 자발적 수축 강도 측정 도구)가 골반바닥의 물리적 평가를 보완하고 객관화하는데 사용된다. 현대적 장비는 질이나 직장 탐침을 전기적 자극과 함께 사용하여 생체 피드백의 동시 적용을 가능하게 한다. 다른 객관화는 실험적으로 동적 MRI에 의해 또는 골반바닥 초음파에 의해 이루어질 수 있다.

이완 기술

이완 기술은 초기 평가가 흉터의 존재, 증가된 근육 긴장 또는 통증유발점의 존재를 보여준다면 첫 번째 치료 단

5

계가 된다. 이 기술은 흉터, 근막 그리고 통증유발점 이완, 직장을 통한 수동 치료 및 다른 이완 접근들을 포함한다. 이러한 접근법은 근육 긴장이 전체 신경 체계 특히, 대뇌변연계에 의해 영향을 받기 때문에 국소적이라기 보다는 포괄적이어야 한다. 기분 변화, 만성 스트레스 활동 및 피로는 감소된 운동 조정, 제한된 운동 다양성 및 감소된 반응 시간을 야기하고 전체적인 신체 자세가 바뀐다. 머리가 내밀어 지고 어깨에서 당겨진 것처럼 보인다. 특정 선호 영역에서 전형적으로 증가된 근육 강도는 목과 골반바닥 근육처럼 관찰이 가능하다. 이러한 상황에서 변연계에 영향을 주는 것에 초점을 둔 이완 기법(**치료자와 환자 사이에 긍정적인 관계, 심리치료, 자연발생 훈련, 침 등**)이 적용된다.

대략 30~40%의 환자가 근육 위축이나 신경 지배 장애와 같은 다른 명백한 신체적 장애가 없는데도 불구하고 충분히 이들의 골반바닥 근육을 활성화할 수 없다. 대부분, 이들은 복부, 둔부 및 내전근을 골반바닥 근육의 최소한의 활동 또는 전혀 없이 활성화시킨다. 이러한 환자들에서 치료는 독립된 근육 수축 및 그 후 배뇨 자제를 확인하기 위해 이러한 근육들을 정확한 패턴으로 이끄는 제어에 초점을 둔다. 이러한 훈련을 위해서 수동 생체 피드백, 시각 이미징, EMG 생체 피드백 및 신경 생리학적 방법이 사용된다. 만약에 환자가 골반바닥 근육을 수축할 수 없다면 요실금에 대한 치료는 복합적 치료로 점차 이동해가면서 전기적 자극에 의해서 시작되는데 여기서 골반바닥 근육을 제어하는 증가하는 능력이 치료에 대한 생체 피드백 역할을 증가시킨다. 전기 자극 동안 50 Hz 근처의 주파수가 가장 좋은데 그 이유는 이것이 골반바닥 근육의 긴장 및 수축 능력을 향상시키기 때문이다. 그 후, 골반바닥 근육 수축은 증가된 복부 내 압력을 포함하는 시나리오로 연습된다(**기침, 웃음, 자세 변화, 무거운 물건 들어올리기 등**). 앞서 언급된 상황에서 골반바닥 근육의 자동 활성화는 치료의 최종 목표이다.

과활동성 방광 및 반사 실금에 대한 물리치료

과활동성 방광 및 반사 실금의 치료를 위한 물리치료를 이용하기 위해 기능적 전기 자극과 골반바닥 근육의 자발적 수축이 배뇨근의 억제를 유발한다는 것이 확립되어야 한다. 이것은 "요 반사의 의지적 억제"를 통해 발생할 가능성이 높다. 상호 억제 반사가 뇌 제어 영역을 통해 지나가고 그 후 골반바닥 근육을 자발적으로 수축하기 위해 전방 척수 뿔에 있는 운동 뉴런을 활성화하며, 그리고 동시에 부교감 신경 활성 경로를 억제하여 과활동성 배뇨근의 수축을 저지한다.

골반바닥 근육의 독립적 활성화 훈련 이외에도 과반응 방광을 위한 물리 치료에서, 행동 치료가 실시된다. 이것은 배뇨 훈련이라고 한다. 이 치료는 원인이 심신성 이라는 가정하에 이루어진다. 행동에 의해서 야기된 억제성 피질 자극의 상실이 일생 동안 존재하는데 이는 불안정한 배뇨근의 원인이 될 수 있다. 배뇨 사이 시간을 연장하는 것이 이 억제력 회복에 대한 근간이 된다.

얻어진 결과를 평가하기 위해 소변에 대한 자세한 기술 내용이 치료에 대한 성공적인 근간이 된다. 대부분의 연구자들은 골반바닥 근육에 대한 기본적인 작업이 완료되면 4-6주 간의 교육 사이클을 추천한다. 과민성 방광의 치료에서 다른 옵션은 10 Hz의 주파수를 가진 전기 자극의 수용인데 이는 배뇨근의 반사적 억제와 동반되는 선모양의 골반바닥 근육의 반사적 수축을 야기한다.

재활 단계 및 타이밍

요실금 치료를 위한 재활 치료의 개별 단계 및 시기는 엄격히 개별적이다. 1단계에서 초점은 초반 평가, 행동 치료, 이완 기술, 근육 불균형의 최적화 및 인식에 맞춰진다. 점차적으로 골반바닥 근육들의 치료로 옮겨간다. 환자의 현재 주관적 및 객관적 상태의 재평가 후, 치료는 골반바닥 근육을 움직이게 하고 좀 더 도전을 필요로 하는 활동에 이들이 활성화되도록 하는데 있다. 최종 치료 양상은 재평가와 집에서 하는 운동 프로그램 검토를 포함하는데 이는 환자의 생활의 한 구성분이 되어야 한다.

일반인과 학력이 높은 일반인에 대한 불충분한 교육이 계속해서 발생한다. 소변 흐름을 제한(**의료인들이 일차적으로 추천**)하여 골반바닥 근육을 강화하거나 환자의 개인적 문제를 해결할 수 없는 자료에 따라 운동하는 것과 같은 부적절한 추천 및 편견이 치료 실패로 이어질 수 있다.

요실금에 대한 재활은 많은 문제들에 해결책을 주고 실금 치료의 핵심적인 부분이 되어야 한다. 그러나, 문제에 대한 완벽한 지식과 특히 전문가의 지도에 의한 개인별 물리치료도 성공적인 치료에 필수적이다.

5.7 임신, 출생 및 산후(출생 후) 시기

임신 / PREGNANCY

인간에서 임신은 280일이 지속되는데 마지막 월경의 첫 날부터가 포함된다. 수정 날짜로부터 계산하면 임신은 267일(38주)가 지속된다. 이런 방식으로 결정되는 예상 출산일은 대략적인 것이며 10일 정도 차이가 있을 수 있다. 임신은 총 3가지 구역으로 나누어진다: 첫 임신기(1-12주), 두 번째 임신기(13-28주) 그리고 세 번째 임신기(29-40주).

임신은 태아에게 영양분을 제공해야 하므로 어머니의 신체에 많은 긴장을 주게 된다. 어머니의 몸은 태반으로부터의 자극뿐만 아니라 시상하부에서 호르몬 자극에 의해 일어나는 많은 생리적 기능을 변화시켜서 이러한 변화에 적응한다. 임신을 한 동안 자궁은 난자의 발전을 확인하는 캡슐로서 기능을 한다. 출생 동안 이것은 태아가 출생 통로로 진입하게 하는 기관의 역할을 수행한다. 자궁은 해부학적으로 그리고 기능적으로 이러한 목적을 잘 충족시키고 임신 동안 잘 적응한다. 이것은 임신 전 50그램에서 임신의 말기에는 900-1200 그램으로 성장하고 이것의 부피는 임신 전에는 5 ml에서 임신말기 에는 4500-5000 ml로 커진다.

이것의 근육 섬유 구조는 변하고 임신 말기에 이것의 형성이 완료된다. 근육 섬유는 여러 층에서 구성되어 나선 형태로 자궁벽 내에서 달리고 있다. 혈관 공급이 증식하고 혈류가 증가한다. 방광이 확대된 하부 자궁에 의해 치골결합 위까지 당겨진다. 변화는 생식 기관에서만 발견되는 것이 아니고 임신한 여성의 신체까지도 전반적으로 다 포함한다.

출생 / BIRTH

출생은 일반적으로 자궁 경부의 수축을 야기하는 자궁의 규칙적이면서도 효과적인 활동의 시작과 함께 발생한다. 자궁 수축 사이에 간격은 점차적으로 짧아지고 이들의 강도와 지속성은 커진다; 이들은 움직임과 함께 증가한다(걷기); 하부 복부 영역과 천골 영역에서 통증을 야기하고 자궁 경부의 수축 및 궁극적으로는 경부의 확장을 일으킨다.

출생의 실제 과정은 출생 시기라고 불리는 몇 가지 양상으로 나뉘는데, 이는 엄격히 정의된 과정에 의해서 특징지어진다:

- **출산의 첫 번째 단계 — 산도의 개방**에 영향을 주는 자궁 수축과 경부의 확대로 끝이 나면서 시작된다. 첫 번째 출산의 경우, 평균 8-12시간이 걸린다. 이전에 출산의 경험이 있는 경우에는 4-8시간이 걸린다. 출생의 시작은 항상 결정을 하기가 쉽지 않다.
- **출산의 두 번째 단계 — 밀기 단계**는 경부가 활짝 열리면서 시작하여 아이의 출생과 함께 끝이 난다. 초산인 경우에는 1-1.5 시간이 걸리고 재산인 경우에는 약 20-30분이 걸린다. 자궁 수축이 계속해서 강화되고 길어지면 빈도가 잦아진다. 골반바닥으로 내려오는 아이의 머리가 어머니에 의해 복부 지지대를 이용하여 반사적 밀어내기를 자극하는 외부 물질로 간주한다.
- **출산의 세 번째 시기 — 태반 전송**은 연속된 세 가지 과정을 포함한다: 1. 태반의 분리, 2. 태반의 전송, 3. 출혈의 제어. 이것은 단지 15-20분 밖에 걸리지 않지만 이것은 빈번한 합병증이 발생하는 시기이다(특히 출혈). 태반이 분리가 되면, 출혈이 일어나고 생리적 혈액 손실은 일반적으로 100-350ml이다. 출산의 활동적 3기 단계 동안(옥시토신과 같은 자궁 수축 약물의 투여), 혈액 손실의 기간이 3-10분으로 줄어들고 혈액 손실양은 50-100ml로 감소한다.

아이의 출산 후 자궁이 오므라들고 감소된 형태에 적응한다. 이것은 구모양이고, 경직되어 있고 배꼽까지 도달한다. 몇 분 동안 휴지기 이후 자궁은 작아지기 시작하고(때때로 고통스러운 수축이 발생), 이는 자궁 점막의 표층뿐만 아니라 자궁벽에서 태반을 분리한다.

산후 / POSTPARTUM

산후는 출산 후 6주 경이며 이 기간 동안 임신한 신체의 해부학적 기능적 변화가 점차적으로 원래 상태로 돌아간다.

이 시간 동안 자궁 퇴축이 외부 생식기의 감소된 혈액순환, 숨이 차지 않음, 피부 색화와 함께 발생하고 가능한 정맥류가 감소하거나 완전히 사라진다. 움직임 장치의

5

생체역학적 성향이 점차적으로 변한다.

임신 중 재활

태아와 자궁 부피의 성장과 함께, 횡격막 하부 이동의 생체 역학적 및 반사적 제한이 발생한다. 이것은 매우 횡격막 호흡을 제한하고 부속 호흡 근육들이 호흡 동안 더 많이 관여를 하게 되고 부속 호흡으로 가는 경향이 커진다. 부속 근육의 활동은 삽입 지점에 기능적으로 긴장을 가한다(특히, 경부와 상부 흉곽 지역 내에서).

양질의 횡격막 호흡 유지와 촉진은 임신 중 보호 원칙의 핵심이다. 정확한 횡격막 기능의 훈련과 회복은 출생 그 자체에 매우 중요하다. 복부 지지대 역할을 하는 복부 근육과 함께 횡격막은 복부 내 압력 증가에 영향을 주는 기본 구성 인자이다. 이것의 정확한 기능과 긴장이 태아를 출산을 위해 두 번째 단계에서 밀어내는데 중요한 영향을 미친다. 임신 동안 복직근 이개가 많은 여성에서 발생하거나 커진다. 이것은 증가된 결합조직 이완에 의해 발생한다. 백선에서 분리가 결과적으로 복부 근육의 기능과 심부 척수 흉곽벽에 영향을 줄 수 있다.

임신을 하고 있는 동안 **재활 목표**는 신체를 육체적으로나 심리적으로 이상적인 상태에 있도록 하고 임신한 여성이 출생을 준비하도록 하여 출산 과정이 매끄럽게 되도록 하는 것이다.

자율신경 실조는 운동 동안 관심을 다른데 두게 하여 월경 전 증후군이나 폐경에 대해 유사하게 영향을 받게 된다. 신체 활동은 개인적으로 운동하는 중에 부교감신경의 휴식 활동이 증가하여 환자의 스트레스를 낮춰서 자율신경계의 "미세 조정"에 기여한다. 부드러운 움직임과 근육 부조화 치료는 통각 구심성을 감소시키는데 이것은 지나친 자율신경 반응의 주요 원인 중의 하나이다(증가된 발한, 박동 등).

임신 동안 **유방샘**이 확대된다. 여성의 유방은 부피뿐만 아니라 무게에서도 증가하는데 이는 임신에서 증가된 인대 이완을 고려하면 흉곽 척수에 많은 부하를 가하게 된다. 기능적 장애(특히 제한적)가 흉곽 척수 및 늑골 척추 관절에서 발생하는데 이는 움직임 장치 내에서 연계될 수 있다. 흉곽벽과 흉곽척수 운동성에서 제한은 흉근이 수축하도록 하여 다시 한번 통증을 증가시키고 흉곽벽 운동성을 감소시킨다.

임신 동안, 황체호르몬과 릴랙신(출산을 촉진시키는 호르몬)의 분비가 증가하는데 이는 **물렁조직** 이완을 야기하고(근육과 결합조직). 이것은 출산을 쉽게 해준다(골반바닥 인대의 이완은 꼬리뼈와 결합선의 인대에 많은 영향을 끼친다). 그러나, 골반 인대만 이완하는 것이 아니다. 지지구조에 영향을 주는 신체 내 다른 인대들, 예를 들어 발 아치, 척수 축과 같은 경우도 이완한다. 따라서, 임신한 여성에서 평발은 발 아치의 결합조직의 이완, 체중의 갑작스러운 증가 및 부피 중심의 이동을 포함하는 더 많은 요인들의 조합 결과로서 발생할 수 있다. 신체 치료에서 초점은 아치 형성에 기여하는 근육의 촉진에 둔다. 뿐만 아니라, 몸통과 골반 근육도 강화된다.

커지는 자궁으로 인해, 일반적인 복부근 약화 및 복부 지지 근육의 제한된 활동은 **장 연동운동을 느리게 한다**. 대변을 보는데 감소된 능력은 출산 전 치질의 발생을 일으키고 포만감, 식욕 부진 등을 가져온다. 복횡근, 횡격막 및 골반바닥 근육의 활성화는 그러한 문제를 해결하는데 도움이 된다.

제한된 횡격막 기능(외부 하부 식도 평활근으로 기능) 및 장과 위에 대한 자궁의 압박은 임신한 여성에게 **위식도 역류**의 빈도를 높인다. 이러한 기능장애는 출산 후 오랫동안 지속하며 때때로 시간이 지남에 따라 악화된다. 이런 경우에, 임신은 촉매제로서 역할을 한다. 여기서, 다시 한번 더 강조해서 횡격막의 활성화가 특히 중부 흉곽 척수와 4–7번 갈비뼈에서 움직임 장치에서의 반사적 변화에 대한 신중한 치료일 뿐만 아니라 매우 유익하다.

임신 동안 자궁은 대략 길이가 30cm에 달하고 이것의 부피가 하지로부터 정맥 회수에 압력을 가한다. 정맥에서 혈액이 모여 **정맥류**를 야기하고, 다리가 무겁다는 느낌이 들며 때때로 움직임 중에 통증이 야기되며 이때 제한된 정맥 회수가 아주 눈에 띈다. 하지 위치, 혈관 운동 및 임신 벨트에 의한 임신한 위장의 무게 줄이기 모두가 치료와 예방으로서 사용된다.

또한 자궁이 횡격막을 위로 올리고 생리학적으로 심장의 위치를 기울이거나 **임신성 호흡 곤란**을 야기하고 폐활량이 줄어든다. 호흡 운동과 정확한 횡격막 활성화가 흉곽 유연성을 유지하는데 사용된다.

임신 동안 **골반기저면**이 자궁의 증가하는 무게를 고려해서 더 큰 압력을 견뎌내야 한다. 임신과 출산을 위해서, 골반바닥 근육이 적절한 긴장과 유연성을 가지는 것이 중요하다. 운동을 하는 동안 이러한 근육들이 이완하는 것뿐만 아니라 수축하도록 훈련된다.

임신 동안 **복근**이 자궁의 크기에 적응하기 위해서 많이 확장될 필요가 있다. 그러나 동시에 아이가 척수에 가능한 근접하게 유지시켜서 요추 척수가 최소한의 당김에만 노출이 되고 그것의 안정성이 최소한으로만 영향을 받는다.

임신을 하는 동안 심부 흉곽벽의 활동을 강화하는 두 가지 형태가 확연히 구분이 된다. 첫 번째 것은 전통적인 것인데 이는 정확한 활동과 복근과 골반바닥 근육의 활성과 연계하여 횡격막을 평평하게 하는 것이다. 이러한 기능적 시너지는 복부 내압을 통해서 배 측으로부터 척수를 안정화시키고 횡격막을 골반바닥과 함께 수평으로 위치하도록 하는 것이다. 이러한 평행 위치는 임신 말기에는 이루어질 수 없다.

임신 마지막 시기에(출산 전 3주), 심부 척수 안정화계가 출산의 두 번째 단계에서 사용되도록 훈련된다. 같은 활동이 훈련된다; 하지만, 증가된 복부 내 압력이라는 다른 목표가 설정되면서 골반바닥은 가능하면 이완되게 된다. 이런 방식으로, 복강 내 압력의 형태로 점액 고름에 의지하고있는 정확하게 활성화 된 횡경막은 자궁의 두개골 수축을 피해 더 평평하게 할 수 있고 출생 경로를 통해 아기를 밖으로 밀어내는 데 도움을 준다.

임신한 여성에 대한 재활 계획의 시간 연속성

첫 번째 임신기:

- 여성이 익숙한 운동을 계속한다.
- 골반바닥 근육의 이완과 활성화
- 횡격막 호흡 연습
- 심부 흉곽벽의 활성화
- 발 아치의 활성화와 감각 운동 자극 훈련
- 흉근 강화
- 골반 흉곽벽 강화
- 점프, 매달리기 및 빨리 달리기는 금기 시 된다.
- 자궁에서 출혈이 발생할 수 있기 때문에 "월경 기간"동안 조심해야 한다.

두 번째 임신기:

- 첫 번째 임신기와 같은 운동을 반복
- 하지 자세 잡기 운동
- 고관절 이완 운동
- 복근과 심부 흉곽벽의 부드러운 강화
- 호흡을 멈춘 동안 운동
- 엎드린 상태에서 운동 하는 것이 생략된다.

세 번째 임신기:

- 두 번째 임신기에서 한 운동을 반복한다.
- 운동 강도 감소;
- 출산에 중요한 특수 운동을 실시한다.

분만의 첫 번째 단계에서, 환자는 깊은 호흡을 연습하고 (태아의 더 많은 산소 공급을 위해 수축기 동안 실시) 서 있는 상태에서 넓게 벌리기나 걷는 동안 작은 움직임으로 둔부 흔들기와 같은 둔부 관절 및 골반바닥을 이완하는 무게를 뺀 방법을 사용한다. 침대 위에 손을 지지하고 넓은 스쿼트 자세도 또한 포함된다. 무릎꿇기에서 발뒤꿈치 사이로 앉기로 변환이 역시 포함된다. 큰 운동 공 위에서 골반을 튀어 오르게 하거나 회전 운동을 하는 것도 수행된다. 얕은 숨쉬기도 물론 포함된다(출산하는 어머니가 민다고 느끼지만 실제로 미는 것이 허락되지 않는 수축 시 호흡).

출산의 두 번째 단계에서 자세와 분만 방법을 연습하는 것이 중요하다. 흡기, 호흡 정지 및 직장으로 밀어내기 (골반바닥이 이완된 상태에서 심부 흉곽벽의 두 번째 활성화)와 같은 연습이 분만 3주 전에 이루어진다.

산후 재활(Rehabilitation during Postpartum)

분만한지 12-24시간 후에 운동이 시작된다. 금기사항은 열과 결합 박리를 포함한다.

운동 목표:

- 혈액 순환의 촉진과 혈전 색전증의 예방
- 자궁의 움츠리기와 정확한 자세를 촉진한다
- 임신과 분만 중에 약해진 근육의 강화
- 흉근의 활성화에 의한 수유 촉진

운동의 시간 배열:

첫 날:

- 호흡 운동
- 혈전 색전증을 예방하는 운동
- 골반바닥 활성화
- 흉근 활성화

5

둘째 및 셋째 날:

- 이전 운동에 이어서 더 큰 강도로 하기
- 복근 및 심부 척수 안정화계의 부드러운 강화

넷째 날:

- 운동의 반복
- 복부 근육 강화를 위한 운동의 증가된 강도
- 정확한 신체 자세의 연습

제왕절개(Caesarian Section)

제왕절개 후 재활은 복부 접근 수술을 한 경우와 같은 방법으로 이루어진다. 흉근 강화가 추가된다.

복직근 분리(Diastasis Recti)

때때로 분만 중에 백선에서 복근이 분리된다. 재활의 목적은 심부 안전화계와 복사근의 정확한 활성화이다. 가장 중요한 것은 횡단 복근의 활성화로 보이는데 이는 직접적으로 내부 장기의 위치에 영향을 주고 장기가 수직 복근 사이의 공간으로 들어가는 것을 예방한다.

결합 박리(Symphysiolysis)

치골결합의 분리는 골반에 있는 구조 연결부와 인대에 의한 임신기 이완, 천장관절 이완 그리고 인대와 골반바닥 근육의 약화로 인해 발생한다. 물리치료의 목표는 골반바닥 근육, 대둔근, 복근 및 심부 안정화계를 강화하는 것이다. 골반바닥 근육과 물렁조직을 당기는 운동은 금기 시 된다. 완전한 결합 박리에서 골반의 축 부하(앉기, 서기)는 또한 초기에는 금기 시 된다.

참고문헌(REFERENCES)

Baštecký J, Šavlík J, Šimek J. Psychosomatická medicína. Praha: Grada Publishing 1993.

Bo K, Berghmans LCM. Nonpharmacologic Treatment for Overactive Bladder - Pelvic Floor Exercises. Urology 2000; 55(Suppl 5A): 7–11.

Čech E, Hájek Z, Maršál K, Srp B, et al. Porodnictví. Praha: Grada Publishing 2006.

Čepický P. Moderní gynekologie a porodnictví. Psychosomatika. Praha: Levret 1999.

Fairlie FM, Marschall L, Walker JJ, Elbourne D. Intramuscular Opioids for Maternal Pain Relief in Labour: A Randomised Controlled Trial Comparing Pethidine with Diamorphine. Br J Obstet Gynaecol, 106, (199): 1181–1187.

Čermák A, Pacík D. Inkontinence moči. Praha: Triton 2006.

Forsstromová B, Hampsonová M. Alexandrova technika v těhotenství a při porodu. Brno: Barrister and Principal 1996.

Halaška M, et al. Urogynekologie. Praha: Galén–Karolinum 2004.

Hnízdil J, Beránková B. Bolesti zad jako životní realita – jejich příčiny, diagnostika, terapie a prevence. Praha: Triton 2000.

Hnízdil J, et al. Léčebné rehabilitační postupy Ludmily Mojžíšové. Praha: Grada Publishing 1999.

Hodges PW, Gandevia SC. Activation of the Human Diaphragm during a Repetitive Postural Task. J Physiol 2000; 522(1): 165–175.

Hoch J, Leffler J, et al. Speciální chirurgie. 2. vyd. Praha: Maxdorf 2003.

Hummel P. Changes in Posture during Pregnancy. Woerden 1987.

Kegel AH. Progressive Resistance Exercise in the Functional Restoration of the Perineal Muscles. Am J Obstet Gyn 1948; 56: 238.

Knotek P, Knotková H. Psychologické problémy chronické bolesti. Československá psychologie 1998; (42): 63–73.

Kolář P. Senzomotorická podstata posturálních funkcí jako základ pro nové přístupy ve fyzioterapii. Rehabil fyz Lék 1998; 5 (4): 142–147.

Kolář P. Vertebrogenní obtíže a stabilizační funkce svalů – diagnostika. Rehabil fyz Lék 2006; 13(4): 155–170.

Kolář P. Vertebrogenní obtíže a stabilizační funkce svalů – terapie. Rehabil fyz Lék 2007; 14(1): 3–17.

Krhut J, Holaňová R, Muroňová I. »Ostravský koncept« fyzioterapie v léčbě močové inkontinence. Rehabil fyz Lék 2005; 12(9): 122–127.

Lees CH, Reynoldsová K, McCartanová G. Těhotenství v otázkách a odpovědích. Praha: Ikar 2002.

Lewit K. Manipulační léčba v myoskeletální medicíně. 5. přeprac. vyd. Praha: Sdělovací technika 2003.

Martan A. Novinky v léčbě inkontinence moči žen. Sestra (mimořádná příloha) 2005; 7: 8.

Martan A, et al. Inkontinence moči u žen a její medikametózní léčba. 2. vyd. Praha: Maxdorf 2006.

Melzack R. The Myth of Painless Childbirth (The John J. Bonica lecture). Pain 1984; 19: 321–337.

Melzack R. Záhada bolesti. Praha: Avicenum 1978.

Poněšický J. Psychosomatika pro lékaře, psychoterapeuty i laiky. Praha: Triton 2002.

Rob L, Martan, Citterbart K. Gynekologie. 2., dopl. a přeprac. vyd. Praha: Galén–Karolinum 2008.

Rovner ES, Gomes CM, Trigo-Rocha FE, et al. Evaluation and Treatment of the Overactive Bladder. Rev Hosp Clin 2002; 57(1): 39–48.

Shafik A, Shafik IA. Overactive Bladder Inhibition in Response to Pelvic Floor Muscle Exercises. World J Urol 2003; 20(6): 374–377. Epub 2003 Apr 4.

Smolíková L, Máček M. Fyzioterapie a pohybová léčba u chronických plicních onemocnění. Praha: Blue Wings 2006.

Strusková O, Novotná J. Metoda Ludmily Mojžíšové – cesta k přirozenému otěhotnění. Praha: Ivo Železný 2002.

Véle F. Kineziologie pro klinickou praxi. Praha: Grada Avicenum 1997.

Wall PD, Melzack R. Textbook of Pain. 3rd ed. Edinburgh: Churchill Livingstone 1994.

Zwinger A, et al. Porodnictví. Praha: Galén 2004.

6 통증 관리에서 재활 치료
TREATMENT REHABILITATION IN PAIN MANAGEMENT

통증은 신체가 부상이나 위험으로부터 보호하는 자연 현상이다. 생리적 통증은 보호 기능을 갖고 있고 개인의 온전함을 확보한다. 위험으로부터 방어라는 기본적인 현상으로서 통증은 광범위하게 작동하고 신체는 포괄적으로 이에 반응한다. 심리적 측면과 아울러 신체적 양상은 통증에 반응하고 두 영역 모두에서 통증에 대한 반응은 중요하며 무시할 수 없다. 종종 걷잡을 수 없는 통증의 근원은 사람의 마음 안에 있고, 그 사람의 심리적 상태는 통증의 강도와 경험에 매우 중요한 역할을 한다. 일반적으로 "심리적 평온"의 상태는 신체적 건강에 매우 중요한 역할을 하며 심신 치료에서 보인 것처럼 정신적이며 신체적 과정은 서로 매우 밀접하게 관련되어 있어서 이들을 따로 분리하려 하는 것은 결국 오류를 가져오게 된다. 이러한 이유로 두 요소 모두 정신 건강이라는 한 단위로서 이해할 필요가 있다. 이러한 이유로 각 개인과 자신의 건강은 항상 전체적으로 관찰되어야 한다. 진정한 질병의 원인과 환자의 불만사항을 찾을 때, 환자의 심리적 안정을 고려하는 것과 아울러 이런 근본적인 요소에서 발생하는 원인을 찾는 것이 중요하다.

6.1 통증의 분류
/ CLASSIFICATION OF PAIN

급성 통증(Acute Pain)

급성 통증은 조직 손상 신호를 보내는 신체 반응의 감각에서 매우 협소한 정의를 가진다. 이것은 생리학적 의미를 가지며 신체 회복과 치유에 도움을 주며 스트레스 상황에서 벗어나는 것을 돕는다. 이러한 반응을 "투쟁 또는 도피"라고 불린다. 급성 통증은 통증 상황에 대한 직접적인 결과이다. 이것은 조직 손상이나 질환에 의해 발생한 증상으로 정의된다. 그런데도, 통증은 유용한 경고 신호로 작용하면서도 오랫동안 지속하며 심지어 손상된 조직이 치유된 후에도 지속한다. 만성 통증은 초기 부상이나 질환과 직접 연관되어 있지 않으며 오히려 그것은 전신 통증 반응 중에 발생하는 것은 포함하여 이차적인 변화의 결과이다.

만성 통증(Chronic pain)

만성 통증은 상대적으로 오랫동안 지속되는 상태이며, 의도된 생리학적 특징은 드물고 사람의 생물학적, 생리학적, 사회적 상태에 대해 부정적으로 작동한다. 급성 통증의 일차적 교감신경 반응에 속하는 도피 반응(**동공확장, 혈압 증가 등**)은 여기서는 나타나지 않는다. 심리적 결핍이 발생하고 이는 "통증 행동"이라고 알려져 있으며 사회적 문제, 개인의 특성과 성격 변화가 주를 이룬다. 일반적으로 만성 통증의 지속 시간은 3~6개월 정도이지만 이 시간은 개인차가 존재하며 어떤 경우에는 통증 행동이 좀 더 단 기간에 관찰되고 대조적으로 일부의 "회복된" 개인은 심지어 수 개월 이후에도 통증 행동의 기미를 보이지 않는다. 급성 통증과 달리 만성 통증은 다른 생리학적 기전을 보이며 만성 통증 상태의 필수적인 부분인 신체적이고 심리적 변화의 포괄적 응급 상태를 발생시켜 통증을 겪고 있는 환자에게 시련을 준다.

6.2 신경 생리학적 통증의 근간
/ FOUNDATIONS OF NEUROPHYSIOLOGIC PAIN

통증은 다른 감각 운동 인지와는 별개로 자신의 고유한 생리학적 기전을 가지고 있다. 이것은 독립된 질병 분류학적 단위로 이해되고 다루어져야 한다.

유해수용기 –통증 수용기– 는 피부(**표면적 통증–날카롭고, 분명한**), 근육, 관절과 뼈(**깊은 통증–무디고, 광범위한**)에서 발견되는 자유신경종말이다. 유해수용기는 몇 가지 유형으로 구별된다:

- **기계적 수용기** — 저역치 기계적 자극에 반응
- **온도 수용기** — 생리학적 값을 초과하는 온도 상승에 반응
- **다양상 유해수용기** — 기계적, 화학적, 온도 자극에 반응

유해수용기 자극은 염증 과정과 많은 유사한 특징을 보인다. 자극은 주로 프로스타글란딘, 히스타민, 세로토닌 및 물질 P 활동의 결과이다. 유해수용기는 자신의 역치를 변화하며 민감화와 탈 민감화를 유도할 수 있다.

"조용한" 또는 "숨겨진" 유해수용기라는 용어는 잘 알려져 있으며 이는 강한 통증 자극에만 반응한다.

유해수용기로부터 오는 통증 정보의 전송은 수초가 없는 C 섬유 또는 약간의 수초가 있는 Aδ 섬유에 의해 전달된다. 두 가지 섬유는 모두 렉시드 층판 I–X가 있는 후방 척수 뿔로 주행한다. 층판 I, II, III와 V는 통증 전달에 중요하다. 체성 감각 섬유 말단은 표층부에 있으며 내장 기원 통증 섬유는 더 깊은 곳에 있다. 척수 수준에서 통증 자극의 영향은 주로 교감 신경계의 결과이다. Aδ와 C 섬유의 분절간 연결이 리사웨르로(Lissauer's tract)에서 발생한다. 이 영역에서 교양질의 중요한 기능을 가진 복잡한 조절 시스템과 전송 세포들이 발견된다. **"통증 관문조절설"**이라고 알려진 통증 신호의 전달(**월과 멜작-관문조절설**)에 관한 이론은 오늘날까지 인정받고 있다. 이것은 빠른 섬유(Aα)가 느린 섬유(Aδ와 C)보다 굵다는 발견에 기초한다. 빠른 섬유는 전달 세포를 통해 느린 섬유의 활동을 조절하고, 이를 통해 느린 섬유에 의한 통증 전달 "관문"을 닫을 수 있다는 원리에 근거한다. 이 이론을 더 잘 이해하기 위해, 침술과 재활 방법과 관련된 예들은 심부 수용기(**Aα섬유**)에서 오는 통증을 차단하기 위해 촉각 수용기를 자극하는 데 이용한다. 지난 몇 년간 이루어진 연구가 모든 "관문 이론" 가설을 완전히 증명하지는 못하지만, 이것은 오늘날 매우 교훈적인 가치를 가지고 있다.

통증의 척수 전달은 척수 시상로와 척수 망상 시상로에 의해 이루어진다. 이러한 경로들은 이름이 제시하는 바와 같이 뇌간의 망상 형성을 이루고 그 후 변연계와 내부 시상부로 이동해 간다. 시상부는 중추신경계의 가장 중요한 통각 수용 영역이다. Aδ섬유는 복기저시상부로 빠르고 날카로운 통증을 전달하고 C 섬유는 지속적인 둔통을 전달하여 시상의 수질판내핵군에서 정지한다. 대뇌 피질은 유해 수용 신호 처리에 관여하고 이것은 통증 자극 처리에서 핵심적인 기능을 한다. 특히 만성 통증 상황에서는 망상체와 연계된 다른 중추신경계 구조가 중요하다. 이것들은 변연계, 시상하부, 청반을 포함하는데 이들은 통증의 정서적이고 감정적 구성을 담당한다.

내재적 기전과 내림 억제 시스템은 주요한 유해 시스템의 활동을 감소시키고 통증 감지를 억제하여 "반대 방향"으로 통증에 영향을 미친다. 중추신경계에서 간뇌의 수도관 주위 회백질과 망상체에서 솔기핵이 억제 활동을 가진 가장 중요한 영역이다. 이 영역에 전기 자극을 주면 명백한 무통증이 발생한다. 마약을 투여해도 같은 효과가 발생한다.내재적 아편 장치는 수용체와 리간드(**엔도르핀, 엔케팔린, 다이놀핀**)에 의한 통증 조절 시스템 에 크게 기여하며 동시에 이러한 물질들은 내림 억제 시스템의 전달물질로서 작동한다.

6.3 통증 관리 / PAIN MANAGEMENT

재활(Rehabilitation)

재활이라는 것은 비 약물적 방법과 최소한의 침습적 기술을 이용하여 급성과 만성 통증을 치료하는 독립적인 훈련이다. 이는 상세한 근골격 평가에 바탕으로 광범위한 재활 기법과 방법을 활용한다. 재활 의학에서 사용되는 일반적인 기술은 물리적 요법에 기초한 방법: 즉전류, 직접 또는 침술 기반의 레이저, 자기 치료, 액체와 초음파 등이 포함된다. 네라디렉(Neradilek, 2000)은 가장 보편적인 치료 재활을 온냉과 전기치료에 의해 영향을 받는 것으로 나눈다. 다른 치료방법은 견인, 도수 치료 와 치료적 운동을 포함한다. 재활 팀은 높은 수준의 통증 클리닉과 긴밀히 협력해야 하며 통증 전문가가 재활 팀에 반드시 포함되어야 한다. 환자 평가 후, 통증 클리닉은 일반적으로 관절 가동술, 견인, 움직임 패턴 재교육과 완화 요법을 사용한다. 재활은 교육과 특수한 척추 운동, 예를 들어 중국식 운동법을 포함한다. 재활 클리닉에서 통증 치료는 동시에 계속 진행되는 경막외 지속진통이나 상완신경총 차단하에 허리 통증을 가진 환자의 재활과 정상 근육 완화와 같은 무통증 하에서 이루어지는 연속된 상지 재활과 같은 특정 통증 조절을 가진 재활 방법의 사용을 촉진할 수 있기 때문에 매우 유용하다.

비 약제적 치료(Non-Pharmaceutical Treatment)

만성 통증을 가진 환자에 대한 모달리티

만성 통증을 가진 환자는 예를 들어 분과가 확실히 이루어진 **통증 관리 센터**에 의해 제공되는 포괄적인 팀 치료 접근법을 요구한다. 치료재활의 주된 목표는 통증에 대한 치료와 연관된 능동적 태도와 그들의 움직임 선택과 체력에 대한 개선 필요성을 인식을 환자가 하도록 유도하는 것이다. 만성 통증은 여러 요인으로 이루어져 있고 증상은 개인별로 다양하다. 또한 주관적 인식은 진통제의 장기간 사용과 통증 중심화에 의해 현저한 영향을 받는데, 이는 환자와 치료사 사이의 피드백에 편견을 가져올 수 있다. 이러한 이유로 특정한 모달리티를 권장하기 어렵다. 환자의 이전 경험이 특정 시술과 장기 치료를 계속하는 능력을 결정하는 데 매우 중요한 역할을 한다(만약 절차가 유용하다고 증명이 된다면). 일반적으로 부드럽고 덜 자극적인 모달리티가 선택된다. 일차적 진통 효과가 있는 전기 치료는 다음과 같은 방법이 사용된다: 경피성 전기 자극(휴대용 자극기는 가정용으로 사용할 수 있음), 주파수는 약 100 Hz인 중주파 전류와 원거리 전기 치료(진통 전류). 만성 통증을 가진 일부 환자는 미세전기 자극(MENS, 마이크로 전류)이 전기 침을 통해 투여될 때 매우 효과적이었다. 레이저(830 nm 이상 파장 길이) 적용은 만성 신경 통증과 감각 장애를 가진 환자에게서 매우 효과가 크다.

잘 적응이 되는 다른 모달리티(이차 진통 효과)에는 수중 치료가 있는데 이는 수중 운동 치료와 결합할 수 있다(능동적 접근을 촉진하기 위해서). 가정치료는 다양한 종류의 열이 적용된다. 단파심부투열치료는 심부 조직의 특정부에 열을 가하기 위해 일부 시설에서 사용된다.

기타 비-약제성 치료 방법 (Other Non-Pharmaceutical Treatment Methods)

방사선 치료는 종양에서만 사용되는 것이 아니고 비종양성 기원의 통증에도 사용된다. **신경 외과적 방법**은 통증의 전달과 인식에 관여하는 신경 구조물에 이용된다.

대체 의학은 통증 관리 클리닉에서 사용되는 비약제성 치료이다. 침술은 예방적, 진단적인 치료적 방법으로서 7,000년 전에 중국에서 시작되었다. 유럽에서 침술에 대한 문헌은 17세기에 발견되고 이 방법은 20세기부터 유럽에서 더 많이 사용했다. 이 방법의 역사적, 사회적 기원은 치료 과정에 대한 효과에 사회와 의사의 인식이 영향을 준다. 아시아와 유럽에서 이 방법은 논란의 여지가 없이 매우 중요하지만, 이 방법과 반대로 나중에 발전된 것들(동종 요법, 아로마 요법 등)은 종종 전문가에 의해 논란의 중심에 서는 경우가 있다. 이러한 치료가 환자 건강에 긍정적으로 작용한다면 이것은 통증 상태에서 매우 중요한 역할을 할 수 있다는 것을 기억하는 것은 중요하다. 만성 통증의 치료는 **심리적, 정신적 치료** 없이는 완전하게 이루어질 수 없다. 심리적, 정신적 측면에서 이러한 방법이 없으면 만성 통증 환자를 정확하게 평가하고 치료할 수 없다는 점을 강조해야 한다. 이러한 관점에서 볼 때 환자는 2가지 범주로 분류할 수 있다: 재활을 포함하는 다른 신체적 치료나 특히 마취 시술에 이용되는 것과 전형적인 신체형 통증장애, 복잡한 심리적 상태와 최소 신체 병리를 가지는 부차적 심리적 변화를 포함하는 경우. 정신생리학적 평가의 목표는 통증 반응 비율, 심인성 비율 또는 심지어 신경병적 구성의 비율에 관한 가설 설정을 위한 가능성 있는 정신병과 정신생리학적 통증 기전의 평가를 포함하는 환자의 심리적 특징을 근본적으로 검사하는 방법을 개발하는 것이다. 정신 치료와 심리적 재활은 근본적 인지 행동 방법에 기반한다. 이들은 생체 피드백과 시청각적 자극과 같은 자가 훈련, 이완 기법, 최면과 도구적 기술과 결합될 수 있다.

진통적 접근의 관점에서 **마취 방법**이 종종 간과된다. 국제 보건 기구에 따르면 이들은 모든 통증 단계에서 사용될 수 있다. 일부는 다른 약물(신경 자극 요법)을 사용하지 않고 주사되며, 다른 일부는 국소 마취제를 사용한다(침습성 기술, 신경 차단).

또 다른 집단은 체코를 포함한 전 세계에서 다년간 사용되어 온 ***신경 조절 치료***를 만들어 냈다. 이러한 기술들은 세금이 부과되고 덜 빈번한 환상 통증보다는 요추수술 실패 증후군(FBSS)과 같이 자주 관찰되는 경우와 같은 가장 심각한 통증 상태의 경우에만 엄격히 적용된다. 가장 보편적인 경우는 프로그램 가능한 피하 펌프를 심는 경우인데 여기서 진통제가 지주막하 공간으로 전송되고 컴퓨터 장치에 의해 외부적으로 조절된다. **척수 말초 신경 자극**이 또 다른 기법인데 이는 하나 또는 두 개의 전극이 경막외 공간이나 신경 영역으로 삽입된다. 유해수용성 통증은 약물의 척수 내부 적용에서 가장 먼저 적용된다. 신경병성 통증은 전극에 의해 척수 및 말초 자극에 의해 치료된다.

약물 치료(Pharmacotherapy)

진통제와 해열제가 말초 수준(염증 부위, 뼈, 관절, 내부 장기)에서 통증 인식을 억제하고 감소시키는 가장 보편적인 약물인데 그 이유는 이들이 시상과 시상하부의 영역에서 중추신경계에 영향을 미치지만 환자 의식에 가장 작은 영향을 미치기 때문에 가장 보편적으로 쓰이는 약물이다.

비스테로이드계 항염증 약물(항 류마토이드)는 류마티스와 염증성 질환에서 이전에 주로 사용되었던 약물이다. 이들의 화학적 특징 때문에 이들은 염증 부위에 특정적으로 작동되고 프로스타글라딘과 같은 염증성 물질의 합성을 억제한다. 이들은 더욱 더 빈번하게 진통제로서 요즘 사용되고 있다.

아편계 진통제는 심한 통증을 억제하는데 사용된다. 그들의 성분에 따라 이들은 아편계(모르핀, 코데인) 복합 합성약물(옥시코돈) 또는 합성 약물(페시딘, 베지트라마이드)로 구분될 수 있다. 이들의 효과는 중추신경계에서 특정 수용체를 통해서 나타나게 된다.

보조제는 여러 약물(항우울제, 신경 이완제, 항불안제, 근육 완화제, 코르티코스테로이드, 항히스타민제)의 구성분으로 기본 진통제에 보조제로서 투여된다. 뚜렷한 진통 효과 덕분에 일반적인 진통제가 효과를 보여주지 못하는 경우에는 단독으로 사용될 수 있다(신경병변성 통증).

침습적 기법(Invasive Techniques)

재활, 정신적, 약물 치료 방법 외에도 침습적기법은 만성 통증 치료의 기본방법에 속한다. 이러한 기법은 한 시설에서 재활 방법과 병용할 수 있다는 큰 장점이 있다. 즉 신경 차단을 통한 진통제나 근육 이완제를 사지 재활에 활용하는 경우가 이에 해당한다. 침습적 기법은 환자를 주의 깊게 평가한 후에 통증 상황의 병인, 움직임 제한의 원인 등을 파악한 후에 사용해야만 한다. 이들은 다른 시술이 실패를 하거나 명확히 정의된 구조에 진통제가 타깃형으로 처리된 경우에 적용되어야 하며, 재활 치료 시에 동시에 사용할 수 있다.

재활 치료와 병행된 침습적 기법은 국소 마취 기법에 기초하지만 많은 차이가 있다. 적은 농도의 국소 마취제는 감각 또는 자율 신경 차단을 유발하기 위해 사용된다. 잘 선택된 침습적 기법에서 적절한 사지의 근육 이완은 많은 재활 기술을 더 쉽게 만든다. 재활 치료 중 이루어 지는 통증 완화뿐만 아니라 신경 차단도 운동 치료를 경험하고 있는 환자의 편안함을 매우 증가시킨다.

다양한 원인을 가진 등과 사지 통증의 경우 **진통제 카테터**의 장기간 사용이 재활 치료를 병행하면서 사용될 수 있다. 통증 전문가와 재활 전문가 사이에서의 원활한 대화가 필수적이다. 신경 차단이 정확히 지시되어야 하고 동시에 적절한 재활 치료가 삽입된 도관의 잘못된 위치를 예방하기 위해 선택해야 한다(예: 겨드랑이 차단과 함께 상지 수축의 말단에서의 체한, 또는 도관으로 경막외 마취를 하면서 갑작스럽게 몸이 앞으로 구부러지는 것을 제한 하는 경우 등).

단일 적용 기술(차단)는 만성 통증에서 제한된 중요성을 가지지만 심한 급성 통증이나 특정 재활 절차와 함께 악화된 통증에서 많은 도움을 줄 수 있다. 재활 전문가와 협력하여 치료치료가 적용되는 부위를 확인해야 한다. 단일 적용 신경 차단에 대한 가장 보편적인 적응증은 다음과 같다:악화된 상태에 대한 치료적 차단과 타깃형 재활 절차에 대한 요구, 더 복잡한 침습성 기술의 적용 전 예후적 차단, 특정 형태의 통증에 대한 차별적 진단적 차단 또는 심리적 요인의 감지.

신경 조절 치료는 심각하고 다루기 힘든 만성 통증에 대한 비 파괴적 그리고 가역적 치료 방법을 가능하게 한다. 신경 조절 치료는 신경 조직의 자극, 약물의 척수 도관과 뇌실내 적용을 포함한다. 무선주파수가 이러한 기법에 최근 추가되었다. 신뢰할 수 있는 진통제 덕분에 이것의 적용이 재활 방법을 많이 개선시키지만 이러한 기법의 기술은 이 장의 범위를 넘어서기 때문에 생략한다.

단일 적용 침습 기술(Single-Application Invasive Techniques)

말초 차단

차단의 예는 다음과 같다: 뇌 신경부의 말초 차단(주로 삼차 신경과 후두부 신경에서 이루어짐). 안면 신경 차단은 안면 경직인 경우에 수행된다. 목 부위에서는 성상 신경절차단술이 가장 보편적이며 예를 들어 복잡한 국소 통증 장애(6.4장 참고)에서, 통증 부위에서 사각근간 신경 차단 또는 어깨와 상지 움직임을 원활하게 하는데 이용된다. 경추 신경근 차단은 부가적인 구조물을 변화시킬 위험이 있어 잘 사용되지 않는다(척추 동맥, 척수와 종격 등).

상 · 하지 차단은 자주 사용된다. 팔에서 상완신경총이

쇄골 상하측 접근법에 의해 차단된다.액와 차단은 시술 중 안정성이 높고 인공 기흉 확률이 낮기 때문에 매우 선호한다. 마취과에서는 팔꿈치와 손목에서 말초 신경 차단을 사용하는 경우가 많으며 여러 개의 신경이 동시에 차단될 수 있다.

신경 차단은 손상된 하지, 다양한 병인에 의한 신경근 병증과 추간판병증에서 잔존 신경적 장애나 신경병증에 영향을 주기 위해 사용한다. 가장 보편적으로 사용되는 차단은 좌골 신경과 "한 번으로 세 가지" 차단을 포함한다(패쇄신경, 대퇴와 외측대퇴피신경). 외측대퇴피신경 차단은 별도로 지각이상성 대퇴신경통에 사용된다. 사용 빈도는 높지 않지만 경골 신경 차단, 무릎 아래 부위, 일반적 비골 신경 차단 과 발목에서 발 신경 차단으로서 여전히 매우 유용한 선택이다. 앞서 언급된 모든 기술은 통증을 덜어주거나 특정 부위에 재활 치료를 용이하게 하기 위해 독립적으로 사용될 수 있다.

중추 차단

- **미추 차단**은 특히 퇴행성 허리통증이나 실패한 수술 증후군에 적용한다. 이들은 또한 수술이 확정되지 않은 경계성 추간판병에도 효능이 있다. 코르티코스테로이드 나 아편과 함께 낮은 농도의 국소 마취제의 고 용량(60ml까지)이 이용된다. 이 혼합 약제는 진통과 항 염증 효과를 가질 뿐 아니라 대용량 마취제의 기계적 압력 효과를 가질 것으로 기대된다.
- 코르티코스테로이드와 함께 **단일 적용 경막외 차단**은 미추 차단과 유사한 용법을 가진다; 그러나, 이들은 손상부에 직접적으로 향하는 진통 혼합제와 함께 모든 척수 수준에서 사용될 수 있다.
- **혼합 차단**은 심어진 경막외 또는 지주막하 도관과 함께 연속적으로 이용되는 기술과 동시에 적용되는 서로 다른 수준이나 두 개의 연속된 기술에서의 단일 응용의 혼합이다. 척추 수술 후 통증증후군과 연속된 미추 압력 차단과 함께 수술적 절개 상부의 경막외 도관을 심는 경우에 좋은 예후를 보인다. 이러한 형태의 차단은 때때로 "이 층 버스" 또는 "샌드위치" 방법으로서 언급된다.

연속 침습적 기법(Continuous Invasive Techniques)

말초 차단

카테터를 신경이나 신경총에 삽입하는 것은 홉합된 진통제의 반복적또는 지속적 주입을 위해 사용된다. 지속적인 카테터 사용은 말초부 기법에 사용되는 거의 모든 부위에 삽입할 수 있다.

중추 차단

중추 차단은 **척수 수준**(척수 내, 경막 외 – ED 및 지주막하 – SA 차단)에서의 차단과 뇌 수준에서의 차단을 포함한다. ED와 SA 차단에서 주입된 물질(국소 마취제)의 활동은 자율 신경을 포함하여 영향 받은 부분의 뿌리와 척수 신경에 적용된다. 경막하와 SA 장치 그리고 카테터는 피하 조직 아래에 카테터의 터널화 없이 단기간의 진통 목적(수술 후 진통, 다른 치료 때문에 만성 통증을 가진 환자에서 일시적인 진통 목적)을 위해 사용될 수 있거나 카테터가 터널화되어 장기적인 진통 목적을 위해서 피부에 연결된다. 자주, 국소 마취 단독으로 또는 다른 약물과 연계되어 말초 카테터뿐만 아니라 중앙에 설치된 카테터로 적용할 수 있다.

통각 과민성 침습성 기술은 매우 인기가 높지만 반면에 낮은 신뢰성과 위험 때문에 비판을 받고 있다. 그들의 올바르거나 상대적으로 잘못된 적응증은 더욱 중요한 문제로 간주된다. 의학에 기반한 원칙적 증거에 따른 이러한 통각 방법을 객관적으로 평가하는 유효한 데이터와 연구들이 충분하지 않다. 그러나, 개인적으로 사용되는 침습적 기법과 이들의 진통 효과가 평가되어 왔다. 침습적 진통제의 재활적 접근과 관련된 진통 효과를 평가하는 연구를 담은 문헌은 매우 부족하다. 이러한 연구들은 확실히 앞으로의 연구에 대한 도전과제를 제시한다.

의심할 여지없이 특히 만성 통증을 치료할 때는 전체 문제에 대한 다각적인 시각이 가장 치료효과가 좋다. 치료 전략을 설정할 경우 전반적인 복잡성에 대한 심리적 측면을 평가하는 것을 포함하여 신경학, 치료학과 근골격계의 측면에서 오는 포괄적인 통증 원인에 대한 평가가 선행되어야 한다. 관련 전문가의 치료 방법들의 조합이 만성 통증과 함께 수반되는 질환의 치료에 가장 효과적인 것으로 알려져 있다.

6.4 복합 부위 통증 증후군 / COMPLEX REGIONAL PAIN SYNDROME (CRPS)

복합 부위 통증 증후군은 부상의 결과로 발생하는 다양한 통증 상태를 의미하는 용어이다. 이들은 국소적으로 발생하고 초기 부상과 다른 가장 중요한 임상적 변화를 가지고 있다. 임상적 변화는 강도와 지속 시간 측면에서 초기 부상의 예상되는 경로와 크게 다르지 않다. 이들은 움직임 장애를 유발하고 시간이 지남에 따라 다양한 진행을 보여준다. 이것은 조절 기전의 저해를 특징으로 하는 시스템 비조절의 명확한 양상을 가지고 있고 점차적으로 미세 순환의 중심 기능을 제한한다. 부종과 저산소증이 모세혈관 내에서 발생하여 결합 조직, 근육과 골 조직의 장애가 생기며 이는 비가역적인 관절 기능의 장애를 가져온다. 골조직은 다양한 단계의 다공성을 가져오는데 소주골이 얇아지거나 수덱(Sudeck)골다공증을 유발하기도 한다.

KRBS의 형태

- **I 형** CRPS (반사교감신경이상증)은 초기 부상의 영향 이후에 발생하는 증후군이다. 즉각적인 통증이나 이질통 및 통각과민이 존재하고 이는 독립된 말초신경 영역에 제한되어 있지 않고 부상 발생과 비례하지 않는다. 질환이 경과하면서 부종이 혈액 순환 장애로 발생하고 부상 부위에 피부 질환도 생긴다. 통증 강도와 손상 정도를 설명할 수 있는 상황이면 I 형 CRPS의 진단에서 탈락된다.
- **II 형** CRPS는 현재 작열통 이라고 알려진 부상과 관련이 있다. 1 형보다 빈도가 흔하지 않다. 이는 신경 손상과 함께 발생하는 증후군이다. 즉각적인 통증이나 이질통과 통각과민이 존재하고 부상 부위에만 국한되지 않는다. 2형의 다른 특징은 1형과 같다.

병인과 병리생리학

1형과 2형 CRPS에서 알려진 통증 기전은 아직 명확하지 않다. 이 증후군 발현에 대한 가장 보편적인 이유는 다음과 같다:

- **외부적 요인** — 부상(뼈, 물렁조직, 신경), 수술, 화상, 동상, 근육과 인대 과다사용, 잘못되고 고통을 느끼는 치료, 특히 꽉 조이는 깁스나 고통스러운 재활
- **내부적 요인** — 염증 (특이적 및 비특이적 모두), 심근경색, CVA, 종양 울혈, 바르비투르 중독, 항 결핵 치료

확실히 심리적 변화, 특히 부정적인 생활사 그리고 성격 및 자기비난 등 이 모든 것은 CRPS를 발현시킨다. 그러나, 명확한 원인이 없이 자발적으로 발생하는 경우도 있다. 이러한 경우는 원인 불명으로 분류되며 확인되지 않은 신체 내부 질환을 숨기는 경우도 있다.

임상적 증상

기본적 임상적 증상(**일시적 통증, 통각 과민과 이질통**)과 혈액 순환 장애, 발한, 부종, 영양 변화와 움직임 이상과 같은 증상은 정확한 진단을 위한 기본 임상 기준들이다. 변화는 상지에서 주로 발견되고 대부분의 경우 부상이나 잘못된 치료 때문에 발생한다. 장애는 특히 몸에서 멀리 떨어진 사지로 제한적일 수 있다. 질환이 진행되면서 근골격계 반응이 일어난다. 이러한 반응은 조직 변화와 전반적인 운동 장애, 즉 상지에서 어깨–손 증후군, 근육 위축과 흉추 측만을 동반한다. 이러한 경우는 편측사지를 포함하는데 여기서 장애가 상지에서 발생하여 그 이후에 이어지는 증상들은 같은 방향의 하지 또는 심지어 몸통과 머리에 영향을 준다. 드물게 증상들이 하지에서 상지로 이동하기도 한다.

감각 장애에서 통증이 주된 증상이다. 처음에는 통증이 일반적으로 손상측 즉 사지로 국한되지만 점차적으로 편측이나 심지어 반대측 몸 전체로 퍼져나간다. 통증은 종종 일시적이지만 이상 감각이나 감각 장애가 발작적으로 나타난다. 신경이 관련된 경우(**2형** CRPS), 작열감이 일반적이고 강도는 다양하며 종종 환자가 특정 행동을 하는 것을 방해한다. 움직이면 통증이 더 심해지기 때문에 물리치료사는 반드시 기억을 해야 한다. 이는 다른 통증 증후군과 유사하게 시각적, 청각적, 심리적 자극(**스트레스**) 등에 의해 악화된다.

자율신경 실조증은 대리석처럼 보이는 피부나 홍조, 청색증과 피부 온도의 변화에서처럼 확연히 드러난다. 1형 CRPS의 75~90%에서 존재한다. 피부가 말초 혈관 확장으로 따뜻해지거나 반대로 혈관 수축으로 인해 차가워질

수 있다. 가성운동성 기형이 일반적이고(발한 감소나 다한증)아래에서 언급한 영양 가치에서의 변화뿐만 아니라, CRPS의 각각의 경우에 대해 변화가 일반적이다.

영양 결핍– 일반적으로 초기 부상 후 몇 주 또는 몇 달 후에 발생한다. 이러한 변화는 근육, 관절과 뼈뿐만 아니라 피부와 피하 조직에도 영향을 미친다. 얇은 피부, 부러지기 쉬운 단단한 손톱, 머리숱의 증가나 감소와 인대, 건막, 관절과 뼈에 대한 손상이 가장 자주 나타난다.

운동 장애가 가장 일반적이다. 이는 근육 약화, 떨림, 근긴장 이상 등을 포함한다. 일부 학자에 따르면 운동장애가 CRPS의 가장 뚜렷한 증상이라고 한다. 근력 감소는 거의 모든 환자에서 관찰된다. 가동범위와 근력이 통증에 의해서 제한된다는 점이 CRPS의 임상적으로 가치 있는 신호이다. 만약 CRPS를 올바로 치료하지 않을 경우, 일반적으로 질병 과정이 아래에 분류되는 세 가지 임상 단계 중 하나의 형태로 여러 달 또는 수년간 증상이 지속될 수 있다:

I. 급성 단계 — 혈액 순환 증가, 부종
II. 이영양성 단계 — 혈액 순환 감소, 부종 증가, 가동범위 제한
III. 위축 단계 — 근육과 결합조직에 영향

이러한 분류와 함께, 시간적 지속성이 때때로 고려된다. 예를 들면, 2단계에서 이영상성이 최초 부상 이후 3–6개월 정도 지속된다. 이 단계에서는 특히 이 질환이 제대로 치료가 되면 상태가 호전될 수 있다는 것을 주목해야 하고 3단계로 넘어가면 즉 위축 단계가 되면 회복이 힘들어진다.

진단(Diagnosis)

진단은 대부분 임상적이다. 다른 진단 테스트와 방법은 단지 보조적이며 진단의 구체화를 이루는 데 도움을 준다. 체열 진단기는 1형 CRPS 진단을 하는데 가장 효과적인 진단 도구이며 응용된 중재의 치료적 성공을 관찰하는데 사용될 수 있다. 체코에 있는 우리의 연구소에서는 양사지를 비교하기 위해서 테크네티움–99을 함유한 3–상 골 신티그램 촬영법과 물렁조직 손상을 규명하기 위해서는 MRI를 이용하며 수덱(Sudeck)형 골밀도 변화를 관찰하기 위해 골 밀도기를 이용한다. 우리에게 잘 알려진 유용하고 사용하기 쉬운 방법으로는 디지털 온도계를 이용하여 피부 온도에서의 차이를 측정하는 것을 포함한다. CRPS의 임상적 증상과 감별 진단이 표 6.4–1과 표 6.4–2에 나타나 있다.

치료(Treatment)

CRPS에서는 종종 잘못된 진단을 하고 여러 임상적 상황에서 질환이 분류될 뿐만 아니라 구조물 전체(물렁조직, 뼈, 관절, 중추와 말초 신경계)가 손상을 받으면 질환의 광범위한 증상 분류가 다자적 접근을 부분적으로 요구하기 때문에 치료가 포괄적 접근법을 수반하지 않는다. 또한 특정 전문 분야 내에서 제한된 관점에서만 평가되기 때문에 환자를 잘못 치료할 수도 있다. 질환의 초기 상태에서 잘못된 진단 때문에 손상측이 움직이지 못하는 경우도 발생한다.

CRPS를 치료하기 위해서 광범위한 치료적 접근이 요구된다. 이들은 주로 통증과 부종을 조절하고 혈관 운동성을 증진시키며 제한된 운동성을 바로 잡는 것이다.

CRPS에서 근본적인 치료 전략은 야간 수면을 회복하고 통증을 감소시키며 미세 혈류를 복구하고 국소적 변화를 바로잡아주며 제한된 운동성을 회복하는 것이다.

재활 (Rehabilitation)

치료 재활은 이 증후군의 치료에 매우 중요한 역할을 한다. 통증 제거가 치료의 핵심이다. 개별적 접근과 방법이 CRPS의 상태에 따라 선택된다. 급성기에는 등척성 운동을 시행한다. 수동적 운동은 금기증이다. 급성기에는 환자는 손상측에 어떠한 자극도 견디지 못한다. 국소적으로 비접촉식이면서 통각성(환자가 치료를 느끼지 못한다.) 치료가 이용되는데 특히 원거리 전기 치료(DE, VAS 07 장비의 진통 전류 L1–L5)와 저주파 펄스 자기 치료가 이용된다. 물렁조직 가동술은 부종을 치료하는 데 있어 중요하다. **공기압 치료**(Vasopneumatic therapy)가 사용된다. 사이클 유지와 압력 정도가 최적으로 설정되어야 한다.(이들은 개별적으로 선택되고 내성에 기반한다.) 프리스니츠 랩이 유용하다. 열 적용은 금기증이다.

이영양기와 근위축 단계에서는 혈액 순환이 증가해야 하고 영양상 변화가 발생해서는 안 된다. 가장 빈번하게 사용되는 방법은 원거리 전기 치료(바셋 전류 I 72, 뼈와 물렁

표 6.4-1 CRPS의 임상적 증상 (Cerny R에 의함, 2000)

증상	특징	비고
통증	깊고 둔탁, 통증 부위가 정확히 파악이 안 됨, 강렬하고 지속적 활동이 증가하면 통증도 증가한다. 비해부학적 위치!	혈관 울혈의 영향 – 사지 돌출, 지혈대
약화	비해부학적 분포! 평가가 어려움, 기능이 불안정, 근육 활동이 통증에 의해 제한적, 시간이 지남에 따라 악화	가성 마비
운동성	수동 능동적 가동범위가 동일하게 제한된다. 급성 단계에서는 통증에 의해 제한, 만성 단계에서는 구축(contracture)에 의해 제한	
감각	모든 감각의 지각 과민이 근긴장이상과 위축단계에서 나타나며 이는 일반적으로 미미하다.	부정적 증상(감각 저하)와 자극(통증) 사이에서의 불균형
영양 변화	망상피반, 모든 조직에서 변화, 골 재구성(방사선학, 신티그램 촬영), 과생성 현상 및 구조물 손실을 동반하는 위축까지 다양한 피부의 변화가 발생	
발한 장애	예후와 밀접한 관련, 정량적 평가 요구, 체코에서는 적절하지 않다. + 또는 – 로 단계 결정	정량적 땀샘운동성 신경돌기 반사 시험
혈관 운동성 활동	혈관 운동 조절 및 혈관 벽 투과성의 변화	도플러 초음파, MRI
부종	급성기와 후반 긴장 이상 단계에서 림프울체 부종	

표 6.4-2 기능적 평가에 기반한 차별적 진단(Cerny R, 2000)

영향	통증	감각	영양 가치	강도 및 운동성	근신장 반사	부종
CRPS	+++	이질통증, 저림, 감각 장애	↓↑↓↓↓	↓통증에 의해 제한	+	+++
신경근 증후군	+ 에서 ++	피부 감각 저하	↓ 또는 +	↓	무반사	없음
망상조직	+ 에서 ++	감각 저하, 피부절단(pluridermatomal)	↓↓↓	↓↓↓	무반사	없음
말초신경	+ –	감각저하, area nervina	↓↓	↓↓	무반사	없음
다발성신경염	+ 에서 ++	감각 저하, 저림	↓↓		무반사	없음
중추 통증	+++	이질통증,온도 감지 장애	없음	↓	증가	없음
건초염	+ 에서 ++	장애 없음	+	보존됨 통증에 의해 제한	+	+ 에서 ++

조직 가열에 도움)와 자기 치료가 포함된다. 공기압 치료는 사지 혈액 순환과 림프 배액을 향상시킨다.

만성 부종의 경우에는 초음파의 분산능이 사용될 수 있다. 혈관 반응성이 정상화되면 온열 수치료(**월풀 욕조, 스테핑 욕조**) 또는 건열요법이 시작하고 국소적으로 적용될 수 있다.

혈관 시스템의 공감 작용이 사용될 수 있고 여기서 정상측 사지의 고온 적용은 혈관을 확장하고 손상측 사지의 순환을 이끌어 낸다.

일차 신호를 조기에 감지하고 적절한 치료를 시작하면 되돌릴 수 없는 이영양기 변화(3단계)와 만성 통증을 예방할 수 있다.

온열 적용이 사용되고 큰 동작을 포함하여 손상측에 대한 진동과 능동 운동이 장려된다. 요가와 태극권도 좋은 선택으로 보인다. 또한, 보이타(Vojta) 반사 운동이 손상측에 대한 바람직한 반응을 유발하는 자세와 영역에 집중하여 이용되기도 한다. 부드러운 동작 기법도 추천된다.

모든 단계에서 피부의 민감도를 최소화하는 것이 중요하다. 부드러운 자극이 이용될 수 있다. 관절 가동술에 능동 운동을 결합할 수 있다. 마이크로커런트 적용이 효과가 있는 것으로 알려져 있다.

다른 선택으로 TENS, 초음파와 자기장 치료를 적용할 수 있다. 임상적 경험에서 CRPS는 자율 신경계에 문제가 있는 경우 종종 발생하므로 심리와 정신과적 치료 또한 요구된다. **약제적 치료**는 마이크 혼합 제재라고 불리는 클로르프로마진 하이드로클로라이드, 도술핀, 잔티놀과 디하이드로얼고톡신의 복합물이 이용된다.신경 이완제, 항우울제와 혈관수축제가 많은 경우에 유효한데 효과적인 재활 기법으로 위에 제시된 침습성 교감신경 차단제와 함께 사용되면 더 큰 효과를 발휘한다. 그러나, 이러한 약물들이 원래 용량으로 투여되면 부작용을 유발하므로 이러한 약제를 같은 분류에 해당하는 유사한 제재(클로르프로마진 대신에 티아프라이드, 도술핀 대신에 항우울제 SSRI 등)와 대체하면 도움이 된다.

침습적 시술(Invasive Procedures)

성상 신경절과 요추 교감신경 차단은 가장 자주 추천된다. 다른 방법에는 혈관 내 접근을 통한 교감부 차단이 있다. 경막외 차단은 하지에 유용하다. 이영양기와 위축 단계에서 이전 형태의 진통제가 실패한 경우, 말초신경 연속 국소 차단이나 국소 마취제의 계속되는 투여를 위한 연속 카테터의 피하 터널화를 만드는 경막하 차단을 이용해 왔다.

또한, 척수 자극 기술이 언급될 필요가 있고(1형 CRPS) 특히 사지에서 CRPS를 위한 말초 신경의 자극이 요구될 수 있다(2형 CRPS – 작열통). 척수 자극은 질환이 훨씬 더 진행된 경우에 일차적으로 고려되며 (2 또는 3 단계), 이 때 이것의 효과는 단지 진통만이 아니다.

참고문헌(REFERENCES)

Bruselsky konsensus v léčbě bolesti neuromodulačními technikami, materiál EFIC 1998. Neuromodulation 1999; 2(2): 7–15.

Cousins MJ, Walker SM. Neural Blockade and Pain Management. In: Pain 1999 – An Updated Review. Refresher Course Syllabus. Seattle: IASP Press 1999; 281–295.

Černý R. Neurologický pohled na komplexní regionální syndrom. Bolest 2000; 2(2): 77–85.

Declaration EFIC (European Federation of IASP Chapters) on Chronic Pain. (June 2001).

Devor M, Raber P. Heritability of Symptoms in an Experimental Model of Neuropathic Pain. Pain 1990; 42: 51–67.

Hocking G, Visser EJ. Ketamine: Does Life Begin at 40? In: Pain Clinical Updates, IASP. 2007; XV(3): 1–6.

Horáček M. Lokální anestetika. In: Rokyta R, Kršiak M, Kozák J, et al. Bolest. Praha: Tigis 2006; 156–167.

Janig W, Stanton-Hicks M. Reflex Sympathetic Dystrophy: A Reappraisal. Progress in Pain Research and Management. Vol. 6. Seattle: IASP Press 1996; 1–24.

Jensen TS, Wilson PR, Rice ASC. Chronic Pain. London: Arnold 2003.

Kolektiv autorů. Základy anesteziologie. Miloschewsky D. Místní anestezie a analgezie. 1981; 218–229.

Kozák J, Neradilek F, Černý R. Komplexní regionální bolestivý syndrom. Bolest 2000; 3(Suppl 1): 114–120.

Kozák J, Ševčík P, Vondráčková D, Vrba I. Anesteziologické metody v algeziologické praxi. Bolest 2000; 3(Suppl 1) 2000: 50–59.

Kozák J. Komplexní regionální bolestivý syndrom: Klasifikace sympatických bolestivých syndromů – algodystrofií. Bolest 2000; 2: 70–76.

Kozák J. Multidisciplinární přístup v léčení bolesti. Bolest 1998; 1(2): 33.

Loeser JD. Concepts of pain. In: Stanton-Hicks M, Boas R, eds. Chronic Low Back Pain. New York: Raven Press 1982: 145–148.

McMahon SB, Koltzenburg M, eds. Wall and Melzack's Textbook of Pain. 5th ed. London: Elsevier 2005.

Michálek P, Kozák J, Ševčík P. Intervenční techniky v léčbě bolesti. In: Rokyta R, Kršiak M, Kozák J, et al. Bolest. Praha: Tigis 2006; 528–551.

Mikeš K. Výsledky léčby Sudeckovy dystrofie neuroplegiky. In: Sborník prací z Česko-polských orthopedických dnů. Třinec 1973; 66–68.

Neradilek F. Bolest. Praha: Tigis 2000; Suppl 8–10.

Neradilek F. Komplexní regionální bolestivý syndrom: léčit nebo předcházet? Practicus 2004: 224–228.

Ramamurthy S, Rogers JN, Alanmanou E. Decision Making in Pain Management. 2nd ed. New York: Mosby-Elsevier 2005; 265–334.

Rokyta R, Kršiak M, Kozák J, et al. Bolest. Praha: Tigis 2006.

Zhao Rong Chen, Irvine RJ, et al. Mu Receptor Binding of Some Commonly Used Opioids and their Metabolites. Life Sci 2000; 48: 2165–2171.

7 심신 질환에서 재활 치료

TREATMENT REHABILITATION IN PSYCHOSOMATIC DISEASES

재활이란 임상적 접근과 병적 상태 및 일상생활에서 복잡한 생물학적, 심리적 그리고 사회적 양상이 결합한 특수성이다. 이러한 이유로 심신 장애는 이 책에서 상세히 기술되지 않는다.

좀 더 구체적으로 설명하자면 심리적인 상태에 의해 야기되는 신체적 문제, 변화와 기능적 장애를 설명하는 질환을 연구하는 특수 분야로서 이해된다. 좀 더 광범위하게 말하자면 이는 대인 관계, 일상생활 및 환경 속에서 육체적 정신적 건강을 유지하는 포괄적인 접근을 포함한다.

심신 의학은 건강, 질환 및 인간 생활의 복잡한 측면과 생물학적, 심리적 그리고 사회적 관점을 포괄적으로 포함한다. 인간의 삶에서 질환의 진행, 부상 및 다른 변화의 인과 관계는 이러한 문맥 속에서 여러 요인들을 포함하고 좀 처럼 부상의 형태에 대한 단순한 인과 관계에는 적용되지 않는다 ➜ 병적 상태. 다음과 같은 원칙이 좀 더 일반적으로 적용된다: 한 가지 원인 ➜ 여러 가지의 가능한 결과(이혼 ➜ 신경적 문제 악화, 신체화증상, 안정), 더 다양한 원인들 ➜ 한 가지 결과(과로, 휴식을 취하지 못함, 뇌염, 항생제 치료 후 감소된 면역성 ➜ 만성 피로 증후군), 또는 피드백을 가지는 원인과 결과의 복잡한 연계성. 예를 들어 통증, 연속된 심리 생리적 과정 및 인지적 통증 처리는 다양한 피드백 사이클에 의해 통증 인식을 변화시킨다: 심리 생리학적으로 증가된 중추신경계 활성화, 인지적으로 무리한 사고 및 인지적으로 중재된 감정적 변화. 심리 생리학적 피드백은 피질하 수준에서 주로 조절된다. 연합 피질은 인지적으로 조절되는 피드백에 많은 영향을 준다.

어떤 경우에 이것은 정서적 반응을 일으키는 일차적 생물학적 구성(예: 골절), 자율신경 장애(교감신경 활성도), 정서상 인지적으로 제어된 변화("파국화"), 자가 평가에서의 변화("나는 정상적인 삶을 누릴 수 없다") 그리고 예상되는 미래("부상이 나의 계획을 망쳤다")가 된다. 복합부위 통증 증후군에서와 같이 통증에 대한 과도한 두려움과 그에 따른 부적절한 교감신경 반응은 질병 과정을 복잡하게 만들고 장기적으로 지속하게 하여 대인관계의 변화 등 부정적인 사회적 결과를 초래한다. 결국 이 변화는 환자의 사회적 부적응을 유발하고 배우자와의 관계를 방해하거나, 직장 내 환자 위치에 부정적인 영향을 미칠 수 있으며, 척추 기인성 문제나 위장관계 질환과 같은 잠재적인 신경적 신체적(생물학적) 질환을 악화시킬 수 있다. 다른 환자의 경우에는 일차적인 역할은 대인관계나 사회적 문제(이혼 또는 따돌림)을 포함할 수 있는데 이는 환자가 적절히 평가하거나 효과적으로 처리할 수 없다. 예를 들어,이 문제는 신경적인 과정으로 처리된다. (7.1.6장의 징후와 증상으로서의 신체적 표현 부분 참고한다.) 이것은 다양한 통증, 마비나 다른 병리생리학적 상태와 부합되지 않는 경우를 일으킨다. 이러한 경우에 우리는 심리적 수준에서 신체적 수준으로의 전환을 고려한다. 이러한 전환 장애는 초반에 히스테리성 장애로 알려져 있는데 이는 단지 특정 형태의 심신 장애를 유발하며 따라서 순전히 심신 의학으로 적용된다고 할 수 없다.

진단, 치료와 예방에서 특정 생물학적(유전적 영향, 태생 전 영향 등), 심리적, 사회적 심리적(특히, 가족 환경), 경제적(재정적으로 안정되지 않은 가족, 직장이 없는 부모, 고용의 불안정성 등)그리고 환경적 결과(소음, 도시, 마을, 직장 상태 등)의 영향 아래에서 인간의 삶이 진행된다.

이러한 환경 속에서 사람은 출생, 삶, 일, 휴식과 죽음을 경험한다. 이러한 배경에서 질환과 부상이 일어나고 치료와 재활에 많은 영향을 미친다.

7.1 현대 심신 의학

7

심신 의학의 기본 원칙은 보편적인 인간 활동 그 이상이다. 이들은 20세기 초에 J. von Uexkull에 의해 공식화된 일반적인 생물학적 문제들과 관련되어 있고, 이 학자는 생물학적 피드백이라는 용어를 사용한 최초의 사람이었고 T. Seeok은 이 용어를 주변 세계 및 생물기호학으로 사용했다. **주변 세계**(umwelt)란 용어는 개체에게 중요한 세상의 일부로서 사람의 환경과 관련되어 있으며 개인이 이 곳에 헌신한다라는 의미 또한 가지고 있다. **생물기호학**(biosemiotics)은 신호체계로서 생물학적 개체를 다루고 이러한 개체와 절차에 대한 관련성이 이루어지면 이에 대한 상징이 된다(베스토니스의 베니스의 배 모양 몸은 명백히 다산의 상징이었다).

현대 심신의학에 대한 디딤돌은 **심리적 분야 이론**(K. Lewin)과 **전인적 의료**(분자적 수준에서 환경과의 교감까지 인간의 기능을 연구), 심리적 갈등의 변형된 형태로서 신경적 신호를 간주하는 **심리 역동적 이론** 및 조건화의 결과로 이러한 신호체계를 간주하는 **행동주의 심리학 이론**을 포함한다. 조건화 자극은 이러한 신호로부터 부차적 이득을 제시했다. 예를 들어, 싸움에서 공황 반응 시 몸부림치기(jactation)는 교도소의 안전성에 의해 보상되었다.

또한 현대 심신 의학의 시작된 것은 성격 심리학(위험 특징)그리고 20세기 후반에 신체의학과 함께 신체 신호에 대한 정신 역학 접근의 체계화에 공헌했다(F. Alexander, F. Dunbar).

문제의 정도와 현대 심신의학에서 도전적인 학제적 토대는 현재의 심신 의학이 현재의 지식 수준과 부합하는 결과를 이끌어 내지 못하는 이유들 중의 일부이다. 그 원인 중 하나는 일차 의료 교육을 받은 전문가가 환자의 심리적 사회적 문제를 충분히 인식하지 못하고, 반대로 심리학 전문가는 종종 기본적인 의학적 측면을 충분히 이해하지 못한다는 사실이다. 게다가, 이 상태는 심리적 신체적 기능을 가진 평행 경로를 가정하는 **정신 신체적 평행 이론 영향**의 잔재와 통합의 원칙적 결여에 의해 악화된다. 이것은 주어진 신호가 심리적 또는 신체적 특징 중 어떤 것을 취하는지에 대한 문제의 일방적 제시를 유발한다.

일방적 정신생리학적 평행론에 따르면 모든 정신적 과정은 자신에 해당하는 생리적 과정을 가진다. 이러한 보편성은 인과적으로 연계되지 않는다. 이들은 서로에 대해 영향을 미치지 않는다. 보편적인 "직관적" 평행 이론은 일반적으로 정신적 면과 신체적인 면 사이에 어떤 관계를 인식한다. 그러나, 이것은 이 훈련에 대해 부적절한 것으로 간주된다. 이것은 서로 다른 진단이라는 오류와 부합된다:

"이 환자는 신체적으로 아픈 건 지 아니면 정신과에 가야 하나요?" 서로 다른 부서간 협력은 정확한 진단을 이끌어 내는데 필요하다; 그러나, 이것은 여전히 보편적 관행이 아니다.

성공적이지 못한 심신적 중재의 또 다른 원인은 전문가가 환자에게 영향을 미치는 효과적인 대화, 카리스마적 존재, 제안적 행동 및 플라시보 효과와 같은 비특이적 수단에 전문가들이 익숙하지가 않다는 것이다. 대체 의학 전문가는 종종 일반 의사보다 더 나은 비특이성 수단을 사용했다. 이러한 환경 속에서 이들은 특히 전환증상에 영향을 주는데 많은 경우에서 좀 더 성공적이었다.

7.1.1 심신 의학과 현대 과학

현대 과학에서 종종 체계적이지 않고 편협한 결과와 그들의 효과적 구성을 더 큰 시스템으로 만들 수 있는 이론의 느린 정립 사이에는 불일치가 만연한다. 따라서, 환자를 대상으로 하는 포괄적인 심신적 접근에 대한 새로운결과를 실제로 사용하는 것은 제한적이다. 탐구에 있어 분석적 수단은 조직적인 시스템에서 자신의 조직보다 많은 상세한 결과의 축적이나 종합적 수단보다 우세하다. 암묵적 규칙은 실제로 "상세 내용이 좋을수록 과학은 더 위대해진다"라는 내용을 암시한다. 이러한 과학적 결과의 분석화 경향은 이 차 대전 이후 명백해졌고 심신 의학에 도움이 되지 않는다. 현재의 과학적 결과의 근간은 예를 들자면 세포 면역력에서처럼 심신 장애의 한 측면을 전문으로 연구한 전문가에 의해 발전되었다. 부분적 정보 성장의 분석 과정과 그것의 불충분한 효과와의 통합사이에 나타나는 불균형은 심신 의학의 발전을 지연시킨다. 이러한 과정은 교육에도 반복된다. 미래의 의사들은 신체적, 심리적, 행동적 사회적 절차에 대한 만성 통증의 활동 보다는 세포막 자극의 시작 기전에 대해 더 많이 연구한다.

7.1.2 심신 의학과 불합리성

심신 의학에 대한 모호한 이해와 그러한 접근에 대한 과학적 타당성 감소는 현대 과학 시대 이전에 사용된 용어나 의견에 의한 불합리한 이론과 역사적 표현을 위한 발판이 된다. 예를 들어 자주 사용하는 용어인 "심리적 에너지", "심리적 갈등" 그리고 현실적으로 심리적 과정은 사람들이 소유하고 있는 에너지보다는 정보와 관련이 깊으므로 현대 과학과는 다소 거리가 있는 소위 심신 의학적 용어를 사용한다. 에너지는 신진대사로부터 나온다.

이론은 묘사이자 해석의 현상이다. 이것은 현상의 근본적인 부분(요소, 하위시스템)과 현상의 기능 제시를 위해 필수적인 이들의 관계를 포함하는 기본 구조이다. 이 모델은 논리적으로 명확해야 하고 현실과 부합되고(실험적 관련성 이론) 과정 개발을 예상하고(예측 능력) 자신의 응용을 구체화 해야 한다(실질적 기능). 이 구조는 예를 들어 통증과 통증의 인지적 과정을 촉발하는 만성 통증의 정신적 변화에 대한 인과적 구조 모델이 있다.

수평 이론 구조의 대조는 검증할 수 없는 용어와 관계에 있는 현상을 나타낸다. 예를 들어,침술의 치료적 효과는 의심할 여지없이 명백하지만 침술의 원리에 대해서는 상징적이고 시적인 표현을 쓴다. **따라서 치료의 가치는 논리적으로 일관된 이론에 의해 뒷받침되는 것이 아니라 오히려 그 효과에 의해 뒷받침된다.** 이론은 실제 진단과 치료에 도움이 되고 새롭거나 지금까지 사용된 치료 방법에 대한 개선 방안을 제안할 수 있는 경우에만 유효하다. 이들의 과정와 효과를 설명하고 제시하는 시나리오에서는 실질적으로 치료에 대한 어떠한 가치도 제공하지 못한다. 더 나은 시나리오는 그것이 미래에 적용될 수 있는 이론의 기초가 될 수 있다.

심신 의학에서 복잡한 문제의 탐구는 정확히 정형화되고 통계적으로 시험된 이론에 기여하면서 특정 분야의 연구보다 더 많은 오류("잡음")를 포함한다. 스트레스가 면역력을 감소시키는가에 대한 질문에 답하기 위해 거주자의 면역 체계에 대한 도시 환경의 영향을 연구하는 것보다 소음에 노출된 쥐의 백혈구 변화에 어떤 영향을 미치는지를 연구할 때가 더 쉬울 것이다. 첫 번째 시나리오에서는 소음에 노출된 그룹과 단지 한 가지 대조군인 조용한 환경에 지내는 그룹을 비교하는 것이 더 정확하지만 주어진 결과의 적용은 심신 의학의 응용에서는 바람직하지 않다. 두 번째 시나리오에서는 많은 양의 정보와 복잡한(다변량) 통계로 비교해야 하는 필요성 때문에 답변이 심신적 접근법의 복잡한 관점에서 적절할 수도 있지만 데이터 샘플의 크기와 함께 증가하는 통계적 오류에 의해 부정적으로 영향을 받게 될 것이다.

7.1.3 생물학적, 심리적, 사회적 접근

질병 예방, 질병 그 자체와 부상은 항상 생물학적, 심리적, 사회적 관점에서 검토되어야 한다. 재활 방법은 자신들을 이러한 관점 중에 단지 하나에만 제한할 수 없다.

생물학적, 심리적, 사회적 관점은 질환을 가진 상태와 정상을 나타낸다. **섬유근육통**과 부분적으로 **만성 피로 증후군**의 증상들(3장 선택된 내부 및 다른 질환들에서 치료 재활, 3.8.5장 섬유근육통 증후군)은 생물학적, 심리적, 사회적 통합의 저해하는 좋은 예이다. 이들은 하부세포와 세포성 수준에서 붕괴된 과정들을 포함하는데 여기서 언급되는 과정들이란 붕괴된 통증과 진통 기전, 염좌 후 근육 조직의 지연된 재생, 수면 문제, 피로감, 감소된 활동과 소위 말하는 가성 우울의 다른 증상들을 포함한다. 가성 우울은 피로, 수면 장애 또는 업무 능력이나 외모의 변화에 대한 주관적 감지("나는 어떤 것도 할 수 없어; 나는 이상하게 보여")와 같은 신체적 질환의 복잡한 증상들을 나타내는데 이들은 병리생리학적 상태의 자연스러운 결과이다. 이들은 심지어 우울의 전형적인 증상들이 결여되어 있는데도 우울의 증상인 것으로 잘못 해석된다 – 기분 변조(장기화된 "병적으로 안 좋은 기분")와 무쾌감증(즐거움의 결여나 즐거움을 경험하는 능력의 상실). 섬유근통과 만성 피로 증후군의 양상은 감정(불안감, 분노, 우울)의 일반적인 변화, 인지 과정의 변화(자신은 병들고 열등한 존재로 인식), 정상적인 삶을 살 수 없는 것에 대한 좌절감과 사회적 통합성의 결여(패쇄성, 친구 상실), 그리고 가족 내의 위치(가장에서 무능력한 가족 구성원으로의 전락)를 포함한다. 이러한 변화들은 감소된 업무 능력, 재정적 어려움, 그리고 다른 문제들과 관련이 있다.

만성 피로 증후군의 증상은 완벽주의, 과장된 이타심 또는 자기 부정과 피로의 부정과 같은 특정 성격들의 축적된 결과들이다. 유사한 병적 상태는 때때로 신경 감염의 결과로서 붕괴된 면역 상태에 의해 야기될 수 있다.

생물학적, 심리적, 사회적 과정은 다른 방식으로 특정 질환의 원인, 경과와 결과에 영향을 미친다. 위궤양의 발생은 이러한 경우에 해당한다. 이것이 위장 내에서 해부학적 변화를 포함하지만 이것의 형성은 다양한 범위에서 앞에서 명시된 모든 세 가지 과정으로부터 기인한다. 위궤양의 생성은 매우 중요하다. 그러나 반드시 *헬리코박터균*이 존재하는 것은 아니다. 그러나, 유전적 요인, 전반적인 신체 상태, 현재와 과거의 병력 상태, 생활 습관, 스트레스, 흡연, 술, 위점막을 자극하는 약물, 정서적 상태 및 성격적 특징(억제된 분노), 힘든 인간관계, 스트레스를 유발하는 사회적 환경 및 환경적 요인들 모두가 이것의 발병과 관련되어 있다.

몇 가지 다른 관련 요인들은 부분적으로만 관련되어 있다(**특정 박테리아의 존재**). 이들은 일반적이면서 비특징적이고 단지 특정 질환에서만 명백하거나 보편적인 다른 원인을 가진다(**영양 결핍, 일반적 고통이나 어려움**). 이러한 모든 영향들은 개별적이며 특이한 방식으로 각 개인에 영향을 미친다. 어떤 경우에는 위 궤양은 진통제 과다복용으로 발생하며 다른 경우에는 억제된 감정의 결과로 유발되는 스트레스의 결과이다. 치료적 접근 전략은 질환의 원인 병리학적 관점에서 구별하는 것이 중요하다. 해부학적 소견은 일률적으로 치료될 수 없으면 적용된 치료는 원인 병리학적 관점을 신중히 고려하는 것이 중요하다.

유사한 접근이 다른 질환, 장애 및 부상에 사용될 수 있다. 교통 사고나 부상은 단순한 우연이 아니라 운전자의 성격이 관여되는데 이들의 공격성, 이기심, 위험 추구 및 높은 수준의 자극에 대한 필요성(**자극 추구**), 이들이 실제 상태(**피로, 취함, 흥분**)및 다른 영향들이 사고와 밀접한 관련을 가진다.

심신 통합성(Psychosomatic Integrity)

개인의 생물학적, 심리적, 사회적 통합은 어떤 심리적 신체적 실체가 무엇이고 어디에서 끝나는지에 대한 기본적 질문을 포함한다; 신체적인 것과 심리적 사이의 차이점이 어디에 존재하는가 하는 문제. 이러한 질문에 대한 답은 문제의 성향을 고려할 때 명확하거나 실질적으로 중요하지 않다. 의미적으로 이들은 더 이상 심신적 의미가 아닌 것으로 정의되고 외부 한계가 설정된다. 개인의 심리적 생물학적 존재 사이의 연속성을 고려한다면 순수하게 심리적인 것을 찾는 것은 불가능하다. 어느 정도까지는 전체 산전 시기는 생물학적인 것으로 생각할 수 있다. 또한, 많은 다른 생물학적 과정들은 심리적으로 반영되지 않으며 실질적으로 심리적인 영향을 미치지 않는다. 오늘날 신체, 성격, 사회적 환경과 인위적인 환경은 매우 조직적으로 상호 연계된 단위로서 간주된다. 이들의 존재는 많은 양의 정보와 에너지를 달성하는 것과 관련이 있는데, 이는 생물학적(**신체적**)과정과 심리학적 과정을 밀접하게 관련 짓는다.

정보 처리 과정은 인지적 과정, 흡수, 정보의 처리 및 저장, 그리고 감정적 동기 부여 과정과 같은 **뉴런의 자극 활동**과 연계되어 있다. **감정적 동기 부여** 과정은 경험적 측면과 다양한 형태의 행동(**동기**)에 대한 에너지의 배출과 변화를 유발하는 과정을 포함한다.

체액성 과정은 근본적으로 감정적 상태의 기본적 기전에 영향을 준다. 동기 부여 기전은 혈장 내 이온 농도(**갈증**), 혈장 내 당 농도(**배고픔**), 체액성 과정(**성욕**)및 다른 많은 생물학적 조건들에 의해 제어된다. 평가의 특정 수준에서 생물학적 조건은 즐거움과 불쾌감과 같은 감정의 형태에 의해 반영되고 이들은 스트레스와 좀 더 복잡한 감정적 반응을 불러일으킨다.

인지적 과정과 감정적 동기 부여 과정은 서로 영향을 미친다. 예를 들어, 부정적 인지 처리 절차, 위험한 상황 평가와 그러한 상황을 마무리 짓는 개인 능력에 대한 평가는 위협이나 불안한 느낌(**감정**)을 유발할 수 있다. 불안은 도피(**행동**) 유발 감정과 관련 있다. 인간과 다른 종의 차이점은 주로 정보 처리과정에 있는데 특히 높은 수준의 인지 활동(**복잡한 느낌, 올바른 동기**)의 결과로서 생성되는 감정적 동기 부여, 인지적 처리(**인지와 사고**) 또는 사고의 질적 수준에 존재한다고 할 수 있다.

그러나, 언급된 처리 과정에서 "완전히 심리적" 그리고 "완전히 생물학적"에 대한 문제는 종료된다. 정보 입력, 처리 및 저장은 신경전달물질 기능을 가진 신경 자극 활동 및 뇌 세포에서 펩타이드 변화와 관련이 있다. 예를 들어, 자극에 대한 반응과 정보 전달은 구심성 시스템에 의해 이루어지거나 단기 기억에서 정보의 저장은 자극 활동에 의해 이루어진다. 장기 기억은 뇌 세포에서 단백질의 변형과 관계된다. 정보 처리는 카테콜아민의 수치 증가와 "아드레날린 반응"(**연관된 감정 상태와 관련되고, 스트레스를 증가시키고 "자극한다"**)과 같은 다른 신경과 체액성 절차를 유발한다. 이것은 투쟁 또는 도피(**행동**)를 촉발하는 에너지 방출과 사용량의 증가 과정이다.

정상적 및 병적인 감정은 이러한 경우나 이와 유사한 과정에서 작동한다(**심지어 더 복잡한 과정도 존재한다**). 이런 방법으로 동시적이거나 길항적 정보, 감정적 상태와 동기(**갈등**)이 처리된다. 우리가 원하거나 원하지 않은 무엇인가를 인지한다면 우리는 심지어 타당한 목적도 거부하는 동기를 가질 수 있다. 달성 여부에 관계 없이 에너지는 방출된다. 이러한 상황은 변동 활동이라 불리는 대안 중에서 하나를 받아들이거나 갈등(**"과정"**)을 해결하는 능력에 의해서 해결된다. 갈등 상태로 남아 있는 것은 심리적 불편(**신경 재생**) 또는 지속적인 불안(**심신 활동**)의 결과로서 신체 활동 과정의 분열을 유발한다. 자연스러운 성적 동기와 도덕에 기반한 동기 사이에서의 갈등이 한 예가 될 수 있다. 신경적 기전은 동시에 엑셀과 브레이크 페달을 밟을 때 자동차의 기능과 우리가 동시에 좌우로 가고 싶을 때와 유사하다.

에너지는 모든 신체적, 심리적 과정, 사람과 환경 사이의 모든 의사소통에 필요하다. 모든 인간의 에너지는 신진대사라는 것이다. 간단히 말해서 호흡 주기와 관련된 미토콘드리아의 크렙스 회로는 사람과 다른 종이 가지고 있는 모든 에너지 생산에 큰 영향을 미친다.

생물학적, 심리적, 사회적 과정은 특정 생태적 맥락에서 전반적으로 발생한다. 실제로 삶의 과정은 복잡한 생활활동, 내부–생물학적 심리학적 과정과 외부–행동으로 나타난다. 이는 전형적인 규칙성을 내포하는데 예를 들어 발전 단계와 개인적인 특징을 가진 경로; 구체적으로 "삶의 이야기"가 될 수 있다.

정규성(Normality)

인간의 생물학적, 심리적, 사회적, 생태학적 목적은 정상과 정규성에 대한 복잡하면서 모호한 문제를 가져온다. 특정 상황에서 개인의 **통계 표준**(예: 평균 68% 영역에 있다면)에 속하는 경우, 좋고 올바른 기능적 신체, 감정이나 사회성을 가지는 **기능적 정상**으로 분류되지 않을 수 있다. 기능적 관점에서 BMI에 따른 인구의 정상 범위는 전체 인구의 대부분이 비만이라면 정상이 비정상이 된다. 충치는 통계적 정상치에 해당하지 않지만 대부분의 사람이 충치를 가지고 있다.

게다가, 통계적 기능적 정상은 표준의 개념(일반적,적절하고, 정확하고 보편적인 기능)에서 그리고 정상적 기능의 범주(승리,육체적 매력, 존경 받는 직장 생활)에서 활용된다. 내향성과 외향성 사이의 위치는 이러한 범위에 있는 대부분의 사람들에 있어서 정상적인 행동의 통계적 표준이다. 매우 높은 IQ는 통계적으로 정상 범주의 끝에 위치한 것으로 통계적으로 간주된다. 기능적 관점과 존재의 심리적 및 사회적 측면과 관련해서 이것은 상호 이해의 결여로 인해 일반 인구의 환경 내에서 부적응, 오해 및 문제점들을 포함하는 통합적 위험이 될 수 있다.

합의적 표준도 언급해야 한다. 이것은 과정의 "좋은 기능"과 발생의 빈도를 고려하지 않고 이루어지는 "이렇게 하면 된다"의 개념으로 통한다. 병리적 합의의 예는 이상적 아름다움에 집착한 나머지 거식증에 걸리는 경우가 있을 수 있다. 특정 문화적 도덕적 표준은 숨겨진 생물학적 결정론인 다윈의 진화설을 따른다. 일반적인 생활 속에서 안정적인 가정의 도덕적 규범은 유전적으로 우수한 자손을 가질 높은 가능성을 이끌어 낸다. 동일한 유전적 다원적인 토대가 가사 상태에서는 "윤리적 실패"로 간주된다. 예를 들어, 전쟁 중에 생존의 불확실성을 감안할 때 유전자 코드 전송의 가능성이 난혼으로 인해 증가한다. 난혼은 정상적인 생활 상황에 직면할 수 없다고 느끼는 불안한 신경증 환자에게도 전형적이며, 불확실성과 위험의 원인으로 관련 환경을 인식한다. 유사한 원칙이 영장류에서 나타난다.

정신 생물학과 사회문화적 규범 (Psychobiology and Sociocultural Norms)

정신생물학적 결정인자들은 사회문화적 또는 종교적 관점에 기반한 동기와 규범의 결정에 의해서 더욱 더 복잡하게 된다. 성적 욕구와 같은 정신생물학적 내재성 동기는 받아들여지는 도덕적 규범(나는 하지 않아야 한다)이나 관련된 사회적 환경의 인식된 규범(내가 누군가를 해롭게 하면 갈등이 초래된다)과 함께 사회문화적 규범("신뢰")과 마찰을 하게 된다. 이것은 정신생물학적 동기와 도덕적 규범에 근거한 인지적 평가 사이에서의 갈등이라고 할 수 있다. 정신생물학적 사회문화적으로 결정된 동기의 갈등은 심리적 균형(다루기)을 회복하는 지속적인 과정들을 요구한다. 심리적 균형은 "도전적 환경" 또한 갈등, 좌절을 포함하는데 이 균형은 해결책을 찾으면서 근본적으로 자연스럽게 적응하는 신경호르몬 분비 과정, 스트레스에 대한 반응 또는 "적응"을 완성한다.

신경생물학적으로, 인지적으로 또는 사회적으로 적응을 못하는 것은 정상으로 간주되지 않는다. 원래 어려운 상황을 해결하기 위해 신체를 활성화된 신경생물학적으로 계속되는 스트레스 반응은 신경적 혼란을 유발하거나 만성적 악화나 약화된 부위에 "준비된" 신체적 질환을 일으킨다. 이러한 심신 약화의 예로는 고혈압, 위궤양, 건선, 알레르기, 특정 피부 질환, 만성 척추 질환 및 종양이 있다. 만약에 이러한 증상이 나타나지 않고 사람이 계속해서 스트레스와 불편을 직면하게 되면 신체 탈진 증상이 나타나 세포성 면역과 대사를 방해하게 된다(자가 면역 질환, 만성 피로 증후군). 신경증과 심신 장애 환자는 급성 스트레스를 받을 당시에는 적응력이 있지만 계속되면 만성으로 진행되어 영속적으로 스트레스를 받으며 생활하게 된다.

인지적 과정과 적응

인지적 과정은 해결하기 어렵거나 불가능한 상황의 평가와 지각에 의해 주로 만들어지고 유지된다. 이러한 특징과 경향은 **외부적**으로나 자신의 힘으로 해결이 안 되는 상황으로 지각하는 경향을 포함한다; **파국화 경향** 또는 선택적 지각과 상황의 부정적인 측면만을 고려하는 경향; 회의주의 또는 미래 사건에 대한 학습된 **부정적인 기대**나 **자기 효능감** 또는 자기 스스로 문제를 해결할 수 있다고 생각하는 경향. 자기 효능감은 아편양 펩티드의 높은 혈장 내 농도와 관련 있다.

인지적으로 왜곡된(편향된) 자아상, 관련 환경과 영구적으로 관리 불가능한 형태의 통증 만성화를 위한 인지적 기반, 일과 삶의 부적응으로 실패한 통합, 성공적이지 못한 사회적 통합과 감소된 치료 효과와 같은 일반적 상황이 나타난다. 소극적이고 성공적이지 못한 사회적 통합 속의 환자들을 "치료받기를 원한다"; "그들은 완치되기를 원하지 않는다." 이들은 자신들의 소극적 성향을 해치지 않는 치료를 원하기 때문에 이들은 복용약, 주사 또는 수술적 치료를 선호한다. 이들은 자신의 참여를 요하는 재활 치료나 운동을 거부한다. 이들은 침대 위에서 많은 시간을 보낸다. 이러한 증상들은 만성 통증, 통증 행동 및 부적응 인정에 대한 예측 변수이다. 활동적이고 자신감이 있는 환자들은 치료에 좀 더 적극적이고 일상생활로 돌아갈 수 있는 궁극적 치료를 원한다.

면역 기능의 붕괴는 조건화되거나 학습될 수 있다는 것이 실증적으로 입증되었다(Adler와 Cohen, 1975). 면역력의 변화는 스트레스에 직접 노출되거나 위험 **조건화** 신호 또는 **변형된 인지 과정**의 신호로서, 예를 들어, 파국화 경향(아마도 심리적 트라우마를 겪은 후) 또는 학습된 무력감 등의 경우에 가능하다. 이러한 상황을 지나치게 부정적으로 인식하도록 한다. 그래서 자신이 무능력하고 도움을 받을 수도 없어 결국 이 문제를 해결할 수 없다고 받아들인다. **일상생활에서 흔히 사람은 통증과 같은 직접적인 심신적 스트레스에 일으키는 영향보다 세상을 자신의 임의대로 해석하는 경향이 있다.** 부정적인 통증 인식 과정은 통증에 대한 강도와 불쾌감보다 부정적인 감정(불안, 분노 및 우울)과 통증 행동에 대한 더 강력한 예측 변수이다. 통증을 도전과제로서 긍정적으로 처리하는 것은 적응과 회복을 가져온다. 사회 환경에 의해 거부와 제재되는 주관적으로 받아들여지는 분쟁 해결 방법은 스트레스를 유발할 수 있다.

자신의 건강을 인지하는 과정에서 일어나는 특정한 문제는 사실적 장애이다. 이 장애를 가진 환자는 그들이 질병과 문제가 있음을 지속적으로 확신한다; 하지만, 이들은 어떠한 병적 소견도 나오는 않는다. 그들은 끊임없이 긴급하게 반복적인 검사와 치료법을 찾는다. 때때로 이들은 자신의 요구를 이성적인 방법으로 조리 있게 설명할 수 있다. 그리고 이들의 요구가 충족되지 않으면 다른 의료 시설을 찾아가서 같은 과정이 또 다시 반복된다. 이러한 부적절한 행동은 성격 장애가 있는 경우에 흔하며 그런 사람들에게서는 비전형적인 신체적 장애로 간주된다. 이것은 부분적으로 병원을 방황하는(뮌하우젠 증후군)이라는 옛 용어와 중복된다. 이는 병원 시설에 입원하여 겨울을 나는 노숙자의 노력과 같은 여러 가지 다른 이유들과 유사한 특징을 지니고 있다.

병적 적응으로서의 실패

심신 건강은 업무능력의 저하나 실패, 자녀 양육 문제, 걱정이나 의무를 가진 배우자의 심신적 문제들에 의해 나빠질 수 있다. 스트레스를 받을 때 정신적 회복력이 감소하면 신경질적인 반응을 일으킬 수 있다. 이는 스트레스 발생 상황을 종료시킨다. 극단적 경우에는 요구가 많은 직업이나 가정 생활에서 질환으로 도피하는 경우도 있을 수 있다.

7.1.4 플라시보와 노시보 (Placebo and Nocebo)

플라시보는 환자가 회복, 병적 상태의 완화 또는 증상의 감소를 기대하는 약으로서 위약이라고도 한다. 특정 동기 유발 상황에서 이것은 통증을 유발하는 많은 증상 감소, 이상 감각, 신체적 증상과 질환으로 인한 스트레스와 불안에서 효과를 보인다. 이러한 방법은 도덕적으로 비난을 받지만 어떤 경우에는 필요하거나 어쩔 수 없이 이루어지는 거짓말로서 간주된다. 이 치료의 부작용은 설탕이 포함되면 비만을 불러오는 것이다.

근래에는 **위약 효과**라는 용어는 건강을 증진하고 증상을 완화시키면서 회복을 도와주는 약물, 수술, 사람, 물건, 환경과 상황의 심리적으로 매개되는 효과로 더 잘 알려져 있다. 이러한 효과에 대한 가정은 긍정적 변화에 대한 기대, 치료하는 사람에 대한 믿음과 그들의 능력, 환자가 변화를 기대하는 환경이나 상황에 대한 믿음으로 이어진다. 위약 반응은 원하는 변화에 예상된 기대를 가능하게 한다. 이러한 기대에서 도출된 긍정적인 감정적 동기 유발도 예를 들어 유쾌하고 유명한 전문가이자 그러한 기대와 감정의 변화를 이끌어 내는 카리스마 있는 사람 앞에서 다르게 나타날 수 있다. 그러한 기대와 관련된 장소가 위약 효과 발현에 기여하기도 한다.

위약 효과는 생물학적, 심리적, 사회적 그리고 관련된 환경, 즉 생태적으로 좌우된다. 통증은 상대적으로 잘 연구된 분야라서 위약의 생물학적, 심리적, 인지적 기전을 보여주기 위해 이용될 수 있다. 일차성 구심성 신경에 의해 부상 조직에서 통각 수용 입력을 이차성(척수) 신경세포로 전송하는 것은 원심성 조절에 달려있고 이는 말초로부터의 입력을 척수로 보내는 것을 결정한다. **느린 전도 시스템**로부터의 입력은 척수에서 시작해 전두엽 피질을 지나 내측 시상을 거쳐 대뇌 변연계(대상속)로 이동된다. 동시에 입력이 망상체(심리적 긴장 조절)와 뇌하수체(신경 호르몬 조절)로 전송된다. 뇌하수체와 망상체 사이에 양방향 통신이 이루어진다. 신경 뇌하수체에서 입력이 망상체에 들어간다. 이런 방식으로 뇌하수체는 시상하부와 망상체를 통해 전두엽과 신호를 전달한다. 측면 시상에서 체성감각피질로 시냅스 전달 후 그곳에서 연합 피질("인식 절차의 하드웨어")로 **빠른 전도 시스템**의 입력 활동이 감소된다. 여기서, 전두엽에서 입력이 처리되며 이 곳이 느린 전도 시스템의 경로가 종료되는 곳이다. 연합 피질에서 입력 활동이 내림 피질-시상 시스템으로 들어간다. **감정적 동기 부여 과정에 대한 인지 과정의 영향**은 이런 방식으로 조정된다. 연합 피질에서 온 입력 활동은 또한 내림 경로인 피질 척수로 안으로 들어간다. 이 활동은 통증 입력이 말초에서 척수로 들어가는 "하향식 조정"을 형성한다. 통증 인지와 자연 진통에 대한 하향식 과정은 **통증 조절의 관문 기전**으로서 알려져 있다. 처음에, 이것은 1965년에 R. Melzack과 Wall 박사에 의해 연구되었다. 근대 통증 이론의 기원인 "전기생리학적 근간"이 통증과 감정적 과정의 인지적 처리의 영향에 대한 심리적 연구에서 뿐만 아니라 통증과 진통 기전에 대한 신경화학적 신경호르몬적 양상에 대한 분야에서 Wall의 학생들의 연구에 의해 계속되었고 그에 따라 Melzack과 Casey(1968)의 연구로 이어지게 되었다. 이러한 과정들은 매우 복잡하여 지금까지 잘 이해되지 않는다.

이러한 심리적 연구에 따르면 위약 효과 동안 피질 통증 처리가 사전에 준비되며 지속적으로 **기대와 재평가**에 의해 **인지적으로** 영향을 받으며, 또한 **감장적으로도** 영향을 받게 된다. 다른 사람에 의해 그러한 과정에 영향을 미치는 치료(및 의식) 절차 또는 상황은 위약 효과의 기본 기전이다. 영상 기법과 기타 방법은 체성감각 피질의 입력 활동 변화뿐만 아니라 통증이 있을 때 감정과 동기(시상)의 조절과정이 이루어지는 뇌 구조의 활동 변화를 입증한다.

위약 진통, 약리학적 진통뿐만 아니라 최면과 더 나아가 신경 호르몬의 조절(시상하부) 변화, 특정한 병리적 상황에서 통증과 진통 기전이 붕괴되는 동안 일어난다. 위약에 의한 통증 감소는 VAS와 다른 시험들에 의해 반복적으로 입증되었다.

시상하부(호르몬 분비), 신경뇌하수체(시상에서 합성된 옥시토신과 아르기닌 바소프레신을 축적하고 분비한다.)그리고 트로핀을 분비하는 선하수체에 의해 유발되는 일반적 신경호르몬 조절과 이러한 과정들 사이에서는 양방향 연계가 이루어진다. 티로트로핀은 갑상선의 활동을 제어하고 코르티코트로핀은 부신 피질에서 이루어지는 코르티코스테로이드의 분비를 조절한다. 선하수체는 소마토트로핀(성장 호르몬)과 생식선의 활동과 생식 스테로이드 호르몬의 분비를 자극하는 성선 자극 호르몬을 분비한다. 이러한 과정은 감정적으로 동기를 부여하는 과정 및 통증과 진통 기전과 관여한다. 예를 들어, 코르티코스테로이드의 수치는 아편 펩타이드 수치와 연관성이 있으며 진통의 특정 신경호르몬 기전, 긍정적인 감정 상태, 신체 활성화 및 흥분, 자극 추구, 결단력, 우울 및 이와 유사한 상태의 대응되는 심리적 상태와도 관련이 있다. 학습은 이러한 과정의 수준에서 이루어진다. 이러한 과정은 카운셀링, 최면, 인지적 과정과 위약효과에 의해서 영향을 받을 수 있다. 전반적 내용들은 명확하지 않다. 시험 가능한 측면은 드물고 연구에 대한 검토는 이 장의 수준을 넘어선다. 포괄적인 심신 위약 이론은 체계화되지 않았다.

따라서, 위약 효과는 심리학적인 관점에서 직접적인

상담, 학습 또는 사회적으로 매개되는 태도과 기대의 결과로 볼 수 있다. 위약에서 유일한 치료 효과는 플라시보 효과뿐이다. 실제 상황은 효과적인 약물 치료 동안 더 복잡하게 나타난다. 예를 들어, 비스테로이드 계열 진통제와 저중등도 오피오이드에 대한 방법론적으로 엄격한 연구는 순수한 약리학적 효과와 위약 효과의 복잡한 상호작용을 인정한다. 그러한 약물의 진통 효과는 환자와 의사의 기대와 유사하게 전적으로 이들의 약리학적 효과에 의존하게 된다. 효과적인 진통제라는 확신을 가지고 효과가 없는 성분을 투여할 때의 위약 효과나 진통 효과가 있는 약이라고 **환자에게 알리지 않고** 정맥 주사한 약의 진통 효과는 거의 동일하다. 진통제는 의사와 환자에 의해 그것의 효과에 대한 긍정적인 기대를 가지고 주입되는 경우 가장 효과가 있다. 의사가 제재가 위약이라는 생각을 가지고 효과적인 약을 투여하는 경우나 의사가 이것이 효과가 있는 약이라고 가정하고 위약을 투여하는 경우에는 진통 효과가 감소한다. 이런 경우는 다른 특정 약물에도 적용되고(**예: 몇 가지 심리 치료약제**)진통제나 급성 불안증을 감소시키는데 사용되는 약물을 피곤한 의사가 급하게 그리고 무심하게 주입하는 경우도 해당될 수 있다. 카리스마를 가진 의사가 시간과 주의를 할애하여 약리학적으로 별로 효과가 없는 약물을 투여하는 경우에도 편안함과 긴장 완화를 기대할 수 있다. 진통 효과와 부정적 영향 감소는 의사를 방문한 후에 더 나아질 수 있다. 경험한 걱정과 통증이 심신 질환의 주어진 상태에 대한 원인이라면 의사의 진지한 태도는 스트레스 기전, 자율 신경계, 호르몬, 면역과 일정하게 유지하려는 생리 상태(**항상성**) 그리고 인지적 기전(**긍정적 기대**)에 긍정적으로 영향을 미친다. 의사의 행동은 특히 단기간 동안 매우"효과가 있다"(**예: 전환성 장애 마비**). 이런 방식으로 특정 "기적적인" 회복이 설명될 수 있다. 앞에서 언급된 의사가 위와 같이 강하고 약효가 없는 도구를 사용한다면 해당 약의 약리적 역학 효과에 의해 같은 위약 효과를 기대할 수 있고 추가적으로 더 강화될 수 있다.

노시보는 플라시보의 반대이고 노시보 효과는 위약 효과의 반대이다. 위약 효과를 지지하는 과정들은 노시보 효과 또한 지지하는데 이것은 증상이나 병적 상태가 악화되는 것을 의미한다. 예를 들어, 팜플렛에서 부작용에 대해 알고 나면 약의 효과가 줄어들거나 척추부 결과를 정확하게 해석하는 것이 통증을 증가시킨다. 따라서, 의사는 분명히 노시보 효과를 위해서 앞에 언급된 수단을 사용하지 않아야 한다. 하지만, 의사는 그것에 대해 알고 이해해야 한다. 이들은 많은 부정적인 영향의 결과로서 악화되는 증상을 설명하고 이는 환자에 의한 바람직하지 않은 정보 처리 및 그러한 바람직하지 않은 변화에 대한 다른 사람의 영향에 대한 더 나은 이해를 가져오게 된다. 비관적인 사람들 사이에서 위약의 일반적인 수단에 반대 효과인 노시보 효과와 증상 악화를 가져온다. 노시보 효과는 성격 장애 환자에서 일반적이고 환자가 치료에 대해 부정적으로 생각할 때 나타난다.

7.1.5 카리스마(Charisma)

위약 효과를 유발하는 영향에는 카리스마라고 불리는 성격적 특징도 포함한다. 카리스마는 자신의 의도나 사람들이 자신을 어떻게 받아들이고 해석하는가에 따라 개인, 단체 또는 더 큰 사회적 구조(**학급, 국가, 지역사회, 인류**)에 작용하는 능력을 말한다. 카리스마 있는 사람의 영향력은 영향을 받는 사람에 의해 자연스럽게 받아들여지고, 이것은 이들의 심리적 상태인, "그림", 이미지, 그들이 받아들이는 의미와 이들이 해당 의견과 노력을 어떻게 해석하는 가와 관련 있다. 카리스마는 역사(**종교 창사자의 카리스마**)를 통해서 뿐만 아니라 직접적인 방식(**병원 의료 종사자, 교회 목회자**)으로 행동할 수 있다. 카리스마 있는 성격은 더 신뢰할 수 있고, 강하고, 외적인 영향으로부터 독립적이며 종종 보호적으로 인식된다. 때때로 그것은 카리스마 넘치는 사람이 의사소통을 하거나 카리스마가 부족한 사람을 돕고 중재하는 어떤 더 높은 힘에 의한 선물로 인식될 수 있다. 이러한 성격은 증가된 피암시성, 인지 과정의 부분적 해리, 공유된 정보와 긍정적 마음 상태에 대한 비판 제한을 통해 위약 효과의 기본적 과정을 더 효과적이고 쉽게 촉진시킨다. 영향을 미치는 과정은 일반적으로 환자에게 즐겁고 안전하다는 느낌을 주게 된다. 카리스마 있는 사람의 행동은 제안된 주제를 명확하게 하고 긍정적인 정서적 행복을 가져오며, 카리스마를 가진 사람의 힘을 불어넣어 의존성을 증가시킨다. 이러한 것은 효과적일 수도 있고 악용될 수도 있다. 증가된 의존성은 강력하고 장기적인 카리스마적 영향의 주된 문제이다. 미숙하고 소극적인 사람은 카리스마 있는 사람에게 의존하거나 적합한 사람을 찾거나 숭배한다. 제스처와 그들의 증상에 대한 수기는 이들을 자신의 우상과 결부시켜 이들과의 접촉을 계속 유지하게 만든다. 이러한 의존의 한 예는 바로 환자가 치료를 필요 이상으로 계속 받는 것이다(**환자는 치료를 받기 원하지만 치유를 원하지는 않는다**). 카리스마 있는 사람의 영향은 부정적 방향뿐만 아니라 긍정적 방향에서도 강하게 작용한다. 카리스마는 남을 능가할 필요가 있는 자애적이고 과정된 사람들이 선호한다. 의료 분야에서는 이들은 환자에게 관심을 덜 주면서 카리스마를 추구한다.

카리스마는 치료의 모든 부분에서 나타난다. 재활에서 환자는 자신의 적극적인 역할에 대해 확신을 가지고 치료에 임해야 하므로 특히 카리스마가 중요하다. 카리스마는 다른 치료 요소들과 부합되어야 하고 특정 방법들이 효과적이지 않은 상황에서는 필수적으로 갖추어져야 한다.

7.1.6 징후와 증상으로서의 신체적 표현

징후는 그 자체적으로 어떤 의미도 가지지 않는 과정이나 목적이 될 수 있다. 실제적으로, 이것은 어떠한 것도 의미하지 않는다. 징후를 다른 사물이나 과정에 할당하는 것은 징후와 사물 관계를 이끌어 낸다. 이러한 상황에서 징후는 해당 사물의 상징이 된다. 상징은 이러한 사물을 나타내는 징후다. 일련의 상징과 이들의 관계는 언어를 형성한다. 특정 언어에서, 특정 징후는 특정 분야의 특정 사물에 기인한다. 고함, 웃음, 신음 및 꿈틀거리는 충격, 행복, 통증이나 경직의 심리 생물학적 및 자연스러운 구성 요소이고 이에 따라 이들은 특정 심신 증상의 영역이다("**근원적 바디 랭귀지, 근원적 언어, "특정 언어"**). 환자는 이 언어를 변화시키거나 이것을 다른 언어로 해석하며 슬픔을 표현하거나 약이나 다른 것을 요구하기도 한다. 자신의 목소리가 잘 반영이 되지 않는다고 환자가 생각하는 경우에 이런 경우가 흔히 발생한다. 징후는 지속되고 의미는 변한다: 예들 들어 구어와 같은 하나의 상징 시스템에 오류가 발생하면 이것은 다른 상징에 의해 대체된다. 주어진 시나리오에서 마비나 신경증적 심장 움켜잡기와 같은 손짓, 찡그림 또는 전환 징후는 자신을 드러낸다 – "의사는 이러한 문제를 해결해야 한다." 구어와 제스처 사이의 결합, 즉 조화가 내용에 대한 믿음과 확신의 신호가 된다. 구어와 제스처의 불일치는 내적 갈등이나 불신감의 징후이다.

그러나, 일상생활에서뿐만 아니라 심신 의학에서도; 어렵게 해석된 대화는 의사소통이 이루어지는 언어의 함축 단계나 외부적 의미 단계을 포함하는 여러 상황에서 일어난다. 진단, 치료 및 재활에서 환자와 대화할 때, 이해력, 그러한 의미를 읽고 해독하는 능력 그리고 두 개 또는 그 이상의 대화 단계를 오가는 능력은 매우 중요하다. 환자가 신체 징후를 이용해서 무엇인가를 알리고 치료사는 그것을 이해하지만 환자는 이 정보를 받아들일 준비가 되어 있지 않다. 동시에, 자신의 이득을 위해 환자의 보고에 편견을 가지는 이들의 경향을 알아차리기 위해 환자의 관계되는 사람과의 대화는 중요하다.

생물학적, 심리적, 사회적 절차의 측면에서 많은 대화 과정들이 여러 개의 채널과 다양한 언어로 이루어진다. 좋은 대화는 이러한 시스템의 좋은 기능을 위한 필수 선결 요건이다. 정보의 손실이나 정보의 전체적 편견은 좋은 상태(**체계 조직**)와 이들의 협동에 장애를 가져온다. 이는 생물학적, 심리적, 사회적 대화와 관련된다. 예를 들어, 이질 단백질이라고 확인된 건강한 조직은 자가 면역 반응을 일으킨다. 선하수체와 부신피질 사이에서 호르몬 분비의 장애는 행동 과민성과 섬유 근육통에서 생물학적 기능에서의 붕괴를 가져온다. 다세대 가정에서 세대간 대화에서 한 세대는 다른 세대를 이해하지 못한다. 의사소통의 실패는 심리 생물학적, 인지적 과정에서 발생할 수 있다. 급성 스트레스로 인해 증가된 심장 박동은 심장 문제의 징후로 평가될 수 있다.

심신 의학에서 이전에 언급된 문제들은 개체간 대화 즉 내 외부 환경하에서 이루어지는 생물학적, 심리적 및 사회적 절차와 유관한 환경에서 이루어지는 대화를 포함한다. 생물학적 개체는 유관한 외부 과정측면에서 그리고 직접적이면서 단순한 주어진 개체에 대한 유사한 중요성을 가진 개체의 관점에서 접근되어야 한다. 예를 들어 영양의 중요성은 배고픔을 줄여주는 관점에서 관찰되어야 하는데 이에 대한 한 예는 파블로프의 개(**벨을 울리는 것이 음식의 신호이다**)이다. 사람의 경우에 캐비어는 부의 상징이 될 수 있다. 이러한 환경 속에서 캐비어는 에너지의 원천이라기 보다는 신분 상징으로서 더 큰 의미를 가진다.

감정이나 병적 상태의 외부적이고 관찰 가능한 현상이 이들의 징후가 된다. 이러한 징후들은 감정과 신체적 과정을 알려주는 상징 체계나 언어를 형성한다(**바디 랭귀지**). 그러나, 이 언어는 상대적으로 독립적이면서 폐쇄된 상징물들이고 이들의 관계가 단순하면서 쉽게 읽혀지는 신체 상태나 감정의 범주에서만 이라기 보다는 다른 의사소통 상황에서도 중요하다. 이것은 다른 사람들에게 무엇인가를 알려준다 – 예를 들어, "나는 통증을 가지고 있어" 또는 자신에게 "난 이것을 할 수 없어"라고 말하는 것이다. 이러한 상황은 다양한 동기와 요구 속에서 일어나고 종종 갈등을 유발하며 사회적으로나 개인적으로 받아들일 수 없다. 바디랭귀지는 일반적인 의사소통 상황으로 전개되어 상징들이 남게 되며(**신음, 경직**) 이들의 의미는 변한다(**이들은 무엇인가 다른 것을 나타내고 이들은 무엇인가 다른 것의 상징이다**). 바디랭귀지를 통해 원천적 기능과 부합되는 것보다 다른 무엇인가가 명시된다. 두통은 "나는 오늘 학교 가기 싫다" 라는 것을 의미할 수 있다. 부상 후 무응답 징후은 "당신은 나를 잘못 다루고 있어"라는 것을 의미한다. 끊임없는 피로는 "난 계속 할 수 없어, 나는 나의 일을 멈추게 되어 부끄럽고 나 자신과 다른 사람들에게 이러한 당혹감을 인정해야 해"라는 뜻이다. 특징적으로 불안한 인지 과정들은 신체 언어 수준에서 변형된다. 예를 들어 목을 움켜잡으면서 표현되는 불안은 심리적으로 그리고 사회적으로 잘못된 상황을 유발한다. 이러한 증상을 가진 환자는 신체적인 것과 관련되어 있다고 생각하여 치료를 시도하지만 이는 사실상 결혼 생활 문제나 직장에서의 고민과 같은 진짜 이유에서 벗어나는 행동일 뿐이다. 그들 자신의 허위 정보가 다른 사람에게 알려진다. 이들이 이것에 반응하지 않으면 환자는 더욱 더 빈번하게 보고하고 짜증을 내면서 이해를 구하게 된다. 만약 이들이 성공한다면 이러한 행동은 더 강해질 것이고, 환자는 심지어 병적 생리 상태가 회복된 후에도 그러한 병적 의사 소통을 계속할 수 있다.

7.1.7 결핍과 징후

심신 과정의 생물학적 심리적–사회적 성향은 한 사람의 모든 문제들이 어떤 면에서 적합하다라는 것을 의미한다. 우리가 질환, 장애 및 이들의 증상에 집중하면 우리는 심리적인 것에서부터 병리 생리적인 것까지 다양한 범위의 징후들을 관찰할 수 있다. 대부분의 심신 장애 증상은 이러한 경계 내에 있다. 이러한 과정들은 근본적으로 다양하다. 징후는 바뀌지만 문제는 문화와 역사뿐만 아니라 개인의 삶에도 지속된다. 어린 시절에 도피하기 위해 아픔을 표현하는데, 예를 들어 복통은 아이가 학교를 빼먹고 싶을 때 볼 수 있다. 성인이 되어서는 직장에 가기 싫다는 비슷한 징후로 대부분 두통으로 나타낸다. 심신 의학에서 경험 규칙이 적용된다: "어렸을 때의 신경성 복통은 성인이 되었을 때 신경성 두통에 해당된다." 또한 아이의 급성 복통은 어른의 편두통 증상과 흡사하다.

1차 세계대전 당시 불안 반응(**침대에서 폭력소요**)은 이라크 전쟁의 걸프전 증후군과 달랐다. 말레이시아인과 유럽인의 분노 폭발 방식은 다르다.

다음 단계의 징후, 장애 또는 질환들은 심신 의학에서 구별된다.

스트레스에 대한 급성 심리적 반응

스트레스에 대한 급성 반응은 수 시간이나 수 일 내에 사라지는 육체적 또는 심리적 스트레스에 대한 일시적인 반응이다. 이것은 생물학적, 심리적, 사회적 요인들과 같은 다양한 범주의 스트레스에 대한 반응이지만 사실은 복합적 원인에서 비롯된다(**예: 자연 재해, 폭행, 힘든 가족 생활이나 직장, 사랑하는 사람과의 이별 또는 그러한 상황에 대한 예상**). 심장 박동 증가, 발한, 극심한 불안, 분노, 절망, 주의력 감소, 현실 인식 능력 감소나 상황 분석 능력 감소 등 자율신경계 증상과 심리적 증상이 나타난다. 또한, 자연스럽지 않은 감정 상태가 표출되는데 예를 들어 분노한 공격, 불안 경직 또는 도피하고 싶은 불안함 같은 경우이다. 때때로, 그러한 반응은 심리적 및 신체적 자해와 같은 더 심각한 결과를 예방해 준다. 이 반응은 사람을 다른 스트레스 유발 행동으로부터 자유롭게 해준다(**직장에서 "장애"**). 다른 경우에는 문제가 발생하는 동안 치명적이면서 파괴적인 행동이 일어날 수 있다.

신경성 장애(Neurotic Disturbances)

신경성 장애는 심리적 기능과 행동에서 오랫동안 지속되는 장애이다. 이들은 심리적 발달 과정의 다양한 단계에서의 심리적 스트레스와 학습의 결과로서 발생한다. 이들은 일반적으로 불안과 우울과 같은 부정적인 감정 상태를 보인다. 꼼꼼한 생각이나 행동(**강박**) 및 신체적 병리 원인 없이 발생하는 신체적 증상(**전이**)이 발현된다. 이러한 장애는 현재의 정신 용어에 포함되지 않지만 우리의 목적을 위한 이러한 단순한 포괄적 개념을 고려해야 하는데 그 이유는 MKN 10 또는 DSM IV TR의 현재 분류 기준이 비정신과 용어로서는 너무 복잡하기 때문이다. 몇 가지 "신경성 증상"은 운동성으로(**예: 강박증**) 긴장을 줄이는 반응들의 학습된 복합물들이고 한편으로는 스트레스를 덜 받는 것으로 재정의(**인지적 변화**) 된다. 예를 들어, 건강염려 장애는 생존 위협에서 오는 불안감을 과도한 신체적 징후로 연결한다. 유사하게, 전환 양상은 주의를 끌거나 갈등이나 스트레스 발생 상황에서 자신을 자유롭게 한다. 이것은 적응의 병리적 형태이거나 그것을 위한 시도로 해석할 수 있다. 신경성 징후는 복잡한 적응과 성숙한 성인기 통합을 통해 학습에 의해서 치료가 가능하고 또한 이들이 다른 사람들과 사회의 손상으로 병리적 통합이 이루어지는 경우(**질환, 조작, 장애 연금**)에도 치료가 가능하다.

심신 장애 (Psychosomatic Disturbance)

심신 장애는 기능적 신체 증후군(**전환**) 때문에 신경성 반응과 유사하다. 심신 반응은 때때로 기관의 생리적 기능에 가역적으로 문제를 일으킨다. 히스테리 구(**인두 이물감**)는 삼키는 것을 어렵게 하지만 식도에서의 해부학적 변화를 유발하지는 않는다. 유사한 경우가 심인성 성적 장애의 다양한 형태로 관찰될 수 있는데 예들 들어 불감증, 질경련이나 상대방을 무시하는 태도로 인한 심인성 발기부전과 같은 경우이다. 반면에 일을 피하려는 사람에 의한 질환으로의 도피에서 전완의 전환 근육 경련은 때때로 근육 조직에서 비가역적 변화를 일으킬 수 있다.

기관과 기관 체제의 심신 병변

기관과 기관 체제의 심신 병변은 심리적 영향, 갈등, 스트레스와 같은 원인으로 일어나는 신체적 병리 상태를 포함한다. 위궤양, 허혈성 심질환, 고혈압, 건선 등과 같은 대부분의 전형적인 심신 질환들은 근대 임상 심신 의학의 초기에는 심인성 원인에 근거한다고 간주되었다. 원인론에서 병리 생리학적 영향의 특정 부분은 현대적 해석을 따른다. 특정 생물학적 요인들(**유전, 감염**)은 이들이 그러한 것으로 아직 알려지지는 않았지만 적어도 그럴 가능성이 있다고 전제된다. 예를 들어, 이것은 특정 위장병(**크론병, 위궤양**), 피부 질환(**건선**)을 포함한다. 심인성 사회적 영향이 이러한 과정을 상당히 유발하는 것으로 알려져 있다.

전신병(Systemic Diseases)

이러한 질환들은 상당한 심리적 영향을 가진 조절 및 대사 과정의 병적인 상태를 포함한다. 예를 들어 이들은 다양한 형태의 면역성 질환,섬유근육통 또는 만성 피로 증후군을 포함한다.이들은 주로 육체적으로 문제가 있고 완벽주의자인 사람들이나 다른 사람들로부터 거절을 잘 못하는 사람들에게 영향을 미친다. 이들의 심리적 저항은 모순적이다: 이들은 자신들에게는 강경하면서 효율적이고 이타적이다. 이들은 자신의 문제를 다르게 하지만 그러지 못하는 경우에는 이들은 당황해 한다. 이들은 또 자신이 사랑하는 사람들의 요구를 충족해주지 못하면 죄책감이나 굴욕감을 느낀다. 이러한 사람들은 시간이 지나도 여유롭지 못하고 자기 파괴적인 노력을 없애지 못하거나 자기 파괴적인 행동을 멈추는 앞에서 언급된 질환들 중 하나가 발현되고 이런 식으로 전신적 오류를 예방한다.

신체 심리학적 장애

이것은 명백한 심인성 원인이 없이 생기는 병리적 심적 변화이다. 만성 통증을 가지고 있으면서 성격 장애를 가진 환자가 이에 해당된다.

7.2 치료 / TREATMENT

7.2.1 생물학적, 심리적, 사회적 배경: 비특이적 재활 요인들

재활 치료는 선택의 과목이다. 동일한 접근법은 종종 다른 치료적 효과를 가진다. 재활은 특정 실제 환경에서 일어나는 데 이는 환자, "외부 환경" 또는 재활 과정과 관련된 환경을 포함한다. 재활에서 특히 이러한 "외부 환경"은 고려되어야 한다; 즉, 좋은 한 시간짜리 물리치료를 받은 척수 문제를 가지 환자는 부적절한 활동으로 인해 나머지 23시간을 허비할 수도 있다.

각 환자는 **다른 환자와 구별**되는 자신만의 특징을 가지고 있다. 이러한 특징들은 환자들 사이에 차이를 만든다. 재활 치료는 특정 조건과 환자의 육체적 심리적 과정에 따라 일어난다. 주어진 시간에 환자의 **실제 상태**에서의 차이는 환자의 **특징**에 따라 나타난다.

실질적인 심리적 안녕은 여러 가지 요인에 의해 영향을 받는데 이러한 요인에는 부상의 비가역적 결과(**즉, 척수 손상에 이은 마비**), 통증, 결과에 대한 기대 또는 의료 종사자에 대한 신뢰의 정도가 있다. 재활의 긍정적인 효과

7

는 향상된 움직임, 감소된 통증이나 심리적(감소된 불안) 과정과 행동(학습된 통증 행동의 감소)에서의 변화이다. 장애가 회복이 되지 않으면 이는 대상작용이 발생한다.

치료 동안 외부 환경은 **의료 종사자**(의사, 물리치료사, 간호사)와 **치료 구역**을 포함하며, 일반적으로 사무실이나 다른 폐쇄된 환경으로 제한한다. 환자와 의료 종사자 사이의 대화는 치료 영역 내에서 일어난다. 의사소통 과정은 환자의 특징과 현재 상태, 의료 종사자와 관계와 유사한 관계에서 환자의 직접적 경험, 다른 사람에 의해 촉진되는 경험 또는 예를 들어 매체 등에 의해 결정된다. 치료자와 환자의 관계는 촉진된 지각과 지각 전문지식으로부터 치료 중 실제 지각과 평가에 이르기까지 **의료 제공자의 지각과 평가**에 의해 함께 결정된다.

환자의 효과적인 동기 부여에 대한 결정 요인은 목표, 목표의 중요성, 성취 가능성에 대한 주관적 인지, 의료 제공자의 능력에 대한 인식 및 이러한 목표를 성취하는 자신의 기회와 성향을 포함한다. 긍정적인 목표를 성취하는 자신의 성향에 대한 추측은 외부 환경에 독립적이거나 또는 의존하면서 이루어지는 자신의 장점과 자아 인식에 의한 도전적 과제를 다루면서 발생하는 자아 인식과 자아 평가에 달려있다.

자신을 도전적 환경을 잘 다룰 수 있다고 인식하는 환자는 외부환경과 의료 관계자에게 덜 의존적이며 의료 종사자의 노력의 산물로만 치료 결과를 받아들이는 환자보다 더 회복할 확률이 높다. 만약에 만성 통증 상태에 대한 효과적인 치료와 재활은 환자의 적극적인 태도와 치료를 받으려는 자신들의 의지력에 달려있다. 적극적 기여 없이 "나는 치료 받기를 원한다"라는 소극적인 태도는 치료와 재활에 부정적 영향을 미치며 심리적, 만성적 통증과 학습된 통증 행동에 대한 중요한 예측 변수가 된다. 만성 통증과 소극적 태도를 가진 환자들은 침대 휴식, 구강 약물 투여, 주사, 수술 치료를 선호하고 활발한 재활과 활동을 전반적으로 거부한다. 적극적인 태도를 가진 환자들은 반대적 성향을 보인다. 자발적 선호도와 침습성 치료 방법의 요구는 병적 상태의 심리적 만성화에 대한 중요한 지표이다. 이 증명된 결과는 일반화될 수 있다: **재활에 대한 적극적인 태도는 긍정적인 결과의 중요한 요소이다.**

환자와 물리치료사 사이의 상호 작용의 또 다른 중요한 측면은 환자와 치료사의 예상 재활 효과에 대한 의견 일치로 치료사는 환자 기대치의 현실적인 수정을 포함해 결정적 영향을 미친다. 원하는 목표 수준(기대결과)을 설정하는 것은 부분적 재활 효과의 주관적 인식을 이끌어 내야 하지만 **엄밀히 말하면** 성공을 의미하지는 **않는다.**

달성 불가능하거나 쉽게 도달할 수 있는 목표를 설정하여 실패 아니면 성공이라는 극단적인 경우는 환자에게 적절한 동기를 부여하지 못한다. 일반적으로 약간의 실패가 동반된 성공은 가장 강한 동기 부여를 가져온다. 성공과 실패의 이상적인 비율은 다양한 요인들에 달려있다.

일반적으로, 특정 치료 효과의 **동시 작용 규칙**, 의료진의 비특이적 행동, 그들에 대한 신뢰와 결과 예상(약 투여)의 비특이적 효과 또는 사용된 기술(조작)이 적용된다. **치료의 예상되는 성공은 그 성취를 위해 심리적으로 환자를 준비시킨다.** 치료자의 카리스마는 유사한 방법으로 작용하여 긍정적인 결과의 확률을 높인다. 증명된 진통 효과를 가진 치료의 핵심 부분, 긍정적인 감정 상태, 통각 수용 자극 활동의 감소와 진통 효과(증가된 아편 농도) 및 내분비적, 생화학적 스트레스 표시자(CRH 농도, 카테콜아민)에 대한 증명된 효과를 가진 치료뿐만 아니라 앞서 언급된 **두 가지 경우는 위약 효과도 지지한다.** 다른 변화들도 또한 발생할 수 있다(근육 긴장도, 근육 이완, 호흡 패턴의 변화).

치료자와 환자의 접촉은 상대적으로 제한된 치료 환경과 포괄적인 치료와 부합되어야 한다. 의료 종사자는 환자에 귀를 기울이고 이들의 비언어적 대화를 관찰하려는 의지력을 통한 "개방적이면서 구체적인 의사소통 노력"에 의해 초반에 이러한 환경을 정의한다. 그들은 환자의 사생활 침해에 대한 자극을 줄이거나, 재치 있게 거부함으로써 정보 교환을 수정한다. 대화는 가벼운 인사에 의해 종료된다("오늘 진료는 마쳤습니다"). 치료의 정서적인 면은 의료관계자와 환자의 신체에 대한 수동적 접촉에 의해 이루어지는데 이는 환자의 긴장을 낮춰주고 위약 효과뿐만 아니라 치료사에 대한 신뢰도 높여준다. 하지만 높은 수준의 정서적 대화는 위험을 야기시킬 수 있다. 이는 치료사와의 강한 정서적 관계를 지지하거나 잠재적 신경적 장애를 악화시킬 수 있다. 치료사가 그러한 위험을 인지하면 이들은 이 문제가 다른 전문가에 의해 다뤄져야 한다는 결론을 내릴 것이다 – 심리학자나 정신과 의사. 유사한 이유로 치료사는 치료할 때 이용한 시간과 공간 이외에는 환자와의 대화를 장려하지 않는다. 대화를 계속하려는 환자의 시도는 중단되고 다음 세션으로 연기된다.

재활 과정은 예들 들어 환자의 가족 문제, 직장 생활 문제 등에 의해 복잡해질 수 있다. 재활은 환자가 장애 수당을 얻는 수단으로서 비성공적인 재활을 인식하는 경우와 같이 다른 목표를 위한 수단으로 이용될 수 있다. 마찬가지로 재활의 동기부여는 외로운 개인에 대한 의료 서비스의 과다 사용의 한 예가 될 수 있다.

결론적으로, **치료 효과는 치료 목표, 적용된 치료 방법, 환자, 의료인, 환경과 앞서 언급된 모든 복잡한 변수들의 상호 작용에 따라 달라진다는 것으로 요약된다.** 정확히 말하면 치료를 위한 근거에 입각과 결과들은 광대한 영향력 때문에 종종 누락된다. 많은 전형적인 문제들이 존재하고 비전형적인 "실제 상황"은 끝이 없다. 근본적으로 성향이 비슷한 문제들을 해결하기 위한 방법들이 존재한다. 이들은 고관절 전치환술 후 시행되는 물리치료법과 같이 개별 환자에게 크게 다르지 않은 전형적인 문제 또는 자연적으로 유사한 문제를 해결하기 위한 방법과 접근법을 사용할 수 있다. 이들은 다소 엄격한 원칙에 기반한 치료 방법이나 엄격히 정의된 단계에서 이루어진 알고리즘 기반 방법들이다. 경험, 기술, 창조력, 임기응변 능력이 특이한 문제를 해결하는 데 중요하다. 예를 들어 척추 기인성 질환에서 너무나도 많은 변수가 존재하기에 보편적 접근법을 사용할 수 없다. 체스에서처럼 재활에서도 다음과 같은 격언이 적용된다: 마스터는 규칙을 알지만 그랜드 마스터는 단지 규칙이 적용되지 않는 곳에서만 등장한다.

7.2.2 치료적 재활

심신성 환자의 치료는 모든 보편적인 재활 방법을 사용하면서도 객관적인 임상적 결과에 기반을 두고 있다. 보조적 검사 방법들이 사용한다: 불필요한 검사를 반복하거나 확대하지 않아야 한다. 시간이 지남에 따라 그것을 감소시키는 성향을 가진 약들이 사용된다. 생활 패턴 변화와 관련된 추천 사항들, 적절한 육체적 활동, 인체 공학과 좋은 식단이 중요하다.

기본적인 재활 접근법 – 개별 물리치료, 물렁조직 가동술, 수치료와 전기 치료 – 심리적 상태에 상당한 영향을 미친다. 몸 전체에서 골격근 긴장의 감소는 심리적 안정이 생기고 그 반대로도 작용한다. 또한, 목 긴장의 완화는 긴장성 두통과 다른 형태의 두통을 완화시킨다. 물렁조직 가동술을 특히 전신 근육 질환을 가진 심신 장애 환자에게 적용하는 경우에는 통증 역치가 낮아져 있는 경우가 많으므로 환자 반응에 대한 세심한 피드백 조절이 이루어져야 한다. 유쾌한 수기적 접촉이나 카리스마가 있는 치료사는 심리적 근육 긴장을 감소시키고 걱정과 부정적 감정을 줄여준다. 치료사에 대한 신뢰와 긍정적인 감정은 치료를 촉진시키고 치료의 위약 효과를 증진하며 또한 일부 주정적인 상태와 불쾌한 상황에 대한 반응을 줄여준다. 공감과 특정 환자를 삶의 환경 안에서 고려할 줄 아는 능력이 재활 효과를 높여주고 치료에 대한 잠재적 설명 불가 반응에 대한 이해를 높여준다.

대부분의 재활 방법은 경험적 기초를 가지기 때문에 실증적인 경험에 근거한다. 환자는 교정적 치료 방법에서 이득을 얻거나 적어도 증상에 효과가 있어야 한다. 치료 방법이 인정 받기 위해서는 그 효과를 입증할 필요가 있다.

치료 방법의 효과에 대한 특정 검사는 가능한 빨리 이루어져야 한다. 근거는 보험회사에 각 전문 치료에 대해 필수적인 상환 치료 접근법의 객관적인 효과에 대한 증거를 제시한다(근거 기반 접근법의 요구).

다음은 가능성 있는 심신 장애에 대한 명백한 경고이다:

- 주관적 문제 수준, 임상 소견 및 진단적 시험 결과 사이의 불일치
- 환자 문제의 증상과 알려진 병적 상태의 증상 사이의 질적 차이점
- 올바른 진단과 일반적인 치료 이후 지속하는 문제들 또는 빈번한 재발
- 변하는 다양한 신체 상태 또는 다형성 문제를 포함하는 불규칙한 증상들
- 심리적 문제와 슬픈 일(예: 가족 위기, 실형, 사랑하는 사람과의 이별)
- 감정 표현 불능증과 같은 성격적 장애(자신의 느낌을 표현하지 못함); 분노와 불안 등 부정적인 감정을 억누르려는 경향; 휴식을 취하지 못함; 안절부절하거나 과다 자극
- 자신의 힘으로 어려운 상황을 극복하지 못함. 즉, 환자의 힘든 사회적 환경과 다른 어려운 환경적 영향
- 자신의 환경이나 삶을 의미 없는 것으로 인식하는 성격적 특징(회의주의)

심신 장애가 의심되면 다음과 같은 사항에 대해 즉시 관심을 가져야 한다:

- 환자의 현재 심리적 상태, 현재의 감정 상태, 피로도, 수면 장애
- 생활 양식, 육체적 활동의 범위와 건강
- 가족이나 직장 문제를 평가하는 능력
- 환자의 삶의 경로, 자신의 문제에 대한 의존도나 독립성
- 병력과 주변 사람들과의 대화를 통해 현재 문제를 검토한다.

임상 검사 동안 다음과 같은 심신 증상의 징후가 평가된다:

- 증가된 자율 신경 자극 양상: 모든 힘줄과 피부 반사가 대칭적으로 좀 더 활동적임, 증가된 동공 반응, 증가된 기계적 및 특이 신경적 자극(예: 긍정적 크보스테크 징후), 증가된 압력 민감도 또는 신경 활동 시 통증, 유발점과 압통점의 생성, 자발적이거나 촉진적 근육 통증, 골반이나 근위 근육의 민감성, 기능적 떨림, 심혈관계 반응(예: 더욱 중요한 호흡계 부정맥과 기립성 저혈압), 증가된 피부묘기증, 홍조, 창백, 말단 청색증과 땀 증가
- 근육 긴장, 개인 신체 부분의 변화 및 기능의 변화
- 호흡 패턴을 포함한 움직임 정형화(내쉬기 상태가 완료되지 않은 채로 이루어지는 얕은 호흡)
- 벤 상처 자국
- 환자에 대한 전반적인 느낌

물리치료 방법

물리치료 방법은 움직임과 움직임 경험을 강조한다. 가장 잘 알려진 방법은 알렉산더와 펠덴크라이스 접근법이며 다른 형태의 물렁조직 가동술이 또한 이 범주에 포함된다. 이 접근법의 목표는 자신의 신체에 대한 인식을 증가하고 움직임의 미세 조화를 진작시키고 새로운 움직임 형태를 얻는 것이다.

7.2.3 심리 치료

최소한의 심리 치료는 모든 신체적 재활에 병행되어야 한다. 이것의 기본은 인지적 최소 행동인데 이는 자신의 문제와 연관된 환자의 생각을 제어하고 수정하며 재활 과정의 실질적인 기대와 제한을 설정하는 것을 포함한다. 재활하는 동안 환자의 생활 습관, 식습관 및 수면, 적절한 운동의 선택과 빈도 예를 들어 적절한 유산소 운동 등이 검토되고 수정된다. 많은 환자에서 가족 협력은 필요한데 이는 환자의 수동성을 증가시킬 수 있는 과보호를 예방하고 가족이 이해하거나 존중해주기를 거부하는 경우 관찰되는 환자들의 능력을 지나치게 감소시킬 수 있는 전신 질환을 가진 환자에 대한 더 많은 이해를 위해서 필요하다.

많은 경우에 전문가에 의해 실행되는 심리 치료는 심신 증상에 영향을 미치기 위해서 필요하다. 이것은 개인, 단체 또는 가족 기반의 심리 치료이다. 이미 언급했듯이 일차적인 인지 행동 치료와 적절한 환자 교육은 오랫동안 지속하는 비악성 통증 상태를 위해 매우 필요하다. 비가역적 상태에서(종양, 루게릭 병 등), 존재적 심리 치료와 치명적인 삶의 변화(사고 후 양측 하지마비)에서 삶의 목적을 회복하는데 도움을 주는 유사한 방법과 통증을 최소화하고 죽음에 직면해서 존엄성 있는 삶의 경로를 얻기 위해 이러한 치료법은 매우 적절해 보인다. 심신 관련 문제는 민감하게 환자에게 설명되어야 하고 환자는 심리치료사에게 상담을 꼭 받아야 한다. 이러한 대화는 환자와의 좋은 관계가 설정되고 최선의 해결책을 찾으려는 치료사의 의도를 환자가 충분히 신뢰하는 경우에 가능하다. 때때로 환자는 우리가 이런 방법으로 작별할 필요가 없다는 것을 알아야 한다. 이러한 이유 때문에 재활 치료와 심리 치료를 병행하는 것은 적절하다. 협력적인 심리 치료사를 찾는 것이 중요한데 심신 질환 전문가이면서 치료사가 자신의 환자와 관련해서 토론을 할 수 있다면 더욱 더 적절하다. 환자는 또한 치료사가 알고 있거나 추천하는 사람을 쉽게 받아들인다.

자기 조절 기법을 포함하는 매우 중요한 심리 치료법이 자주 간과된다. 이러한 것은 슐츠, 메첵(Machac), 제이콥슨의 근육 이완법에 기반한 자가 훈련 접근법을 포함한다. 이런 기법은 자율 신경과 심리 영역에서 후속적인 긍정적 변화를 동반하면서 근육 이완을 촉진한다. 메첵에 기반한

접근법은 긍정적인 신경 심리적 행동을 향상시키고 부정적인 감정을 긍정적인 것으로 전환한다. 유사한 효과가 조절된 횡격막 호흡법에서 관찰된다. 모든 물리 치료사들은 이 기법을 응용하는 법을 알아야 한다.

조직적으로 특정 물리 치료법과 신체와 관련된 심리치료 기법 사이의 효과적인 연관성을 얻는 것은 매우 어렵다. 물리 치료(**특히, 수기적 접촉을 포함**)와 현재 진행되고 있는 심리치료의 효과적인 연관성을 우리는 기대한다. 이 접근법은 물리 치료와 심리 치료 모두에서 적절한 자격을 요구한다.

심신 장애의 역동적 심리 치료 환경에서, 심신 질환의 급성 또는 아급성 단계에서 처음에 심리적 상태를 안정화시키고 잠재적인 병적 심리 상태의 악화를 막고 학습된 통증 행동의 유발을 막는 것이 중요하다. 이것은 위에서 언급된 방법에 의해 성취된다. 환자가 이런 측면에서 치료를 받고 후속적으로 "심인성 만성화"가 중단되면 전신 역동 심리 치료를 포함하는 다른 심리 치료 활동을 활용해야 하는 경우를 고려해야 한다. 이 치료는 일반적으로 환자와 치료사 사이의 "폐쇄된 심리 치료 공간"에서 시행한다. 재활 전문가와의 밀접한 협력은 더 이상 존재하지 않는다.

7.2.4 심리 약물 치료

어떤 경우에는 환자의 정신적 상태에 영향을 미치는 약물의 투여를 포함하는 치료가 적절할 수 있다. 대부분의 경우에 이러한 약은 항우울제, 항불안제 및 수면제를 포함한다. 좀 복잡한 경우에는 정신과 의사와 협력이 필요하다. 심리적 상태는 신체적 고통의 상태에 영향을 많이 미친다. 그러한 장애와 신체적 문제의 조합은 진단을 어렵게 한다. 통증이나 경련과 같은 신체적 증상에 영향을 미치는 많은 약물들이 심리적 상태에 영향을 미치고 반대로 정신과 약물은 통증 기전에 대한 가능한 효과를 무시할 수 있기 때문에 그러한 조합에 대한 약리적 치료는 매우 복잡해진다. 예를 들어, 특정 항우울제(**삼환계 항우울제**)가 만성 통증에 영향을 미치지만 다른 약물은 그렇지 않다. 정신과 치료와 신체 치료가 조화롭지 않으면 특히 전신성 심신 장애에서 예상하지 못한 반응이 발생할 수 있고 이들 중에는 섬유근육통이나 만성 피로 증후군이 있다.

참고문헌(REFERENCES)

Adler R. Psychoneuroimmunology. New York: Academic Press 2001.

Adler R, Cohen N. Behaviorally Conditioned Immunosuppression. Psychosom Med 1975; 37: 333–340.

Alexander F. Psychosomatic Medicine. New York: Norton 1950.

Cohen S, Williamson GM. Stress and Infectious Disease in Human. Psychol Bull 1991; 97(1): 5–24.

Crombez G, Vlayen JWS, Heuts PHTG, Lysens R. Pain-Related Fear is More Disabling than Pain Itself: Evidence on the Role of pain-Related Fear in Chronic Back Pain Disability. Pain 1999; 80:329–339.

Eccleston C, Crombez G. Pain Demands Attention: A Cognitive-Affective Model of the Interruptive Function of Pain. Psychol Bull1999; 125: 356–366.

Eccleston C, Crombez G. Attention and Pain: Merging Behavioural and Neuroscience Investigations. Pain 2005; 113(1–2): 7–8.

Chvála V, Trapková L. Rodinná terapie psychosomatických poruch. Praha: Portál 2004.

Chromý K, Honzák R, eds. Somatizace a funkční poruchy. Praha: Grada Publishing 2005.

Knotková H, Dmochowská J, Sibirceva U, Flor H, Cruciani RA. Cortical Reorganization in the Complex Regional Pain Syndrome. In: Merrick J, ed. Pain Management Yearbook – 2008. New York: Nova Publishers 2009.

Knotek P, Blahuš P, Knotková H. The Psychological Structure of Chronic Pain: Factor Analysis. Stud Psychol 1997; 39: 27–37.

Knotek P, Knotková H. Psychological Processes in Chronic Pain: Structural Model. In: Merrick J, ed. Pain Management Yearbook – 2008. New York: Nova Publishers 2009.

Kolář P. Vertebrogenní obtíže a stabilizační funkce páteře – terapie. Rehabil Fyz Lék 2007; 14(1): 3–17.

Kull K. On Semiosis, Umwelt, and Semiosphere. Semiotica 1998; 120(3/4): 299–310.

Melzack R, Casey KL. Sensory, Motivational and Central Control Determinants of Pain: A New Conceptual Model. In: Kenshao D, Thomas CC, eds. The Skin Senses. Illinois: Springfield 1968: 423–443.

Melzack R, Wall PD. Pain Mechanisms: A New Theory. Science 1965; 150: 971–979.

Penrose R. Shadows of the Mind: Search for the Missing Science of Consciousness. Oxford: Oxford University Press 1994.

Poněšický J. Psychosomatika pro lékaře, psychoterapeuty i laiky. Praha: Triton 2002.

Popper KR. The Logic of Scientific Discovery. London: Routledge 1994.

Price DD. Psychological Mechanism of Pain and Analgesia. Seattle: IASP Press 1999.

Russell IJ, Bieber CH. Myofascial Pain and Fibromyalgia Syndrome. In: McMahon SB, Koltzenburg M, eds. Wall and Melzack's Textbook of Pain. 5th ed. London: Elsevier 2005: 669–681.

Ventegodt S, Andersen NJ, Merrick J. Holistic Medicine: Scientific Challenges. Sci World 2003; 3: 1108–1116.

8 정신과에서 재활
REHABILITATION IN PSYCHIATRY

정신 질환이 있는 환자에 대한 재활치료는 이들의 질병 치료에 목적을 두고 있으며 이들의 상태를 생물학적, 심리적, 사회적 양상에 따라 검토하는 것이다. 특별한 치료에서 포괄적인 재활 접근을 응용하는 것은 매우 중요하다.

이 장의 첫 번째 부분은 재활의 사회적, 직업적, 교육적 부분에 초점을 둔다. 두 번째 섹션은 치료적 운동이 정신 질환자의 치료 원칙에 매우 적합한 대체재라고 설명한다.

8.1 사회적 직업적 기능 영역에서 재활

과학 문헌에서 정신 재활 또는 심리사회적 재활로 알려진 훈련은 사회와 직업적 기능 분야에서 재활을 다루는 분야이다.

정신과적 재활 범위는 그것의 임무에 의해서 정의되고 이것은 1980년대 William Anthony와 그의 동료들에 의해 기술되었다. 이러한 연구자들에 따르면 정신적 재활은 정신적 문제를 가진 환자가 자신의 기능적인 부분을 강화하여 이들이 자신이 선택한 환경에서 만족하고 성공적이며 최소한의 영구적 지원만을 가지고 성공하는 것이다(Anthony et al., 2002). 재활의 초점은 자신의 능력과 기술을 강화하는 동시에 다른 사람의 도움을 줄이는 것이다. 사회적 직업적 재활은 정신 재활에서 주를 이룬다. 재활의 결과는 환경적 요구(성공)과 환자의 내적 만족(행복)을 충족시켜야 한다. 생활 환경은 각 개인들에 의해 선택되어야 하고 단지 다른 이들의 바람에 의해서만 결정되어서는 안 되며, 다양한 환경적 보호 옵션의 사용을 허용해야 한다. 재활의 이론적 개념은 현재의 정신적 치료가 심각한 심리적 문제의 증상을 줄이거나 예방하는 것이다. 그러나, 이것은 장애로부터 발생하는 기능적 문제를 감소시킬 수는 없다(Anthony and Liberman, 1986). 심리적 문제를 가진 많은 환자들이 병원 밖에서 생활할 수 있지만; 이들의 삶의 질은 그들의 기능적 장애 때문에 제한된다. 따라서, 정신적 재활은 공동체 돌봄의 일부분이고 이것과 많은 부분을 공유한다.

세계와 체코에서 정신적 재활의 발달

현대 정신적 재활의 발달은 제2차 세계 대전 이후로 거슬러 올라간다. 그 당시 미국과 영국은 전후의 연방 직업 재활 프로그램이 신체적 정신적 질환을 앓고 있는 개인으로 확대되었다.

정신적 재활의 첫 번째 움직임은 비제도화(**정신과 시설에서 침대 수의 확연한 감소**)에 따라 허가된 미국과 영국의 연방 기금과 재활을 포함하는 정신 건강을 위한 공동체 센터의 건립과 같은 "상부에서부터" 시작되었다. 재활에 접근성, 복잡성, 서비스의 연속성의 원칙이 도입되어 사례 관리, 지지, 자가 도움 운동과 적극적인 연구와 같은 형태의 돌봄 문화를 이끌어 냈다. 하지만 나중에 지역사회 센터는 이들이 "건강한" 환자들에게 더욱 도움을 많이 주었다는 점에서 비난을 받았다.

두 번째 운동은 정신 치료를 받은 경험이 있는 사람들에 의해서 만들어진 활동 센터의 발전에 의해서 "밑으로부터의" 발전이 이루어졌다. 이러한 사설 요양 시설은 사회복지사를 포함하는 전문가들을 고용하기 시작했다. 정신병을 앓고 있는 사람의 상호적인 도움과 생산적 잠재력에 대한 믿음은 센터 활동의 주요 특징이다. 이러한 센터들은 심각하고 만성적인 환자들에 대한 관심을 저버리지 않았다. 센터는 이들의 범주에서 벗어난 특정 재활 프로그램을 개발했는데 그 한 예가 바로 전환적 고용이다.

체코에서 정신 재활의 발전은 세계적 추세를 따르지 않았다. 1989년까지 재활은 병원 환경과 다양한 현태의 직업치료를 시행하는 정신과 기관과 연결되어 있었다.

1989년 이후, 최초의 비연방, 비영리 기관이 등장하기 시작하였고 이는 주로 정신적 재활을 제공하였다. 이것은 정신 건강에서 공동체 돌봄의 원칙을 개발한 첫 번째 기관이었다. 재활을 제공하는 비영리 기관은 현재 두 기관에 의

해서 감독된다: 공동체 서비스 연합(www.askos.cz) 그리고 포커스 - 정신 건강 연합(www.fokus-cr.cz). 1989년 이후 또 다른 흐름은 정신치료 낮 병동의 등장을 포함하는데 이는 심각한 기능적 장애를 가진 환자들에 대한 치료에 많은 것을 쏟아 부었다. 다른 나라와 달리 낮 병동은 심리치료와 정신 재활을 연계시킨다.

8.1.1 정신적 재활의 일반적 양상

현재의 정신 재활 학교

오늘날, 정신적 재활이라는 용어는 많은 여러 가지 접근법과 활동을 포함한다. 그러나, 이러한 모든 것은 공통적인 요인들을 가지고 있다. 이들은 환자에게 더 나은 미래를 위한 희망을 주고 일의 중요성, 의미 있는 매일 일과 그리고 재활 과정으로의 순조로운 참여를 강조한다. 또 다른 공통적인 양상은 재활의 확장된 성향인데 이는 개별 기관의 한계를 넘어선다(Bachrach, 2002).

재활에서 세 가지 중요한 움직임은 출발지에 따라 구별된다:

1. 보스톤 운동은 앤소니에 의해 대표되고 발달 모형으로서 알려져 있다. 이것은 기술 발전과 학습의 효과를 강조한다. 환자는 주로 학생이다. 재활은 증상을 최소화하는 치료와는 대조적으로 건강을 최대화한다. 이것은 재활 준비의 개념을 구현한다(Anthony et al., 2002).
2. 로스앤젤레스 모형은 리버만에 의해 대표된다. 이것은 사회적 기술의 훈련을 상세히 발전시키고, 문제해결, 증상 모니터링, 기능 평가 또는 스트레스 요인 평가를 위한 전략을 개발한다.
3. 영국 모형은 세퍼드와 베넷에 의해 대표된다. 영국 전통은 신중하게 형성된 돌봄 시스템 및 환자 - "양심적인 수혜자"-가 사는 환경의 변화를 선호한다. 베넷은 특정 환경에서 사람의 반응과 행동은 주위 환경의 성격에 달려있다. 통제되고 지원적인 환경에서 배운 기술은 제어되지 않은 환경에서 자동적으로 전이되지 않는다(Watts et al., 1983).

정신적 재활 대상

정신적 재활은 정신적, 사회적, 업무 능력과 기능에 심각한 혼란을 초래할 수 있는 장 · 단기간의 정신 질환을 가진 사람에게 초점을 맞춘다. 장기적 정신 질환을 가진 환자의 대상 그룹에 대한 고전적 정의는 리버만에 의해 제시된다. 이것은 "3D"(질환, 기간, 장애)에 의해서 특징지어지는데 조현병, 감정 장애 또는 성격 장애로 분류된다. 게다가, 이는 2년 이상 동안 진행되는 질환의 지속과 마지막으로 장애의 존재 여부에 의해서 결정된다. 장애는 개인의 활동이나 기능을 제한하여 장기간 여러 가지의 도움을 받아야만 하는 상태로 정의된다("재활법" Anthony 외에 의해 1973년부터 시행, 2002). 근래에, 만성 또는 장기간의 정신적 질환이라는 용어가 주는 부정적 어투로 예전처럼 자주 사용되지 않고 대신에 심각한 정신 장애(SMI)가 대신 사용되어 왔다(Goldman et al., 1981). 이는 심각하고 지속적인 정신 질환(SPMI)으로 정의된다(Anthony et al., 2002).

정신 재활의 원칙

정신 재활의 원칙은 많은 연구자들에 의해서 추구되었고 이들은 다양한 측면을 중요시 여기지만 이들은 Anthony와 동료 학자들에 의해 제시된 원칙에 동의한다(2002). 이러한 원칙은 정신적 장애를 가진 환자의 기술과 능력 향상, 이들이 필요로 하는 환경에서의 행동 향상, 생활분야에서의 기술 향상, 교육과 업무의 통합과 재활과정에 대한 적극적 참여를 강조한다. 일시적인 의존 증가는 점진적인 독립으로 이어질 수 있다. 정신적 재활의 두 가지 기본 치료는 환자의 기술 개발과 주변으로부터 도움을 받은 기능의 확대이다. 장기 약물 치료가 종종 필요하지만 충분한 재활 치료의 보조 요법은 드물다. 정신 재활은 여러 가지 장비를 사용하면서 다용도 목적으로 활용된다. 희망이 재활 과정의 핵심이다. 내부자의 관점에서 정신 재활은 핵심 재활 가치에 의해서 확인된다(Farkas et al., 1989). 이것은 개인(그리고 전문가와 재활을 경험하는 환자 사이의 관계), 기능(증상 감소 또는 통찰력을 얻게 되는 경우), 지원(단지 이것이 확실히 필요한 시점에서), 환경적 특수성(재활은 정신 장애를 가진 환자가 기능을 하는 특정 상황에 초점을 둔다), 통합성(기능적 제한을 가진 환자가 재활에서 활동적인 파트너가 된다), 선택(환자의 인권에 초점), 결과에 근거한 재활 및 성장 잠재력에서 기원한다. 재활은 환자가 현재 어떤 어려움에 직면했는가를 고려하지 않고 재활 환자의 성공과 만족을 향상시키는데 초점을 둔다. 모든 환자는 이들이 때때로 순간적인 정체기를 보이더라도 성장에 대한 잠재력을 가지고 있다(Strauss et al., 2002). J. P. Wilken과 D. Hollander는 다음과 같은 재활 원칙들을 주목한다: 해방(사회적 역할의 회복, 지위와 권리 향상), 정상화(가능한 많은 사회적 역할을 수행하는 노력; 환자의 행동이 정상적인 사회범주에서 최소한으로만 벗어난다) 그리고 참여(완전한 자율성이 이루어질 때까지 의사 결정에 대한 환자의 참여가 점진적으로 증가한다).

심각한 정신 질환을 가진 사람은 입원에서 유지 및 장기 치료에 이르기까지 지속적인 치료를 필요로 한다. 질환이 시작되면 가능한 빨리 재활이 시작되어야 한다(Prokupek, 1971). 팀 접근법은 활용되어야 하며 의료 전문가(정신과 의사, 간호사, 사회복지사, 직업 치료사), 환자와 그 가족을 포함해야 한다. 오직 이런 방법으로만 최상의 치료가 얻어질 수 있다(Flexer et al., 1993).

정신 치료의 전체 시스템은 희망, 자신의 건강에 대한 환자의 개인적인 책임의식 고취 및 자신의 질병의 한계를 넘어 자신의 삶을 발전시키는데 도움을 주는 것 등으로 구성된다(Torrey et al., 2000).

회복(Recovery)

재활은 회복 단계에 있는 정신병 환자를 도와주는 것이다. 회복이란 용어는 때때로 체코에서 만회라고 불리기도 한다. 회복은 한 개인의 태도, 가치, 감정, 목표, 능력 및 역할에서 개인적으로 깊이 있으면서도 독특한 과정으로 기술된다. 이것은 병으로 인한 제약에도 불구하고 만족스럽고 희망적이며 가치 있는 삶을 경험하는 것을 의미한다.

이것은 사람의 삶에서 새로운 감각과 목적을 성취하는 것을 포함한다(Anthony, 1993). 따라서, 이것은 증상의 완전한 중단을 의미하는 것이 아니라, 지속적인 증상에도 불구하고 성공적인 삶으로의 적응하는 것을 의미하며, 이는 흉터에 의한 힐링과 유사하며(이차적 힐링) 신체적인 약물이나 마비에 대한 적응을 의미하기도 한다. 정신병을 앓고 있는 환자는 종종 실업이나 이루지 못한 꿈에 대한 의원성 영향에 의해 내재화된다(Anthony, 1993).

D. Fisher는 급성 조현병을 앓고 있는 환자와 이미 회복기를 거친 사람 사이에서 7 차원의 회복 과정의 서로 다른 내용의 비교를 제공한다(표 8.1.1-1).

회복의 가장 중요한 주제에 대한 연구를 바탕으로 각 회복 단계는 핵심적인 내용을 포함하는 과정이 확립되었다(Young and Ensing, 2002). 이것들은 다음을 포함한다:

1. 회복 시작 - 장애 극복 시작(질환의 인식, 변화를 위한 동기 부여)
2. 중간 단계 - 상실 회복과 전진(자신의 삶에 대한 책임을 갖고서 자신을 이해하고 자신과 질환의 관계를 깨닫고 세상에서의 삶을 알아가고 스스로를 돌보면서 활발해지고 다른 사람들과 교제를 시작한다).
3. 후반기 - 삶의 질을 향상시킨다(자기 존중이 이루어지고, "정상의" 감정을 가지며, 삶의 목표와 표준을 찾고 독립심을 기른다).

정신 병력을 가진 환자에서 회복 과정은 가능성 있게 적용된다. 조현병을 앓고 있는 환자를 검사한 장기적 연구는 조현 증상을 경험한 대부분의 사람들이 회복하는 것을 보여준다(Harding, 2003).

표 8.1.1-1 조현병을 가진 환자와 회복 단계의 개인들의 비교

차수	조현병 환자	회복기의 개인
의사 결정	중요한 결정은 본인이 내릴 수 없다 = 의존적	스스로 결정을 내린다 = 개인 자신을 정의한다.
지배적인 사회적 지원	시스템에 의한 사회적 지원	대부분의 지원은 친구들에 의해 이루어진다.
사회적 역할/신분	돌봄을 받는 사람, 조현병 환자, 정신적 질환을 가진 환자	근로자, 부모, 학생
약물의 역할	필요한 것으로 간주	선택할 수 있는 많은 방법들 중의 하나
감정적 성숙	치료 받아야 할 강한 감정을 동반하는 증상; 이러한 수준에서는 대화를 배우지 않는다.	스스로 그리고 친구들과 감정을 표현하고 처리한다. 이 수준에서는 대화법을 배운다.
기능적 스케일의 보편적 평가	60점 이하: 환자로서 간주한다.	61점 이상: 정상으로 간주한다.
자기 인식	약하고, 자신을 감독하는 사람에 의해 결정됨, 미래에 대한 제한적인 인식, 약한 내재적 제어	강하고, 자신과 자신의 주변사람들에 의해 결정, 목적 의식이 뚜렷하고 미래를 생각한다.

8.1.2 정신 재활의 과정과 가능한 접근법

보스톤 학교에 따른 정신 재활의 과정

정신 재활의 과정은 표 8.1.2-1에 나타나 있다.

진단적 단계

진단적 단계는 재활 준비 상태 평가나 준비가 부족할 때 준비를 더 잘 할 수 있는 개입과 지원을 계획함으로써 준비 발전이라고 불리는 방법으로 시작한다. 준비는 환자 자신의 결정에 대한 책임을 지는 능력과 임무를 완성하기 위한 환자의 동기 부여의 없어서는 안될 측면이다.

준비 상태를 평가하는 동안 다음과 같은 사항을 포함하는 소위 준비 상태 지표를 주목하는 것이 특히 중요하다: 변화의 필요성(현재 상태에 대한 불만족 정도), 변화 결정(어느 정도까지 환자가 자신의 삶에서의 변화 즉 동기를 만들어 내려는 의지를 가지고 있는가), 사회적 고립(어느 정도까지 환자가 다른 사람들과의 접촉에 개방적인가), 환경과 자신에 대한 인지(어느 정도까지 환자가 환경 차이를 인식하고 미래에 더 나은 환경을 의식하는가)(Farkas et al., 2000).

준비 발달은 개인이 회복, 재활, 환경, 자신 또는 정신의학 서비스에 대한 인식을 높이는 데 도움을 줄 수 있도록 복합적이거나 복잡한 접근법을 제안한다(진료 기관으로부터 방문, 자가 돌봄 그룹 및 정신 치료).

환자의 일반적 재활 목표를 확립하기 위해 필요한 수단으로서 환자와의 관계와 작업 팀을 이루는 것은 재활 전문가의 또 다른 일이다. 이와 동시에 환자가 향후 6-24개월에 걸쳐서 생활, 학습, 교제 또는 일을 할 수 있는 환경이 조성되어야 한다(예: 직업 시작, 더욱더 독립적인 삶 추구). 목표를 성취하기 위해서 일련의 인터뷰를 수행해야 하며 이는 가족의 가치, 경험 및 현재 상태에 대한 대안으로서 사용될 수 있는 환경의 장점과 단점에 기반해야 한다. 이 단계에서는 재활 관계자나 환자가 목표를 완전히 이해하지 못하는 잠재적 상황에 특별한 주의를 기울일 필요가 있다. 재활 목표가 이미 설정되면, 기능평가에 따라 선택한 목표에 초점을 맞춘다. 목표를 달성하고 실행되고 발전되어야 할 어떤 기술일 필요한지를 알기 위해 환자가 숙달해야 하는 중요한 기술 목록이 구성되어야 한다.

표 8.1.2-1 정신 재활의 과정

진단 단계	대응의 평가
	대응의 발달
	전반적인 재활 목표의 결정
	기능적 평가
	주위 환경으로부터 자원의 평가
계획	기술 개발을 위한 계획
	주위 환경에서 자원 발전을 위한 계획
중재 단계	기술의 직접적 훈련
	기술의 프로그램화
	자원의 협응
	자원의 수정

기능평가에서는 중요 기술의 사용 빈도를 조사하고 이러한 기술이 사용될 때 관찰된 행동과 상황을 설명한다(무엇을, 어디서, 언제 그리고 누구와 함께). 또한 이러한 기술의 강점과 한계에 대한 설명을 제공한다. 기술 이외에도 목표 달성을 위한 환경 지원(자원평가)의 핵심 자원을 평가한다. 중요한 자원은 사람, 장소, 활동 또는 사물을 포함한다. 이와 유사하게, 관찰 가능한 특징과 환경이 정확하게 기술한다. 자원 평가가 몇 가지 특징적인 자원을 얻기 위한 중재안을 개발할 필요성을 지적해야 한다(Anthony et al., 2002).

계획

이전 평가의 결과에 기초하여 재활 전문가와 환자는 필요한 중재의 구체적인 선택을 포함하는 기술을 개발할 계획을 수립한다. 이 계획은 또한 주위에서 온 자원 발달 계획을 포함한다(예: 가족과 직장 동료의 관여)(Anthony et al., 2002). 재활 전문가는 기술 개발의 각 목표 또는 특정 중재안과 이 중재안을 협응하는 특정 사람에 대한 자원 설정을 계획한다. 재활 전문가와 환자 모두 재활 계획에 합의의 표시로 서명한다. 더 많은 사람들이 중재에 관여한다. 재활 계획의 실현은 팀 접근으로 이루어진다. 각 팀의 구성원은 계획 안에서 엄격히 정의된 과제와 중재에 의해 달성되어야 하는 관측 가능한 목표를 가지고 있다.

중재 단계

정신 재활 중재안은 환자의 촉진을 위해 자원 외에 기술도 발전시킨다. 이러한 기술은 제어된 환경에서(직접적 기술

티칭) 직접적인 훈련 또는 프로그래밍(기술 프로그래밍)에 의해서 발전될 수 있는데 이는 자연스러운 환경에서 이들의 활용을 의미한다. **기술 티칭**은 환자가 적절한 기술을 포함하지 않고 있다는 가정하에서 이루어진다. **기술 프로그래밍**은 이미 습득한 기술의 연장이지만 환자는 특정 환경에서 기술을 적용할 수 없다. 기술의 이용을 막은 장애물을 식별하여 극복해야 한다. 기술 교육과 프로그래밍은 서로를 보완하고 기술 훈련은 프로그래밍의 연속이다. 환경으로부터 지원과 자원 개발에 대한 보조는 재활 과정의 중요한 측면이다. 자원 협응은 다음을 통해 기존의 자원과 재활치료를 받는 사람간의 "연결"하는 것을 의미한다:

1. 주어진 목표를 실현하는 가장 적절한 자원 선택(예: 특정 활동을 위해 환자가 정기적으로 사용할 교통 수단의 선택)
2. 선택된 자원과 환자의 실질적 연계. 자원 수정은 기존 자원을 적응하는 기술이라서 이들이 환자의 수요를 더 잘 충족시킨다. 재활 전문가는 그러한 요구를 충족시키는 공동체 내에서 자원 제공자와 함께 변화를 추구한다(예: 일시적 직업에서 작업 계획이나 작업 시간의 변화).

네델란드 스톰 학교에 의한 심리사회적 재활의 과정

Wilken 외 연구진들(1999)은 사회심리적 재활을 대인관계뿐만 아니라 개인을 포함하는 포괄적이고 다방면 접근법으로 설명할 수 있으며, 이를 사회심리적 재활에 대한 포괄적 접근법(KoPPR)이라고 언급한다. 이 접근법은 삶의 질 향상과 모든 수준의 기능을 해결할 필요성을 목표로 삼는다: 개인, 환경 및 사회.

포괄적 접근의 근본적 구성은 재활의 총체적 개념이다. 이러한 환경은 개인이 발전할 수 있는 4가지 영역으로 나누어진다: 삶, 직업, 학습 및 여가 시간. 개인적 만족은 삶의 4가지 핵심 부분에서 성취될 수 있다: 개인 관리, 건강, 의미, 목적, 사회적 관계. 삶의 질에 대한 개념은 또 다른 요소이다. 바람과 요구는 현재 또는 바라는 삶의 질에 따라 얻어진다. 재활이라는 것은 세 가지 영역에서 발생하는 과정이다: 관계 영역, 활동 영역 및 시간 영역. 재활은 환자, 전문가, 가족 등 세 가지 결합에서 이루어진다.

KoPPR의 장 · 단기 사이클은 재활 과정의 단계를 설명한다. 단기간 사이클은 문제응 지향하는 업무에 활용될 수 있다- 문제를 분석하고, 목표를 수립하고 문제에 대한 해결책을 제시하는 것은 비교적 짧은 기간 내에 이루어진다.

장기 사이클은 장기적 관점에서 이루어지는데 이것은 미래를 위한 가장 적절한 계획을 찾는데 초점을 둔다. 이 주기 동안 짧은 사이클은 환자의 바램이나 삶의 질을 저해하는 요인들을 제거하는데 사용된다.

8.1.3 정신 재활의 특정 수준

직업 재활

직업 재활은 정신적 문제를 가지고 있는 환자의 관점에서뿐만 아니라 전문가의 관점에서도 정의될 수 있다. 전문가의 관점에서 직업재활은 회복을 이끌고 그 상태를 유지하고 모든 업무 상황에서 재활을 받은 개개인의 직업핵심역량 발전을 이끄는 모든 활동으로 구성된다(Van Weeghel et al., 1990). 이러한 활동에는 두 가지 측면이 있다:

1. 정신 질환을 가진 환자의 직업 준비 상태
2. 적절한 작업 활동의 탐색 또는 생성, 정신적 문제를 가진 사람을 위한 작업(Wilken et al., 1990)

환자의 관점에서 직업 재활은 적절한 작업의 선택, 획득, 유지와 그것의 완결을 촉진한다. (앤소니에 따른 소위, 선택, 구함, 유지 모형이다.)(Michon et al., 1999)

직업 재활의 기능은 어떤 종류의 혜택을 직업 재활에서 기대할 수 있는지를 보여준다. 다음의 기능은 직업 재활에서 구별할 수 있다:

- 준비(다양한 형태의 직업 오리엔테이션, 직업 훈련 또는 교육)
- 적응(예: 직업 재활의 중재)
- 제어된 작업 조건에서 도움
- 작업 환경에 영향을 주는 것을 포함하는 정규 작업 조건에서 도움(Michon et al., 1999)

외래 환자 장기 돌봄의 직업 통합은 10%를 초과하지 않는데 이는 신체 장애를 가진 환자에서 보다 낮다. 이런 상황에도 불구하고 정신 장애를 가진 60%의 환자가 일하기를 원한다(van Weegel et al., 1990). 정신 장애를 가진 환자의 더 큰 직업 통합은 외부적 장애에 의해 제한된다(실업, 가장 생산적인 근로자에 대한 선호, 정신 질환 환자에 대한 편견, 안전한 환경에서 작업하기가 힘듬, 장애를 가진 환자를 위한 직업들 중에서 정신 장애보다 신체적 장애를 가진 환자를 선호). 또한 환자의 내적 장애 또한 제한 요인이 된다(정신 질환의 심각한 증상, 부적절한 자격과 문제 있는 직업 경력, 사회적 소통과 의사 장애, 부정적 자아 이미지)(van Weeghel et al., 1990).

정신 질환을 앓고 있는 환자는 일을 하는 여러 가지 문제에 직면할 수 있다. 심지어 직업을 선택함에 있어서도 문제가 발생한다(동기와 열망의 부족, 직업 요건에 대한 부적절한 분별력). 구직 중에도 또 다른 복잡한 문제가 발생한다(어떻게 직장을 찾을 것인지, 어떻게 능력 있고 동기가 잘 보이는 지원자로 보일 것인지; 비현실적 자가 진단-너무 높거나 너무 낮다). 최종적으로 고용 상태 유지 능력(느린 작업 진행 및 떨어지는 집중력, 변화하는 환경에 적응 능력이 부족함, 질환의 재발)과 관련하여 문제가 발생한다. 사회적 정서적으로 적절한 기술이 고용 상태를 유지하는데 필요하다. 이러한 맥락에서, 관리자와 동료와의 관계 형성 문제 및 동료들과 일상 생활에 대해서 이야기 하는 능력이 부족한 것이 장벽이 된다.

직업 재활의 유형

직업 재활의 유형에는 대개 자원봉사, 제어된 작업 공간, 임시 고용, 지원고용 및 지원 교육 고용 센터를 포함한다.

봉사 활동

자원봉사 활동에서 환자는 근무 시간이나 활동 유형을 선택할 수 있다. 자원 봉사 활동은 때때로 보조적 고용 초기에 시행된다. 계약이 맺어지면 일이 요구를 충족시킬 수 있는지를 환자와 고용주가 증명하는 것은 선택의 문제이다.

제어된 작업 공간

제어된 작업 공간의 경우에, 작업은 제어된 환경에서 이루어진다. 병원의 전통적 작업실이나 병원 밖에 환경은 종종 정신 질환자를 위한 지원 작업실 환경에 의존한다는 비난을 받는다. 또한 그들은 환자의 적절한 작업 기술과 직업 시장에서 미래적 방향으로의 활용에 대한 자신감과 정확한 작업 기술을 심어주는 것이 아니라 의미 없는 작업 활동을 습관적으로 시행한다.

이러한 유형의 작업 재활은 업무능력 유지나 재확립으로 이어진다는 제한적인 임상사례의 근거만 존재하지만, 정신질환을 앓고 있는 환자에게는 여전히 유일한 선택으로 남아있다.

임시 고용

임시 고용은 "직업 센터" 모델을 기반으로 하며, 이것은 임시 고용의 필수적인 부분이다. 그러나, 많은 곳이 이러한 모형을 벗어나 있다. 임시 고용을 선택하는 정신과 환자들은 자신의 기관 밖에서 정기적인 임시직에서 제한된 시간(일반적으로 6개월) 동안만 일을 한다(거의 대부분 이러한 일들은 행정직과 청소 등을 포함한다). 이러한 일들은 특정 작업 기술을 요구하지 않는다. 이 프로그램에서 포함된 유일한 기준은 환자의 일에 대한 흥미이며 작업 기능의 이전 평가가 반드시 적용되지 않는다. 처음에, 임시직에 대해 보조자가 직접 그 직책을 수행해보고, 그 직책을 스스로를 테스트하고 평가한 후에야 그들은 환자를 훈련시킨다. 따라서, 보조 직원들이 특정 기간 동안 환자와 함께 일을 한다. 일을 하는 동안 이들은 계속해서 도움을 준다. 이러한 직업은 일정한 급여를 제공한다(일반적으로 일을 한 시간에 비례하여). 채용된 환자가 일에 대해서 보고하지 않으면 다른 환자나 보조자가 이들을 대신한다.

지원 고용

지원 고용은 컨설턴트나 보조자로부터 지속적인 지원으로 정규직 작업 환경에서 이루어지는 유급 노동으로 이루어진다(Bond et al., 2001).

고용 훈련은 환자의 업무 능력과 관심사 및 개인 직업 선정의 평가에 의해 시작된다. 환자는 적극적으로 선정에 참여한다. 이것은 일자리를 찾고 구한 뒤에 일자리를 얻기 위한 면접을 시행한다. 작업 기술의 점검 또는 구직 전 훈련은 일반적으로 일어나지 않는다(또는 최소한으로만 발생). 직업 선정은 초기 평가를 바탕으로 환자의 강점 식별에 달려있다. 가족과 친척의 적극적 참여와 사회와의 접촉이 장려된다. 컨설턴트는 정신 질환을 앓고 있는 환자뿐만 아니라 고용주에게도 도움을 준다(Becker et al., 2003).

지원을 받은 일의 근본적인 원칙은 본드(1998)에 의해서 공식화되었다: a) 정규직을 갖는 것이 목표; b) 신속한 직업 선정; c) 의료 서비스를 포함하는 다른 정신 진료 서비스를 포함하는 직업 훈련 서비스의 통합; d) 서비스 소비자의 선호도에 대한 관심; e) 지속적이고 포괄적인 평가; f) 시간에 구애 받지 않는 지원.

직업 재활을 위한 지원교육 프로그램(고용 센터)

고용센터는 건강이나 다른 제약으로 인해 일자리를 찾을 때 도움이 필요한 사람을 위한 종합적이고 시간 제한적 교육 프로그램이다.

고용센터 프로그램은 구직을 어떻게 어디서 하는지에 대해 이론과 실질적인 것에 대해 환자에게 가르치며, 구직자와 고용인으로서 그들의 권리와 책임을 소개한다. 이것은 구직과 관련된 특정 상황을 처리하는 방법에 대한 실질적인 조언을 제공한다(예: 이력서, 광고, 인터뷰, 고용 첫 날).

지원 교육

대개 정신 질환의 발병은 사람의 교육 경력에 영향을 받는다. 불완전하고 비현실적인 교육은 각 환자의 경력을 더욱 어렵게 한다. 지원 교육은 교육과 개인적 성장의 영역에서 정신과 환자에게 영구적 지원과 도움을 제공하는 것을 포함한다. 대략 15년 전에 이러한 지원 교육 프로그램이 등장했다. 세 개의 주된 모형이 제시될 수 있다(Mowbray et al., 1993; Petela et al., 1996):

- 독립학급 모델. 이러한 프로그램은 직업 경력 목표를 성취하기 위해서 교육 프로그램에 등록한 이러한 환자들을 돕고 학습이나 직장을 찾는데 도움을 제공한다. 이들은 직접적으로 교육 기관에 존재한다.
- 현장 모형. 이 모형은 다른 학생들을 위한 가용 자원의 활용을 찾는데 중점을 둔다. 정신과 환자에게 케어를 제공하기 위한 기존의 서비스들을 활용한다.
- 모바일 지원 교육 모델. 그것은 일반적으로 더 큰 심리사회적 재활 프로그램의 일환으로 조직된다. 프로그램 참가자는 그들이 공부하고 싶은 것과 장소를 개별적으로 선택한다. 이 프로그램은 다양한 종류의 교육을 활용하고 정신적 재활을 반영한다는 면에서 좀 더 유연성 있는 모형으로 각광받는다.

재활과 주택

주거지역의 정신 재활은 환자가 독립적으로 살고, 필요한 기술과 자신감을 함양하고 안정된 가정과 회복 과정을 촉진하는 환경을 만드는데 도움을 주고 원래 가족과 떨어져서 사는 것을 가능하게 하고 재활 시설에서 장기적 입원에 대한 대안을 제시하며 일반적인 대중 서비스 시설들을 활용하는 것을 가능하게 해주어야 한다.

시설에서 나간 후 첫 십 년 동안 대부분의 환자들은 가족한테로 돌아가거나 스스로 살게 된다(Ridgway et al., 1990). 노숙자 사이의 정신 질환 비율이 증가함에 따라, 환자의 가족들의 압력으로 지원과 재활 프로그램을 수립하는 것이 증가했다. 특화된 주거 서비스 선형 시스템의 점차적인 발전이 등장하면서 "계속되는 돌봄 시설"로 불려진다. 1980년대 말에 이러한 "연속성"은 비판되었고 새로운 접근법이 개발되었으며 이것은 지원 주택 보급이라고 불리는데 이는 직접적으로 환자의 집에서 이루어진다. 체코에서 비영리 재단의 도움으로 1990년대 초에 최초의 보호 주택 시나리오가 발전되기 시작하였다.

지속적 요양 시설의 선형적 연속성

선형적 주거 연속성 프로그램은 환자에게 다양한 도움과 지원을 주는 여러 가지 시설로 구성된다(이러한 주택 프로그램은 다양한 종류의 혜택과 서비스의 연속성에서 중간 단계 거주자의 형태로 주택이나 아파트를 보급한다). 다양한 개인 서비스를 가진 가장 제한된 환경으로부터 덜 제한적인 옵션에 이르기 까지 다양한 연속성에서 환자는 더 안정적이 된다. 환자는 자신의 기능 단계에 가장 잘 부합하는 환경으로 흡수된다(Ridgway et al., 1990).

지속적 요양 시설의 연속체 모델의 기본 특성은 다음과 같다: 주거과 의료 서비스의 통합(구체적이면서 장기적인 요양 계획의 활용 관리), 호환성(언제든지 활용 가능한 특화된 지원이 환자의 요구조건을 가장 잘 충족시키는 서비스 시스템을 이용 가능), 유연성(환자의 변화하는 요구에 대한 "뒤로 돌아가기" 허용), 인식과 민감도(건강을 악화시킬 수 있는 스트레스 유발적 재활 프로그램을 감시와 감독)(Bebout et al., 1992).

그러나, 이러한 연속 시스템은 많은 단점을 가지고 있다. 연속성이 보장된 서비스는 사실상 활용이 어렵고 이러한 서비스가 가능한 경우는 극히 일부의 환자만이 받을 수 있다(Ridgway et al., 1990). 주거 측면에서 재활의 각 단계는 주거지나 다른 요양 개념의 변경이든 주거지 관리의 최종 종료에 따라 잠재적 위기 상황이 만들어질 수 있다(Ran et al., 1999). 주택 보급 정책에서의 위기 상황을 고려하면 서비스 시스템은 지연되고 서비스 사용 대기 시간이 늘어나게 된다. 지원 주택 보급과 대조적으로 연속성 프로그램은 재정적으로 더 압박을 받는다.

주거 서비스의 유형 분류와 이들의 운영 원칙

주거 공동체 프로그램은 일반적으로 다음의 세 가지 영역으로 나뉠 수 있다:

1. 예를 들어 급성기 환자가 자신의 주거지에서 벗어나는 경우에 입원이라는 대안으로서의 위기 관리 프로그램. 목표는 위기를 처리하고 증상을 최소화하며 환자를 가능한 빨리 정상적인 환경으로 복귀시키고 외래 환자로서 치료를 받게 하는 것이다. 이러한 것은 치료 공동체이며 단기 응급 거주 요양 위기 센터이자 소테리아 프로그램이 된다(스위스, 헝가리 및 독일)(Abei et al., 1994)
2. 프로그램은 기술 훈련 및 강화, 독립성과 스트레스 상황에 대처하는 능력, 자신들에게 필요한 주위 환경과의 협력을 포함하는 가능한 일반적인 환경에서 사회적 기능을 향상시키는데 초점을 둔다. 이러한 경우는 대부분 장기적인 투병 생활 환자에게서 나타난다. 이러한 부류의 환자는 사회 복귀 훈련 시설(주택, 아파트), 지원 아파트 단지 또는 소위 지역 사회 지원 주택을 포함한다.
3. 주거 프로그램은 질환 때문에 일반적인 공동체 환경에서 거주가 힘든 환자의 삶의 질을 높이는데 초점을 둔다. 예를 들어 이것은 장기적인 정신 질환을 가진 환자에게 치료와 거주 서비스를 제공하는 것을 포함한다(영구적인 형태의 주거지).

주택은 활용도, 유지 관리(집주인에 의한 차별로부터 보호), 분리(특별 서비스와 공조), 민감성(직장, 가정, 학업과 사회적 관계에서 사회적 역할을 허용) 및 수용(환자의 개인적 가치, 선호도와 결정을 존중)(Peace et al., 2001). 주택 거주자는 주거 서비스에 대한 지나친 의존도를 예방하기 위해 가정의 기능을 원활히 하는데 더욱 협력해야 한다. 거주자와 자신의 사회적 역할과의 관계는 치료적 공동체라기 보다는 이웃 공동체라는 원칙하에 발전되어야 한다. 사회 기능의 갱신을 목표로 하는 프로그램에서 거주 기간을 제한해야 한다(동기 요인). 활동과 치료적 중재는 집 밖에서 이루어져야 한다. 정상화 원칙은 가장 자연스러운 상태(가능하면 일반적인 가정 기능과 근접한 시설 즉, 우편함, 열쇠 및 일상 가재도구 등)를 용이하게 하기 위한 노력을 시행해야 한다.

주택 서비스가 중요시 여기는 지원의 가장 보편적인 영역은 주택 유지 및 가정일(청소, 유지, 요리, 빨래), 자가 돌봄 기술(개인적 위생, 평소 섭생, 의복 착용), 보편적인(특수한 경우 포함) 대중 서비스를 활용하는 기술, 질병 재발의 예방, 소통 기술, 입주자로서 이웃으로서의 역할(지역 거주 활동에 활발히 참여), 여가 시간, 쇼핑, 안전 규칙 및 금융 관리 또는 당국과의 거래(집세, 사회적 혜택 활용 등)이다.

지원 주택

지원 주택은 노숙자와 입원 문제를 줄이기 위해 "사회 서비스"에서 "집"으로 지원의 중심을 옮겨간다는 목표를 가지고 개발되었다. 이 모형의 중요한 요소는 개인적 서비스와 공동체에서 살아가는 능력을 포함한다. 게다가 환자의 변화하는 요구에 기반한 살아있고 유연한 서비스에 대한 참여, "프로그램 종결"에 의해 제한이 없는 장기적 요양과 특정 환경에서 선택사항들을 학습하는 기술들이 중요하다(Ridgway et al., 1990).

사회적 상호 작용과 여가시간 영역에서의 재활

정신병의 발현은 단지 환자로서의 역할만 존재하기 때문에 개인의 사회적 역할을 붕괴시킨다. 사람들은 종종 병 때문에 자신의 원래 지지 기반을 잃게 된다. 악순환이 일어난다. 심리 사회적 질환을 가진 사람들은 종종 단지 몇 가지의 사회적 역할만 가지고 있고, 그들은 제한된 사회적 유대와 동시에 사회적 접촉을 만들고 유지하는 데 어려움을 겪는다(Wilken et al., 1999).

사회적 접촉 영역에서의 재활의 목표는 구성된다. 따라서, 정신적 질환의 결과로서 제한된 사회적 의사소통 기술을 보이거나, 충분하고 기능적인 사회적 지원이 부족하거나, 명확하거나 충분히 정의된 사회적 역할을 가지고 있지 않거나, 회복 과정에서 환경으로부터 도움이 필요한 개인들의 재활은 위태롭게 된다. 그러한 프로그램들의 기능은 사회적 역할 훈련(**예: 가족, 부모 역할, 파트너, 전문적 역할**), 자아 존중의 촉진 및 증대, 발전하는 사회적 관계와 함께 외부 세상과의 소통 회복, 스트레스 다루기, 자아실현과 독립에 대한 지지를 포함한다. 그러한 목적의 성취를 복잡하게 만드는 장벽은 환자의 시각(**인지적 소통적 기능에서의 장애, 의욕 감퇴 또는 동기의 부족**)뿐만 아니라 외부 세상에서 온다(**부적절한 가족 지원, 외부 세상이 단지 환자의 증상을 장애로서만 간주하는 경우**).

사회적 접촉에 대한 지원은 공식적인 서비스만으로 제공되는 것이 아니라 가족, 친구, 동료 또는 기타 환자 내에서 자연적 지원도 찾아볼 수 있다. 이러한 영역에서의 실질적인 서비스는 인식과 실제 지원을 주는 요양 센터나 마을 회관에서의 활동(**정보와 충고**), 감정적 지원, 신뢰 심화, 동기 부여 및 능력 또는 정상적으로 권장하는 행동 지원 등이 포함될 수 있다.

8.1.4 정신적 재활 평가

근래에 많은 과학적 연구가 특히 직업과 주거지역의 재활 평가에 관한 새로운 정보를 제공한다.

직업 재활의 일반적 영향은 1955년 이후부터 바뀌지 않은 많은 직업 재활 프로그램의 결과를 포함하는 메타 분석의 결과에 의해 보여준다(Bond et al., 1999). 직업 재활 프로그램은 환자들이 직업을 가지고 영위하는데 작은 도움을 지속적으로 주어왔다. 그러나, 환자들이 도움 없이 더 나은 정규직 일자리를 유지하는 프로그램의 부족이 이들의 단점이 되어왔다. 업무 능력과 수행 능력을 향상시키는 것뿐만 아니라 다른 사회적 역할에서 더 나은 기능을 유지하는 것이 관찰되어 왔다. 병원 입원과 재입원이 줄어들었고 삶의 질이 향상되었다. 부작용도 거의 관찰되지 않았다.

그러나, '개별 배치 및 지원(IPS)'이라는 문서화된 형식으로 이루어진 고용 지원 프로그램에 의해서 명확한 결과가 달성되었다(Bond, 1999). 해당 프로그램은 다른 직업 재활과 비교해서 공개 직업 시장에서 많은 수의 고용된 환자들을 이끌어낸 IPS를 이용한 무작위 연구에 의해서 평가되었다. 이는 다른 정신적 · 심리사회적 서비스 내에서 지원 고용의 통합 측면에서 또한 매우 효과적이다(Crowther et al., 2001; Twamley et al., 2003; Drake et al., 2003). 그럼에도 불구하고 지원 직업을 가진 환자의 거의 절반이 성공하지 못한다는 사실은 다른 형태의 정신적 재활의 필요성을 정당화한다.

일부 연구는 지원 교육이 사회적 기능, 자신감, 인지 능력을 향상시키고 입원을 감소시키거나(Isenwater et al., 2002) 환자의 교육 통합을 증가시킬 수 있다는 것을 보여주고 있다(Collins et al., 1998).

파크아루리 연구팀(2002)은 통제된 주택이 사회기능의 개선을 가져올 수 있고 환자가 전형적인 입원보다 지역사회에서 생활할 때 더 만족하기 때문에 사회통합을 지원할 수 있다고 언급하면서 주택평가 연구 결과를 요약한다. 지원 주택의 연구 결과는 매우 새롭다. 하지만 그들은 지원 생활 프로그램이 거주자의 안정과 독립을 증가시키고 노숙자의 발생을 감소시키는 동시에 집에서 지원을 받으며 생활하는 것이 입원 환자수를 감소시킨다는 것을 보여주었다. 그러나 지금까지 이러한 연구의 결론은 무작위 연구에 의해 확인되지 않았다(Parkinson, 2003; Chilvers et al., 2006).

8.2 정신운동 치료

정신 운동 치료의 관점에서 건강을 증진하는 것은 전반적인 저항력을 향상시키는 행동의 요인, 수단, 행동 양식을 강화함으로써 가능한다. 인식과 공감에서 가능한 변화로서 올바른 움직임 행동을 학습하는 것은 또 다른 방법이다.

1952년에 장 피아제는 주로 초기 언어 전 경험에 기초하는 운동 양상은 삶의 변화를 다루는 도구라고 경고했다. 신체 움직임이 변하면 심리적 양상에서 수반되는 변화가 기대된다. 개인적 경로의 근간은 환경에 근거하여 자신과 통합, 경계 및 제한성을 이해하는 것이다.

활발한 움직임은 개인의 성격, 자신의 개인적 지각 및 자아 평가를 발전시킨다. 개인적 발전에 대한 이것의 심리적 영향이 이미 입증되었다.

1930년대 이후로 다양한 재활 운동과 접근법은 신체적 활동을 치료 수단으로 이용하면서 서로 독립적으로 발전해 왔다. 많은 연구자들과 기관은 이 다양한 측면에서 정신 장애를 가진 환자들에게서 운동요법을 추구한다. 치료법은 치료사의 개인적 경험과 밀접하게 관련되어 있다.

종종 이들은 이론적 기반과 진단적 방법이 부족하고 일부만 생물학적 피드백 제어와 신경 기전의 지식을 가지고 연구한다. 이 폭넓은 응용은 개인의 경험 전달에 달려있고 이는 이들의 효과가 일반적으로 다른 치료사에 의해 사용되는 경우에만 줄어든다. 환자 건강 상태의 명백한 변화에도 불구하고 자신의 행동을 적절히 증명하는 능력 없이 이들은 보조적 도구로서만 여전히 남아있지만 근본적인 치료가 되겠다는 이들의 야망은 결코 비현실적이지만은 않다. 그러한 실험적 방법의 보편적 사용은 긍정적인 부분을 가지고 있지 않고 대부분의 경우에 부정적으로 작동한다. 긍정적 효과가 부분적 실험적 경험적으로 증면된 치료 방법은 다음과 같다:

- **정신 운동 치료**(PMT): 이것은 신체 인지와 움직임 행동과 함께 작동한다. 이 그룹은 다음을 포함한다:
  - **운동 요법**: 정신 운동 요법 중 체코 타입
  - **필드 치료**: 감정적으로 집중된 운동 활동 경험의 변화 수단으로서 사용되는 정신 운동 요법
  - **정신 운동 피트니스 훈련**: 스포츠 활동 실행 동안 이루어진 경험을 변화의 수단으로서 사용하는 정신 운동 요법
- **신체 인지 치료**(BAT, BBAT): 움직임 동안 신체 인지의 신체적 경험에 목적을 둔 치료. 이들은 신체 자세, 협응, 호흡, 움직임에 의해 표현되는 감정의 인지, 다른 사람의 인식 및 비언어적 소통에 목적을 둔다.
- **Konzervative Bewegungstherapie**: 신체에 초점을 둔 정신 운동 치료의 독일 시스템
- **춤과 운동 치료**: 감정을 표현하는 수단으로서 표현적 춤을 사용하는 크고 이질적인 그룹의 움직임 치료. 몇 가지 운동은 진단적 심리 또는 신체적 치료 방법에 의해 부분적으로 지지되는 효과를 가진다.

체코에서 운동 요법은 1990년부터 정신질환의 움직임 치료의 영역으로 발전하기 시작했다. 유럽 분류에 따르면, 운동 요법은 심리적 및 정신적 장애의 예방과 치료에 목적을 둔 정신운동 요법이다.

유럽 내에서 정신 운동 치료의 발전은 독일의 마버그에서 1996년에 설립된 "정신 운동 요법에 관한 유럽 포럼"에 의해 설정된다. 현재, 이것은 17개 회원국을 가지고 있으며 2006-2010 정신 운동 유럽 포럼을 위한 전략적 발전을 위한 계획의 근간에서 발전된다.

정신 운동 요법은 두 가지 갈래가 있다: 교육과 치료. 치료적 분파는 "정신과 정신 건강에서의 물리치료"라고 알려진 새롭게 형성된 유럽 협회에 의해 발전되었고 노르웨이의 베르겐에서 2007년에 설립되었다. 체코는 두 협회의 회원국이다.

8.2.1 정신 운동 치료의 일반적 양상

운동 치료 연구

지난 10년간, 정신의학에서 비약물적 치료 연구에 거의 관심을 기울이지 않았다. 운동 요법은 경험적 학문이다. 과학적 연구는 이것의 발전을 위한 조건 중 하나이다. 그러나, 지금까지 출간된 연구는 단지 부분적으로 과학적 연구의 기준을 충족시킨다. 운동 요법에서 현재의 연구는 주로 운동 요법 효과에 대한 질문을 던지며 각 접근법의 효과를 비교하기 위한 노력이 기울여지고 있다. 운동 치료의 방법은 효과적인 것으로 고려된다. 그러나, 이들의 작용은 긍정적일 뿐 아니라 가능한 부정적인 면도 고려되어야 한다.

신체적 자가 개념

우리의 자가 인식과 평가는 우리의 행동과 경험에 많은 영향을 미친다. 심리 운동 치료는 신체적 자가 인식이 전반적인 자가 인식의 구조 내에서 어떤 위치를 가지고 있는지에 대한 질문을 던진다. 자가 인식은 성격 심리학의 연구이다. 이들의 발전은 인지적 심리학이 자가 인식 형성을 연구하는 동안 개체 발생 심리학에 의해 연구된다. 심리 치료는 자아 인식에서의 결함을 고치는 것으로 이루어진다. 자아 인식의 문제와 관련된 연구와 관련하여 다양한 의견이 존재하는데 이는 이 주제를 연구하는 것을 매우 어렵게 만든다.

신체 자가 개념은 자아 개념의 전반적 구조의 일부분이다. **자가 개념**은 기억에서 유지되는 획득된 지식이라는

맥락 안에서 이루어진 의식적인 자아 반성의 구조이다. 자아 인식의 근간 내에서의 신체 자아 개념은 폭스(2000)와 체코에서는 토메소바(2005)에 의해 발전되었다.

스트레스 대처에서 움직임 활동의 역할

움직임 활동은 신체적 활동과 느린 생리적 반응(적응의 결과로서) 사이에서 피드백을 통한 심리적 스트레스에 대한 반응성을 감소시키는 작용을 할 수 있다. 주로 심박수 형태의 반응도가 감소하거나 스트레스와 회복 단계 중 감소된 카테콜라민 반응을 포함한다(Solcova, 1994b).

신체 기능 외에도 규칙적인 운동은 감정적 기능을 강화시킨다. 이것은 정신적 우회로로서 그리고 감정이나 긴장을 완화하는 방법으로서 기능한다. 이것은 자가 경험, 정신적 안녕에 긍정적인 단기 및 장기적 영향과 걱정, 우울, 긴장 및 스트레스 인지에 대해 긍정적인 영향을 미친다(Solcova, 1994b).

신체적 활동의 기능은 스트레스를 받는 생각에서 벗어나는데 중요하다. 솔코바(1994a)에 따르면 이것은 직접적인 생리적 영향보다는 주로 인지적 과정과 그와 관련된 감정을 통해서 일어난다.

호섹(1997)은 움직임의 영향을 심리적 규제와 스트레스 감소로 분류했다. 그는 걱정을 스트레스의 중요한 결과라고 간주한다. 신체적 활동에 대한 이것의 영향은 사고의 과정을 자극으로 변환하고 불안을 일으켰던 증상의 평가에서의 변화에 의해 발생한다.

정신 장애를 가진 환자의 신체적 상태와 움직임 능력

정신 질환을 앓고 있는 환자의 신체적 능력은 정상인과 비교할 때 매우 약화되어 있다. 또한, 여가 활동에 대한 참여의 범위가 감소된다(Hatlova, 2003; Probst, 2006). 정신적 문제를 가진 환자에서 열등한 신체적 상태는 병적 기전과 관련된다. 이러한 환자의 자극성이 증가하거나 감소하면 더 이상의 노력으로 두려움을 유발하기 때문에 이를 회피하는 것으로 추정된다. 일부 연구에 따르면(예: Eckman, Friesen, 1997; Hatlova, 2003; Probst, 2006), 열약한 신체적 조건이 다른 결과를 가져온다고 한다. 정신 장애를 가진 환자는 아동기 때부터 감소된 운동 능력을 보이는데 이는 감소된 소통 능력과 함께 아동기 사회적 환경에 적절하게 적응하지 못하게 한다(Wedlichova, 2003). 움직임 기술이 아동 집단 내에서 아이의 역할에 있어 중요한 측면을 나타낸다고 알려져 있다. 그룹 내 의사소통 한계 밖에 도달한 아이들은 외로워지고, 따라서 일부 개인에서는 사회적 기술의 완전한 발달과 사회적 정체성의 형성이 일어나지 않을 수도 있다(Lang-meier et al., 1998).

왜 움직임 치료인가?

다음의 각 경우가 정신적 장애의 구성 요소들이다:

- 심리적 기능의 불균형
- 편협적인 지각력
- 움직임 장애 및 상실
- 신체 안정성 변화, 신체 중심부에서 변화
- 조화가 이루어지지 않은 신체 부위
- "자아"의 경계 소실

신체를 제어하는 능력뿐만 아니라 기능과 신체 전체에 대한 인지 능력을 상실한 환자에게 신체 인지와 몸을 이용한 운동에 초점을 둔 치료가 적합하다. 신체 영역에서 정신적 경험의 전후에 사회적 부분으로의 경험의 전이가 예상된다(Spurkova, 2003).

8.2.2 운동 치료

운동 치료는 환자에게 접근하기 위해 단어의 포괄적인 의미에서의 움직임을 이용하며 이들의 개인적 경험을 통해서 환자의 정신신체적 "자아"와 잠재력의 인식 관점에서 이들의 정신 상태에 영향을 준다.

운동 요법 용어의 한정

운동 요법의 목적은 개인이 치료를 활발히 참여하도록 유도하며, 이들의 문제에 접근하는 방법을 발견하는데 도움을 주고 스스로 이러한 방법을 생각할 수 있는 여지를 남기는 것이다. 비언어적 요인들이 강조되고 소통에 대한 필요성이 점차적으로 요구된다. 운동 요법 프로그램은 환자가 삶의 다른 영역으로 옮겨갈 수 있는 자신의 능력을 검증하는 상황을 제시하는 것이다. 환자의 한계를 근거로, 해당 프로그램은 자아 인식, 기능, 조절 능력에 초점을 둔다.

이런 식으로 치료사는 환자의 경험과 행위의 변화에 따라 행동하며, 새로운 문제에 대해 새로운 관점을 통해 그들이 그 문제에 대처할 수 있는 선택권에 대한 인식을 형성한다. 이들은 환자가 자신의 운동성, 즉 정신신체적 존재에 대해 인식하는 것을 도와주고 긍정적인 자아 인식, 통합, 감정적 자발성, 창조성, 신체 상징과 소통하는 능력을 회복하는데 도움을 준다. 초반에는 이상적인 상황이 다루기 힘든 것으로 인식될 수 있다. 그러나, 치료사의 도움으로 환자는 다루기 힘든 상황에서 공포를 극복하고 점차 자신의 능력을 확인해 가도록 유도된다. 이들은 스트레스를 다루는 내외적 자원을 개발하고 결국 자아 조절 능력을 함양하도록 도움을 받는다. 자신의 능력 확인은 자신감, 상호 이해, 소통능력을 향상시킨다.

움직임의 질은 환자의 실제 심신 상태를 나타내는 지표이다. 운동 치료는 정신 증상의 예방과 치료에 중점을 둔 운동 프로그램의 적용에 대한 가능성을 제시한다.

환자의 한계를 바탕으로 한 움직임 프로그램은 자아 인식, 자신의 기능과 조절을 위한 선택, 자신의 강점 검증(비전형적인 장애를 극복하는 것을 이용하는 운동; 운동은 실내나 실외 모두에서 이루어질 수 있다)을 통한 자신감 개발, 상호 신뢰와 소통의 발달(상황 모델링; 어떤 솔루션이 상호 협동과 소통을 요구하는가)에 중점을 둔다.

운동 치료 프로그램은 치료사와 신뢰할 수 있는 관계를 구축하기 위한 조건을 항상 유지하며, 위협적이지 않은 환경과 점진적으로 관리할 수 있는 높은 역치까지 상승시키는 적절한 신체적 심리적 스트레스를 준다. 이런 방법으로 자신에 대한 환자의 활발한 접근과 이들의 장점에 대한 확인이 촉진되고 이에 따라 자신의 능력 인식에 대한 역치의 변화가 이루어진다.

운동 요법의 작용

신체 치료 활동으로서 운동 요법은 환자가 다음의 것을 성취하는데 도움을 준다:

- **움직임 인식**. 이것은 자신의 신체 인식, 능력, 자신의 신체 제어 능력에 대한 인식을 포함한다. 긍정적인 경험은 신체 도식를 발전시키고 강화하는데 도움을 준다.
- **심신 통합**. 움직임은 내부와 외부 세계를 이어주는 연결 고리이다. 의도적이고 적극적으로 실행하는 움직임은 신체적, 정신적 활동이다. 이것은 신체적, 정신적 측면을 동시에 표현하는 수단으로 작동한다.
- **긍정적인 자아 수용**. 객관적인 신체도식은 주관적인 신체 이미지와는 다르다. 그것은 내외부 환경에 대한 자신의 경험, 심리적 장애에 있어 현실적이지 않을 수도 있는 대인관계와 유대관계를 바탕으로 형성된다. 좀 더 긍정적인 인식의 관점에서 자아 이미지 재구성을 이루기 위해서 적절한 난이도의 운동이 선정되어야 한다. 지나치게 어려운 운동은 방어기전을 유발할 수 있다.
- **자아 수용과 통합**. 운동을 하는 동안 개인은 자신의 신체, 자세, 운동 경로, 자가 운동 표현 활동 및 그것의 의미를 인식하도록 요구된다. 동시에, 환자는 환자가 인식하는 방법으로 다른 사람의 움직임을 인식한다. 자신과 다른 사람의 움직임 인식은 대항을 일으킬 뿐만 아니라 자신의 운동에 대한 의도적 자율 제어를 촉진한다. (자율을 발전시키는 과정은 특히 정신과 환자에게 중요하다.)
- **신체 상징**. 움직임과 신체 자세는 상징적인 의미를 갖는다. 따라서, 움직임을 통해 우리 자신을 표현할 수 있다(주로 댄스 치료에서 사용된다).
- **감정적 자발성**. 환자는 종종 삶의 환경에 의해 자신의 요구를 표현하는 욕구와 관련된 감정의 표현을 억제하도록 강요된다. 움직임의 과정 동안 감정의 표현은 제한되지 않고 여러 개의 프로그램에서 그것은 시작되어 자아 표현의 적절한 구성요소로 이해된다.
- **창조력**. 이 기간 동안, 운동은 프로그램화되어 자발성과 창조성을 유발한다.
- **사회적 수용**. 움직임 활동 중 비언어적 소통을 통해 보다 쉽게 관계가 이루어질 수 있다. 치료법은 참여와 협력 인식을 개발하고 인지적 소통적 과정의 유도를 발전시키는 데 초점을 둔다.

정신과 환자 치료를 위한 운동 요법의 유형

환자의 참여 및 이들의 현재 정신 신체적 상태 및 운동 요법이 허용하는 옵션들을 고려하여 운동 요법의 유형이 발전되어 이전에 선정된 성격 부분이 영향을 받을 수 있다.

통합되고 집중된 운동 요법

통합되고 집중된 운동 요법은 개인의 건강한 부분과 함께 작동하여 분리가 되지 않는 단위로서 자신의 신체 도식화 인식의 영향을 통해 자신의 "자아"가 외부 세상에서 포용될 수 있다.

단순한 체조 동작과 자세가 사용된다. 환자의 전체적 또는 부분적으로 공간에서 신체 부분의 관계로써 지속적인 신체 인식을 향해 인도한다. 환자는 활발하게 참여하도록 유도된다. 실행과 자기 통제의 질에 중점을 둔다. 전체적인 감정이 가장 중요하게 여겨진다. 나중에, 쉴 때와 움직이는 동안 신체 부위를 인식하는 것과 신체의 일부를 선택하고 조절하는 능력에 중점을 둔다. 자신의 신체 도식을 인식하여 분산되는 정도를 줄인다.

운동 치료 활성화 프로그램

운동 치료 활성화 프로그램은 인지 과정과 운동 기술의 시작에 주안점을 둔다. 이 프로그램은 환자의 움직임 능력을 회복하고 발전시키는 댄스와 스포츠 같은 운동을 활용한다. 운동 구조 실행의 정확성과 운동 기술을 활용하는 긍정적인 경험이 중요하다.

운동 치료적 활동 완화 프로그램

이 프로그램은 인지적 감정적 과정의 시작에 중점을 둔다. 이들은 체조 운동, 춤과 표현 순서, 스포츠 요소를 실행한다. 운동은 쉽게 이루어진다; 어떤 요구도 운동 시 이루어지지 않는다. 목표는 자아에 대한 긍정적인 인식을 유발하고 긴장을 완화하는 것이다. (심리적 분석 접근에서, 이것은 신경증 환자, 중독자 및 행동 장애 환자에서 특정 치료 시기에 이용될 수 있고, 긴장 증가가 발생할 수 있다.) 환경에 대한 믿음과 즐거움과 행복을 경험하는 가능성뿐만 아니라 자신감을 향상으로 인해 각 개인의 건강한 인격 요소가 촉진된다. 긍정적인 감정 경험이 중시된다. 움직임 구조의 실행에서 정확성은 중요하지 않다.

지각적(주의) 집중 운동 치료

지각적 집중 운동 치료는 실행된 움직임과 그 효과를 의식적으로 관찰하게 한다. 이것은 호흡과 근육 긴장을 조절하고 심신 활동의 상호 관계에 대한 지식과 이러한 것들이 서로에게 영향을 미칠 가능성에서 발생한다. 체조, 이완 및 호흡 운동과 하타 요가(hatha yoga)가 실행된다.

이것은 환자의 적극적인 참여가 필요하다. 운동의 질, 자가 운동과 자가 조절을 경험하는 것이 중요하다.

다른 사람과 자신에 대한 자신감을 증가하는 운동 치료 요법

이 프로그램은 인지와 자발적 참여의 시작에 주안점을 둔다. 스포츠와 게임을 포함하는 운동을 통해, 환자는 자신의 능력과 잠재력에 대해 자신감을 가지게 된다.

운동은 소그룹으로 이루어지고 환자의 신체적 정신적 능력을 고려하여 구성된다. 이들의 난이도는 점차적으로 증가한다. 내용은 기술 연습이나 확인의 요구를 기반으로 구성된다. 기술을 연마하는데 중점을 둔다(Kirchner, 2005).

운동 치료적 소통 프로그램

소통 프로그램은 비 언어적 소통을 통한 좀 더 쉬운 접촉 설정의 가정하에 이루어진다. 이들은 사회적 차원, 참여와 협력의 인식, 인지적 소통 과정의 시작에 주안점을 둔다. 게임의 요소와 외부에서 시간을 보내는 것이 중요하다. 주위 환경과 조화를 이루는 것이 주된 목표이다.

운동 훈련의 치료적 활용

운동에 초점을 둔 훈련은 주로 뒤에 이어질 실행된 운동의 규칙을 사용한다. 확실히 질서를 깨달을 수 있는 명령을 엄격히 따르는 것이 중요하다. 또한 환자는 놀이 시나리오와 움직임 과제를 해결할 때 그들 자신의 창조적 접근 방법을 표현할 수 있도록 유도해야 한다(Kirchner, 2005). 이러한 프로그램들은 특히 장기 입원 시 매우 적합하다. 남성들에게는 운동 경기에서의 동기부여를 하는 활동을 추천한다. 여성의 경우에는 음악, 춤, 운동에 의해 동기가 유발되는 활동이 추천된다.

정신적 질환의 치료를 위한 제안된 운동 요법 치료 형태

현재 지식에 기반하여 다음과 같은 운동 프로그램이 각 개인 질환에 있어서 적절하다.

치매 치료를 위한 운동 요법

집중력에 기반을 둔 단순한 체조와 호흡 운동은 자가 마사지와 동반하여 더 심각한 치매에 사용된다. 환자는 자신의 몸, 자신의 부분과 통합을 인식하도록 유도된다. 자신의 신체 도식를 인식하면서 분열의 수준이 감소될 수 있다. 운동은 의자에 앉아서 수행할 수 있다(Sucha, 2006).

경미한 치매의 경우에는 체조와 춤을 응용하여 **활발한 이완 프로그램**이 사용될 수 있다. 현재의 인지적, 심리적, 사회적 기능을 유지하고 촉진하며 기술, 지식, 기술의 질을 발전시키는데 중점을 둔다. 자신의 신체도식, 통합과 잠재력을 인식하여 **통합 관련 운동**이 활용된다. 운동은 단순한 형태의 협력과 언어적 소통을 활용한 소통 프로그램, 작은 사물 이용하기, 비언어적 소통 프로그램에 중점을 둔다.

남성의 경우에 스포츠와 게임이 활용된다. 여성에서는 음악을 이용한 짧은 댄스와 음악과 함께하는 운동울 추천한다.

운동은 일간 치료 프로그램 내에서 통합된다. 각 훈련 세션은 30~60분 정도이다.

중독 치료를 위한 운동 요법

초기에는, **지각 중심의 이완, 건강, 촉각 또는 요가 형태의 훈련**이 포함된다. 그런 다음, 긴장을 줄이고 정신적 측면의 통합을 장려하기 위해 **활발한 이완 운동**이 추천된다. 성에 따라 다른 요법이 권고된다. 여성에서는 다양한 댄스 스텝 및 리듬감 있는 운동이 추천되고 남성의 경우에는 리드미컬한 체조가 선호된다.

다음 단계로, **자신감과 협력 능력을** 향상시키는 프로그램이 유용하다. 외부에서 이루어지는 게임, 문제 해결 운동과 밧줄 이용하기가 활용된다. 이 결합된 프로그램은 문제 해결을 동반한다. 통합된 움직임 동기 부여가 잠재적 위험과 이러한 위험을 극복하는 필요성과 함께 자신감을 높여주기 위해서 활용된다. 밧줄 게임은 활동의 난이도를 설계하는 데 사용된다. 프로그램 난이도는 점차적으로 증가하고 이들은 일주일에 3번 정도 실시된다. 운동은 치료 프로그램의 필수적인 부분이다. 운동은 술보다는 약물에 중독된 사람에게 더욱 유용하다(Kirchner, 2005).

후속 치료는 자신에 대해 특정 영향을 미치는 **유산소 운동을 포함한 움직임 프로그램**과 자신의 의지로 그룹 내에서 자신을 드러내는 옵션을 포함한다. 남성의 경우에, 달리기, 게임, 역기 및 문제 해결 게임이 추천되고 여성에서는 달리기, 유산소 운동을 포함하는 체조, 단체 경기 및 문제 해결 게임이 역시 추천된다. 운동은 일간 치료 프로그램에 통합된다.

조현병 치료를 위한 운동 요법

조현병은 **지각 중점 훈련**과 **자극** 훈련에 의해 긍정적으로 영향을 받지만 적절한 요령을 필요로 한다. 먼저 환자를 자신만의 세상에서 끌어내는 것이 중요하고 환자가 훈련을 준비하고 자신을 활발하게 유지하는 신뢰성 있고 안전한 환경을 만들어야 한다. 습득한 기술은 환자의 삶 속으로 스며들어야 한다(Spurkova, 2003).

심각한 형태의 조현병인 경우 쉬운 자세 잡기, 단순한 체조, 호흡 운동의 형태로 **통합 운동**이 이루어져야 한다. 실행의 정확도가 중요하다. 환자는 자신의 신체 인식을 부분적으로 전체적으로 하도록 요구된다. 자신의 신체 도식의 인식은 분열의 정도를 낮춘다. 운동은 누운 자세를 포함하여 낮은 자세로 수행된다.

질환이 심하지 않은 경우, **활발한 이완 프로그램**이 체조와 함께 이용된다. 이러한 경우 남성에서는 운동적 요소가 그리고 여성에서는 음악과 함께하는 운동, 소규모의 댄스 루틴이 활용된다. 인지적, 심리적, 사회적 기능을 유지하고 지원하며 학습을 통해서 얻은 새로운 기술을 회복하고 발전시키는 것이 중요하다. 작은 물체 다루기, 재치 있는 처리를 포함하는 일 해결, 비 언어적 소통 프로그램 및 단순한 형태의 협동과 언어적 소통을 포함하는 운동이 이용된다.

운동은 주 2~3회 정도 치료 프로그램에 통합된다. 운동 세션은 30~40분 정도이다. 운동은 전체 치료 기간 동안 정기적으로 수행되어야 하며 대부분 한 명의 치료사가 진행해야 한다. 운동 세션 동안 다른 사람의 참여가 권고된다. 이 사람은 여러 가지 이유로 프로그램을 따라 하지 못하는 환자와 시간을 보낸다. 그러나, 운동을 시작한 후 적어도 몇 개월이 지나야 치료의 효과가 관찰될 수 있다는 것을 명심해야 한다.

조증 장애 치료를 위한 운동 요법

움직임 치료는 환자가 치료를 받을 준비가 되었을 때만 시행한다. 이는 환자가 자신의 현재 상태를 조절하고 적어도 자기 관리를 부분적으로 할 수 있으며 활발하게 자신의 문제를 해결하고 자신의 미래를 계획할 수 있는 것을 의미한다. 제안된 치료 활동은 신체적, 심리적, 사회적 영역에서 관리가 가능한 수준이어야 한다.

환자는 자신이 자기의 존재에 대해서 인식하는 상황에서 자신의 존재 가치를 발견하고 경험할 수 있다(Chudejova, 2007). 움직임 프로그램은 수행된 움직임 경험, 협응과 안정성 향상, 이완과 호흡 운동 활용, 정신 질환을 앓고 있는 환자가 우울증과 동반하는 신체 증상을 이해하고 이에 직면하는 것을 도와주는 데 중점을 둔다.

조절된 이완, 펠덴크라이스 방법, 알렉산더 방법, 하타 요가(hatha yoga), 무술에서 집중 훈련, 유럽식 건강 운동, 춤과 움직임 치료 와 다양한 스포츠와 같은 운동 프로그램을 환자가 심신의 접근을 통해 더 깊은 신체 인지를 하도록 유도한다.

운동이 매일 또는 주마다 주기적으로 이루어지면 매우 효과적이다(한 주에 4-5회). 때때로 환자는 즉각적인 효과를 느끼지만 다른 경우에는 몇 주가 걸리기도 한다. 그러한 경우에는 인내심을 가지는 것이 필요하다. 환자는 자신의 한계에 대해서 알아야 한다(**자신의 주위 환경의 제한된 공간에서 스스로**). 점차적으로 긍정적인 경험에 바탕을 두어서, 이들은 그들이 안전하다고 느끼는 환경을 확장해 나간다.

신경증 치료를 위한 운동 요법

신경증의 현재 상태와 약물에 따라 **의사에 의해 선정된** 어떤 프로그램도 실시될 수 있다. 이 프로그램 목표는 불안과 우울을 낮추고 환자의 능력과 기량을 향상시키는 것이다.

불안을 감소시키기 위해 이 장의 저자는 자극을 감소시키는 이완 프로그램을 추천한다. 전반적인 자극과 활동을 증가하는 가벼운 유산소 운동으로 이루어지는 활동 프로그램은 대사와 다른 과정을 감소시켜 우울을 조절하는 데 권장된다. 집중 이완이나 활발한 이완 운동 요법이 이러한 신경증에 적절하다.

치료 후 단계에서, 운동에 기반한 활동과 게임은 정신적 신체적 지구력을 향상시키는데 적절하다. 규칙으로서 명령의 학습 인식을 도와주는 정확한 규칙을 준수하는 것과 환자의 높아진 역치에 대한 요구의 점차적인 증가에 중점을 둔다. 다음으로, 게임 상황과 운동 과제를 해결할 때 환자는 자신만의 창조적 접근에 다가가도록 유도된다(Probst, 2006). 운동은 치료 프로그램에서 필수적인 부분으로 포함된다.

성격 및 행동 장애 치료를 위한 운동 요법

가벼운 유산소 운동을 포함하는 활발한 이완 요법은 불안과 우울을 제어하는 데 이용되고 이후에는 좀 더 도전적인 형태의 집중 이완 운동 요법이 적용된다. 안정된 상태에서는 수행 동기를 가진 스포츠 훈련이 실시된다. 운동은 치료 프로그램에서 일간의 필수적인 부분으로 간주된다.

정신과 환자에서 운동 치료 실시 원칙

운동 치료 작업의 목적은 정신적으로 문제가 있는 사람이 독립적으로 일을 하고 자신의 문제를 접근하는 방법을 추구하는 것을 도와주고 그들 스스로가 이러한 방법을 찾는 공간을 이들에게 제공하는 것이다.

운동 치료의 목표는 환자의 현재 정신 신체 상태에 부합하는 특정적이고 안전하며 명확한 운동 프로그램을 보장하고 바람직한 방법으로 이들의 정신적 잠재력을 구체화하는 것이다. 모는 다른 치료 활동들은 다른 전문가들에게 남겨져 있다(Hatlova, 2002).

참고문헌(REFERENCES)

Chapter 8.1

Aebi E, Ciompi L, Hansen H, eds. Soteria im Gespräch. Über eine alternative Schizophreniebehandlung. 2. vyd. Bonn: Psychiatrie-Verlag 1994.

Anthony W, Cohen M, Farkas M, Cagne C. Psychiatric Rehabilitation. 2nd ed. Boston: Center for Psychiatric Rehabilitation, Trustees of Boston University 2002.

Anthony WA. Recovery from Mental Illness: The Guiding Vision of the Mental Health Service System in the 1990s. Psych Rehabilitation J 1993; 16(4): 11-23.

Bachrach LL. Organizational Issues and Expertise in Care Innovation: Applying the Principles of Community Care. In: van Weeghel J, ed. Community Care and Psychiatric Rehabilitation. Kiev: Sphera 2002: 505-513.

Bebout RR, Harris M. In Search of Pumpkin Shells: Residential Programming for the Homeless Mentally Ill. In: Lamb HR, et al., eds. Treating the Homeless Mentally ill: A Report of the Task Force on the Homeless Mentally Ill. Washington: American Psychiatric Association 1992.

Becker DR, Drake RE. A Working Life for People with Severe Mental Illnesses. Oxford: Oxford University Press 2003.

Bond GR. Principles of the Individual Placement and Support Model: Empirical Support. Psych Rehabilitation J 1998; 22(1): 11-23.

Bond GR, Becker DR, Drake RE, Rapp CA, Meisler N, Lehman AF, Bell MD, Blyler CR. Implementing Supported Employment as an Evidence-Based Practice. Psychiatr Serv 2001; 62(3): 313–321.

Bond GR, Drake RE, Becker DR, Mueser KT. Effectiveness of Psychiatric Rehabilitation Approaches for Employment of People with Severe Mental Illness. J of Disability Policy Studies 1999; 10(1): 18–52.

Chilvers R, Macdonald G, Hayes A. Supported Housing for People with Severe Mental Disorders. Cochrane Database of Systematic Reviews 2006; Issue 4. Art. No.: CD000453. DOI:10.1002/14651858.CD000453.pub2.

Collins ME, Bybee D, Mowbray CT. Effectiveness of Supported Education for Individuals with Psychiatric Disabilities: Results for an Experimental Study. Community Ment Health J 1998; 34(6): 595–613.

Crowther R, Marshall M, Bond G, Huxley P. Vocational Rehabilitation for People with Severe Mental Illness. The Cochrane Database of Systematic Reviews 2001; Issue 2. Art.No.: CD003080. DOI: 10.1002/14651858- CD003080.

Drake RE, Becker DR, Bond GR. Recent Research on Vocational Rehabilitation for Persons with Severe Mental Illness. Curr Opin Psychiatry 2003; 16: 451–455.

Fakhoury WK, Murray A, Shepherd G, Priebe S. Research in Supported Housing. Soc Psychiatry Psychiatr Epidemiol 2002; 37(7): 301–315.

Farkas M, Soydan AS, Cagne C. Introduction to Rehabilitation Readiness. Boston: Center for Psychiatric Rehabilitation, Trustees of Boston University 2000.

Farkas MD, Anthony WA, Cohen MR. Psychiatric Rehabilitation: The Approach and its Programs. In: Farkas MD, Anthony WA, eds. Psychiatric Rehabilitation Programs: Putting Theory into Practice. Baltimore: John Hopkins University Press 1989: 8.

Fisher D. Recovery from Schizophrenia: From Seclusion to Empowerment. CME/CE 2006, [on line] < http://medscape.com/xiewprogram/5097_index>, [cit. 2006-3-25]

Flexer RW, Solomon PL. Psychiatric Rehabilitation in Practice. Boston: Andover Medical Publisher 1993: 1.

Goldman HH, Gattozzi AA, Taube CA. Defining and Counting the Chronically Mentally Ill. Hospital and Community Psychiatry 1981; 32: 21–27.

Harding C. Changes in Schizophrenia across Time. In: Cohen C, ed. Schizophrenia into Later Life. Washington: American Psychiatric Association 2003: 19–41.

Isenwater S, Lanham W, Thornhill H. The College Link Program: Evaluation of a Supported Education Initiative in Great Britain. Psychiatric Rehabilitation J 2002; 26(1): 43–50.

Kirchner J, et al. (2005). Dobrodružství ve službách terapie. Psychológia a patopsychologia dieťaťa 2005; 40(1): 43–57.

Liberman RP, DeRisi WJ, Mueser KT. Nácvik sociálních dovedností u psychiatrických pacientů. Liptovský Mikuláš: PhDr. Miloš Šlepecký 1992.

Liberman RP, ed. Handbook of Psychiatric Rehabilitation. Camarillo: UCLA School of Medicine, Psychiatric Rehabilitation Consultants 1991.

Liberman RP. Psychiatric Rehabilitation for Chronic Mental Patients. Arlington: American Psychiatric Press 1988.

Michon H, van Weeghel J. The work document: A Survey of Employment Opportunities for People with Serious Mental Illness or Addiction problems. Utrecht: Trimbos Institute 1999.

Mowbray CT, Moxley DP, Brown KA. Framework for Initiating Supported Education Programs. Psychosocial Rehabilitation J 1993; 17(1): 129–149.

Parkinson S. Consumer/Survivor Stories of Empowerment and Recovery in the Context of Supporting Housing. Int J Rehabil 2003; 7: 103–118.

Peace R, Kell S. Mental Health and Housing Resources. Housing Needs and Sustainable Independent Living. Social Policy Journal of New Zealand 2001; 17: 106.

Pettela C, Tarnoczy DL, Geller D. Supported Education: Functional Techniques for Success, Psychiatric Rehabilitation J 1996; 20(1): 37–41.

Probst M. Body Experience in Eating Disorders: Research and Therapy. European Bulletin of Adapted Physical Activity [on-line] 2006; 5: 1. Available: http://www.eufapa.upol.cz

Prokůpek J. Sociální readaptace. In: Skaličková O, et al. Rehabilitace v psychiatrii. Praha: Avicenum 1971: 356–359.

Rahn E, Mahnkopf A. Psychiatrie. Učebnice pro studium a praxi. Praha: Grada Publishing 2000.

Ridgway P, Zipple AM. The Paradigm Shift in Residential Services: From the Linear Continuum to Supported Housing Approaches. Psychological Rehabilitation J 1990; 13(4): 11–13.

Strauss JS, Hafez H, Lieberman P, Harding CM. The Course of Psychiatric Disorder, III: Longitudinal Principles. In: van Weeghel J, ed. Community Care and Psychiatric Rehabilitation. Kiev: Sphera 2002; 5–14.

Tomešová E. Tělesné sebepojetí a sebeúcta: Mezikulturní převod a validizace profilu tělesného pojetí. Disertační práce. Praha: FTVS UK 2005.

Torrey WC, Wyzik P. The Recovery Vision as a Service Improvement Guide for Community Mental Health Providers. Community Ment Health J 2000; 36(2): 209–215.

Twamley EW, Jeste DV, Lehman AF. Vocational Rehabilitation in Schizophrenia and Other Psychotic Disorders. A Literature Review and Meta-Analysis of Randomized Controlled Trials. J Nerv Ment Dis 2003; 191(8): 515–523.

Van Weeghel J, Zeelen J. Arbeidsrehabilitatie in een vernieuwde geestelijke gezondheidszorg. Utrecht: Lemma BV 1990.

Watts FN, Bennett DH. Introduction: The Concept of Rehabilitation. In: Watts FN, Bennet DH. Theory and Practice of Psychiatric Rehabilitation. Chichester: John Wiley and Sons 1983: 3–14.

Wedlichová I. Emoční inteligence a její využití v pedagogické praxi. Ústí nad Labem: PF UJEP 2003.

Wilken JP, den Hollander D. Psychosociale rehabilitatie: een integrale benadering. Utrecht: Uitgeverij SWP 1999.

Young SL, Ensing DS. Exploring Recovery from the Perspective of People with Psychiatric Disabilities. In: van Weeghel J, ed. Community Care and Psychiatric Rehabilitation. Kiev: Sphera 2002; 15–29.

Chapter 8.2

Fox KR. Self-Esteem, Self-Perceptions and Exercise. Int J Sport Psychol 2000; 31(2): 228–240.

Hátlová B. Kinezioterapie v léčbě psychiatrických onemocnění. Praha: Karolinum 2002.

Hátlová B. Kinezioterapie, pohybová cvičení v léčbě psychických poruch. Praha: Karolinum 2003.

Hátlová B, Suchá J. Kinezioterapie demencí. Praha: Triton 2005.

Hošek V. Vůle a vytrvalost ve sportu. In: Sedláková M, Heller D, eds. Psychologové profesoru Tardymu: sborník příspěvků z conference »Teorie a výzkum v psychologii« k nedožitým 90. narozeninám prof. PhDr. et RNDr. Vladimíra Tardyho. Praha 17. 10. 1996. Praha: Akademie věd České republiky, Psychologický ústav; Českomoravská psychologická společnost 1997.

Chudějová P. Psychomotorická terapie v procesu léčby depresivních pacientů. Disertační práce. Praha: FTVS UK 2007.

Langmeier J, Krejčířová D. Vývojová psychologie. Praha: Grada Publishing 1998.

Piaget J. Play, Dreams and Imitation in Childhood. New York: Norton 1952.

Suchá J. Cvičební programy. In: Hátlová B, Suchá J. Kinezioterapie demencí. Praha: Triton 2005: 44–106.

Šolcová I. Moderující role pohybové aktivity ve vztahu stres – zdraví. Čs Psych 1994a; 38(4): 300–308.

Šolcová I. Význam pohybové aktivity ve vztahu k psychickému stresu. Podpora zdraví 1994b; 3(2): 8–14.

Špůrková A. Kinezioterapeutické programy v režimové léčbě dlouhodobě hospitalizovaných pacientů se schizofrenním onemocněním. Disertační práce. Praha: FTVS UK 2003.

영향력 있는 인물들의 일대기

BIOGRAPHIES

of influential figures

바클라브 보이타(Vaclav Vojta) 교수, 의학박사, 과학박사

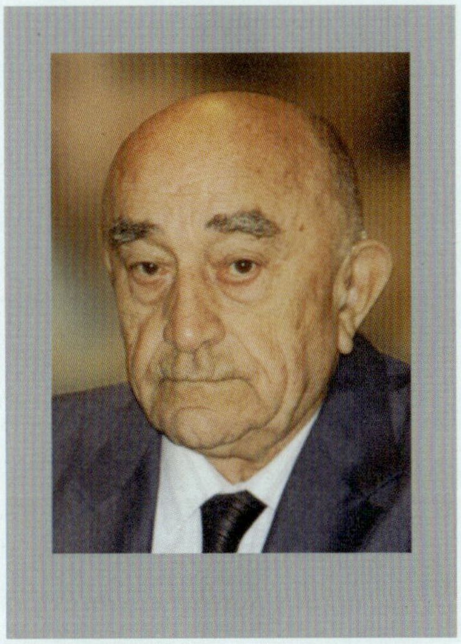

바클라브 보이타 교수는 1917년 보헤미아 남부에서 태어났다. 1937년에 의대에 입학하였으며, 전쟁 이후 1947년에 학교를 마쳤다. 같은 해에 소아 신경학을 포함한 신경학을 공부하기 시작했다. 1948~1956년 카밀 헤너 교수의 신경학과에서 근무했다. 이 기간은 그에게 매우 중요했다. 이후 그는 종종 헤너 교수가 체코와 유럽의 신경학에 크게 기여한 것을 강조했다. 1954년 Zeleznice Balneologic Health Resort에서 중추 운동 결손이 있는 어린이들과 함께 일했으며 경험적으로 반사성 운동 시스템을 개발했다. 1956년 Charles University의 General Medicine School의 제 4 소아과에서 소아 신경학을 담당했으며 Charles University의 School of Pediatric Medicine의 제 1 소아과 클리닉 재활 부서에서 파트 타임직을 맡았다. 1961년 프라하의 Charles Square Clinic에서 소아 신경학 의사로 일하기 시작했다. 이후 몇 년 동안, 그는 발달 운동학 분야에 집중적으로 전념했으며 1968년 독일로 이주한 후에도 이 활동을 계속했다. 독일에서는 쾰른 정형 외과 클리닉의 Immh?user 교수의 연구 조교로 근무했다. 이 곳에서 발달 운동학 및 진단 분야에서 계속 일할 수 있었고, 의사와 물리치료사를 위한 코스를 진행했다. 그 후 그는 체코의 일부 동료들과 연락을 유지하며 연구자료를 보내기도 했고 그들이 독일의 강좌에 참여하는 것을 도왔다. 1975년 뮌헨 소아과 센터에 있는 Hellbrugge 교수의 재활 부서를 담당했다. 여기서 그는 보이타 방법으로 물리치료사, 의사 및 강사들을 위한 교육 과정을 지속적으로 운영하였으며, 진단 및 치료를 위한 반사성 운동 시스템을 계속 개발하였다.

1984년 보이타 교수는 독일 동료들과 협력하여 보이타 학회를 설립하였으며, 보이타 교수는 초대 학회장이 되었다. 이 학회는 국내 및 국제 수준에서의 진단과 치료에서의 운동 원리의 구현을 촉진할 뿐만 아니라, 이 분야의 연구와 의사, 물리 치료사의 교육을 촉진하는 임무를 수행하는 역할을 담당하였다. 1989년 이후 보이타 교수는 프라하로 돌아와 치료 및 의료 과정에 참여했으며 Charles University의 체육 및 스포츠학과에서 강의를 하였다.

보이타 교수는 100개가 넘는 연구 논문을 출간했으며, 그의 저서 '유아기 뇌운동 기능 장애'는 여러 언어로 번역되었다. 보이타 교수의 연구는 많은 영예를 안았다. 보이타 교수는 2000년 뮌헨에서 83세의 나이로 사망했다. 같은 해, 그는 국가 훈장인 기념 공로 메달을 받았다.

카렐 레빗(Karel Lewit) 교수, 의학박사, 과학박사

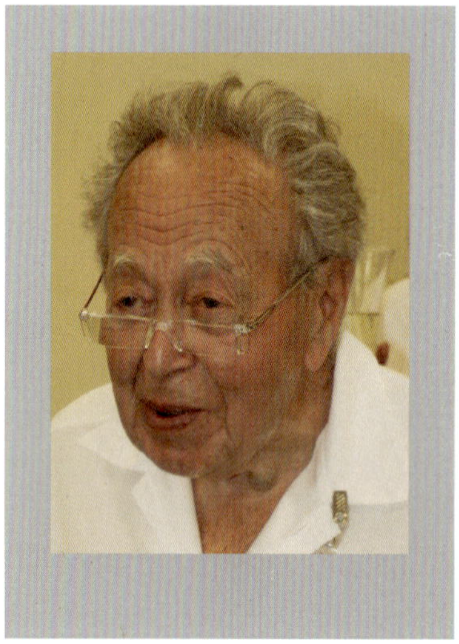

카렐 레빗 교수는 1916년에 태어났다. 그는 제 2차 세계 대전으로 인해 의과 대학에서 학업을 중단해야 했다. 그는 이 기간을 영국의 체코슬로바키아 군대에서 보냈고, 이후 프랑스에서 체코슬로바키아 기갑여단의 일원으로 활동했다. 1946년에 의대를 졸업하고 같은 해 전설적인 카밀 헤너 교수의 신경과에서 일하기 시작했다. 이곳에서 레빗 교수는 그의 경력의 나머지 부분을 결정짓는 연구를 위한 독특한 환경을 찾게 된다. 1960-1973년 사이에 그는 Z. Macek 교수의 지도하에 비노흐라디의 신경학과에서 연구를 성공적으로 지속했다. 이후, 그는 점차적으로 류마티스 질환 연구소, 공공 철도 보건 중앙 연구소, 트레본의 운동 장애 치료 연구소, 크라로브스키 비노흐라디 병원의 신경학과, 프라하 모톨 병원의 재활 부서에서 일했으며, 말바진키 재활 부서와 도브리코비체 종합 치료센터에서 근무했다. 레빗 교수는 운동 시스템의 신경 방사선학과 기능 병리학을 연구했다. 체코에서는 그는 새로운 진단법과 치료 접근법을 개발한 수기 치료의 창시자로 여겨진다. 오랫동안 블라디미르 얀다 교수, 얀 지라우트 교수, 프란티세크 벨레 박사와 같은 "프라하 학파"의 다른 멤버들과 협력했으며, 이는 수많은 공동 저서물에서 찾아볼 수 있다. 이들과의 관계를 보면, 레빗 교수는 이 동료들을 그의 "제자"로 언급하지만 동시에 그의 "스승"으로도 언급하였다. 그의 오랜 경력 동안 그는 J. Sachse, M. Berger, G. Gutmann, F. Gaymans, F. Mitchell, F. Greenman, D.G. Simons 등을 비롯한 많은 국제적으로 인정받는 동료들과 협력했다.

레빗 교수는 200개가 넘는 출판물을 집필했다. 가장 빛나는 저작물은 수기 치료에 관한 것으로 여러 번의 개정판과 여러 언어로 번역되었다. 레빗 교수는 탁월한 교육자이며 1960년대에 수기 의학 과정을 열기 시작했다. 이 과정을 기반으로 몇 세대에 걸친 의사들이 교육을 받았으며, 그들은 그들의 스승을 존경심으로 기억하고 있다.

레빗 교수는 해외에서도 잘 알려져 있다. 그는 여러 언어로 강의할 수 있으며 독일, 프랑스 및 기타 유럽 국가뿐만 아니라 미국 및 호주에도 많은 학생들이 있다. 레빗 교수는 존경스러울 정도로 적극적이며 새로운 치료 접근법에 대한 토론을 끊임없이 이어갔다. 그는 종종 자신의 지식을 추구하는 젊은 세대의 의사, 물리 치료사와 다양한 임상 경험을 기꺼이 공유한다. 레빗 교수는 체코 의학과 재활 분야에서 큰 인물이다. 그는 체코에서 현대 수기 의학의 창시자일 뿐만 아니라, 유럽과 해외에서의 수기 의학 개발에 큰 영향을 미쳤다.

블라디미르 얀다(Vladimir Janda) 교수, 의학박사, 과학박사

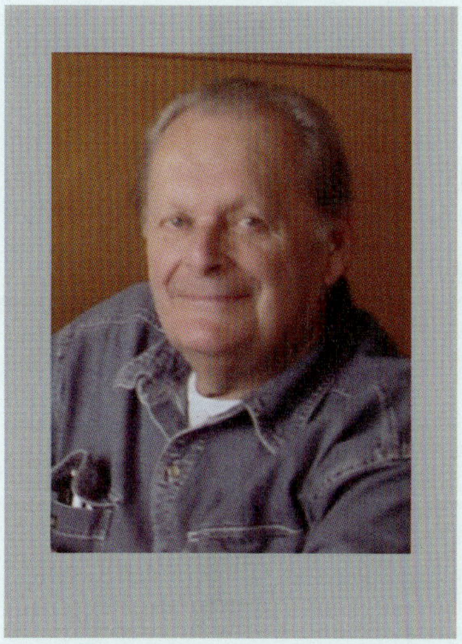

블라디미르 얀다 교수는 1928년 프라하에서 태어났으며 1947년 콜린 고등학교를 졸업했다. 17세에 소아마비에 걸렸고, 이 경험은 그의 전문적인 연구 방향에 크게 영향을 미쳤다. 이 질병으로 그는 의대에 다니기로 결심하게 되었고, 1952년에 의대를 졸업했다. 그는 즉시 신경학과 재활에 관심을 두었다. 의대에 다니는 동안 이미 그는 Henner 교수의 신경학과에서 파트 타임으로 일을 했다. 학교를 마친 후에 그는 Z. Macek 교수의 지도 하에 크라로브스키 비노흐라디의 신경학과에서 근무했다. 나중에, 그는 크라로브스키 비노흐라디 병원에서 독립적인 재활 클리닉을 설립했으며, 최초 원장이 되었고 장기간 역임하였다.

처음, 얀다 교수는 근육계와 척추통증 및 운동 시스템 질환에 중점을 두었다. 학생이었을 때 그는 "The Muscle Test"를 저술하였다. 이 책의 개정판은 체코뿐만 아니라, 해외에서도 재활 문헌자료에서 찾아볼 수 있으며 필수 재활 서적 중 하나이다. 그의 저서 "기능적 움직임(비마비성) 장애의 진단 기초(Diagnostic Foundations of Functional (Non-paretic) Movement Disturbances)"는 중요한 가치를 지니고 있다. 이 책에서 얀다 교수는 기능적 움직임 장애의 원인과 임상 징후, 진단 및 치료에 대해 설명한다. 그는 근육 불균형의 다양한 징후를 체계적으로 설명하였는데, 그는 이것이 운동 시스템에서 일어나는 기능적 병리 발전에 중요한 요소라고 여겼다. 얀다 교수가 시간을 할애한 또 다른 중요한 영역은 "감각운동 자극"이다. 이는 동료인 K. Kabelikova 박사와 M. Vavrova와 함께 개발하고 소개했다. 그는 프라하의 보건학 대학원 재활치료 학과장으로 장기간 역임했다. 그는 생리학, 온천 요법 및 치료 재활 분야에서 높은 수준의 의사 교육을 시작하고 유지했다. 얀다 교수에게 이사회 인증 시험을 치른 의사들은 그를 엄격한 시험관으로 기억하지만, 그 덕분에 그는 일정 수준의 전문성을 유지했다. 얀다 교수가 레빗 교수와 지라우트 교수 및 벨레 박사와 협력한 것은 이 전문 분야의 발전에 상당히 중요한 역할을 했다.

얀다 교수는 체코뿐만 아니라 해외, 특히 호주와 미국에서 강의를 통해 높은 평가를 받았다. 또한 그의 학생이 된 것을 영광으로 여기는 전세계 전문가들에 의해 추앙을 받았다. 얀다 교수 덕분에 체코에서 국제적 차원의 많은 학회와 과학 총회가 열렸다. 얀다 교수는 체코 의학 및 재활 분야의 주요 인물이며 "프라하 학파"의 창립자 중 한 명이다. 얀다 교수는 근본적으로 체코 재활과 근골격계의학 개발에 기여했으며 전 세계적으로 이 전문 분야의 발전에 영향을 미쳤다. 얀다 교수는 2002년에 세상을 떠났다.

카렐 오브르다(Karel Obrda) 부교수, 의학박사, 과학박사

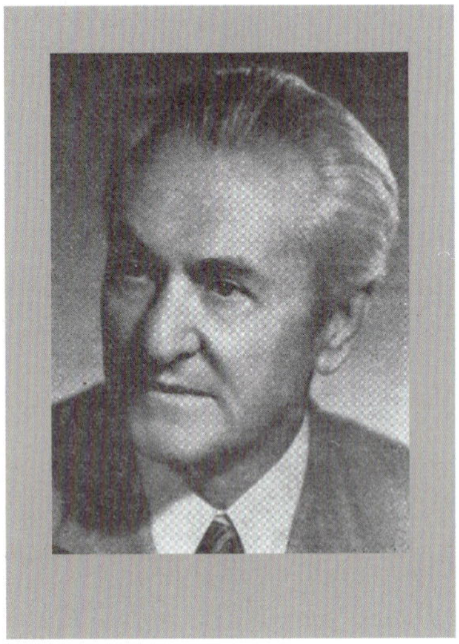

카렐 오브르다 부교수는 1910년에 태어났다. 그는 제 2차 세계대전 이전에 학업을 마쳤으며 1945년 설립된 카밀 헤너 교수의 신경학과 조교수를 거쳐 부교수를 역임했다. 그 당시 소아마비는 젊은 이들에게 가장 두려운 질병 중 하나였고 재활은 이 신경 질환의 포괄적인 치료에서 대체할 수 없는 구성 요소였다. 따라서 헤너 교수는 오브르다 박사가 신경학적 질병에 대한 재활의 중요성을 인지하고 있었기에 재활에 우선적으로 전념할 수 있도록 도왔다. 헤너 교수의 지원을 받아 오브르다 부교수는 신경학과에서 재활 학과를 설립하고 발전시켰다. 동시에, 그는 에두아르트크멘트 교수의 온천 치료 연구소에서 일한 경험을 이용했다. 오브르다의 재활 학과는 그 당시 체코슬로바키아에서 가장 오래된 과였다. 특히 중요한 것은 이 학과의 재활이 신경학과 상호 연결되어 있으며, 어느 정도까지는, 발전의 방향을 제시한다는 것이다.

오브르다 부교수는 학과에 직원을 고용하고 과학 프로그램을 개발했다. 신경 학과에 있는 신경계의 병리 생리학을 위한 연구소는 과학적인 연구의 중심이 되었다. 오브르다 박사는 운동학과 폴리 일렉트로 척수 조영술 분야를 이끌었다. 이 연구소에서 많은 박사와 정년 보장직이 오브르다 박사 지원아래 일을 했다.

체코 재활에 기울인 오브르다 박사의 노력은 국제 수준으로 인정받았으며, 세계 신경과 학회에서 신경학 재활 연구 그룹의 사무총장으로 선출되었다. 오브르다 박사의 주도적 활동으로, 1966년과 1976년 체코에서 두 차례의 국제 재활 회의가 개최되었으며 전 세계에 체코 재활의 명성을 드높였다. 오브르다 박사는 친구인 카피섹 박사와 함께 체코에서 신경 질환의 재활에 관한 최초의 중요한 교과서인 "신경계 질환의 재활"을 썼다. 이후 재활은 많이 발전하였지만, 이 교과서는 견고한 기초로 남아 있으며, 여러 면에서 재활에 대한 좋은 정보원이다.

오브르다 박사는 죽을 때까지 재활 협회의 회장이었다. 그는 재활이 인정받는 분야가 될 수 있도록 많은 노력을 기울였으며 의학으로써 인식될 수 있게 하였다. 마땅히, 그는 재활의 기원과 발전에 기여한 가장 중요한 인물 중 하나이다. 오브르다 박사는 1989년에 세상을 떠났다.

프랜티섹 벨레(Frantisek Vele) 부교수, 의학박사, 과학박사

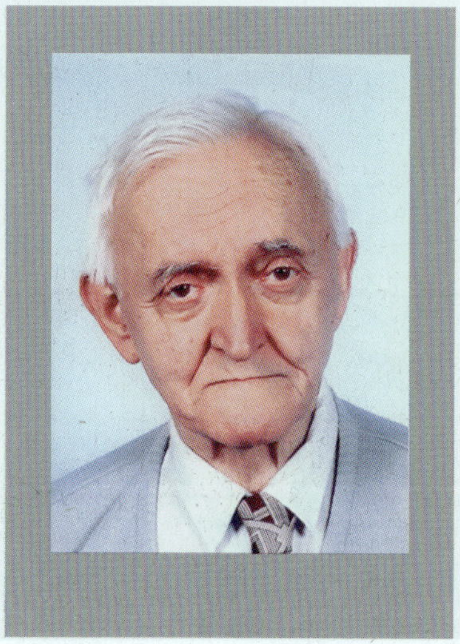

프랜티섹 벨레 부교수는 1921년에 태어났으며 1945-1949년에 프라하의 Charles University, 의학 대학을 다녔다. 졸업 후, 그는 플젠의 정신과 클리닉에서 일했다. 의무적인 육군 훈련 중에 정치 체제에 대한 반대로 2년 징역형을 선고받았다. 그는 석방된 후 노동자로 일했다. 1953년부터 Janske Lazne의 재활 연구소에서 스태프 의사로 일했으며 이후 부서장으로 일했다.

한편, 그는 흐라데츠 크랄로베와 프라하의 신경 클리닉에서 파트 타임으로 일했다. 1961년 그는 의사와 약사를 위한 평생 교육 연구소에서 신경학 및 재활 분야의 전기 진단 방법을 가르쳤다. 1988년 은퇴하자 그는 체코 철도의 운동 학습 연구소에서 근무했다. 1991년부터 Charles University의 스포츠 체육 교육 학과의 물리 치료학과에서 3년간 학과장을 역임했으며 현재까지 근무하고 있다. 학과장직을 맡은 그는 물리 치료에 대한 새로운 교육 접근법에 대한 아이디어를 성취하기 시작했다. 그는 석사 학위 프로그램을 시작했으며 운동 시스템 내에서 기능적 결함에 대한 물리 치료라는 근본적인 전문성을 보증하고자 했다.

벨레 박사는 스위스의 브뤼거 박사와 공동 연구를 진행하였으며, Funktionskrankheiten 저널의 편집 위원으로 활동하고 있다. 베트남에 머무는 동안 그는 동양의학과 친숙해졌으며 움직임 목적을 위해 동양의학을 적용하였다. 그는 항상 운동학에 전념했으며 현재 호흡 운동이 자세 기능에 미치는 영향을 연구하고 있다. 쿠페릭 박사와 함께 그는 예방적 척추 운동을 재활에 포함시키는 것에 찬성했다. 그는 신체 운동학회 설립했고, 운동학이 스포츠 및 체육뿐만 아니라 재활 분야의 운동 전문가 교육에 필요한 전문 분야가 되도록 애썼다.

벨레 박사는 주로 운동학에 관한 여러 간행물을 국내외에 출간했다. 그의 가장 중요한 간행물에는 회고록 "임상 운동학"이 포함되어 있으며, 이는 계속해서 매우 유용한 정보 자료이다. 벨레 박사는 J.E. Purkinje 메달, Palacky 대학 메달, 프라하의 Charles University 은메달 및 Charles University 설립을 기념하는 메달의 수상자이다.

벨레 박사는 재활과 근골격계 의학 분야의 중요한 인물 중 한 분이다. 그는 운동 장애 재활에 크게 기여했으며 얀다, 레빗, 지라우트 교수와 함께 "프라하 학파"가 인정받는 데 기여하였다.

장 파이퍼(Jan Pfeiffer) 교수, 의학박사, 과학박사

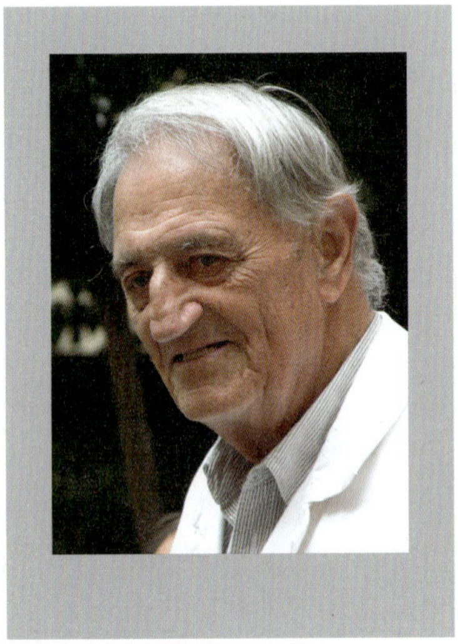

장 파이퍼 교수는 1928년에 태어났고, 트레본에 있는 고등학교에 다녔으며 이후 의과 대학에서 학업을 이어갔다. 1952년에 의과 대학을 마쳤다. 재학시절 그는 헤너 박사의 신경과에서 자원 봉사자였으며, 이는 훗날 그의 전문 연구에 큰 영향을 미쳤다. 졸업 후 그는 Dube의 결핵 요양소에서 일한 후 Teplice 병원의 소아과와 신경 감염 부서에서 일하기 시작했다. 프라하로 돌아온 그는 제들리카 연구소에서 일했고, 나중에는 헤너 박사의 신경학 클리닉에서 일했다. 곧, 그는 신경학적 재활에 집중하기 시작했고 오브르다 박사가 설립한 근전도 실험실에서 시간을 보냈다. 1977년 파이퍼 박사는 부교수가 되었고 1986년에 정교수가 되었다. 1968-1969년 파리의 클리닉에서 타르디외 교수의 학생이었으며 독일에서도 시간을 보냈다. 1970년 파이퍼 교수는 프라하의 Charles University 종합 의학 학교의 신경학과 재활학과장이 되었다.

파이퍼 박사는 해외에 체류하는 동안 중증 환자의 문제에 대한 관심을 갖게 되었다. 이는 그의 이후 주요 경력의 관심 영역이 된다. 나중에 그는 장애인 메타 연합의 제조 회사와 협력하여 장애 환자의 삶과 업무 기능을 평가할 수 있는 인체 공학 진단의 필요성을 강조했다. 1982년 파이퍼 교수와 그의 팀은 온천 치료 연구소로 옮겨 포괄적인 인체 공학 진단, 작업 치료 및 직업 재활을 위한 작업장인 재활 의학부를 설립했다. 여기에서 그는 신체적 장애와 만성 질환에 대한 포괄적 의료 서비스를 가지는 치료와 작업 재활 분야에 대한 연구결과를 성공적으로 통합했다.

파이퍼 교수는 수년 동안 재활 학회의 회장이었다. 그는 또한 여러 국내외 전문 협회의 회원이기도 하다. 1989년 이후 그는 보건부의 고문으로 일하면서 재활 센터의 설립과 다른 기관과의 상호 연결을 지원했다. 동시에 그는 세계보건기구의 "기능, 장애, 건강의 국제 분류(ICF)"의 제 1판과 2판 작업에 기여하였으며 2008년에 체코어로 번역했다.

파이퍼 교수가 설립한 학교는 재활 의사 교육 시스템에서 중요한 위치를 차지하는데, 이사회 시험 준비의 일환으로써 전문 체류 장소이기 때문이다. 그는 1992년까지 회장이었다. 파이퍼 교수는 체코 재활의 발전에 크게 기여하였으며, 체코 재활의 중요한 인물 중 한 분이다.

장 지라우트(Jan Jirout) 교수, 의학박사, 과학박사

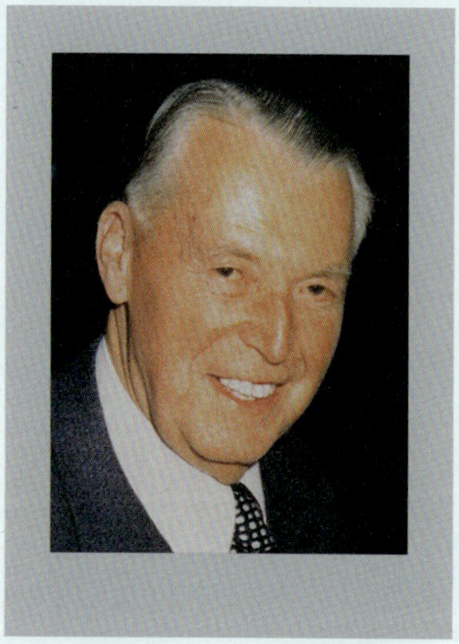

장 지라우트 교수는 1912년 프라하에서 태어났으며 1937년 Charles University의 의과 대학을 졸업했다. 졸업 후, 그는 내과에 있는 신경과 교수인 카밀 헤너의 일원이 되었다. 그는 바스텍키 교수의 지도 하에 방사선학의 기초에 관심을 갖게 되었고 신경계를 전공했다. 1945년 그는 헤너 교수의 신경과 내의 방사선과장이었으며 1946년에는 신경학 부교수가 되었다.

지라우트 교수는 체코와 국제 신경 방사선학의 발전에 엄청난 공헌을 하였다. 1940년대부터 그는 헤너 교수의 신경과에 있는 방사선과의 발전에 기여했다. 그는 공기뇌조영술과 공기척수조영술을 포함하는 대조 진단 방법을 소개했으며 1970년대 초에는 혈관 조영술을 도입했다. 그는 컴퓨터 단층 촬영과 자기 공명 영상의 큰 지지자였다. 그는 조심스럽고 예민한 조작 기법에 아주 숙달되어 있었다.

지라우트 교수는 국제적으로 인정받았으며, 세계 신경학회의 신경 방사선학 부문의 공동 창립 멤버이자, 유럽 신경 방사선 학회 회장, 미국 신경 방사선 협회 및 독일 방사선 협회의 회원이었다. 또한, 장기간 동안 체코 신경 학회의 회장이자 신경 방사선과 의장이었다.

그는 "프라하 학파"의 가장 중요한 회원 중 한 명이었으며 근골격계 의학의 최전선 전문가였다. 그는 다양한 출판물에서 다른 회원들과 긴밀히 협력했다. 지라우트 교수의 기초적인 간행물은 공기척수조영술과 경추의 기능적 방사선을 다룬다. 그의 가장 중요한 연구는 1990년에 출판된 독립 회고록인 "Das Gelenkspiel der Halswirbelsäule"에 요약되어 있다. 경추의 관절 운동 역학을 설명하는 연구는 여러 언어로 출판되었다. 그는 체코 외에도 국제 저널에 150개 이상의 독창적인 연구를 출간했으며 국내외에서 신경 방사선 연구의 기초가 된 9개의 회고록을 발표했다.

지라우트 교수는 재활과 근골격계 의학의 발전에 크게 기여했으며 국제적으로 이 전문 분야의 국제적 인지도를 크게 높인 인물 중 한 분이다. 지라우트 교수는 2001년에 세상을 떠났다.

밀로스 마섹(Milos Macek) 교수, 의학박사, 과학박사

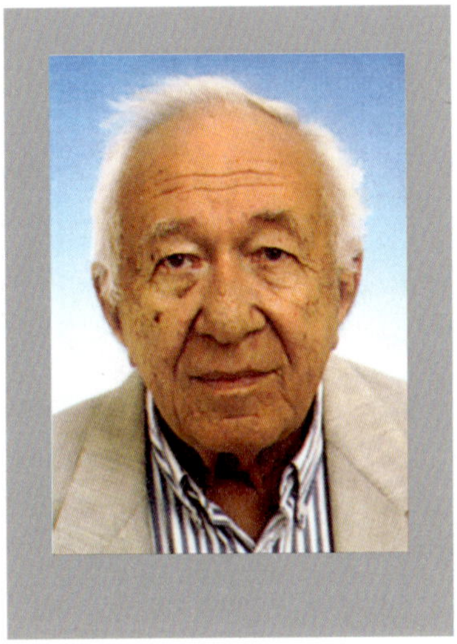

밀로스 마섹 교수는 1922년에 태어났으며 프라하에서 1941년 고등학교를 졸업했고, 1949년 의과 대학을 졸업했다. 그의 경력 초기에 그는 질모니체 병원 소아과에서 근무했으며 나중에 리베렉에 소아과와 내과에서 근무했다. 1951년 그는 1953년 재활 물리 의학부를 설립하도록 요청한 J. Svejcar 교수와 함께 소아 1과에 근무했다. 그는 소아과에서 재활 프로그램을 개발하는 데 많은 시간을 보냈다. 그는 심장 및 천식 관련 소아 환자를 위한 재활을 처음으로 시행했으며 그 당시 건강한 어린이에게 운동의 영향에 관한 연구를 시작했다. 1963-1969년 사이에 그는 Charles University의 소아과 학장이었다. 1963년 그의 지도 하에 소아과 학과에 스포츠 의학 및 재활학과가 설립되었다. 연구 시설은 프라하/모톨의 대학 병원으로 옮겨진 이후 더욱 발전하였다. 본 시설은 점차적으로 체코와 해외에서 전문적인 신용을 얻었으며 국제 프로젝트(즉, 국제생물학 프로그램)와 협력하였다. 마섹 교수는 M. Kucera 박사, J. Vavra 박사, J. Javurek 박사 및 나중에 J. Radvansky 박사, P. Kolar 박사를 포함한 유능한 동료들과 함께 했으며, 1988년까지 이 시설의 책임자였다.

마섹 교수는 인정받은 전문가이며 유명한 전문가로서, 국제 스포츠 의학 기구(International Organization of the Sports Medicine; FIMS)의 과학자 위원회 위원으로 임명되어 1985년 FIMS의 V. European 학회를 조직하도록 위임을 받았다. 두 번의 기간동안 그는 체코 스포츠 의학 협회의 의장과 체코슬로바키아 체육 협회의 보건위원회 위원장을 역임했다. 1969-1974년 사이에는 소아과 생리학 그룹의 두 심포지엄의 회장을 역임했다.

마섹 교수의 출판 기록은 매우 광범위하다. 전체 간행물 수는 270개가 넘는다. 그는 110개의 출판물에 대한 최초의 저자였으며 해외에서 약 80개의 기사를 출간했다. 그의 가장 중요한 간행물은 "소아 재활", "신체 활동의 생리학과 병리학"및 "폐 질환에 대한 운동 치료"이다.

그는 또한 수많은 전문 출판물을 번역했다. 특히, 바클라브 보이타 교수의 회고록 "유아기에 움직임 장애"의 번역은 재활에 중요하다. 그는 보이타 교수와 오랜 우정을 유지했다. 또한, 마섹 교수는 수많은 상을 수상했다. 그는 소아 생리학 협회의 명예 회원이고, J.E. Purkinje 메달 수상자이며, 그의 학문 업적과 학장으로서의 그의 역할로 알마마터 의과 대학에서 금메달을 받았다.

마섹 교수는 스포츠 의학 및 재활 이론 및 실습에 종사하는 많은 전문가를 교육했다. 그는 항상 재활의 의미를 알고 있었기 때문에 이 전문 분야를 완벽하게 지원했다.

미로슬라브 쿠세라(Miroslav Kucera) 교수, 의학박사, 과학박사

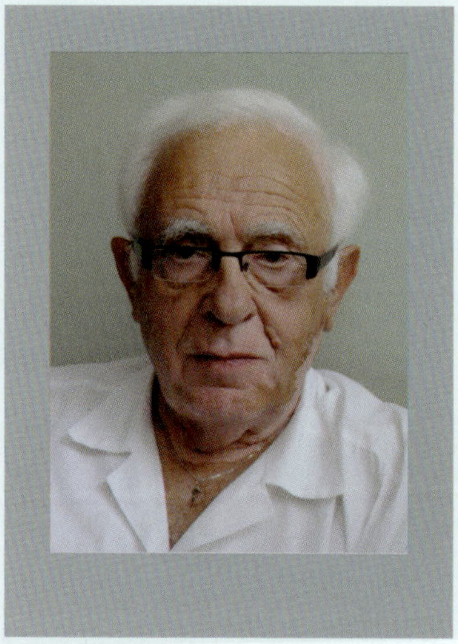

쿠세라 교수는 1932년에 태어났다. 의과 대학을 졸업한 후, 그는 대부분을 병원의 정형외과 의사로 일했다. 1960년에 그는 스포츠 의학부의 소아과 조교 자리에 인터뷰를 했는데, 이후 이 곳에 독립적인 부서와 학과가 형성되었다. 그는 두 번째 직원이 되었는데, 첫 번째는 그 당시 그의 감독관이었던 M. 마섹 박사였다. 점차적으로, 기반이 잘 갖춰진 시설이 설립되었으며 그 곳에서 쿠세라 교수는 주로 어린이와 청소년의 신체 활동에 대한 적응과 움직임 시스템 반응에 집중하기 시작했다. 이 주제는 영구히 그의 주요 관심사의 대상이 되었다. “청소년기 소녀의 신체건강”은 이 주제에 전념한 중요한 저작물로 마섹 교수와 공동으로 저술하였다. 쿠세라 교수는 또한 유아와 어린 아이들의 운동 기술에 관해서도 연구했다. 첫 번째로 그는 유치원 아동의 자발적인 흥분을 관찰하기 시작했으며, 추정한 것보다 훨씬 더 강렬한 흥분을 일으킨다는 사실을 발견했다. 이후, 그는 쇼이에르만 병과 신체 활동간에 상관성을 연구하였고 척추 변형의 정도와 크기를 비 침습적으로 검사할 장치를 제안하였다.

수년간 쿠세라 교수는 체코슬로바키아 체육 협회의 의무분과 의장직을 맡아 부상에 대한 예방률을 높이기 위해 스포츠 손상 발생을 기록하고 분석하였다. 그는 유소년 대회를 위한 지침서를 발간했고, 주최자로서 다른 많은 프로젝트와 연구에 참여했다. 그는 10개의 연구 논문을 비롯해 200개 이상의 출판물의 주 저자 또는 공동 저자이다. 그는 국정 교과서에서 7개의 특정 챕터의 저자이다. 그는 의과 대학, 체육과 스포츠 학과, 보건 대학원 교육 연구소, 체코 스포츠 협회 보건위원회 세미나 및 기타 다수의 강의했으며, 국제적으로 연구 활동의 결과를 발표했다.

쿠세라 교수는 1969년과 1975년에 소아과 생리학 심포지엄을 조직하였고, 1985년에는 V. European FIMS 학회의 사무 총장으로 활동했다. 1988년 프라하의 Charles University에서 소아의학대학의 스포츠 의학부 학과장을 맡았다. 1992년에 그는 재활학과장이 되었다. 수년 동안 그는 체코슬로바키아의, 이후 체코의 스포츠 의학 협회의 회장을 역임했다. 또한 그는 체코 스포츠 협회의 의료 및 과학 협의의 회원이었다.

그는 국제적 권위자로 인정받고 있는데, 이는 유럽이사회의 전문위원회 위원으로서 아동 교육의 전망을 평가하도록 초청받았다는 사실로 확인할 수 있다. 쿠세라 교수는 2013년에 세상을 떠났다.

장 야브렉(Jan Javurek) 부교수, 의학박사, 과학박사

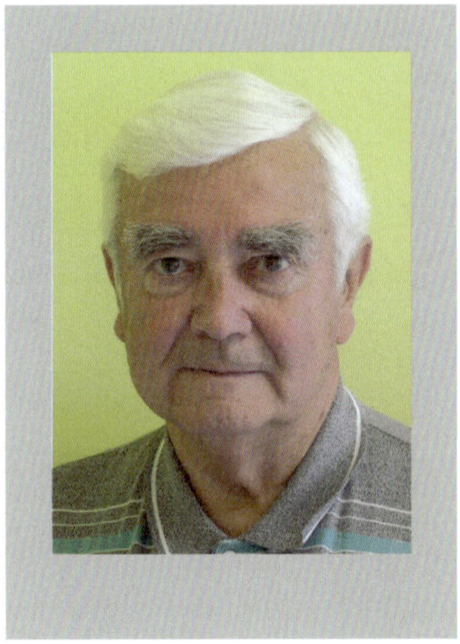

야브렉 박사는 1931년에 태어났고 프라하의 인문계 고등학교를 졸업했다. 1957년 Charles University의 소아과 대학을 졸업한 후 우스티나드래템 지역 병원의 소아과와 재활 부서에서 근무했다. 1963-1976년 사이에 그는 카를로비 바리에 있는 Kyselka 치료 시설 책임자였으며 1976년 프라하/모톨의 대학 병원 재활 부서장으로 임명되었다. 여기서 재활 대학원이 설립되면서 그는 점차적으로 여러 과목을 만들고 교육하였다. 그는 1959년 소아과, 1963년 스포츠 의학, 1972년 물리치료학, 온천학 및 치료 재활 분야에서 인증을 받았다. 그는 1978년에 의대를 지원했으며, 1989년에 의학 박사 타이틀을 받았으며 1985년에 종신직을 받았다. 1988년에 그는 새로 설립된 재활 의학부의 책임자로 임명되었다. 야브렉 박사는 Charles University의 체육교육대학과 스포츠 대학에서 물리 치료사를 위한 대학원 과정의 공동 설립자이며 Charles University의 제 2 의과 대학에서 교육 프로그램을 개발했다. 처음부터 야브렉 박사는 치료 재활 전문 분야의 개발과 전문 포럼에 참여했다. 이는 그가 조직한 국내 및 국제 학회 및 협회를 통해 전문가로서 활동을 했으므로 가능했다. 야브렉 박사의 활발한 출판 활동도 하였다. 그는 215개 이상의 논문과 18권의 책을 집필하였다. 주로 출판한 내용은 운동 시스템 장애, 운동 선수와 소아에 대한 재활, 모달리티 등에 관한 것이다. 그의 중요한 저서로는 "선수의 치료 재활", "치료적 주사법의 작은 도해", "바이오레이저를 이용한 광선치료"등이 있다. 그는 다른 출판물에서 보행 역학과 척추 측만증 및 관절염과 관련된 문제에 대해 다루었다. 그의 기고문 논문 중 두 편은 J. E. Purkinje의 체코슬로바키아 의학 협회에서 상을 받았다.

야브렉 박사는 170번이 넘는 강연을 했으며, 그 중 20건은 국제 포럼에서 발표했다. 1982년 그는 치료 재활에서 Report Selection이라는 저널을 설립하고 편집자로 재직했다. 그는 1976년부터 생체 자극 레이저 요법에 중점을 두고 있으며, 의사와 의료 종사자를 위한 평생 교육 연구소에서 이 주제에 대해 강의하고 있다.

루드밀라 모지소바(Ludmila Mojzisova)

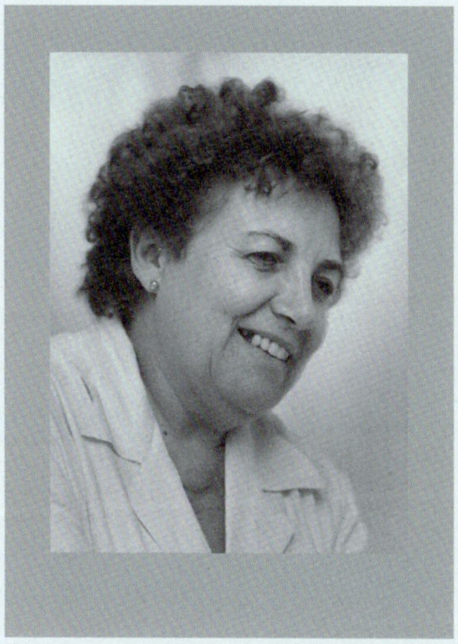

루드밀라 모지소바는 1932년 Uzhrod에서 태어났다. 공립 학교와 간호 학교를 졸업한 후, 그녀는 파르두비체에 수혈 센터에서 간호사로 일하기 시작했다. 1955년 Charles University의 체육교육과 스포츠 학과에서 처음에는 연구 간호사로 근무했으며, 이후 스포츠 교육과 특수 체육 학과의 재활부의 조수로 근무했다. 그녀는 운동 시스템의 통증 문제에 점점 더 관심을 갖게 되었고 탁월한 촉각 기술과 움직임에 대한 느낌을 보여주었다. 그녀는 상당한 치료 성공을 거두었고 특히 운동 선수들 치료에 큰 효과가 있었다. 1978-1988년 사이에 그녀는 여러 운동 선수권 대회와 올림픽에서 지원 팀의 일원이었으며, 그 기간 동안 그녀는 선수들을 도왔다.

점차적으로, 그녀는 자신의 치료 접근법을 개발했는데, 이는 갈비뼈 부위에 영향을 미치는 것과 관련된 근육 결핍을 포함한 특정 도수적 접근법을 구현했다. 결과적으로 그녀는 특정한 운동 체제를 추천했다. 그녀는 여성과 남성의 불임 치료를 위해 자신의 독창적 방법을 사용하기 시작했다. 여성과 남성의 불임 치료는 그녀가 집중하고 큰 성공을 거둔 또 다른 중요한 영역이었다. 이 분야에서 그녀는 산부인과 의사인 세흐 교수와 협력하여 전문 학회에서 이 방법을 언급했다. 모지소바가 개발한 체계적인 접근법은 이후 보건부의 권고에 따라 전문 과정에서 가르쳐졌다. 그녀의 방법에 관한 여러 권의 책이 출판되었다(예: "루드밀라 모지소바의 치료 재활 접근법", "루드밀라 모지소바의 물리 치료사의 눈으로 본 재활 방법", "루드밀라 모지소바 접근법"등).

루드밀라 모지소바는 학생들에게 자신의 경험을 가르쳤다. 하지만 모두 그녀만큼 성공적으로 그 방법을 실행하는 법을 배울 수는 없었다. 추종자들도 있지만, 그녀의 방법을 의심하고 이론적인 추론이 충분하지 않다고 지적하는 비판자들도 있었다. 루드밀라 모지소바의 전문 활동은 그녀의 모든 계획과 꿈을 실현할 수 없게 하는 심각한 질병으로 인해 중단되었다. 루드밀라 모지소바는 1992년에 세상을 떠났다. 의심할 여지없이, 그녀는 독창적인 방법으로 운동 시스템의 기능적 병리학의 진단 및 치료 개발에 기여했으며 그녀의 방법은 오늘날에도 계속 사용되고 있다.

약어 / ABBREVIATIONS

AC 봉우리 빗장 관절
acromioclavicular (joint)

ACBT 호흡 기술의 능동 주기
active cycle of breathing techniques

ACL 앞십자인대
anterior cruciate ligament

ACRM 미국 재활 의학 의회
American Congress of Rehabilitation Medicine

ACT 기도 청결 기법
airway clearance techniques

ACTH 부신피질자극호르몬
adrenocorticotrophic hormone

ADC 겉보기확산계수
apparent diffusion coefficient

ADH 항이뇨호르몬
antidiuretic hormone

ADL 일상생활동작
activities of daily living

AEP 청각유발전위
auditory evoked potentials

AIIS 아래앞엉덩뼈가시
anterior inferior iliac spine

AIMS 알베르타 아동 운동 평가 척도
Alberta Infant Motor Scale

ALS 근위축성 축삭 경화증
amyotrophic lateral sclerosis

ANS 자율신경계
autonomic nervous system

APC 항원전달지시세포
antigen presenting cells

AQ 적응 지수
accommodation quotient

ASIA 미국척수손상협회
American Spinal Injury Association

ASIS 위앞엉덩뼈가시
anterior superior iliac spine

ATNR 비대칭성긴장성경반사
asymmetric tonic neck reflex

ATP 아데노신 3인산
adenosine triphosphate

BAEP 뇌간청각유발전위검사
brainstem auditory evoked potentials

BERA 뇌줄기유발반응청력검사
brainstem evoked response audiometry

BI 바르텔 지수
Barthel Index

BiPAP 2단 양압기
bi-level positive airway pressure

BMI 체질량지수
body mass index

BP 혈압
blood pressure

BPPV 양성자세현훈
benign paroxysmal positional vertigo

CCD 중추청각처리장애
central coordination disorder

CMCT 중추운동전달시간
central motor conduction time

CNS 중추신경계
central nervous system

COP 압력중심
center of pressure

COPD 만성폐쇄성질환
chronic obstructive pulmonary disease

CP 뇌성마비
cerebral palsy

CPAP 지속성 기도 양압
continuous positive airways pressure

CPCI 만성 통증 대응 방안
Chronic Pain Coping Inventory

CPK 크레아틴 포스포키나아제
creatine phosphokinase

CRH 코르티코트로핀유리호르몬
corticotropin releasing hormone

CRP C 반응성 단백 시험
C-reactive protein

CRPS 복합부위 통증 증후군
complex regional pain syndrome

Cst 정적폐탄성
static lung compliance

CT 컴퓨터 단층촬영
computed tomography

CVA 뇌졸중
cerebrovascular accident

DD 역동 전류
diadynamic currents

DIP 먼쪽손가락뼈사이관절
distal interphalangeal

DM 진성 당뇨병
diabetes mellitus

DMARDs 질병변경항류마티스약
disease modifying antirheumatic drugs

DNS 동적신경근안정화
dynamic neuromuscular stabilization

DTI 확산텐서영상
diffusion tensor imaging

EBM 근거중심의학
evidence based medicine

EEG 뇌파 전위 기록술
electroencephalography

EFL 호기량 제한
expiratory flow limitation

EKG 심전도
electrocardiography

EMG 근전도
electromyography

EORTC 암의 조사와 연구를 위한 유럽 기구
European Organization for Research and Treatment of Cancer

EP 유발전위
evoked potentials

ERG 망막전위도검사
electroretinography

ERV 예비호기량
expiratory reserve volume

FABQ 공포-회피 반응 설문지
Fear-Avoidance Beliefs Questionnaire

FBSS 척추 수술 후 통증증후군
failed back surgery syndrome

FEV_1 초당 강제 호기량
forced expiratory volume in one second

FIM 기능적 독립측정
Functional Independence Measure

fMR 기능성 자기공명영상
functional magnetic resonance

FMS 섬유근육통
fibromyalgia syndrome

FOPI 통증에 대한 두려움과 관찰 조사
Fear and Observation of Pain Inventory

FPQ-III 통증의 두려움 조사
Fear of Pain Questionnaire

FRC 기능적 잔기용량
functional residual capacity

FVC 강제호기용적
forced vital capacity

GH 성장 호르몬
growth hormone

GIT 위장관
gastrointestinal tract

GM 자발적 움직임
general movements

GMFM 대동작 기능 평가서
Gross Motor Function Measure

GMPM 대동작 수행력 평가
Gross Motor Performance Measure

GMsA 자발적 움직임 평가
General Movements Assessment

GXT 운동 부하 검사
Graded Exercise Test

Gy 방사선 흡수선량
gray

HINT 해리스 유아 신경운동성 검사
Harris Infant Neuromotor Test

HKAFO 엉덩-무릎-발목-발 보조기
hip-knee-ankle-foot orthosis

HLA 사람 백혈구 항원
human leukocyte antigens

HMSN 유전운동감각신경병
hereditary motor sensory neuropathies

HR 심박수
heart rate

IC 최대흡기량
inspiratory capacity

ICD 국제질병분류법
International Classification of Diseases

ICIDH 국제 장애 분류
International Classifi cation of Impairments, Disability and Handicaps

IF 간섭 전류
interferential currents

IGF 인슐린유사성장인자
insulin-like growth factor

IHD 허혈성심질환
ischemic heart disease

IMP 유아 운동 프로파일
Infant Motor Profile

IOS 충격 진동법
impulse oscillometry

IPA 국제노인심리연구회
International Psychogeriatric Association

IPV 폐내진동환기법
intrapulmonary percussive ventilation

IRV 예비흡기량
inspiratory reserve volume

JRA 소아류마티스관절염
juvenile rheumatoid arthritis

KAFO 무릎-발목-발 보조기
knee-ankle-foot orthosis

LCL 가쪽곁인대
lateral collateral ligament

LED 발광다이오드
light emitting diode

MCD 사소한 협응 기능장애
minor coordination dysfunction

MCL 안쪽곁인대
medial collateral ligament

MCP 손허리손가락관절
metacarpophalangeal

MEF 최대 호기 유속
maximum expiratory flow

MEG 자기뇌파검사
magnetoencephalography

MEP 운동 유발 전위
motor evoked potentials

MI 심근경색증
myocardial infarction

MRI 자기공명영상
magnetic resonance imaging

MS 다발성 경화증
multiple sclerosis

MTP 발허리발가락
metatarsophalangeal

MV 분당환기량
minute ventilation

MWT 심근벽두께
myocardial wall thickness

NAPI 미숙아의 신경행동 평가
Neurobehavioral Assessment of the Preterm Infant

NHO 신경성 이소성 골화
neurogenic heterotopic ossifi cation

NIRS 근적외분광분석법
near infrared spectroscopy

NSMDA 신경근 운동발달 평가
Neuro-Sensory Motor Development Assessment

NYHA 뉴욕심장학회
New York Heart Association

OA 관절염
osteoarthritis

OM 골수염
osteomyelitis

PASS 통증불안증후척도
Pain Anxiety Symptoms Scale

PBPI 통증신념과 지각목록
Pain Beliefs and Perception Inventory

PCL 뒤십자인대
posterior cruciate ligament

PCR 중합효소연쇄반응
polymerase chain reaction

PDGF 혈소판유래성장인자
platelet-derived growth factor

PEDI 장애목록의 소아평가
Pediatric Evaluation of Disability Inventory

PEF 최대날숨유량
peak expiratory flow

PEG 내시경 위루조성술
percutaneous endoscopic gastrostomy

PEMG 척수지주막조영술
perimyeolography

PEP 날숨끝양압
positive expiratory pressure

PET 양전자방출단층촬영술
positron emission tomography

PF 폐기능
pulmonary function

PFMAI 유아의 자세와 소근육운동평가
Posture and Fine Motor Assessment of Infants

PFT 폐기능검사
pulmonary function test

PIP 가까운 손가락뼈사이
proximal interphalangeal

PIR 수축 후 이완
post-isometric relaxation

PM 전운동영역
premotor area

PMG 척수지주막조영술
perimyeolography

PNF 고유수용성신경근촉진술
proprioceptive neuromuscular facilitation

PPI 현재통증강도
Present Pain Intensity

PRA 골반노뼈 각도
pelvic radius angle

PSA 골반엉치뼈 각도
pelvisacral angle

P_{st} 정적 폐 반동압
static lung recoil pressure

RA 류마티스 관절염
rheumatoid arthritis

RER 호흡교환비율
respiratory exchange ratio

RF 류마티스 인자
rheumatoid factor

RV 잔기량
residual volume

SAFO 실리콘 발목발보조기
silicone-ankle-foot orthosis

SCI 척수손상
spinal cord injury

SCIM 척수손상 환자의 독립성 측정
Spinal Cord Independence Measure

SEP 체성감각유발전위검사
somatosensory evoked potentials

S-E-T 슬링운동치료
sling-exercise-therapy

SI 엉치엉덩이의
sacroiliac

SLE 전신홍반루푸스
systemic lupus erythematosus

SMA 척수성 근위축
spinal muscular atrophy

SSRI 선택적인 세로토닌 재흡수 억제
selective serotonin reuptake inhibitors

STAI 상태 특성 불안검사
State-Trait Anxiety Inventory

STAXI 상태특성 분노 검사
State-Trait Anger Expression Inventory

SWASH 서고, 걷고 및 앉기 엉덩이 보조기
standing-walking-and-sitting-hip orthosis

TC 목말종아리
talocrural

TEE 가슴우리 팽창운동
thoracic expansion exercises

TENS 경피전기신경자극
transcutaneous electrical neurostimulation

TIA 일과성뇌허혈증
transient ischemic attack

TIME 걸음마 단계와 유아의 운동평가
Toddler and Infant Motor Evaluation

TIMP 신생아 운동발달 평가법
Test of Infant Motor Performance

TIPs 근긴장영향 패턴
tone influencing patterns

TLC 총 폐용량
total lung capacity

TLSO 가슴우리 허리 엉덩 보조기
thoracic lumbosacral orthosis

TMS 경두개 자기자극법
transcranial magnetic stimulation

TNF 종양괴사인자
tumor necrosis factor

TNM 종양, 결절, 전이
tumor, node, metastases

TP 압통점
tender point

TrP 통증유발점
trigger point

UDS MR 의료적 재활을 위한 유니폼 자료시스템
Uniform Data System for Medical Rehabilitation

US 초음파
ultrasound

UV 자외선
ultraviolet

VAS 통증진단척도
Visual Analog Scale

VC 폐활량
vital capacity

VEP 시각유발전위
visually evoked potentials

$VO2_{max}$ 최대산소섭취량
maximal oxygen consumption

$VO2_{peak}$ 최대산소소모량
peak oxygen consumption

VOR 전정안반사
vestibulo-ocular reflex

VRL 보이타 반사이동
Vojta reflex locomotion

VSR 전정척수반사
vestibulo-spinal reflex

WHO 세계보건기구
World Health Organization

WISCI 척수손상의 걷기지침
Walking Index Spinal Cord Injury

찾아보기 / Index

로마자

A

B

C

D

G

H

K

L

M

N

O

P

R

S

T

W

Y

Z

한국어

ㄱ

ㅇ

ㅊ

ㅋ